**Hanns-Jürgen Wintzer (Hrsg.)**

# Krankheiten des Pferdes

Hanns-Jürgen Wintzer (Hrsg.)

# Krankheiten des Pferdes

**Ein Leitfaden für Studium und Praxis**

**2., vollständig überarbeitete Auflage**

Mit 457 Abbildungen, davon 194 auf 24 Farbtafeln

Mit Beiträgen von
Wolfgang Bisping · Hans-Hasso Frey · Heinz Gerber · Peter Glatzel ·
Horst Keller · Alfred Krähenmann · Wilfried Kraft · Jan Kroneman ·
Hanns Ludwig · Hanns-Jürgen Wintzer

Parey Buchverlag Berlin 1997

**Parey Buchverlag im**
**Blackwell Wissenschafts-Verlag GmbH**
Kurfürstendamm 57, D-10707 Berlin

*Anschrift des Hrsg.:*
Univ.-Prof. (em.) Dr. Dr. Hanns-Jürgen Wintzer
Klinik für Pferde, Allg. Chirurgie und Radiologie der
Freien Universität Berlin,
Oertzenweg 19b, D-14163 Berlin
Korrespondenzanschrift:
Wildpfad 18, 14193 Berlin

**Gewährleistungsvermerk**
Die Medizin ist eine Wissenschaft mit ständigem Wissenszuwachs. Forschung und Weiterentwicklung klinischer Verfahren erschließen auch gerade in der Pharmakotherapie veränderte Anwendungen. Die Verfasser dieses Werkes haben sich intensiv bemüht, für die verschiedenen Medikamente in den jeweiligen Anwendungen exakte Dosierungshinweise entsprechend dem aktuellen Wissensstand zu geben. Diese Dosierungshinweise entsprechen den Standardvorschriften der Hersteller. Verfasser und Verlag können eine Gewährleistung für die Richtigkeit von Dosierungsangaben dennoch nicht übernehmen. Dem Praktiker wird dringend empfohlen, in jedem Anwendungsfall die Produktinformation der Hersteller hinsichtlich Dosierungen und Kontraindikationen entsprechend dem jeweiligen Zeitpunkt der Produktanwendung zu beachten.

Die Deutsche Bibliothek – CIP Einheitsaufnahme

**Krankheiten des Pferdes:** ein Leitfaden für Studium und Praxis / Hanns-Jürgen Wintzer (Hrsg.). Mit Beitr. von Wolfgang Bisping ... – 2., vollst. überarb. Aufl. – Berlin : Parey, 1997

 ISBN 3-8263-3031-5
NE: Wintzer, Hanns-Jürgen [Hrsg.]; Bisping, Wolfgang

1997 Blackwell Wissenschafts-Verlag,
Berlin · Wien

ISBN 3-8263-3031-5 · Printed in Spain

Die Wiedergabe von Gebrauchsnamen, Handelsnamen, Warenbezeichnungen usw. in diesem Buch berechtigt auch ohne besondere Kennzeichnung nicht zu der Annahme, daß solche Namen im Sinne der Warenzeichen- u. Markenschutz-Gesetzgebung als frei zu betrachten wären und daher von jedermann benutzt werden dürften.

Dieses Werk ist urheberrechtlich geschützt. Die dadurch begründeten Rechte, insbesondere die der Übersetzung, des Nachdrucks, des Vortrages, der Entnahme von Abbildungen und Tabellen, der Funksendung, der Mikroverfilmung oder der Vervielfältigung auf anderen Wegen und der Speicherung in Datenverarbeitungsanlagen, bleiben, auch bei nur auszugsweiser Verwertung, vorbehalten. Eine Vervielfältigung dieses Werkes oder von Teilen dieses Werkes ist auch im Einzelfall nur in den Grenzen der gesetzlichen Bestimmungen des Urheberrechtsgesetzes der Bundesrepublik Deutschland vom 9. September 1965 in der Fassung vom 24. Juni 1985 zulässig. Sie ist grundsätzlich vergütungspflichtig. Zuwiderhandlungen unterliegen den Strafbestimmungen des Urheberrechtsgesetzes.

Einbandgestaltung: Rudolf Hübler, Berlin,
Satz: Filmsatz Schröter GmbH, München
Reproduktion: Findl & Partners, Icking
Druck und Bindung: Grafos SA, Barcelona

**Gedruckt auf chlorfrei gebleichtem Papier**

# Autorenverzeichnis

Univ.-Prof. (em.) Dr. Wolfgang Bisping
ehem. Direktor des Instituts für Mikrobiologie und Tierseuchen der Tierärztlichen Hochschule Hannover,
Bischofsholer Damm 15, D-30173 Hannover

Univ.-Prof. (em.) Dr. Hans-Hasso Frey
Institut für Veterinär-Pharmakologie und Toxikologie der Freien Universität Berlin,
Koserstraße 20, D-14195 Berlin
Korrespondenzanschrift:
Ziegeleiweg 16, 23730 Neustadt/Holstein

Prof. Dr. Heinz Gerber
Direktor der Klinik für Nutztiere und Pferde der Universität Bern,
Bremgartenstraße 109 a, CH-3012 Bern

Univ.-Prof. Dr. Dr. habil. Peter Glatzel
Klinik für Fortpflanzung der Freien Universität Berlin,
Königsweg 65, D-14163 Berlin

Univ.-Prof. Dr. Horst Keller
Klinik für Pferde, Allg. Chirurgie und Radiologie der Freien Universität Berlin,
Oertzenweg 19 b, D-14163 Berlin

Dr. Alfred Krähenmann
ehem. Direktor des Bundesamtes für Militärdienst
Höbelistraße 5, CH-8707 Uctikon am See

Prof. Dr. Wilfried Kraft
Vorstand der I. Medizinischen Tierklinik der Universität München,
Veterinärstraße 13, D-80539 München

Prof. a. D. Dr. Jan Kroneman
Klinik für Innere Medizin und Gerichtliche Tierheilkunde der Universität Utrecht,
Yalelaan 16, »de Uithof«, NL-3584 CM Utrecht
Korrespondenzanschrift:
Brugakker 65–41, NL-3704 RK Zeist

Univ.-Prof. Dr. Hanns Ludwig
Institut für Virologie der Freien Universität Berlin,
Königin-Luise-Straße 49, D-14195 Berlin

Univ.-Prof. (em.) Dr. Dr. Hanns-Jürgen Wintzer
Klinik für Pferde, Allg. Chirurgie und Radiologie der Freien Universität Berlin,
Oertzenweg 19 b, D-14163 Berlin
Korrespondenzanschrift:
Wildpfad 18, 14193 Berlin

# Vorwort zur 2. Auflage

Zu Beginn des Geleitwortes zur 2. Auflage ist es mir ein Anliegen, der verstorbenen Mitarbeiter Karl Ammann, Zürich, Hans Hartwigk, Berlin, und Walter Jaksch, Wien, zu gedenken, die mir freundschaftlich verbunden waren. Mit viel Begeisterung haben Sie an der Erstfassung dieses Buches mitgewirkt. Das gilt auch für weitere Mitarbeiter, die aus anderen Gründen darauf verzichten mußten, wieder zur Autorenschaft zu gehören. Dankenswerterweise haben sich kompetente Fachvertreter bereit gefunden, wiederum zum Gelingen des Werkes beizutragen, wofür der Herausgeber ihnen und den Kollegen der »ersten Stunde« besonderen Dank schuldet.

Seite dem Erscheinen der 1. Auflage sind weitere Fortschritte auf diagnostischem und therapeutischem Gebiet der Pferdekrankheiten erzielt worden, die es zusammenzutragen und für die tierärztliche Praxis sowie für das Studium aufzubereiten galt. Am Aufbau und der Einteilung des Buches wurden keine Veränderungen vorgenommen, doch war es unvermeidbar, den Text nicht unerheblich zu erweitern, was auch seinen Niederschlag in einer Zunahme der Abbildungen einschließlich der Farbtafeln gefunden hat. Eine besonders breite Überarbeitung haben die Abschnitte über die Krankheiten des Atmungsapparates, der Bauchhöhlenorgane und des Zentralnervensystems erfahren. Aber auch die übrigen Kapitel wurden inhaltlich revidiert und ergänzt.

Die Übersetzung fremdsprachiger Texte wurde wiederum vom Herausgeber vorgenommen. Die Zeichnungen versorgte dankenswerterweise Frau Dr. Katja Heitmann.

Die berufliche Belastung der Mitwirkenden hat zwar zu einer Verzögerung in der Fertigstellung des Gesamtwerkes geführt, um so mehr dürfen sich alle Beteiligten nunmehr über das Gelingen dieser Ausgabe freuen.

Der Verlag und in dessen Auftrag Herr Dr. Andreas Müller haben in professioneller Weise das Erscheinen des Buches gefördert, wofür ebenfalls Dank zu sagen ist. Mögen die Leser aus dem geleisteten Einsatz Nutzen ziehen und ihn anerkennen.

Berlin, im Herbst 1996

Hanns-Jürgen Wintzer

# Vorwort zur 1. Auflage

Die an verschiedenen tierärztlichen Bildungsstätten ausgerichtete Gliederung des klinischen Studiums nach Tierarten und die verstärkte Zuwendung in der tierärzlichen Praxis zum Pferd haben das Bedürfnis zu einer zusammenfassenden wissenschaftlichen Darstellung der Krankheiten des Pferdes aufgezeigt, die in der neueren deutschsprachigen Literatur bisher vermißt wird.

Dabei gilt es besonders, den inneren Krankheiten des Pferdes einen angemessenen breiten Raum zu gewähren und die Probleme der Fertilität verstärkt zu berücksichtigen. Gerade auf diesen beiden Teilgebieten ist der Mangel an einer modernen Beschreibung besonders auffällig, während die chirurgischen Krankheiten eine wiederholte Bearbeitung in den entsprechenden Lehrbüchern erfahren haben. Dennoch kann im Rahmen der Gesamtkonzeption nicht auf ihre Wiedergabe verzichtet werden, ebensowenig wie auf Randgebiete der Pferdekrankheiten, mit denen man in der Praxis weniger oft konfrontiert wird. Gerade auch in solchen Fällen möge das Buch eine Hilfe im diagnostischen und therapeutischen Bemühen bieten.

Dankenswerterweise konnten für die Bearbeitung des Buches Mitarbeiter gewonnen werden, die über ihre Universitäten hinaus als engagierte Wissenschaftler mit reichen praktischen Erfahrungen gelten und die trotz der außergewöhnlichen Belastungen eines Universitätsdozenten für das Gelingen des Werkes beigetragen haben. Ihnen gebührt in erster Linie mein Dank.

Stil und Darstellung des Inhalts entsprechen der didaktischen Vorstellung der Autoren und wurden bewußt nicht in eine vereinheitliche Fassung gebracht, um die Unterschiedlichkeit der Wissenswiedergabe nicht zu stören. Darin mag der kritische Leser einen Mangel sehen, der jedoch nicht die gute Absicht aller Autoren schmälern möge, eine möglichst übersichtliche Zusammenfassung von Krankheiten der Organsysteme und Funktionskreise in einem vertretbaren Umfang allen daran Interessierten in die Hand zu geben.

Die Übersetzung der fremdsprachigen Texte erfolgte durch den Herausgeber.

Frau Eva Machinek hat mit großem Fleiß die Manuskripte geschrieben und Frau cand. med. vet. Katja Maubach einige Zeichnungen versorgt. Ihnen sowie allen, die an der Fertigstellung des Buches mitgewirkt haben, sei hierdurch gedankt.

Für die geduldige Zusammenarbeit und das Eingehen auf alle Wünsche bin ich dem Verleger, Herrn DDr. h. c. F. Georgi, sowie den Mitarbeitern des Verlags Paul Parey zu Dank verpflichtet.

Berlin, im Frühjahr 1982

Hanns-Jürgen Wintzer

# Inhaltsverzeichnis

**Vorwort** .............................. VI

**1 Krankheiten des Atmungsapparates** 1
H. GERBER

**1.1 Nichtinfektiöse Krankheiten der Atemwege** .................. 1
**1.1.1** Krankheiten der oberen Luftwege ....... 1
1.1.1.1 Nüstern ........................... 1
    Kongenitale Krankheiten ........... 1
    Verletzungen und Entzündungen ...... 1
    Nüsternlähmung .................. 1
1.1.1.2 Nasenhöhlen ....................... 1
    Kongenitale Krankheiten ........... 1
    Traumen ....................... 2
    Rhinitis ....................... 3
    Neoplasmen .................... 4
    Verschiedenes .................. 5
    Literatur ....................... 5
1.1.1.3 Siebbein .......................... 5
    Progressives Hämatom des Siebbeins .. 5
    Literatur ....................... 6
1.1.1.4 Nasennebenhöhlen .................. 7
    Kongenitale Krankheiten ........... 7
    Traumen ....................... 7
    Sinusitis ....................... 8
    *Sinusitis maxillaris* .............. 8
    Stirnhöhlenaffektionen ........... 9
    Gaumen- und Keilbeinhöhlenaffektionen .................. 10
    Neoplasmen ................... 10
    Literatur ...................... 11
1.1.1.5 Luftsäcke ......................... 11
    Allgemeines ................... 11
    Kongenitale Krankheiten .......... 12
    Katarrh und Empyem der Luftsäcke ... 12
    Mykose der Luftsäcke ............ 14
    Literatur ...................... 16
1.1.1.6 Rachenraum und Kehlkopf .......... 16
    Allgemein-diagnostische Gesichtspunkte 16
    Kongenitale Krankheiten .......... 19
    *Laryngitis acuta und chronica* ....... 20
    Larynxödem ................... 21
    Entzündung der Epiglottis ......... 21
    Chondritis des Arytaenoids ........ 22
    Akute Pharyngitis ............... 22
    Chronische Pharyngitis ........... 23
    Lymphoide Hyperplasie im Rachenring . 23
    Traumen der Rachengegend ........ 24
    Idiopathische *Hemiplegia laryngis* (IHL) .......................... 24
    Entrapment der Epiglottis ......... 29
    Dorsalverlagerung des Gaumensegels und Hypoplasie der Epiglottis ...... 30
    »Pharynxkollaps« ................ 32
    Neoplasmen im Rachengebiet ....... 33
    Literatur ...................... 33
1.1.1.7 Luftröhre ......................... 35
    Säbelscheidentrachea ............ 35
    Entzündungen .................. 36
    Traumen ...................... 37
    Trachealstenosen anderer Genese ..... 37
    Literatur ...................... 38
**1.1.2** Krankheiten der unteren Luftwege ...... 38
1.1.2.1 Diagnostische Hilfsmittel ............ 39
    Endoskopie .................... 39
    Gewinnung von Bronchialsekret ...... 39
    Untersuchung des Bronchialsekrets .... 40
    Bildgebende Verfahren ............ 42
    Lungenfunktionstests ............. 42
    Allergietests ................... 42
    Invasive Maßnahmen ............. 43
1.1.2.2 Atemwegserkrankungen beim Fohlen .... 44
1.1.2.3 Bronchitis ........................ 45
    Akute Bronchitis ................ 45
    Chronische Bronchitis – Makrobronchitis ..................... 48
    Chronisch-obstruktive Bronchitis allergischer Genese (COPD; CPD; COLE; COB) ....... 49
    Andere allergische Lungenkrankheiten ........................ 55
    »Weide-Dämpfigkeit« ............. 55
    Lungenemphysem ............... 56
1.1.2.4 Lungenentzündung – Pneumonie ...... 57
1.1.2.5 Fohlenpneumonie .................. 57
    Pneumonie neugeborener Fohlen ..... 57
    Pneumonie älterer Fohlen ......... 58
    Interstitielle Fohlenpneumonie ...... 58
1.1.2.6 Akute Pneumonie des älteren Pferdes .... 59
    Bronchopneumonie .............. 59
    Spezielle Formen der Bronchopneumonie .................... 60
    Lobäre Pneumonie .............. 62
    Chronische Pneumonie ........... 62

| | | | | | |
|---|---|---|---|---|---|
| 1.1.2.7 | Krankheiten der Pleura | 63 | **2** | **Krankheiten des kardiovaskulären Systems** | 103 |
| | Pleuraverletzungen – Hämothorax – Pneumothorax | 63 | | J. KRONEMAN | |
| | Pleuritis und Pleuropneumonie | 65 | **2.1** | **Hilfsmittel für die Diagnostik der Herzkrankheiten** | 103 |
| | Literatur | 68 | **2.1.1** | Vorbericht | 103 |
| 1.1.2.8 | Nichtentzündliche Lungenkrankheiten | 73 | **2.1.2** | Adspektion | 103 |
| | Lungenödem | 73 | **2.1.3** | Untersuchungen am peripheren venösen und arteriellen System | 103 |
| | Lungenemphysem | 74 | **2.1.4** | Palpation der Herzgegend | 104 |
| | Anstrengungsbedingte Lungenblutungen | 74 | **2.1.5** | Auskultation des Herzens | 104 |
| | Nichtentzündliche Ergüsse in die Brusthöhle | 75 | 2.1.5.1 | Herztöne | 105 |
| | Tumoren im Brustraum | 75 | 2.1.5.2 | Entstehung, Dauer und zeitliches Auftreten der Herztöne und Herzgeräusche im Herzzyklus | 106 |
| | Literatur | 76 | **2.1.6** | Perkussion des Herzens | 109 |
| **1.2** | **Infektionskrankheiten der Atemwege** | 77 | **2.1.7** | Elektrokardiographie | 109 |
| **1.2.1** | Virusinfektionen | 77 | **2.1.8** | Phonokardiographie | 112 |
| 1.2.1.1 | Rhinovirusinfektion | 77 | **2.1.9** | Echokardiographie | 112 |
| 1.2.1.2 | Reovirusinfektion | 77 | 2.1.10 | Röntgenuntersuchung des Herzens | 113 |
| 1.2.1.3 | Equine Influenza – Pferdegrippe | 78 | 2.1.11 | Blutdruckmessung und Herzkatheterisierung | 113 |
| 1.2.1.4 | Paramyxovirusinfektionen | 80 | | | |
| | Parainfluenzavirusinfektion | 80 | **2.2** | **Erregungsleitungs- und Reizbildungsstörungen** | 113 |
| | Morbillivirusinfektion | 80 | | | |
| 1.2.1.5 | Adenovirusinfektion | 80 | **2.2.1** | Nomotope Reizbildungsstörungen | 114 |
| 1.2.1.6 | Equine Herpesvirusinfektion | 81 | 2.2.1.1 | Sinustachykardie | 114 |
| | Equines Herpesvirus 1 (EHV-1) | 81 | 2.2.1.2 | Sinusbradykardie | 115 |
| | Equines Herpesvirus 2 (EHV-2) | 83 | 2.2.1.3 | Sinusarrhythmie | 115 |
| | Equines Herpesvirus 3 (EHV-3) (Coitales Exanthem) | 83 | **2.2.2** | Heterotope Reizbildungsstörungen | 115 |
| | Equines Herpesvirus 4 (EHV-4) | 84 | 2.2.2.1 | Vorhof-(Atrium-)extrasystolen | 117 |
| | Equines Herpesvirus 5 (EHV-5) | 85 | 2.2.2.2 | Atrioventrikuläre und His-Extrasystolen | 118 |
| 1.2.1.7 | Pferdepocken | 85 | 2.2.2.3 | Ventrikuläre Extrasystolen | 118 |
| | Literatur | 85 | 2.2.2.4 | Paroxysmale ventrikuläre Tachykardie | 119 |
| **1.2.2** | Bakterielle Infektionen der Atemwege | 89 | 2.2.2.5 | Vorhofflattern und Vorhofflimmern | 120 |
| 1.2.2.1 | Pasteurellose | 89 | 2.2.2.6 | Ventrikelflimmern | 124 |
| 1.2.2.2 | Actinobacillose | 89 | **2.2.3** | Durch Erregungsleitungsstörungen ausgelöste Herzarrhythmien | 124 |
| 1.2.2.3 | Bordetella-Infektion | 90 | | | |
| 1.2.2.4 | Infektion mit Bacteroidaceae | 90 | 2.2.3.1 | Erregungsleitungsverzögerungen im Bereich des Sinusknotens und im Atrium | 125 |
| 1.2.2.5 | Staphylokokkeninfektionen | 91 | | | |
| 1.2.2.6 | Streptokokkeninfektionen | 91 | | | |
| | Druse (*Lymphadenitis equorum*, Gourme, Strangles) | 91 | 2.2.3.2 | Erregungsleitungsverzögerungen im Bereich des AV-Knotens und des His-Bündels | 125 |
| | Infektionen mit *Streptococcus equi* subsp. *zooepidemicus* | 94 | | | |
| | Streptokokkenpharyngitis | 94 | **2.2.4** | Erregungsleitungsverzögerungen im Bereich der Äste des His-Bündels | 127 |
| | Streptokokkeninfektion und Bronchitis | 95 | | | |
| | Streptokokkeninfektion bei Fohlen | 96 | **2.2.5** | Das Wolff-Parkinson-White(WPW)-Syndrom | 127 |
| | Infektionen mit anderen Streptokokken | 96 | | | |
| 1.2.2.7 | Tuberkulose | 97 | **2.3** | **Angeborene Herzfehler** | 128 |
| 1.2.2.8 | Infektion mit *Rhodococcus equi* | 97 | **2.3.1** | Ventrikelseptumdefekt | 128 |
| 1.2.2.9 | Mykoplasmeninfektionen Brustseuche (Pleuropneumonia contagiosa equorum) | 98 | **2.3.2** | Andere angeborene Herzfehler | 130 |
| 1.2.2.10 | Infektionen mit Chlamydien | 98 | **2.4** | **Krankheiten des Herzmuskels** | 130 |
| **1.2.3** | Protozoonosen | 98 | **2.4.1** | Myokarditis | 130 |
| **1.2.4** | Mykosen | 99 | **2.4.2** | Kardiomyopathie | 131 |
| **1.2.5** | Parasitäre Atemwegserkrankungen | 99 | 2.4.2.1 | Die dilatative Kardiomyopathie | 132 |
| | Literatur | 100 | 2.4.2.2 | Die hypertrophische Kardiomyopathie | 132 |

| | | | | |
|---|---|---|---|---|
| **2.5** | **Krankheiten des Endokards** ......... 132 | | **2.9.2** | Blutgerinnungsstörungen ............ 151 |
| 2.5.1 | *Endocarditis fibrinosa* .............. 132 | | 2.9.2.1 | Einleitung ....................... 151 |
| 2.5.2 | Herzklappenerkrankungen auf nichtbakterieller Grundlage .......... 133 | | 2.9.2.2 | Hämorrhagien als Folge vaskulärer Defekte (nonthrombozytopenische Purpura) .... 152 |
| 2.5.2.1 | Endokarditis und Arteriitis verminosa .... 133 | | 2.9.2.3 | Hämorrhagien als Folge thrombozytärer Abnormalitäten ................... 153 |
| 2.5.2.2 | Blutzysten ...................... 133 | | | |
| 2.5.2.3 | Herzklappenfenestration ............. 133 | | 2.9.2.4 | Hämorrhagien als Folge von Koagulationsstörungen ....................... 153 |
| 2.5.3 | Chronische Klappenfehler des rechten Herzens unbekannter Genese ........ 134 | | | |
| 2.5.4 | Chronische Klappenfehler des linken Herzens ................... 134 | | 2.9.3 | Leukämie (Leukose) ................ 154 |
| | | | | Literatur ........................ 155 |
| 2.5.4.1 | Mitralinsuffizienz .................. 134 | | | |
| 2.5.5 | Aortenklappeninsuffizienz ........... 135 | | **3** | **Krankheiten des Verdauungsapparates** ...................... 157 |
| **2.6** | **Krankheiten des Herzbeutels** ........ 136 | | | H.-J. WINTZER, W. KRAFT |
| 2.6.1 | Perikarditis ..................... 136 | | | |
| | | | **3.1** | **Angeborene Kiefer- und Zahnanomalien** (H.-J. WINTZER) ........ 157 |
| **2.7** | **Krankheiten der Blutgefäße** ......... 136 | | | |
| 2.7.1 | *Arteriitis parasitaria* der *A. mesenterica cran.* 136 | | 3.1.1 | Brachygnathia – Prognathia ......... 157 |
| 2.7.2 | Arteriitis und Thrombose der *Arteria renalis* 138 | | 3.1.2 | Polydontie ...................... 157 |
| 2.7.3 | Thrombose der *Arteria coronaria* ....... 138 | | 3.1.3 | Oligodontie ..................... 158 |
| 2.7.4 | Metastatische Prozesse als Folge einer Arteriitis ....................... 138 | | **3.2** | **Erworbene Gebißanomalien** ........ 159 |
| | | | 3.2.1 | Kantengebiß – Schieferzäne ......... 159 |
| 2.7.5 | Arteriosklerose ................... 138 | | 3.2.2 | Scherengebiß .................... 160 |
| 2.7.5.1 | Aorta-ileo-femorale Arteriosklerose ..... 138 | | 3.2.3 | Treppengebiß und Wellengebiß ....... 160 |
| 2.7.6 | Ruptur der großen Blutgefäße ........ 139 | | 3.2.4 | Koppergebiß .................... 161 |
| 2.7.6.1 | Ruptur der *Aorta thoracalis* und der *Arteria pulmonalis* ................ 139 | | 3.2.5 | Wetzergebiß .................... 161 |
| | | | 3.2.6 | Diastasis dentium (Diastema) ........ 161 |
| 2.7.6.2 | Hämoperitonaeum durch Ruptur der Bauchaorta oder einer ihrer Verzweigungen .................. 139 | | **3.3** | **Zahnkrankheiten** ................. 162 |
| | | | 3.3.1 | Zahnstein ....................... 162 |
| | | | 3.3.2 | Zahnkaries ...................... 162 |
| 2.7.7 | Krankheiten des venösen Blutgefäßsystems ................. 139 | | 3.3.3 | Pulpitis ......................... 164 |
| | | | 3.3.4 | Periodontitis – Alveolarperiostitis ....... 165 |
| 2.7.7.1 | Thrombophlebitis der *Vena jugularis* .... 139 | | 3.3.5 | Zahnfraktur ..................... 166 |
| **2.8** | **Krankheiten der Milz** ............... 140 | | **3.4** | **Krankheiten der Weichteile der Mundhöhle** ..................... 167 |
| 2.8.1 | Tuberkulose ..................... 140 | | | |
| 2.8.2 | Amyloidose ..................... 141 | | 3.4.1 | Stomatitis ....................... 167 |
| 2.8.3 | Leukämie ....................... 141 | | 3.4.2 | Geschwülste in der Mundhöhle ....... 168 |
| 2.8.4 | Milzblutung und Milzruptur .......... 141 | | 3.4.3 | Zungenverletzungen ............... 168 |
| 2.8.5 | Milzstauung ..................... 141 | | 3.4.4 | Zungengrundzyste ................ 169 |
| | Literatur ........................ 141 | | 3.4.5 | Zungenlähmung .................. 169 |
| | | | 3.4.6 | Zungenstrecken (Zungenblöken) ...... 169 |
| **2.9** | **Krankheiten des hämopoetischen Systems** ....................... 143 | | 3.4.7 | Zungenbeinfraktur ................ 169 |
| | | | 3.4.8 | Gaumenspalte (Palatoschisis) ........ 170 |
| 2.9.1 | Anämie ........................ 143 | | | |
| 2.9.1.1 | Einteilung der Anämien ............. 144 | | **3.5** | **Krankheiten des Kiefernknochens** .... 170 |
| 2.9.1.2 | Anämie durch akuten Blutverlust ...... 144 | | 3.5.1 | Kieferfistel ...................... 170 |
| 2.9.1.3 | Anämie durch chronischen Blutverlust ... 145 | | 3.5.2 | Kieferfraktur .................... 171 |
| 2.9.1.4 | Anämie durch verminderte Erythropoese . 146 | | 3.5.3 | Periostitis des Unterkiefers ........... 172 |
| 2.9.1.5 | Anämie durch gestörte hämolytische Mechanismen ................... 146 | | 3.5.4 | Kiefergelenkserkrankungen .......... 172 |
| | Einleitung ...................... 146 | | **3.6** | **Erkrankungen der Kaumuskulatur** .... 172 |
| | Durch Autoimmunmechanismen verursachte Hämolysen .......... 147 | | 3.6.1 | Myositis ........................ 172 |
| | | | 3.6.2 | Neurogene Störung des Kauapparates .... 173 |
| | *Isoerythrolysis neonatalis* des Fohlens (*Icterus neonatorum*) ............. 148 | | 3.6.2.1 | Lähmung des N. facialis ............. 173 |
| | | | | Literatur ........................ 173 |
| | Nichtimmunologisch ausgelöste Hämolysen ..................... 151 | | | |

| | | | | | |
|---|---|---|---|---|---|
| **3.7** | **Krankheiten der Speicheldrüsen** (W. KRAFT) ................. 174 | | 3.9.9.5 | Thrombosis et embolia arteriarum mesenterialium (Gekrösearterienverstopfung, embolisch-thrombotische Kolik) ...... 212 | |
| 3.7.1 | Entzündungen der Speicheldrüsen ...... 174 | | | | |
| 3.7.1.1 | Ptyalismus ....................... 174 | | **3.9.10** | Lageveränderungen des Darmes ........ 215 | |
| 3.7.1.2 | Parotitis ......................... 174 | | **3.9.11** | Incarceratio et strangulatio intestini (Einklemmung des Darmes) ......... 221 | |
| 3.7.1.3 | Sialoadenitis mandibularis, Sialoadenitis sublingualis ........... 175 | | **3.9.12** | Stenosis intestini (Verengung des Darmes) 224 | |
| **3.7.2** | Sialolithiasis (Speichelsteine) .......... 175 | | **3.9.13** | Ödem des kleinen Kolons .............. 225 | |
| **3.7.3** | Dilatationen (Ektasien) der Speichelgänge und Zysten ................. 175 | | **3.9.14** | Darmverletzungen ................ 225 | |
| | | | **3.9.15** | Grass sickness .................... 226 | |
| **3.7.4** | Verletzungen der Speicheldrüsen und deren Ausführungsgänge ........... 176 | | **3.9.16** | Prolapsus recti (Mastdarmvorfall ....... 227 | |
| | | | **3.9.17** | Kolik der Fohlen ................. 227 | |
| **3.7.5** | Speicheldrüsentumoren ............. 176 | | | | |
| **3.8** | **Krankheiten der Speiseröhre** ........ 177 | | **3.10** | **Parasitäre Krankheiten des Magen-Darm-Traktes** ................... 228 | |
| **3.8.1** | Ösophagitis (Speiseröhrenentzündung, Schlundentzündung) ............... 177 | | **3.10.1** | Kokzidiose ...................... 228 | |
| | | | **3.10.2** | Fasziolose (Leberegelbefall) ........... 229 | |
| **3.8.2** | Obstipatio und Opturation oesophagi (Schlundverstopfung, Verlegung der Speiseröhre) ................. 177 | | **3.10.3** | Zestodenbefall (Bandwurmbefall) ....... 229 | |
| | | | **3.10.4** | Strongyloidose ................... 229 | |
| | | | **3.10.5** | Trichostrongylose (Magenwurmbefall) ... 231 | |
| **3.8.3** | Paralysis oesophagi (Schlundlähmung) ... 179 | | **3.10.6** | Strongylidose (Palisadenwurmbefall) .... 231 | |
| **3.8.4** | Stenosis oesophagi (Verengung der Speiseröhre) ................. 179 | | **3.10.7** | Askaridose (Spulwurmbefall) .......... 233 | |
| | | | **3.10.8** | Oxyuridose (Pfriemenschwanzbefall) .... 234 | |
| **3.8.5** | Dilatatio oesophagi, Megösophagus (Erweiterungen und Divertikel der Speiseröhre) ................. 180 | | **3.10.9** | Magenhabronematose ................ 234 | |
| | | | **3.10.10** | Gasterophilose (Magendasselbefall) ..... 234 | |
| **3.8.6** | Zusammenhangstrennungen der Speiseröhre ................. 181 | | **3.11** | **Krankheiten des Peritoneums** ........ 235 | |
| | | | **3.11.1** | Peritonitis ...................... 235 | |
| **3.8.7** | Neoplasien der Speiseröhre ........... 181 | | **3.11.2** | Hydrops ascites ................... 236 | |
| **3.8.8** | Parasitosen der Speiseröhre .......... 182 | | **3.11.3** | Hämascos, Hämoperitoneum .......... 237 | |
| | | | **3.11.4** | Harnergüsse ..................... 237 | |
| **3.9** | **Krankheiten des Magens und des Darmes** ................... 182 | | **3.11.5** | Tumoren ....................... 237 | |
| **3.9.1** | Gastritis (Entzündung des Magens) ..... 182 | | **3.12** | **Krankheiten der Leber, Hepatopathien** . 237 | |
| **3.9.2** | Dilatatio ventriculi acuta (Akute Magenerweiterung) .......... 183 | | | Literatur ...................... 240 | |
| **3.9.3** | Dilatatio ventriculi chronica (Chronische Magenerweiterung) ...... 186 | | **4** | **Krankheiten der Harnorgane** ....... 243 H. KELLER | |
| **3.9.4** | Magenruptur .................... 187 | | | | |
| **3.9.5** | Gastrolithiasis (Magensteine) .......... 187 | | **4.1** | **Allgemeine diagnostische Hinweise** .... 243 | |
| **3.9.6** | Tumores ventriculi (Magengeschwülste) .. 188 | | **4.1.1** | Allgemeinuntersuchung ............. 243 | |
| **3.9.7** | Magenparasiten .................. 188 | | **4.1.2** | Harngewinnung .................. 243 | |
| **3.9.8** | Enteritis (Darmkatarrh und -entzündung) .................... 188 | | **4.1.3** | Harnuntersuchung ................. 244 | |
| | | | **4.1.4** | Mikroskopische Untersuchung des Harnsedimentes ............... 244 | |
| 3.9.8.1 | Virale Enterididen ................. 193 | | | | |
| 3.9.8.2 | Bakterielle Enterididen .............. 194 | | **4.1.5** | Bakteriologische Sedimentuntersuchung .. 245 | |
| 3.9.8.3 | Parasitosen ..................... 194 | | **4.1.6** | Blutuntersuchung ................. 245 | |
| 3.9.8.4 | »Rossediarrhoe« der Fohlen ........... 194 | | **4.1.7** | Nierenfunktionsprüfungen ............ 246 | |
| 3.9.8.5 | Colitis X, Typhlocolitis acuta .......... 195 | | **4.1.8** | Röntgenologische Untersuchungsmethoden 246 | |
| 3.9.8.6 | Chronische Durchfälle .............. 196 | | **4.1.9** | Sonographie der Nieren .............. 246 | |
| **3.9.9** | Das Koliksyndrom ................ 197 | | **4.1.10** | Nierenbiopsie .................... 246 | |
| 3.9.9.1 | Colica spastica (Enteralgia catarrhalis, peristaltischer oder katarrhalischer Darmkrampf, Krampfkolik) .......... 202 | | **4.2** | **Krankheiten der Nieren** ............ 247 | |
| | | | **4.2.1** | Proteinurie ..................... 247 | |
| 3.9.9.2 | Meteorismus intestini (Darmblähung) .... 203 | | **4.2.2** | Hämaturie ...................... 247 | |
| 3.9.9.3 | Obstipatio intestini (Verstopfung, Kotanschoppung) ................ 205 | | **4.2.3** | Hämoglobinurie und Myoglobinurie ..... 247 | |
| | | | **4.2.4** | Insufficientia renum ................ 247 | |
| 3.9.9.4 | Obturatio intestini (Innere Verlegung des Darmes, Obturation) ........... 210 | | **4.2.5** | Urämie ........................ 248 | |

| | | | | | |
|---|---|---|---|---|---|
| 4.2.6 | Tuuläre Insuffizienzen | 248 | 5.1.2.5 | Geburtsablauf | 271 |
| 4.2.7 | Nephrosen | 248 | | Anzeichen der herannahenden Geburt | 272 |
| 4.2.8 | Kreislaufstörungen | 249 | | Die verzögerte und verschleppte Geburt | 272 |
| 4.2.9 | Nierenblutung | 249 | | Geburtsverletzungen | 273 |
| 4.2.10 | Nephritiden | 249 | 5.1.2.6 | Das Puerperium und die Fohlenrosse | 274 |
| 4.2.10.1 | Nephritis non purulenta | 249 | 5.1.3 | Pathologische Aspekte der Fortpflanzung bei der Stute | 276 |
| 4.2.10.2 | Akute, nichteitrige Glomerulonephritis | 250 | 5.1.3.1 | Krankheiten der Milchdrüse | 276 |
| 4.2.10.3 | Nephritis purulenta | 250 | 5.1.3.2 | Die Zuchttauglichkeitsprüfung der Stute | 277 |
| 4.2.10.4 | Pyelonephritis | 250 | 5.1.3.3 | Erkrankungen der Vulva | 277 |
| 4.2.11 | Nephrolithiasis | 251 | | Unzureichender Verschluß der Vulva und des Hymenalringes | 277 |
| 4.2.12 | Hydronephrosis | 251 | | Rektovaginalfistel und Koake | 277 |
| 4.2.13 | Lageveränderungen | 251 | | Genitalexanthem (Bläschenausschlag) | 278 |
| 4.2.14 | Mißbildungen | 252 | | Beschälseuche (Dourine) | 278 |
| 4.2.15 | Neubildungen | 252 | | Taylorella-equigenitalis-Infektion (CEM 77) | 278 |
| 4.2.16 | Parasitenbefall | 252 | | Geschwülste | 278 |
| 4.2.17 | Spezifische Infektionen der Niere | 252 | 5.1.3.4 | Erkrankungen der Vagina | 279 |
| 4.2.17.1 | Nierentuberkulose | 252 | | Pneumovagina, Urovagina | 279 |
| 4.2.17.2 | Nierenrotz | 252 | | Vaginitis | 279 |
| | | | | Totalverschluß der Vagina | 279 |
| 4.3 | Krankheiten der Harnblase und der harnableitenden Wege | 252 | | Deckverletzungen | 280 |
| 4.3.1 | Cystitis vesicae urinariae | 253 | | Vaginismus | 280 |
| 4.3.1.1 | Cystitis catarrhalis | 253 | | Hymen persistens | 280 |
| 4.3.1.2 | Cystitis haemorrhagica | 253 | | Prolapsus vaginae | 280 |
| 4.3.1.3 | Cystitis purulenta | 253 | | Hämangiektasien | 280 |
| 4.3.2 | Lähmung der Harnblase | 253 | | Fleischspangen | 281 |
| 4.3.3 | Harnblasenverlagerungen | 254 | | Geschwülste | 281 |
| 4.3.4 | Ruptura vesicae | 254 | 5.1.3.5 | Erkrankungen der Cervix uteri | 281 |
| 4.3.5 | Urolithiasis | 254 | | Zervizitis | 281 |
| 4.3.6 | Mißbildungen | 255 | | Funktions-, Form- und Lageveränderungen der Cervix uteri | 281 |
| 4.3.7 | Neubildungen | 255 | | Verwachsungen an der Cervix uteri | 281 |
| | Literatur | 255 | 5.1.3.6 | Erkrankungen des Uterus | 281 |
| | | | | Endometritis | 281 |
| 5 | **Fortpflanzung und Erkrankung der Geschlechtsorgane von Stute und Hengst** | 259 | | Pyometra | 285 |
| | P. GLATZEL, H. KELLER | | | Endometriumödem, Endometriumzysten, Endometrose | 285 |
| | | | 5.1.3.7 | Erkrankungen der Salpinx | 286 |
| 5.1 | **Fertilität und Fertilitätsstörungen der Stute** (P. GLATZEL) | 259 | 5.1.3.8 | Funktionelle Störungen der Ovarien | 286 |
| 5.1.1 | Fortpflanzungsphysiologie der Stute | 259 | | Inaktive Ovarien | 287 |
| 5.1.1.1 | Zyklusverhalten der Stute | 259 | | Schwach aktive Ovarien | 288 |
| | Saisonalität des Sexualrhythmus | 259 | | Corpus luteum persistens | 288 |
| | Östrischer Zyklus | 261 | | Funktionsschwache Corpora lutea | 289 |
| 5.1.1.2 | Gravidität | 264 | | Hormonbehandlung bei funktionellen Störungen der Ovarien (FSH, LH, HCG, GnRH, PMSG, Östrogen, Progesteron, Gestagene, Prostaglandin 2) | 289 |
| 5.1.2 | Klinik der Trächtigkeit | 264 | | | |
| 5.1.2.1 | Graviditätsuntersuchung in der Frühträchtigkeit | 264 | | | |
| 5.1.2.2 | Graviditätsuntersuchung der fortgeschrittenen Trächtigkeit | 266 | 5.1.3.9 | Nichtfunktionelle Störungen der Ovarien | 290 |
| | Indirekte Nachweismethoden der Trächtigkeit | 267 | | Granulosazelltumor | 290 |
| | Differentialdiagnostische Befunde zur Trächtigkeit | 267 | | Aplasie und Hypoplasie der Eierstöcke | 291 |
| 5.1.2.3 | Trächtigkeitsverluste | 268 | | Oophoritis | 291 |
| | Embryonale Resorption | 268 | 5.1.3.10 | Nichtfunktionelle Störungen im Sexualverhalten | 291 |
| | Abort | 269 | | Nymphomanie | 291 |
| 5.1.2.4 | Einleitung einer Geburt bzw. eines Aborts | 270 | | Suböstrie | 291 |
| | | | | Literatur | 291 |

| | | |
|---|---|---|
| **5.2** | **Fertilität und Fertilitätsstörungen des Hengstes** | 294 |
| 5.2.1 | Fortpflanzungsphysiologie des Hengstes | 294 |
| 5.2.1.1 | Fortpflanzungsrhythmus | 294 |
| 5.2.1.2 | Geschlechtliche Voraussetzungen für die Fortpflanzung | 294 |
| 5.2.1.3 | Neuroendokrinologische Voraussetzungen für die Fortpflanzung | 294 |
| | Diurnale und saisonale Einflüsse | 295 |
| | Künstliche Beeinflussung der Hormonfreisetzung | 295 |
| | Androgene | 295 |
| | Östrogene, Inhibin und Prostaglandin $F_2$ | 296 |
| 5.2.2 | Spermatologische Voraussetzungen für die Fortpflanzungsfähigkeit | 296 |
| 5.2.2.1 | Volumen des Ejakulates | 297 |
| 5.2.2.2 | pH-Wert des Ejakulates | 298 |
| 5.2.2.3 | Beimengungen zum Ejakulat | 298 |
| | Pyospermie | 298 |
| | Hämospermie | 298 |
| | Urospermie | 299 |
| 5.2.2.4 | Bewegungsaktivität der Spermien | 299 |
| | Pseudoasthenozoospermie, Akinozoospermie | 299 |
| | Asthenozoospermie, Nekrozoospermie | 299 |
| | Oligoasthenozoospermie | 299 |
| 5.2.2.5 | Morphologie der Spermien | 299 |
| 5.2.2.6 | Spermienkonzentration | 300 |
| 5.2.2.7 | Lebensdauer der Spermien | 300 |
| 5.2.2.8 | Mikrobielle Flora des Ejakulats | 300 |
| 5.2.3 | Funktionelle Voraussetzungen für die Fortpflanzungsfähigkeit | 301 |
| 5.2.3.1 | Begattungsfähigkeit | 301 |
| 5.2.3.2 | Libido | 301 |
| 5.2.3.3 | Impotentia coeundi | 301 |
| | Mangelhafte Erektion | 302 |
| | Gestörtes Ejakulationsverhalten | 302 |
| | Einfluß von Farbe und Geruch der Stute | 302 |
| | Übertrieben heftiges Deckverhalten (Satyrismus) | 302 |
| | Hypoplasie des Penis | 302 |
| | Impotentia generandi | 302 |
| 5.2.4 | Hormontherapie bei gestörter Fortpflanzungsfähigkeit | 303 |
| 5.2.5 | Klinisch-andrologische Beurteilung der Geschlechtsgesundheit | 303 |
| 5.2.5.1 | Orchitis und Epididymitis | 303 |
| 5.2.5.2 | Degeneretive Hodendystrophie | 304 |
| 5.2.5.3 | Kryptorchismus | 304 |
| 5.2.5.4 | Hodenhypoplasie | 305 |
| 5.2.5.5 | Hernia inguinalis | 305 |
| 5.2.5.6 | Lageveränderungen der Testes | 305 |
| 5.2.5.7 | Aplasie und Hypoplasie der akzessorischen Geschlechtsdrüsen und der Samenleiter | 306 |
| 5.2.5.8 | Vesiculitis seminalis | 306 |
| 5.2.5.9 | Balanitis, Balanoposthitis und Tumoren | 306 |
| 5.2.5.10 | Penishämatom | 307 |

| | | |
|---|---|---|
| **5.3** | **Betreuung von Zuchtgestüten und Deckstationen** | 307 |
| 5.3.1 | Biotechniken der Fortpflanzung | 309 |
| 5.3.1.1 | Künstliche Samenübertragung | 309 |
| 5.3.1.2 | Samengewinnung | 309 |
| 5.3.1.3 | Samenaufbereitung | 310 |
| 5.3.1.4 | Die Insemination | 311 |
| | Die Trächtigkeitskontrolle | 311 |
| | Embryotransfer und assoziierte Biotechniken | 311 |
| | Stimulation der Spenderstute | 311 |
| | Auslösung der Ovulation mit Embryonengewinnung | 312 |
| | Vorbereitung der Empfängerstute | 312 |
| | Literatur | 312 |
| **5.4** | **Krankheiten der männlichen Geschlechtsorgane beim Gebrauchspferd** (H. Keller) | 314 |
| 5.4.1 | Entwicklungsstörungen | 314 |
| 5.4.1.1 | Hermaphroditismus | 314 |
| 5.4.1.2 | Kryptorchismus | 314 |
| 5.4.2 | Krankheiten des Hodens und seiner Adnexe | 315 |
| 5.4.2.1 | Orchitis und Epididymitis | 315 |
| 5.4.2.2 | Neubildungen | 315 |
| 5.4.2.3 | Funiculitis | 315 |
| 5.4.2.4 | Fistula funiculi spermatici | 316 |
| 5.4.2.5 | Hydrozele und Hämatozele | 316 |
| 5.4.2.6 | Vaginalsackzyste | 316 |
| 5.4.3 | Erkrankungen des Skrotums und des Präputiums | 316 |
| 5.4.3.1 | Wunden | 316 |
| 5.4.3.2 | Posthitis | 317 |
| 5.4.3.3 | Balanitis | 317 |
| 5.4.3.4 | Phimose | 317 |
| 5.4.3.5 | Paraphimose | 317 |
| 5.4.3.6 | Präputialvorfall | 318 |
| 5.4.3.7 | Neubildungen | 318 |
| 5.4.4 | Erkrankungen des Penis | 318 |
| 5.4.4.1 | Wunden | 318 |
| 5.4.4.2 | Penislähmung | 318 |
| 5.4.4.3 | Priapismus | 319 |
| 5.4.4.4 | Neubildungen | 319 |
| 5.4.4.5 | Parasitosen | 319 |
| | Literatur | 319 |
| **6** | **Krankheiten der Gliedmaßen** H.-J. Wintzer | 321 |
| **6.1** | **Erkrankungen der Vordergliedmaßen** | 321 |
| **6.1.1** | Krankheiten des Hufes | 321 |
| 6.1.1.1 | Hornspalte | 321 |
| 6.1.1.2 | Hornkluft | 322 |
| 6.1.1.3 | Lose Wand | 323 |
| 6.1.1.4 | Hohle Wand | 323 |
| 6.1.1.5 | Hornfäule | 324 |
| 6.1.1.6 | Zwanghuf | 324 |

| | | | | |
|---|---|---|---|---|
| 6.1.1.7 | Krankheiten der Huflederhaut ......... 325 | | 6.1.3.12 | Einschußphlegmone ................ 366 |
| | Pododermatitis aseptica acuta circumscripta ................ 326 | | **6.1.4** | **Krankheiten im Bereich des Karpus** .... 367 |
| | | | 6.1.4.1 | Krankheitszustände im Karpus ........ 367 |
| | Pododermatitis aseptica diffusa (Hufrehe) 328 | | 6.1.4.2 | Carpitis ........................ 368 |
| | Pododermatitis infectiosa traumatica ... 331 | | 6.1.4.3 | Fraktur der Karpalknochen ............ 370 |
| | Pododermatitis chronica verrucosa .... 332 | | 6.1.4.4 | Fraktur des Os carpi accessorium |
| | Pododermatitis chronica progressiva ... 332 | | | (Erbsenbein) .................... 371 |
| 6.1.1.8 | Krankheiten am Hufbein ............. 333 | | 6.1.4.5 | Gliedmaßenfehlstellungen im |
| | Hufbeinfraktur .................... 333 | | | Karpalbereich .................. 371 |
| | Fraktur der Hufbeinkappe | | 6.1.4.6 | Suprakarpalexostosen ............... 372 |
| | (Proc. extensorius) ............ 334 | | 6.1.4.7 | Karpaltunnelsyndrom ............... 372 |
| | Ostitis des Hufbeinastes ............ 335 | | **6.1.5** | **Krankheiten im Bereich des Radius und der Ulna** ................ 373 |
| | Hufbeinzyste ..................... 336 | | | |
| | Hufknorpelfistel .................. 337 | | 6.1.5.1 | Radiusfraktur .................... 373 |
| | Strahlbeinfraktur .................. 337 | | 6.1.5.2 | Ulnafraktur ...................... 373 |
| | Podotrochlose .................... 338 | | 6.1.5.3 | Ulna completa .................... 374 |
| | Mißbildungen des Strahlbeins ........ 341 | | 6.1.5.4 | Bursitis olecrani (Stollbeule) .......... 376 |
| **6.1.2** | **Krankheiten an den übrigen Zehenabschnitten** ................ 341 | | 6.1.5.5 | Entzündung des Ellbogengelenks ...... 376 |
| | | | **6.1.6** | **Krankheiten am Oberarm und Schulterblatt** 377 |
| 6.1.2.1 | Arthritis exsudativa der Zehengelenke ... 341 | | 6.1.6.1 | Humerusfraktur ................... 377 |
| 6.1.2.2 | Chronisch-aseptische Arthritis der Zehengelenke .................. 342 | | 6.1.6.2 | Omarthritis und Bursitis intertubercularis . 378 |
| | | | 6.1.6.3 | Osteochondrosis dissecans des Humeruskopfes ................ 378 |
| 6.1.2.3 | Arthropathia deformans der Zehengelenke .................. 344 | | | |
| | | | 6.1.6.4 | Fraktur der Skapula ................ 379 |
| 6.1.2.4 | Septische Arthritis der Zehengelenke .... 344 | | **6.1.7** | **Lähmungen motorischer Nerven der Vordergliedmaßen** ........ 380 |
| 6.1.2.5 | Subchondrale Knochenzysten in den Phalangen .................... 345 | | | |
| | | | 6.1.7.1 | Lähmung des N. suprascapulais ....... 380 |
| 6.1.2.6 | Erkrankungen der Krone ............. 346 | | 6.1.7.2 | Lähmung des N. radialis ............. 380 |
| | Kronbeinfraktur ................... 347 | | | Literatur ........................ 381 |
| 6.1.2.7 | Erkrankungen der Fessel ............. 347 | | | |
| | Periostitis ossificans am Fesselbein .... 347 | | **6.2** | **Erkrankungen der Hintergliedmaßen** ... 383 |
| | Fesselbeinfissur und -fraktur ........ 349 | | **6.2.1** | **Krankheiten im Bereich des Sprunggelenks und des Unterschenkels** ............ 383 |
| | Chronische Synovialitis villonodularis des Fesselgelenks .......... 350 | | | |
| | | | 6.2.1.1 | Tarsitis .......................... 383 |
| | Fesselgelenksgalle ................ 351 | | 6.2.1.2 | Sprunggelenkhydrops .............. 384 |
| | Bursitis subcutanea acquisita an der Dorsalfläche des Fesselgelenks ..... 352 | | 6.2.1.3 | Intraartikuläre Absprengungsfraktur im Rollgelenk (Articulus talocruralis) .. 385 |
| | | | | |
| | Luxatio phalangis primae ............ 352 | | 6.2.1.4 | Spat ............................ 386 |
| 6.1.2.8 | Gleichbeinlahmheit ................ 352 | | 6.2.1.5 | Hasenhacke ...................... 389 |
| 6.1.2.9 | Gleichbeinfraktur .................. 353 | | 6.2.1.6 | Rehbein ......................... 389 |
| **6.1.3** | **Krankheiten im Bereich des Metakarpus bzw. Metatarsus** ................ 355 | | 6.2.1.7 | Piephacke ....................... 389 |
| | | | 6.2.1.8 | Ruptur des M. fibularis tertius ......... 390 |
| 6.1.3.1 | Entzündung der Zehenbeugesehnen und des Fesselträgers ........... 355 | | 6.2.1.9 | Tibiafraktur ....................... 391 |
| | | | 6.2.1.10 | Fibulafraktur ...................... 391 |
| 6.1.3.2 | Ruptur der Zehenbeugesehnen und des M. interosseus medius ........ 358 | | **6.2.2** | **Krankheiten im Bereich des Kniegelenks** . 392 |
| | | | 6.2.2.1 | Anatomische Vorbemerkungen ........ 392 |
| 6.1.3.3 | Ruptur der gemeinsamen Streckensehne (M. extensor digit. communis) ...... 359 | | 6.2.2.2 | Gonitis .......................... 393 |
| | | | 6.2.2.3 | Arthrosis deformans des Kniegelenks (Gonarthrose) .................. 393 |
| 6.1.3.4 | Striktur des Fesselringbandes (Lig. anulare palmare bzw. plantare) ... 359 | | | |
| | | | 6.2.2.4 | Patellafraktur ..................... 394 |
| 6.1.3.5 | Sehnenstelzfuß ................... 359 | | 6.2.2.5 | Funktionsstörungen des Kniegelenks infolge Lageveränderungen der Kniescheibe ... 395 |
| 6.1.3.6 | Hyperextension der oberflächlichen und tiefen Beugesehne ............ 361 | | | |
| | | | | Dorsale Fixation der Patella ......... 395 |
| 6.1.3.7 | Entzündung der gemeinschaftlichen Beugesehnenscheide (Tendovaginitis) .. 361 | | | Subluxation der Patella nach dorsolateral .................... 396 |
| | | | | |
| 6.1.3.8 | Fraktur des Metakarpus bzw. Metatarsus . 362 | | | Laterale Luxation der Kniescheibe .... 397 |
| 6.1.3.9 | Griffelbeinfraktur .................. 363 | | **6.2.3** | **Krankheiten des Oberschenkels, des Hüftgelenks und des Beckens** ..... 398 |
| 6.1.3.10 | Metakarpale Überbeine (Supraossa) .... 365 | | | |
| 6.1.3.11 | Polydaktylie ...................... 366 | | 6.2.3.1 | Femurfraktur ..................... 398 |

| | | |
|---|---|---|
| 6.2.3.2 | Luxatio femoris | 398 |
| 6.2.3.3 | Bursitis trochanterica | 399 |
| 6.2.3.4 | Coxitis | 399 |
| 6.2.3.5 | Fraktur des Beckengürtels | 400 |
| **6.2.4** | **Funktionsstörungen der Hintergliedmaßen durch neurogene, myogene und andere Einflüsse** | **400** |
| 6.2.4.1 | Lähmung des N. fibularis | 401 |
| 6.2.4.2 | Lähmung des N. tibialis | 401 |
| 6.2.4.3 | Lähmung des N. femoralis | 401 |
| 6.2.4.4 | Hahnentritt | 402 |
| | Literatur | 402 |

## 7 Krankheiten an den Weichteilen des Kopfes (einschl. des Auges und Ohres) und im Gebiet des Halses ... 403
A. KRÄHENMANN, H.-J. WINTZER

| | | |
|---|---|---|
| **7.1** | **Augenkrankheiten** (A. KRÄHENMANN) | **403** |
| **7.1.1** | Erkrankungen der Orbita | 404 |
| 7.1.1.1 | Weichteilverletzungen und Frakturen | 404 |
| 7.1.1.2 | Orbitalphlegmone und -abszeß | 404 |
| **7.1.2** | Erkrankungen der Lider | 405 |
| 7.1.2.1 | Quetschungen | 405 |
| 7.1.2.2 | Offene Verletzungen | 405 |
| 7.1.2.3 | Verbrennungen | 406 |
| 7.1.2.4 | Lidödem | 406 |
| 7.1.2.5 | Lähmung (Blepharoptosis) | 406 |
| **7.1.3** | Erkrankungen der Tränenorgane | 407 |
| **7.1.4** | Erkrankungen der Bindehaut | 407 |
| 7.1.4.1 | Konjunktivitis | 408 |
| | Katarrhalische Konjunktivitis | 408 |
| | Eitrige Konjunktivitis | 408 |
| **7.1.5** | Erkrankungen der Nickhaut | 409 |
| **7.1.6** | Erkrankungen der Hornhaut | 409 |
| 7.1.6.1 | Kongenitale Anomalien | 410 |
| 7.1.6.2 | Erworbene Anomalien | 410 |
| 7.1.6.3 | Verletzungen | 410 |
| 7.1.6.4 | Hornhautentzündung (Keratitis) | 411 |
| 7.1.6.5 | Hornhautflecken (opacitates corneae) | 412 |
| **7.1.7** | Erkrankungen der mittleren Augenhaut (Uvea) | 414 |
| 7.1.7.1 | Funktionsstörungen der Iris | 414 |
| 7.1.7.2 | Pigmentanomalien der Iris | 415 |
| 7.1.7.3 | Mißbildungen der Iris | 415 |
| 7.1.7.4 | Periodische Augenentzündung (Uveitis recidiva equi) | 415 |
| 7.1.7.5 | Glaukom | 418 |
| 7.1.7.6 | Hydrophthalmus (Buphthalmus) | 418 |
| **7.1.8** | Erkrankungen der Linse | 418 |
| 7.1.8.1 | Angeborener Star (Cataracta congenita) | 419 |
| 7.1.8.2 | Erworbener Star (Cataracta acquisita) | 419 |
| 7.1.8.3 | Altersstar (Cataracta senilis) | 420 |
| 7.1.8.4 | Linsenreflex, Scheintrübungen | 420 |
| **7.1.9** | Erkrankungen des Glaskörpers | 421 |
| **7.1.10** | Erkrankungen der Netzhaut und des Sehnervs | 422 |
| 7.1.10.1 | Netzhautentzündung (Retinitis) | 422 |
| 7.1.10.2 | Netzhautablösung (Ablatio retinae, syn. Amotio retinae) | 422 |
| 7.1.10.3 | Sehnervenentzündung (Neuritis optica) | 423 |
| 7.1.10.4 | Sehnervendegeneration (Optikusatrophie) | 423 |
| **7.1.11** | Tumoren | 424 |
| **7.1.12** | Symptomatische Augenkrankheiten | 425 |
| | Literatur | 426 |
| **7.2** | **Krankheiten an den Weichteilen des Kopfes** (H.-J. WINTZER) | **427** |
| **7.2.1** | Atherom | 427 |
| **7.2.2** | Verschluß des Ductus nasolacrimalis | 427 |
| **7.2.3** | Progressives Siebbeinhämatom | 427 |
| **7.3** | **Erkrankungen am Ohr** | **428** |
| **7.3.1** | Otitis externa | 428 |
| **7.3.2** | Geschwülste an der Ohrmuschel | 429 |
| **7.3.3** | Ohrfistel (Zahnbalgzyste) | 429 |
| **7.4** | **Krankheiten am Hals** | **430** |
| **7.4.1** | Talpa (Genickbeule) | 430 |
| **7.4.2** | Struma (Kropf) | 430 |
| **7.4.3** | Thrombophlebitis der V. jugularis externa | 430 |
| **7.4.4** | Subfasziale Entzündung und Phlegmone der Halsmuskulatur | 433 |
| | Literatur | 433 |

## 8 Krankheiten am Rumpf ... 435
H.-J. WINTZER

| | | |
|---|---|---|
| **8.1** | **Krankheiten am Brustkorb** | **435** |
| **8.1.1** | Brustbeule | 435 |
| **8.1.2** | Widerristschäden | 436 |
| **8.1.3** | Rippenfraktur | 437 |
| **8.1.4** | Rippen- und Brustbeinfistel | 437 |
| **8.2** | **Krankheiten an der Bauchwand** | **438** |
| **8.2.1** | Bauchwandhernien | 438 |
| 8.2.1.1 | Hernia umbilicalis | 438 |
| 8.2.1.2 | Hernia ventralis | 439 |
| 8.2.1.3 | Hernia inguinalis (s. 5.2.5.5) | 439 |
| 8.2.1.4 | Hernia diaphragmatica | 439 |
| **8.2.2** | Omphalitis purulenta | 440 |
| **8.2.3** | Urachusfistel | 440 |
| **8.3** | **Krankheiten im Gebiet der Hals- und Rückenwirbelsäule** | **442** |
| **8.3.1** | Fraktur der Halswirbel | 442 |
| **8.3.2** | Spinale Ataxie (s. 10.3.10) | 443 |
| **8.3.3** | Krankheiten der Rückenwirbelsäule | 443 |
| 8.3.3.1 | Verkrümmungen der Brust- und Lendenwirbelsäule | 443 |
| 8.3.3.2 | Frakturen der Brust- und Lendenwirbel | 444 |
| 8.3.3.3 | Rückenbeschwerden anderer Genese | 444 |
| **8.4** | **Krankheiten der Rückenmuskulatur** | **446** |
| **8.4.1** | Myositis traumatica | 447 |
| **8.4.2** | Myoglobinurie (Rhabdomyolyse) | 447 |

| | | | | | |
|---|---|---|---|---|---|
| 8.4.3 | Myopathie, Myalgie | 448 | 9.6 | **Virale Hautkrankheiten** | 473 |
| 8.4.4 | Alimentäre Muskeldystrophie des Fohlens | 450 | 9.6.1 | Pferdepocken | 473 |
| 8.4.5 | Postanästhetische Myopathien | 451 | 9.6.2 | Koitalexanthem | 473 |
| 8.4.6 | Steatitis und Muskeldystrophie (s. 12.1.2) | 451 | 9.6.3 | Seltene virale Hautkrankheiten | 473 |
| 8.4.7 | Lähmung der Schweifmuskulatur und der Sphinkteren (Neuritis caudae equinae) | 452 | 9.7 | **Parasitäre Hautkrankheiten** | 473 |
| 8.4.8 | Andere Erkrankungen des Schweifes | 453 | 9.7.1 | Habronematose (Sommerwunden) | 473 |
| | Literatur | 453 | 9.7.2 | Parafilariose (Sommerbluten) | 474 |
| | | | 9.7.3 | Onchocercose | 474 |
| | | | 9.7.4 | Zeckenbefall | 474 |
| **9** | **Hautkrankheiten** | 455 | 9.7.5 | Demodikose (Demodexräude, Haarsackmilbenausschlag) | 474 |
| | W. KRAFT | | 9.7.6 | Trombidiose (Herbstgrasmilbenbefall) | 475 |
| 9.1 | **Angeborene Krankheiten der Haut** | 455 | 9.7.7 | Räude | 475 |
| | | | 9.7.7.1 | Sarcoptesräude | 475 |
| 9.2 | **Erworbene Pigment- und Haaranomalien** | 455 | 9.7.7.2 | Psoroptesräude | 476 |
| 9.2.1 | Hypopigmentation | 456 | 9.7.7.3 | Chorioptesräude (Fußräude) | 477 |
| 9.2.2 | Hyperpigmentation | 457 | 9.7.8 | Lausbefall | 477 |
| 9.2.3 | Tichorrhexis | 457 | 9.7.9 | Haarlingsbefall | 478 |
| 9.2.4 | Hypertrichose | 457 | 9.7.10 | Mückenbefall | 478 |
| 9.2.5 | Alopezie | 457 | 9.7.11 | Kriebelmückenbefall (Simuliotoxikose) | 478 |
| 9.2.6 | Anhydrose | 458 | 9.7.12 | Bremsenbefall | 479 |
| 9.2.7 | Hyperhydrose | 458 | 9.7.13 | Dasselbefall (Hypodermose) | 479 |
| | | | 9.7.14 | Gasterophiluslarvenbefall (Streifensommerekzem) | 479 |
| 9.3 | **Störungen der Keratinisierung** | 459 | 9.7.15 | Lausfliegenbefall | 480 |
| 9.3.1 | Seborrhoe | 459 | 9.7.16 | Erkrankungen durch Stich von Hautflüglern | 480 |
| 9.3.2 | Lineare Keratose | 460 | | | |
| 9.4 | **Entzündliche Hautkrankheiten** | 460 | 9.8 | **Autoimmunkrankheiten** | 480 |
| 9.4.1 | Ekzem | 461 | 9.8.1 | Pemphigus | 480 |
| 9.4.1.1 | Sommerekzem | 461 | 9.8.2 | Bullöses Pemphigoid | 481 |
| 9.4.1.2 | Mähnen- und Schweifekzem | 462 | 9.8.3 | Lupus erythematodes | 481 |
| 9.4.1.3 | Sattelekzem | 462 | 9.8.4 | Lupus erythematodes discoidalis | 481 |
| 9.4.1.4 | Mauke | 462 | | | |
| 9.4.1.5 | Allergisches Ekzem | 463 | 9.9 | **Neoplastische Krankheiten** | 482 |
| 9.4.1.6 | Kontaktallergie | 464 | 9.9.1 | Papillomatose | 482 |
| 9.4.1.7 | Futterallergie | 465 | 9.9.2 | Equines Sarkoid | 482 |
| 9.4.1.8 | Arzneimittelallergie | 465 | 9.9.3 | Plattenepithelkarzinom | 482 |
| 9.4.1.9 | Eccema medicamentosum, Medikamentenunverträglichkeit | 465 | 9.9.4 | Melanom | 483 |
| 9.4.2 | Dermatitis | 466 | 9.9.5 | Mastzelltumor | 483 |
| 9.4.2.1 | Dermatitis serosa | 466 | | Literatur | 483 |
| 9.4.2.2 | Verbrennung (Dermatitis calorica) | 466 | | | |
| 9.4.2.3 | Erfrierung (Congelatio) | 467 | **10** | **Krankheiten des Zentralnervensystems** | 485 |
| 9.4.2.4 | Photodynamische Dermatitis (Lichtüberempfindlichkeit der Haut) | 468 | | H.-J. WINTZER, H. GERBER, H. LUDWIG | |
| 9.4.2.5 | Gangraena integumenti (Hautbrand, Dekubitus) | 468 | 10.1 | **Untersuchung des zentralnervös erkrankten Pferdes** (H.-J. WINTZER) | 485 |
| 9.4.3 | Pyodermien | 469 | | | |
| 9.4.4 | Impetigo | 469 | 10.2 | **Untersuchung des Liquor cerebrospinalis** | 486 |
| 9.4.5 | Follikulitis, Sykosis | 469 | | | |
| 9.4.6 | Kontagiöse Akne, Korynebakteriose | 470 | 10.3 | **Nichtentzündliche Gehirnerkrankungen** | 487 |
| 9.4.7 | Streptokokkenpyodermien | 470 | 10.3.1 | Zerebellare Ataxie | 487 |
| 9.4.8 | Botryomykose | 470 | 10.3.2 | Leukoenzephalomyelomalazie (LEM) | 488 |
| 9.4.9 | Dermatophilose | 471 | 10.3.3 | Nigropallidale Enzephalomalazie | 489 |
| 9.5 | **Dermatomykosen** | 471 | 10.3.4 | Leukomalazie des Rückenmarks | 489 |
| 9.5.1 | Mikrosporie, Trichophytie | 472 | 10.3.5 | Dummkoller | 489 |

| | | | | |
|---|---|---|---|---|
| **10.3.6** | Equine degenerative Enzephalomyelopathie (EDM) .................. 490 | | **11.1.5** | Listeriose ....................... 516 |
| | | | | Literatur ....................... 516 |
| **10.3.7** | Horner-Komplex ................. 490 | | **11.1.6** | Milzbrand (Anthrax) .............. 516 |
| **10.3.8** | Narkolepsie (Schlafkoller) ......... 491 | | | Literatur ....................... 517 |
| **10.3.9** | Equine motorische Nervenzellendegeneration (EMND) ............ 491 | | **11.1.7** | Clostridieninfektionen ............ 517 |
| | | | 11.1.7.1 | Wundclostridiosen ............... 517 |
| **10.3.10** | Spinale Ataxie .................. 492 | | 11.1.7.2 | Tetanus ........................ 518 |
| **10.3.11** | Hepatogene Gehirnstörung (Hepatozerebrales Syndrom) ....... 493 | | 11.1.7.3 | Botulismus ..................... 519 |
| | | | 11.1.7.4 | Clostridien-Enteritiden ........... 520 |
| | | | | Clostridium-perfringens-Typ A-Enterotoxin-Erkrankung ....... 520 |
| **10.4** | **Stereotypien** ................... 494 | | | |
| **10.4.1** | Koppen (Krippensetzen) ........... 494 | | | Darminfektionen durch andere Clostridien .................... 520 |
| **10.4.2** | Weben und Boxenlaufen (Manegebewegungen) ................... 495 | | | |
| | | | | Literatur ....................... 521 |
| **10.4.3** | Automutilation .................. 495 | | **11.1.8** | Tuberkulose .................... 522 |
| **10.4.4** | Kopfschütteln (Kopfschlagen) ...... 495 | | | Literatur ....................... 523 |
| | Literatur ....................... 496 | | **11.1.9** | Nocardiose ..................... 523 |
| | | | | Literatur ....................... 523 |
| **10.5** | **Neurotrope Viruskrankheiten** (H. Gerber) ................... 498 | | **11.1.10** | Dermatophilose ................. 523 |
| | | | | Literatur ....................... 524 |
| **10.5.1** | Amerikanische Enzephalomyelitiden .... 498 | | **11.1.11** | Aktinobazillose (Frühlähme des Fohlens) . 524 |
| 10.5.1.1 | Eastern Equine Encephalomyelitis (EEE) . 498 | | | Literatur ....................... 524 |
| 10.5.1.2 | Western Equine Encephalomyelitis (WEE) ......................... 499 | | **11.1.12** | Pseudomonas-Infektionen ......... 525 |
| | | | 11.1.12.1 | Rotz (Malleus) .................. 525 |
| 10.5.1.3 | Venezolanische Equine Encephalomyelitis (VEE) ......................... 499 | | 11.1.12.2 | Melioidose ..................... 526 |
| | | | | Literatur ....................... 527 |
| 10.5.1.4 | Andere Alphavirus-Infektionen ...... 500 | | **11.1.13** | Enterobacteriaceae-Infektionen ..... 527 |
| | Literatur ....................... 500 | | 11.1.13.1 | Infektionen mit Escherichia coli .... 527 |
| **10.5.2** | Infektionen mit Flaviviren ......... 501 | | | Literatur ....................... 528 |
| 10.5.2.1 | Japanische Enzephalitis ........... 501 | | 11.1.13.2 | Klebsiella-Infektion .............. 528 |
| 10.5.2.2 | Andere Flavivirus-Enzephalomyelitiden . 501 | | | Literatur ....................... 529 |
| | Literatur ....................... 502 | | 11.1.13.3 | Salmonellose ................... 529 |
| **10.5.3** | Tollwut ........................ 502 | | | Literatur ....................... 530 |
| | Literatur ....................... 503 | | **11.1.14** | Brucellose ..................... 531 |
| **10.5.4** | Borna-Krankheit (H. Ludwig) ...... 503 | | | Literatur ....................... 532 |
| | Literatur ....................... 506 | | **11.1.15** | Leptospirose ................... 532 |
| | | | | Literatur ....................... 533 |
| **11** | **Infektionskrankheiten** ........... 509 W. Bisping, H. Gerber | | **11.1.16** | Lyme-(Zecken-)Borreliose ........ 534 |
| | | | | Literatur ....................... 535 |
| | | | **11.1.17** | Chlamydiose ................... 535 |
| **11.1** | **Bakterielle Infektionskrankheiten** (W. Bisping) ................... 509 | | | Literatur ....................... 536 |
| | | | **11.2** | **Pantrope Viruskrankheiten** (H. Gerber) ................... 537 |
| **11.1.1** | Streptokokkeninfektionen ......... 509 | | | |
| 11.1.1.1 | Druse .......................... 509 | | **11.2.1** | Afrikanische Pferdepest (AHS = African Horse Sickness) ..... 537 |
| 11.1.1.2 | Spätlähme der Fohlen ............. 510 | | | |
| 11.1.1.3 | Streptococcus-pneumoniae-Infektion .... 511 | | | Literatur ....................... 539 |
| 11.1.1.4 | Weitere Streptokokkeninfektionen ...... 512 | | **11.2.2** | Equine Enzephalosisviren ......... 539 |
| | Literatur ....................... 512 | | | Literatur ....................... 539 |
| **11.1.2** | Staphylokokkeninfektionen ........ 513 | | **11.2.3** | Equine Virusarteriitis (EVA; Pferdestaupe) 539 |
| 11.1.2.1 | Staphylokokkeninfektionen der äußeren Haut ................... 513 | | | Literatur ....................... 542 |
| | | | **11.2.4** | Equine infektiöse Anämie (EIA; ansteckende Blutarmut der Einhufer) .... 543 |
| 11.1.2.2 | Staphylokokkengranulome (Botryomykose) 513 | | | |
| | Literatur ....................... 513 | | | Literatur ....................... 546 |
| **11.1.3** | Corynebacterium-pseudotuberculosis-Infektion (Lymphangitis ulcerosa) .... 514 | | **11.2.5** | Herpesvirusinfektionen ........... 546 |
| | | | 11.2.5.1 | Equines Herpesvirus 1 (EHV-1) ..... 547 |
| | Literatur ....................... 514 | | 11.2.5.2 | Equines Herpesvirus 2 (EHV-2) ..... 549 |
| **11.1.4** | Rhodococcus-equi-Infektion ....... 514 | | 11.2.5.3 | Equines Herpesvirus 3 (EHV-3; Koitalexanthem) ................ 550 |
| | Literatur ....................... 515 | | | |

| | | | | |
|---|---|---|---|---|
| 11.2.5.4 | Equines Herpesvirus 4 (EHV-4) ....... 550 | | 12.2.4.1 | Osteodystrophia fibrosa generalisata .... 566 |
| 11.2.5.5 | Equines Herpesvirus 5 (EHV-5) ....... 551 | | 12.2.4.2 | Rachitis und Osteomalazie ........... 568 |
| 11.2.5.6 | Aujeszky-Krankheit (Infektiöse Bulbär- paralyse; Pseudowut) .............. 551 | | 12.2.4.3 | Hypertrophische Osteoarthropathie (Akropachie; Morbus Marie-Bamberger) ................ 569 |
| | Literatur ........................ 551 | | | Literatur ...................... 570 |
| **11.3** | **Protozoonosen** .................... 553 | | **12.3** | **Störungen verschiedener endokriner** |
| **11.3.1** | Trypanosomosen .................. 553 | | | **Organe** (J. Kroneman) ........... 570 |
| 11.3.1.1 | Nagana ........................ 553 | | 12.3.1 | Krankheiten der Schilddrüse (Glandula |
| 11.3.1.2 | Surra .......................... 553 | | | thyreoidea) .................... 570 |
| 11.3.1.3 | Dourine (Beschälseuche) ............ 554 | | | Literatur ...................... 571 |
| | Literatur ........................ 555 | | 12.3.2 | Krankheiten der Hypophyse |
| **11.3.2** | Giardia-Infektionen ................ 555 | | | (Glandula pituitaria) ............. 571 |
| | Literatur ........................ 555 | | 12.3.2.1 | Hypophysärer Morbus Cushing ...... 571 |
| **11.3.3** | Trichomonaden-Infektion ............ 555 | | 12.3.2.2 | Diabetes insipidus ................ 573 |
| | Literatur ........................ 555 | | | Literatur ...................... 573 |
| **11.3.4** | Klossiella-equi-Infektion ............ 556 | | 12.3.3 | Erkrankungen der Nebenniere (Glandula |
| | Literatur ........................ 556 | | | suprarenalis) ................... 573 |
| **11.3.5** | Eimeria-Coccidiose ................ 556 | | 12.3.3.1 | Hypodrenokortizismus ............ 574 |
| | Literatur ........................ 556 | | 12.3.3.2 | Hyperadrenokortizismus |
| **11.3.6** | Cryptosporidium-Infektion .......... 556 | | | (Cushing-Syndrom) .............. 575 |
| | Literatur ........................ 556 | | | Literatur ...................... 575 |
| **11.3.7** | Toxoplasmose .................... 556 | | 12.3.4 | Erkrankungen der Bauspeicheldrüse |
| | Literatur ........................ 556 | | | (Pankreas) ..................... 575 |
| **11.3.8** | Neospora-Infektion ................ 556 | | 12.3.4.1 | Diabetes mellitus ................ 575 |
| | Literatur ........................ 556 | | 12.3.4.2 | Pankreatitis .................... 575 |
| **11.3.9** | Besnoitiose ...................... 557 | | | Literatur ...................... 576 |
| | Literatur ........................ 557 | | | |
| **11.3.10** | Equine protozoäre Myeloenzephalitis (EPM; Sarcocystis neurona) ......... 557 | | **13** | **Vergiftungen** .................... 577 H.-H. Frey |
| | Literatur ........................ 558 | | | |
| **11.3.11** | Babesiose (Piroplasmose; Nuttalliose) ... 558 | | **13.1** | **Schwermetalle und Metalloide** ....... 577 |
| | Literatur ........................ 559 | | **13.1.1** | Blei .......................... 577 |
| **11.3.12** | Mikrosporidien-Infektion ............ 560 | | | Literatur ...................... 579 |
| | Literatur ........................ 560 | | **13.1.2** | Zink .......................... 579 |
| | Literatur zu Protozoon-Infektionen im weiteren Sinn ................ 560 | | | Literatur ...................... 579 |
| | | | **13.1.3** | Cadmium ...................... 580 |
| | | | | Literatur ...................... 580 |
| **12** | **Stoffwechselkrankheiten** ........ 561 J. Kroneman, H.-J. Wintzer | | **13.1.4** | Arsen ........................ 580 |
| | | | | Literatur ...................... 580 |
| | | | **13.1.5** | Selen ......................... 581 |
| **12.1** | **Störungen des Fettstoffwechsels** (J. Kronemann) ................. 561 | | | Literatur ...................... 581 |
| **12.1.1** | Hyperlipämie (Hyperlipoproteinämie) ... 561 | | **13.2** | **Fluor** ........................ 582 |
| **12.1.2** | Steatitis (Yellow fat disease) ......... 563 | | | Literatur ...................... 582 |
| | Literatur ........................ 564 | | | |
| | | | **13.3** | **Pestizide** ...................... 583 |
| **12.2** | **Störungen des Mineralstoffwechsels** (H.-J. Wintzer) ................. 565 | | **13.3.1** | Chlorierte Kohlenwasserstoffe ........ 583 |
| | | | 13.3.1.1 | Hexachlocyclohexan ............... 583 |
| **12.2.1** | Mängel und Überschüsse in der Versorgung mit Na-, K- und Chloridionen .................... 565 | | 13.3.1.2 | Chlorphenothan ................... 583 |
| | | | 13.3.1.3 | Andere Präparate ................. 583 |
| | | | | Literatur ...................... 584 |
| **12.2.2** | Hypokalzämische und hypo- magnesiämische Tetanie .......... 565 | | **13.3.2** | Organische Phosphorsäureester ....... 584 |
| | | | **13.3.3** | Carbamate ..................... 586 |
| **12.2.3** | Hyperkaliämische periodische Paralyse ...................... 565 | | | Literatur ...................... 586 |
| | | | **13.3.4** | Amitraz ....................... 586 |
| **12.2.4** | Stoffwechselbedingte Skelett- erkrankungen ................... 566 | | | Literatur ...................... 587 |

| | | | | | | |
|---|---|---|---|---|---|---|
| **13.3.5** | Zinkphosphid | 587 | | 13.6.3.3 | Wasserschierling | 592 |
| | Literatur | 587 | | 13.6.3.4 | Weißer Steinklee; Echter Steinklee | 592 |
| **13.3.6** | Metaldehyd | 587 | | **13.6.4** | Weiße Robinie | 592 |
| | Literatur | 588 | | | Literatur | 593 |
| **13.3.7** | Phenoxycarbonsäuren | 588 | | **13.6.5** | Eibe | 593 |
| | Literatur | 588 | | | Literatur | 593 |
| | | | | **13.6.6** | Vergiftungen durch andere Ziersträucher | 593 |
| **13.4** | **Futtermittelzusatzstoffe** | 589 | | 13.6.6.1 | Abendländischer Lebensbaum | 593 |
| | Literatur | 589 | | 13.6.6.2 | Gemeiner Buchsbaum | 593 |
| **13.5** | **Abfallöl** | 589 | | 13.6.6.3 | Faulbaum | 594 |
| | Literatur | 589 | | 13.6.6.4 | Gemeiner Goldregen | 594 |
| | | | | 13.6.6.5 | Gemeiner Stechapfel | 594 |
| **13.6** | **Giftpflanzen** | 589 | | | Literatur | 595 |
| **13.6.1** | Sumpfschachtelhalm | 589 | | 13.6.6.6 | Schwarze Tollkirsche | 595 |
| | Literatur | 590 | | | | |
| **13.6.2** | Farne | 590 | | **13.7** | **Mykotoxikosen** | 595 |
| | Literatur | 590 | | **13.7.1** | Stachybotryotoxikose | 595 |
| **13.6.3** | Andere Giftpflanzen auf Weiden und im Heu | 590 | | **13.7.2** | Andere Mykotoxikosen | 596 |
| 13.6.3.1 | Kreuzkraut | 591 | | | Literatur | 596 |
| | Literatur | 591 | | | | |
| 13.6.3.2 | Herbstzeitlose | 591 | | **14** | **Sachwortverzeichnis** | 597 |

**Farbtafeln 1–24 nach Seite 300**

# 1 Krankheiten des Atmungsapparates

H. GERBER

## 1.1 Nichtinfektiöse Krankheiten der Atemwege

### 1.1.1 Krankheiten der oberen Luftwege

#### 1.1.1.1 Nüstern

**Kongenitale Krankheiten**

Eine ätiologisch ungeklärte, möglicherweise genetisch bedingte und vielleicht einer Lähmung zuzuschreibende, abnorme Beweglichkeit von Schleimhautfalten im falschen Nasenloch (Nasentrompete) erzeugt während der Arbeit inspiratorische und exspiratorische Atemstenosegeräusche (FOERNER, 1967; 1971; TORRE et al., 1993; HAWKINS et al., 1995). Der Zustand wurde beim American Saddlehorse gehäuft beobachtet. Er wird chirurgisch durch die Resektion der Flügelfalte und der medialen Wand des *Diverticulum nasi* korrigiert. Der Geräuscherzeugung wegen kommt dieser Veränderung differentialdiagnostische Bedeutung zu (*Hemiplegia laryngis* usw.).

Über die Atresie des Tränen-Nasen-Kanals sowie ein gelegentlich im *Diverticulum nasi* zu beobachtendes Atherom ist in Kapitel 7 nachzulesen.

**Verletzungen und Entzündungen**

Gelegentlich reißen sich Pferde an vorstehenden Nägeln, an Stacheldrahtzäunen und ähnlichen scharfen Gegenständen die Nüstern auf. Frische Verletzungen werden sofort schonend gereinigt und sorgfältig genäht; einer eventuellen Knorpelverletzung ist besondere Beachtung zu schenken. Die Versorgung älterer Verletzungen (mehr als 12–24 Stunden) erfolgt zunächst konservativ abwartend; nach frühestens 3–4 Wochen wird der Defekt dann aufgefrischt, saniert und kosmetisch-funktionell so gut wie möglich verschlossen.

Sollte die Nüsternverletzung mit einer Traumatisierung des *N. facialis* verbunden sein, so wird die Prognose für ein späteres, unbehindertes Atmen in den meisten Fällen von der Wiederherstellung der Fazialisfunktion bestimmt werden.

Reizendes Futter oder Streue, anscheinend vor allem verschimmeltes Stroh oder Heu, ruft manchmal eine oberflächliche Veränderung der Nüsternhaut und der Oberlippe hervor. Es lösen sich dabei die obersten trockenen Epidermisschichten in Fetzchen ab, darunter erscheint normale Haut. Die abgeschilferten Fetzen können vermischt mit Tränen und Nasensekret einen übel aussehenden, fast schwarzen Nasenausfluß vortäuschen. Der Zustand beansprucht keine weitere Bedeutung; er heilt, wenn nötig nach einem Futter- und Streuewechsel, in kurzer Zeit spontan.

**Nüsternlähmung**

Als Folge einer Lähmung der oberen Backenäste des *N. facialis* läßt sich beim Pferd eine meist einseitige Nüsternlähmung beobachten (Tafel 6, Abb. h). Die Symptome sind in Ruhe wenig auffallend. Die Oberlippe ist nach der gesunden Seite hin etwas verzogen; die gelähmte Nüster ist länger und schlaffer als die normale. In höheren Gängen wird die gelähmte Nüster in der Inspiration passiv völlig verschlossen, während der Exspiration erzeugt sie manchmal ein flatterndes Geräusch. Empfindliche Pferde geraten dabei rasch in einen Angstzustand. Prognostisch läßt sich eine derartige Nüsternlähmung erst nach einer Beobachtungszeit von mehreren Wochen abschließend beurteilen. Die Prognose hängt natürlich entscheidend von der Ätiologie der Lähmung ab. Hirnstamm- oder zentrale Hirnnervenerkrankungen sind in der Regel als prognostisch zweifelhaft bis ungünstig zu bewerten. Akut aufgetretene, auf Traumen beruhende, periphere Lähmungen erweisen sich dagegen oft als reversibel, manchmal bleibt jedoch eine funktionelle Störung zurück, die einen Gebrauch des Pferdes in höheren Gangarten verbietet.

Eine medikamentöse Therapie verspricht keinen Erfolg. In günstig gelagerten Fällen, bei denen die Verletzung des Fazialisasts genau lokalisiert werden kann, vermag die neurochirurgische Intervention die funktionelle Heilung zu beschleunigen. Liegt der Lähmung eine faßbare Ursache zugrunde, so ist diese Ursache entsprechend zu behandeln. Die Patienten sind im übrigen ruhigzustellen oder höchstens im Schritt zu bewegen.

#### 1.1.1.2 Nasenhöhlen

**Kongenitale Krankheiten**

Mißbildungen der Nase sind nicht häufig. Am ehesten sieht man mit einem rostral, oft grotesk verzogenen Ge-

## 2  Krankheiten des Atmungsapparates

sicht geborene Fohlen, bei denen die Atmung dadurch schwer gestört sein kann (»wry nose«). Diese **nasomaxilläre Mißbildung** tritt oft mit anderen Schädeldeformationen zusammen auf, etwa mit einem mehr oder weniger ausgeprägten Hydrocephalus. Es gibt aber auch Fälle, die von außen keine auffallende Deformation aufweisen, die vielmehr nur eine Deviation des Nasenseptums nachweisen lassen und ebenfalls mit Atmungsbehinderung verbunden sein können. Auch kongenitale Septumverdickungen ohne Deviation werden beschrieben. Jedenfalls muß jeder Einzelfall sorgfältig beurteilt werden; chirurgische Interventionen (Septumexstirpation) sind nur in leichteren Fällen erfolgversprechend und zu rechtfertigen.

Beschrieben werden – selten! – unilaterale oder sogar bilaterale **Choanenatresien**, bei denen der Nasengang vorne nicht offen ist. Bei einem beidseitigen Verschluß besteht selbstverständlich unmittelbar nach der Geburt akute Erstickungsgefahr, die nur durch die sofortige Tracheotomie gebannt werden kann. Dann wird die Öffnung durch eine Schleimhautresektion gewährleistet; den Zugang zur Schlüsselstelle schafft man sich mit einer sogenannten dorsalen Bone-Flap-Operation (AYLOR et al., 1984).

**Dermoidzysten** oder Atherome, selten »Irrzähne«, sind das Resultat einer embryonalen Einstülpung des äußeren Keimblatts. Sie werden, liegen sie nicht ganz vorn, meistens erst bemerkt, wenn sie nach Infektion zu eitrigem Nasenausfluß oder zu Atembeschwerden führen. Ihre Entfernung ist an sich einfach, aber sie können derart ungünstig lokalisiert sein, daß der Zugang nur durch einen größeren Eingriff, etwa einen Knochenflap, etabliert werden kann (NICKELS und TULLENERS, 1992).

Schleimzysten, auch Follikularzysten genannt, sollen aus embryonal nicht rückgebildeten Zahnsäckchen entstehen. Sie sind in der Kieferhöhle häufiger anzutreffen als in der Nasenhöhle (s. Krankheiten der Nebenhöhlen) (MCCLURE et al., 1993).

### Traumen

Verletzungen der Nasenhöhlen und der Nasennebenhöhlen lassen sich in der Regel auf schwere Traumen zurückführen, wie sie sich Pferde beim Einrennen des Schädels oder durch Hufschläge zuziehen können. Auch wenn die äußere Haut unverletzt bleibt, ist damit zu rechnen, daß die Verletzungen zu Frakturen der Schädelknochen Anlaß gegeben haben und in den Höhlen selbst manchmal nur mit Komplikationen – vor allem Infektionen – abheilen werden (Abb. 1.1). Röntgenaufnahmen sind für die Beurteilung derartiger Veränderungen von großem Nutzen. Sie sind unerläßlich zur Erfassung von Blutergüssen in den Höhlen.

Es ist von Fall zu Fall zu entscheiden, ob eine chirurgische Intervention notwendig sei oder nicht. Man wird dabei anstreben, die normale anatomische Lage der Frakturstücke mit dem Elevator wiederherzustellen, wenn nötig auch mit Hilfe steifer Drähte. Lose Knochenfragmente sind zu entfernen. Die gute Drainage aus den verletzten Höhlen ist ausschlaggebend für eine unkomplizierte Heilung.

Verletzungen der Nasenschleimhaut und der Conchenknorpel entstehen auch bei unsorgfältigem Einführen steifer Nasenschlundsonden oder auch von starren Endoskopen. Die daraus resultierende Blutung steht glücklicherweise meistens nach kurzer Zeit von selbst. Die Blutstillung mittels Tamponade ist sonst durchzuführen, aber sie stellt ja nur eine recht ungezielte Maßnahme dar, und es ist schwierig, das Pferd vom Ausprusten der mit einem starken Faden verbundenen Tupfer abzuhalten!

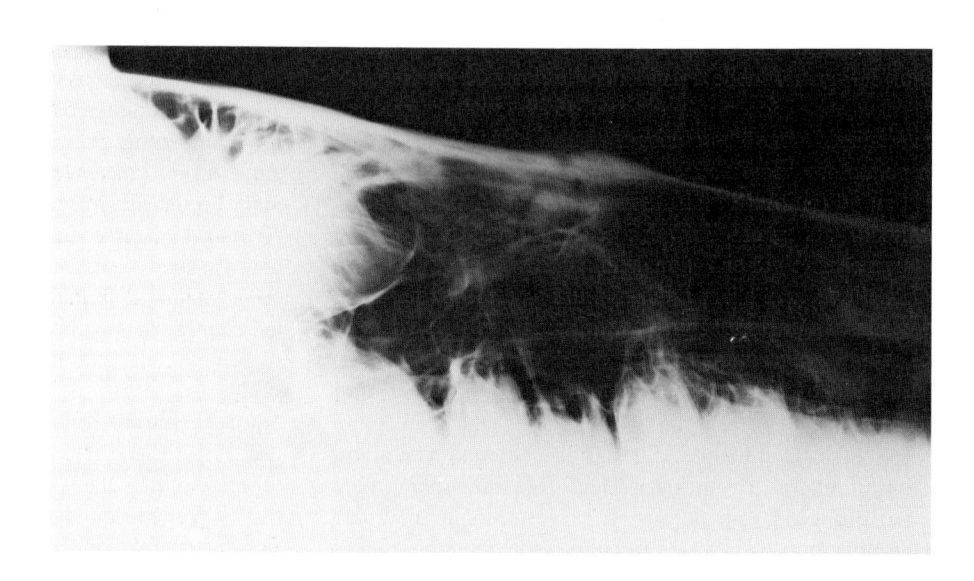

**Abb. 1.1:** Nasenbeinbruch mit beginnender Kallusbildung

## Rhinitis

Eine Rhinitis ist aufgrund sichtbarer Veränderungen und der Natur der abgegebenen Sekrete zu untergliedern (*Rhinitis acuta catarrhalis; purulenta; cruposa; necroticans* etc.). Beim Pferd treten selbständige Rhinitiden selten auf, während sie als recht unwesentliche Begleiterscheinung infektiöser Respirationskrankheiten häufig vorkommen. Eine besondere Rolle spielt in verseuchten Gebieten die Infektion mit *Pseudomonas mallei*: der sogenannte Nasenrotz verläuft meistens progressiv-chronisch und ist mit erheblichen geschwürigen Zerstörungen an Septum und Conchen verbunden (s. Rotz). Sekundär entsteht Rhinitis auch beim Durchfluß reizender und infizierter Sekrete aus anderen primär erkrankten Organen, besonders bei *Sinusitis maxillaris*. Die Sinusitis kann dabei selber durch ganz verschiedene Primärursachen hervorgerufen worden sein (Zahnerkrankungen, Traumen, ulzerierende Tumoren etc.).

Nichtinfektiöse Rhinitiden werden vor allem nach Reizung durch Gase, Staub, Rauch und Dampf beobachtet. Besonders schwer pflegt sich die Rhinitis nach Bränden zu zeigen, weil dabei der Rauch selbst, aber auch die Hitze an sich die Schleimhäute der Nase in hohem Grad schädigen können. Es liegt aber auf der Hand, daß die Rhinitis nach Bränden meistens nur ein Nebenbefund ist, der in seiner Bedeutung gegenüber der oft schweren Tracheo-Bronchitis und ausgedehnten Hautverbrennungen zurücksteht. Neben den physikalischen und chemischen Reizen mag in Einzelfällen eine lokale Allergie Rhinitis hervorrufen (heuschnupfenähnlich). Die Graskrankheit des Pferdes (immer öfter auch Equine Dysautonomie genannt) verläuft ziemlich häufig mit einer die Atmung behindernden, trocken-nektrotisierenden Rhinitis. Die Prognose derartiger Fälle scheint besonders ungünstig zu sein (Schädigung von Hirnnervenkernen).

Eine unkomplizierte, katarrhalische Rhinitis verursacht keine deutlichen Allgemeinstörungen. Allgemeinsymptome sind entweder irgendeiner anderen Primäraffektion zuzuschreiben oder dann einer schweren eitrigen oder nekrotisierenden Rhinitis. In jedem Fall ist Nasenausfluß vorhanden, dessen Natur und Menge für die Beurteilung wichtig ist. Nekrosen im Bereich der Nasenhöhlen haben einen unangenehm stinkenden Ausfluß zur Folge. Die sichtbare Schleimhaut ist gerötet und oft injiziert. Erhebliche Schleimhautschwellung und zähes Sekret in den Nasengängen provozieren ein schniefend-schnarchendes, vorwiegend inspiratorisches Atemstenosegeräusch, das über den Grad der Passageverlegung einen Anhaltspunkt liefern kann. Recht oft sind die Kehlgangslymphknoten bei Rhinitis geringgradig vergrößert.

Primäre und selbständige katarrhalische Rhinitiden heilen in der Regel nach Ausschaltung der Noxe von selbst ab; bei Vernachlässigung des Falles und bei schwer anzugehenden Prozessen (Conchennekrose) ist ein Übergang in Chronizität die Regel, anderseits entsteht aus einer verschleppten Rhinitis gelegentlich eine *Sinusitis maxillaris*.

Ein spezielles Problem, vor allem subtropischer und tropischer Gebiete, aber auch gemäßigter Regionen stellen Pilzinfektionen der Nase und manchmal auch der Nebenhöhlen dar (FREEMAN, 1991). In Mitteleuropa ist der Befund heute eine Seltenheit, während früher öfter eine Blastomykose oder eine Chromoblastomykose beobachtet worden ist. In neueren Berichten aus Amerika und Australien handelt es sich bei den befallenen Pferden vor allem um unterernährte und möglicherweise immunsupprimierte Tiere. Die recht invasiven Infektionen führen zu meist granulomatösen, destruktiven Läsionen, die eine Kombination chirurgischer und medikamentöser Maßnahmen zu ihrer Behandlung notwendig machen. Die Prognose ausgedehnter Veränderungen ist allerdings nicht günstig. Differentialdiagnostisch wäre in bekannten Rotzgebieten auch an Nasenrotz zu denken! *Cryptococcus neoformans* ist ein besonders zerstörerischer Erreger, aber auch *Rhinosporidium* (Nüstern), *Coccidioides* und die Erreger der sogenannten Phycomycose (*Hyphomyces; Entomophthora*) werden gefürchtet. Eine standardisierte Therapie gibt es nicht. Meistens ist eine kombinierte Behandlung notwendig, wobei die empfohlenen fungiziden oder fungostatischen Mittel wie Amphotericin B oder Ketoconazol sehr teuer zu stehen kommen.

Besser zu beherrschen ist der Befall mit *Aspergillus* sp. Der Pilz bildet Beläge, die endoskopisch auszumachen sind. Die Infektion kann immerhin über eine Gefäßarrosion zu blutigem Nasenausfluß führen. Die Diagnose muß durch den Erregernachweis gesichert werden. Zur Behandlung empfohlen wird Natamycin zur topischen Applikation, doch würde sich zuerst sicherlich ein Versuch mit täglichen Jodophor-Spülungen (Betadine®) lohnen.

Schwellungen der Nasenschleimhaut – manchmal von bedrohlichem Ausmaß – werden auch als Unverträglichkeitsreaktion gegenüber Medikamenten interpretiert (z. B. Chinidinsulfat) oder als Ausdruck einer lokalen und allgemeinen Allergie. Bei Morbus maculosus ist dem Zustand der Nasenschleimhaut besondere Beachtung zu schenken, weil eine erhebliche Schwellung oft verbunden ist mit einem vergleichbaren Zustand im Kehlkopf. Gelegentlich besteht akute Erstickungsgefahr, die dem Tierarzt eine unverzügliche Tracheotomie aufzwingt. Im übrigen wird bei schwerem Morbus maculosus manchmal eine Nekrose der Nasenmuscheln verzeichnet, die allerdings schon durch die meistens vorangehende Druse verursacht sein kann. Auch nach erheblicher Traumatisierung der Conchen stellt sich gelegentlich eine ausgedehnte Nekrose ein. Nekrosen der Nasenmuscheln haben einen besonders unangenehm stinkenden Nasenausfluß zur Folge. Über eine die Graskrankheit recht oft begleitende Rhinitis haben wir uns oben geäußert.

Die Conchennekrose der Fohlen und jungen Pferde ist wahrscheinlich eine seltene Verlaufsform und/oder ein

Begleitsymptom der *Osteitis* oder *Osteodystrophia fibrosa,* ihrerseits hervorgerufen durch einen ernährungsbedingten Hyperparathyreoidismus. Die mit einer schweren Osteodystrophie verbundenen Veränderungen am Oberkiefer vermögen im übrigen manchmal eine Atemstenose hervorzurufen. Beim osteodystrophischen Fohlen werden auch Schleimzysten der nasalen Mucosa beobachtet als ein Ausdruck der monostotischen Form einer Osteodystrophie (RUBARTH und KROOK, 1968; DE MOOR und VERSCHOOTEN, 1982).

Die **Diagnose** »Rhinitis« bereitet an sich wenig Schwierigkeiten. Der Nachweis indessen, daß die vorliegende Rhinitis primär und selbständig aufgetreten sei, läßt sich nur per exclusionem erbringen, d. h. es müssen alle möglichen Primärkrankheiten wie Pharyngitis, Sinusitis etc. sorgfältig ausgeschlossen werden. Bei Atemstenosegeräuschen mit Dyspnoe ist die Lokalisierung der Stenose in der Nase zu beweisen. Jedenfalls ist eine sorgfältige endoskopische Untersuchung (dünne flexible Endoskope) immer von Nutzen. Auch die Röntgenuntersuchung hilft diagnostisch oft weiter, indem Ergüsse oder Empyeme in den Conchen und auch Nekrosen sichtbar gemacht werden können.

Akute Rhinitiden haben eine günstige **Prognose,** wenn es gelingt, die Ursache auszuschalten und wenn die krankhaften Veränderungen nicht allzu tief reichen. Chronische Rhinitis heilt kaum spontan, und die Tatsache, daß sie oft mit einer Sinusitis oder anderen Krankheiten vergesellschaftet ist, beeinflußt die Prognose quoad restitutionem. Bei Nekrosen der Nasenmuscheln ist eine vorsichtige Prognose zu stellen.

Akute Rhinitiden heilen meistens spontan nach Ausschaltung der Ursache. Spülungen der Nasenhöhlen lassen sich leicht durchführen, am besten mit einem weichen Plastikkatheter. Oft sind die sogenannten Foleykatheter, die temporär implantiert werden, die geeignetsten Instrumente für eine länger dauernde Spüldrainage. Das Spülmittel sollte eine milde und möglichst nicht reizende Wirkung ausüben (z. B. Betadine; Kamillosan u. dgl.). Eine lokale oder systemische antibiotische Therapie ist bei reiner Rhinitis selten am Platz. Die Nüsternöffnungen sind nach Entfernen von Krusten mit milder Salbe zu pflegen.

Von Fall zu Fall wird zu entscheiden sein, ob – besonders bei Nekrosen, Ergüssen und Empyemen – chirurgisch behandelt werden muß (SCHUMACHER und CROSSLAND, 1994). Besser als die Trepanation, die nur eine ungenügende Sicht in die kranken Strukturen erlaubt, eignet sich die Flap-Technik, die einen guten Zugang und eine weit bessere Übersicht gewährleistet. Eingriffe an den Conchen, etwa die totale Extirpation, führen immer zu erheblichen Blutungen, die am besten durch eine feste Tamponade mit der »sock-and-bandage« Technik beherrscht werden. Ist man gezwungen beidseitig zu operieren und zu tamponieren, muß eine Tracheotomie vorgenommen werden. Der Tubus wird so lange belassen, wie die Tampons oder auch die postoperative Schwellung das notwendig machen. Unter und nach der Operation muß kompatibles Vollblut für die Transfusion zur Verfügung stehen, sollte sich die Blutung nicht sonst kontrollieren lassen.

Bei Deviationen des Septum nasi, die zu einer Obstruktion führen können und meistens die Folge von Traumen sind, wird sich eine Septumresektion aufdrängen, auch das ein sehr blutiger Eingriff!

**Neoplasmen**

Tumoren der Nasenhöhlen kommen anscheinend seltener vor als Geschwülste der Nebenhöhlen (MADEWELL et al., 1976; RICHARDSON et al., 1994b). Es handelt sich dabei meist um Plattenepithelkarzinome, die erst bemerkt werden, wenn Obstruktionen zu Atembeschwerden führen oder wenn nach Gefäßarrosion ein einseitiger blutiger Nasenausfluß auftritt. Von Fall zu Fall ist zu entscheiden, ob eine Therapie (Operation oder Radiotherapie) überhaupt in Betracht zu ziehen ist; in der Regel wird man sich für die Tötung des betroffenen Tieres entscheiden. Sehr oft ist der Tumorbefall von Strukturen der Nasenhöhle das Resultat des invasiven Wachstums eines Kieferhöhlenkarzinoms oder -sarkoms (MESCHLER und ALLEN, 1984; HULTGREN et al., 1987). In seltenen Fällen handelt es sich um Primärtumoren der Orbita. Beim Schimmel ist an die Möglichkeit metastasierender Melanosarkome zu denken. Eine weit günstigere Prognose kommt Osteomen und Odontomen zu, die in die Nasenhöhle vordringen. Rezidive nach radikaler Operation oder Zahnextraktion sind kaum zu befürchten.

Nasenpolypen sind nicht echte Tumoren, sondern vielmehr Schleimhaut-Bindegewebe-Gebilde umstrittenen Ursprungs (PLATT, 1975). Man hat im älteren deutschen Schrifttum von »schleimig erweichten Fibromen« gesprochen, auch von »polypoiden Adeno- oder Angiofibromen«. In diesen Zusammenhang hat man außerdem die destruktiven »kavernösen Septumangiome« gestellt. Derartige Gebilde sind jedenfalls immer histopathologisch untersuchen zu lassen, denn eine rein adspektorische Diagnose ist unmöglich. Echte Polypen sind wohl eher entzündlichen Ursprungs. Sie sind meistens gestielt und können am Septum oder an den Conchen auftreten. Je nach ihrer Lokalisation und Größe variieren die Symptome, dem Besitzer fällt meistens ein schnarchend-schniefendes Stenosegeräusch auf. Derartige Polypen können am Naseneingang sitzen und sichtbar sein, sie können aber auch weiter oben lokalisiert und nur durch die sorgfältige endoskopische Untersuchung zu diagnostizieren sein. Grundsätzlich sind Polypen leicht zu entfernen, am besten durch Elektrokauterisierung oder über die transendoskopische Elektrochirurgie. Der Zugang ist manchmal schwierig und im Extremfall wird man die Eröffnung der Nasenhöhle über einen Bone-Flap in Betracht ziehen müssen.

## Verschiedenes

Die an sich beim Pferd schon sehr seltene Amyloidose (meistens eine Erkrankung sogenannter »Serumpferde«) kann sich als **nasale Amyloidose** manifestieren. Amyloideinlagerungen imponieren als tumorähnliche, »blumenkohlartige« Gebilde, die einzeln oder multipel auftreten und eine beträchtliche Größe erreichen können. Es werden Einzelfälle beschrieben, bei denen die Amyloidose die ganzen oberen Luftwege, einschließlich der regionären Lymphknoten erfaßt hat. Die Diagnose kann nur aufgrund der histopathologischen Untersuchung eines biopsierten Geschwulststücks gestellt werden. Auf eine Behandlung wird nach der Sicherung der Diagnose verzichtet werden, es sei denn, eine einzelne, gut begrenzte und günstig lokalisierte Veränderung biete sich zur chirurgischen Entfernung geradezu an (SHAW et al., 1987; v. ANDEL et al., 1988).

### Literatur

ANDEL A. C. J. v., GRUYS E., KRONEMAN J., VAERKAMP J. (1988): Amyloid in the horse: A report of nine cases. Equine vet. J. **20**, 277–285.

BOULTON C. H. (1985): Equine nasal cavity and paranasal sinus disease. A review of 85 cases. Equine vet. Sci. **5**, 268–275.

CARON J. P. (1991): Diseases of the nasal cavity and paranasal sinuses. In: COLAHAN P. T. et al. (eds.): Equine Medicine and Surgery, Vol I, 4th ed. Am. Vet. Publ. Inc, Goleta, 386–398.

FOERNER J. J. (1967): The diagnosis and correction of false nostril noises. Proc. 13th Ann. Conv. AAEP, 315–328.

FREEMAN D. E. (1991): Nasal passages. In: BEECH J. (ed.): Equine respiratory disorders. Lea and Febiger, Philadelphia, 253–273.

HAWKINS J. F., TULLENERS E. P., EVANS L. H., ORSINI J. A. (1995): Alarfold resection in horses: 24 cases (1979–1992). J. Am. Vet. Med. Ass. **206**, 1913–1916.

HULTGREN B. D., SCHMOTZER W. B., WATROUS B. J., HEDSTROM D. R., SCHMITZ J. A., WAGNER, P. C. KANEPS A. J., GALLAGHER J. A. (1987): Nasal-maxillary fibrosarcoma in young horses: a light and electron microscopic study. Vet. Pathol. **24**, 194–196.

MADEWELL B. R., PRIESTER W. A., GILLETTE E. L., SNYDER S. P. (1976): Neoplasms of the nasal passages and paranasal sinuses in domesticated animals as reported by 13 veterinary colleges. Am. J. Vet. Res. **37**, 851–856.

McCLURE S. R., SCHUMACHER J., MORRIS E. L. (1993): Dentigerous cyst in the ventral conchal sinus of a horse. Vet. Radiol. & Ultrasound **34**, 334–335.

MESCHTER C. L., ALLEN D. (1984): Lymphosarcoma within the nasal cavities of an 18-month-old filly. Equine vet. J. **16**, 475–476.

MOOR A. DE, VERSCHOOTEN F. (1982): Empyem and Nekrose der Nasenmuscheln beim Pferd. Deutsch. tierärztl. Wschr. **89**, 275–281.

NICKELS F. A., TULLENERS E. P. (1992): Nasal passages. In: AUER J. A. (ed.): Equine Surgery. Saunders, Philadelphia, 433–466.

PLATT H. (1975): Haemorrhagic nasal polyps of the horse. J. Pathol. **115**, 51–55.

RICHARDSON J. D., LANE J. G., DAY M. J. (1994a): Congenital choanal restriction in 3 horses. Equine vet. J. **26**, 162–165.

RICHARDSON J. D., LANE J. G., NICHOLLS P. K. (1994b): Nasopharyngeal mast cell tumour in a horse. Vet. Rec. **134**, 238–240.

RUBARTH S., KROOK L. (1968): Ethiology and pathogenesis of so-called mucoid degeneration of the nasal conchae in the horse. Acta Vet. Scand. **9**, 253–267.

SCHUMACHER J., CROSSLAND L. E. (1994): Removal of inspissated purulent exudate from the ventral conchal sinus of three standing horses. J. Am. Vet. Med. Ass. **209**, 1312–1314.

SHAW D. P., GUNSON D. E., EVANS L. H. (1987): Nasal amyloidosis in four horses. Vet. Pathol. **24**, 183–185.

TORRE F., DECKER F., FADIGA G. (1993): Dyspnoe, verursacht durch Funktionsstörung der falschen Nasenlöcher: Diagnose und chirurgische Behandlung bei 3 Pferden. Pferdeheilkunde **9**, 87–91.

### 1.1.1.3 Siebbein

#### Progressives Hämatom des Siebbeins

Das Ethmoid (Siebbein) des Pferdes hat nicht wie dasjenige der Wiederkäuer oder des Schweines eigentliche Nebenhöhlen im Form von *Cellulae ethmoidales*. Es kommuniziert normalerweise nicht mit den Nebenhöhlen, wohl aber mit der Nasenhöhle (NICKEL et al., 1975).

Das progressive Hämatom des Ethmoids ist eine eigenartige, nicht allzu seltene Krankheit unserer Pferde, deren Ätiologie unklar ist (COOK und LITTLEWORT, 1974; HANSELKA und YOUNG, 1975; SPECHT et al., 1990; LINDSAY, 1992; SANNA PASSINO, 1995). Neben dem eigentlichen Hämatom ist differentialdiagnostisch die Möglichkeit in Betracht zu ziehen, daß gleich lokalisierte Hämangioendotheliome vorkommen und daß Kieferhöhlentumoren mit Ergüssen unter die mehr oder weniger intakte Schleimhaut sehr ähnliche klinische und radiologische Befunde verursachen können. Auch flüssigkeitsgefüllte, zystöse Läsionen des Sinus maxillaris und dort oder oben in den Nasenhöhlen lokalisierte Mucocelen können Röntgenbefunde ergeben, die gewissenhaft vom Ethmoid-Hämatom abzugrenzen sind; diese Gebilde verursachen kein Nasenbluten. Das spezifische progressive Hämatom des Ethmoids wird im Gegensatz dazu dann bemerkt, wenn es zu einem – meist recht spärlichen – einseitigen Nasenbluten geführt hat. Das Hämatom liegt unter der darüber gespannten Schleimhaut des ethmoidalen Labyrinths, manchmal aber auch des Sinus nasalis oder sogar des Sinus maxillaris (S. frontalis?). Dieser Zustand ergibt im Röntgenbild (zu empfehlen sind neben der latero-lateralen Aufnahme auch Schrägaufnahmen und ein ventrodorsaler Strahlengang; Abb. 1.2) ein ziemlich strahlendichtes, scharf und einigermaßen rund begrenztes Gebilde, das sich oft deutlich vom strahlendurchlässigen Gebiet über der hinteren Kieferhöhle abhebt (GIBB und

**Abb. 1.2:** Progressives Hämatom des Siebbeins. Xeroradiographie, schräg-dorso-ventraler Strahlengang. Vom Ethmoid (E) ausgehendes zystöses Gebilde im aboralen Teil der großen Kieferhöhle. Die Pfeile deuten auf die untere Kontur; in der Stirnhöhle diffuse, nicht abzugrenzende Verschattung.

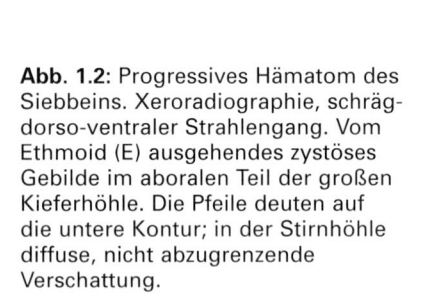

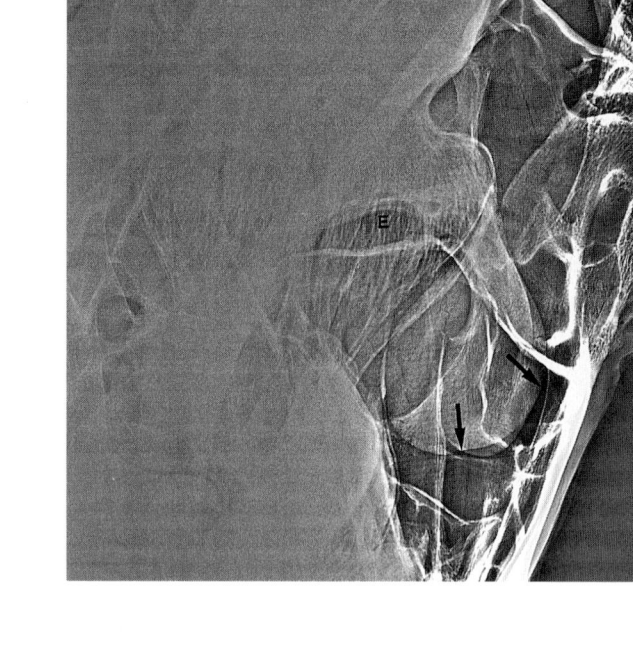

LANE, 1987; LANE et al., 1987). Die endoskopische Untersuchung über den mittleren Nasenausgang zeigt meistens ein grau-grünlich verfärbtes, oft stark vaskularisiertes Gebilde vor dem Ethmoid. Allerdings ist es auch möglich, daß das Hämatom sich nach hinten in den Nasopharynx ausgedehnt hat, was man über den unteren Nasengang nachweisen wird oder in extremen Fällen sogar über die Endoskopie des Rachengebiets, bei der dann das Gebilde hinter den Choanen austretend oben am Pharynxdach sichtbar wird.

Die Hämatome des Ethmoids wachsen, wie es der Name sagt, meistens langsam weiter, und sie können dann auch zu Atembeschwerden, zu Stenosen führen. Jedenfalls ist, wenn nicht die Tötung des Pferdes vorgezogen wird, ein chirurgischer Eingriff notwendig. Der Zugang wird über einen frontalen »Bone-Flap« gewährleistet. Die Operation führt zu schwierig zu beherrschenden Blutungen. Man muß jedenfalls für eine Transfusion kompatiblen Blutes gerüstet sein. Es kann auch notwendig werden, beide Seiten der Nasengänge zu tamponieren. Diese Maßnahme zieht dann eine Tracheotomie nach sich; der Tubus ist solange wie die Tamponade zu belassen. Aus der Literatur geht hervor, daß in recht vielen Fällen nach kürzerer oder längerer Zeit (bis 4 Jahre) mit einem Rezidiv zu rechnen ist. Einen beträchtlichen Fortschritt hat die Einführung der Laserchirurgie (auch transendoskopisch) mit sich gebracht (MEAGHER, 1986; TULLENER, 1990; NICKELS und TULLENER, 1992; DEEGEN und OHNESORGE, 1995; FREEMAN, 1995; GAUGHAN, 1995).

In diesem Zusammenhang seien die »enzootischen Siebbeingeschwülste« erwähnt, die bei Pferd und Rind als Stallseuche aufgetreten sein sollen. Sie hätten ein krebsartiges Aussehen gehabt und sich oft zu mächtigen Gebilden entwickelt. Über eine eventuelle ätiologische Verwandtschaft dieses seltsamen Phänomens mit dem progressiven Hämatom läßt sich heute nur noch spekulieren, doch lohnte sich eine bessere Erforschung der Ursache progressiver Hämatome!

Abschließend ist festzuhalten, daß das Siebbein ähnlich wie die Nasenmuscheln einer Nekrose anheimfallen kann. Die Prognose ist dabei ungünstig, von einer Therapie wird man absehen.

### Literatur

COOK W. R., LITTLEWORT M. C. G. (1974): Progressive hematoma of the ethmoid region in the horse. Equine vet. J. **6**, 101–108.

DEEGEN E., OHNESORGE B. (1995): Transendoskopische Chirurgie der Subepiglottiszyste, des Siebbeinhämatoms und der Luftsacktympanie. Swiss Vet. **11-S**, 47–48.

FREEMAN D. E. (1995): Surgery of the sinuses and nasal passages. Swiss Vet. **11-S**, 43–46.

GAUGHAN E. M. (1995): Surgery of the upper respiratory tract. Ethmoid haematoma. In: KOBLUK C. N. et al. The horse. Diseases and clinical management. Saunders, Philadelphia, Vol. 1, pg. 257.

GIBB C., CANE J. G. (1987): Radiographic examination of the facial, nasal and paranasal sinus regions of the horse. II. Radiographic findings in 235 cases. Equine vet. J. **19**, 474–482.

HANSELKA D. V., YOUNG M. F. (1975): Ethmoidal hematoma in the horse. Vet. Med. Small Anim. Clin. **70**, 1289–1291.

LANE J. G., GIBBS C., MEYNINK S. E., STEEL F. C. (1987): Radiographic examination of the facial, nasal and paranasal sinus regions of the horse: I. Indications and procedures in 235 cases. Equine Vet. J. **19**, 466–473.

LINDSAY W. A. (1992): Ethmoidal hematoma. In: ROBINSON N. E. (ed.): Current therapy in equine medicine. 3. Saunders, Philadelphia, pg. 274–275.

MEAGHER D. M. (1986): The elevation and surgical treatment of ethmoid hematomas in the horse. Vet. Surgery **15**, 128.

NICKEL R., SCHUMMER A., SEIFERLE E. (1975): Lehrbuch der Anatomie der Haustiere. Bd. II, 3. Aufl. Parey, Berlin und Hamburg.

NICKELS F. A., TULLENERS E. D. (1992): Nasal passages. In AUER J. A. (ed.): Equine surgery. Saunders, Philadelphia, pg. 433–446.

SANNA PASSINO E. S., CAREDDU G. M., PIRINO S., SANNA E., LEPORI S., MUZZETTO P. (1995): L'hémotome progressif de l'ethmoïde du cheval. Prat. Vét. Equine **27**, 75–79.

SPECHT T. E., COLAHAN P. T., NIXON A. J. (1990): Ethmoidal hematoma in nine horses. J. Am. Vet. Med. Ass. **197**, 613–616.

TULLENERS E. P. (1990): Transendoscopic laser surgery of the respiratory tract. In: TRAUB-DARGATZ J. L., BROWN C. M. (eds.): Equine endoscopy. Mosby, St. Louis, pg. 92 ff.

### 1.1.1.4 Nasennebenhöhlen

**Kongenitale Krankheiten**

In der Kieferhöhle des Pferdes (seltener in der Nasenhöhle) bilden sich manchmal **Schleimzysten (Mucocelen)** heran, die auch als Follikularzysten bezeichnet und ursächlich als fötal nicht rückgebildete Zahnsäckchen angesehen werden. Man spricht auch vom »falschen Hydrops« der Kieferhöhle, im Gegensatz zum »Retentionshydrops«, der einem Verschluß der Apertura nasomaxillaris zuzuschreiben ist (zu Nebenhöhlenaffektionen s. auch SPEIRS, 1992).

Solche Zysten oder Mucocelen können riesige Ausmaße annehmen. Sie führen dann zu einer von außen gut sichtbaren Auftreibung über der Kieferhöhle und zu Atemwegsstenosen, die sich vor allem als inspiratorisches Schnarchen manifestieren. Die regionären Lymphknoten sind bei diesem Zustand nicht geschwollen! Der Nachweis derartiger Follikularzysten erfolgt in den meisten Fällen leider erst beim erwachsenen Pferd. Die Mucocele kann ein- oder mehrkammrig angelegt sein. Die Diagnose wird im allgemeinen zuerst radiologisch gestellt und durch die perkutane Punktion des Gebildes gesichert. Die Punktion erlaubt das Ablassen oder Absaugen einer gelben Flüssigkeit von der Konsistenz flüssigen Honigs. Manchmal enthält die Zyste auch zahlreiche Fragmente von Zahnsubstanz, die allerdings nur über weitlumige Instrumente aspiriert werden können. Sekundärbakterielle Infektionen der Zysten sind selten (LANE et al., 1987).

Das Entleeren einer Mucocele über die Punktion ist selbstverständlich keine endgültige, therapeutische Maßnahme. Man wird bei gesicherter Diagnose nicht zögern, die Kieferhöhle über einen Knochen-Flap weit zu eröffnen und die Zyste mit Schleimhaut und Inhalt radikal zu beseitigen (BLACKFORD et al., 1985). Entfernt man dann das ausgesägte, in fortgeschrittenen Fällen stark deformierte Knochenstück ganz oder zum Teil, dürfte das Gesicht kosmetisch besser aussehen als vor der Operation.

Ähnliche Befunde sollen sich bei jungen Tieren auch im Zusammenhang mit einer *Osteodystrophia fibrosa* erheben lassen, gleich wie bei osteodystrophischer Veränderung in der Nasenhöhle.

Der Retentionshydrops der Kieferhöhle ist etwas sehr Seltenes. Anscheinend kann die Kommunikationsöffnung zwischen Nasen- und Kieferhöhle von nicht entzündeter Schleimhaut verschlossen sein (kongenital?), was zu einer Retention der Kieferhöhlensekrete Anlaß gibt. Die Befunde ähneln denjenigen bei Schleimzysten sehr, nur läßt sich endoskopisch eben die Apertura nasomaxillaris nicht nachweisen. Die Operation bezweckt einmal die Entleerung der Kieferhöhle, vor allem aber muß die Kommunikation in die Nasenhöhle hinaus gewährleistet und mit einer Schlauchdrainage auch längere Zeit offengehalten werden (10 Tage).

Die heterotope Polyodontie (Irrzahn, erratischer Zahn) entsteht aus embryonal versprengtem, odontogenem Gewebe. Derartige Zahnatherome können in der Kieferhöhle vorkommen. Entweder werden sie als Zufallsbefund bei der radiologischen Untersuchung des Schädels erhoben, oder sie führen nach Sekundärinfektion zu *Sinusitis maxillaris* und Empyem. Ihre operative Entfernung sollte keine wesentlichen Schwierigkeiten bereiten.

**Traumen**

Die häufigsten Schädelbrüche des Pferdes befinden sich in der Gegend der Nasen- und der Nebenhöhlen, und zwar sowohl der Kiefer- als auch der Stirnhöhle. Bei geringer Traumatisierung kann die spontane Reparatur abgewartet werden, sehr oft wird man indessen – wie oben erwähnt – die Frakturstücke wieder an ihren Platz zu bringen suchen, kleinere Fragmente auch entfernen. Man sorgt immer für eine adäquate Drainage.

Die Traumatisierung der Nebenhöhlen hat meistens einen mehr oder weniger ergiebigen Bluterguß in die Höhle zur Folge (Röntgenbefund), der bei gedeckten Traumen oft spontan verschwindet. Eine bakterielle Infektion und damit eine Empyembildung ist aber auch bei gedeckten Traumen möglich, bei perforierenden Verletzungen ist sie die Regel (s. Sinusitis).

# 8 Krankheiten des Atmungsapparates

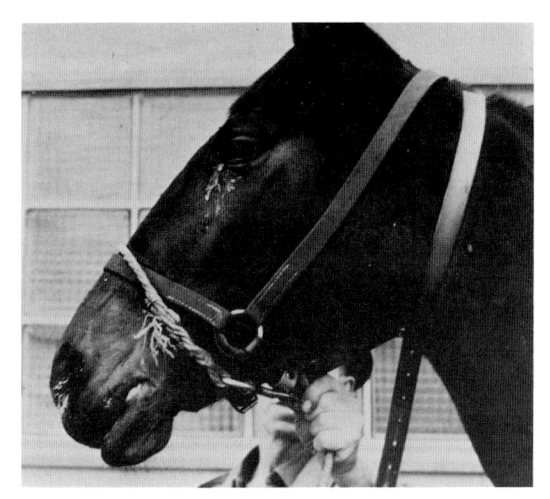

**Abb. 1.3:** Einseitiger, mukopurulenter Nasen- und Augenausfluß bei eitriger *Sinusitis maxillaris*, die auch den Tränenkanal ergriffen hat

## Sinusitis

### Sinusitis maxillaris

Entzündungen der Kieferhöhle lassen sich beim Pferd recht häufig beobachten; gelegentlich als Folge einer Fraktur, von ulzerierten Neoplasmen, öfter allerdings nach einer Infektion der Atemwege und vor allem einer Alveolarperiostitis oder anderer Krankheiten der Backenzähne. Die Untersuchung anläßlich des Auftretens akuter infektiöser Respirationsleiden erlaubt die Feststellung, daß die Kieferhöhlen nicht selten mitbeteiligt sind, meistens aber komplikationslos abheilen.

Die chronische *Sinusitis maxillaris* stellt beim Pferd fast ausschließlich eine einseitige Erkrankung eitrigen Charakters dar (Abb. 1.3). Sie manifestiert sich in der Regel als Empyem (MASON, 1975). Die meisten Patienten zeigen vor allem bei tiefer Kopfhaltung einseitigen Nasenausfluß in wechselnder Menge. Das Sekret ist oft krümelig-bröcklig und riecht meistens unangenehm. Besonders übel riecht sogenannter Zahneiter. Es mag eine lokale Auftreibung – oder manchmal eine Eindellung – der entsprechenden Knochen auffallen mit Perkussionsschmerz, verbunden mit einem Gefühl, die Knochen seien spürbar erweicht. Der Perkussionsschall über der erkrankten Kieferhöhle ist beim Vorliegen von Eitermassen, die die Höhle ausfüllen, von dumpfer Qualität (recht unzuverlässiges Zeichen).

In praktisch jedem Fall sind die Kehlgangslymphknoten einseitig etwas geschwollen (derb; nicht umfangreich; wenig schmerzhaft). Sehr oft besteht gleichzeitig eine eitrige Konjunktivitis, hervorgerufen durch die Infektion des Tränenkanals. Bei primären Zahnkrankheiten bestehen manchmal Kaubeschwerden, eventuell ist der typische, unangenehme Geruch nach Zahneiter wahrzunehmen. Seltene Komplikationen verschleppter, maxillärer Sinusitiden bestehen in einem Übergreifen der Infektion in die Stirnhöhle und sogar einer entzündlichen Reizung der Hirnhäute. Durchbrüche in die Maulhöhle und durch die Oberkiefer-Knochenplatte nach außen werden gelegentlich beobachtet (Fistel).

Eine präzise Beurteilung chronischer Kieferhöhlenvereiterungen und von Empyemen ist nur unter Zuhilfenahme einer Röntgenuntersuchung möglich (Abb. 1.4 und 1.5). Die Endoskopie des mittleren Nasengangs zeigt einen eitrigen Ausfluß aus der nasomaxillären Öffnung, nicht selten ist aber die Kommunikation von der Nase zur Kieferhöhle unterbrochen. Man sieht dann auch keinen Ausfluß. Es wird vorgeschlagen, ein Arthroskop in die Kieferhöhle einzuführen und so die kranke Höhle direkt zu besichtigen. Es kann dann gleich Sekret für eine bakteriologische Untersuchung entnommen werden, was man sonst oft unterläßt oder in Einzelfällen über eine perkutane Punktion der Kieferhöhle vornimmt.

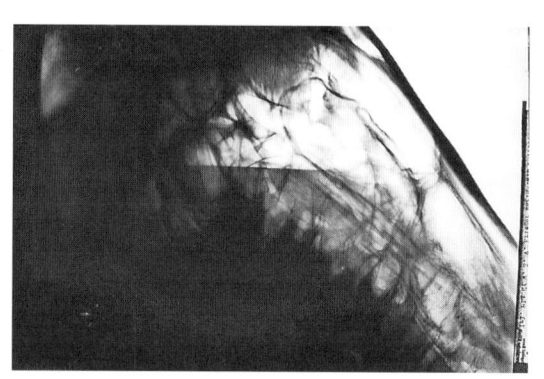

**Abb. 1.4:** Röntgenbefund bei *Sinusitis maxillaris* (Empyem) mit horizontalem Flüssigkeitsspiegel

Die Diagnose einer typischen, chronischen Kieferhöhlenentzündung bereitet bei etwas Erfahrung kaum Schwierigkeiten. Mögliche Primärkrankheiten (Zähne!) müssen sorgfältig ausgeschlossen oder nachgewiesen werden. Das Gebiß des Patienten ist also in jedem Fall sorgfältig zu untersuchen. Differentialdiagnostisch ist vor allem bei jungen Pferden die (seltene!) ernährungsbedingte *Osteodystrophia fibrosa* auszuschließen, die eine symmetrische, beidseitige Anschwellung zu provozieren pflegt und den Unterkiefer gleichzeitig in Mitleidenschaft zieht. Die recht häufigen malignen Neoplasmen der Kieferhöhlen führen zu mehr oder weniger starker Auftreibung bei meist wenig Ausfluß (oft Blutungen!). Die regionären Lymphknoten sind dabei in der Regel ebenfalls einseitig vergrößert. (wenn nötig: Biopsie zur histopathologischen Untersuchung). Einen weniger ausgeprägt einseitigen, manchmal beidseitigen Nasenausfluß vergleichbarer Qualität beobachten wir auch bei Luftsackvereiterungen; die Differenzierung ist aufgrund der Lokalbefunde gut möglich.

Eine von der Sinusitis unabhängige Stenosierung des Tränenkanals führt zu einseitiger Konjunktivitis ohne

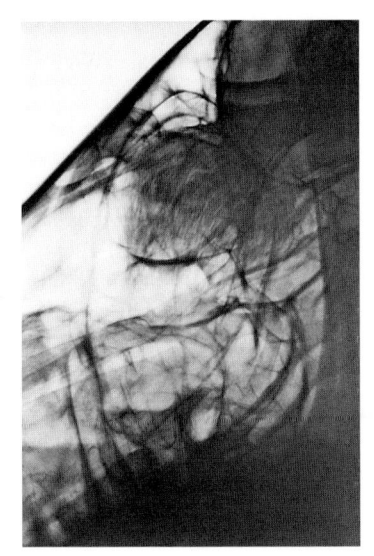

**Abb. 1.5:** Röntgenbefund bei Kieferhöhlenempyem nach Alveolarperiostitis (M3). Zwei horizontale Eiterniveaus unten rechts

gleichartigen Nasenausfluß. Die Differenzierung ist mittels einer Tränenkanalspülung mit Farbstofflösungen leicht zu vollziehen.

Die Röntgenuntersuchung bestätigt die Diagnose und ist nützlich zur Verlaufskontrolle während und nach der Therapie. Das Röntgenbild demonstriert in den meisten Fällen eine nach oben scharfhorizontal begrenzte Verschattung, die dem Empyem zuzuschreiben ist. Ergüsse in die Choanen sind davon sorgfältig zu differenzieren! Relativ selten ist bei fehlendem Abfluß die Kieferhöhle ganz ausgefüllt; es fehlt dann natürlich das horizontale Flüssigkeitsniveau (Gibbs und Lane, 1992). Es ist in jedem Fall angebracht, eine Röntgenuntersuchung anzustellen, weil damit über das Ausmaß der Vereiterung genauere Informationen gewonnen werden können. Ob man die *Apertura nasomaxillaris* oder die Höhle direkt endoskopisch untersucht (Ruggles et al., 1991; 1993), wird von Fall zu Fall entschieden. Man bedient sich dazu am besten eines Arthroskops.

Die chronische *Sinusitis maxillaris* ist prognostisch vorsichtig zu beurteilen. Obgleich in den meisten Fällen eine Abheilung unter einer recht aufwendigen Therapie erreicht werden kann, gibt es immer wieder Patienten, bei denen der Heilungsverlauf nicht befriedigt. Es handelt sich dabei um Tiere, deren Kommunikationsöffnung von der Kieferhöhle zur Nasenhöhle verengt oder verschlossen ist; gelegentlich ist auch der Tränenkanal stenosiert und ist nicht gleichzeitig zur Abheilung zu bringen. Meistens liegt aber bei unbefriedigend oder nicht abheilenden Prozessen eine eitrige Affektion knöcherner Strukturen vor (vor allem bei einer Alveolarperiostitis).

Pferde, die an *Sinusitis maxillaris* leiden, sind vom Boden zu füttern, um den Abfluß der Sekrete zu erleichtern. Der Sauberkeit von Krippen, Tränkeimern oder Selbsttränken ist Beachtung zu schenken. Die meisten Sinusitiden sind derart verschleppt, daß eine systemische Behandlung sinnlos oder höchstens als zusätzliche Maßnahme angezeigt ist. Ein Therapieversuch mit Durchspülung der Kieferhöhlen durch einen weitlumigen Trokar mag sich lohnen; nicht selten liefert aber diese Behandlungsmethode unbefriedigende Resultate. Bessere Ergebnisse erzielt man schon mit einem implantierten Katheter (z. B. Foley-Katheter) oder mit der Sinusotomie (Merriam, 1993), die sich indessen nur im Grad von der Trepanation unterscheidet. Es wird deshalb meist vorgezogen, großflächig zu trepanieren, die Öffnung durch einen Tupfertampon längere Zeit offenzuhalten und täglich massiv zu spülen. Schwerkraftspülungen werden am besten mit großen Mengen steriler, körperwarmer Kochsalzlösung vorgenommen. Nach der Spülung bewährt sich das Einbringen eines viskösen Medikaments (Antibiotika oder Desinfizientien, z. B. Betadine). Die Behandlung mit einem Jodophor nimmt sich auch gleich der Möglichkeit an, daß Pilze (z. B. *Aspergillus*) beteiligt sind (s. Rhinitis). Auch Benzimidazole werden zur lokalen Behandlung von Pilzinfektionen empfohlen.

In manchen Fällen wird man über die Flap-Technik die Kieferhöhle eröffnen, sorgfältig ausräumen und eine Drainage für die Nachbehandlung etablieren. Die Methode hat den großen Vorteil, daß man den größten Teil der Höhle direkt oder endoskopisch besichtigen kann, was besonders beim Vorliegen ungesicherter Zahnwurzelerkrankungen sehr willkommen sein kann. Man kann dann auch affizierte Zähne in die Maulhöhle ausstempeln. In anderen Fällen eröffnet man die Kieferhöhle erst über einen Flap, wenn die Spülbehandlung nach Trepanation nicht die erwünschten Resultate liefert. Nach der Operation wird vielfach für einige Zeit eine feste »Sock-and-bandage«-Tamponade notwendig sein (Freeman et al., 1990; Nickels und Tulleners, 1992).

### Stirnhöhlenaffektionen
*Sinusitis frontalis* wird beim Pferd seltener beobachtet, und zwar meistens bei gleichzeitig vorliegender S. maxillaris, manchmal nach gedeckten oder perforierenden Traumen (Fraktur des Stirnbeins).

*Cryptococcose* ist in Nordamerika beobachtet worden (Scott et al., 1974). Die *Sinusitis frontalis* führt gelegentlich zu Meningitis, auch zu einer eitrigen Ethmoiditis; sie greift auch auf die Keilbeinhöhle über. Die Behandlung gestaltet sich grundsätzlich gleich wie bei *S. maxillaris* (wenn nötig: frontaler Flap). Maligne Kieferhöhlentumoren oder Tumoren der Orbita dringen manchmal in die Stirnhöhle und von dort weiter in die Schädelhöhle ein, wo sie dann einen erhöhten Gehirndruck und damit dummkollerähnliche Symptome hervorrufen. Auch in der Stirnhöhle selbst entstandene Neoplasmen kommen vor, selbständige Infektionen werden ebenfalls beschrieben.

## 10 Krankheiten des Atmungsapparates

**Gaumen- und Keilbeinhöhlenaffektionen**

Die Sinus palatinus bzw. sphenoideus sind beim Pferd meistens zu einem *Sinus spheno-palatinus* zusammengefaßt. Erkrankungen dieses Höhlensystems scheinen nur im Zusammenhang mit Stirn- oder Kieferhöhlenentzündungen aufzutreten. Vor allem werden Kieferhöhlenspülungen unter Druck für ein Verschleppen von Infektionen über den Aditus maxillopalatinus bis in die Keilbeinhöhle verantwortlich gemacht. Entzündungen der Keilbeinhöhle werden erst dann besonders beachtet, wenn sie zu Hirnnervenstörungen (*N. opticus*) geführt haben: Amaurose, Atrophie der Papilla optica, Exophthalmus, Meningitis. Die Erkennung und Differenzierung derartiger Zustände sind auch unter Zuhilfenahme von Röntgenuntersuchungen schwierig. Wenn eine Behandlung überhaupt in Frage kommt, wäre sie wohl, wie früher vorgeschlagen, vom Pharynx aus als Spülung zu versuchen.

**Neoplasmen**

In der Nasenhöhle, vor allem aber in der Kieferhöhle oder – weniger häufig – der Stirnhöhle des Pferdes entwickeln sich nicht allzu selten Neubildungen. Meistens handelt es sich um maligne Neoplasmen, wie Plattenepithelkarzinome, manchmal Adenokarzinome und Spindelzellsarkome; andere Geschwülste, wie Adamantinome und Odontome und auch große infektiöse Granulome werden seltener beobachtet (HEUFELDER et al., 1994).

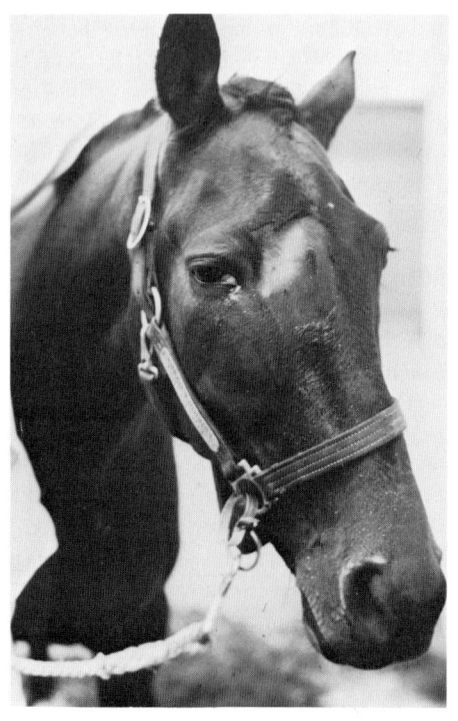

**Abb. 1.6:** Schleimbildendes Adenokarzinom des Ethmoids und der Kieferhöhle rechts (Auftreibung!). Spärlicher, etwas blutiger Ausfluß aus Nüster und Augenwinkel

Wenn der Besitzer Störungen bemerkt, füllt der Tumor die Höhle oft schon weitgehend aus. Von außen ist bei einem Kieferhöhlenbefall meistens eine einseitige Auftreibung auffallend, die verbunden sein kann mit einem einseitigen Exophthalmus, Tränenfluß, manchmal Chemosis und Vorfall des dritten Augenlids (Abb. 1.6). Etwas Nasenausfluß besteht fast immer, er ist schleimig bis schleimig-eitrig und vielfach mit spärlichem Nasenbluten verbunden, besonders wenn das Siebbein mitbeteiligt ist. Beim Vorliegen eines Kieferhöhlenkarzinoms wird in der Regel eine deutliche, derbhöckrige Anschwellung der gleichseitigen Kehlgangslymphknoten festgestellt. Die Lymphknotenbiopsie wird die Tumordiagnose meistens sichern und präzisieren, wenn man es nicht vorzieht, aus dem Gebilde selbst eine Biopsie zu entnehmen.

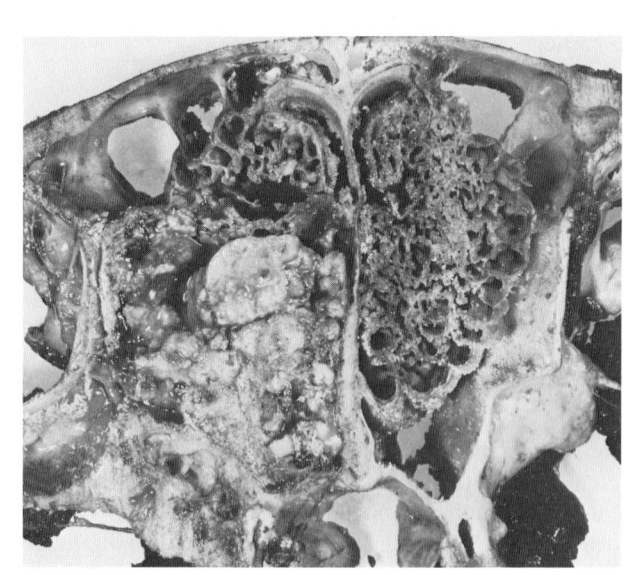

**Abb. 1.7:** Adenokarzinom Ethmoid und Kieferhöhle (Pferd von Abb. 1.6). Querschnitt auf Höhe des Ethmoids

Durch Einengung der Nasengänge, durch Septumdeviation und -zerstörung vermag ein Kieferhöhlentumor auch eine Atembehinderung hervorzurufen und Dyspnoe verbunden mit Stenosegeräuschen zu verursachen (LEYLAND und BAKER, 1975). Diese Erscheinungen beherrschen das Symptombild bei einem Eindringen des Tumors in die Nasengänge selbst (Abb. 1.7). Die knöchernen Zerstörungen sind dann oft schon sehr weit fortgeschritten. Wächst der Tumor gegen den *Pharynx respiratorius* zu, kann er endoskopisch von der Maulhöhle aus besichtigt werden. Bösartige Neubildungen dringen auch durch den harten Gaumen in die Maulhöhle vor (oder umgekehrt!) und können dort direkt inspiziert werden.

Derartige Fälle werden gelegentlich erst vorgestellt, wenn die Tiere Kaubeschwerden oder Zahnausfall aufweisen. Auch ein Durchbruch nach außen, durch die Haut, kann vorkommen.

Stirnhöhlentumoren haben meistens eine Auftreibung des Schädels zwischen und über den Augen zur Folge, aber auch diese Auftreibung ist oft mehr oder weniger asymmetrisch, und sie geht auch häufig mit den oben beschriebenen Symptomen am Auge einher (manchmal ist der Primärtumor am oder ums Auge lokalisiert).

Der Verdacht, es könnte eine Neoplasie vorliegen, läßt sich klinisch rechtfertigen beim Vorliegen von Knochenauftreibungen und geringem, oft blutigem Nasenausfluß. Das Fehlen einer deutlichen Leukozytose kann darauf hindeuten, daß nicht ein Empyem vorliegt (unzuverlässig!). Gesichert wird der Verdacht auf Tumorwachstum zuerst durch eine Röntgenuntersuchung, dann aber durch eine Biopsie oder Probeexzision.

Die meisten derartigen Prozesse sind zu weit fortgeschritten, als daß eine Heilungschance noch bestehen würde. Bei sehr früh gestellter Diagnose könnten geeignete Fälle immerhin chirurgisch und radiotherapeutisch angegangen werden.

### Literatur

BLACKFORD J. T., GOBLE D. O., HENRY R. W., GEISER D. R., HELD J. P. (1985): Triangulated flap technique for nasofrontal surgery: results in five horses.
Vet. Surgery **14**, 287–294.

FREEMAN D. E., ORSINI P. G., ROSS M. W., MADISON J. B. (1990): A large frontonasal bone flap for sinus surgery in the horse. Vet. Surgery **19**, 122–130.

GIBBS C., LANE J. G. (1992): Radiographic evaluation of nasal and paranasal sinus disease. Equine vet. Educ. **4**, 13–19.

HEUFELDER B., METTENLEITNER E., TIETJE S., TRAECKNER C.-M. (1994): Fallbericht eines komplexen Odontoms beim Pferd. Tierärztl. Praxis **22**, 155–158.

LANE J. G., LONGSTAFFE J. A., GIBBS C. (1987): Equine paranasal sinus cysts: A report of 15 cases. Equine vet. J. **19**, 537–544.

LANE J. G. (1993a): The management of sinus disorders of horses. Part 1. Equine Vet. Educ. **5**, 5–9.

LANE J. G. (1993b): The management of sinus disorders of horses. Part 2. Equine Vet. Educ. **5**, 69–73.

LEYLAND A., BAKER J. R. (1975): Lesions of the nasal and paranasal sinuses of the horse causing dyspnoea. Brit. Vet. J. **131**, 339–346.

MASON B. J. E. (1975): Empyema of the equine paranasal sinuses. J. Am. Vet. Med. Ass. **167**, 727–731.

MERRIAM J. G. (1993) Field sinusotomy in the management of chronic sinusitis and alveolitis. AAEP Proc. **39**, 235–237.

NICKELS F. A., TULLENERS E. P. (1992): Nasal passages. In: AUER J. A. (ed.): Equine Surgery. Saunders, Philadelphia, pg. 433–446.

RUGGLES A. J., ROSS M. W., FREEMAN D. E. (1991): Endoscopic examination of normal paranasal sinuses in horses. Vet. Surgery **20**, 418–423.

RUGGLES A. J., ROSS M. W., FREEMAN D. E. (1993): Endoscopic examination and treatment of paranasal sinus disease in 16 horses. Vet. Surgery **22**, 508–514.

SCOTT E. A., DUNCAN J. R., MCCORMACK J. E. (1974): Crytococcosis involving the prostorbital area and frontal sinus in a horse. J. Am. Vet. Med. Ass. **165**, 626–627.

SPEIRS V. C. (1992): Diseases of paranasal sinuses. In: ROBINSON N. E. (ed.): Current therapy in equine medicine. 3. Saunders, Philadelphia, pg. 271–274.

### 1.1.1.5 Luftsäcke

#### Allgemeines

Die Funktion der Luftsäcke ist unbekannt; am ehesten dienen sie einem besseren Druckausgleich am Trommelfell. Die Anatomie der Luftsäcke ist komplex, und auch wenn hier nicht der Ort ist, näher darauf einzugehen, so versteht der Kliniker die Krankheiten der Luftsäcke und ihre Komplikationen doch nur, wenn er sich die wichtigsten anatomischen Gegebenheiten vor Augen hält (OTTO et al., 1995).

Die Luftsäcke sind Divertikel der *Tuba auditiva* oder *Eustachii*. Die beiden Seiten (Medialwände) sind nur durch eine dünne Membran voneinander getrennt, sie kommunizieren aber nicht miteinander. Jede Seite faßt etwa 300 ml und ist ihrerseits durch das Stylohyoid partiell unterteilt in eine wesentlich größere mediale und eine kleinere laterale Bucht oder Kammer. Die Kommunikation mit der Tuba besteht in einem langen, engen, nahezu vertikalen Schlitz, der sich nach dem *Recessus pharyngicus* zu öffnet und dort durch fibrocartilaginöse, sogenannte Lippen flexibel verschlossen wird (*Plica salpingopharyngea*). Die Drainage aus den Luftsäcken in den Pharynx ist nur bei tiefer Kopfhaltung einigermaßen gewährleistet.

Um die Luftsäcke herum, und nur durch die dünnen Wände von ihnen getrennt, liegen Pharynx und Ösophaguseingang, der Larynx, Speicheldrüsen (Parotis und Mandibularis) und die retropharyngealen Lymphknoten. Überdies finden sich wichtige neurovaskuläre Strukturen gewissermaßen in die Wände eingebaut: Eine Schleimhautfalte am hinteren Dachabschnitt der medialen Bucht enthält die Gehirnnerven IX bis XII, das *Ganglion cervicale craniale* und etwas medial davon zieht die *Arteria carotis interna* über das Luftsackdach dem Gehirn zu. An diesen höchst kritischen Stellen sind die weitaus meisten Mykosen zu lokalisieren! (COOK et al., 1968; BARBER, 1991)

Die *Arteria carotis externa* liegt über dem Dach der lateralen Kammer, wo ebenfalls gelegentlich Mykosen zu beobachten sind, und die *A. maxillaris* zieht quer von außen nach innen sichtbar unter der vorderen Wand der lateralen Bucht durch.

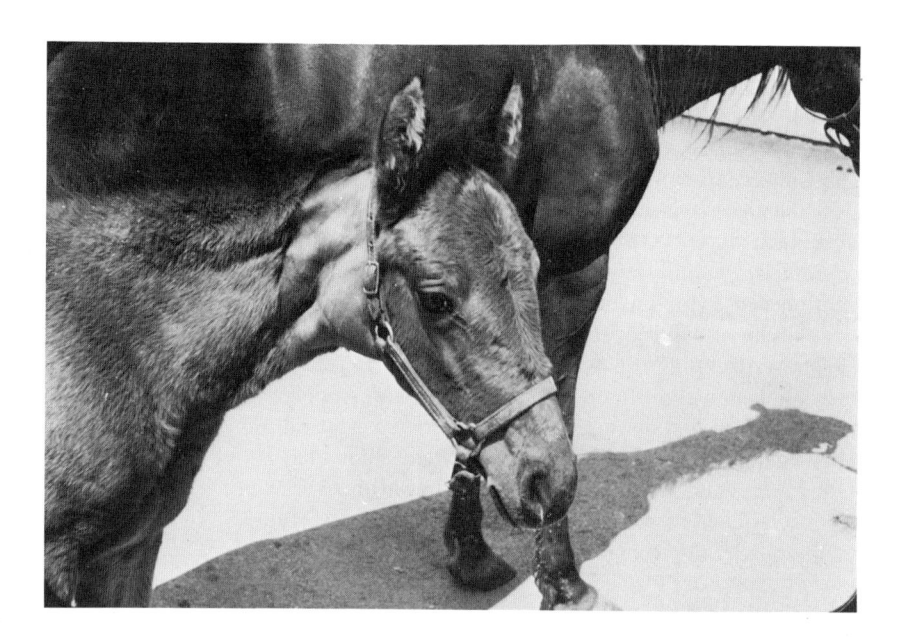

**Abb. 1.8:** Luftsackmeteorismus oder -tympanie mit eitriger Sekundärinfektion. Vollblut, Stute, 3 Wochen alt

## Kongenitale Krankheiten

Die **Tympanie** beziehungsweise der **Meteorismus der Luftsäcke** wird vorwiegend bei Saugfohlen beobachtet. Man nimmt deshalb an, daß es sich dabei um eine kongenitale Krankheit handelt (McCue et al., 1989). Stutfohlen scheinen häufiger zu erkranken als Hengste. Die Blähung entsteht wahrscheinlich, weil die Lippen am Ausgang der Eustachischen Röhre wie ein Ventil wirken. Allerdings kann es auch bei älteren Pferden zu diesem Zustand kommen, und zwar im Zusammenhang mit einer Pharyngitis und Schleimhautschwellung an der Mündung der *Tuba Eustachii*. Ganz allgemein ist aber zu sagen, daß die Krankheit zum mindesten in der Schweiz sehr selten zu beobachten ist (McCue, 1989; Hawkins, 1992).

Die affizierten Fohlen weisen meistens eine einseitige, manchmal sehr große Schwellung in der Gegend der Parotis auf (Abb. 1.8), doch kann der Druck in der geblähten Seite derart massiv sein, daß die an sich gesunde Seite auch nach außen geschoben wird und somit eine beidseitige Erkrankung vorgetäuscht wird. Die Anschwellung erscheint prall-tympanisch und die Perkussion ergibt einen tympanitischen Schall; sie ist nicht schmerzhaft. Oft stellt sich sekundär eine eitrige Infektion ein, die dann zu einem Empyem und palpatorisch nachweisbarer Fluktuation Anlaß gibt. Die Blähung kann so enorm werden, daß das betroffene Fohlen Schluckschwierigkeiten (Regurgitieren von Milch; Aspirationspneumonie) und Atemnot zeigt.

Wohl kann die **Diagnose** ohne weitere Hilfsmittel gestellt werden, aber die radiologische und die endoskopische Untersuchung werden für präzisere Informationen benötigt. Beim Verdacht auf eine beidseitige Affektion ist es angezeigt, die gestaute Luft aus der scheinbar stärker befallenen Seite über einen möglichst weiten Katheter abzulassen.

Die **Therapie** mit einem Dauerkatheter bringt nur vorübergehende Erleichterung. Auch wenn sie ergänzt wird mit der Resektion von überflüssiger Schleimhaut an der Mündung in den Pharynx (Vollnarkose), darf man sich nicht zuviel davon versprechen. Die Methode der Wahl ist die generöse Fenestration der die beiden Luftsäcke trennenden Membran; die gestaute Luft und Sekrete können dann über die gesunde Seite abfließen. Sind in einem seltenen Fall beide Seiten befallen, muß zumindest auf einer Seite vom Luftsack aus die Öffnung in die Tuba durch die Resektion überflüssiger Schleimhaut erweitert werden. Man legt dann für mehrere Tage einen weiten Katheter in die Öffnung. Den besten Zugang zum Luftsack bietet die modifizierte Whitehouse-Methode, bei der nach einem etwas paramedian angelegten Hautschnitt unter der Vena linguafacialis stumpf vorgedrungen wird. Verfügt man über das notwendige Instrumentar, wird man heutzutage die transendoskopische Fenestration der trennenden Membran unbedingt vorziehen (Tulleners, 1992; Ohnesorge und Deegen, 1995; Tate et al., 1995). Bei einer einseitigen Tympanie scheint die Prognose für diesen Eingriff günstig zu sein, obgleich neurologische Komplikationen nie ganz auszuschließen sind. Ungünstiger ist die Prognose für Tiere mit einer beidseitigen Erkrankung (McCue et al., 1989; Barber, 1991; Hawkins, 1992).

## Entzündungen der Luftsäcke

### Katarrh und Empyem der Luftsäcke

Luftsackkatarrhe entstehen nach Reizung und Entzündung durch eingedrungene Futterteile oder andere Fremdkörper. Häufiger sind sie aber die Folge einer vom Pharynx aus aszendierenden, eitrigen Infektion (meist *Streptococcus equi* subsp. *zooepdemicus* ) oder einer eigentlichen Druse mit Abszeßbildung und Entleerung in den retropharyngealen Lymphknoten (praktisch ausnahmslos *Streptococcus equi* subsp. *equi* ). Derartige Abszesse brechen in der Regel in die Luftsäcke durch; sie müssen verhältnismäßig selten von außen gespalten werden. Die Kammerung der Luftsäcke und ihr konkaver Boden begünstigen die Empyembildung (Abb. 1.9). Das Luftsackempyem ist die unter unseren Verhältnissen am häufigsten beobachtete Krankheitsform. Selten bilden sich aus dem normalerweise produzierten Schleim oder eher aus entzündlichen Sekreten Konkremente.

Der akute Luftsackkatarrh ist – wie erwähnt – meistens eine Folge einer Virusinfektion oder einer vorbestehenden akuten Streptokokken-Pharyngitis (*Streptococcus equi* subsp. *zooepidemicus* ) oder einer Druse (*Streptococcus equi* subsp. *equi*). Aber auch *Pseudomonas aeruginosa* und andere Keime sind festgestellt worden (MUNROE et al., 1993). Die Symptome der Primärkrankheit beherrschen demnach das klinische Bild recht oft. Der chronische Luftsackkatarrh dagegen oder das Luftsackempyem erscheinen als selbständige Krankheiten, sobald die Primäraffektion abgeklungen ist.

Der Nasenausfluß erfolgt unregelmäßig, oft schubweise bei gesenktem Kopf (!) in meist reichlicher Menge. Er ist in der Regel eitrig und recht flüssig, bei Empyemen wird er dann manchmal dicklich und klumpig (»käsig«).

In der Folge bilden sich – selten – auch Konkremente aus. Die Drainage der Sekrete aus dem Luftsack ist bei eingedicktem Sekret behindert und Nasenausfluß kann dann auch fehlen. Meistens aber ist der Nasenausfluß beidseitig zu sehen, doch fließt das Sekret auf der befallenen Seite reichlicher.

Eine einseitige Anschwellung der Luftsackgegend (Parotisgegend) ist bei weitem nicht immer sicht- oder palpierbar. Manchmal spürt der Untersucher aber eine fluktuierende Auftreibung, deren Massage bei gesenktem Kopf von einem Reichlicherwerden des Nasenausflusses gefolgt werden kann. Der eitergefüllte Luftsack kann – eventuell zusammen mit geschwollenen Lymphknoten – die Pharynxwand erheblich nach innen-unten drücken. Diese Patienten zeigen Schluckbeschwerden und Regurgitieren, nicht selten auch inspiratorische Atemstenosegeräusche. Außerdem vermag die chronische Entzündung auch die besonders exponierten Nerven zu schädigen *(Nn. glossopharyngicus, vagus, accessorius, hypoglossus)*, was zum klinischen Bild der Bulbärparalyse, manchmal eines sogenannten Horner-Syndroms Anlaß gibt. Diese Fälle sind als prognostisch ungünstig zu beurteilen. Hingegen werden die Arterien durch die chronische Infektion in der Regel nicht geschädigt; es kommt nicht zu Nasenbluten, es sei denn, bei einem Abszeßdurchbruch würden Gefäße (kleine Venen) in Mitleidenschaft gezogen, was sich in der Anwesenheit streifigen Blutes oder kleiner Koagula im Nasenausfluß zeigt.

Die **Untersuchung** wird unter allen Umständen ergänzt durch eine endoskopische Betrachtung des Luftsacks. An der Mündung der *Tuba Eustachii* in den Rachen stellt man bei eitrigem Katarrh und Empyemen meistens eine Sekretstraße oder Sekretklumpen fest. Man dringt dann am dorsal gelegenen Ende der lippenartigen Öffnung weiter in den Luftsack vor. Im Luftsackinnern wird man beim Empyem eine Sekretpfütze sehen können, die sich bevorzugt in der medialen Kammer befindet, gelegentlich aber auch bis in die laterale reicht. Die sichtbare Schleimhaut erscheint gerötet und die hintere Wand ist oft durch eine Lymphknotenschwellung vorgewölbt.

Je nach Zeitpunkt der Untersuchung wird die Durchbruchstelle des Abszesses durch die Wand erkennbar. Die Endoskopie ermöglicht zudem die differentialdiagnostisch wichtige, frühe Erkennung mykotischer Beläge besonders am medialen Luftsackdach, ebenso wie auch Konkremente damit sicher nachgewiesen werden.

Eine Röntgenuntersuchung ist ebenfalls immer am Platz. Sie orientiert über die Flüssigkeitsmenge und über etwa vorhandene Konkremente, sie erlaubt in vielen Fällen schon die genauere Lokalisation eines Empyems, vor allem gibt sie auch Auskunft über das Ausmaß der retropharyngealen Schwellung und der resultierenden Kompression von Pharynx, Larynx und Trachea. Für die Verlaufskontrolle und die Rezidiverkennung ist die Röntgenuntersuchung wertvoll und weniger umständlich als die Endoskopie, die bei empfindlichen Pferden zwangsläufig

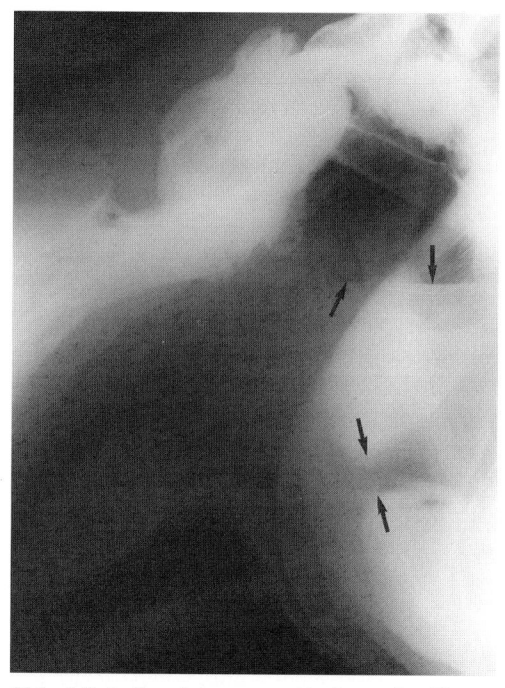

**Abb. 1.9:** Luftsackempyem. Horizontaler Eiterspiegel (obere Pfeile). Die retropharyngeale Druse beengt die Atemwege vor und über dem Larynx; überdies Dysphagie.

unter Sedation vorzunehmen ist. Die Echographie ergänzt die erwähnten Untersuchungen vorteilhaft, doch ist sie an sich meistens entbehrlich.

Man wird in besonderen Fällen anläßlich der endoskopischen Untersuchung auch einen Katheter in den Luftsack vorschieben und Sekret für die bakteriologische Untersuchung zu gewinnen suchen. Der bakteriologische Befund ist indessen für Prognose und Therapie im allgemeinen von zweitrangiger Bedeutung. Die blinde, perkutane Punktion des Luftsacks von außen rechtfertigt sich der erheblichen Risiken wegen nicht (Nerven- oder Gefäßschädigung!).

Die **Diagnose** der beschriebenen Luftsackerkrankungen bereitet dann keine Schwierigkeiten, wenn dem Untersucher ein geeignetes, biegsames Endoskop, eine Röntgeneinrichtung und/oder ein Ultraschallgerät zur Verfügung stehen.

Differentialdiagnostisch ist eine rein eitrige Pharyngitis (Nasenausfluß aus beiden Nasenöffnungen, Schluckbeschwerden mit Regurgitieren, Palpationsschmerz und eventuell Auftreibung direkt über dem Larynx) auszuschließen, sowie eine Schwellung der retropharyngealen Lymphknoten ohne Durchbruch in den Luftsack (wenig oder kein Nasenausfluß, deutlicher Palpationsschmerz bei retropharyngealer Druse, überdies bezeichnender Röntgenbefund).

Auszuschließen ist ferner eine *Sinusitis maxillaris* auf der gleichen Seite.

In die Luftsäcke durchgebrochene Druseabszesse heilen wie akute Katarrhe meistens nach kurzer Zeit ad integrum. Empyem- und Konkrementbildungen sind jedoch immer möglich und prognostisch vorsichtig zu beurteilen, weil ihre **Therapie** nach wie vor aufwendig ist.

Bei der Abszedierung retropharyngealer Lymphknoten mit Durchbruch in den Luftsack genügt die Fütterung vom Stallboden, unterstützt durch Massage. Man wird von Fall zu Fall entscheiden, ob eine systemisch-antibiotische Behandlung angezeigt sei, was bei akuten, eitrigen Katarrhen und nach dem Abszeßdurchbruch zur Verhinderung einer Bakteriämie im allgemeinen der Fall ist (Streptokokken). Abgesehen von Einzelfällen mit anderen Infektionen wird sich Penicillin in hohen Dosen während mindestens fünf Tagen immer bewähren. Die Luftsäcke lassen sich bei Empyem auch von der Nase her mit einem Plastikkatheter oder über das Endoskop selbst zwei- oder dreimal täglich bei gesenktem Kopf durchspülen; auf die gleiche Art werden lokal wirksame Medikamente eingebracht.

Die chirurgische Behandlung von Luftsackkrankheiten ist aus anatomischen Gründen mit Risiken verbunden; sie ist unumgänglich beim Empyem, das auf die konservative Spülbehandlung nicht anspricht, und bei störender Konkrementbildung. Wenn immer möglich wird aber über das Endoskop behandelt!

Je nach dem zu behandelnden Problem variiert die Technik. Für die Etablierung einer guten Drainage und die Entfernung von Konkrementen genügt an sich die traditionelle Methode mit Eröffnung des Luftsacks dorsal zwischen Mandibularrand und Atlasflügel und ventral im Viborg-Dreieck. Die Operation ist indessen nicht ungefährlich (Nervenschädigung!) und gewährleistet keinen guten Einblick in den Luftsack.

Die modifizierte Whitehouse-Methode, bei der das Pferd in Rückenlage gebracht wird, erlaubt ein ventrales, paramedianes Eingehen in die Luftsäcke und eine recht gute Übersicht. Der Ausgang aus dem Luftsack ist damit einigermaßen erreichbar. Eingedicktes Sekret und Konkremente können so am besten entfernt werden.

**Mykose der Luftsäcke**
Neben den eigentlichen katarrhalischen, meist eitrigen Entzündungen, werden Luftsackmykosen beobachtet, die gewöhnlich am Dach der Luftsäcke lokalisiert sind und durch Arrosion von Arterien (vor allem *A. carotis interna*; gelegentlich *A. carotis externa*, *A. maxillaris interna* und *externa*) zu rasch verlaufenden Verblutungen Anlaß geben können. Weitaus am häufigsten beobachtet man einen Befall des medialen Kammerdachs und damit Blutungen aus der arrodierten *A. carotis interna*.

Mykosen der Luftsäcke werden von verschiedenen Pilzspezies hervorgerufen; darunter scheint *Aspergillus* spp. (*A. nidulans, A. fumigatus* u. a.) am ehesten für eine Luftsackblutung verantwortlich zu sein. Es ist auffallend, daß vorwiegend im Stall gehaltene und damit exponierte Pferde häufiger erkranken als Weidetiere. Der Nachweis von Pilzen im Luftsack ist allein ätiologisch allerdings nicht beweisend. Nur die histologische Untersuchung vermag über das Eindringen von Pilzmycelien in die Schleimhaut sicheren Aufschluß zu geben. Es wird vermutet, daß beim Verblutungstod aus den Luftsäcken auch Arterienaneurysmen ursächlich beteiligt sein könnten, die ihrerseits vielleicht der Mykose günstige Bedingungen schaffen (?) (COOK, 1965; 1968; COOK et al., 1968; BARBER, 1991; HAWKINS, 1992; FREEMAN, 1995).

Die Luftsackmykose pflegt ohne deutliche **Symptome** zu verlaufen, solange die Pilze keine Gefäße arrodiert oder Nerven befallen haben. Die Gefäßarrosion führt zuerst zu spärlichen, oft übersehenen, später zu heftigen Blutungen, vorwiegend aus einem Nasenloch, manchmal zum perakuten Verblutungstod. Aus der Anamnese erfährt man, oft erst nachträglich, daß der Patient Appetitminderung und Schluckbeschwerden gezeigt habe. Die Luftsackmykose führt eben sehr häufig nicht nur zu Schädigungen der Arterienwände, sondern auch zu Läsionen der dort durchziehenden Kopfnerven (Horner-Syndrom; Pharynx- und manchmal Zungenlähmung; Bulbärparalyse u. dgl.). Vom Luftsack aus arrodierte Arterienaneurysmen enden sehr schnell tödlich.

Das Leitsymptom einer Luftsackmykose ist also Nasenbluten, vor allem eine bedrohliche Rhinorrhagie. Doch wird man bei der endoskopischen Betrachtung von Luftsäcken immer wieder Pilzbeläge am Dach der medialen, seltener der lateralen Bucht feststellen, die zu keinen Symptomen geführt haben und bei einer Kontrolluntersuchung einige Zeit später nicht mehr nachzuweisen sind. Derartige Beläge sind meistens weiß und »wattig«, manchmal aber auch grünlich-grau gefärbt und von diphtheroidem Aussehen. Einen gleichen Befund erhebt man beim mykotisch bedingten Nasenbluten, nur liegt dann in der betroffenen Kammer mehr oder weniger viel Blut am Boden und die Blutung ist außerdem an der Öffnung der *Tuba Eustachii* in den Pharynx zu bemerken (Vorsicht bei der Untersuchung!; Tafel 1, Abb. f).

Die endoskopische Untersuchung ergibt überdies verhältnismäßig oft einen pathologischen Befund im Larynx-Pharynxgebiet: eine *Hemiplegia laryngis* kann vorhanden sein – auch auf der rechten Seite! – oder eine quasi habituelle Dorsalverlagerung des Gaumensegels oder ein schlaffer Vorfall des Pharynxdachs oder der -wände. Diese Befunde sind auf die häufig mit einer aggressiven Mykose verbundenen Nervenschädigungen zurückzuführen. Es mag sogar sein, daß Schluckbeschwerden und Regurgitieren, manchmal eine Zungenlähmung oder ein sogenanntes Horner-Syndrom vom Besitzer als erste Störanzeichen bemerkt werden, bevor es zu einer Arterienarrosion und damit zur Blutung kommt!

Es ist vorteilhaft, die Untersuchung (wenn es sich nicht um eine akute Notfallsituation handelt) mit Röntgenbildern zu ergänzen. Zum mindesten kann damit das Ausmaß des Blutergusses abgeschätzt werden, aber auch knöcherne Läsionen am Stylohyoid oder am *Os petrosum* sind als Folgen der Mykose in Einzelfällen festzustellen (COOK, 1973).

Die **Diagnose** einer Luftsackmykose ist also nicht schwierig zu stellen. Den Verdacht äußert man bei Nasenbluten und/oder bei Hirnnervenlähmungen. Dieser Verdacht ist in jedem Fall endoskopisch zu erhärten oder zu verwerfen. Differentialdiagnostisch sind in erster Linie maligne Tumoren der Neben- oder Nasenhöhlen sowie das progressive Siebbeinhämatom in Betracht zu ziehen. Viel seltener kommen kopiöse Lungenblutungen vor und auch Koagulopathien sind möglich (keine Koagula! Reichlicher, blutiger Ausfluß aus beiden Nüstern) und bei Patienten, die sich in einem hypovolämischen Schock unklarer Ursache befinden, sorgfältig abzugrenzen. Allerdings darf bei akut gefährdeten Pferden mit differentialdiagnostischen Maßnahmen nicht zuviel Zeit vertan werden: die Endoskopie allein klärt in der Regel die Situation zum mindesten soweit, daß die Behandlung unverzüglich eingeleitet werden kann. Die Arteriographie, so wertvoll sie sein könnte, bleibt vorläufig einigen wenigen Spezialisten vorbehalten.

Differentialdiagnostisch sei darauf hingewiesen, daß Traumen im Felsenbeingebiet, besonders offenbar eine Ruptur des *M. longus capitis* zu schweren Blutungen aus dem Luftsack führen können (FREEMAN et al., 1994a).

Die **Prognose** einer Luftsackmykose ist grundsätzlich eine zweifelhafte. Wohl sind Heilungen möglich, wenn noch keine Nerven entscheidend geschädigt worden sind und wenn sich die Arterienarrosion noch in Grenzen hält, aber das läßt sich erst nach einer versuchsweisen Behandlung beurteilen. Hirnnervenlähmungen haben in der Regel eine ungünstige Prognose.

Die **Behandlung** der Mykosen richtet sich nach dem Allgemeinzustand des Patienten und nach dem lokalen Befund. Ein Pferd in gutem Zustand, ohne Anämie und ohne Hypovolämie, das keine Anzeichen von Hirnnervenschäden zeigt und nur ein spärliches Nasenbluten, ist ein geeignetes Objekt für einen konservativen Therapieversuch, obgleich die Resultate derartiger Versuche nicht erfolgversprechend sind (SPEIRS et al., 1995). Die Therapie besteht in täglich wiederholten Spülungen mit verhältnismäßig großen Volumina (500 ml) einer Jodophorlösung. Damit scheint man manchmal die Mykose zur Abheilung zu bringen, obgleich der Pilz schlecht erreichbar am Dach oben sitzt. Die eigentlichen Fungizide oder Fungostatika (wie Amphotericin B, Ketoconazol oder Griseofulvin oder Thiabendazol) scheinen nicht besser wirksam zu sein als Jod. Überdies ist es offensichtlich sehr wichtig, daß der Luftsack bei den wiederholten Untersuchungen und Spülungen belüftet wird! Die Belüftung an sich kann anscheinend zum Verschwinden der Pilzbeläge führen.

Bei schon anämischen Tieren und ganz besonders bei Pferden im hypovolämischen Schock (akute Verblutungsgefahr!) darf nicht mit drastischeren Maßnahmen zugewartet werden. Wenn nötig, erhält das Tier zuerst 2 bis 4 Liter kompatibles Vollblut und Plasmaexpander, dann wird versucht, die befallene Arterie herzwärts zu ligieren oder mit einem Ballonkatheter zu verschließen. Retrograde Blutungen aus dem *Circulus arteriosus cerebri (Arteria spinalis ventralis)* kommen indessen häufig vor und können alle derartigen Anstrengungen zunichte machen. Wenn irgendwie möglich sind zwei Ballons, beidseits der Arrosion, zu setzen! Der einseitige Verschluß der Arterie herzwärts hat nur dann Erfolg, wenn das vom Pilz geschädigte Gebiet durch eine Thrombosierung des Gefäßes »abgedichtet« wird. Abgesehen davon sind Ligaturen nahe am Ort der Blutung schon von schweren Nervenschäden oder unkontrollierbaren Hämorrhagien gefolgt worden. Man propagiert deshalb also die Plazierung zweier Ballonkatheter auf beiden Seiten der Arterienläsion oder zwei Ligaturen. Die Operation selbst ist nicht einfach, ganz gleich, wo die mykotische Läsion sich befindet. Sie wird auch von zusätzlichen Komplikationen (Nerven!) belastet, ein Gesichtspunkt, der im Notfall keine Rolle spielt. In verzweifelten Lagen hat es sich bewährt, die *A. carotis communis* möglichst nahe am Kopf zum mindesten temporär zu ligieren. Erstaunlicherweise wird aber auch der endgültige Verschluß von einzelnen Pferden vertragen. (Versorgung des *Circulus art. cerebri* über die *A. spinalis ventralis*; retrograder Fluß auch über *A. intercarotis caudalis*) (OWEN, 1974; FREEMAN et al., 1994b; FREEMAN, 1995; LEPAGE, 1995).

Die Pilzmembran im Luftsack selber tastet man nicht an. Es kommt dort nach der Operation in der Regel zu einem raschen Verschwinden des Pilzes.

Pferde mit deutlichen Anzeichen von Kopfnervenschäden operiert man besser nicht; die Aussichten für eine funktionelle Heilung stehen so schlecht, daß dem Besitzer die Tötung des Tieres angeraten werden sollte.

**Literatur**

BARBER S. M. (1991): Diseases of the guttural pouches. In: COLAHAN P. T. et al. (eds.): Equine medicine and surgery. 4th ed. Am. Vet. Med. Publ., Inc. Golera, Vol. I, pg. 402–411.

COOK W. R. (1965): Observations on the aetiology of epistaxis and cranial nerve paralysis in the horse. Proc. 11th Ann. Conv. AAEP **11**, 111–140.

COOK, W. R. (1968): The clinical features of guttural pouch mycosis in the horse. Vet. Rec. **83**, 336–344.

COOK W. R., CAMPBELL R. S. F., DAWSON C. (1968): The pathology and aetiology of guttural pouch mycosis in the horse. Vet. Rec. **83**, 422–428.

COOK W. R. (1973): The auditory tube diverticulum (Guttural pouch) in the horse: its radiographic examination. J. Am. Vet. Radiol. Soc. **14**, 51–71.

FREEMAN D. E., ROBERTSON J. T., DONAWICK W. J., ROSS M. W., SWEENEY C. R. (1994a) Management of hemorrhage caused by diseases of the guttural pouch. AAEP Proc. **40**, 85–86.

FREEMAN D. E., DONAWICK W. J., KLEIN L. V. (1994b): Effect of ligation of the internal carotid artery on the blood pressure in horses. Vet. Surgery **23**, 250–256.

FREEMAN D. E. (1995): Diagnosis and treatment of guttural pouch hemorrhage. Swiss Vet. **11-S**, 49–51.

HAWKINS D. L. (1992): Diseases of the guttural pouches. In: ROBINSON N. E. (ed.): Current therapy in equine medicine. 3. Saunders, Philadelphia, 1992, pg. 275–280.

LEPAGE O. M. (1995): Hémorragie dans les poches gutturales. 2. Traitements, prognostic et complications. Prat. vét. Equine **27**, 81–89.

MCCUE P. M., FREEMAN D. E., DONAWICK W. J. (1989): Guttural pouch tympany: 15 cases (1977–1986). J. Am. Vet. med. Ass. **194**, 1761–1763.

MUNROE G. A., CAUVIN E., WOOD J. A., SARASOLA P. (1993): Empyème à chondroïdes des poches gutturales associés à une souche mucoïde de Pseudomonas aerugina (sic!). Prat. Vét. Equine, **25**, 139–142.

OHNESORGE B., DEEGEN, E. (1995): Die transendoskopische Behandlung der Luftsacktympanie bei Fohlen. Pferdeheilk. **11**, 233–237.

OTTO B., OHNESORGE B., WISSDORF H., ÜBERMUTH K. (1995): Beitrag zur Topographie der endoskopischen sichtbaren Strukturen im Bereich des Luftsacks. Pferdeheilk. **11**, 35–41.

OWEN R. ap R. (1974): Epistaxis prevented by ligation of the internal carotid artery in the guttural pouch. Equine vet. J. **6**, 143–149.

SPEIRS V. C., HARRISON I. W., VEENENDAAL J. C. V., BAUMGARTNER T., JOSSECK H. H., REUTTER H. (1995): Is specific antifungal therapy necessary for the treatment of guttural pouch mycosis in horses? Equine vet. J. **27**, 151–152.

TATE L. P., BLIKSLAGER A. T., LITTLE E. D. E. (1995): Transendoscopic laser treatment of guttural pouch tympanites in eight foals. Vet. Surgery **24**, 367–372.

TULLENERS E. (1992): Laser surgery for upper respiratory disorders. In: ROBINSON N. E. (ed.): Current therapy in equine medicine. 3. Saunders, Philadelphia, pg. 294–297.

### 1.1.1.6 Rachenraum und Kehlkopf

**Allgemein-diagnostische Gesichtspunkte**

Schnelle Arbeit ist nur denkbar, wenn die Atemwege des Pferdes dem Luftstrom einen möglichst geringen Widerstand entgegensetzen. Eine maximale Öffnung der Atemwege ist – vereinfacht – das Resultat einer erhöhten Spannung der oberen Atemmuskulatur i.w.S., damit einer erhöhten Spannung und Rigidität der beweglichen Strukturen und einer mit der Geschwindigkeit zunehmenden Streckung von Kopf und Hals. Angestrebt wird also ein gestrecktes und steifes Röhrensystem.

In dieser Hinsicht kommt dem Gebiet des Pharynx/Larynx eine Bedeutung zu, die sich umso weniger überschätzen läßt, je schneller die von unserem Pferd verlangte Arbeit ist. Nach den Nüstern, die funktionell eigentlich selten zu Störungen führen (Facialis!), ist dieses Gebiet (und in diesem Gebiet besonders der weiche Gaumen und der Kehlkopf) der Ort der häufigsten dynamischen Obstruktionen der oberen Atemwege.

Aus diesen kurzen Ausführungen geht klar hervor, daß der Verwendungszweck eines Pferdes für unsere diagnostischen und therapeutischen Anstrengungen von zentraler Bedeutung ist. Während man auf dem Laufband die Geschwindigkeiten in m/s angibt, ist dem Reiter und Trainer das Maß m/min vertrauter. Damit ist es für die Kommunikation zwischen Tierarzt und Reiter sehr wichtig: im Schritt legt das Pferd etwa 100 m/min zurück; in einem ruhigen Trab, den man über viele Kilometer beibehalten kann, etwa 180 m/min. Auf dem Laufband werden oft 240 m/min (4 m/s) verlangt. Das ist für das durchschnittliche Reitpferd schon ein recht schneller Trab; das eine oder andere Pferd zieht es zwischen 4 und 5 m/s schon vor, in einen Canter zu verfallen, während diese Geschwindigkeit für den Traber noch keine Anstrengung bedeutet. Bei 360 m/min, und das wird im Durchschnittsparcours von einem Springpferd minimal verlangt, cantert das durchschnittliche Warmblut. Das Dressurpferd wird kaum je schärfer geritten, auch dann nur für wenige Meter. 540 m/min oder 9 m/s ist die obere Grenze in einem Jagdparcours, doch für das Militarypferd mit Blut ist das die Geschwindigkeit, mit der es durchs Gelände »rollt«. Bei 720 m/min müssen sich viele Warmblüter schon recht strecken, mancher streckt auch die Waffen; das gute Militarypferd erreicht diese Geschwindigkeit auf der Steeplebahn, für den Traber bedeutet sie eine Kilometerzeit von 1 min 23 s. Bei 15 m/s erreicht man auf dem

Laufband eine Geschwindigkeit von 900 m/min, d. h. eine für die besten Traber auf kurzen Strecken nahezu maximale Geschwindigkeit (1 min 06 s für den Kilometer), und auch für viele Vollblüter im Training liegt diese Geschwindigkeit an der Leistungsgrenze (ein wirklich gutes Pferd braucht über kurze Distanz für den Kilometer 55 Sekunden, das sind gut 18 m/s oder nahezu 1100 m/min). Die Geschwindigkeit von 12–15 m/s ist indessen für das Studium der Atemphysiologie und der funktionellen Pathologie von Rennpferden auf dem Laufband Voraussetzung, denn funktionell-krankhafte Zustände äußern sich oft nur bei nahezu maximaler Anstrengung (Dorsalverlagerung des Gaumensegels, wenn das Pferd die Zunge zurückzieht und vielleicht versucht, durchs Maul zu atmen! »Choke«, »tongue swallowing«). Jedenfalls ist diese Geschwindigkeit etwa das Doppelte dessen, was der Feld-Wald-Wiesenreiter von seinem Reitschul-Crack gemeinhin verlangt.

Derartige Gesichtspunkte fließen in die Erhebung einer guten **Anamnese** ein. Zum Teil bestimmen sie auch schon das weitere diagnostische Vorgehen, weil es natürlich sinnlos ist, einen Vollblüter, der erst im Finish Symptome manifestiert, auf einer Volte ausgebunden bei einer Geschwindigkeit von etwa 300 m/min beobachten zu wollen. Die häufigste anamnestische Klage bezieht sich auf Stenosegeräusche und/oder Leistungseinbußen, abgesehen natürlich von entzündlichen Zuständen mit Nasenausfluß und Husten. Die exakte Beschreibung der Art einer Störung durch erfahrene Trainer, Reiter oder Fahrer ist jedenfalls eine große Hilfe zur Festlegung des weiteren diagnostischen Wegs. Es ist ja dem Tierarzt zum Beispiel meist nicht möglich, einen abrupten Leistungsabfall, der sich nie im Training, sondern nur im Rennen einer Dorsalverlagerung wegen einstellt, direkt zu beobachten. Gerade eine Dorsalverlagerung des Gaumensegels, aber auch eine leichtgradige *Hemiplegia laryngis*, verunmöglichen dem Rennpferd das Erreichen seines Leistungspotentials, während sie ein Dressur- oder auch manch ein Springpferd nicht weiter in seiner Leistung zu beeinträchtigen brauchen.

Nach der Aufnahme einer möglichst präzisen Anamnese darf die **klinische Untersuchung** in Ruhe und bei der Arbeit nicht vernachlässigt werden. Dazu gehört in jedem Fall die feinfühlige Palpation des Pharynxgebietes und vor allem des Kehlkopfs (Symmetrie der dorsalen Bemuskelung; Feststellung von FREMITUS). Warmblüter wird man am besten an der Longe beobachten, und dabei wird darauf geachtet, daß das Tier nicht übermäßig ausgebunden wird. Die Nase darf nicht hinter die Senkrechte kommen. Rennpferde sollten bei und unmittelbar nach schneller Arbeit untersucht werden können, doch ist bei ihnen eine endoskopische Beobachtung während schneller Bewegung auf dem Laufband zur Erkennung einer funktionellen Störung manchmal erwünscht, sogar unerläßlich. Außerdem ist das Laufband unentbehrlich für die Erforschung der Dynamik von Pharynx-Larynxstrukturen und der funktionell-metabolischen Folgen von Erkrankungen im Rachenraum (LUMSDEN et al., 1993; TATE et al., 1993; HACKETT et al., 1994; KANNEGIETER und DORE, 1994; KING et al., 1994; PARENTE et al., 1994; RUSSELL und SLONE, 1994; EHRLICH et al., 1995; PARENTE und MARTIN, 1995; REHDER et al., 1995).

Die **Endoskopie** des Rachenraums in Ruhe ist heutzutage der wichtigste Teil der Untersuchung (vgl. Abb. 1.10). Kontrovers ist dabei die Frage nach der Sedation des Patienten. Mit Fiberscopes ist es im allgemeinen gut möglich, das Pferd in Ruhe ohne Sedation zu untersuchen; wiewohl bestritten wird, daß die Sedation den Ruhebefund entscheidend zu verändern vermöge (OHNESORGE et al., 1993), liegen doch gegenteilige Befunde vor (VALDES-VAZQUEZ et al., 1995). So ist es denn bei weitem vorzuziehen, geduldig ohne Sedation und, wenn immer möglich, auch ohne Bremse zu arbeiten. Die Endoskopie unmittelbar nach Bewegung ist manchmal recht wertvoll. An der Longe ist indessen die Belastung des Pferdes in vielen Zweifelsfällen nicht hoch genug und für die Untersuchung nach schneller Arbeit fehlt vielerorts das geeignete Gelände.

Eine nahezu maximale Öffnung der Luftwege kann nun aber medikamentell provoziert werden (Lobelinum hydrochloricum 20 mg/100 kg i.v., REUTTER et al., 1994). Das ermöglicht die Klärung eines Zweifels über die funktionelle Beeinträchtigung, etwa durch eine leichte Larynxasymmetrie, weil damit die Beweglichkeit des Arytaenoids gut erfaßt werden kann. Günstig ist auch, daß der Befund dergestalt am ruhigen Pferd photographisch mit scharfen Bildern dokumentiert werden kann, bei Hengstkörungen ein besonders willkommener und wichtiger Punkt. Die Bilder können dann auch zuverlässig ausgemessen werden. Die endoskopische Untersuchung auf dem Laufband bei nahezu maximaler Belastung hat unsere Kenntnisse über die Mechanik der Strukturen im Rachengebiet ganz entscheidend gefördert. Für die Routinediagnostik, vor allem an einer Klinik, die sich vorwiegend mit Warmblütern abgibt, ist sie indessen entbehrlich. Hat man allerdings sehr viel mit jungen Rennpferden zu tun, wird man heute auf das Laufband als diagnostische Hilfe nicht verzichten können.

Die **Röntgenuntersuchung** des Rachen-Kehlkopfgebiets ist in gewissen Fällen ebenfalls eine wichtige diagnostische Maßnahme. Im allgemeinen wird man sich mit latero-lateralen Aufnahmen, die die Weichteile möglichst gut darstellen, begnügen. Damit lassen sich Zustände wie die Dorsalverlagerung des Gaumensegels sehr schön zeigen (besonders in der Xeroradiographie) und in den USA wird auf die radiologische Erfassung der Epiglottislänge bei jungen Vollblütern und Standardbreds (zuviel) Gewicht gelegt. Sehr willkommen ist dem Untersucher aber auch die Darstellung von Kompressionsstenosen des Larynx oder der Trachea (retropharyngeale Abszesse; selten Neoplasmen).

Auf den Einsatz der **Echographie** kann dagegen mei-

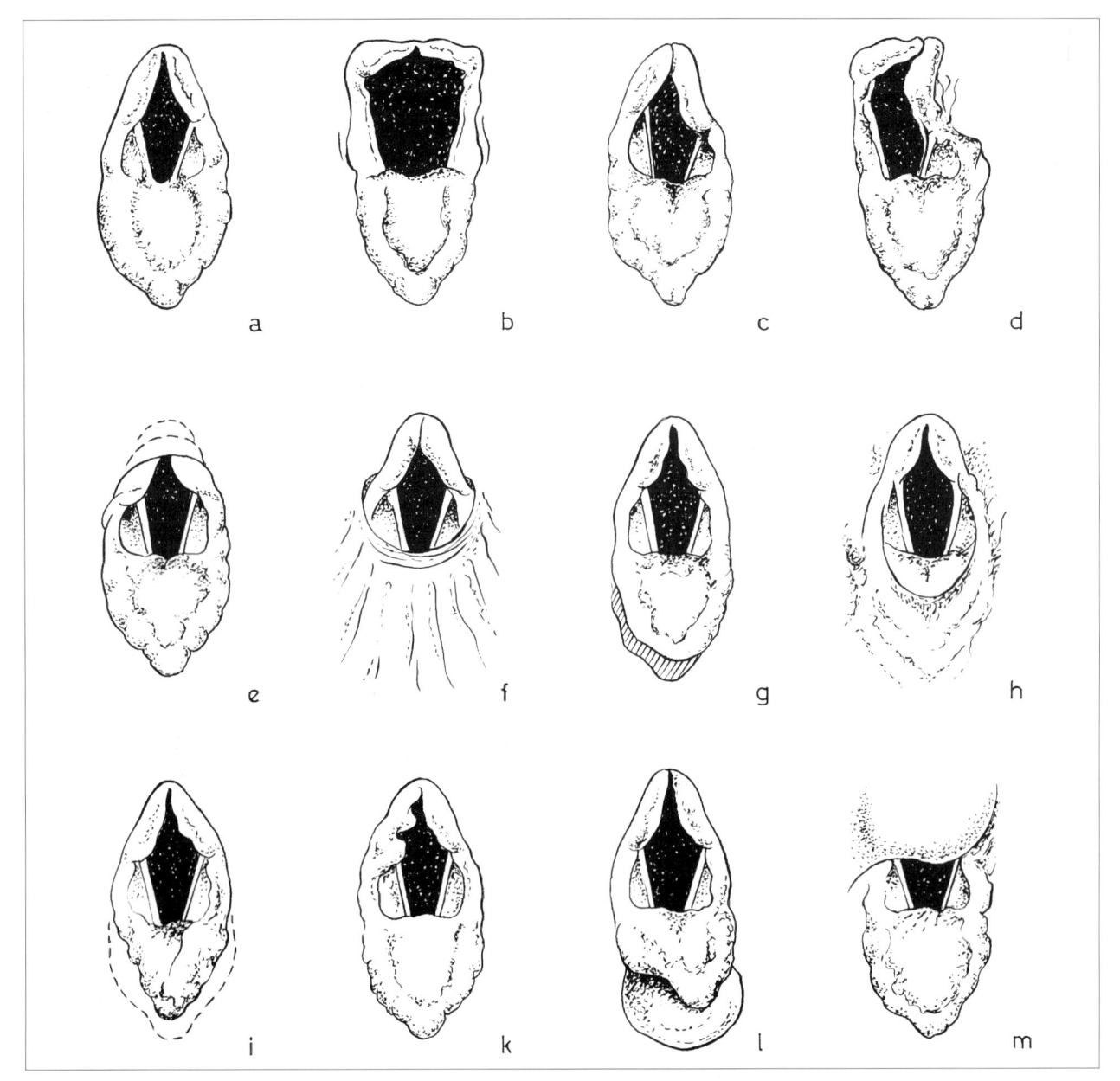

**Abb. 1.10:** Schematisierte endoskopische Befunde am Larynx

a) Normaler, symmetrischer Larynx bei Ruheatmung
b) Normaler, maximal geöffneter Larynx bei Arbeit oder unter Lobelinwirkung
c) Asymmetrischer Larynx in Ruhe: Verdacht auf *Hemiplegia laryngis* links. Dieser Kehlkopf funktioniert aber vielleicht unter Belastung normal; für die sichere Diagnose einer totalen einseitigen Lähmung ist deshalb die Untersuchung während Arbeit oder unter Lobelin unerläßlich. Sonst darf man nur von Asymmetrie oder Hemiparese links sprechen.
d) Schwere *Hemiplegia laryngis* links bei Anstrengung oder unter Lobelin. Die Asymmetrie verdeutlicht sich dramatisch.
e) Rostralverlagerung des *Arcus palatopharyngeus*. Der Zustand wird auch »dynamischer Pharynxkollaps« genannt (gestrichelt: verschiedene Grade der Verlagerung).
f) Dorsalverlagerung des Gaumensegels. Die Epiglottis ist auch in ihren Konturen nicht zu sehen. Häufiger Zufallsbefund
g) Einklemmung oder Entrapment der Epiglottis unter der Aryepiglottisfalte. Asymmetrisch! Unter dem schraffierten Gebiet ist der Kehldeckelrand als sich schwach abzeichnender Umriß zu sehen.
h) Einklemmung der Epiglottis unter der Aryepiglottisfalte. Symmetrisch, hochgradig. Die Umrisse der Epiglottis zeichnen sich schwach oder deutlich ab.
i) Deformierende chronische Entzündung der Epiglottis mit Rand- und Oberflächenulzeration. Manchmal Folge eines habituellen Entrapment (gestrichelt: normale Kontur)
k) Arytaenoidchondritis rechts mit Deformation
l) Subepiglottiszyste
m) Das Pharynxdach wird hier von einem Drusenabszeß nach unten-vorn über den oberen Teil des Larynx gedrückt. Atmungs- und Schluckbeschwerden

(Zeichnung H. G.)

stens verzichtet werden, wenn es sich nicht um die Darstellung von Abszessen und ähnlich gelagerter Probleme handelt (die allerdings im Retropharynx radiologisch gut dargestellt werden können).

Die Elektromyographie der Larynxmuskulatur ist nicht Bestandteil der klinischen Diagnostik, so interessant die damit erhobenen pathophysiologischen Befunde immer sein mögen.

## Kongenitale Krankheiten

Über die **Palatoschisis** (Gaumenspalte; Wolfsrachen) ist unter 3.4.8 nachzulesen.

Als kongenitaler Mangel gilt die **Mißbildung des Thyroidknorpels,** die verbunden ist mit dem Fehlen des *M. cricopharyngicus*. Das Gelenk zwischen Cricoid und Thyroid fehlt ebenfalls. Diese anatomische Abnormität führt dazu, daß sich die Schleimhaut des sogenannten palatopharyngealen Bogens nach vorne-unten über die oberen Teile des Arytaenoids (*Processus corniculatus*) verlagert. Man nennt diesen Zustand auch **Rostralverlagerung des palato-pharyngealen Schleimhautbogens** (*Arcus palotopharyngeus* = seitlicher und oberer Rand des *Ostium intrapharyngeum*; Abb. 1.10 e). Die Mißbildung des Larynx scheint recht verschieden stark ausgeprägt zu sein, und deshalb sind die Symptome auch variabel. In schweren Fällen äußern sie sich kurz nach der Geburt als Dysphagie mit Regurgitieren von Milch oder Futter aus der Nase, Husten und in Form eines inspiratorischen Stenosegeräusches. Die Obstruktion des Larynx wird verursacht durch die Schleimhaut des Pharynx und durch die mangelhafte Arytaenoid-Abduktion. Die Schluckbeschwerden werden dem Fehlen des *M. cricopharyngeus* und der fehlerhaften Koordination von Pharynx, Larynx und oberem *Sphincter oesophagi* zugeschrieben. Weniger schwere Veränderungen werden manchmal erst bemerkt, wenn das betreffende Tier in schneller Bewegung beobachtet wird, gelegentlich erst bei der Aufnahme des Trainings.

Die endoskopische Untersuchung sichert die **Diagnose** ohne weiteres: die obersten Teile des Larynx sehen aus, als sei ihnen eine Schleimhauthaube übergestülpt. Auf guten lateralen Röntgenaufnahmen ist die Verlagerung ebenfalls zu sehen. In Einzelfällen wird das gleichzeitige Auftreten von *Hemiplegia laryngis* links beobachtet (CAHILL und GOULDEN, 1991; ROBERTSON, 1991).

Differentialdiagnostisch ist zu bedenken, daß der Larynx bei manchen Pferden nach hinten gefallen scheint. Arytaenoid und Epiglottis treten nicht deutlich aus dem *Ostium intrapharyngeum* nach vorne-rostral heraus. Die Epiglottis ist wie »aufgestellt« und die Schleimhaut des Arcus kann die Arytaenoidgegend mehr oder weniger bedecken. Die Distanz zwischen Larynx und erster Trachealspange ist dabei manchmal übermäßig lang (Röntgen), und in einzelnen Fällen ist der Zustand kombiniert mit *Hemiplegia laryngis*.

Therapeutisch läßt sich die Mißbildung nicht beeinflussen. Schwere Fälle mit Dysphagie und Atemwegsobstruktion haben eine hoffnungslose Prognose. Für Fälle ohne Dysphagie, aber mit Stenosegeräusch wird die Resektion des vorgefallenen Gewebes nach Laryngotomie wohl empfohlen, aber die Prognose für eine funktionelle Heilung bleibt zum mindesten zweifelhaft.

Auch wenn sie erst später im Leben eines Pferdes zu Störungen Anlaß geben, sind die meisten **Schleimhautzysten** im Kehlkopf-Rachengebiet – in der Regel unter dem Kehldeckel lokalisiert – als kongenitale Veränderung anzusehen, doch ist natürlich eine spätere Zystenbildung etwa aufgrund einer Entzündung, auch möglich (Abb. 1.10 l und 1.11).

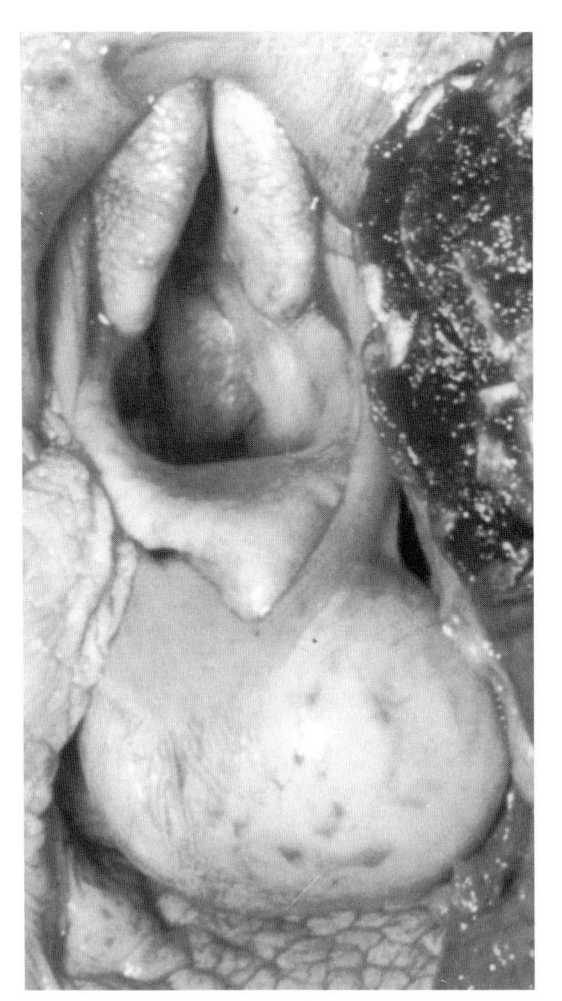

**Abb. 1.11:** Schleimgefüllte Zyste unter der Epiglottis. Aufnahme post mortem

Die meisten Zysten werden demnach bei jungen Tieren beobachtet. Große Gebilde unter der Epiglottis verursachen vor allem beim Saugfohlen gemischte Stenosegeräusche und Dysphagie, weil sie die Epiglottis nach oben und zur Seite drängen und dadurch die Funktion erheblich stören. Beim Saugfohlen ist immer mit einer

Aspirationspneumonie zu rechnen, während etwas ältere Tiere weniger Dysphagie als vielmehr Stenosegeräusche als Hauptsymptom beobachten lassen, manchmal schon in Ruhe (gurgelndes Geräusch beim Fressen). Die Zysten können eine erhebliche Größe erreichen und mehrere Milliliter Schleim enthalten.

Die **Diagnose** ist in den meisten Fällen endoskopisch leicht zu stellen. In seltenen Fällen liegt die Zyste aber verborgen unter dem *Velum palatinum*, und man muß dann den Schluckakt abwarten oder provozieren, um sie sichtbar werden zu lassen.

Die bisher beste **Behandlungsweise** besteht in der Entfernung der Zyste mit einer Drahtschlinge. Der Zugang über das Maul setzt eine intravenöse Kurznarkose voraus. Die Entfernung der Zyste über eine Laryngotomie erlaubt wohl eine bessere Übersicht, aber die Heilung der Operationswunde beansprucht erheblich mehr Zeit. Die Resultate beider Methoden sind gut, wenn die Zyste gänzlich entfernt worden ist. Neuerdings wäre allerdings ein transendoskopisches Vorgehen die Methode der Wahl (evtl. Laser; DEEGEN und OHNESORGE, 1995).

Als kongenitaler Zustand wird die **Hypoplasie der Epiglottis** beschrieben, die dann sehr oft zu einer **Dorsalverlagerung des weichen Gaumens** führen soll. Weil aber diese Dorsalverlagerung offensichtlich auch ohne kongenitalen Mangel auftreten kann und weil bei der Epiglottishypoplasie doch noch Fragen offen bleiben, werden diese Zustände unter den idiopathischen Krankheiten beschrieben.

### Laryngitis acuta und chronica

Eine Laryngitis besteht in einer entzündlichen Veränderung der Larynxschleimhaut, die sich klinisch kennzeichnet durch einen kräftigen, meist trockenen Husten und eine lokale Empfindlichkeit.

Die Ursachen einer Laryngitis sind mannigfaltig. Neben chemisch-physikalischen Einwirkungen durch die Einatmung reizender Gase, von Rauch und Staub, ist wahrscheinlich auch eine Entzündung allergischer Genese manchmal von Bedeutung. Akute, ansteckende Kehlkopfentzündungen sind als Folge spezifischer Infektionen zu werten. Obgleich zweifellos hochkontagiöse Infektionen vorkommen, die sich als praktisch reine Laryngitis mit Erhöhungen der Körpertemperatur auf 40 °C (selten darüber) manifestieren, ist deren Ätiologie unklar. In den ersten Stunden einer Influenza (*Myxovirus influenzae*) wird die Symptomatik oft von der Laryngitis beherrscht. Rhinovirusinfektionen und auch die equinen Herpesviren 4 (und 1) scheinen eher eine Pharyngitis hervorzurufen, die allerdings auch auf den Kehlkopf überzugreifen pflegt.

Laryngitis wird oft begleitet von Entzündungen des umliegenden pharyngealen Gewebes, von Rhinitis und von Tracheitis.

Eine akute Laryngitis äußert sich vor allem in einem kräftigen, kurzen, trockenen und oft anfallsweisen Husten, der häufig zu hören ist. Bei einer Mitbeteiligung des Pharynx kann der Husten von feuchter Qualität sein und von einem inspiratorischen, sogenannten Rückschlag gefolgt werden. Die Hustenanfälle treten besonders während der Fütterung in Erscheinung, aber auch bei Bewegung in kalter Luft. Die akute Laryngitis bereitet immer Schmerzen; der Palpation weichen die Pferde ängstlich aus. Bei erheblicher Schleimhautschwellung sind Atemstenosegeräusche zu hören und in schweren Fällen ist eine vorwiegend inspiratorische Dyspnoe zu vermerken. Laryngoskopisch ist in der Regel eine deutliche Rötung zu registrieren, gelegentlich auch eitriges Sekret. Ob eine Erhöhung der Körpertemperatur vorliegt, hängt weitgehend von der Ätiologie der Laryngitis ab.

Die chronische Kehlkopfentzündung ruft dagegen oft nur undeutliche Krankheitszeichen hervor. Auffallend ist meistens nur der Husten, der wenig schmerzhaft, trocken und rauh zu sein pflegt. Nur bei einer Mitbeteiligung des Pharynx wird die Hustenqualität feucht, der Husten produktiv. Der Hustenstoß wird dann auch meistens von einem Rückschlag gefolgt. Eine deutliche Druckempfindlichkeit fehlt in vielen Fällen. Vor allem fällt aber auf, daß Husten mit Leichtigkeit durch die Palpation ausgelöst werden kann (Hyperreagibilität?). Die laryngoskopische Untersuchung ist oft recht unergiebig; auf Sekrete ist besonders zu achten, auch auf lymphofollikuläre, kleine Schwellungen und Gefäßinjektionen.

Die **Diagnose** der akuten Laryngitis bereitet keinerlei Schwierigkeiten. Beim Vorliegen einer chronischen Laryngitis ist vor allem dem Ausschluß aller tiefergelegenen Respirationskrankheiten große Beachtung zu schenken; dabei bleibt zu berücksichtigen, daß die chronische Laryngitis nicht selten mit einer Bronchitis vergesellschaftet vorkommt.

Differentialdiagnostisch sind demnach Primäraffektionen der unteren Luftwege in erster Linie auszuschließen. Auch die Unterscheidung von einer isolierten Pharyngitis ist für die Beurteilung des Falles von Bedeutung. In allen Zweifelsfällen leistet das Endoskop den entscheidenden Dienst, und Röntgenaufnahmen sind bei Stenosen der Luftwege ebenfalls oft wertvoll.

Wichtig ist selbstverständlich die Differenzierung der ätiologischen Möglichkeiten: insbesondere sind ansteckende Katarrhe des Respirationstraktes möglichst frühzeitig durch gewissenhafte Kontrollen der Körpertemperatur und den Nachweis der Kontagiosität zu erfassen, durch virologische, serologische und bakteriologische Untersuchungen zu sichern.

Die **Prognose** einer akuten Laryngitis hängt in hohem Maß von der Ursache und vom Zeitpunkt der ersten Untersuchung ab. Die akute Laryngitis hat eine günstige Prognose. Sie heilt in der Regel spontan ab, vorausgesetzt, daß reizende Einwirkungen ausgeschaltet werden können und daß das Pferd bei bester Stallhygiene ruhiggestellt wird.

Die chronische Laryngitis ist therapeutisch schwierig

zu beeinflussen und deshalb mit Vorsicht zu beurteilen: die Prognose ist quoad restitutionem oft zweifelhaft und, da die chronische Laryngitis nicht selten Lungenaffektionen begleitet, ist besondere Skepsis am Platz.

Die akute Laryngitis wird am wirksamsten mit einer tadellosen Stallhygiene und Ruhestellung beeinflußt. Es ist entscheidend wichtig, daß die Stalluft frei ist von reizenden Gasen (Ammoniak) und von Staub (Allergene; physikalische Irritanzien). Dem Patienten ist eine Rekonvaleszenzzeit zuzugestehen, die am besten bis zum gänzlichen Verschwinden des Hustens zu bemessen ist. Eine medikamentelle Behandlung erübrigt sich in den allermeisten Fällen: bei störender Schleimhautschwellung ist jedoch eine abschwellende Medikation am Platz. Sie besteht – vorausgesetzt, daß eitrig-phlegmonöse Prozesse ausgeschlossen werden können – am wirksamsten in der Verabreichung eines Kortikoids (Prednisolon 0,5–1–2 mg/kg Körpergewicht per os während 3–7 Tagen; antibiotischer Schutz besonders bei fieberhafter Erkrankung, z. B. Penicillin 10 000–20 000 IE/kg KM pro Tag, also eine relative geringe Dosis).

Die chronische Laryngitis läßt sich nur mit zweifelhafter Erfolgsaussicht behandeln. Die Vermeidung aller möglicher Reize spielt auch hier eine zentrale Rolle. Hyperämisierende Einreibungen und Halstücher können versucht werden, wie auch eine Aerosoltherapie (ätherische Öle oder Kortikoide und Antihistaminika); die Erfolge sind indessen selten voll befriedigend. Umspritzungen des Larynx, wiederum mit Kortikoiden, sind früher empfohlen worden, und auch intralaryngeale Spülungen mit langen Plastikpipetten haben ihre Anhänger. Heutzutage verwendet man indessen am besten entzündungshemmende Sprays, die über einen langen Katheter per nasum oder über den Arbeitskanal des Endoskops direkt am Erfolgsort appliziert werden. Eine längerdauernde, systemische Verabreichung von Kortikoiden und Antibiotika sollte nur vorgenommen werden, nachdem der Besitzer auf das geringe Komplikationsrisiko aufmerksam gemacht worden ist (Prednisolon wie oben). Gelegentlich lassen sich damit Dauererfolge erzielen. Eine Bestrahlung mit hochfrequenten Strömen (BREUER et al., 1976) zieht eine Hyperämisierung im Kehlkopfgebiet nach sich und kann dadurch die Abheilung einer Laryngitis fördern.

## Larynxödem

Eine erhebliche ödematöse Schwellung der Kehlkopfschleimhaut geht mit deutlicher Atembehinderung einher. Die Pferde lassen Stenosegeräusche hören (gemischt, vorwiegend inspiratorisch) und zeigen Dyspnoe. In schweren Fällen ist eine Zyanose vorhanden.

Eine gewisse Ödematisierung der Schleimhaut begleitet jede akute, entzündliche Kehlkopferkrankung. Hochgradige Schwellung mit bedrohlicher Stenose entsteht nach Insektenstichen und ist als Komplikation von *Morbus maculosus* gefürchtet (dabei oft verbunden mit Blutungen). Auch andere allergische Erkrankungen scheinen ein Larynxödem verursachen zu können: bei jeder Urtikaria ist deshalb die Atmung des Pferdes zu beachten. Selten sind äußere Traumen die Ursache einer ödematösen Larynxschwellung, etwas häufiger entsteht bei empfindlichen Pferden ein Kehlkopfödem nach einer Reizung durch Instrumente (Sonde, Endoskop). Operationen am Larynx können durch bedrohliche postoperative Schwellungen kompliziert werden.

Eine hochgradige, vorwiegend inspiratorische Atemnot mit lauten Stenosegeräuschen charakterisiert eine Larynxschwellung. Das Pferd zeigt sich sehr ängstlich, steht mit gestrecktem Hals und maximal geöffneten Nüstern da. Nach kurzer Zeit ist eine zyanotische Verfärbung aller Schleimhäute festzustellen. Das Tier stürzt schließlich unter Erstickungserscheinungen zusammen.

Die **Diagnose** eines akuten Larynxödems bereitet keine Schwierigkeiten. Es ist entscheidend, daß der Zustand rasch erkannt wird, damit sofort therapeutisch eingegriffen werden kann. Verwechslungen mit einer akuten Pneumonie und dergleichen sollten nicht vorkommen. Ein ähnliches Bild der Atemnot wird verursacht durch starke Anschwellungen der retropharyngealen Lymphknoten. Die Beschwerden treten aber langsamer und graduell auf. Die auf die Larynxgegend drückende Schwellung kann radiologisch dargestellt werden (Abb. 1.9, 10 m, 11, 16, 17).

Bei rechtzeitiger tierärztlicher Intervention sind die momentanen Aussichten gut. Die endgültige Prognose hängt von der Ursache ab.

In vielen Fällen hat sich ein Larynxödem beim Eintreffen des Tierarztes zur lebensbedrohlichen Stenose entwickelt. Die sofortige Tracheotomie ist dann am Platz und erlaubt in der Regel eine rasche Erholung des Patienten. Sind die Symptome nicht bedrohlich, kann eine medikamentelle Therapie eingeleitet werden, aber auch dabei sollte das Instrumentarium zur Tracheotomie bereitliegen. Besonders indiziert sind hohe Dosen von intravenösen Kortikosteroidgaben (z. B. Prednisolon, 10 mg/kg KM oder mehr), auch Antihistaminika sind manchmal angezeigt und vorsichtige Infusionen von Kalziumlösungen können die günstige Wirkung der spezifischen Mittel unterstützen.

## Entzündung der Epiglottis

Der Kehldeckel kann allein unter den Larynxstrukturen entzündlich verändert sein. Das sogenannte Entrapment der Epiglottis durch die Aryepiglottisfalte oder durch ventral der Epiglottis liegende, lockere Schleimhauttaschen führt, wenn es nicht nur temporär und gelegentlich auftritt, unweigerlich zu Entzündungserscheinungen an den betroffenen, eingeklemmten Epiglottisrändern, die bis zur Bildung eigentlicher Geschwüre gehen können (Abb. 1.10 g, h, i). Auch die die Epiglottis einklemmende Schleimhaut der Aryepiglottisfalte oder des Subepiglottisgewebes weist dann ähnliche Veränderungen auf. Die Epiglottis kann auch erheblich verdickt sein und die mit dem Entrapment verbundene Störung der Atmung verstärken.

Es wird überdies eine akute »Epiglottitis« beschrieben, die allerdings einfach Teil einer akuten Laryngitis und Folge einer nicht näher definierten Virusinfektion zu sein scheint. Bei starker Schwellung der Epiglottis – ein seltenes Ereignis! – kann sich eine Obstruktion einstellen, die sich in Stenosegeräuschen schon in Ruhe äußert (DIXON, 1995). Im übrigen sei auf den vorangehenden Abschnitt »Laryngitis« verwiesen.

Rötung und Schwellung der Epiglottis allein sind auch sonst manchmal zu beobachten; ein inspiratorisches Stenosegeräusch und Leistungsschwäche können die Folge sein. Derartige Patienten sollten aus dem Training genommen und ruhiggestellt werden. Die topische Anwendung entzündungshemmender Medikamente, als Spray über das Endoskop appliziert, kann die Abheilung unterstützen, aber es sind auch bleibende Deformationen, Entrapment und Dorsalverlagerung des Gaumensegels als Spätfolgen beschrieben worden (SPIERS et al., 1992; HAWKINS und TULLENERS, 1993).

## Chondritis des Arytaenoids

Die Chondritis des Aryknorpels ist zumindest im Einzugsgebiet der Berner Pferdeklinik eine seltene, spezifische und chronische Form der chronischen Laryngitis. Die Ätiologie der Krankheit ist nicht bekannt (Traumen?); sie wird vor allem bei jüngeren, erwachsenen Pferden beobachtet (HAYNES, 1981).

Es handelt sich um eine ein- oder beidseitige progressive Entzündung des Arytaenoids und seiner Schleimhaut, manchmal auch noch von benachbartem Gewebe (Abb. 1.10 k). Die betroffenen Pferde weisen anamnestisch schon längere Zeit Husten und ein vorwiegend inspiratorisches Stenosegeräusch auf, das meistens progressiv deutlicher und lauter wird. In schweren Fällen besteht vorwiegend inspiratorische Dyspnoe, die nicht mit Dämpfigkeit verwechselt werden darf!

Die **Diagnose** fußt auf den Befunden einer genauen endoskopischen Untersuchung, die zuallererst eine *Hemiplegia laryngis* ausschließen muß: Die betroffenen Arytaenoide sind nach medial verlagert, deformiert und die Schleimhaut darüber scheint gespannt; sie ist lokal erodiert oder sogar geschwürig verändert (pathologisch-anatomisch stellt man eine chronisch-fibrosierende Laryngitis mit Chondritis fest). Die Umfangsvermehrung der Arytaenoide kann zu einem fast vollständigen Verschluß der Glottis führen. Bei einer Erkrankung der linken Seite allein ist die Differenzierung von linksseitiger *Hemiplegia laryngis* deshalb nicht einfach, weil bei fortgeschrittener Chondritis die Beweglichkeit des Arytaenoids ebenfalls eingeschränkt, wenn nicht gänzlich unterdrückt ist.

Das veränderte Aussehen der Arytaenoidgegend sollte die Diagnosestellung indessen ermöglichen.

Palpiert man den Larynx von außen und komprimiert man ihn dabei, kann damit ein Stenosegeräusch und deutlichere Atemnot provoziert werden. Der Larynx erscheint vielleicht rigider als normal, doch ist das bei älteren Pferden der normalerweise mit dem Alter fortschreitenden Kalzifizierung wegen ein unzuverlässiges Zeichen. Dieser Gesichtspunkt ist auch bei der Interpretation von Röntgenbildern sorgfältig zu beachten.

Zur **Behandlung** der Arytaenoid-Chondritis kommt nur die Operation in Frage, wobei je nach dem Grad der Krankheit mehr oder weniger radikal vorgegangen wird. In jedem Fall wird dazu die Laryngotomie unter Allgemeinnarkose vorgeschlagen.

In leichteren Fällen werden Läsionen gezielt exzidiert und kürettiert; die Ventrikulektomie wird ebenfalls oft vorgenommen. Das Vorgehen scheint bei leicht erkrankten Pferden, die wenig beansprucht werden, manchmal erfolgreich zu sein, aber der progressive Charakter der Krankheit führt doch in den meisten Fällen nach kürzerer oder längerer Zeit zum Rezidiv.

Besser wirkt anscheinend die partielle oder eher die subtotale, und nur einseitig vorgenommene Arytaenoidektomie, die besonders bei Pferden mit Ruhe-Dyspnoe angezeigt sein kann. (Die partielle Arytaenoidektomie läßt nur den *Processus muscularis* in situ; bei der erfolgreicheren subtotalen Methode kann dieser belassen oder mitentfernt werden, während der *Processus corniculatus* erhalten bleibt. Für Einzelheiten über das operative Vorgehen sei auf die spezialisierte Literatur verwiesen; Speirs, 1986 u. a.). Als postoperative Komplikationen werden Husten und Dysphagie vermerkt, auch Aspirationspneumonien sind zu fürchten. Die Atemnot hingegen wird gemildert oder ganz behoben. Sogar in den USA wird die Operation aber als »salvage procedure« bezeichnet, sie führt meistens auch nur zu einer teilweisen Wiederherstellung der Leistungsfähigkeit. Pferdebesitzer und Tierarzt werden sich also von Fall zu Fall zu überlegen haben, ob sich der Operationsversuch rechtfertigt (BELKNAP et al., 1990).

## Akute Pharyngitis

Vorwiegend im Rachenraum lokalisierte Infektionskrankheiten sind beim Pferd, besonders bei jungen Tieren nicht selten. Solange es sich dabei um Virusinfektionen handelt, verlaufen diese **akuten Pharyngitiden** in der Regel harmlos. Manchmal bleiben sie sogar unbemerkt. Den verantwortlichen Viren wird deshalb auch wenig nachgeforscht, und die Ätiologie der meisten akuten Pharyngitiden bleibt im Dunkeln. Immerhin steht fest, daß equine Rhinoviren (1 und 2) und equine Herpesviren (4 und 1) Pharyngitis oder Laryngopharyngitis hervorrufen können. Sekundäre oder primäre Streptokokkeninfektionen verschlimmern das klinische Bild entscheidend, doch sind schwere Verläufe heute selten geworden, weil es bei frühzeitiger Penicillinbehandlung meistens gelingt, die Krankheit abrupt zu kupieren. Hier soll die Feststellung genügen, daß *Streptococcus equi* subsp. *zooepidemicus* der weitaus häufigste, meist sekundäre Erreger ist. Bilden

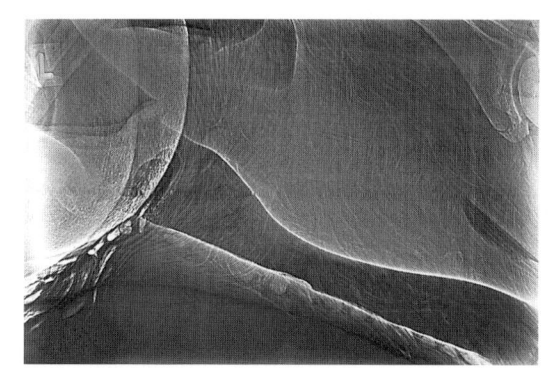

**Abb. 1.12:** Xeroradiographischer Befund bei retropharyngealer Druse mit Atemwegsstenose (hinter dem Kehlkopf) und Vorwölbung (Spiegel?) in den Luftsack

sich im Kehlgang oder im Retropharynx indessen auch Abszesse heran (Druse), läßt sich praktisch ausnahmslos *Streptococcus equi* subsp. *equi* isolieren (Abb. 1.10 m und Abb. 1.12).

Die Symptome der akuten, einigermaßen ausgeprägten Pharyngitis sind typisch: gestreckte Kopf-Hals-Haltung; deutlicher Palpationsschmerz oberhalb des Larynx; Regurgitieren von Wasser und/oder von Futterbestandteilen bei erheblicher Schwellung der Rachenschleimhaut (oder auch beim Vorliegen retropharyngealer Abszesse, die den Schlund komprimieren); produktiver, feuchter, zweiphasiger Husten, meistens verhältnismäßig hohes Fieber um 40 °C. Die **Diagnose** bereitet also keine Schwierigkeiten; nur wenn man sich über das Ausmaß der Entzündung klar werden will, wird man endoskopieren. Das Instrument ist dann besonders sorgfältig zu desinfizieren, weil es sonst als Vehikel für die Keimverschleppung auf andere Pferde dienen wird! Die Behandlung wird im Zusammenhang mit den einzelnen Infektionen besprochen.

## Chronische Pharyngitis

Akute Pharyngitiden können in Chronizität übergehen. Bei jungen Pferden vor allem kann sich eine lymphofollikuläre Pharyngitis herausbilden, die allerdings meistens ohne akute Phase auftritt und die anschließend gesondert besprochen wird.

Die chronische Pharyngitis verläuft meistens völlig afebril und damit verbundene Schluckbeschwerden sind nur in den seltenen Fällen von erheblicher Schleimhautverdickung zu erwarten. Die Pferde husten eher selten, aber doch regelmäßig und oftmals beim Fressen.

Der Palpationsschmerz ist gering, läßt sich indessen fast immer nachweisen, und die Pharynx-Larynxpalpation löst meistens Husten aus. Eitrig-chronische Pharyngitis ist mit erheblichen Veränderungen im Blutbild verbunden: leicht- bis mittelgradige Anämie; mehr oder weniger deutliche Leukozytose, praktisch immer mit Neutrophilie und Linksverschiebung, erhöhte Erythrozyten-Senkungsgeschwindigkeit. Solche Veränderungen im Blutbild können auch auf das Vorliegen einer chronischen Herdinfektion in den retropharyngealen Lymphknoten hindeuten oder auch auf ein Luftsackempyem.

Die **Diagnose** ist meistens recht sicher zu stellen. Grad und Ausdehnung der chronischen Veranderungen sollten endoskopisch geklärt werden; ein laterales Röntgenbild ist für die präzise Diagnose von Nutzen.

Zur **Behandlung** eignen sich vor allem desinfizierende (Jodophore, wenn und solange die eitrige Komponente überwiegt) oder/und antiinflammatorische, am Erfolgsort über das Endoskop verabreichte Sprays. Spülungen über lange Katheter sind möglich, aber unangenehm für das Pferd. Sie scheinen auch weniger gut zu wirken. In manchen Fällen drängt sich zudem eine systemisch-antibiotische Behandlung auf (Penicillin).

## Lymphoide Hyperplasie im Rachenring

Dieser Zustand wird den entzündlichen Krankheiten des Rachenraums zugerechnet (lymphofollikuläre Pharyngitis), wiewohl die entzündliche Komponente eine untergeordnete Rolle spielt. Die Krankheit – wenn man den Zustand als Krankheit bezeichnen will – ist besonders bei jungen Pferden außerordentlich häufig. Sie ist ein Zeichen der aktiven Auseinandersetzung mit den verunreinigenden Bestandteilen der Atemluft und wohl auch von Futterbestandteilen. Das lymphatische Gewebe des Rachens, das die Mandeln (Rachenring) einschließt, reagiert auf Stimuli aller Art, gezielt auf eigentlich antigene Reize, mit einer Hyperplasie und in schwereren Fällen mit Vesikelbildung; diese Bläschen können platzen, bluten und ulzerieren. Die Vermutung, es handle sich beim »Follikelkatarrh« (BOENING, 1973) um eine spezifische Infektion, vor allem mit einem der equinen Herpesviren (GERBER, 1994; JOHNSTON, 1994), hat sich bisher nicht einwandfrei bestätigen lassen.

Die lymphoide Hyperplasie ist erfahrungsgrmäß bei denjenigen Pferden von besonderer Bedeutung, die sehr jung ins Training kommen. Nach einem Alter von etwa vier Jahren behält sie ihre Wichtigkeit nur in Einzelfällen bei. Es läßt sich aber auch beim jungen Rennpferd kaum abschätzen, ob die Erscheinungen die Leistung überhaupt beeinflussen. Pferde mit vergleichbaren Veränderungen können normale und gute oder auch sehr schwache Leistungen erbringen (man spekuliert über die Rolle des pharyngobronchialen Reflexes, der bei einzelnen Tieren zu einer wesentlichen Konstriktion der Bronchioli führen soll). Wenn die Lymphfollikelhyperplasie verbunden ist mit deutlicher Entzündung und damit verbundener erhöhter Schleimabsonderung, leuchtet es ein, daß der Schluckakt bei schneller Arbeit als Störfaktor wirken kann. Die meisten jungen Pferde husten nicht oder nur gelegentlich. Es hat sich bei systematischen Untersuchungen auch ergeben, daß der Zustand nur selten mit einem Atemstenosegeräusch in Verbindung gebracht werden kann.

Zur **Diagnose** bedarf man selbstverständlich der Endoskopie (Abb. 1.13). Der endoskopische Befund wird den Ausschlag darüber geben, was eine eventuell einzuleitende **Behandlung** anbetrifft, denn die normale Auseinandersetzung mit Antigenen und die Heranbildung einer wirksamen lokalen und humoralen Immunität wird man nicht stören und negativ beeinflussen wollen. Es kommt die Tatsache dazu, daß keine der vorgeschlagenen Therapieformen überzeugende Resultate zu liefern vermag: die

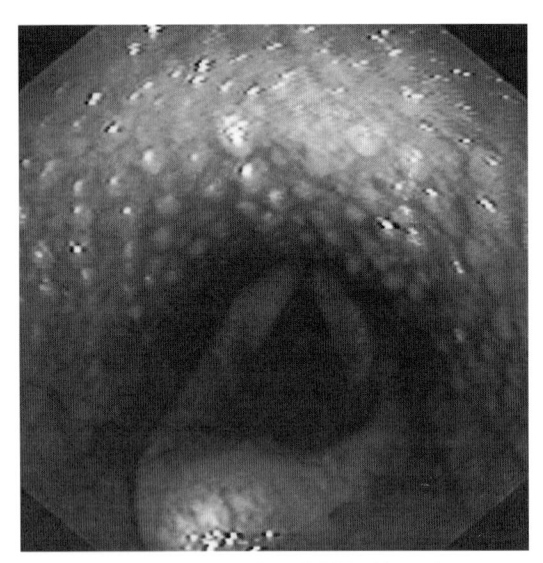

**Abb. 1.13:** Endoskopisches Bild bei lymphofollikulärer Pharyngitis (»Follikelkatarrh«; auch lymphoide Hyperplasie) am Rachendach. Zweijähriger Vollblüter. Symptomlos

systemische und/oder topische Anwendung antimikrobiell wirkender Medikamente, von Antiinflammatoria oder Jodpräparaten wirkt wohl nicht besser als eine strikte Lufthygiene im Stall. Kauterisierung von Follikeln, ihre Curettage, Tonsillektomie oder die Anwendung der Cryochirurgie scheinen sich nur in extremen Fällen überhaupt versuchsweise zu rechtfertigen, doch sind die Resultate derart eingreifender Methoden nicht durch Erfolgsstatistiken gesichert (BAKER, 1992).

### Traumen der Rachengegend

Die häufigsten Verletzungen des Rachenraumes ergeben sich, leider, aus der oft wiederholten und groben Verwendung der Nasenschlundsonde, also aus der Koliktherapie oder der Behandlung einer Schlundverstopfung. Verletzungen durch moderne fiberoptische Endoskope sind sehr selten; sie sind auch leicht zu vermeiden! Fremdkörper-Traumen kommen ebenfalls selten vor, im Einzelfall aber sind sie sehr ernst zu nehmen.

Verletzungen durch die Nasenschlundsonde entstehen am ehesten am Dach des Nasenrachens; eine Perforation bis in die Luftsäcke soll vorkommen, doch sind wohl eher seitliche Perforationen parallel zum Schlund häufiger (es werden Verletzungen beschrieben, die bis zum Brusteingang reichen).

Fremdkörper werden von Pferden nur außerordentlich selten aufgenommen; dabei handelt es sich am ehesten um Holzsplitter oder Ästchen. Verletzungen sind eher im *Pharynx digestivus* zu finden, aber auch nahe am Larynx, im *Recessus piriformis* oder am Gaumensegel können sie unter anderem auftreten.

Speziell zu erwähnen bleiben die durch chirurgische Interventionen gesetzten Traumen (HOLCOMBE et al., 1994).

Die klinischen Erscheinungen variieren natürlich sehr, je nach dem Ausmaß und der Tiefe des Traumas. Man wird aber bei tiefen Verletzungen eine heftige, phlegmonöse Entzündung zu gewärtigen haben, die zu schweren Obstruktionen im Rachenraum und im Larynx führen kann. Es wird sehr oft notwendig sein, eine lebensrettende Tracheotomie vorzunehmen, bevor man der Sache mit einer gründlichen Untersuchung, die die Endoskopie und Röntgenaufnahmen einschließt, auf den Grund gehen kann. Eine visuelle und manuelle Exploration des Rachens über die Maulhöhle oder nach Pharyngotomie wird sich aufdrängen, wobei dann der Fremdkörper entfernt und wenn nötig eine Drainage etabliert werden kann. Das Pferd muß dann massiv mit breit wirkenden Antibiotika und nichtsteroidalen Entzündungshemmern weiter behandelt werden. Empfohlen werden auch etwa Diuretika zur Abschwellung der Phlegmone (Furosemid).

### Idiopathische Hemiplegia laryngis (IHL)

Die Abduktoren-Lähmung der linken Kehlkopfseite ist zweifellos die wichtigste nichtinfektiöse Krankheit der oberen Luftwege, an der unsere Pferde leiden können. Ihr auffallendstes Zeichen besteht in einem vorwiegend inspiratorischen Stenosegeräusch; die alten Bezeichnungen richteten sich nach diesem Geräusch: Kehlkopfpfeifer, Roarer, Corneur. Nach der Einführung fiberoptischer, flexibler Endoskope in die Diagnostik der Krankheit ist nun klar, daß nur etwas mehr als die Hälfte aller Pferde mit Larynxasymmetrie ein typisches Stenosegeräusch erzeugt (OHNESORGE et al., 1993). Es wäre an der Zeit, die alten Namen, die das Geräusch hervorheben, zum mindesten aus der forensischen Veterinärmedizin verschwinden zu sehen: es macht keinen Sinn, »Kehlkopfpfeifen« unter den Hauptmängeln aufzuführen, wenn fast die Hälfte der Pferde mit Asymmetrie eben nicht pfeifen (oder roaren oder sägen). Im übrigen ist es aber auch falsch, jede Arytaenoidasymmetrie als Hemiplegie zu bezeichnen. Um einen Zustand Hemiplegie nennen zu dürfen, bedarf es des Nachweises einer einseitigen, totalen Lähmung eines paarigen Organs, d. h. die Funktion des Organs muß überprüft werden. Ein erheblicher Prozentsatz der Pferde mit einer Larynxasymmetrie in Ruhe öffnen den Kehlkopf bei Arbeit auf dem Tretband oder unter Lobelin maximal und normal. Solche Tiere darf man nicht mit der Diagnose »Hemiplegia laryngis« belasten!

Die *Hemiplegia laryngis sinistra idiopathica* ist die Folge einer chronischen, degenerativen Axonopathie im linken *N. recurrens* (CAHILL und GOULDEN, 1987). Die Schädigung ist in fortgeschrittenen Fällen verbunden mit ähnlichen Veränderungen in anderen Nerven (Polyneuropathie), doch spielt diese Tatsache für den Kliniker eine unwesentliche Rolle (QUINLAN und MORTON, 1957). Die **Ursache** der Recurrensschädigung ist unbekannt. Es kann indessen kein vernünftiger Zweifel mehr an der genetischen Grundlage der Krankheit bestehen (PONCET et al. 1989; OHNESORGE et al. 1993), der Vererbungsmodus ist allerdings ungeklärt. Am ehesten kommt ein dominanter Erbgang mit unvollständiger Penetranz in Frage. Große Pferde bestimmter Rassen erkranken häufiger als kleinere Tiere (BEARD und HYNES, 1993); bei Ponys ist die idiopathische *Hemiplegia laryngis* noch nie nachgewiesen worden. Es ist nicht bekannt, ob etwa die Körpergröße bestimmenden Gene mit denjenigen verbunden sind (»linked«), die zur *Hemiplegia laryngis* führen. Unwahrscheinlich scheint die Hypothese, daß die Halslänge entscheidend sei, wenn man bedenkt, daß die bei aller Größe gedrungenen, kurzhalsigen Kaltblüter sehr häufig erkranken sollen.

Es wird behauptet, die Krankheit komme bei männlichen Pferden sechsmal häufiger vor als bei Stuten (GOULDEN und ANDERSON, 1981; CAHILL und GOULDEN, 1991). Dieser Feststellung stehen die Resultate von OHNESORGE et al. (1993) gegenüber. In dieser breit angelegten Studie konnte keine geschlechtsabhängige Disposition nachgewiesen werden, während BEARD und HAYNES (1993) für männliche Pferde doch einen höheren Risikofaktor (2,7) gefunden haben.

Die betreffenden Pferde weisen sehr früh eine Larynxasymmetrie auf, zum Teil schon im Fohlenalter. In welchem Alter sie dann Symptome äußern, scheint in erster Linie vom Verwendungszweck und damit von der Geschwindigkeit der verlangten Arbeit und vom Alter bei der Trainingsaufnahme abzuhängen, selbstverständlich aber auch vom Grad der Lähmung und ihrer Folgen. Beim Vollblüter wird das höchste relative Risiko mit zwei Jahren beobachtet (GOULDEN und ANDERSEN, 1981); OHNESORGE et al. (1993) haben gezeigt, daß bei Warmblutpferden die Häufigkeit der Asymmetrie (nicht der Hemiplegie!) vom Fohlenalter an signifikant zunimmt bis zu 2 und 3 Jahren; bis zu 4 und 5 Jahren ergibt sich noch eine bescheidenere, nicht signifikante Zunahme. Die idiopathische *Hemiplegia laryngis* ist demnach eine Krankheit des jüngeren Pferdes. Zu welcher Zeit die Manifestation der Krankheit dann zum Beizug eines Tierarztes führt, hängt wiederum weitgehend vom Verwendungszweck, aber auch von der Empfindlichkeit (eher: Unempfindlichkeit) und der Beobachtungsgabe der Besitzer oder Reiter ab (vgl. auch BEARD und HAYNES, 1993).

Die der IHL zugrundeliegende Nervenveränderung im *N. recurrens* wird einem abnormen Energiemetabolismus im Axon zugeschrieben (CAHILL und GOULDEN, 1987). Die Axonopathie im distalen Teil des linken *N. recurrens* führt zur Atrophie der linksseitigen Kehlkopfmuskulatur (Ausnahme: *M. cricothyroideus*). Die Atrophie des linken *M. cricoarytaenoideus dorsalis* (COLE, 1946) ist verbunden mit einer eingeschränkten oder fehlenden, abduktorischen Beweglichkeit des Arytaenoids und einer mehr oder weniger ausgeprägten Asymmetrie in der Stellung des Arytaenoids und der von ihr abhängigen Strukturen (Stimmband). Die eingeschränkte oder fehlende Abduktion des Arytaenoids führt bei der Arbeit (sehr selten schon in Ruhe) zu einem erhöhten Luftwiderstand, zu einer angestrengten Atmung und zu Turbulenzen und damit zum inspiratorischen Atemstenosegeräusch. IHL ist Anlaß, abhängig vom Grad der Krankheit und von der verlangten Arbeitsgeschwindigkeit, für eine meßbare Beeinträchtigung kardiorespiratorischer und metabolischer Parameter (LUMSDEN et al., 1993; TATE et al., 1993; KING et al., 1994; DERKSEN, 1995; DUCHARME, 1995; EHRLICH et al., 1995). Das äußert sich dann in einer inspiratorischen Dyspnoe verschiedenen Grades.

Die erkrankten Pferde werden dem Tierarzt meistens des Stenosegeräusches oder eines Leistungsabfalls wegen vorgestellt. Es erstaunt immer wieder, welch große »Geräuschtoleranz« gewisse Reiter entwickeln. Den Angaben über das erste Auftreten der Krankheitszeichen ist deshalb vorsichtig zu begegnen.

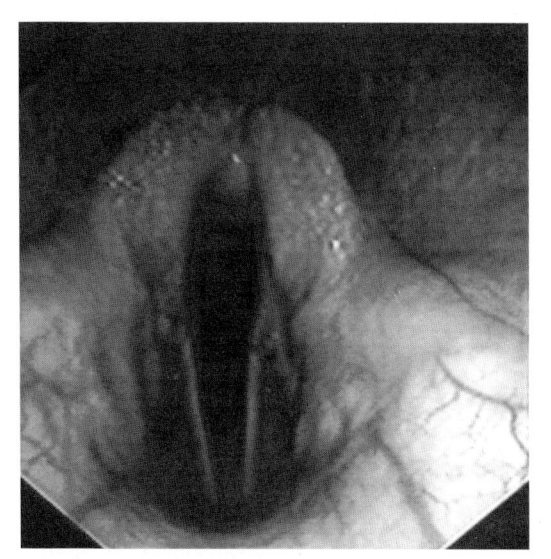

**Abb. 1.14:** Endoskopischer Larynxbefund in Ruhe. Andeutung einer Asymmetrie: Lähmung links? Die Motilität der Arytaenoide ist unter Lobelin zu prüfen! (normale Beweglichkeit)

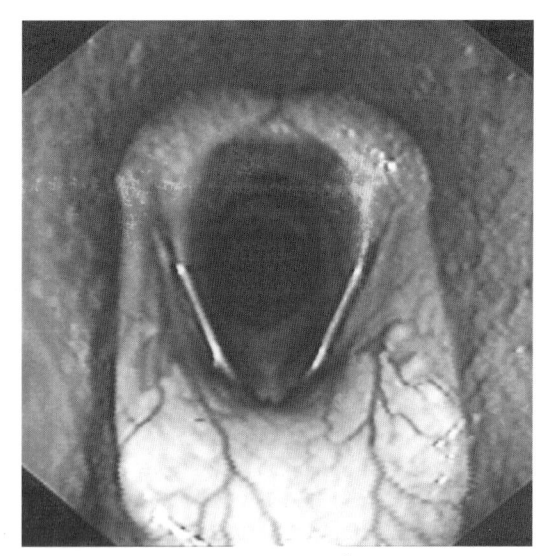

**Abb. 1.15:** Normale, maximale Öffnung des Larynx unter Lobelinwirkung. Den gleichen Effekt erhält man bei Anstrengung auf dem Laufband.

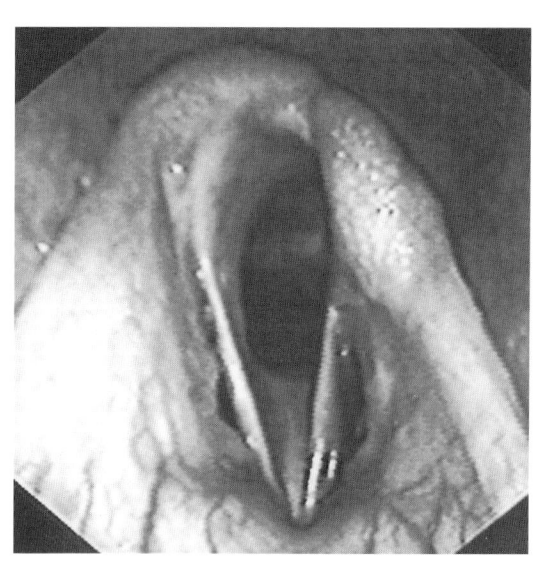

**Abb. 1.16:** Idiopathische *Hemiplegia laryngis*. Klarer Befund unter Lobelinwirkung bei einem in Ruhe zweifelhaften Bild

Das Geräusch ist ein inspiratorisches, selten ein gemischtes Stenosegeräusch, das je nach dem Grad der Lähmung schon im Trab, meistens aber erst im Galopp zu hören ist. In schweren Einzelfällen bemerkt man bei genauem Hinhören das Geräusch auch schon im Schritt oder gar in Ruhe. Die Qualität des Geräusches variiert – von Pferd zu Pferd und beim selben Pferd je nach der Geschwindigkeit – von einem leisen Giemen und weichen Pfeifen über ein Sägen (le cheval qui scie du bois) zum lauten Brüllen oder Roaren. Bei den meisten Pferden nimmt die Geräuschintensität nach dem Anhalten über einige Atemzüge rasch ab. Derart affizierte Pferde wiehern leise und heiser. Sie zeigen auch bei der Arbeit oft Schwierigkeiten mit der Synchronisierung der Atemzüge (normal: Ausatmen, wenn das im Galopp führende Vorderbein den Boden berührt), sie verschlucken sich und sie husten manchmal. Schwer geschädigte Tiere weisen eine deutlich herabgesetzte Arbeitsfähigkeit auf; sie gelangen rasch in einen Zustand der inspiratorischen Dyspnoe.

Die Palpation des Larynx ergibt in einigermaßen ausgeprägten Fällen eine Asymmetrie, bedingt durch die Atrophie der dorsalen und lateralen Cricoarytaenoideusmuskeln. Der *Processus muscularis* des Arytaenoids wird dadurch auch deutlich palpierbar. Palpiert man über dem Arytaenoid einseitig und abwechselnd stärker, ist es manchmal möglich, das Stenosegeräusch links zu provozieren. Unmittelbar nach der Arbeit läßt sich links oft auch ein Fremitus fühlen (COOK, 1988).

Der wichtigste Teil der Untersuchung ist zweifellos die Laryngoskopie, die ohne Zwangsmaßnahmen und ohne Sedation in Ruhe und nach der Arbeit vorgenommen wird (Abb. 1.10 a und b; Abb. 1.14 und 1.15). In einem typischen Fall, der keine Zweifel offenläßt, fällt das von der Lähmung betroffene linke Arytaenoid gegen die Mitte zu in die Larynxöffnung hinein, das Stimmband erscheint verkürzt und in der Aryepiglottisfalte bildet sich ein Knick. Es besteht also eine deutliche Asymmetrie der Larynxstrukturen. Nun provoziert man durch Antippen der Epiglottis mit der Endoskopspitze den adduktorischen Schluckakt, nach dem eine Abduktion des Arytaenoids stattfinden sollte. Man beurteilt die Beweglichkeit der beiden Aryknorpel und die Synchronisierung der Abduktion (HACKETT, 1992). Auch nach Bewegung läßt sich die Abduktion meist beurteilen, wenn auch zu sagen ist, daß die Belastung auf der Volte (an der Longe oder unter dem Reiter) nicht ausreicht, um eine maximale Öffnung zu erreichen. Die Aryknorpel bewegen sich beim Pferd dann auch nur in geringem Maße. In jedem Zweifelsfall muß die Funktion des Larynx bei maximaler Öffnung überprüft werden (REUTTER et al., 1994).

Pferde, die ein deutliches inspiratorisches Stenosegeräusch hören lassen, weisen auch meistens sowohl eine gut sichtbare Asymmetrie des Larynx als auch eine eingeschränkte oder gänzlich fehlende Beweglichkeit des linken Aryknorpels auf. Die forcierte Inspiration nach Arbeit verdeutlicht die Asymmetrie sogar, weil die gelähmten Strukturen noch stärker nach innen gezogen werden (Abb. 1.10 d und 1.16).

Nun gibt es aber einen recht hohen Prozentsatz von Zweifelsfällen (Abb. 1.10 c). Am häufigsten stellt man wohl etwas Asymmetrie fest, man kann aber die Motilität der Aryknorpel, also den Grad einer eventuellen Lähmung, nicht zuverlässig beurteilen.

Wie erwähnt, erzeugen nur etwa 54% der in Ruhe diagnostizierten Asymmetrien auch ein Stenosegeräusch, aber auf der anderen Seite steht die Tatsache, daß über

80 % aller Pferde mit einem inspiratorischen Stenosegeräusch eine Asymmetrie aufweisen (OHNESORGE et al., 1993). Die genaue und weitergetriebene Untersuchung dieser Pferde, die sich nach dem bisher beschriebenen Vorgehen noch immer quasi in einer diagnostischen Grauzone befinden, ist ganz besonders bei Ankaufsuntersuchungen junger Pferde und bei der Körung junger Hengste ein dringendes Erfordernis. So wertvoll nun die endoskopische Inspektion der Kehlkopffunktion (und der pharyngealen Strukturen) während steigender Belastung auf dem Laufband auch ist, so ist sie doch nicht allgemein zugänglich, sehr aufwendig und damit teuer, und sie liefert auch die wichtigen videoendoskopischen (photographischen) Dokumente nicht in der Qualität, die sich in Ruhe bei medikamentell stimulierter Atmung erreichen läßt. Diese Stimulation der Atmung, die zu einer nahezu maximalen Kehlkopföffnung für einige Atemzüge führt, läßt sich mit Lobelin erreichen (Lobelinum hydrocholicum 1 %, 2 mg/kg KM i.v.). Man wird nun besonders der Phase der maximalen Abduktion seine Aufmerksamkeit schenken: Die Differenzierung in funktionell (trotz etwas Asymmetrie) gesunde Pferde und in funktionell beeinträchtigte Tiere ist mit dieser Methode mit ausreichender Sicherheit möglich (REUTTER, 1993; REUTTER et al., 1994; HERHOLZ und STRAUB, 1995).

Im übrigen ist empfohlen worden, den sogenannten »slap test« während der endoskopischen Untersuchung vorzunehmen. Man beurteilt damit das Funktionieren des cervico- oder thoraco-laryngealen Reflexes: ein leichter Handschlag etwas vor und unterhalb des Widerrists rechts soll zu einem Glottisschluß, also Adduktion der Aryknorpel, gefolgt von Abduktion führen. Die Untersuchungen von Newton-Clarke et al. [1994 a) und b)] haben indessen gezeigt, daß dieser »Test« nutzlos ist: Trotz normaler adduktorischer Funktion kann im *M. cricoarytaenoideus lateralis* eine mittel- bis hochgradige Atrophie vorherrschen. Ein bißchen besser eignet sich die Überprüfung des Reflexes für die Lokalisation von Rückenmarks- oder Hirnstammschäden.

Die **Diagnose** »Kehlkopfpfeifen« beruht auf dem Vorhandensein eines inspiratorischen Stenosegeräusches, und der Nachweis dieses Geräusches setzt eine Arbeitsprobe voraus. Warmblüter, die die Longenarbeit gewohnt sind, werden am besten auf der Volte an der Longe im Trab und im Galopp vorgeführt. Je stärker sie dabei ausgebunden (oder vom Reiter versammelt) werden, desto eher provoziert man störende Geräusche, die nicht sowohl vom Larynx als vielmehr vom Gaumensegel oder pharyngealen Strukturen erzeugt werden. Diese Geräusche treten allerdings vorwiegend in der Exspiration auf, und sie weisen einen eher flatternden, gurgelnden oder schnarchenden Charakter auf (man achte, um sein Ohr zu schulen, auf die exspiratorischen Geräusche, die stark versammelte Dressurpferde »normalerweise« von sich geben). Die akustische Beurteilung von Rennpferden oder von jungen Pferden, die weder angeritten, noch die Longe gewohnt sind, ist schwieriger. Rennpferde können immerhin auf der Bahn nahe am Untersucher vorbei schnell geritten oder gefahren werden. In Ermangelung eines Laufbands drängt sich in Zweifelsfällen auch hier die Anwendung von Lobelin auf.

Die Endoskopie des Larynx sollte, wenn immer möglich, ohne Zwangsmaßnahmen und ohne medikamentelle Sedation vorgenommen werden. Obgleich die Verwendung von Xylazin zur Routineuntersuchung empfohlen worden ist (OHNESORGE et al., 1993), haben gezielte Untersuchungen doch gezeigt, daß die Symmetrie des Kehlkopfs und seine Funktion etwas beeinträchtigt werden können (VALDEZ-VAZQUEZ et al., 1995).

In Zweifelsfällen kann auf guten Einzelphotographien (ab Videoband) die für den Luftstrom offene Fläche digitalisiert, planimetrisch ausgemessen und die linke mit der rechten Hälfte verglichen werden (RAKESTRAW et al., 1991). Die auf dem Laufband gewonnenen Bilder sind indessen meistens nicht von ausreichender Qualität für die zuverlässige Messung. Besser eignet sich die Messung der Stellungswinkel der Aryknorpel und deren exakte trigonometrische Berechnung (sog. Tangentenmethode nach REUTTER et al., 1994), und zwar sowohl in Ruhe als auch unter Lobelinwirkung.

Die Laryngoskopie in Ruhe und eine Arbeitsprobe reichen in klaren Fällen für die Diagnose aus; zweifelhafte Fälle können nach der endoskopischen Untersuchung unter Lobelinwirkung in funktionell gesunde oder IHL-kranke Tiere eingeteilt werden. Aber es muß sorgfältig darauf geachtet werden, daß nicht andere krankhafte Prozesse am Larynx oder am pharyngealen Gewebe oder auch funktionelle Störungen übersehen werden.

Differentialdiagnostisch auszuschließen ist zuerst die Arytaenoid-Chondritis, bei der eine Deformation des Knorpels, Gewebserosionen, -ulzerationen oder -zubildungen endoskopisch erkannt werden. Auch eine eingeschränkte Beweglichkeit der kranken Aryknorpel ist festzustellen. Die Krankheit kann Anlaß zu inspiratorischen Stenosegeräuschen geben, die sich nicht von IHL-Geräuschen unterscheiden lassen. Hervorgehoben sei auch die Tatsache, daß IHL-Patienten nicht selten zugleich erosive oder ulzeröse Schleimhautläsionen über den Corniculata-Fortsätzen beobachten lassen. Daß darunter auch eine Chondritis mitbestehen kann, läßt sich nicht mit Sicherheit ausschließen, ist aber ohne Deformation und Gewebszubildung eher unwahrscheinlich.

Pharyngeale Zysten unter der Epiglottis drücken den Kehldeckel nach oben und meistens zur Seite; der Larynx wird dann mehr oder weniger deutlich asymmetrisch aussehen. Oft produzieren derartige Pferde schon bei geringer Geschwindigkeit ein lautes Stenosegeräusch, das aber meistens gemischt und eher gurgelnden Charakters ist (Abb. 1.10 l und Abb. 1.11). Sieht man die Zyste anläßlich der Endoskopie nicht direkt, wird das Pferd zum Schlucken gebracht, was die Differenzierung von IHL in der Regel ermöglicht.

Auch die Einklemmung der Epiglottis unter der Aryepiglottisfalte (Entrapment) vermag Symptome zu erzeugen, die denjenigen von IHL ähneln: Stenosegeräusch (inspiratorisch oder gemischt) und Leistungsabfall, Verschlucken. Der Zustand läßt sich endoskopisch gut von IHL unterscheiden. Zu bedenken ist, daß er zusammen mit IHL auftreten kann – auch nur vorübergehend – und daß er anderseits recht oft mit einer Dorsalverlagerung des Gaumensegels zusammen auftritt.

Die Dorsalverlagerung des Gaumensegels selbst ist ebenfalls endoskopisch leicht von IHL abzugrenzen. Auch dieser Zustand ist recht häufig ein vorübergehender und bedeutungsarmer Zufallsbefund, der manchmal zusammen mit IHL zu beobachten ist. Das Stenosegeräusch ist meistens ein gemischtes, vorwiegend exspiratorisches.

Verdickungen der Pharynxschleimhaut, also etwa eine Follikulitis oder lymphoide Hyperplasie, sind (selten!) ebenso imstande Stenosegeräusche zu provozieren wie etwa der sogenannte Pharynxkollaps. Die Endoskopie sichert auch hier die Diagnose und differenziert IHL von Pharynxveränderungen.

Zu guter Letzt bleibt zu erwähnen, daß Larynxlähmungen nicht nur idiopathischer, d. h. ursächlich undefinierter Natur sein können. Nach Virusinfektionen der oberen Luftwege, eher noch nach Streptokokkeninfektionen und nach Vergiftungen (Blei; Lathyrismus), bei Luftsackmykose, Tumoren, die den Recurrens schädigen, und dergleichen sind uni- und bilaterale Lähmungen beobachtet worden: Die linksseitige Hemiplegie läßt sich klinisch nicht von IHL unterscheiden. Lähmung rechts oder beidseitig sind sicher nicht einer IHL gleichzustellen. Derartige Lähmungen, deren Ätiologie mehr oder weniger gesichert werden kann, heilen funktionell nach kürzerer (Wochen) oder längerer (Monate) Zeit bei einem unbekannten Prozentsatz der betroffenen Pferde aus. Larynxlähmungen können als kurzdauerndes (Stunden, Tage) Phänomen auch nach Allgemeinnarkosen auftreten (DIXON et al. 1993).

Eine spontane oder medikamentell beeinflußte Heilung ist bei IHL nicht zu erwarten. Die Besitzer sind eher darauf aufmerksam zu machen, daß die Beschwerden bei vielen Pferden die Tendenz zu einer progressiven Verschlechterung aufweisen. Die Prognose hängt also von der Art der vorgeschlagenen operativen Korrektur ab. Sie ist umso vorsichtiger zu stellen, je schneller die vom betreffenden Patienten verlangte Arbeit ist.

Die nichtidiopathischen Larynxlähmungen haben quoad restitutionem eine bessere Prognose als IHL. Stellen sich über Wochen oder Monate keine Fortschritte ein, hängt die funktionelle Prognose auch hier vom Operationserfolg ab.

Für die chirurgische **Behandlung** von IHL stehen verschiedene Methoden zur Verfügung, von denen hier eine Auswahl kurz besprochen sei.

Einzelheiten zur Technik sind der spezialisierten Literatur zu entnehmen (WHITE und DABAREINER, 1994; DUCHARME und HACKETT, 1995 u. a.).

Die Ventrikulektomie nach Hobday ist die älteste Methode, die bei *Hemiplegia laryngis* in einem Teil der Fälle zur funktionellen Besserung, manchmal auch zum Verschwinden des Geräusches geführt hat (abhängig von der verlangten Arbeitsgeschwindigkeit). Die Einengung des Larynx durch das gelähmte Arytaenoid wird nicht beeinflußt. Die Ventrikulektomie wird aber auch heute noch in Verbindung mit einer Laryngoplastik angewendet. Sie besteht in der Entfernung der Stimmtaschenschleimhaut nach Laryngotomie. Obgleich von einzelnen Autoren der Primärverschluß der Laryngotomiewunde befürwortet wird (BOULTON et al., 1995), ziehen es die meisten Chirurgen wohl zu Recht vor, die Wunde offen zu lassen und die im allgemeinen ereignislose Sekundärheilung abzuwarten.

Eine moderne, attraktive Modifikation kann im Gebrauch eines Nd-YAG-Lasergeräts zur Ventrikulektomie gesehen werden (ROBERTSON, 1991; TULLENERS, 1992). Die Apparatur ist teuer und ihre Verwendung setzt Sorgfalt und Routine voraus. Mit der transendoskopischen Laserchirurgie nach RÖCKEN und FEYH (1995) reseziert man die Plica vocalis und zusätzlich eventuell die Stimmtasche.

Die sogenannte Laryngoplastik nach MARKS (1972) ergibt in ihren neueren Modifikationen zweifellos die besten funktionellen Resultate, was sich endoskopisch und arbeitsphysiologisch auch substantivieren läßt (HUSKAMP und BÖCKENHOFF, 1978; SPEIRS et al., 1983; u. a.). Die Funktion des gelähmten Abduktors (*M. cricoarytaenoideus*) wird von einem prothetischen, nicht elastischen, synthetischen Band simuliert, das am hinteren Rand des Cricoids befestigt und zum *Processus muscularis* des Arytaenoids geführt wird (z. B. doppelt geführtes Mersilen Nr. 2). Die Spannung des Bandes und damit die Öffnung der gelähmten Larynxseite sollte endoskopisch überprüft werden, weil eine Überabduktion zu fürchten ist. Die meisten Operateure führen nach dem Primärverschluß der Laryngoplastikwunde noch die Ventrikulektomie durch. Diese kombinierte Operation hat die prognostisch-funktionelle Aussichten auch für Rennpferde mit IHL wesentlich verbessert. Postoperativ können, besonders bei einer übermäßigen Abduktion, immerhin Komplikationen wie chronischer Husten, vor allem Dysphagie und sogar Aspirationspneumonie auftreten.

Die subtotale oder partielle Arytaenoidektomie ist eine neuere Methode, deren Wirksamkeit und Folgen recht kontrovers beurteilt werden (LUMSDEN et al., 1994).

Als letzte chirurgische Möglichkeit, eine *Hemiplegia laryngis idiopathica* zu behandeln, sei die Möglichkeit einer Reinnervation des Larynx erwähnt. Die Methode ist bisher nicht über das experimentelle Stadium hinausgelangt. Sie wird als geeignet (FULTON et al., 1992) oder als nutzlos (HARRISON et al., 1992) beurteilt.

## Entrapment der Epiglottis

Dieser Zustand läßt sich auf deutsch als **Einklemmung der Epiglottis** bezeichnen, doch scheint sich der englische Ausdruck eingebürgert zu haben. Die Epiglottisspitze und/oder die seitlichen Ränder der Epiglottis – einseitig oder beidseitig –, manchmal praktisch der ganze Kehldeckel, sind dabei wie in einer Falle gefangen (entrapped) oder eben eingeklemmt unter der Aryepiglottisfalte und/oder in einer Schleimhauttasche des subepiglottalen, recht losen Gewebes (BOLES et al., 1978; BOENING, 1982) (Abb. 1.10 g und h; Tafel 1, Abb. d).

Vollblutpferde und amerikanische Traber scheinen häufiger zu erkranken als Pferde anderer Rassen. Eine Geschlechts- oder eine Alterdisposition soll es nicht geben (BOLES et al., 1978; CAHILL und GOULDEN, 1992). Eine kongenitale Hypoplasie der Epiglottis scheint deren Einklemmung besonders zu begünstigen (also eher junge Pferde) und gleichzeitig kann auch das Gaumensegel auf der eingeklemmten Epiglottis liegen (ROBERTSON, 1991; WHITTON und KANNEGIETER, 1995).

Ob entzündliche Veränderungen an der Epiglottis und im umgebenden Gewebe Folge oder Ursache eines Entrapment sind, bleibt meist unklar. Die Einklemmung kann im übrigen einen nur kurzdauernden Zufallsbefund darstellen, sie kann sich auch intermittierend und immer wieder einstellen (habituell) oder sie ist permanent vorhanden, was dann meistens zur Entzündung – bis zur schweren Ulzeration – der Epiglottisspitze selbst und/oder der als Falle wirkenden Gewebe führt (DIXON, 1995).

Bei manchen Pferden bewirkt das Entrapment keine klinischen **Symptome**: So zeigten 10 von 479 Pferden ein Entrapment (also rund 2%), aber keines davon schien in seiner Leistung eingeschränkt zu sein, keines ließ ein Stenosegeräusch hören. Es dürfte sich wohl um nur kurzdauernde Einklemmungen gehandelt haben.

Pferde mit habituellen oder permanenten Entrapment äußern zum Teil ein gemischtes Stenosegeräusch, das vom Grad der Einengung des Luftwegs abzuhängen scheint. Neben entzündlicher Schwellung dürfte auch die durch die straff gespannte Aryepiglottisfalte eingeschränkte Beweglichkeit des Arytaenoids für die Geräuscherzeugung verantwortlich sein. Es liegt auf der Hand, daß schnell arbeitende Rennpferde besonders unter der meist leichtgradigen Stenose leiden. Es ist auch bekannt, daß Rennpferde Leistungseinbußen aufweisen, ohne daß sie ein Geräusch erzeugten. Die Unfähigkeit des eingeklemmten Kehldeckels, sich aufzurichten und den Larynx beim Schluckakt zu verschließen, führt zu Verschlucken und zur Aspiration von Futter: viele dieser Pferde husten beim Fressen!

Die endoskopische Untersuchung zeigt, daß die Epiglottisränder seitlich und/oder unten-vorn von glatter Schleimhaut mehr oder weniger stark bedeckt sind. Der unregelmäßig gezahnte Rand der Epiglottis ist dort ebensowenig zu sehen wie die typische Gefäßzeichung. Die entzündlichen, manchmal ulzerösen Veränderungen sind hingegen gut sichtbar. Interpretatorische Schwierigkeiten kann ein gleichzeitiges Vorliegen einer Dorsalverlagerung des Gaumensegels bereiten, dabei ist aber die Epiglottis meist gar nicht mehr sichtbar und das darüberliegende Gewebe ist weniger als beim Entrapment angespannt.

Die **Diagnose** ist anläßlich der laryngoskopischen Untersuchung leicht zu stellen (DUCHARME, 1995). Die Frage indessen, ob dem Entrapment denn eine wesentliche Bedeutung zukomme, ist schwieriger zu beantworten. Ideal ist die Untersuchung auf dem Laufband über längere Zeit bei steigender Laufgeschwindigkeit. Steht kein Laufband zur Verfügung, sollte das betreffende Pferd jedenfalls wiederholt in Ruhe und nach strenger Arbeit endoskopiert werden, bevor man sich zu einem chirurgischen Eingriff entschließt. Möglicherweise würde eine Untersuchung unter Lobelin auch mithelfen, die funktionelle Störung besser zu erfassen.

Ein temporäres Entrapment ist oft ein Zufallsbefund, der keine Behandlung erfordert. Leidet das Pferd indessen an habitueller oder permanenter Einklemmung, zeigt es Leistungsschwäche und produziert es ein Stenosegeräusch, ist die **Prognose** vorsichtiger zu stellen, weil sich eine chirurgische Therapie aufdrängt. Die Erfolgsaussichten scheinen indessen gut zu sein, aber es ist doch in einem gewissen Prozentsatz der Fälle mit Komplikationen oder auch mit Rezidiven zu rechnen. Gefürchtet ist vor allem eine subsequente Dorsalverlagerung des Gaumensegels.

Unabhängig vom Instrument, dessen man sich bedienen will, besteht die **Behandlung** in einer Zertrennung der einklemmenden Schleimhaut, in der Regel in der Mittellinie über der Epiglottis hinunter bis zur Apex (DUCHARME, 1995). Wer selten mit derartigen Fällen zu tun hat, wird sich wohl mit Vorteil dem Operationsgebiet über eine Laryngotomie nähern, doch kann man auch durch die Maulhöhle eingehen (ROSS et al., 1993); mit dem besten Erfolg bei der kürzesten Erholungsdauer wird aber am stehenden Pferd *per nasum* operiert. An Instrumenten wird der Neodym-YAG-Laser vorgeschlagen oder die Elektrochirurgie (relativ gefährlich und aufwendig), beides über das Endoskop verwendet (TATE, 1991; TULLENERS, 1992). Die beste Technik scheint indessen in der Verwendung eines langen, vorn hakenförmig gekrümmten, innen geschliffenen Bistouri zu bestehen, das durch den einen Nasengang eingeführt wird, während seine Manipulation über das durch den andern Nasengang vorgeschobene Endoskop kontrolliert wird (LUMSDEN et al., 1994; HONNAS und WHEAT, 1989; GREET, 1995). Dabei kann es zu banalen oder ernsteren Verletzungen anderer Gewebe, besonders des Gaumensegels, kommen. Des doch beträchtlichen Risikos wegen wird dieses Vorgehen von manchen Spezialisten abgelehnt (s. auch STICK, 1993; HOLCOMBE et al., 1994)

## Dorsalverlagerung des Gaumensegels und Hypoplasie der Epiglottis

Eine Dorsalverlagerung des Gaumensegels (DVG) über die Epiglottis soll sich besonders häufig bei einer Hypoplasie des Kehldeckels (ein kongenitaler Mangel) einstellen, die sonst nicht von größerer Bedeutung wäre (LINFORD et al., 1983). Deswegen werden beide Zustände hier zusammen besprochen. Der früher gebrauchte Ausdruck »Parese des weichen Gaumens« ist für die Dorsalverlagerung nicht am Platz; eine neurogene Ursache ist nicht bekannt.

Eine DVG kann sich schon beim Neugeborenen einstellen (ALTMAIER und MORRIS, 1993). Beim erwachsenen Englischen Vollblutpferd soll die Epiglottis – gemessen auf latero-lateralen Röntgenaufnahmen – eine Länge von 8 bis 9 cm aufweisen. Was von der Basis bis zur Spitze weniger als 7 cm lang ist, wird als hypoplastisch bezeichnet (HAYNES, 1981; LINFORD et al. 1983). Derartige Messungen sind immer durch einen erheblichen methodischen Fehler belastet. Außerdem lassen sie sich nicht auf andere Pferderassen übertragen. Immerhin leuchtet ein, daß ein zu kurzer, zu schmaler und auch ein zu dünner Kehldeckel das Gaumensegel während der Atmung nicht wirksam genug unter sich zu halten vermag, ebensowenig wie eine normal große, aber zu wenig rigide Epiglottis. Doch sei unterstrichen, daß eine Dorsalverlagerung des Gaumensegels sich auch einstellt, und zwar nicht selten, wenn die Epiglottis anatomisch und funktionell völlig normal ist (REHDER et al., 1995). Die Hypoplasie der Epiglottis äußert sich als ein kongenitaler Mangel bei Rennpferden in der Regel schon bei der Aufnahme des Trainings, wenn sich eine DVG einstellt, die zu einem Geräusch Anlaß gibt. Die Dorsalverlagerung kann permanent sein oder sich habituell nur bei großer Geschwindigkeit im Rennen einstellen. Bei vielen Pferden, deren Epiglottis normal ist, handelt es sich aber bei der DVG um einen endoskopischen Zufallsbefund. Es ist auch anzunehmen, daß bei starker Versammlung das Gaumensegel schon bei langsamer Arbeit sehr oft über den Kehldeckel gerät, und so das bezeichnende flatternde, vorwiegend exspiratorische Geräusch erzeugt, das bei Dressurprüfungen so oft zu hören ist (Abb. 1.18 c). Andere Tiere ziehen gern die Zunge zurück und bringen sie dann über die Trense; damit wird das Zusammenspiel Gaumensegel – Epiglottis dermaßen gestört, daß das Segel über den Kehldeckel gelangen kann. Schlucken während der Arbeit kann zur Dorsalverlagerung des Gaumensegels führen. Einem aufmerksamen Reiter fällt dieses Phänomen übrigens manchmal schon bei niedrigen Geschwindigkeiten um etwa 400 m/min auf. Zudem wird vermutet, daß besonders nervöse Pferde unter einer übermäßigen Kontraktion oder einem Spasmus der Sternothyrohyoidmuskulatur den Larynx weit nach hinten ziehen: die Dorsalverlagerung des Gaumensegels wäre die zwangsläufige Folge.

Eine Dorsalverlagerung des Gaumensegels scheint sich sekundär relativ häufig bei entzündlichen Zuständen im Rachenraum einzustellen, aber auch bei Arytaenoid-Chondritis, nach Entrapment-Operationen und bei *Hemiplegia laryngis* soll sie auch häufiger vorkommen. Chronisch-obstruktive Bronchitis wird ebenfalls als Primärursache einer Dorsalverlagerung des Gaumensegels bezichtigt (Rennpferde) (ROBERTSON, 1991; BAKER, 1992; DUCHARME, 1992; LANE, 1993).

Die Hypoplasie der Epiglottis verursacht allein keine klinischen **Symptome**, sie wäre denn so ausgeprägt, daß sie den Glottisschluß beim Schlucken nicht gewährleisten würde.

Die Dorsalverlagerung des Gaumensegels hingegen ist Anlaß für gurgelnde oder flatternde, gemischte, aber vorwiegend exspiratorische Stenosegeräusche und bei schnell arbeitenden Pferden zudem für einen abrupten Leistungsabfall oder sogar einen Zusammenbruch. Solche Pferde versuchen durchs Maul zu atmen, und durch wiederholtes Schlucken soll das Gaumensegel wieder unter die Epiglottis gebracht werden. Es ist nicht leicht, diesen Zustand nachzuweisen. Das Pferd kann schon wieder normal atmen, kaum daß es zur Waage zurückkehrt.

Es ist also entscheidend, daß diese Patienten endoskopisch untersucht werden (Abb. 1.10 f; Abb. 1.17 und 1.18). Aber die Untersuchung in Ruhe und auch nach relativ starker Anstrengung genügt oft nicht: die Verhältnisse scheinen normal. Es ist angezeigt, die Atmung verdächtiger Tiere mit Lobelin zu stimulieren: das eine oder andere Pferd wird nun das Gaumensegel nach dorsal verlagern. Aber erst die starke, sogar extreme Belastung auf dem Laufband vermag Verhältnisse nachzuahmen, wie sie in einem Rennen auftreten.

Endoskopisch werden die Verhältnisse zuerst in Ruhe und – wichtig! – ohne Sedation und Zwang beurteilt. Liegt das Gaumensegel über der Epiglottis, bringt man das Pferd zum Schlucken, was sehr oft die normale Lage unter der Epiglottis wiederherstellt. Die Epiglottis ist nur bei Hypoplasie möglicherweise sichtbar zu kurz, zu schmal oder auch nur zu schlaff. Bei angestrengter Atmung nach Arbeit, nach manueller Atemhemmung oder nach Lobelinmedikation scheint sie dem Druck des Gaumensegels nach oben (vor allem Exspiration) zu leicht nachzugeben. Lateral gefertigte Röntgenbilder, besser Xeroradiographien, können die Hypoplasie, vor allem aber auch die Dorsalverlagerung ebenfalls dokumentieren, aber Normen etwa für unsere Warmblüter gibt es eben nicht. Die Dorsalverlagerung des Gaumensegels wird im übrigen bei Röntgenuntersuchungen des Rachengebietes gar nicht selten als Zufallsbefund beobachtet.

Die Dorsalverlagerung des Gaumensegels ist anläßlich der Laryngoskopie leicht zu beobachten: die Epiglottis ist nicht zu sehen, aber die rostralen und lateralen Ränder des *Ostium intrapharyngeum* sind sichtbar geworden. Die unter dem Segel liegende Epiglottis zeichnet sich meistens nicht ab. Der freie Rand des Gaumensegels weist nicht selten Entzündungserscheinungen und Erosionen oder Geschwürchen auf.

Die große Schwierigkeit der **Diagnostik** liegt nicht im einfachen Nachweis einer endoskopisch oder radiologisch gut sichtbaren Dorsalverlagerung des Gaumensegels (HAYNES, 1983). Sie ist vielmehr darin zu sehen, daß der Befund bei vielen Pferden eher zufällig und recht oft erhoben werden kann, und daß sie vor allem bei nicht sehr schnell arbeitenden Pferden oft ohne leistungsbeeinträchtigende Bedeutung bleibt. Andererseits aber zeigt ein Pferd, das nur unter der Extrembelastung eines Finish die Zunge zurückzieht und »zusammenbricht«, in Ruhe oder bei submaximaler Belastung keine Dorsalverlagerung des Gaumensegels. Eine einigermaßen gesicherte Diagnose und eine Beurteilung der Bedeutung einer festgestellten Verlagerung läßt sich nur bei wiederholter endoskopischer Untersuchung (ergänzt durch eine laterale Röntgenaufnahme) in Ruhe und sofort nach Arbeitsprobe rechtfertigen. Die Belastung läßt sich durch die Atemstimulation mit Lobelin bis zu einem gewissen Grad auch

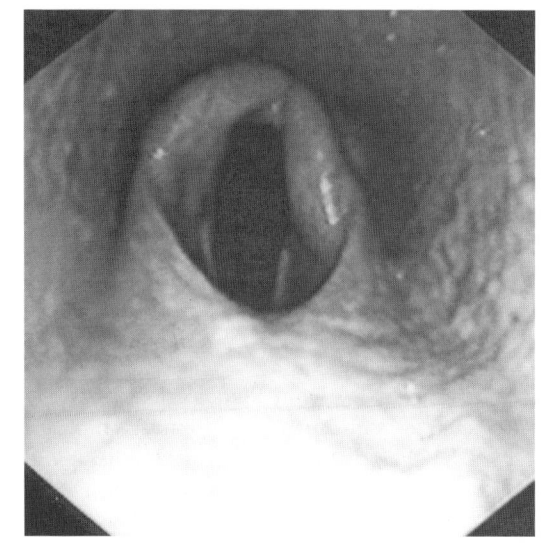

**Abb. 1.17:** Endoskopischer Befund bei einer Dorsalverlagerung des Gaumensegels, das dann über der Epiglottis liegt

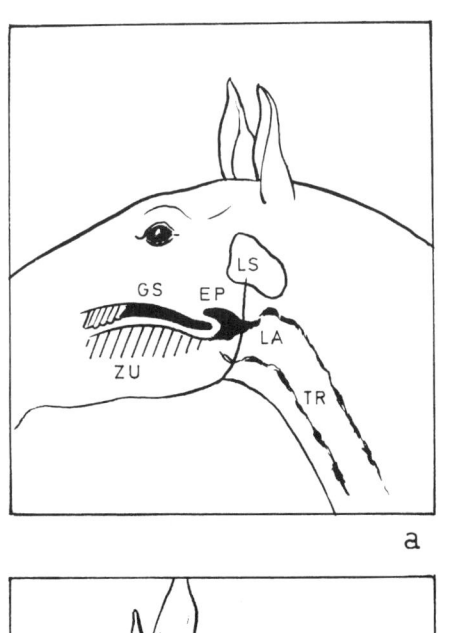

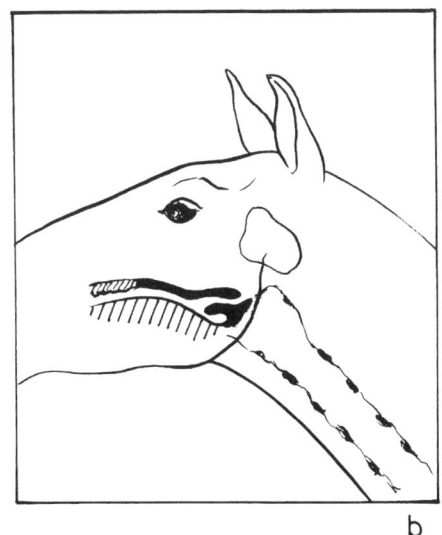

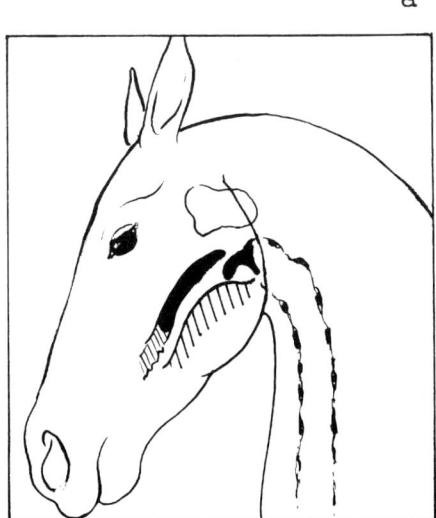

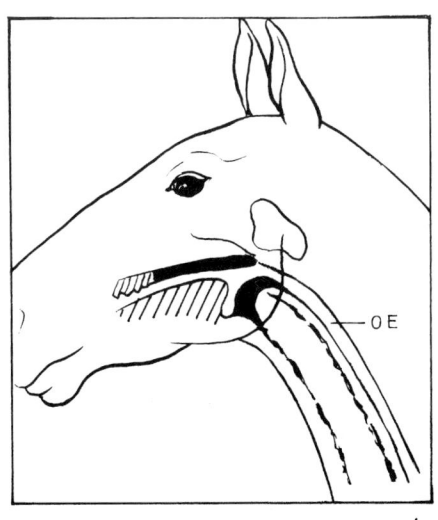

**Abb. 1.18:** Lage der Epiglottis und des Gaumensegels; schematisiert
a) Normaler Befund. Das Segel liegt unter der Epiglottis.
b) Dorsalverlagerung des Gaumensegels, das über der Epiglottis liegt. Gestreckte Kopf- Halshaltung. Relativ häufiger Zufallsbefund
c) Dorsalverlagerung des Gaumensegels bei starker Versammlung
d) Normale Lage des Gaumensegels und der Epiglottis beim Schlucken
GS = Gaumensegel
EP = Epiglottis
LA = Larynx
TR = Trachea
LS = Luftsack
ZU = Zunge
OE = Ösophagus
(Zeichnung H. G.)

simulieren. Zur sicheren Abklärung des Zustandes wird man bei Rennpferden nicht um die endoskopische Beobachtung während schneller Bewegung auf dem Laufband herumkommen (HACKETT et al., 1994; PARENT et al., 1994). Vorher wird man versuchen, durch Maßnahmen, wie kunstgerechtes Anbinden der Zunge für die schnelle Arbeit (s. Therapie), die Bedeutung der beobachteten Phänomene indirekt abzuklären und so die funktionelle Diagnose zu sichern: siegt ein Pferd mit angebundener Zunge, nachdem es vorher im Finish immer wieder versagt hat und erfolglos geblieben ist, darf man die Diagnose als etabliert ansehen.

Je schneller die von einem Pferd verlangte Arbeit ist, desto vorsichtiger stellt man die **Prognose** (immer vorausgesetzt, daß eine funktions- und leistungsbeeinträchtigende Dorsalverlagerung tatsächlich vorhanden ist). Bevor man jedenfalls zur Operation rät, sind die nachstehend beschriebenen, **konservativen Maßnahmen** durchzuführen und zu beurteilen. In jedem Fall wird man eventuell vorbestehende Krankheiten im Rachenraum, die sekundär eine Gaumensegelverlagerung hervorrufen können, behandeln.

Das kunstgerechte Anbinden der Zunge an den Unterkiefer für die Dauer der schnellen Arbeit stellt eine vom Pferd ohne weiteres vertragene Maßnahme dar, die jeder Trainer beherrschen sollte. Verwendet werden Lederriemchen oder breite Gazebinden (nie elastisches Material!), die man möglichst weit hinten, nahe am Frenulum linguae befestigt; man zieht dann die Zunge sanft nach vorn und befestigt eine zweite Schlaufe über den Laden am Unterkiefer. Diese einfache Maßnahme genügt in verhältnismäßig vielen Fällen zur Verhinderung einer Dorsalverlagerung des Gaumensegels.

Bei Trabern kann mit dem Overcheck oder mit versteiften Geschirrteilen unter dem Kehlband eine möglichst gestreckte Kopf-Halshaltung und damit eine Verhinderung der Dorsalverlagerung erreicht werden. Bei langsamer arbeitenden Pferden mag man mit einem recht straff angezogenen Hannoverschen Nasenband schon Erfolg haben; das Pferd kann das Maul nicht öffnen und die Zunge weniger leicht nach hinten ziehen. Zusätzlich zur Trense (oder an der Trense selber angebracht) kann man das Pferd mit sogenannten Zungenstreckern zäumen (DUGDALE und GREENWOOD, 1993).

Zeitigen die eben erwähnten Maßnahmen keinen Erfolg und beeinträchtigt die Gaumensegelverlagerung die Leistung, rät man zur Operation (ROBERTSON, 1991; HOLCOMBE et al., 1994a). In der Regel wird zuerst die Sternothyrohyoid-Myektomie durchgeführt. Durch die Myektomie soll die Retraktion des Larynx verhindert werden. Amerikanische Autoren führen die Myektomie gern am stehenden Pferd aus; sie beschränken sich dann in der Regel auf die Myektomie des *M. sternohyoideus* und des *M. sternothyroideus*, während die Operation des Omohyoideus meistens nur unter Narkose vorgenommen wird. Entfernt werden aus jedem operierten Muskel Segmente von etwa 7 cm Länge im oberen Drittel des Halses (wie Kopperoperation). Ein leichtes Training kann nach einer Woche, die volle Arbeit nach etwa vierzehn Tagen aufgenommen werden. Der Operationserfolg läßt sich also bald beurteilen, bei Rennpferden allerdings erst nach dem Renneinsatz. Es wird mit etwa 50% Erfolg gerechnet, wenn das Pferd einen gesunden Larynx mit einer Epiglottis von normaler Größe hat. Bei Epiglottishypoplasie kann diese Operation nicht zum Erfolg führen.

Führt die Myektomie nicht zum Erfolg, empfiehlt sich bei Pferden mit normalem Larynx (!) die sogenannte Staphylektomie, bei der der kaudale Rand des Gaumensegels beschnitten und verkürzt wird, was nicht unbedingt logisch erscheint. Möglicherweise wirkt die Staphylektomie vor allem über eine Straffung der seitlichen zum Palatum molle führenden Pharynxstrukturen. Die Operation wird unter Narkose über eine Laryngotomie vorgenommen (und manchmal auch mit der Myektomie kombiniert). Das Erscheinungsbild des Segelrands wird sorgfältig beurteilt und das Segel dann um ein halbmondförmiges Stück von höchstens 2 cm Tiefe in der Mediane des Segels gekürzt. Der Heilungsprozeß soll endoskopisch täglich überprüft werden. Verlagert das Pferd sein Gaumensegel immer noch intermittierend über die Epiglottis, sind die weiteren Aussichten infaust (permanente Verlagerungen haben a priori eine schlechte Prognose). Die Operation führt nicht selten, besonders bei erheblicher Kürzung des Segels, zu Schluckbeschwerden und Futteraspiration in die Luftwege. Gerechnet wird aber mit einer Verbesserung des Zustandes bei etwa der Hälfte der Pferde (AHERN, 1993; HOLCOMBE et al., 1994b).

Beim neugeborenen Fohlen, das unter Dysphagie und Aspirationspneumonie leidet, mag sich die Tracheotomie aufdrängen oder man begnügt sich temporär mit einer Sonde, die durch die Nase in die Trachea vorgeschoben wird (ALTMAIER und MORRIS, 1993).

### »Pharynxkollaps«

Es wird ein idiopathischer Zustand beschrieben, bei dem die Gewebe des Nasopharynx mehr oder weniger spannungslos »kollabiert« erscheinen (DUCHARME, 1992). In den meisten Fällen dürften sich bei Warmblütern dahinter neurologische Primärkrankheiten verbergen, die die Hirnkerne oder die Peripherie von Kopfnerven geschädigt haben. Es handelt sich dann um echte Paresen oder Paralysen. Unter anderen kommen in Frage: Botulismus und Graskrankheit, und zu denken ist auch an eine Equine Motorische Nervenzell-Degeneration, bei der nicht selten Teile des Hirnstamms betroffen sind. Die Befunde am Pharynx sind in solchen Fällen nur Teil des komplexen Syndroms; bei akuten Verläufen der erwähnten Krankheiten spielt der Pharynxbefund in dem Sinn eine Nebenrolle, als die Prognose ohnehin ungünstig ist. Bei weniger heftigen Verläufen, bei denen die (geringe)

Chance auf ein Überleben immerhin besteht, kann allerdings eine Dysfunkton des Pharynx die Prognose ungünstig beeinflussen. Das ist auch der Fall für Nervenschädigungen als Folge einer Luftsackmykose: eine bedrohliche Blutung aus den Luftsäcken mag chirurgisch gestillt werden, die Aussichten für das Pferd sind indessen der irreversiblen Nervenschädigung wegen trotzdem infaust. An Primärkrankheiten zu erwähnen sind andere degenerative oder entzündliche Hirnstammkrankheiten, in Nordamerika vor allem die protozoäre Enzephalitis.

Es bleibt unklar, ob die sogenannte Rostral- oder Ventralverlagerung des *Arcus palatopharyngeus*, bei der dieser einen größeren oder kleineren Teil der dorsalen Larynxstrukturen verdeckt (Abb. 1.10 l), in den Komplex »Pharynxkollaps« gehört. Jedenfalls muß dieser Zustand auf endoskopischem Wege differentialdiagnostisch in Betracht gezogen werden.

Pferde mit einem »Pharynxkollaps« gelangen in der Regel nicht in einen arbeitsfähigen Zustand, und die mögliche Behinderung der Atmung unter der Arbeit – manifestiert durch Stenosegeräusche – tritt in ihrer Bedeutung hinter der Dysphagie zurück, die oft zu Regurgitieren Anlaß gibt und die nicht selten auch in einer Aspirationspneumonie endet.

## Neoplasmen im Rachengebiet

Beim Pferd treten Tumoren im Rachen oder am Kehlkopf außerordentlich selten in Erscheinung. Am ehesten finden sich Karzinome oder Sarkome, die von der Nasen- oder einer Nasennebenhöhle ausgehen und gewissermaßen in den Rachenraum einwachsen (JONES, 1994). Zu rechnen ist auch etwa mit einem Befall der retropharyngealen Lymphknoten bei einer Lymphosarkomatose oder bei älteren Schimmeln mit generalisierter Melanomatose.

Die Diagnose »maligner Tumor« ist leicht gestellt; man wird zur genaueren Abklärung aber im allgemeinen eine Biopsie oder eine Probeexzision vornehmen.

### Literatur

AHERN T. J. (1993): Oral palatopharyngoplasty. A survey of one hundred postoperative raced horses. J. Equine Vet. Sci., **13**, 670–672.

ALTMAIER K., MORRIS E. A. (1993): Dorsal displacement of the soft palate in neonatal foals. Equine vet. J. **25**, 329–332.

BAKER G. J. (1992): Diseases of the pharynx. In: COLAHAN, P. T. et al. (eds.): Equine medicine and surgery. 4th ed. Vol. I. Am. vet. Publ., Inc., Goleta (Calif.), pg. 400–401.

BEARD W. C, HAYNES H. M. (1993): Risk factors for laryngeal haemiplegia in the horse. Preventive Vet. Med. **17**, 57–63.

BELKNAP J. K., DERKSEN F. D., NICKELS F. A., STICK J. A, ROBINSON N. E. (1990): Failure of subtotal arytenoidectomy to improve upper airway flow mechanics in exercising standardbred horses with induced laryngeal hemiplegia. Am. J. Vet. Res. **51**, 1481–1487.

BOENING K. J. (1973): Klinisch statistische Erhebungen über die Häufigkeit und den Charakter herpetiformer Exantheme »Follikelkatarrhe« an den Schleimhäuten der oberen Atemwege der Pferde. Diss. med. vet., Hannover.

BOENING K. J. (1982): Epiglottis-Entrapment. Überlappung des Kehldeckels durch die Kehldeckel-Stellknorpelfalte. Tierärztl. Praxis **10**, 491–497.

BOLES C. L., RAKER C. W, WHEAT J. D. (1978): Epiglottic entrapment by arytenoepiglottic folds in the horse. J. Am. Vet. Med. Ass. **172**, 338–342.

BOULTON E. P., SEEHERMAN H. J., KIRKER-HEAD C. A., STECKEL R. R. (1995): Primary closure of equine laryngotomy incisions: a review of 42 cases. Vet. Surgery **24**, 226–230.

CAHILL J. I., GOULDEN B. E. (1987): The pathogenesis of equine laryngeal haemiplegia – a review. New Zealand Vet. J. **35**, 82–90 (1987).

CAHILL J. I., GOULDEN B. E. (1991): Diseases of the larynx. Epiglottic entrapment. In: COLAHAN P. T. et al. (eds.): Equine Medicine and Surgery. Am. vet. Publ., Inc., Goleta (Calif.). 4th ed. Vol. I, , pg. 421–424.

COOK W. R. (1988): Diagnosis and grading of hereditary recurrent laryngeal neuropathy in the horse. J. Equine vet. Sci. **8**, 432–455.

COLE C. R. (1946): Changes in the equine larynx associated with laryngeal hemiplegia. Am. J. Vet. Res. **7**, 69–77.

DEEGEN E., OHNESORGE B. (1995): Transendoskopische Chirurgie der Subepiglottiszyste, des Siebbeinhämatoms und der Luftsacktympanie. Swiss Vet. **11-S**, 47–48.

DERKSEN F. J. (1995): Treadmill evaluation of upper airway function in exercising horses. Swiss Vet. **11-S**, 21–22.

DIXON P. M., RAILTON D. I., McGORUM B. C. (1993): Temporary bilateral laryngeal paralysis in a horse associated with general anaesthesia and post anaesthetic myositis. Vet. Rec. **132**, 29–32.

DIXON P. M. (1995): A review of the role of the epiglottis in equine upper airway obstruction. Equine vet. Educ. **7**, 131–139.

DUCHARME N. G. (1992): Dynamic pharyngeal collapse. Dorsal displacement of the soft palate. In: ROBINSON N. E.: Current therapy in equine medicine. 3. Saunders, Philadelphia, 283–284.

DUCHARME N. G. (1995): Epiglottic entrapment: Diagnosis and treatment. Swiss Vet. **11-S**, 62–63.

DUCHARME N. G., HACKETT R. P. (1995): Surgical alternatives in the treatment of laryngeal hemiplegia. Swiss Vet. **11-S**, 59–61.

DUGDALE D. J, GRENWOOD R. E. S. (1993): Some observations on conservative techniques for treating laryngopalatal dislocation (dorsal displacement of the soft palate) in the horse. Equine vet. Educ. **5**, 177–180.

EHRLICH P. J., SEEHERMAN H. J., MORRIS E., KOLIAS C., COOK W. R. (1995): The effect of reversible left recurrent laryngeal neuropathy on the metabolic cost of locomotion and peak aerolic power in Thoroughbred racehorses. Vet. Surgery **24**, 36–48.

FULTON I. C., DERKSEN F. J., STICK J. A., ROBINSON N. E., DUNCAN I. D. (1992): Histologic evaluation of nerve muscle pedicle graft used as a treatment for left laryngeal hemiplegia in Standardbreds. Am. J. Vet. Res. **53**, 592–596 (1992).

GERBER H. (1994): Pferdekrankheiten. Innere Medizin einschließlich Dermatologie. Ulmer, Stuttgart, 1994.

GOULDEN B. E., ANDERSON L. J. (1981): Equine laryngeal hemiplegia, Part 1: Physical characeristics of affected animals. New Zealand Vet. J. **29**, 151–154.

GREET T. R. C. (1995): Experiences in treatment of epiglottal entrapment using a hook knife *per nasum*. Equine vet. J. **27**, 122–126.

HACKETT R. P. (1992): The significance of arytenoid cartilage movement. In: ROBINSON N. E. (ed.): Current therapy in equine medicine. 3. Saunders, Philadelphia, pg. 285–289.

HACKETT R. P., DUCHARME N. G., MITCHELL L. (1994): The role of treadmill endoscopy in diagnosis of dynamic obstructions of the upper airway. 40th Ann. Conv. Proc. AAEP, **40**, 83.

HARRISON I. W., SPEIRS V. C., BRAUND K. G., STEISS J. E. (1992): Attempted reinnervation of the equine Larynx using a muscle pedicle graft. Cornell vet. **82**, 59–68.

HAWKINS J. F., TULLENERS E. P. I. (1993): Epiglottitis in the horse: 20 cases (1988–1993). Vet. Surgery **22**, 383 (abstr.).

HAYNES P. F. (1981): Arytenoid chondritis in the horse. AAEP Proc. **27**, 63-69 (1981).

HAYNES P. F. (1981): Persistent dorsal displacement of the soft palate associated with epiglottic shortening in two horses. J. Am. Vet. Med. Ass. **179**, 677–681.

HAYNES P. F. (1983): Dorsal displacement of the soft palate and epiglottic entrapment: Diagnosis, management, and interrelationship. Comp. Cont. Ed. Pract. Vet. **5**, 379–389.

HERHOLZ C., Straub R. (1995): Idiopathische Hemiplegia laryngis (IHL) beim Pferd – Diagnostik und Aspekte der Vererbung. Swiss Vet. **11-S**, 56–58.

HOLCOMBE S. J., BEARD W. C., HINCHCLIFF K. W, ROBERTSON J. T. (1994a): Effect of sternothyroid myectomy on upper airway mechanics in normal horses. J. Appl. Physiol. **77**, 2812–2816.

HOLCOMBE S. J., ROBERTSON J. T., RICHARDSON L. (1994b): Surgical repair of iatrogenic soft palate defects in two horses. J. Am. Vet. Med. Ass. **205**, 1315–1317.

HONNAS C. M., WHEAT J. D. (1989): Epiglottic entrapment: A transnasal surgical approach to divide the aryepiglottic fold axially in the standing horse. Vet. Surgery **17**, 246–251.

HUSKAMP B., BÖCKENHOFF G. (1978): Ergebnisse der Kehlkopfpfeiferoperation nach Marks. Der prakt. Tierarzt **4**, 302–306.

JOHNSTON A. M. (1994): Equine medical disorders. 2nd ed. Blackwell, Oxford, 1994.

JONES D. L. (1994): Squamous cell carcinoma of the larynx and pharynx in horses. Cornell Vet. **84**, 15–24.

KANNEGIETER N. J., DORE M. L. (1994): Endoscopy of the upper respiratory tract during treadmill exercise. Austr. Equine Vet. **12**, 63–64.

KING C. M., EVANS D. L., ROSE R. J. (1994): Cardiorespiratory and metabolic responses to exercise in horses with various abnormalities of the upper respiratory tract. Equine vet. J. **26**, 220–225.

LANE J. G. (1993): Dorsal displacement of the soft palate (DDSP), epiglottic entrapment and relative conditions. Proc. 15th Bain-Fallon Memorial lectures. Austr. Vet. Ass. Artarmon, Austr., 193–206.

LINFORD R. L., O'BRIEN T. A., WHEAT J. D. (1983): Radiographic assessment of epiglottic length and pharyngeal and laryngeal diameters in the Thoroughbred. Am. J. Vet. Res. **44**, 1660–1666.

LUMSDEN J. M., DERKSEN F. J., STICK J. A., ROBINSON N. E. (1993): Use of flow-volume loops to evaluate upper airway obstruction in exercising Standardbreds. Am. J. Vet. Res. **54**, 766–775.

LUMSDEN J. M., STICK J. A., CARON J. P., NICKELS F. A. (1994): Surgical treatment for epiglottic entrapment in horses: 51 cases (1981–1992) J. Am. Vet. Med. Ass. **205**, 729–735.

LUMSDEN J. M., DERKSEN F. J., STICK J. A., ROBINSON N. E., NICKELS F. A. (1994): Evaluation of partial arytenoidectomy as a treatment for equine laryngeal hemiplegia. Equine vet. J. **26**, 125–129.

MARKS, D. (1972): Observations on laryngeal hemiplegia in the horse and treatment by abductor muscle prosthesis. Equine vet. J. **2**, 159–167.

NEWTON-CLARKE M. J., DIVERS T. J., VALENTINE B. A. (1994): Evaluation of the thoraco-laryngeal reflex (»slap test«) as an indicator of laryngeal adductor myopathy in the horse. Equine Vet. J. **26**, 355–357.

NEWTON-CLARKE M. J., DIVERS T. J., DELAHUNTA A., MOHAMMED H. O. (1994): Evaluation of the thoraco-laryngeal reflex (»slap test«) as an aid to the diagnosis of cervical cord and brainstem disease in horses. Equine Vet. J. **26**, 358–361.

OHNESORGE B., DEEGEN E., MIESNER K., GELDERMANN H. (1993): Hemiplegia laryngis bei Warmblutpferden – eine Untersuchung der Hengste, Stuten und deren Nachkommen. J. Vet. Med. A **40**, 134–154.

PARENTE E. J., MARTIN B. B., TULLENERS E. P., ROSS M. W. (1994): Upper respiratory dysfunctions in horses during high-speed exercise. 40th Ann. Conv. Proc. AAEP, **40**, 81–84.

PARENTE E. J., Martin B. B. (1995): Correlation between standing endoscopic examinations and those made during high-speed exercise in horses: 150 cases. Am. Ass. Equine Pract., Proc., **41**, 170–171.

PONCET P. A., MONTAVON S., GAILLARD C., BARRELET F., STRAUB R., GERBER H. (1989): A preliminary report on the possible genetic basis of laryngeal hemiplegia. Equine vet. J. **21/2**, 137–138.

QUINLAN J., MORTON D. D. (1957): Paralysis of the branches of the nervus vagus – N. recurrens, N. pharyngens and N. laryngis cranialis – as an aetiological factor in »whistling« and »roaring« in horses; with some remarks on its heredity and surgical procedures in its treatment. J. South Afr. Vet. Med. Ass. **28**, 63–74.

REUTTER, H. (1993): Diagnostik der Hemiplegia laryngis beim Pferd. Diss. med. vet., Bern.

REUTTER H., STRAUB R., GERBER H. (1994) Diagnostik der idiopathischen Hemiplegia laryngis (IHL) beim Pferd: Videoendoskopische Untersuchungen in Ruhe und während Atemstimulation. Pferdeheilk. **10**, 397–405.

ROBERTSON J. T. (1991): Pharynx and Larynx. In: BEECH J. (ed.): Equine respiratory disorders. Lea and Febiger, Philadelphia, 1991 pg. 331-387. Rostral displacement. p. 363–364.

RÖCKEN M., FEYH J. (1995): Transendoskopische laserchirurgische Glottiserweiterung bei Hemiplegia laryngis. Pferdeheilk. **11**, 239–245.

Ross M. W., Gentile D. G., Evans L. E. (1993): Transoral axial division, under endoscopic guidance, for correction of epiglottic entrapment in horses. J. Am. Vet. Med. Ass. **203**, 416–420.
Russell A. P., Slone D. E. (1994): Performance analysis after prosthetic laryngoplasty and bilateral ventriculectomy in horses: 70 cases (1986–1991) J. Am. Vet. Med. Ass. **204**, 1235–1241.
Speirs V. C., Bourke J. M., Anderson G. A. (1983): Assessment of the efficacy of an abductor muscle prosthesis for treatment of laryngeal hemiplegia in horses. Austr. Vet. J. **60**, 294–299.
Speirs V. C. (1986): Partial arytenoidectomy in the horse. Vet. Surgery **15**, 316–320.
Tate L. P. (1991): Applications of lasers in equine upper respiratory surgery. Vet. Clin. N. Amer/Equine Pract. **7**, 165–199.
Tate L. P., Corbett W. T., Bishop B. J., Foreman J. H. (1993): Blood gas tension, acid-base status, heart rates, and venous profiles in exercising horses with laryngeal hemiplegia before and after corrective surgery. Vet. Surgery. **22**, 177–183.
Tulleners E. (1992): Laser surgery for upper respiratory disorders. In: Robinson N. E. (ed.): Current therapy in equine medicine. 3. Saunders, Philadelphia, 1992, pg. 294–297.
Stick J. A. (1993): Current therapy of epiglottic and palate abnormalities. Equine Practice **15**, 34–36.
Valdes-Vazquez M. A., Aguilera-Tejero E., Mayer-Valor R. (1995): Effect of xylazine during endoscopic evaluation of functional respiratory disorders in horses. Am. Ass. Equine Pract. Proc. **41**, 45–46.
White N. A., Dabareiner R. M. (1994): Surgical treatment of laryngeal abnormalities. Equine Practice. **16/2**, 7–14.
Whilton R. C., Kannegieter N. J. (1995): Deformity of the epiglottis in 4 horses. Equine vet. Educ. **7**, 127–130.

### 1.1.1.7 Luftröhre

Selbständige Erkrankungen der Trachea kommen selten vor; ihr Verlauf ist der Stenosierung wegen aber oft dramatisch, und Diagnostik und Therapie der Trachealkrankheiten dürfen schon deshalb nicht vernachlässigt werden. Zu bedenken ist auch, daß die Trachea bei infektiösen und toxischen Schäden des Atmungsapparates manchmal schwer in Mitleidenschaft gezogen wird. Der Ausfall der mukoziliären Clearence kann schwerwiegende Konsequenzen nach sich ziehen (Gerber, 1995; Gerber et al., 1995).

### Säbelscheidentrachea

Mit diesem Ausdruck wird in der Literatur ein Zustand bezeichnet, der im angelsächsischen Schrifttum meistens einfach »Trachealkollaps« genannt wird. Dabei handelt es sich um eine dorso-ventrale Abflachung des Luftröhrenlumens mit elliptischem Querschnitt, das dadurch in mehr oder weniger schwerem Grad eingeengt, stenosiert wird (Abb. 1.19 und 1.20). Man vermutet, daß es sich um eine kongenitale Folge der Miniaturisierung handelt, denn die Krankheit kommt vor allem bei Shetlandponies und deren Miniaturvarianten vor. Sie kann schon bei Saugfohlen zu Störungen führen (Simmons et al., 1988), aber meistens wird sie erst bei über 10jährigen Tieren festgestellt. Die Deformation kann einzelne Abschnitte der Luftröhre oder die ganze Trachea betreffen (Delahanty und Georgi, 1954; Carrig et al., 1973; Hanselka, 1973; Martin, 1981; De Moor, 1981).

Die Patienten zeigen eine inspiratorische Dyspnoe, manchmal mit lauten Stridores und in schweren Fällen mit Zyanose. Schon geringe Anstrengungen verschlimmern die Symptome. Die sorgfältige Palpation betroffener Teile im Halsabschnitt weist die Deformation der Trachealspangen nach (die »Kanten« der quer elliptisch verformten Trachea sind an der Drosselrinne fühlbar). Eine genauere Information über den Grad und vor allem über die Ausdehnung der Verformung kann nur mit Hilfe der Endoskopie bis zur Bronchialbifurkation und mit Röntgenbildern der ganzen Länge gewonnen werden.

Die Prognose ist für Tiere mit intrathorakalen Veränderungen selbstverständlich schlechter als für Patienten, bei denen nur ein kürzeres zervikales Segment betroffen ist. In solchen Fällen ist mit unterschiedlichem Erfolg versucht worden, mit improvisierten extraluminalen Prothesen (Drahtspiralen; Plastikspritzen-Hülsen u. dgl.) die Öffnung der Trachea zu gewährleisten. Jedenfalls aber ist es richtig, derartige Tiere von der Zucht auszuschließen (Boyd und Hanselka, 1973; De Moor et al., 1981; Martin, 1981; Tate et al., 1981; Simmons et al., 1988).

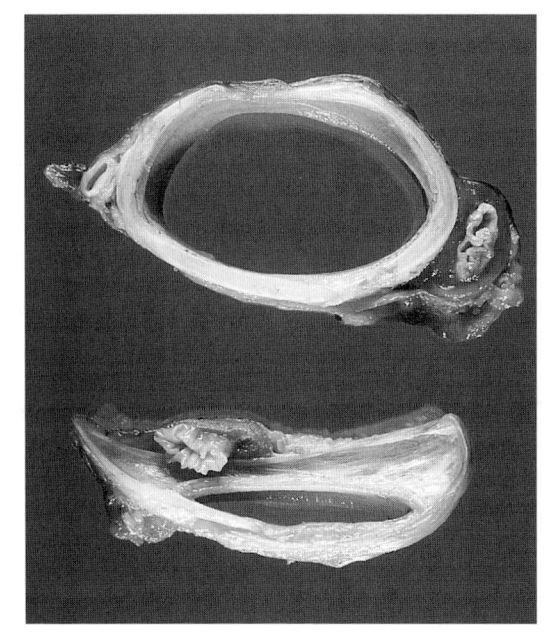

**Abb. 1.19:** Säbelscheidentrachea. Shetlandpony mit schwerer Dyspnoe. Zum Vergleich ein Querschnitt durch eine normale Luftröhre (Photo: Dr. Marco Hermann)

## 36 Krankheiten des Atmungsapparates

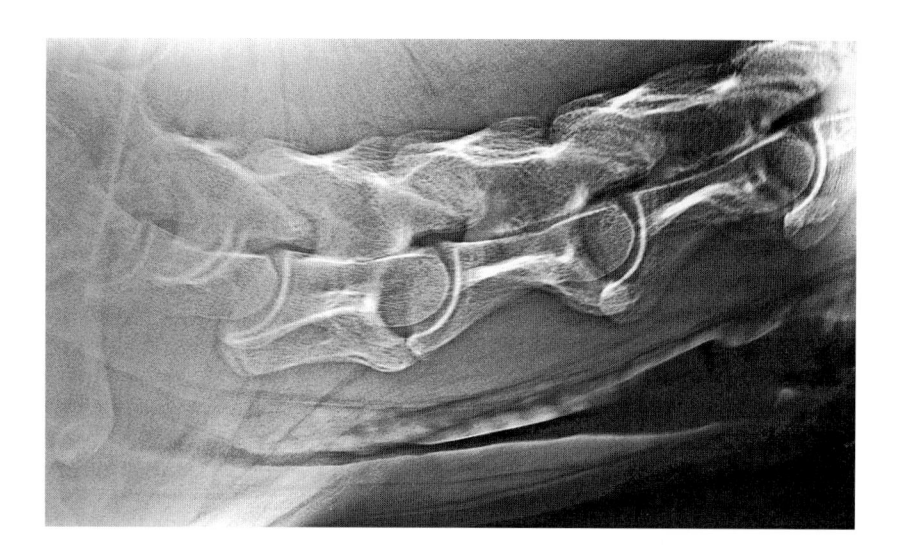

**Abb. 1.20:** Hochgradiger Trachealkollaps bei einem 9jährigen Shetlandpony (ab C4), davor wellenförmige, weniger extreme Verengungen (Xeroradiographie)

### Entzündungen

Selbständige Tracheitiden spielen kaum eine nennenswerte Rolle. Bei infektiösen Erkrankungen der oberen Luftwege und der Bronchien findet sich aber die Luftröhre sehr oft etwas in Mitleidenschaft gezogen, wie das die heute häufig praktizierte Tracheoskopie nachweist. In der Regel läßt sich bei diesen Pferden schon durch leichte Palpation und Kompression der obersten Trachealspangen Husten auslösen. Dieser Umstand widerspricht der Meinung, daß die Trachea des Pferdes keine Hustenrezeptoren aufweist. Tatsächlich ist bei der Aspiration von Fremdmaterial oder bei Spülungen nicht (immer) mit Husten zu rechnen; erst von der Carina an sind dann wieder Hustenrezeptoren vorhanden. Die Auskultation der Trachea ergibt – im Vergleich zu gesunden Pferden – zu scharfe Geräusche, meistens besonders in der Inspiration.

Nekrotisierende Tracheitis mit hochgradiger Schwellung der Schleimhaut und Stenosierung ist bei der Verwendung von ethylenoxid-sterilisierten Tuben zur Inhalationsnarkose beobachtet worden (Ethylenoxid wirkt außerordentlich gewebeschädigend), die nach der Sterilisierung nicht genügend belüftet worden sind (Abb. 1.21). Die Pferde erkranken hochakut am Tag nach der Narkose oder am 2. Tag unter den Erscheinungen einer bedrohlichen, inspiratorischen Atemnot. Die Prognose dürfte in den meisten Fällen mit schwerer Gewebsschädigung infaust sein, jedenfalls in Bezug auf die Restitution eines Tracheallumens, das eine dem Pferd angepaßte Arbeit noch erlaubt. Hochdosierte Entzündungshemmer und zur Beherrschung von Sekundärinfektionen Antibiotika sind angezeigt zur Rettung der Tiere (auch eine tief am Hals durchgeführte Tracheotomie kann notwendig werden). Es wird dann später über das Schicksal des erkrankten Tieres entschieden.

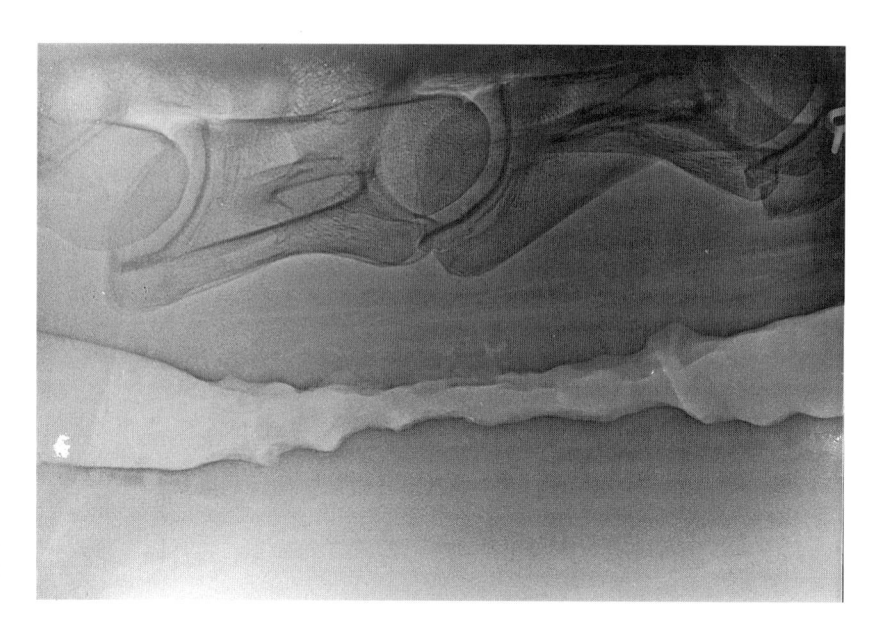

**Abb. 1.21:** Hochgradige, nekrotisierende Tracheitis. Entzündung durch einen Ethylenoxid-sterilisierten Tubus

## Traumen

**Druckschäden** der Luftröhrenschleimhaut ergeben sich bei der Verwendung ungeeigneter Endotrachealtuben für die Inhalationsnarkose: paßt sich der aufblasbare Teil, d. h. der »Ballon«, nicht unter geringem Druck dem Luftröhrenquerschnitt an, kommt es zu druckbedingten Zellschäden bis zur Ulzeration und Fibrinausschwitzung, sogar zu Knorpelaffektion. Das Ausmaß der Schäden hängt bei der Verwendung steifer Ballons mit rundem Querschnitt dann auch von der Narkosedauer ab. Immerhin verlaufen diese Luftröhrenschäden in aller Regel günstig, oft ohne klinische Manifestation. Einzelfälle benötigen eine Behandlung mit Entzündungshemmern und Antibiotika.

Während eine sorgfältige Tracheobronchoskopie mit flexiblen Instrumenten nicht zu nennenswerten Schleimhautverletzungen führt, ist damit beim irrtümlichen und groben Vorführen der Nasenschlundsonde in die Luftröhre zu rechnen.

**Stumpfe Traumen** der Trachea, bei denen die Haut intakt bleibt, die Schleimhaut selbst aber tief verletzt wird (»Trachealruptur«; SCOTT, 1978; FUBINI, 1985), äußern sich im Leitsymptom eines subkutanen, manchmal sehr hochgradigen Emphysems (CARON und TOWNSEND; 1984). Überdies kann sich an der Stelle des Traumas, meistens eines Hufschlags, ein Hämatom ausbilden. Eine erhebliche Verletzung und Schwellung der Schleimhaut führt zu inspiratorischer Atemnot, manchmal mit hörbarem Stenosegeräusch (Stridor). Es ist an die Möglichkeit eines Pneumomediastinum, sogar eines Pneumothorax zu denken. Auch nach transtrachealen Aspirationen ist ein Pneumomediastinum beobachtet worden (FARROW, 1976).

Der Grad der intratrachealen Verletzung bestimmt das therapeutische Vorgehen. Zur Abschätzung ist die endoskopische und die radiologische Untersuchung des verletzten Gebietes unerläßlich.

Leichte Verletzungen heilen spontan, das subkutane Emphysem wird in 10 bis 14 Tagen resorbiert. In den meisten Fällen trifft das auch auf ein Pneumomediastinum und auch auf den Pneumothorax zu. Je nach dem endoskopischen Befund entschließt man sich zum chirurgischen Verschluß der Trachealverletzungen und zur Beseitigung ins Lumen prolabierten Gewebes. Der Pneumothorax kann die Vakuumdrainage der betroffenen Seite erzwingen. Eine systemische Therapie mit Antibiotika und zudem nichtsteroidaler Entzündungshemmer sind in diesen Fällen am Platz.

**Perforierende Luftröhrenverletzungen** mit offenen Hautwunden ergeben sich selten nach Schlägen mit eisen- und stollenbewehrten Hufen, gelegentlich auch bei Weidezaunverletzungen (Stacheldraht). Im weiteren Sinne gehört die Tracheotomiewunde zu diesem Komplex.

Die Wundumgebung schwillt meistens rasch an; das Ödem ist kombiniert mit dem typischen knisternden, subkutanen Emphysem. Das Pferd äußert meistens inspiratorische Atembeschwerden. Auch ist es möglich, daß die Verletzung zu einem leise pfeifenden Geräusch Anlaß gibt. Vernachlässigte Wunden infizieren sich immer; die Schwellung nimmt dann oft einen phlegmonösen Charakter an; das verletzte Tier wirkt abgeschlagen, inappetent; mittel- bis hochgradiges Fieber ist die Regel.

Die Wunde ist so frisch wie möglich zu versorgen: exakte Wundtoilette und eine verläßliche Drainage sind Bedingung für die Heilung der offenen Wunde innerhalb etwa eines Monats. Die Rekonstruktion lädierter Trachealteile wird beschrieben (SCOTT, 1978; ROBERTSON und SPURLOCK, 1986). Die weitere Prognose quoad usum hängt davon ab, ob sich eine Stenosierung der Trachea mit der Vernarbung der Gewebe einstellt.

**Fremdkörper** dringen beim Pferd sehr selten in die Trachea ein. Pferde husten offensichtlich auch lange Fremdkörper mit großer Effizienz aus. So werden Katheterstücke, die anläßlich transtrachealer Aspirationen frei in die Trachea (carina) oder die Bronchen gelangen, ausgehustet. Einzelfälle feststeckender Fremdkörper werden aber beschrieben. Es handelt sich in der Regel um Ästchen oder Zweige (bis zu 70 cm Länge), die sich in der Gegend der Bronchialbifurkation verklemmen oder auch in die Schleimhaut einstechen (URQUART und GERRING, 1981; BROWN und COLLIER, 1983).

Das wichtigste Zeichen einer Fremdkörpererkrankung in der Trachea (carina!), eher in einem Hauptbronchus, ist der Reizhusten, der je nach Fall wochen- und monatelang bestehen kann. Überdies besteht bei dauernder Reizung der Trachea auch ohne Husten eine gesteigerte Palpationsempfindlichkeit. Erhebliche Verletzungen führen zu Epistaxis, zu eitrigem Nasenausfluß, übelriechender Ausatmungsluft, in seltenen Fällen anscheinend auch zu Pleuritis oder Pleuropneumonie.

Die Diagnose wird aufgrund einer sorgfältigen tracheobronchoskopischen Untersuchung gestellt, eventuell ergänzt durch Lungenröntgen. Die Entfernung des Fremdkörpers wird über eine weit unten liegende Tracheotomie unter endoskopischer Kontrolle vorgenommen (die Biopsiezange des Endoskops scheint in den meisten Fällen zu schwach zu sein). Ohne pneumonische oder pleuritische Komplikation kann danach mit einer raschen Heilung gerechnet werden.

## Trachealstenosen anderer Genese

Akzidentelle Traumen, vor allem aber die Tracheotomie (Schnitt durch mehrere Knorpelspangen in der Längsachse besonders bei Fohlen) können zu einem sogenannten Trachealkollaps führen. Nach einer Tracheotomie in der Längsachse kommt es zu einem seitlichen Zusammenfallen des lädierten Gebiets. Aber auch ein transversal geführter Schnitt durch das *Ligamentum annulare* kann zu Stenose führen, wenn er zu großzügig ausfällt: die Distanz zwischen den Spangen wird von Schleimhaut überbrückt, die bei der Inspiration ins Lumen prolabieren kann.

Ein vergleichbarer Zustand ergibt sich, wenn die Distanz zwischen Larynx (Cricoid) und erstem Trachealring sehr groß ist (bis 5 cm), was im Röntgenbild, besser in der Xeroradiographie, nachzuweisen ist. Die lockere Schleimhaut prolabiert ins Lumen vor allem bei der angestrengten Inspiration, und sie vermag ein Stenosegeräusch zu erzeugen. Ein großer Abstand und eine schlaffe Verbindung zwischen Larynx und Trachea scheint manchmal verbunden zu sein mit einem Nach-Hintenfallen des Larynx: endoskopisch erscheint die Epiglottis wie aufgestellt. Man sieht nicht auf ihre Oberfläche, sondern auf die Spitze oder gar auf die Unterseite. Der Zustand kann im übrigen verbunden sein mit der oben diskutierten Rostralverlagerung des *Arcus pharyngicus*, nicht selten auch mit einer *Hemiplegia laryngis*.

Einengungen des Lumens ergeben sich auch wegen Narbenstrikturen nach akzidenteller Verletzung oder nach Tracheotomie (McClure et al., 1995). In diesem Zusammenhang sind die gelegentlich zu beobachtenden Granulome zu erwähnen, die die Folge von Schleimhautverletzungen sein (Nasenschlundsonde; Getreidegrannen) und in Einzelfällen eine recht erhebliche Größe erreichen können.

Stenosen der Trachea stellen sich auch bei Kompressionen von außen ein. In erster Linie ist an Abszesse und Tumoren zu denken: Große, retropharyngeale Druseabszesse komprimieren manchmal nicht nur den Kehlkopf, sondern auch die obersten Trachealringe. Viel seltener sind Abszesse der Mediastinallymphknoten, die die Trachea vor der Bronchialbifurkation einengen. Neben den anderen Erscheinungen der Druse ist in solchen Fällen mit mehr oder weniger schwerer, vorwiegend inspiratorischer Dyspnoe zu rechnen, in hochgradigen Fällen mit Anzeichen eines drohenden Erstickens.

Ähnliches gilt für **Neoplasmen,** doch stellen sich die Symptome progredient ein und akute Erstickungsgefahr besteht kaum. Im Bereich der oberen Trachea ist mit Kompression durch Lympho- und Melanosarkome zu rechnen, erstere eher bei jüngeren Pferden, letztere bei älteren Schimmeln. Auch eines der sehr seltenen Thyreoideakarzinome kann den Trachealquerschnitt einengen. Am Brusteingang sind stenosierende Thymome oder Lymphosarkome möglich, wie auch in den Mediastinallymphknoten sich am ehesten Lymphosarkomatose äußert.

Besonders bösartige Tumoren können in die Luftröhre durchbrechen; Primärtumoren der Trachea sind jedoch beim Pferd offenkundig von größter Seltenheit.

**Literatur**

Boyd C. L., Hanselka D. V. (1973): Prosthesis for collapsed tracheal rings. Proc. Am. M. AAHA, 710–714.
Brown C. M., Collier M. A. (1983): Tracheobronchial foreign body in a horse. J. Am. Vet. Med. Assoc. **182**, 280–281.
Delahanty D. D., Georgi J. R. (1954): A tracheal deformity in a pony. J. Am. Vet. Med. Assoc. **125**, 42–44.
Farrow C. S. (1976): Pneumomediastinum in the horse: A complication of transtracheal aspiration. J. Am. Vet. Radiol. Soc. **19**, 192–195.
Fubini S. L. (1985): Tracheal rupture in two horses. J. Am. Vet. Med. Assoc. **187**, 69–70.
Gerber V. (1995): Untersuchungen über die mukoziliäre Clearence in der Luftröhre des Pferdes. Diss. med. vet., Bern.
Gerber V., Gehr P., Im Hof V., Schuerch S., King M., Tschudi P., Gaillard Cl., Herholz C., Straub R. (1995): Mucociliary clearence and surfactant in the horse trachea. Swiss Vet. **11-S**, 77–78.
Hanselka D. V. (1973): Tracheal collapse and laryngeal hemiplegia in the horse. Vet. Med. /Small Anim. Clin. **68**, 859–862.
Martin J. E. (1981): Dorsoventral flattening of the trachea in a pony. Equine Pract. **3**, 17–22.
McClure S. R., Taylor T. S., Honnas C. M., Schuhmacher J., Chaffin M. K., Hoffmann A. G. (1995) Permanent tracheostomy in standing horses: techniques and results. Vet. Surgery **24**, 231–234.
De Moor et al. (1981): Surgical correction of a dorsoventral collapse of the trachea of a pony. Vlaams Diergenesk-Tijdschr. **50**, 30–37.
Scott E. A. (1978): Ruptured trachea in the horse: a method of surgical reconstruction. VM/SAC **73**, 485–489.
Simmons T. R., Peterson M., Parker J., Dietze A., Rebhun W. C. (1988): Tracheal collapse due to chondrodysplasia in a miniature horse foal. Equine Pract. **10/10**, 39–42.
Tate L. A., Koch D. B., Sembrat R. F., Boles C. L. (1981): Tracheal reconstruction by resection and end-to-end anastomosis in the horse. J. Am. Vet. Med. Assoc. **178**, 253–258.
Urquhart K. A., Gerring E. L. (1981): Tracheobronchial foreign body in a pony. Equine vet. J. **13**, 262–264.

## 1.1.2 Krankheiten der unteren Luftwege

Es ist nicht einfach, diese komplexe Krankheitsgruppe logisch und systematisch einzuteilen und zu besprechen. Das Bild und die Häufigkeit verschiedener Krankheiten haben sich in den letzten Jahrzehnten wesentlich verändert. Außerdem besteht keine Einigkeit über die geeignetste Nomenklatur. Das chronisch destruktive und irreversible alveoläre Lungenemphysem als Folge einer chronischen Bronchiolitis etwa ist selten geworden, wiewohl es doch noch vor dreißig bis vierzig Jahren zu den häufigsten gesicherten Ursachen vorzeitiger Arbeitsunfähigkeit der Pferde gehört hat. Dafür scheint die Häufigkeit chronisch allergischer Bronchiolitiden mit akuten Episoden zugenommen zu haben; es bleibt Ermessensfrage, ob man diesen Krankheitskomplex zum Beispiel mit COPD (chronic obstructive pulmonary disease oder auf Deutsch COLE: chronisch obstruktive Lungenerkrankung) bezeichnen will oder eher mit »chronische Bronchiolitis«. Die Obstruktion versteht sich dabei gewißermaßen von selbst, und wenn man eine klare, fütterungs- oder haltungsabhängige Periodizität der manifesten Symptome beobachtet, ist es wohl richtig, die mutmaßliche Ursache in eine ätiotrope Diagnose miteinzubeziehen und den Zustand als chronische oder intermittierende allergische Bronchiolitis zu bezeichnen, wenn man denn den vielen Laien besonders vertrauten Ausdruck »allergisches Bronchialasthma« nicht verwenden will. Gemeint ist mit all diesen Ausdrücken der klinische Zustand, der im deutschen Sprachgebiet auch »Dämpfigkeit« heißt. Die Strukturierung dieses Kapitels hält sich in erster Linie an die pathologisch-anatomischen Veränderungen, die einem klinischen Bild zugrunde liegen, und wenn immer möglich auch an deren Ätiologie.

## 1.1.2.1 Diagnostische Hilfsmittel

Die diagnostischen Möglichkeiten zur Erfassung von Krankheiten im Thorakalraum haben sich in den letzten Jahren ungemein erweitert; selbstverständlich bildet aber das Ergebnis einer sorgfältigen Interpretation der Anamnese und einer ebenso sorgfältigen klinischen Beobachtung und Untersuchung nach wie vor die unerläßliche Grundlage der Diagnose. Dieses Ergebnis reicht auch in vielen Fällen für das Stellen einer Prognose und für die Einleitung einer symptomatischen, oft sogar einer ätiotropen Therapie aus. Zusätzliche diagnostische Maßnahmen drängen sich indessen in allen unklaren Fällen ebenso auf wie bei Pferden, bei denen die eingeleitete Therapie nicht innerhalb der erwarteten Zeit zu einer Besserung oder Heilung geführt hat. Im Rahmen dieses Kapitels ist es nicht möglich, alle diagnostischen Möglichkeiten in Einzelheiten zu diskutieren, doch ist es am Platz, diejenigen kurz zu besprechen, die eine mehr oder weniger wesentliche Rolle spielen.

### Endoskopie

Flexible, fiberoptische Endoskope müssen etwa 2 m lang sein, will man bei Pferden von normaler Größe über die Carina tracheae in die Bronchien vordringen. Aber auch mit kürzeren Instrumenten, die die Betrachtung der unteren Luftröhrenabschnitte und der Bronchialbifurkation erlauben, gewinnt man schon wertvolle Informationen über den Zustand des Epithels, die Art und die Menge bronchialer Sekrete oder über das Auftreten von Blutungen aus den unteren Luftwegen. Je nach dem endoskopischen Befund wird man sich zu weitergehenden zytologischen und mikrobiologischen Untersuchungen entschließen. Dazu aspiriert man entweder natives Sekret über einen Katheter, den man unter endoskopischer Kontrolle durch den Arbeitskanal weiter in der Trachea vorschiebt. Oder man entschließt sich zu einer sogenannten bronchoalveolären Waschung oder Spülung (BAL: bronchoalveolar lavage) entweder über den erwähnten oder über einen transtracheal eingeführten und vorgeschobenen Katheter

(siehe unten). Manipulationen **vor** der Carina trachea sind in der Regel ohne Husten möglich; **hinter** der Carina tritt dann meistens Husten auf (SWEENEY et al., 1992; SMITH et al., 1994; DEEGEN, 1995).

### Gewinnung von Bronchialsekret

#### Transtracheale Aspiration

Die blinde, transtracheale Aspiration von Sekret wird man dann vornehmen, wenn man kein geeignetes Endoskop von genügender Länge zur Verfügung hat. Das Verfahren ist nicht neu, in jüngerer Zeit ist es aber etwas verfeinert und popularisiert worden. Immerhin ist es invasiv und lokale Komplikationen sind nicht ganz ausgeschlossen. Man gewinnt kein reines Bronchialsekret, sondern ein Gemisch: tracheobronchiales Sekret (BEECH, 1975; 1991; VIEL, 1995).

Ein Feld von etwa 5 x 5 cm wird über der Trachea im unteren Halsdrittel geschoren und zum aseptischen Eingriff am stehenden Pferd vorbereitet. Ein kleiner Hautschnitt nach Lokalanästhesie wird empfohlen, ist aber nicht unbedingt notwendig. Zwischen zwei Trachealspangen wird nun der Trokar oder eine Infusionskanüle mit scharfer Nadel nach unten ins Lumen vorgeschoben. Mit einem langen, feinen Katheter von etwa 60 cm, der durch die Trokarhülse oder durch die kurze Infusionskanüle paßt, dringt man weiter vor bis ungefähr zur Carina. Man bringt nun 30 bis 50 ml sterile Kochsalzlösung ein und aspiriert das Instillat sofort. Die Prozedur kann wiederholt werden. Reizt man damit das Pferd zum Husten, biegt sich der Katheter manchmal nach oben um. Es besteht die Gefahr des Abbrechens oder des Abschneidens am Trokarrand (meistens ohne Konsequenz).

#### Bronchoalveoläres Sekret

Die gezielte Entnahme bronchoalveolären Sekrets über das Endoskop ist der blinden, invasiven transtrachealen Aspiration aus verschiedenen Gründen vorzuziehen, schon allein deswegen, weil die Ergebnisse aus möglichst tiefen Teilen der Atemwege zuverlässiger sind als diejenigen aus der Trachea. Gewonnen wird entweder natives Sekret oder es wird eine bronchoalveoläre Spülung durchgeführt (DAHL et al., 1991; SWEENEY und BEECH, 1991). Die Ergebnisse beider Methoden sind gut vergleichbar, deshalb verzichtet man für klinische Zwecke manchmal auf die aufwendigere und belastendere Spülung, wenn natives Sekret aspiriert werden kann. Hat man ein Endoskop von genügender Länge zur Verfügung, wird es soweit wie möglich, d. h. bis es sich verklemmt, in einen der Hauptbronchi vorgeschoben. Dazu wird das Gebiet der Carina und die kaudaleren Teile mit Lidocainlösung (5 ml der 0.5% Lösung) anästhesiert. Sekretaspiration oder Spülung erfolgen über den sorgfältig desinfizierten Arbeitskanal, durch den man einen entsprechend langen Katheter vorschiebt. Ist das verfügbare Endoskop nicht lang genug, schiebt man den Katheter unter endoskopischer Kontrolle tiefer in den Bronchialbaum vor, entweder durch den Arbeitskanal oder neben dem Endoskop (Vorteil: größeres Lumen möglich; Nachteil: Kontaminationsmöglichkeit).

Für die eigentliche Waschung werden verschiedene Volumina von steriler, körperwarmer Kochsalzlösung empfohlen. Am besten eignen sich wohl 100 ml pro Spülung (bis zu 3 x wiederholt). Man aspiriert nach der Instillation sanft und geduldig und man gewinnt im allgemeinen etwa die Hälfte des Instillats zurück.

## Untersuchung des Bronchialsekrets

Ein Teil des gewonnenen Sekrets wird der **bakteriologischen Untersuchung** zugeführt. Deren Resultate sind schwierig zu interpretieren: je tiefer in den Atemwegen das Sekret gewonnen wird, desto signifikanter ist in der Regel der bakteriologische Befund. Doch auch wenn aus der Spülflüssigkeit ein potentiell pathogener Keim isoliert wird, heißt das nicht, daß er für die Krankheit verantwortlich ist. So wird man bei chronischer Bronchiolitis, ein praktisch ausnahmslos steriler Prozeß, nach Spülungen recht oft eine bakterielle Flora isolieren, gelegentlich auch pathogene Keime. Nichts könnte nun weniger angebracht sein, als eine Überschwemmung des Tieres mit Antibiotika. Bei fieberhaften Erkrankungen ist die Isolation eines pathogenen Erregers selbstverständlich von größerer Bedeutung, während man bei nichtfieberhaften Zuständen die Untersuchung nach einigen Tagen wiederholen sollte. Für die kritische Interpretation bleibt zu bedenken, daß eine Reinkultur bedeutsamer ist als der Nachweis einer gemischten Flora und daß auch die Quantität kolonienbildender Einheiten eine wesentliche Rolle spielt (CRANE et al., 1989; GERBER, 1995).

Jedenfalls muß der bakteriologische Befund immer im Zusammenhang mit dem klinischen Bild gewertet werden; er allein »macht keine Diagnose«! Als pathogen und potentiell signifikant sind die folgenden Erreger anzusehen: *Streptococcus equi* subsp. *equi* ist immer ernst zu nehmen. In relativ seltenen Fällen verursacht er Bronchopneumonien, z. T. abszedierend, oder Pleuropneumonien. *Rhodococcus equi* ist der Erreger subakuter oder chronisch-progredienter, meist abszedierender Pneumonien bei Fohlen und jungen Pferden. Der Befund »*Pasteurella* sp.« ist ebenfalls von Bedeutung, wenn auch *Pasteurella caballi* manchmal vielleicht als Kontaminant auftritt (Antibiogramm).

*Streptococcus equi* subsp. *zooepidemicus* ist ein potentiell pathogener Keim, und es ist richtig, die Infektion mit diesem Erreger dann als signifikant anzusehen, wenn sie mit eitrigen Katarrhen oder Pneumonien verbunden ist. Der Keim ist indessen dermaßen oft einfach Kontaminant, daß die Untersuchung in allen Zweifelsfällen wiederholt werden muß. Die Rolle von *Streptococcus pneumoniae* scheint zumindest in Europa recht unbedeutend zu sein; ein Isolat muß im Licht des klinischen Bildes sehr kritisch beurteilt werden. Fast ebenso häufig wie Streptokokken wird *Actinobacillus equuli* nachgewiesen; je älter das betreffende Pferd ist, desto unwichtiger ist in der Regel der Befund. Bei jungen Fohlen ist das Resultat bei Sepsis und Pneumonie allerdings ernst zu nehmen (Antibiogramm).

Besonders bei Aspirations- und Pleuropneumonien sowie Pleuritiden wird oft eine anaërobe Mischflora isoliert, die meist *Fusobacterium necrophorum* und *Bacteroides* sp. enthält, ein wichtiger Befund, der sich aber in einer wiederholten Untersuchung bestätigen lassen muß. Es ist klar, daß neben einer antibiotischen Therapie wenn immer möglich für Sauerstoffzutritt zum Erfolgsort gesorgt werden sollte. Unklar ist oft die Bedeutung eines Mykoplasmennachweises (Wiederholung); die Isolation von *Bordetella bronchiseptica* in Reinkultur dagegen scheint in den seltenen Fällen von akuter Pneumonie von primärer Bedeutung zu sein (Antibiogramm). Im Gegensatz dazu ist der Nachweis von *Pseudomonas*, *Proteus* u. a. Keimen oft bedeutungslos, aber doch bei *Pseudomonas* nicht von vornherein eine Banalität. Hier ist die Möglichkeit in Betracht zu ziehen, daß es sich um einen Hospitalismuskeim handeln könnte.

Ein weiterer Teil eines Aspirats aus dem Bronchialraum dient der **zytologischen Untersuchung** (DECONTO und DEEGEN, 1983; WINDER et al., 1989). Hat man sich einer Spülung bedient, läßt sich mit der Gesamtzahl aller Zellen trotz Korrekturrechnungen wenig anfangen. Die Differenzierung der Zellen hingegen ist recht aufschlußreich, wenn auch die Resultate in manchen Fällen nicht leicht und nur mit größter Vorsicht zu interpretieren sind. Sie fallen auch von Untersuchung zu Untersuchung oft sehr unterschiedlich aus. Spülungen beeinflussen das Zellbild recht beträchtlich; sie können nicht in Intervallen unter zwei bis drei Wochen wiederholt werden (SWEENEY et al., 1994). Makrophagen und Lymphozyten sollen zusammen beim gesunden Pferd gut 80 bis 90% der Zellen ausmachen, neutrophile Granulozyten 9 bis 10% (und mehr). Der Rest betrifft Epithelzellen, Mastzellen und Eosinophile (< 1%!) (DERKSEN, 1991). Wichtiger als die prozentuale Verteilung ist jedenfalls die kritische Evaluation des Zellbildes durch erfahrene Zytologen. Ausschlaggebend ist dann der Einbau des Resultates ins klinische Symptomenbild. Die zytologische Untersuchung liefert keine Diagnose, und geringe Reizungen, etwa durch wiederholte Aspiration oder Spülung, verändern die Resultate manchmal drastisch. Als wesentlich dürfen die folgenden Befunde angesehen werden (DERKSEN, 1991; MCKANE et al., 1993; MCGORUM und DIXON, 1994):

Das vermehrte Auftreten sogenannter (Hämo)Siderophagen deutet auf Lungenblutungen hin, wie sie vor allem bei Rennpferden im Training beobachtet werden. Becherzellen im Aspirat sind die Folge eines chronischen Reizes; am ehesten sind sie bei chronischer Bronchiolitis zu finden. Auf diese Krankheit kann auch die Anwesenheit vermehrter oberflächlicher Epithelzellen, oft in ver-

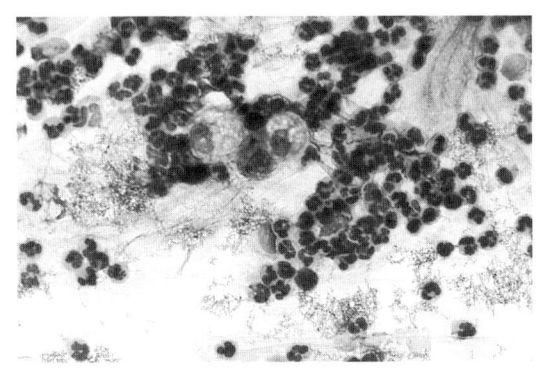

**Abb. 1.22:** Tracheobronchialsekret. Zytologisches Bild bei COB. Zahlreiche neutrophile Granulozyten und einige Makrophagen

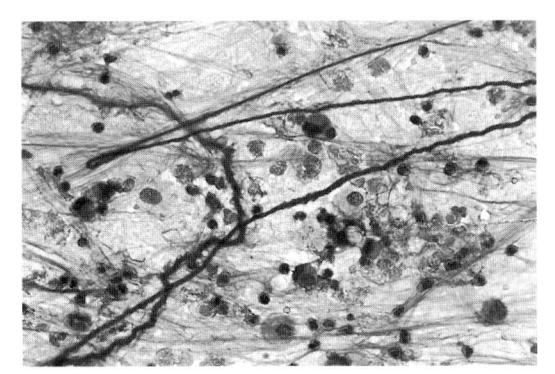

**Abb. 1.23:** Tracheobronchialsekret. Makrophagen; wenig Lymphozyten. Neutrophile vorwiegend mit pyknotischem Kern. Curschmann-Spiralen. Befund bei chronischer Bronchitis

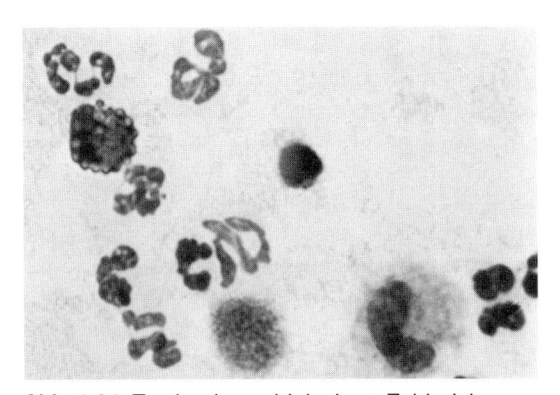

**Abb. 1.24:** Tracheobronchialsekret: Zahlreiche Neutrophile und ungewöhnlich viele Eosinophile bei allergisch-bedingter chronischer Bronchiolitis

änderter Form, hinweisen. Tumorzellen wird man beim Pferd nur äußerst selten finden; ihre Anwesenheit indessen ist natürlich von großer Bedeutung. Lymphozyten sind auch beim normalen Pferd in erheblichen Quantitäten zu beobachten; ihr prozentualer Anteil verschiebt sich bei entzündlichen Prozessen oft stark zugunsten von Neutrophilen (FOGARTY und BUCKLEY, 1991; MOORE et al., 1995). Die neutrophilen Granulozyten ihrerseits gelten eben als Ausdruck von Entzündung; bei nichtinfektiösen Krankheiten am ehesten von Bronchiolitis (beachte die unterschiedlichen Befunde bei Bronchiolitis, Abb. 1.22–1.24). Man postuliert, daß erst ein Neutrophilenanteil von über 40% der Zellen abnorm sei (bei Fohlen über 70%). Das Bild der einzelnen Zellen, vor allem deren Grad von Degenerationsanzeichen, mag zur Differenzierung septischer Prozesse mithelfen. Eosinophile Granulozyten sind bei normalen Pferden nicht oder spärlich und nur in geringer Anzahl zu sehen. Treten sie in größerer Anzahl auf, ist an eine IgE-abhängige Immunreaktion zu denken, also etwa an intermittierende allergische Bronchiolitis (dann meistens nicht ausgeprägte Neutrophilie, die an sich häufiger ist), an einen Befall mit *Dictyocaulus arnfieldi*, bei Fohlen auch an migrierende Askariden- oder andere Helminthenlarven (Abb. 1.24). Interessant ist der Befund, daß aufgestallt gehaltene Pferde häufiger Eosinophile in größerer Anzahl im Bronchialsekret nachweisen lassen als Weidetiere. Lungenblutungen (EIPH) sind manchmal mit einer Eosinophilie im Sekret verbunden (HERMANN et al., 1988; DERKSEN, 1991). Periphere Basophile werden selten nachgewiesen; die Suche nach Mastzellen (Gewebsbasophile) bedarf einer Spezialfärbung: Mastzellen sollen bei stallgehaltenen Pferden recht oft auftreten. Auch bei einer Eosinophilie scheinen sie nicht selten zu sein.

Pilz- oder Pflanzensporen treten ebenfalls nicht selten auf. Ihre Anwesenheit deutet weder auf eine Pilzinfektion noch auf eine Allergie hin. Auch Bakterien im Sekret allein sind kein Beweis für die septische Natur eines Krankheitsprozesses.

Sogenannte CURSCHMANN-Spiralen gelten als zähschleimige Ausgüsse von Bronchioli. Man sieht sie recht oft bei Pferden mit chronisch allergischer Bronchiolitis (Abb. 1.23).

Zusammenfassend ist zu sagen, daß die Befunde einer zytologischen Untersuchung von Atemwegssekreten eine willkommene, wenn auch nicht von vornherein unentbehrliche Ergänzung des Symptombilds darstellen, aber es sei wiederholt, daß sie keine Diagnose liefern können (Ausnahme: Tumorzellen) und daß ihre Interpretation sehr vorsichtig zu geschehen hat. Weitergehende bio- und zytochemische Untersuchungen bleiben vorläufig der Forschung vorbehalten (z. B. MILNE et al., 1994; PELLEGRINI, 1994). Es ist falsch, am zytologischen Befund den Begriff »Gesundheit« messen zu wollen. Schließlich widerspiegelt der Befund die Auseinandersetzung mit den Noxen in der Luft auch bei klinisch gesunden Pferden. Ein Pferd, das nie hustet, normal atmet und arbeitet ist nicht allein aufgrund der zytologischen Resultate etwa als Bronchiolitiker einzustufen!

Benutzt man natives Sekret für die Untersuchung, ist zu bedenken, daß die Befunde von Schleimflocke zu Schleimflocke verschieden ausfallen können; auf der anderen Seite beeinflußt jede, und vor allem jede wiederholte Spülung den zytologischen Befund in recht einschneidender Weise. Wo immer natives Sekret in genügender Menge aspiriert werden kann, ist eine Lavage nicht unbedingt notwendig.

**Bildgebende Verfahren**

**Röntgenuntersuchung der Lungen**: Während die Röntgenuntersuchung der oberen Luftwege (und eher noch die der Strahlenbelastung und der Kosten wegen recht wenig verbreitete Xeroradiographie) wertvolle und leicht zu interpretierende Ergebnisse liefert, ist die gute Darstellung der unteren Atemwege beim erwachsenen Pferd aus anatomischen und technischen Gründen nicht einfach (Saugfohlen dagegen lassen sich ohne weiteres radiologisch mit großem Vorteil untersuchen). Recht massive Veränderungen in den Zwerchfellappen, beziehungsweise in deren Gefäß- und Bronchialstrukturen, und in der Umgebung des Herzens, auch Effusionen, werden immerhin zuverlässig erfaßt; subtilere, alveoläre und interstitielle Veränderungen bedürfen aber eines sehr routinierten und skeptischen Interpreten.

Für die radiologische Untersuchung des Thorax eines erwachsenen Pferdes benötigt man mindestens drei Aufnahmen von 30 x 40 cm, die vorderste Platte wird senkrecht, die beiden hinteren senkrecht oder waagrecht gestellt. Es wird am stehenden Pferd untersucht; die Imponderabilien und die Kosten einer Narkose schränken die Indikation zur Röntgenuntersuchung am liegenden Tier auf seltene Ausnahmen ein. Nur junge Saugfohlen werden, wenn nötig sediert, auf die Seite gelegt. Die Aufnahmen sollen am Ende einer Inspiration geschossen werden; jedenfalls immer in der gleichen Phase der Atmung (WISNER et al., 1993).

**Szintigraphie der Lungen:** Diese Untersuchung, so wertvoll sie grundsätzlich zur Erfassung der Ventilations- und (einfacher) der Perfusionsverhältnisse wäre, bleibt spezialisierten Kliniken vorbehalten (SCHATZMANN, 1995). Sie ist sehr teuer, besonders wenn radioaktives $^{133}$Xenon oder $^{81m}$Krypton für Ventilationsuntersuchungen verwendet wird. Die Einführung besserer Aerosolierungsmethoden mit Partikelgrößen unter 2 μm erlaubt die Verwendung von relativ billigem $^{99m}$Technetium auch zum Studium der Ventilation. Die Methoden sind indessen vorläufig den meisten Institutionen der Forschung vorbehalten; ihre Ergebnisse werden in diesem Kapitel nicht oder nur am Rand erwähnt (WILLOUGHBY et al., 1991; VIEL und TESAROWSKI, 1994; O'CALLAGHAN, 1995).

**Ultraschall:** Die Echographie des Thorax ist in kurzer Zeit zu einem wertvollen Bestandteil der Untersuchung bei Verdacht auf Pleuraveränderungen geworden. In der Regel wird eine 5 MHZ-Sonde eingesetzt, bei großen, fetten Tieren auch Schallköpfe, die 3,5 MHZ emittieren. Beide Thoraxseiten sollten untersucht werden, und zwar in systematischer Weise auf verschiedener Höhe und in mehreren Interkostalräumen. Man konzentriert sich auf die klinisch oder radiologisch besonders verdächtigen Gebiete. Ohne weiteres nachgewiesen werden durch die Echographie pleurale Ergüsse, auch Pneumothorax und – besonders wertvoll – Pleuritis, die sich echographisch weitgehend nach ihrer Natur differenzieren läßt. Schwieriger ist die Erfassung tiefer liegender Lungenveränderungen; am ehesten sind Regionen verdichteten Gewebes in der Peripherie der Lunge zu erfassen, also Atelektasen, Pneumonien besonders im Stadium der Hepatisation, Abszesse (im Röntgenbild oft deutlicher zu sehen, vor allem wenn der Abszeß tiefer liegt) und ausgedehntere Nekrosen im Lungenparechym.

**Lungenfunktionstests**

Die meisten der mannigfaltigen Lungenfunktionsprüfungen bleiben des apparativen Aufwands wegen spezialisierten Institutionen vorbehalten.

Für die Erforschung der Physiologie der Atmung in Ruhe und auf dem Laufband sind diese Untersuchungen unerläßlich; sie sind auch außerordentlich wertvoll für das Studium der pathophysiologischen Mechanismen, die bei bestimmten Krankheitsgruppen wirksam werden. Im klinischen Einzelfall jedoch sind sie entbehrlich, wenn es auch sehr erfreulich ist, den klinischen Eindruck einer Besserung (etwa eines Pferdes mit obstruktiver Bronchiolitis bei verbesserten Haltungsbedingungen) objektivieren zu können.

Im weiteren Sinne darf man **arterielle Blutgasbestimmungen** als Lungenfunktionsprüfung ansehen. Die Werte, unter ihnen vor allem $PaO_2$, widerspiegeln die Effizienz der Funktion »Gasaustausch« zuverlässig; die Bestimmung ist überdies so einfach und billig, daß sie zur Routineuntersuchung lungenkranker Pferde gehört. Entnommen wird das arterielle Blut am einfachsten aus der *A. carotis communis* etwa in der Mitte des Halses. Größte Sorgfalt ist der Verminderung von Luftbeimengungen bei der Entnahme und dem Transport der Probe ins Labor zu widmen. Günstig ist es natürlich, wenn die Messungen unmittelbar nach der Entnahme der Probe durchgeführt werden können. Sonst ist die luftleere (!) Probe auf Eis zu lagern. Als Norm gilt an der Berner Klinik, die auf rund 600 m ü. M. liegt, ein arterieller Sauerstoff-Partialdruck von ≥ 85–90 torr oder mmHg. $PaCO_2$ reflektiert Störungen im Gasaustausch weit weniger sensibel, aber für die Erfassung der alveolären Ventilation ist der Wert doch sehr wertvoll. Seine Norm liegt um 40 torr. Werte über 50 torr sind mit Sicherheit als pathologisch einzuordnen (REINHARD und HURTIENNE, 1972; MEISTER et al., 1976; TSCHUDI, 1995).

**Allergietests**

Es gibt zur Zeit keine Möglichkeit, eine mutmaßliche Inhalationsallergie zuverlässig zu erfassen. Die Anzahl

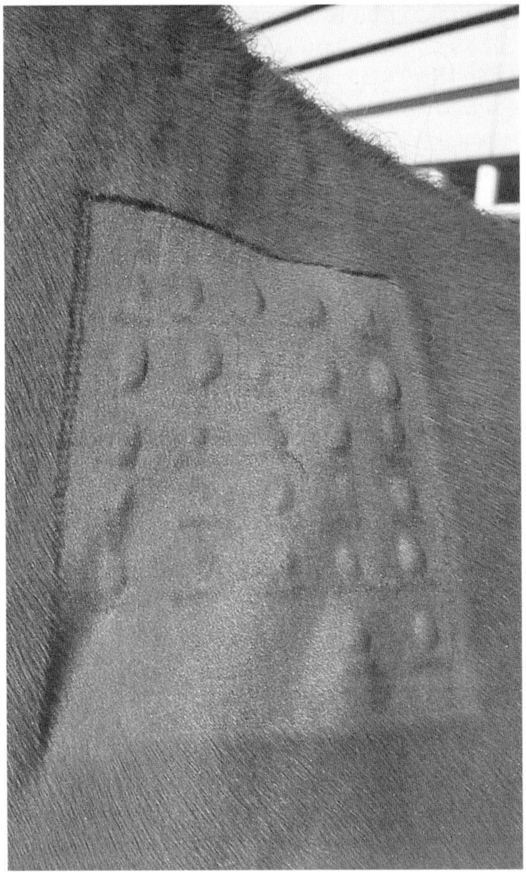

**Abb. 1.25:** Intradermaltests gegen verschiedene potentielle Inhalationsallergene bei einem klinisch gesunden Pferd. Befund etwa 3 Stunden nach Injektion

potentieller Allergene ist groß, und sie variiert auch von Quelle zu Quelle (etwa von einer Heulieferung zur anderen). Im Einzelfall ist die Durchführung **intradermaler Tests** mit einer Auswahl kommerziell erhältlicher Antigene sinnlos (SCHATZMANN, 1970; McGORUM, 1995). Klinisch lungengesunde Pferde reagieren zum Teil ebenso stark auf eine ebenso große Anzahl von Allergenen wie Tiere, die an einer Bronchiolitis vermutlich allergischer Genese leiden (Abb. 1.25). Der große Aufwand zur Isolation und Identifizierung spezifischer Allergene aus der Umgebung des Pferdes – vor allem natürlich aus Heu und Stroh – und die Herstellung eigener Testlösungen rechtfertigt sich im Einzelfall nicht. Bisher ist es beim Pferd auch nicht gelungen, IgE zuverlässig quantitativ zu messen, geschweige denn allergenspezifisches IgE oder IgG zu erfassen. Die große Zahl potentieller Allergene läßt auch die **serologische Untersuchung** des betreffenden Pferdes im klinischen Einzelfall als wenig sinnvoll erscheinen: Präzipitierende Antikörper etwa gegen *Faenia rectivirgula* oder andere thermophile Actinomyceten, gegen Pilzantigene wie *Aspergillus* oder *Verticillium* usw. treten bei gesunden Pferden zu häufig auf, als daß sie beim kranken Einzeltier von wesentlicher Bedeutung sein könnten. Außerdem weisen sie nur eine Typ III- (Arthus-) Reaktion nach, während Typ I- oder auch Typ IV-Reaktionen nicht erfaßt werden.

**Provokations- und Eliminationstests** mit spezifischen Allergenen sind aufwendig und in dem Sinn unsicher, als eben die Natur des verantwortlichen Antigens in der Regel nicht bekannt ist. In einem weiteren Sinn darf man indessen das Verbringen des Patienten aus einer potentiell allergenreichen Umgebung A (Heufütterung, Strohstreu, ungenügende Belüftung des Stalles) in eine allergenarme Umgebung B (im ganzen Stall! keine Heufütterung, keine Strohstreu, höchstens ausgewähltes Futterstroh bester Qualität; gute Belüftung des Stalls) als Eliminationstest ansehen (umgekehrt wird daraus ein Provokationstest): bessert sich in der Umgebung B der klinische Zustand des Pferdes in kurzer Zeit entscheidend, d. h. innerhalb von etwa zwei Tagen, ist das Tier nach etwa zehn bis 14 Tagen sogar symptomfrei (objektiviert wird die Besserung durch wiederholte Bestimmungen der arteriellen Blutgaswerte), so darf mit einiger Sicherheit auf eine Allergie gegen Bestandteile des Heu- und Strohstaubs geschlossen werden. Die Maßnahme ist dann gleichzeitig auch die auf die Dauer wirksamste Therapie.

### Invasive Maßnahmen

Die Indikation zu den folgenden diagnostischen Maßnahmen ist jeweils streng und restriktiv zu stellen.

**Thorakozentese:** Eine Punktion der Brusthöhle wird man nur vornehmen, wenn man genügend Anhaltspunkte für einen septischen oder aseptischen Erguß gewonnen hat. Das setzt voraus, daß eine im allgemein horizontale perkutorische Dämpfung vorliegt, die dann des weiteren durch eine radiologische und/oder eine echographische Untersuchung objektiviert wird. Man wird in solchen Fällen die eine oder beide Thoraxhälften der Thorakozentese unterziehen. Links benützt man den (7.) 8. oder 9. Interkostalraum, zwei bis drei Finger breit oberhalb der Olecranonspitze, rechts den 7. IR auf der Höhe der Olecranonspitze. Es versteht sich von selbst, daß die Operationsstellen antiseptisch vorbereitet und daß Haut und Muskulatur lokal anästhesiert werden. Zur Schonung der *A. intercostalis* sticht man das verwendete Instrument knapp vor der hinteren Rippe durch Haut, Muskulatur und Pleura ein. Je nach der Art des verwendeten Instruments ist ein kleinerer oder größerer Hautschnitt notwendig. Für die diagnostische Punktion allein begnügt man sich mit einem gewöhnlichen Trokar oder – besser – mit einem kurzen Plastikkatheter über einer scharfen Kanüle (Typ Braunüle oder Venicath). Läßt sich die Intervention mit einer therapeutischen Entlastung des Thorax durch die Drainage eines Ergusses verbinden, wählt man, der Größe des Tieres entsprechend, größere, mit einem Plastikmantel umgebene Trokars, deren lichte Weite 10–15 mm betragen darf. Das gewonnene Punktat wird einer zytologischen, einer klinisch-chemischen und einer bakteriologischen Untersuchung unterzogen. Der Hautschnitt wird verschlossen.

Die Thorakozentese wird von den Pferden im allgemeinen gut und komplikationslos ertragen (s. auch BEECH, 1995).

**Pleuroskopie:** Eine Indikation für die Pleuroskopie ist eigentlich nur bei Tumorverdacht gegeben, und auch nur dann, wenn vorangegangene Untersuchungen, unter anderem die Untersuchung des Thorakalpunktats, die Diagnose nicht ohnehin schon gesichert haben. Ideal für die Maßnahme ist an sich ein steifes Laparoskop, im Notfall die Ausrüstung für die Arthroskopie, aber auch flexible Endoskope sind eingesetzt worden. Es liegt auf der Hand, daß bei der Untersuchung ein Pneumothorax entsteht, den man anschließend durch Absaugen der Luft wieder beheben muß. Die Technik des Eingehens entspricht grundsätzlich derjenigen einer Thorakozentese, aber man wählt den 10. Interkostalraum und man geht relativ weit oben ein, so daß die Oberfläche der kollabierten Lunge, das Mediastinum und auch die Pleura parietalis besichtigt werden können (BEECH, 1995).

**Lungenbiopsie:** Auch die Lungenbiopsie ist nur äußerst selten indiziert. Voraussetzung dafür ist entweder ein diffuser, vorwiegend interstitieller Prozeß oder dann eine größere, gut lokalisierte Veränderung im Diaphragmallappen (kein Abszeß!). Obgleich die Stanzbiopsie in der Regel gut und ohne oder nur mit minimalen Komplikationen (Haemoptysis, gering, rasch vorübergehend) vertragen wird, steht die gewonnene Information oft in einem Mißverhältnis zum Aufwand und zur doch invasiven Intervention.

### 1.1.2.2 Atemwegskrankheiten beim neugeborenen Fohlen
(KOTERBA, 1991)

Kongenitale Krankheiten der unteren Atemwege, die auf Mißbildungen beruhen, spielen beim Pferd keine nennenswerte Rolle. Eine familiäre Häufung von chronischer Bronchiolitis mutmaßlich allergischer Genese ist nachgewiesen, aber sie manifestiert sich in der Regel erst bei erwachsenen Pferden (MARTI et al., 1991). Es kann deswegen nicht von einer kongenitalen Krankheit im engeren Sinn gesprochen werden.

Um so wichtiger ist das **Atemnotsyndrom des Neugeborenen** (NRDS = neonatal respiratory distress syndrome), das vor allem bei frühgeborenen Fohlen nach einer Tragzeit von weniger als 320 Tagen gefürchtet ist. Es wird wohl zurecht angenommen, es handle sich beim Fohlen, gleich wie beim menschlichen, vorzeitig geborenen Säugling, um ein Fehlen oder einen Mangel an Surfactant, d. h. der oberflächenaktiven Phospholipide, die erst die stabile Entfaltung der Lungen mit den ersten Atemzügen gewährleisten. Besteht ein Surfactantmangel, kommt es zu einem mehr oder weniger lokalisierten oder zum generalisierten Kollaps der Alveolen und zur Atelektase. Dieser Prozeß wird rasch gefolgt von einem Lungenödem (ROSSDALE et al., 1967; ROSSDALE, 1995).

Derartige Fohlen sind meistens klein, unterentwickelt und untergewichtig. Ihre mangelhafte Reife ist gut erkennbar am besonders kurzen, glatten und seidenweichen Haarkleid und an den Ohren, denen die nötige Rigidität noch fehlt. Die Tiere mögen sich unmittelbar nach der Geburt noch normal verhalten, aber innerhalb etwa einer halben Stunde geraten sie in einen Zustand der zunehmenden Atemnot, die gemischt, anfangs aber vorwiegend inspiratorisch ist und die durch sehr deutliches Rippenspiel und extreme Thorakal- und dann auch Abdominalbewegungen gekennzeichnet wird. Über mehr oder weniger gut abgegrenzten Gebieten lassen sich die beim Neugeborenen normalen, recht lauten, knisternden und giemenden Auskultationsgeräusche nicht wahrnehmen. Auch die Perkussion des Lungenfeldes kann mehr oder weniger ausgedehnte Dämpfungsbezirke nachweisen, besonders in ventralen, herznahen Gebieten. Röntgenaufnahmen zeigen in der Regel eine diffuse Verschattung der Zwerchfellslappen, manchmal gut begrenzte, atelektatische Bezirke in der Umgebung des Herzens. Die Blutgaswerte der kleinen Patienten verschlechtern sich rasch: $PaO_2$ fällt auf unter 60 torr ab, während $PaCO_2$ kontinuierlich auf über 60 torr ansteigt. Das arterielle pH sinkt ebenfalls kontinuierlich auf deutlich azidotische Werte ab (< 7.3) (PARADIS, 1991).

Die **Diagnose** eines RDS bereitet nach einer Frühgeburt also keine Schwierigkeiten. In Betracht zu ziehen sind differentialdiagnostisch immerhin Aspirationspneumonien (Fruchtwasser- und Mekoniumaspiration) und auch angeborene, erhebliche Herzfehler. Intrauterin erfolgte Infektionen, bei denen in erster Linie an Herpesviren zu denken ist, erzeugen ähnliche Symptome, doch werden diese Fohlen schon lebensschwach geboren und die Dyspnoe bleibt bei mehr oder weniger gleichmäßig krankhaften Blutgaswerten in der Regel konstant oder wird nur langsam schlimmer. Bei allen Fohlen mit Atmungsbeschwerden ist differentialdiagnostisch eine Weißmuskelkrankheit der Atmungsmuskulatur auszuschließen (Serum-CPK-Aktivität).

Man wird versuchen, dem kranken Fohlen Sauerstoff zuzuführen; einigermaßen wirksam ist indessen nur die aktive Ventilation über einen entsprechend eingestellten Respirator. Es ist nicht ausgeschlossen, daß in den nächsten Jahren der Einsatz von Surfactant über eine Aerosolierung mit Partikeln von einer Größe von 2 bis höchstens 6 µm die heute noch ungünstige **Prognose** verbessern wird. Zur Zeit behilft man sich mit der Instillation von speziesfremdem Surfactant in die Trachea (teuer; kaum erhältlich), wobei man dann das Fohlen nach allen Seiten hin wendet und schüttelt. Überdies wird empfohlen, den kranken Tieren auch Hydrocortison zuzuführen.

Ausgetragene und auch übertragene Fohlen entwickeln manchmal ein ganz ähnliches Symptombild, wiewohl bei ihnen eine normale Surfactantbildung anzunehmen wäre (?). Neben den respiratorischen Zeichen einer schweren Lungenerkrankung (Atelektasen) sind bei solchen Tieren nicht allzu selten auch zentralnervöse Störungen zu beobachten (Zwangswandern, »Bellen«, auch Somnolenz). Die Annahme, ein zu frühes Durchtrennen der Nabelschnur enthalte dem Fohlen größere Blutungen von mehreren Dezilitern vor, erklärt vielleicht die zentralnervösen Störungen mit Minderdurchblutung und Hypoxämie des Gehirns. Die unvollständige Entfaltung der Lungen, überhaupt die respiratorischen Symptome, lassen sich indessen nicht einfach auf die Anämie oder Hypovolämie zurückführen. Im übrigen wird der Kunstfehler einer zu frühen, nichtspontanen Durchtrennung der Nabelschnur von erfahrenen Geburtshelfern nicht mehr begangen. Entsprechende Fälle sind jedenfalls seltener geworden. Es mag sein, daß diese seltenen Fälle an einer quantitativen Unterentwicklung des bronchiolären Geästs leiden; jedenfalls wird ein derartiger Mechanismus beim Säugling neuerdings diskutiert (ROSSDALE, 1995).

Die **Aspiration von Fruchtwasser**, d. h. von Amnionflüssigkeit, die überdies manchmal mit Mekonium versetzt ist, findet meistens unter der Geburt statt, seltener schon in utero, und zwar, wenn der Foet zu früh gewissermaßen »nach Luft schnappt«. Derartige Atemversuche sind im allgemeinen das Resultat von Kompressionen oder Verwicklungen der Nabelschnur. Die **Diagnose** stützt sich auf die folgenden Zeichen: oft ist eine schwierige, verzögerte Geburt vorausgegangen. Das Neugeborene zeigt eine mehr oder weniger schwere Atemnot, je nach der Menge aspirierter Flüssigkeit, manchmal gar eine schnappende Maulatmung. Über den Lungen sind meistens deutlich verschärfte Auskultationsgeräusche zu hören. Sollte Mekonium in die Amnionflüssigkeit übergetreten sein, beobachtet man ein bräunlich verschmiertes Fell (beachte die weißen Abzeichen!) und – seltener – sogar einen ebenso gefärbten Nasenausfluß. Das Röntgenbild sichert in vielen Fällen den Verdacht einer Aspiration, die ja sehr schnell zu einer Pneumonie Anlaß gibt. Solchen Fohlen sollte die aspirierte Flüssigkeit mit einer dünnen Sonde (ø etwa 10 mm) möglichst frühzeitig und möglichst vollständig abgesaugt werden. Das Vakuum soll dabei möglichst schwach gehalten werden; ein Absaugen unter starkem Unterdruck führt zu Gewebsschäden. Eine weitere Therapie, etwa ein antibiotischer Schutz, ist nicht immer nötig; sie richtet sich nach dem Befinden des Fohlens.

### 1.1.2.3 Bronchitis

Wo immer im folgenden Text der Ausdruck »Bronchitis« verwendet wird, ist darunter eine Entzündung der Bronchen (Makrobronchitis) zu verstehen, die allerdings oft auch die Bronchioli erreicht (Mikrobronchitis, Bronchiolitis). Mit »Bronchiolitis« dagegen werden Zustände bezeichnet, die praktisch nur die Bronchioli betreffen, wie das etwa bei der sogenannten COPD der Fall ist. Die Grenzen zur Pneumonie sauber abzustecken, ist besonders bei akuten Bronchitiden nicht einfach und in manchen Fällen klinisch unmöglich.

Bei Bronchitiden, ganz besonders bei chronischen Bronchitiden und Bronchiolitiden, ist dem Zustand der Hyperreagibilität der Gewebe Beachtung zu schenken. Das heißt, daß etwa akute Exazerbationen durch irgendwelche Faktoren ausgelöst werden können, unabhängig von der Primärursache der Bronchitis.

### Akute Bronchitis

Weitaus die meisten akuten Bronchitiden des Pferdes sind die Folge von **Infektionen**, vor allem mit Influenzaviren, dann aber auch mit Herpesviren (4 und auch 1), seltener mit Rhinoviren. Es sei dazu auf das entsprechende Kapitel verwiesen; auch nichtvirale Infekte werden dort besprochen. Bakterielle, akute Infektionen des Bronchialbaums ergeben sich in aller Regel als Sekundärinfektionen nach primärer Schädigung durch ein Virus. Die wichtigste Rolle spielt dabei *Streptococcus equi* subsp. *zooepidemicus*. In recht zahlreichen Fällen droht bei solchen Sekundärinfektionen die Gefahr eines Übergangs in Chronizität. Außerdem wird kaum mehr bezweifelt, daß Infektionen, darunter besonders die Influenza, als Auslöser der mutmaßlich allergischen, asthmaähnlichen Bronchiolitiden funktionieren können, die weiter unten diskutiert werden, weil sie sich bei vielen Pferden chronisch, bei anderen remittierend und bei manchen auch intermittierend manifestieren (GERBER, 1969). Neben Viren und Bakterien können auch Protozoen (*Pneumocystis carinii*; verursacht aber vor allem eine interstitielle Pneumonie), sehr selten Pilze, wie *Aspergillus*, die unteren Atemwege befallen. Wichtiger sind in praxi wandernde Wurmlarven beim jungen Pferd – vor allem Larven von *Parascaris equorum* – und der Befall mit *Dictyocaulus arnfieldi*, der bei Pferden eintritt, die mit symptomlosen Trägereseln oder -maultieren gehalten werden. Eine solche *Bronchitis verminosa* kann als akute Krankheit imponieren, doch sind subakut-chronische, mehr schleichende Verläufe eher die Regel (AMES, 1995; GERBER et al., 1995; MUMFORD, 1995).

Anläßlich von **Bränden** (Stall- oder Transporterbrände) ziehen sich die betroffenen Pferde unter Umständen schwere akute Bronchitiden zu, die allerdings nicht isoliert dastehen, sondern vielmehr mit Schäden der oberen Luftwege und manchmal auch der Alveolen verbunden sind (PROVOST und DERKSEN, 1991; McFARLANE, 1995). Bei einem Brand schädigt einmal die Hitze an sich das respiratorische Epithel; dabei ist zu bedenken, daß die heiße Luft in den oberen Atemwegen abgekühlt wird, so daß diese schädigende Komponente für den Bronchialbaum in vielen Fällen eine Nebenrolle spielt. Die kleineren, partikulären Bestandteile von Rauch reizen aber auch die unteren Atemwege ganz erheblich über ihre physikalische und über ihre chemische Wirkung. Die bei Bränden freigesetzten Gase wirken toxisch. Vor allen anderen ist Kohlenmonoxyd zu erwähnen; andere giftige Gase entwickeln sich je nach dem verbrannten Material. Der Aspekt der systemischen Vergiftung muß im Zusammenhang mit Bronchitis vernachlässigt werden, obgleich er natürlich im Einzelfall das wesentliche Problem des geschädigten Pferdes darstellen kann. Gewisse toxische Gase schädigen aber auch das respiratorische Epithel an sich (diese Tatsache ist bei Gasinhalation zu bedenken, die unabhängig von Bränden stattfinden kann, also etwa bei der Einatmung von Siliergasen oder von Ammoniak in schlecht gepflegten Ställen u. dgl.). Die Inhalation von Rauch führt jedenfalls oft zu einem rasch über mehrere Stunden fortschreitenden Ödem des Bronchialbaums und über die Freisetzung vasoaktiver Amine (also u. a. von Mediatoren der Entzündung) zur akuten Bronchitis. Es sei wiederholt, daß diese Bronchitis in der Regel mit Rhinitis, Laryngo-Pharyngitis und Tracheitis sowie – je nach Fall – mit einer Lungenparenchymschädigung einhergeht, also mit Lungenödem und dann Pneumonie. Es bleibt zu erwähnen, daß ausgedehnte Hautverbrennungen allein und ohne direkte Schädigung der Atemwege zu respiratorischen Symptomen führen können, die aber nicht einer Bronchitis als vielmehr einem Lungenödem anzurechnen sind.

Die Inhalation von **Staub** reizt, abhängig von der Natur des Staubes, die Atemwege bis zur eigentlichen Entzündung. Je kleiner die Staubpartikel sind, desto weiter hinunter wirken sie irritierend. Von allergrößter Wichtigkeit sind indessen potentiell antigene (allergene) Teilchen, wie Pilzsporen, Sporen thermophiler Actinomyceten, möglicherweise Futtermilben usw., die in großen Mengen im Staub von grauem Heu oder – weniger wichtig – auch von Stroh vorhanden sind (siehe auch unten; CLARKE, 1993; WOODS et al., 1993; RAYMOND et al., 1994).

Eine wichtige Ursache von Bronchitis und fast zwangsläufig einer Bronchopneumonie ist in der **Aspiration** fester oder flüssiger Substanzen zu sehen, die über die Carina tracheae hinaus in die Bronchen gelangen. Die Aspiration von Futterbestandteilen ist oft im Zusammenhang mit Verlegungen des Ösophagus zu sehen. Schluckbeschwerden, wie sie bei Hirnnervenschäden nach Luftsackmykose häufig sind und wie sie auch nach chirurgischen Eingriffen im Kehlkopf-Rachen-Raum als Komplikation gefürchtet werden, geben ebenfalls Anlaß zur Futteraspiration. Eine Aspiration von Magen-Duodenalinhalt mag sich – selten – beim Abheben über die Nasenschlundsonde einstellen. Leider ist auch die iatrogene Bronchitis/Bronchopneumonie zu erwähnen, die sich beim fehlerhaften Einführen der Nasenschlundsonde oder beim »Einschütten« flüssiger Medikamente durch Laien in die Atemwege einstellt; Wasser allein wird in kleinen Mengen gut vertragen, irgendwelche Medikamente, vor allem Mineralöl, oder dünnbreiiges Futter dagegen gar nicht! Paraffinöl provoziert im übrigen in kleinerer Menge kaum eine akute Antwort; vielmehr ruft es eine schleichende, granulomatöse und unaufhaltsame Reaktion hervor.

Die akute Bronchitis kann in ihren **Symptomen** fieberlos bis hochfieberhaft verlaufen. Eine deutliche Hyperthermie ist meistens ein Zeichen für eine Infektion; hohe Temperaturen stellen sich vor allem bei ungeimpften Pferden mit Influenza ein, während Infektionen mit Herpes- und Rhinoviren subfebril, manchmal afebril oder mit mäßigem Fieber verbunden zu sein pflegen. Bakterielle, eitrige Sekundärinfektionen führen oft ebenfalls zu mäßigem bis hohem Fieber, aber auch afebrile Verläufe sind bei Streptokokkeninfektionen zu beobachten, dann allerdings eher bei subakutem oder chronischem Infekt.

Auch die anderen Symptome der Bronchitis variieren erheblich, je nach der Ätiologie der Krankheit und je nach Lokalisation, Ausdehnung und Natur der gesetzten Läsionen:

Nasenausfluß fehlt in den ersten Stunden der bronchitischen Erkrankung meistens. Ist bei Bränden von Anfang an schaumiger, weißlicher Nasenausfluß zu sehen, denkt man vor allem an das Vorliegen von Lungenödem! Nach einigen Stunden erscheint bei reinen Virusinfektionen meistens spärlicher, seromuköser bis muköser Ausfluß. Bei Sekundärinfektionen ist er manchmal deutlich eitrig und reichlich, doch kann das Erscheinungsbild täuschen, und nur die bakteriologische Untersuchung sauber gewonnenen Bronchialsekrets schafft dann Klarheit, abgesehen von der oft unsicheren Interpretation solcher Befunde. Die physikalisch-chemisch gesetzte Entzündung bei Bränden provoziert rasch einen reichlichen serösen, dann seromukösen Nasenausfluß; erscheint er schaumig, ist an ein Lungenödem zu denken. Dagegen provoziert die Reizung durch Staub, auch durch allergenen Staub beim ruhiggestellten Pferd keinen oder spärlichen, seromukösen Ausfluß. Schon bei leichter Bewegung tritt dann aber seromuköser bis muköser Ausfluß auf, der bei Bronchiolitis eine Vielzahl kleiner Luftbläschen enthält.

Husten ist das Leitsymptom der Bronchitis; er fehlt nur manchmal bei der fehlerhaften Verabreichung des inerten Paraffinöls in die Bronchien. Frequenz und Charakter des Hustens variieren ganz beträchtlich. Eine diffuse Schädigung der großen Bronchen wird von häufigem, kräftigem und oft brummendem Husten begleitet, die Bronchiolitis hingegen von einem kraftlosen Hüsteln. Der Husten kann in Paroxysmen auftreten, dabei wird er unter dem Anfall meistens immer kräftiger. Ob der Husten trocken oder feucht-produktiv ist, hängt von der Natur der Bronchitis ab.

Dyspnoe, und zwar eine vorwiegend exspiratorische Dyspnoe, tritt in erheblichem Maße ein, wenn auch die Bronchioli geschädigt sind und diese durch Sekrete, Schwellung und Spasmen einer Obstruktion unterliegen.

Hochgradige Dyspnoe aber kann auch auf ein Lungenödem hinweisen. Bleibt indessen die Entzündung auf die Makrobronchen beschränkt, so fehlt die Atemnot oder sie bleibt geringgradig, außer beim Vorliegen großer Sekretmengen.

Die akute Bronchitis verursacht deutliche, wenn auch nicht immer laute Rasselgeräusche. Die Geräusche können als »trocken« bezeichnet werden, wenn wenig visköses Sekret vorhanden ist. Visköser Schleim, manchmal aber auch bronchiolitische Spasmen dagegen erzeugen die typisch pfeifenden, giemenden bis zischenden Geräusche. Ein Lungenödem wird von »feuchtem« Rasseln begleitet. Eher diskrete Fälle von Bronchitis (und vor allem von Bronchiolitis!) sind auskultatorisch manchmal sehr unergiebig: gering verschärfte und damit verdeutlichte, auch in der Exspiration hörbare Auskultationsgeräusche sind dabei der einzige Befund.

Bei vielen Fällen von akuter Bronchitis erübrigt sich eine weitergehende Untersuchung. Besteht im übrigen der Verdacht auf eine kontagiöse Krankheit, wie etwa eine Virusinfektion, so ist die bronchoskopische Untersuchung ohnehin nur zu rechtfertigen, wenn man sich des recht großen Desinfektionsaufwands bewußt bleibt, der jedesmal betrieben werden muß. Ansonsten dient das Endoskop als Vehikel zur Erregerverschleppung! Die endoskopische Untersuchung gibt jedoch Aufschluß über den Zustand der Schleimhaut und vor allem über Art und Menge des Tracheobronchialsekrets, das man bei Bronchitis im allgemeinen in genügender Quantität für eine zytologische Nativuntersuchung vorfindet. Selbstverständlich wird dann auch gleichzeitig bakteriologisch untersucht.

Auch auf die Röntgenuntersuchung wird man in vielen Fällen verzichten können; allerdings liefert sie gerade beim Verdacht auf Aspirationsbronchopneumonien oft entscheidende differentialdiagnostische Befunde. Überhaupt ist sie zur Abgrenzung einer Bronchitis von Bronchopneumonie eine wichtige diagnostische Hilfe.

Die **Diagnose** »akute Bronchitis« ist an sich nicht schwierig zu stellen. Schwierig, wenn nicht unmöglich, ist indessen oft eine Abgrenzung zur »Bronchopneumonie«. Da bietet sich die Röntgenuntersuchung als Instrument der Differentialdiagnose an, wenn natürlich Verändungen in den Spitzenlappen damit auch nicht erfaßt werden können! (Abb. 1.26). Im übrigen zeigen sekundär infizierte (*Sc. zooepidemicus*) Bronchopneumonien eine ausgeprägte Tendenz zur Chronizität; die betroffenen Tiere weisen oft dauernd leicht febrile oder subfebrile Körpertemperaturen auf. Die eine akute Bronchitis nicht selten begleitenden Entzündungen der oberen Luftwege sind zu erfassen oder auszuschließen.

Die **Prognose** einer akuten Bronchitis hängt in erster Linie von ihrer Ursache ab und auch davon, ob das Pferd lange genug ruhiggestellt wird und ob im Stall tadellose hygienische Verhältnisse herrschen oder hergestellt werden können. Virusbronchitiden heilen in der Regel rasch, innerhalb etwa 10–20 Tagen aus. Sie können allerdings auch chronisch werden oder in ein intermittierendes, asthmaähnliches Syndrom übergehen. Bakteriell sekundär infizierte Bronchitiden sind hartnäckiger. In recht vielen Fällen gelingt es auch bei an sich leicht zu behandelnden Sekundärinfektionen (*Sc. zooepidemicus*) nicht, den Prozeß unter einer gezielten antibiotischen Therapie zu sterilisieren. (Einem derartigen Verlauf liegt meistens eine Bronchopneumonie zugrunde.)

Die Prognose einer Aspirationsbronchitis oder -bronchopneumonie hängt sehr von Art und Menge des in die Lungen gelangten Fremdstoffs ab und, bei einem nicht von vornherein ungünstigen Status, auch vom Zeitpunkt des Einsetzens einer antibiotischen Behandlung. So können etwa Aspirationsbronchopneumonien nach Schlundverstopfung in vielen Fällen verhindert oder zum mindesten funktionell geheilt werden. Zu bedenken bleibt allerdings, daß die Möglichkeit einer langsamen Abszeß- oder Granulombildung immer besteht und daß derart betroffene Patienten nach kürzerer oder längerer Zeit manchmal doch getötet werden müssen.

Die **Therapie** der akuten Bronchitis hängt von ihrer Ursache ab. Rein virale Zustände benötigen nichts zu ihrer Heilung als Ruhigstellung in einem einwandfreien Stallklima, in dem mögliche Reize durch Futter oder Streue ausgeschaltet worden sind. Besteht allerdings Grund zur Annahme, es sei zu einer bakteriellen Sekundärinfektion gekommen, sollte aufgrund eines bakteriologischen Befunds und – wenn nötig – eines Antibiogrammes eine massive, antibiotische Behandlung eingeleitet und mehrere Tage über die Entfieberung hinaus durchgezogen werden. Penicillin ist dabei a priori das Mittel der Wahl; weitaus die meisten Sekundärinfektionen sind Streptokokken zuzuschreiben! Antibiotikaresistente Streptokokken sind kaum zu befürchten (*Sc. equi*). Anders liegen die Verhältnisse bei Aspirationen. Auch dabei ist eine bakteriologische Untersuchung eitrigen Sekrets zu empfehlen, aber man wird jeden derartigen Zustand von Anfang an breit und als Pneumonie bekämpfen, z. B. mit hohen Dosen einer Kombination von Penicillin und Streptomycin oder Gentamicin.

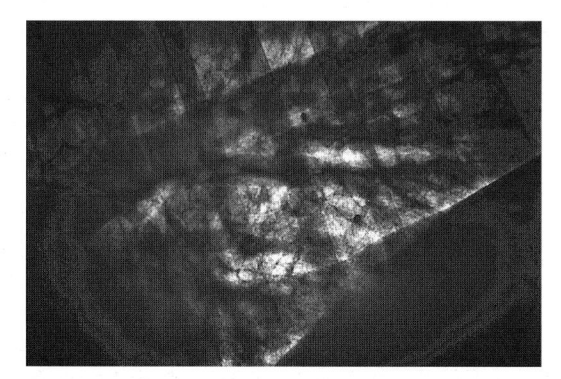

**Abb. 1.26:** Chronische Bronchitis und obstruktive Bronchiolitis. Fortgeschrittener Fall mit destruktivem alveolärem Emphysem und Fibrose

Ob man Expektoranzien und Sekretolytika einsetzen will, hängt vom Einzelfall ab. Ihre Wirkung ist meistens bescheiden. Hingegen ist bei deutlicher Dyspnoe ein beta-Mimetikum von der Art des Clenbuterol angezeigt; auf Spasmen beruhende Obstruktionen werden damit wirkungsvoll beseitigt und damit wird dem Patienten die Atmung erleichtert. Entzündungshemmer wirken symptomatisch ebenfalls recht gut. Nichtsteroidale Präparate werden Kortikosteroiden, deren Einsatz trotz oft sehr guter Wirkung grundsätzlich umstritten ist, in der Regel vorgezogen.

## Chronische Bronchitis

Der Abschnitt über chronische Bronchitis muß weiter unterteilt werden, nicht zuletzt der unterschiedlichen Auffassungen über die Ätiologie der betreffenden Krankheiten wegen, aber auch, weil das klinische Bild doch in gewissen Grenzen variiert.

### Chronische Bronchitis – Makrobronchitis

Als selbständiges Krankheitsbild wird eine chronische Makrobronchitis eher selten beobachtet. In der Regel sind die großen Bronchen nicht allein chronisch entzündet und die gleichzeitig vorhandene Bronchiolitis dominiert dann der meistens in mehr oder weniger starkem Maße vorhandenen Obstruktion wegen das klinische Bild.

**Ätiologisch** sind die meisten Fälle auf nicht abgeheilte akute und ursprünglich infektiöse Affektionen zurückzuführen. Für den Übergang in Chronizität spielen mangelhafte, hygienische Stallverhältnisse und eine ungenügende Rekonvaleszenzzeit nach der akuten Erkrankung die Hauptrolle. Sehr oft stellen sich dann auch Sekundärinfektionen mit opportunistischen Keimen ein, deren Bedeutung indessen nicht einfach abzuschätzen ist (z. B. *Actinobacillus equuli*). Eine eigene Rolle spielt der Lungenwurm *Dictyocaulus arnfieldi*. Bei Eseln und Maultieren führt auch ein massiver Befall nicht zu klinischen Symptomen, bei Pferden indessen in der Regel zu Manifestationen einer subakuten oder chronischen Bronchitis, seltener einer Bronchopneumonie, wenn es zu bakteriellen Superinfektionen kommt. An einen Lungenwurmbefall ist zu denken, wenn Pferde zusammen mit Eseln oder Maultieren gehalten werden und wenn – dem Entwicklungszyklus des Parasiten entsprechend – die Symptome im Herbst, am Ende oder nach der Weidezeit auftreten. Im übrigen sei auf den dem Lungenwurm gewidmeten Abschnitt im Kapitel Parasitologie verwiesen. Während ihrer Wanderung verursachen die Larven von *Parascaris equorum* eine eosinophile, bronchitische Reaktion, wichtiger allerdings sind die ebenfalls vorhandenen Veränderungen in den Alveolen und im Interstitium. Die Wanderung kann besonders bei jungen Fohlen im Alter von 2 bis 4 Wochen und dann wieder bei eben abgesetzten Fohlen von 8 bis 10 Monaten zu respiratorischen Symptomen Anlaß geben. Die Krankheit mag einen akuten oder subakuten Charakter aufweisen, sie verläuft indessen ohne Behandlung meistens transitorisch-chronisch, d. h. über einen Zeitraum von 2 bis 3 Monaten. Sie wird im übrigen selten, wohl zu selten, als solche ätiotrop diagnostiziert (CLAYTON und DUNCAN, 1978; NICOLS et al., 1978; BEECH, 1991).

Die **Symptome** einer praktisch reinen chronischen Makrobronchitis unterscheiden sich klar von denjenigen einer typischen, chronischen Bronchiolitis. Schwieriger, manchmal unmöglich, ist die Differenzierung von einer chronischen Bronchopneumonie. Die betreffenden Pferde husten kräftig und meistens in frequenten Anfällen. Der Husten ist in der Regel produktiv; er läßt sich nicht mit dem kraftlosen, trockenen Hüsteln eines Bronchiolitispatienten, also eines »dämpfigen« Pferdes, verwechseln. Atemnot fehlt bei reiner Makrobronchitis, oder sie ist wenig ausgeprägt. Dementsprechend fallen die arteriellen Blutgaswerte normal aus, oder es werden Grenzwerte von $PaO_2$ gemessen. Der Auskultationsbefund ist oft typisch; er besteht in einem gut hörbaren, grobblasigen Rasseln, manchmal mit einem »musikalischen« Giemen, das auch in Exspiration deutlich ist. In einigermaßen ausgeprägten Fällen kann auch der radiologische Befund eindeutig ausfallen (überdeutliche Zeichnung der radiologisch sichtbaren Bronchialwände). Er erlaubt nicht selten die Differenzierung von einer Bronchopneumonie (Abb. 1.26). Für die Planung einer gezielten Therapie ist die wiederholte bakteriologische Untersuchung wichtig; weniger bedeutsam sind die zytologischen Ergebnisse einer Untersuchung von Tracheobronchialsekret: ein starkes Überwiegen von neutrophilen Granulozyten ist die Regel. Allerdings wird man auch etwa Eosinophile finden. Dann ist anamnestisch abzuklären, ob das Pferd mit Eseln oder Maultieren auf der Weide gewesen ist; die koprologische Untersuchung des Pferdes genügt nicht. Sie kann negative Resultate liefern; vielmehr sind die Esel aus der Umgebung des kranken Pferdes mitzuuntersuchen.

Die **Diagnose** ist an sich leicht zu stellen, nur die Differenzierung von Bronchopneumonie ist schwierig vorzunehmen. Schwierig kann sich auch die Abklärung der Ursache und damit deren Ausschaltung gestalten.

Die **Behandlung** einer chronischen Bronchitis fußt auf der Gewährleistung einwandfreier, hygienischer Verhältnisse. Im Gegensatz zur Therapie einer chronischen Bronchiolitis drängt sich auch oft die Gabe von Antibiotika auf, die sich wenn immer möglich auf einen klaren, bakteriologischen Befund stützen sollte. Aber auch wenn die bakteriologischen Resultate nicht eindeutig ausfallen sollten, ist beim klinischen Ergebnis »eitriger Katarrh« eine länger dauernde, antibiotische Behandlung – wiederum im Gegensatz zur chronischen Bronchiolitis – oft indiziert, wäre es auch nur, um die Möglichkeit einer Bronchopneumonie therapeutisch abzudecken. Expektoranzien und Sekretolytika ergänzen diese Behandlung, meist ohne deutliche Wirkung, während die Verabreichung von β-Sympathikomimetika in der Regel nichts beiträgt, weil ein Spasmus der Bronchiolimuskulatur bei diesem Krankheitsbild selten eine Rolle spielt.

Es ist klar, daß ein Lungenwurmbefall gezielt angegangen werden muß. Liegt eine »Eselanamnese« vor, lohnt sich die anthelmintische Behandlung auch bei negativem koprologischem Befund, zum mindesten, wenn Eosinophile im Bronchialsekret angetroffen worden sind. Ivermectin wird als Mittel der Wahl empfohlen.

Fohlen, bei denen ein begründeter Verdacht aufkommt, wandernde Askaridenlarven lägen den klinischen Erscheinungen zugrunde, werden meistens ohne klare ätiotrope Diagnose zu behandeln sein (Diagnose per exclusionem; eventuell eosinophile Granulozyten im Tracheobronchialsekret). Man verordnet versuchsweise Fenbendazol (10 mg/kg per os pro Tag; während fünf Tagen) oder man gibt ebenfalls Ivermectin.

**Chronisch-obstruktive Bronchiolitis allergischer Genese (COPD; CPD; COLE; COB)**

In der Nomenklatur dieses Krankheitskomplexes herrscht ein ziemliches Durcheinander. **COPD**, d. h. **C**hronic **o**bstructive **p**ulmonary **d**isease, wird häufig gebraucht, auch im deutschsprachigen Raum (weniger verbreitet findet man das nichtssagende CPD, Chronic pulmonary disease). Entsprechende Bezeichnungen sind jetzt auch im Deutschen vorgeschlagen worden, etwa **COLE**, d. h. chronisch-obstruktive Lungenerkrankung, oder **COLK**, chronisch-obstruktive Lungen-Krankheit. Das Phänomen der Obstruktion wird also hervorgehoben, während man die Lokalisation des Krankheitsprozesses vernachlässigt. Wenn denn schon abgekürzt werden muß, geben wir CB, chronische Bronchiolitis, oder **COB**, chronisch-obstruktive Bronchiolitis, den Vorzug, weil die Krankheit damit genauer lokalisiert und pathologisch-anatomisch einigermaßen definiert wird. Eine Obstruktion von einem gewissen Grad ist natürlich in den Bronchioli bei jeder Entzündung vorhanden; durch Hypersekretion wird sie verstärkt, aber in den weitaus meisten Fällen macht sich die Obstruktion vor allem durch Bronchospasmen klinisch als gemischte, vorwiegend exspiratorische Dyspnoe bemerkbar. Der Laie spricht dann auch heute noch von einem (lungen-)«dämpfigen» Pferd, wobei in neuerer Zeit die emphysematös-irreversible Komponente dieser »Dämpfigkeit« kaum mehr eine Rolle spielt (Lungendämpfigkeit heißt auf Französisch in Laienkreisen »Pousse«. Der Ausdruck wird dort noch oft mit einem irreversiblen, chronisch-alveolären Lungenemphysem gleichgesetzt. Englisch wird von Laien »broken wind«, vor allem aber »heaves« für COB gebraucht). Die nachfolgenden Ausführungen beziehen sich vorwiegend auf die allergisch bedingte chronische Bronchiolitis. Am Schluß des Kapitels gehen wir kurz auch auf Bronchiolitiden anderer Ursachen ein (STECK und ROOST; 1949; GERBER, 1973; LITTLEJOHN, 1979; WINDER und v. FELLENBERG, 1988; ROBINSON und WILSON, 1989; DERKSEN, 1991; 1993; DIXON et al., 1995a–d; MAIR, 1995).

Es wird nicht mehr bezweifelt, daß die Mehrzahl der chronischen Bronchiolitiden des Pferdes einer allergischen Ursache entspringt (LOWELL, 1964; SCHATZMANN et al. 1973a und b; u. a. m.). Die zugrundeliegenden Mechanismen sind nicht in allen Einzelheiten klar, doch läßt sich die mutmaßliche Pathogenese wie folgt zusammenfassen: Pferde können sich per inhalationem gegen die verschiedensten potentiellen Allergene in ihrer Umgebung sensibilisieren. Die wichtigsten Antigene bestehen bei Stallhaltung aus Verunreinigungen von Futter und Einstreue, während bei der sogenannten »Sommerweide-Dämpfigkeit« auch an Pollen gedacht wird (s. unten). Unter diesen Verunreinigungen dürften Sporen verschiedener Pilze und von thermophilen Actinomyceten, z. B. von *Faenia rectivirgula*, die Hauptrolle spielen. Sie sind vor allem in feucht eingebrachtem, nicht untadeligem Heu und in grauem Stroh in riesigen Mengen vorhanden. Auch Futtermilben mögen als Allergene in Betracht kommen (PEPYS, 1969; PAULI et al., 1972; SCHATZMANN und GERBER, 1972; GERBER 1973; GERBER et al., 1982; DERKSEN et al., 1988; DIXON et al, 1990; BROADSTONE et al., 1991; HOLGATE, 1991; LEBLANC et al., 1991; CLARKE, 1992; MCGORUM et al. 1993; 1993 a und b; 1995a und b; CHABCHOUD et al. 1993a und b; DISCHERT et al. 1993; DERKSEN und WOODS, 1994; u. a.).

Die aerogene Sensibilisierung ist Anlaß zur Bildung zellulärer und humoraler Antikörper, die verschiedenen Immunglobulinklassen angehören (besonders IgE und IgG). Auf diesem Gebiet sind noch wichtige Fragen offen. Vor allem ist die quantitative Erfassung des equinen IgE bisher nicht zweifelsfrei gelungen, wodurch das Problem der anaphylaktischen, IgE-abhängigen Typ-I-Reaktion beim Pferd nach wie vor seiner Klärung harrt. Hauttests (die allerdings, das sei hier wieder unterstrichen, in praxi keine diagnostisch brauchbare Rolle spielen!) weisen immerhin nach, daß mit IgE-abhängigen Sofortreaktionen zu rechnen ist. Im Gegensatz zu den Verhältnissen beim Menschen ist die Frühphase der Sofortreaktion, die in Minuten zu einem asthmatischen Anfall führt, beim Pferd eher selten zu beobachten. Man schätzt, daß nur etwa 10% der betreffenden Pferde dergestalt erkranken. Die vorwiegend entzündliche Spätphase der IgE-abhängigen Reaktion kann sich über eine Zeit von einer bis einigen Stunden entwickeln. Sie scheint für die Mehrzahl der klinischen Krankheitsbilder verantwortlich zu sein. Die Unterscheidung von der IgG-bedingten Typ-III-Reaktion, die vier bis sieben bis zwölf Stunden zu ihrer Entwicklung beansprucht (Arthusphänomen; verantwortlich für Zustände wie »Farmer's lung«) ist zur Zeit aber nicht mit Sicherheit möglich. Unklar ist auch, welche pathogenetische Bedeutung T-Zell-abhängigen Typ-IV Reaktionen zuzuschreiben ist.

Nun bedeutet »Sensibilisierung« nicht einfach auch »Krankheit« oder manifeste »Allergie«. Die krankhafte Manifestation in Form von chronischer, allergiebedingter Bronchiolitis oder Dämpfigkeit tritt bei bestimmten Pfer-

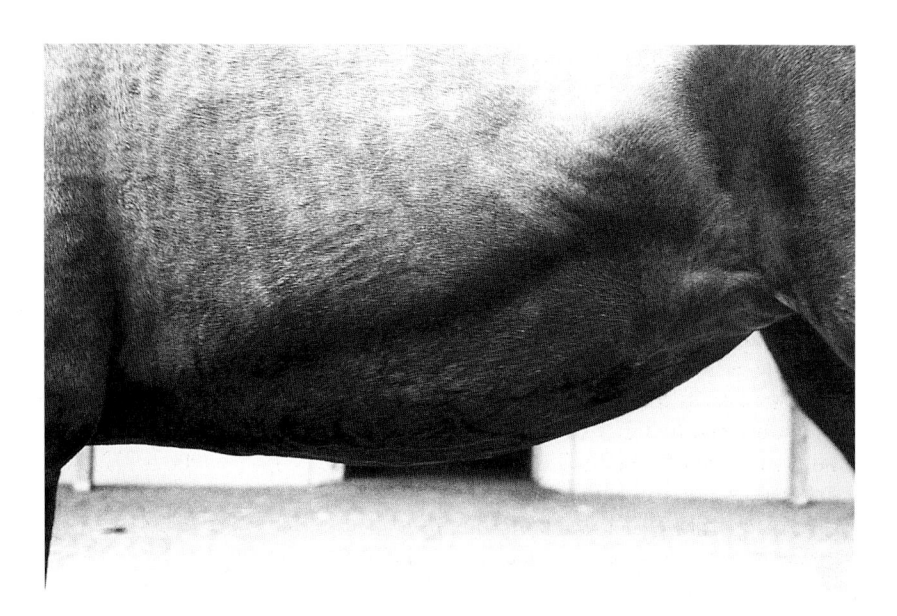

**Abb. 1.27:** »Dampfrinne«. Die Abdominalmuskulatur, vor allem der *M. rectus abdominis*, wird für die Ausatmung zu Hilfe genommen.

den auf, deren Bereitschaft zur überschießenden Immunreaktion wahrscheinlich auf einer genetischen Grundlage fußt. Eine Korrelation mit einem erhöhten IgE-Spiegel, beziehungsweise mit der Bereitschaft zur erhöhten IgE-Produktion und leichteren Liberierung ist anzunehmen.

Die klinische Manifestation der Allergie läßt sich manchmal auf eine vorangehende Virusinfektion des Bronchialbaums zurückführen (GERBER, 1970). Empirisch einigermaßen gesichert scheint diese Auslösefunktion für equine Influenza, doch dürften equine Herpesviren (4 und 1), erheblich seltener auch Rhinoviren ebenfalls als Auslöser wirken. Dem in Lungenmakrophagen nachgewiesenen, ohnehin außerordentlich häufigen Equinen Herpesvirus-2 kommt vielleicht ebenfalls pathogenetische Bedeutung zu, deren zugrundeliegenden Mechanismen allerdings nicht klar sind.

Die Immunreaktion, die sich lokal im Bronchialbaum bei Typ-I-Allergien abspielt (bei der Typ-III abhängigen Farmer's lung schädigt der Antigen-Antikörperkomplex mit Komplement primär die Gefäßwände im Lungeninterstitium und die Alveolen), setzt Histamin und andere Mediatoren der Entzündung, z. B. Leukotriene, aus verschiedenen Zellen frei (MCGORUM, 1995a und b). Es kommt zur Bronchiolitis, die schon an sich die distalen Luftwege verengt, zur Hypersekretion, die sich ebenfalls obstruktiv auswirkt, vor allem aber auch zum Bronchospasmus, der den Grad der Obstruktion weitgehend bestimmt: das betroffene Pferd wird husten (Entzündung, Hypersekretion) und wird, erreicht die Obstruktion einen signifikanten Grad, die für die Lungendämpfigkeit so typische Dyspnoe manifestieren.

Schon vor langer Zeit ist die Vererbbarkeit der »Dämpfigkeit« immer wieder postuliert worden. Es steht nun fest, daß Nachwuchs von einem COB-kranken Elterntier eine um 3mal höhere Chance hat, selber zu erkranken. Sind beide Eltern krank, so erhöht sich das Risiko auf 4 bis 5 (MARTI et al., 1991; 1995).

Wie oben angeführt, produziert nur ein Teil der Allergiker (10 bis höchstens 20%; MCGORUM, 1995c) innerhalb von etwa 30 Minuten einen Anfall von Atemnot, der sich ohne Vorbehalt dem menschlichen Asthma bronchiale gleichstellen läßt (CHUNG, 1995). Die meisten Pferde entwickeln den typischen Zustand der Atemnot in einem Zeitraum von zwei bis etwa zwölf Stunden nach der Exposition mit inhalierbaren Allergenen (meistens Heu). Im übrigen entwickelt sich bei einer immer wiederkehrenden oder einer quasi permanenten Exposition (bei ausschließlicher Stallhaltung die Regel!), eine Hyperreaktivität oder Hyperreagibilität des Bronchialepithels, die sich in einer Antwort auf nichtallergene physikalische oder chemische Reize äußern kann. Die allergische Reaktion ist nicht mit Fieber verbunden (subfebrile oder febrile Körpertemperaturen sind nur bei mehr oder weniger reinen Fällen von Farmer's lung zu erwarten), was natürlich für eine erste Differenzierung von infektiösen Zuständen wichtig ist: akute, schwere Influenza kann ähnlich aussehen, doch verläuft sie hochfieberhaft. Auch akute und manche chronische Pneumonien provozieren mehr oder weniger hohes Fieber.

Das erkrankte Pferd hustet, im akuten Anfall manchmal recht heftig und paroxysmal, bei chronischer Bronchiolitis aber doch meistens kraftlos, eher leise und unterdrückt: es »hüstelt«. Das andere Leitsymptom ist die Dyspnoe. Sie ist ein vorwiegend exspiratorisches Phänomen und sie wird charakterisiert durch die sogenannte Doppelschlägigkeit. Das heißt, daß nach einer ersten, passiven Phase der Ausatmung eine zweite, »abdominale« Phase folgt, weil das Pferd zum Auspressen der Luft die Bauchmuskulatur zu Hilfe nimmt (Abb. 1.27). Die

Dauer der Exspiration verlängert sich meßbar. Bei einer erheblichen Obstruktion ist die Bewegung der Flanken exzessiv, man spricht von »Flankenwogen«. Im übrigen wird gut sichtbar der After in der Exspiration nach außen gedrückt, ein Phänomen, das man nicht eben glücklich mit Afteratmung bezeichnet hat. In schweren Fällen beobachtet man überdies ein Rippenspiel, weil auch die Interkostalmuskulatur zur Exspiration zu Hilfe genommen wird. Derart schwer erkrankte Pferde zeigen außerdem schon in Ruhe auffallend bewegte, in der Ausatmungsphase weit offene Nüstern. Man charakterisiert diese Art der Dyspnoe am treffendsten mit »vorwiegend exspiratorische und abdominale, biphasische Dyspnoe«, und ergänzt den Befund mit einer Bezeichnung des Grades. Der Grad kann von einer leichten, nicht einmal mit einer Tachypnoe verbundenen Störung bis zur offensichtlich bedrohlichen Atemnot schwanken. Er scheint von der Allergenexposition, auch ein quantitatives Phänomen, und von der vorbestehenden Gewebsschädigung (Hyperreagibilität) abzuhängen. Auskultatorisch ist in leichten Fällen oder bei fortgeschrittener Remission wenig zu hören: das auskultierte Geräusch ist inspiratorisch etwas schärfer als normal und die Exspiration ist als »Hauch« etwas deutlicher zu hören. Es bewährt sich, bei undeutlichen Befunden durch Zuhalten der Nüstern (Atemhemmung) einige tiefere Atemzüge zu provozieren. In schweren Fällen ist dann, vor allem der Hypersekretion wegen, Rasseln und manchmal Giemen auch in der Exspiration festzustellen.

Die Perkussion der Lungengrenzen weist nach kurzer Bewegung im Trab eine Erweiterung des Lungenfeldes nach, die auf einem erhöhten Residualvolumen beruht (LITTLEJOHN und BOWLES, 1982; DEEGEN und MÜLLER, 1983; PETSCHE et al., 1994). In den allermeisten Fällen ist diese »Lungenerweiterung« reversibel. Man sollte es deshalb vermeiden, nur auf Grund des Perkussionsbefundes von einem Lungenemphysem zu sprechen.

Im übrigen ist der Atemzeitquotient (Exspirationsdauer über Inspirationsdauer) erhöht, was in ausgeprägten Fällen schon gut sichtbar ist.

Der Grad der Atemnot korreliert eng mit der Sauerstoffspannung im arteriellen Blut ($PaO_2$), weniger gut mit $PaCO_2$ und mit dem arteriellen Blut-pH. In leichten Fällen findet man Grenzwerte für $PaO_2$ knapp unter der Norm von 90 torr, in schweren Fällen kann $PaO_2$ temporär auf 50 torr oder (selten!) gar tiefer sinken; dabei ist dann auch $PaCO_2$ erhöht und manchmal das pH erniedrigt (respiratorische Azidose). Es ist klar, daß $PaO_2$ beim gleichen Pferd während der Krankheit und unter der Behandlung ganz erheblich variieren kann; der Parameter ist eben eine zuverlässige Reflexion der momentanen Störung im Gasaustausch. Er objektiviert die klinisch erhobenen Befunde und er ist vor allem für die Kontrolle von Verlauf und Therapieerfolg unentbehrlich. In der Praxis und in vielen Kliniken ersetzt er weit aufwendigere Lungenfunktionsprüfungen in ausreichendem Maß. Hingegen ist der Blutstatus nur in dem Sinn eine diagnostische Hilfe, als er die Differenzierung von Infektionen und Pneumonien erleichtert. Er ist beim typischen COB-Patienten praktisch immer normal (MEISTER et al., 1976; LITTLEJOHN und BOWLES, 1981).

Bei der tracheo-bronchoskopischen Untersuchung ist wenig Auffallendes zu vermerken. Die Gewebsoberfläche erscheint normal oder etwas gerötet, das Sekret ist meistens nur leichtgradig, manchmal aber auch hochgradig vermehrt, und – wenn keine Komplikationen vorliegen – seromukös bis mukös, in schweren Fällen oft etwas schaumig. Im typischen Fall ist das Sekret bakteriologisch steril. Dabei kann die bakteriologische Untersuchung von Sekret, das in der Gegend der Carina tracheae gewonnen wird, in die Irre führen: auch die Isolation potentiell pathogener Keime ist nicht von vornherein ein signifikanter Befund! Wenn man schon eine bakteriologische Untersuchung vornehmen will, sollte sie in Material aus einer sauber vorgenommenen bronchoalveolären Lavage (BAL) durchgeführt werden. Auch dann muß das Resultat kritisch interpretiert, die Untersuchung in Zweifelsfällen wiederholt werden. Viel Gewicht wird dagegen in der Literatur auf die zytologische Untersuchung von tracheobronchialem Aspirat oder BAL-Material gelegt (MÜLLER et al., 1983; DERKSEN et al., 1985; WINDER et al., 1990; DERKSEN, 1991; FAIRBAIRN et al., 1991; 1993; NAYLOR et al., 1992; TRAUB-DARGATZ et al., 1992; FREEMAN et al., 1993; MCGORUM et al., 1993; THOMAS et al., 1993; TREMBLAY et al., 1993; MCGORUM, 1995a und b). In den meisten Fällen findet man indessen nur eine mehr oder weniger massive Vermehrung neutrophiler Granulozyten, auf eine allergische Typ-I-Reaktion deuten Eosinophile hin, doch muß dann ein Befall mit *Dictyocaulus arnfieldi* ausgeschlossen werden. Jedenfalls bedeutet das Fehlen von Eosinophilen nicht, daß keine allergische Reaktion stattgefunden habe. Weitergehende Untersuchungen derart gewonnener Zellen, z. B. Freisetzung von Histamin aus Mastzellen oder von Leukotrienen aus Neutrophilen nach Allergenexposition sind für die weitere Klärung der Pathogenese der COB von größter Wichtigkeit, für die Praxis werden sie indessen auch in Zukunft zu aufwendig bleiben. Sie sind auch, der sonstigen Klarheit des klinischen Bildes wegen, diagnostisch entbehrlich (GERBER et al., 1982; GRÜNIG et al., 1988; DÖRWALD et 1991; VANDEN BOSSCHE und DÖRWALD, 1991; DISCHEL et al., 1993; OLSZEWSKI und LABER, 1993; MAISI et al., 1994; u. a. m.).

Die Röntgenuntersuchung der zugänglichen Lungenteile ergibt in fortgeschrittenen, älteren Fällen eine Wandverdickung der kleineren Bronchien, selten eine eindeutige Stauung der Lungenarterien. Relativ oft ist dagegen ein erhöhter Luftgehalt festzustellen, der – ähnlich wie eine perkutorisch festgestellte Lungenerweiterung – nicht mit einem irreversiblen alveolären Emphysem gleichgesetzt werden darf (vergleiche die Bilder, die am Ende einer Inspiration und einer Exspiration geschossen worden sind!). Die Röntgenuntersuchung ist zur Komplettierung des Status praesens für die Differentialdiagnostik und für die Verlaufskontrolle eine willkommene Hilfe, aber die meist diskreten, unspezifischen Veränderungen sind in keinem Fall leicht zu interpretieren.

Bei Pferden, die nicht ganzjährig aufgestallt und nicht ganzjährig trocken gefüttert werden (Heu!), wird sehr oft eine Periodizität der Symptome schon anamnestisch festgehalten: während der Zeit ausschließlichen oder vorwiegenden Weidegangs ohne Heufütterung im Stall beobachtet man ein Abebben oder ein Verschwinden der Symptome, mit dem Eintritt der kalten Witterung im Spätherbst und der Umstellung auf Heufütterung ein erneutes Auftreten der Dyspnoe und des Hustens. Man kann den **Verlauf** bei manchen Pferden als einen remittierenden, bei vielen auch als einen intermittierenden charakterisieren: die letzteren Pferde sind ohne Husten und Atemnot voll arbeitsfähig. Derartige Remissionen oder gar Intermissionen lassen sich mit einer allergenarmen Fütterung und Haltung reproduzieren und diagnostisch-therapeutisch auswerten (s. unten).

Die Entwicklung eines irreversiblen, chronisch-alveolären Lungenemphysems über eine Zeit von Monaten oder Jahren schien früher das unabänderliche Resultat der chronischen Bronchiolitis darzustellen (ANDBERG et al., 1941; ALMSTRÖM und LAURITZSON, 1953; THURLBECK und LOWELL, 1969; FOLEY und LOWELL, 1966; GERBER, 1968; 1973; GILLESPIE und TYLER, 1969; THURLBECK, 1970; EYRE, 1972). In neuerer Zeit ist nun eindeutig festzuhalten, daß diffuse, destruktive und damit irreparable Emphyseme selten geworden sind. Die Gründe für dieses erfreuliche Phänomen sind nicht klar; am ehesten ist eine Verbesserung der Haltungsbedingungen und eine aufmerksame Fütterung mit qualitativ hochwertigem Futter, oft auch ein Heuersatz durch Gras- oder Heusilage, dafür verantwortlich zu machen. Überdies werden Pferde, die an chronischer Bronchiolitis leiden, nicht mehr stundenlang zu schwerer Arbeit gezwungen, wie das für die Pferde in Landwirtschaft und Armee früher der Fall gewesen ist. Die anstrengende tägliche Arbeit mit geschädigten Atemwegen hat zweifellos rein mechanisch der Entwicklung eines destruktiven Emphysems Vorschub geleistet.

Zu erwähnen bleibt die Tatsache, daß sich gewisse Einzelfälle im Verlauf von Jahren offensichtlich spontan desensibilisieren, und zwar betrifft das Pferde, die konsequent und gewissenhaft in allergenarmer Umgebung gehalten werden. Nach Monaten oder eher Jahren gelingt es kaum oder nicht mehr, durch Allergenprovokation einen asthmaähnlichen Anfall auszulösen.

In einigermaßen ausgeprägten Fällen ist die Diagnose einer chronisch-obstruktiven Bronchiolitis leicht und ohne weitere Hilfsmittel zu stellen (s. aber dazu: DIXON et al., 1995 a–c). Die Patienten husten bei Stallhaltung und Heufütterung mehr oder weniger häufig und eben kraftlos und unterdrückt (hüsteln). Sie weisen eine normale Körpertemperatur auf, ihr Allgemein- und Nährzustand ist unauffällig, der Blutstatus und die Erythrozytensenkungsreaktion sind normal. Der Auskultationsbefund ist bei Pferden, die (noch) keine Atemnot manifestieren, wenig auffällig; die Provokation einiger tiefer Atemzüge über eine Atemhemmung verdeutlicht indessen in den meisten Fällen den Befund in genügendem Maße: zu deutliche und zu scharfe exspiratorische Atemgeräusche. In einem derartigen Zustand, in dem die Pferde oft (noch) völlig normal arbeiten, sind die radiologischen Befunde wenig ausgeprägt und nur unzuverlässig zu interpretieren. Hingegen ist schon verhältnismäßig früh mit subnormalen $PaO_2$-Werten zu rechen und die zytologische Untersuchung von Bronchialsekret weist im allgemeinen vermehrt Neutrophile nach. Die Diagnose einer chronischen Bronchiolitis (CB) kann nach dem gewissenhaften Ausschluß anderer möglicher Ursachen nun gestellt werden, nicht aber diejenige einer chronisch-obstruktiven Bronchiolitis, und auch die ätiologische Möglichkeit »Allergie« ist damit natürlich nicht nachgewiesen.

Ausdruck der Bronchialobstruktion ist vor allem die vorwiegend exspiratorische Dyspnoe. Wie gesagt, spielt dabei der Spasmus der Bronchioli – neben der oft bescheidenen entzündlichen Schwellung und den Sekreten – die Hauptrolle. Daß ein Spasmus vorliegt und Grund für die Atemnot ist, läßt sich mit Bronchodilatatoren (früher mit Atropin) nachweisen. Heutzutage werden spezifische ß2-Agonisten vom Typ des Clenbuterol als Bronchospasmolytika eingesetzt (0,6–0,8 µg/kg, zu diagnostischen Zwecken am besten i.v.). Spricht der Patient auf diese Medikation mit einer raschen und deutlichen Abnahme der Dyspnoe an, darf man von einer chronisch-obstruktiven Bronchiolitis sprechen. Damit ist indessen die allergische Natur dieser COB nach wie vor nicht etabliert. In dieser Hinsicht kann man sich auch auf das Ansprechen auf eine Kortikosteroidverabreichung stützen (Prednisolon, 0,5–1,0 mg/kg KM oral pro Tag). Sie wirkt sowohl entzündungshemmend als auch immunsuppressiv.

Die allergische Natur der Erkrankung läßt sich unter Verhältnissen von Praxis und Klinik indirekt nachweisen; einen schlüssigen Beweis dafür zu führen, ist jedoch nicht einfach, solange die verantwortlichen Allergene nicht bekannt und die präzise Messung von equinem IgE nicht möglich ist. Der indirekte Nachweis stützt sich am ehesten auf die sowohl diagnostisch als natürlich auch therapeutisch unabdingbare Elimination der potentiellen Allergene: verbringt man den Patienten aus einem Milieu, in dem er dauernd die Symptome der COB manifestiert (z. B. das Milieu der konventionellen Stallhaltung mit Heufütterung), in ein allergenarmes Milieu, d. h. in eine Umgebung, in der kein Heu gefüttert und kein Stroh gestreut wird, so wird er, je nach dem Grad der Schädigung, in einem bis in etwa vierzehn Tagen eine deutliche Besserung des Zustandes zeigen, die zum Beispiel mittels regelmäßiger PaO$_2$-Messungen objektiviert werden kann. Manche Pferde heilen in dieser Zeit klinisch auch völlig ab: sie husten nicht mehr, die Dyspnoe ist verschwunden und PaO$_2$ hat sich normalisiert. Die bronchoalveoläre Waschung und die zytologische Untersuchung der gewonnenen Zellen wird allerdings noch einige Zeit danach ein zu zellreiches, von Neutrophilen dominiertes Bild nachweisen. Das Pferd, das vorher in seiner Leistung mehr oder weniger deutlich beeinträchtigt gewesen ist, erlangt seine Arbeitsfähigkeit wieder teilweise oder ganz zurück (SCHATZMANN et al. 1974; GERBER, 1973).

Grundsätzlich müßte die Allergie mit intradermalen Allergeninjektionen nachzuweisen sein. Es liegt aber keine ernstzunehmende Veröffentlichung vor, die den Wert von Hauttests in der Praxis einwandfrei beweist. Man hat mit zahlreichen falsch positiven Reaktionen zu rechnen, d. h. mit Reaktionen gegen Antigene, gegen die das Pferd wohl sensibilisiert ist, die aber für die klinische Manifestation der Allergie nicht verantwortlich sind. Derartige Reaktionen sind bei gesunden Pferden fast ebenso häufig zu beobachten wie bei COB-Patienten. Aber auch falsch negative Befunde spielen eine Rolle: Bei der großen Zahl potentieller Allergene liegt die Möglichkeit nahe, daß eben das oder die für die klinische Manifestation verantwortliche(n) Antigen(e) nicht getestet werden. Weiter unten wird kurz auf die entmutigende Bedeutung dieser Tatsachen für eine therapeutische Desensibilisierung eingetreten (SCHATZMANN, 1970; EVANS et al., 1992; MCGORUM et al., 1993).

Finden sich eosinophile Granulozyten in bronchialem Sekret (eher selten), darf mit Typ-I-Reaktionen im Bronchialbaum gerechnet werden, vorausgesetzt, daß ein Lungenwurmbefall ausgeschlossen werden kann. Die Abwesenheit von Eosinophilen bedeutet dagegen nicht, daß keine Allergie vorliegt.

Einen diagnostischen Fortschritt darf man sich von präzisen Messungen des IgE-Spiegels im Plasma oder im Bronchialsekret versprechen. Aber wie bereits erwähnt können derartige Messungen zur Zeit nicht routinemäßig vorgenommen werden (HALLIWELL et al., 1993).

Hinsichtlich jedweder Therapie ist festzustellen: **Es gibt keine therapeutische Alternative zur Allergenelimination!**, zumindest dann nicht, wenn ein dauerhafter Behandlungserfolg angestrebt wird (GERBER, 1968; 1973; SCHATZMANN et al., 1974; MCGORUM, 1995 b). In der Praxis hat sich die Elimination von Heu bewährt, also der weit wichtigsten Allergenquelle. Das kranke Pferd ist dabei am besten in eine einzelne, vom restlichen Stall getrennte Außenbox zu verbringen, denn es ist unnütz, dem Patienten kein Heu zu füttern, den Nachbarpferden aber doch: dadurch wird die Allergenmenge in der Umgebungsluft nicht genügend reduziert. Unter günstigen Verhältnissen läßt sich manchmal auch eine konsequente Heuelimination im ganzen Stall realisieren. Die Pferde erhalten anstatt Heu dann eine Futterration, die ihren Rohfaserbedarf decken muß, zum Beispiel durch Grasoder Heusilage oder ein rohfaserreiches, sogenanntes Alleinfutter (s. auch: CLARKE, 1992; DIXON, 1992; DIXON et al., 1995 d).

Eine weit weniger wichtige Rolle als Heu spielt Stroh als mögliche Allergenquelle, aber die Elimination auch dieses Faktors und das Aufstallen auf Torf, Hobelspänen oder Papierschnitzeln ist eine recht wirksame zusätzliche Maßnahme. Auch wenn die Fütterung nach der Umstellung den Rohfaserbedarf theoretisch deckt, bringt es die Entfernung von Streuestroh doch mit sich, daß die Pferde ihren Beschäftigungsdrang nicht befriedigen können und dann hölzerne Boxenwände beknabbern und in kurzer Zeit zerstören. Empirisch gut bewährt hat sich eine heulose Haltung auf Torf oder Hobelspänen, ergänzt durch die Verabreichung von drei bis vier Kilogramm einwandfreien, d. h. staubfreien Futterstrohs am Tag.

Diese »Heuentzugstherapie« führt in vielen Fällen zur klinischen Heilung, bei einzelnen Pferden sogar – wie oben erwähnt – mit der Zeit zur Desensibilisierung und zum Verlust der Anfälligkeit gegen bestimmte Allergengemische (»Heustaub«). Es ist klar, daß dadurch auch die Hyperreagibilität der Bronchioli abnimmt.

Nun ist es nicht überall leicht, allergischen Pferden eine Umgebung zu schaffen, die allein eine dauerhafte Besserung oder klinische Heilung herbeizuführen vermag. In manchen Pensionsställen und Reitschulen, vor allem auch unter Aufstallungsbedingungen wie »american barns« ist das oft unmöglich. Die Pferde werden dann mit wechselndem Erfolg verschiedenen Regimes immunologischer und medikamenteller Behandlungen unterzogen; die medikamentellen Behandlungen führen allesamt nur zu zeitlich begrenzten Besserungen, die der temporären Symptomenbekämpfung zu verdanken sind.

Unter Desensibilisierung oder besser Hyposensibilisierung versteht man die schrittweise Herabsetzung der Überempfindlichkeit, die durch eine Folge subkutaner Injektionen von Allergenextrakten in langsam steigender Dosis und in Abständen von einer Woche erreicht werden soll. Man erhofft sich damit, die Produktion »blockierender« Antikörper (IgG) zu stimulieren, die die überschießende allergische Antigen-Antikörperreaktion verhindern oder doch abschwächen sollen. In Einzelfällen mag diese Therapie auch beim Pferd zum Erfolg führen. Weil indessen die Zahl potentieller Allergene hoch ist und deshalb die eigentlich auslösenden Allergene nicht näher bekannt zu sein pflegen, hat sich die außerdem sehr aufwendige und teure Methode in der Praxis nicht zu etablieren vermocht. Mit einer erfolgreichen Hyposensibilisierung ist auch deshab kaum zu rechnen, weil die Allergene von Pilzen, z. B. *Aspergillus fumigatus*, sehr komplex sind. Es kommt die schon erwähnte Tatsache dazu, daß gewisse Pferde unter einwandfreien Haltungsbedingungen ihre Überempfindlichkeit im Laufe der Zeit spontan verlieren, so daß ein eventueller Behandlungserfolg nicht leicht zu objektivieren ist (MCGORUM, 1995 b).

Sogenannte Immunmodulatoren sind bisher nicht mit

wesentlichem Erfolg therapeutisch eingesetzt worden (BAYLY und HINES, 1995).

Das Sedativum Xylazin, ein $\alpha_2$-Agonist, verringert den Lungenwiderstand und verbessert die dynamische Compliance, aber aus naheliegenden Gründen findet es in der symptomatischen Therapie der COB keine Verwendung (BROADSTONE et al., 1992).

$\beta_2$-Agonisten vom Typ des Clenbuterol führen zu einer Erschlaffung der Bronchialmuskulatur bei einer geringen, praktisch fehlenden Wirkung auf das Myokard, wie sie ältere, unspezifische Sympathomimetika noch ausgeübt haben. Diese Gruppe von Medikamenten stellt heutzutage die meistverwendeten Mittel zur Lösung eines allergisch bedingten Bronchospasmus; allerdings liegen auch Befunde vor, die an ihrer bronchodilatatorischen Wirkung beim Pferd zweifeln lassen. Die symptomatische Therapie einer spastischen Dyspnoe (eines Asthmaanfalls) erfolgt über die intravenöse Gabe von 0,6–0,8 μg Clenbuterol pro kg oder einer äquivalenten Dosis eines Markenpräparats. Die Wirkung soll rasch eintreten und dank der günstigen Eliminationshalbwertszeit von Clenbuterol etwa 12 Stunden anhalten. Dauerbehandlungen werden über die orale Route vorgenommen; die Tagesdosis beträgt ebenfalls 0,8 μg/kg aufgeteilt auf zwei Einzelgaben. Es ist naheliegend, daß Medikamente dieser Gruppe bei Leistungspferden im Wettkampf mißbraucht werden können (DERKSEN et al., 1992; DERKSEN, 1994; 1995; ERICHSEN et al., 1994; HEGNER, 1994; TESAROWSKI et al., 1994; YU et al., 1994).

Phosphodiesterase-Hemmer von der Art des Theophyllin haben eine geringe therapeutische Breite, und überdies wirken sie, peroral gegeben, unzuverlässig. Mehr als 10 mg/kg KM i.v. sollten nicht verabreicht werden; die bronchodilatatorische Wrkung hält nicht lange an. Medikamente dieser Art spielen in der Dauertherapie der chronisch obstruktiven Bronchiolitis keine wesentliche Rolle.

Glukokortikosteroide sind potente Entzündungshemmer und Immunsuppressiva. Die parenterale Verwendung sogenannter Depotpräparate (GERBER, 1968) ist abgelöst worden von einer oft über Wochen und Monate durchgezogenen peroralen Behandlung mit Prednisolon oder Prednison. Das Risiko der bekannten Nebenwirkungen von Kortikoiden wird damit auf ein vertretbares Niveau reduziert. Empfohlen werden 0,5 mg/kg KM Prednisolon per os pro Tag (am Morgen zu geben), wobei initial bis zu 1,0 mg/kg KM verabreicht werden dürfen. Prednison wird auch in einer Dosis von 1–2 mg/kg KM jeden zweiten Tag am Morgen gegeben, und nach etwa zwei Wochen der initialen Therapie wird die Dosis dem Individuum angepaßt und möglichst niedrig gehalten. Die Verabreichung an alternierenden Tagen soll die Nebennierenrindentätigkeit weit weniger beeinträchtigen als eine tägliche Medikation (DERKSEN, 1991).

Diese Art der Therapie ist beliebt und verbreitet (LAPOINTE et al., 1993). Sie ersetzt indessen eine Verbesserung der Haltungsbedingungen und eine Allergenelimination nie und in keinem Fall. Den Besitzern betroffener Pferde sind die Nachteile der Kortikoidbehandlung klar darzulegen; überdies ist darauf aufmerksam zu machen, daß Rezidive nach Absetzen und bei Allergenexposition die Regel sind. Obgleich die Dopingvorschriften in manchen Sparten des Pferdesports recht lax sind (Kortikoide sind z. B. in gewissen Staaten der USA bei Rennpferden erlaubt), haben derart behandelte Tiere im Wettkampfsport eigentlich nichts zu suchen. Man darf auch nicht vergessen, daß die Neigung zur Allergie offensichtlich auf einer genetischen Grundlage beruht. Zuchtwertschätzungen jeder Art werden zwangsläufig in unberechenbarer Weise verfälscht, wenn medizierte Pferde zum Wettkampfsport zugelassen werden.

Expektoranzien und auch Sekretolytika versprechen wenig Erfolg. Als Hilfsmaßnahme mag Acetylcystein in einer Dosis von mindestens 4 mg/kg per os pro Tag verabreicht werden (SCHATZMANN et al., 1973; DIXON, 1992; GERBER, 1994).

Aerosoltherapie: Grundsätzlich bringt die Aerosoltherapie den wesentlichen Vorteil mit sich, daß die Medikamente direkt an den Erfolgsort gelangen und daß mit einer weit geringeren Dosis auf das kg Körpergewicht bezogen die gleiche oder eine bessere Wirkung erzielt werden kann als mit systemischen Behandlungen. Das Risiko von Nebenwirkungen, etwa von Sympathomimetika, wahrscheinlich auch von Kortikoiden, kann dadurch wesentlich gesenkt werden.

Bisher ist die Inhalation medizierter Aerosole beim Pferd nur unbefriedigend möglich gewesen, und zwar des Umstands wegen, daß die üblichen Apparate nur Tröpfchen oder Aerosolpartikel geliefert haben, die über der kritischen Größe von gegen 10 μm lagen. So große Partikel erreichen die distalen Luftwege nur zu einem äußerst geringen Prozentsatz; in ihnen enthaltene Medikamente können deshalb in den Bronchioli gar nicht wirken. Die beobachteten Wirkungen sind der Resorption und systemischen Wirkung abgelagerter Medikamente in den oberen Luftwegen zuzuschreiben gewesen. Sehr kleine Aerosolteilchen unter 0,5 μm dagegen bleiben schwebend in der Luft; sie werden, ohne daß sie ihre Wirkung hätten entfalten können, wieder ausgeatmet. Die gewünschte Tröpfchen- oder Partikelgröße muß also etwa zwischen 1 μm und 6 μm liegen, damit einerseits das Erreichen der äußersten Luftwege, andererseits aber auch die Ablagerung am Erfolgsort gewährleistet wird. Die rapide technische Entwicklung auf dem komplexen Gebiet der Aerosolmedizin macht nun zunehmend Apparate zugänglich, die auch bei Distanzen, wie sie das Aerosol beim erwachsenen Pferd zu überwinden hat, eine Ablagerung des Medikaments am Erfolgsort versprechen. Entsprechende Untersuchungen stehen beim Pferd noch am Anfang, aber es ist wohl eine Frage der Zeit, bis Bronchodilatatoren, Kortikosteroide, Expektoranzien, Sekretolytika und in seltenen Fällen eitriger Komplikationen Antibiotika auf diesem Weg und mit Erfolg in der praktischen Routine eingesetzt werden können. Immerhin wird die Therapie per inhalationem aufwendiger bleiben als eine Behandlung per os, was bei Dauermedikation natürlich ins Gewicht fällt. Es wird auch zu berücksichtigen bleiben, daß Obstruktionen durch Sekrete vom Aerosol nicht überwunden werden können. So wird empfohlen, vor der Inhalationstherapie Bronchodilatatoren per injectionem zu verabreichen, was dann den Vorteil der geringeren Dosis zunichte macht (CROMPTON et al., 1982; CLARKE und PAVIA, 1984; KÖHLER und FLEISCHER, 1991; AGNILERA-TEJÉRO et al., 1993; SMALDONE, 1994; LEKENX et al., 1995 mit Lit.).

**Andere allergische Lungenkrankheiten**
Daß Bronchiolitis und Bronchospasmus vorwiegend allergischen Typ-I-Reaktionen zugeschrieben werden müssen, steht mit ziemlicher Sicherheit fest. Doch ist im Komplex asthmaähnlicher Zustände des Pferdes nicht klar, welche Rolle der Frühphase, welche der nach Stunden einsetzenden Spätphase der IgE-abhängigen Reaktion zukommt. Hauttests zeigen, daß die Reaktion wohl nach kurzer Zeit, 10 bis 20 Minuten, einsetzen kann, daß aber die Quaddeln weiter wachsen bis zu einem Maximum, das nach vier bis sieben (bis zwölf) Stunden erreicht wird. Ähnliches wird bei Allergenexpositionsversuchen beobachtet: hochakute Asthmaanfälle, die in etwa 20 Minuten auftreten, sind selten; viel eher verschlechtert sich der Zustand des Pferdes mehr oder weniger progressiv über mehrere Stunden. Die Unterscheidung dieser Spätphase von Typ-III-Reaktionen, die von zirkulierenden IgG-Antikörpern und im Gewebe von den AG-AK-Komplexen bestimmt werden, ist klinisch und auch mit simplen Hauttests kaum möglich. Im übrigen dürfte eine Mischform beider Reaktionstypen beim Pferd relativ häufig vorkommen. Immerhin sind Bronchiolitis und ihre wichtigste klinische Expression als Husten und Bronchospasmus, klinisch verantwortlich für die Dyspnoe, vorwiegend der lokal ablaufenden Typ-I-Reaktion zuzuschreiben. Typ-III-Reaktionen dagegen führen vor allem zu alveolären und zu vaskulären und perivaskulären Schäden, in schweren Fällen zu einer Rundzellinfiltration und Fibrose im Interstitium, die als fieberlose bis subfebrile, selten febrile interstitielle Pneumonie imponiert. Die Alveolitis ist als exogenallergische Alveolitis beim Menschen gut bekannt; sie gibt der Krankheit heute ihren Namen. Daß dieses Bild der sogenannten **Farmer's lung** beim Pferd vorkommt, ist erwiesen (PEPYS, 1969; PAULI et al., 1972). Diese Pferde leiden meistens zudem an einer mehr oder weniger ausgeprägten Bronchiolitis, wenn diese auch die klinischen Erscheinungen nicht dominiert. Kennt man das verantwortliche Allergen, kann man bei derartigen Tieren präzipitierende Antikörper dagegen im Serum vorfinden. Gesucht wird meistens nach Antikörpern gegen *Faenia rectivirgula* (früher *Micropolyspora faeni*), einem thermophilen sporenbildenden Actinomyzeten, der in grauem Voralpenheu oft in großen Mengen vorhanden ist, doch ist anzunehmen, daß eine ganze Anzahl anderer Antigene die gleiche Reaktion auslösen können. Im übrigen ist der Nachweis der Antikörper auch nicht einfach der Beweis für die Ätiologie der Erkrankung; auch klinisch gesunde Pferde können einen Serumtiter aufweisen. Nur ein Challenge-Versuch per inhalationem könnte da Klarheit schaffen, doch gehören solche Versuche, nicht zuletzt aus ethischen Gründen, nicht ins Arsenal der klinischen Routinediagnostik.

Es ist anzunehmen, daß die ersten akuten Manifestationen bei unseren Pferden entweder übersehen oder in schwereren Fällen als »Pneumonie« diagnostiziert werden. In typischen Fällen tritt beim Menschen sechs bis acht Stunden nach der Exposition Fieber, Husten (!) und Atemnot auf. Der Anfall kann auch wie ein Typ-I-Asthma aussehen. Pferde, die an eine Klinik überwiesen werden, befinden sich offensichtlich in einem späteren Stadium der Erkrankung. Sie husten eher selten; ihre Dyspnoe ist vielleicht weniger vorherrschend exspiratorisch-abdominal, die Körpertemperatur in der Regel leicht subfebril, 38,0–38,4 °C. Der Auskultationsbefund ist unauffällig oder demjenigen der chronischen Bronchiolitis gleichzusetzen. Das Röntgenbild wird bei ausgeprägter Farmer's lung eine interstitielle Verdichtung zeigen, was die Diagnose natürlich nicht sichert, aber doch wahrscheinlicher macht. Der serologische Nachweis präzipitierender Antikörper und/oder der erst nach Stunden positive Ausfall eines Hauttests gegen *Faenia rectivirgula* sichern die Diagnose einigermaßen, wenn denn *Faenia* tatsächlich das verantwortliche Antigen darstellt.

Auch diese Patienten sprechen sehr gut auf das Verbringen in eine allergenarme Umgebung und auf heulose Fütterung und Boxenruhe an. Allerdings ist nicht mehr mit einer Heilung zu rechnen, wenn die Alveolitis und die interstitielle Fibrosierung einen gewissen Grad der Chronizität überschritten haben. In jedem Fall sollten die rein hygienischen Maßnahmen unterstützt werden durch eine perorale, längerdauernde Kortikoidtherapie. Ein sicheres prognostisches Urteil läßt sich erst nach einigen Wochen fällen.

**»Weide-Dämpfigkeit«**
Unter dem englischen Ausdruck »Summer pasture-associated obstructive pulmonary disease« findet ein Zustand zunehmende Beachtung, der wohl seit langem beobachtet, wissenschaftlich aber nicht geklärt worden ist (BEADLE, 1983; SEAHORN und BEADLE, 1993; 1994; MCGORUM, 1995 b). Betroffene Pferde entwickeln im Sommer bei Weidegang (!) ein klinisches Bild, das sich in nichts von der sonst von Heufütterung abhängigen obstruktiven Bronchiolitis allergischer Genese unterscheidet. Man nimmt deshalb an, daß vergleichbare oder identische immunologische Mechanismen zur Erkrankung führen, nur müssen die auslösenden Faktoren ausschließlich in der Weidezeit auf die Pferde einwirken können. Vermutet wird, daß wie beim menschlichen, allergisch bedingten Asthma Pollen von Gräsern, vielleicht auch von anderen

Pflanzen verantwortlich sind. Nicht ausgeschlossen ist auch bei Weidegang die Möglichkeit, daß Sporen von Pilzen, die Grünpflanzen befallen, als Allergene wirken können. Unwahrscheinlicher ist die mutmaßliche metabolische Genese der Erkrankung, die sich mit dem tryptophaninduzierten »Weideemphysen« der Rinder vergleichen ließe.

Betroffen sind offenbar Pferde in einem Alter von über drei Jahren; eine geschlechts- oder rassegebundene Disposition scheint es aber nicht zu geben. Vielleicht ist die Inzidenz in bestimmten Gebieten höher als in anderen (Südstaaten der USA), was auf die Rolle spezifischer, pflanzlicher Allergene hindeuten könnte.

Die Patienten zeigen also im Sommer bei Weidegang das klinische Bild der COB oder COPD. Stallt man sie auf, so bessern sich die Symptome innerhalb einer Woche und – vorausgesetzt, es seien keine irreversiblen Schäden vorhanden – in etwa zwei Wochen erscheinen die Tiere geheilt, und zwar auch bei Heufütterung im Stall. Rezidive stellen sich ein, sobald die Pferde wieder auf die Weide gelassen werden, i. d. R. jeden Sommer.

Neben klaren Fällen mit ausgesprochen saisonaler Periodizität der Erkrankung gibt es offenkundig auch Mischtypen, d. h. Pferde, die sowohl gegen Allergene im Stall und auf der Weide mit den Krankheitssymptomen der COB reagieren. Bei solchen Tieren ist die Möglichkeit auszuschließen, daß nicht schon ausgedehnte, irreversibel-emphysematöse Alveolarschäden vorliegen, denn derartige Patienten zeigen auch nach der Elimination aller potentiellen Allergene nur eine partielle Besserung ihres Zustands. Auch die Hyperreagibilität der Bronchioli spielt hier sicherlich eine große Rolle; sie verschwindet indessen mit der Zeit unter tadellosen Haltungsbedingungen.

Ein einfacher Eliminationsversuch vermag die Diagnose recht zuverlässig zu sichern: Man verbringt das betreffende Pferd von der Weide in den Stall, stellt es dort auf Stroh und füttert ihm Heu. Verschwinden die Symptome nun in einer bis zwei Wochen, so ist das als Indizienbeweis für die vermutete Diagnose »allergische Weide-COB« ausreichend. Verschwinden die Symptome nicht, bessern sie sich vielmehr nur zum Teil oder gar nicht, wird das Pferd in einer allergenarmen Umgebung ohne Heufütterung aufgestallt: bessern sich nun die Symptome deutlich und objektivierbar ($PaO_2$), ist anzunehmen, daß das Tier gegen Heubestandteile **und** gegen »Weideallergene« sensibilisiert ist und dagegen atopisch überreagiert. Bei einer fehlenden oder unwesentlichen Besserung in einem der Versuchsmilieus ist die Möglichkeit eines chronisch-alveolären, irreversiblen Lungenemphysems in Betracht zu ziehen und auszuschließen.

Die Therapie der Krankheit besteht in einer konsequenten Allergenelimination, d. h. in der Aufstallung. Für Zuchtstuten mit Fohlen verbietet sich diese Möglichkeit in der Regel. Grundsätzlich könnten solche Tiere unter Kortikoidmedikation über die Weidemonate gebracht werden, aber die Besitzer derartiger Pferde sollten auf die Wahrscheinlichkeit einer genetischen Grundlage für die Allergiebereitschaft aufmerksam gemacht werden, und es ist ihnen zu raten, mit solchen Tieren nicht weiterzuzüchten. Schwere akute Anfälle müssen auch symptomatisch (Bronchodilatatoren) behandelt werden.

**Lungenemphysem** (siehe auch 1.1.2.9)
Man sollte den Begriff »Lungenemphysem« für destruktive alveoläre Schäden reservieren (s. von: Chronische Bronchiolitis). Seine Verwendung zur Kennzeichnung der häufigen reversiblen Überdehnungszustände hat zu vielen Mißverständnissen Anlaß gegeben; »Dämpfigkeit« ist vielerorts und auch bei Rechtsstreitigkeiten dem irreversibel-destruktiven Emphysem gleichgestellt worden. Dabei bezeichnet der Laie damit nur den Zustand einer typischen, vorwiegend abdominalen und exspiratorischen Atemnot, die die Unterscheidung reversibler von irreversiblen Störungen nicht zuläßt. Im übrigen treten alveoläre Lungenemphyseme praktisch ausschließlich mit einer chronischen Bronchiolitis und in ihrem Gefolge auf, so daß sich die Besprechung innerhalb des Bronchitiskomplex rechtfertigt.

Reversible Überdehnungen der Lungen sind in der Regel die Folge eines Bronchospasmus bei obstruktiver, chronisch-allergischer Bronchiolitis. Das Residualvolumen, d. h. das Luftvolumen, das nach maximaler Exspiration in den Lungen verbleibt, ist dabei vermehrt. Ohne aufwendige Funktionsprüfungen ist diese Größe vorläufig nicht zu bestimmen und die perkutorische Festlegung der Lungengrenzen erfordert Routine. Im Röntgenbild ist die vermehrte Luftfülle in der Exspiration oft zu vermuten. Keine dieser diagnostischen Methoden vermag aber die Frage nach Reversibilität oder Irreversibilität zu beantworten. Die Antwort läßt sich mit guter Sicherheit aus dem Ansprechen auf eine allergenarme Haltung und Fütterung geben: bessert der Zustand des Pferdes in wenigen Tagen, verschwinden die Symptome gar vollständig in etwa zwei Wochen, ist damit bewiesen, daß kein destruktives Emphysem von signifikanter Ausdehnung vorliegt. Doch ist schon eine anamnestisch beschriebene Periodizität der Symptome – Remission bei Weidegang, Erkrankung bei Aufstallung und Heufütterung – ein starkes Indiz für das Vorliegen einer Typ-I-Allergie und damit für einen Bronchospasmus, der aber noch nicht zu irreversiblen emphysematösen Veränderungen geführt hat. Objektiviert wird dieser Schluß durch Blutgasbestimmungen und durch eine Röntgenkontrolle. Natürlich kann man einen ähnlichen Schluß auch nach dem Ansprechen auf Bronchodilatatoren oder auf Kortikoide ziehen.

Bessert sich der Zustand des Pferdes nicht oder nur zum Teil, ist die Möglichkeit gegeben, daß tatsächlich ein alveoläres, destruktives Lungenemphysem vorliegt. Bevor man diese fatale Diagnose stellt, sollte der Verlauf über vier bis sechs Wochen bei einwandfreier Haltung, heuloser Fütterung und Prednisolonmedikation aufmerksam verfolgt werden. Normalisieren sich die arteriellen Blutgaswerte und der Röntgenbefund nicht, zeigt das Pferd immer noch und auch bei nun oft seltenem oder fehlendem Husten die typische Dyspnoe, ist die Diagnose zu rechtfertigen. Eine Lungenbiopsie zur weiteren Sicherung drängt sich nicht auf. Es ist immer zu bedenken, daß das destruktive alveoläre Lungenemphysem heutzutage die sehr selten gewordene Folge einer monate- und jahrelangen, unbehandelten chronischen Bronchiolitis darstellt.

Außer der einigermaßen klaren Pathogenese, wie sie eben angenommen worden ist, kommen für die Entstehung reversibler oder irreversibel-destruktiver Überdehnungen auch andere Ursachen und Entstehungsmechanismen in Frage. So kann sich eine reversible Lungenüberdehnung, nach mehr oder weniger kurzer Zeit auch ein irreversibles, kompensatorisches Lungenemphysem bei akuten Lungenödemen einstellen (Ersticken; anaphylaktischer Schock; schwere Pneumonien; früher Pflanzenvergiftungen mit der Gundelrebe – *Glechoma hederaceum* ...). Auch unter Narkose mit ungenügend überwachter aktiver Druckbeatmung sind Zerreißungen im Alveolargebiet möglich.

Das destruktive und irreversible chronisch-alveoläre Lungenemphysem läßt sich nicht behandeln. Immerhin bessern die Symptome allergischer Pferde bei heuloser Haltung oft soweit, daß die Tiere noch zu gewissen Arbeiten verwendet werden können. Die Prognose hängt dabei einmal von der Ausdehnung der emphysematösen Veränderungen ab und selbstverständlich auch vom zukünftigen Verwendungszweck des Individuums. Eine Verwendung derartiger Patienten, die ja praktisch immer auch an allergisch bedingter, chronisch-obstruktiver Bonchiolitis leiden, in der Zucht ist abzulehnen, weil doch das Risiko einer Erkrankung der Nachkommen deutlich erhöht ist.

### 1.1.2.4 Lungenentzündung – Pneumonie

Pneumonien spielen im Fohlenalter eine außerordentlich wichtige Rolle. Mit zunehmendem Alter werden Lungenentzündungen dann seltener. Nur nach der Einschleppung eines Virus, gegen das eine Pferdepopulation nicht geschützt ist (Beispiel: eine »neue« Influenzavirus-Mutante!), häufen sich die Fälle auch bei älteren Pferden, und sie treten dann meistens auch bakteriell kompliziert als eitrige Pneumonien in Erscheinung (GERBER, 1970). Die infektiösen Krankheiten der Atemwege werden gesondert besprochen (s. dort); hier soll das Bild der Pneumonie als solches diskutiert werden. Die dabei verwendete Unterteilung in einzelne Pneumonieformen mag recht willkürlich erscheinen, aber sie dürfte den Gegebenheiten in der Praxis gerecht werden. Die klassischen Phasen, die einander im Verlauf einer Pneumonie ablösen (Anschoppung, rote und nachher graue Hepatisation, Lysis oder Karnifikation), lassen sich heute nicht mehr beobachten, weil die dem Tierarzt zur Verfügung stehenden Chemotherapeutika den Verlauf drastisch beeinflussen, die Pneumonie oft schon in Frühstadien zu kupieren vermögen.

### 1.1.2.5 Fohlenpneumonie

Das Bild der Pneumonie des ausgetragenen Fohlens ist von demjenigen des RDS des frühgeborenen Fohlens zu unterscheiden.

Fohlenpneumonien sind wahrscheinlich primär manchmal einer Virusinfektion – vor allem wohl den equinen Herpesviren-4 und -1 – zuzuschreiben. Sie imponieren indessen in der Regel als bakterielle, eitrige Lungenentzündungen. Zu einem guten Teil dürften die bakteriellen Infektionen tatsächlich primärer Natur sein. Bei Fohlen mit Verdacht auf Pneumonie lohnt sich eine bakteriologische Untersuchung von tracheobronchialem Aspirat oder von Lavageflüssigkeit immer: Nachweise von Keimen, die beim erwachsenen Pferd meistens nur Kontaminanten sind (z. B. *Actinobacillus equuli*) oder im besten Fall Opportunisten nach Virusinfektionen (z. B. *Streptococcus equi* subsp. *zooepidemicus*), müssen umso ernster genommen werden, je jünger das betreffende Fohlen ist. Das beste und objektivste Maß zur Beurteilung der Gasaustauschstörung ist zweifellos die Bestimmung des arteriellen $pO_2$: Werte unter 60 torr (mmHg) deuten auf eine beträchtliche Lungenschädigung hin; sie sind oft verbunden mit Acidose (art pH < 7,2) (vgl. PARADIS, 1991).

Fohlenpneumonien variieren in ihrer klinischen Ausprägung in einem weiten Rahmen; bei Neugeborenen ist ein hochakuter, meist septikämischer Verlauf die Regel, bei älteren Saug- und Absetzfohlen ist hingegen manchmal wenig mehr zu beobachten als ein eitriger Nasenausfluß und Husten (FREVERT, 1994; VIEL und HOFFMAN, 1995).

#### Pneumonien neugeborener Fohlen

Eine Infektion kann sich hämatogen schon in utero, per inhalationem oder hämatogen unter oder sofort nach der Geburt einstellen. Septikämien mit Pneumonie entwickeln sich vor allem bei Fohlen, die zu geringe Immunglobulinkonzentrationen aufweisen, weil sie in der Regel zu wenig Kolostrum aufgenommen haben (ROSSDALE, 1995 a).

Am auffälligsten in der **Symptomatik** sind die Schwäche und die Lethargie der neugeborenen Fohlen. Die Körpertemperatur kann hoch sein, die Regel ist aber eher fehlendes oder mildes Fieber. Bezeichnende Befunde, die auf eine Pneumonie hindeuteten, sind nicht von vornherein zu erwarten: Viele Neugeborene mit Pneumonie weisen eine sehr unspezifische, diskrete Symptomatik auf. Die meisten Fohlen zeigen aber doch eine mehr oder weniger ausgeprägte exspiratorische Dyspnoe, zumindest wenn sie zum Stehen und zu einigen Schritten gezwungen werden. Dann hüsteln sie oft auch, während Husten sonst nicht auffällt. Der Auskultationsbefund kann variieren von unauffällig bis zu lautem Rasseln und Giemen, die Dämpfungsperkussion liefert nur in denjenigen Fällen ein positives Resultat, in denen größere Bezirke der Lungen nicht mehr belüftet werden (»lobäre« Pneumonien; Atelektasen). Die Röntgenuntersuchung des Thorax sollte wenn immer möglich durchgeführt werden. Oft sind konsolidierte, unbelüftete Bezirke in der Umgebung des Herzens auszumachen (Zwischenlappen). Meistens ist das Interstitium diffus verschattet, die Gefäße ungenügend klar gezeichnet. Die Störung im Gasaustausch kann sehr ausgeprägt sein, und die Werte für $PaO_2$ sinken auf unter 60 torr, manchmal auf dramatische Tiefen von unter 30 torr. Damit verbunden liegt das arterielle pH niedriger als 7,2, $PaCO_2$ oft höher als 55 torr (respiratorische **und** metabolische Azidose).

Die Septikämie neugeborener Fohlen müßte **diagnostisch** grundsätzlich mittels Blutkultur (vor jeder antimikrobiellen Therapie!) nachgewiesen werden. Am ehesten sind *E. coli*, seltener *Klebsiella pneumoniae* und *Actinobacillus equuli*, sehr selten grampositive zu erwarten. Ob bei einer Septikämie auch eine Pneumonie vorliegt, spielt für die Prognose und für die symptomatische Therapie eine gewisse Rolle: Neben den klinischen Befunden sind Blutgasbestimmungen und Röntgenaufnahmen die zuverlässigsten diagnostischen Hilfen.

Differentialdiagnostisch ist eine Weißmuskelkrankheit auszuschließen, wie sie in akuter Form schon bei Neugeborenen manchmal anzutreffen ist. Der Befall der Atemmuskulatur kann zu schwerer Dyspnoe führen, die eine Pneumonie vortäuschen mag. Dabei sind die Blutgaswerte normal oder wenig beeinflußt, der Röntgenbefund ist normal, dagegen ist die Serumaktivität der CPK oft stark erhöht.

Mindestens ebenso wichtig wie die antibiotische **Therapie** ist die symptomatische Behandlung. Die Hypogammaglobulinämie muß mit Plasmatransfusion oder mit Gammaglobulinpräparaten korrigiert werden. Die Fohlen benötigen auch Flüssigkeit und Glukose (5%) über eine Tropfinfusion; dabei wird eine Azidose mit Bikarbonat bekämpft, wiewohl die Metabolisierung von $HCO_3$ zu Wasser und $CO_2$ zu einer temporären (leichten) Verschlechterung der respiratorischen Azidose führen mag. Bis zum Vorliegen des bakteriologischen Resultats erhält das Fohlen ein gegen gramnegative Keime i. d. R. wirksames Breitspektrumantibiotikum. Nachher richtet man die antimikrobielle Therapie nach dem Resultat der bakteriologischen Untersuchung und dem Resistenzmuster.

Es ist klar, daß die Intensivbehandlung und -pflege solcher Fohlen einen sehr großen personellen und materiellen Aufwand voraussetzt!

### Pneumonien älterer Fohlen

Beim älteren Fohlen werden wohl typische und symptomatisch klare akute Pneumonien beobachtet, die sich mit Laboruntersuchungen (Blutgase; zytologische und bakteriologische Untersuchung von Tracheobronchialsekret, am besten aus Lavage gewonnen; Thoraxröntgen) objektivieren lassen (HOFFMAN et al., 1992; 1993a–c; WILSON, 1992; ROSSDALE, 1995; VIEL und HOFFMAN, 1995).

Es gibt aber zahlreiche Fälle, die unklare, verschleppte bis chronische Bilder präsentieren. Häufig betrifft das Fohlen, die vor allem wegen eines schleimig-eitrigen Nasenausflusses und gelegentlichen, unterdrückten Hustens auffallen, daneben aber wenig andere Symptome zeigen. Die Körpertemperatur ist normal bis subfebril. Die Fohlen haben Appetit, wenn sie sich auch nicht sehr gut entwickeln mögen. Eine Dyspnoe kann in Ruhe fehlen oder wenig auffallend sein, nach kurzer Anstrengung ist sie aber oft recht deutlich. Die Blutgaswerte liegen dabei auf normalem oder etwas subnormalem Niveau, der Röntgenbefund ist oft nicht eindeutig. Hingegen werden aus bronchoalveolärer Spülflüssigkeit potentiell pathogene Keime isoliert, meistens *Streptococcus equi* subsp. *zooepidemicus*, häufig auch *Actinobacillus equuli*. Die Untersuchung sollte wiederholt werden: Ein zwei- oder mehrmaliger Nachweis desselben Erregers erhöht die Aussagekraft des Befundes ganz erheblich.

Ein spezielles Problem stellt die Infektion von Fohlen mit *Pneumocystis carinii* dar (AINSWORTH et al., 1993).

Daneben beruht der Nachweis einer derartigen, klinisch diskreten Pneumonie auf dem sorgfältigen Ausschluß eitriger Infektionen der oberen Luftwege.

Die Behandlung solcher verschleppter, diskreter Pneumonien stellt ein Problem dar, nicht zuletzt ein wirtschaftliches. Die Therapie stützt sich auf den bakteriologischen Befund. Indiziert sind in der Regel Penicilline, täglich zweimal gegeben; die Behandlung beansprucht bis zur Sterilisation der pneumonischen Prozesse drei bis sechs Wochen oder mehr! Ihr Erfolg läßt sich am Verschwinden des Nasenausflusses nur ungenügend abschätzen, die Erfolgskontrolle über die wiederholte bakteriologische Untersuchung von Spülflüssigkeit drängt sich auf. Nordamerikanische Untersuchungen an betroffenem Rennpferdenachwuchs haben ergeben, daß sich die aufwendige, teure Behandlung lohnt, weil unbehandelte Fohlen kaum zu erfolgreichen Rennpferden heranwachsen. Bei weniger wertvollen und klinisch nicht auffällig kranken Fohlen ist die Möglichkeit einer kostspieligen Behandlung mit dem Besitzer vorher zu besprechen.

### Interstitielle Fohlenpneumonie

Bei Fohlen im Alter von drei Tagen (!) bis sechs Monaten wird eine interstitielle Pneumonie beschrieben, deren Ursachen nicht näher bekannt sind. Vermutet werden Virusinfektionen als wahrscheinlichster ätiologischer

Faktor, aber auch Pneumotoxine pflanzlicher und anderer Natur sowie auch Allergien, d. h. also Ursachen, die auch beim erwachsenen Pferd zu interstitiellen Lungenveränderungen führen können. Die Lungen betroffener Fohlen kollabieren post mortem ungenügend, doch sind sie nicht puffig aufgebläht, sondern fest bis derb in der Konsistenz. Die histopathologische Untersuchung ergibt schwere alveoläre, und nach einiger Zeit interstitielle Veränderungen.

Derartige Fohlen zeigen ein normales Verhalten und auch sonst meistens einen guten Allgemeinzustand, sieht man von der immer vorhandenen, mittel- bis hochgradigen Atemnot ab. Die Pulsfrequenz und die Körpertemperatur liegen oft hochnormal oder sind erhöht. Nasenausfluß fehlt und die Auskultation läßt wohl scharfe, inspiratorische und exspiratorische Geräusche erheben, aber kein eigentliches Rasseln oder Giemen. Thoraxröntgenaufnahmen sind diagnostisch hilfreich, obgleich die diffusen interstitiellen Verdichtungen recht unauffällig sein können, und zwar auch bei hochgradiger Dyspnoe. Die zytologische Untersuchung von Tracheobronchialsekret oder Spülflüssigkeit ergibt normale absolute und relative Werte. Auch die bakteriologische Untersuchung führt nicht weiter. Potentiell pathogene Keime, die hier nur als Kontaminanten auftreten, führen zu keiner Veränderung des zytologischen Bildes. Nicht ausgeschlossen ist natürlich eine Sekundärinfektion. Bakterielle Infektionen, wie sie eben beschrieben worden sind, sollten sich jedenfalls differenzieren lassen. Es scheint, daß die Prognose der Krankheit umso ungünstiger ausfällt, je jünger das betroffene Fohlen ist. Therapeutisch kann neben unterstützenden, symptomatischen Maßnahmen eine langdauernde Prednisolontherapie unter antibiotischem Schutz versucht werden. Die Erfolge der vorgeschlagenen Behandlungen sind bescheiden.

### 1.1.2.6 Akute Pneumonie des älteren Pferdes

Die weit überwiegende Mehrzahl der Pneumonien des Pferdes sind infektiösen (viralen oder bakteriellen) Ursprungs. Es sei auf das Kapitel über Infektionen der Atemwege verwiesen. Im übrigen wird im folgenden auf die pathologisch-anatomische Differenzierung der Pneumonien, wie sie üblich gewesen ist, nur am Rande eingegangen. Die meisten Pneumonien des Pferdes imponieren klinisch als Bronchopneumonien. Eine Ausnahme machen die seltenen, lokalisierten Pneumonien nach Lungenthrombose- oder -infarkt (CARR et al., 1994; GERBER, 1994).

### Bronchopneumonie

Eine unkomplizierte, nichteitrige katarrhalische Bronchopneumonie läßt sich klinisch kaum von einer akuten Bronchitis differenzieren. Als Ursache spielen Virusinfektionen die Hauptrolle; viel seltener kommen Reizungen durch Rauch (Stallbrand!) oder gar Staub in Betracht. Iatrogen kann eine Bronchopneumonie entstehen, wenn über die in die Trachea vorgeschobene Nasenschlundsonde für den Verdauungstrakt vorgesehene Medikamente in die Lungen gelangen (Kunstfehler!). Dabei ist zu betonen, daß das oft verwendete Paraffinöl als inertes Mineralöl wenig akute Entzündung und damit Symptome hervorruft, sondern vielmehr eine langsam fortschreitende, granulomatöse Pneumonie. Aspirationspneumonien gehören ebenfalls in dieses Kapitel. Sie entstehen vor allem bei Ösophagusverstopfungen, bei Hirnnervenlähmungen, überhaupt bei fehlerhafter Larynx-Pharynxfunktion, zum Beispiel auch nach der Kehlkopfpfeiferoperation. Sie imponieren indessen praktisch von Anfang an als eitrige Bronchopneumonien.

Die eitrige Bronchopneumonie muß aufgrund des klinischen Bildes diagnostiziert werden; der Nachweis irgendeines potentiell pathogenen Erregers genügt dazu nicht.

Für das Vorliegen einer akuten Bronchopneumonie sprechen anhaltendes Fieber mit manchmal recht ausgeprägter Abgeschlagenheit und Freßunlust, eine mehr oder weniger ausgeprägte, vorwiegend exspiratorische Dyspnoe und ein herabgesetztes $PaO_2$, begleitet von einem meist kräftigen, nach Stunden oder wenigen Tagen produktiven Husten und einem serösen bis mukösen Nasenausfluß. Die Auskultationsbefunde unterscheiden sich nicht von denjenigen bei akuter Bronchitis, wenn nicht in seltenen Fällen größere Lungenbezirke nicht mehr belüftet werden: dort fehlen dann die typischen Auskultationsgeräusche. Überdies mag dann dort eine umschriebene perkutorische Dämpfung nachzuweisen sein. Eine willkommene Erweiterung des Bildes erbringt oft die Röntgenuntersuchung, indem sie bronchopneumonische Infiltrate von einiger Ausdehnung und die Mitbeteiligung des Interstitiums darzustellen vermag (Abb. 1.28).

Das eben skizzierte Bild der akuten, nichteitrigen Bronchopneumonie ist in der Regel nicht länger als ein bis drei Tage lang zu beobachten; ohne antibiotische Chemotherapie entwickelt sich daraus meistens eine eitrige Bronchopneumonie. Begünstigend wirken Ansammlungen jüngerer Pferde (Händlerställe), Transporte schon geschädigter Tiere, besonders mit hochgebundenen Köpfen (RACKLYEFT et al., 1992; LEADON, 1995; RAIDAL et al., 1995), ungenügende Stallhygiene und vor allem auch eine verspätete tierärztliche Intervention. Das Pferd zeigt nun deutlich eitrigen Nasenausfluß, der Husten fördert oft große Mengen eines mukopurulenten, viskösen Sekrets zutage, das über das Maul ausgehustet wird. Je nach beteiligter Erregerspezies und je nach dem Zustand des einzelnen Patienten verläuft die eitrige Bronchopneumonie hochakut mit ausgeprägten Allgemeinstörungen oder diskret mit einer Tendenz zur Chronizität.

Aus tracheobronchialem Aspirat oder Spülflüssigkeit wird am häufigsten *Streptococcus equi* subsp. *zooepidemicus* isoliert, viel seltener und eher bei Jungtieren läßt sich subsp. *equi* nachweisen. Recht häufig lautet der bakteriologische Befund auch *Actinobacillus equuli*, ein Keim, dessen Bedeutung immer sehr kritisch beurteilt werden muß. Nicht allzu selten ist *Pasteurella* sp. zu finden (aber wie die eben erwähnten Keimarten manchmal auch bei lungengesunden Pferden!) und gelegentlich Salmonellen, *Bordetella bronchiseptica* bei hochakutem Verlauf und – von fragwürdiger Signifikanz – auch *Pseudomonas*. *Rhodococcus equi* mag bei jungen Fohlen eine akute Bronchopneumonie hervorrufen, typischer ist aber ein chronisch-abszedierender Verlauf. *Streptococcus pneumoniae* ist bisher in Europa offensichtlich noch nicht zum Problem geworden (GERBER et al., 1995). Die seltenen mykotischen Pneumonien verlaufen auch eher chronisch (manchmal im Gefolge von Lungeninfarkten) und Echinokokkenblasen- und granulome stellen meistens Zufallsbefunde dar.

Die **Diagnose** einer akuten Bronchopneumonie darf nicht leichtfertig gestellt werden. Zusätzlich zu den Erscheinungen einer diffusen Bronchitis sollte der betreffende Patient ein herabgesetztes $PaO_2$ und mehr oder weniger deutliche radiologische Veränderungen aufweisen. Die Isolation eines potentiell pathogenen, bakteriellen Erregers genügt nicht zur Diagnosestellung, so wichtig sie dann prognostisch und therapeutisch auch ist (CREIGHTON und WILKINS, 1974; KESTER et al., 1993; WOOD et al., 1993; WIEDERMANN, 1994; COLLOBERT et al., 1994; GERBER et al., 1995; NICOLET, 1995).

Die Aussichten sind gut für frühzeitig behandelte Pferde, d. h. für Tiere, die schon einer Chemotherapie unterzogen werden, bevor sich wesentliche pneumonische Veränderungen haben einstellen können. Hepatisierte oder gar karnifizierte Bezirke erholen sich oft nicht mehr. In sehr schweren Fällen bleibt auch ein irreversibles, destruktives kompensatorisches Emphysem zurück.

Neben einer früh einsetzenden und massiven Therapie bestimmt auch die dem Pferd zugestandene Erholungszeit für die Prognose auf längere Sicht eine große Rolle. Die Patienten benötigen eine mehrere Wochen dauernde Ruhe- und Schonzeit unter untadeligen hygienischen Verhältnissen.

In den allermeisten Fällen verspricht eine massive Chemotherapie mit Penicillinen und/oder Sulfonamiden den besten Erfolg. Allerdings ist in therapeutischer Hinsicht der bakteriologische Befund mit Antibiogrammen ausschlaggebend für die Wahl der Antibiotika (FOREMAN, 1992; GERBER et al., 1995; SWEENEY, 1995)..

Zusätzlich ist – bei zweifelhaften Erfolgschancen – eine symptomatische Behandlung mit Sekretolytika und auch mit Expektoranzien angezeigt (ZANNETTI et al. 1993). Vor allem werden nichtsteroidale Entzündungshemmer empfohlen, deren Wirkung indessen oft enttäuscht. Sobald die Luftwege einigermaßen von Sekrethindernissen befreit sind, kann eine Medikation per inhalationem versucht werden, vorausgesetzt, man verfügt über einen Apparat, der eine Partikelgröße um 6 µm gewährleistet.

### Spezielle Formen der Bronchopneumonie

Die wichtigste, besondere Form der Bronchopneumonie ist in der Praxis zweifellos die der **Aspirationspneumonie**, die als Folge der Aspiration flüssiger oder fester »Fremdkörper« zustande kommt. Beim jungen Saugfohlen ist beim Vorliegen einer Gaumenspalte (Wolfsrachen) mit der Möglichkeit einer Aspirationspneumonie zu rechnen, bei älteren Pferden am ehesten in der Folge einer Speiseröhrenverlegung. Schluckbeschwerden, wie sie bei retropharyngealer Druse die Regel sind, können ebenso zu Verschlucken Anlaß geben wie neurologische Schäden im Zusammenhang mit Luftsackmykosen oder mit sonstigen Schädigungen von Hirnnerven. Nach chirurgischen Interventionen im Larynx-Pharynxbereich sind Schwierigkeiten beim Abschlucken und die Gefahr von Aspirationspneumonien verhältnismäßig häufige Komplikationen. Der fehlerhafte Gebrauch der Nasenschlundsonde kann direkt zu einer iatrogenen Aspirationspneumonie führen. Die Symptome einer Aspirationspneumonie variieren beträchtlich; ihre Ausprägung hängt von der Qualität und der Quantität des aspirierten Materials ab. Inerte Substanzen (Beispiel: Paraffinöl) lösen vielleicht nicht einmal eines der Leitsymptome – produktiven Husten – aus. Überdies ist bei der Aspiration fremden Materials auf dem Weg durch die Luftröhre nur bei starken Reizen mit Husten zu rechnen; die Trachea des Pferdes soll kaum mit Hustenrezeptoren ausgestattet sein, von der Carina weg reagieren die Pferde wieder sehr empfindlich. Die bakterielle Infektion, die die Aspirationspneumonie weitgehend charakterisiert, ist ebenfalls sehr variabel. Neben grampositiven Aerobiern, meistens Streptokokken, ist auch mit gramnegativen Aerobiern und mit Anaerobiern zu rechnen, die aus der Maulhöhle stammen (*Fusobacterium necrophorum*; *Bacteroides* sp.). Dieser Befund ist im Einzelfall von potentieller therapeutischer Signifikanz.

Das klinische Bild entspricht dem der Bronchopneumonie. Meistens werden die betroffenen Tiere Allgemeinsymptome wie Abgeschlagenheit, mehr oder weniger Inappetenz und Fieber aufweisen. Außerdem husten die meisten Pferde und zeigen eine mehr oder weniger deutliche Tachypnoe und Dyspnoe. Der Auskultationsbefund über den ventralen, herznahen Teilen der Lungen ist oft bezeichnend: recht laute, inspiratorische und exspiratorische Rhonchi von »nasser« Qualität. Eine große diagnostische Hilfe ist bei Aspirationspneumonie die Röntgenuntersuchung des Thorax, die in den ventralen, herznahen Lungenbezirken oft sehr deutliche bronchopneumonische Veränderungen nachweist (Abb. 1.28).

Der Verlauf einer Aspirationspneumonie gestaltet sich ebenfalls variabel. In den meisten Fällen von Futteraspiration gelingt es mit einer adäquaten Chemotherapie eine Heilung zu erzielen, aber es besteht doch eine ausgesprochene Tendenz zur Chronizität. Bei chronisch gewordenem Verlauf kommt es dann nicht selten zu **Lungen-**

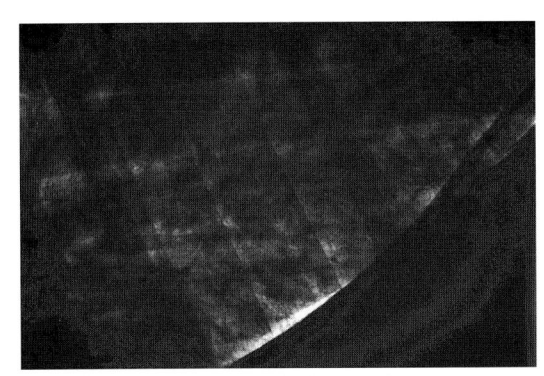

**Abb. 1.28:** Pneumonie: Relativ frische Aspirationspneumonie nach Ösophagusobstruktion. Kompensatorisches Lungenemphysem?

abszessen (LAVOIE et al., 1994), gelegentlich, wenn kleinere Mengen Paraffinöl in die Lungen gelangen, sollen auch progressiv-schleichende, granulomatöse Pneumonien induziert werden, die klinisch längere Zeit sehr unauffällig verlaufen. Andererseits gibt es auch heftige, hochakute Aspirationspneumonien, wenn größere Mengen eines aggressiven Stoffs in den Bronchialbaum gelangen. Daraus entsteht manchmal eine **Lungengangrän**, die therapeutisch kaum beeinflußt werden kann (Tafel 2, Abb. b).

Was die **Therapie** anbetrifft, unterscheidet sie sich nicht grundsätzlich von derjenigen einer Bronchopneumonie anderer Genese. Es ist richtig, schon beim Verdacht einer Aspiration und vor dem Vorliegen pneumonischer Erscheinungen eine breit wirkende Behandlung einzuleiten, etwa mit der Kombination von Penicillin und Gentamicin. So bald wie möglich und wenn nötig ist dann die Therapie dem bakteriologischen Befund und dem Antibiogramm anzupassen. Die Behandlung soll in jedem Fall mehrere Tage über die Entfieberung und über die Zeit anderer klinischer Manifestationen fortgeführt werden; damit soll ein Übergang in Chronizität und die Ausbildung von Lungenabszessen verhindert werden.

Die spezifische Infektion mit *Rhodococcus equi* verläuft in typischen Fällen als primär chronische Bronchopneumonie, meistens mit Abszeßbildung (siehe auch 1.2.2.8).

**Gangrän** stellt sich glücklicherweise selten ein, seit die üble Gewohnheit des Einschüttens von Medikamenten in Verruf geraten ist. Immerhin kann aus jeder vernachlässigten Aspirationspneumonie Lungengangrän entstehen, besonders anscheinend bei einer Beteiligung von gramnegativen Aerobiern wie *Fusobacterium necrophorum*. Aber auch vernachlässigte, primär-infektiöse Bronchopneumonien und Abszeßdurchbrüche können in einer Gangrän münden, z. B. nach schwerer Influenza. Beim sogenannten Shipping-Fever und bei perforierenden Thoraxtraumen entwickelt sich manchmal eine gangränöse Pleuropneumonie.

Gangränöse Lungenschäden führen zu schweren Allgemeinsymptomen, meistens zu hohem Fieber. Charakteristisch kann ein übelriechender, grünlicher und reichlicher Nasenausfluß sein (Tafel 2, Abb. c). Eine Behandlung verspricht in der Regel wenig Erfolg. Sie müßte in einer massiven, der isolierten Keimflora angepaßten Chemotherapie und, wenn immer möglich, in einer Drainage bestehen.

Als besondere Formen der Bronchopneumonie sind die Pneumonien nach Inhalation schädigender Bestandteile der Luft anzusehen. Bei Brandopfern ist dann mit einer Pneumonie zu rechnen, wenn der eingeatmete Rauch gewebstoxische Chemikalien enthält. Hitzeschäden allein beschränken sich in der Regel auf die oberen Luftwege. Die Prognose wird selbstverständlich dadurch ebenso beeinflußt wie durch die häufige Kohlenmonoxydvergiftung und durch die Ausdehnung und den Grad der Hautverbrennungen: wasserlösliche Rauchbestandteile wie Aldehyde, Ammoniak, Chlor und Schwefelverbindungen reizen schnell und direkt, während schlechter lösliche Gase wie Phosgen und Stickoxyde erst nach einigen Stunden zu Lungenbeschwerden und dann zu pneumonischen Erscheinungen Anlaß geben. Die bei Bränden immer zu befürchtende, schwere Schädigung des mukoziliären Reinigungsapparates begünstigt das rasche Angehen bakterieller Infektionen ungemein (beschrieben werden gramnegative Erreger wie *Pseudomonas*, *Pasteurella*, aber auch Streptokokken).

Es ist kaum möglich, in einem konkreten Fall die Erscheinungen der Pneumonie von denjenigen der Schäden in den oberen Luftwegen und der Vergiftung zu trennen. Das ist auch nicht ausschlaggebend, denn in Fällen, in denen eine Behandlung überhaupt Erfolg verspricht, konzentriert man sich zuerst auf lebensrettende Notfallmaßnahmen: Zufuhr von Sauerstoff, wenn nötig über einen Tracheotubus, durch den man auch Ödemflüssigkeit oder fibrinöse Ausgüsse absaugen kann. Empfohlen werden zur Bekämpfung der reizbedingten Bronchokonstriktion Bronchodilatatoren von der Natur des Clenbuterol und auch nichtsteroidale Entzündungshemmer. Die Verwendung von Kortikosteroiden ist kontrovers; beim Vorliegen von Hautverbrennungen sollte auf sie verzichtet werden. Furosemid (Lasix), in einer Dosis von 2 mg/kg KM i.v. und wiederholt gegeben, vermag das Ödem signifikant zu reduzieren. Die prophylaktische Anwendung von Antibiotika wird nicht empfohlen, hingegen sind die Pferde während etwa zwei Wochen zu überwachen. Wird dann ein bakterieller Infekt nachgewiesen, ist er gezielt antibiotisch anzugehen.

Überlebende Pferde benötigen eine längere Rekonvaleszenzzeit von 2 bis 5 Monaten. Danach werden Fälle beschrieben, in denen die frühere Leistungsfähigkeit wieder eingetreten war.

Die Inhalation von anorganischem Staub, vor allem von Silikaten, führt auch beim Pferd zur sogenannten **Pneumokoniose (Silikose)**. Die daraus sich ergebende, chronisch-granulomatöse Pneumonie und Lungenfibrose scheint eine ungünstige Langzeitprognose zu haben. Die zehrende Krankheit wird aufgrund der Anamnese, des

Nachweises von Siliciumdioxydkristallen in Lungenmakrophagen und des relativ typischen Röntgenbefundes diagnostiziert (BERRY et al., 1991). Bisher scheint die Pneumokoniose des Pferdes nur in Nordamerika nachgewiesen worden zu sein.

Andere granulomatöse Pneumonien werden erzeugt von kleinen Mengen von Paraffinöl, das über die fehlerhaft eingeführte Nasenschlundsonde in die Lungen gelangt (s. oben), aber auch durch die spezifische Infektion mit Tuberkulose oder mit Pilzen wie *Aspergillus* sp. (vgl. HAUSMANN, 1991).

### Lobäre Pneumonie

Heutzutage wird eine ätiotrope Klassifizierung von Pneumonien der Einteilung nach pathologisch-anatomischen Besonderheiten zurecht vorgezogen, und im übrigen ist praktisch jede Pneumonie zum mindesten histopathologisch auch eine Bronchopneumonie. Eine lobäre Lungenentzündung zeichnet sich durch scharf vom übrigen Lungengewebe abgegrenzte veränderte Spitzen- oder Anhangslappen oder ventral befallene Zwerchfellslappen aus. Beim Menschen wird die lobäre Pneumonie der Infektion mit *Streptococcus pneumoniae* zugeschrieben. Beim Pferd läßt sich – wiewohl der Keim bei Pneumonien gefunden worden ist – ein derartiger Zusammenhang nicht herstellen. Vielmehr sind es bei Saugfohlen manchmal *Pasteurella* sp., bei erwachsenen Tieren eher Mischinfektionen bei Shipping-Fever nach anstrengenden Transporten, die lobäre Veränderungen hervorrufen. Die Rolle von *Bordetella bronchiseptica* ist unklar. Der Erreger wird gelegentlich bei fulminant verlaufenden Pneumonien dieses Typs isoliert. Die lobäre Pneumonie des erwachsenen Pferdes ist nicht selten auch eine Pleuropneumonie. Die sogenannte Brustseuche ist verschwunden; sie pflegte sich unter dem Bild einer lobären Pleuropneumonie zu zeigen (Mycoplasmen?).

Derartige Lungenentzündungen werden meistens von deutlichen Allgemeinerscheinungen begleitet: Fieber, Schüttelfrost und oft etwas Ikterus. Stunden später stellt sich eine vorwiegend exspiratorische Dyspnoe und eine Tachypnoe ein. Die Pferde husten selten, gequält und schwach. Der Husten ist unproduktiv. Sind die Zwerchfellappen ventral in größerer Ausdehnung befallen, ist eine perkutorische Dämpfung (und ein entsprechender Röntgenbefund!) zu erheben. Über diesen Bezirken fehlen Auskultationsgeräusche. Nasenausfluß fehlt anfangs ebenfalls oft, dann erscheint er spärlich, meistens gelblich-fibrinös. Pleuritis, zuerst *P. sicca*, dann *P. exsudativa*, ist eine häufige Begleiterscheinung. Sie wird aufgrund des Auskultationsbefundes, objektiviert durch echographische Aufnahmen, nachgewiesen (s. unten).

Der Verlauf der lobären (fibrinösen) Pneumonie wird durch die übliche Chemotherapie so beeinflußt, daß die Phasen des Ablaufs nicht mehr deutlich zu unterscheiden sind. Jedenfalls ist beim klinischen Bild einer lobären Pneumonie damit zu rechnen, daß die Pferde eine längere Erholungszeit benötigen. Manche Patienten tragen sonst bleibende Herzmuskel- und vielleicht auch Leberschäden davon (toxischer Genese?).

Die massive antibiotische Behandlung richtet sich nach dem möglichst früh zu erhebenden und bei einem unspezifischen Ergebnis zu wiederholenden bakteriologischen Befund. Grundsätzlich unterscheidet sich die Therapie nicht von derjenigen der akuten Bronchopneumonie. Nichtsteroidale Entzündungshemmer vom Typ Flunixin sind indiziert.

### Chronische Pneumonie

Der Übergang in Chronizität ist bei jeder Form der Lungenentzündung möglich. Dabei sind vielleicht eher mild verlaufende **Bronchopneumonien** besonders hervorzuheben. Derartige Fälle werden manchmal nicht massiv und nicht lange genug (mehrere Tage über die Entfieberung hinaus!) behandelt. Die Pferde werden auch zu früh auf die Weide gelassen oder gar zur Arbeit gezwungen. Solche verschleppten, chronischen Fälle zeigen ein undeutliches Krankheitsbild mit gelegentlichem Husten, Dyspnoe meist nur nach Bewegung, vielleicht mit etwas vermindertem Appetit und unbefriedigendem Nährzustand. Nasenausfluß kann fehlen, wird aber nach Bewegung in den meisten Fällen beobachtet (selten deutlich purulent!). Das Röntgenbild hilft nicht immer weiter, doch ist ein überdeutliches bronchiales Muster die Regel, während verdichtete Parenchymbezirke nicht immer festzustellen sind. Oft ist dagegen das Interstitium zu deutlich gezeichnet. Das Blutbild dieser Patienten ist meistens nur gering verändert in Form einer Neutrophilie mit Linksverschiebung. Die Gesamtzahl der Leukozyten ist dagegen oft normal oder nur leicht erhöht, die Senkungsgeschwindigkeit der Erythrozyten aber meistens mittelgradig erhöht (leichte Anämie; Dysproteinämie). Die Untersuchung des Bronchialsekrets ergibt eine deutliche Neutrophilie. Überdies ist mit einer Vermehrung der Makrophagen zu rechnen. Bezeichnend ist in den meisten Fällen der bakteriologische Befund: eine Reinkultur von *Streptococcus equi* subsp. *zooepidemicus* ist die Regel. Die Behandlung dieser verschleppten Streptokokken-Pneumonien ergibt sehr oft unbefriedigende Resultate: trotz guter Empfindlichkeit des Erregers gegen Penicillin gelingt es eher selten, den Prozeß zu sterilisieren.

Karnifizierte Bezirke bleiben nach Broncho- und Lappenpneumonien dann zurück, wenn nicht früh, nicht massiv und nicht lange genug behandelt worden ist. Darin können sich eitrige Herde erhalten, die den Allgemeinzustand des Pferdes chronisch beeinträchtigen. Sind größere Lungengebiete betroffen, ist mit einem kompensatorischen alveolären Lungenemphysem zu rechnen. Meistens betrifft der Prozeß der Karnifikation die Spitzenlappen der Lungen, was seinen Nachweis schwierig oder unmöglich gestaltet.

**Chronisch-interstitielle Pneumonien** können offensichtlich die Folge von Virusinfektionen, besonders von Influenza sein. Doch ist bei allergischen Prozessen vom Typ-III (Farmer's lung) auch mit einer interstitiellen Pneumonie (manchmal mit ausgedehnter Rundzellinfiltration) zu rechnen. Derartig betroffene Patienten zeigen meistens eine wenig typische Symptomatik. Anamnestisch wird oft nur über einen Leistungsabfall geklagt; bei Allergikern ist indessen der Zusammenhang mit Heufütterung auffallend. Akute Exazerbationen sind die Regel (s. auch DIXON et al., 1992). Den besten Anhaltspunkt für die Diagnose liefert zweifellos die Röntgenuntersuchung, auch wenn die Interpretation der Bilder viel Erfahrung voraussetzt (Abb. 1.29). Die Behandlung konzentriert sich bei Allergikern natürlich auf die Ausschaltung möglicher Allergenquellen; unterstützend wirkt eine orale Prednisolonmedikation über längere Zeit oft überraschend gut.

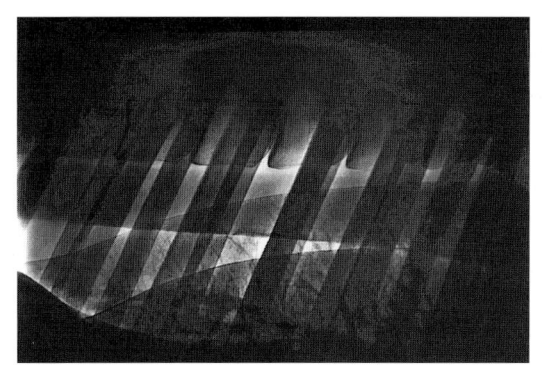

**Abb. 1.30:** Massiver Pneumothorax nach Verletzung der Thoraxwand. Beide Lungenhälften hochgradig kollabiert

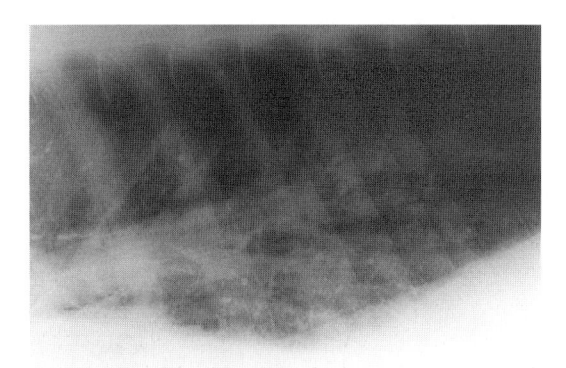

**Abb. 1.31:** Pneumo- und Hämothorax nach Verletzung

### 1.1.2.7 Krankheiten der Pleura

**Pleuraverletzungen – Hämothorax – Pneumothorax**

Stumpfe Traumen der Thoraxwand werden manchmal nicht ernst genug genommen, wenn sie nicht zu Atmungsbeschwerden geführt haben. Anlaß zu stumpfen Verletzungen sind seitliche Stürze auf harte Gegenstände, ein heftiger Anprall, bei gemeinsamer Weidehaltung mit Rindern gar nicht selten Hornstöße und selbstverständlich vor allem Hufschläge. Beim Neugeborenen ist daran zu denken, daß Rippenbrüche unter der Geburt nicht selten vorkommen. Man denke daran, daß Traumen auch zu Zwerchfellsrupturen führen können. Solche traumabedingten Atmungsbeschwerden imponieren als vorwiegend inspiratorische und ausgesprochen oberflächliche Dyspnoe; außerdem drehen manche ernsthaft verletzte Pferde den Ellbogen der betroffenen Seite sichtbar nach außen. Die Schmerzen sind vor allem die Folge der Rippenverletzung, nicht selten von Frakturen. Die Schwierigkeiten bei der Atmung beruhen aber auch auf dem mengenmäßig mehr oder weniger bedeutenden Blutaustritt in die Pleurahöhle (**Hämothorax**), der sich auch bei stumpfen, nach außen geschlossenen Traumen einstellen kann.

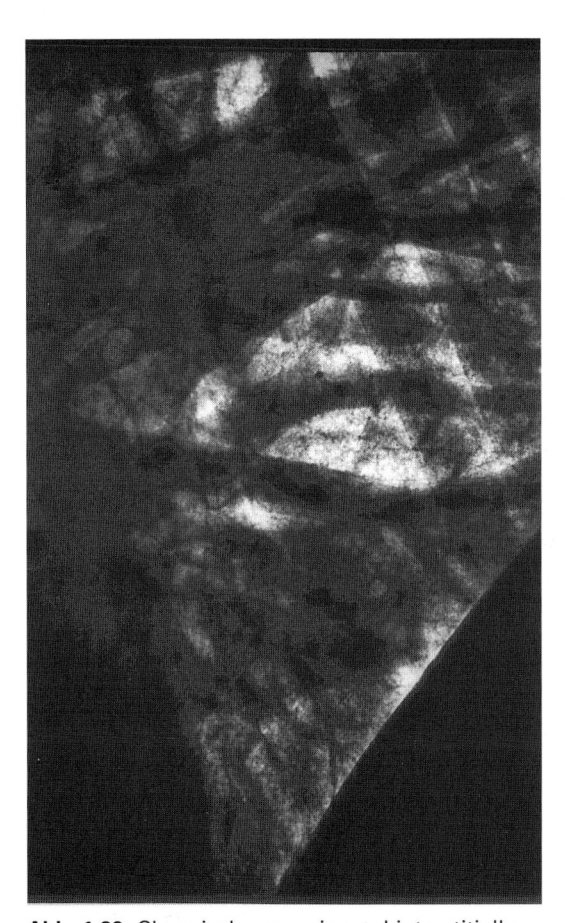

**Abb. 1.29:** Chronische, vorwiegend interstitielle Pneumonie unklarer Ursache. Beachte auch die Bronchenquerschnitte und die Lungengefäße. Gebietsweise kompensatorisches Emphysem?

Auch bei perforierenden, scharfen oder stumpfen Traumen der Brustwand wird sich in der Regel ein Hämothorax einstellen. Dabei variiert das Volumen des Blutaustritts in die Pleurahöhle beträchtlich; sehr oft wird aber die Symptomatik derartiger Fälle vom **Pneumothorax** dominiert und einige Zeit nach der Verletzung auch von der oft unvermeidlichen Infektion (Abb. 1.30 und 1.31). Von außen perforierende Thoraxverletzungen sind manchmal die Folge von Pfählwunden (spitze, abgebrochene Äste), häufiger aber von Schlägen mit eisen- und stollenbewehrten Hufen oder von Hornstößen. Überdies darf die Möglichkeit intrathorakaler, perforierender Ösophagusverletzungen nicht unbeachtet bleiben, wie sie bei grobem Gebrauch der Nasenschlundsonde bei Ösophagusverstopfung oder äußerst selten auch durch steckengebliebene Fremdkörper hervorgerufen werden. Dabei spielen allerdings Mediastinitis und Pleuritis, die sich zwangsläufig einstellen, eine wichtigere prognostische Rolle.

Sehr seltene Gelegenheitsursachen eines Hämothorax sind Rupturen bullös-emphysematöser Bezirke und der *Pleura pneumonalis* in den Spitzenlappen oder am *Margo acutus* der Zwerchfellslappen, Lungengefäßerosionen und Durchbrüche bei Abszessen und Tumoren; etwas häufiger sind Ergüsse bei Koagulopathien – etwa bei unkontrollierter gleichzeitiger Medikation mit Warfarin und Phenylbutazon – oder auch etwa bei Morbus maculosus. Das pleurale Mesotheliom provoziert sehr voluminöse Ergüsse, die mehr oder weniger stark mit Blut vermischt sind. Bei diesen Gelegenheitsursachen ist übrigens mit einem beidseitigen Hämothorax zu rechnen.

Die Symptome, die bei den eben erwähnten Zuständen allein dem Hämothorax zuzuschreiben sind, variieren ganz beträchtlich, und zwar vor allem in Abhängigkeit von der Menge des verlorenen Blutes. Ist die Menge sehr groß, d. h. über etwa zehn Liter, gerät das Pferd in einen Blutungsschock mit allen seinen klinischen Erscheinungen. Überdies behindert der voluminöse Erguß die Insufflation der betroffenen Lungenseite. Ist die Menge weniger bedeutend, so wird das Pferd doch blasse Schleimhäute und nach einigen Stunden eine ausgeprägte Anämie aufweisen. Kleine Ergüsse führen nicht eo ipso zu faßbaren Allgemeinsymptomen. Es ist aber klar, daß die Blutungsursache die Symptomatik mitbestimmt: andere Blutungsorte bei Gerinnungsstörungen, Erscheinungen des Morbus maculosus oder eines Tumorbefalls, rasch einsetzende septisch-jauchige Pleuritis bei Ösophagusperforation usw.

Der Hämothorax selber läßt sich, ist er bedeutend genug, perkutorisch leicht nachweisen. Über dem horizontal begrenzten, ventral liegenden und bei Traumen einseitigen Dämpfungsbezirk lassen sich keine Atemgeräusche auskultieren.

Die Diagnose läßt sich mit einer echographischen und/oder einer radiologischen Untersuchung, ergänzt durch eine diagnostische Thorakozentese im perkutorischen Dämpfungsgebiet sichern (Abb. 1.31). Die zytologische Untersuchung der gewonnenen Flüssigkeit ist wichtig für den Nachweis von Neoplasmen (ein negatives Resultat schließt den Tumorbefall nicht aus!), die bakteriologische Untersuchung für das Vorliegen einer Infektion. Vermutet man eine Gerinnungsstörung, ist ein Gerinnungsstatus zu erstellen.

Die Prognose eines Hämothorax ist sehr unterschiedlich. Auch sie hängt vom Ausmaß des Ergusses und der Ursache ab. Bei perforierenden Traumen sind die septischen Komplikationen prognostisch oft entscheidend.

Die Behandlung eines Hämothorax hängt ebenfalls bis zu einem gewissen Grad von dessen Ausmaß ab. Ergüsse von geringem Volumen überläßt man oft der spontanen Resorption. Es kann dabei allerdings zu Verklebungen und später vielleicht störenden pleuralen Adhäsionen kommen. Diese Möglichkeit bleibt aber auch bestehen, wenn man den Erguß drainiert.

Die therapeutische Thorakozentese zur Entfernung des ergossenen Blutes ist an sich die wichtigste Maßnahme. Bei großen, akuten Ergüssen, bei denen nicht sicher steht, ob die Blutung bereits gestillt ist, kann es indessen angezeigt sein, die Gerinnung abzuwarten (Adhäsionen); bei einer konsequenten Überwachung des Patienten (Allgemeinzustand, P, A, Hämatokrit, Gesamtproteinkonzentration des Serums) darf die Drainage frühzeitig vorgenommen werden, wobei natürlich bei drohendem oder schon eingetretenem Schock Vollbluttransfusionen, Plasma- oder Expanderinfusionen der Entleerung des Thorax in der Regel vorangehen müssen. Bei Gerinnungsstörungen ist die Thorakozentese nicht von vornherein angezeigt. Alle perforierenden Thoraxverletzungen bedürfen einer systemischen, gegebenenfalls auch lokalen antibiotischen Behandlung mit breitem Spektrum. Nach einer Thorakozentese bei Hämothorax ist ein antibiotischer, systemischer Schutz angezeigt (BEADLE, 1991).

Auf die Behandlung des Hämothorax an sich wird bei einer von vornherein ungünstigen Prognose zum Wohl des Tieres verzichtet.

Bei den eben beschriebenen Verletzungen der Pleura stellt sich, oft zusammen mit dem Hämothorax, ein **Pneumothorax** ein, d. h. daß Luft von außen durch eine perforierende Thoraxwunde in die Pleurahöhle eingedrungen ist, oder daß – unvergleichlich seltener! – über eine Ruptur emphysematöser Bullae Luft durch die verletzte Lunge in die Pleurahöhle gelangt ist. Lungenverletzungen bei an sich geschlossenen Rippenbrüchen (Neugeborene!) und bronchopleurale Fisteln nach schweren Pleuropneumonien sind ebenfalls seltene Ursachen eines Pneumothorax. Auch bei perforierenden intrathorakalen Speiseröhrentraumen ist mit Pneumothorax zu rechnen.

Bei der Krankheit kollabiert die betroffene Lungenhälfte in mehr oder weniger ausgeprägtem Grad. Damit variiert das Symptombild auch recht beträchtlich von praktisch inapparenten Erscheinungen bis zum bedrohlichen Notfall. Es liegt auf der Hand, daß ein beidseitiger Pneumothorax zu schwereren klinischen Manifestationen führt als der übliche einseitige. Mit beidseitigem Lungenkollaps ist bei Verletzungen des dünnen und manchmal fenestrierten Mediastinum zu rechnen (Abb. 1.30).

Die Erscheinungen eines Pneumothorax sind recht unspezifisch: Atemnot und Tachypnoe, in schweren Fällen sichtbare Zyanose der Schleimhäute. Dorsal der kollabierten Lunge fehlen Auskultationsgeräusche ganz. Perkutorisch ist dort Hyperresonanz festzustellen, darunter vielleicht eine mehr oder weniger ausgeprägte Dämpfung. Die Diagnose muß indessen mit einer Röntgenuntersuchung gesichert werden; überhaupt ist es immer angezeigt, bei Thoraxverletzungen den Brustraum zu röntgen, weil ein leicht- bis mittelgradiger Pneumothorax sonst gern übersehen wird. Das Röntgenbild zeigt, daß die Lungenränder sich nach dorsal und manchmal gegen das Zwerchfell zu scharf abgegrenzt ausmachen lassen, das Lungengewebe selbst erscheint dichter als gewöhnlich (Abb. 1.30).

Therapeutisch ist, wenn möglich, die Ursache des Pneumothorax auszuschalten, d. h. daß zum Beispiel perforierende Wunden nach exakter Toilette unverzüglich verschlossen werden müssen, daß dabei aber die Luft aus der Pleurahöhle über einen Drain aspiriert oder abgelassen werden muß. Bei geringgradigem Pneumothorax kann auf die Drainage und die Aspiration der Luft auch verzichtet werden. Unternimmt man die Operation unter Narkose, was die Regel ist, wird die kollabierte Lunge unter positivem Druck vorsichtig gedehnt, was mithilft, die Luft aus der Pleurahöhle auszupressen. Es versteht sich von selbst, daß Pferde mit perforierenden Thoraxverletzungen für eine bis zwei Wochen oder länger mit breit wirkenden Antibiotika vor Infektionen zu schützen sind.

Der Pneumothorax selbst ist an sich ein prognostisch nicht ungünstiger Zustand, doch hängen die Aussichten stärker von seiner Ursache und deren Folgen ab – besonders von eventuellen schweren Infektionen der Pleurahöhle, die sich bei Ösophagusrupturen immer, bei perforierenden und nicht ganz frisch behandelten Thoraxverletzungen häufig einstellen.

## Pleuritis und Pleuropneumonie

Im Gegensatz zu den Verhältnissen in Nordamerika (SWEENEY, 1992) sind selbständige Pleuritiden, aber auch Pleuropneumonien in Mitteleuropa eher seltene Ereignisse.

Pleuritis entsteht am ehesten als Folge von perforierenden Verletzungen der Brustwand (BÉNAMEN, 1995), aber selbständige Pleuritiden kommen in Einzelfällen auch vor. Tumoren, die zu Pleuraergüssen führen, verursachen nicht selten auch Entzündung. Das trifft besonders auf das Pleuramesotheliom zu. Per definitionem begleitet die Pleuritis natürlich jede Pleuropneumonie. Die tuberkulöse Pleuritis als spezifische chronische Form ist immer selten gewesen. Heute spielt sie keine nennenswerte Rolle mehr.

Klinisch lassen sich **Pleuritis sicca** und **Pleuritis exsudativa** unterscheiden, wobei die trockene, fibrinöse Form das meist nicht beachtete Anfangsstadium einer exsudativen Entzündung darstellen kann. Man hat sich am ehesten mit akuten Brustfellentzündungen auseinanderzusetzen, aber ein Übergang in Chronizität kommt vor. Post mortem variiert dabei das Bild von einigen fadenförmigen Adhäsionen als Ausdruck eines seinerzeit übersehenen, klinisch kaum apparenten Zustandes bis zu ausgedehnten pleuralen Schwarten und Verklebungen.

Die akute Pleuritis manifestiert sich in nicht besonders bezeichnenden Symptomen: im allgemeinen besteht Fieber, manchmal begleitet von Schüttelfrost, Piloerektion und mäßiger, kolikähnlicher Unruhe. Die Ellbogen werden nach außen gestellt; die Pferde gehen ungern und mit kurzen, gehemmten Schritten vorwärts. Die Atmung ist oberflächlich und oft frequent; dabei hustet der Patient nur bei einer Beteiligung der Lungen schwach, aber stöhnend. Der Husten ist offensichtlich schmerzhaft. Reibegeräusche können als diskretes Schaben, aber auch als lautes, ledriges Knarren imponieren (trockene Pleuritis), beim Vorliegen von dünnflüssigem Exsudat ist manchmal Plätschern zu hören. Beträchtliche Exsudation führt zu einer deutlichen, vorwiegend inspiratorischen Dyspnoe. In diesen Fällen läßt sich perkutorisch eine nach oben scharf und horizontal begrenzte Dämpfung nachweisen. Über dem gedämpften Bezirk sind keine oder sehr schwache Auskultationsgeräusche auszumachen, darüber jedoch meist überdeutliche scharfe Geräusche. Der Herzstoß ist bei einem Erguß auf der linken Seite schwach oder nicht fühlbar. Die Herzgeräusche sind manchmal kaum zu hören, manchmal aber auch deutlich pochend. Die Herzschlagfrequenz ist meistens mittel- bis hochgradig erhöht (Perikarditis). Bei exsudativer Pleuritis bildet sich in der Regel an der Unterbrust ein umfangreiches, subkutanes Ödem (Abb. 1.32).

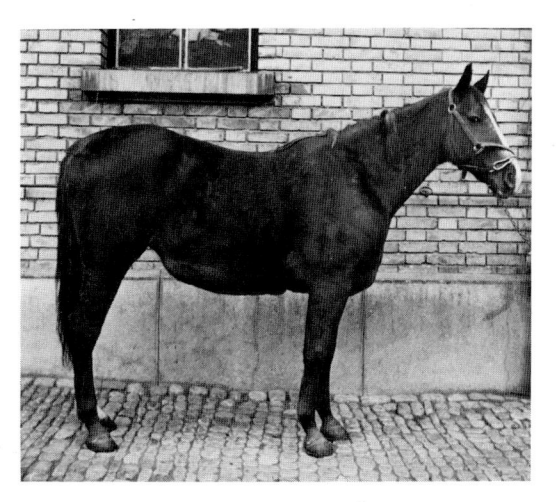

**Abb. 1.32:** Pleuritis. Subkutanes Ödem an Unterbrust und Unterbauch bei hochgradigem, pleuritischem Erguß

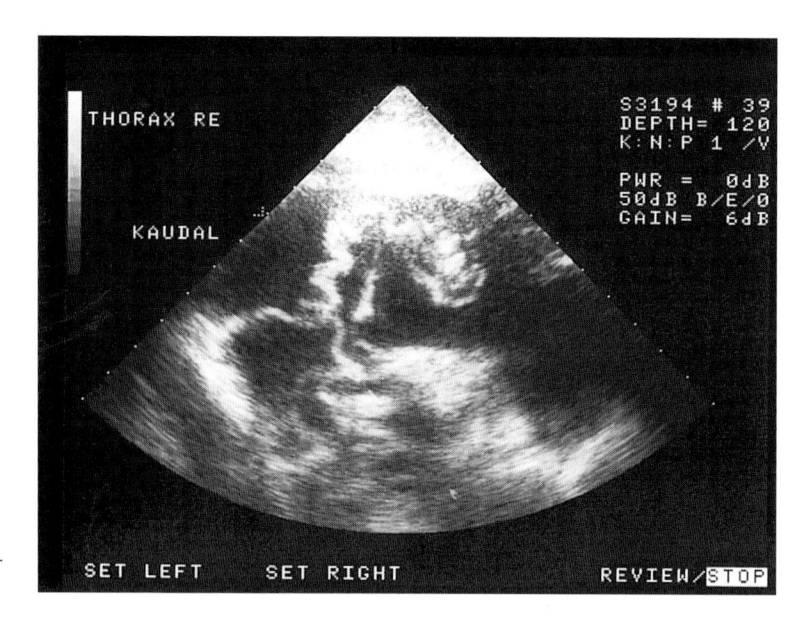

**Abb. 1.33: a)** Pleuritis: massiver, entzündlicher Pleuralerguß bei Lymphosarkomatose in der Brusthöhle

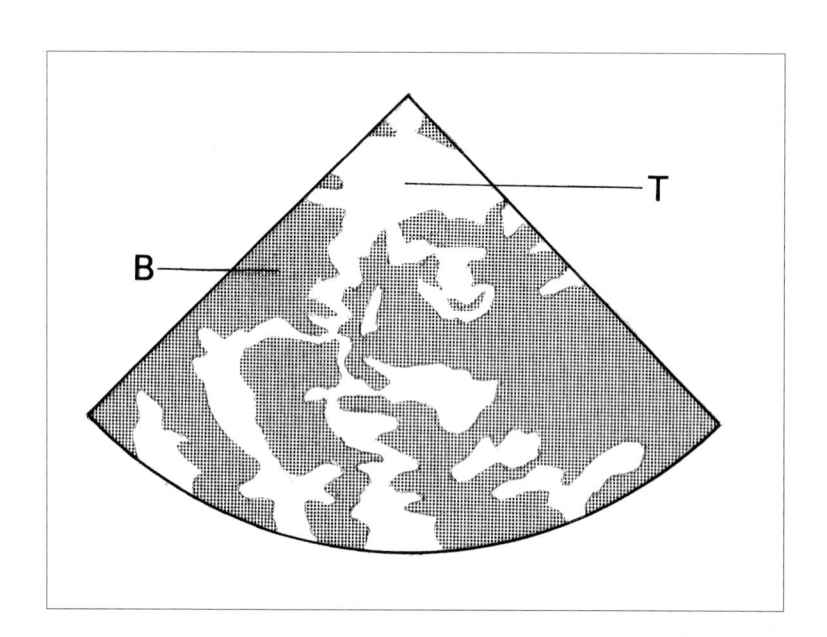

**Abb. 1.33: b)** T = Thoraxwand; B = Brusthöhle mit Erguß voller fetziger (fibrinöser) Gebilde

Der Befund läßt sich radiologisch und vor allem echographisch eindrucksvoll bestätigen. Die Ultraschalluntersuchung ist besonders informativ, weil sie unter anderem auch eine Kammerung und Schwartenbildung nachzuweisen vermag (RANTANEN, 1994; SWEENEY und MAXSON, 1995) (Abb. 1.33a und b). Unerläßlich ist dann die Thorakozentese der befallenen Seite(n), links im 7., rechts im 6. Interkostalraum auf der Höhe der perkutorisch nachgewiesenen Dämpfung. Das Punktat ist makroskopisch zu beurteilen und zytologisch, klinisch-chemisch und vor allem auch bakteriologisch zu untersuchen. Das bakteriologische Resultat bestimmt dann die Art der antibiotischen Chemotherapie. Meistens werden Streptokokken isoliert, bei der in Nordamerika häufigen Pleuropneumonie aber sehr oft auch Anaerobier (*Bacteroides*, auch Clostridien). Ein derartiges Punktat soll deutlich übel riechen. Es ist darauf zu achten, daß die Proben auch in speziellem, für Anaerobier vorgesehenen Medium ins Labor gelangen.

Die auch empfohlene Pleuroskopie ist ein entbehrliches diagnostisches Hilfsmittel, außer vielleicht in Fällen von Tumorverdacht.

Die besonders in Nordamerika häufige und gefürchtete **Pleuropneumonie** (RAIDAL, 1995) ist sehr oft Teil des sogenannten »Shipping fever« Komplexes, der nach langen, anstrengenden Transporten vor allem dann auftritt, wenn die Pferde längere Zeit mit hochgebundenen Köpfen reisen müssen (RACKLYEFT et al., 1992; LEADON,

1995; RAIDAL et al., 1995). Bei Rennpferden spielt aspirierter Sand von der Bahn anscheinend eine wesentliche Rolle. Die an der bakteriellen Mischinfektion beteiligten Anaerobier stammen aus dem Oropharynx. Das trifft auch auf die Fälle zu, die nach chirurgischen Interventionen am Larynx oder Pharynx beschrieben worden sind. Virusinfektionen, und darunter wohl am ehesten Influenza, können die mukoziliäre Clearence dergestalt beeinträchtigen, daß die wirkungsvolle Elimination aspirierten Materials aus dem Rachenraum nicht mehr gewährleistet werden kann. Auch nach Intubationsnarkose wird Pleuropneumonie mit Beteiligung von Anaerobiern beschrieben (AUSTIN et al., 1995).

Neben Streptokokken und Anaerobiern werden bei Pleuropneumonie auch gramnegative Keime wie *Pasteurella* sp., *Pseudomonas*, *E. coli* und *Klebsiella pneumoniae* gefunden. Derart komplexe Mischinfektionen sind selbstverständlich therapeutisch schwer anzugehen.

Die klinischen Erscheinungen der Pleuropneumonie stellen eine Kombination der Symptome von Pleuritis und von Pneumonie dar (Abb. 1.34). Die meisten Pferde erscheinen schwer krank; sie sind anorektisch, die Körpertemperatur liegt im allgemeinen (sehr) hoch. Der gequälte Husten ist produktiv, Nasenausfluß ist reichlich, eitrig und bei Anaerobierbeteiligung stinkend, in sehr akuten Fällen auch serohämorrhagisch. Je schwerer die Lungen befallen sind, desto deutlicher wird die exspiratorische Komponente der Dyspnoe bei tiefen Werten für $PaO_2$.

Die Diagnose der Pleuropneumonie wird nach dem unter Pleuritis beschriebenen Vorgehen gestellt, und die Diagnostik wird mit der Untersuchung von Tracheobronchialsekret vervollständigt (zytologische und bakteriologische Untersuchung), wobei auch hier ein Teil der Probe in Anaerobier-Medium verbracht werden sollte.

Die **Prognose** einer exsudativen Pleuritis ist von vornherein eine zweifelhafte; auch wenn die Pferde überleben, ist es unsicher, ob sie ihrem früheren Verwendungszweck wieder gerecht werden können. Die rasch einsetzende Behandlung kann mithelfen, pleuritische Adhäsionen und Schwartenbildung mehr oder weniger weitgehend zu vermeiden. Prognostisch ist auch die Pleuropneumonie recht düster einzuschätzen; es wird berichtet, daß etwa die Hälfte der Patienten unter intensiver Therapie überleben, und von den überlebenden Tieren kehrt wiederum etwa die Hälfte zur früheren Arbeit zurück. Eine die Pleuropneumonie komplizierende Perikarditis verschlechtert die Prognose weiterhin.

Die **Behandlung** der Pleuritis und der Pleuropneumonie stützt sich in erster Linie auf die systemische, antimikrobielle Chemotherapie. Dabei ist dem Resistenzmuster der beteiligten Bakterienarten viel Gewicht beizumessen. Bevor die bakteriologischen Resultate vorliegen, wird ungezielt mit breitem Wirkungsspektrum behandelt.

Das folgende Vorgehen wird in den USA empfohlen:

Initial wird die intravenöse Penicillintherapie (K-Penicillin-G, 22000 IU/kg KM i.v. viermal täglich) kombiniert mit Gentamicin (2,2 mg/kg KM i.v. oder i.m., drei- oder viermal täglich [dazu: ROSSIER et al., 1995]). Auch Ceftiofur oder Trimethoprim-Sulfonamid kommen in Frage. Nachher richtet sich die Therapie nach dem Resultat der bakteriologischen Untersuchung und dem Antibiogramm. Für die Bekämpfung von *Bacteroides fragilis* wird Metronidazol per os empfohlen (10–20 mg/kg KM viermal täglich). Überhaupt wird von der parenteralen auf die perorale Behandlung umgestellt, sobald die Infektion unter Kontrolle scheint. Diese Behandlungsphase muß während zwei bis acht Wochen durchgezogen werden (meistens Trimethoprim-Sulfonamid 15–30 mg/kg KM

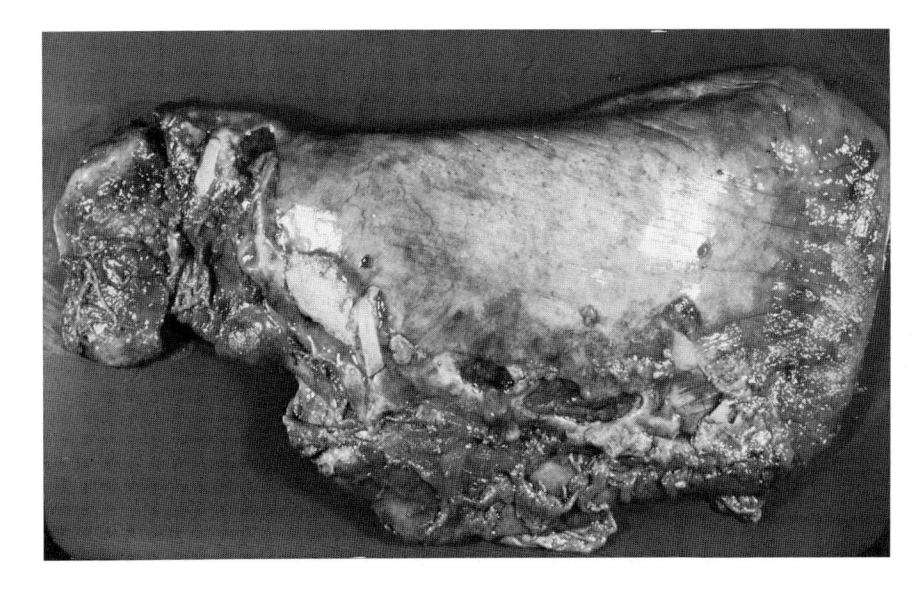

**Abb. 1.34:** Pleuropneumonie: ausgedehnte schwartige Auflagerungen auf der Pleura pulmonalis

zweimal täglich oder auch Erythromycinestolat 25 mg/kg KM zwei- bis dreimal täglich).

Die lokale Instillation von gut verträglichen Antibiotika, etwa von K-Penicillin-G, ist eine gute Ergänzung der systemischen Therapie.

Bei beträchtlicher Exsudation drängt sich eine Vakuumdrainage oder eine Schwerkraftdrainage der befallenen Pleurahöhle eher auf als die wiederholte Thorakozentese, die bei fibrinöser Flüssigkeit ohnehin schlecht funktioniert, weil die Trokarhülse immer wieder verstopft.

Überdies wird die perkutane Drainage von Abszessen oder unzugänglichen Exsudattaschen unter Ultraschallkontrolle empfohlen, wenn nötig am seitlich abgelegten Pferd. Eine begleitende Perikarditis ist entsprechend zu behandeln, doch wird man aus ethischen und auch aus legitimen wirtschaftlichen Gründen in vielen derartigen Fällen auf recht riskante und aufwendige Methoden wie Perikardiozentese verzichten wollen.

**Literatur**

AGUILERA-TEJÉRO E., PASCOE J. R., WOLINER M. J. (1993) Modulation of bronchial responsiveness in horses by phenylbutazone and furosemide. Am. J. Vet. Res. **54**, 1703–1709.

AINSWORTH D. M., WELDON A. D., BECK K. A., ROWLAND P. H. (1993): Recognition of *Pneumocystis carinii* in foals with respiratory distress. Equine vet. J. **25**, 103–108.

ALMSTRÖM I., LAURITZSON I. (1953): Provoking symptoms of pulmonary emphysema in horses aerogenically and alimentarily. Proc. Welttierärztekongreß Stockholm, 669–674.

AMES T. R. (1995): Infectious conditions of the respiratory system. In: KOBLUK C. N. et al. (eds.): The horse. Diseases and clinical management. Vol. 1. Saunders, Philadelphia, pg. 213–234.

ANDBERG W. G., BOYD W. L., CODE CH. F. (1941): Syndrome of temporary alveolar pulmonary emphysema (heaves) in the horse following intravenous injection of histamine. J. Am. Vet. Med. Ass. **98**, 285–287.

AUSTIN S. M., FOREMAN J. H., HUNGERFORD L. L. (1995): Case-control study of risk factors for development of pleuropneumonia in horses. J. Am. Vet. Med. Ass., **207**, 325–328.

BAYLY W. M., HINES M. T. (1995): Modulation of the inflammatory/immune response in the treatment of respiratory disease. Swiss Vet. **11-S**, 108–110.

BEADLE R. E. (1983): Current therapy in equine medicine. In: ROBINSON N. E. (ed.): 1st ed., Saunders, Philadelphia, pg. 512–516.

BEADLE R. E. (1991): Diseases of the pleura, mediastinum, diaphragma and thoracic wall. In: COLAHAN P. T. et al. (eds.): Equine medicine and surgery. Vol. I. 4th ed., Am. vet. Publ., Inc., Goleta, Calif., pg. 456–463.

BÉNAMON A. (1995): A propos d'un cas de plaie thoracique et pleurésie chez un étalon Quarter Horse. Prat. vét. Equine **27**, 115–118.

BERRY C. R., O'BRIEN T. R., MADIGAN J. E., HAGER D. A. (1991): Thoracic radiographic features of silicosis in 19 horses. J. Vet. Intern. Med. **5**, 248–256.

BRACHER V., VON FELLENBERG R., WINDER C. N., GRÜNIG G., HERMANN M. (1991): An investigation of the incidence of chronic obstructive pulmonary disease (COPD) in random populations of Swiss horses. Equine vet. J. **23**, 136–141.

BROADSTONE R. V., LEBLANC P. H., DERKSEN F. J., ROBINSON N. E. (1991): In vitro responses of airway smooth muscle from horses with recurrent airway obstruction. J. pulmon. Pharm. **4**, 191–202.

BROADSTONE R. V., GRAY P. R., ROBINSON N. E., DERKSEN F. J. (1992): Effects of xylazine on airway function in ponies with recurrent airway obstruction. Am. J. Vet. Res. **53**, 1813–1817.

BEECH J. (1975): Cytology of tracheobronchial aspirates in horses. Vet. Pathol. **12**, 157–164.

BEECH J.: Diseases of the respiratory system: *Parascaris equorum* infection. In: COLAHAN P. et al. (eds): Equine medicine and surgery. 4th ed. Vol I. Am. vet. Publ., Inc. Goleta, Calif., pg. 442.

BEECH J. (1991): Tracheobronchial aspirates. In: BEECH J. (ed.): Equine respiratory disorders. Lea and Febiger, Philadelphia, pg. 41–53.

BEECH J. (1995): Thoracocentesis and pleuroscopy. Swiss Vet. **11-S**, 35–36.

CARR E. A., CARLSON G. P., WILSON W. D., READ D. H. (1994): Acute necrotizing pneumonia with thrombosis in the horse. AAEP Proc. **40**, 89–90.

CHABCHOUD A., LOUZIR H., AOUINA T. (1993): Recherche des anticorps précipitants dirigés contre *Micropolyspora faeni*, *Aspergillus fumigatus* et des extraits totaux de foin moisi dans le sérum de chevaux atteints d'affections bronchopulmonaires chroniques en Tunisie. Rev. Méd. Vét. **144**, 48–55.

CHABCHOUD A., RECCO P., GUELFI J. F. (1993): Recherche de précipitines anti-*Micropolyspora faeni*, anti-*Thermoactinomyces vulgaris* et anti-*Aspergillus fumgiatus* dans le sérum de chevaux tousseurs chroniques du Sud-Ouest de la France en 1988. Rec. Méd. Vét. **169**, 537–541.

CHUNG K. F. (ed.) (1995): Animal models of asthma. Europ. Respir. Rev. **5**, review No. 29.

CLARKE S. W., PAVIA D. (1984): Aerosols and the lung. Butterworths, London.

CLARKE A. F. (1992): Environmental monitoring in relation to equine respiratory disease. Current therapy in equine medicine. 3. Saunders, Philadelphia, pg. 310–316.

CLARKE A. F. (1992): Chronic obstructive pulmonary disease. In: Robinson. N. E. (ed.) Current therapy in equine medicine. 3. Saunders, Philadelphia, 1992, pg. 329–332.

CLARKE A. F. (1993): Stable dust-threshold limiting values, exposure variables and host risk factors. Equine vet. J. **25**, 172–174.

CLAYTON H. M., DUNCAN J. (1978): Clinical signs associated with *Parascaris equorum* infection in worm free pony foals and yearlings. Vet. Parasitol. **4**, 69–78.

COLLOBERT C., FOSTIER G., PERRIN R., LETOT G., AURIOUD D. (1995): Principales espèces bactériennes et fongiques retrouvées dans des prélèvements trachéaux et trachéo-bronchiques de chevaux. Prat. Vét. Equine, **27**, 91–96.

CRANE S. A., ZIEMER E. L., SWEENEY C. R. (1989): Cytologic and bacteriologic examination of tracheobronchial aspirates from clinically normal foals. Am. J. Vet. Res. **50**, 2042–2048.

CREIGHTON S. R., WILKINS R. J. (1974): Bacteriologic and cytologic evaluation of animals with lower respiratory tract disease using transtracheal aspiration biopsy. Am. Anim. Hosp. Ass. **10**, 227–232.

CROMPTON G., MORÉN F., SIMONSSON B. G. (eds.) (1982): Inhalation therapy in the management of airway obstruction. Europ. J. Resp. Dis. Suppl. 119, Vol. 63.

DAHL R., PEDERSEN B., VENGE P. (1991): Bronchoalveolar lavage studies. Eur. Respir. Rev. **1**, 4, 272–275.

DECONTO I., DEEGEN E. (1983): Neue Erkenntnisse der zytologischen Untersuchung des Tracheobronchialsekretes lungenkranker Pferde. Coll. Vet. **XIV**, 141–145.

DEEGEN E., MÜLLER P. (1983). Die Bedeutung von »air trapping« bei Pferden mit chronisch obstruktiver Bronchitis. Tierärztl. Praxis **11**, 77–.

DEEGEN E. (1995): Tracheobronchoskopie beim Pferd. Swiss Vet. **11-S**, 32–33.

DERKSEN F. J., MILLER D., SCOTT J. S., ROBINSON N. E., SLOCOMBE R. F. (1985): Bronchoalveolar lavage in ponies with recurrent airway obstruction (heaves). Am. Rev. respir. Dis. **132**, 1066–1070.

DERKSEN F. J., ROBINSON N. E., SCOTT J. S., STICK J. A. (1988): Aerosolised *Micropolyspora faeni* antigen as a cause of pulmonary dysfunction in ponies with recurrent airway obstruction (heaves). J. vet. Res. **49**, 933–938.

DERKSEN F. J. (1991): Diseases of the respiratory system. Ancillary diagnostic aids. In: COLAHAN P. T. et al. (eds.): Equine medicine and surgery. 4th ed., Am. Vet. Publ., Inc. Goleta, Vol. I, pg. 357–361.

DERKSEN F. J. (1991): Chronic obstructive pulmonary disease. In: COLAHAN P. T. et al. (eds.) Equine medicine and surgery. 4th ed. Vol I, amer. Vet. Publ., Inc., Goleta, Calif., pg. 443–449.

DERKSEN F. J. (1991): Chronic obstructive pulmonary disease. In: BEECH J. (ed.): Equine respiratory disorders. Lea and Febiger, Philadelphia, pg. 223–235.

DERKSEN F. J. (1991): Chronic obstructive pulmonary disease. In: COLAHAN P. T. et al. (eds.): Equine medicine and surgery. Vol. I. 4th ed. Am. Vet. Publ., Inc., Goleta, Calif. pg. 443–448.

DERKSEN F. J. (1991): Medical respiratory therapy. In: COLAHAN P. T. et al. (eds.): Equine medicine and surgery. Vol. I, 4th ed. Am. Vet. Publ., Inc. Goleta, Calif., pg. 374–377.

DERKSEN F. J., ROBINSON N. E., BERNEY C. E. (1992): Aerosol pirbuterol: bronchodilator activity and side effects in ponies with recurrent airway obstruction (heaves). Equine vet. J. **24**, 107–112.

DERKSEN F. J. (1993): Chronic obstructive pulmonary disease (heaves) as an inflammatory condition. Equine vet. J. **25**, 257–258.

DERKSEN F. J. (1994): Anecdotes and clinical trials: the story of clenbuterol. Equine vet. J. **26**, 256–258.

DERKSEN F. J., WOODS P. S. A. (1994): Chronic lung disease in the horse: role of aeroallergens and irritants and methods of evaluation. Equine Pract. **16**, 11–13.

DERKSEN F. J. (1995): Use of bronchodilator therapy in the horse. Swiss Vet. **11-S**, 106–107.

DIRSCHERL P., GRABNER A., BUSCHMANN H. (1993): Responsiveness of basophil granulocytes of horses suffering from chronic obstructive pulmonary disease to various allergens. Vet. Immunol. Immunopathol. **38**, 217–227.

DIXON P. M., MCGORUM B. C. (1990): Oilseed rape and equine respiratory disease. Vet. Rec. **128**, 585.

DIXON P. M. (1992): Respiratory mucociliary clearence in the horse in health and disease, and its pharmaceutical modification. Vet. Rec. **131**, 229–235.

DIXON P. M. (1992): Therapeutics of the respiratory tract. In: ROBINSON N. E. (ed.): Current therapy in equine medicine, 3. Saunders, Philadelphia, 1992, pg. 303–310.

DIXON P. M., MCGORUM B. C., LONG K. J., ELSE R. W. (1992): Acute eosinophilic interstitial pulmonary disease in a pony. Vet. Rec. **130**, 367–372.

DIXON P. M., RAILTON D. I., MCGORUM B. C. (1995a): Equine pulmonary disease: a case control study of 300 referred cases. Part 1. Examination techniques, diagnostic criteria and diagnoses. Equine vet. J. **27**, 416–421.

DIXON P. M., RAILTON D. I., MCGORUM B. C. (1995b): Equine pulmonary disease: a case control study of 300 referred cases. Part 2: Details of animals and of historical and clinical findings. Equine vet. J. **27**, 422–427.

DIXON P. M., RAILTON D. I., MCGORUM B. C. (1995c): Equine pulmonary disease: a case control study of 300 referred cases. Part 3: Ancillary diagnostic findings. Equine vet. J. **27**, 428–435.

DIXON P. M., RAILTON D. I., MCGORUM B. C., TOTHILL S. (1995d): Equine pulmonary diease: a case control study of 300 referred cases. Part 4: Treatments and re-examination findings. Equine vet. J. **27**, 436–439.

DÖRWALD M., VANDEN BOSCHE G., GERULL A. (1991): Zur Surfactantphospholipidzusammensetzung im Tracheobronchialsekret des Pferdes und ihrer klinischen Relevanz für die Beurteilung des Lungenstatus bei chronisch lungenkranken Pferden. Wien. tierärztl. Mschr. **78**, 118–126.

ERICHSEN D. F., AVIAD A. D., SCHULZ R. H., KENNEDY T. J. (1994): Clinical efficacy and safety of clenbuterol HCl when administered to effect in horses with chronic obstructive pulmonary disease (COPD). Equine vet. J. **26**, 331–336.

EVANS A. G., PARADIS M. R., O'CALLAGHAN M. (1992): Intradermal testing of horses with chronic obstructive pulmonary disease and recurrent urticaria. Am. J. vet. Res. **53**, 203–208.

EYRE P. (1972): Equine pulmonary emphysema: a bronchopulmonary mould allergy. Vet. Rec. **91**, 134–140.

FAIRBAIRN S. M., CUNNINGHAM F. M., FOSTER A. P., LEES P., PAGE C. P. (1991): Neutrophil accumulation in the airways of allergic horses following antigen challenge. Am. rev. resp. Dis. **143**, A43.

FAIRBAIRN S. M., PAGE C. P., LEES P., CUNNINGHAM F. M. (1993): Early neutrophil but not eosinophil or platelet recruitment to the lungs of allergic horses following antigen exposure. Clin. Exp. Allergy **23**, 821–828.

FOGARTY U., BUCKLEY T. (1991): Bronchoalveolar lavage findings in horses with exercise intolerance. Equine vet. J. **23**, 434–437.

FOLEY F. D., LOWELL F. C. (1966): Equine centrilobular emphysema, with further observations on the pathology of heaves. Am. Rev. resp. Dis. **93**, 17–21.

FOREMAN J. H. (1992): Practical aspects of the use of ceftiofur sodium in the treatment of equine respiratory infections. AAEP Proc. **38**, 307–308.

FREVERT C. N. (1994): Respiratory distress in the foal: prematurity vs. sepsis. Equine Pract. **16**, 9–12.

Freeman K. P., Roszel J. F., McClure J. M., Mannsman R., Patton P. E., Naile S. (1993): A review of cytological specimens from horses with and without clinical signs of respiratory disease. Equine vet. J. **25**, 523–526.

Gerber H. (1968): Zur Therapie chronischer Respirationskrankheiten des Pferdes. Schweiz. Arch. Tierheil, **110**, 139–153.

Gerber H. (1970): Clinical features, sequelae and epidemiology of equine influenza. In: Bryans J. T., Gerber H. (eds.): Equine Infectious Diseases II, 63–80, Karger, Basel.

Gerber H. (1973): Chronic pulmonary disease in the horse. Equine vet. J. **5**, 26–33.

Gerber H., Hockenjos Ph., Lazary S., Kings M., De Weck A. (1982): Histamin-Freisetzung aus Pferdeleukozyten durch Pilzallergene. Dtsch. tierärztl. Wschr. **89**, 267–270.

Gerber H. (1994): Pferdekrankheiten. Bd. 1. Innere Medizin, einschließlich Dermatologie. Ulmer, Stuttgart.

Gerber H., Herholz C., Kleiber C., Nicolet J., Straub R., Gerber V. (1995): Bakterielle Infektionen der Atemwege. Swiss Vet. **11-S**, 71–74.

Gillespie J. R., Tyler W. S. (1969): Chronic alveolar emphysema in the horse. Ad. vet. Sci. **13**, 59-99.

Grünig G., Hermann M., Winder C., von Fellenberg R. (1988): Procoagulant activity in respiratory tract secretions from horses with chronic disease. Am. J. vet. Res. **49**, 705–709.

Halliwell R. E. W., McGorum B. C., Irving P., Dixon, P. M. (1993): Local and systemic antibody production in horses affected with chronic obstructive pulmonary disease. Vet. Immunol. Immunopathol. **38**, 201–215.

Hegner R. (1994): Ösophagusdruckmessungen während der Belastung auf dem Laufband bei gesunden und an chronisch-obstruktiver Lungenerkrankung (COLE) leidenden Pferden, sowie Bronchospasmolysetest bei COLE-kranken Pferden. Diss. med. vet., Zürich.

Hermann M., Grünig G., Bracher V., Howald B., Winder Ch., Hürlimann J., von Fellenberg R. (1988): Eosinophile Granulozyten im Tracheobronchialsekret von Pferden: Anhaltspunkt für eine parasitäre Lungenerkrankung. Schweiz. Arch. Tierheilk. **130**, 19–28.

Hoffman A. M., Viel L., Prescott J. F. (1992): Clinical endoscopic study of lower respiratory tract infections in foals on Ontario breeding farms. AAEP Proc. **38**, 191–192.

Hoffman A. M., Viel L., Juniper E., Prescott J. F. (1993 a): Clinical and endoscopic study to estimate the incidence of distal respiratory tract infection in Thoroughbred foals on Ontario breeding farms. Am. J. Vet. Res. **54**, 1602–1607.

Hoffman A. M., Viel L., Prescott J. F. (1993b): Microbiologic changes during antimicrobial treatment and rate of relapse of distal respiratory tract infections in foals. Am. J. Vet. Res. **54**, 1608–1614.

Hoffman A. M., Viel L., Prescott J. F., Rosendal S., Thorsen J. (1993c): Association of microbiologic flora with clinical, endoscopic, and pulmonary cytologic findings in foals with distal respiratory tract infection. Am. J. Vet. Res. **54**, 1615–1622.

Holgate S. T. (1991): Allgergen challenge studies. Eur. Respir. Rev. **1**, 4, 268–271.

Kester R. M., Lesser S., Dowd L. L. (1993): Bacteria isolated from equine respiratory cultures. Equine Pract. **15**, 33–36.

Köhler D., Fleischer W. (1991): Was ist gesichert in der Inhalationstherapie? Arcis-Verlag, München.

Koterba A. M. (1991): Disorders of the neonatal foal. In: Beech J. (ed.): Equine respiratory disorders. Lea and Febiger, Philadelphia, pg. 403–421.

Lapointe J.-M., Lavoie J.-P., Vrins A. A. (1993): Effects of triamcinolone acetonide on pulmonary function and bronchoalveolar lavage cytologic features in horses with chronic obstructive pulmonary disease. Am. J. Vet. Res. **54**, 1310–1316.

Lavoie J.-P., Fiset L., Laverty S. (1994): Review of 40 cases of lung abscesses in foals and adult horses. Equine vet. J. **26**, 348–352.

Leadon D. P. (1995): Effects of transportation of racehorses travelling to international racing festivals. Swiss Vet. **11-S**, 89–90.

LeBlanc P. H., Broadstone R. V., Derksen F. J., Robinson N. E. (1991): In vitro responses of distal airways in horses with heaves. Am. J. vet. Res. **52**, 999–1003.

Lekeux P., Anciaux N., Duvivier H., Votion D., Art T. (1995): Aérosolthérapie chez le cheval. Swiss Vet. **11-S**, 95–105.

Littlejohn A. (1979): Chronic obstructive pulmonary disease in horses. Vet. Bull. **49**, 907–917.

Littlejohn A., Bowles F. (1981): Studies on the physiopathology of chronic obstructive pulmonary disease in the horse. IV. Blood gas and acid-base values at rest. Onderstepoort J. Vet. Res. **48**, 37–45.

Littlejohn A., Bowles F. (1981): Studies on the physiopathology of chronic obstructive pulmonary disease in the horse. V. Blood gas and acid-base values during exercise. Onderstepoort J. vet. Res. **48**, 239–249.

Littlejohn A., Bowles F. (1982): Studies on the physiopathology of chronic obstructive pulmonary disease in the horse. VI. The alveolar dead space. Onderstepoort J. vet. Res. **49**, 71–72.

Lowell F. C. (1964): Observations in heaves. An asthma-like syndrome in the horse. J. Allergy **35**, 322–330.

Mair T. S. (1995): Changing concepts of COD. Equine vet. J. **27**, 402–403.

Maisi P., Koivunen A.-L., Rantala A.-R., Turgut K. (1994): β-glucuronidase and trypsin inhibitor capacity of tracheal lavage fluid as indicators of seasonal airway irritation in the horse. Equine vet. J. **26**, 385–391.

Mansmann R. A. (1991): Granulomatous pneumonia In: Colahan P. T. et al. (eds.): Equine medicine and surgery. Vol. I, 4th ed., Am. vet. Publ., Inc., Goleta, Calif., pg. 449–451.

Marti E., Gerber H., Essich G., Oulehla J., Lazary S. (1991): The genetic basis of equine allergic diseases. 1. Chronic hypersensitivity bronchitis. Equine vet. J. **23**, 457–460.

Marti E., Gerber H., Essich G., Oulehla J., Lazary S. (1995): Genetic basis of chronic hypersensitivity bronchitis. Swiss Vet. **11-S**, 126–128.

McFarlane D. (1995): Smoke inhalation injury in the horse. J. Equine vet. Sci., **15**, 159–162.

McGorum B. C., Dixon P. M. (1993): Evaluation of local endobronchial antigen challenges in the investigation of equine chronic obstructive pulmonary disease. Equine vet. J. **25**, 269–271.

McGorum B. C., Dixon P. M., Halliwell R. E. W. (1993): Evaluation of intradermal mould antigen testing in the diagnosis of equine chronic obstructive pulmonary disease. Equine vet. J. **25**, 273–275.

McGorum B. C., Dixon P. M., Halliwell R. E. W. (1993a): Phenotypic analysis of peripheral blood and bronchoalveolar lavage fluid lymphocytes in control and chronic obstructive pulmonary disease affected horses, before and after »natural (hay and straw) challenges«. Vet. Immunol. Immunopathol. **36**, 207–222.

McGorum B. C., Dixon P. M., Halliwell R. E. W. (1993b): Responses of horses affected with chronic obstructive pulmonary disease to inhalation challenges with mould antigens. Equine vet. J. **25**, 261–267.

McGorum B. C., Dixon P. M. (1994): The analysis and interpretation of equine bronchoalveolar lavage fluid (BALF) cytology. Equine vet. Educ. **6**, 203–209.

McGorum B. C. (1995a): Immunology of the equine respiratory tract. Swiss Vet. **11-S**, 79–81.

McGorum B. C. (1995b): Hypersensitivity reactions in the equine respiratory tract. Swiss Vet. **11-S**, 82–85.

McGorum B. C. (1995c): Persönl. Mitteilung.

McKane S. A., Canfield P. J., Rose R. J. (1993): Equine bronchoalveolar lavage cytology: survey of thoroughbred horses in training. Austr. Vet. J. **70**, 401–404.

Meister U., Gerber H., Tschudi P. (1976): Die arterielle Blutgasanalyse in der Diagnostik und Überwachung chronisch lungenkranker Pferde. Schweiz. Arch. Tierheilk., **118**, 99–104.

Milne E. M., Pemberton A. D., Dixon P. M., McGorum B. C., Scudamore C. L., Miller H. R. P. (1994): Decrease in the alpha sub(1) proteinase inhibitor Spi3 in equine bronchoalveolar lavage fluid. Am. J. Vet. Res. **55**/10, 1377–1380.

Moore B. R., Krakowka S., Robertson J. T., Cummins J. M. (1995): Cytologic evaluation of bronchoalveolar lavage fluid obtained from standardbred racehorses with inflammatory airway disease. Am. J. Vet. Res. **56**/5, 562–567.

Müller P., Deegen E., Reitemeyer H. (1983): Beurteilung des Tracheobronchialsekrets von lungenkranken Pferden und Beziehungen zu deren Differentialblutbild. Colleg. Vet. XIV, 137–140.

Mumford J. A. (1995): Virus infections regarding the respiratory tract. Swiss Vet. **11-S**, 66–70.

Naylor J. M., Clark E. G., Clayton H. M. (1992): Chronic obstructive pulmonary disease: usefulness of clinical signs, bronchoalveolar lavage, and lung biopsy as diagnostic and prognostic aids. Can. Vet. J. **33**, 591–598.

Nichols J. M. et al. (1978): A pathological study of the lungs of foals infected experimentally with *Parascaris equorum*. J. Comp. Pathol. **8**, 261–274.

Nicolet J. (1995): Interprétation des résultats bactériologiques lors d'affections respiratoires. Swiss Vet. **11-S**, 29–31.

Niederman M. S. (1994): The pathogenesis of airway colonization: lessons learned from the study of bacterial adherence. Eur. Respir. J. **7**, 1737–1740.

Olszewski M., Laber G. (1993): Production of free oxygen radicals by phagocytes from respiratory tract lavaged as well as from peripheral blood of horses with Chronic Obstructive Pulmonary Disease (COPD) in comparison to healthy animals. Wien. tierärztl. Mschr., **80**, 332–337.

Paradis M. R. (1991): Diagnostic tests for neonatal foals. In: Colahan P. T. et al. (eds.): Equine medicine and surgery. Vol I. 4th ed. Am. vet. Publ., Inc., Goleta, Calif., pg 360–361.

Pauli B., Gerber H., Schatzmann U. (1972): Farmer's lung beim Pferd. Path. Microbiol. **38**, 200–214.

Pellegrini A. (1994): Proteinase inhibitors in animal blood with special regard to the horse: Pre-$\alpha_2$-elastase inhibitor, $\alpha_2$-$\beta_1$-glycoprotein and proteinase inhibitors in neutrophil granulocytes. Comp. Haematol. Int. **4**, 130–135.

Pepys J. (1969): Hypersensitivity diseases of the lungs due to fungi and organic dusts. Monographs in Allergy. Karger, Basel.

Petsche V. M., Derksen F. J., Robinson N. E. (1994): Tidal breathing flow-volume loops in horses with recurrent airway obstruction (heaves). Am. J. vet. Res. **55**, 885–891.

Provost P.-J., Derksen F. J. (1991): Smoke inhalation. In: Colahan P. T. et al. (eds.): Equine medicine and surgery. 4th ed. Vol I. Am. Vet. Publ., Inc., Goleta, 1991, pg. 431.

Racklyeft D. J., Love D. N., Bailey G. D. (1992): Influence of head posture on the respiratory tract of healthy horses. In: Plowright W., Rossdale P. D., Wade J. F. (eds.): Equine Infectious Diseases VI, pg. 331-332, R & W. Publ. (Newmarket) Ltd., 1992.

Raidal S. L. (1995): Equine pleuropneumonia. Br. vet. J. **151**, 233–262.

Raidal S. L., Love D. N., Bailey G. D. (1995): Inflammation and increased numbers of bacteria in the lower respiratory tract of horses within 6 to 12 hours of confinement with the head elevated. Austr. Vet. J. **72**, 45–50.

Rantanen N. (1994): The use of linear array ultrasound in the diagnosis of pleuropneumonia in the horse. J. Equine Vet. Sci. **14**, 139–140.

Raymond S. L., Curtis E. F., Clarke A. F. (1994): Comparative dust challenges faced by horses when fed alfalfa cubes or hay. Equine Pract. **16**, 42–47.

Reinhard H. J., Hurtienne H. (1972): Biometrische Auswertung von arteriellen und venösen $PO_2$, $PCO_2$ und pH-Werten von gesunden und chronisch lungenemphysemkranken Pferden. Zbl. Vet. Med. A **19**, 546–554.

Robinson N. E., Wilson R. (1989): Airway obstruction in the horse. J. Equine vet. Sci. **9**, 155–159.

Rossdale P. D., Pattle R. E., Mahaffey L. W. (1967): Respiratory distress in a newborn foal with failure to form lung lining film. Nature **215**, 1498–1499.

Rossdale P. D. (1995a): Respiratory problems of the young foal. Swiss Vet. **11-S**, 8–10.

Rossdale P. D. (1995): Prevention aspects regarding bacterial infections in the foal. Swiss Vet. **11-S**, 14–15.

Rossdale P. D. (1995): Respiratory function and dysfunction in the newborn foal. Pers. Mitteilung.

Rossier Y., Divers T. J., Sweeney R. W. (1995): Variations in urinary gamma glutamyl transferase/urinary creatinine ration in horses with or without pleuropneumonia treated with gentamicin. Equine Vet. J. **27**/3, 217–220.

Seahorn T. L., Beadle R. E. (1993): Summer pasture-associated obstructive pulmonary disease in horses: 21 cases (1983-1991). J. Am. Vet. Med. Ass. **202**, 779–782.

Seahorn Th. L., Beadle R. E. (1994): Summer pasture-associated obstructive pulmonary disease. Equine Pract. **16**, 39–41.

Schatzmann U. (1970): Untersuchungen zur Ätiologie chronischer Lungenkrankheiten des Pferdes. Diss. med. vet., Bern.

Schatzmann U., Gerber H. (1972): Untersuchungen zur Ätiologie chronischer Lungenkrankheiten des Pferdes. Zbl. Vet. Med. A **19**, 89–101.

Schatzmann U., Bürgi H., Straub R. (1973): Der Einfluß von Bisolvon auf das Tracheobronchialsekret des chronisch lungenkranken Pferdes. Dtsch. tierärztl. Wschr. **80**, 97–100.

Schatzmann U., de Weck A. L., Gerber H., Lazary S., Straub R., Pauli B. (1973a): Active and passive cutaneous anaphylaxis in the horse. Res. vet. Sci. **15**, 347–352.

Schatzmann U., Gerber H., Straub R., Lazary S., de Weck A. L. (1973b): Applied immunology in chronic respiratory conditions. In: Bryans J. T., Gerber H. (eds.): Eq. Inf. Diseases III, 448–457, Basel: Karger.

Schatzmann U., Straub R., Gerber H., Lazary S., Meister U., Spörri H. (1974): Die Elimination von Heu und Stroh als Therapie chronischer Lungenkrankheiten des Pferdes. Tierärztl. Praxis, **2**, 207–214.

Schatzmann U. (1995): Pulmonary perfusion and ventilation: a mismatch? Equine Vet. J. **27**, 80–81.

Smaldone G. C. (1994): Drug delivery by nebulization: »reality testing«. J. Aerosol Med. **7**, 213–216.

Smith B. L., Aguilera-Tejero E., Tyler W. S., Jones J. H., Hornot W. J., Pascoe J. R. (1994): Endoscopic anatomy and map of the equine bronchial tree. Equine vet. J. **26**, 283–290.

Steck W., Roost E. (1949): Zur Pathogenese der chronischen Bronchiolitis beim Pferde. Schweiz. Arch. Tierheilk. **91**, 427–436.

Sweeney C. R. (1992): Pleuropneumona. In: Robinson N. E. (ed.): Current therapy in equine medicine, 3. Saunders, Philadelphia, pg. 327–328.

Sweeney C. R. (1995): Antimicrobial drug use in horses with respiratory disease. Swiss Vet. **11-S**, 111–112.

Sweeney C. R., Weiher J., Balz J. L., Lindborg S. R. (1992): Bronchoscopy of the horse. Am. J. Vet. Res. **53**, 1953–1956.

Sweeney C. R., Rossier Y., Ziemer E. L., Lindborg S. R. (1994): Effects of prior lavage on bronchoalveolar lavage fluid cell population of lavaged and unlavaged lung segments in horses. Am. J. Vet. Res. **55**, 1501–1504.

Sweeney C. R., Beech J. (1991): Bronchoalvelar lavage. In: Beech J. (ed.): Equine respiratory disorders. Lea and Febiger, Philadelphia, 1991, 55–61.

Sweeney C. R., Maxson A. D. (1995): Equine pleuropneumonia: the value of thoracic ultrasonography in diagnosis and management. Equine vet. Educ. **7**, 330–335.

Tesarowski D. B., Viel L., McDonell W. N., Newhouse M. T. (1994): The rapid and effective administration of a $\beta_2$-agonist to horses with heaves using a compact inhalation device and metered-dose inhalers. Can. Vet. J. **35**, 170–173.

Thomas J. S., Gray P. R., Tobey J. C. (1993): Bronchoalveolar lavage in ponies with heaves during disease remission. Vet. Clin. Pathol. **22**, 49–53.

Thurlbeck W. M., Lowell F. C. (1964): Heaves in horses. Am. Rev. resp. Dis. **89**, 82–88.

Thurlbeck W. M. (1970): Present concepts of the pathology and pathogenesis of pulmonary emphysema. Path. Microbiol. **35**, 130–133.

Traub-Dargatz J. L., McKinnon A. O., Thrall M. A., Jones R. L., Bruynincx W., Blancquaert B., Dargatz D. A. (1992): Effect of clinical signs of disease, bronchoalveolar and tracheal wash analysis, and arterial blood gas tensions in 13 horses with chronic obstructive pulmonary disease treated with prednisone, methyl sulfonmethane and clenbuterol hydrochloride. Am. J. Vet. Res. **53**, 1908–1916.

Tremblay G. M., Ferland C., Lapointe J.-M., Vrins A., Lavoie J. P., Cormier Y. (1993): Effect of stabling on bronchoalveolar cells obtained from normal and COPD horses. Equine vet. J. **25**, 194–197.

Tschudi P. (1995): Blutgasanalysen und hämatologische Untersuchungen (bei lungenkranken Pferden). Swiss Vet. **11-S**, 40–42.

Vanden Bossche G., Dörwald M. (1991): Belastungsinduzierte Veränderungen der Surfactantphospholipidzusammensetzung im Tracheobronchialsekret von gesunden und lungenkranken Pferden. Wien. tierärztl. Mschr. **78**, 145–152.

Viel L. (1995): Bronchoalveolar lavage and transtracheal aspiration in horses. Swiss Vet. **11-S**, 11–13.

Viel L., Tesarowski D. (1994): Radioaerosol deposition in equids. AAEP Proc. **40**, 93–94.

Viel L., Hoffman A. M. (1995): Respiratory disorders in weanlings and yearlings. Swiss Vet. **11-S**, 38–39.

Willoughby R. A., Ecker G. L., McKee S. L., Riddolls L. J. (1991): Use of scintigraphy for the determination of mucociliary clearence rates in normal, sedated, diseased and exercised horses. Can. J. Vet. Res. **55**, 315–320.

Wilson W. D. (1992): Foal pneumonia: An overview. AAEP Proc. **38**, 203–229.

Winder N. C., von Fellenberg R. (1988): Chronic small airway disease in the horse: Immunohistochemical evaluations of lungs with mild, moderate and severe lesions. Vet. Rec. **122**, 181–183.

Winder N. C., Gruenig G., Hermann M., Howald B., von Fellenberg R. (1989): Comparison of respiratory secretion cytology and pulmonary histology in horses. J. Vet. Med. A **36**, 32–38.

Winder N. C., Hermann M., Grünig G., Hulliger C., von Fellenberg R. (1990): Comparison of bronchoalveolar lavage and respiratory secretion cytology in horses with clincally diagnosed chronic pulmonary disease. Schweiz. Arch. Tierheilk. **132**, 505–510.

Wisner E. R., O'Brien T. R., Lakritz J., Pascoe J. R., Wilson D. W., Tyler W. S. (1993): Radiographic and microscopic correlation of diffuse interstitial and bronchointerstitial pulmonary patterns in the caudodorsal lung of adult Thoroughbred horses in race training. Equine vet. J. **25**, 293–298.

Wood J. L. N., Burrell M. H., Roberts C. A., Chanter N., Shaw Y. (1993): Streptococci and *Pasteurella* spp. associated with disease of the equine lower respiratory tract. Equine vet. J. **25**, 314–318.

Woods P. S. A., Robinson N. E., Swanson M. C., Reed C. E., Broadstone R. V., Derksen F. J. (1993): Airborne dust and aeroallergen concentration in a horse stable under two different management systems. Equine vet. J. **25**, 208–213.

Yu M. F., Wang Z. W., Robinson N. E., Derksen F. J. (1994): Modulation of bronchial smooth muscle function in horses with heaves. J. Appl. Physiol. **77**, 2149–2154.

Zannetti G., Dondi M., Predieri P., Vecchietti L. (1993): Terapia delle broncopneumopatie del cavallo con n-acetilcisteina ad alto dosaggio. Ippologia **4**, 69–78.

## 1.1.2.8 Nichtentzündliche Lungenkrankheiten

### Lungenödem

Lungenhyperämie und anschließend Lungenödem sind oft Anfangsstadien entzündlicher Prozesse wie Pneumonien. Lungenödem charakterisiert akute Verlaufsformen der afrikanischen Pferdepest! Eine klare Abgrenzung zu nichtentzündlichen Zuständen ist oft unmöglich, aber es gibt Hyperämien und Ödeme, die als Symptome übergeordneter, nicht entzündlicher Leiden ein Krankheitsbild beherrschen können. Als grobes Abgrenzungskriterium mag die Körpertemperatur dienen.

Lungenödem wird beim Pferd in der Regel nur erkannt, wenn Transsudat in die Alveolen gedrungen ist, während ein interstitielles Lungenödem beim Pferd unbeachtet zu bleiben pflegt.

Unter den Ursachen alveolärer Lungenödeme sind die Linksherzinsuffizienz und schwere Herzfehler zu erwähnen, bei denen der hydrostatische Druck im Lungenkapillarbett auf hohe Werte ansteigen kann. Auch Stauungen anderer Art führen über diesen Mechanismus zu Lungenhyperämie und -ödem.

Über Permeabilitätserhöhung der Wände von Lungenkapillaren entstehen Lungenödeme bei toxischen und infektiösen Prozessen, aber auch bei allergischen Reaktionen (anaphylaktischer Schock).

Ein hochgradiger Abfall des kolloidosmotischen Drucks tritt bei schweren Hypoproteinämien ein, wie sie beim nephrotischen Syndrom und bei Eiweißverlusten über den Darm (»protein loosing enteropathy«) auftreten können. Allerdings sind Lungenödeme dieser Genese, bei denen der kolloidosmotische unter den hydrostatischen Druck sinkt, beim Pferd Raritäten.

Osmotisch bedingte Lungenödeme sind die Folge von Ertrinken, doch sind sie auch zu befürchten bei einer Überfüllung des Kreislaufs mit Salzlösungen (»Therapie« der chronischen Bronchiolitis!).

Möglicherweise gibt es auch beim Pferd neurogene, pathogenetisch unklare Lungenödeme, etwa bei Hämatomyelie, wie sie unter Narkose manchmal auftritt, oder bei zentralnervösen Traumen mit subarachnoidalen Blutungen.

Bei Ersticken (Transporte in zu gut verschlossenen Vehikeln bei warmem Wetter!) tritt terminal ein Lungenödem auf, das wohl eine Mischform darstellt, vorwiegend aber auf einer Kapillarwandschädigung zu beruhen scheint (Abb. 1.35). In einem gewissen Maß vergleichbar ist das Lungenödem beim »respiratory distress syndrome« des Neugeborenen und dasjenige, das bei schwerer Wärmestauung (»Hitzschlag«) manchmal bei hoher körperlicher Beanspruchung unter feucht-heißen klimatischen Bedingungen zu beobachten ist (Military).

Das akute, klinisch bedeutsame Lungenödem des Pferdes erzeugt Angst. Die Tiere zittern oft am ganzen Körper, sie sind hochgradig dyspnoisch, und ihre Schleimhäute erscheinen ziegelrot bis zyanotisch gestaut. Oft liegt auch eine sichtbare Jugularisstauung vor. Lautes Rasseln ist der typische Auskultationsbefund über den Lungen und dann auch über der Trachea. Schaumiger, weißer oder durch Blutbeimengungen rötlich gefärbter Nasenausfluß tritt in schweren Fällen, manchmal erst terminal in Erscheinung. Die Pulsfrequenz liegt dann sehr hoch, oft weit über 100/min.

Prognose und Therapie hängen von der Grundkrankheit und vom Grad des Lungenödems ab. Überanstrengte und überhitzte Tiere sind ruhigzustellen und abzukühlen. Eine Herzinsuffizienz wird direkt bekämpft mit einer rasch wir-

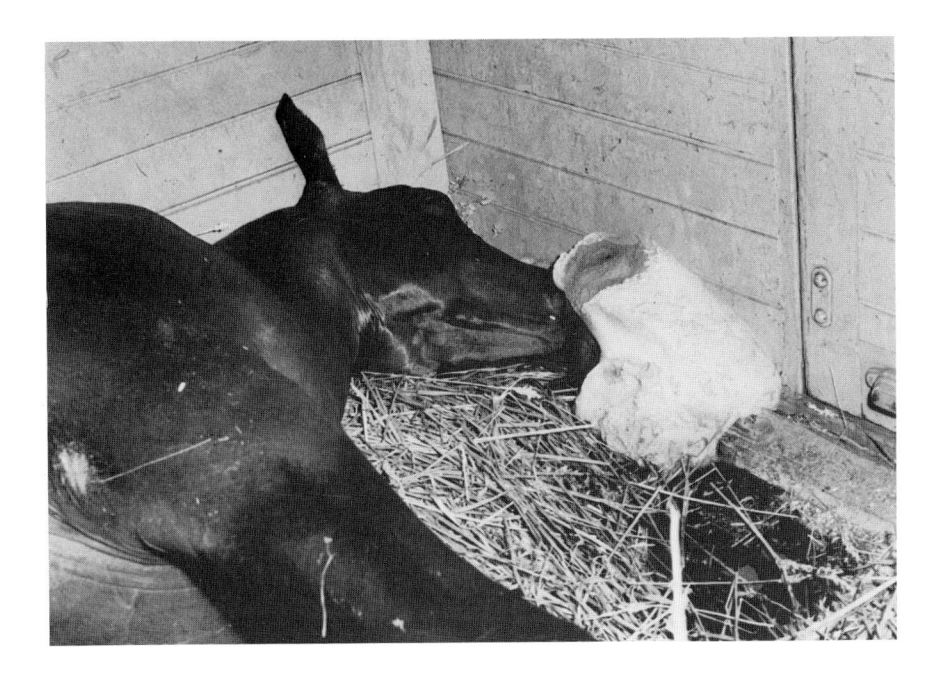

**Abb. 1.35:** Lungenödem. In verschlossenem Eisenbahnwagen ersticktes Pferd. Nasenausfluß wie steifgeschlagenes Eiweiß mit geringen Blutbeimengungen

kenden Digitalisierung (g-Strophantin 0,25–0,375 mg/ 100 kg KM i.v.) und das Ödem mit Furosemid (1,5–3 mg/ kg KM i.v.). Im übrigen stellt das kardiogene, beginnende Lungenödem die einzige rationale Indikation für einen Aderlaß dar (10 bis höchstens 15% des Körpergewichts in L; kontraindiziert bei hypovolämischen Schockzuständen). Im übrigen sei auf die Ausführungen zu den Grundkrankheiten verwiesen.

**Lungenemphysem** (siehe auch 1.1.2.3)

Das alveoläre Lungenemphysem ist im Zusammenhang mit der chronischen Bronchiolitis besprochen worden. An sich ist es natürlich ein nicht-entzündlicher Zustand, aber man findet praktisch kein chronisch-destruktives alveoläres Lungenemphysem ohne eine begleitende oder zugrundeliegende chronische Bronchiolitis. Zudem führen die alveolären Zerstörungen, also Fenestration und Ruptur von Alveolen und Septen, zu entzündlichen Reaktionen, die als perialveoläre und manchmal massive interstitielle Fibrosen zu erkennen sind. Wie oben schon erwähnt, ist das chronisch-alveoläre Lungenemphysem heute zur Seltenheit geworden. Auch diese Tatsache rechtfertigt es, den Zustand nicht gesondert zu besprechen und auf das Kapitel über chronische Bronchiolitis zu verweisen.

**Anstrengungsbedingte Lungenblutungen**

Unter der Abkürzung EIPH versteht man »exercise induced pulmonary hemorrhage«, ein Zustand, der nicht zuletzt wegen der mit ihm verbundenen Dopingproblematik in den letzten Jahren große Aufmerksamkeit auf sich gezogen hat. Derartige Blutungen werden bei Rennpferden beobachtet und nur sehr selten bei Tieren, die zu weniger schneller Arbeit verwendet werden (ERICKSON et al., 1983; GUNSON et al., 1988; PASCOE, 1991; CLARKE, 1992; 1995; GEOR, 1995)

Man nimmt in Nordamerika an, daß die EIPH-Inzidenz bei englischen Vollblütern über 60% der Pferde im Training beträgt und bei amerikanischen Trabern etwa 30% oder erheblich mehr (LAPOINTE et al., 1994). Entsprechende Zahlen für den europäischen Rennbetrieb fehlen, doch scheint die Häufigkeit niedriger zu sein. Man ist geneigt, den auf Sandbahnen in erstaunlich großen Mengen aspirierten Sand mit den Blutungen in Zusammenhang zu bringen, aber eine Korrelation zur Bahnoberfläche ist ebensowenig nachgewiesen worden wie zu Aufstallungs- oder Trainingsweise. Die Annahme indessen, die Geschwindigkeit selber sei der wichtigste kausale Faktor (Geschwindigkeiten über 14 m/s, d. h. 840 m/min), scheint manches für sich zu haben. Ätiologie und Pathogenese der Krankheit sind indessen trotz recht großer Forschungsanstrengungen unklar geblieben. Immerhin ist die Tatsache suggestiv, daß infektiöse, vielleicht auch allergische Lungenkrankheiten junger Pferde gerade unter den Umständen des Rennbetriebs sehr häufig sind, daß Rennpferde sehr jung zu maximalen Leistungen getrieben und überdies im Stall gehalten werden (und nicht immer unter guten, klimatischen Verhältnissen); pathogenetisch wäre dann anzunehmen, daß vorbestehende Läsionen in den terminalen Atemwegen zu Blutungen prädisponieren (DERKSEN et al., 1992). Das Argument kann aber auch umgekehrt werden: die maximale Belastung der Lungen im Rennen führt zu Zerreißungen und Blutungen (ERICKSON et al., 1995; SEAMAN et al., 1995), die ihrerseits die Entstehung von Entzündungen der terminalen Atemwege begünstigen. Wie dem auch sei: die Lungen affizierter Pferde zeigen subpleurale, bilateral-symmetrische Verfärbungen (alte Blutungen) in allen dorsokaudalen Bereichen der Zwerchfellappen. In schweren Fällen reicht die Verfärbung nach vorn bis zum Hilus. Man nimmt auch an, unter der maximalen Belastung komme es zu Wanddefekten in den Lungenkapillaren (MANOHAR, 1994; WEST und MATHIEU-COSTELLO, 1994; PASCOE und JONES, 1994). Histopathologisch ist aber vorwiegend eine Schädigung von Bronchialarterien und -arteriolen auffallend und nicht etwa von Lungenarterien.

EIPH wird auch in Beziehung gebracht zu plötzlichen Todesfällen (GUNSON et al., 1988); die Blutungen scheinen eher Folge als Ursache zu sein.

**Symptome** treten erstmals in typischen Fällen schon bei Zweijährigen auf. Die Pferde bluten im allgemeinen nicht sichtbar aus der Nase; es besteht also meistens keine Epistaxis, und die **Diagnose** kann nur endoskopisch sicher gestellt werden: am Boden der Trachea und der Bronchialmündungen oder auf der Epiglottis sind Fäden oder »Straßen« von Blut zu sehen, wenn die Untersuchung innerhalb etwa 90 Minuten nach der Anstrengung vorgenommen wird (u. a. MCNAMARA et al., 1990; Tafel 1, Abb. g). Diese meist recht geringen Mengen Blut werden vom Ziliarapparat nach oben befördert und unbemerkt abgeschluckt. Aber ein Verdacht auf EIPH kommt auf, wenn die zytologische Untersuchung von Tracheobronchialsekret vermehrt Hämosiderophagen (das sind Makrophagen, die Hämosiderin phagozytiert haben) enthält (PASCOE, 1991). Es ist unsicher, ob ältere Rennpferde häufiger an EIPH leiden als junge Pferde im Training, und es ist auch nicht klar, ob EIPH in mäßigem Grad die Leistung der Tiere negativ beeinflußt. Wiederholte Episoden scheinen immerhin mit abnehmenden Leistungen zusammenzuhängen. Es wird gemeinhin angenommen, daß ein Pferd, das einmal geblutet hat, während seiner ganzen Rennlaufbahn weiterhin bluten wird.

Radiologisch nachweisbare Veränderungen obenhinten in den Diaphragmallappen deuten auf massivere Blutungen und eine ernsthafte Lungenkrankheit hin. Die szintigraphische Untersuchung von Perfusion und Ventilation dagegen kann auch diskretere Veränderungen aufdecken, doch ist die Methode nicht allgemein zugänglich und sehr anspruchsvoll (O'CALLAGHAN, 1995).

Die **Therapie** von EIPH ist äußerst kontrovers, nicht nur weil die Behandlung eines chronischen Leidens, dessen Pathogenese man nicht versteht, ohnehin wenig verspricht, sondern auch, weil Furosemid als das häufigste der angewandten Mittel in Nordamerika vielerorts unter »permitted medication« fällt, was andernorts als Doping bezeichnet wird (SWEENEY et al., 1990; MCKLEEVER et al., 1998; MONOHAR, 1994a und b; MONOHAR et al., 1994). Gestattet wird in den USA eine Dosis von 0,5 mg/kg KM i.v. oder i.m. spätestens drei Stunden vor dem Rennen. Weder ist eine sichere Wirkung als Prophylaktikum noch eine solche als sicherer Leistungssteigerer nachgewiesen. Furosemid senkt aber möglicherweise den Druck in den Lungenkapillaren (MANOHAR et al., 1994). Auch andere Behandlungsarten mit Östrogenen, Flavonoiden und Vitaminen (C und K) haben sich erwartungsgemäß als wirkungslos erwiesen oder wurden nicht in einer kontrollierten Studie überprüft. Möglicherweise könnte Nitroglycerin über eine Gefäßerweiterung die Inzidenz von EIPH senken helfen (HARKINS und TOBIN, 1995)

### Nichtentzündliche Ergüsse in die Brusthöhle

Nichtentzündliche Ergüsse in die Pleurahöhle werden als Folge einer Transsudation angesehen und auch als Hydrothorax bezeichnet. Die Pleura selbst ist dabei nicht erkrankt, und der Erguß ist in der Regel auf Gefäßstauungen zurückzuführen (Gefäßkompression durch Tumoren oder Abszesse, z. B. im Mediastinum; Stauung durch Herz- oder selten auch Lungenleiden). Das Symptomenbild wird gekennzeichnet durch Atemnot und den Nachweis einer nach oben horizontal begrenzten perkutorischen Dämpfung, meistens auf beiden Brustseiten. Der Befund läßt sich radiologisch oder ultrasonographisch sichern. Die Punktion ergibt klares, eiweiß- und zellarmes, spezifisch leichtes Punktat (wäßrig; »Wassersucht«). Zudem sind subkutane, kühle Ödeme der Unter- und Vorderbrustgegend, manchmal auch des Unterbauchs fast immer festzustellen (wie in Abb. 1.32).

Die Entleerung der Höhle schafft dem Pferd Erleichterung, aber nur die Behandlung der Ergußursache könnte in günstig gelagerten Fällen einen längerdauernden Erfolg versprechen.

Ein Tumorbefall der Pleura selbst kann, wie etwa beim Mesotheliom, sehr umfangreiche Ergüsse zur Folge haben; das Punktat hat dabei aber einen mehr oder weniger deutlich entzündlichen Charakter.

### Tumoren im Brustraum

Primäre Lungen- oder Bronchialtumoren gehören zu den großen Seltenheiten der Pferdemedizin (SWEENEY und GILLETTE, 1991; MAIR und BROWN, 1993; SWEENEY, 1995). Am ehesten wird man ein Myoblastom beobachten, außerordentlich selten sind eigentliche Lungenkarzinome. Etwas häufiger sind Metastasen von Lymphosarkomen festzustellen, am ehesten im Mediastinum, aber auch in Bronchiallymphknoten. Einzelfälle von Hämangiosarkomen und verschiedenen Karzinomen werden beschrieben, und melanosarkomatöse Metastasen kommen ebenso vor (DANTON, 1992; SCARRAT et al., 1993; KELLEY et al., 1995).

Thymom und Pleuramesotheliom sind erwähnenswerte, aber auch seltene Neoplasmen im Brustraum (KRAMER et al., 1976; COLBOURNE et al., 1992; GERBER, 1994); (Abb. 1.36).

Das Symptombild wird von der Lokalisation der Neoplasmen bestimmt. Ein Tumorbefund wird meistens zufällig bei der Abklärung undeutlicher, in den tieferen Atemwegen lokalisierter Symptome erhoben. Am »ergiebigsten« ist dabei sicherlich die radiologische Unter-

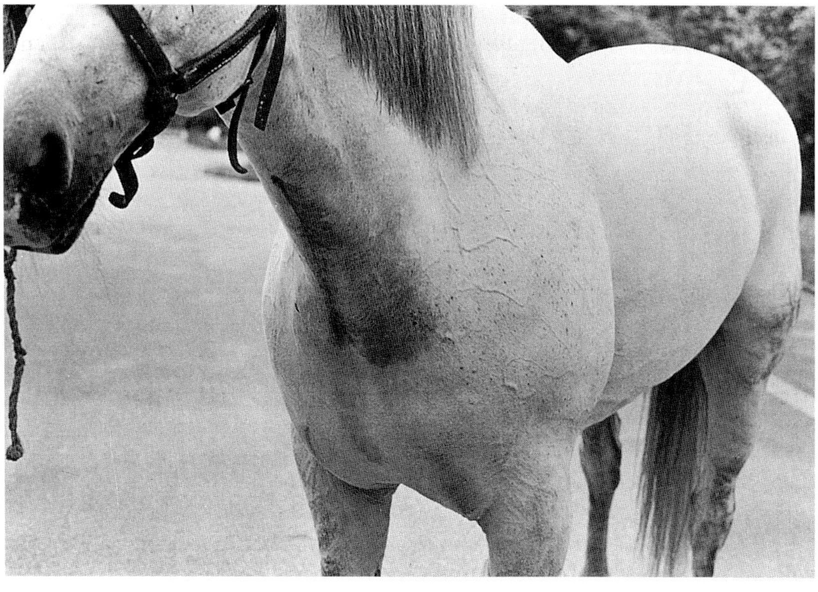

**Abb. 1.36:** Thymom; verursacht schwere Stauungsödeme an Hals und Brust. Überdies Pleuraerguß durch Stauung

suchung, dann die Echographie, vielleicht gefolgt von der Tracheobronchoskopie.

Bei metastasierenden Tumoren dominieren oft die Symptome, die vom Primärtumor oder anderen Metastasen hervorgerufen werden. Bei unklaren, chronisch-respiratorischen Symptomen und vor allem bei Hydrothorax, verbunden mit subkutanen Ödemen muß die mögliche Lokalisation von Neoplasmen im Brustraum – besonders auch im Mediastinum – genau abgeklärt werden. Pleuramesotheliome verursachen ebenfalls sehr große, oft blutig-entzündliche Ergüsse (bis über 50 Liter!) bei erstaunlich gutem Allgemeinzustand des betroffenen Pferdes.

Für die Diagnostik ausschlaggebend ist oft die Röntgenuntersuchung, besonders aber die zytologische Untersuchung des Thoraxpunktates. Freilich ist zu bedenken, daß das Fehlen von Tumorzellen im Punktat das Vorliegen einer Neoplasie nicht ausschließt.

Gegebenenfalls läßt sich die Diagnose mittels einer Biopsie oder Probeexzision etablieren. Steht die Diagnose fest, so wird vernünftigerweise und im Interesse des Tieres auf einen Behandlungsversuch verzichtet.

**Literatur**

CLARKE A. F. (1992): Exercise-induced pulmonary hemorrhage. In: ROBINSON N. E. (ed.): Current therapy in equine medicine 3. Saunders, Philadelphia, 1992, pg. 335–336.

CLARKE A. F. (1995): Exercise induced pulmonary hemorrhage. Equine vet. Educ. **7**, 199–201.

COLBOURNE C. M., BOLTON J. R., MILLS J. N., WHITACKER D., YOVICH J. V., HOWELL J. McC. (1992): Mesothelioma in horses. Austr. vet. J. **69**, 275–278.

DANTON C. A. S., PEACOCK P. J., MAY S. A., KELLY D. F. (1992): Anaplastic sarcoma in the caudal thigh of a horse. Vet. Rec. **131**, 188–190.

DERKSEN F. J., SLOCOMBE R. F., GRAY P. R., ROBINSON N. E. (1992): Exercise-induced pulmonary hemorrhage in horses with experimentally induced allergic lung disease. Am. J. vet. Res. **53**, 15–21.

ERICKSON H. H., O'DEA J. C., PASOE J., ROBINSON N. E., SWEENEY C. R. (1983): Exercise-induced pulmonary hemorrhage (EIPH). J. Equine Vet. Sci., **15**, 464–466.

ERICKSON H. H., FEDDE M. R., BERNARD S. L., GEENNY R. W., EMERY M. J., BASARABA R. J., GAUGHAN E. M., HLASTALA M. P. (1995): Redistribution of pulmonary blood flow during exercise may be related to exercise-induced pulmonary hemorrhage. AAEP, Proc., **41**, 172–173.

GEOR R. J. (1995): Noninfectious conditions of the lower respiratory system. In: KOBLUK C. N. et al. (eds.): The horse. Diseases and clinical management. Vol. 1. Saunders, Philadelphia, 1995, 235–241.

GERBER H. (1994): Pferdekrankheiten. Bd. 1. Innere Medizin, einschließlich Dermatologie. Ulmer, Stuttgart, 1994.

GUNSON D. E., SWEENY C. R., SOMA L. R. (1988): Sudden death attributable to exercise-induced pulmonary hemorrhage in racehorses: Nine cases (1981–1983). J. Am. Vet. Med. Ass. **193**, 102–106.

HARKINS J. D., TOBIN T. (1995): Racing horses, nitroglycerin and exercise induced pulmonary haemorrhage (EIPH) Equine vet. J. **27**, 240–241.

KELLEY L. C., HILL J. E., HAFNER S., WORTHAM K. J. (1995): Spontaneous equine pulmonary granular cell tumors: morphologic, histochemical and immunohistochemical characterization. Vet. Pathol. **32**, 101–106.

KRAMER J. W., NICKELS F. A., BELL T. (1976): Cytology of diffuse mesothelioma in the thorax of a horse. Equine vet. J. **8**, 81–83.

LAPOINTE J. M., VRINS A., McCARVILL E. (1994): A survey of exercise-induced pulmonary haemorrhage in Quebec Standardbred racehorses. Equine Vet. J. **26**/6, 482–485 (1994).

MACNAMARA B., BAUER S., IAFE J. (1995): Endoscopic evaluation of exercise-induced pulmonary hemorrhage and chronic obstructive pulmonary disease in association with poor performance in racing Standardbreds. J. Am. Vet. Med. Ass. **196**, 443–445.

MAIR T. S., BROWN P. J. (1993): Clinical and pathological features of thoracic neoplasia in the horse. Equine vet. J. **25**, 220–223.

MANOHAR M. (1994a): Pulmonary vascular pressures of strenuously exercising Thoroughbreds after administration of flunixin meglumine and furosemide. Am. J. Vet. Res. **55**, 1308–1312.

MANOHAR M. (1994b): Flunixin meglumine does not negate the furosemide-induced reduction in pulmonary capillary blood pressure of maximally exercising Thoroughbreds. AAEP Proc. **40**, 91–92.

MANOHAR M., HUTCHENS E., CONEY E. (1994): Frusemide attenuates the exercise-induced rise in pulmonary capillary blood pressure in horses. Equine vet. J. **26**, 51–54.

McKLEEVER K. H., HINCHCLIFF K. W., COOLEY J. C., LAMB D. R. (1993): Furosemide-induced elevation of plasma vasopressin concentration in horses. Res. vet. Sci. **55**, 151–155.

PASCOE J. R. (1991a): Exercise-induced pulmonary hemorrhage. In: COLAHAN P. T. et al. (eds.): Equine medicine and surgery. Vol. I. 4th ed. Am. vet. Publ., Inc., Goleta, Calif., pg. 451–454.

PASCOE J. R. (1991b): Exercise-induced pulmonary hemorrhage. In: BEECH J. (ed.): Equine respiratory disorders. Lea and Febiger, Philadelphia, pg. 237–252.

PASCOE J. R., JONES J. H. (1994): EIPH: the case for capillary stress failure. Equine vet. J. **26**, 429–431.

O'CALLAGHAN M. W. (1995a): Diagnostic imaging of the equine thorax. Swiss vet. **11-S**, 23–25.

O'CALLAGHAN M. W. (1995b): The pathology of exercise-induced pulmonary hemorrhage. Swiss Vet. **11-S**, 64–65.

SCARRAT W. K., CRISMAN M. V., SPOENENBERG D. P., DUBBIN E. S., TALLEY M. R., GOODRICH L. (1992): Pulmonary granular cell tumor in 2 horses. Equine vet. J. **25**, 244–247.

SEAMAN J., ERICKSON B. K., KUBO K., HIRAGA A., KAI M., YAMAYA Y., WAGNER P. D. (1995): Exercise induced ventilation/perfusion inequality in the horse. Equine Vet. J. **27**, 104–109.

SWEENEY C. R. (1995): Neoplasia of the equine respiratory tract. Swiss Vet. **11-S**, 75–76.

SWEENEY C. R., SOMA L. R., MAXSON A. D., THOMPSON J. E., HOLCOMBE S. J., SPENCER P. A. (1991): Effects of furosemide on the racing times of Thoroughbreds. Am. J. Vet. Res. **51**, 772–778.

SWEENEY C. R., GILLETTE D. M. (1991): Thoracic neoplasia. In: BEECH J. (ed.): Equine respiratory disorders. Lea and Febiger, Philadelphia, pg. 209–214.

WEST J. B., MATHIEU-COSTELLO O. (1994): Stress failure of pulmonary capillaries as a mechanisms for exercise induced pulmonary haemorrhage in the horse. Equine vet. J. **26**, 441–447.

## 1.2 Infektionskrankheiten der Atemwege

### 1.2.1 Virusinfektionen

#### 1.2.1.1 Rhinovirusinfektion

Es gibt zwei offiziell anerkannte pferdepathogene Rhinoviren (Equines Rhinovirus 1 und 2; PLUMMER, 1962; TODD, 1969; HOFER et al., 1972), und ein drittes, das nicht näher untersucht worden ist (STECK et al., 1978). Diese equinen Rhinoviren scheinen keine Kreuzimmunität zu erzeugen. Es sind deshalb neue Ansteckungen möglich, auch wenn jeder Serotyp allein zu einer guten Immunität führt.

Die Infektion ist sehr verbreitet. Man kann mit einer praktisch vollständigen Durchseuchung aller erwachsenen Pferde in größeren Beständen rechnen (Equines Rhinovirus 1 = ERhV-1 und auch Equines Rhinovirus 2 = ERhV-2). Fohlen verfügen bis zu drei Monaten nach der Geburt über maternale Antikörper gegen ERhV-1 (HOFER et al., 1972). Sie sind dann im Alter von etwa einem halben Jahr zum großen Teil seronegativ. Danach nimmt die Prävalenz seropositiver Pferde rasch zu, besonders wenn junge Tiere verschiedener Herkunft zusammengebracht werden, wie das in Trainingsställen der Fall ist (HOFER et al., 1972; THORSEN und SHERMAN, 1978; KUMANOMIDO und AKIYAMA, 1979; PLATEAU und LÉVY, 1990). Man kann damit rechnen, daß 90 und mehr Prozent der Pferde über vier Jahren neutralisierende Antikörper gegen ERhV-1 aufweisen. Die Prävalenz positiver Titer gegen ERhV-2 schwankt zwischen etwa 40% bei Vollblutjährlingen (POWELL et al., 1978) und 95% bei erwachsenen amerikanischen Trabern (HOLMES et al., 1978; STECK et al., 1978; JOLLY et al., 1986). Die Übertragung erfolgt offenbar vorwiegend durch direkten Kontakt und Tröpfcheninfektion (BURROWS, 1969). ERhV vermehrt sich in den Schleimhäuten von Nase und Pharynx; es ist im Pharynx noch gut einen Monat nach der Antikörperbildung nachzuweisen (PLUMMER und KERRY, 1962). Ein Zusammenhang mit dem sogenannten »Follikelkatarrh« im Rachen junger Pferde erscheint nicht ausgeschlossen. Epidemiologisch wichtig ist wohl die Tatsache, daß Rhinoviren noch wochenlang (nach dem Überstehen der manifesten Infektion) über den Harn ausgeschieden werden (McCOLLUM und TIMONEY, 1991).

Die **Immunität** nach Rhinovirusinfektion ist gut; sie ist aber serotypspezifisch. Möglicherweise kommt ein Trägertum vor.

Die **Symptomatologie** ist nicht typisch. Viele Infektionen verlaufen symptomlos oder jedenfalls so mild, daß sie leicht übersehen werden. Nach der experimentellen und manchmal nach natürlicher Ansteckung kommt es zu einer Virämie innerhalb 3 bis 7 Tagen, mit geringem Fieber, Rhinitis und Pharyngitis, die zu seromukösem Nasenausfluß führt, manchmal verbunden mit feuchtem Husten. Die Clearance von Trachealsekret wird durch Rhinoviren kaum beeinträchtigt (WILLOUGHBY et al., 1992). Im allgemeinen verläuft die spontane Infektion mild mit subfebrilen bis leicht febrilen Temperaturen. In Spontanfällen wurde neben Pharyngitis auch eine milde Bronchitis festgestellt (HOFER et al., 1978).

Im Pharynx konnte eine Virusvermehrung bis zu einem Monat nach der experimentellen Infektion nachgewiesen werden. Die Pferde sind dann wegen der langandauernden Pharyngitis manchmal anorektisch und nehmen über Tage hinweg kaum Futter zu sich. Eine deutliche Inappetenz ist indessen nach natürlicher Infektion selten. Immerhin benötigen junge Pferde im Renntraining doch eine längere Rekonvaleszenz von gut einem Monat, bis sie wieder ein volles Trainingspensum absolvieren können (KLÄY et al., 1994; KLÄY, 1996). Zur Verlaufskontrolle empfiehlt sich die gewissenhafte Messung der Körpertemperatur, eventuell ergänzt durch Bestimmungen der Plasma-Fibrinogenkonzentration.

Die genaue **Diagnose** ist nur aufgrund serologischer und virologischer Untersuchungsmethoden möglich (neutralisierende Antikörper; Immunfluoreszenz). Bei milden Atemwegserkrankungen unter jungen Pferden, die eben erst miteinander in Kontakt gekommen sind (BURROWS, 1968 und 1969; HOFER et al., 1972; KELLER, 1974; u. a.), wird man den klinischen Verdacht auf Rhinovirusinfektion äußern, besonders wenn etwas Pharyngitis nachgewiesen werden kann (dabei verzichtet man oft auf die endoskopische Untersuchung, um eine Virusverschleppung zu verhindern; grundsätzlich aber ist ein rasches Durchseuchen eines Bestandes nicht unerwünscht!).

Die **Prognose** ist für die reine Virusinfektion günstig. Bakterielle Sekundärinfektionen beeinflussen die Prognose im Sinn einer Verlängerung der Krankheit, auch sie verlaufen aber meistens mild.

Pferdebestände durchseuchen sich gewissermaßen selbst. Es hat sich deshalb bisher nicht aufgedrängt, eine Rhinovirus-Vakzine zu entwickeln, obgleich das leicht möglich wäre. BURROWS (1969) schlägt ein geplantes Infektionsprogramm für junge Pferde vor, die eben ins Training genommen werden.

#### 1.2.1.2 Reovirusinfektion

Mehrere Reovirustypen sollen beim Pferd klinisch unspezifische Katarrhe der oberen Luftwege auslösen können (THEIN, 1973; THEIN und MAYR, 1974). Die Reovirusinfektion scheint nicht überall verbreitet zu sein, die Möglichkeit ihres Vorkommens ist indessen gegeben und eine virologisch-serologische Abklärung drängt sich dort auf, wo eine Infektion mit einem der bekannteren Viren ausgeschlossen werden kann (HERBST et al., 1992).

In gewissen Impfstoffen (Resequin®) sind die Reoviren 1 und 3 eingeschlossen. Reovirus 3 soll bei Fohlen im übrigen Enteritis und auch Enzephalomalazie hervorrufen. Dem steht die Feststellung von ERASMUS et al. (1976) gegenüber, wonach zufällig aus einem Zebra isoliertes Reovirus 2 und aus einem Pferd gewonnenes Reovirus 3 bei experimenteller Infektion minimale klinische Erscheinungen auslöste, obgleich die Antikörpertiter sehr rasch sehr hoch anstiegen.

### 1.2.1.3 Equine Influenza – Pferdegrippe

Als Erreger der equinen Influenza sind zwei Orthomyxoviren nachgewiesen worden:
– Influenzavirus A/equi/Prag/1/56 ($H_7N_7$);
 (SOVINOVA et al., 1958)
– Influenzavirus A/equi/Miami/2/63 ($H_3N_8$);
 (WADELL et al., 1963).

Sowohl das Influenzavirus A/equi-1 wie vor allem auch A/equi-2 haben seit 1956 beziehungsweise 1963 zahlreiche mehr oder weniger lokalisierte Seuchenzüge verursacht. In dieser Zeit hat sich – wie bei Influenzaviren üblich – die Antigenstruktur der Viren zum Teil verändert (antigenic drift), was für die Impfprophylaxe von wesentlicher Bedeutung ist (dazu u. a. WOOD, 1993; WOOD et al., 1994).

Equine Influenza ist eine alte Pferdekrankheit, die mit allen möglichen Bezeichnungen belegt wurde, meistens aber nicht mit dem Namen Influenza. Heute ist neben »Influenza« höchstens noch »Pferdegrippe« angebracht. 1956 wurde zum ersten Mal nachgewiesen, daß ein echtes *Myxovirus influenzae* für respiratorische Krankheiten des Pferdes verantwortlich sein kann. Influenzavirus A/equi-1 ist sicher seit langem in unseren Populationen heimisch gewesen. Es verursachte eher milde Erkrankungen und kam gelegentlich endemisch in Pferdebeständen vor, wo es begrenzte Ausbrüche unter jungen Tieren hervorzurufen pflegte. A/equi-1-Infektionen scheinen seit einigen Jahren nicht mehr aufzutreten. Das Virus ist anscheinend aus den Pferdepopulationen der Welt weitgehend verschwunden (WEBSTER, 1993; s. aber SINGH, 1994).

Influenzavirus A/equi-2 ist vor 1963 nicht bekannt gewesen. 1963 konnte es in Florida isoliert werden. Im gleichen Jahr verbreitete sich die Infektion in den USA und griff 1964 auf Südamerika und Ende des Jahres auf Europa über (GERBER, 1966a und b, 1969; GERBER et al. 1966; FONTAINE und FONTAINE, 1972). Der Seuchenzug 1963 bis 1965 kann als Panzootie bezeichnet werden. Seither werden mehr oder weniger lokalisierte Ausbrüche beobachtet. Infektionen mit A/equi-2 pflegen sich klinisch schwerer zu manifestieren als Infektionen mit A/equi-1. Eine neue Mutante eines $H_3N_8$-Virus (Jilin) hat in China in den letzten Jahren anscheinend zu schweren Verlusten geführt, die jedoch vor allem Sekundärinfektionen und Komplikationen zuzuschreiben gewesen sind. Kurz danach sind dort wieder Ausbrüche zu beobachten gewesen, die von einem »klassischen« Virus verursacht wurden (GUO et al., 1991; WEBSTER und THOMAS, 1993; GUO YUAN et al., 1995; POWELL et al., 1995; SHORTRIDGE et al., 1995).

Das **Krankheitsbild** der Influenza ist ziemlich uniform und erlaubt im allgemeinen eine klinische Diagnose, wenn mehrere Pferde untersucht werden können (GERBER und LÖHRER, 1966a). Allerdings hängt das Bild, das eine gegebene Pferdepopulation bietet, deutlich von deren Immunstatus ab (Impfungen; natürliche, vorausgegangene Infektion). Dabei ist der Zeitpunkt der letzten Impfung von Bedeutung, vor allem aber auch die Charakteristika des Feldvirus und seine antigenetische Verwandtschaft mit dem (oder den) Vakzinevirus (-viren) (s. u. a. MUMFORD, 1994, 1995; CHAMBERS et al., 1995a und b). Hervorstechendes Symptom ist ein trockener, lauter und sehr kräftiger Husten, der in den Anfangsstadien unproduktiv ist. Später wird der Husten weniger frequent und feuchter. In unkomplizierten Fällen pflegt der Husten innerhalb von 1 bis 3 Wochen zu verschwinden.

Der Husten ist Ausdruck einer ausgeprägten Entzündung der Atemwege. Bei Influenza besteht wenig Rhinitis, wenig oder kein Lymphknotenödem, obgleich die mandibulären Lymphknoten während der ersten Stunden der Infektion etwas schmerzhaft sind. Reine Influenza verursacht auch nur spärlichen, wäßrig-serösen Nasenausfluß. Er wird erst später mukös bis mukopurulent (Sekundärinfektion). Eine Laryngitis scheint oft in milder Form vorhanden zu sein. Pharynx und Luftsäcke sind nur bei sekundär komplizierten Fällen nachweisbar verändert. Die Trachea ist in den ersten Stunden der Erkrankung ebenfalls druckempfindlich. Die muköziliäre Clearence wird dort durch Influenza deutlich beeinträchtigt (O'NEILL et al., 1984; WILLOUGHBY et al., 1992).

Die Hauptlokalisation der Infektion liegt im Bronchialbaum. A/equi-1 schien allerdings weit weniger ausgeprägt broncho- oder pneumotrope Eigenschaften aufzuweisen als A/equi-2. Im Jahre 1965, anläßlich der Einschleppung des neuen Virus, wurden sehr schwere Verläufe beobachtet. Seither ist das Krankheitsbild im allgemeinen weniger beunruhigend: immer zu finden ist eine Bronchiolitis, nicht selten aber auch eine ausgeprägte, diffuse Bronchitis, manchmal kann eine Viruspneumonie nachgewiesen werden (Röntgen), eventuell verläuft die Krankheit auch mit leichteren Lungenödemen und Schüttelfrösten anläßlich rapider Fieberabfälle (GERBER und LÖHRER, 1966a). Bei immunologisch ungeschützten Pferden steigt die Temperatur über 40 °C, sogar über 41 °C. Sehr oft sieht man scharf verlaufende Fieberanstiege und rapide Abfälle mit mehr oder weniger kurzen Intermissionen zwischen den einzelnen Fiebergipfeln. Das Fieber bei Influenza sollte nicht kontinuierlich mehr als 3 bis 4 Tage dauern, sonst muß damit gerechnet werden, daß der Patient sekundär bakteriell infiziert worden ist. Influenza kann einen, zwei oder auch mehr hohe Fiebergipfel verursachen, die offenbar allein durch die Virusinfektion ausgelöst werden.

Die Pferde zeigen im allgemeinen wenig ausgeprägte Allgemeinsymptome. Inappetenz kann vorhanden sein, oft werden etwas Muskelschwäche und steifer Gang beobachtet. Myokardinsuffizienz oder Myokarditis sind besonders bei Hochleistungstieren und alten Pferden nicht selten. Milde Leberschädigungen kommen vor.

Die hämatologische Untersuchung ergibt unspezifische Befunde: Es kommt zur leichten Anämie und ziemlich regelmäßig zu einer Lymphopenie, seltener zu einer eigentlichen, ausgeprägten Leukopenie. Bei einigen Ausbrüchen von Influenza konnte auch eine Monozytose beobachtet werden (GERBER, 1966a und b).

In vakzinierten Herden, heute die Regel, haftet die Infektion in der Regel bei einem Teil der Tiere überhaupt nicht, andere Pferde manifestieren trotz Serokonversion keine klinischen Symptome, und der Rest der Herde erkrankt unter mehr oder weniger typischen klinischen Zeichen. Dabei ist die Bronchitis im allgemeinen nachzuweisen, aber es gibt auch Pferde, die nur leicht- bis mittelgradiges Fieber ohne Lokalisation feststellen lassen (kein Husten, kein Nasenausfluß; s. BENDIXEN et al., 1991; JAESCHKE und LANGE, 1993 u. a.).

Der **Verlauf** der Influenza ist variabel und vor allem abhängig von der Virulenz des Virus, vom Allgemeinzustand und dem immunologischen Schutz des Patienten. Es sind sehr milde bis sehr schwere Bilder zu beobachten, wobei allerdings die Mortalität der reinen Virusinfektion gering zu bleiben pflegt (nur alte oder sehr junge Tiere, eventuell auch vorgeschädigte Pferde, Bronchiolitiker, gehen an einer Influenza ein). Milde Fälle heilen spontan innerhalb 2 Wochen ab, schwere Fälle, besonders bei Hochleistungspferden, benötigen oft eine Rekonvaleszenz von mehreren Monaten, bis sich Lunge und Herz völlig erholt haben.

Die **Epidemiologie** der Pferdeinfluenza zeigt im allgemeinen ein typisches Bild (GERBER et al., 1966). In einer weitgehend endemischen Situation kommt es nur von Zeit zu Zeit zu größeren, aber lokalisierten Ausbrüchen. Bei der Einführung eines neuen Virus ist mit einer Pandemie zu rechnen. Die Morbidität variiert von wenigen Prozent in letzthin vakzinierten Herden bis zu 100 Prozent (Einführung eines neuen Virus). Hohe Morbiditätsraten werden beobachtet, wenn die Vakzination vernachlässigt wird.

Die Ausbreitungsgeschwindigkeit der Infektion ist in ungeschützten Pferdegruppen außerordentlich groß, wahrscheinlich wegen des starken Hustens, der das infektiöse Agens sehr wirksam aerosoliert und über große Distanzen verbreitet. Indirekte Übertragungen durch den Menschen, durch kontaminierte Transportgelegenheiten und dergleichen scheinen dagegen selten vorzukommen.

Die Inkubationszeit der Influenza beträgt im allgemeinen 1 bis 3 Tage. Extremwerte sind 18 Stunden und 7 Tage. Die Infektiosität angesteckter Pferde hält meistens nicht lange an. Es darf angenommen werden, daß ein Pferd, auch wenn es noch weiter hustet, nach 3 bis höchstens 6 Tagen nicht mehr infektiös ist. Allerdings ist unsicher, ob nicht Träger existieren.

Die klinische **Diagnose** ist bei der Beobachtung mehrerer ausgeprägter Fälle meistens gut möglich. Die Diagnose stützt sich auf die explosive Ausbreitung der Infektion, auf den typischen, frequenten Husten und auf die hauptsächliche Lokalisation in den unteren Atemwegen.

Die Diagnose sollte wenn immer möglich serologisch/virologisch gesichert werden, was mit modernen Methoden rasch und sicher geschieht (LIVESAY et al., 1993; CHAMBERS et al., 1994; MORLEY et al., 1995). Dabei ist die Abklärung der Antigenstruktur der Oberfläche jedes Isolats von wesentlicher praktischer Bedeutung.

Die **Prognose** ist quoad vitam günstig. Zweifelhaft ist sie höchstens bei Saugfohlen und sehr alten Tieren. Quoad restitutionem ist die Prognose vorsichtig zu stellen, da sich Komplikationen und vor allem Folgekrankheiten recht häufig einstellen.

Bei den **Komplikationen** spielen beim jungen Pferd Streptokokkensekundärinfektionen die größte Rolle (GERBER und LÖHRER, 1966b; GERBER, 1969). Es kann bei Streptokokkeninfektionen zu schweren Bronchopneumonien kommen, auch zu Pleuropneumonien und zu Pleuraempyemen. Derartige Bilder lassen sich vor allem im Zusammenhang mit Transporten kranker Tiere unter ungünstigen Bedingungen beobachten. Häufiger stellen sich allerdings eitrige Infektionen der oberen Luftwege (Laryngitis, Pharyngitis und Druse) ein. Petechialfieber kann dann gehäuft auftreten. Selten ist als Komplikation eine akute Hufrehe, häufig dagegen eine ausgeprägte Schädigung des Herzens festzustellen.

Bei älteren Tieren ist mit Komplikationen zu rechnen, wenn vorbestehende Läsionen, besonders der Lungen, vorhanden sind. Jeder Streß während einer Influenzainfektion ist zu vermeiden: keine Transporte, keine größeren Operationen, keine Inhalationsnarkosen, genügend lange Rekonvaleszenz. Das Training von Sportpferden ist nach einer Influenza sehr schonend und graduell wieder aufzunehmen.

Die wichtigste Folgeerscheinung ist die Entwicklung einer chronischen Bronchiolitis, die rasch und recht oft von allergisch-asthmatischen Erscheinungen gefolgt werden kann (GERBER, 1969; HERBST et al., 1992; CHABCHOUB et al., 1994).

Es ist keine wirksame **Therapie** bekannt. Alle Pferde sind sofort und lange genug ruhigzustellen. Es ist auf eine tadellose Stallhygiene zu achten, insbesondere sollte jede Staubexposition vermieden werden. Es ist angezeigt, Penicillin oder Penicillin-Streptomycin oder -Gentamicin zu geben, wenn die Pferde Fieber haben, das mehr als 3 bis 4 Tage dauert, wenn ein deutlicher Lungenbefund vorhanden ist oder wenn purulenter Nasenausfluß beobachtet wird.

Die beste **Prophylaxe** besteht trotz ihrer offensichtlichen Schwächen in der Vakzination. Es sind mehrere Produkte auf dem Markt. Der bessere oder schlechtere

Schutz nach einer Impfung hängt sehr davon ab, ob das Feldvirus von den Vakzinevirus-Antikörpern effektvoll »neutralisiert« wird (u. a. BENDIXEN et al., 1991). Es ist nicht einfach, zu jeder Zeit adaequate Impfstoffe zur Verfügung zu halten, weil ältere Virustypen und gleichzeitig neue, »gedriftete« kurz nacheinander auftreten können. Es liegt auf der Hand, daß Pandemien durch mutierte Viren nur bei großer Aufmerksamkeit und rascher Reaktion der Impfstoffhersteller in Zukunft vermieden werden können. Alle Impfstoffe erfordern mindestens eine zweimalige Impfung im Abstand von 3 bis 12 Wochen im ersten Jahr und eine jährliche Revakzination. Die Vakzination kann zu Nebenwirkungen führen. Es werden anaphylaktische Reaktionen beschrieben, anscheinend kann es zur Verschlimmerung vorbestehender Lungenkrankheiten kommen. Die von Trainern und Besitzern oft hochgespielten Nebenwirkungen lassen sich aber experimentell nicht reproduzieren (ART und LEKEUX, 1993; DALGLEISH und LOVE, 1993). Mit gewissen Impfstoffen ist eine Granulombildung an der Injektionsstelle zu befürchten (Adjuvans!). Die Zukunft gehört wohl biotechnologisch hergestellten Vakzinen (ROTTIER, 1994).

Die Immunität nach natürlicher Infektion dauert knapp 1 Jahr. Nach der Vakzination ist sie kürzer (höchstens 6 bis 8 Monate). Eine wesentliche Schwäche der Impfung liegt im Umstand, daß diese nur eine humorale, nicht aber eine wirksame, zellulär-lokale Schutzwirkung ausübt (HANNANT et al., 1994; MUMFORD et al., 1994; MUMFORD, 1995). Pferde, die innerhalb eines Jahres wieder angesteckt werden, zeigen aber meistens nur subklinische oder milde klinische Bilder mit etwas Fieber und Husten während eines oder zwei Tagen, vorausgesetzt, das Feldvirus sei nicht zu verschieden vom Impfvirus. Immerhin wird empfohlen und von gewissen Verbänden vorgeschrieben, die Basisimpfung nach 150 bis 210 Tagen durch eine Wiederholungsimpfung zu ergänzen. Exponierte Pferde werden vielerorts zweimal jährlich oder häufiger nachgeimpft.

Die international verbreiteste Impfvorschrift lautet:
– Die 1. Impfung nach 21 bis 93 Tagen gefolgt von der zweiten.
– Vorgeschrieben oder empfohlen wird eine dritte Impfung 150 bis 210 Tage nach der zweiten.
– Vorgeschrieben ist dann die jährliche Revakzination innerhalb von 365 Tagen nach der letzten Impfung.

Saugfohlen sollten erst mit etwa 6 Monaten erstmals geimpft werden. Vorher können maternale Antikörper mit der Immunantwort auf die Vakzination interferieren (VAN MAANEN et al., 1992).

### 1.2.1.4 Paramyxovirusinfektionen

**Parainfluenzavirusinfektion**

Die Rolle von Parainfluenza als Infektionskrankheit des Pferdes ist umstritten. Auf jeden Fall ist sie in Europa sehr gering, wenn das PI-3-Virus überhaupt pferdepathogen sein sollte, was unwahrscheinlich ist.

Als Erreger ist Parainfluenzavirus 3 beschrieben worden (DITCHFIELD et al., 1963; DITCHFIELD, 1969). Untersuchungen an größeren Populationen haben in der Schweiz keine positiven Befunde erbracht. In Kanada sollen ungefähr 20% der Pferdepopulation positive Titer aufweisen.

Die **Symptomatologie** ist unspezifisch. Die Krankheit soll mit Fieber bis 39,7 °C, Anorexie, Dyspnoe und einem seropurulenten Nasenausfluß einhergehen, d. h. die untersuchten Pferde sind sicher schon sekundär infiziert gewesen. Typisch sei eine Konjunktivitis mit Tränenfluß, und häufig soll auch eine Lymphadenitis mandibularis auftreten.

Die Krankheit soll innerhalb von 7 bis 9 Tagen spontan abheilen.

Vorläufig wäre eine **Diagnose** nur durch die Virusisolation mit dem gleichzeitigen Nachweis eines Antikörpertiteranstiegs möglich.

**Morbillivirusinfektion**

Seit 1994 ist ein neues, pferde- und menschenpathogenes Morbillivirus beobachtet worden, und zwar in Queensland. Der erste Ausbruch betraf 21 Pferde, von denen 14 starben oder euthanasiert werden mußten. Gleichzeitig erkrankten zwei Männer, Trainer und Pfleger, unter ähnlichen Erscheinungen. Einer davon starb (MURRAY et al., 1995).

Nach einer Inkubationszeit von sechs bis zehn Tagen erkranken die Pferde unter einem hochfieberhaften, pneumonischen Bild mit hochgradiger Atemnot. Die Autopsie wies das Vorliegen einer interstitiellen Pneumonie nach, zusammen mit einem alveolären Lungenödem und Blutungen (schaumig-blutiger Nasenausfluß). Das Virus wurde isoliert und als Morbillivirus, wie Rinderpest und Masern, charakterisiert. Die natürliche Wirtsspezies des Virus ist nicht bekannt.

Sehr strenge Isolationsmaßnahmen drängen sich in solchen Fällen auf! Eine Behandlung kann nur in der Symptombekämpfung bestehen.

### 1.2.1.5. Adenovirusinfektion

Adenoviren (2 Serotypen) können gelegentlich aus Nasen-Rachen-Tupfern und auch aus Rektaltupfern von Pferden jeder Altersstufe isoliert werden (ENGLAND et al., 1973; 1976; MCCHESNEY et al., 1973). Ihre pathogene Rolle ist dabei unklar, sicherlich aber gering bei Tieren, die dem Saugfohlenalter entwachsen sind. Fest steht, daß Adenovirusinfektionen bei Saugfohlen, die an einer Immundefizienz leiden (Pneumoenteritis), zu tödlich verlaufenden Erkrankungen führen können. Es handelt sich um Araberfohlen, wobei die betreffenden Linien vor allem in den USA gezüchtet werden (JOHNSON und HUTCHINS, 1967; MCCHESNEY et al., 1970; MCGUIRE und POPPIE, 1973; MCCHESNEY und ENGLAND, 1976; PERRIMAN et al., 1976; PERRIMAN, 1991). Es ist eine Frage der Zeit, bis die CID (combined immuno-deficiency) auch in Europa eine größere Rolle übernimmt. Die Eltern solcher Fohlen sind obligat heterozygot für das CID-Gen und klinisch gesund. Homozygote Nachkommen vermögen keine Antikörper zu bilden (vor allem IgM, auch IgG), und sie erliegen deshalb vor ihrem 5. Lebensmonat Infektionen, z. B. einer Adenovirusinfektion, die sonst symptomlos oder jedenfalls harmlos verlaufen.

### 1.2.1.6 Equine Herpesvirusinfektion

#### Equines Herpesvirus 1 (EHV-1)

Equine Herpesviren sind sogenannte DNS-Viren. Beim Pferd sind bisher fünf verschiedene equine Herpesviren nachgewiesen worden: Drei Alphaherpesviren spielen eine beträchtliche klinische Rolle (EHV-1, 3 und 4); weniger gut erforscht sind die Gammaherpesviren EHV-2 und 5 (EHV-2 ist auch als Betavirus betrachtet worden; SCHMITZ, 1993; TELFORD et al., 1993; REUBEL et al., 1995; SCHLOCKER et al., 1995).

Das große Problem, vor das sich der Kliniker gestellt sieht, liegt in der latenten Infektion: Pferde sind symptomlos infiziert; das Virusgenom liegt mehr oder weniger »nackt« in einer Zelle des Immunsystems (zirkulierende Leukozyten: Lymphozyten, Monozyten und Makrophagen, Plasmazellen; aber auch Ganglienzellen, z. B. Trigeminusganglion, EDINGTON, 1991; 1994; PATEL et al., 1992; WELCH et al., 1992; EDINGTON et al., 1994 b; KYDD et al., 1994 b; SLATER et al., 1994; BLUNDEN et al., 1995), und es kommt zu keiner Virusvermehrung. Das Virus läßt sich indessen jederzeit reaktivieren (GIBSON et al., 1992 a und b). Die Mechanismen der Reaktivierung sind nicht in Einzelheiten bekannt; jedenfalls spielt aber eine Schwächung des Immunsystems die große Rolle (Streß). Es ist u. a. postuliert worden, daß EHV-2 ein Reaktivator für EHV-1 und -4 sei, die sich dann vermehren und klinische Krankheit auslösen könnten (EDINGTON et al., 1994 a).

In diesem Zusammenhang wird auch hervorgehoben, daß EHV-1 (und wohl auch -4, eventuell -2) selbst als Immunosuppressor wirkt (HANNANT et al., 1991), was klinisch-epidemiologisch von außerordentlicher Bedeutung sein kann.

EHV-1 ist weltweit verbreitet und überall vorhanden, wo Pferde gezüchtet werden.

Erreger der Krankheit ist das *Equine Herpesvirus 1*. Das Virus dringt in den Organismus des Wirtes über den Respirationsapparat ein, über den es bei Krankheit auch ausgeschieden wird. Es kann im allgemeinen am leichtesten aus abortiertem Material isoliert werden. Allerdings sind abortierte Feten nicht zwangsläufig viruspositiv. Es gibt Fälle, in denen der Abort allein einer Schädigung der Uteruswand zugeschrieben wird (Thrombosen, Infarkte), der Foet selbst ist aber nicht infiziert. Daß diese Tatsache diagnostische Schwierigkeiten bereitet und höchst unangenehme praktische Folgen nach sich ziehen kann, liegt auf der Hand (WESTERFIELD und DIMOCK, 1946; ALLEN und BRYANS, 1986; ROSSDALE, 1992). Es wird darauf hingewiesen, daß Zwillingsaborte auch auf EHV-1-Infektion untersucht werden sollten (DUNN et al., 1993). Ein ausgeprägter Tropismus für das ZNS und auch die Augen ist unter nicht näher bekannten Bedingungen vorhanden (SLATER et al., 1992; 1994). Möglicherweise spielt EHV-2 in der Pathogenese neurologischer Schäden eine gewisse Rolle als (Re-)Aktivator für EHV-1. Die Ausscheidung des Virus erfolgt im allgemeinen massiv über infektiöse Eihautflüssigkeit und Lochien (Widersprüche in der Literatur!).

Empfänglich sind unter natürlichen Verhältnissen offenbar nur Equiden. Interessant ist die Beobachtung, daß wilde Equiden (Zebra, Onager u. a.) sich pathogenetisch von Hauspferden zu unterscheiden scheinen, zum mindesten was die Läsionen im Zentralnervensystem anbelangt (KAHRMANN et al., 1993). Das Virus wird mit Leichtigkeit adaptiert an Hamster, Mäuse, Eier, Kulturen verschiedener Gewebe usw.

Seuchenhafte Aborte nach der Infektion trächtiger Stuten beanspruchen eine außerordentliche wirtschaftliche Bedeutung. Zum Glück bleibt es oft bei Einzelfällen, aber eigentliches seuchenhaftes Verwerfen (»abortion storms«) kommt doch immer wieder vor. Es wird dann manchmal die ganze züchterische Anstrengung eines Jahres auf einem gegebenen Gestüt zunichte gemacht, mit allen wirtschaftlichen Konsequenzen! Die Infektion pflegt sich rasch und unbemerkt in Stutenherden auszubreiten, in denen die meisten Muttertiere klinisch nicht erkranken. Die Aborte treten ohne Warnzeichen (i. d. R. auch keine respiratorischen Symptome) vor allem im Winter und Frühling auf, weil dann die Stuten in den meisten Ländern der nördlichen Hemisphäre sich in den geeigneten Trächtigkeitsstadien befinden. Respiratorische EHV-1-Erkrankungen werden im übrigen auch vorwiegend im Winter beobachtet (MATSUMARA et al., 1992), während EHV-4 während des ganzen Jahres oder besonders im Sommer zu Erkrankungen von jungen Pferden führt (MATSUMARA et al., 1992; GILKERSEN et al., 1994).

Der Abort erfolgt im allgemeinen nicht vor dem 5. Trächtigkeitsmonat. Experimentell läßt er sich allerdings schon im 3. und 4. Monat provozieren. Die Stuten können bis zum Austragetermin abortieren oder dann auch lebensschwache, infizierte Fohlen zur Welt bringen. In Kentucky wurden 11% der Aborte im 8. Trächtigkeitsmonat, 30% im 9., 36% im 10. und 19% im 11. Monat beobachtet. Der Rest der Fohlen wurde lebensschwach geboren oder vor dem 8. Monat abortiert. Die Inkubationszeit zwischen der Infektion und dem Abort beträgt mindestens 2 Wochen, im allgemeinen aber mehr (bis zu

4 Monaten). Die oben schon erwähnte Tatsache, daß nicht alle abortierten Feten auch infiziert sind, kann sich epidemiologisch sehr ernst auswirken (ROSSDALE, 1992).

Die **Epidemiologie zentralnervöser Infektionen** ist ungenügend bekannt. Vor allem weiß man nicht, welche Eigenschaften des Virus den Neurotropismus (bestimmte Stämme?) ausmachen. Tatsache ist, daß EHV-1-Infektionen von Rückenmark und Gehirn und wohl auch peripherer Strukturen (cauda equina) als Einzelfälle auftreten können, daß aber auch – und vielleicht in zunehmendem Maße – eigentliche Ausbrüche von ZNS-Affektionen in Gestüten, Reitpferdebeständen und Zoos vorkommen. Die betreffenden Tiere erkranken zum Teil im Zusammenhang mit fieberhaften Allgemeinsymptomen, auch mit Atemwegsaffektionen, zum Teil aber beschränken sich die Symptome ausschließlich auf das Nervensystem (u. a. KRAFT et al., 1982; PETZOLD et al., 1982; EDINGTON et al., 1986; WINTZER et al., 1987; THEIN und BROWN, 1988; DAMBACHER, 1992; RÖSCH et al., 1992; THEIN et al., 1993; MATSUMARA et al., 1994; MCCARTAN et al., 1995). Beim Hauspferd werden übrigens die neurologischen Symptome auf Läsionen der Gefäßwände und Thrombosen zurückgeführt (EDINGTON et al., 1986), während bei wilden Equiden EHV-1 in den Neuronen selbst gefunden worden ist (KAHRMANN et al., 1993).

Die **Inkubationszeit** zwischen Infektion der Mutter oder zwischen Reaktivierung eines latenten Virus und dem Abort beträgt, wie oben erwähnt, 2 Wochen bis 4 Monate, unabhängig davon, ob die Stute zirkulierende Antikörper aufweist oder nicht. Der Abort findet rasch, nachdem das Virus den Uterus und vor allem den Fetus erreicht hat, statt. Bei experimenteller Infektion des Feten durch die Bauchwand abortieren die Stuten meistens innerhalb von 3 bis 9 Tagen. Die Stute zeigt kaum Anzeichen des drohenden Abortes. Der Fetus wird rasch ausgestoßen, die Plazenta kommt in der Regel mit dem Feten zum Vorschein. Der Abort ist eigentlich eine Frühgeburt, wenn er in den letzten Monaten stattfindet (Trächtigkeit über 280 bis 300 Tage). Pathognomonisch ist der Befund, daß der Fetus **nicht** autolysiert gefunden wird, im Gegensatz zu anderen Aborten. Ausgetragene, lebende, aber infizierte Fohlen sterben im allgemeinen innerhalb von 4 Tagen nach der Geburt.

Die reine Infektion mit EHV-1 kann ein paralytisches Syndrom hervorrufen: Myelitis, seltener Enzephalitis. Die Symptome variieren von leichtgradiger Ataxie bis zu schweren Lähmungen (Paraplegien) mit ungünstiger Prognose. Möglicherweise ist das gehäufte Auftreten von Myelitis besonders neurotropen Virusstämmen zuzuschreiben. Es wird vermutet, die Neuritis caudae equinae sei ebenfalls eine Folge der EHV-1-Infektion (Lit. s. oben).

Es bleibt zu erwähnen, daß EHV-1 besonders bei jungen Pferden auch zu Entzündungen der Atemwege Anlaß geben kann (obere Luftwege und Bronchioli). Die respiratorische Manifestation unterscheidet sich klinisch nicht von derjenigen einer EHV-4-Infektion (s. dort; CHONG und DUFFUS, 1992). Respiratorische EHV-bedingte Erkrankungen junger Pferde, die im Sommer beobachtet werden, sind mit einiger Sicherheit EHV-4 zuzuschreiben.

Abortausbrüche können klinisch-pathologisch diagnostiziert werden, sofern die Feten infiziert sind. In jedem Fall, d. h. bei jedem abortierten Feten, sollte indessen die virologische EHV-1-spezifische Diagnosesicherung durchgeführt werden (Immunfluoreszenz; ELISA; neutralisierende AK; PCR). Weil nun feststeht, daß einzelne Feten wegen der EHV-1-bedingten Gefäßwandschäden im Uterus abortiert werden, ohne daß sie selbst zwangsläufig infiziert wären, ist auch schon postuliert worden, die Diagnose sei durch eine Uterusbiopsie und anschließende virologische Untersuchung zu stützen. Man wird diesem Vorschlag indessen nur in besonders gefährlichen Lagen folgen (ROSSDALE, 1992).

Die Diagnostik EHV-1-bedingter zentralnervöser Krankheiten ist ebenfalls problematisch. Ein Virusnachweis gelingt, wenn überhaupt, in der Regel erst post mortem. Die serologische Untersuchung läßt immer Fragen offen, weil die Antikörpertiter zum Zeitpunkt einer zentralnervösen Störung nicht (mehr) unbedingt ansteigen, vielleicht sogar abfallen. Erkranken aber in kurzer Folge mehrere Pferde auf dem gleichen Betrieb, wird man doch hohe und zum Teil noch ansteigende Titer finden.

Die respiratorische Manifestation einer EHV-1-Infektion bei jungen Pferden läßt sich über die Virusisolation aus Sekreten der Luftwege und über die serologische Untersuchung in der Regel diagnostisch sichern. Das mit der Untersuchung beauftragte Laboratorium sollte klar zwischen EHV-1- und EHV-4-Titern unterscheiden können (DRUMMER et al., 1995; CRABB et al., 1995).

Es existiert keine wirksame **Behandlungsmethode**. Die Stute benötigt nach dem Abort keine spezifische Therapie. Ihre spätere Fruchtbarkeit wird im allgemeinen nicht beeinträchtigt. Zentralnervöse Störungen werden symptomatisch behandelt; wenn auch die Erfolgsaussichten oft nicht gut stehen (quoad restitutionem), gelingt es doch manchmal, wertvolle Tiere für die Zucht zu retten. In Einzelfällen sind auch spontane Heilungen nicht allzu schwerer Ataxien beobachtet worden. DAMBACHER (1992) berichtet über einen verhältnismäßig günstigen Verlauf, den er dem Einsatz eines Parimmunitätsinducers zuschreibt. Grundsätzlich sind Kortikosteroide bei Herpesvirusinfektionen nicht indiziert (Immunsuppression; Aktivierung latenter Zustände), in Einzelfällen mag man sich über die Kontraindikation hinwegsetzen. Atemwegserkrankungen werden gegebenenfalls antibiotisch behandelt, um das Aufkommen von Sekundärinfektionen zu unterdrücken. Wichtiger ist bei jungen (Renn-)Pferden die Ruhestellung und eine adaequate Rekonvaleszenzzeit ohne intensives Training. EHV-Infektionen werden u. a. mit dem späteren Auftreten von anstrengungsbedingten Lungenblutungen (EIPH) in (ungesicherten) Zusammenhang gebracht.

Was **Immunität** und **Prophylaxe** betrifft, so persistieren neutralisierende Antikörpertiter monatelang. Etwa vom 4. Monat an fallen die Titer ab (VON MAANEN et al., 1994). Von diesem Zeitpunkt an ist auch eine Reinfektion möglich. Die Protektion des Feten scheint besser, wenn die Stute dem EHV-1 regelmäßig ausgesetzt ist. Es sind aber Fälle bekannt, bei denen Mutterstuten in aufeinanderfolgenden Trächtigkeitsperioden abortiert haben (Intervall von mindestens 7 Monaten zwischen den Aborten). Als Prophylaxe sind die folgenden Maßnahmen zu empfehlen: Frisch zugekaufte Tiere, vor allem Stuten, sind während mehr als 3 Wochen in Quarantäne zu halten. Abortierende Stuten sind zu isolieren. Das abortierte Material ist potentiell gefährlich. Das Stroh muß entfernt werden, die Boxe ist gründlich zu desinfizieren.

Eine ganze Anzahl von Impfstoffen sind Lebendvakzinen, die sowohl eine humorale als auch zelluläre Immunität hervorrufen sollen. Das Vakzinevirus ist attenuiert durch Passagen in Ferkelnierenkulturen. Die Impfviren verfügen grundsätzlich über das Potential, ihre Virulenz zurückzuerlangen und dann diejenige Krankheit zu verursachen, gegen die man schützen wollte. Es bleiben jedenfalls viele Fragen offen, was das Potential der Vakzinen als »Abortschutz« anbelangt. Die Vakzinen haben nicht denselben Immunisierungseffekt wie das Wildtyp-Virus. Das Vakzinevirus vermehrt sich im inokulierten Tier und wird auch während 2 bis 4 Tagen ausgeschieden. Die Ungefährlichkeit dieses ausgeschiedenen Virus ist nicht bewiesen. Die erste Vakzination verursacht als Impfreaktion manchmal ein diphasisches Fieber am 1., 2. und am 8. und 9. Tag p.vacc. Die Tiere sind in dieser Zeit stehen zu lassen. Gelegentlich werden schwere (anaphylaktische?) Reaktionen auf die Impfung beobachtet. Der meist tiefe Impftiter persistiert während etwa 6 Monaten. Es wird auch eine Notimpfung nach erfolgtem Ausbruch von seuchenhaften Aborten empfohlen. Die Vakzinen stammen zum Teil aus der Zeit, in der EHV-1 und EHV-4 nicht unterschieden werden konnten. Für die Praxis ist dieser Umstand allerdings nicht entscheidend (VON MAANEN et al., 1994); es scheint auch in Bezug auf den Impfschutz zwischen EHV-1 und -4 eine enge antigenetische Verwandtschaft der entscheidenden Strukturen zu bestehen (Glykoproteine?). Der Schutz vor respiratorischen Infektionen ist oft unbefriedigend.

Auf dem Markt gibt es epidemiologisch unbedenkliche Totimpfstoffe (keine oder mangelhafte zelluläre Immunität!), die in sogenannten Challengeversuchen oft versagen, doch ist statistisch belegt, daß die Impfung eine Population recht wirksam gegen seuchenhaftes Verwerfen schützt. Einzelne Impfdurchbrüche kommen indessen vor. Stuten sollten viermal jährlich geimpft werden. Diese Impfstoffe schützen nicht oder ungenügend gegen die respiratorische Herpesinfektion.

Resequin® enthält ein Gemisch von Virusantigenen, unter anderem auch EHV-1. Der Impfstoff soll sich als Abortschutz in praxi bewährt haben.

Zusammenfassend ist zur Schutzimpfung festzustellen, daß die Qualität der Impfstoffe nicht völlig zu befriedigen vermag. Doch ist der Impferfolg (Abortschutz) immerhin so gut, daß zum mindesten in Zuchtbetrieben nicht darauf verzichtet werden darf. Die Zukunft liegt sicherlich in modernen virusspezifischen Impfstoffen, die über gentechnische Methoden gewonnen werden (sub-units). Die Eigenheiten der Herpesviren lassen es indessen unwahrscheinlich erscheinen, daß derartige, wirksame und ungefährliche Vakzinen in nächster Zeit zur Verfügung stehen werden (Lit. Auswahl: HANNANT et al., 1993; KYDD et al., 1994a; THEUNISSEN et al., 1994; DELAUNOY et al., 1995; ELLIS et al., 1995).

### Equines Herpesvirus 2 (EHV-2)

Das Virus wird auch equines Zytomegalovirus genannt (ERASMUS, 1969; AGIUS et al., 1994). Es bewirkt einen langsam auftretenden, wenig ausgeprägten zytopathogenen Effekt in Gewebskulturen. Es werden Synzytien und große Einschlußkörper gebildet. Das Virus ist außerordentlich verbreitet und wird oft schon in fetalen Nieren gefunden.

Die pathogene Rolle von EHV-2 ist unklar. Antikörpertiteranstiege im Serum von Pferden mit respiratorischen Katarrhen lassen darauf schließen, daß das Virus gelegentlich Erkrankungen der Luftwege hervorrufen kann. Man bringt die Infektion auch in Zusammenhang mit dem Auftreten einer unangenehmen Keratokonjunktivitis (THEIN, 1976). Der Beweis, daß die Keratitis herpesbedingt ist, mag darin gesehen werden, daß die Erkrankung mit Fluorourazil, in Form einer herpetiziden Augensalbe, zur Abheilung gebracht werden kann. Bei Herpeskeratitis ist aber auch EHV-3 isoliert worden! Vielleicht kommt EHV-2 eine Rolle als Reaktivator von EHV-1 zu. Besonders dessen Neurotropismus wird vielleicht von EHV-2 beeinflußt (?). Die Vermutung, EHV-2 sei an der Pathogenese der chronisch-obstruktiven Bronchiolitis entscheidend beteiligt, ist vorläufig unbewiesen, bleibt aber eine interessante Hypothese (Lit. u. a. SCHMITZ, 1993; TELFORD et al., 1993; REUBEL et al., 1995; SCHLOCKER et al., 1995).

### Equines Herpesvirus 3 (EHV-3)
### (Coitales Exanthem) (siehe auch 11.2.5.3)

Es handelt sich um eine Herpesvirusinfektion des Pferdes, die identisch ist mit dem alten Bläschenausschlag der Pferde (THEIN, 1976).

EHV-3 verursacht Läsionen auf der äußeren Genitalhaut und am Euter, kaum jedoch auf der eigentlichen Genitalschleimhaut.

Die Verbreitung der Infektion erfolgt vor allem durch den Deckakt. Die Inkubation nach dem Deckakt beträgt meistens nur 2 Tage, manchmal bis 10 Tage. Es werden kreisrunde Bläschen auf der Genitalhaut beobachtet (keine Affektion der Schleimhaut) und mitunter ein Übergreifen auf die Schenkel, das Euter usw. Die Bläschen können in einem unregelmäßigen Muster konfluieren. Die Infektion verursacht wenig Schwellung. Die Bläschen platzen und hinterlassen nach der meistens unkomplizierten Abheilung pigmentfreie Bezirke an der Vulva oder am Penis. Wie oben schon angeführt, wird EHV-3 mit gewissen Keratokonjunktivitiden des Pferdes in Zusammenhang gebracht.

Die Infektion verläuft günstig und heilt spontan in 1 bis 3 Wochen ab.

Die **Diagnose** ist leicht zu stellen. Die Läsionen sind charakteristisch. Bei Keratitis wird die Diagnose »Herpesinfektion« retrospektiv und aufgrund des Ansprechens auf herpetizide Augensalben gestellt. Damit wird natürlich nicht weiter zwischen den möglichen EH-Viren differenziert.

Als **Therapie** ist eine Toilette der entzündlichen Veränderungen angezeigt, vor allem sollte das Zuchtgeschäft bis zum Abklingen der Infektion in einem Stutenbestand vollständig eingestellt werden. Die Hengste sind besonders aufmerksam zu überwachen. Herpesverdächtige Keratitiden werden mit herpetiziden Augensalben behandelt.

## Equines Herpesvirus 4 (EHV-4)

Das als Equines Herpesvirus 4 bezeichnete Virus ist identisch mit dem alten Rhinopneumonitisvirus und auch mit dem EHV-1-Subtyp 2 genannten Virus (vgl. BURROWS und GOODRIDGE, 1972).

EHV-4 ist sehr verbreitet und überall dort zu fürchten, wo vor allem junge Pferde zu finden sind. In England hat man festgestellt, daß 60% der Schlachtpferde latent EHV-1 und/oder EHV-4 aufwiesen. Die Isolationen gelangen am leichtesten aus Lymphknoten der Atemwege (7% EHV-1 allein; 25% EHV-4 allein; 28% EHV-1 und EHV-4 gleichzeitig). Die PCR weist einen noch weit höheren Infektionsgrad (94%) nach. Von großer potentieller Bedeutung ist der Befund, daß die Isolationen ausschließlich in Anwesenheit von EHV-2 gelangen. Dieses Virus war bei 39 von 40 Pferden nachzuweisen (EDINGTON, 1991; EDINGTON et al., 1994a).

Erreger der Krankheit ist EHV-4. Das Virus dringt durch den Respirationsapparat in den Organismus des Wirtes ein. Es kann im allgemeinen am leichtesten aus Nase und Pharynx, post mortem aus Lymphknoten der Atemwege isoliert werden. Die Ausscheidung erfolgt durch respiratorische Sekrete. Wie EHV-1 verharrt EHV-4, vor allem in Zellen des Immunsystems, oft lange Zeit im Stadium der Latenz. Überhaupt kommt es zwischen diesen oft zusammen und gleichzeitig vorhandenen Viren (EDINGTON, 1994; EDINGTON et al., 1994a und b) zu komplexen Interaktionen (u. a. AZMI und FIELD, 1993).

Mit dem Auftreten neutralisierender Antikörper gelingt der direkte Virusnachweis in der Regel aus Nasen-Rachen-Tupferproben nicht mehr. Mit Hilfe der PCR ist es aber auch dann noch möglich, Virusantigen nachzuweisen.

Reinfektionen sind nach kurzer Zeit möglich; sie verlaufen aber meistens subklinisch und nicht manifest. Möglicherweise ist das Virus unter anderem im lymphatischen Rachenring lokalisiert. Pharyngitiden mit follikulärer Entzündung könnten eine Ausdrucksform derartiger chronischer Infektionen mit equinem Herpesvirus 4 (oder mit Rhinoviren) sein.

Die Krankheit herrscht endemisch in den meisten Pferdepopulationen vor (HOFER et al., 1972; EDINGTON et al., 1994a). Ausbrüche der respiratorischen Form von einiger Bedeutung werden im allgemeinen nur bei jungen Pferden beobachtet (Rennställe mit Zweijährigen).

Junge Fohlen im Alter bis zu 6 Monaten zeigen auch ohne deutliche klinische Erkrankung nach experimenteller Infektion Bronchiolitis und oft eine diskrete, ausgedehnte Bronchopneumonie mit Infiltration und Hyperplasie der Bronchiallymphknoten. Eine Instillation des Virus in die Nase und den Pharynx junger Fohlen führt meistens nur zu einer Affektion des lymphatischen Rachenrings. Diese Läsionen sind aber auch bei an sich »immunen« Tieren zu beobachten.

Das **Krankheitsbild** der Infektion hängt davon ab, ob das betreffende Tier dem Virus vorgängig ausgesetzt gewesen ist. In Zuchtgebieten erkranken im allgemeinen nur Saug- und Absetzfohlen, später kommt es meistens nicht mehr zu deutlichen, manifesten Erscheinungen.

Ältere Pferde erkranken, wenn sie nie oder zumindest während längerer Zeit keine Virusexposition hatten oder nach Situationen, die den Immunstatus des Individuums beeinträchtigt haben (Reaktivierung latenter Infektionen). In Ställen mit lebhaftem Pferdeverkehr, wie an Kliniken oder bei Pferdehändlern, beobachtet man etwa Einzelfälle oder zwei, drei Erkrankungen innerhalb kurzer Zeit.

Die **Inkubationszeit** beträgt bei Neuinfektionen ungeschützter Pferde 2 bis 10 Tage. Das Fieber steigt im allgemeinen nicht über 40,5 °C an. Die hämatologischen Befunde sind oft undeutlich. Die Pferde entwickeln aber in typischen Fällen während des Fiebers eine Leukopenie, die oft charakterisiert ist durch eine Neutrophilendepression (GERBER, 1966a und b; das gleiche Phänomen ist bei EHV-1-Infektion zu beobachten; McCULLOCH et al., 1993). Zugleich sind auch die Lymphozyten vermindert. Die Lymphozytenzahlen steigen allerdings dann rasch wieder an, während die Neutrophilen meistens 5 bis 12 Tage lang erniedrigt angetroffen werden. Manchmal kommt es auch in Einzelfällen zu wochenlang andauernder Granulozytopenie.

Der Appetit der Tiere ist je nach der Affektion des Pharynx mehr oder weniger beeinträchtigt. Die mandibulären Lymphknoten sind meistens in bescheidenem Maß ödematös geschwollen. Der Nasenausfluß ist zuerst serös bis seromukös, der Husten feucht. Je jünger das

Tier, desto eher ist mit manifester Bronchiolitis (oder gar Bronchopneumonie) zu rechnen.

Eine Reinfektion ist innerhalb von 4 bis 5 Monaten möglich. Sie verläuft meistens aber nicht manifest oder höchstens subfebril ohne deutliche respiratorische Affektion.

Bei der manifesten Form der Krankheit kommt es rasch und häufig zu einer Sekundärinfektion mit Streptokokken. Es entwickelt sich dann oft eine Pharyngitis mit eitrigem Nasenausfluß (*Streptococcus zooepidemicus*), auch etwa eine klassische Druse (*Streptococcus equi*). Bei Fohlen sind bronchopneumonische Komplikationen immer zu befürchten.

Petechialfieber und, weniger häufig, enterale Komplikationen kommen dann ebenfalls vor. Selten ist EHV-4 auch die Ursache einzelner Aborte und einzelner ZNS-Störungen.

Aufgrund klinischer Beobachtungen kann nur eine unsichere **Verdachtsdiagnose** gestellt werden, die sich auf das Vorhandensein einer Pharyngitis und/oder einer Bronchiolitis oder einer Pneumonie mit Neutropenie stützt. Die Diagnose bedarf unbedingt der virologischen Sicherung. Der Virusnachweis sollte von einem Anstieg der Serum-Antikörpertiter begleitet sein, sonst darf man den Befund nicht unbesehen mit der klinischen Erkrankung in Zusammenhang bringen. Jedenfalls muß die serologische Methodik zwischen EHV-1- und -4-Titern unterscheiden können.

Es existiert keine wirksame **Behandlungsmethode**. Bakteriellen Komplikationen kommt man nur mit einer angepaßten antibiotischen Prophylaxe zuvor, in der Regel mit Penicillin in therapeutischer Dosis.

Die handelsüblichen Rhinopneumonitis-Vakzinen vermitteln keine befriedigend belastbare Immunität gegen EHV-4. Im übrigen sei auf die Ausführungen zu EHV-1 verwiesen (dort auch Lit.).

### Equines Herpesvirus 5 (EHV-5)

EHV-5 (auch donkey-EHV-1 genannt) ist ein Gammaherpesvirus, das Läsionen und Symptome verursacht, die denjenigen des coitalen Exanthems sehr ähnlich sehen (s. JACOB et al., 1987; TELFORD et al., 1993; AGIUS et al. 1994).

### 1.2.1.7 Pferdepocken

Es handelt sich um eine sehr seltene Krankheit (siehe 9.6.1). Unseres Wissens ist sie in Europa seit Jahrzehnten nicht mehr beobachtet worden. Die Krankheit äußert sich in einem vesikulären bis pustulösen Exanthem der Haut, besonders der Fesselbeuge, oder auch in einer pustulösen, eventuell vesikulären Entzündung der Maulschleimhaut. Bei Pockenstomatitis ist auch mit einer leichten Affektion des Pharynx und Larynx zu rechnen.

**Literatur**

Die folgenden Konferenzberichte enthalten zahlreiche Originalarbeiten und z. T. umfangreiche Literaturverzeichnisse. Zitate daraus werden hier mit Autor, Jahr, Titel und »Equine Inf. Dis. I bis VII« und Seitenzahlen angeführt.

BRYANS J. T. (ed.): Proc. First Internat. Conf. on Equine Infectious Diseases. Stresa, 1966. Equine Infectious Diseases I. The Grayson Foundation, Lexington, Ky., 1966.

BRYANS J. T., GERBER H. (eds.): Proc. Second Internat. Conf. on Equine Infectious Diseases. Paris 1969. Equine Infectious Diseases II. Karger, Basel, 1970.

BRYANS J. G., GERBER H. (eds.): Proc. Third Internat. Conf. on Equine Infectious Diseases. Paris, 1972. Equine Infectious Diseases III. Karger, Basel, 1973.

BRYANS J. T., GERBER H. (eds.): Proc. Fourth Internat. Conf. on Equine Infectious Diseases. Lyon, 1976. Equine Infectious Diseases IV. Vet. Publ., Inc., Princeton, N. J., 1978.

POWELL D. G. (ed.): Proc. Fifth Internat. Conf. on Equine Infectious Diseases. Lexington, Kentucky, 1987. Equine Infectious Diseases V. Univ. Press of Kentucky, Lexington, Ky., 1988.

PLOWRIGHT W., ROSSDALE P. D., WADE J. F. (eds.): Proc. Sixth International Conference on Equine Infectious Diseases. Cambridge, 1991. Equine Infectious Diseases VI. R & W Publ. (Newmarket) Ltd., 1992.

NAKAJIMA H., PLOWRIGHT W. (eds.): Proc. Seventh International Conference on Equine Infectious Diseases. Tokyo, 1994. Equine Infectious Diseases VII. R & W Publ. (Newmarket) Ltd., 1994.

AGIUS C. T., CRABB B. S., DRUMMER H. E., REUBEL G. H., STUDDERT M. J. (1994): Studies of the DNA, proteins and cellular associations of equine gammaherpesviruses 2 and 5. Equine Infectious Diseases VII, pg. 277–285.

ALLEN G. P., BRYANS J. T. (1986): Molecular epizootiology, pathogenesis and prophylaxis of Equine Herpesvirus-1 infections. In: Progress in Veterinary Microbiology and Immunology. Ed.: R. Pandey, Karger, Basel, pp. 78–144.

ART T., LEKEUX P. (1993): Effect of a booster vaccination against influenza and equine herpes virus on cardio-respiratory adjustments to strenuous exercise and training in thoroughbred horses. J. Vet. Med. A **40**, 481–491.

AZMI M., FIELD H. J. (1993): Interactions between equine herpesvirus type 1 and equine herpesvirus type 4: T cell responses in a neurine infection model. J. General Virol. **74**, 2339–2343.

BENDIXEN P. H., FORSSBERG P., SILFVERBERG L. (1991): Vaccination status and fever in trotting horses in relation to influenza outbreaks in spring 1991 (engl. abstr.). Svensk Veterinärtidning 43, 713–715.

BLUNDEN A. S., SMITH K. C., BINNS M. M., ZHANG L., GOWER S. M., MUMFORD J. A. (1995): Replication of equid herpesvirus 4 in endothelial cells and synovia of a field case of viral pneumonia and synovitis in a foal. J. Comp. Pathol. **112**, 133–140.

BURROWS R. (1968): Laboratory diagnosis of some infections of the upper respiratory tract of the horse. Equine vet. J., 1, 32–38.

BURROWS R. (1969): Equine Rhinoviruses. In: BRYANS J. T., GERBER H. (eds.): Equine Infectious Diseases II, pg. 151–164.

BURROWS R., GOODRIDGE D. (1972): *In vivo* and *in vitro* studies of equine rhinopneumonitis virus strains. Equine Infectious Diseases III, pp. 306–321.

CHABCHOUB A., GHRAM A., LOUZIR H., BOUSSETTA M., JOMAA I., AOUINA T. (1994): Recherche des anticorps antigrippaux dans le sérum de chevaux atteints d'affections broncho-pulmonaires chroniques. Rev. Méd. Vét. **145**, 343–348.

CHAMBERS T. M., SHORTRIDGE K. F., LI P. H., POWELL D. G., WATKINS K. L. (1994): Rapid diagnosis of equine influenza by the Directigen FLU-A enzyme immunoassay. Vet. Rec. **135**, 275–279.

CHAMBERS T. M., HOLLAND R. E., LAI A. C. K. (1995a): Equine influenza-current veterinary perspectives, part 1. Equine Pract. **17/8**, 19–23.

CHAMBERS T. M., HOLLAND R. E., LAI A. C. K. (1995b): Equine influenza-current veterinary perspectives, part 2. Equine Pract. **17/10**, 26–30.

CHONG Y. C., DUFFUS W. P. H. (1992): Immune responses of specific pathogen free foals to EHV-1 infection. Vet. Microbiol. **32**, 215–228.

CRABB B. S., MACPHERSON C. M., REUBEL G. H., BROWNING G. F., STUDDERT M. J., DRUMMER H. E. (1995): A type-specific serological test to distinguish antibodies to equine herpesvirus 4 and 1. Arch. Virol. **140**, 245–258.

DALGLEISH R., LOVE S. (1993): Possible basis of adverse reactions to vaccination against equine influenza. Vet. Rec. **132**, 658–659.

DAMBACHER G. (1992): Die Erkrankung eines Pferdebestandes an equinem Herpesvirus 1 (Rhinopneumonitis) mit neurologischer Verlaufsform. Pferdeheilk. **8**, 225–229.

DELAUNOY I., DUBOURGET PH., FAYET G. (1995): Le point sur la rhinopneumonie. Prat. vet. Eq. 27/1, 31–47.

DITCHFIELD W. J. B., ZBITNEW A., MACPHERSON W. (1963): Association of myxovirus parainfluenza 3 (Re 55) with upper respiratory infection of horses. Can. vet. J. **4**, 175–180.

DITCHFIELD W. J. B. (1969): Rhinoviruses and parainfluenza viruses of horses. J. Am. Vet. Med. Ass. **155**, 384–387.

DUNN K. A., SMITH K. C., BLUNDEN A. S., WOOD J. L. N., JAGGER D. W. (1993): EHV-1 infection in twin equine fetuses. Vet. Rec. **133**, 580.

DRUMMER H. E., REYNOLDS A., STUDDERT M. J., MACPHERSON C. M., CRABB B. S. (1995): Application of an equine herpesvirus 1 (EHV1) type-specific ELISA to the management of an outbreak of EHV1 abortion. Vet. Rec. **136/23**, 579–581.

EDINGTON N., BRIDGES C. G., PATEL J. R. (1986): Endothelial cell infection and thrombosis in paralysis caused by Equid Herpesvirus-1: equine stroke. Arch. Virol. **90**, 111–124.

EDINGTON N. (1991): Latency of equine herpesviruses. Equine Infectious Diseases VI, pg. 195–200.

EDINGTON N. (1994): Another fence jumped in the EHV-1 stakes. Equine vet. J., **26**, 437–438.

EDINGTON N., WELCH H. M., GRIFFITHS L. (1994a): The prevalence of latent Equid herpesviruses in the tissues of 40 abattoir horses. Equine vet. J. **26**, 140–142.

EDINGTON N., CHESTER P., AZAM S., WELCH H., MCGLADDERY A. J., PUREWAL A. S. (1994b): Profiles of a-herpesviruses in circulating leucocytes from Thoroughbred mares and foals using PCR and co-cultivation. Equine Infectious Diseases VII, 251.

ENGLAND J. J., MCCHESNEY A. E., CHOW T. L. (1973): Characterization of an equine adenovirus. Am. J. vet. Res. **34**, 1587–1590.

ENGLAND J. J., MCCHESNEY A. E., CHOW T. L. (1976): Isolation and identification of equine adenoviruses. Equine Infectious Diseases IV, pg. 147–150.

ELLIS J. A., BOGDAN J. R., KANARA E. W., MORLEY P. S., HAINES D. M. (1995): Cellular and antibody responses to equine herpesviruses 1 and 4 following vaccination of horses with modified live and inactivated vaccines. J. Am. Vet. Med. Ass., **206**, 823–832.

ERASMUS B. J. (1969): Equine Cytomegaloviruses. Equine Infectious Diseases II, pg. 46–55.

ERASMUS B. J., PIETERSE L. M., BOSHOFF S. T. (1976): The isolation of reoviruses from horses and zebra in South Africa. Equine Infectious Diseases IV, pg. 415–418.

FONTAINE M., FONTAINE M. P. (1972): Recent progress in influenza virus research and outlook for the control of equine influenza. Equine Infectious Diseases III, 487–502.

GERBER H. (1966a): Influenza A/equi-2 in der Schweiz 1965. III. Symptomatologie. 3. Haematologie und klinische Chemie. Zbl. Vet. Med. **13B**, 528–538.

GERBER H. (1966b): Influenza des Pferdes. Vergleichende Untersuchungen bei verschiedenen Viruserkrankungen der Atemwege des Pferdes. Schweiz. Arch. Tierheilk. **108**, 167–189.

GERBER H. (1969): Clinical features, sequelae and epidemiology of equine influenza. Equine Infectious Diseases II, pg. 63–80.

GERBER H., LÖHRER J. (1966a): Influenza A/equi-2 in der Schweiz 1965. III. Symptomatologie. 1. Reine Virusinfektion. Zbl. Vet. Med. **13B**, 438–450.

GERBER H., LÖHRER J. (1966b): Influenza A/equi-2 in der Schweiz 1965. III. Symptomatologie. 2. Komplikationen, Folgekrankheiten und pathologisch-anatomische Befunde. Zbl. Vet. Med. **13B**, 517–527.

GERBER H., BÜRKI F., LÖHRER J., PACCAUD M. F. (1966): Influenza A/equi-2 in der Schweiz 1965. II. Epizootologie. Zbl. Vet. Med. **13B**, 427–437.

GIBSON J. S., O'NEILL T., THACKRAY A., HANNANT D., FIELD H. J. (1992a): Serological responses of specific pathogen-free foals to equine herpesvirus-1: primary and secondary infection, and reactivation. Vet. Microbiol. **32**, 199–214.

GIBSON J. S., SLATER J. D., AWAN A. R., FIELD H. J. (1992b): Pathogenesis of equine herpesvirus-1 in specific pathogen-free foals: primary and secondary infections and reactivation. Arch. Virol. **123**, 351–356.

GILKERSEN J., JORM L. R., LOVE D. N., LAWRENCE G. L., WHALLEY J. M. (1994): Epidemiological investigation of equid herpesvirus-4 (EHV-4) excretion assessed by nasal swabs taken from Thoroughbred foals. Vet. Microbiol. **39**, 275–283.

GUO Y., WANG M., ZHENG S., WANG P., JI W., CHEN Q. (1991): Aetiology study of an influenza-like epidemic in horses in China. Acta Virol. **35**, 190–195.

GUO YUAN JI, WANG M., ZHENG G. S., LI W. K., KAWAOKA Y., WEBSTER R. G. (1995): Seroepidemiological and molecular evidence for the presence of two $H_3N_8$ equine influenza viruses in China in 1993–1994. J. Gen. Virol. **76**, 2009–2014.

HANNANT D., O'NEILL T., JESSETT D. M., MUMFORD J. A. (1991): Evidence for non-specific immunosuppression during the development of immune responses to Equid Herpesvirus-1. Equine vet. J., Suppl. **12**, 41–45.

HANNANT D., JESSETT D. M., O'NEILL T., DOLBY C. A., COOK R. F., MUMFORD J. A. (1993): Responses of ponies to equid herpesvirus-1 ISCOM vaccination and challenge with virus of the homologous strain. Res. vet. Sci. **54**, 299–305.

HANNANT D., JESSELT D. M., O'NEILL T., LIVESAY G. J., MUMFORD J. A. (1994): Cellular immune response stimulated by inactivated virus vaccines and infection with equine influenza virus ($H_3N_8$). Equine Infectious Diseases VII, pg. 169.

HERBST W., GÖRLICH P. DANNER K. (1992): Virologisch-serologische Untersuchungen bei Pferden mit Atemwegserkrankungen. Berl. Münch. tierärztl. Wschr. **105**, 49–52.

HOFER B., STECK F., GERBER H., LÖHRER J., NICOLET J., PACCAUD M. F. (1972): An investigation of the etiology of viral respiratory disease in a remount depot. Equine Infectious Diseases III, pg. 527–545.

HOFER B., STECK F., GERBER H. (1978): Virological investigations in a horse clinic. Equine Infectious Diseases IV, pg. 475–480.

HOLMES D. F., KEMEN M. J., COGGINS L. (1978): Equine rhinovirus infection – serological evidence of infection in selected United States horse populations. Equine Infectious Diseases IV, pg. 315–319.

JACOB R. J., COHEN D., BONCHEY D., DAVIS P., BORDELT J. (1987): Molecular pathogenesis of equine coital exanthema: Identification of a new equine herpesvirus isolated from lesions reminiscent of coital exanthema in a donkey. Equine Infectious Diseases V, pg. 140–148.

JAESCHKE G., LANGE W. (1993): Beobachtungen bei equinen Influenza-Epidemien mit viraler Antigendrift in Berlin 1988–1991. Berl. Münch. tierärztl. Wschr. **106**, 119–123.

JOHNSON K. J., HUTCHINS D. R. (1967): Suspected adenoviral bronchitis in Arabian foals. Austr. vet. J. **43**, 600.

JOLLY P. D., FU Z. F., ROBINSON A. J. (1986): Viruses associated with respiratory diseases of horses in New Zealand: an up date. New Zealand vet. J. **34/4**, 46–50.

KAHRMANN B., DÄMMRICH K., GÖLTENBOTH R. (1993): Neurologische Verlaufsform der EHV-1-Infektion bei Wildequiden des Zoologischen Gartens Berlin und immunhistochemischer Antigennachweis im Zentralnervensystem. Pferdeheilk. **9**, 207–214.

KELLER H. (1974): Klinische Beobachtungen bei virusbedingten respiratorischen Erkrankungen junger Trabrennpferde. Berl. Münch. tierärztl. Wschr. **16**, 251–253.

KLÄY M., SANCHEZ-HIGGINS M., LEADON D., CULLINANE A., STRAUB R., GERBER H. (1994): Haematological and plasma fibrillogen values as indicators of the recovery period in Thoroughbred racehorses with seroconversion to equine rhinovirus 1. Equine Infectious Diseases VII, pg. 330.

KLÄY M. (1996): Clinical and laboratory studies in two-year-old Thoroughbred. racehorses with equine rhinovirus 1 infection. Diss. med. vet., Bern.

KRAFT W., GRABNER A., FIEBIGER I. (1982): EHV-1 Myeloencephalitis des Pferdes. Berl. Münch. tierärztl. Wschr. **95**, 321–325.

KUMANOMIDO T., AKIYAMA Y. (1979): Serological survey of equine rhinovirus 1 among light horses in Japan. Exp. reports Equine Health Lab. **16**, 15–22.

KYDD J. H., SMITH K. C., HANNANT D., LIVESAY G. J., MUMFORD J. A. (1994a): Distribution of Equid herpesvirus-1 (EHV-1) in the respiratory tract of ponies: implications for vaccination strategies. Equine vet. J. **26**, 466–469.

KYDD J. H., SMITH K. C., HANNANT D., LIVESAY G. J., MUMFORD J. A. (1994b): Distribution of Equid herpesvirus-1 (EHV-1) in respiratory tract associated lymphoid tissue: implications for cellular immunity. Equine vet. J. **26**, 470–473.

LIVESAY G. J., O'NEILL T., HANNANT D., YADAV M. P., MUMFORD J. A. (1993): The outbreak of equine influenza ($H_3N_8$) in the United Kingdom in 1989: diagnostic use of an antigen capture ELISA. Vet. Rec. **133**, 515–519.

MAANEN C. VAN, BRUIN G., DE BOER-LUUTZE E., SMOLDERS G., DE BOER G. F. (1992): Interference of maternal antibodies with the immune response of foals after vaccination against equine influenza. Vet. Quarterly **14**, 13–17.

MAANEN C. VAN, FLORE P. H., MINKE J., BRUIN G. (1994): Immune response of foals after vaccination against EHV-1 / EHV-4 and persistence of maternal antibodies. Equine Infectious Diseases VII, pg. 351–352.

MATSUMARA T., SUGIURA T., IMAGAWA H., FUKUNAGA Y., KAMADA M. (1992): Epizootological aspects of type 1 and type 4 equine herpesvirus infections among horse populations. J. Vet. Med. Sci. **54**, 207–211.

MATSUMURA T., YOKOLA S., IMAGAWA H., SUGIURA T., WADA R., KANEMARU T., NANBU M., KIRISAWA R., KAMADA M. (1994): Sero- and molecular-epizootiological studies on equine herpesvirus type 1 (EHV-1) infection among racehorses: An occurrence of respiratory disease with nervous disorders. J. Equine Sci. **5**, 59–67.

MCCARTAN C. G., RUSSELL M. M., WOOD J. L. N., MUMFORD J. A. (1995): Clinical, serological and virological characteristics of an outbreak of paresis and neonatal foal disease due to equine herpesvirus-1 on a stud farm. Vet. Rec. **136**, 7–12.

MCCHESNEY A. E., ENGLAND J. J., ADCOCK J. L., SLACKHOUSE L. L., CHOW T. L. (1970): Adenoviral infection in suckling Arabian foals. Path. Vet. **7**, 547–565.

MCCHESNEY A. E., ENGLAND J. J., RICK L. J. (1973): Adenoviral infection in foals. J. Am. Vet. Med. Ass. **196**, 545–549.

MCCHESNEY A. E., ENGLAND J. J. (1976): Equine adenoviral infection: pathogenesis of experimentally and naturally transmitted infection. Equine Infectious Diseases IV, pg. 141–146.

MCCOLLUM W. H., TIMONEY P. J. (1991): Studies on the seroprevalence and frequency of equine rhinovirus I and II infection in normal horse urine. Equine Infectious Diseases VI, pg. 83–87.

MCCULLOCH J., WILLIAMSON S. A., POWIS S. J., EDINGTON N. (1993): The effect of EHV-1 infection upon circulating leucocyte populations in the natural equine host. Vet. Microbiol. **37**, 147–161.

MCGUIRE T. C., POPPIE M. J. (1973): Hypogammaglobulinemia and thymic hypoplasia in horses: a primary combined immunodeficiency disorder. Infect. Immunol. **8**, 272–277.

MORLEY P. S., BOGDAN J. R., TOWNSEND H. G. G., HAINES D. M. (1995): Evaluation of Diectigen FLU A assay for detection of influenza antigen in nasal secretions of horses. Equine vet. J. **27**, 131–134.

MUMFORD J. A. (1994): Workshop II: Equine influenza. Equine Infectious Diseases VII, pg. 303.

MUMFORD J. A. (1995): Virus infections regarding the respiratory tract. Swiss Vet. **11**-S, 66–70.

MUMFORD J. A., JESSET D. M., ROLLINSON E. A., HANNANT D., DRAPER M. E. (1994): Duration of protective efficacy of equine influenza immunostimulation complex / tetanus vaccines. Vet. Rec. **134**, 158–162.

MURRAY K., SELECK P., HOOPER P., HYATT A., GOULD A., GLEESON L., WESTBURY H., HILEY L., SELVEY L., RODWELL B., KETTERER P. (1995): A morbillivirus that caused fatal disease in horses and humans. Science. **268**, 94–97.

O'NEILL F. D., ISSEL C. J., HENK W. G. (1984): Electron microscopy of equine respiratory viruses in organ cultures of equine fetal respiratory tract epithelium. Am. J. vet. Res. **45**, 1953–1960.

PATEL J. R., EDINGTON N., MUMFORD J. A. (1992): Variation in cellular tropism between isolates of equine herpesvirus-1 in foals. Arch. Virol. **74**, 41–51.

PERRIMAN L. E., MCGUIRE T. C., POPPIE M. J., BANKS K. L. (1976): Primary immunodeficiency disorders in foals: Pathogenesis and differential diagnosis. Equine Infectious Diseases IV, pg. 279–286.

PERRYMAN L. E. (1991): Overview of equine immunology defined through immunodeficiency disorders. Equine Infectious Diseases VI, pg. 97–98.

PETZOLD K., ROSENBRUCH M., THEIN P., MERKT H. SCHULZE-SPRÜNTRUP J. (1982): Ein Ausbruch von Paresen und Virusabort in einem deutschen Vollblutgestät. Berl. Münch. tierärztl. Wschr. **95**, 81–85.

PLATEAU E., LÉVY E. (990): Prévalence sérologique de l'adenovirus et du rhinovirus équin au sein d'effectifs de chevaux de la région parisienne. Rec. Méd. Vét. **166**, 413–418.

PLUMMER W. (1962): An equine respiratory virus with enterovirus properties. Nature. **195**, 519–520.

PLUMMER W., KERRY J. B. (1962): Studies on an equine respiratory virus. Vet. Rec. **74**, 967–970.

POWELL D. G., BURROWS R., SPOONER P. R., GOODRIDGE D., THOMSON G. R., MUMFORD J. (1978): A study of infectious respiratory disease among horses in Great Britain. Equine Infectious Diseases IV, pg. 451–459.

POWELL D. G., WATKINS K. L., LI P. H., SHORTRIDGE K. F. (1995): Outbreak of equine influenza among horses in Hong Kong during 1992. Vet. Rec. **136**, 531–536.

REUBEL G. H., CRABB B. S., STUDDERT M. J. (1995): Diagnosis of equine gammaherpes-virus 2 and 5 infections by polymerase chain reaction. Arch. Virol. **140**, 1049–1060.

RÖSCH X., RÖSCH B., ENGEL M. (1992): Verlaufsbericht einer equinen Herpesinfektion mit EHV-1- und EHV-4-Viren. Prakt. Tierarzt **73**, 1050–1056.

ROSSDALE P. D. (1992): Herpesvirus infection: Some relevant facts. Equine Virology Research Foundation (ed.): Proc. 1st Five Year Research Review, London, 1992. R & W Publ. (Newmarket), Ltd. 1992, pg. 8–18.

ROTTIER P. J. M. (1994): Workshop: Application of biotechnology to the development of improved equine diagnosis and vaccines. Summary. Equine Infectious Diseases VII, pg. 295.

SCHLOCKER N., GERBER-BRETSCHER R., VON FELLENBERG R. (1995): Equine herpesvirus 2 in pulmonary macrophages. Am. J. vet. Res. **56**, 749–754.

SCHMITZ H. C. (1993): Serologische Untersuchungen auf Antikörper gegen equines Herpesvirus 2 beim Pferd mit chronischer Lungenkrankheit. Diss. med. vet., Zürich.

SHORTRIDGE K. F., CHAN W. H., GUAN Y. (1995): Epidemiology of the equine influenza outbreak in China, 1993–94. Vet. Rec. **136**, 160–161.

SINGH G. (1994): Characterization of A/equi-1 virus isolated during the equine influenza epidemic in India. Acta Virol. **38**, 25–26.

SLATER J. D., GIBSON J. S., BARNETT K. C., FIELD H. J. (1992): Chorioretinopathy associated with neuropathology following infection with equine herpesvirus-1. Vet. Rec. **131**, 237–239.

SLATER J. D., BORCHERS K., THACKRAY A. M., FIELD H. J. (1994): The trigeminal ganglion is a location for equine herpesvirus 1 latency and reactivation in the horse. J. General Virol. **75**, 2007–2016.

SOVINOVA O., TUMOVA M. B., POUSKA F., NANEC J. (1958): Isolation of a virus causing respiratory disease in horses. Acta virol. **2**, 52–61.

STECK B., HOFER B., SCHAEREN B., NICOLET J., GERBER H. (1978): Equine rhinovirus: new serotypes. Equine Infectious Diseases IV, pg. 321–328.

TELFORD E. A. R., STUDDERT M. J., AGINS C. T., WATSON M. S., AIRD H. C., DAVISON A. J. (1993): Equine herpesviruses 2 and 5 are g-herpesviruses. Virology (N. Y.) **195**, 492–499.

THEIN P. (1973): Reovirus-Infektionen bei Pferden. Fortschritte der Veterinärmedizin. Beihefte Zbl. Vet. Med. **20**, 144–149.

THEIN P., MAYR A. (1974): Untersuchungen über die Bedeutung von Reovirus-Infektionen für respiratorische Erkrankungen beim Pferd. Zbl. Vet. Med. **B21**, 219–233.

THEIN P. (1976): The association of EHV-2 infection with keratitis and research on the occurrence of equine coital exanthema (EHV-3) of horses in Germany. Equine Infectious Diseases IV, pg. 33–42.

THEIN P., BROWN K. (1988): Infektion mit equinen Herpesviren und Manifestation am Zentralnervensystem beim Pferd. Tierärztl. Praxis **16**, 295–302.

THEIN P., DARAI G., JAUSSEN W., BERGLE R. D., STRUBE W., FLOSS G. (1993): Neuere Erkenntnisse zur Aetiopathogenese der paretisch-paralytischen Verlaufsform der Herpesvirusinfektion des Pferdes. Tierärztl. Praxis **21**, 445–450.

THEUNISSEN G. T. J. M., VAN ESSEN G. J., VAN MAARSEN C., SCHRIVER R. S. (1994): Veldproef met een subunit rhinopneumonievaccin. Tijdschr. Diergeneesk. **120**, 72–74.

THORSEN J., SHERMAN J. (1978): Viral antibody development in two groups of standardbred horse. J. Equine med. Surg. **2**, 374–377.

TODD J. D. (1969): Comments on rhinoviruses and parainfluenza viruses of horses. J. Am. Vet. Med. Ass. **155**, 387–390.

WADELL G. H., TEIGLAND M. B., SIGEL M. M. (1963): A new influenza virus associated with equine respiratory disease. J. Am. Vet. Med. Ass. **143**, 587–590.

WEBSTER R. G. (1993): Are equine 1 influenzaviruses still present in horses? Equine vet. J. **25**, 537–538.

WEBSTER R. G., THOMAS T. L. (1993): Efficacy of equine influenza vaccines for protection against A/equine/Jilin/89($H_3N_8$) – A new equine influenza virus. Vaccine **11**, 987–993.

WELCH H. M., BRIDGES C. G., LYON A. M., GRIFFITHS L., EDINGTON N. (1992): Latent equid herpesvirus 1 and 4: detection and distinction using the polymerase chain reaction and co-cultivation from lymphoid tissue. J. Gen. Virol. **73**, 261–268.

WESTERFIELD C., DIMOCK W. W. (1946): The pathology of equine virus abortion. J. Am. Vet. Med. Ass. **59**, 101–111.

WILLOUGHBY R., ECKER G., MCKEE S., RIDDOLLS L., VERNAILLEN C., DOBOVI E., LEIN D., MAHONY J. B., CHERNESKY M., NAGY E., STÄMPFLI H. (1992): The effects of equine rhinovirus, influenza virus and herpesvirus infection on tracheal clearance rate in horses. Can. J. Vet. Res. **56**, 115–121.

WINTZER H.-J., VAN DEN BOSSCHE G., LUDWIG H., BISCHOF B. (1987): Seuchenverlauf nach EHV-1-Infektion in einem Reitpferdebestand. Dtsch. tierärztl. Wschr. **94**, 149–152.

WOOD J. M. (1993): »Frozen« evolution of equine influenza viruses? Equine vet. J. **25**, 87.

WOOD J. M., ILOBI C., MUMFORD J. A., ROBERTSON J. S. (1994): Impact of host cell selection on antigenic and genetic variation of the $H_3N_8$ equine influenza virus HA. Equine Infectious Diseases VII, pg. 159.

## 1.2.2 Bakterielle Infektionen der Atemwege

Manche bakterielle Infektion des Pferdes kann sich unter anderem auch in den Atemwegen lokalisieren lassen, obgleich sie sonst andere Prädilektionsstellen bevorzugt. So vermögen Salmonellen im Verlauf einer septikämischen Erkrankung von Fohlen unter anderem auch Pneumonien und Lungenabszesse hervorzurufen (PACE et al., 1995). *Escherichia coli* und *Klebsiella pneumoniae* finden sich, bei immer fragwürdiger Signifikanz des Befundes, recht häufig in respiratorischen Sekreten. Das trifft auch auf *Pseudomonas* spp. (z. B. *Ps. pyocyaneum*) zu, der in Kliniken als potentieller Hospitalismuskeim eine Rolle spielen könnte. *Pseudomonas mallei* (Rotz; vgl. PRITCHARD, 1995) und *Pseudomonas pseudomallei* werden an anderer Stelle besprochen (siehe 11.1.2). Rotz kann sich bekanntlich vor allem in den Atemwegen manifestieren.

Zu den bakteriologischen Befunden, die sich aus respiratorischen Sekreten vor allem nach Virusinfektionen erheben lassen, sei auf die umfangreiche Literatur verwiesen (u. a. GERBER, 1969; HOFER et al., 1969; FOREMAN et al., 1991; SARASOLA et al., 1992; PRESCOTT, 1994; PRESCOTT und TIMONEY, 1994; HOFFMAN et al., 1994; COLLOBERT et al., 1995; GERBER et al., 1995; NICOLET, 1995; ROSSDALE, 1995).

### 1.2.2.1 Pasteurellose

Es ist unsicher, welche Bedeutung der Pasteurellose beim Pferd wirklich beizumessen ist. In Mitteleuropa spielt sie nur in Einzelfällen eine Rolle. Hingegen scheint sie schon in Südeuropa und vor allem auch in den Subtropen und Tropen manchmal zu schweren Verlusten zu führen. Als Erreger wird meistens *Pasteurella haemolytica* Typ 1 bezeichnet. Auch *Pasteurella caballi* und *Pasteurella multocida* werden nachgewiesen.

Gelegentlich findet man *Pasteurella* spp. im Bronchialsekret völlig gesunder Pferde (GERBER, 1995), meistens in Gesellschaft von *Streptococcus zooepidemicus* und anderen Streptokokken (WOOD et al., 1993; HAYAKAWA et al., 1993). Pasteurellen vermögen zweifellos Pneumonien hervorzurufen; man wird deshalb jeden solchen Befund ernstzunehmen haben und ihn im Licht des klinischen Bildes sorgfältig gewichten. Besonders nach langen anstrengenden Transporten ist mit Pasteurellenbefall und opportunistischer Beteiligung an bakteriellen Pneumonien zu rechnen. Je jünger ein Fohlen mit Pneumonie ist, dessen Tracheobronchialsekret Pasteurellen enthält, desto signifikanter dürfte der Befund sein. Nach Pasteurella-infizierter Thrombophlebitis der *V. jugularis* ist eine hämatogene Besiedlung der Lungen beobachtet worden. Auch aus Empyemen der oberen Luftwege werden – eher selten – Pasteurellen isoliert, die anscheinend keine selbständige Rolle spielen.

Die aus kranken und gesunden Pferden isolierten Pateurellen erweisen sich fast ohne Ausnahme als penicillinempfindlich. Die antibiotische Therapie bereitet deshalb keine grundsätzlichen Schwierigkeiten.

### 1.2.2.2 Actinobacillose

Erreger: *Actinobacillus equuli*.

Es handelt sich um eine in Zuchtgebieten recht verbreitete Infektion junger Fohlen, bei denen der opportunistische Keim als krankmachendes Agens eine große Rolle spielen kann. Bei erwachsenen, auch gesunden Pferden wird *Actinobacillus equuli* sehr häufig aus respiratorischen Sekreten isoliert: er ist, nach *Streptococcus zooepidemicus*, der zweithäufigste potentiell pathogene Erreger, der bei Krankheiten der Atemwege nachgewiesen werden kann, und zwar eher in den unteren als in den oberen Luftwegen (GERBER et al., 1995). Aber der Keim gilt als »normaler« Besiedler des Oropharynx und des Darmes unserer Pferde (GOLLAND et al., 1994).

Die Infektion von Fohlen findet offensichtlich oft in utero statt, manchmal auch nach der Geburt. Die Fohlen können lebensschwach auf die Welt kommen und innerhalb von 24 Stunden unter septikämischen Erscheinungen sterben. Häufiger wird aber ein etwas langsamerer Verlauf beobachtet. Die ersten Symptome treten dann zwischen den ersten Stunden und dem vierten Tag post partum auf und äußern sich als plötzliches Fieber über 40 °C, Abgeschlagenheit, nicht selten mit Durchfällen und Kolik, etwas Ikterus, rascher Atmung und Appetitlosigkeit. Nach diesen initialen Zeichen tritt meistens als typischer Befund Schläfrigkeit bis Koma ein (sleepy foal disease). Wir nehmen an, die Somnolenz der Fohlen sei vor allem die Folge einer Urämie. Die Palpation der Nieren, die beim neugeborenen Fohlen zum mindesten von links außen möglich ist, scheint schmerzhaft. Die Tiere zeigen auch nicht selten Harndrang. Post mortem findet sich eine schwere eitrige Nephritis (multiple Abszesse).

Gelegentlich werden Pneumonien und Polyarthritis bei etwas älteren Fohlen festgestellt. Die ätiologische Rolle von *Actinobacillus equuli* bleibt bei schweren, diffusen Pneumonien des älteren Saugfohlens oft unklar, obgleich Reinkulturen aus dem eitrigen Bronchialsekret isoliert werden können. Die Regel sind aber, zum mindesten bei älteren Saug- und Absetzfohlen, Mischinfektionen mit *Streptococcus zooepidemicus*.

Die Krankheit führt bei neugeborenen Fohlen unbehandelt meistens zum Tod. Je älter das kranke Tier ist, desto unwesentlicher scheint der Nachweis des Keims zu sein.

Die **Diagnose** ist klinisch möglich, wenn die Fohlen das typische Bild der sleepy foal disease zeigen. Die bakteriologische Untersuchung des Harns sichert manchmal die Diagnose. Jedenfalls ist der Proteinnachweis im Urin positiv, das Sediment typisch für Nephritis. Urämie und erhöhte Kreatininkonzentrationen im Blut stützen den Verdacht ebenfalls. Sonst ist aufgrund einer Verdachtsdiagnose zu behandeln. In Gestüten tut man gut daran, die Autopsie und die bakteriologische Untersuchung gestorbener Fohlen besonders gewissenhaft vorzunehmen.

Bei eitrigen Pneumonien von Saugfohlen ist jedenfalls immer das Bronchialsekret bakteriologisch zu untersuchen. Die Tatsache, daß *Actinobacillus equuli* oft mit *Streptococcus zooepidemicus* vergesellschaftet zu finden ist, spielt therapeutisch kaum eine Rolle, weil die Isolate von *Actinobacillus* sich praktisch ausnahmslos als penicillinempfindlich erweisen. Beim erwachsenen Pferd ist der bakteriologische Nachweis des Keims meistens bedeutungslos und keineswegs identisch mit der Diagnose (GERBER et al., 1995).

Ohne Therapie verläuft die Krankheit beim Neugeborenen im allgemeinen ungünstig, mit adäquater Therapie ist sie als zweifelhaft bis günstig zu beurteilen. Die Prognose von Pneumonien älterer Fohlen hängt weniger vom bakteriologischen Befund ab, als vom Zeitpunkt des therapeutischen Eingreifens. Der Keim ist in der Regel sulfonamid-, penicillin-, ampicillin- und streptomycinempfindlich. Besonders gut reagiert er auf Chloramphenicol. Bei neugeborenen Fohlen empfiehlt sich in gefährdeten Betrieben die Verabreichung von Penicillin-Gentamicin (oder -Streptomycin) i.m. während mehrerer Tage als Prophylaxe. Bei Polyarthritis sind die Gelenke zu punktieren, zu spülen und gelöstes, kristallines Penicillin zu instillieren. Es empfiehlt sich, den Immunglobingehalt des Blutes zu kontrollieren; lebensschwach geborene Fohlen nehmen in der Regel zu wenig Kolostrum auf. Je tiefer der IgG-Spiegel des zu behandelnden Fohlens, desto zweifelhafter sind die therapeutischen Aussichten. Die Zufuhr von Immunglobulinen, z. B. über Plasma gesunder, erwachsener Pferde, ist dann wichtiger als die antibiotische Therapie selber.

Es scheint ein septikämischer Stamm von *Actinobacillus equuli* vorzukommen, der auch für erwachsene Pferde pathogen ist. Er führt bei ausgewachsenen Tieren zu septikämischen Zuständen, manchmal mit Pneumonie, manchmal offenbar auch mit Nephritis. Das Auftreten dieser Form von Actinobacillose wurde in Osteuropa in Stutenherden beobachtet. Eine wichtige Rolle spielt *Actinobacillus equuli* im übrigen bei Peritonitis: Golland et al. (1994) haben 15 Fälle beobachtet, die alle gut auf eine Penicillintherapie angesprochen haben.

### 1.2.2.3 Bordetella-Infektion

Die Gram-negative *Bordetella bronchispetica* ist für das Pferd von geringer Bedeutung. Immerhin werden seltene Einzelfälle fulminant verlaufender Bronchopneumonien bei erwachsenen Pferden beobachtet, die erst post mortem ätiologisch diagnostiziert werden können. Bordetella-Pneumonie ist als Hospitalismusproblem beobachtet worden (BAYLY et al., 1982). Der Keim ist in einer Reihenuntersuchung von Saugfohlen häufig isoliert worden, ohne daß seine pathogene Rolle geklärt werden konnte (DARIEN, 1987, zit. nach BEECH, 1991). Ebenfalls verhältnismäßig häufig ist *Bordetella* aus Tracheobronchialsekret von Vollblütern im Training isoliert worden (MACKINTOSH, 1987). In Verdachtsfällen wäre die unverzügliche bakteriologische Untersuchung von Bronchialsekret und ein Antibiogramm anzuordnen.

Bei klinisch kranken Pferden sollte unverzüglich antibiotisch behandelt werden. Gentamicin, Kanamycin, Chloramphenicol und einige andere Antibiotika müßten gut wirken. Das eine oder andere Medikament sollte sofort eingesetzt werden. Sobald das Resultat vorliegt, richtet sich die Behandlung dann nach dem Antibiogramm.

### 1.2.2.4 Infektion mit Bacteroidaceae

Die Vertreter dieser taxonomischen Familie sind für das Pferd ebenfalls von verhältnismäßig geringer Bedeutung. Immerhin sind sie bei Leiden des oberen und des unteren Respirationstrakts manchmal an (anaeroben) Mischinfektionen beteiligt, am ehesten bei *Sinusitis maxillaris*, bei uns relativ selten auch bei Pneumonien. Die Keime stammen in diesen Fällen wohl ausnahmslos aus der Maulhöhle.

*Fusobacterium necrophorum* ist meistens an derartigen Mischinfektionen beteiligt. *Bacteroides*-Arten werden bei uns eher selten nachgewiesen, am ersten noch in Kieferhöhlenempyemen. Die Keime stammen in der Regel aus der Maulhöhle, und sie scheinen über Alveolarperiostitiden oder Verletzungen in die Nebenhöhle zu gelangen. Es liegen Berichte vor über *Bacteroides*-Isolationen aus Lungenabszessen und pleuropneumonischen Ergüssen. Am ehesten sind dabei Speichelaspirationen ursächlich im Spiel. *Bacteroides* ist in der Regel ein begleitender Keim, der die Prognose derartiger Fälle (wie *Fusobacterium necrophorum*) ungünstig beeinflußt.

Die **Therapie** von Anaerobierinfektionen ist bei Sinus-Empyemen in dem Sinn kein besonderes Problem, als die Krankheit chirurgisch angegangen wird, was in der Regel für genügenden Luftzutritt sorgt. Pleuritis, Pleuropneumonie oder Aspirations-Bronchopneumonien, bei denen eine anaerobe Mischflora beteiligt ist, stellen den Therapeuten dagegen vor eine recht schwierige Aufgabe. Zu empfehlen ist auch in diesen Fällen vor allem Penicillin, kombiniert mit einem Antibiotikum, das gegen Gram-negative Keime wirkt (BEECH, 1991). Auch Trimethoprim-Sulfonamid, Ceftiofur und Breitspektrum-Antibiotika werden vorgeschlagen (SWEENEY, 1995). Gewicht wird auf die Drainage von Brusthöhlenergüssen gelegt.

### 1.2.2.5 Staphylokokkeninfektionen

Der Nachweis einer Staphylokokkeninfektion wird beim Pferd meistens im Zusammenhang mit Hautveränderungen und aus granulomatösen, fistulierenden Läsionen (»Botryomykose«) geführt, seltener bei anderen Zuständen, bei denen die ätiologische Rolle der Staphylokokken nicht einfach zu beurteilen ist. Aus den Atemwegen des Pferdes werden *Staphylococcus aureus* oder nicht näher definierte Pyokokken gelegentlich isoliert, am ehesten bei Sinusempyemen, *Sinusitis catarrhalis* oder Rhinitis, aber auch etwa aus Tracheobronchialsekret von Pferden, die an Bronchiolitis oder Pneumonie gelitten haben (SHIMIZU et al., 1991; GERBER et al., 1995). Die Befunde werden selten als klinisch bedeutsam zu interpretieren sein; im allgemeinen handelt es sich um Mitläufer bei eitrigen Infektionen. Sieht man sich aber in Einzelfällen von wiederholter Reinkultur zur gezielten Therapie gezwungen, wird die Empfindlichkeit des Keims gegen Antibiotika sorgfältig abzuklären sein. Die von SHIMIZU et al. (1991) untersuchten Stämme zeigten multiple Resistenzen!

### 1.2.2.6 Streptokokkeninfektionen

Unter allen bakteriellen Infektionskrankheiten des Pferdes nehmen die Streptokokkeninfektionen eine herausragende Stellung ein, weil sie bei weitem am häufigsten vorkommen und auch oft schwere Krankheitsbilder verursachen.

Als Erreger kommen beim Pferd in Frage: *Streptococcus equi* subsp. *equi* (kurz: *S. equi*), *Streptococcus equi* subsp. *zooepidemicus* (kurz: *S. zooepidemicus*). *Streptococcus equisimilis* und *Streptococcus durans* sind für das Pferd nicht mit Sicherheit pathogen. Neueren Datums sind Berichte über die Pathogenität von *Streptococcus pneumoniae*. Der Keim, wiewohl oft ein Opportunist, vermag auch primär Erkrankungen der Atemwege hervorzurufen oder zu unterhalten. Die Streptokokken lösen beim Pferd zum Teil spezifische und typische Krankheitsbilder wie die Druse hervor, daneben sind sie die weitaus wichtigsten Sekundärerreger respiratorischer Virusinfektionen (Bronchopneumonien, Pleuritiden usw.). Streptokokken sind außerdem Erreger der sogenannten Fohlenlähme (Polyarthritis) und Ursache von Sterilität und sporadischen Aborten.

### Druse
### (Lymphadenitis equorum, Gourme, Strangles)

Es handelt sich bei der Druse um eine ansteckende Infektionskrankheit der Pferde mit Vereiterung der regionären Lymphknoten und ausgeprägter Abszedierungstendenz. Die Druse ist eine gut abgegrenzte klinische Entität. Ihr Erreger ist *Streptococcus equi* subsp. *equi*. Die Erforschung der Krankheit stützt sich neuerdings auf ein Mäusemodell (CHANTER et al., 1995).

Die Druse ist eine Krankheit, die über die ganze Welt verbreitet ist und als Kinderkrankheit aller Equiden angesehen werden darf (DALGLEISH et al., 1993). Selbstverständlich kann sie auch bei älteren Tieren auftreten, wenn diese relativ isoliert gehalten werden und keine Immunität aufgebaut haben.

*Streptococcus equi* ist imstande, primär eine Druse hervorzurufen, immerhin tritt die Krankheit häufiger nach einer primären Virusinfektion auf (vgl. GERBER, 1969). Alle viralen Infektionskrankheiten des oberen Respirationstraktes können durch Druse kompliziert werden.

Als Übertragungmodus kommt im allgemeinen die Verschleppung durch kontaminierte Futtergeschirre, Tränkeimer, Tränkwasser und dergleichen in Frage, bei engerem Kontakt selbstverständlich auch eine direkte Infektion (Tröpfchen). Selten scheinen intrauterine Infektionen zu sein. Fohlen können sich durch infizierte Milch anstecken. Möglich ist auch eine Infektion durch die verletzte Haut.

*Streptococcus equi* wird nach der initialen Infektion von vielen Pferden noch über Wochen ausgeschieden (TIMONEY, 1987); der Erreger wird bei derartigen »Trägern« am ehesten in den Tonsillen, überhaupt im Rachenring und am weichen Gaumen gefunden. (WOOD et al., 1993). Der Keim überlebt im Boxenmilieu (z. B. an Holzwänden, in ungenügend gereinigten Krippen usw.) während Tagen und Wochen (JORM, 1991).

Pferde sind grundsätzlich empfänglich. Eine lokale Immunität (IgA und IgG) kann sich mehr oder weniger unabhängig von einer systemischen Immunität entwickeln (u. a. HAMLEN et al., 1994). Da der Erreger häufig ist, erkranken vorwiegend junge Tiere bis zum fünften Jahr. Der Ausbruch von Druse hängt manchmal von äußeren Faktoren ab: »Erkältungen«, Überanstrengungen, lange Transporte und Pferdeansammlungen begünstigen ihr Angehen. Seitdem die Häufigkeit von Influenza und Herpesvirusinfektionen prophylaktisch durch Schutzimpfungen eingedämmt worden ist, tritt auch Druse seltener auf.

In umfangreicheren Untersuchungen hat sich eine direkte Mortalität von nahezu 3% ergeben; die Mortalität steigt auf 8%, wenn die Komplikationen einbezogen werden.

Die **Inkubationszeit** einer Infektion mit *Streptococcus equi* beträgt im allgemeinen drei bis sieben Tage. Als Initialsymptome werden Mattigkeit beobachtet, Fieber um oder über 40 °C, Inappetenz, zuerst eine seröse

Rhinitis, die rasch eitrig wird, schmerzhafte Pharyngitis mit steifer, gestreckter Kopfhaltung, Regurgitieren, örtlicher Schwellung und Palpationsschmerz. Man spricht auch von »Angina«, doch sind natürlich nicht nur die Mandeln entzündet. Schon in den Initialstadien der Erkrankung ist in den meisten Fällen eine Schwellung der mandibulären Lymphknoten festzustellen. Sind die retropharyngealen Lymphknoten befallen, läßt sich meistens nur Palpationsschmerz im Pharynxgebiet nachweisen. Eine Röntgenuntersuchung des Gebiets ist oft sehr aufschlußreich; vor allem objektiviert sie eine Verengung des Larynx. Die Endoskopie der Luftsäcke weist in diesem Stadium oft eine kugelige Vorwölbung der hinteren Luftsackwand nach.

Bei typischer Kehlgangsdruse, die nicht durch Antibiotikagaben gestört wird, kommt es bald zu einer gut diagnostizierbaren, mandibulären Lymphadenitis mit Abszeßbildung. Nach dem Eröffnen oder Durchbrechen der Abszesse stellt man ein rasches Sinken der Körpertemperatur fest.

Weniger typisch als die akute Kehlgangsdruse sind folgende Zustände: Kehlgangsabszesse ohne Fieber gehen meistens mit geringem Nasenausfluß einher, manchmal ohne apparente Pharyngitis und geringer Lymphknotenschwellung. Derartige Tiere schleppen die Krankheit leicht in einen neuen Bestand ein, leiden auch unter der chronischen Fokalinfektion und weisen im allgemeinen ein deutlich verändertes Blutbild auf (hohe Senkungsgeschwindigkeit, Anämie, Leukozytose mit Neutrophilie, später manchmal Eosinophilie). Das Krankheitsbild wird auch »Kalte Druse« genannt. Es entwickelt sich unter anderem nach einer erfolglosen antibiotischen Therapie (zu geringe Dosis; zu kurzdauernde Behandlung!).

Vereiterung der retropharyngealen Lymphknoten: Die Vereiterung der retropharyngealen Lymphknoten ist häufiger, als sie festgestellt wird. Meistens ist von außen wenig sichtbar, ein Abszeß ist palpatorisch selten mit Sicherheit zu diagnostizieren, die Palpation ist aber sehr schmerzhaft. Kurzhalsige Pferde weisen eher eine sichtbare Schwellung hinter den Ganaschen auf als langhalsige, elegante Tiere. Erst eine endoskopische und vor allem eine radiologische Untersuchung erlauben eine präzise Erfassung des Schadens. Der abszedierende Lymphknoten bricht im allgemeinen nach innen in die Luftsäcke durch. Derartige Zustände sind häufig. Seltener ist eine schleichend-chronische Verlaufsform mit etwas Druckdolenz, Fieber, ohne Abszeßdurchbruch. Es handelt sich dabei um eine Fokalinfektion, die die Arbeitsfähigkeit eines Pferdes beeinträchtigt. Typischer ist die retropharyngeale Phlegmone. Nicht selten hört man dabei Stenosegeräusche, die durch die Einengung der Atemwege zustande kommen. Die meisten Patienten regurgitieren Wasser und Futter. Die Palpation derartiger Schwellungen ist außerordentlich schmerzhaft. Es besteht Erstickungsgefahr (zur retropharyngealen Lokalisation s. auch GOLLAND et al., 1995).

Als weitere Verlaufsform ist der seltene Befall der *Lymphoglandula subparotidea* zu erwähnen. Ein Durchbruch in den Larynx ist möglich. Es kann zu Schlundkopffisteln kommen, häufiger allerdings zu einer Parotitis.

Eine Ausbreitung auf den respiratorischen Schleimhäuten in die tieferen Atemwege kommt erstaunlich selten zustande. Die Bildung eines Luftsackempyems nach Abszeßdurchbrüchen in die Luftsäcke ist dagegen verhältnismäßig häufig zu beobachten. Die Nebenhöhlen, darunter vor allem der Sinus maxillaris, entwickeln in der Folge der Druse ebenfalls recht oft einen purulenten Katarrh oder ein Empyem. Als sehr seltene Komplikation ist die Hautdruse zu beachten, die nur bei offenbar gesteigerter Virulenz der Streptokokken oder stark herabgesetzter Resistenz des Patienten entsteht. Es handelt sich dabei um Hautabszesse längs der Lymphgefäße, ausgehend von einem abszedierenden Lymphknoten.

**Druse-Metastasen**
Bei einer Druse besteht, vor allem wenn die Pferde nicht absolut ruhiggestellt werden, die Gefahr einer Bakteriämie und Keimaussaat. In der Folge treten Druse-Metastasen in verschiedenen Lymphknoten auf, am häufigsten in denjenigen der kranialen Gekrösewurzel.

Druse der Perianalgegend wird selten beobachtet. Sie äußert sich in einer akuten, außerordentlich schmerzhaften Schwellung, die den Kotabsatz stark behindert. Nach dem Aufbrechen der meistens multiplen Abszesse kommt es manchmal zu einer temporären Lähmung des Sphinkters.

Die Metastasen können auf die mittleren und unteren Zervikallymphknoten beschränkt sein, eventuell auf Bug- oder Axillarlymphknoten. An diese Möglichkeit ist bei unklaren, meist schweren Lahmheiten von Fohlen und Jährlingen immer zu denken. Sehr selten werden verstreute Abszesse an der Brust, an der Flanke, am Widerrist, im Genick oder am Euter beobachtet. Die Diagnose derartiger Metastasen ist leicht zu stellen. Die Behandlung (siehe unten) richtet sich nach den gleichen Gesichtspunkten wie diejenige beim ursprünglichen Druseabszeß.

Gefährlich sind die ebenfalls seltenen Metastasen in den Bronchial- und Mediastinallymphknoten. Derartige Tiere zeigen, wenn die Abszesse eine gewisse Größe erreicht haben, meistens schwere Atemnot, ein Ödem der Unterbrust und perkutierbare Ergüsse in die Pleura kommen vor (Röntgen; Punktion), das Blutbild ist im allgemeinen hochgradig verändert.

Häufiger und von erheblicher Wichtigkeit sind die schon erwähnten Metastasen im Abdomen, die sich in der kranialen Gekrösewurzel lokalisieren. Derartige Patienten weisen meistens subfebrile bis leicht febrile Temperaturen auf, sie magern auch progredient ab, besonders wenn sie trotz ihres Leidens zur Arbeit verwendet werden, wobei es dann auch zu akuten Fieberschüben zu kommen pflegt. Bei absoluter Ruhigstellung sind die

Allgemeinsymptome, die durch Mesenterialabszesse verursacht werden, allerdings oft erstaunlich geringfügig. Rektal fühlt man einen derben, etwas höckrigen Klumpen in der Gegend der kranialen Gekrösewurzel, medial vom hinteren Rand der linken Niere (mehrkammeriger Abszeß). Der Abszeß wächst durch Kapselzubildung oft sehr rasch auf eine erhebliche Größe an. Die Diagnose sollte keine Schwierigkeiten bereiten. Das Blutbild ist zum mindesten in den Anfangsstadien deutlich verändert. Derartige Pferde weisen immer eine hohe Erythrozytensenkungsgeschwindigkeit und Dysproteinämie auf, eine recht ausgeprägte Anämie, anfangs eine Leukozytose, später sind die Leukozytenzahlen oft normal. Zu Beginn besteht eine Neutrophilie mit Linksverschiebung. Die Linksverschiebung bleibt im allgemeinen erhalten, auch wenn die Neutrophilenzahlen auf die Norm absinken, was nach einigen Wochen oder Monaten der Fall sein kann. Zu diesem Zeitpunkt wird nicht selten auch eine Monozytose, manchmal eine Eosinophilie beobachtet.

**Weitere Komplikationen und Sekundärerscheinungen**
Wider Erwarten wird die Druse selten durch eitrige Pneumonien kompliziert, noch seltener durch Pleuritiden, Nephritiden und Peritonitis. Man hat aber immer an die Möglichkeit derartiger Prozesse zu denken, ebenso an die Möglichkeit einer Abszeßbildung irgendwo im Organismus.

Veränderungen im EKG bei akuter Druse deuten auf recht häufige Myokardschäden hin, die zum Teil noch längere Zeit nach dem Abheilen der Druse bestehen bleiben und die für die Wiederaufnahme der Arbeit von Pferden im Training von Bedeutung sein können (BERGSTEN und PERSSON, 1966). Auch Endokarditis ist mit Druse in Zusammenhang gebracht worden (HINES et al., 1993).

Als Sekundärerscheinungen werden recht oft Exantheme oder Urtikaria beobachtet, seltener eine Dermatitis (vesikulär oder pustulös an Brust und Hals). Blutungen in der Nasenschleimhaut oder in den Konjunktiven deuten auf das Einsetzen eines Petechialfiebers (Morbus maculosus; Vasculitis) hin.

Sinusempyeme, Conchennekrosen, Septikämien und Pyämien kommen vor, die letztgenannten Zustände am ehesten bei jungen Fohlen. Eine weitere Komplikation von großer Bedeutung ist das erwähnte Petechialfieber. Druse kann in Einzelfällen zweifellos zu einer Schädigung von Kopfnerven, etwa des *N. recurrens*, und damit zum Entstehen einer *Hemiplegia laryngis* beitragen, doch ist die pathogenetische Bedeutung der Druse in dieser Hinsicht als gering einzuschätzen.

Die **Prognose** einer typischen, unkomplizierten Druse ist im allgemeinen recht günstig. Schwere Verlaufsformen und vor allem Metastasen erhöhen das Risiko indessen beträchtlich. Als wirklich typischer Verlauf ist die rasche Abszedierung eines einzigen Lymphknotenpaketes anzusehen, gleichgültig ob die Lymphknoten im Kehlgang oder im Retropharynx befallen sind. Ungünstig beeinflußt wird die Prognose durch eine schwache Konstitution des betreffenden Pferdes, eine ungünstige Lokalisation, ein Alter unter 2 Jahren (auch hohes Alter) und Begleitkrankheiten (hochgradiger Befall mit Darmparasiten bei jungen Tieren). Komplikationen wie Metastasen, Nervenlähmungen oder Parotisfisteln nach Eröffnung retropharyngealer Abszesse usw. beeinflussen die Prognose ebenfalls negativ.

Quoad restitutionem zweifelhaft ist die Prognose bei kalter Druse zu stellen, vor allem im Retropharynx, während sie im Kehlgang immerhin gut chirurgisch angegangen werden kann.

Der typische **Verlauf** einer akuten Druse bis zur beschränkten Wiederverwendbarkeit des Pferdes dauert rund 2 bis 3 Wochen. Bevor ein älterer Druserekonvaleszent zu irgendeiner Arbeit verwendet wird, sollte er während etwa zehn Tagen fieberfrei gewesen sein. Die hämatologischen Abweichungen sollten sich weitgehend normalisiert haben.

Die klinische **Diagnose** ist mit Leichtigkeit zu stellen; für die Diagnose einer Druse müssen abszedierende Lymphknoten vorhanden sein. Es darf im Kehlgang mit einer wahrscheinlichen Abszedierung gerechnet werden, wenn die Lymphknoten ungefähr Walnußgröße erreichen, dazu schmerzhaft und warm sind und rasch mit der Haut verwachsen. Oft sind schon bei dieser Größe Erweichungsherde festzustellen. Bei jeder akuten Druse besteht Fieber. »Kalte Druse« verursacht kein Fieber oder subfebrile Temperaturen.

Die Druse ist abzugrenzen von anderen Streptokokkeninfektionen, insbesondere von einer nicht zu Abszessen führenden Pharyngitis (*Streptococcus zooepidemicus*). Die Druse ist beim Fohlen von anderen eitrigen Affektionen der Atemwege und auch von Salmonellenabszessen zu differenzieren. Auch wenn die Diagnose eindeutig scheint, lohnt es sich immer, den Eiter bakteriologisch untersuchen zu lassen (GRANT et al., 1993; OLSSON et al., 1994).

Die wichtigste **Maßnahme**, die möglichst rasch verordnet werden sollte, ist absolute Stallruhe, welche zum mindesten andauern muß, bis das Pferd fünf Tage lang fieberfrei gewesen ist. Zu empfehlen ist eine Woche Fieberfreiheit, bevor man die Pferde auch nur auf die Weide läßt, andernfalls besteht Rezidiv- und vor allem Metastasierungsgefahr. Auch heute noch ist es richtig, die befallenen Lymphknotenpakete zu hyperämisieren, um zum raschen Reifen der Abszesse beizutragen. Wickel über wärmenden Salbenanstrichen sind angezeigt.

Mandibuläre Abszesse sind erst zu eröffnen, wenn sie deutlich fluktuieren. Es spielt keine Rolle, wenn ein Abszeß von selbst durchbricht; es ist dann höchstens die Öffnung mit dem Skalpell zu erweitern. Die Abszeßeröffnung geschieht am besten am sedierten und gebremsten Pferd, indem man ein Skalpell mit den Fingern begrenzt (!) oder besser noch ein geknöpftes Skalpell verwendet und einen zum mindesten 4 cm langen Schnitt auf der

Einschmelzungskuppe anlegt. Anschließend ist mit einem Finger durch die Öffnung in den Abszeß einzugehen, wobei alle Kammern entleert werden sollten. Es kann dann gespült und eventuell ein Drain eingelegt werden. Die Wunde ist täglich zu reinigen. Die Heilung erfolgt im allgemeinen rasch und komplikationslos.

Bei retropharyngealen Schwellungen darf nicht gewartet werden, bis sie fluktuieren, da Erweichungsherde nicht von außen spürbar sind. Man sollte die Abszesse eröffnen, sobald die Haut sichtbar gespannt erscheint. Man nimmt am gebremsten und gut sedierten Pferd eine Hautanästhesie vor, macht dann auf der Kuppe der Schwellung einen Hautschnitt und geht mit geschlossener, runder Schere vorsichtig ein. Die Schere muß mindestens 20 cm lang sein, weil die Abszesse oft sehr tief liegen. Die Operation ist nicht ungefährlich; man dringt blind in ein grundsätzlich riskantes Gebiet ein. Immerhin ist diese Operation am stehenden Pferd als weit weniger belastend zu beurteilen als ein Eingriff unter Allgemeinnarkose (vgl. GOLLAND et al., 1995). Bei Erstickungsgefahr (deutliche inspiratorische Stenose; Verengung der Luftwege radiologisch gesichert) ist es angezeigt, auch eine Tracheotomie vorzunehmen.

Verhärtete Schwellungen sind mit hyperämisierenden Salben zu behandeln. Dasselbe gilt für die sogenannte kalte Druse. Bei Persistenz von Schwellungen und gleichzeitig deutlich verändertem Blutbild ist es etwa angezeigt, die verhärteten Lymphknoten chirurgisch zu entfernen.

Es besteht eine Kontroverse zwischen Befürwortern einer antibiotischen Therapie und Klinikern, die dieses Vorgehen ablehnen. Es unterliegt keinem Zweifel, daß durch eine Chemotherapie der normale Verlauf der Druse drastisch beeinflußt wird und daß sie, wenn ein Abszeß sich bildet, den Verlauf der Abszeßreifung verzögert oder kupiert. Die Chemotherapie ist unter folgenden Voraussetzungen zu befürworten:

- wenn noch keine Anzeichen einer sicheren Abszedierung vorhanden sind (Schwellung unter Walnußgröße);
- wenn nach der Abszeßeröffnung kein Fieberrückgang stattfindet;
- nach der Eröffnung von Druseabszessen zur Verhinderung einer Bakteriämie;
- bei verschleppter Druse (kalte Druse)
- bei Verdacht auf verborgene Streptokokken-Fokalinfektionen (dauernde Anämie und Leukozytose, subfebrile Temperaturen).

Es ist also von Fall zu Fall zu entscheiden, ob eine Chemotherapie angezeigt ist oder nicht. Allgemeingültige Richtlinien können nicht aufgestellt werden. Als Mittel der Wahl bietet sich Penicillin an. Initial sind i.v. bis zu 40 000 IU/kg KG K-Penicillin-G zu geben (aufgeteilt in zwei Dosen); nach drei bis vier Tagen kann die Dosis auf 6 Mio. IU i.m. Procain-Penicillin für ein Pferd von 400 bis 500 kg Gewicht reduziert werden. Es ist klar, daß diese Dosis der Forderung nach mindestens 20 000 IU/kg täglich nicht entspricht. Sie hat sich indessen in unserer Praxis bewährt, und es wird dadurch eine manchmal ausgedehnte Schädigung der Muskulatur durch häufige, voluminöse Injektionen vermieden. Eine systemische Therapie von unzugänglichen Metastasen kann – ohne große Aussichten auf Erfolg – versucht werden. Jedenfalls gilt für die antibiotische Behandlung von Drusepatienten, daß die Therapie (drei bis) fünf Tage über die Entfieberung hinaus in den angegebenen Dosen fortgesetzt werden muß.

Ein wirksamer prophylaktischer Schutz junger Pferde über eine Impfung wäre sehr wünschenswert. Die früher erhältlichen »Bakterine« wirkten ungenügend. Modernere Vakzinen (M-Protein) scheinen einen besseren Schutz zu gewähren, vermitteln aber keine ausreichende lokale Immunität. Ihre klinische Prüfung läßt noch viele Fragen offen (SMITH, 1994).

Das M-Protein-Gen wird übrigens gentechnisch in Plasmide von Salmonellen oder *E. coli* eingebaut, die das Protein dann zuverlässig exprimieren und produzieren. Diese Proteine scheinen für die Immunität ausschlaggebend zu sein (TIMONEY et al., 1994; JORM et al., 1994 u. a.).

## Infektionen mit Streptococcus equi subsp. zooepidemicus

*Streptococcus zooepidemicus* ist zweifellos das am häufigsten aus den Atmungsorganen des Pferdes isolierte Bakterium (GERBER et al., 1995; VIEL und HOFFMAN, 1995 u.v.a.). Oft bleibt unklar, ob der Keim nur kontaminant oder sekundär-pathogener Erreger des gegebenen Krankheitsbildes ist oder ob er – ganz besonders bei jungen Fohlen – nicht gar als primär-pathogener Erreger in Frage kommt, dem nicht ein Virus oder eine sonstige Schädigung der respiratorischen Epithelien den Weg bereiten muß. Nicht besprochen werden in den folgenden Abschnitten Infektionen, die nicht die Atemwege betreffen (Genitaltrakt usw.). Der Keim ist, im Gegensatz zur stabilen Subspezies equi, sehr variabel, es sind 18 oder mehr Stämme nachgewiesen worden (TIMONEY und MUKHTAR, 1991; TIMONEY et al., 1994; CAUSEY et al., 1995 u. a.; zur Klinik u. a. MCGEE, 1969; GERBER, 1969; TIMONEY 1994; VIEL und HOFFMAN, 1995; GERBER et al., 1995).

## Streptokokkenpharyngitis

Es handelt sich um eine früher häufige, heute recht seltene Krankheit junger Pferde, die vor allem nach Einstellen in größere Bestände aufzutreten pflegt (Händlerställe). Die Seltenheit der als selbständige Krankheit erscheinenden Streptokokkenpharyngitis ist darauf zurückzuführen, daß man heute der Infektion nicht einfach ihren Lauf läßt, sondern sie vielmehr so früh wie möglich kupiert oder ihr Entstehen nach primärer Virusinfektion durch prophylaktische Antibiotikamedikation überhaupt verhindert. Die sogenannte Pharyngitis simplex scheint vorwiegend durch *Streptococcus zooepidemicus* hervorgerufen zu werden, doch ist *Streptococcus equi* praktisch immer beteiligt, wenn sich eine abszedierende Lymphadenitis entwickelt (mandibuläre oder retropharyngeale Druse). Oft läßt sich in den Anfangsstadien nicht entscheiden, ob sich eine abszedierende Lymphadenitis entwickelt oder nicht. Die Ausbreitung in einem Jungpferdebestand erfolgt vor allem durch Tröpfcheninfektion, durch verunreinigte Tränkegeschirre und kontaminierte Freßplätze. Die Streptokokkenpharyngitis stellt in den meisten Fällen die Folge einer primären Virusinfektion dar, am häufigsten wahrscheinlich durch EHV-4. Die Pharyngitis wird begleitet von Rhinitis, manchmal Sinusitis, und eine eitrige Bronchitis oder Bronchopneumonie kann sich in der Folge auch einstellen.

Die Pferde zeigen wenig Freßlust und Fieber bis 40 oder 41 °C, anfangs meistens etwas serösen Nasenausfluß und eine auffallend gestreckte Kopf- und Halshaltung. Es stellen sich Regurgitieren und eitriger Nasenausfluß ein. Die Tiere husten kräftig, feucht, produktiv mit einem Rückschlag. Stenosegeräusche sind nicht selten. Die Schleimhautschwellung kann ein beträchtliches Ausmaß erreichen. Die Halsgegend ist ausgeprägt palpationsempfindlich. Der Nasenausfluß wird zusehends reichlicher und rein eitrig mit Futterpartikeln vermischt. Die Kehlgangslymphknoten schwellen im allgemeinen immer an, abszedieren aber in der Regel nur bei einer Infektion mit *Streptococcus equi*. Nicht selten ist vermehrtes Speicheln wegen Schluckbeschwerden festzustellen. Die Körpertemperatur bleibt bei typischen Fällen konstant auf einer Höhe zwischen 39,5 bis 41 °C. Das Blutbild zeigt eine leichtgradige Anämie mit Leukozytose (Neutrophilie), daneben wird sehr oft etwas Ikterus beobachtet als Folge einer geringgradigen Hämolyse. Das Endoskop ist ein wertvolles Hilfsinstrument zur Beurteilung des Grades der Veränderungen und zur Feststellung eventueller Abszeßdurchbrüche in die Luftsäcke oder in den Pharynx. Die Schleimhaut ist gerötet und geschwollen, bei einige Tage alten Fällen sind oft Geschwürchen sichtbar. Außerdem sind Röntgenaufnahmen der Pharynxgegend zur Beurteilung des Stenosierungsgrades von großem Nutzen (eher wichtig bei Druse).

Der **Verlauf** der Streptokokkenpharyngitis zieht sich ohne Chemotherapie über eine bis zwei Wochen hin. Danach erfolgt meistens eine rasche Entfieberung, wenn keine Komplikationen eintreten. Der Verlauf wird natürlich durch eine Chemotherapie drastisch beeinflußt. Er kann in jedem Stadium durch eine Penicillinbehandlung kupiert werden.

Ein Übergang in Chronizität kommt heute selten zustande, vor allem wenn die Tiere nicht lange genug ruhiggestellt werden. Eine chronische Pharyngitis kann sich über Monate hinschleppen.

Die **Diagnose** ist auch ohne Hilfsmittel leicht zu stellen. In einem Bestand mit jungen Pferden ist es besonders wichtig, eitriges Sekret bakteriologisch untersuchen und die Subspezies differenzieren zu lassen.

Pneumonien sind leicht auszuschließen. Der Lungenbefund bei Streptokokkenpharyngitis ist negativ oder es werden fortgeleitete Stenosegeräusche im Inspirium festgestellt. Die Dyspnoe, die die Patienten zeigen, beruht auf einer Einengung der oberen Luftwege. Sie ist vorwiegend inspiratorisch. Eine Verschleppung in tiefere Luftwege (Bronchitis, Bronchopneumonie) ist jedoch immer möglich, die Symptomatik ist dann eine gemischte.

Akute Schlundverstopfungen sind ebenfalls nicht schwer von Pharyngitis zu unterscheiden, schon weil sie fieberlos verlaufen, daneben auch weil ein Regurgitieren von Futter und Schleim praktisch dauernd stattfindet. Es wird auch an Tetanus gedacht wegen der steifen, gestreckten Kopfhaltung, dann an eine Vereiterung der retropharyngealen Lymphknoten, die die Pharyngitis recht oft begleitet und die radiologisch nachgewiesen werden kann. Weiterhin ist auch an eine Parotitis zu denken, die zu den Komplikationen zählen kann. Für solche Fälle ist in der Regel aber *Streptococcus equi* verantwortlich.

Die **Prognose** ist günstig bei der unkomplizierten, akuten und typisch verlaufenden Form. Sie ist quoad restitutionem zweifelhaft bei chronischen Streptokokkenpharyngitiden (selten!) und bei Verschleppung in die Bronchen.

Die akute Pharyngitis erfordert zu ihrer **Behandlung** eine sofortige und vollständige Ruhigstellung. Den Pferden ist eine Diät mit weichem Futter, wenn möglich Gras, anzubieten. Die Tiere sind vom Boden zu füttern, um den Abfluß der Sekrete zu erleichtern. Bei Pharyngitis ohne Druse ist eine massive Chemotherapie angezeigt, die im allgemeinen während mindestens einer ganzen Woche aufrechterhalten werden muß, auch wenn das Fieber auf die Norm abgesunken sein sollte. Auch nach der Entfieberung sind die Tiere zum mindesten 5 bis 7 Tage im Stall ruhigzustellen.

### Streptokokkeninfektion und Bronchitis

Unter der heute üblichen tierärztlichen Betreuung der Pferde geschieht es nur selten, daß ein Tier eine akute und klar eitrige Bronchitis entwickelt, am ehesten nach Influenza und EHV-Infektion. Nicht sehr selten sind aber diskrete chronische Bronchitiden und vor allem Bronchopneumonien, bei denen anamnestisch in der Regel nicht klar herausgearbeitet werden kann, wie die Krankheit begonnen hat. Diese Pferde haben in der Regel einen normalen Appetit und, vorausgesetzt sie werden nicht zu Arbeit gezwungen, normale Körpertemperaturen. In Ruhe ist kein oder ein spärlicher, nicht eindeutig eitriger Nasenausfluß festzustellen, und die Pferde husten eher sporadisch. Die hämatologischen Befunde können normal ausfallen, aber oft sind geringgradige Abweichungen von der Norm festzustellen: leichte Anämie, oft keine

Leukozytose, aber doch relative Neutrophilie und Linksverschiebung, leichtgradig erhöht Erythrozytensenkungsgeschwindigkeit (ungefähr parallel zur Fibrinogenkonzentration im Plasma). Werden nun solche Patienten bewegt, werden oft subfebrile bis leicht febrile Temperaturen gemessen (um 38,5 °C), der Nasenausfluß ist nun deutlich, wenn auch nicht immer erkennbar eitrig; die Pferde ermüden schnell und ihre Leistung befriedigt auch bei geringer Anstrengung nicht. Diagnostisch entscheidend ist der wiederholte Nachweis einer Reinkultur von *Streptococcus zooepidemicus* in Bronchialsekret. Derartige Fälle sprechen leider schlecht auf die antibiotische Therapie an; besonders diskrete Pneumonien sind schwierig zu behandeln, nicht weil der Erreger nicht Penicillin-empfindlich wäre, als vielmehr weil es anscheinend nicht gelingt, das Antibiotikum in genügenden Konzentrationen in alle pneumonischen Bezirke und Herde zu bringen (vgl. auch 1.1.2.6).

## Streptokokkeninfektion bei Fohlen

Es handelt sich bei neugeborenen Fohlen im allgemeinen um eine Infektion mit *S. zooepidemicus* – viel seltener mit *Streptococcus equi* –, die früher als eigentliche Fohlenlähme bezeichnet worden ist. Eine intrauterine Ansteckung ist offenbar möglich (*Streptococcus zooepidemicus* ist ein häufiger Besiedler des Geschlechtsapparats von Zuchtstuten!) Die Fohlen werden aber in den meisten Fällen gesund geboren und stecken sich kurz nach der Geburt an. Sehr oft handelt es sich um Tiere mit erniedrigtem Serum-IgG-Spiegel. Sie erkranken in der Regel nach dem 5. Lebenstag mit Fieber, herabgesetzter Sauglust und schmerzhafter Arthritis. Ein wichtiges Symptom ist die Lahmheit des Fohlens und die Tatsache, daß diese Tiere viel liegen und ungern aufstehen. Es wird oft vergessen, daß auch Wirbelgelenke befallen werden können. Eine Kompression des Rückenmarks durch die aufgetriebene Gelenkskapsel führt zu lokalisationsabhängigen Lähmungen (Para- oder sogar Tetraplegie). Die meisten dieser Fohlen manifestieren auch eine eitrige Infektion des Respirationstrakts, in der Regel eine mehr oder weniger schwere Bronchopneumonie, und es ist natürlich nicht ausgeschlossen, daß die Atemwege allein befallen sind.

Beim älteren Saugfohlen und bei Absetzern ist *Streptococcus zooepidemicus*, ähnlich wie bei älteren Pferden, oft die Ursache von sehr diskreten Affektionen der tiefen Atemwege, bei denen klinisch nicht mehr als muköser oder mukopurulenter Nasenausfluß, meist spärlich, und ein gelegentlicher Husten zu bemerken ist. Die meisten dieser Fälle leiden an begrenzten, aber hartnäckigen pneumonischen Schäden in den Spitzenlappen (VIEL und HOFFMAN, 1995).

Die **Diagnose** und Abgrenzung von anderen Zuständen des Fohlenlähmekomplexes ist nicht einfach. Wenn möglich, sind befallene Gelenke zu punktieren. Eventueller Nasenausfluß sollte im Labor bakteriologisch untersucht werden, oder es ist – besser! – eine bronchoalveoläre Spülung vorzunehmen. Überdies ist eine Röntgenuntersuchung des Thorax immer indiziert. Sie weist bei Neugeborenen die Pneumonie mit relativ großer Sicherheit nach, bei älteren Fohlen dagegen schließt ein negativer, radiologischer Befund eine lokalisierte, chronische Lungenentzündung nicht aus.

Die **Prognose** ist zweifelhaft zu stellen. Bei einer rasch einsetzenden Therapie ist sie eher günstig.

Als **Therapie** der Wahl bietet sich Penicillin an. Initial ist die intravenöse Verabreichung kristallinen Penicillins angezeigt (40 000 IU/kg KM und mehr). Geht man auf eine intramuskuläre Behandlung über, sollte eine Tagesdosis von 20 000 IU/kg KM bis zur klinischen Heilung und einige Tage darüber hinaus nicht unterschritten werden. Affizierte Gelenke sind überdies lokal zu behandeln (Punktion; Spülung und Instillation eines lokal gut verträglichen Penicillinpräparates).

Ältere Fohlen, Absetzer und Jährlinge bei denen ein Verdacht auf eine Streptokokkeninfektion der tiefen Atemwege besteht, müssen nach dem Vorschlag von VIEL und HOFFMAN (1995) per os mit Trimethoprim-Sulfonamid (25–30 mg/kg zweimal täglich) oder Erythromycin-Estolat (15–25 mg/kg zweimal täglich) während 21 Tagen oder länger behandelt werden. Auch während und nach dieser aufwendigen Therapie findet sich aber in BAL-Flüssigkeit sehr oft immer noch *Streptococcus zooepidemicus,* und zwar bei unveränderter antibiotischer Resistenz. Bei der Verwendung von Erythromycin ist übrigens mit Durchfällen, sogar mit Colitis zu rechnen.

## Infektionen mit anderen Streptokokken

*Streptococcus durans* ist ein sehr verbreiteter Keim, dessen pathogene Bedeutung unklar ist. Aus Australien sind bei neugeborenen Fohlen schwere, wäßrige Durchfälle bekannt geworden, die anscheinend von einer Infektion mit *S. durans* herrührten. Für die Atemwege scheint dieser Keim nicht von Bedeutung.

*Streptococcus equisimilis* ist für das Pferd offensichtlich nicht pathogen und bisher ohne klinische Signifikanz.

Ältere Berichte über sogenannte »Diplokokken-Pneumonien« haben sich in neuerer Zeit nie bestätigen lassen. Hingegen spielt *Streptococcus pneumoniae* anscheinend eine immer wichtigere Rolle als Erreger eitriger Krankheiten der Atemwege (Kapseltyp 3). Der Keim ist primär pathogen. Er ist imstande, über eine bakteriämische Aussaat Pneumonien bei Neugeborenen und auch bei älteren Tieren zu verursachen. Es ist angezeigt, nach der bakteriologischen Sicherung der Diagnose, die Behandlung nach einem Antibiogramm auszurichten. *Streptococcus pneumoniae* kann einen, im Gegensatz zu *Streptococcus equi* oder *zooepidemicus*, vor Resistenzprobleme stellen (BLUNDEN et al., 1991; 1994; MEYER et al., 1992; CHANTER, 1994).

am lebenden Tier, müßte Trimethoprim-Sulfonamid in hohen Dosen (30 mg/kg KM zweimal täglich) versucht werden (PERRYMAN et al., 1976; BEECH, 1991; WHITWELL, 1992; AINSWORTH et al., 1993; PRESCOTT, 1993; EWING et al., 1994; WHITWELL, 1994 u. a.).

### 1.2.4 Mykosen

Pilzinfektionen des Respirationstrakts sind, verglichen mit der Häufigkeit potentiell pathogener Pilze in der Umgebung von Pferden, erstaunlich seltene Ereignisse. Sie beanspruchen denn auch mit Ausnahme der Luftsackmykose ein geringes praktisches Interesse.

Nase und Nebenhöhlen werden vor allem in den Südstaaten der USA und in Australien von verschiedenen Pilzen heimgesucht, die im allgemeinen chronisch-progressiv-granulomatöse Entzündungen verursachen. Es kann zu Obstruktionen der Nasengänge kommen, und gewisse Spezies greifen aggressiv auch den Knochen an. Erwähnt werden *Cryptococcus neoformans*, *Rhinosporidium seeberi*, das granulomatöse Polypen, und *Coccidioides immitis*, der auch generalisierte Infektionen, u. a. der Lungen, hervorrufen kann. Die sogenannte Rhinophycomykose wird von diversen Spezies (*Phycomyces* spp.) verursacht. *Aspergillus* spp. kann zu einer Bildung von Pilzbelägen Anlaß geben.

Die Therapie granulomatöser und polypöser Veränderungen ist eine chirurgische. Fungizide oder fungistatische Medikamente können lokal oder systemisch versucht werden. Über den Erfolg solcher Behandlungen liegen keine zuverlässigen Resultate vor. Weil eine Pilzinfektion oft in Zusammenhang mit einer Immunsuppression gebracht werden kann, ist auch diesem Gesichtspunkt bei der Planung einer Therapie Beachtung zu schenken (SMITH und FRANKSON, 1961; HUTCHINS und JOHNSTON, 1972; HANSELKA, 1972; GREET, 1981; CARON, 1991; RILEY et al., 1992).

Luftsackmykosen sind unter 1.1.1.5 besprochen worden. In der Regel ist *Aspergillus* spp. verantwortlich für die Gefäßarrosionen und Nervenschäden, aber auch andere Pilze (Zygomyceten; Chromomyces u. a.) können nachgewiesen werden (YOSHIHARA et al., 1994).

COLLOBERT et al. (1995) haben in über 30% der Tracheobronchialsekrete Pilze nachgewiesen, vor allem *Aspergillus nidulans* und *fumigatus* sowie *Candida* spp. Bronchien und Lungen unserer Pferde sind vor allem bei Stallhaltung mehr oder weniger dauernd exponiert, und manche der isolierten Pilzspezies sind potentiell pathogen. Über die Rolle von Pilzen, beziehungsweise deren Sporen, als Allergenen herrscht einigermaßen Klarheit, wenn auch viele der pathogenetischen Annahmen auf Analogieschlüssen beruhen und handfeste Beweise spärlich sind (*Faenia rectivirgula*; *Aspergillus* spp. und *Verticillium* spp. sind einigermaßen gesichert; GERBER et al., 1981; MCGORUM, 1995; weitere Lit. unter chronisch-obstruktive Bronchiolitis). Im Gegensatz zur Häufigkeit der allergischen Broncho-Pneumopathien des Pferdes stehen die spärlichen Berichte über Pilzpneumonien. Dabei handelt es sich i. d. R. um *Aspergillus*-Pneumonien, die im Zusammenhang mit einer Immunschwäche auftreten können. Bei gleichzeitigen Koagulopathien siedeln sich die Pilze vorwiegend in infarziertem Lungengewebe an (HATTEL et al., 1991; GERBER, 1994; WEILER et al., 1994).

### 1.2.5 Parasitäre Atemwegserkrankungen

Schon im Süden Europas, in Nordafrika und im Nahen Osten befällt *Rhinoestrus purpureus* (Oestridae) Nase, Nebenhöhlen und auch den Pharynx von Equiden sehr häufig. ZAYED und HILALI (1993) und ZAYED et al. (1993) haben bei mehr als der Hälfte der Esel, die sie in Ägypten untersucht haben, *Rhinoestrus*-Maden gefunden, und zwar vor allem im Labyrinth des Siebbeins. Es liegt auf der Hand, daß ein solcher Befall, besonders im unteren Nasengang und im Pharynx, zu Störungen, sogar zu Atemwegsobstruktionen führen kann. Versprengte Östridenlarven, am ehesten von *Gasterophilus* spp. und in gewissen Regionen auch von *Hypoderma bovis* können die Lungen erreichen und dort zu temporären Störungen führen. Die Behandlung der befallenen Tiere stützt sich am besten auf Ivermectin, das Medikament ist indessen in den problematischen Gebieten zu teuer.

Post mortem finden sich nicht allzu selten Echinokokkenblasen oder -granulome in den Lungen und Lebern importierter Pferde. Die Prozesse werden vom Organismus im allgemeinen wirksam abgegrenzt, und oft sind die Gebilde kalzifiziert. Sie pflegen keine klinischen Symptome hervorzurufen; Zufallsbefunde bei radiologischen Lungenuntersuchungen können hingegen erhoben werden (GERBER, 1994). Als Ausnahmen sind pleuropneumonische Erscheinungen zu betrachten, wie sie von MCGORUM et al. (1994) beschrieben worden sind. Das Problem ist jedenfalls vielmehr ein hygienisches als ein klinisches.

*Micronema deletrix* ist ein Nematode, der als Verursacher granulomatöser Veränderungen in der Nasenhöhle in Frage kommt. Daneben bringt man ihn in Verbindung mit Granulomen in den Nieren und mit Vasculitis im Gehirn. Die Infestation scheint sehr selten zu sein.

Unter den Nematoden, die während ihrer Larvenwanderung regelmäßig oder eher zufällig die Lungen gewissermaßen durchqueren, spielt *Parascaris equorum* die bedeutsamste Rolle. Allerdings sind die meisten Ansichten über die klinischen Auswirkungen dieser Wanderung recht spekulativ und nur ungenügend experimentell untermauert. Die experimentelle Infektion junger Saugfohlen oder älterer Absetzfohlen führt zu afebriler, produktiver Bronchitis, manchmal mit Dyspnoe und Tachypnoe und sogar Allgemeinsymptomen (Apathie, Gewichtsverlust). In praktischen Situationen kann die Diagnose nur per exclusionem gestellt werden. Ein Verdacht kommt am ehesten bei älteren Saug- und bei Absetzfohlen im Herbst auf. Gelingt es in solchen Fällen in tracheobronchialen Sekreten Eosinophile nachzuweisen (seltener auch Eosinophilie im peripheren Blut), ist der Verdacht als genügend gestützt anzusehen, um eine anthelmintische Therapie mit Ivermectin durchzuführen. Selbstverständlich werden in der Herde (die Fohlen sind meistens noch koprologisch negativ!) gezielte Kotuntersuchungen vorgenommen (CLAYTON und DUNCAN, 1978; NICHOLS et al., 1978; BEECH, 1991).

*Dictyocaulus arnfieldi* ist als eigentlicher Lungenwurm von Equiden der wichtigste Parasit des Respirationstraktes. Esel und Maultiere fungieren als Reservoir. Bei ihnen führt in der Regel auch ein starker Befall nicht zu Symptomen, und in diesen Tieren läuft der Entwicklungszyklus des Parasiten ab (patente Infestation mit Ausscheidung von Eiern im Kot). Beim Hauspferd sind patente Infestationen und damit Eiausscheidungen die Ausnahme. Hingegen erkrankt ein guter Teil der Pferde an einer chronischen Bronchitis. Es wird ein recht dramatisches klinisches Bild beschrieben mit heftigem Husten und Erscheinungen einer exspiratorischen Dyspnoe, das sich kaum von demjenigen einer chronisch-obstruktiven Bronchitis differenzieren läßt. Es soll sogar zu kompensatorischem Emphysem kommen. Mindestens ebenso häufig ist indessen eine Makrobronchitis mit oft paroxysmalem Husten und deutlichen inspiratorischen und exspiratorischen Rasselgeräuschen ohne wesentliche Dyspnoe. Im Tracheobronchialsekret der befallenen Pferde finden sich vermehrt Eosinophile und nur zufälligerweise manchmal auch ein Exemplar des Parasiten.

Die Diagnose wird aufgrund der Anamnese gestellt: Haltung zusammen mit Eseln oder Maultieren oder Benutzung von Weiden, die im gleichen Jahr auch von Eseln oder Maultieren genutzt worden sind. Eosinophile in bronchialen Sekreten stützen die Diagnose, obgleich beim erwachsenen Pferd auch Typ-I-Allergien für ihre Anwesenheit verantwortlich sein können. Entscheidend ist die koprologische Untersuchung der Esel und Maultiere auf dem Betrieb; ein negativer Befund sollte überprüft werden, weil die Ausscheidung von Eiern nicht regelmäßig erfolgt (BEECH, 1991).

Bei einem begründeten Verdacht sind die Pferde am besten mit Ivermectin zu behandeln (BRITT und PRESTON, 1955).

## Literatur

ALEMAN M., SPIER S., WILSON W. D. (1994): Retrospective study of *Corynebacterium pseudotuberculosis* infection in horses: 538 cases (1982–1993). AAEP Proc. **40**, 117.

AINSWORTH D. M., WELDON A. D., BECK K. A., ROWLAND P. H. (1993): Recognition of *Pneumocystis carinii* in foals with respiratory distress. Equine vet. J. **25**, 103–108.

AINSWORTH D. M., BECK K. A., BOATWRIGHT C. E., SNEDDEN K. A., REBHUHN W. C. (1993): Lack of residual lung damage in horses in which *Rhodococcus equi* induced pneumonia had been diagnosed. Am. J. Vet. Res. **54**, 2115–2120.

BALSON G. A., YAGER J. A., CROY B. A. (1991): SCID/Beige mice in the study of immunity to *Rhodococcus equi*. Equine Inf. Dis. VI 49–53.

BARTON M. D. (1991): The ecology and epidemiology of *Rhodococcus equi*. Equine Inf. Dis. VI, 77–82.

BAYLY W. M., REED S. M., FOREMAN J. H., TRAUB J. L., MCMURPHY R. M. (1982): Equine bonchopneumonia due to Bordetella bronchiseptica. Equine Pract. **4/7**, 25–32.

BEECH J. (1991): Inflammatory, infectious and immune diseases. In: COLAHAN P. T. et al. (eds.): Equine Medicine and Surgery, 4th ed. Vol I. Am. Vet. Publ., Inc., Goleta, Calif., 1991, pg. 433–439.
*Pneumocystis carinii* infection. ibid. pg. 441–442.
*Parascaris equorum* infection. ibid. pg. 442.
*Dictyocaulus arnfieldi* infection. ibid. pg. 442.

BERGSTEN G., PERSSON S. (1966): Studies on the ECG in horses with acute strangles. Equine Inf. Dis. I, 76–81.

BLUNDEN A. S., MACKINTOSH M. E., LIVESAY G., MUMFORD J. A., HANNANT D. (1991): Experimental infection with *Streptococcus pneumoniae* in ponies. Equine Inf. Dis. VI, 304.

BLUNDEN A. S., HANNANT D., LIVESAY G., MUMFORD J. A. (1994): Susceptibility of ponies to infection with *Streptococcus pneumoniae* (capsular type 3). Equine Vet. J. **26**, 22–28.

BRITT D. P., PRESTON J. M. (1985): Efficacy of ivermectin against *Dictyocaulus arnfieldi* in ponies. Vet. Rec. **116**, 343–345.

CARON J. P. (1991): Diseases of the nasal cavity and paranasal sinuses. In: COLAHAN P. T. et al. (eds.): Equine Med. Surgery, 4th ed., Vol. I. Am. Vet. Publ., Inc., Goleta, Calif., 1991, pg. 386–398 (394–395).

CANSEY R. C., PACCAMONTI D. L., TODD W. J. (1995): Antiphagocytic properties of uterine isolates of *Streptococcus zooepidemicus* and mechanisms of killing in freshly obtained blood of horses. Am. J. Vet. Res. **56**, 321–328.

CHANTER N. (1994): *Streptococcus pneumoniae* and equine disease. Equine Vet. J. **26**, 5–6.

CHANTER N., SMITH K. C., MUMFORD J. A. (1995): Equine strangles modelled in mice. Vet. Microbiol. 43, 209–218.

CHRISTLEY R. M., HODGSON D. R. (1994): *Rhodococcus equi* pneumonia in foals and the effect on subsequent race performance. Austr. Equine Vet. **12**, 76–79.

CLAYTON H. M., DUNCAN J. (1978): Clinical signs associated with *Parascaris equorum* infection in worm free pony foals and yearlings. Vet. Parasitol. **4**, 69–78.

COLLOBERT C., FORTIER G., PERRIN R., LETOT G., ANRIOUD D. (1995): Principales espèces bactériennes et fongiques retrouvées dans des prélèvements trachéaux et trachéobronchiques de chevaux. Prat. Vét. Equine **27**, 91–96.

DALGLEISH R., LOVE S., PIRIE H. M., PIRIE M., TAYLOR D. J., WRIGHT N. G. (1993): An outbreak of strangles in young ponies. Vet. Rec. **132**, 528–531.

ELDIN H. E. S., KIRCHHOFF H. (1994): Nachweis von Mykoplasmen bei Pferden mit respiratorischen Erkrankungen und deren biochemische und serologische Charakterisierung. Berl. Münch. tierärztl. Wschr. **107**, 52–55.

EWING P. J., COWELL R. L., TYLER R. D., MACALLISTER C. G., MEINKOTH J. H. (1994): *Pneumocystis carinii* pneumonia in foals. J. Am. Vet. Med. Ass. **204**, 929–933.

Fey K., Schmid P. (1995): Empfindlichkeit bakterieller Krankheitserreger aus dem Respirationstrakt von Pferden gegenüber Trimethoprim, Sulfadoxin, Sulfadimethoxin und Kombinationen dieser Wirkstoffe. Tierärztl. Praxis, 23, 148–154.

Fitzgerald S. D., Yamin B. (1995): Rhodococcal abortion and pneumonia in an equine fetus. J. Vet. Diagn. Invest. 7, 157–158.

Foreman J. H., Hungerford L. L., Folz S. D. (1991): Tansport stress-induced pneumonia: a model in young horses. Equine Inf. Dis. VI, 313.

Furowicz A. J., Pikiel M., Czernomysy-Furowicz D. (1994): The trial of polyvalant vaccine in prophylaxis of foals purulent pneumonia (Corynebacterium / Rhodococcus equi infection). Adv. Agric. Sci. 3, 49–52.

Gerber H. (1969): Clinical features, sequeae and epidemiology of equine influenza. Equine Infectious Diseases II, 63–80.

Gerber H., Hockenjos Ph., Lazary S., Kings M., de Weck A. (1982): Histaminfreisetzung aus Pferdeleukozyten durch Pilzallergene. Dtsch. tierärztl. Wschr., 89, 267–270 (1982).

Gerber H. (1994): Pferdekrankheiten. Bd. 1, Innere Medizin einschließlich Dermatologie. Ulmer, Stuttgart, 1994.

Gerber H., Herholz C., Kleiber C., Nicolet J., Straub R., Gerber, V. (1995): Bakterielle Infektionen der Atemwege. Swiss Vet. 11–S, 71–74.

Giguère S., Lavoie J. P. (1994): Rhodococcus equi vertebral osteomyelitis in 3 Quarter Horse colts. Equine Vet. J. 26, 74–77.

Golland L. C., Hodgson D. R., Hodgson J. L., Brownlow M. A., Hutchins D. R., Rawlinson R. J., Collins M. B., McClintock S. A., Raisis A. L. (1994): Peritonitis associated with Actinobacillus equuli in horses: 15 cases (1982–1992) J. Am. Vet. Med. Ass. 305, 340–343.

Golland L. C., Hodgson D. R., Davis R. E., Rawlinson R. J., Collins M. B., McClintock S. A., Hutchins D. R. (1995): Retropharyngeal lymph node infection in horses: 46 cases (1977–1992). Austr. Vet. J. 72, 161–164.

Grant S. T., Efstratiou A., Chanter N. (1993): Laboratory diagnosis of strangles and the isolation of atypical Streptococcus equi. Vet. Rec. 133, 215–216.

Greet T. R. C. (1981): Nasal aspergillosis in three horses. Vet. Rec. 184, 487–489.

Hamlen H. J., Timoney J. F., Bell R. J. (1994): Epidemiologic and immunologic characteristics of Streptococcus equi infection in foals. J. Am. Vet. Med. Ass. 204, 768–775.

Hanselka D. V. (1972): Equine nasal phycomycosis. Vet. Med. / Small Anim. Clin. 72, 251–253.

Hattel A. L., Drake T. R., Anderholm B. J., McAllister E. S. (1991): Pulmonary aspergillosis associated with acute enteritis in a horse. J. Am. Vet. Med. Ass. 199, 589–590.

Hayakawa Y., Komae H., Ide H., Nakagawa H., Yoshida Y., Kamada M., Kataoka Y., Nakazawa M. (1993): An occurrence of equine transport pneumonia caused by mixed infection with Pasteurella caballi, Streptococcus suis and Streptococcus zooepidemicus. J. Vet. Med. Sci. 55, 455–456.

Hillidge C. J. (1987): Use of erythromycin–rifampin combination in treatment of Rhodococcus equi pneumonia. Vet. Microbiol. 14, 337–342.

Hines M. T., Heidel J. R., Barbee D. D. (1993): Bacterial endocarditis with thrombus formation and abscessation in a horse. Vet. Radiol. Ultrasound. 34, 47–51.

Hofer B., Steck F., Gerber H., Löhrer J., Nicolet J., Paccaud M. F. (1969): An investigation of the etiology of viral respiratory disease in a remount depot. Equine Inf. Dis. IV, 527–545.

Hoffman A. M., Viel L., Prescott J. F. (1994): Clinical and microbiological features of lower respiratory tract infections of foals in the field. Equine Inf. Dis. VII, 318–319.

Hong C. B., Donahue J. M. (1995): Rhodococcus equi-associated necrotizing lymphadenitis in a lama. J. Comp. Path. 113, 85–88.

Hurley J. R., Begg A. P. (1994): A clinical trial to evaluate the effectiveness of hyperimmune serum to prevent R. equi pneumonia in foals. Austr. Equine Vet. 12, 64,

Hutchins D. R., Johnston K. G. (1972): Phycomycosis in the horse. Austr. Vet. J. 48, 269–278.

Jorm L. R. (1991): Laboratory studies on the survival of Streptococcus equi subspecies equi on surfaces. Equine Inf. Dis. VI, 39–44.

Jorm L. R., Love D. N., Bailey G. D., McKay G. M., Briscoe D. A. (1994): Genetic structure of populations of β-haemolytic lancefield group C streptococci from horses and their association with disease. Res. Vet. Sci. 57, 292–299.

Kenney D. G., Robbins S. C., Prescott J. F., Kanshik A., Baird J. D. (1994): Development of reactive arthritis and resistance to erythromycin and rifampin in a foal during treatment for Rhodococcus equi pneumoniae. Equine vet. J. 25, 246–248.

Korbutiak E., Hollander J. (1992): Rhodococcus equi-infektion hos föl. Svensk Veterinartidning. 44, 351–355.

Leadon D. P., Fogarty U. M., Farrelly B. T., Buckley T. (1991): Thrombocytosis associated with Rhodococcus equi infection in Thoroughbred foals. Equine Inf. Dis. VI, 320.

Lindgren P. E., Signäs C., Rantamäki L., Lindberg M. (1994): A fibronectin-binding protein from Streptococcus equisimilis: characterization of the gene and identification of the binding domain. Vet. Microbiol. 41, 235–247.

Mackintosh M. E., Grant S. T., Burrell M. H. (1987): Evidence for Strptococcus pneumoniae, as a cause of respiratory disease in young Thoroughbred horses in training. Equine Inf. Dis. V, 41–44.

Madigan J. E., Hietala S., Muller N. (1989): Protection against naturally acquired Rhodococcus equi pneumonia in foals by administration of hyperimmune plasma. J. Reprod. Fertil. 44 (Suppl.), 571–578.

Madigan J. E., Hietala S., Muller N. (1991): Successful prevention of Rhodococcus equi pneumonia on an endemic farm over a three year period. Equine Inf. Dis. VI, 323.

Martens R. J., Martens J. G., Fiske R. A. (1989): Rhodococcus equi pneumonia: Protective effect of immune plasma in experimentally infected foals. Equine Vet. J. 21, 249–255.

McGee W. R. (1969): The clinical aspects of streptococcal infections of the horse. Equine Inf. Dis. II, 227–230.

McGorum B. C., Railton D. I., Clarke C. J., Dixon P. M., Woodman M. P., Long K. J. (1994): Pleuropneumonia associated with pulmonary hydatidosis in a horse. Equine Vet. J. 26, 249–250.

McGorum B. C. (1995): Hypersensitivity reactions in the equine respiratory tract. Swiss Vet. 11–S, 82–85.

Meyer J. C., Koterba A., Lester G., Purich B. L. (1992): Bacteraemia and pneumonia in a neonatal foal caused by Streptococcus pneumoniae type 3. Equine Vet. J. 24, 407–410.

MULLER N. S., MADIGAN J. E. (1992): Methods of implementation of an immunoprophylaxis program for the prevention of *Rhodococcus equi* pneumonia: Results of a 5-year field study. AAEP Proc. **38**, 193–201.

NEES A. (1994): Die Druseerkrankung des Pferdes. Diss. med. vet., FU Berlin.

NICHOLS J. M., HILARY M., CLAYTON H. M., PIRIE J., DUNCAN J. L. (1978): A pathological study of the lungs of foals infected experimentally with *Parascaris equorum*. J. Comp. Path. **8**, 261–274.

NICOLET J. (1995): Interprétation des résultats bactériologiques lors d'affections respiratoires. Swiss Vet. **11**-S, 29–31.

OIKAWA M., KAMADA M., YOSHIKAWA Y., YOSHIKAWA T. (1994): Pathology of equine pneumonia associated with transport and isolation of *Streptococcus equi* subsp. *zooepidemicus*. J. Comp. Path. **111**, 205–212.

OLCHOWY T. W. J. (1994): Vertebral body osteomyelitis due to *Rhodococcus equi* in two Arabian foals. Equine Vet. J. **26**, 79–82.

OLSSON E., GREKO C., JONSSON P., LINDAHL M., DARTGARD M., GUSTAFSSON-BERGER K., KARLSSON C., LINDSJÖO M. (1994): Diagnostik och patogenes vid kvarka hos häst. Svensk Veterinärtidning **46**, 269–275.

PACE L. W., WILSON D. A., FALES W. H., MESSER T., LATTIMER J. C., MATTHEWS G. L. (1995): Salmonella septicaemia with pulmonary abscesses and osteomyelitis in a foal. Equine Vet. Educ. **7**, 64–66.

PERRYMAN L. E., MCGUIRE T. C., POPPIE M. J., BANKS K. L. (1976): Primary immunodeficiency disorders in foals: Pathogenesis and differential diagnosis. Equine Infections Diseases IV: 279–286.

PRESCOTT J. F., TRAVERS M., YAGER-JOHNSON J. A. (1984): Epidemiologic survey of Corynebacterium equi infections on five Ontario horse farms. Can. J. Comp. Med. **48**, 10–13.

PRESCOTT J. F., YAGER J. A. (1991): The control of *Rhodococcus equi* pneumonia in foals. Equine Inf. Dis. VI, 21–26.

PRESCOTT J. F. (1991a): Workshop: *Rhodococcus equi*. Equine Inf. Dis. VI, 350.

PRESCOTT J. F. (1991b): *Rhodococcus equi*: an animal and human pathogen. Clin. Microbiol. Rev. **4**, 20–34.

PRESCOTT J. F. (1993): Immunodeficiency and serious pneumonia in foals: the plot thickens. Equine Vet. J. **25**, 88–89.

PRESCOTT J. F. (1994): *Rhodococcus equi* vertebral osteomyelitis in foals. Equine Vet. J. **26**, 1–2.

PRESCOTT J. F. (1994): Bacterial respiratory diseases of foals: An overview (abstr.). Equine Inf. Dis. VII, 315.

PRESCOTT J. F., TIMONEY J. F. (1994): Workshop: Bacterial respiratory diseases of foals. Summary. Equine Inf. Dis. VII, 313–314.

PRITCHARD D. G. (1995): Glanders. Equine Vet. Educ. **7**, 29–32.

RAHAL K., VAISSAIRE J., COLLOBERT-LANGIER C. ET DUGARDIN F. (1993): Etude de a contamination des élevages équins par *Rhodococcus (Corynebacterium) equi* en France et dans les Dom-Tom. Bull. Mens. Soc. Vét. Prat. de France **77**, 375–386.

RILEY C. B., BOLTON J. R., MILLS J. N., THOMAS J. B. (1992): Cryptococcosis in seven horses. Austr. Vet. J. **69**, 135–139.

ROSSDALE P. D. (1995): Prevention aspects regarding bacterial infections in the foal. Swiss Vet. **11**-S, 14–15.

SARASOLA P., TAYLOR D. J., LOVE S., MCKELLAR Q. A. (1992): Secondary bacterial infections following an outbreak of equine influenza. Vet. Rec. **131**, 441–442.

SHIMIZU A., KAWANO J., OZAKI J., SASAKI N., KIMURA S., KAMADA M., ANZAI S., SAITO H., SATO H. (1991): Characteristics of *Staphylococcus aureus* isolated from lesions of horses. J. Vet. Med. Sci. **53**, 601–606.

SMITH H. (1994): Reactions to strangles vaccination. Austr. Vet. J. **71**, 257–258.

SMITH H. A., FRANKSON M. C. (1961): Rhinosporidiosis in a Texas horse. Southwestern Vet. **15**, 22–24.

SWEENEY C. R. (1995): Antimicrobial drug use in horses with respiratory disease. Swiss Vet. **11**-S, 111–112.

TAKAI S., ANZAI T., SASKI Y., TSUBAKI S., KAMADA M. (1993): Virulence of *Rhodococcus equi* isolated from lesions of infected foals. Bull. Equine Res. Inst. **30**, 9–14.

TAKAI S., KITAJIMA H., TAMADA Y., MATSUKURA S., OHWA Y., INUI T., KATO M., SENO N., TSUBAKI S., ANZAI T., KANEMARU T., KAMADA M. (1994): Humoral antibody response to antigens of virulent *Rhodococcus equi* in foals. J. Equine Vet. Sci. **5**, 121–126.

TIMONEY J. F. (1987): Shedding and maintenance of *Streptococcus equi* in typical and atypical strangles. Equine Inf. Dis. V, 28–33.

TIMONEY J. F. (1994): The role of *Streptococcus equi* subsp. *zooepidemicus* in lower respiratory tract infections of foals. Equine Inf. Dis. VII, 319.

TIMONEY J. F., MUKHTAR M. (1991): Variability in the M-proteins of equine strains of *Streptococcus equi* subsp. *zooepidemicus*. Equine Inf. Dis. VI, 15–20.

TIMONEY J. F., UMBACH A., BOSCHWITZ J. E., WALKER J. A. (1994): *Streptococcus equi* subsp. *equi* expresses 2 M-like proteins including a homologue of the variable M-like protective protein of subsp. *zooepidemicus*. Equine Inf. Dis. VII, 189–193.

VIEL L., HOFFMAN A. M. (1995): Respiratory disorders in weanlings and yearlings. Swiss Vet. **11**–S, 38–39.

WEILER H., ZAPF F., HUMMEL P. H. (1994): Invasive Pneumomykose beim Pferd. Ein Beitrag zur Pathologie und serologische Diagnostik. Pferdeheilk. **10**, 177–184.

WHITWELL K. (1992): *Pneumocystis carinii* infection in foals in the UK. Vet. Rec. **131**, 19.

WHITWELL K. E. (1994): *Pneumocystis carinii* pneumonia in Thoroughbred foals. Equine Inf. Dis. VII, 320.

WOOD J. L. N., BURRELL M. H., ROBERTS C. A., CHANTER N., SHAW Y. (1993): Streptococci and *Pasteurella* spp. associated with disease of the equine lower respiratory tract. Equine Vet. J. **25**, 314–318.

WOOD J. L. N., DUNN K., CHANTER N., DE BRAUWERE N. (1993): Persistent infection with *Streptococcus equi* and the epidemiology of strangles. Vet. Rec. **133**, 375.

WOOD J. L. N., CHANTER N., SINCLAIR, R., MUMFORD J. A. (1994): The epidemiology of outbreaks of respiratory disease and poor performance in racing Thoroughbred horses. Equine Inf. Dis. VII, 358–359.

YOSHIHARA T., KATAYAMA Y., KUWANO A. (1994): The pathological observations of guttural pouch mycosis of horses. Equine Inf. Dis. VII, 357–358.

ZAYED A. A., HILALI M. (1993): Studies on *Rhinoestrus purpureus* larvae infecting donkeys in Egypt. J. Equine Vet. Sci. **13**, 92–95.

ZAYED A. A., HILALI M., EL-METENAWY T. M. (1993): Studies on *Rhinoestrus purpureus* (Diptera: Oestridae) larvae infesting donkeys (*Equus asinus*) in Egypt. Incidence and seasonal variations. J. Equine Vet. Sci. **13**, 46–49.

# 2 Krankheiten des kardiovaskulären Systems

J. KRONEMAN

Leistungsminderungen und enttäuschende Wettkampfergebnisse werden von Trainern und Besitzern von Sportpferden häufig auf Herzkrankheiten zurückgeführt. In der Ruhe zeigen diese Pferde aber gewöhnlich keine krankhaften Befunde, weshalb in solchen Fällen Untersuchungen während und nach verschiedenartigen Belastungen durchzuführen sind. Diese Belastungen sollen der Gebrauchsart des Pferdes angepaßt sein und unter standardisierten Verhältnissen vorgenommen werden. Erst aus der Summe derartig gewonnener Befunde sind Schlußfolgerungen über den Kreislaufapparat, aber auch über den Respirationstrakt oder den Trainingszustand und letzten Endes über das augenblickliche Leistungsvermögen des Patienten möglich. Es erscheint notwendig, vorab die diagnostischen Methoden, die für die Untersuchung des Kreislaufs angewendet werden können, zu erörtern und kritisch zu analysieren.

## 2.1 Hilfsmittel für die Diagnostik der Herzkrankheiten

### 2.1.1 Vorbericht

Im Vorbericht wird in der Regel ein Leistungsabfall genannt, der zusätzlich durch übermäßiges und langanhaltendes Schwitzen sowie durch eine Dyspnoe nach der Arbeit gekennzeichnet ist. Weiterhin zeigen sich besonders bei Trabern und Galopprennpferden eine mangelnde Ausdauer und Geschwindigkeitseinbußen im letzten Teil der Strecke. Neben diesen Beobachtungen können auch Nasenbluten, stolpriger Gang oder Niederstürzen während der Arbeit mit Herzkrankheiten in Verbindung gebracht werden.

### 2.1.2 Adspektion

Bevor mit einer zielgerichteten Untersuchung des betreffenden Organsystems begonnen wird, verschafft man sich einen Überblick über den allgemeinen Zustand des Patienten. Dabei ist vor allem auf die Atmung, speziell den Atemtyp, und auf mögliche Erkrankungen an den Extremitäten zu achten. Die meisten Leistungsverminderungen sind nicht kardialen Ursprungs, sondern müssen auf Erkrankungen an Sehnen und Gelenken, auf Störungen des Atmungsapparates oder auf mangelndes Training zurückgeführt werden.

Ödeme an den Extremitätenspitzen sind selten Symptom einer gestörten zentralen Zirkulation, sondern fast immer Folge einer mangelhaften örtlichen Durchblutung durch Schädigung peripherer Venen oder Lymphgefäße. Diese Schädigungen können zwar primärer Natur sein (Thrombosierungen, Arteriosklerose, Lymphosklerose), doch sind sie oftmals auf Traumen an Sehnen und anderen Weichteilen zurückzuführen.

Ödeme in der Umgebung des Nabels oder der Vorderbrust sind ebenfalls kein pathognomonisches Symptom einer Herzkrankheit. Meistens werden diese Ödeme durch mangelhaften Rückfluß von Blut und Lymphe aus diesen Gebieten hervorgerufen, wie z. B. durch die Lage des Fohlens bei trächtigen Stuten, bei raumfordernden Prozessen im Thorax oder bei sich in Richtung des Thorax ausbreitenden Karzinomen (z. B. Magenkarzinom). Sehr wichtig ist auch das sog. kachektische Ödem, das sich bei einem pathologisch niedrigen Gesamteiweißgehalt des Blutes entwickeln kann.

Durch die zentrale Zirkulation ausgelöste Ödeme treten erst im Endstadium einer Herzkrankheit auf. Ein generalisiertes Ödem geht immer mit einer zentralen Venendrucksteigerung einher. Leider ist eine Stauung der *V. jugularis* mit oder ohne Ödem kein eindeutiger Beweis für eine kardiale Dekompensation: Diese Symptome können durch die schon genannten extrakardialen Ursachen hervorgerufen werden.

### 2.1.3 Untersuchungen am peripheren venösen und arteriellen System

Während der Adspektion bekommt man einen Eindruck vom Füllungszustand und der Pulsation der *V. jugularis*. Der Druck in der *V. jugularis* reflektiert sowohl den mittleren Druck als auch die hämodynamischen Ereignisse im rechten Atrium. Der Druck im rechten Atrium und der zentralvenöse Druck (Druck in der *V. cava comm.*) stehen unter dem Einfluß des totalen Blutvolumens, der Verteilung des totalen Blutvolumens und der Kontraktionen des rechten Atriums. Die Druckänderungen in der *V. jugula-*

*ris*, die hierdurch zustande kommen, werden Venenpuls genannt. Beim gesunden stehenden Pferd dürfen die Wellen, die durch die Druckveränderungen im rechten Atrium hervorgerufen worden sind, nicht sichtbar sein. Ebenso darf die *V. jugularis* nicht palpabel sein.

Bei einer Steigerung des zentralen Venendruckes ist am stehenden Pferd die überfüllte *V. jugularis* zu palpieren, bei sehr stark dekompensierten Patienten ist sie auch zu sehen. Wenn obendrein noch eine deutliche Pulswelle zeitgleich mit der Kammersystole zu sehen ist, hat man ein verläßliches Symptom einer Trikuspidalisinsuffizienz. Dies darf jedoch nicht mit einer verstärkten Carotispulsation verwechselt werden, bei der die *V. jugularis* normalerweise nicht gestaut ist.

Überfüllung der *V. jugularis* mit Ödembildung und sichtbarem Venenpuls sind Symptome des Endstadiums eines Herzleidens. Dieses kann schon längere Zeit bestehen, ohne daß es sich durch eine Erhöhung des zentralvenösen Druckes bemerkbar macht. Eine erhebliche linksseitige Herzinsuffizienz ist durch Dyspnoe, Husten und Zunahme des Druckes in der *V. pulmonalis*, evtl. mit Stauungslunge, gekennzeichnet.

Die arterielle Pulswelle kann durch Palpation der *A. maxillaris lat.*, der *A. coccygea med.* oder der *A. digitalis comm.* geprüft werden. Am einfachsten läßt sich die *A. maxillaris* verwenden. Eine Arterienpalpation ermöglicht eine Aussage über die Amplitude, Frequenz und Regelmäßigkeit der Pulswelle. Die Information über die Amplitude und die Form der Pulswelle ist allerdings ziemlich ungenau, weil die manuelle Palpation für die Diagnostik geringer Amplituden- und Formveränderungen der peripheren Pulswelle nicht geeignet ist. Zur Untersuchung solcher Parameter, die z. B. zur Diagnostik der Aortenklappeninsuffizienz beitragen können, muß man auf die apparative Registrierung der Pulswelle zurückgreifen. Die durch einen steilen Anstieg gekennzeichnete hyperkinetische Pulswelle ist die Folge des schnellen Auswurfs eines vergrößerten Blutvolumens aus dem linken Ventrikel. Dieses ist der Fall bei Fieber, Arbeit und bei Patienten, deren Herzleiden durch eine Zunahme des Schlagvolumens kompensiert wird, z. B. Aortenklappeninsuffizienz.

### 2.1.4 Palpation der Herzgegend

Durch die manuelle Palpation der Herzgegend, an der linken Seite des Brustkorbes mit der linken Hand, an der rechten Seite mit der rechten Hand durchgeführt, kann man den Herzstoß wahrnehmen. Der *Ictus cordis* ist an der linken Brustseite im 5. Interkostalraum, etwa in der Mitte des untersten Drittels, am deutlichsten zu fühlen. An der rechten Brustseite wird er etwa in Höhe der 4. Rippe, am Übergang zum Sternum, wahrgenommen. Bei muskulösen Tieren ist der *Ictus cordis* an der linken Seite nur schwach festzustellen, während er an der rechten Seite überhaupt nicht mehr gefühlt wird. Verstärkt tritt der Herzstoß an beiden Seiten bei nervösen Tieren im Zustand psychischer Erregung oder während und direkt nach einer Arbeit auf sowie bei Herzkrankheiten, die mit großem Blutvolumenauswurf einhergehen. Inwieweit die Größe des Brustwandfeldes, in dem der *Ictus* wahrgenommen werden kann, auch einen Gradmesser für die Herzgröße darstellt, ist bisher nicht geklärt.

Sehr starke Herzgeräusche pflanzen sich als lokale Vibrationen auf den Brustkorb fort, die man ebenfalls durch Palpation am Brustkorb feststellen kann. Deutliche Vibrationen treten bei kongenitalen Herzvitien, z. B. bei einem Ventrikelseptumdefekt, oder bei einer lokalen Erweiterung der A. pulmonalis und einer Aortenklappeninsuffizienz auf. Fühlbare Schwingungen an der Brustwand sind immer als pathologisches Zeichen zu werten.

### 2.1.5 Auskultation des Herzens

Die Auskultation des Herzens ist der wichtigste Teil für eine orientierende klinische Untersuchung des Kreislaufapparats. Sie setzt ein ruhiges Vorgehen des Untersuchers, einen ungestörten Untersuchungsort und die Verwendung eines geeigneten Phonendoskops voraus. Auch der Patient muß sich in einer physisch ruhigen Verfassung befinden, darf aber nicht durch Medikation sediert sein.

Zwei Formen von Phonendoskopen sind im Gebrauch: das Trichter-Modell und das Membran-Modell. In der Pferdepraxis hat sich das Membran-Modell am besten bewährt, da es dank seines flachen Kopfes unter die *Musculi anconaei* geschoben werden kann. Die in die Brustwand übergeleiteten Schallwellen können mit Hilfe des Instrumentes abgehört werden. Die durch den Untersucher wahrnehmbaren Schallwellen sind abhängig von den Eigenschaften der Schallquelle, den Änderungen der Schallwellen durch die die Schallquelle umgebenden Gewebeschichten und von den Eigenschaften des Abhörinstruments.

Beim Membran-Modell ist der wahrzunehmende Schallcharakter stark von der Qualität und Spannung der Membran abhängig. Weiterhin beeinflussen die Länge und das Material der Schläuche die Akustik. Intensitätsverluste treten dann auf, wenn die Ohrknöpfe nicht in den Ohrtrichter des Untersuchers passen. Untersuchungen über die erforderlichen Eigenschaften des Instrumentes sind der Humanmedizin entlehnt und der Tierheilkunde angepaßt worden (LITTLEWORT, 1962). Als ideales Phonendoskop wird ein Membran-Modell mit einer maximalen Schlauchlänge von etwa 25 cm empfohlen.

Die durch die Schläuche und Ohrknöpfe weitergeleiteten Schallwellen werden im inneren Ohr des Untersuchers empfangen und mittels eines komplizierten Schaltmechanismus der *Cortex cerebri* zugeführt, wo die Tonsensation erzeugt wird. Das menschliche Ohr nimmt schon Schallwellen niedriger Amplitude wahr. Besonders empfindlich ist das menschliche Ohr für Schallwellen mit einer Frequenz zwischen 2 und 4 kHz. Außerhalb dieses Bereichs sinkt die Empfindlichkeit progressiv. Töne mit einer Wellenlänge unterhalb von 30 Hz und oberhalb von 15 kHz werden nicht mehr wahrgenommen. Die Hörgrenzen werden altersbedingt verschoben. Die Frequenzen der Herztöne und Herzgeräusche liegen zwischen 1–500 Hz, deshalb befinden sie sich nicht im optimalen Hörbereich.

### 2.1.5.1 Herztöne

Während der Herzaktion entstehen Schwingungen im Herzgewebe und Veränderungen in der Geschwindigkeit des Blutstroms. Mit Hilfe der Echokardiographie (2.1.9), zusammen mit der Phonokardiographie (2.1.8), ist festgestellt worden, daß die hörbaren Komponenten der Herztöne und Herzgeräusche auf Verschlußbewegungen der Klappen beruhen und daß die Position und die Qualität der Klappen ebenso zum Entstehen dieser Schallwellen beitragen. Durch die Verschlußbewegungen entstehen Vibrationen im Blut, die in die Umgebung weitergeleitet werden. Beim Pferd sind im Prinzip vier Herztöne ($S_1$, $S_2$, $S_3$, $S_4$) auszukultieren.

Bei der Auskultation muß am ehesten ein Unterschied zwischen dem ersten ($S_1$) und dem zweiten Herzton ($S_2$) gemacht werden. Bei niedriger Herzfrequenz gelingt dies ohne Schwierigkeiten, weil die Systole (Zeitintervall $S_1$–$S_2$) dann viel kürzer ist als die Diastole ($S_2$–$S_1$). Bei einer Tachykardie wird die Diastole ($S_2$–$S_1$ Intervall) stärker verkürzt als die Systole. $S_1$ ist dann von $S_2$ zu unterscheiden, weil er mit dem *Ictus cordis* und dem anakrotischen Teil der Pulswelle zusammenfällt. Die anderen Herztöne ($S_2$, $S_3$, $S_4$) können, wenn $S_1$ bestimmt ist, einfach zeitlich festgelegt werden. Von jeher wird den Projektionsgebieten der jeweiligen Herzklappen auf der Brustwand eine wichtige Rolle beigemessen. An diesen Stellen, Puncta maxima (Pm), kann man im allgemeinen alle Herztöne und eventuelle Herzgeräusche unter der Voraussetzung wahrnehmen, daß deren Intensität und Schallübertragung ausreichend sind. Die Schalltransmission und der Entstehungsort der Schallwellen sind verantwortlich dafür, daß die Herzschallphänomene nur an einer bestimmten Stelle ihre maximale Intensität besitzen (LITTLEWORT, 1962). Diese Pm haben vor allem einen orientierenden Wert. Die Periode, in der der Ton oder das Geräusch wahrgenommen werden kann, und die Richtung, in der das Geräusch sich fortbewegt, haben für die Diagnostik eine vorrangige Bedeutung.

### Lokalisierung der Herztöne und Herzgeräusche

In der Regel ist ein Herzschall am lautesten an der Stelle der Brustwand zu hören, die der Ursprungsstelle des Schalls auch am nächsten liegt. Gewöhnlich werden 5 Puncta maxima festgestellt (LITTLEWORT, 1962):

1. in Höhe der Apex des Herzens,
2. das Pm der Bikuspidalklappen,
3. das Pm der Aortenklappen,
4. das Pm der Pulmonalklappen und
5. das Pm der Trikuspidalklappen.

### 1. Apex cordis

Mit der Auskultation des Herzens wird in der Umgebung der *Apex cordis* begonnen. Sie wird durch den Schnittpunkt zweier Koordinaten geortet. Die vertikale Koordinate ist durch den 5. Interkostalraum gegeben, während die horizontale durch eine Linie gebildet wird, die etwa durch die Mitte des unteren Brustdrittels verläuft (MAREK und MOCSY, 1956). Im Pm der *Apex cordis* hört man den 1. und 2. Herzton sehr deutlich. Nach LITTLEWORT (1962) sind hier auch die linksseitigen diastolischen Geräusche am besten zu hören.

### 2. Das Punctum maximum der Bikuspidalklappen (nach Littlewort die Mitralisgegend)

Das Pm der Töne, die in der Umgebung der Atrioventrikularklappen entstehen, hat als vertikale Koordinate wiederum den 5. Interkostalraum. Als horizontale Koordinate zieht man eine Linie durch die Mitte des *Os humeri*. In der direkten Umgebung dieses Schnittpunktes besitzt der 1. Herzton seine maximale Lautstärke an der linken Brustwand.

### 3. Das Pm der Aortenklappen (Aortengegend)

Das Pm der Aortenklappen liegt etwas kranial vom Pm der Atrioventrikularklappen. Viele Untersucher verlegen diese Zone auch etwas dorsal davon. Unserer Meinung nach läßt sich das Pm der Aortenklappen auf demselben Weg lokalisieren wie das der Bikuspidalklappen.

### 4. Das Pm der Pulmonalklappen

Weiter nach kranial in der Verlängerung der horizontalen Linie, die durch die Mitte des Oberarmes führt, befindet sich das Pm der Pulmonalklappen. Für das Aufsuchen dieses Punktes muß deshalb das linke Vorderbein des zu untersuchenden Pferdes soweit wie möglich nach vorn gestellt werden. Die vertikale Koordinate wird durch den 3. Interkostalraum dargestellt. Eine langdauernde Auskultation dieses Brustabschnittes stößt allerdings oftmals auf den Widerstand des Pferdes.

An den Pm der Aortenklappen und der Pulmonalklappen ist der zweite Herzton stärker ausgeprägt als am Pm der Atrioventrikularklappen.

### 5. Das Pm der Trikuspidalklappen

Die von den Trikuspidalklappen ausgehenden Herztöne und -geräusche sind an der rechten Thoraxseite leichter festzustellen als links. Ihr Pm liegt im Schnittpunkt zweier Linien, die vom 3. Interkostalraum und der durch die Mitte des *Os humeri* gehenden Horizontale gebildet werden.

Es ist oft sehr schwierig, die maximale Intensität der Herztöne und der Herznebengeräusche sehr genau nach ihrem Entstehungsort zu lokalisieren. Besondere Schwierigkeiten bestehen in der Differenzierung zwischen den Pm der Aorten- und der Pulmonalklappen.

### 2.1.5.2 Entstehung, Dauer und zeitliches Auftreten der Herztöne und Herzgeräusche im Herzzyklus

Grundsätzlich sind 4 verschiedene Herztöne wahrnehmbar, doch durch die schwache Intensität einiger dieser Herztöne ($S_3$ und $S_4$) lassen sich mit Hilfe des Phonendoskopes oft nur zwei ($S_1$, $S_2$), allenfalls drei ($S_4$, $S_1$, $S_2$) voneinander unterscheiden.

#### 1. Der erste Herzton ($S_1$)

Die Kontraktion des linken Ventrikels beginnt etwas früher als die der rechten Seite. Der Verschluß der Mitralklappen ist die Anfangskomponente des $S_1$. Hierauf folgt schnell der Verschluß der Trikuspidalklappen. Die Amplitude ihrer Schwingungen ist viel niedriger als die der Mitralklappen. Das Zeitintervall zwischen diesen beiden Komponenten ist durch die niedrige Herzfrequenz beim ruhenden Pferd aber so groß, daß der erste Herzton dann gespalten gehört werden kann. Dieser physiologische Vorgang bei der Entstehung des $S_1$ muß von drei anderen Phänomen unterschieden werden: a) der Anwesenheit eines lauten Atriumtones ($S_4$), b) der Anwesenheit eines kurzen, hyperkinetischen Aorten- bzw. Pulmonalisauswurfgeräusches und c) der Anwesenheit einer Mitralstenose.

Meistens kommt nur ein hyperkinetisches Aortenauswurfgeräusch in Betracht. Bei alten und sehr dämpfigen Pferden kann durch die pulmonale Hypertension ein Pulmonalisauswurfgeräusch entstehen. Bei jungen Tieren mit einem Atriumseptumdefekt kann dieses Geräusch durch das sekundär vergrößerte Schlagvolumen des rechten Ventrikels entstehen, weil der rechte Vorhof in diesem Fall mehr Blut erhält.

Unter allen Umständen wird die Intensität des $S_1$ bestimmt durch:
1. die Mobilität des Klappensystems,
2. die Position der Klappen vor dem Verschluß,
3. die Ventrikelkontraktionsgeschwindigkeit und
4. die Qualität der Klappen, wodurch sie während der ganzen Systole verschlossen bleiben können.

#### 2. Der zweite Herzton ($S_2$)

Der Anfang des zweiten Herztons ($S_2$) ist die Folge des Verschlusses der Aortenklappen. Die physiologische Ungleichzeitigkeit (Asynchronie) des linken und rechten Ventrikels hat Konsequenzen für den zweiten Herzton. Die Feststellung beider Komponenten des $S_2$ ist ein Ziel der Auskultation. Wenn man die Aorten- (A 2) und die Pulmonaliskomponente (P 2) des $S_2$ unterscheiden kann, dann läßt sich auch ihre jeweilige Intensität an den entsprechenden Pm vergleichen. Die Aortenkomponente ist erheblich lauter als das von der Pulmonalis ausgehende Geräusch. Ein verstärktes P 2 beobachtet man bei der Pulmonalishypertension, die sich bei einer fortgeschrittenen Dämpfigkeit entwickelt. Weiterhin ist P 2 bei einem vermehrten Auswurf aus dem rechten Ventrikel, z. B. beim Ventrikelseptumdefekt, verstärkt. Die Tiefe der Inspiration hat Einfluß auf die Zeitverschiebung zwischen A 2 und P 2. Bei einer tiefen Inspiration entsteht das P 2 etwas verzögert, in dessen Folge eine geringgradige Vergrößerung des Schlagvolumens des rechten Ventrikels entsteht und beim Auswurf eine stärkere Betonung des P 2 auftritt. Als Reaktion hierauf werden die beiden Volumina wieder einander angeglichen, worauf die Spaltung und Betonung des Geräusches wieder verschwindet. Dieses Phänomen und die damit zugleich auftretenden Rhythmusänderungen kommen während der Erholungsphase einer kurzdauernden, nicht ausgeglichenen Arbeitsbelastung vor (2.2.1.3).

#### 3. Der dritte Herzton ($S_3$)

Der dritte Herzton ($S_3$) ist die Folge einer schnellen Füllung des sich während der Frühdiastole erweiternden

Tab. 2.1: Graduelle Einteilung der klinisch feststellbaren Herzgeräusche nach ihrer Intensität (modifiziert nach LITTLEWORT, 1962)

|  | Intensität | Hämodynamische Bedeutung |
|---|---|---|
| Grad I | nur bei intensiver Auskultation wahrzunehmen | im allgemeinen keine |
| Grad II | unmittelbar nach Auskultationsbeginn feststellbares schwaches Geräusch | im allgemeinen keine |
| Grad III | unmittelbar nach Auskultationsbeginn feststellbares starkes Geräusch, schon bei locker aufgelegtem Phonendoskop | fast immer |
| Grad IV | bereits vor Herstellung eines direkten Kontaktes zwischen Phonendoskop und Brustwand hörbares Geräusch | immer |

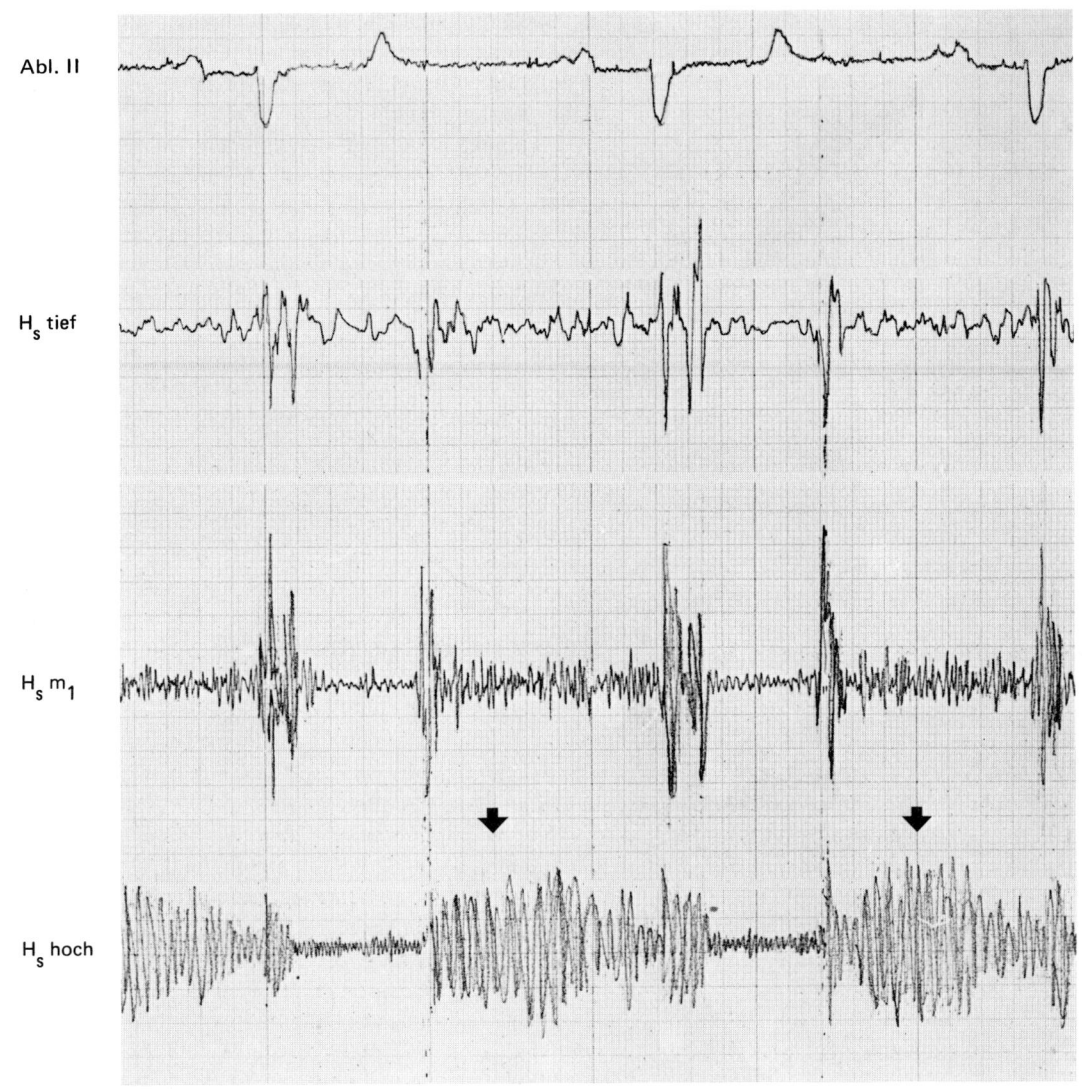

**Abb. 2.1:** Diastolisches Herzgeräusch (↓) im Phonokardiogramm bei einem Pferd mit kompensierter Aortenklappeninsuffizienz. Das Herzgeräusch hat seine höchste Intensität mit dem höheren Frequenzbereich (Hs hoch). (Papiergeschwindigkeit 50 mm/s). Das Pferd konnte noch einige Jahre in einer Reitschule eingesetzt werden.

Ventrikels. Die Intensität dieses Tones ist sehr gering. Er ist nur bei etwa 50% der Pferde in der Mitralisgegend hörbar. Erfolgt die Kammerfüllung sehr schnell, wird der Ton deutlicher und er kann dann zusammen mit der Spaltung des $S_2$ und der gleichzeitigen Betonung des P 2 zu Fehldiagnosen führen, besonders bei nervösen Pferden. Die wahrgenommenen Herztöne täuschen dann Extrasystolen und Rhythmusstörungen vor.

### 4. Der vierte Herzton ($S_4$)

In der Endphase der Diastole ist $S_4$ in der Mitralisgegend hörbar. Er entsteht als Folge der Vorhofkontraktion und ist kurz vor dem ersten Herzton zu hören. Der $S_4$ dient als wichtiges Hilfsmittel zur Differenzierung zwischen einem Atrioventrikularblock und der Atriumfibrillation. Beim Vorhofflimmern fehlt der $S_4$.

### 5. Die Herzgeräusche

Die Auskultation dient der Diagnostik von Herzarrhythmien und Herzgeräuschen. Herzgeräusche werden bei vielen Pferden festgestellt (REISINGER, 1949). Sie sind oftmals pathologischen Ursprungs, doch durch die Anpassungsmöglichkeiten des Herzens führt ihre Ursache oft nur zu geringen Einschränkungen im Gebrauch des Pferdes. Herzgeräusche sind hörbare Schwingungen von beschränkter Dauer während der stillen Phasen (Systole und Diastole) der Herzaktion. Sie sind Folge des Überganges des Blutes aus einer laminaren Strömung in eine turbulente. Dieser Strömungswechsel findet in den Herzkompartimenten oder in der Blutbahn (Auswurf- oder Zuströmungsgebiet) statt. Wenn die Turbulenzen energiereich sind, können sie abhörbare Schallwellen auslösen. Die Intensität der Herzgeräusche ist aber auskultatorisch schwierig zu quantifizieren, weshalb sie nur einer subjektiven Bewertung unterliegen können. Die Charakteristik der Herzgeräusche wird durch das Tempo des lokalen Blutstromes und die elastischen Eigenschaften des umgebenden Gewebes bestimmt. Es ist sinnvoll, die Herzgeräusche nach ihrem Auftreten im Herzzyklus in systolische und diastolische Geräusche einzuteilen. Wenn sie in beiden Zyklen auftreten, sind sie als kontinuierlich zu bezeichnen. Die systolischen Herzgeräusche werden in systolische Auswurfgeräusche und in pansystolische oder Regurgitationsgeräusche eingeteilt. Nach ihrer Intensität kann man sie in vier Gruppen unterteilen, die in Tabelle 2.1 aufgeführt sind (LITTLEWORT, 1962).

Die meisten Herzgeräusche beruhen auf pathologischen Vorgängen an den Herzklappen. Das Kompensationsvermögen des Herzens ist allerdings so erheblich, daß Pferde mit Herzgeräuschen noch sehr intensive Arbeit leisten können. Die hämodynamischen Konsequenzen vieler Herzgeräusche lassen sich mit den üblichen klinischen Untersuchungsmethoden nicht erkennen. Des-

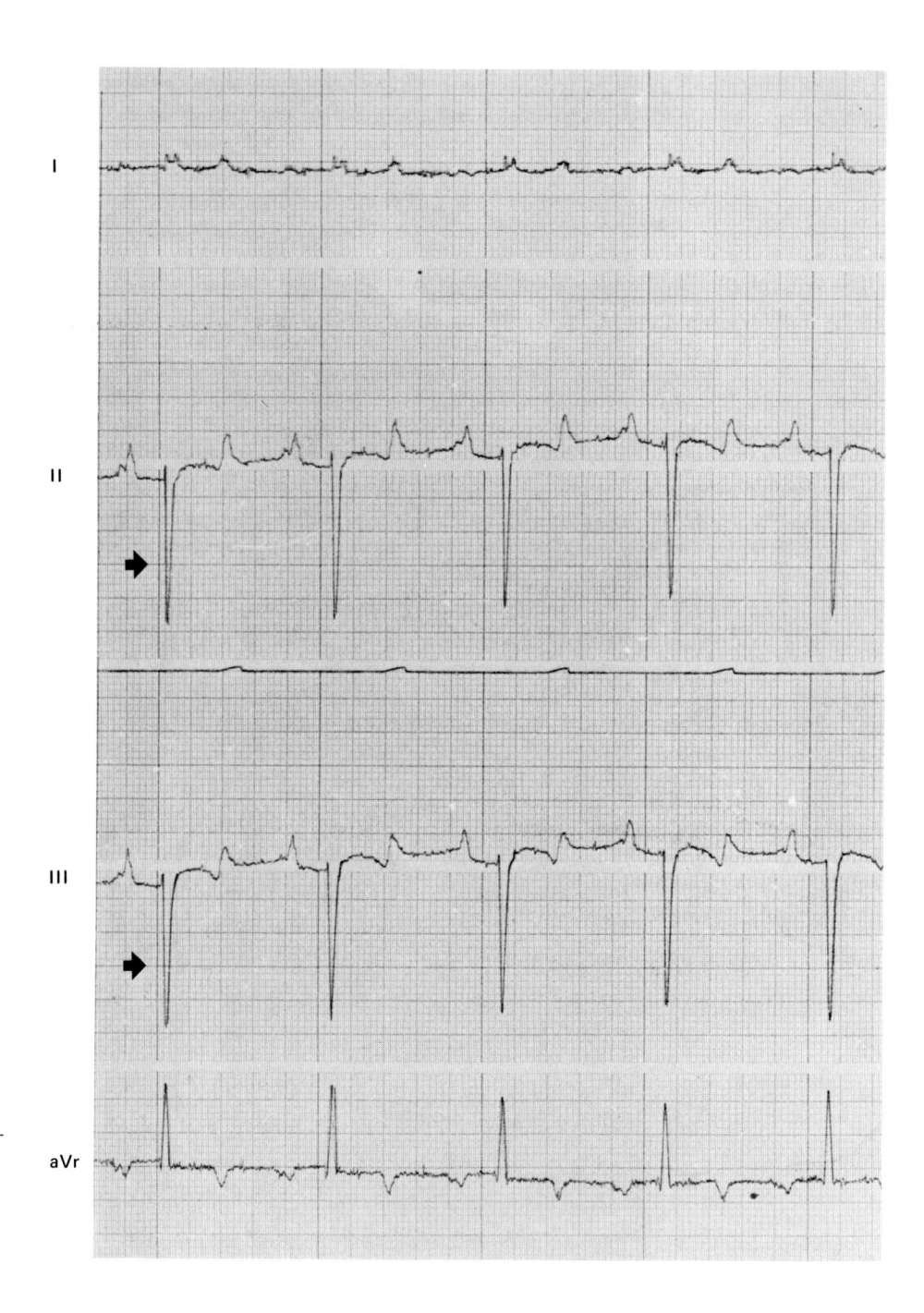

**Abb. 2.2:** EKG eines Pferdes mit kompensierter Aortenklappeninsuffizienz (wie in Abb. 2.1). Negativer QSR-Komplex in Abl. II und III (Papiergeschwindigkeit 25 mm/s). Bei der Obduktion wurde als Ursache der Klappeninsuffizienz eine chronische Klappensklerose mit deutlicher Dilatation und Hypertrophie des linken Ventrikels gefunden.

halb reichen die Befunde einer Herzauskultation ohne zusätzliche Untersuchungsverfahren (EKG, Herzkatheterisierung und Doppler-Echokardiographie) für eine wissenschaftlich begründete Diagnose und Prognose nicht aus.

Im allgemeinen werden die nachfolgenden Herzgeräusche als klinisch bedeutungslos angesehen, weil ihr Einfluß auf die Arbeitsleistung zu vernachlässigen ist:

1. frühsystolische Geräusche, die nach Arbeitsbelastung verschwinden;
2. intermittierende Herzgeräusche, die durch Geschwindigkeitsänderungen des Blutstromes entstehen;
3. holosystolische Herzgeräusche bei gleichzeitigem Vorliegen einer starken Anämie (Hb-Gehalt < 9 g/%);
4. holosystolische und holodiastolische Geräusche beim Fohlen innerhalb der ersten drei Lebenstage (MAHAFFEY und ROSSDALE, 1957);
5. frühsystolische Herzgeräusche I. und II. Grades im Pm der Aortenklappen. Diese Geräusche sind nach unserer Auffassung eine Folge von parasitären Aortenwandschäden;
6. ein kurzes Herzgeräusch von hohem Klang in der Diastole bei jungen Pferden (GLENDENNING, 1964);
7. bei jünger als 60 Tage alten Fohlen ein leises systolisches Herzgeräusch über der Herzbasis an der linken Brustwand (LOMBARD et al., 1984).

Obgleich in der Regel alle diastolischen Herzgeräusche zu den pathologischen gerechnet werden, hat man bei dem unter 6. genannten Geräusch empirisch festgestellt, daß die Arbeitsleistung des Pferdes nicht beeinflußt wird. Ihre Ursache liegt meistens in einer vorübergehenden Insuffizienz der Aorten- oder Pulmonalklappen. Andernfalls können die Folgen einer stationären Insuffizienz kompensiert werden, so daß in diesen Fällen der Patient trotzdem zu einer relativ hohen Arbeitsleistung imstande ist (Abb. 2.1, 2.2).

Von klinischer Bedeutung für eine Leistungsminderung des Patienten und damit generell als pathologisch anzusehen sind Geräusche, die bei folgenden Erkrankungen zu erwarten sind:

Systolische Geräusche bei:
1. Stenosen in den Aorten- und Pulmonalwurzeln (meist angeboren);
2. Insuffizienz der Atrioventrikularklappen;
3. Ventrikelseptumdefekt.

Diastolische Geräusche bei:
1. Insuffizienz der Aorten- und Pulmonalklappen;
2. Stenose des Atrioventrikularringes (sehr selten).

Systolische und diastolische Geräusche bei:
1. *Ductus arteriosis Botalli persistens*;
2. Koinzidenz von Stenosen und Insuffizienzen der Klappen und Gefäßwurzeln.

## 2.1.6 Perkussion des Herzens

Bei der Perkussion wird mit Hilfe eines Perkussionshammers und eines Plessimeters die Thoraxwand im Bereich der 3. bis 6. Rippe in horizontaler und vertikaler Richtung abgeklopft. Zu diesem Zweck muß die linke Vorderextremität weit nach kranial gestellt werden. Auf diese Weise wird beim Pferd eine Zone der relativen Herzdämpfung ermittelt, die in ein Gebiet absoluter Herzdämpfung übergeht. Die Perkussion soll Informationen über die Herzgröße liefern, ist dazu jedoch nicht empfindlich genug.

## 2.1.7 Elektrokardiographie

Durch die Elektrokardiographie werden die vom Herz ausgehenden elektrischen Aktionspotentiale bzw. Aktionsströme instrumentell erfaßt. Dieses Untersuchungsverfahren wird am Pferd schon seit 1913 (NÖRR) durchgeführt. Jedoch ist diese Methode beim Pferd bei weitem nicht bis in alle Feinheiten entwickelt. Ihre vornehmste Bedeutung liegt bisher in der Diagnostik von Herzrhythmusstörungen, wohingegen sie für die Erkennung lokaler Herzmuskelerkrankungen nicht geeignet erscheint.

Das Elektrokardiogramm (EKG) zeichnet die Potentialschwankungen der gesamten Herzmuskelzellen im Verhältnis zur Zeit auf. Unter normalem Ablauf besteht das EKG des Pferdes aus einer Reihe von Zacken (Gipfeln und Wellen), die mit den Buchstaben P, Q, R, S, T und U bezeichnet werden. Das peripher abgeleitete EKG ist die Resultante einer Vielzahl von lokalen, in vielen Richtungen ablaufenden Herzmuskelerregungen (Abb. 2.3 und Abb. 2.4). Die Topographie des Leitungssystems, die Fortleitungsgeschwindigkeit in den Purkinje-Fasern, die anatomische Lage des Herzens und die Lokalisation der Ableitungsstellen bestimmen das Ergebnis. Die Erregung (Depolarisation) der Vorhöfe wird durch den Buchstaben P angegeben. Je nach Ableitungsstelle besteht die P-Welle aus ein oder mehr (meist zwei) Zacken, die entweder positiv oder auch negativ verlaufen können. Der erste Teil der P-Zacke beruht auf einer Aktivierung des rechten Atriums, die der des linken Vorhofs vorausgeht. Die Erregung der Ventrikel dauert von Beginn der Q-Zacke bis zum Anfang der T-Welle. Die durch die Erregungsausbreitung verursachte Potentialschwankung erhält in den Extremitätsableitungen fast immer eine aufwärts gerichtete R-Zacke, während eine vorgängige abwärts gerichtete Q-Zacke und eine nachfolgende abwärts gerichtete S-Zacke in manchen Ableitungen nicht oder nur minimal zu erkennen sind. Die gesamte Zackenfolge ist als QRS-Komplex zusammenzufassen.

Die T-Welle gibt die Repolarisation des Herzmuskels in seiner Erholungsphase an. Sie besteht entweder aus einer mehr oder wenigen hohen und langsam ablaufenden, aufwärts gerichteten Welle oder sie bildet eine negative bzw.

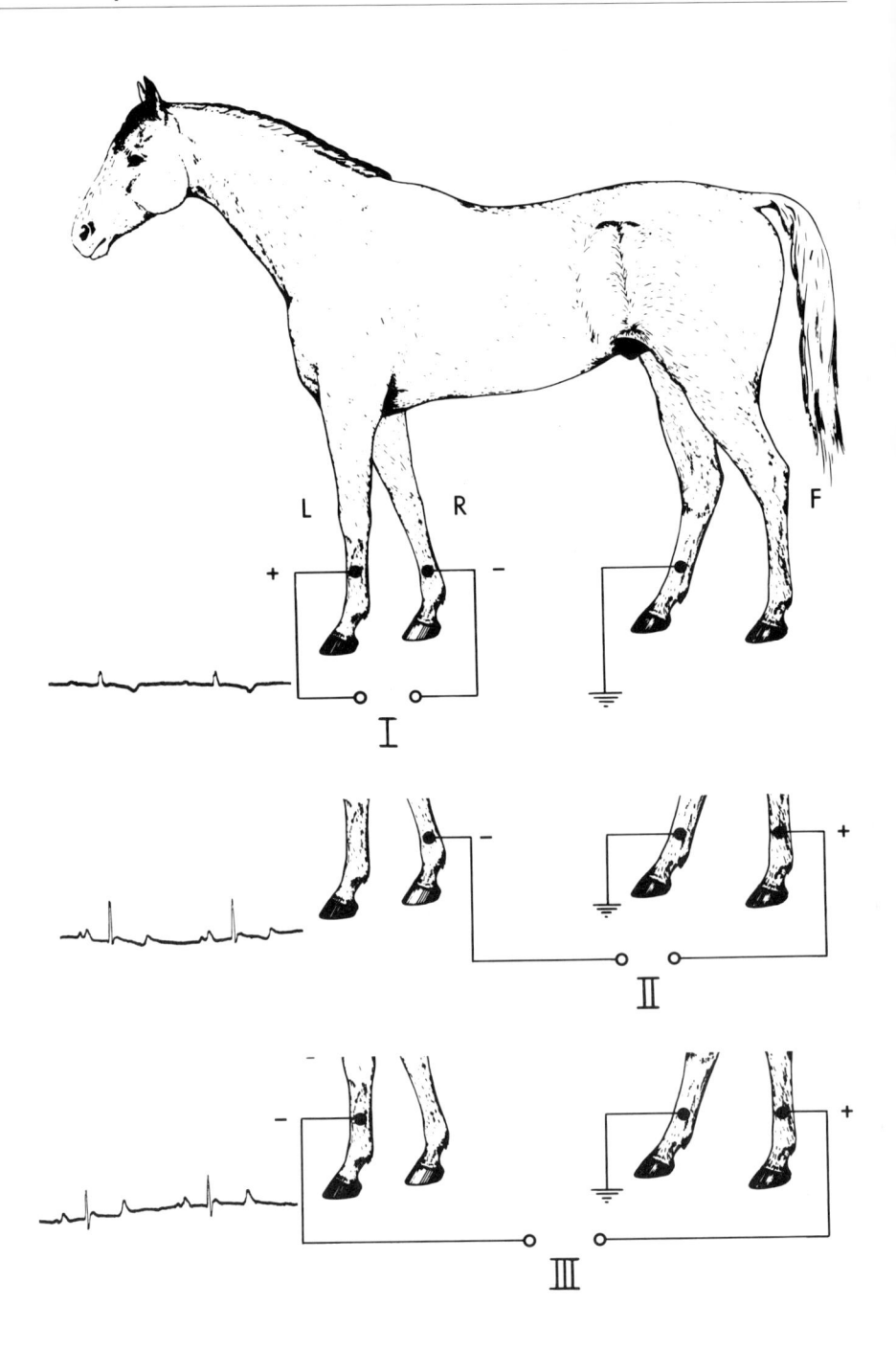

**Abb. 2.3:** Extremitätenableitung beim Pferd (nach EINTHOVEN)

eine biphasische (negativ-positiv) Welle. Die T-Welle kann sich durch Verschiebungen des neurovegetativen Tonus des Pferdes schon in ein und derselben Ableitung sehr stark ändern (Abb. 2.5). Solche paroxysmalen T-Gipfeländerungen und derartige Verschiebungen der ST-Strecke (Abb. 2.6) besitzen beim Pferd keine diagnostische Bedeutung (KRONEMAN, 1965; HOLMES und RESAKHANI, 1975). Das PQ-Intervall (AV-Intervall, atrioventrikuläre Überleitungszeit) entspricht dem Intervall vom Beginn der Vorhoferregung (frühester P-Beginn) bis zum Anfang der Kammererregung (frühester QRS-Beginn). Die PQ-Dauer ist auch beim Pferd frequenz- und altersabhängig. Sie nimmt mit steigender Herzfrequenz ab und mit höherem Lebensalter zu.

Eine Verlängerung der PQ-Dauer kommt bei Pferden häufig vor, z. B. bei den AV-Blöcken I. und II. Grades (floating PQ-interval), eine Verkürzung der PQ-Zeit dagegen bei der Antesystolie (Wolff-Parkinson-White-Syndrom), einer sehr seltenen Herzrhythmusstörung (BROOYMANS, 1957).

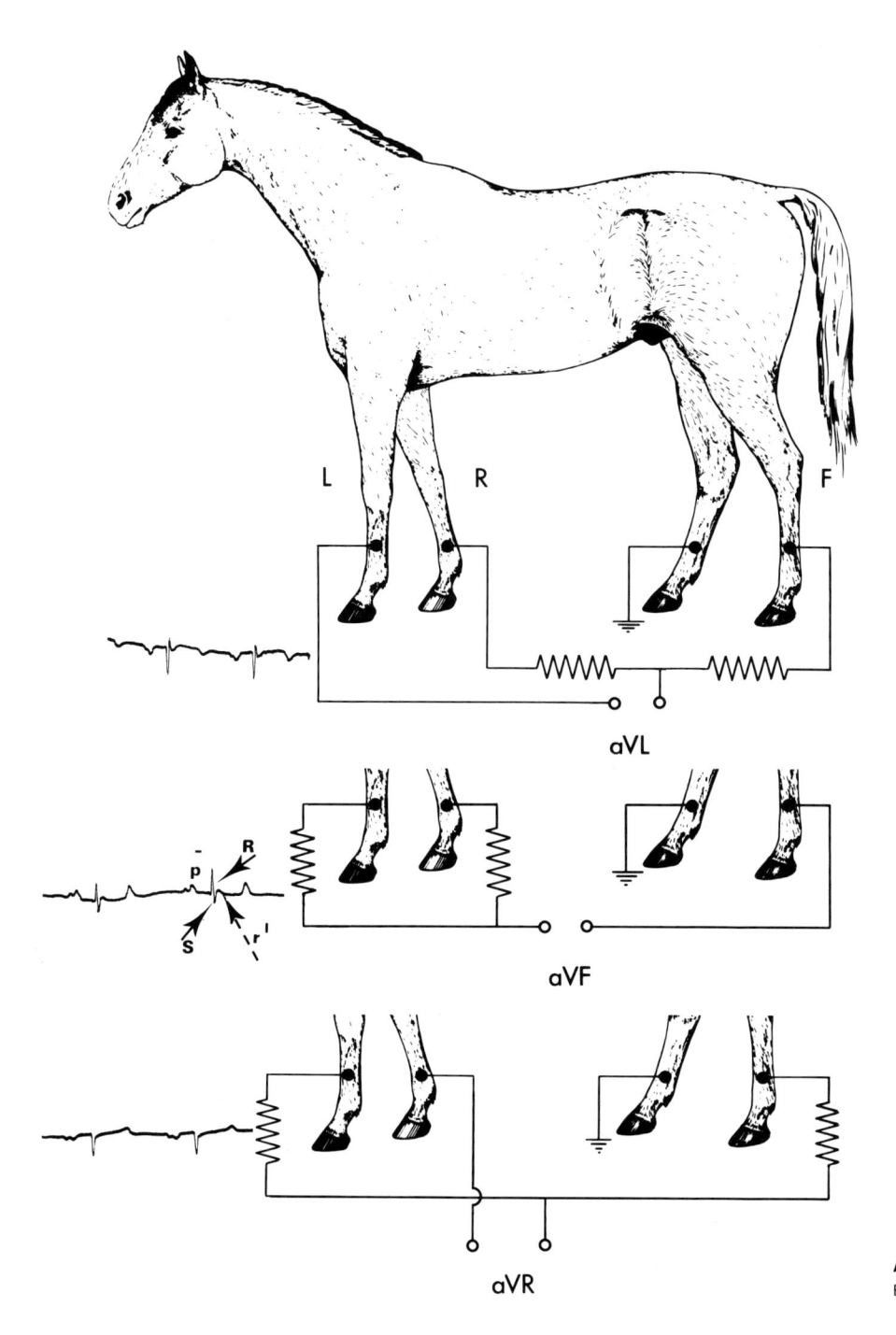

**Abb. 2.4:** Unipolare (GOLDBERGER) Ableitung beim Pferd

Der ST-Abschnitt entspricht physiologisch dem Zustand der vollständigen Kammerdepolarisation. Er verläuft in den gebräuchlichen Ableitungen meist isoelektrisch. Hebungen der ST-Strecke kommen während der Erholungsphase einer kurzfristigen Arbeit unter streßbedingten Umständen vor. Sie haben keine pathologische Bedeutung (KRONEMAN, 1965).

Der QT-Abschnitt (Anfang Q-Zacke bis zum Ende der T-Welle) entspricht der elektrischen Kammersystole, deren Dauer frequenzabhängig ist (BROOYMANS, 1957). Sie verlängert sich bei einer Hypokaliämie, zeitlich beim AV-Block II. Grades, und sie ist verkürzt bei einer Hyperkalzämie, Digitalisüberdosierung und bei toxisch oder entzündlich ausgelösten massiven Herzmuskelerkrankungen. Weil das EKG weitgehend von der Lokalisation der Ableitungsstellen bestimmt wird, ist eine Vereinheitlichung in der Wahl der Ableitungsstellen und Gliedmaßenstellung erforderlich. Obgleich man im Rahmen einer speziellen Herzuntersuchung nicht auf ein EKG verzichten sollte, muß doch vor einer Überbewertung

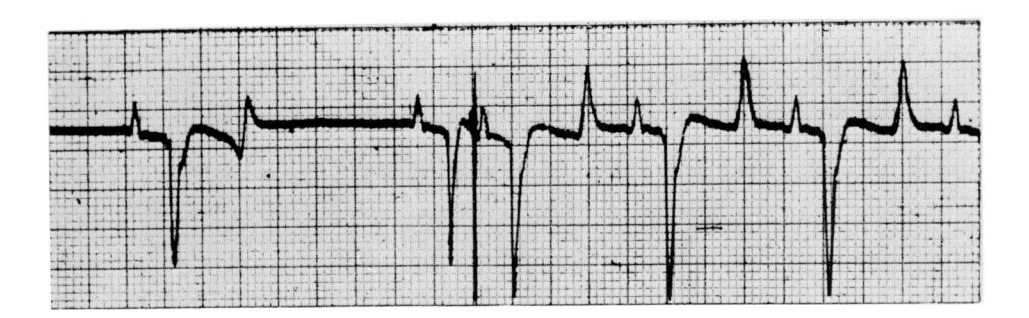

**Abb. 2.5:** Paroxysmale T-Gipfeländerungen bei einem herzgesunden Pferd, hervorgerufen durch nervöse Einflüsse.

elektrokardiographischer Befunde gewarnt werden, wozu auch die oft auffallenden T-Gipfeländerungen zählen. Das EKG spiegelt nämlich nur die elektrophysiologische Aktivität sämtlicher Herzmuskelzellen wider, so daß die Bedeutung der elektrokardiographischen Diagnostik im wesentlichen in der Wiedergabe des Stoffwechselzustandes des Myokards liegt. Die im Vergleich zum Menschen selten auftretenden obliterierenden Gefäßveränderungen in den größeren Verzweigungen der A. coronaria beim Pferd schränken nach unserer Auffassung den diagnostischen Einsatz des EKGs stark ein. Obendrein sind die Vordergliedmaßen des Pferdes nicht als equipotentielle Verlängerungen der Schultergegend aufzufassen. Demzufolge ist die Bedeutung des EKGs für die Diagnostik von Herzmuskelhypertrophien sehr beschränkt. Die vorgeschlagenen anderen Ableitungsstellen (HAMLIN, SMETZER und SMITH, 1964; HOLMES und DARKE, 1970; MUYLLE und OYAERT, 1971) sind für die Diagnostik dieser pathomorphologischen Veränderungen ebenfalls nicht geeignet (LALEZARI, 1984).

Das von RAKHORST (1990) vorgeschlagene Ableitungssystem hat sich bei der experimentellen Rechtshypertrophie einigermaßen bewährt.

Neben einer Vereinheitlichung der elektrokardiographischen Untersuchungstechnik müßten auch die pathomorphologischen Untersuchungsverfahren standardisiert werden, um die Untersuchungsergebnisse auch im internationalen Rahmen vergleichen zu können.

### 2.1.8 Phonokardiographie

Ebenso wie beim Menschen gelingt es auch beim Pferd, die Herztöne und die Herzgeräusche mit Hilfe der Phonokardiographie zu registrieren. Das zur Apparatur gehörende Mikrophon ist aber oft der beschränkende Faktor, weil es nicht weit genug unter die M. anconei geschoben werden kann. Der Wert des Phonokardiogramms liegt in der Bestimmung des Geräuschcharakters, der Geräuschdauer und der Lokalisierung des Geräusches im Zeitrahmen der Herzaktion. Weiterhin stellt es eine unentbehrliche Dokumentationsmöglichkeit dar.

### 2.1.9 Echokardiographie

Bei der Echokardiographie handelt es sich um die Untersuchung des Herzens durch die Registrierung reflektierter Ultraschallwellen. An der linken und rechten Brustwand werden an bestimmten Stellen der Schallkopf (Transducer) des Meßgerätes aufgesetzt und dessen Kristall ak-

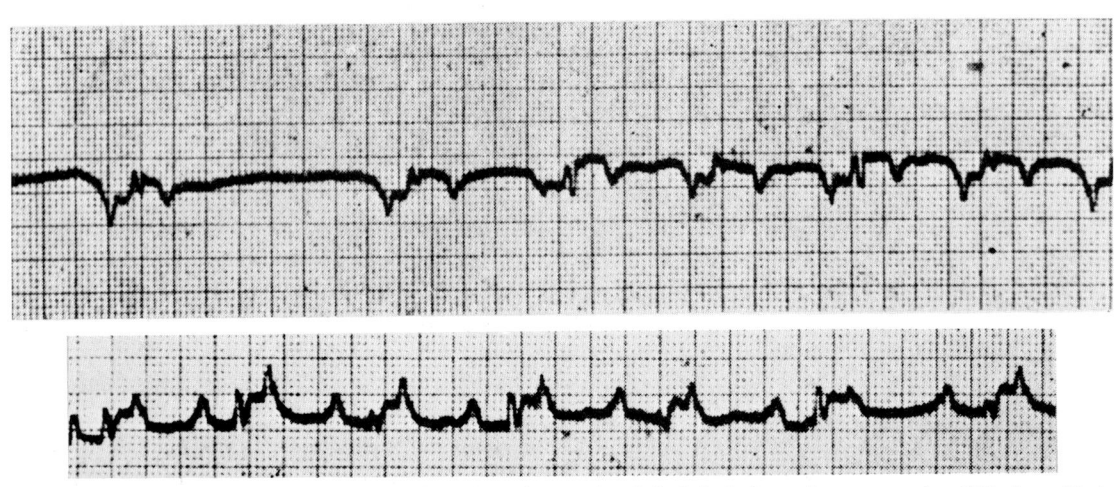

**Abb. 2.6:** ST-Verschiebung nach oben infolge kurzdauernder Arbeit bei einem herzgesunden 3jährigen Traberhengst.

tiviert. An den einzelnen Strukturen des Brustkorbes und Herzens kommt es dann durch Schallimpedanzänderung zur Reflektion der ausgesandten Ultraschallwellen, die dann im Transducer wieder in elektrische Signale umgesetzt werden, die eine Aufzeichnung ermöglichen. Die Echowellen erlauben die Beurteilung der Mitralklappenfunktion, der Aorta und der Kammerwände.

Die klinische Bedeutung der Echokardiographie betrifft vor allem die Diagnostik der Mitralvitien, der kongenitalen Herzvitien (PIPERS et al., 1985), die Erkennung eines Perikardergusses und eine Abschätzung der linksventrikulären Funktion. Mit Hilfe der Echokardiographie können Meßergebnisse (Dicke, Bewegungsablauf) an Muskelwänden, den diversen Herzhöhlen und ihrer Bewegungsabläufe (Strömungsgeschwindigkeit, Volumina) während der Herzaktion gewonnen werden. Obendrein ist dieses Verfahren eine für den Untersucher und für den Patienten ungefährliche und nichtinvasive Methode. Weiterhin liefert die Echokardiographie, zusammen mit der Doppler-Echokardiographie, wichtige Daten zur Diagnostik von pathologischen Strömungsmustern. Die Echokardiographie ist auch für die Diagnostik von Krankheiten anderer Organe ein wichtiges Hilfsmittel (BONAGURA et al., 1985; REEF et al., 1989).

### 2.1.10 Röntgenuntersuchung des Herzens

Trotz der Entwicklung und Anwendung leistungsfähiger Röntgenapparate hat sich die röntgenologische Untersuchung des Herzens beim Pferd bisher nicht durchsetzen können. Die erheblichen Muskelmassen im Gebiet des Schultergürtels lassen eine deutliche Darstellung des kranialen Herzteils nicht zu, so daß man über die Form und die Größe des Herzens keinen zuverlässigen Überblick bekommt.

### 2.1.11 Blutdruckmessung und Herzkatheterisierung

Unter bestimmten Bedingungen kann man sowohl durch indirekte (unblutige) als durch direkte (blutige) Methoden den arteriellen Blutdruck messen. Die Bedeutung einer Blutdruckbestimmung für die klinische Diagnostik von Herz- und Gefäßerkrankungen ist für das Pferd als sehr begrenzt anzusehen.

Auch die Herzkatheterisierung hat beim erwachsenen Pferd für die Diagnostik von Herzkrankheiten einen sehr geringen Wert. Für die Diagnostik kongenitaler Herzvitien ist sie dagegen sehr wertvoll, da man mittels dieses Verfahrens Daten über Sauerstoffsättigung, Sauerstoffdruck, lokale Blutdruckverhältnisse usw. erhalten kann.

Die vorgenannten Untersuchungsverfahren der Elektrokardiographie, Phonokardiographie, Echokardiographie und Herzkatheterisierung sollten nur von sehr erfahrenen, kritischen Untersuchern durchgeführt werden, damit keine Fehldiagnosen zustande kommen.

## 2.2 Erregungsleitungs- und Reizbildungsstörungen

Häufig wird bei der Untersuchung des Kreislaufapparates eine Herzrhythmusstörung ermittelt, deren Ursache durch ein EKG näher definiert werden kann. Ein weiteres Hilfsmittel ist die telemetrische Elektrokardiographie, mit der die Aktionsströme auch während körperlicher Bewegung erkennbar gemacht werden können.

Störungen im Herzrhythmus werden entweder auf Reizbildungsstörungen oder Erregungsleitungsstörungen zurückgeführt.

Bis vor kurzem wurde dem Herzmuskel ein syncytialanatomischer Aufbau zugeschrieben. Die Anwesenheit sehr kleiner elektrophysiologischer Einheiten im Säugetierherz ist inzwischen nachgewiesen und ihr anatomisches Substrat bestätigt worden.

Die Herzmuskelzellen können in automatische und nichtautomatische Zellen unterteilt werden. Die automatischen Zellen sind zur spontanen Erregungsbildung befähigt. Automatische Zellen werden auch beim Pferd im Sinusknoten, im Atriummyokard, im Atrioventrikularknoten, im His-Bündel und dessen beiden Schenkeln sowie in den subendokardialen und intramuralen Purkinje-Fasern gefunden (TER BORG, 1941, 1947).

Die automatischen Zellgruppen, die sich außerhalb des Sinusknotens befinden, werden als ektopische oder subsidiäre Schrittmacher bezeichnet. Normalerweise sind diese Zentren nicht aktiv, sondern bilden einen Sicherheitsmechanismus für die Herzaktivierung für den Fall, daß die Erregungsimpulse im Sinusknoten ausfallen oder Erregungsleitungsbahnen blockiert sind. Die nichtautomatischen Herzzellen können nur nach Stimulation durch automatische Herzzellen in Erregung versetzt werden. Von einer automatischen Zelle ausgehende Impulse werden von dort aus in alle Richtungen weitergeleitet. Allerdings bestehen hierbei Präferenzbahnen, auf denen sich die Erregungsleitung rascher fortpflanzt. Unter normalen Umständen sind die Herzmuskelzellen nicht gegen Impulse benachbarter Zellen geschützt. Diejenige Zelle, die am frühesten einen Impuls abgibt, bringt alle anderen Zellen zur Depolarisation. Die Zellgruppen, deren Depolarisationsfrequenz am höchsten ist, bestimmen daher die Herzschlagfrequenz. Der Sinusknoten besitzt in der Regel die höchste Reizbildungsfrequenz *(Nomotopie)*. Die anderen automatischen Zellgruppen können dagegen nur unter bestimmten Voraussetzungen die Herzfrequenz bestimmen *(Heterotopie)*. Die Reizbildungsfrequenz wird durch Faktoren bestimmt, die innerhalb und außerhalb der automatischen Herzzelle liegen, z. B. Katecholamine, Hypo- und Hyperkaliämie, pH-Verschiebungen, neurogene Einflüsse. Diese Faktoren lösen eine Sinusbradykardie oder eine -tachykardie aus, solange sie konstant bleiben. Andernfalls kann sich eine Sinusarrhythmie einstellen.

MUYLLE (1975) hat mit Hilfe intramuraler elektrokardiographischer Untersuchungen festgestellt, daß die Ausbreitung der vom Sinusknoten ausgehenden Erregungswelle allseitig über die Vorhöfe abläuft, die mit einer Geschwindigkeit von 1 m/s stattfindet. Entlang der spezifischen intraatrialen Leitungsbahnen liegt die Geschwindigkeit der Erregungsausbreitung höher als 1 m/s. Außerdem wurde ermittelt, daß sich innerhalb des Sinusknotens das primäre Reizbildungszentrum beim Pferd nicht immer an derselben Stelle befindet. Dadurch sollen sich temporäre Abweichungen im P-Gipfel erklären lassen (*wandering auricular pacemaker*, BROOYMANS, 1957).

Die ektopischen Zentren können nur dann auf den Herzrhythmus einwirken, wenn eine Verzögerung in der Reizbildung im Sinusknoten besteht oder wenn eine Beschleunigung oder Reizbildung in den sekundären und tertiären Zentren stattfindet. Natürlich zeigt sich dieses Phänomen auch bei einer Kombination dieser beiden Faktoren und bei einer Erregungsleitungsstörung. Dieser Vorgang stellt sich dann ein, wenn die Impulse des Sinusknotens die Vorhofmuskulatur nicht erreichen können (*sinuaurikulärer Block*) oder wenn das Ventrikelmyokard nicht erregt wird (*atrioventrikulärer Block*).

Genaue Informationen über die Ursache von Arrhythmien wären nur mit direkt von der Herzinnenwand gewonnenen Elektrokardiogrammen zu erhalten. Aus dem konventionellen EKG sind die partiellen Erregungsausbreitungen in der Vorhofmuskulatur, dem Tawara-Knoten, dem His-Bündel einschließlich seiner beiden Äste nicht abzulesen. Möglicherweise wird der Einsatz der modernen intrakardialen Messungen zukünftig zu einem besseren Verständnis der Herzrhythmusstörungen beim Pferd beitragen.

## 2.2.1 Nomotope Reizbildungsstörungen

Eine Beschleunigung des Sinusrhythmus (Sinustachykardie) kann durch eine rasche Bildung von Reizmaterial im Sinusknoten oder durch eine Herabsetzung der Reizschwelle für das Manifestwerden der Erregung zustande kommen. Die Sinustachykardie ist ein Symptom, das häufig die Aufmerksamkeit auf das Herz lenkt. In der großen Mehrzahl liegt diesem Symptom aber eine herzferne Ursache zugrunde.

Eine Erniedrigung der Aktivität des Sinusknotens führt zur Sinusbradykardie. Im Vergleich zur Tachykardie tritt sie bedeutend seltener in Erscheinung. Eine einzelne Erregung des Sinusknotens kann zur Sinusextrasystole führen, die aber im konventionellen EKG schwierig festzustellen ist.

### 2.2.1.1 Sinustachykardie

Die sehr große und schnelle Anpassungsfähigkeit des Herzmuskels an die jeweiligen Bedürfnisse des Körpers beruht einerseits auf der eigenen Automatie, andererseits auf der zentralnervösen Verbindung des Sinusknotens über den Sympathikus im fördernden und über den Vagus im hemmenden Sinn. Normalerweise entwickelt die Automatie des Sinusknotens beim Pferd eine Ruhefrequenz von 28–40 Herzkontraktionen.

Die Tätigkeit des Sinusknotens kann beim Pferd durch eine Beschleunigung (Sinustachykardie), durch eine Verlangsamung (Sinusbradykardie) oder durch eine Unregelmäßigkeit (Sinusarrhythmie) gestört sein. Gewöhnlich handelt es sich bei den zwei letztgenannten Erscheinungen um nervös ausgelöste Reaktionen auf bestimmte Reize.

Unter Sinustachykardie verstehen wir eine Erhöhung des Sinusrhythmus über den physiologischen Grenzwert hinaus. Die Sinustachykardie ist ein vorübergehender Zustand, dem eine herzferne Ursache zugrunde liegt, bei dem also das Herz nur eine sekundäre Rolle spielt. Hormonale, toxische und infektiöse Wirkungen können sowohl über das vegetative Nervensystem als auch direkt am Sinusknoten angreifen. Beim Pferd ist die paroxysmale reflektorische Sinustachykardie sehr bekannt. Eine psychische oder emotionelle Reaktion (Angst) sowie die Arbeitsreaktion ruft eine Sinustachykardie hervor (Abb. 2.7). Die Höhe und die Dauer der Arbeitstachykardie hat für die Beurteilung der Leistungsfähigkeit große Beachtung erlangt. Hierbei handelt es sich nicht um eine Prüfung der Herzfunktion, sondern um eine Prüfung der vegetativen Regulation (HOLZMANN, 1955). Insbesondere

**Abb. 2.7:** Kurzdauernde und geringe Sinusarrythmie bei einem herzgesunden Pferd, ausgelöst durch akustische Reize. Die Dauer des PP-Abstandes ist in $1/100$ s angegeben.

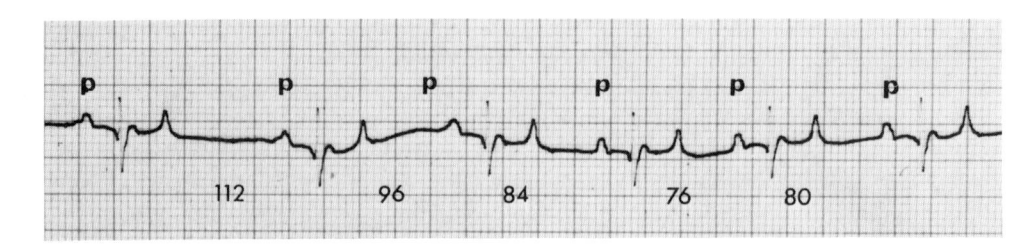

bei nervösen Pferden findet man schon nach geringer Arbeitsbelastung eine Labilität der vegetativen Reflexe, die eine deutliche Sinustachykardie und Sinusarrhythmie hervorruft (KRONEMAN, 1965).

Die beim Fieber bestehende höhere Bluttemperatur entfaltet eine beschleunigende Wirkung auf den Sinusknoten. Der bei einem Kolikanfall auftretenden Sinustachykardie liegt ein komplexer Mechanismus zugrunde, der in der körperlichen Unruhe, Durchblutungsstörungen im Darm und Körper und in den daraus entstehenden Zellschädigungen und Streßreaktionen zu suchen ist.

Ursächlich spielen Sinustachykardien bei Herzkrankheiten nur eine geringe Rolle.

### 2.2.1.2 Sinusbradykardie

Als Sinusbradykardie wird beim erwachsenen Pferd eine Sinusfrequenz unter 24 Herzschlägen pro Minute gerechnet. Im Verhältnis zur Tachykardie ist sie sehr selten. Die beim Sportler im Rahmen der Trainingsvagotonie auftretende Sinusbradykardie wird beim Pferd nur gelegentlich beobachtet. Es handelt sich in diesen Fällen meist um einen unvollständigen oder partiellen Block im Bereich der sinuaurikulären Überleitung oder im Bereich der atrioventrikulären Überleitung.

### 2.2.1.3 Sinusarrhythmie

#### Respiratorische Sinusarrhythmie

Die Abhängigkeit der Sinusfrequenz von der Atmung gibt sich im allgemeinen in einer Beschleunigung während der Ausatmung zu erkennen. Nicht selten findet man die kürzeste Sinusperiode im Anfang der Exspiration, während die längste in der ersten Phase der Inspiration erscheint. Sie sind eine der Begleiterscheinungen des gesunden und leistungsfähigen Herzens.

#### Atmungsunabhängige Sinusarrhythmie

Erhebliche Schwankungen in der Sinusfrequenz lassen sich häufig nach kurzfristigen Belastungen nervöser, hoch im Blut stehender Pferde feststellen. Als Ursache dafür sind Schwankungen des Vagotonus anzunehmen. Auskultatorisch äußern sich solche Fälle vergleichbar einer absoluten Arrhythmie. Sie lassen sich nur elektrokardiographisch voneinander abgrenzen. Solche plötzlichen Frequenzschwankungen treten lediglich kurzzeitig nach der Arbeit auf und gehen meistens 2–3 Minuten später in eine normale Sinusfrequenz über. Das AV-Intervall zeigt während der Arrhythmie in vielen Fällen Schwankungen, die sich dann in einem Atrioventrikularblock I. und II. Grades äußern.

Die erheblichen Formänderungen des Elektrokardiogramms gegenüber dem Ruhe-EKG führen sehr leicht zu einer Fehlinterpretation solcher elektrokardiographischer Bilder (Abb. 2.5, 2.6, 2.8, 2.9). Zu diesen Bildern zählen: 1. die Sinusarrhythmie; 2. ein Anstieg des ST-Segments in der Einthoven-Ableitung II, III, AVf; 3. sehr stark positiv ausschlagende T-Wellen Abl. II, III, AVf, V 2, die nach einiger Zeit in einen sehr stark negativen Verlauf bei der gleichen Ableitung umschlagen; 4. Reizleitungsverzögerungen; 5. Änderungen im P-Wellen-Verlauf. BROOYMANS (1957), STEEL (1963) sowie DETWEILER und PATTERSON (1963; 1973) beurteilen diese Änderungen als pathologisch. BROOYMANS hält sie für ein Symptom der Koronarinsuffizienz, jedoch konnte KRONEMAN (1965) zeigen, daß es sich hierbei um Einflüsse des neurovegetativen Tonus handelt. Die elektrokardiographischen Abweichungen sind nach kurzer, körperlicher Belastung unter abnormalen psychischen Einflüssen auszulösen, sie erscheinen nicht deutlicher nach Langzeitbelastung, eben nicht nach erschöpfender Arbeit. Solche Pferde zeigten interessanterweise immer ausgezeichnete Wettkampfergebnisse.

Man muß die Zeitspanne zwischen dem Ende der Arbeitsbelastung und der elektrokardiographischen Kontrolle oder der Auskultation sehr kurz wählen (kürzer als 45 s), weil andernfalls die Schwankungen im Rhythmus dann bereits wieder verschwunden sein können.

Bei klinischen Untersuchungen zum Zwecke eines Ankaufs, für die Versicherungsaufnahme u. ä. ist darauf zu achten, daß die Arbeitsbelastung des Pferdes mindestens 10 Minuten beträgt und daß die Größe der geleisteten Arbeit während der Belastung nicht plötzlich geändert wird.

### 2.2.2 Heterotope Reizbildungsstörungen

Eine abnorme Reizbildung kann sich in allen Automatiezentren des Herzens entwickeln. Wenn die Reizbildung vom Sinusknoten ausgeht, ist sie als nomotop (2.2.1) bezeichnet worden.

In der Regel entsteht eine abnorme Reizbildung in einem Automatiezentrum außerhalb des Sinusknotens, womit der Begriff der heterotopen Reizbildung definiert wird. Die heterotope Reizbildungsstörung kann entweder zur passiven Heterotopie oder zur aktiven Heterotopie führen.

Die passive Heterotopie entsteht während eines abnormen Abfalls der primären Automatiefrequenz und während Erregungsleitungsverzögerungen. Die tiefergelegenen Automatiezentren treten dann in Aktion, welche bei kurzfristigem Ausfall des Sinusreizes als supraventrikuläre (A. V.) Ersatzsystole oder als Kammerersatzsystole bezeichnet werden.

Bei längerem Ausfall des Sinusreizes oder bei totalem Ausfall der A. V.-Überleitung bildet sich ein Ersatzrhythmus.

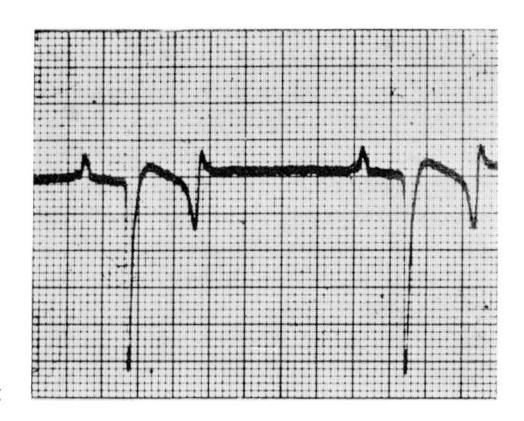

## 116 Krankheiten des kardiovaskulären Systems

vor der Arbeit

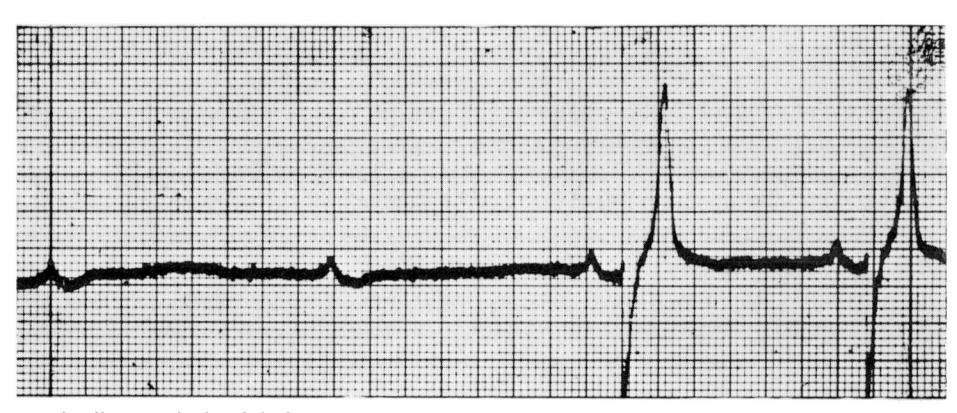

unmittelbar nach der Arbeit

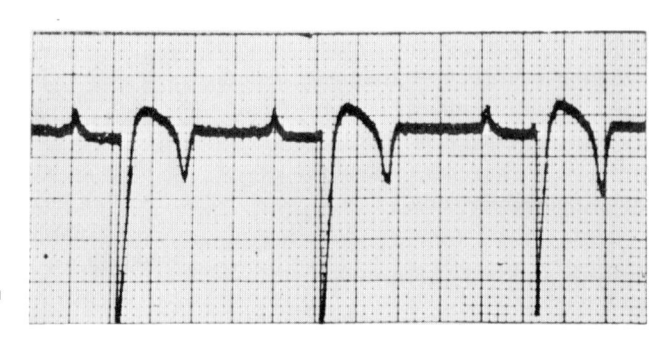

85 sec nach der Arbeit

105 sec nach der Arbeit

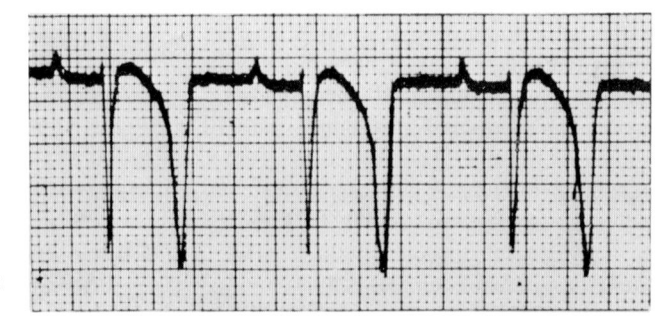

**Abb. 2.8:** Partieller Herzblock und T-Gipfeländerungen, ausgelöst durch kurzdauernde Arbeit bei einem herzgesunden Traber (Ableitung V2).

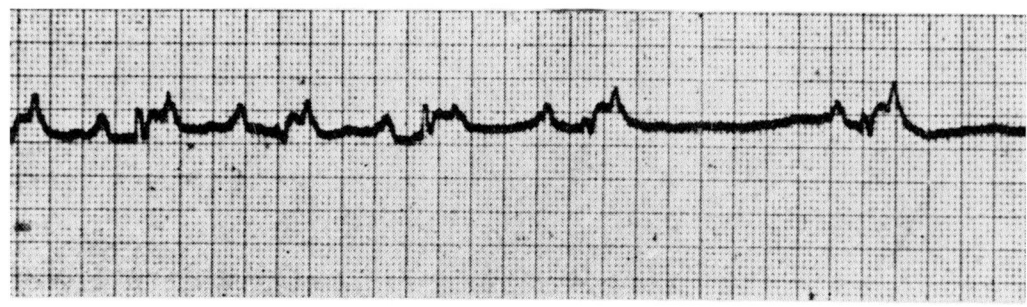

**Abb. 2.9:** Verschiebung des ST-Segments nach oben und Auftreten einer Sinusarrhythmie nach kurzzeitiger Körperbelastung (Abl. III) bei einem gesunden 3jährigen Traberhengst mit sehr guten Leistungen.

Das Kennzeichen der Ersatzsystole besteht darin, daß sie die Grundform des normalen Ventrikelkomplexes besitzt. Weiterhin ist das Intervall zwischen der Ersatzsystole und der ihr vorangegangenen normalen Systole länger als das normale Systolenintervall.

Eine pathologisch gesteigerte Tätigkeit der sekundären und tertiären Automatiezentren, die höher liegt als die Aktivität des Sinusknotens, veranlaßt eine aktive heterotope Reizbildungsstörung. Vereinzelte Reizbildungssteigerungen führen dann zu Extrasystolen (prämature Herzerregungen) oder zu einer aktiven Heterotopie. Wenn die Reizbildung außerhalb des primären Zentrums stark gesteigert ist, können sich die Extrasystolen in Ketten bilden, womit der Begriff der paroxysmalen Tachykardie umschrieben wird.

Zu den aktiv heterotopen Reizbildungsstörungen werden gezählt:
1. Extrasystolen von den Vorhöfen, Tawara-Knoten oder von den Kammern ausgehend (2.2.2.1, 2.2.2.2, 2.2.2.3);
2. paroxysmale (supra-)ventrikuläre Tachykardien (2.2.2.4);
3. Vorhofflattern und Vorhofflimmern (2.2.2.5);
4. Ventrikelflimmern.

Unter besonderen pathologischen Bedingungen können die Kammern, viel seltener auch die Vorhöfe, zwei voneinander unabhängigen Reizbildungszentren folgen. Man spricht dann von einer Parasystolie.

Die Klassifizierung der Extrasystolien und Parasystolien kann nur nach formanalytischen Gesichtspunkten im EKG erfolgen.

Eine kurze schematische Übersicht des Ursprungs der abnormen Reizbildung sowie die elektrokardiographische Formanalyse von Extrasystolen ergibt sich aus Tabelle 2.2.

### 2.2.2.1 Vorhof-(Atrium-)extrasystolen

Die Vorhofextrasystole ist im EKG durch das vorzeitige Auftreten der Vorhofaktivierung und durch die deformierte P-Welle gekennzeichnet (Abb. 2.10).

Diese Reizbildungsstörung wurde von BROOYMANS (1957), STEEL (1963), SENTA, SMETZER und SMITH (1970), SENTA, AMADA und HIRANO (1970) sowie von DEEGEN (1976) beschrieben.

Im allgemeinen braucht der einzelnen Vorhofextrasystole keine hämodynamische Bedeutung beigemessen zu werden, wenn sie bei sonst herzgesunden Pferden festgestellt wird. Vorhofextrasystolen können allerdings ein Begleitsymptom von Herzklappenerkrankungen, degenerativen Herzmuskelerkrankungen und von kongenitalen Herzkrankheiten darstellen (BROOYMANS, 1957; DEEGEN 1976).

Die Extrasystolen können als Einzelvorgang oder in mehr oder weniger langen Salven auftreten, die bei gleicher Konfiguration einen monomorphen Ursprung besitzen (Abb. 2.11). Sie können aber auch auf polymorpher Grundlage beruhen, wenn mehr als ein Fokus sich entwickelt hat. BROOYMANS (1957) hat das EKG-Bild der Atriumextrasystolen bei 8 Pferden beschrieben, doch gelang es ihm nicht, die dazugehörigen pathomorphologischen Befunde zu erheben. SENTA, AMADA und HIRANO (1970) ermittelten beim Vollblüter einen Fall mit einem sog. Vorhofecho. Hierbei wird der Vorhof ein zweites Mal während einer Herzaktion aktiviert und zwar durch den retrograden Verlauf einer Erregungswelle, die meistens

**Tab. 2.2:** Elektrokardiographische Formanalyse von Extrasystolen

| Ursprung der Extrasystole | Form der Extrasystole im EKG |
|---|---|
| Sinusknoten | entsprechend der totalen Grundform |
| Atrium | abnormale P-Zacke, QRS-Komplex normal |
| Atrioventrikulärer Knoten | mit vorangehender (PQ-Verkürzung), gleichzeitiger oder nachfolgender Vorhoferregung (Atrialecho), QRS normal |
| His-Bündel | Vorhoferregung fehlt, QRS-Komplex entsprechend der Grundform |
| Kammerextrasystolen | Deformierung des QRS-Komplexes |

**Abb. 2.10:** Paroxysmale Vorhofextrasystole, deren Ursprung in der Nähe des Sinusknotens liegt. Superposition des T-Gipfels und des P-Gipfels. Blockierung der »normalen« Kammererregung da die Kammerleitungsbahnen noch refraktär sind.

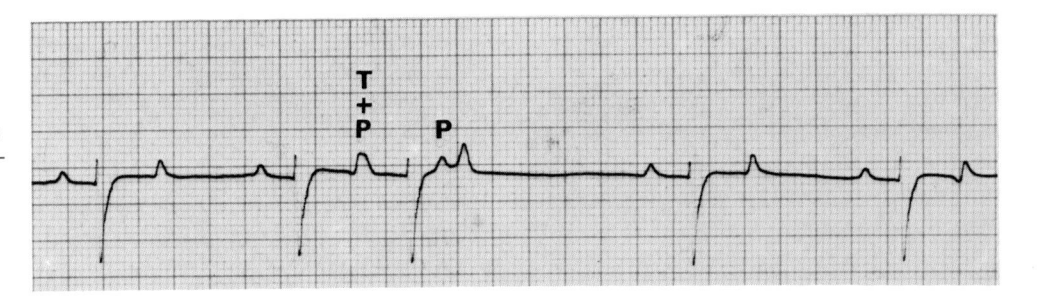

immer in der Nähe des His-Bündels oder im Av-Knoten entsteht. Diese Form der Arrhythmie ist allerdings sehr selten.

Nach DEEGEN (1976) sollen die Vorhofextrasystolen so früh auftreten können, so daß keine Kammererregung mehr folgt, weil die Leitungsbahnen noch refraktär sind. Eine Verwechslung mit dem inkompletten Herzblock ist dann möglich.

### 2.2.2.2 Atrioventrikuläre und His-Extrasystolen

Als atrioventrikuläre bzw. His-Extrasystolen sind diejenigen Extrasystolen zu bezeichnen, die vom Av-Knoten bzw. His-Bündel ausgelöst werden. Sie treten beim Pferd nur selten auf. Die Vorhöfe werden ebenso wie bei den aus diesem Herzabschnitt entspringenden Ersatzsystolen durch retrograde Erregungsleitung über den Av-Knoten aktiviert, wodurch dann inverse P-Wellen kurz vor, innerhalb des oder kurz nach dem QRS-Komplex erscheinen. Die Av-Extrasystolen gleichen elektrokardiographisch genau den Av-Ersatzsystolen. Definitionsgemäß unterscheiden sich die Extrasystolen von den Ersatzsystolen durch ihr frühzeitiges Auftreten (DEEGEN, 1976).

Eine einzelne Av-Extrasystole besitzt hämodynamisch keine Bedeutung. Dagegen müssen extrasystolische Salven als hämodynamisch schädlich beurteilt werden. Diese Salven sind beim Pferd vorwiegend ventrikulären Ursprungs.

Während einer Herzkatheterisierung lassen sich derartige Salven durch mechanische Reize mit dem Katheter im Bereich des Av-Knotens auslösen.

### 2.2.2.3 Ventrikuläre Extrasystolen

Bei ventrikulären Extrasystolen liegt der Fokus der ektopischen Herzschläge in den Ventrikeln. Diese Störung ist beim Pferd gelegentlich zu beobachten und schon durch die Auskultation und Pulskontrolle zu diagnostizieren. Sehr frühen ventrikulären Extrasystolen folgt immer eine kompensatorische Pause. Auch fehlt in der Regel die periphere Pulswelle, und ein Verschluß der Semilunarklappen kann während der Extrasystole nicht erfolgen.

Elektrokardiographisch zeichnen sich diese Extrasystolen durch ihren deformierten QRS-Komplex aus, dem außerdem eine vorausgehende P-Welle fehlt. Die normale Sinusaktivierung besitzt ihren eigenen Rhythmus (Abb. 2.12).

Manchmal ist die normale P-Welle verschwunden, weil sie dann von dem abnormalen QRS-Komplex mit aufgenommen wird.

Ventrikuläre Extrasystolen können sich bei Tieren auch ohne klinisch erfaßbare Herzbeschwerden zeigen (NÖRR, 1914; BROOYMANS, 1957). Falls die ventrikulären Extrasystolen unifokalen Ursprungs sind und einzeln auftreten, verschwinden sie meist während der Arbeit und werden deshalb als harmlos gewertet. Auch während und direkt nach der Arbeit hat man einzeln vorkommende prämature Herzschläge gefunden (SENTA, SMETZER und SMITH, 1970). Es ist wohl anzunehmen, daß sie nicht die Folge eines Herzmuskelschadens, sondern auf eine gestörte neurovegetative Regulation zurückzuführen sind.

Multiformen Extrasystolen liegt sehr häufig ein Myokardschaden zugrunde, für den in diesen Fällen eine Herzmuskeldegeneration im Anschluß an Viruskrankheiten sowie langanhaltende intestinale Erkrankungen, durch Larven des Strongylus vulgaris hervorgerufene Herzmuskelinfarkte (BROOYMANS, 1959; DEEGEN, 1976), eine Endokarditis oder auch eine Digitalisintoxikation in Betracht zu ziehen ist.

**Abb. 2.11:** Salven von 3 Vorhofextrasystolen bei einem Pferd während einer Obstipationskolik. Die Extrasystolen konnten nach der Erkrankung nicht mehr nachgewiesen werden.

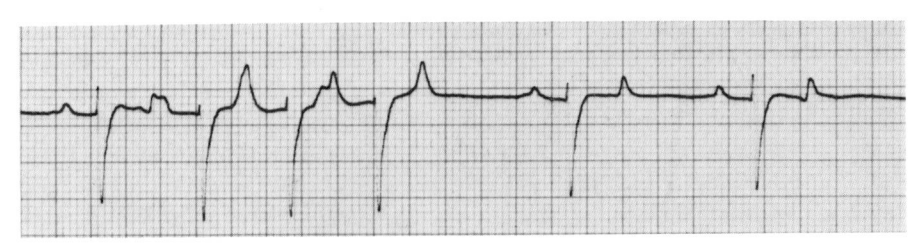

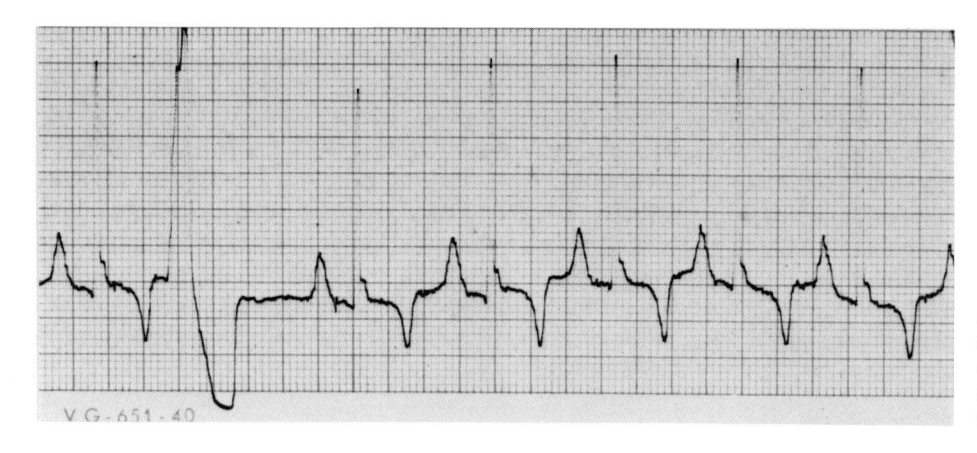

**Abb. 2.12:** Ventrikuläre Extrasystole mit kompensatorischer Pause in Abl. III nach der Arbeit bei einem sonst herzgesunden Pferd.

Auch während und nach körperlicher Anstrengung kommen gelegentlich Extrasystolen vor. Dabei handelt es sich manchmal um einzelne Extrasystolen oder die Extrasystolen können auch in Salven auftreten. Wenn sie nur während der Arbeit entstehen, können sie die Ursache einer Leistungsschwäche sein. Solche Rhythmusstörungen sind nur durch telemetrische Messungen der Herzaktion zu erfassen.

### 2.2.2.4 Paroxysmale ventrikuläre Tachykardie

Manchmal gewinnt der ektopische Schrittmacher über einen längeren Zeitabschnitt ein Übergewicht über den nomotopen, woraus sich Salven von Extrasystolen (paroxysmale ventrikuläre Tachykardie) entwickeln. Diese Salven können ohne Unterbrechung minuten-, stunden- oder sogar tagelang anhalten. Während der Extrasystolie steigt die Herzfrequenz plötzlich auf hohe Werte von 100–200 pro Minute. Aus einer längere Zeit bestehenden Tachykardie resultieren schließlich Dekompensationssymptome (Abb. 2.13).

Die Prognose der paroxysmalen ventrikulären Tachykardie ist nicht einheitlich zu stellen. Sobald sie auf einem multifokalen Ursprung beruht und sich mehrere sehr stark deformierte QRS-Komplexe im EKG zeigen, kann sich der Patient schon in einem präfibrillatorischen Stadium befinden (Abb. 2.14), dem sich ein fatales Kammerflimmern anzuschließen vermag.

Die genaue Ursache kurzer ventrikulärer Tachykardieanfälle, die oft als harmlos bezeichnet werden müssen, ist unbekannt. Man ermittelt sie auch als Begleiterscheinung langanhaltender intestinaler Störungen (z. B. Coecumobstipation) oder im Verlauf von Stoffwechselerkrankungen (z. B. Hyperlipoproteinämie beim Pony, Myoglobinämie).

Zur Behandlung der ventrikulären Extrasystolen empfiehlt sich die intravenöse Verabreichung von Procainamid (5–10 mg/kg KG) und/oder von Lidocain mit einer Anfangsdosis von 0,5 mg/kg KG (Muir und McGuirck, 1985). Procainamid setzt die Kontraktilität des Herzmuskels herab und vermindert die elektrische Erregbarkeit der Vorhöfe und Herzkammern. Als beachtenswerte Nebenwirkung ist auf den erheblichen Blutdruckabfall hinzuweisen, weshalb eine Bolusinjektion kontraindiziert ist. Auch das Lidocain setzt die Spontanautomatie durch Abflachung der spontanen Depolarisation der Purkinje-Fasern herab. Die Wirkung von Lidocain ist von der extrazellulären Kaliumkonzentration abhängig, weshalb bei einer hypokaliämischen Stoffwechsellage die therapeutische Dosis von Lidocain unwirksam bleiben kann. Die Lidocainlösung wird innerhalb von 5 Minuten injiziert. Zeigt die Anfangsdosis keine Wirkung, kann sie

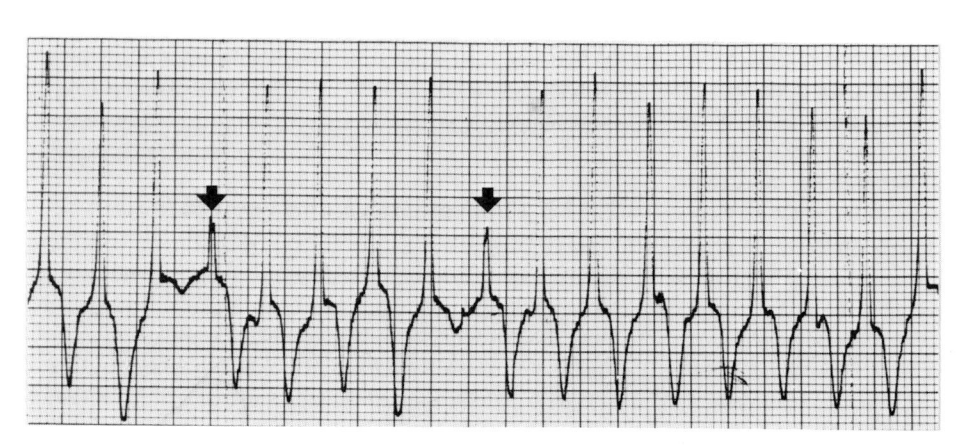

**Abb. 2.13:** Salven ventrikulärer Extrasystolen bei einem Pferd mit Myoglobinurie. Bei der Obduktion wurde eine starke Herzmuskeldegeneration gefunden. Die Pfeile weisen auf einen normalen QRS-Komplex hin.

**Abb. 2.14:** Multifokale ventrikuläre Extrasystolie bei einem Pony mit Hyperlipoproteinämie.

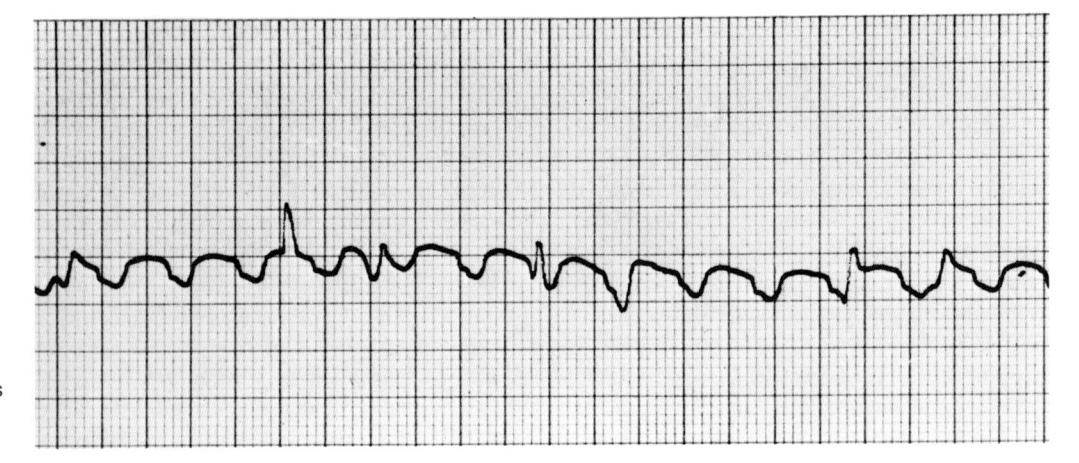

**Abb. 2.15:** Vorhofflattern bei einer 3jährigen Stute. Das Pferd zeigte noch keine Herzbeschwerden. Das Flattern wurde zufällig entdeckt.

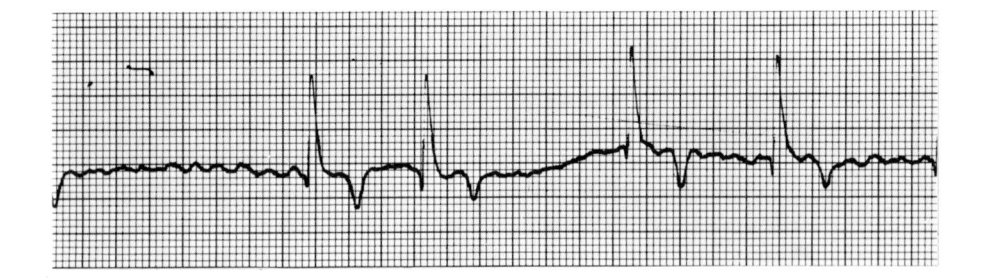

**Abb. 2.16:** Vorhofflimmern (Abl. Vax 2). Zufallsbefund bei einem Pferd ohne klinische Beschwerden.

alle 5 Minuten wiederholt werden, bis maximal 3 mg/kg erreicht sind. Nebenwirkungen zeigen sich als Exzitation. Ist die Behandlung mit Procainamid oder mit der Kombination Procainamid/Lidocain erfolglos verlaufen, kann ein weiterer Therapieversuch mit der peroralen Verabreichung von Chinidinsulfat eingeleitet werden. Dafür werden 0,2 mg/kg KG des Wirkstoffs im Abstand von jeweils 2 Stunden gegeben. Diese Therapie darf höchstens 3x wiederholt werden. Ebenso bietet die intravenöse Dauertropfinfusion einer 1,5%igen Chinidinglukonatlösung eine Therapiemöglichkeit. Die Behandlung muß beim Entstehen einer multifokalen ventrakulären Extrasystolie beendet werden. Bei der Chinidinetherapie ist mit erheblichen Nebenwirkungen (Blutdruckabfall, Exzitation, Extrasystolien, Schockerscheinungen, Ödemen an den Kopf- und Kehlschleimhäuten) zu rechnen.

In unserer Behandlungsstatistik befindet sich eine gleich große Anzahl unbehandelter Pferde, bei denen die Extrasystolie spontan abgeklungen ist.

Extrasystolen als Begleiterscheinung der Hyperlipoproteinämie, intestinaler Erkrankungen und einer hochgradigen Myoglobinämie verschwinden nach erfolgreicher Behandlung der Primärerkrankung.

Eine Extrasystolie mit unbekannter Ursache bei jungen Pferden führen wir auch auf parasitäre Einflüsse zurück. Neben einer spontanen Regulation haben wir in dieser Gruppe ebenfalls Behandlungserfolge mit Chinidinsulfat beobachtet.

### 2.2.2.5 Vorhofflattern und Vorhofflimmern

Beim Vorhofflimmern (Atriumfibrillation) liegt eine Herzregulationsstörung vor, bei der die Herzvorhöfe eine diastolische Stellung einnehmen und ihre Oberfläche nur schwache fibrilläre Bewegungen zeigt, denen jede dynamische, den Kreislauf fördernde Wirkung fehlt. Die Kammererregungen laufen dabei in völlig

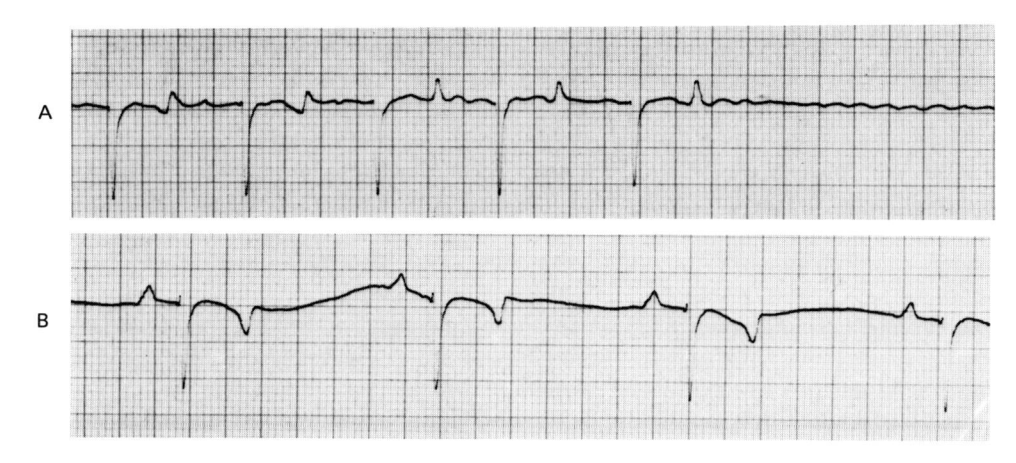

# Erregungsleitungs- und Reizbildungsstörungen 121

**Abb. 2.17:** Paroxysmales Vorhofflimmern (A) und seine spontane Konversion (B) innerhalb von 12 Stunden. Das Vorhofflimmern entstand während einer Coecumobstipationskolik.

unregelmäßigen Abständen ab. Klinisch handelt es sich um eine *Arrhythmia absoluta* und einen *Pulsus irregularis perpetuus*. Das Vorhofflimmern unterscheidet sich vom Vorhofflattern durch die Frequenz der feinen fibrillären Bewegungen. Beim Flimmern handelt es sich um 300–1000 Erregungen in der Minute. Beim Flattern laufen in der Frequenz erniedrigte schwache Kontraktionswellen über die Vorhofmuskulatur (Abb. 2.15).

Das Vorhofflimmern wird gelegentlich als Zufallsbefund bei Herzuntersuchungen ermittelt (Abb. 2.16), andererseits kann es sich während anstrengender Arbeit entwickeln. Auch haben wir es gelegentlich während einer Intubationsnarkose entstehen sehen. Falls die *Arrhythmia absoluta* länger als 24 Stunden anhält, kann nicht mehr mit einer spontanen Konversion gerechnet werden (Abb. 2.17). Viele Pferde mit Vorhofflimmern zeigen nur eine geringgradige bis mäßige Verminderung ihrer Leistungsfähigkeit. Diese Tiere besitzen in der Ruhe nur eine schwach beschleunigte Ventrikelfrequenz. Der Rhythmus der Herzkammerkontraktionen ist aber in diesen Fällen völlig unregelmäßig. Die Erkrankung muß fast immer als eine progressiv verlaufende Regulationsstörung angesehen werden, die nach kürzerer oder längerer Zeit, unter Umständen nach Jahren, zur Herzdekompensation führt. Die Zeitspanne zwischen der Ermittlung und dem Auftreten von Symptomen einer Herzdekompensation ist nicht abzuschätzen.

Ohne eine elektrokardiographische Untersuchung läßt sich das Vorhofflimmern durch folgende Befunde ermitteln:

1. absolut unregelmäßiger Ventrikelrhythmus;
2. wechselnde Intensität der Herztöne und Herzgeräusche (Abb. 2.18) und
3. Ausbleiben des 4. Herztones (Atriumton) während der langen Zeitdauer einer Ventrikelaktivität. Dieses wichtige Phänomen dient der Differenzierung des Vorhofflimmerns vom Herzblock 2. Grades.

Die drei erstgenannten Merkmale des Vorhofflimmerns fehlen nie. Weitere für die klinische Diagnostik hilfreiche Befunde sind:

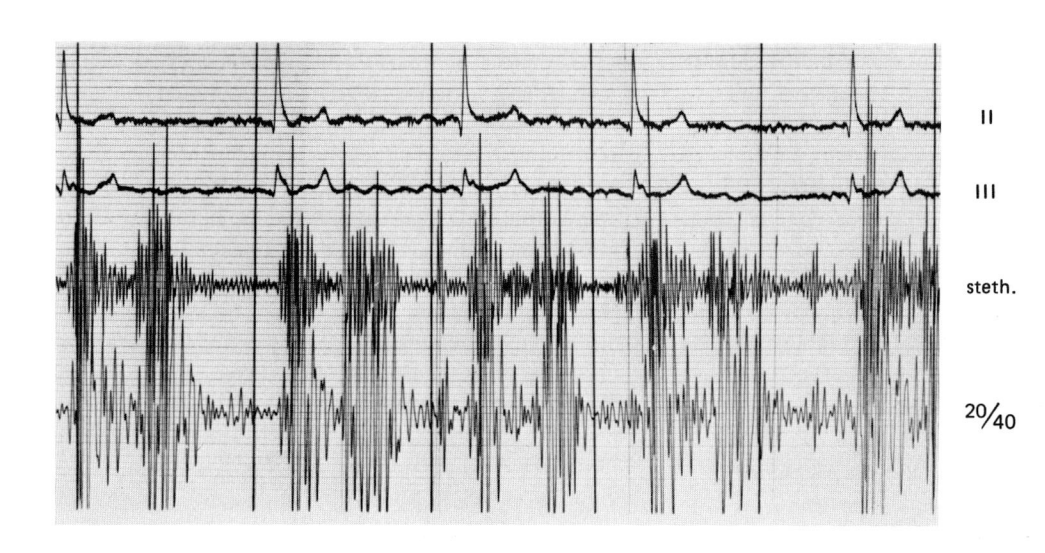

**Abb. 2.18:** Vorhofflimmern bei einem Pferd mit chronischer Endokarditis. Im Phonokardiogramm ist ein systolisches und ein diastolisches Geräuch zu erkennen. Die Intensität des Geräusches war am deutlichsten in der niedrigen Frequenz (20/40 Hz) zu registrieren.

4. eine nur geringgradig beschleunigte Ventrikelfrequenz, der insofern eine erhebliche praktische Bedeutung zukommt, weil das Vorhofflimmern bei fast normaler Kammerfrequenz mit einem Ruhewert unter 50/min die günstigsten Zirkulationsbedingungen liefert. Beim Vorliegen einer Tachykardie, d. h. bei mehr als 60 Herzschlägen pro Minute, ist die Kreislaufdynamik bereits derart beeinträchtigt, daß Erscheinungen einer Kreislaufinsuffizienz auftreten, die sich in Dekompensationserscheinungen und in einer Leistungsminderung des Tieres äußern;
5. das Bestehen eines Pulsdefizits, das sich in einer Verringerung der Pulsfrequenz gegenüber der Herzfrequenz zu erkennen gibt. Das Pulsdefizit erklärt sich aus der Tatsache, daß die Ventrikelkontraktion zum Zeitpunkt einer ungenügenden Kammerfüllung abläuft, wodurch keine periphere Pulswelle entsteht. Ein Pulsdefizit ist nur bei bestehender Tachykardie zu erwarten;
6. wechselndes Schlagvolumen infolge einer unregelmäßigen Ventrikelfüllung, die sich in ausgeprägten Fällen am peripheren Puls palpieren läßt.

Die Ursache der absoluten Unregelmäßigkeit der Kammerintervalle ist noch nicht beweisend geklärt. Angenommen wird, daß die Intensität der Flimmererregungen der Vorhöfe, die das His-Bündel treffen, nur sehr schwach ist und deshalb nur gelegentlich zur Aktivierung der Kammern ausreicht. Durch Abklemmen des His-Bündels hat man im Tierexperiment bewiesen, daß keine Umleitung stattfindet. Das Vorhofflimmern läßt sich im Tierversuch sehr leicht durch kurze Faraday-Reizung der Vorhöfe provozieren (SENTA et al., 1975). Trotzdem besteht noch keine einheitliche Meinung über den Entstehungsmechanismus. Gegenwärtig werden hauptsächlich zwei Theorien diskutiert:
1. die Theorie der hochfrequenten Reizbildung und
2. die Theorie der kreisenden Erregung.

Die Theorie der hochfrequenten Reizbildung stützt sich auf die Beobachtung, daß Vorhofflimmern häufig durch Vorhofextrasystolen eingeleitet wird. Unter bestimmten Bedingungen könnten sich diese Extrareize dermaßen häufen, daß dadurch die normale Reizbildung im Sinusknoten nicht mehr stattfindet. Beim Vorhofflimmern dürfte es sich damit um mehrere unabhängig voneinander arbeitende Reizbildungsherde in den Vorhöfen handeln.

Die Theorie der kreisenden Erregung setzt Hemmungen in der Reizleitung voraus.

Ein abschließendes Urteil über den Entstehungsmechanismus des Flimmerns und des Flatterns ist noch nicht möglich. Experimentelle Befunde sprechen, je nach experimenteller Technik, für zwei verschiedene Entwicklungen eines Vorhofflimmerns, die möglicherweise miteinander verknüpft sind.

Vorhofflimmern ist nicht geschlechtsgebunden. Doch erkranken nach den Angaben von ELSE und HOLMES (1971) nur größere Pferde mit einem Stockmaß von 154 cm und mehr. Diese Feststellung kann nach eigenen Beobachtungen bestätigt werden.

In dem Untersuchungsgut derselben Autoren befinden sich keine Patienten im Alter unter 5 Jahren. Dagegen haben wir bei Trabrennpferden die Erkrankung bereits in einem Lebensalter von $1^1/_2$ Jahren ermittelt (KRONEMAN und BREUKINK, 1966).

Manche Autoren haben beim Vorhofflimmern auch abnormale Herzgeräusche festgestellt, die auf einer Insuffizienz der Mitralklappen beruhen sollen.

Die hämodynamischen Auswirkungen des Vorhofflimmerns erstrecken sich auf das venöse und das arterielle Kreislaufsystem. Stromaufwärts der Vorhöfe äußert sich das Vorhofflimmern direkt durch eine Umformung des Venenpulses. Diese Wirkung auf den venösen Teil des Kreislaufes ist allerdings ohne praktische Bedeutung, ebenso wie der Wegfall einer aktiven Blutförderung durch die Vorhöfe bei niedriger Kammerfrequenz. Erheblicher Einfluß ist der atrioventrikulären Überleitung durch ihre Steuerung der Kammerfrequenz beizumessen. Im Fall einer hohen Kammerfrequenz nimmt das Schlagvolumen ab und steigt dadurch der intraventrikuläre Druck in der diastolischen Phase. Dann macht sich auch der Wegfall der Vorhofkontraktion geltend. Die Blutstauung in den Vorhöfen wird dadurch vergrößert, und es bildet sich ein Rückstau im venösen Teil des Kreislaufs. Solche Erscheinungen einer totalen Kreislaufinsuffizienz sind zuweilen von vorübergehender Art. So konnten wir bei Zuchtstuten, die an Vorhofflimmern litten und eine deutlich erhöhte Ruheventrikelfrequenz zeigten, in der Regel nur in den letzten Monaten der Trächtigkeit und während des Partus diese Dekompensationssymptome beobachten.

Der Wert der Elektrokardiographie für die Diagnostik des Vorhofflimmerns liegt in der sicheren Feststellung dieser Rhythmusstörung. Wohl wird man im allgemeinen keine klinische Fehldiagnose stellen, wenn man bei der Erkennung einer absoluten Arrhythmie auf das Vorliegen eines Vorhofflimmerns schließt. Unter Umständen kann es sich jedoch auch um eine Extrasystole oder um einen Block 2. Grades handeln. Das EKG eines Pferdes mit Vorhofflimmern ist durch die folgenden Merkmale gekennzeichnet:
1. Die Vorhoferregungen treten in der Form von Flimmerwellen in Erscheinung, die P-Zacken fehlen;
2. diese Flimmerwellen (f-waves) sind unregelmäßig in Form und Frequenz;
3. die Kammererregungen folgen diesen Flimmerwellen in völlig unregelmäßigen Abständen. Das Bild der Kammererregung wird durch das Vorhofflimmern nur insofern beeinflußt, als es durch Überlagerung mit Flimmerwellen entstellt ist. Die Form des Ventrikulogramms (QRS-Komplex) ist nur vom Zustand der Kammer abhängig.

Die pathomorphologischen Herzveränderungen beim Vorhofflimmern bestehen aus lokalen Abweichungen in der Atriummuskulatur. Zu ihnen gehören Risse in den Myofibrillen, eine Zunahme der bindegewebigen Anteile, ein unregelmäßiger Bau der Muskulatur und arteriosklerotische Veränderungen. Diese Veränderungen sollen eine Überdehnung der Atriummuskulatur nach sich ziehen, wodurch sich die Flimmerbereitschaft erhöht. Unter experimentellen Bedingungen ist jedenfalls durch eine Muskelüberdehnung ein Vorhofflimmern zu provozieren. Möglicherweise entsteht eine Überdehnung auch beim paroxysmalen Vorhofflimmern, das sich vereinzelt nach anstrengender Arbeit einstellen kann (HOLMES et al., 1987; MILLER et al., 1987) oder gelegentlich an Pferden beobachtet wird, die sich in Narkose in Rückenlage befunden haben. Das paroxysmale Vorhofflimmern kann in ein kontinuierliches Übergehen, wenn die Vorhofmuskulatur schon vor dem Insult geschädigt gewesen ist.

Die medikamentöse Behandlung des Vorhofflimmerns verfolgt zwei verschiedene Ziele:
1. die Beseitigung des Vorhofflimmerns;
2. die Herstellung einer funktionell verbesserten Kammerfrequenz, bei der das Vorhofflimmern und die Kammerarrhythmie allerdings weiter bestehen bleiben.

Gewöhnlich wird das erstgenannte Ziel angestrebt, während man sich bei hochtragenden Stuten, um eine Herzkompensation zu erzielen, für das andere therapeutische Ziel entscheidet.

Das Mittel der Wahl sind Chinidin-Präparate, die oral oder intravenös verabreicht werden können. Eine Prämedikation mit Digitalisglykosiden kann der Chinidin-Therapie vorangehen. Während der Therapie soll der Patient unter elektrokardiographischer Kontrolle stehen. Die pharmakotherapeutische Wirkung des Chinidins besteht in einer Beschleunigung der Leitungsgeschwindigkeit. Als Kontraindikation muß die Trächtigkeit angegeben werden. Weiterhin ist zu berücksichtigen, daß sich eine Chinidinintoxikation einstellen kann, deren Symptome Depression, Epistaxis, Schwellung der Nasenschleimhaut, erhöhte Motilität des Darmkanals, Durchfall mit Kolikerscheinungen, Muskelzittern und Inappetenz sind. In einigen Fällen wurde durch die Verabreichung von Chinidin auch eine akute Hufrehe ausgelöst.

Die orale Verabreichung muß über die Zeitdauer von mehreren Tagen geschehen. Nach dem Behandlungsvorschlag von BROOYMANS (1957) soll sie mit einer sich täglich steigernden Menge von Chinidinsulfat bis zu maximal 10 Tagen durchgeführt werden.

Allerdings entstehen durch die Anwendung dieses Behandlungsschemas deutliche Chinidinintoxikationen, so daß die Therapie gewöhnlich in den letzten Behandlungstagen abgebrochen werden muß. Im elektrokardiographischen Bild äußern sich die Intoxikationserscheinungen durch ventrikuläre Extrasystolen, Abweichungen im QRS-Komplex, Veränderungen im T-Gipfel und Undeutlichwerden des ST-Intervalls.

Diese Nachteile einer langfristigen Chinidin-Therapie haben KRONEMAN und BREUKINK (1966) mittels einer kombinierten Digitalis-Chinidin-Behandlung zu beseitigen versucht. Hiernach werden bei peroraler Anwendung pro 50 kg KM 33 ml Tinktura digitalis benötigt. Diese Menge wird fraktioniert in 8 Einzeldosen, im Abstand von jeweils 8 Stunden, folgendermaßen verabreicht: Mit der ersten Dosis werden 1/3 der Gesamtmenge gegeben, 8 Stunden später 1/6 davon und schließlich zu den weiteren Behandlungszeitpunkten je 1/12 der errechneten Totaldosis. Nach dieser Digitalisierung verhalten sich die Patienten apathisch, zeigen Inappetenz, während man im Elektrokardiogramm eine Erniedrigung der Ventrikelfrequenz sowie der Frequenz und Amplitude der Flimmerwellen findet.

3–6 Stunden nach der letzten Digitalisgabe werden 30 g Chinidinsulfat per Nasenschlundsonde verabreicht. Daraufhin ist in vielen Fällen innerhalb von 2 Stunden der Sinusrhythmus zurückgekehrt, während in einigen weiteren Fällen 3 Stunden nach der ersten Chinidingabe noch eine zweite, wiederum mit 30 g erfolgen muß. In allen behandelten Fällen wurde mit dieser Therapie eine Kardioversion erreicht, allerdings kam es auch häufig zu Rezidiven.

Die intravenöse Behandlung des Vorhofflimmerns sollte immer unter elektrokardiographischer Kontrolle durchgeführt werden. Sie ist von GERBER et al. (1972) empfohlen worden. Dazu wird eine 1,5%ige wäßrige Lösung von Dihydrochinidingluconat verwendet, deren Infusion außerordentlich langsam (20 ml/min) zu erfolgen hat. Sobald während der Dauertropfinfusion ventrikuläre Extrasystolen entstehen, muß die Infusion abgebrochen werden. Nach den Untersuchungen von FREY et al. (1974) darf eine Serumkonzentration von 3 mg/l nicht überschritten werden, jedoch scheint diese Konzentration zur Kardioversion auch notwendig zu sein. Unabhängig von der Art der Applikation und der Prämedikation verspricht die Therapie nicht in allen Fällen Erfolg, auch kommt es wiederholt zu Rezidiven. Andererseits hat die Behandlung häufig die vollständige Leistungsfähigkeit behandelter Tiere wiederhergestellt, so daß in jedem Fall eine Behandlung des Vorhofflimmerns mit Chinidinsulfat oder Chinidingluconat versucht werden sollte. Bei Pferden mit einer Ruhefrequenz unter 40/min und bei Pferden, bei denen das paroxysmale Vorhoffibrillieren nach Belastung noch länger als 24 Stunden besteht, sollte man jedenfalls eine Behandlung versuchen.

Eine Langzeitbehandlung mit Digitalisglycosiden, oral verabreicht, die das Ziel verfolgen, die Ventrikelfrequenz zu drücken, ist nur bei hochträchtigen Stuten sinnvoll. Diesem Vorgehen haftet allerdings der große Nachteil an, daß sich im Laufe der Behandlung eine Anorexie einstellt. Man sollte deshalb eine Digitalisdosis verwenden, bei der diese Nebenerscheinungen nicht auftreten. In einem Fall haben wir zweimal täglich 20 ml Solutio digitalis U. S. P. gegeben, womit eine Erniedrigung der Ventrikelfrequenz um 10–15% erzielt wurde. Man kann auch oral β-Methyl-Digoxin verabreichen, wovon am ersten Tag 0,02 mg/kg KM und an den folgenden Tagen als Erhaltungsdosis 0,008 mg/kg KM gegeben werden (DEEGEN et al., 1974).

Auch mit einer Kombination von Procainamid (5–10 mg/kg KG) und Lidocain (0,5–3 mg/kg KG) ist das Vorhofflimmern zu beenden. Bei einem Konversionsversuch sollte immer mit der niedrigsten Dosis begonnen werden.

### 2.2.2.6 Ventrikelflimmern

Ventrikelflimmern kann nach BROOYMANS (1957) die Folge einer paroxysmalen ventrikulären Tachykardie sein.

Auch kann sich das Ventrikelflimmern während einer zu schnellen intravenösen Infusion mit Chinidinsulfat oder -gluconat während eines Behandlungsversuches zur Behebung des Vorhofflimmerns entwickeln. Wenn das Ventrikelflimmern auf einer paroxysmalen ventrikulären Tachykardie beruht, dann gleicht im Elektrokardiogramm kaum eine Herzaktion einer anderen. Dieser bemerkenswerte Befund wird als präfibrillatorische Kammertachykardie bezeichnet (siehe Abb. 2.14).

Das Ventrikelflimmern ist eine sehr schwerwiegende Herzarrhythmie, die innerhalb weniger Minuten durch die hierdurch ausgelöste Störung in der Hämodynamik zur Dekompensation und dadurch oft zum Herztod führt.

### 2.2.3 Durch Erregungsleitungsstörungen ausgelöste Herzarrhythmien

Unregelmäßigkeiten im Herzrhythmus kommen beim Pferd sehr oft vor. Vielfach liegt ihnen keine pathologische Ursache zugrunde und zuweilen ziehen sie auch keine hämodynamischen Konsequenzen nach sich. Unregelmäßigkeiten im Herzrhythmus können sich während und nach einer Arbeitsbelastung, aber auch im Zustand der Ruhe einstellen. Eine genaue diagnostische Auskunft über die Art der Herzunregelmäßigkeit gibt nur eine elektrokardiographische Untersuchung. Herzrhythmusstörungen können durch Verzögerungen in der Erregungsleitung und durch nomotope Reizbildungsstörungen ausgelöst werden (2.2.1, 2.2.2).

Unter einer Erregungsleitungsstörung verstehen wir eine Verzögerung der Erregungsausbreitung von einer Herzmuskelzelle auf die angrenzende. Die Leitfähigkeit kann durch eine Herabsetzung der Erregbarkeit, durch eine Verlängerung der Refraktärphase und durch eine Abschwächung und Verzögerung der Erregungsleitung erniedrigt sein. Grundsätzlich können sich diese Erscheinungen an jeder Stelle des Herzmuskels abspielen. Bedeutungsvoll sind aber diejenigen Leitungsstörungen, die an bestimmte Bahnen gebunden sind und die wegen ihrer anatomischen Anordnung bei der Weiterleitung der Erregung von den höheren auf die tieferen Herzteile durchlaufen werden müssen. Diese Bedingungen liegen im Sinusknoten, in den intraatrialen Überleitungsbahnen, im Atrioventrikularknoten, im His-Bündel und in den Tawara-Schenkeln sowie im Purkinje-Fasersystem der Ventrikel vor.

Die Störungen der Erregungsleitung können aufgrund ihres Mechanismus auf zwei verschiedenen Grundursachen beruhen: 1. auf einer von der körperlichen Beanspruchung abhängigen verlängerten Refraktärzeit bzw. einer erhöhten Ermüdbarkeit; 2. auf einer allgemeinen Leistungsverlangsamung oder -bremsung infolge einer nichtaktionsgebundenen Erhöhung der Reizschwelle oder einer Abschwächung der Erregungsintensität (HOLZMANN, 1955). Die erhöhte Ermüdbarkeit ist eine Folge der Änderung des Zellmechanismus, wie er bei erheblicher intrazellulärer Azidose durch Entzündungsprozesse oder durch Ernährungsstörungen bei unzureichender Durchblutung der Herzmuskelzellen auftritt. Die allgemeine Leitungsverlangsamung wirkt als Bremse und kann auf verschiedene Art unter Einfluß des neurovegetativen Systems entstehen. Während der Einfluß des Sympathikus zu einer Leitungsverbesserung führt, erhöht der Einfluß des Vagus die Reizschwelle und verschlechtert damit die Überleitung, während die Refraktärzeit verkürzt wird. Typisch für die vagusbedingte Leitungshemmung ist ihre Reversibilität nach Verabreichung von z. B. Atropin.

Toxische, entzündliche und ischämische Schäden können andererseits in konstanter Weise die Leitungsgeschwindigkeit beeinflussen. Diese Schäden sind wohl meistens auch an morphologische Gewebsveränderungen gebunden. In solchen Fällen können Parasympathikolytika unwirksam sein. Die veränderten Eigenschaften führen zu einer Leitungsverzögerung, wenn sie den gesamten Querschnitt der Bahnen betreffen, und veranlassen demnach auch Veränderungen im Elektrokardiogramm. Neben der Lokalisation, an der die Leitungsveränderung angreift, ist auch der Grad der Leitungsstörung von Bedeutung. Wenn die Erregungsüberleitung verlangsamt oder zeitweise unterbrochen ist, wird von einem unvollständigen oder partiellen Block gesprochen. Beim gänzlichen Ausfall der Überleitung liegt ein totaler Block vor. Beim unvollständigen Block wird zwischen einem Block 1. Grades und einem Block 2. Grades unterschieden. Ist lediglich die Überleitung verzögert, vergrößert sich das Intervall zwischen der Erregung des kranialen und des kaudalen Herzabschnittes (Block 1. Grades). Beim Block 2. Grades besteht ein zeitweiliger Ausfall der Erregung des kaudalen Herzteils. Bei diesem Block muß man zwei Typen voneinander trennen. Beim Typus 1 wird die Überleitungszeit allmählich länger, bis schließlich der Ausfall der Erregung des kaudal gelegenen Herzteiles eintritt. Die Verlängerung der Überleitungszeit vermissen wir beim Typus 2, der sich durch eine plötzliche Blockierung auszeichnet. Beim totalen Block schließlich werden

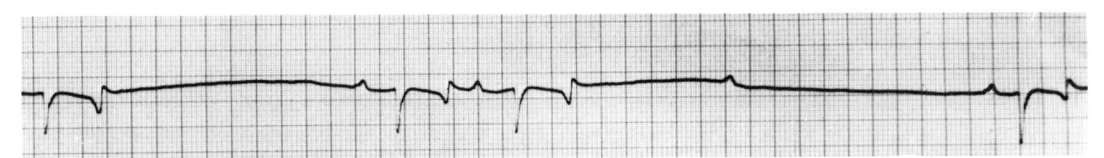

**Abb. 2.19:** Zwei SA-Blockaden und eine Av-Blockade bei einem 5jährigen, herzgesunden Reitpferd

dem kaudalen Herzteil überhaupt keine Impulse mehr zugeleitet. Das Eintreten der Automatie des kaudalen Herzteiles sichert in dieser Situation das Weiterleben des Tieres. Beim Pferd wurden bisher der sinuaurikuläre Block und der atrioventrikuläre Block ermittelt.

### 2.2.3.1 Erregungsleitungsverzögerungen im Bereich des Sinusknotens und im Atrium

Beim partiellen sinuaurikulären Block ist die Vorhofmuskulatur nicht in der Lage, jeden Impuls des Sinusknotens zu übernehmen. Deshalb werden die Vorhöfe nicht aktiviert. Einen solchen Block kann man nur durch die elektrokardiographische Untersuchung diagnostizieren (Abb. 2.19). Der sinuaurikuläre Block kommt beim Pferd nur gelegentlich vor, auch wenn er von verschiedenen Autoren beschrieben wurde. Die pathologische Bedeutung dieser Funktionsstörung ist noch nicht geklärt. Sehr wohl kann gesagt werden, daß aus ihr in vielen Fällen keine verminderte Arbeitsleistung des Pferdes resultiert. Weiterhin können im Bereich der intraatrialen Erregungsleitungsbahnen Verzögerungen vorkommen. Dieser intraatriale Block kann sich darstellen als zeitliche Änderungen des P-Gipfels (KRONEMAN, 1965).

Der intraatriale und der sinuaurikuläre Block können auf einem erhöhten Vagustonus beruhen, wenngleich beide auch durch eine Schädigung im Bereich des SA-Knotens entstanden sein können. KIRYU et al. (1985) haben solche Veränderungen dort und in den den SA-Knoten versorgenden Nerven gefunden.

### 2.2.3.2 Erregungsleitungsverzögerungen im Bereich des Av-Knotens und des His-Bündels

#### Der atrioventrikuläre Block (Av-Block) 1. Grades

Bei dieser Funktionsstörung ist die Überleitungszeit der Erregung zwischen Vorhof und Ventrikel lediglich verlängert, es fallen deshalb noch keine Ventrikelkontraktionen aus. Ein Av-Block 1. Grades liegt vor, wenn die Überleitungszeit mehr als 0,47 s beträgt (LANNEK und RUTQVIST, 1951). SPÖRRI und STÜNZI (1969) halten einen Av-Block schon für gegeben, wenn eine PQ-Zeit von mehr als 0,40 s vorliegt. BROOYMANS (1957) nimmt für die Diagnose eines Av-Blockes nicht nur die PQ-Zeit in Anspruch, sondern berücksichtigt auch die Frequenz (QQ-Zeit). Er berechnet die Diagnose eines Av-Blockes 1. Grades nach der Formel 100 PQ = 48,72 minus 0,49 x QQ ± 2,395. Falls die gemessene PQ-Zeit länger ist als die berechnete, spricht er von einem Block 1. Grades. Dem Av-Block 1. Grades wird keine klinische Bedeutung für Kreislaufstörungen beigemessen.

#### Der atrioventrikuläre Block 2. Grades (Mobitz-Block)

Der Av-Block 2. Grades wird als Herzunregelmäßigkeit vielfach bei Sportpferden angetroffen. Er zeichnet sich dadurch aus, daß eine, manchmal auch zwei aufeinanderfolgende Ventrikelkontraktionen ausfallen (Intermission). Bei diesem Block unterscheidet man zwei Typen. Beim Typ 1 nimmt die atrioventrikuläre Überleitungszeit allmählich zu, bis keine Ventrikelaktivierung mehr erfolgt (Abb. 2.20). Die regelmäßige Verlängerung

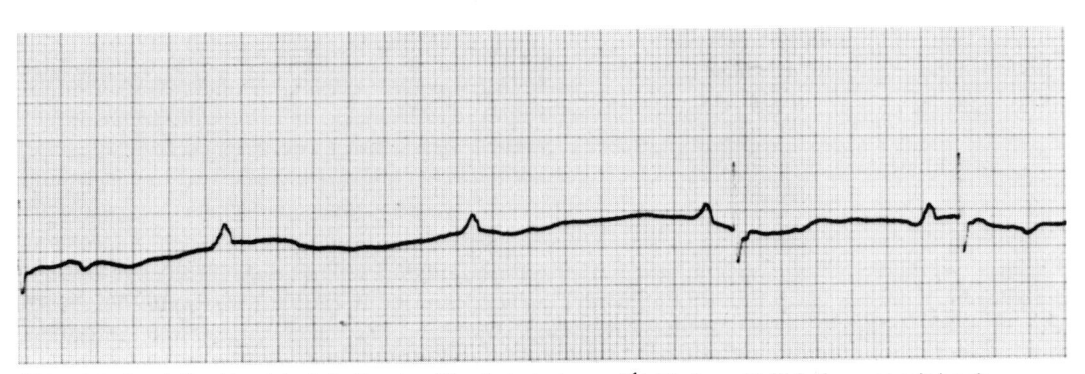

**Abb. 2.20:** Partieller Herzblock 2. Grades, Typ 1, bei einem 1½jährigen Vollbluthengst mit hochgradiger Myokarddegeneration durch eine Salmonellasepsis.

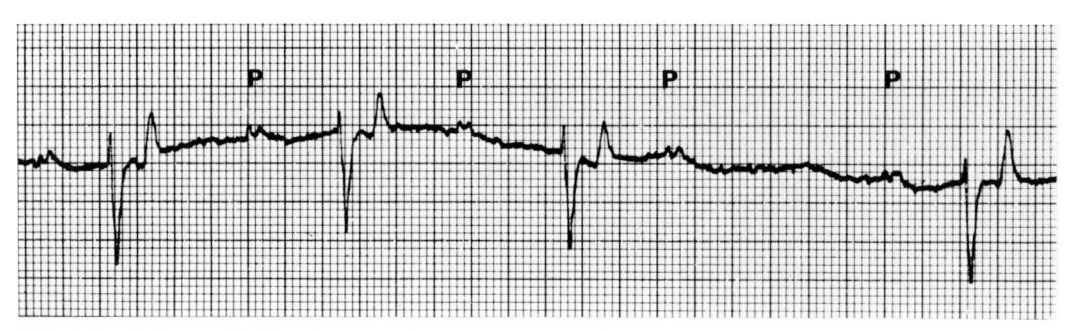

**Abb. 2.21:** Atrioventrikulärer Block 2. Grades, Typ 2, bei einem herzgesunden Traber.

der AV-Überleitungszeit nennt man auch die Wenckebach-Periodik. Beim Typ 2 geht dem Aussetzen der Ventrikelaktivierung keine Verlängerung der atrioventrikulären Überleitungszeit voraus (Abb. 2.21). Der ausgefallene Herzschlag erscheint spontan im Elektrokardiogramm. Dieser Typ des partiellen AV-Blockes kommt nach BROOYMANS (1957) beim Pferd ebenso selten vor wie beim Menschen.

Der beim Pferd dagegen vielfach zu beobachtende partielle AV-Block 2. Grades läßt sich durch die Auskultation mit großer Wahrscheinlichkeit feststellen, weil man als typisches Kennzeichen während der Intermission oftmals den 4. Herzton hören kann. Im höheren Alter ist der unvollständige Herzblock 2. Grades bei Sportpferden zunehmend zu ermitteln, wie Tabelle 2.3 zeigt.

Der partielle AV-Block wird während einer klinischen Untersuchung meistens als ein Zufallsbefund erhoben. Über die klinische Bedeutung dieser Leitungsverzögerung gehen die Ansichten noch auseinander. Nach einer sehr verbreiteten Meinung wird der Herzblock als ein Symptom der sog. Trainingsbradykardie gewertet und gehört damit in den Symptomenkomplex der Trainingsvagotonie. Für diese Auffassung spricht die Tatsache, daß ein partieller Herzblock nicht bei den kleinen Ponyrassen und kaum beim Zugpferd festgestellt wird, während er beim Vollblüter, beim Trabrennpferd und beim Turnierpferd zu den fast üblichen Befunden zählt.

Gewöhnlich verschwindet der partielle Herzblock nach körperlicher Belastung, nach einer intramuskulären Atropin-Injektion oder nach nervöser Erregung verschiedener Art. Wenn allerdings die körperliche Arbeit mit einer nervösen Erregung des Pferdes verbunden ist, dann ist sofort nach der Arbeit eine deutliche Arrhythmie und eine Verstärkung des Blockes zu finden. Diese normale Sofortreaktion kann zu falschen Diagnosen verleiten (BROOYMANS, 1957; KRONEMAN, 1965) (siehe Abb. 2.8, 2.9).

Das Auftreten des partiellen Herzblockes kann weder als Ausdruck eines Myokardschadens noch eines gesunden Herzens gedeutet werden. Er ist auch nicht das Ergebnis eines gezielten Herztrainings. Jede Anpassung des Herzens an pathologische oder physiologische Noxen äußert sich in einer erhöhten Aktivität des Vagus, die im adaptierten Zustand zu einer Verringerung des Herzrhythmus führt. Deshalb findet man beim gut trainierten Tier wie beim Menschen in der Ruhe und während der Arbeit immer niedrigere Pulswerte als beim untrainierten, der derselben Arbeit unter den gleichen Bedingungen unterworfen ist. Auch liegt der Arbeitsbereich, das sog. *Vita maximum*, für den Trainierten stets viel höher als für den Untrainierten.

Auch der Trainierte erreicht seinen maximalen Pulswert, der für das Pferd bis 260 Herzschläge pro Minute beträgt. Die Untersuchungen der Freiburger Schule haben einwandfrei geklärt, daß beim Menschen ein gut dosiertes Training auf Dauerleistung eine ideale Anpassung des Körpers und des Kreislaufes nach sich zieht. Eines dieser Anpassungssymptome ist die Zunahme der atrioventrikulären Überleitungszeit. Möglicherweise führt diese Anpassung beim Pferd, das schon von einem sehr niedrigen Ruhepulswert ausgeht, nach einiger Zeit zur atrioventrikulären Blockade.

**Tab. 2.3:** Auskultationsbefunde an 98 gesunden und in ihrer Rennleistung erfolgreichen Trabrennpferden (nach KRONEMAN, 1965)

| Alter | Anzahl der untersuchten Pferde | Anzahl der Pferde mit partiellem Herzblock |
|---|---|---|
| 2 Jahre | 15 | 0 |
| 3 Jahre | 18 | 1 |
| 4 Jahre | 22 | 10 |
| 5 Jahre | 16 | 14 |
| 6 Jahre | 10 | 9 |
| 7 Jahre | 5 | 5 |
| 8 Jahre | 5 | 5 |
| 9 Jahre | 4 | 4 |
| 10 Jahre u. älter | 3 | 3 |

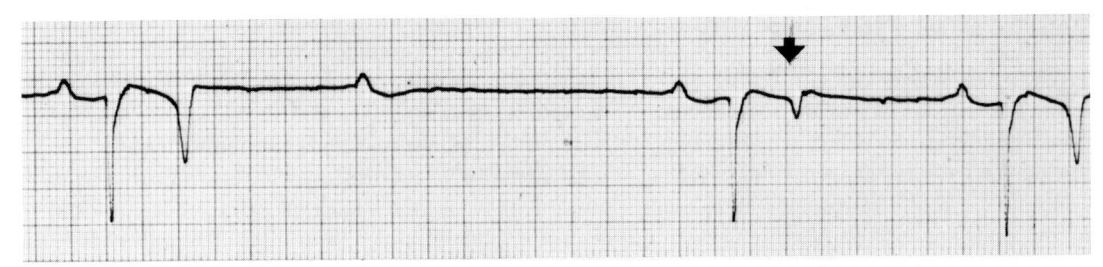

**Abb. 2.22:** EKG eines Pferdes mit einem Herzblock 2. Grades, Typ 2; T-Gipfel-Änderung in dem auf den Block folgenden Komplex (↓).

Das EKG des partiellen Blockes ist gekennzeichnet
a) durch das Vorliegen einer deutlichen Sinusarrhythmie;
b) durch den mehr oder weniger regelmäßigen Ausfall der Ventrikelkontraktion;
c) durch eine Verkürzung des QT-Segmentes gegenüber einem vorhergehenden Komplex, weil die Repolarisierung des Ventrikels unter anderen Bedingungen abläuft. Dabei unterliegt der T-Gipfel in dem auf den Block folgenden Komplex einer Veränderung, die meistens noch durch eine negative Komponente ergänzt wird und Folge des neurovegetativen Tonus des Herzens ist (Abb. 2.22);
d) durch eine wechselnde Av-Überleitungszeit ohne Blockierung.

Diese Erscheinungen treten bei längerer elektrokardiographischer Registrierung auf, weil sich offenbar das Pferd allmählich an die Manipulation der Untersuchung gewöhnt hat.

### Der komplette atrioventrikuläre Block (Av-Block 3. Grades)

Der komplette Av-Block ist immer an einen Myokardschaden im Bereich des Av-Knotens gebunden. Er ist dadurch charakterisiert, daß die Vorhöfe im Sinusrhythmus und die Kammern völlig unabhängig davon nach eigenem Rhythmus arbeiten. Möglicherweise wird der Ventrikelrhythmus durch Erregungsimpulse aus dem Tawara-Knoten reguliert, doch können auch kaudal davon liegende Zentren die ventrikuläre Frequenz bestimmen.

Wenn es sich um den Einfluß der kaudal des Tawara-Knotens liegenden Automatiezentren handelt, dann zeigt sich im allgemeinen die Ventrikelfrequenz sehr niedrig und der QRS-Komplex erscheint stark deformiert.

Die sehr langen Intervalle zwischen den Ventrikelkontraktionen beim totalen Herzblock bedingen eine zerebrale Hypoxie, die sich in einer Bewußtlosigkeit äußert. Pferde mit einem totalen Block sind deshalb nicht in der Lage, ausreichende Arbeitsleistungen zu vollbringen. Als Ursache des Av-Blockes 3. Grades wird oft eine Myokarditis gefunden, die dann in der Umgebung des rechten Vorhofes, im Gebiet des His-Bündels oder im Bereich des Tawara-Knotens vorliegt.

### 2.2.4 Erregungsleitungsverzögerungen im Bereich der Äste des His-Bündels

Die wohl nur gelegentlich vorkommenden intraventrikulären Leitungsstörungen beruhen auf einer Verlangsamung oder Unterbrechung der Erregungsausbreitung in den beiden Ästen des His-Bündels oder im peripheren Purkinje-Fasernetzwerk. Der hierdurch ausgelöste Block wurde bisher beim Pferd durch van Zijl (1952) und von Deegen (1976) beschrieben. Die Diagnose läßt sich nur mit Hilfe eines EKGs stellen. Die intraventrikulären Leitungsstörungen sollen eine Verzögerung der Kammeraktivierung und damit eine deutliche Verlängerung der QRS-Dauer bewirken. Weiterhin ändert sich auch die Konfiguration des QRS-Komplexes wegen der Richtungsänderung der Erregungsausbreitung.

### 2.2.5 Das Wolff-Parkinson-White(WPW)-Syndrom

Das WPW-Syndrom ist durch eine verkürzte Av-Überleitungszeit gekennzeichnet. Als morphologisches Substrat sind beim Menschen in vielen Fällen kurze akzessorische Leitungswege vom Vorhof zur Kammer gefunden worden. Das EKG ist gekennzeichnet durch eine abnormal verkürzte PQ-Zeit (Landgren und Rutqvist, 1953; Spörri, 1953; Brooymans, 1957; Senta und Amada, 1967; Amada und Kaneko, 1970).

Beim Menschen wurde früher in den meisten Fällen das WPW-Syndrom nur als eine harmlose Anomalie gedeutet, da es auch bei sogenannten Herzgesunden als Zufallsbefund festgestellt wurde. Diese Ansicht ist inzwischen revidiert worden, weil in etwa 40% der Fälle doch eine Herzerkrankung nachzuweisen ist (Myokarditis, Koronarsklerose, kongenitale Herzfehler).

Über die Bedeutung des WPW-Syndroms beim Pferd besteht keine einheitliche Auffassung. Der elektrokardiographische Nachweis des Syndroms ist sowohl bei leistungsfähigen als auch bei leistungsschwachen Pferden gelungen.

## 2.3 Angeborene Herzfehler

Die Häufigkeit angeborener Herzfehler beim Fohlen läßt sich nicht abschätzen. Die meisten Mitteilungen beziehen sich auf Obduktionsbefunde, denen selten ausreichende klinische Untersuchungen vorangegangen sind. Nach Literaturangaben scheinen Ventrikelseptumdefekte die größte Bedeutung unter den angeborenen Herzfehlern zu besitzen. Sehr viel seltener liegen Herzklappenanomalien, ein Aneurysma des Sinus valsalvus, ein persistierendes Foramen ovale oder ein offener Ductus arteriosus Botalli vor. Aus der Vielzahl möglicher kongenitaler Herzfehler werden nur diejenigen besprochen, über die wir eigene klinische Beobachtungen haben anstellen können.

### 2.3.1 Ventrikelseptumdefekt

Unabhängig von Größe und Lokalisation im *Septum interventriculare* wird eine offene Verbindung zwischen den beiden Herzkammern als Ventrikelseptumdefekt bezeichnet (Abb. 2.23). Diese Mißbildung besitzt einen großen Formenreichtum, der zu zahlreichen Einteilungsversuchen geführt hat, die allerdings für die Diagnostik und die Pathophysiologie des Defektes unbedeutend sind.

Die Größe des Ventrikelseptumdefektes und der dadurch bedingte Lungenwiderstand beeinträchtigen die Hämodynamik und deshalb den klinischen Verlauf. Größe und Lokalisation des Defektes bestimmen deshalb auch das Shuntvolumen, wodurch sich die Beschwerden bis zu einer hochgradigen Störung des Kreislaufes in Form einer Zyanose und einer Herzinsuffizienz entwickeln können.

Bei einem kleinen Ventrikelseptumdefekt < 2,5 cm kann der Druckwert im rechten Ventrikel durchaus im physiologischen Bereich liegen. Entsprechend klein ist auch das Shuntvolumen, woraus sich für das Herz nur eine geringe Belastung ergibt, die über viele Jahre ertragen werden kann.

Ein großer Defekt führt dagegen zu einem systolischen Druckanstieg im kleinen und großen Kreislauf. Solange im kleinen Kreislauf der Gefäßwiderstand geringer ist als im großen, besteht eine vermehrte Lungendurchblutung.

Größe und Richtung des Shunts sind abhängig vom Verhältnis des Lungengefäßwiderstandes zum Widerstand der übrigen Körpergefäße. Patienten mit einem relativ großen Septumdefekt kommen meistens innerhalb der ersten 6 Lebensmonate wegen Herzversagens ad exitum. Zwar versucht der Organismus, sich dem insuffizienten Kreislauf anzupassen, indem sich eine Erhöhung des Gefäßwiderstandes im Pulmonalgebiet einstellt und dadurch der Druck im rechten Ventrikel ansteigt, doch häufig nehmen das Shuntvolumen und die Volumenbelastung deshalb trotzdem nicht ab. Diese kompensatorische Belastung kann das rechte Herz jedoch nicht lange leisten, wodurch sich alsbald eine Dekompensation einstellt.

Das deutliche Symptom eines relativ großen Septumdefektes besteht in einer konstanten Dyspnoe und einer raschen Ermüdbarkeit beim Trinken. Fohlen mit kongeni-

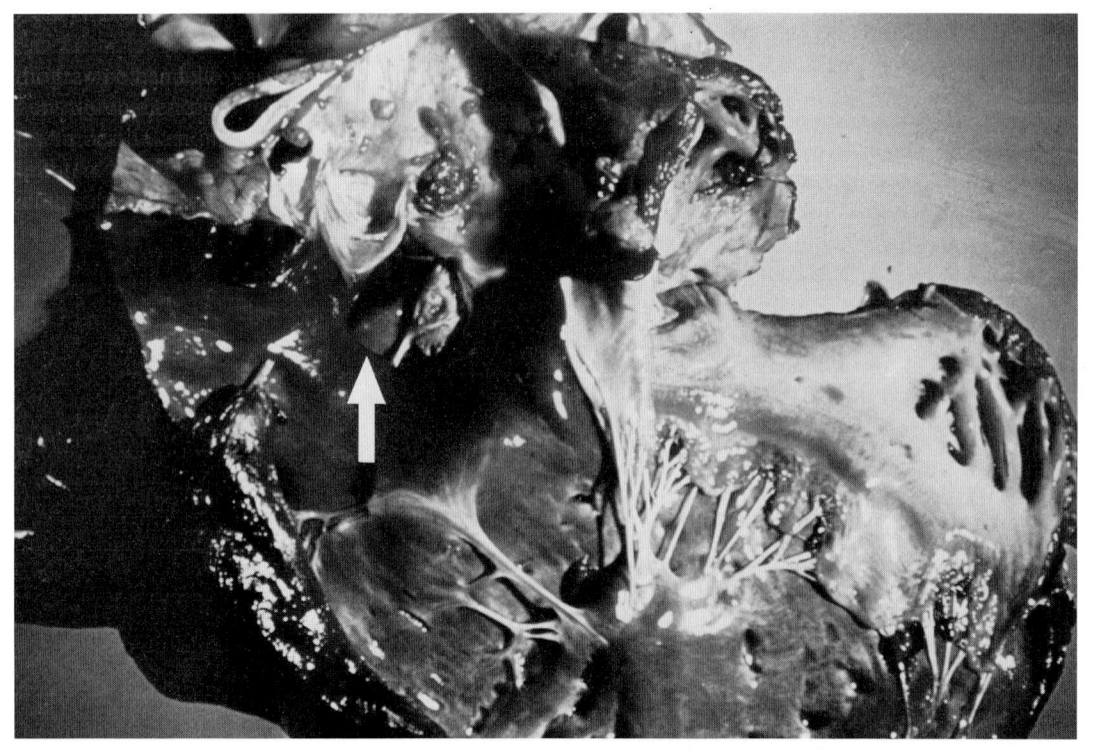

**Abb. 2.23:** Ventrikelseptumdefekt bei einem 2jährigen Traberhengst

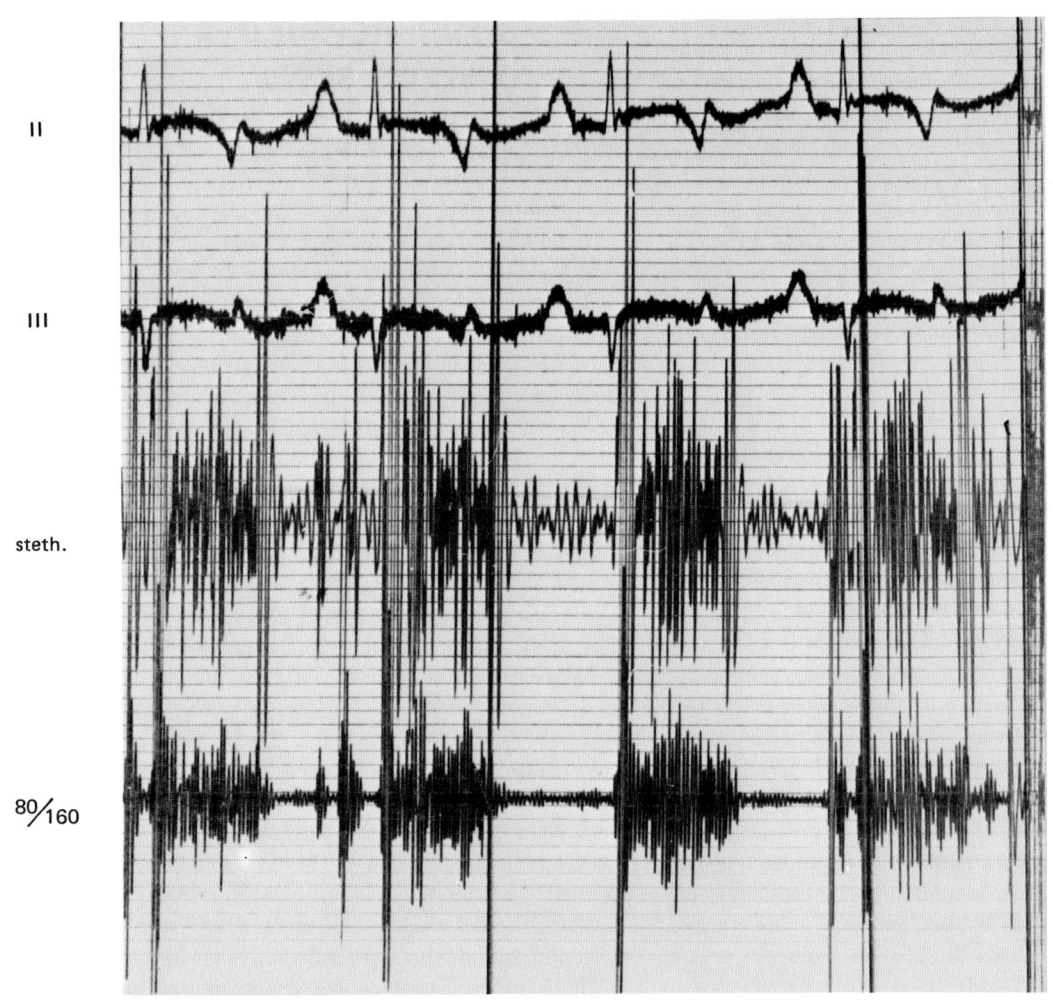

**Abb. 2.24:** Ventrikelseptumdefekt bei einem 3 Monate alten Fohlen; im EKG sind noch keine deutlichen Symptome einer Rechtshypertrophie wahrzunehmen; starkes systolisches Geräusch im Bereich der linken Atrioventrikularklappe.

talen Herzvitien machen einen schwachen Eindruck, können nicht lange stehen und saugen nur kurzzeitig bei der Mutter. Weiterhin fällt eine Zyanose der Konjunktival- und der Mundschleimhaut auf, die entweder durch eine erhebliche Stenose in der *A. pulmonalis* oder durch eine Dextroposition der Aorta bedingt ist.

Bei der Auskultation ist ein lautes systolisches Geräusch in der Gegend der Ventrikelklappen sowohl an der linken als auch an der rechten Thoraxseite sehr gut hörbar (Abb. 2.24). Die Amplitude des Geräusches steht allerdings in keiner Beziehung zur Größe des Shuntvolumens. Das systolische Geräusch wird oftmals von schwirrenden Erschütterungen, einem palpierbaren Trillen am 3., 4. oder 5. Zwischenrippenraum sowohl links als auch rechts begleitet.

Das EKG ist bei kleinen Defekten < 2,5 cm im Durchmesser normal, jedoch sollte es bei pulmonaler Hypertonie eine Rechtshypertrophie zeigen, die allerdings im elektrokardiographischen Bild beim Pferd noch nicht mit letzter Sicherheit nachweisbar ist. Es könnten die hohen R-Amplituden in der Einthoven-Ableitung I, II und III beim stehenden Fohlen für eine Rechtshypertrophie sprechen.

Die röntgenologische Herzuntersuchung liefert bei erheblichen Defekten eine Vergrößerung des Herzschattens, die den rechten und den linken Ventrikel gleichermaßen betrifft. Bei kleineren Defekten ist das auffälligste röntgenologische Kennzeichen eine sehr starke Lungengefäßzeichnung, die sich entsprechend dem Shuntvolumen und dem Widerstand im Pulmonalkreislauf deutlicher abhebt.

Den besseren diagnostischen Wert muß man der Echokardiographie beimessen (PIPERS et al., 1985; REEF, 1985).

Die Blutdruck-, Sauerstoffsättigungs- und $O_2$-Partialdruckmessungen im rechten Herzen ermöglichen den Nachweis des Defektes. Gleichzeitig lassen sich dadurch begleitende Anomalien finden, als deren wichtigste die Rechtsverlagerung der Aorta *(Dextropositio aortae)* anzusprechen ist. Die Aorta steht hierbei sowohl mit dem linken als auch mit dem rechten Ventrikel in Verbindung.

Diese kombinierten Herzfehler können noch zusätzlich durch eine dilatierte *A. pulmonalis,* eine Pulmonalstenose oder eine Pulmonalatresie mit rechtsseitiger Herzhypertrophie kompliziert sein, die unter den verschiedenen klinischen Bezeichnungen erwähnt werden (z. B. *Eisenmenger-Komplex, Tetralogie von Fallot*).

Tiere mit großen Septumdefekten erliegen in mehr als 50% der Fälle in den ersten Lebensmonaten einer Herzinsuffizienz. Als Komplikation dieser Herzerkrankungen stellen sich sehr häufig pulmonale Infektionen ein. Schließlich muß auch eine bakterielle Endokarditis befürchtet werden.

### 2.3.2 Andere angeborene Herzfehler

Der offene *Ductus arteriosus Botalli,* der durch eine Verbindung zwischen der Aorta und der linken A. pulmonalis gegeben ist, wird nur sehr selten diagnostiziert.

Das klinische Leitsymptom besteht aus einem kontinuierlichen, sowohl in der Systole als auch in der Diastole vorherrschenden »Maschinengeräusch«. Sein Punctum maximum liegt im Bereich der *Aorta pulmonalis.* Der 2. Herzton ist selten hörbar. Über das elektrokardiographische Bild und über Herzkatheterbefunde liegen keine Mitteilungen vor. Der *Ductus arteriosus Botalli* soll sich beim Pferd innerhalb der drei ersten Lebenstage schließen. Innerhalb dieses Zeitraumes kann das typische Herzgeräusch durch die Auskultation vernommen werden. Andere Untersucher vertreten dagegen die Auffassung, daß sich der Ductus bereits innerhalb des ersten Lebenstages funktionell schließt.

Auf Einzelbeobachtungen, daher ohne größere klinische Bedeutung, beruhen Mitteilungen über weitere kongenitale Defekte an den Semilunar- und Atrioventrikularklappen und Hemmungsmißbildungen durch das Bestehen eines *Truncus arteriosus comm. persistens,* einem persistierenden *Foramen ovale* und dem *Cor trioculare biatrium.*

## 2.4 Krankheiten des Herzmuskels

### 2.4.1 Myokarditis

Aus pathologischer Sicht bestehen nicht selten krankhafte Veränderungen, akute oder chronische Entzündungsreaktionen, im muskulären Teil des Herzens. Es befinden sich dann aus der Blutbahn angesiedelte und lokal neugebildete Leukozyten im myokardialen Interstitium. Diese Leukozytenansiedlungen können vereinzelt vorkommen, aber auch mehr oder weniger diffus im Interstitium verteilt sein. Sie sind eine Reaktion auf die geschädigten Herzmuskelzellen oder auf Fremdkörper (Viren, Bakterien, Immunkomplexe usw.). Die Zellinfiltrate haben das Ziel, die Fremdkörper und die geschädigten Herzmuskelzellen zu beseitigen. Ein Teil der beseitigten Herzmuskelzellen wird durch neugebildetes Bindegewebe ersetzt. Diese Vernarbung kann gering sein oder auch eine ziemlich große Fläche einnehmen (Herzschwiele).

Die Schädigung des Herzmuskels kann auf verschiedenen Ursachen beruhen. Im Prinzip kann sie durch Kontakte mit Organismen viraler, bakterieller, mykotischer oder parasitärer Art oder deren Stoffwechselprodukten (Exotoxinen) entstehen. Daneben kommen Degeneration und Nekrobiose der Herzmuskelzellen im Verlauf von Stoffwechselkrankheiten (Myoglobinämie, Hypoxie, Mangel an essentiellen Nahrungsstoffen) vor.

Beim Pferd kann die Influenza, die Herpesvirusinfektion und die infektiöse Anämie von einer Myokarditis begleitet werden. Die Herzmuskelentzündung läuft in den beiden ersten Krankheitsfällen in der Regel mild ab und verschwindet innerhalb von Tagen bis Wochen, wenn während der akuten Krankheitsphase das Pferd körperlich geschont wird.

Für eine bakteriell bedingte Myokarditis wird meistens der *Streptococcus zooepidemicus* verantwortlich gemacht, obwohl auch viele andere Bakterien isoliert worden sind. Eine Myokarditis dieser Genese kann sich nur äußern, wenn sich eine bakterielle Sepsis entwickelt hat. In den meisten Fällen ist aber das Klappensystem davon betroffen (2.5.2.1).

Die verminöse Form entsteht durch Larven von *Strongylus vulgaris.* Gerade bei dieser parasitären Ursache können sich erhebliche Infarkte in der Herzmuskulatur bilden, die sogar die Kontraktionsfähigkeit der Ventrikel beeinträchtigen können. Die Aufnahme von Pflanzenbestandteilen, die Herzglykoside oder kardiotoxische Stoffe enthalten (z. B. Digitalis- und Delphinum-Varietäten, *Nerum Oleander* und *Helleboris niger*), kann ebenfalls Herzmuskelschäden verursachen. Davon sind meistens Ponys betroffen, die am ehesten Zugang zu diesen Zierpflanzen haben. Die Aufnahme von Monensin, einem Rindermastmittel, das durch Kontamination in das Pferdefutter gelangen kann, ruft eine Herzmuskeldegenera-

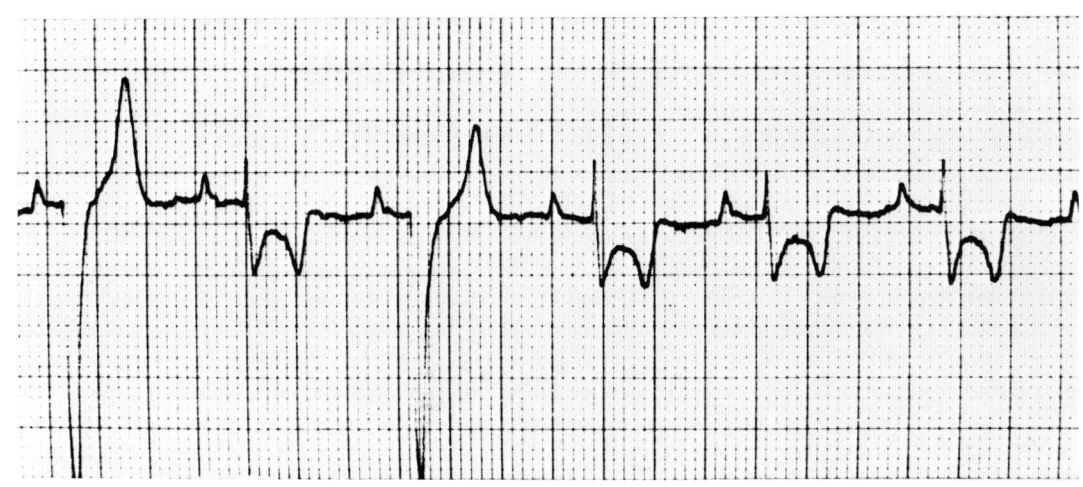

**Abb. 2.25:** Ventrikuläre Extrasystolen und ST-Erniedrigung bei einer hochgradigen Myokarditis unbekannter Genese. Der ersten und dritten P-Zacke folgt keine normale Ventrikelaktivierung, sondern eine Ventrikelextrasystole.

tion vor, die schließlich in eine Myokardinsuffizienz übergeht. Auch die Überdosierung mit Selen, das zur Prophylaxe und Therapie von Skelettmuskelerkrankungen verwendet wird, kann einen Myokardschaden verursachen.

Die Arteriosklerose (2.7.4), die beim Pferd in den kleinen Arteriolae oft vorkommt, kann ebenfalls im Herzmuskel Infarkte hinterlassen.

Der Rückstand an wissenschaftlichen Erkenntnissen über rheumatische und allergische Krankheiten beim Pferd läßt die Frage offen, ob sich eine Myokarditis oder Kardiomyopathie (2.2.4) auf diesem Weg entwickeln kann. Die klinischen kardialen Symptome einer akuten Myokarditis werden durch die Masse der geschädigten Zellen, durch die Intensität der Schädigung und durch die Lokalisation der geschädigten Zellen bestimmt. Im Verlauf einer Viruskrankheit ist die Schädigung größtenteils geringgradig, und die kardialen Symptome werden durch das Primärleiden beherrscht. Meistens besteht in diesen Fällen nur eine Sinustachykardie (2.2.1.1).

Bei der toxisch bedingten Myokarditis kann es zur Störung im zellulären Respirationsmechanismus kommen. Diese Vorgänge können sich in Abnormalitäten bei der Depolarisation (Extrasystolen, ST-Änderungen) zeigen und zu einer irreversiblen Zellnekrose führen, wie z. B. bei der Digitalis- und Monensinintoxikation (Abb. 2.25). In diesen Fällen kann es zu einem akuten Herzversagen kommen.

Die virusbedingten Myokarditiden haben im allgemeinen keinen Einfluß auf die Leistung des Herzens, denn das Muskelgewebe wird meistens nur kurzfristig und reversibel geschädigt. Bei großen Infiltraten und Infarkten, die zu Muskelzellnekrosen geführt haben, werden die geschädigten Herzmuskelzellen teilweise ersetzt. Dieser Ersatz geschieht durch Bildung von Bindegewebe und durch Hypertrophie der nicht geschädigten Herzmuskelzellen in der Umgebung des Insultes. In dieser Phase der Myokarditis wird die Herzfunktion durch die Qualität und Quantität der verbliebenen Herzmuskelzellen bestimmt. Es können Herzarrhythmien entstehen. Durch die Vernarbung und die Hypertrophie der verbliebenen Herzmuskelzellen können sich auch die Struktur und Architektur sowie der Funktionsablauf der Herztätigkeit verändern. In den meisten Fällen reichen aber nach einer ausgeheilten Myokarditis Anzahl, Struktur und Architektur der Herzmuskelzellen für eine ungestörte Funktion aus.

## 2.4.2 Kardiomyopathie

Der Begriff Kardiomyopathie schließt jede substantielle und/oder funktionelle Abweichung des kardialen Myokards ein. Weil praktisch alle Herzkrankheiten auf die Struktur und die Funktion des Herzens Einfluß nehmen, ist die Kardiomyopathie definiert als Status des Myokards, der nicht in Zusammenhang mit Obliteration der intramuralen Arteriolen, valvulären Krankheiten, kongenitalen Mißbildungen, Infektionskrankheiten oder intrinsischen parenchymalen Lungen- oder vaskulären Krankheiten steht. Ätiologisch ist hier die Kardiomyopathie unter »Herzkrankheiten unbekannter Genese« eingegrenzt. Durch den Mangel an wissenschaftlichen Erkenntnissen über die Ätiologie vieler Herzkrankheiten ist möglicherweise die Diagnose Kardiomyopathie nicht in allen Fällen berechtigt.

Die Kardiomyopathie wird in drei Gruppen eingeteilt:
1. die dilatative Kardiomyopathie,
2. die hypertrophische Kardiomyopathie und
3. die restriktive/obliterative Kardiomyopathie.

Davon kommen beim Pferd die dilatative und die hypertrophische Kardiomyopathie vor.

### 2.4.2.1 Die dilatative Kardiomyopathie

Die dilatative Kardiomyopathie kommt am häufigsten vor, obwohl ihre Bedeutung in der Gesamtheit kardialer Krankheiten sehr gering ist. Die dilatative Kardiomyopathie wird durch Kardiomegalie (Herzgewicht über 1% des Körpergewichtes) mit Erweiterung beider Ventrikel, Verschlechterung der systolischen Funktion und Zunahme der Muskelmasse gekennzeichnet. Die Dilatation steht mehr im Vordergrund als die Hypertrophie.

Im Endstadium ist die dilatative Kardiomyopathie klinisch am Versagen des linken Ventrikels, zunächst während der Belastung, später auch schon in Ruhe zu erkennen. Hinzu treten manchmal ein Lungenödem und Symptome, die für das Versagen des rechten Ventrikels sprechen. Rhythmusstörungen werden meistens durch eine Atriumfibrillation ausgelöst.

Bei derartigen Krankheitserscheinungen ist die Diagnose nicht schwierig zu stellen. Sie muß aber durch echokardiographische Untersuchungen abgesichert werden, um eventuelle Klappenfehler und kongenitale Mißbildungen auszuschließen.

Die Echokardiographie gibt Auskunft über das Ausmaß der Dysfunktion der Herzkammern sowie über deren Größe und Wanddicke. Bevor das Endstadium erreicht wird, kann die Kardiomyopathie jahrelang bestehen. Während dieser Zeit schreitet die Muskelentartung sehr langsam fort, was mit einer abnehmenden Leistungsfähigkeit einhergeht. Bei den klinischen Untersuchungen werden in der Ruhe keine und nach der Arbeit geringgradige abnormale Befunde erhoben. Zu diesen zählen Herzrhythmusstörungen, ventrikuläre Extrasystolen und Atriumfibrillation, die aber alsbald nach der Arbeit wieder verschwinden können.

Bei den echokardiographischen Untersuchungen findet man nach der Arbeit oft Verschiebungen im Bewegungsmuster des linken Ventrikels und Abweichungen in seinen Dimensionen, die die Diagnose dilatative Kardiomyopathie unterstützen.

### 2.4.2.2 Die hypertrophische Kardiomyopathie (Idiopathische hypertrophische Subaortenstenose)

Die Symptome bestehen aus einer auffälligen Ermüdung, einer Belastungsdyspnoe und der auskultatorisch feststellbaren systolischen Obstruktion im Bereich der ventrikulären Auswurfbahn. Bei der physikalischen Untersuchung ist das holosystolische oder spätsystolische Geräusch an der Aortenauskultationsstelle charakteristisch. Das EKG kann das Bild eines hypertrophischen Herzens zeigen. Das Doppler-Echokardiogramm ist die zuverlässigste Methode der Krankheitsermittlung unter den nichtinvasiven Untersuchungstechniken. Ist die Diagnose mit Sicherheit gestellt, sollte der Patient nicht mehr belastet werden.

## 2.5 Krankheiten des Endokards

### 2.5.1 Endocarditis fibrinosa

Die fibrinöse Endokarditis muß als ein gelegentlich vorkommendes Krankheitsbild angesehen werden. Sie beruht im allgemeinen auf einem bakteriell bedingten Entzündungsprozeß der atrioventrikulären und/oder Semilunarklappen. Die Ansiedlung der Bakterien auf der Klappenoberfläche ist die Folge einer bakteriellen Sepsis oder einer Thrombobakteriämie. Nach Schädigung der Endothelschicht entsteht eine Aggregation von Thrombozyten, worin sich die Bakterien vermehren. Ein dichter Bakterienbesatz wirkt als kräftiger Reiz für die Thrombenbildung. Diese wird wahrscheinlich durch das Thromboplastin vermittelt, das durch die Leukozyten abgegeben wird, wenn diese in Kontakt mit Fibrin treten. Dadurch entstehen weitere Fibrinschichten rund um den Bakterienrasen und es entwickelt sich eine Auflagerung, wodurch die Klappenfunktion erheblich gestört wird.

Neben einer Klappenendokarditis (*Endocarditis valvularis*) tritt auch eine Endokarditis an der Herzinnenwand (*Endocarditis parietalis*) auf, die meistens als Folge eines oft septischen Herzinfarktes angesehen werden kann.

Eine Endokarditis zeigt sich bei Pferden in allen Altersgruppen, auch schon im Fohlenalter (BUERGELT et al., 1985). Hier steht sie meistens in Zusammenhang mit einer septischen Nabelentzündung. Bei erwachsenen Pferden ist der primäre Prozeß oft nicht mehr feststellbar. Die septische Thrombosierung der *V. jugularis*, die durch nicht lege artis ausgeführte intravenöse Injektionen entsteht, ist meistens als die primäre Ursache anzusehen. Bei der bakteriellen Besiedlung stehen Streptokokkeninfektionen im Vordergrund. *Streptococcus zooepidemicus*, *Streptococcus equi*, aber auch *Actinobacillus equuli*, *Escherichia coli* u. v. a. sind zu nennen. Neben diesen Bakterien sind auch Parasitenlarven, insbesondere von *Strongylus vulgaris*, in der Lage, durch direkten Kontakt oder durch Infarktbildung das Herzendothel zu schädigen. Die Larven verschleppen obendrein Bakterien aus dem Darm und infizieren die entstandenen Gewebeschäden.

An Endokarditis erkrankte Pferde zeigen stets ausgeprägte allgemeine Krankheitsmerkmale: Apathie, Anorexie und Arbeitsunwillen. Die Körpertemperatur ist immer erhöht, wobei das Fieber gelegentlich bis über 40 °C steigen kann. Ebenso nimmt die Pulsfrequenz immer um das Doppelte des physiologischen Richtwertes zu. Auch treten Pulsrhythmusstörungen auf und die Atemfrequenz ist erhöht (30 bis 40 Atemzüge/min). Nur in der Endphase der Erkrankung, in der das rechte Herz dekompensiert ist, können auch Stauungserscheinungen an der *V. jugularis* sichtbar werden. Dann findet sich oft zusätzlich ein kardiales Stauungsödem an Unterbauch und Vorderbrust. Bedingt durch den unzureichenden Verschluß der betroffenen Trikuspidalklappen entsteht ein pathologischer Venenpuls, der beim stehenden Pferd sichtbar wird, wenn der Druck in der Vene angestiegen ist. Aus unseren Sektionsbefunden war zu entnehmen, daß die Aortenklappen am häufigsten die deutlichsten fibrinösen Auflagerungen aufwiesen, gefolgt von den Mitralklappen und Trikuspidalklappen, während die Pulmonalklappen seltener von der Entzündung befallen waren. Diese Aufgliederung ist durch den Druckgradienten über die Klappen zu erklären. Sie unterstellt auch eine bakterielle Pathogenese und nicht eine embolische, durch kleine mit Bakterien beladene Gewebspartikel. Die Trikuspidalendokarditis und die embolische Pneumonie treten in den letzten Dezennien mehr in den Vordergrund, möglicherweise als Folge einer Thrombophlebitis nach häufigen intravenösen Injektionen in die *V. jugularis* (siehe 2.7.6.1).

Die Herzklappenauflagerungen hinterlassen Insuffizienzgeräusche, die an den Puncta maxima der erkrankten Herzklappen auskultatorisch wahrgenommen werden. Das Blutbild zeigt bei einer Endokarditis gewöhnlich einen erniedrigten Hämoglobinwert (unter 6,2 mmol/l = 10 g/100 ml). Er beruht auf einer Knochenmarkdepression durch die langanhaltende Infektion. Das weiße Blutbild erbringt eine ausgeprägte Leukozytose mit Werten zwischen 15–30 G/l. Der Albumingehalt des Serums ist meistens gering erniedrigt und der Gamma-Globulingehalt erhöht. Im Harn werden neben Eiweiß oft Leukozyten und Nierenepithelien nachgewiesen. Eine positive Blutkultur ist oft nicht anzulegen. Im Elektrokardiogramm zeigen sich keine typischen Veränderungen, denn es treten höchstens vereinzelte, zuweilen auch salvenhafte Extrasystolen neben Hinweisen auf Vorhofflimmern auf. In vielen Fällen sind die Fibrinablagerungen an den Herzklappen durch echokardiographische Untersuchungen nachzuweisen.

Grundsätzlich ist zu erwarten, daß die durch Streptokokken ausgelöste Endokarditis auf eine Behandlung mit Penicillin anspricht. Einwandfreie klinische Krankheitszeichen, auf denen letzten Endes die Diagnose fußt, treten in vielen Fällen jedoch erst zu einem Zeitpunkt auf, da sich bereits erhebliche und irreversible Veränderungen an den Herzklappen eingestellt haben. Aus diesem Grund ist es notwendig, den Tierhalter zu informieren, daß auch nach Dauerbehandlung mit Antibiotika eine vollständige Heilung fast nie erreicht wird.

## 2.5.2 Herzklappenerkrankungen auf nichtbakterieller Grundlage

### 2.5.2.1 Endokarditis und Arteriitis verminosa

Parasitär bedingte Schäden am Endokard beruhen auf der Einwirkung von Larven des *Strongylus vulgaris*. Diese Larven setzen sich nicht nur in der *Arteria mesenterica cranialis* fest, sondern können auch bis in das Herz gelangen und mit der Zirkulation verstreut werden. Eine bevorzugte Lokalisation, bevor die Larven ins Herz gelangen, ist der Anfangsabschnitt der Aorta, direkt oberhalb der Semilunarklappen. Manchmal werden diese Klappen in den Prozeß mit eingeschlossen.

Das Endothel der Aorta ist dann mit einer dünnen Fibrinschicht versehen, in der sich noch Larven befinden können, die sich in der Aortenwand festgesetzt haben. Nach Abheilung solcher mechanisch bedingten Verletzungen bleibt ein verdicktes und vernarbtes Aortenendothel zurück, das für einen Teil der Austreibungsgeräusche verantwortlich zu machen ist.

Durch Verletzungen an den Klappen stellen sich auch Narbenschrumpfungen, oft knötchenförmig, an ihren freien Rändern ein. Obendrein finden sich auch im Kammerendothel und an den übrigen Herzklappen ähnliche chronische Gewebszubildungen. Letztere können zu Schließungsschwierigkeiten der Klappen führen.

Durch die Lokalisation des Prozesses im Anfangsabschnitt der Aorta können sich sehr leicht Thromben, mit oder ohne Larven, in der Koronarzirkulation ansiedeln, die dann kleinere oder größere Infarkte hinterlassen. Sehr selten verursachen kleine Infarkte klinische Symptome. Sobald ein Hauptast der Herzkranzgefäße betroffen ist, können ernsthafte Symptome, wie Ventrikelextrasystolie, Ventrikelflimmern, akutes Herzversagen, erwartet werden.

Durch die Veränderungen in der Aortenwand werden Blutstromturbulenzen erzeugt, die als systolische Austreibungsgeräusche auskultatorisch erfaßt werden können. Sie sind von jenen zu trennen, die durch eine Mitralinsuffizienz, durch eine idiopathische hypertrophische Kardiomyopathie oder durch angeborene Herzfehler und/ oder die hyperkinetischen Auswurfgeräusche hervorgerufen werden.

Für die Therapie der parasitären Arteriitis wird auf Kapitel 2.7 verwiesen.

### 2.5.2.2 Blutzysten

Bei Sektionen stößt man zuweilen auf kleine Blutzysten, die sich an der Unterseite der Herzklappen, meistens an der Mitralklappe, befinden. Sie dürften als Folge eines angeborenen Endothelschadens aufzufassen sein, dem keine klinische Bedeutung beizumessen ist. Sie können aber zur Verschlußschwäche der betroffenen Klappen beitragen.

### 2.5.2.3 Herzklappenfenestration

Ebenfalls als postmortaler Befund sind etwa streichholzkopfgroße Defekte am freien Rand der Aortenklappen zu erkennen, denen bisher ebenfalls keine klinische Bedeutung beizumessen war.

## 2.5.3 Chronische Klappenfehler des rechten Herzens unbekannter Genese

Chronische Klappenfehler des rechten Herzens kommen sehr selten allein vor. Die Insuffizienz und die Stenose der Trikuspidal- und Pulmonalklappen werden bei der akuten bzw. subakuten bakteriellen Endokarditis (2.5.1) und im Endstadium des chronisch insuffizienten Herzens gesehen.

## 2.5.4 Chronische Klappenfehler des linken Herzens

Beim Pferd finden sich Funktionsstörungen im Bereich der Mitral- und Aortenklappen häufiger als Störungen im Klappengebiet des rechten Herzens. Es handelt sich dann um Verschlußmängel an einer oder an beiden linken Klappensystemen.

### 2.5.4.1 Mitralinsuffizienz

In der Regel beträgt die ausgebreitete Klappenfläche ein Vielfaches (etwa 2,5) der jeweiligen Öffnungsfläche. Der Mitralklappenring nimmt in seinem Umfang während der Systole normalerweise ab, wodurch die Klappenöffnungsfläche reduziert und auf diese Weise die Verschlußfähigkeit der Klappen erhöht wird. Ursachen für einen Blutrückfluß können sowohl von einer zu kleinen als auch von einer zu großen Segelklappengewebsfläche, aber auch von einer eingeschränkten Klappenbeweglichkeit ausgehen. Meistens sind Schrumpfung und Retraktion der Klappen Ursache eines Verschlußmangels.

Manchmal ist auch der sehnige Halteapparat (*Chordae tendineae*) der Klappen beeinträchtigt. Akute Rupturen einer *Chorda tendinea* können während sehr schwerer Arbeit entstehen und führen fast immer zu einer schnellen Herzdekompensation (HOLMES et al., 1984). Auch eine Dysfunktion der Papillarmuskeln (MILLER et al., 1985) kann in einer Schlußunfähigkeit der Mitralklappen zum Ausdruck kommen. Schließlich kann die Dysfunktion der Klappen in einem angeborenen Fehler ihres Baues liegen.

Der Mitralrückfluß geschieht durch einen ungenügenden Verschluß der Mitralklappen während der Auswurfphase des linken Ventrikels. Die hierdurch entstehende Belastung für den linken Ventrikel wird durch die Ätiologie, die Größe des Rückflußvolumens und die Dauer des Defektes bestimmt.

Eine Mitralinsuffizienz führt zu einer Dilatation des linken Vorhofes und des linken Ventrikels. Im kompensierten Stadium wird das Rückflußvolumen durch ein erhöhtes Schlagvolumen ausgeglichen. Dadurch wird die normale Konfiguration der Papillarmuskeln sowie des Halteapparates der Klappen verändert. Zu den Frühsymptomen einer Mitralinsuffizienz zählen leichte Ermüdbarkeit und Belastungsdyspnoe. In fortgeschrittenen Stadien tritt eine absolute Arrhythmie mit Vorhofflimmern auf. Bluthusten und Nasenbluten während und nach der Arbeit können als Folge einer Lungenblutung durch die Druckveränderungen im vaskulären Lungengebiet hinzukommen. Im Endstadium einer Mitralinsuffizienz entwickelt sich auch eine Rechtsherzinsuffizienz; dieses Stadium ist für eine Therapie fast unzugänglich.

Der Herzspitzenstoß ist als Zeichen der linksseitigen Herzhypertrophie und Herzdilatation verstärkt. Dieses Symptom ist nur bei Pferden in athletischer Verfassung zu erkennen. Bei der Auskultation zeigt sich als Leitsymptom einer Mitralinsuffizienz ein mittel- bis hochfrequentes, holosystolisches Sofortgeräusch mit einem Punctum maximum in Höhe der linken Atrioventrikularklappen, das sich in Richtung der Herzspitze ausbreitet. Es zeigt bei mittlerem und hohem Schweregrad der Insuffizienz eine bandförmige Charakteristik, bei geringem Schweregrad ist das Geräusch frühsystolisch akzentuiert. Der erste Herzton ist schwächer als normal und vielfach im Sofortgeräusch untergegangen. Der zweite Herzton ist meistens deutlich gespalten. Der dritte Herzton ist gewöhnlich auch deutlich bei einer Mitralinsuffizienz wahrzunehmen. Das EKG ist bei Bestehen einer Dilatation des linken Vorhofs durch eine verlängerte P-Strecke gekennzeichnet. Für die Diagnostik der Mitralklappeninsuffizienz hat sich die Echokardiographie sehr bewährt. Klappenveränderungen und ihr Bewegungsverlauf können mit dieser Methode nachgewiesen werden. Mittels der Doppler-Technik ist der Blutrückfluß zu erkennen und sein Volumen abzuschätzen. Das Volumen des linken Ventrikels, der Durchmesser der Herzwände und deren Bewegungsablauf während der Kontraktion des linken Ventrikels können mit dieser Methode ebenfalls abgeschätzt werden. Diese Methodik ist nur Kliniken vorbehalten, die über die erforderliche Apparatur und das Personal verfügen, das sich regelmäßig damit beschäftigt. Wenn diese Technik nur gelegentlich genutzt wird, führt sie oft zu Fehldiagnosen.

Der Krankheitsverlauf einer Mitralinsuffizienz wird in erster Linie durch die Volumenbelastung des linken Ventrikels bestimmt. Entwickelt sich diese langsam, paßt sich der linke Ventrikel durch Hypertrophie und Dilatation der Belastung an, wie es bei den meisten Pferden mit einer Mitralinsuffizienz der Fall ist. Beim plötzlichen Auftreten, z. B. nach einem Abriß von Sehnenfäden, kommt es zu einem akuten und lebensbedrohenden Herzversagen.

Das sich entwickelnde Vorhofflimmern ist auch eine Folge der Dilatation. Während der übermäßigen Dehnung des linken Vorhofes können kleine Rupturen der Atriummuskulatur entstehen, durch die ihrerseits multiple Foci entstehen. Daraus ergeben sich Veränderungen in der Reizleitungsgeschwindigkeit und in den Leitungsbahnen im Atrium, wodurch das Vorhofflimmern ausgelöst und aufrechterhalten wird.

Das Vorhofflimmern schränkt den Gebrauchswert eines Pferdes mit einer kompensierten Mitralinsuffizienz sehr stark ein.

Im allgemeinen haben Pferde mit einer chronisch kompensierten Mitralinsuffizienz, bei der erst geringe Muskelschäden aufgetreten sind, ein ausreichendes Leistungsvermögen. Die Lebenserwartung wird kaum beeinträchtigt. Die Prognose für den sportlichen Einsatz ist zweifelhaft, sie kann auch nicht durch Training verbessert werden.

Differentialdiagnostisch kommen in Betracht:
1. Das systolische Auswurfgeräusch.
   Dieses ist ein an- und abschwellendes, früh- bis mittelsystolisches Sofortgeräusch während der Auswurfphase des linken Ventrikels in die Aorta. Ihr Pm liegt in der Aortenklappengegend. Das Geräusch breitet sich in Richtung des Aortenblutstromes aus. Dieses Geräusch ist bedeutungslos; es wird durch Turbulenzen im Anfangsteil der Aorta durch die Akzeleration des Blutstromes verursacht.
2. Das systolische Stenosegeräusch bei der hypertrophischen Kardiomyopathie (2.4.2.2).
3. Die Geräusche der kongenitalen Herzvitien.
   Bei erwachsenen Pferden kommen nur kleine Ventrikelseptumdefekte in Betracht. Dieser Defekt zeichnet sich durch ein lautes an- und abschwellendes holosystolisches Geräusch eventuell mit Vibrieren der linken Brustwand aus. Auch hierbei ist die Echokardiographie, zusammen mit der Doppler-Technik, das geeignete Hilfsmittel zur Diagnostik.

Durch Auskultation, Phonokardiographie, Echokardiographie mit Doppler-Technik kann man diese drei systolischen Geräusche voneinander unterscheiden und Kenntnisse über ihre Ätiologie erhalten.

In den meisten Fällen wird es sich um ein bedeutungsloses Auswurfgeräusch handeln. Leider gibt es in der Anamnese von Pferden mit einem systolischen Geräusch keine Anhaltspunkte, um auf den Einsatz kostspieliger Spezialuntersuchungen verzichten zu können.

## 2.5.5 Aortenklappeninsuffizienz

Bei der Mehrzahl der Patienten mit einer Aortenklappeninsuffizienz ist für die Entstehung dieses Geräusches eine chronische Entzündung der Klappen verantwortlich, über deren Ursachen noch vieles unklar ist. Zum Teil wird sie durch parasitäre Infektionen (*Strongylus vulgaris*) verursacht, in einem sehr geringen Prozentsatz ist eine bakterielle Ätiologie verantwortlich. Die häufigste Ursache sind möglicherweise degenerative Veränderungen, wie z. B. bei einer Medianekrose. Der makroskopische Befund an den Klappen wird von der Retraktion der Klappen mit einem Verlust an Gesamtfläche bestimmt. Infolge des großen diastolischen Druckgradienten zwischen Aorta und linkem Ventrikel an der Aortenklappe kann durch eine verhältnismäßig kleine Schlußunfähigkeit ein erheblicher Blutrückstrom zustande kommen. Bei einem höheren hämodynamischen Schweregrad steigen enddiastolisch das ventrikuläre Volumen und das Schlagvolumen an, wodurch ein normales, effektives Schlagvolumen noch aufrechterhalten werden kann. Das enddiastolische Volumen und der enddiastolische Druck können so stark steigen, daß eine Einstrombehinderung an der Mitralklappe entstehen kann. Neben dieser funktionellen Mitralstenose kann sich infolge der progressiven Volumenbelastung des linken Ventrikels auch eine Mitralinsuffizienz entwickeln. Durch die fortschreitende Hypertrophie und Dilatation des linken Ventrikels nimmt der myokardiale Sauerstoffverbrauch zu. Die Schlußunfähigkeit der Klappen verursacht obendrein eine verringerte Koronarperfusion in der Diastole. Dieses Phänomen kann bei Belastung die Sauerstoffversorgung des Herzens kritisch werden lassen, woraus kardiale Symptome (Arrhythmien, Tachykardien usw.) entstehen können. Patienten mit einer Aortenklappeninsuffizienz leben jahrelang völlig beschwerdefrei trotz einer hämodynamisch nicht unerheblichen Klappeninsuffizienz. Häufig wird der typische Auskultationsbefund bei einer Routineuntersuchung festgestellt. Das Blutrückflußgeräusch ist holosystolisch und hochfrequent. Das Pm liegt über der Aortenklappengegend und breitet sich sowohl nach ventral zur *Apex cordis* als auch nach dorsal aus. Der Charakter des Geräusches kann sowohl rauh als auch musikalisch sein. Bei vielen Patienten besteht durch die hyperkinetische Aktivität des Ventrikels eine verstärkte Carotispulsation.

Die Diagnose kann durch die Auskultation gestellt und durch die Echokardiographie bestätigt werden (REEF und SPENCER, 1987). Man sieht mit dieser Untersuchungsmethode deutliche Vibrationen an den vorderen Mitralklappen, die durch den Blutrückstrom entstehen. Neben diesen Vibrationen an den Mitralklappen kann man gelegentlich deutliche pathologische Veränderungen an den Aortenklappen ins Bild bringen. Mittels Doppler-Echokardiographie wird der Blutrückstrom sichtbar und hörbar gemacht und ein Eindruck über die Menge des Blutrückflusses gewonnen. Weiterhin werden die Veränderungen am linken Ventrikel sichtbar.

Differentialdiagnostische Schwierigkeiten sind bei erwachsenen Pferden nicht zu erwarten. Beim Fohlen kommt hier der *Ductus arteriosus Botalli* in Betracht. Dabei sind aber das kontinuierliche systolisch-diastolische Geräusch und die überwiegenden Merkmale einer Rechtsherzbelastung wegweisend.

Weil die meisten Patienten mit einer Aortenklappeninsuffizienz noch relativ hoch belastbar sind, erübrigt sich auch eine körperliche Schonung. Eine operative Therapie ist aus ethischen Gründen nicht angezeigt.

## 2.6 Krankheiten des Herzbeutels

### 2.6.1 Perikarditis

Die Entzündung des Herzbeutels (Perikarditis) gehört beim Pferd zu den seltenen Krankheitsereignissen. Sie entwickelt sich im Verlauf oder im Anschluß an eine Pneumonie oder eine Pleuritis, weshalb sie durchaus auch nach Virusinfektionen der Atemwege (Influenza, Rhinopneumonitis, Virusarteriitis) beobachtet werden kann. Selten entsteht sie nach Perforation der Brustwand im Zusammenhang mit einem Unfall.

In den Anfangsstadien einer Herzbeutelentzündung lagert sich eine dünne serofibrinöse Schicht auf dem Perikard ab, durch die synchron mit dem Herzschlag ein Reibegeräusch entstehen kann. Sobald die Exsudatmenge zugenommen hat, tritt die Dämpfung der Herztöne stärker in den Vordergrund. Allerdings ist nur bei einer erheblichen Flüssigkeitsansammlung auskultatorisch eine Intensitätsabschwächung der Herztöne zu erwarten. Der bei einer Perikarditis entstehende seröse Erguß kann sich zur Herztamponade entwickeln. Bei einer zweiten Form handelt es sich um die chronische, konstriktive Perikarditis, bei der eine meist umschriebene Verdickung des Perikards besteht, die ein stark vermindertes Schlagvolumen des Herzens nach sich zieht.

Die sich steigernde Erhöhung des perikardialen Drucks auf das Herz beeinträchtigt die Entspannung des Herzmuskels und behindert dadurch den venösen Rückstrom. Die als Herztamponade wirkende Flüssigkeitsansammlung im Herzbeutel bewirkt eine venöse Stauung, die sich klinisch in einer Ödembildung äußert.

Die genaue Diagnose einer Perikarditis läßt sich nur durch die Echokardiographie stellen. Neben dem Nachweis des Perikardergusses ist auch die Perikardverdickung im Fall einer *Pericarditis constrictiva* sichtbar zu machen.

Im allgemeinen muß die Prognose einer Perikarditis ungünstig gestellt werden. Als Begleiterkrankung einer Pneumonie wird die Prognose von der Primärerkrankung abhängig zu machen sein. Die Behandlung richtet sich auch nach ihr. Sie wird gewöhnlich in der Verabreichung hoher Antibiotikagaben bestehen.

Nur bei einer *Pericarditis serofibrinosa* ist eine Therapie durch Anbringen einer Drainage (über dem 4., 5. oder 6. Interkostalraum) in Verbindung mit einer lokalen sowie langdauernden systemischen Antibiotikatherapie zu erwägen (BERNARD et al., 1990).

Sehr selten finden sich im Perikard Tumoren (Mesotheliome), die als generelle Geschwulstmetastasen anzusehen sind.

## 2.7 Krankheiten der Blutgefäße

### 2.7.1 Arteriitis parasitaria der A. mesenterica cran.

Die außerhalb des Wirtstieres aus den Nematodeneiern von *Strongylus vulgaris* geschlüpften Larven gelangen auf oralem Weg wieder in den Darmkanal, durchbohren die Darmwand und wandern über Arterien dem Blutstrom entgegen, bis zur vorderen Gekrösearterie, manchmal auch über diese hinaus, bis zum Aortenanfang, ihren Verzweigungen und in die Ventrikel. Die Larven bewegen sich wahrscheinlich unter dem Endothel bis zur *A. mesenterica cran.*, möglicherweise einige auch entlang der Intima, wo häufig Kriechspuren gefunden werden.

Während der Wanderung können sie in allen arteriellen Gefäßen, vor allem am Anfangsteil der *A. mesenterica cran.*, eine Entzündung der Arterienwand mit Endothelschädigung auslösen. Diese Entzündung wird von einer Fibrinablagerung auf dem geschädigten Endothel begleitet. Sie wird als Thrombo-(end)arteriitis bezeichnet und bewirkt ein Passagehindernis für den Blutstrom. Die Entzündung der Gefäßinnenwand kann auf die beiden übrigen Wandschichten (Media und Adventitia) übergreifen. Dadurch werden Muskulatur und elastische Fasern in der Gefäßwand alteriert, die dann dem arteriellen Druck nicht mehr ausreichenden Widerstand entgegensetzt und sich dehnt. Es entsteht eine umschriebene Erweiterung des Gefäßes (Aneurysma). Der Umfang des Gefäßes wird dadurch zwar größer, aber durch die Fibrinablagerungen verengt sich das Lumen. Im Fibrin finden sich die Larven von Strongylus vulgaris. Bei älteren Prozessen ist das Fibrin organisiert und der Thrombus kann kanalisiert sein. Auf die Dauer können die gedehnten Gefäße durch Schrumpfung des Bindegewebes wieder an Umfang abnehmen. Nach einem durchgemachten Befall mit *Strongylus vulgaris* zeigt fast jedes Pferd Veränderungen an der *A. mesenterica cran.* Für die Wanderung der Larven vom Darmlumen bis zu ihrem Endziel wird nur relativ kurze Zeit benötigt, so daß dort bereits innerhalb von 10 Tagen ein Entzündungsprozeß in Gang gebracht werden kann. Auf dem Weg zur vorderen Gekrösewurzel passieren die Larven die Endarterien des Darmes, worin sie bei massiver Infektion erhebliche Gefäßthromben hinterlassen können. Daraus können bei Primärinfektionen Darmwandnekrosen mit tödlichem Ausgang entstehen, ehe es überhaupt zur Aneurysmabildung gekommen ist.

Die weitere Entwicklung eines Aneurysmas und die klinischen Ausfallserscheinungen hängen im wesentlichen von der quantitativen Besiedlung dieses Gefäßabschnitts mit Wurmlarven ab. Obwohl die Entstehung eines Aneurysmas sicherlich einige Zeit in Anspruch nimmt, können sich die Krankheitserscheinungen bereits innerhalb von drei Wochen nach Infektionsbeginn bemerkbar machen. Die Folgeerscheinungen sind Kolik, Diarrhoe und Abmagerung, vorwiegend bei Pferden im Alter zwischen ein und fünf Jahren. Über diese Altersgrenze hinaus sind die durch ein Aneurysma ausgelösten Gesundheitsstörungen selten.

Die krankheitsauslösende Wirkung des Aneurysmas beruht auf einer Durchblutungsstörung der von der *A. mesenterica cran.* abhängigen Darmabschnitte, einer schmerzauslösenden Zugwirkung der Gekrösewurzel am Peritoneum und den Entzündungsreaktionen in den Gefäßwänden, die meistens mit *E. coli*, Streptokokken, *Actinobacillus equuli*, *Salmonella typhimurium* u. a. infiziert sind. Am Entzündungsvorgang sind die regionalen Lymphknoten mitbeteiligt. Falls nicht gerade eine akute, hochgradige Komplikation das Krankheitsbild beherrscht, wird vom Tierhalter in der Anamnese über mangelndes Wachstum, Appetitmangel, Abmagerung und allgemeine Konditionsschwäche geklagt. Bisweilen besteht eine geringe Temperaturerhöhung, während Puls und Atmung meistens einen normalen Ruhewert besitzen. In weit fortgeschrittenen Fällen kann ein kachektisches Ödem an der Vorderbrust und in der Umgebung des Nabels bestehen. Gewöhnlich wird eine geringgradige Anämie nachgewiesen. In den meisten Fällen handelt es sich um eine Mischinfektion mit kleinen Strongyliden (Trichonemen), wodurch die Anämie auch erheblich sein kann. Im weißen Blutbild zeigt sich eine geringgradige Leukozytose. Bei vorhandener Ödembildung ist der Gesamteiweißgehalt des Serums stark erniedrigt, weil auch die Albuminfraktion erniedrigt ist, während die β-Globulinfraktion prozentual und absolut gestiegen ist. Dieses Verhalten der Eiweißfraktionen ist ein bei der Strongylose und einer Cyathostomiasis üblicher Befund. Der sicherste klinische Nachweis eines Aneurysmas wird durch die rektale Untersuchung erreicht, bei der an nicht zu großen Pferden in der Mitte des Abdomens, etwa in Höhe der linken Niere, das Aneurysma ertastet werden kann. Bei großrahmigen Pferden ist wenigstens noch die kaudale Begrenzung zu palpieren. Der Umfang des Aneurysmas variiert von Faust- bis Kopfgröße. Seine Form ist meistens unregelmäßig und es gehen vom ihm daumenstarke und verdickte Gefäßstränge ab. Eine Pulsation läßt sich besonders an den gedehnten Abschnitten der Gefäßwandung fühlen. Von der periarteriellen Entzündung und von Abszessen in der Gefäßwandung ausgehend kann sich eine lokalisierte Peritonitis entwickeln, die Verklebungen zwischen der Gekrösewurzel und einzelnen Darmschlingen nach sich zieht, falls nicht sogar eine generalisierte Bauchfellentzündung auftritt. Das klinische Bild wird in diesem Fall durch die Symptomatik einer diffusen Peritonitis beherrscht.

Aus dem Aneurysma abgelöste und mit dem Blutstrom verschleppte Thromben und Emboli verstopfen die Endarterien und verursachen die sogenannte thrombotisch-embolische Kolik. Betroffen ist davon vorwiegend die linke Schleife des großen Kolons und die Blinddarmspitze. Es können auch an anderen Stellen im Darmkanal kleinere Infarkte auftreten, die oft durch das Omentum abgedeckt werden, wobei sich Adhäsionen mit anderen Darmteilen ergeben. Trotz einer deutlichen Bindegewebszubildung in der Arterienwand und in ihrer direkten Nachbarschaft ist der betroffene Gefäßabschnitt funktionell geschwächt und rupturgefährdet. Insbesondere Jährlinge verenden an einer derartigen Gefäßruptur.

Folge eines Aneurysmas kann auch eine metastatische Nephritis werden, wenn nämlich eine Thrombose in den Endverzweigungen der *A. renalis* entsteht.

Da die Umfangsvermehrung auch auf stark vergrößerte Lymphknoten zurückgeführt werden kann, sind neben dem Wurmaneurysma einige differentialdiagnostische Erkrankungen in Erwägung zu ziehen, z. B. eine metastatische Lymphadenitis im Verlauf einer Druse, wonach vorberichtlich zu fragen ist. Auch bei einer Leukämie ist eine Lymphknotenschwellung nachweisbar und durch eine starke Vermehrung der Leukozyten mit einem hohen Anteil von Lymphozyten gekennzeichnet. Weiterhin findet sich eine Lymphknotenschwellung bei Magen- und Nierentumoren sowie bei der Tuberkulose.

Durch wirksame Medikamente gegen die Larvenstadien des Strongylus vulgaris ist eine direkte Bekämpfung und Beseitigung der Endoparasiten möglich. Mit der oralen Verabreichung von Ivermectin (0,2 mg/kg KG) können die im Aneurysma befindlichen Larven durch das Medikament abgetötet werden, wonach der Entzündungsprozeß allmählich zum Abklingen gelangt. Eine Wiederholung der Behandlung ist frühestens nach drei Wochen zu empfehlen.

Ohne chemotherapeutische Behandlung werden die Larven aus dem Wurmaneurysma wieder zum Dickdarm zurückgeschwemmt, wo sie in der Wand des ventralen Kolons Knötchen bilden und dann meist im Spätsommer als geschlechtsreife Würmer in das Darmlumen eintreten und zur Eiproduktion übergehen. Neben dem Ivermectin greifen die modernen Anthelminthika sowohl die Larvenstadien in den Wurmknötchen als auch die adulten Exemplare an.

Um den gesundheitlichen Schaden durch einen Strongylus-vulgaris-Befall gering zu halten, ist der Entwicklungszyklus frühzeitig zu unterbrechen. Die höchste Eiproduktion findet im Spätsommer bis Herbst statt. Fohlen infizieren sich während des Weideaufenthaltes mit ihren Müttern. Deshalb ist es notwendig, die Mutterstuten vor der Geburt des zu erwartenden Fohlens mit Ivermectin zu behandeln. Zu dieser Zeit sollten alle über ein Jahr alten Pferde eines Bestandes die gleiche Behandlung erfahren. Die Fohlen werden zum ersten Mal behandelt, wenn sie ein- bis zwei Monate alt sind.

Neben der medikamentösen Bekämpfung der Endoparasiten kann bei bestehendem Wurmaneurysma zusätzlich eine mindestens 10 Tage lange Antibiotikatherapie empfohlen werden.

Obwohl im Einzelfall ein Wurmaneurysma zum Tod

durch Verbluten führt, ist die Prognose besonders bei nicht erheblicher Ausdehnung der Gefäßveränderung relativ günstig. Nach mehrmonatiger Schonung des Tieres, guter Fütterung und bei Beachtung der therapeutischen Grundsätze (Wiederholung der Ivermectinbehandlung nach drei Wochen) bessert sich der Gesundheitszustand bei den meisten Patienten.

### 2.7.2 Arteriitis und Thrombose der Arteria renalis

Auch in der *A. renalis* können sich vereinzelt Wurmlarven von *Strongylus vulgaris* festsetzen. Die Verletzungen der Gefäßwand führen auch hier zur Thrombenbildung und zu Fibrinniederschlägen, woraus sich Infarkte ergeben, die Blutbeimischungen im Harn nach sich ziehen. Auf dem gleichen Weg ist eine bakterielle Besiedlung der Niere möglich, aus der eine pyogene Nephritis mit Eiterabsonderung und Nierenschwellung resultiert. Es erkranken hauptsächlich ein- bis zweijährige Tiere.

Das klinische Bild wird durch Abmagerung und rezidivierendes Blutharnen bestimmt. Im Sediment sind aufgrund der massiven Erythrozytenansammlung Entzündungszellen und Nierenepithelien nur schlecht auszumachen. Die Erkrankung verursacht auch wiederholte Kolikanfälle.

In der Regel ist die Prognose sehr ungünstig, dennoch ist eine Ivermectinbehandlung, kombiniert mit Antibiotika, zu versuchen, sofern sich die Krankheit erst akut gezeigt hat.

Gewöhnlich sind beide Nieren von der Nephritis befallen, so daß eine einseitige Nephrektomie nicht in Betracht zu ziehen ist.

### 2.7.3 Thrombose der Arteria coronaria

Die Endarterien der *A. coronaria* können bei unbekannter Ursache gelegentlich sklerosieren. Auch durch vereinzelt angesiedelte Larven von *Strongylus vulgaris* in den Hauptästen und deren Verzweigungen kann eine Thrombose mit Infarktbildung entstehen, die für das kranke Tier fast immer tödlich ist. Bei kleinen Infarktherden kann es allerdings zu einer spontanen Heilung kommen.

### 2.7.4 Metastatische Prozesse als Folge einer Arteriitis

Durch Verschleppung von Emboli aus thrombotischen Prozessen in der vorderen Aortenwand können Infarzierungen im Gehirn entstehen.

### 2.7.5 Arteriosklerose

Neben der fortschreitenden Obliteration der terminalen Aorta (siehe 2.7.5.1) findet man mikroskopisch in fast allen Organpräparaten Verschlüsse der Arteriolen, die schon bei sehr jungen Fohlen festzustellen sind, ohne deren Ursache zu kennen. Die von NÉMETH (1971) vermutete parasitäre Invasion von Mikrofilarien hat sich bisher nicht bestätigt. Im Versorgungsgebiet der Arteriolen können sich degenerative Veränderungen ergeben, die dann klinische Bedeutung erlangen, wenn der Gewebsabschnitt regelmäßig starken Belastungen ausgesetzt wird, wie z. B. im Gebiet der *Ossa sesamoidea* oder bei einer Aortenruptur.

#### 2.7.5.1 Aorta-ileo-femorale Arteriosklerose

Dieser Krankheit liegt eine idiopathische, progressive Obliteration der terminalen Aorta, der Aortenaufzweigung, der *A. iliaca int.* und *A. iliaca ext.* mit ihrer Fortsetzung in die *A. femoralis* zugrunde. Sie ist in ihren Ursachen noch unerforscht. Es finden sich anfänglich an der Gefäßwand ähnliche pathologische Erscheinungen, wie sie nach Parasitenschäden auftreten (u. a. Thrombusbildung). Darüber hinaus werden histologisch in der Lamina elastica gebrochene elastische Fasern und in der Media und Intima eine Fibrosis sowie weitere Intimaveränderungen nachgewiesen. Diese ähneln einer Arteriosklerose in den kleinen Arteriolen (siehe 2.7.5).

Die Krankheit wird in Kanada bei jungen Vollblütern bis zum Alter von 3 Jahren beobachtet und dort von der akuten Thrombose, die durch eine Ausschwemmung von Thromben und Emboli entsteht, abgegrenzt (PHYSICK-SHEARD, 1983). In Westeuropa ist die Krankheit bisher selten, doch schon sehr lange bekannt (HUTYRA-MAREK, 1922). Sie befällt besonders Wallache und Hengste.

Im Anfangsstadium ist das Pferd noch symptomfrei, bzw. es zeigt sich nur eine undeutliche Lahmheit bei Belastung, die sich nach einer Ruheperiode aber stets verstärkt. In ausgeprägten Fällen weist das Pferd während der Belastung eine zunehmende Steifheit in der Hinterhand auf, die in Schweißausbruch an einer der beiden Hintergliedmaßen übergeht. Die Ausfallserscheinungen verschwinden nach Beendigung der Belastung ziemlich rasch. Das Ausmaß und die Dauer der Symptome sind von der Obliterationsstelle im Gefäßsystem und damit von der Beeinträchtigung der nachgeschalteten Muskulatur abhängig.

Differentialdiagnostisch kommt vorrangig die Rhabdomyolyse in Betracht (siehe 8.4.1). Bei ihr liegen die Serumenzymwerte für die CPK, LDH und GOT erheblich höher als bei der Arteriosklerose. Einen diagnostischen Hinweis vermittelt auch der Füllungszustand der V. saphena, der sich bei gesunden Pferden nach Belastung hervorhebt, während er wegen der Minderdurchblutung bei der Arteriosklerose unauffällig bleibt. Eine Absicherung der klinischen Verdachtsdiagnose erfolgt über die rektale Ertastung des thrombotisch verschlossenen Gefäßes. Ist das Ergebnis hierbei unsicher, kann die Doppler-Echokardiographie eingesetzt werden.

Die Prognose ist infaust, weshalb sich eine Therapie erübrigt.

### 2.7.6 Ruptur der großen Blutgefäße

#### 2.7.6.1 Ruptur der Aorta thoracalis und der Arteria pulmonalis

Zu den wichtigsten krankhaften Veränderungen der großen thorakalen Blutgefäße ist die Ruptur zu rechnen. Die Gefäßzerreißung kann ein oder beide Gefäße betreffen. Sie wird bei allen Altersgruppen beobachtet. Die Ruptur in diesen beiden Gefäßen verläuft immer quer zur Längsrichtung der Gefäße. Treten nach einer Ruptur klinische Symptome (kardialer Schock, Exitus) auf, so liegt ein vollständiger Riß aller Gefäßwandschichten vor. Bei jüngeren Pferden kann sich anfänglich auch nur eine partielle Ruptur entwickeln, die auf die beiden inneren Schichten begrenzt bleibt. Es bildet sich ein *Aneurysma dissecans*. In der *Tunica adventitia* entstehen kleine Hämatome, die organisiert und mit Kalkeinlagerungen versehen werden. Dadurch wird die Gefäßwand mehr oder weniger abgedichtet, jedoch verliert sie an Elastizität. Durch arteriosklerotische Verschlüsse der *Vasa vasorum* kann die Gefäßwand an verschiedenen nebeneinander liegenden Stellen derart geschwächt werden, daß es zu einer Totalruptur kommt. Bis dahin aber zeigen davon betroffene Pferde keine klinische Symptomatik (V. D. LINDE-SIPMANN und KRONEMAN, 1985). Die Aortenwand älterer Pferde gilt durch degenerative Veränderungen für eine Ruptur prädisponiert, wobei sich die Rupturstelle bei verendeten Pferden im Gebiet des *Annulus fibrosus aortae* befunden hat (ROONEY et al., 1979).

Der Krankheitsverlauf einer Aortenruptur ist meistens durch Kollaps und anschließenden schnellen Tod gekennzeichnet. Gelegentlich stirbt das Tier nicht sofort, sondern bleibt noch einige Stunden bis wenige Tage am Leben. Es zeigt dann die Symptome einer progressiv verlaufenden Herzdekompensation, zu denen Venenstauung, Pulsation der *V. jugularis*, Ödembildung und Herzgeräusche gehören.

#### 2.7.6.2 Hämoperitoneum durch Ruptur der Bauchaorta oder einer ihrer Verzweigungen

Durch migrierende Larven des *Strongylus vulgaris* entwickelt sich in der *A. mesenterica cran.* das Wurmaneurysma, wonach durch Schwächung der Gefäßwand eine Ruptur entstehen kann. Dadurch gelangt eine große Menge arteriellen Blutes in den peritonealen Raum. Das Pferd erleidet sehr schnell einen hypovolämischen Schock, der zum Exitus führt. Wenn die Blutung nicht massiv ist oder langsam vor sich geht, besteht für das jugendliche Tier eine Überlebenschance. Der Riß in der Gefäßwand kann fibrinös verkleben, so daß nur die Symptome einer akuten Blutmangelanämie auftreten.

In der perakuten Phase sind die Schleimhäute sehr blaß, der Hämoglobinwert jedoch noch normal. Blässe der Schleimhäute und eine kalte Körperoberfläche sind durch die schockbedingte periphere Vasokonstriktion zu erklären. Der zunächst noch physiologische Hämoglobinwert beruht auf der noch nicht in Gang gesetzten Redistribution des Plasmavolumens und der verstärkt einsetzenden Wasserrückresorption in den Nieren. Ungefähr zwei bis vier Stunden nach dem Insult kommt es zu einer deutlichen Anämie, weil dann das zirkulierende Blutvolumen durch die Kompensationsmechanismen wieder einigermaßen ergänzt ist, der zelluläre Anteil des Blutes aber noch nicht.

Für die Diagnose der Anämie sind die akuten Symptome (blasse Schleimhäute, niedriger Hämoglobingehalt des Blutes) zwar von Wichtigkeit, aber erst das Ergebnis der Bauchhöhlenpunktion kann den Beweis einer Bauchhöhlenblutung erbringen. Um keinem Irrtum über die Herkunft des durch Punktion gewonnenen Blutes zu erliegen, kann man eine zusätzliche Blutprobe aus der *V. jugularis* untersuchen. Wenn sich das Plasmavolumen bereits wieder normalisiert hat, würde das venöse Blut einen niedrigeren Hämoglobingehalt aufweisen als das Bauchhöhlenpunktat.

### 2.7.7 Krankheiten des venösen Blutgefäßsystems

#### 2.7.7.1 Thrombophlebitis der Vena jugularis

Die Entzündung der Jugularvene geht oft mit einer Thrombose einher. Es handelt sich dabei um eine häufig vorkommende Komplikation nach nicht korrekt ausgeführter intravenöser Injektion von gewebsreizenden Flüssigkeiten (z. B. Phenylbutazon, Novalgin, Chloralhydrat). Ähnliche Probleme entstehen durch die Verwendung starrer, venöser Dauerkatheter. Diese verursachen mit ihrer Spitze mechanische Schäden am Gefäßendothel, die eine Thrombusbildung nach sich ziehen. Für Dauerinfusionen sollten deshalb nur weich-elastische Katheter verwendet und diese nur unter sterilen Bedingungen in das Gefäßlumen eingebracht werden. Der Katheter ist an der durch einen Wundspray abgedeckten Injektionsstelle kutan zu fixieren. Unter diesen Bedingungen darf er nicht länger als 72 Stunden liegenbleiben. Im Bedarfsfall ist nach dieser Zeit ein neuer Katheter an der bilateralen Vene zu verwenden.

Die Symptome der Venenentzündung (Phlebitis) sind mit abhängig von der oft komplizierenden bakteriellen Infektion der Entzündung. Nach einer fehlerhaft durchgeführten Injektion bildet sich paravenös ein Hämatom, das sich gegebenenfalls mit Injektionsflüssigkeit vermischt hat. Das alleinige Hämatom ist innerhalb weniger Tage resorbiert, was durch eine Infiltration von Hyaluronidase um das Hämatom beschleunigt werden kann. Auch heparinhaltige Gels, mehrmals täglich auf die Haut aufgetragen, unterstützen die Resorption.

Neben einem wandständigen Thrombus, der eine Verengung des Gefäßlumens bewirkt, kann es auch zum vollständigen Verschluß der Vene kommen. Dieser Funktionsausfall zeigt sich am Ausmaß einer venösen Stauung kopfwärts der Verschlußstelle. Er prägt sich auch einseitig an den peripheren Venenabschnitten des Kopfes aus. Durch bindegewebige Organisation des Thrombus kann die Vene dauerhaft obliterieren. Sie ist dann als dünner, derber Gewebsstrang zu fühlen. Über die *Venae vertebrales* können sich Kollateralbahnen bilden, wodurch die Stauungserscheinungen allmählich nachlassen. Auch eine Rekanalisation des thrombotisch verschlossenen Gefäßes ist möglich, wodurch sich die Prognose einer aseptischen Phlebitis der *V. jugularis* bessert.

Falls eine bakterielle Infektion hinzukommt, ist mit einem längeren Krankheitsverlauf und einem ungünstigeren Ausgang zu rechnen. Bei hinzutretender Gewebsnekrose kommt es schlimmstenfalls zum Verblutungstod aus der Vene. Aus einem infizierten Thrombus können sich Teile lösen, die in die Lunge verschleppt werden und dann eine Pneumonie oder eine Thromboendokarditis nach sich ziehen. Als weitere Komplikationsmöglichkeiten kommen Nervenschäden in Betracht, die zum Horner-Syndrom oder zur Rekurrenzlähmung führen. Eine beiderseitige, obliterierende Phlebitis der *V. jugularis* hinterläßt entsprechende, zudem stärker ausgeprägte Venenstauungen im Hals-Kopf-Gebiet, die sich zusätzlich als Ödem und Atembeschwerden darstellen. Ohne die Bildung ausreichender kollateraler Abflußbahnen bleibt das Tier arbeitsunfähig. Die Therapie bedient sich resorptionsfördernder und hyperämisierender Salben, die behutsam auf die Haut aufgetragen, jedoch nicht einmassiert werden. Ist eine Gewebsinfektion am Krankheitsgeschehen beteiligt, sollten fernab des Entzündungsherdes Antibiotika (Penicillin) gegeben werden. Ein Abszeß ist durch vorsichtige Spaltung der Haut und offene Wundbehandlung zu beseitigen. Bei drohender Nekrose der Venenwand ist das Gefäß außerhalb seines betroffenen Abschnitts zu unterbinden, um einer spontanen Ruptur vorzubeugen. Die Folgen eines bleibenden Jugularverschlusses lassen sich nicht generell voraussagen, sondern erst nach Abklingen der Phlebitis und nach Anpassung des venösen Rückflusses an die veränderte Strombahn feststellen. Bei einer Ankaufsuntersuchung ist besonderes Augenmerk auf die Durchgängigkeit beider Halsvenen zu richten, damit ein bestehender Venenverschluß dem Käufer als Tatbestand bekannt wird.

## 2.8 Krankheiten der Milz

Die Milz kann von ihren Funktionen her zu Recht in das Kreislaufsystem aufgenommen werden, denn das im intrathorakalen Teil der Bauchhöhle gelegene Organ ist an der Hämopoese im Embryonalleben beteiligt. Später übernimmt es den Abbau der Erythrozyten unter gleichzeitiger Ablagerung von Hämosiderin. Weiterhin vermag die Milz rote Blutkörperchen zu speichern, die im Bedarfsfall an das zirkulierende Blut abgegeben werden. Das Organ spielt auch bei den Abwehrreaktionen des Körpers eine Rolle, wie sich aus der auftretenden Vergrößerung der Milz bei verschiedenen Infektionskrankheiten ableiten läßt. Andererseits ist die Milz nicht zwingend lebensnotwendig, denn nach einer Splenektomie übernehmen andere Gewebe ähnliche Funktionen. Die Lebensfähigkeit eines splenektomierten Pferdes ist nur dann gefährdet, wenn es plötzlich massiven Infektionsbelastungen ausgesetzt wird.

Die Milz ist durch rektale Untersuchung der direkten Palpation zugängig, bei großen Tieren physiologischerweise nur die Abschnitte des *Margo caudalis*. Die aktuelle Milzgröße kann man perkutorisch oder sonographisch erfassen.

Eine Vergrößerung und geringe Lageverschiebung kann durch eine Einschränkung des venösen Blutabflusses aus dem Organ entstehen, wie sie im Zusammenhang mit einer Magenerweiterung (primäre und sekundäre Magenüberladung) oder nach Lageveränderung des linken Grimmdarmschenkels mit Einschnürung in den Milz-Nieren-Raum zustande kommt.

Veränderungen der Milz sind mit Ausnahme der Milzruptur ansonsten Teil einer generalisierten Erkrankung des lymphatischen oder retikuloendothelialen Gewebes. Weniger oft wird die Milz von lokalen Prozessen in der Nachbarschaft mitbetroffen (z. B. chronische Peritonitis). Zu den mit einer Splenomegalie verknüpften akuten oder chronischen Krankheiten zählen beim Pferd nur wenige.

### 2.8.1 Tuberkulose

Die sporadischen Fälle einer Tuberkulose werden gegenwärtig nach unseren Beobachtungen durch eine Infektion mit dem *Mycobacterium avium* verursacht. Die Infektion hinterläßt u. a. nicht verkäsende, speckige Knoten in der Milz, die mit einer Vergrößerung der tuberkulös veränderten mesenterialen Lymphknoten einhergehen. Der Nachweis von knötchenförmigen Verhärtungen in der Milz durch die rektale Untersuchung ist ein ziemlich sicherer Hinweis für das Vorliegen einer Tuberkulose. Bestätigt wird die Krankheit durch den positiven Ausfall der intrakutanen Tuberkulinprobe.

## 2.8.2 Amyloidose

Sie ist die wichtigste Speicherkrankheit des Pferdes, die durch Einlagerung eines krankhaften niedermolekularen Einweißkörpers in der Milzpulpa, manchmal auch in den Follikeln, gekennzeichnet ist. Dadurch fühlt sich die vergrößerte Milz hart an. Die Amyloidose ist gewöhnlich Folge von Krankheiten mit chronischer Eiterung und Gewebszerfall (z. B. Tuberkulose). Die Veränderungen können sich nach Ausheilung der Grundkrankheit wieder zurückbilden.

## 2.8.3 Leukämie (siehe auch 2.9.4)

Als Leukämie wird eine systemische Neoplasie des leukozytenbildenden Gewebes angesehen, die beim Pferd gelegentlich auftritt. Unter Hinzufügen des Namens der neoplastischen Zelle ist eine weitere Kennzeichnung möglich (z. B. lymphatische Leukämie). Finden sich Tumorzellen im Blut, wird von einer Leukämie gesprochen, beim Fehlen dieses Phänomens von einer aleukämischen Leukose. Seit Mitte des vorigen Jahrhunderts sind über 400 Fälle unter verschiedenen Synonymen in der Literatur beschrieben worden.

Aus diesen Angaben lassen sich obligatorische Leitsymptome innerhalb eines klinischen Diagnoseschlüssels ableiten. Zu den primären Leitsymptomen zählen als ranghöchste Erscheinung vergrößerte Lymphknoten an peripheren Körperstellen und im Abdomen sowie eine Milzschwellung (Splenomegalie). Es folgen Abmagerung, peripheres Ödem und Konditionsverlust. Zu den sekundären Leitsymptomen sind Schleimhautblässe, Fieber, Tachykardie und Apathie zu rechnen, während abhängig von der klinischen Verlaufsform noch Anorexie, Tachypnoe und Inkoordinationen hinzukommen.

Es ist naheliegend, in hämatologischen Befunden eine diagnostische Stütze zu suchen. Ein einheitliches Bild kann aus derartigen Untersuchungen allerdings nicht erwartet werden, weil die Verlaufsformen und morphologischen Hauptmanifestationen der Leukämie sehr unterschiedlich sind. Befindet sich der Hauptherd in der Milz, tritt in der Regel eine Anämie auf, was bei der generalisierten Form nur in der Hälfte der Fälle zu beobachten ist. Bei den übrigen Formen überwiegen normale Befunde oder es zeigt sich vereinzelt eine Polyglobulie. Im Differentialblutbild kommt es selbst bei normaler Gesamtleukozytenzahl zu Verschiebungen. Die höchsten Leukozytenwerte finden sich bei der lienalen und bei der generalisierten Verlaufsform. Lymphozytose und lymphatische Leukämie sind ebenfalls bei diesen beiden Formen anzutreffen, während sie bei der mediastinalen Form selten und in keinem Fall bei der intestinalen bzw. mesenterialen Form nachgewiesen werden. Die neutrophile Granulozytose ist bei der lymphatischen Leukämie limitiert und überschreitet nur ausnahmsweise Werte über 30 000 µl. Eine Granulozytopenie findet sich oft. Eine nahezu gesicherte Diagnose läßt sich in vivo eigentlich nur durch die histologische Untersuchung von Punktaten, Bioptaten oder Exstirpaten betroffener Lymphknoten und anderer einbezogener Gewebe stellen. Die Leukämie des Pferdes hat sich ihrem Wesen entsprechend als therapieresistent erwiesen. Bisherige Versuche beschränkten sich auf eine symptomatische Behandlung mit Kortikosteroiden, Antibiotika, Diuretika, Herz-Kreislauf-Mitteln und Vitaminen.

## 2.8.4 Milzblutung und Milzruptur

Derartige Krankheitszustände an einer gesunden Milz beruhen auf äußeren Gewalteinwirkungen durch Hufschlag, Sturz auf ein Hindernis, beim Fohlen durch den Geburtsvorgang. Solange die Milzkapsel unbeschädigt geblieben ist, aber die Milzpulpa gequetscht wurde, bildet sich ein subkapsuläres Hämatom, das allenfalls vorübergehende kolikartige Schmerzen hinterläßt, die alsbald wieder abklingen.

Geht die Traumatisierung mit einem Kapselriß einher, ergießt sich das Blut in die Bauchhöhle. Das Ausmaß der Milzverletzung und die Kontraktionsfähigkeit des Organs bestimmen die Größe des Blutverlustes. Rechtzeitige chirurgische Intervention (gegebenenfalls Splenektomie) kann das Leben des Tieres retten und damit die Prognose günstig ausweisen. Bei geringerem Blutaustritt aus der Milz empfiehlt sich Stallruhe und die Verabreichung von Schmerzmitteln.

## 2.8.5 Milzstauung

Eine Milzstauung entsteht bei unzureichendem Durchfluß der blut- und lymphabführenden Gefäße (*V. lienalis*). Diese Situation kann sich bei einer Aufhängung des *Colon ascendens* am Milznierenband ergeben (*Hernia spatii renolienalis*). Auch kann es bei dieser Kolikursache zu einer Gefäßruptur am Milzhilus kommen (KOPF, 1976). Eine Milzstauung läßt sich durch rektale Untersuchung sicher feststellen.

**Literatur**

BERNARD, W. R., V. B. REEF & S. CLARK, 1980: Pericarditis in the horse. J. Amer. Vet. Med. Ass. 196, 468

BONAGURA, J. D., D. S. HERRING & F. WELTEN, 1985: Electrocardiography. Vet. Clin. North. Am. **1**, 311.

BORG, H. TER, 1941: The atrioventricular conducting system of the big domestic animals and more especially on the terminal aborisation of the Purkinje fibers and the so-called interventricular connections. Acta neerl. Morph. **4**, 97.

BORG, H. TER. 1947: The specific tissue of the atrium. Acta neerl. Morph. **6**, 251.

BROOKS, M., G. S. LEITH, A. K. ALLEN, PH. R. WOODS, R. E. BENSON & W. J. DODDS, 1991: Bleeding disorder (von Willebrand disease) in a Quarter horse.
J. Amer. Vet. Med. Ass. **198**, 114

BROOYMANS, A. W. M., 1954: Standardization of leads in veterinary clinical electrocardiography. Tijdschr. Diergeneeskd. **79**, 801

BROOYMANS, A. W. M., 1956: Syndrome of Wolff-Parkinson-White in a horse. Acta Physiol. Pharmacol. Neerl. **5**, 112.

BROOYMANS, A. W. M., 1957: Elextrocardiography in horses and cattle (Theoretical and clinical aspects).
Vet. Med. Diss. Utrecht.

BUERGELT, C. D., J. A. CARMICHAEL, R. J. TASHYAN & K. M. DAS, 1970: Spontaneous rupture of the left pulmonary artery in a horse with patent ductus arteriosus.
J. Amer. Vet. Med. Ass. **157**, 313.

BUERGELT, C. D., A. J. COOLEY, S. A. HINES & F. S. PIPERS, 1985: Endocarditis in six horses. Vet. Path. **22**, 333.

DEEGEN, E. & S. BUNTENKÖTTER, 1974: Intravenöse Behandlung des Vorhofflimmerns beim Pferd mit Chinidinsulfat. Dtsch. tierärztl. Wschr. **81**, 161.

DEEGEN, E., 1976: Diagnostik und Bedeutung von Reizbildungsstörungen beim Pferd (I).
Dtsch. tierärztl. Wschr. **83**, 361.

DEEGEN, E., 1976: Diagnostik und Bedeutung von Reizbildungsstörungen beim Pferd (II).
Dtsch. tierärztl. Wschr. **83**, 483.

DETWEILER, D. K. & D. F. PATTERSON, 1972: Diseases of the blood and cardiovascular system. Equine Medicine and Surgery, 2nd Ed., Am. Vet. Publ. Inc. Wheaton

ELSE, R. W. & J. R. HOLMES, 1971: Pathological changes in atrial fibrillation in the horse. Equine Vet. J. **4**, 56.

FREY, H.-H., H. GRAUERHOLZ, M. KILIAN & H.-J. WINTZER, 1974: Beitrag zur Phramakokinetik und Verträglichkeit von Chinidinsulfat und Dihydrochinidinglukonat bei Pferd und Hund. Berl. Münch. Tierärztl. Wschr. **87**, 245.

GERBER, H., P. CHUIT, H. J. SCHATZMANN, R. STRAUB, U. SCHATZMANN & PAULI, 1972: Intravenöse Behandlung des Vorhofflimmerns beim Pferd.
Schweiz. Arch. Tierheilkd. **57**, 114.

HAMLIN, R. L., D. L. SMETZER & C. R. SMITH, 1964: Analysis of QRS complex recorded through a semiorthogonal lead system in the horse. Amer. J. Physiol. **207**, 325.

HOLMES, J. R. & P. C. G. DARKE, 1970: Studies on the development of a new lead system for equine electrocardiography. Equine Vet. J. **2**, 12.

HOLMES, J. R., A. RESAKHANI & R. W. ELSE, 1973: Rupture of a dissecting aortic aneurysm into the left pulmonary artery in a horse. Equine Vet. J. **5**, 65.

HOLMES, J. R. & A. RESAKHANI, 1975: Observations on the T wave of the equine electrocardiogram.
Equine Vet. J. **7**, 52.

HOLMES, J. R. & P. J. MILLER, 1984: Three cases of ruptured mitralvalve chordae in the horse. Equine Vet. J. **16**, 125.

HOLMES, J. R., M. HENIGAN, R. B. WILLIAMS & D. H. WITHERINGTON, 1986: Paroxysmal atrial fibrillation in race horses. Equine Vet. J. **18**, 37.

HOLZMANN, M., 1955: Klinische Elektrokardiographie.
Stuttgart: Thieme

HUTYRA, F. VON & J. MAREK, 1922: Spezielle Pathologie und Therapie der Haustiere. 6. Aufl., Jena: Gustav Fischer.

KIRYO, K., A. AMADA, M. KANEKO & H. SATOH, 1974: Atrial fibrillation in the horse. Clinical and histopathological studies of two cases. Exp. Rep. Equine Hlth. Lab. 11, 70.

KIRYO, K., M. KANEKO, T. KANAMARU. T. YOSHIHARA, M. HASEGAWA & Y. TOMIOKA, 1985: Cardiopathology of sinoatrial block in horses. Jap. J. Vet. Sc. **47**, 45.

KOPF, N., 1976: Beitrag zur rektalen und intraperitonealen Diagnostik des chirurgisch behandelten Kolikpferdes.
Vet. Med. Diss. Wien.

KRONEMAN, J., 1965: Het electrocardiogram van het getrainde paard. Vet. Med. Diss. Utrecht.

KRONEMAN, J. & H. J. BREUKING, 1966: Treatment of atrial fibrillation in the horse with digitalistincture and quinidine sulfate. Tijdschr. Diergeneeskd. **91**, 223.

LALEZARI, K., 1984: Evaluation and use of the equivalent generator of the equine heart. Vet. Med. Diss. Utrecht.

LANDGREN, S. & L. RUTQVIST, 1953: Electrocardiogram of normal coldblooded drafthorses after work.
Nord. Vet. Med. **5**, 905.

LINDE-SIPMANN, J. S. V. D., J. KRONEMAN, H. MEILENAAR & J. H. VOS, 1985: Necrosis and rupture of the aorta and pulmonary trunk in four horses. Vet. Path. **22**, 51.

LITTLEWORT, M. C. G., 1962: The clinical auscultation of the equine heart. Vet. Rec. **74**, 1247.

LOMBARD, C. W., M. EVANS, L. MACTIRE, J. TEHRANI, 1984: Bloodpressure, electrocardiogram-and echocardiogrammeasurements in the growing foal.
Equine Vet. J. **16**, 342.

MAHAFFY, L. W. & P. D. ROSSDALE, 1957: Convulsive and allied syndromes in newborn foals. Vet. Rec. **69**, 1277.

MAREK, J. & J. MOCSY, 1956: Lehrbuch der klinischen Diagnostik der inneren Krankheiten der Haustiere.
6. Aufl., Jena: VEB Gustav Fischer.

Maxie, M. G. & P. W. Physick-Sheard, 1985: Aortic-iliac thrombosis in horses. Vet. Path. **22**, 238.

MILLER, P. J. & J. R. HOLMES, 1985: Observations on seven cases of mitrial insufficiency in the horse.
Equine Vet. J. **17**, 181.

MILLER, M. S., K. E. GERTSEN & H. DAWSON, 1987: Paroxysmal atrial fibrillation, a case report.
J. Equine Vet. Science. **7**, 95.

MUIR, W. W. & S. M. MCGUIRCK, 1985: Pharmacology and pharmakinetics of drugs used to treat cardiac diseases in horses. Vet. Clin. of North Amer. **1**, 335.

MUYLLE, E., 1975: Experimenteel onderzoek naar het verloop van de depolarisatiegolf in het hart van het paard.
Vet. Med. Diss. Gent.

MUYLLE, E. & W. OYAERT, 1971: Clinical evaluation of cardiac vectors in the horse. Equine Vet. J. **3**, 129.

NEMETH, F., 1971: Arteriosclerosis en filariosis als oorzaak van sesamoiditis en podotrochleitis bij het paard.
Tijdschr. Diergeneeskd. **96**, 1448.

NICHOLSON, J. A., D. B. GLAZIER & M. HEFFERMAN, 1959: Sino-atrial block in the horse. Irish Vet. J. **14**, 168.

NÖRR, J., 1913: 100 Fälle von Herz- und Pulsarrhythmien beim Pferd. Mhf. prakt. Tierheilk. **34**, 177.

PIPERS, F. S., V. B. REEF & J. WILSON, 1985: Echocardiographic detection of ventricular septal defects in large animals.
J. Amer. Vet. Med. Ass. **187**, 810.

RAKHORST, G., 1990: Experimental right ventricular hypertrophy in calves. An electrocardiographic study.
Vet. Med. Diss. Utrecht.

REISINGER, L., 1949: Physiologie funktioneller Störungen am Pferdeherzen. Berl. Münch. Tierärztl. Wschr. **62**, 182.

REEF, V. B., 195: Cardiovascular disease in the equine neonate. Vet. Clin. of North Amer. **1**, 117.

REEF, V. B. & P. SPENCER, 1987: Echocardiographic evaluation of equine aortic insufficiency. Amer. J. Vet. Res. **48**, 904.

REEF, V. B., K. LALEZARI, J. DE BORG, A. J. V. D. BELT, P. A. SPENCER & K. J. DIK, 1989: Pulsed wave Doppler evaluation of intracardiac blood flow in 30 clinically normal standardbred horses. Amer. J. Vet. Res. **50**, 75.

ROONEY, J. R., M. E. PRICKETT & M. W. CLOWE, 1967: Aortic ring rupture in stallions. Path. Vet. **4**, 268.

ROONEY, J. R., 1979: Rupture of the aorta. Med. Vet. Pract. **60**, 391.

SENTA, T., A. AMADA & Y. HORONA, 1970: A case report on atrial return, extrasystole (Atrial echo) in the thoroughbred. Exp. Rep. Equine Hlth. Lab. **7**, 75.

SPÖRRI, H., 1962: The study of cardiac dynamics in animals. Ann. N. Y. Acad. Sc. 127.

STEEL, J. D., 1963: Studies on the electrocardiogram of the race horse. Sidney Australian Med. Publ. Co.

## 2.9 Krankheiten des hämopoetischen Systems

### 2.9.1 Anämie

Als Anämie bezeichnet man eine Abnahme des Hämoglobingehaltes im peripheren Blut unter seinen physiologischen Wert. Funktionell bedeutet die Anämie eine verringerte Sauerstofftransportkapazität des Blutes.

Der Hämoglobingehalt des Pferdes ist alters-, geschlechts- und nutzungsabhängig. Die kaltblütigen Pferde besitzen meistens die niedrigsten Normalwerte. Dieser Unterschied ist vorwiegend eine Folge der geringen Reizbarkeit des Nervensystems der Kaltblüter während der Blutentnahme. Für das erwachsene Pferd beträgt der Hämoglobingehalt 7,5–10 mmol/l. Um den in mmol/l angegebenen Hb-Gehalt in Gramm pro 100 ml Blut umzurechnen, wird der mmol-Wert durch 0,6206 geteilt. Als Referenzwert für den Hämatokrit werden 0,36–0,48 l/l herangezogen, die Erythrozytenzahl variiert zwischen 7 und 13 T/l (T = Tora = $10^{12}$). Die Blutproben sollen am nicht erregten Tier genommen werden. Beim Patienten sind der Hämatokritwert, der Hämoglobingehalt und die Erythrozytenzahl für die Diagnostik einer Anämie nur dann von Bedeutung, wenn diese Parameter im Ruhezustand unter 0,36 l/l bzw. 7,5 mmol/l bzw. 7 T/l liegen. Diese Blutparameter erweisen sich beim Pferd durch die Rolle der Milz als Erythrozytenspeicher sehr variabel. Sie kann sich sehr schnell und stark kontrahieren, wodurch ein großer Teil der in der Milz gespeicherten Erythrozyten in den Blutkreislauf gelangt. Beim gesunden Pferd beträgt dieser Speicher ca. $1/3$ der totalen Erythrozytenmasse. Durch die Milzkontraktion kann eine 30%ige Erhöhung der Ruhe-Erythrozytenzahl und eine entsprechende Zunahme des Hämoglobingehaltes und Hämatokrits entstehen. Diese vorwiegend adrenergische Stimulation der Milz tritt bei Angst- und Schmerzsituationen, während körperlicher Belastung und unter pathologischen Situationen, z. B. beim Endotoxinschock, auf. Man kann den nachteiligen Einfluß dieser äußeren Umstände einigermaßen durch die Berechnung der mittleren Konzentration an Hämoglobin pro Erythrozyt (MCHC) oder den mittleren Hämoglobingehalt pro Erythrozyt (MCH) neutralisieren.

Die klinischen Symptome der Anämie sind die Folgen der verringerten Sauerstoffversorgung der Gewebe. Sie werden bestimmt durch die Schnelligkeit, mit der sich die Anämie entwickelt hat. Die Symptome einer Anämie zeigen sich in einer verminderten Arbeitslust, einer Tachykardie, allgemeinen Mattigkeit und Hyperpnoe und in blassen Schleimhäuten. Die Diagnose einer Anämie beruht auf einer Blutuntersuchung und der eventuellen Untersuchung eines Knochenmarkbioptats.

Die Erythrozyten des Pferdes bleiben auch unter stark anämischen Bedingungen bis zu ihrer völligen Ausreifung im Knochenmark. Beim Pferd sind daher keine erythrozytären Jugendformen im Blutausstrich festzustellen. Zu den Jugendformen werden die Retikulozyten und die Normoblasten gerechnet. Weiterhin zeigen Pferdeerythrozyten im peripheren Blut keine Polychromasie und keine deutliche Anisozytose. Die mikroskopische Untersuchung des Blutausstrichs hat deshalb keine Bedeutung für die Diagnostik der Anämie, auch nicht für die Feststellung einer bereits bestehenden Regeneration beim anämischen Patienten. Regeneration, verstärkte Neubildung oder auch eine zu geringe Produktion von Erythrozyten im Falle einer Anämie müssen aus einem Aspirationsbioptat des Knochenmarks beurteilt werden.

Ein Aspirationsbioptat wird meistens unter Lokalanästhesie aus der kranioventralen Seite des Sternums am stehenden Pferd entnommen. Die Lokalisation der Punktionsstelle befindet sich ca. 10 cm links oder rechts eines Punktes, der sich ± 10 cm kaudal vom *Cartilago praesterni* in der Mitte der Vorderbrust befindet. An diesem Punkt wird nach Rasur und Desinfektion der Haut eine ± 12,5 cm lange Nadel mit Mandrin in Richtung des *Manubrium sterni* bis auf das Periost geführt. Das sanfte Periost wird durch leichten Druck durchbohrt. Wenn die Nadel im intersternalen Knorpel fixiert ist, wird der Mandrin aus der Kanüle gezogen, eine 20 ml sterile Spritze aufgesetzt und ein Vakuum von ca. 15–20 ml gesogen. Hierdurch gelangen ± 0,2–0,3 ml Bioptat in die Spritze. Das mit Blut vermischte Bioptat wird auf einen trockenen, eisenfreien Objektträger verteilt und wie beim Blutaustausch ausgeschmiert. Für die zytologische Untersuchung wird der Knochenmarkausstrich mit der May-Grünwald-Giemsa-Lösung nach Pappenheim gefärbt. Eine graduelle Bestimmung des Eisens kann auch im Knochenmarkbioptat vorgenommen werden. Doch kommt eine Eisenmangelanämie beim Pferd sehr wahrscheinlich nicht vor. FRANKEN (1979) gewann fast eisenfreie Bioptate erst dann, wenn er den Probanden ± 30 Wochen lang täglich 1 l Blut entnahm. Der Eisengehalt des Bioptats und das Hämosiderin im retikuloendothelialen System (RES) oder in den Erythroblasten ist stark von der oralen Eisenaufnahme abhängig; diese ist aber fast nie gefährdet. Ehe man eine Eisenspeicherung diagnostiziert, sollte zunächst der Eisengehalt der Futterration berechnet werden, denn meistens handelt es sich um ein alimentäres Überangebot von Eisen.

Die zytologische Untersuchung des Knochenmarks dient der Bestimmung des M/E-Verhältnisses (M = Myeloid, E = Erythroid). Das M/E-Verhältnis entspricht dem der Promyelozyten (M) zu den Erythroblasten (E). Es ist ein Maß für die Neubildung der Erythrozyten. Der berechnete Wert muß immer in Relation zur Leukozytenzahl im peripheren Blut gesehen werden. Die M/E-Ratio im Knochenmark des Pferdes bewegt sich zwischen 0,48 und 0,91.

### 2.9.1.1 Einteilung der Anämien

Eine Einteilung der Anämien kann nach ihrer Pathogenese und Ätiologie oder nach den morphologischen Eigentümlichkeiten der Erythrozyten vorgenommen werden. Diese beiden Klassifikationsmöglichkeiten sind eine zusätzliche Hilfe bei der klinischen Untersuchung eines anämieverdächtigen Pferdes. Die Untersuchung eines anämischen Pferdes besteht aus zwei Schritten, der Bestimmung des Anämietyps und der Bestimmung der Anämieursache.

Wenn man die Anämie nach ätiologisch-pathologischen Gesichtspunkten einteilt, lassen sich drei Gruppen unterscheiden:
1. Anämien durch Blutverlust mit akutem oder chronischem Verlauf;
2. Anämien durch verminderte Erythrozytenbildung entweder durch Mangel an essentiellen Grundstoffen oder durch Störungen in der Tätigkeit der Knochenmarkzellen;
3. Anämien durch übermäßige Erythrozytenvernichtung (hämolytische Anämie).

Beim Pferd sind die akute posthämorrhagische Anämie und die hämolytische Anämie von größter Bedeutung.

Der morphologischen Klassifikation dient als Basis das mittlere Erythrozytenvolumen (MCV = Mean Cell Volume) und die mittlere Konzentration von Hämoglobin pro Erythrozyt (MCHC = Mean Cell Haemoglobin Concentration) sowie das mittlere Gewicht an Hämoglobin pro Erythrozyt (MCH = Mean Cell Haemoglobin). Diese Werte werden aus dem Hämoglobingehalt, dem Hämatokritwert und der Erythrozytenzahl berechnet. Ihre Daten sind in Tabelle 2.4 zusammengefaßt.

Mit Hilfe des MCV und MCHC und MCH unterscheidet man die normozytären, mikrozytären und makrozytären Anämien.

Bei den normozytären Anämien befindet sich das mittlere Erythrozytenvolumen (MCV) im Normbereich. Zu dieser Gruppe gehört die Anämie durch Blutverlust. Die mikrozytäre Anämie ist gekennzeichnet durch ein erniedrigtes MCV, und auch MCH und MCHC sind verringert. Bei der makrozytären Anämie sind das MCV erhöht und das MCH und MCHC erniedrigt. Die Erythrozytenindizes haben beim Pferd nicht die Bedeutung wie beim Menschen, weil beim Pferd nur erwachsene Erythrozyten im peripheren Blut vorkommen und große Schwankungen im individuellen Erythrozytenvolumen nicht auftreten.

### 2.9.1.2 Anämie durch akuten Blutverlust

Nach dem plötzlichen Verlust mehrerer Liter Blut kann sich eine Anämie zeigen. Beispiele hierfür sind innere Blutungen durch die Ruptur eines Wurmaneurysmas, Ruptur der A. uterina bei der trächtigen Stute oder eine vorzeitige Zerreißung der Nabelschnur beim Fohlen. Zu dieser Krankheitsgruppe gehören auch Darmblutungen nach Überdosierung von Antikoagulanzien und Blutungen in die Bauchhöhle beim Vorliegen eines mechanischen Ileus. Schließlich können auch äußerlich sichtbare Verletzungen, Luftsackblutungen u. a. eine Anämiegefahr heraufbeschwören. Wenn große Blutmengen in kurzer Zeit verlorengehen, z. B. bei arteriellen Blutungen oder bei massiven venösen Blutverlusten, kann der Patient in einen hypovolämischen Schock geraten und verenden. Der hypovolämische Schock tritt ein, wenn mehr als ein Drittel des gesamten Blutvolumens schnell verlorengegangen ist. Beim erwachsenen Pferd von 500 kg Körpergewicht sind das mehr als 15–20 Liter. Das Blutvolumen beträgt etwa 7% des Körpergewichts, nach SCHALM et al. (1975) 6,5 l/100 kg KG. Die Blutparameter Hämoglobin, Hämatokrit, Erythrozytenzahl, MCV, MCHC und Ge-

**Tab. 2.4:** Übersicht der Normalwerte beim erwachsenen Pferd (nach FRANKEN, 1979)

| | | |
|---|---|---|
| Hämoglobin | mmol/l | 7,2–9,9 |
| Erythrozytenzahl | T/l | 6,47–9,54 |
| Hämatokrit | l/l | 0,32–0,47 |
| MCV | fl | 43–53 |
| MCH | fmol | 0,65–1,25 |
| MCHC | mmol/l | 20–25 |
| Plasmaeisengehalt | µmol/l | 18,0–40,0 |
| Totale Eisenbindungskapazität | µmol/l | 55–90 |
| Sättigungsgrad | % | 25–50 |
| M/E-Ratio des Knochenmarks | | 0,48–0,91 |

samteiweißgehalt reagieren beim perakuten Blutverlust zunächst nicht. Erst wird durch Milzkontraktion eine Menge der gespeicherten Erythrozyten in den Blutkreislauf gebracht. Die vorgenannten Blutparameter verändern sich erst, wenn die Blutung gestillt werden konnte oder spontan zum Stillstand gekommen ist. Es setzt dann eine Umverteilung des zirkulierenden Blutes ein. Bei langsam verlaufenden Blutungen wird der Verlust zunächst durch Milzkontraktion zu kompensieren versucht. Danach setzt die Umverteilung ein. Diese Umverteilung ist innerhalb von 24 Stunden nach Beginn der Blutung beendet. Sie wird von einer Wasserretention über die Nieren begleitet, wodurch das Blutvolumen langsam wieder aufgefüllt wird. Allerdings entsteht dadurch eine Blutverdunnung, wodurch die Blutparameter eine erniedrigte Erythrozytenzahl aufweisen. Hämoglobingehalt und Hämatokritwert sind gleichermaßen erniedrigt. Das MCH und MCV sind unverändert. Der totale Plasmaeiweißgehalt ist erniedrigt. Eine Bluttransfusion kann, wenn die Ursache der akuten Blutung beseitigt wurde oder wenn sie spontan beendet ist, lebensrettend sein. Eine Transfusion ist unumgänglich, wenn der Hämatokritwert unter 0,15 l/l abgesunken ist. Die Wirkung einer Bluttransfusion ist nur von kurzer Dauer: sie hält ± 3 Tage an. Innerhalb dieses Zeitraums werden die zugefügten Erythrozyten der Zirkulation wieder entzogen und im RES vernichtet. Die Bluttransfusion soll das akute Sauerstoffdefizit einigermaßen ausgleichen und die Nachbildung der Erythrozyten stimulieren. Wenn der Hämatokrit in diesem Zeitraum noch immer unter 0,15 l/l liegt, ist eine zweite Transfusion möglich, allerdings nimmt dann die Gefahr einer Überempfindlichkeitsreaktion erheblich zu. Die Transfusionsmenge muß beim erwachsenen Pferd mindestens 8 l betragen. Diese Menge soll anfangs sehr langsam (0,3 ml/kg KG in einer Viertelstunde) dem Kreislauf des Empfängers zugefügt werden. Wenn keine Abwehrreaktion eintritt, kann der Zufluß beschleunigt werden (± 20 ml/kg KG/Stunde).

### 2.9.1.3 Anämie durch chronischen Blutverlust

Die chronische posthämorrhagische Anämie entsteht nach einmaligem, starkem, nicht tödlichem Blutverlust oder durch einen ständigen Verlust kleiner Blutmengen. In beiden Fällen hat sich das Blutvolumen durch seinen Kompensationsmechanismus bereits wieder normalisiert, doch ist der Blutverlust nicht vollständig durch Neubildung von Erythrozyten ersetzt worden. Diese letzte Ursache kommt bei jungen Pferden mit einem hochgradigen Endoparasitenbefall sowie bei Fohlen mit Magengeschwüren oder einer chronischen Isoerythrolysis vor.

Die Symptome dieser Anämie zeichnen sich durch geringes Leistungsvermögen, blasse Schleimhäute, frequenten und pochenden Herzschlag und manchmal durch ein systolisches Austreibungsgeräusch aus. Ödembildung kann hinzukommen. Bei der Blutuntersuchung ergeben sich ein erniedrigter Hämoglobingehalt und dementsprechend niedrige Werte für Erythrozytenzahl und Hämatokritwert. Das MCV und das MCHC sind normal. Der Gesamteiweißgehalt des Blutplasmas ist durch die kompensatorische Verdünnung des Blutes erniedrigt. Beim Patienten mit ständigem Blutverlust kann, wenn der Blutverlust schon lange Zeit andauert, ein Absinken des Gesamteisengehalts beobachtet werden. Das erwachsene Pferd verfügt aber in der Regel über eine ausreichende Eisenreserve in den Geweben, um den kontinuierlichen Verlust an Bluteisen zu ersetzen.

Die Reserven sind groß genug, um etwa ein Drittel bis zur Hälfte des zirkulierenden Eisens zu ersetzen. Nur wenn eine länger dauernde Eisenabsorptionsstörung in der Darmwand besteht oder ein Eisendefizit im Futter vorliegt, werden die Verluste nicht ausreichend durch die mobilisierten Reserven ersetzt. Diese Situation kann theoretisch bei einer ernsthaften Beeinträchtigung der Darmschleimhaut entstehen, wie bei einem chronischen Befall mit kleinen Strongyliden (Cyathostomiasis) oder im Verlauf einer eosinophilen, granulomatösen Enteritis. In beiden Fällen findet man im Knochenmark eine erythroide Hyperplasie und sehr wenig Hämosiderin. Nur bei erwiesenem Eisenmangel wäre eine parenterale Verabreichung von Eisenpräparaten zu erwägen. Die parenterale Verabreichung von Eisenpräparaten (Eisendextran) ist allerdings mit Risiken verbunden. Besonders nach intravenöser Injektion von Eisendextran können schockartige Symptome wie Zittern, schnelle Atmung, Schweißausbruch, Wanken, Niederfallen und manchmal Exitus auftreten (SIVELIUS et al., 1974; WAGENAAR, 1975). Wenn diese Symptome, oft schon während oder gleich nach der Injektion, auftreten, kommt ein Rettungsversuch mit Adrenalin meistens zu spät. Ist eine Substitutionstherapie mit Eisen unumgänglich, sollte sie peroral erfolgen.

Ein Schockzustand kann auch mit nichteisendextranhaltigen Präparaten (z. B. Antibiotika) bei einer intravenösen Injektion auftreten. Er beruht in vielen Fällen nicht auf einer mangelhaften Qualität des pharmazeutischen Präparats, vielmehr kann das Lösungsmedium allein auch eine Rolle spielen. Hierdurch können bei schneller intravenöser Injektion ventrikuläre Extrasystolen ausgelöst werden, die zum kardiogenen Schock führen. Selten ist die Ursache eine intraarterielle Injektion, die als Kunstfehler zu werten wäre. In den meisten Fällen ist das Schockgeschehen eine Folge unbekannter Konstitutionsreaktionen des Pferdes. Um das Risiko auf ein Minimum zu reduzieren, sollte jede intravenöse Injektion in Richtung des Blutstroms und sehr langsam erfolgen.

## 2.9.1.4 Anämie durch verminderte Erythropoese

Beim Menschen wird eine verminderte Erythropoese meistens durch einen Mangel an Vitamin $B_{12}$ oder Folsäure (Vitamin $B_6$) hervorgerufen. Diese beiden Stoffe werden beim Pferd normalerweise bei quantitativ ausreichender Ernährung im Dickdarm synthetisiert und absorbiert. Ein Defizit kann allerdings dann auftreten, wenn die Darmschleimhaut längere Zeit hochgradig in ihrer Funktion beeinträchtigt ist. Eine mangelhafte Erythropoese stellt sich auch dann ein, wenn die Knochenmarkzellen durch andere Zellen verdrängt sind, z. B. durch Fettzellen im Fall einer Steatitis oder durch Tumorzellen. Bei vielen Krankheiten und durch Medikamenteneinflüsse können sich zeitlich begrenzte Depressionen des Knochenmarks entwickeln. Im allgemeinen werden aber in der Tiermedizin Medikamente nicht monatelang verabreicht, so daß eine Anämie aus diesem Grund selten in Frage kommt. Möglicherweise kann eine Störung der Erythropoese nach Langzeitverabreichung von Butazolidin auftreten.

## 2.9.1.5 Anämie durch gestörte hämolytische Mechanismen

### Einleitung

Eine hämolytische Anämie ist die Folge einer Steigerung des Erythrozytenzerfalls. Die Anämie entsteht, wenn der Verlust an Erythrozyten nicht durch Neubildung ausgeglichen werden kann. Der Zerfall kann sowohl akut als auch chronisch sein und sich intravasal oder extravasal vollziehen. Die Lebenszeit der Erythrozyten beträgt zwischen 100 und 150 Tagen und kann im Fall einer hämolytischen Anämie bis auf wenige Tage verkürzt sein. Das retikuloendotheliale System entzieht auch beim gesunden Tier geschädigte und alte Erythrozyten der Zirkulation. Bei der hämolytischen Anämie verstärkt sich dieser Vorgang. Diese prämature Destruktion der Erythrozyten kann auf einem inneren oder einem äußeren Defekt beruhen.

Bei der intrazellulären Form liegt ein solcher Defekt im zellulären Aufbau in den Erythrozyten vor. Die meist erblich geschädigten Erythrozyten werden der Zirkulation schneller entzogen. Der Defekt kann in der Erythrozytenmembran, im Hämoglobinmolekül oder in den Enzymsystemen liegen, die für den Stoffwechsel der Erythrozyten verantwortlich sind. Eine Anämie, die auf einem dieser intrazellulären Faktoren eines Glutathionreduktasedefizits beruht, ist beim Pferd durch DICKSON et al. (1977) beschrieben worden. Nach FRANKEN (1979) muß der Pferdeerythrozyt durch die quantitativen Verhältnisse in seiner Enzymzusammensetzung als sehr empfindlich für oxydierende Stoffe angesehen werden. Das erklärt auch die starke Neigung zur Autooxydation des Pferdehämoglobins. Bei der extrazellulären Form der hämolytischen Anämie werden die Erythrozyten durch äußere Ursachen geschädigt.

Beim Pferd entstehen hämolytische Anämien vorwiegend durch Immunmechanismen, obwohl auch andere Mechanismen bekannt sind. Eine Übersicht über die Anämien infolge extrazellulärer oder extrakorpuskulärer Mechanismen gibt die Tabelle 2.5.

Durch einen stark erhöhten Abbau und die Vernichtung der Erythrozyten in der Blutbahn sowie im RES gelangt freies Hämoglobin in den Blutkreislauf. Ein Teil dieses Hämoglobins wird an ein Plasmaeiweiß, das Haptoglobin, gebunden. Dessen Bindungskapazität ist aber beschränkt, und deshalb verbleibt bei massiven Hämolysen noch eine gewisse Menge des durch den Zerfall der Erythrozyten freigekommenen Hämoglobins im Plasma. Das nicht gebundene Hämoglobin passiert die Nierenmembran in der Bowman-Kapsel. In den Nierentubuli wird noch ein Teil dieses im Primärharn angelangten Hämoglobins rückresorbiert und dieses wird in den Tubuluszellen in einen Häm- und einen Globulinteil getrennt. Aus dem Hämteil wird das Eisen entnommen und zunächst teilweise in den Nierenzellen deponiert und später, an Metalloproteine gebunden, zum Knochenmark transportiert. Der Rest des Hämteils wird in den Nierenzellen zu Bilirubin umgebaut, in die Blutbahn abgegeben, dort an Plasmaalbumin gebunden und auf diese Weise zur Leber transportiert.

Das Globulinmolekül wird im Eiweißpool zur Aminosäure abgebaut und im Körper wiederverwendet. Das nicht in den Nieren gespeicherte Eisen wird gleich an die Blutbahn abgegeben und dann ebenfalls, an Metalloproteine gebunden, zum Knochenmark transportiert oder in der Leber abgelagert. Der nicht aus dem Primärharn rückresorbierte Teil des Hämoglobins gelangt in die Harnblase und wird mit dem Harn ausgeschieden. Ein Teil davon wird aber schon in der Harnblase in Methämoglobin umgesetzt. Der Harn kann deshalb rot bis

**Tab. 2.5:** Hämolytische Anämien als Folge extrakorpuskulärer Mechanismen

A. Immunmechanismen
  1. Autoimmunhämolytische Anämie
    a. »warme« Antikörper
    b. »kalte« Antikörper
  2. Hämolytische Anämie des neugeborenen Fohlens
  3. Hämolytische Anämie durch inkompatible Bluttransfusion
  4. Hämolytische Anämie durch Medikamenteninduktion

B. Nicht-Immunmechanismen
  1. Hämolytische Anämie durch direkte Einwirkung chemischer Strukturen
  2. Kardiale hämolytische Anämie
  3. Hämolytische Anämie durch Infektionen

bräunlich verfärbt sein. Das an Haptoglobin gekoppelte Hämoglobin wird in die Leber transportiert und dort zu Bilirubin umgebaut. Dieses und das in den Nierenzellen produzierte Bilirubin wird in den Leberzellen zunächst vom Plasmaalbumin abgekoppelt, dann durch ihre Mikrosome an Glukuronsäure gebunden und von den Leberzellen über die Gallenwege in den Darm abgegeben.

Der verstärkte Abbau der Erythrozyten zeichnet sich durch eine rote Verfärbung des Blutplasmas aus. Während einer hämolytischen Krise findet intravasal und extravasal ein massiver Zerfall der Erythrozyten statt. Die rote Verfärbung des Plasmas ist auf eine hohe Konzentration freien Hämoglobins zurückzuführen. Ein verstärkter extravasaler Abbau der Erythrozyten bedingt eine Erhöhung des transportierten Plasmabilirubins, das wiederum eine Folge der verstärkten Bilirubinproduktion darstellt. Bei einer ständig zunehmenden Erhöhung des Plasmabilirubins (> 40 µmol/l) nehmen die Schleimhäute eine ikterische Verfärbung an. Auch eine schon beendete hämolytische Krise ist durch die Erhöhung des Plasmabilirubins gekennzeichnet. Der Referenzwert für Plasmabilirubin beträgt 18,8–22,2 µmol/l oder maximal 2 mg/100 ml.

Der Bilirubinspiegel ist nicht nur vom Grad der Hämolyse abhängig, sondern auch von der Leberfunktion, d. h. von der Exkretion des Bilirubinglukonats nach den Gallenwegen. Bei mäßiger Hämolyse wird die Erhöhung des Plasmabilirubins hauptsächlich durch das nichtkonjugierte Bilirubin verursacht. Dieses Bilirubin ist noch an das Plasmaalbumin gebunden. Dieser Albumin-Bilirubin-Komplex kann wegen seiner Größe die Membran der Bowman-Kapsel nicht passieren und gelangt daher nicht in den Harn. Schon bei mäßiger Hämolyse ist ein sehr kleiner Teil des Plasmabilirubinanstiegs Folge der Zunahme des konjugierten Bilirubins. Beim Pferd wird im Gegensatz zu den Tierarten mit einer Gallenblase eine bedeutende Menge des schon in den kleinen Gallenwegen ausgeschütteten Bilirubins dort in die Blutbahn rückresorbiert. Ungefähr 10% des gesamten Plasmabilirubins besteht aus konjugiertem Bilirubin; es ist nicht an Plasma-Eiweiß gebunden und besitzt in den Nieren keinen Schwellenwert. Aus diesem Grund findet man mit sensiblen Nachweismethoden im Harn eines gesunden Pferdes immer sehr kleine Mengen Bilirubin. Bei einer massiven Hämolyse werden die kleinen und kleinsten Gallengänge mit Gallenpigment überladen, weil die Produktion dieser Pigmente und ihre Ausschüttung in die Gallenwege stark gesteigert wird. In der hochkonzentrierten Gallenflüssigkeit entstehen Pigmentthromben, die die kleinen und kleinsten Gallenkanäle verstopfen. Die zelluläre Funktion ihrer Epithelauskleidung ist ohnehin schon durch die toxische Wirkung des freien Hämoglobins und durch den Sauerstoffmangel stark reduziert. Durch die Summe dieser Vorgänge nimmt der Übertritt des konjugierten Bilirubins und der Gallensäuren in das Blut erheblich zu. Bei massiver Hämolyse tritt dann auch eine stärkere Bilirubinurie durch Bilirubingluconat auf, die mittels Teststreifen oder Testsubstanzen im Harn nachgewiesen werden kann (siehe auch Kap. 4.1.3).

Durch den Zerfall der Erythrozyten gelangt deren Protoplasma frei in die Blutbahn. Der zelluläre Inhalt der Erythrozyten ist reich an Laktatdehydrogenasen, so daß während der hämolytischen Krise und noch mindestens weitere 24 Stunden danach eine starke Steigerung der Plasmalaktatdehydrogenaseaktivität wahrzunehmen ist. Der Normalwert für diese Enzymaktivität beträgt beim Pferd jünger als zwei Jahre 240–600 U/l, oberhalb dieser Altersgrenze 150–420 U/l. Die Bestimmung dieser Enzymaktivität kann Bedeutung erlangen zur Unterscheidung zwischen einer hämolytischen Anämie und einer Blutungsanämie sowie einer Anämie infolge unzureichender Erythropoese. Bei der hämolytischen Anämie findet man neben eine Erhöhung des Plasmabilirubins oft auch einen Anstieg der Laktatdehydrogenase bei einem normalen Gehalt an Plasmaproteinen. Bei den beiden anderen Anämieformen verbleibt der Bilirubingehalt im physiologischen Bereich. Bei einer Blutungsanämie ist der Plasmaeiweißgehalt deutlich erniedrigt, bei der Anämie infolge unzureichender Erythropoese kann dies der Fall sein. Bilirubin und Laktatdehydrogenase liegen in unkomplizierten Fällen beide Male innerhalb des Referenzbereichs.

## Durch Autoimmunmechanismen verursachte Hämolysen

Die Bezeichnung autoimmune hämolytische Anämie (AIHA) wird für eine Gruppe von hämolytischen Anämien verwendet, die durch Antikörper entstehen, welche sich gegen die körpereigenen Erythrozytenmembran richten. Die Antikörper gehören gewöhnlich zur IgG-Gruppe, seltener zu den IgM oder IgA. Viele dieser Antikörper können das im Serum vorhandene Komplement binden, andere steigern die Agglutination der Erythrozyten. Durch die Bindung der Antikörper an die Erythrozytenmembran mit oder ohne Beteiligung des Komplements werden diese Erythrozyten der Zirkulation entzogen. Die mit komplementbindenden Antikörpern beladenen Erythrozyten können intravasal zerfallen, die agglutinierten Erythrozyten werden durch das RES der Zirkulation entzogen. Die AIAH tritt in verschiedenen Ausprägungen auf. In chronisch mild verlaufenden Fällen manifestieren sich meistens die Symptome der Anämie, während in den akuten Stadien größtenteils der dunkelfarbige Harn neben allgemeiner Mattigkeit, starkem Ikterus und schneller Verschlechterung des Allgemeinbefindens imponieren. Diese Symptomatik beruht auf toxischer freier Hämoglobinämie und der schnell zunehmenden Hypoxie. Die Antikörper, sowohl die primären als auch die sekundären, entstehen entweder spontan oder unter Einfluß von Krankheiten, Medikamenten oder aus noch nicht geklärten Gründen, die sog. idiopathischen Antikörper. Primäre und sekundäre Antikörper und ihre Folgen sind nicht voneinander zu unterscheiden. Die primären Antikörper richten sich gegen die normale Erythrozytenmembran, die sekundären gegen Produkte, welche die Zellwand bedecken.

Gegen die Erythrozytenmembran gerichtete Antikörper können im Verlauf einer chronischen lymphatischen Leukämie, einer *Clostridium-perfringens*-Infektion (REEF, 1983), einer infektiösen Anämie oder nach Penicillinverabreichung (BLUE et al., 1987; MCCONNICO et al., 1992) entstehen. Hämolytische Anämien durch »idiopathische« Antikörper sind durch FARELLY et al. (1966), ANDERSON (1974), LOKHORST und BREUKINK (1975) beschrieben worden.

Die Diagnose der AIAH beruht auf den typischen Symptomen einer hämolytischen Anämie: anämische Schleimhäute, Ikterus, erhöhter Serumbilirubinspiegel, erhöhte LDH-Aktivität. Im Verlauf einer hämolytischen Krise kommen weiterhin eine Hämoglobinämie, Hämoglobinurie und eventuell eine Bilirubinurie hinzu. Der immunologische Charakter wird durch einen positiven Antiglobulintest (direkter oder indirekter Coombs-Test) mit einem polyvalenten Antiglobulin bei 4 °C oder 37 °C nachgewiesen. Bei 4 °C entfalten »kalte« Antikörper ihre maximale Aktivität, bei 37 °C die sogen. »warmen« Antikörper. Die sekundären Antikörper gehören meistens zur Gruppe der »warmen« Antikörper, während die idiopathischen Antikörper zur »kalten« Gruppe gerechnet werden. Nach positiver Reaktion mit einem polyvalenten Antiglobulin muß eine Reaktion mit spezifischen Antigammaglobulin durchgeführt werden, um die spezifische Ursache des Entstehens der Antikörper festzustellen. Dieses gelingt z. B. bei der infektiösen Anämie, in vielen anderen Fällen dagegen nicht (idiopathische Antikörper). Für die Technik der Screeningstests wird auf die Handbücher der Immunologie verwiesen. Die idiopathische Hämolyse besteht vorwiegend nur während eines begrenzten Zeitraums. Sie ist meist selbstlimitierend und bedarf daher keiner besonderen Behandlungsmaßnahmen.

Die Immunhämolyse ist stark von der Prognose des Grundleidens, z. B. der *Isoerythrolysis neonatalis*, der lymphatischen Leukämie oder der infektiösen Anämie, abhängig. Bei massiver Hämolyse kann eine Bluttransfusion lebensrettend sein. Eine Transfusion soll nur dann ausgeführt werden, wenn der Hämatokrit unter 0,15 l/l gefallen ist. Weil ein passender Donor schwierig zu finden ist, müssen die meisten Bluttransfusionen als eine Belastung angesehen werden, weshalb diese Therapie nur in äußerster Notlage angewendet werden sollte.

Unabhängig von der Ätiologie der Immunhämolyse werden in der Regel Kortikosteroide therapeutisch eingesetzt, um die Phagozytose der mit Antikörpern beladenen Erythrozyten durch das RES zu verringern. Zu diesem Zweck wird Dexamethason in einer Dosis von 0,005–0,2 mg/kg KG/Tag intravenös empfohlen. Wenn der Hämatokrit stabil bleibt, kann man die Kortikosteroidgabe täglich um 10–20% reduzieren. In leichteren Fällen sollte Prednison (2–3 mg/kg KG/Tag) verwendet werden. Die Langzeit-Kortikosteroid-Therapie ist unter Antibiotikaschutz durchzuführen.

## Isoerythrolysis neonatalis des Fohlens (Icterus neonatorum)

Der *Icterus neonatorum* des Fohlens ist in der Literatur unter verschiedenen Bezeichnungen zu finden. Im angelsächsischen Sprachraum wird diese Neugeborenenerkrankung auch als »Jaundic foals« bezeichnet.

Schon 1852 wurde das Krankheitsbild bei einem Maultierfohlen gesehen. Man vermutete damals eine Unverträglichkeit des elterlichen Blutes. CAROLI und BESSIS (1947) vertraten die Hypothese, die Krankheit sei Folge einer mehrfachen Immunisierung der Stute gegen die foetalen Erythrozytenantigene.

Spätere Untersuchungen haben die Richtigkeit dieser Auffassung bestätigt.

*Isoerythrolysis neonatalis* kommt nur beim völlig gesund geborenen und gut säugenden Fohlen vor. Die Krankheit entsteht durch eine Resorption von Antikörpern aus dem Kolostrum, die gegen die Fohlenerythrozyten gerichtet sind. Diese Situation kann nur dann entstehen, wenn in den Erythrozyten Antigene enthalten sind, die nicht im Erythrozytenmuster der Mutter vorkommen. Es sind 8 Blutgruppen und mindestens 30 Alloantigene (Antigene auf der Erythrozytenmembran) beim Pferd bekannt, doch nur einige davon können eine Isoerythrolysis induzieren. Die Antikörper zu den Alloantigenen Aa und Qa werden zu mehr als 90% für die Krankheit verantwortlich gemacht (BECHT und SEMRAD, 1985; BAILEY et al., 1987).

In der europäischen Pferdepopulation sind vor allem die Aa- und Qa-Antigene wichtig. Stuten, die keine Aa- oder Qa-Alloantigene in ihrem Erythrozytenmuster aufweisen, produzieren dann Antikörper gegen diese Antigene, wenn ihr Immunsystem mit Erythrozyten oder Erythrozytenteilen, die diese Antigene enthalten, in Kontakt kommt. Diese spezifische Immunisierung der Stute erfolgt durch Übertritt foetalen Blutes in den maternalen Blutkreislauf. Der Kontakt zwischen dem foetalen Blut und dem Mutterblut findet meistens während der Geburt des Fohlens statt. Aber auch während der Gravidität ist ein Übertritt von foetalen Blutzellen in die maternale Zirkulation möglich, wenn intrauterine Schädigungen des Foetus oder Schädigungen des Uterus und seiner Adnexe aufgetreten sind. Wenn die Erythrozyten des Fohlens mit dem maternalen Immunsystem in Berührung kommen, dann entdeckt dieses Immunsystem die Blutgruppen-Antigene, die nicht mit ihm harmonisieren. Es wird eine Immunantwort ausgelöst, die ihr Maximum nach 9 Tagen erreicht. Danach klingt sie allmählich wieder ab. Jedoch bleiben die Produktionsmöglichkeiten für diese Antikörper im Immunsystem gespeichert. In den letzten Monaten der nächsten Trächtigkeit wird normalerweise die Antikörperproduktion gesteigert, um sie zum Zeitpunkt der Geburt an das Kolostrum abzugeben. Bei den multiparen Stuten, deren Erythrozytenantigenstruktur keine Aa- oder Qa-Alloantigene aufweist, muß befürchtet werden, daß ihre Kolostralmilch eine große Zahl von Antikörpern gegen diese Alloantigene enthält. Abhängig von der Konzentration dieser Antikörper haben Fohlen solcher Stuten ein höheres Isoerythrolysis-Risiko als die Nachkommen von Stuten, deren Erythrozyten die vorgenannten Antigene aufweisen. Glücklicherweise ist die Zahl der Tiere ohne Aa- oder Qa-Antigene in der Pferdepopulation klein. Die meisten Hengste besitzen diese Antigene, deshalb sind in der Regel auch ihre Nachkommen damit ausgestattet. Die Fohlen von primiparen Stuten sind nur dann gefährdet, wenn das Muttertier eine Bluttransfusion erhalten hat.

Wenn ein Fohlen mit einem der genannten Erythrozytenantigene von einer multiparen Mutter geboren wird, die diese Antigene nicht besitzt, dann kann nach der Resorption der im mütterlichen Kolostrum vorhandenen Antikörper beim Fohlen eine Antigen-Antikörper-Reaktion und als Folge davon eine Hämolyse ausgelöst werden. Der Antigen-Antikörper-Komplex bildet zusammen mit dem im Fohlenserum vorhandenen Komplement ein hämolytisches System, wobei die Erythrozytenmembran derartig beschädigt wird, daß meistens eine deutlich wahrnehmbare intravasale Hämolyse stattfindet. Das Ausmaß der Hämolyse ist von der Menge resorbierter Antikörper sowie der Konzentration an Komplement im Fohlenserum abhängig. Das Komplement stellt allerdings nur selten einen beschränkenden Faktor dar. Neben den komplementbindenden Antikörpern können auch Agglutinine resorbiert werden. Sie heften sich an die Fohlenerythrozyten und können intravasale Erythrozytenkonglomerate bilden. Mit Antikörpern beladene Erythrozyten und Erythrozytenkonglomerate werden durch die Milz und das RES als geschädigt erkannt und deshalb der weiteren Zirkulation entzogen und im RES hämolysiert.

Die Symptome der Isoerythrolyse hängen mit der Verminderung der Sauerstofftransportkapazität zusammen. Der Krankheitsverlauf wird von der Geschwindigkeit beeinflußt, mit der die Vernichtung der Erythrozyten vor sich geht. Zum Teil ist diese Geschwindigkeit proportional zur Menge der resorbierten Antikörper. Klinisch läßt sich die Krankheit daher in einen perakuten, akuten und chronischen Verlauf trennen. Der **perakute Krankheitsverlauf** zeigt sich bei Fohlen, die jünger als 36 Stunden sind. Durch die große Menge aufgenommener komplementbindender Antikörper tritt eine massive intravasale Hämolyse ein, an der das Fohlen alsbald verendet. Als auffallendste klinische Erscheinung ist der rotbraun verfärbte Harn anzusehen. Das schwerkranke Tier, dessen Kondition sich rapide verschlechtert, weist eine Dyspnoe auf und stellt die Milchaufnahme ein. Es ist auch nicht mehr in der Lage, zu stehen. Ein Ikterus ist noch nicht zu erkennen, ebenso finden sich keine Anzeichen einer deutlichen Anämie. Die Schleimhäute sind vielmehr durch das Methämoglobin, das sich auch intravasal aus dem freien Hämoglobin gebildet hat, rotbraun verwaschen. Die Hämoglobinbestimmung ist in ihrem Ergebnis unzuverlässig, weil bei den üblichen Laboruntersuchungsmethoden auch das extrakorpuskuläre Hämoglobin und das Methämoglobin mitbestimmt werden. Der Hämatokritwert ist dagegen sehr niedrig und das Blutplasma oder Blutserum erscheint stark rotbraun verfärbt. Diese Befunde sind für die Diagnostik außerordentlich wertvoll.

Fohlen im Alter von 36–96 Stunden, die an einer *Isoerythrolysis neonatalis* erkranken, haben etwas bessere Überlebenschancen, weil die Krankheit in diesem Alter nicht mehr so stürmisch verläuft (**akuter Krankheitsverlauf**). Ebenso wie im perakuten Verlauf, erscheint das Fohlen auch hier unmittelbar nach der Geburt zunächst gesund. Es stellt aber sehr bald die Milchaufnahme ein, wird allmählich schwächer und apathisch, wobei es viel liegt. Bei über 48 Stunden alten Fohlen bildet sich dann ein Ikterus heraus. Nicht immer wird der rotbraun verfärbte Harn als erstes Krankheitszeichen bemerkt, so daß hier die Apathie des Fohlens, die ikterischen blassen Schleimhäute, der pochende Herzschlag und die beschleunigte Atmung bei Fieberfreiheit in den Vordergrund treten. Die Krankheit lediglich aufgrund eines Ikterus zu diagnostizieren, kann zur Fehldiagnose führen, weshalb immer der Nachweis der Hämolyse oder deren Folgen erforderlich ist.

Der Zerlegungsbefund im perakuten und im akuten Krankheitsverlauf gestorbener Tiere ähnelt sich weitgehend. Durch die Abbauprodukte des Hämoglobins ist der ganze Tierkörper bräunlich verfärbt; nach einem akuten Verlauf ist auch die ikterische Verfärbung des blassen Kadavers auffallend. Das Blut zeigt eine verzögerte Gerinnung. Durch die intravasale Hämolyse sind die Milz und die Leber infolge einer Hyperfunktion stark vergrößert. Der Sauerstoffmangel und die toxischen freien Hämoglobin-Abbauprodukte haben die parenchymatösen Organe degenerieren lassen. Die Nieren erscheinen durch das angesammelte Eisen dunkel. Histologisch wird in der Leber neben einer Degeneration eine zentrolobuläre Nekrose der Leberzellen und Erythrophagozytose der Kupffer-Sternzellen nachgewiesen. In der Milz finden sich ein ausgeprägtes Ödem und eine Erythrophagozytose sowie eine Degeneration durch den toxischen Einfluß des Hämoglobins und seiner Abbauprodukte sowie durch den progressiven Sauerstoffmangel. Der Harnblaseninhalt hat durch das entstandene Methämoglobin eine dunkelbraune Farbe. Ein Lungenödem und Emphysem als Folge der progressiven Anämie erklären die klinisch festgestellten Atmungs- und Zirkulationsstörungen.

Im **chronischen Krankheitsverlauf** zeichnet sich der Beginn der Hämolyse weniger massiv ab. Auch die gesamte Krankheitsentwicklung verläuft langsamer. Die Fohlen werden allerdings auch anämisch, was sich in einer raschen Ermüdbarkeit in der Bewegung zeigt.

Durch die ungenügende Milchaufnahme kommt es alsbald zu Exsikkose und Abmagerung. Die Hämolyse steht bei diesem Krankheitsverlauf nicht so sehr im Vordergrund. Hier liegt der Nachdruck auf der Vernichtung der sensibilisierten Erythrozyten im RES. Im Vordergrund des klinischen Bildes stehen deshalb auch hier die blassen Schleimhäute, pochende und frequente Herzschläge und eine erhöhte Atemfrequenz. Ikterus ist in den meisten Fällen nicht deutlich erkennbar, wohl zeigt aber die Blutuntersuchung erhöhtes Gesamtbilirubin sowie erhöhtes nichtkonjugiertes Bilirubin im Blutserum. Eine Hämoglobinurie ist meistens nicht oder nicht mehr festzustellen. Bei der Sektion eines im chronischen Krankheitsstadium verendeten Fohlens werden die Anämie und ihre Folgen ermittelt. Eine sekundäre bakterielle Infektion, besonders des Respirationstraktes, ist möglich. Der Krankheitsverlauf des chronischen Abbaus der Erythrozyten kann sich über mehrere Wochen erstrecken.

Die Diagnose der Erythrolysis neonatalis beruht auf den vorgenannten klinischen Befunden. Der hämolytische Hintergrund der Anämie wird durch Nachweis der Hämolyse, Abnahme der osmotischen Resistenz der sensibilisierten Erythrozyten und den Ikterus geklärt. Bei der intravasalen Hämolyse, wie sie beim perakuten und akuten Krankheitsverlauf auftritt, kann das freie Hämoglobin und sein Oxydationsprodukt Methämoglobin im Serum und/oder im Harn nachgewiesen werden. Handelt es sich um eine extravasale Hämolyse, wie bei der chronischen Form der Krankheit, dann werden die sensibilisierten Erythrozyten durch das RES abgebaut. Dann befindet sich kein freies Hämoglobin im Serum, der Gesamtbilirubinwert bleibt erhöht und die osmotische Resistenz der Erythrozyten ist erniedrigt. Durch die Hämolyse und den verstärkten Abbau der Erythrozyten kommen korpuskuläre Enzyme frei, von denen die erhöhte Aktivität der Laktatdehydrogenase im Plasma leicht zu bestimmen ist. Durch den ständigen Erythrozytenverlust wird das Knochenmark zu verstärkter Aktivität angeregt, so daß sich in einem Knochenmarkbioptat eine normoblastische Hyperplasie nachweisen läßt.

Der immunologische Charakter der hämolytischen Anämie wird durch den Nachweis der Immunkörper mittels Coombs-Test bestätigt. Die Antikörper können sowohl auf der Erythrozytenmembran liegen als auch sich frei im Serum befinden. Die an der Erythrozytenmembran gebundenen Antikörper können in vitro mit einem direkten Antiglobulintest festgestellt werden. Die Serumantikörper können mit Hilfe des indirekten Coombs-Test nachgewiesen werden. Für diese Untersuchung wird das Patientenserum mit Testerythrozyten inkubiert und die dadurch sensibilisierten Erythrozyten werden mit einem Antiimmunglobulin oder mit dem Reagens nach Coombs agglutiniert.

Bei positivem Befund ist bewiesen, daß auf den Erythrozyten des Patienten und/oder im Serum Antikörper des IgG-Typs vorhanden sind. Diese Feststellung vermittelt allerdings keinen weiteren Einblick in die Spezifität der Antikörper, denn es muß der Nachweis geführt werden, daß es sich um durch die Mutter produzierte Antikörper handelt, die in das Kolostrum abgegeben wurden. Dieser Nachweis kann durch eine positive Reaktion – Agglutination und/oder Hämolyse – zwischen den gewaschenen Fohlenerythrozyten und maternalem Serum geführt werden.

Die Therapie richtet sich nach dem Ausmaß der Hämolyse und der Anämie. In der hämolytischen Krankheitsphase wird in der Regel eine vollständige Blutaustauschtransfusion erforderlich werden, während man sonst mit einer einmaligen Bluttransfusion das Fohlen retten kann. Für diese Behandlungsmaßnahme benötigt man einen Blutspender, im günstigsten Fall den Vater des Fohlens. Da dieser aber meistens nicht zur Verfügung steht, muß man auf jedes andere erreichbare Pferd, unter besonderen Voraussetzungen auch auf die Mutter, zurückgreifen. Die besten therapeutischen Bedingungen bieten gewaschene Erythrozyten, die intravenös verabreicht werden. Wenn nur die Mutter als Donor zur Verfügung steht, sind ausschließlich gewaschene Erythrozyten zu verwenden. In der tierärztlichen Praxis ist man gewöhnlich nicht in der Lage, die Prozedur der Erythrozytenwaschung durchzuführen, weshalb auf Vollblut, am besten von einem männlichen Pferd, ausgewichen werden muß. Weibliche Pferde soll man nur dann als Donor einsetzen, wenn sie noch nie trächtig gewesen sind.

Zum Waschen der Erythrozyten wird das Spenderblut unter Zusatz von 5000 IE Heparin oder 40 ml einer sterilen 10% Natriumnitratlösung pro Liter Blut bei steriler Gewinnung in Entnahmegefäßen aufgefangen. Während des Einlaufens des Blutes in das Gefäß wird vorsichtig geschwenkt, damit eine gründliche Durchmischung mit dem Antikoagulans stattfindet. Dann erfolgt ein zehnminütiges Zentrifugieren bei einer Geschwindigkeit von 5000 Umdrehungen/min. Das Serum wird steril abgehebert und die verbleibenden Erythrozyten in einer 0,9%igen sterilen Kochsalzlösung aufgeschwemmt. Diese Suspension wird erneut 10 Minuten zentrifugiert und der Überstand wiederum abgenommen. Diese Erythrozytenwaschung muß mindestens dreimal wiederholt werden. Für die langsame intravenöse Infusion werden die Blutkörperchen schließlich als 50%-Suspension in steriler isotoner Kochsalzlösung aufgeschwemmt. Wenn man keine Erythrozytensuspension zubereiten kann, verwendet man zur Transfusion Vollblut, das ebenfalls mit den zuvor genannten Blutgerinnungshemmern versehen wird. Für die erste Transfusion erübrigt sich theoretisch eine biologische Vorprobe. Sie ist jedoch dann erforderlich, wenn eine wiederholte Transfusion nötig erscheint, wie im Fall einer manifesten Hämolyse. Die Bluttransfusion dient der sofortigen Ergänzung des Erythrozytenvolumens und damit der Verbesserung der Sauerstofftransportkapazität. Die Überlebensdauer der transfundierten Erythrozyten beträgt nur 2–4 Tage. Deshalb ist auch nur eine kurzzeitige Wirkung zu erwarten. Die Bluttransfusion stimuliert aber zusätzlich die Erythropoese im Knochenmark. Eine Bluttransfusion ist so lange nicht angezeigt, wie sich das Fohlen in einem stabilen Zustand bei guter Sauglust befindet.

Für eine totale Austauschtransfusion werden mindestens 6 Liter Spenderblut benötigt. Über einen Venenkatheter werden dem Fohlen aus der *V. jugularis* 500 ml Blut entzogen und anschließend sofort 200 ml Erythrozytensuspension bzw. 500 ml Vollblut gegeben. Dieser Blutaustausch wiederholt sich so oft, bis insgesamt 6 Liter Spenderblut oder die Erythrozytensuspension aus 6 Liter Spenderblut körperwarm verabreicht worden sind. Das Blutaustauschverfahren ist innerhalb von 72 Stunden mehrfach zu wiederholen, soweit eine intravasale Hämolyse fortbesteht. Die Zugabe von 100 mg Prednison pro Tag oral oder parenteral die Kopplung der Antikörper an die Erythrozyten beeinträchtigen und auch die Eliminierung sensibilisierter Erythrozyten vermindern, weshalb diese Therapieergänzung empfohlen wird. Um die weitere Aufnahme von Antikörpern zu unterbinden, darf das Fohlen vorläufig nicht bei der Mutter saugen. Diese Maßnahme ist bei Fohlen, die jünger als 36 Stunden alt sind, wichtig. Der mütterliche Milchentzug ist für die nächsten zwei Tage sicherzustellen, in denen das Fohlen mit künstlicher Aufzuchtmilch versorgt wird. Dies geschieht am besten mit einer sterilen Nasenschlundsonde, über die das Fohlen alle zwei Stunden ernährt wird. Die tägliche Milchmenge muß mindestens $^1/_{10}$ des Körpergewichts betragen, wovon die Einzelgabe 500 ml nicht überschreiten darf. Die Stute wird in dieser Zeit alle zwei Stunden gemolken, das Kolostrum aber auch nicht an andere Fohlen verabreicht. Ist das Fohlen bereits älter als zwei Tage, braucht die Aufnahme von Muttermilch nicht mehr zu unterbleiben, weil die Darmschleimhaut des Fohlens nur innerhalb der ersten 24–36 Lebensstunden für die Antikörper aus dem Kolostrum passierbar ist.

Die Vorbeugung einer Isoerythrolysis kann für ein Gestüt bedeutungsvoll werden, wenn dessen Stuten keine Aa- und Qa-Alloantigene aufweisen. Es ist auch für die Pferdezucht im allgemeinen von größter Bedeutung, diese Stuten rechtzeitig zu identifizieren. Weiterhin sollten auch die Antigenstrukturen der Hengste bestimmt und bekannt gemacht werden, weil dann der Züchter über ein eventuelles Risiko einer Isoerythrolysis selbst entscheiden kann.

Die multiparen Stuten mit den zuvor genannten Antigenstrukturen bilden die gefährlichen Antikörper in der Regel in den letzten Trächtigkeitsmonaten, obwohl sie schon während der vorangegangenen Geburten mit den Antigenen in Kontakt gekommen sind. Die meisten Hengste besitzen die Aa- und Qa-Antigene. Deshalb sind in der Regel auch ihre Nachkommen damit ausgestattet.

Wenn bei einer Stute durch die Untersuchung am Ende des zehnten Trächtigkeitsmonats Antikörper gegen Aa und/oder Qa gefunden werden, dann sollte nach den Empfehlungen von BAILY et al. (1987) wie folgt vorgegangen werden:

1. Werden hämolysierende Antikörper gefunden, die in einer Verdünnung von 1:16 eine Hämolyse zustande bringen, dann muß das Fohlen kolostrumfrei aufgezogen werden.
2. Sobald Antikörper gegen Aa oder Qa in einer der Verdünnungen 1:2, 1:4, 1:8, 1:16 gefunden werden, dann ist die Untersuchung wöchentlich zu wiederholen, um einen weiteren Titeranstieg festzustellen. Ist dieser eingetreten, muß das Fohlen kolostrumfrei versorgt werden. Kann die Antikörperbestimmung nicht vor der Fohlengeburt erfolgen, dann läßt sich wenigstens im Moment der Geburt noch ein Agglutinationstest mit Kolostrum und Fohlenerythrozyten durchführen.

### Nicht-immunologisch ausgelöste Hämolysen

Zu den nichtimmunologisch ausgelösten Hämolysen werden die durch direkte Futter- und Medikamenteneinwirkung entstandenen Hämolysen gerechnet. Die Mehrzahl derartiger Wirkstoffe sind starke Oxydanzien, für die Pferdeerythrozyten sehr empfindlich sind. Diese Oxydanzien interferieren mit dem Erythrozytenstoffwechsel, wobei es zur intraerythrozytären Methämoglobinbildung und Denaturierung des Hämoglobineiweißes kommt. In den Erythrozyten sind dann die sog. Heinz-Körper nachweisbar. Die Oxydation kann auch so weit gehen, daß eine Schädigung der Erythrozytenmembran erfolgt und die Blutzelle zerfällt. Zu den schädigenden Stoffen zählen Phenazetin-, Salizylsäure- und Nitratfuranderivate und Phenothiazine, weiterhin das N-Propyldisulfid, welches in Zwiebeln, Kohl und in den Blättern des roten Ahorn vorkommt.

Eine Zerstörung der Erythrozytenmembran kann auch im Verlauf von Viruskrankheiten und parasitären Erkrankungen (Piroplasmose) eintreten (siehe Kap. 11).

Methämoglobinämie toxischer Art ist mit einer langsamen Methylenblau-Injektion (1 mg/kg KG) in einer 1%igen sterilen Lösung zu bekämpfen. Diese Therapie ist nur dann notwendig, wenn es um die Abwendung einer akuten Lebensgefahr geht. In den meisten Fällen ist die toxische Hämoglobinämie und Methämoglobinämie selbstlimitierend und verschwindet innerhalb einiger Tage, sobald das Medikament oder das Futter entzogen worden ist.

## 2.9.2 Blutgerinnungsstörungen

### 2.9.2.1 Einleitung

Blutgerinnungsstörungen gehören zu einer Gruppe von Krankheiten mit unterschiedlicher Ätiologie. Sie haben einen Defekt im Gerinnungsmechanismus (Hämostase) gemein.

Klinisch ist die Störung (oft hämorrhagische Diathese genannt) gekennzeichnet durch:

1. spontane Blutungen in der Haut, den Schleimhäuten, den Gelenken und in inneren Organen sowie serösen Membranen;
2. übermäßig langes Nachbluten nach Traumata oder chirurgischen Eingriffen;
3. Blutverlust aus mehreren und wechselnden Stellen, der lebensbedrohliche Ausmaße annehmen kann.

Die drei Komponenten des Gerinnungsmechanismus (vaskuläre Komponente, Blutplättchen und Gerinnungsfaktoren) wirken zusammen, um eine adäquate Blutgerinnung zu gewährleisten. Die hämorrhagische Diathese ist die Folge einer lokalen oder systemischen Störung dieses Zusammenwirkens. Die Störung ist meistens die Folge eines Defektes eines oder mehrerer dieser Komponenten. Unterschieden werden:
1. Gerinnungsstörungen als Folge vaskulärer Defekte (nonthrombozytopenische Purpura);
2. Gerinnungsstörungen als Folge von Störungen – qualitativer und/oder quantitativer Art – in den Blutplättchen;
3. Gerinnungsstörungen als Folge von Defekten – qualitativer und/oder quantitativer Art – der Gerinnungsfaktoren.

Beim Pferd kommen Koagulationsstörungen zwar gelegentlich vor, stellen allerdings ein seltenes Krankheitsereignis dar. Für die Physiologie und die genaue Diagnostik der Gerinnungsstörungen wird auf entsprechende Fachbücher verwiesen.

### 2.9.2.2 Hämorrhagien als Folge vaskulärer Defekte (nonthrombozytopenische Purpura)

Beim Menschen sind vaskuläre Defekte Hauptursache von Blutgerinnungsstörungen. In vielen Fällen handelt es sich jedoch um einen qualitativen Thrombozytendefekt. Ob diese Form auch beim Pferd vorkommt, ist noch nicht ausreichend erforscht. Durch Traumata (Stoßen bei Springpferden oder Stürzen) können deutliche Hämatome in den beteiligten Körperstellen entstehen. Wenn aber auch nach minimaler Berührung mit Hindernissen Hämatome entstanden sind, muß auch nach anderen Ursachen – z. B. Phenylbutazonmedikation oder Cumarinmißbrauch – gesucht werden. Die vaskuläre Purpura tritt nach Schädigung des vaskulären Endothels auf, wie sie im Verlauf verschiedener Krankheiten entstehen kann. Sie resultiert in einer erhöhten kapillären Permeabilität und Verletzbarkeit. Symptomatische (vaskuläre) Purpura werden in der Tiermedizin überwiegend im Verlauf von Virus- und bakteriellen Krankheiten gesehen, obwohl das Syndrom auch durch chemische Substanzen (Chinidine) ausgelöst werden kann.

Das Krankheitsbild ist unter verschiedenen Namen bekannt, z. B. *Morbus maculosus*, Petechialfieber, *Purpura hämorrhagica*. Obwohl die Ätiologie des Krankheitsbildes nicht einwandfrei bewiesen ist, scheint beim *Morbus maculosus* eine allergische Reaktion auf Streptokokken-Antigene vorzuliegen. Bekannt ist das Entstehen der Krankheit nach einer Druse-Infektion (*Streptococcus equi*), nach einer *Streptococcus-zooepidemicus*-Infektion oder als Sekundärerkrankung bei Virusinfektionen (Influenza und EHV-Infektionen). Die durch die Streptokokkeninfektion induzierten Antikörper können sich an die Endothelschicht der kleinen Arteriolae und postkapillären Venulae heften. Dadurch wird obendrein eine lokale Ansammlung von neutrophilen Leukozyten erreicht, die dort proteolytische Enzyme produzieren. Dieser Vorgang resultiert letzten Endes in einer lokalen Gefäßwandschädigung mit Verschluß des Gefäßes, Ödem in der Umgebung und Infarktbildung. Empfindlich für diese Reaktion sind vor allem die subepidermalen Gefäße. Neben einer Schädigung der Gefäße und ihren Folgen entwickelt sich zu Beginn der Reaktion eine Verbrauchskoagulopathie, die als zusätzlicher Faktor für das Entstehen der Hämorrhagien verantwortlich zu machen ist. Diese allergische Reaktion kann während der akuten Phase und in der Rekonvaleszenz der Primärkrankheit entstehen. Das Krankheitsbild kann sich auch durch eine Impfung mit einer abgetöteten Bakterienvakzine zur Vorbeugung von Druse entwickeln.

Die klinischen Symptome bestehen aus stark lokalisierten subkutanen Ödemen. Extremitäten, ventrale Bauchwand, Lippen- und übriger Kopfbereich sind am stärksten betroffen. Auch können deutlich vorspringende lokale Ödembezirke (Makulae oder Talerflecke) über den Rippen und dem Kreuz sichtbar werden. Bei großflächigen Ödemen kommt es nicht selten zur Exsudation, manchmal in Verbindung mit Haarausfall und Nekrose. Oft liegen die Ödeme symmetrisch, sie fühlen sich körperwarm an und schmerzen bei der Palpation. An den Beinen erstreckt sich das Ödem von der Fessel bis zum Ellbogen bzw. Knie. Das erkrankte Tier bewegt sich deshalb ungern und senkt den ödematösen Kopf. Durch diese Haltung wird der Rückfluß des Kopfblutes behindert und es entsteht zusätzlich noch ein Stauungsödem im Kopfbereich. Durch Schwellung der Nasen- und der Rachenschleimhaut wird die Atmung stark behindert, so daß eine Tracheotomie notwendig werden kann. Neben der Ödembildung treten die Hämorrhagien in den Vordergrund. Diese bestehen aus kleinen Petechien und/oder aus Ekchymosen. Die Diagnose beruht auf der Anamnese (Druse-Infektion oder Impfung) und den klinischen Symptomen. Die Ödembildung ist differentialdiagnostisch in ihrer Ursache von lokalen Infektionen, Herzleiden, Hypoproteinämie, Pleuritis oder einem raumfordernden Prozeß im Thorax zu unterscheiden. Die Petechien sind am deutlichsten in der Maulschleimhaut und unter der Zunge lokalisiert. Hier kann eine Verwechslung mit der infektiösen Anämie auftreten. Die vorübergehenden Verschiebungen im Differentialblutbild (Hyperleukozytose und Thrombozytopenie) haben keine diagnostische Bedeutung.

Die Therapie besteht aus der Verabreichung hoher Dosen von Antibiotika zusammen mit systemischer Kortikosteroidbehandlung. Als Antibiotikum ist Procainpenicillin (2000 IE/kg KM 2 x täglich i. m.) oder Natriumpenicillin G (20 000 IE/kg KG 4 x täglich i. v.) das Mittel der Wahl. Diese Therapie muß mindestens 14 Tage lang fortgesetzt werden. Als Kortikosteroid wird Dexamethason (0,05 – 2 mg/kg KM i. v. oder i. m.) verwendet. Die höhere Dosierung wird für den Beginn der Therapie empfohlen. Die Prognose ist unsicher.

### 2.9.2.3 Hämorrhagien als Folge thrombozytärer Abnormalitäten

Hämorrhagische Defekte, die durch eine thrombozytäre Störung verursacht werden, sind meistens Folge eines quantitativen Mangels an Thrombozyten (Thrombozytopenie). Er liegt vor, wenn die Zahl der Thrombozyten unter $150 \times 10^9$/l gesunken ist. Der Normalwert beträgt $200-350 \times 10^9$/l. Eine Thrombozytopenie entwickelt sich bei verschiedenen Krankheiten, bei denen obendrein eine verlängerte Blutungszeit bei normaler Gerinnungszeit besteht. Die erniedrigte Zellzahl an Thrombozyten ist durch mindestens drei Thrombozytenzählungen festzustellen und außerdem durch das Ergebnis eines Blutausstrichs zu bestätigen.

Eine Thrombozytopenie kann primär oder sekundär auftreten. Die primäre Form beruht auf einer Autoimmunkrankheit, bei der idiopathische Antikörper entstehen, die gegen die Thrombozyten gerichtet sind. Diese Krankheitsform ist bei Pferden bisher nicht bekannt geworden.

Dagegen hat sich die sekundäre Thrombozytopenie nach Arzneimittelgaben, bei Leukämien und bei Infektionskrankheiten gezeigt. Zu den medikamentösen Verursachern zählen Phenylbutazolidine, Salizylate, Digitoxine und Chinidine, Sulfonamidpräparate und Tetrazykline. Eine Thrombozytopenie entwickelt sich jedoch erst dann, wenn diese Medikamente über mehrere Tage appliziert worden sind. Wenn hierfür eine therapeutische Notwendigkeit besteht, dann sollte eine tägliche Thrombozytenzählung vorgenommen werden. Eine sekundäre Immunthrombozytopenie ist bei Pferden mit infektiöser Anämie oder bei der Leukämie beschrieben worden.

### 2.9.2.4 Hämorrhagien als Folge von Koagulationsstörungen

Koagulationsstörungen können das Ergebnis folgender Mechanismen sein:
1. Mangel an einem oder mehreren Blutgerinnungsfaktoren,
2. Hemmung der Blutgerinnung durch Antikoagulanzien,
3. abnormale Aktivität des fibrinspaltenden Systems.

1. Angeborene Koagulationsstörungen dieser Gruppe sind beim Vollblutpferd als Hämophilie A bei einem Mangel an Gerinnungsfaktor VIII beschrieben worden. Beim Vollblutpferd ist darüber hinaus eine multiple Gerinnungsstörung bekannt geworden, die auch bei anderen Pferderassen in Erscheinung getreten ist (ARCHER und ALLEN, 1972; DODDS, 1975; FELDMAN und GIACOPUZZI, 1982; MILLS und BRETON, 1983; HENNINGER, 1988).

Ein Mangel am sog. Willebrand-Faktor, einem Plasmaglykoprotein, das Faktor VIII bildet, ist bisher bei einem Pferd beschrieben worden (BROOKS et al., 1991).

2. Die erworbenen Koagulationsstörungen treten dagegen sehr viel häufiger auf. Sie sind meistens iatrogenen Ursprungs. Bei den therapeutisch eingesetzten Antikoagulanzien des Cumarin-Typs, die zur Behandlung u. a. der Podotrochlose empfohlen wurden, hat es wiederholt tödliche Verblutungen gegeben. Besondere Gefahren gehen von einer Medikamentenkombination mit Phenylbutazon aus (SCOTT et al., 1980; V. D. HOVEN und FRANKEN, 1981). Bei einer Überdosierung von Cumarinderivaten, die als Vitamin-K-Antagonisten gelten, ist die parenterale Zufuhr von Vitamin K (0,5 mg/kg KG) die Therapie der Wahl. Bei der intravenösen Verabreichung ist auf eine langsame Infusion zu achten, da sich andernfalls Tachykardie, Vertigo, Dyspnoe und Schweißausbruch entwickeln können. Die Behandlung kann über mehrere Tage notwendig werden. Ein spontaner Vitamin-K-Mangel kommt beim Pferd nicht vor, weil eine ausreichende Synthese dieses Vitamins im Colon und Caecum stattfindet. Leberkrankheiten können die Synthese der Gerinnungsfaktoren allerdings erheblich hemmen. Doch ergeben sich beim Pferd äußerst selten fortgeschrittene Stadien einer Lebererkrankung, die eine Beeinträchtigung der Leberfunktion in dieser Hinsicht nach sich ziehen.

3. Die disseminierte intravasale Gerinnung (DIG) wird als eine akute vorübergehende Blutgerinnung in der Strombahn definiert. Sie führt durch Umwandlung von Fibrinogen zu Fibrin zur Behinderung und Verlegung der Mikrozirkulation mit ernsthaften Folgen. Die DIG ist durch verschiedene Mechanismen auslösbar, die entweder direkt in das Gerinnungssystem eingreifen oder indirekt über den Kreislauf oder über gerinnungsbeeinflussende Mediatoren wirksam werden (HOFFMAN, 1976). Im strömenden Blut findet ständig eine geringgradige Gerinnung statt, doch werden die entstandenen Gerinnungsproteine und die Thrombozyten durch eine kontinuierliche Fibrinolyse wieder abgebaut. Bei der DIG liegt nicht nur eine gesteigerte intravasale Fibrinbildung vor, sondern die Fibrinolyse hält mit der Fibrinbildung nicht in gleichem Maße Schritt. Die DIG kann als Komplikation bei einer Reihe von akuten und chronischen Krankheiten auftreten (Tab. 2.6).

Die Faktoren, die zur Auslösung einer intravasalen Gerinnung führen, greifen an unterschiedlichen Stellen des Gerinnungsablaufs ein. Zu den Auslösungsmechanismen gehören Bakterientoxine, sowohl der grampositiven als auch der gramnegativen Bakterien, Gewebsthrombokinasen aus zerfallenen Tumorzellen, Plazentagewebe, das in direkten Kontakt mit der Zirkulation geraten ist, Endothelschädigungen, z. B. infolge mangelhafter Sauerstoffversorgung im Schock, sowie immunologische Faktoren bei Überempfindlichkeitsreaktionen.

Die Symptome sind zunächst wenig auffallend. Petechien und Sugillationen zeigen sich selten an den zugängigen Schleimhäuten. Als verdächtig sind eine Hämatombildung nach intravenöser Injektion, eine verlängerte Nachblutung an der Injektionsstelle oder eine plötzlich auftretende Thrombosierung der *V. jugularis* anzusehen. Unglücklicherweise sind die Symptome der mikrovaskulären Thrombose wenig spezifisch, so daß der Gefäßschaden oft erst bei der Sektion erkannt wird. In den Nieren entsteht durch die Ischämie eine tubuläre Nekrose. Die Zehe scheint beim Pferd eine Prädisposition zur mikrovaskulären Thrombose im Verlauf der DIG zu besitzen, aus der sich eine Hufrehe ergeben kann.

Die Diagnose bedarf der Bestätigung durch Laboruntersuchungen. Im allgemeinen sind bei der DIG ein sehr niedriger Thrombozytenwert, andeutungsweise eine Verlängerung der PTT-Zeit (Prothrombinzeit), der APTT-Zeit (aktivierte Prothromboplastinzeit) und der TT-Zeit (Thrombinzeit) sowie eine Erniedrigung des Antithrombin-III-Gehalts im Plasma festzustellen. Die Erhöhung der Fibrinabbauprodukte im Blut indiziert stets DIG. Zu beachten ist, daß die Konzentration dieser Abbauprodukte in den frühen oder den kompensierten Stadien des Syndroms fast immer normal ist.

Die Behandlung der DIG besteht in erster Linie aus einer intensiven Therapie der Primärerkrankung zusammen mit Maßnahmen zur Verbesserung der Gewebeperfusion. Die intravenöse Zufuhr hoher Dosen Flüssigkeit soll die Gewebeperfusion, den pH-Wert und das Elektrolytgleichgewicht korrigieren. Wenn die primäre Ursache in einer Endotoxinämie liegt, dann ist die Verabreichung von Flunexinmeglumine (mehrfach im Abstand von 8 Stunden 0,8 mg/kg KG i. v.) zu empfehlen. Kortikosteroide sind kontraindiziert, weil durch sie eine Blockade des RES und eine Lipidmobilisation entsteht. Weiterhin ist nach Cortisolgaben eine verkürzte Gerinnungszeit gefunden worden (DE GRUCY, 1978). Wenn lebensbedrohende Blutungen im Verlauf einer DIG aufgetreten sind, muß der Patient mit frischem Plasma (15–30 ml/kg KG) behandelt werden.

Eine Therapie mit Antikoagulanzien (Heparin) muß ebenfalls in Betracht gezogen werden. Heparin wird der Infusionsflüssigkeit zugesetzt, wobei die Dosis 10–15 IE/kg KM/h betragen soll. Trotz der unbestreitbaren Behandlungserfolge mit Antikoagulanzien ist das Problem der Therapie einer Verbrauchskoagulopathie noch nicht befriedigend gelöst.

### 2.9.3 Leukämie (Leukose)

Leukämien zeichnen sich durch eine unkontrollierte, abnormale Steigerung einer Leukozytenart aus. Diese Leukozyten dringen in das Knochenmark und andere Organe ein und können sich dort vermehren. Im peripheren Blut macht sich die Zunahme der Leukozyten in der Regel durch einen quantitativen Anstieg der betroffenen Leukozyten und durch die Gegenwart unreifer und abnormal geformter Vorstadien bemerkbar. Die Ursache von Leukämien ist unbekannt, eine virale Genese ist wahrscheinlich.

Eine Klassifizierung der Leukämien beruht auf dem klinischen Ablauf der Krankheit (akute und chronische Leukämie) sowie auf dem Typus der dominierenden Zellen (lymphozytär und nonlymphozytäre Leukämie). Zur letzten Gruppe gehören die granulozytäre oder myeloide Leukämie, die promyelozytäre und die myelomonozytäre sowie die monozytäre Leukämie.

Die Leukämie des Pferdes trägt meistens die Merkmale des chronisch-lymphozytären Typs. Sie ist durch eine progressive Anhäufung von Lymphozyten mit längerer Lebenszeit im Blut, Knochenmark, in Lymphknoten, Leber und Milz, gegebenenfalls auch in weiteren Organen, gekennzeichnet.

Aufgrund der Lokalisierung der abnormalen lymphozytären Anhäufungen unterscheidet man eine generalisierte, eine mediastinale, eine alimentäre und eine dermale Form (V. D. HOVEN und FRANKEN, 1983). Bei der generalisierten Form findet man die lymphozytären Anhäufungen in mehrere Lymphknoten, in der Leber und in der Milz, möglicherweise auch in den Nieren, den Lungen oder im Zentralnervensystem. Bei der mediastinalen Form sind hauptsächlich die mediastinalen Lymphknoten und manchmal auch der Thymus betroffen. Bei der intestinalen Form spielen sich die Veränderungen hauptsächlich am Dünndarm und seinen regionalen Lymphknoten ab. Bei der dermalen Form entwickeln sich Ge-

**Tab. 2.6:** Krankheiten, bei denen mit einer disseminierten intravasalen Gerinnung gerechnet werden muß

Akute Krankheiten
    Retentio secundinarum
    Sepsis infolge grampositiver oder gramnegativer
      bakterieller Infektionen
    Endotoxinschock
    Colitis X
    Überfütterung mit Getreide
    Überhitzung (Heat stroke)
    Schock nach Strangulationen

Chronische Krankheiten:
    Metastasierende Tumoren
    Leukämie

schwülste in der Haut, mit späterer Beteiligung der regionalen Lymphknoten.

Leukämie ist durch allgemeine Symptome wie Abmagerung, Körperschwäche und mangelhaften Appetit gekennzeichnet.

Durch die lokale Geschwulstbildung entwickeln sich typische Zirkulationsstörungen, wie z. B. gestaute Jugularvenen und Brustödem bei Prozessen im Thorax. Durch die Leukämie kann es zur Bildung von Immunkörpern kommen, die gegen die Erythrozyten oder Thrombozyten des Patienten gerichtet sind. Eine Hämolyse, Petechien oder eine Gerinnungsstörung sind daher oftmals eine Begleiterscheinung. In den meisten Fällen einer chronischen lymphatischen Leukämie ist die Anzahl der Leukozyten im Blutbild stark erhöht mit einem hohen Anteil an Lymphozyten. Im Blutstatus gesunder Pferde beträgt die Zahl der weißen Blutkörperchen $6-10 \times 10^9/l$, der Anteil der Lymphozyten beträgt 35–40%, d. h. $2-4 \times 10^9/l$. Der Rest sind Granulozyten. Die Zahl der Lymphozyten bei leukämieverdächtigen Pferden ist manchmal starken Schwankungen unterworfen, weshalb in Zweifelsfällen wiederholte Blutuntersuchungen erforderlich sind. Die Diagnose stützt sich überwiegend auf die klinischen Befunde. Dabei sind die stark vergrößerten Lymphknoten besonders krankheitsverdächtig. Differentialdiagnostisch sind andere Geschwulstarten abzugrenzen, bei denen allerdings die für eine Leukämie typischen Verschiebungen im Blutbild nicht auftreten. Das an Leukämie erkrankte Pferd sollte alsbald abgeschafft werden, weil die aus der Humanmedizin bekannten Therapieversuche wirtschaftlich und ethisch nicht vertretbar sind.

Myelogene Leukämien sind sehr selten. Einige Vertreter dieser Gruppe, die akute myelomonozytäre Leukämie, die eosinophile Leukämie und auch die Wucherung der Plasmazellen, sind beschrieben worden. Die Symptome dieser Leukämieformen ähneln denen der chronischen lymphatischen Leukämie. Oft wird erst eine pathomorphologische Diagnose gestellt, ein anderes Mal wird die Diagnose aus einem Knochenmarkpunktat gewonnen. Die Prognose auch dieser Gruppe ist ungünstig. Aus ethischen Gründen sollte, selbst bei jungen Tieren, jede Therapie unterlassen werden.

## Literatur

ANDERSON, L. J., 1974: Idiopathic auto-immune haemolytic anaemia in a horse. N. Z. Vet. J. **22**: 102–105.

ARCHER, R. K. und B. V. ALLEN, 1972: True haemophilia in horses. Vet. Rec. **91**: 655.

BAILEY, E., H. S. CONBOY & P. F. MCCARTHY, 1987: Neonatal isoerythrolysis of foals: An update on testing. Proc. of the 33rd. Ann. Meet. of A. A. E. P. **33**: 341.

BECHT, J. L. UND S. D. SEMRAD, 1985: Hematology, blood-typing and immunology of the neonatal foals. Vet. Clin. North Am. **1**: 91.

BROOKS, M., G. S. LEITH, A. K. ALLEN, PH. R. WOODS, R. E. BENSON und W. J. DODDS, 1991: Bleeding disorder (von Willebrand disease) in a Quarter Horse. J. Am. Vet. Med. Assoc. **148**: 114–116.

BLUE, J. T., R. P. DINSMORE und K. L. ANDERSON, 1987: Immunemediated hemolytic anemmia induced by penicillin in horses. Cornell Vet. **77**: 263–267.

CAROLI, J. und M. BESSIS, 1947: Sur la cause et le traitement de l'ictère grave des muletons nouveau-nès. Compt. rend. Acad. Sci. **224**: 969–971.

DICKSON, P. M., E. A. MCPHERSON und A. MUIR, 1977: Familial methaemoglobinaemia and haemolytic anaemia in the horse associated with decreased erythrocytic glutathion reductase and glutathion. Equine Vet. J. **9**: 198.

DODDS, W. J., 1975: Inherited hemorrhagic disorders. J. Am. Anim. Hosp. Assoc. **11**: 366.

FARELLY, B. T., J. D. COLLINS und S. M. COLLINS, 1966: Autoimmune hemolytic anemia in the horse. Irish Vet. J. **20**: 40–45.

FELDMAN, B. F. und R. L. GIACOPUZZI, 1982: Hemophilia A (factor VIII defiency) in a colt. Equine Pract. **4**: 24.

FRANKEN, P. 1979: Een onderzoek naar een aantal achtergronden van anemie bij het paard. Thesis Utrecht.

GRUCHY, G. C.: Clinical Haemathology in Medical Practice, 4th Ed., Blackwell Scientific Publications

GERHARDS, H. 1986: Immunglobulinmangel bei neugeborenen Fohlen. Nachweis und Behandlung. Pferdehk. **2**, 189–195.

HENNINGER, R. W., 1988: Hemophilia A in two related Quarter Horse colts. J. Am. Vet. Med. Assoc. **193**: 91

HOFFMANN, R., 1976: Syndrome dissiminierter Gerinnung (Verbrauchskoagulopathie) bei Haustieren. Fortschr. der Vet. Med., Beiheft Zbl. Vet. Med. 24.

HOVEN, R. v. d. und P. FRANKEN, 1981: Twee paarden met complicaties na gebruik van dicoumasol als therapie voor hoefkatrolontsteking. Tijdschr. Diergeneesk. **106**: 940–944.

HOVEN, R. v. d. und P. FRANKEN, 1983: Clinical aspects of lymphosarcoma in the horse: A clinical report of 16 cases. Equine Vet. J. **15**: 49.

JEFFCOTT, L. B., 1969: Haemolytic disease of the new born foal. Equine Vet. J. **1**: 165–170.

LOKHORST, H. M. und H. J. BREUKINK, 1975: Auto-immune hemolytic anemia in two horses. Tijdschr. Diergeneek. **100**: 752–752.

MCCONICO, R. S., M. C. ROBERTS und M. TOMPKINS, 1992: Penicillin-induced immune-mediated hemolytic anemia in a horse. J. Am. Vet. Med. Ass. **201**: 1402–1403.

MILLS, J. N. und J. R. BOLTON, 1983: Haemophilia A in a 3 year old thouroughbred horse. Aust. Vet. J. 60–63.

REEF, V. B., 1983: Clostridium perfrigens cellulites and immune mediated hemolytic anemia in a horse. J. Am. Vet. Med. Ass. **182**: 251–254.

SCHALM, O. W., N. C. JAIN & E. J. CARROL, 1975: Veterinary Hematology. 3rd Ed., Philadelphia: Lea and Febinger.

SCOTT, E. A., T. D. BYARS und A. M. LAMAR, 1980: Warfarin anticoagulation in the horse. J. Am. Vet. Med. Ass. **177**: 1146.

SEVELIUS, F. und G. GANTING, 1974: Plötsligt dödsfall av trä häster after parenteral jörntilförsel. Svensk. Vet. Tidn. **26**: 289.

WAGENAAR, G. 1977: Ijzerdextranpreparaten. Tijdschr. Diergeneesk. **100**: 562.

# 3 Krankheiten des Verdauungsapparates

H.-J. Wintzer und W. Kraft

## 3.1 Angeborene Kiefer- und Zahnanomalien

H.-J. Wintzer

Entwicklungsstörungen der Kieferäste oder auch der Alveolarfortsätze führen zu einer unterschiedlichen Längenausbildung eines Kiefers im Verhältnis zu seinen Antagonisten. Dadurch stehen bei geschlossener Maulspalte die Schneidezahnreihen beider Kiefer nicht deckungsgleich aufeinander, sondern die Oberkieferschneidezähne befinden sich vor denen des Unterkiefers oder umgekehrt. Bei diesem angeborenen Gebißfehler, der graduell unterschiedlich ausgeprägt vorhanden sein kann, ist es meistens nicht möglich, ihn einer absoluten Verkürzung oder einer Verlängerung zuzuordnen.

### 3.1.1 Brachygnathia – Prognathia

Für klinische Belange erscheint es unerheblich, ob es sich bei der Mikrognathia um eine *Brachygnathia* (= Kieferverkürzung) (Tafel 4, Abb. a, b, Tafelteil) oder um eine *Prognathia* (= Kieferverlängerung) handelt, weil ihre Folgen für die Futteraufnahme die gleichen sind.

Beim Pferd wird die *Brachygnathia inferior* – auch Karpfengebiß genannt – am häufigsten angetroffen. Schon ein geringer Längenunterschied zwischen beiden Kiefern führt zu einer von der Norm abweichenden vermindernden Abnutzung der Schneidezahnkauflächen, die zwar keine Behinderung für die Futteraufnahme darzustellen braucht, jedoch eine exakte Zahnaltersbestimmung in Frage stellt. Man wird gewöhnlich das Alter 1–2 Jahre höher veranschlagen müssen. In stärker ausgeprägten Fällen ist eine Zahnaltersbestimmung aufgrund der üblichen Kriterien nicht mehr opportun.

Solche Tiere zeigen Schwierigkeiten beim Grasen, während geschnittenes Heu und Körnerfutter ohne Behinderung mit den Lippen gegriffen wird. Auftretende Kaustörungen sind gewöhnlich auf eine mit der Mikrognathie zusammenhängende Verschiebung der Backenzahnreihen zurückzuführen, wodurch die jeweiligen Antagonisten am letzten Molarzahn und am Dens prämolare 2 sich nicht mehr decken. Die darauf beruhende partielle Abnutzung ihrer Kauflächen führt zu erheblichen Zahnspitzen, die schmerzhafte Schleimhautwunden nach sich ziehen können.

Die Beurteilung einer Mikrognathie auf ihren kaumechanischen Einfluß läßt sich nur durch eine genaue Inspektion und Exploration der Mundhöhle gewinnen. Sie gibt auch Auskunft darüber, welche Maßnahmen zur Abstellung der Kaustörungen möglich sind. Gewöhnlich muß man sich auf die Beseitigung der exsuperierenden Zahnspitzen (Zahnschere, Schleifgerät) beschränken, womit in der Regel ein zeitlich begrenzter Therapieerfolg erzielt wird. Eine Wiederholung solcher Behandlungsmaßnahmen ist in mehrjährigen Abständen geboten. Hertsch und Hipp (1993) beschreiben eine Operationstechnik zur Behebung der Brachygnathia inferior beim Fohlen, mit der mittels Osteotomie beider Unterkieferkörper im Diastema und anschließender perkutaner Fixation der geschaffenen Fragmente durch einen Fixateur externe eine Verlängerung des Unterkiefers erreicht und damit ein Längenausgleich zum Oberkiefer geschaffen wird. Züchter sind auf die Möglichkeit der Vererbung derartiger Anomalien hinzuweisen.

### 3.1.2 Polydontie

Unter diese angeborene Anomalie fallen alle von der normalen Zahnformel abweichenden Zahnzahlen, soweit sie eine Zahnüberzahl (Polydontie) haben. Für das bleibende Gebiß des Pferdes lautet die Zahnformel:

$$\frac{3\,J\ 1\,C\ 3\,P\ (4P)\ 3\,M}{3\,J\ 1\,C\ 3\,P\ (4P)\ 3\,M}$$

Die Canini brechen gewöhnlich nur beim Hengst durch. Als weitere Besonderheit wird auf den Dens praemolaris primus verwiesen, der wahrscheinlich als rudimentäres Gebilde anzusehen ist, das frühzeitig ausfällt und nicht wieder ersetzt wird.

Der Zustand der Polydontie ist nicht mit der scheinbaren (Pseudo-)Polydontie zu verwechseln, die durch eine Persistenz der Milchzähne zustande kommt. Von einer echten Polydontie kann deshalb nur gesprochen werden, wenn der polydonte Zahn der gleichen Denition entstammt. Die Ursache der Persistenz von Milchzähnen liegt gewöhnlich in einer fehlerhaften Stellung des zugehörigen Ersatzzahnes, so daß die treibende Kraft für die wurzelseitige Resorption des proximalen Milchzahnendes und für die Ausstoßung des Milchzahnes fehlt

(BECKER, 1970). Relativ häufig werden persistierende Milchzähne am Schneidezahngebiß festgestellt (s. Tafel 4, Abb. c, Tafelteil). Der bleibende Zahn kann sowohl nach labial als auch nach lingual verdrängt werden. Im letzteren Fall sind deshalb gelegentlich Verletzungen der Lippenschleimhaut möglich. Nach allseitiger Ablösung der Gingiva vom Zahnhals gestaltet sich die Extraktion solcher Milchzähne recht einfach.

Bei der echten Polydontie, die in der Regel mit der phylogenetischen Gebißentwicklung (Atavismus) nicht in Zusammenhang zu bringen ist, handelt es sich um eine regellose, zufällige Vielzähnigkeit. Der oder die überzähligen Zähne liegen entweder innerhalb der Zahnreihe oder aber auch außerhalb davon. Sie befinden sich im Backenzahngebiß gewöhnlich lingual von der Zahnreihe (Abb. 3.1 und Tafel 6, Abb. c, d, Tafelteil).

Wenn überzählige Zähne innerhalb der normalen Zahnreihe auftreten, so beanspruchen sie in der nicht verlängerten Zahnleiste zusätzlichen Raum, der nur durch Rotation und seitliche Verdrängung benachbarter Zähne gewonnen werden kann. Aus daraus resultierenden Anomalien der Stellung einzelner Zahnelemente werden sich allmählich Kauabnutzungsstörungen auch an den Zähnen des antagonistischen Kieferbogens auswirken. Diese verursachen in erster Linie Exsuperanzien oder lediglich Zahnspitzen, die alsbald auch zu Verletzungen der Weichteile führen. Sobald durch Zahndeviationen die normale kontaktenge Aneinanderreihung der einzelnen Zähne unterbrochen ist, entstehen Diastasen, die sich beim Kauvorgang mit langfaserigen Futterbestandteilen füllen. Eine solche Futtereinkeilung unterliegt der bakteriellen und chemischen Zersetzung und reizt dadurch die umgebende Gingiva, das Periodontium und den Kieferknochen.

Es dürfte durch die adspektorische und die palpatorische Untersuchung der gesamten Mundhöhle nicht schwerfallen, eine Polydontie und ihre Folgen ursächlich zu ermitteln.

Anlaß zu einer Behandlung sind Kaustörungen, die durch entzündliche Vorgänge nach vorwiegend mechanischen Verletzungen der Weichteilgewebe in der Mundhöhle ausgelöst werden.

Exsuperantien und andere scharfkantige Abnutzungsflächen an den Zahnkronen werden mit Hilfe eines Schleifgerätes geglättet. Weniger schonend für den betroffenen Zahn arbeitet die Zahnschere. Das Kürzen der überstehenden Zahnteile bringt nur eine zeitlich begrenzte Besserung, weil die Ursachen einer Exsuperanz damit nicht beseitigt werden. Deshalb sollte nach Möglichkeit der polydonte Zahn durch Extraktion beseitigt werden. Neben der eigentlichen Zahnreihe liegende überzählige Elemente sind unter allen Bedingungen zu entfernen.

### 3.1.3 Oligodontie

Von der klinischen Bedeutung her ist die Oligodontie als sehr gering zu veranschlagen. Als angeborener Zustand tritt sie durch das Fehlen der Zahnanlage oder durch Retention und Inklusion eines Zahnes im Kiefer auf (Abb. 3.2). Eine Unterscheidung zwischen echter und scheinbarer Zahnunterzahl wird durch eine Röntgenuntersuchung ermöglicht.

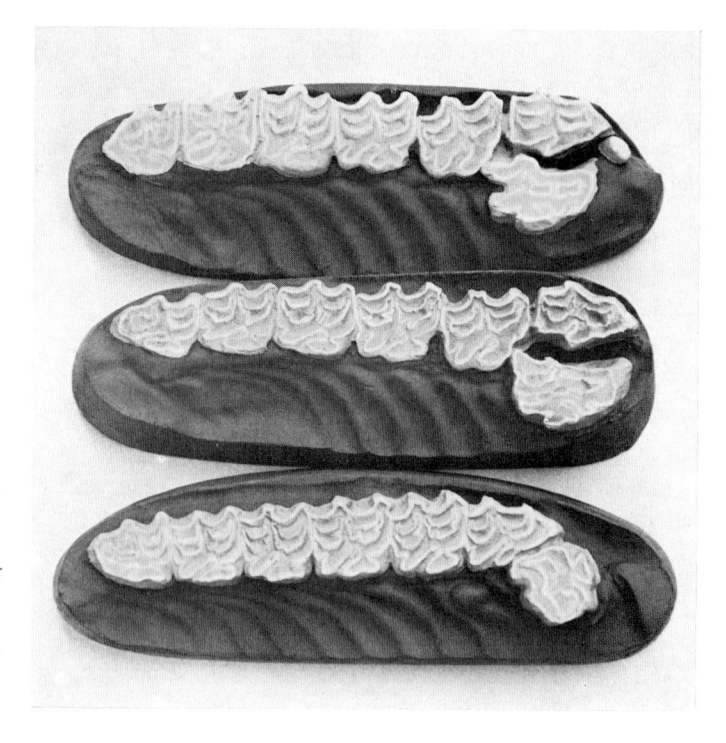

**Abb. 3.1: Oben** Typische und atypische Polyodontie im Oberkieferbackenzahngebiß eines Pferdes. Atavistischer Wolfszahn am Anfang der normalen Zahnreihe. Polyodonter Backenzahn palatinal von $P_2$ (außerhalb der normalen Backenzahnreihe).
**Mitte** Überzähliger Prämolar außerhalb der Backenzahnreihe, palatinal von $P_2$ bis $P_3$. **Unten** Polyodonter Prämolar außerhalb der Oberkieferbackenzahnreihe, palatinal von $P_2$, 120° um die Längsachse rotiert.
(Aus: JOEST, E., 1970: Handbuch der speziellen pathologischen Anatomie der Haustiere, Band V/1, Berlin und Hamburg: Paul Parey)

## 3.2 Erworbene Gebißanomalien

Eine länger anhaltende oder über Monate dauernde unphysiologische Nutzung des Gebisses durch schmerzhafte Krankheitszustände am aktiven oder passiven Kauapparat oder durch psychische Verhaltensstörungen führt zu einer der genannten Gebißveränderungen. Gelegentlich sind für das Entstehen speziell des Treppengebisses auch unterschiedliche Härtegrade der Zahnsubstanzen zu berücksichtigen. Für die Diastasenbildung muß seinerseits auch an eine Entwicklungsstörung des Unterkiefergebisses gedacht werden.

### 3.2.1 Kantengebiß – Schieferzähne

Das sogenannte kantige oder Kantengebiß wird als häufigster fehlerhafter Zustand am Backenzahngebiß unter den erworbenen Fehlern festgestellt. Es entwickelt sich durch einen unregelmäßigen Abrieb der Kauflächen, an denen im Oberkiefer die bukkale Randfläche und im Unterkiefer der zungenseitige Teil des Zahnes nicht in Reibung treten und sich dadurch allmählich spitze Fortsätze und scharfkantige Ränder bilden (Abb. 3.3). Während der anatomische Bau (leichte Schrägneigung der Kauflächen, ungleiche Breite zwischen Oberkiefer- und Unterkieferbackenzähnen, Abstand zwischen beiden Oberkieferzahnreihen größer als am Unterkiefer) bereits eine gewisse Prädisposition für ein Kantengebiß schafft, fördert die Verabreichung von Quetschhafer, Pelletfutter und weichstengeligem Heu diese Entwicklung obendrein, weil für die Zerkleinerung solcher Futtermittel keine maximalen

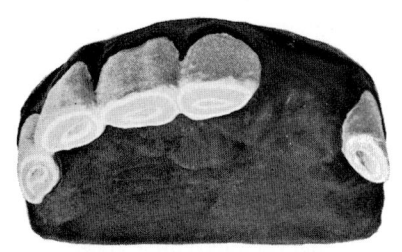

**Abb. 3.2:** Echte (sporadische Oligodontie des linken $J_2$ im Oberkiefer eines 7jährigen Pferdes)
(Aus: JOEST, E., 1970: Handbuch der speziellen pathologischen Anatomie der Haustiere, Band V/1. Berlin und Hamburg: Paul Parey)

Am häufigsten begegnet man der erworbenen Oligodontie, die nach Verlust eines bleibenden Zahnes vorliegt. Entweder handelt es sich dann um einen senilen Zahnausfall oder der Verlust beruht auf traumatischen Einwirkungen (Schlagverletzungen am Schneidezahngebiß, Extraktion zwecks Gebißsanierung). Die hierdurch entstehende Zahnlücke kann sich durch seitliches Kippen der benachbarten Zähne verkleinern, sie bleibt jedoch stets nachweisbar.

Das Fehlen eines Zahnes verursacht an seinem Antagonisten nach längerer Zeit stets eine Exsuperantia dentis, die dann auch Kaustörungen hervorruft. Sie ist durch entsprechendes Kürzen des nicht mehr der Abnutzung ausgesetzten Zahnes zu beheben.

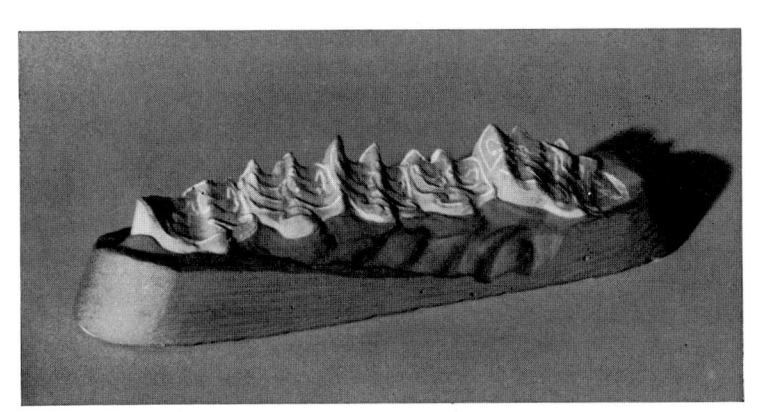

**Abb. 3.3:** Scharfe Zahnspitzen an der bukkalen Seite des Oberkiefers bei einem Pferd (Kantiges Gebiß)
(Aus JOEST, E., 1970: Handbuch der speziellen pathologischen Anatomie der Haustiere, Band V/1, Berlin und Hamburg: Paul Parey)

## 160  Krankheiten des Verdauungsapparates

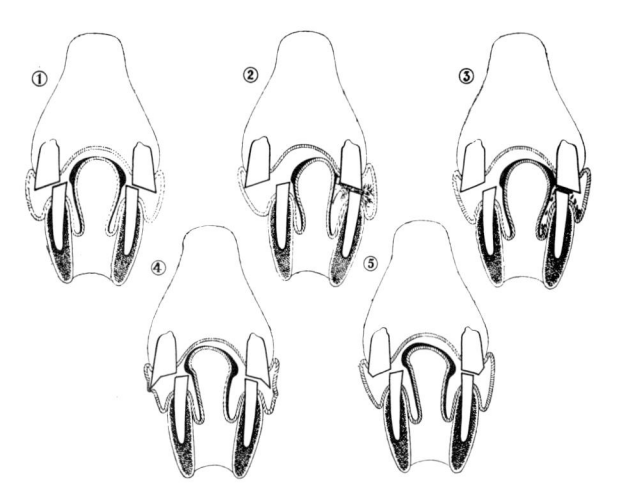

**Abb. 3.4:** Schematische Darstellung des unterschiedlich weiten seitlichen Mahlausschlages beim Pferd
(Aus: JOEST, E., 1970: Handbuch der speziellen pathologischen Anatomie der Haustiere, Band V/1, Berlin und Hamburg: Paul Parey)

Kauausschläge benötigt werden (Abb. 3.4). Zahnspitzen oder scharfe Kanten veranlassen das Pferd zu einer weiteren Einschränkung der seitlichen Kaubewegungen, da anderenfalls hierdurch meist oberflächliche Verletzungen der Backen- und Zungenschleimhaut entstehen. Schon geringfügige Läsionen in der Schleimhaut bereiten Schmerzen und beeinträchtigen dadurch die Futteraufnahme, oder sie veranlassen eine mangelhafte Zerkleinerung des Futters. In beiden Fällen verschlechtert sich allmählich die Kondition und die Leistungsfähigkeit des Tieres.

Durch die adspektorische und noch sicherer durch die manuelle Abtastung der Zahnreihen und der ihnen angrenzenden Weichteile lassen sich auch kleinste Wunden in der glatten Schleimhautoberfläche, die teilweise auch schon vernarbt sein können, erkennen. Sie sind schon aufgrund ihrer Lokalisation ursächlich mit entsprechenden Gebißveränderungen in Zusammenhang zu bringen. Nur selten lösen sie tiefgehende Wunden oder auch phlegmonöse Entzündungen der Zunge (Glossitis) und der Backenschleimhaut aus.

Sobald ein Kantengebiß als die Ursache der Kaustörung angesehen wird, ist eine Beseitigung durch Raspeln der Zahnspitzen angezeigt. Ein schonenderes Vorgehen zur Behebung derartiger Gebißveränderungen ist unter Verwendung eines Zahnschleifgerätes möglich.

### 3.2.2 Scherengebiß

Beim Scherengebiß liegen die Kauflächen einer Backenzahnreihe und ihres Antagonisten nicht mehr horizontal, sondern sie sind hochgradig abgeschrägt, wobei an den Zähnen des Oberkiefers der bukkale Zahnteil eine übermäßige Länge besitzt, während die linguale Hälfte bis an die Gingiva abgeschrägt ist. An den Zähnen des gegenüberliegenden Unterkiefers gestaltet sich die Situation gerade umgekehrt, so daß die *Facies lingualis* hier die besonders lange Außenkante bildet. Das Scherengebiß tritt nur dann einseitig auf, wenn noch geringe Kauausschläge durch schmerzhafte und chronische Krankheitszustände am Zahnapparat, an einem Kiefer oder auch Kiefergelenk ausgeführt werden. Somit bildet diese seltene Gebißveränderung ein sekundäres Krankheitsmerkmal. Die eingeschränkte Kautätigkeit führt auch zu einer Kaumuskelatrophie an der erkrankten Seite.

Je größer die Höhendifferenz zwischen Außen- und Innenkante der Zahnkrone ist, desto deutlicher zeigen sich die Kaustörungen, weil zwischen den Reibeflächen das Futter nur noch zerquetscht werden kann. Hinzu treten schmerzhafte Verletzungen der Weichteile, so daß die Futteraufnahme schließlich gänzlich sistiert.

Die Behandlung muß zum Ziel haben, durch Abschleifen der schrägen Kauflächen wieder möglichst horizontale Flächen zu schaffen, was in hochgradig ausgebildeten Fällen allerdings nicht mehr erreicht werden kann. Die Regulierung eines Scherengebisses verspricht weiterhin nur dann einen Erfolg, wenn zugleich die für seine Entwicklung verantwortliche Ursache abgestellt wird.

### 3.2.3 Treppengebiß und Wellengebiß

Entsprechend der Bezeichnung besteht beim Treppengebiß eine unterschiedliche Länge benachbarter Zahnkronen, die allerdings keinen gleichmäßigen Höhenanstieg wie beim Aufbau einer Treppe besitzt. Vielmehr wechseln längere neben kürzeren Backenzähnen willkürlich ab (Abb. 3.5). Zuweilen mag eine unterschiedliche Härte der

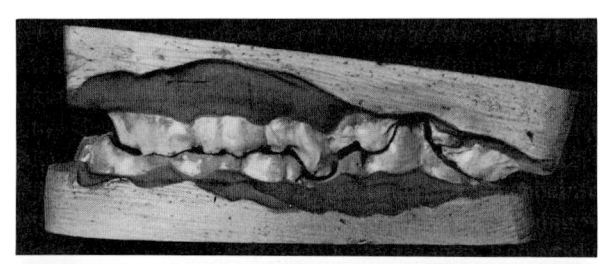

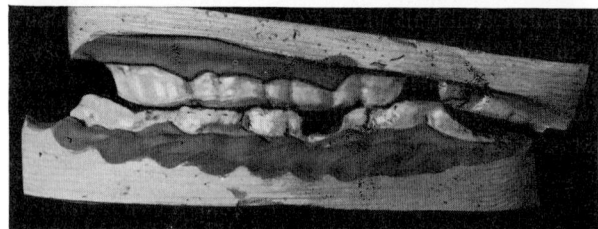

**Abb. 3.5:** Treppengebiß: Oben vor, unten nach der Behandlung
(Aus: JOEST, E., 1970: Handbuch der speziellen pathologischen Anatomie der Haustiere, Band V/1, Berlin und Hamburg: Paul Parey)

Zahnsubstanzen zu einer unregelmäßigen Abnutzung führen; im wesentlichen entsteht ein Treppengebiß aber doch durch das Fehlen einzelner Zähne (Altersgebiß, Zahnextraktion), deren Antagonisten dann keiner Reibungsabnutzung mehr unterliegen.

Die hierdurch auftretenden Kaustörungen lassen sich wiederum durch vorsichtiges Kürzen (Abschleifen) der überlangen Zahnkronen verbessern. Diese Behandlung muß gegebenenfalls nach einem längeren Zeitraum wiederholt werden.

### 3.2.4 Koppergebiß

Längeres Bestehen der Verhaltensstörung Krippensetzen oder Koppen führt zu typischen Abnutzungsmerkmalen an der labialen Begrenzung der Schneidezahnkauflächen. Solche Veränderungen werden an den Oberkieferschneidezähnen oder auch an den mandibularen Incisivi sichtbar, abhängig von der »Methode«, die das Pferd beim Aufstützen der Schneidezähne auf feste Gegenstände in seinem Stall anwendet (Abb. 3.6). Der Umfang der vermehrten und unphysiologischen Zahnabnutzung hängt nicht nur von der Dauer der psychischen Störung ab, sondern auch von der Härte und Oberflächenbeschaffenheit des Materials, auf dem das Pferd mit den Schneidezähnen Halt sucht.

Kaustörungen und andere klinische Ausfallserscheinungen werden durch die Abschrägung der Schneidezahnkauflächen nicht ausgelöst. Der Befund kann allerdings zur Feststellung des Hauptmangels »Koppen« beitragen.

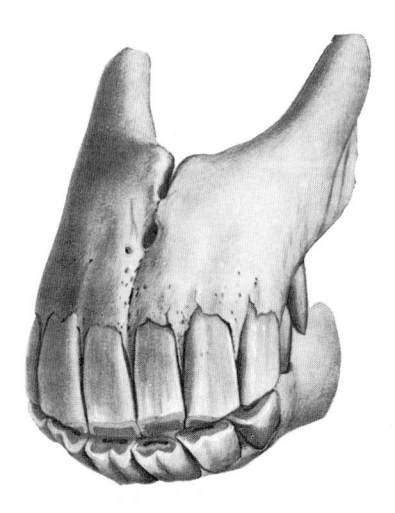

**Abb. 3.6:** Koppergebiß eines Pferdes. Abnutzung der vorderen Kante der maxillaren Schneidezähne, namentlich der $J_1$ und $J_2$, verkleinert
(Aus: Joest, E., 1970: Handbuch der speziellen pathologischen Anatomie der Haustiere, Band V/1, Berlin und Hamburg: Paul Parey)

### 3.2.5 Wetzergebiß

Das Barrenwetzen wird ebenso wie das Koppen als eine durch Langeweile hervorgerufene Spielerei angesehen, bei der durch anhaltende Seitwärtsbewegungen des Kopfes die Labialflächen der Schneidezähne an festen Gegenständen (meistens ist es die Futterkrippe) gerieben werden. Der hierdurch eintretende Verlust von Zahnsubstanz gibt den Zähnen allmählich ein meißelähnliches Aussehen und kann schließlich auch zur Eröffnung der Pulpahöhle führen, die dann weitere Komplikationen (z.B. eitrige Pulpitis) nach sich zieht (Tafel 4, Abb. d, Tafelteil). In diesem Stadium müssen Störungen in der Futteraufnahme wegen der Schmerzhaftigkeit des Prozesses erwartet werden.

### 3.2.6 Diastasis dentium (Diastema)

Schneide- und Backenzähne bilden beim Pferd eine eng geschlossene Zahnreihe, weil die Approximalflächen benachbarter Zähne sich unmittelbar berühren. Deshalb bildet beim normalen Backenzahngebiß die Aneinanderreihung der Kauflächen praktisch eine nicht unterbrochene Kauleiste, so daß sich bei der mechanischen Futterzerkleinerung keine Futterbestandteile zwischen einzelne Zähne einklemmen können.

Während ein Auseinanderrücken der Schneidezähne gewöhnlich ohne klinische Folgen bleibt, ergeben sich dagegen durch derartige Erscheinungen am Backenzahngebiß meist erhebliche Kaustörungen. Eine Lückenbildung zwischen zwei Approximalflächen wird einer zu weiten Zahnstellung während der embryonalen Entwicklung, der zu schwachen Ausbildung eines Elementes, der Drehung eines Zahnes in seiner Längs- oder Querachse und einer Verbiegung der Kieferleiste zugeschrieben. Beim Altersgebiß spielt die Kieferatrophie eine wesentliche Rolle bei der Entstehung von Zahnzwischenräumen.

Bevorzugte Lokalisation solcher Diastasen sind die vom $M_1$ des Unterkiefers gebildeten Kontaktflächen zum $P_4$ und $M_2$. In diese Lücken werden vor allem faserige Futterteile sehr fest eingekaut, von denen sich das Tier durch Zungenbewegungen nicht mehr befreien kann. Der Druck der eingekeilten Futterbüschel und ihre chemische Zersetzung führen zunächst zu einer Reizung der Gingiva, dann zu deren Ablösung von den Ansatzflächen am Zahnhals unter Bildung einer Zahnfleischtasche und schließlich zur Druckatrophie der Alveolarwandung (Tafel 5, Abb. h, Tafelteil). Diese Entwicklung verschafft dem eingekauten Futter Zugang zur Alveole, die sich gewöhnlich eitrig entzündet. Die Erkrankung äußert sich in Störungen während der Futteraufnahme, wobei der Kauvorgang besonders bei Verabreichung von Heu plötzlich unterbrochen wird und angekaute Futterbissen als Wickel fallengelassen werden. In fortgeschrittenen Fällen stellt sich Abmagerung ein und können Auftreibungen des Un-

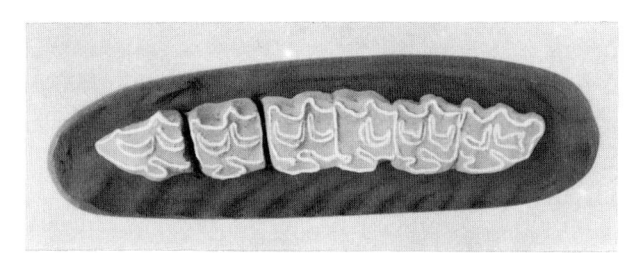

**Abb. 3.7:** Linker Oberkiefer Pferd: Diastema zwischen $P_2$ und $P_3$ sowie zwischen $P_3$ und $P_4$
(Aus: JOEST, E., 1970: Handbuch der speziellen pathologischen Anatomie der Haustiere, Band V/1, Berlin und Hamburg: Paul Parey)

terkiefers als Reaktion auf die Zahnfachentzündung beobachtet werden.

Die Diagnose gilt erst dann als gesichert, wenn durch adspektorische und manuelle Untersuchung die Futtereinkeilung in eine oder mehrere Diastasen einwandfrei ermittelt worden ist (Abb. 3.7).

Als die am besten geeignete und erfolgreichste Behandlungsmethode hat sich die Erweiterung der Diastase durch Abschleifen beider sich gegenüberstehender Approximalflächen erwiesen (BECKER, 1970). Hierdurch kann sich beim Kauvorgang das Futter nicht mehr in dem Zwischenraum festsetzen, sondern es gleitet aus der verbreiterten Lücke heraus oder kann durch das Zungenspiel vom Pferd selbst leicht entfernt werden.

Sobald die Alveole in die Entzündungsreaktion einbezogen ist, richtete sich die weitere Behandlung nach den Grundsätzen der Therapie einer Alveolarperiostitis.

## 3.3 Zahnkrankheiten

### 3.3.1 Zahnstein

Zahnstein besteht aus schwerlöslichen Kalksalzniederschlägen an den Zahnseitenflächen, die sich durch Oxydation aus dem leichtlöslichen Kalziumbikarbonatanteilen des Speichels bilden. Diese Kalkkristalle vermischen sich mit feinsten organischen Futterbestandteilen (Kleiefütterung) und abgestoßenen Epithelien der Mund- und Zungenschleimhaut. Der unterschiedliche Anteil dieser Komponenten bestimmen Farbe und Härte der Ablagerungen. In näherer Umgebung der Öffnung der Speichelausführungsgänge und dort wo der Speichel sich längere Zeit ansammeln kann (z. B. in der Unterlippenfalte) findet man auch am ehesten die Zahnbeläge, die beim Pferd als eine grau-gelbe bis bräunlich-gelbe Auflagerung auffallen (Tafel 4, Abb. e, Tafelteil). Sie bilden meistens einen mehr oder weniger breiten Saum, der sich am Zahnhals befindet und dadurch in der Lage ist, den Zahnfleischrand zurückzudrängen, zu unterminieren und entzündlich zu reizen.

Letztgenannte Schäden an der Gingiva besitzen allerdings für das Pferd eine nur geringe klinische Bedeutung. Nur ausnahmsweise wird man gezwungen sein, die Zahnbeläge deshalb mechanisch zu entfernen.

### 3.3.2 Zahnkaries

Unter Zahnkaries wird der fortschreitende, lokal umschriebene Zerfall aller Zahnsubstanzen verstanden, der nach den geltenden Theorien durch chemische Zerstörungsvorgänge unter bakterieller Beteiligung zustande kommt. Voraussetzung zur Kariesbildung dürften beim Pferd aber zunächst mechanische Beschädigungen der äußeren Zementschicht sein, durch die in den einzelnen Hartsubstanzen des Zahnes eine Karies ermöglicht wird. Diese Annahme wird durch die Beobachtung unterstrichen, daß die Karies beim Pferd am häufigsten von der mechanisch am stärksten beanspruchten Kaufläche der Backenzähne ihren Ausgang nimmt.

Da der Zement als die weichste Zahnsubstanz die Schmelzfalten und die Schmelzeinstülpungen ausfüllt, findet sich bei seiner Hypoplasie bereits eine Vertiefung in der Kaufläche, in die eine permanente Ablagerung gärungsfähiger Futterteile erfolgt. Die Seitenflächen der Zähne werden nur selten von einem kariösen Prozeß befallen. An den Oberkieferbackenzähnen – unter besonderer Beteiligung des $M_1$ – geht die Karies von einem in den Schmelzeinstülpungen befindlichen Zentralkanal (Infundibulum) aus. Besteht in dessen Zementauskleidung eine Hypoplasie, können sich dort Futterteile einlagern, chemisch zersetzen und eine Gewebsnekrose einleiten. HAACK et al. (1987) bezeichnen diesen krankhaften Zustand deshalb als Infundibularkaries. Die Kariesanfällig-

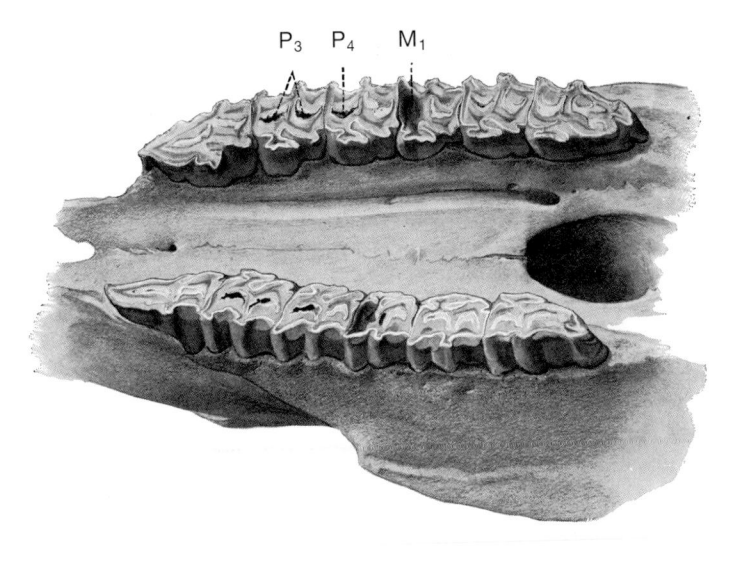

**Abb. 3.8:** Oberkiefer eines 9jährigen Pferdes mit Excavatio praecox der vorderen Hälfte beider $M_1$ infolge Hypoplasie der entsprechenden Schmelzeinstülpung. Symmetrische Hypoplasie der Zementfüllungen der $P_3$ und $P_4$
(Aus: Joest, E., 1970: Handbuch der speziellen pathologischen Anatomie der Haustiere, Band V/1. Berlin und Hamburg: Paul Parey)

keit verstärkt sich mit zunehmendem Alter, jedoch leiden an der Krankheit vereinzelt auch jüngere Tiere. Da die Schmelzeinstülpungen nur in der Kaufläche der Oberkieferbackenzähne vorliegen, ist die Karies infolge einer »Cement necrosis« dort auch am häufigsten festzustellen (Abb. 3.8).

Ein Kariesherd zeigt sich als eine braun bis schwarz verfärbte, manchmal nur stecknadelkopfgroße Vertiefung der Zahnoberfläche, die wegen Ausfüllung der Kavität mit Futterteilen erst nach gründlicher Reinigung des Gebisses erkennbar wird. Zur Untersuchung benötigt man eine helle Ausleuchtung der Mundhöhle und gewöhnlich auch einen geeigneten Zahnspiegel. Im weiteren Untersuchungsgang muß ein derart verdächtiger Prozeß sondiert werden (als einfachstes Instrument eignet sich hierfür ein umgebogener Kanülenmandrain), um die Tiefe der Höhle festzustellen. An der Sondenspitze haftet gewöhnlich eine schmierige, übelriechende Substanz. Sobald der kariöse Herd bis in die Pulpahöhle reicht oder kurz vor einem Durchbruch dorthin steht, ist mit Kaustörungen zu rechnen. Dann läßt sich die Sonde weiter als nur einige Millimeter tief einschieben. Die Krankheitserscheinungen werden also durch eine Pulpitis ausgelöst, die nach Eröffnung der Pulpahöhle gewöhnlich einen eitrig-nekrotisierenden Charakter trägt und allmählich die angrenzenden Knochenteile des Kiefers in den Prozeß mit einschließt (Abb. 3.9). Hierdurch wird das Übergreifen der eitrigen Entzündung in die Kieferhöhle (eitrige Sinusitis) oder auf den Kieferknochen mit eitriger Einschmelzung desselben und Entstehung einer Zahnfistel erklärlich. Alle in einer Studie von Haack und Mitarb. erfaßten Fälle einer Karies an Zähnen der Oberkiefermolaren ($M_1$ und $M_2$) hatten ein Empyem der Kieferhöhle nach sich gezogen.

Ein massiver Kariesbefall kann bei starker mechanischer Beanspruchung des betreffenden Zahnes letztlich auch eine Zahnfraktur (Spaltzahn) schaffen. Gewöhnlich

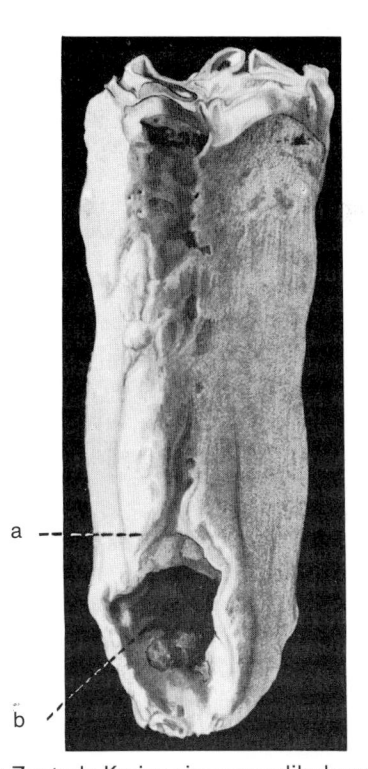

**Abb. 3.9:** Zentrale Karies eines mandibularen $M_1$ eines Pferdes mit sekundärer Wurzelkaries. **a** große Höhle am Proximalende des Zahnes, **b** hyperplastisches Zahnkörperzement. Natürliche Größe
(Aus: Joest, E., 1970: Handbuch der speziellen pathologischen Anatomie der Haustiere, Band V/1. Berlin und Hamburg: Paul Parey)

wird eine Karies erst zu einem Zeitpunkt erkannt, an dem Kaustörungen durch die entzündliche Reizung der Pulpanerven oder bereits durch eine weitergehende Entzündung des Zahnhalteapparates aufgetreten sind. Aus ihr entsteht letztlich ein Sinusempyem oder eine Zahnfistel.

Wegen eines fortgeschrittenen Zerfalls des Zahnes und seiner weiteren Folgen hat die konservative Kariesbehandlung – von Einzelversuchen abgesehen – noch keinen breiten Eingang in die Therapie gefunden. Sicher haben zu dieser Situation auch gewisse technische Probleme beigetragen, durch die das Ausbohren und das Füllen einer Kavität sehr erschwert wird.

Solange eine Karies noch nicht in die Pulpa eingedrungen ist, sollte man, falls der Prozeß von der Kaufläche ausgeht, diese nur wenige Millimeter abschleifen, damit der Zahn einige Zeit funktionell entlastet wird. In den fortgeschrittenen Fällen muß der Zahn jedoch operativ entfernt werden und bedürfen die Schäden am Kieferknochen oder in der Kieferhöhle zusätzlicher operativer Behandlung.

### 3.3.3 Pulpitis

Die Entzündung der blutgefäß- und nervenführenden Zahnwurzelhöhle (Pulpa) wird als Pulpitis bezeichnet. Bei den schmelzfaltigen Zähnen des Pferdes besteht der Wurzelkanal aus verschiedenen Ästen, wodurch eine Entzündung zunächst auf einen dieser Äste beschränkt bleiben kann, ehe sie auf die anderen übergreift. In der Regel wird die Entzündung durch eine bakterielle Infektion veranlaßt. Die Erreger dringen über eine Karies der Kau- oder Zahnseitenflächen in die Pulpa ein. Ein zweiter Infektionsweg ergibt sich beim Übergreifen eines entzündlich-eitrigen Krankheitsvorganges vom Alveolarperiost oder vom Kieferknochen auf die Zahnwurzelhöhle. Schließlich wird in Ausnahmefällen auch an eine hämatogene Infektion der Zahnpulpa zu denken sein.

Im akuten Stadium der Pulpitis sind die hierdurch ausgelösten Kaubeschwerden am auffälligsten. Der Zahnschmerz verhindert eine physiologische Zerkleinerung des Futters, der Kauvorgang wird plötzlich unterbrochen und das angekaute Futter wieder aus der Mundhöhle fallengelassen, so daß man am Futterplatz und in der Futterkippe sog. Priemen oder Wickel vorfindet. Auch thermische Reize (kaltes Trinkwasser) können eine spontane Unterbrechung der Flüssigkeits- und Futteraufnahme auslösen. Zur Symptomatik einer Pulpitis gehört auch die verzögerte Futteraufnahme, weil das betroffene Tier alsbald dem schmerzhaften Kaudruck zu entgehen versucht, indem es die erkrankte Kieferseite nicht mehr beim Kauen beansprucht. Bei einem sehr heftigen Entzündungsverlauf ist auch eine vollständige Verweigerung der Futteraufnahme für die Dauer von einigen Tagen möglich. Sobald eine Einschmelzung der sensiblen Nervenfasern in der Zahnwurzelhöhle eingetreten ist, vermindern sich allmählich die klinischen Ausfallserscheinungen. Sie werden dann graduell durch das auf den Kieferknochen übergreifende Infektionsgeschehen beherrscht. In Höhe der erkrankten Zahnwurzel bildet sich eine tast- und sichtbare umschriebene, druckempfindliche Umfangsvermehrung des Kieferknochens, die bei weitergehender Knocheneinschmelzung in eine Unterkieferfistel oder in ein Kieferhöhlenempyem übergeht (Tafel 4, Abb. f, g, Tafelteil).

Für die äußere Adspektion sind deshalb eine asymmetrische Auftreibung an der Kieferpartie des Schädels bemerkenswert. Bei einer Zahnfistel läßt sich die Sonde mehrere Zentimeter in den Wurzelkanal einführen. Der sich absondernde Eiter, von gelb-grauer Farbe, riecht gewöhnlich unangenehm »kariös«.

Die Mundhöhlenuntersuchung konzentriert sich auf den Nachweis sichtbarer Veränderungen an den Zähnen (Karies) und an der Gingiva, die sich vom erkrankten Zahn abheben kann. Falls der Adspektions- und manuelle Palpationsbefund keinen eindeutigen Hinweis auf den Krankheitsherd erbracht hat, hilft zuweilen der durch die Hammerperkussion jedes einzelnen Zahnes auszulösende Schmerz.

Wenn der für die Pulpitis verantwortliche kariöse Herd an der Zahnoberfläche nur aus einem winzigen Defekt besteht, kann das Auffinden des kranken Zahnes schwierig sein. In einer solchen Situation erweist sich die Röntgenuntersuchung als hilfreich. Mit ihr verschafft man sich zusätzlich einen Überblick über den Umfang der Zahnwurzelnekrose und die von ihr ausgelösten Reaktionen am knöchernen Zahnhalteapparat. Nicht immer bricht eine Zahnfistel auf dem kürzesten Weg nach außen durch, so daß mit Hilfe einer in den Fistelkanal eingeführten Metallsonde oder einer Kontrastmittelfüllung der Ausgangsherd des Prozesses mit größerer Genauigkeit auf röntgenologischem Weg dargestellt wird.

Eine akute Pulpitis, deren Ursache von der Mundhöhle aus nicht einwandfrei abgeklärt ist, sollte man zunächst durch eine massive antibiotische Behandlung angehen (6–10 Mill. E. Depot-Penicillin pro diem, über 3–5 Tage parenteral verabreicht). Als lokale Behandlung ist Wärmeapplikation angezeigt (Bestrahlungen mit Rotlicht oder Mikrowellen). In allen übrigen Fällen muß der erkrankte Zahn entfernt werden und bedarf der Prozeß in Kieferhöhle oder Kieferknochen einer weiteren antiseptischen Behandlung (z. B. Spülungen mit Desinfektionslösungen usw.).

Nach Entfernung eines Backenzahnes durch Trepanation und Ausstempelung aus seiner Alveole muß eine bis zu 3 Monaten dauernde Nachbehandlung veranschlagt werden, ehe sich das Zahnfach durch die Bildung von Granulationsgewebe wieder verschlossen hat. Tierärztliche Versorgung ist in dieser Zeit regelmäßig erforderlich, so daß der Kostenaufwand erheblich werden kann.

### 3.3.4 Periodontitis – Alveolarperiostitis

Jeder Zahn ist in seiner Alveole durch den innigen Kontakt zwischen dem Wurzelzement und der Alveolarwand fest verankert. Die Verbindung zwischen Zahn und Alveole wird durch Fasern der Wurzelhaut *(Periodontium)* gewährleistet. Mithin bildet das Periodontium einen wesentlichen Bestandteil des Zahnhalteapparates, der durch den Ansatz der Gingiva am Zahnhals verstärkt wird.

Die Entzündung des Periodontiums beruht gewöhnlich auf einer Infektion dieser Faserschicht, welche meistens von der Mundhöhle her ihren Anfang nimmt. Sehr viel seltener breitet sie sich, z. B. im weiteren Verlauf einer Pulpitis, von der Wurzelspitze eines Zahnes aus. Die Erkrankung läßt sich nach ihrer Lokalisation einteilen in:

1. *Periodontitis marginalis* (vom Alveolarrand ausgehende Entzündung);
2. *Periodontitis totalis* (das gesamte Periodontium betreffend) und
3. *Periodontitis apicalis* (bei Infektionen ausgehend von der Pulpahöhle).

Diese Erkrankung des Zahnhalteapparates wird von einigen Autoren (BAKER, 1983; SILBERSIEPE-BERGE-MÜLLER, 1986) als die häufigste und wichtigste des Gebisses angesehen. Auffälligerweise betrifft sie in nicht unerheblicher Zahl jüngere Tiere bis etwa 5 Jahre und schließlich wird ihr Vorkommen bei Pferden in der Altersgruppe über 12 Jahre gehäuft beobachtet. Der Altersaufbau unserer derzeitigen Pferdepopulation scheint ein Grund dafür zu sein, daß man heute der Periodontitis nicht mehr die gleiche quantitative Bedeutung beizumessen braucht wie früher.

Bei den Patienten der höheren Altersgruppe steht die Periodontitis ursächlich mit einer Rückbildung der Gingiva, der Lockerung einzelner Zähne wegen seniler Atrophie des knöchernen Zahnhalteapparates oder wegen Richtungsänderung des Kaudruckes bei ungleichmäßiger Abnutzung der Kauflächen in Zusammenhang.

Für die Entstehung der Erkrankungen bei jungen Pferden spielen besonders Gebißfehler (Polydontie, Oligodontie, Diastema) und Störungen im Zahnwechsel der Backenzähne eine maßgebliche Rolle. Überhaupt wird übereinstimmend festgestellt, daß nur das Backenzahngebiß betroffen wird. Von diesen wiederum sind Zähne des Unterkiefers bevorzugt befallen. Hierbei nimmt der $M_1$ eine Sonderstellung ein, weil dieser bleibende Zahn am frühesten und intensivsten einer konstanten mechanischen Belastung beim Kauvorgang ausgesetzt ist (EISENMENGER, 1959).

Auch beim Vorliegen einer Periodontitis bedarf es wohl eines bereits längeren Krankheitsvorlaufes, ehe die klinischen Erscheinungen dem Tierhalter offenkundig werden.

Es besteht dann eine Störung des Kauvorganges bei weitgehend ungestörtem Appetit, die sich in zeitlicher Verzögerung der Futteraufnahme sowie im Fallenlassen angekauter Futterbissen (Priemen) äußert und schließlich auch zur Abmagerung führt. Diese Kriterien müssen nicht immer in ihrer Gesamtheit auffällig vorliegen.

Bei der klinischen Untersuchung erhebt man als ersten Befund eine Trennung der Gingiva vom Alveolarrand des Zahnes. Dieser Zahnfleischabschnitt ist zugleich schmerzhaft und wulstig verdickt, manchmal auch eingerollt. Durch die Loslösung der Gingiva gelangen unangenehm säuerlich riechende Futterpartikel in diese Zahnfleischtasche. Nach Entfernung des Tascheninhalts gelingt es, die Ausdehnung des Prozesses zu sondieren. Der eitrige Entzündungsvorgang hat meistens schon zu einer Lockerung des Zahnes geführt, weil es durch ihn zu einer Einschmelzung der faserigen Haltevorrichtung oder gar zu einer Nekrose der Alveolarwand gekommen ist. Wenn die lokale Infektion sehr heftig abläuft oder der Prozeß mehrere Wochen besteht und sich in seine Umgebung ausgebreitet hat, entwickeln sich die bereits erwähnten Reaktionen und Folgeerscheinungen am Kieferknochen (Fistelbildung, Ostitis und Osteomyelitis purulenta, Empyem der Kieferhöhle) (Tafel 4, Abb. h, Tafelteil). Entsprechend der verschiedenartigen Entstehungsweise und dem Umfang der eingetretenen pathologischen Veränderungen am Zahnfach und seiner knöchernen Umgebung sowie am Zahn selbst zum Zeitpunkt der Untersuchung muß auch das therapeutische Vorgehen verschiedenartig angegangen werden. Dabei sollte der Grundsatz beachtet werden, den betroffenen Zahn nur in den unumgänglichen Fällen zu entfernen.

Diese Maßnahme ist z. B. dann nicht erforderlich, wenn lediglich eine marginale Periodontitis festgestellt wird. Bei ihr konzentriert sich die Behandlung auf ein Ausräumen der Gingivatasche von Gewebsteilen und Futterresten mit anschließender antiseptischer Spülung und Touchieren des Entzündungsherdes mit Tinctura Myrrhae, bis die Loslösung des Zahnfleisches behoben ist.

Bei der Periodontitis totalis läßt sich allerdings eine Extraktion des an der Erkrankung beteiligten Zahnes nicht vermeiden; sie muß selbst wegen der Gefahr einer Oralsepsis gefordert werden. Die zuvor erwähnten Folgeerscheinungen der eitrigen Entzündung am umgebenden Kieferknochen zwingen zu einem großzügigen Freilegen des gesamten Eiterherdes. Wenn die Extraktion nicht gelingt, muß trepaniert und der Zahn ausgestempelt werden. Anschließend wird die Wundhöhle unter Einschluß der leeren Alveole mit Gazetupfern tamponiert. Der Wundverschluß wird 2- bis 3mal wöchentlich gewechselt und so lange beibehalten, bis der Alveolenboden mit Granulationsgewebe ausgekleidet ist. Anstelle eines Gazetampons werden in der Literatur auch andere Füllmaterialien (z. B. elastische Gummiplatten, Zahnwachs, Technovit®-Brücke) empfohlen. Bei ungestörtem Wundheilungsverlauf kann dieser Zustand nach

3–4 Wochen post operationem eingetreten sein. Häufiger ist aber eine deutliche Verzögerung in der Wundheilung festzustellen, weil sich nach der Operation noch Knochensplitter und andere Gewebsreste demarkieren müssen. Zur Ergänzung des operativen Teils der Therapie muß eine massive parenterale Antibioticaverabreichung an den ersten 5–7 Tagen nach der Operation hinzukommen.

Über die Behandlung der apikalen Form einer eitrigen Periodontitis liegen unterschiedliche Erfahrungen vor. Abgesehen von der Schwierigkeit einer genauen Trennung in eine der beiden letztgenannten Krankheitsformen, verweist in jüngerer Zeit EISENMENGER (1989) erneut auf eine Behandlung unter Erhalt des erkrankten Zahnes. Der Behandlungsversuch sei für die mandibularen Backenzähne gerechtfertigt, da nur bei diesen ein operativer Zugang zu den Zahnwurzeln möglich sei. Das Behandlungsprinzip besteht in einer Sanierung der Alveole und der Pulpahöhlen von der Wurzelspitze aus mittels einer Kurettage sowie durch den massiven Einsatz antibakterieller Medikamente. Durch Abschleifen der Zahnkrone um wenige Millimeter wird der Zahn vorübergehend einer verringerten Kaudruckbelastung ausgesetzt. Eine Abheilung soll nach 4–6 Wochen erfolgen. Das Fortbestehen einer eitrigen Exsudation macht ein erneutes Auskratzen der Knochenhöhle oder die Extraktion des Zahnes erforderlich.

Eigene Erfahrungen mit diesem Behandlungsverfahren erbrachten keine günstigen Ergebnisse, weshalb auf eine Entfernung des Zahnes letzten Endes nie verzichtet werden konnte.

Ein weiterer differentialdiagnostisch wichtiger Hinweis ist an dieser Stelle angebracht. Er bezieht sich auf die am Unterkieferrand bei jungen bis etwa 4 Jahre alten Pferden zuweilen sichtbaren Auftreibungen, die sich hart anfühlen, aber bei Palpation keine Schmerzen bereiten und deshalb auch keine Kaustörungen auslösen. Offensichtlich handelt es sich bei derartigen Erscheinungen um erweiterte Zahnsäckchen, die sich im Röntgenbild durch periapikale Aufhellungen der Knochenstruktur (Knochen-Druckatrophie) auszeichnen. Ihr Zustandekommen erklärt sich durch eine vorübergehende Hemmung im Schieben des Zahnes zur Maulhöhle und eines dadurch aufkommenden Druckes der Zahnwurzel gegen den Alveolarboden. Der im englischen Schrifttum als Bumps bezeichnete Zustand wird als eine physiologische Umfangsvermehrung des Unterkieferrandes eingeschätzt (WISSDORF et al., 1990). Diese Knochenauftreibungen am Unterkieferrand glätten sich mit dem Älterwerden des Tieres und bedürfen deshalb keiner Behandlung.

### 3.3.5 Zahnfraktur

Primäre Zahnfrakturen als Folge eines übermäßigen mechanischen Insultes beruhen beim Pferd gewöhnlich auf äußeren Einwirkungen durch Sturz, Schlag o. ä. und sind dann meistens auch mit einer Fraktur des knöchernen Zahnfachs bzw. des Kiefers verbunden. Dagegen entstehen sekundäre Frakturen ohne außergewöhnliche mechanische Ursachen, wenn der betroffene Zahn eine Strukturanomalie (z. B. Hypoplasie der Schmerzeinstülpungen) oder eine Vorerkrankung (Pulpitis, Periodontitis) aufweist.

Die klinischen Folgen ergeben sich aus der Bedeutung des Zahnes für den Kauvorgang während der Futteraufnahme und aus einer eventuellen Mitbeteiligung des Kiefers am Krankheitsgeschehen. Das Kauen ist anfänglich beeinträchtigt, bis das Pferd gelernt hat, die kranke Kieferseite der Belastung zu entziehen. Durch die Spaltung des frakturierten Zahnes können sich Teile des Zahnes lockern, aus der Zahnreihe kippen und dadurch Verletzungen an den benachbarten Weichteilen bewirken, die ihrerseits als schmerzhaftes Erleben eine Minderung der Kauaktivitäten nach sich ziehen. Manchmal besteht auch Speichelfluß. Beruht die Spaltung des Zahnes auf einer septischen Vorerkrankung, dann liegt die Schmerzphase bereits zurück. Es läßt sich ein *Foetor ex ore* wahrnehmen, ebenso kann eine umschriebene Umfangsvermehrung am Unterkiefer in Höhe des frakturierten Zahnes bestehen.

Die visuelle und palpatorische Untersuchung der Maulhöhle läßt die Fraktur unschwer erkennen. In Ausnahmefällen ist auch eine Röntgenuntersuchung angezeigt (Abb. 3.10 und 3.11).

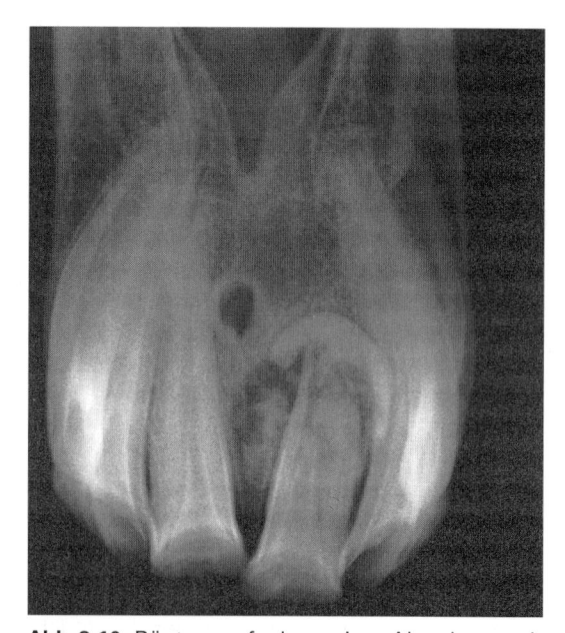

**Abb. 3.10:** Röntgenaufnahme einer Alveolen- und Zahnwurzelfraktur am $I_1$ oben rechts, umgeben von kallösem Knochengewebe

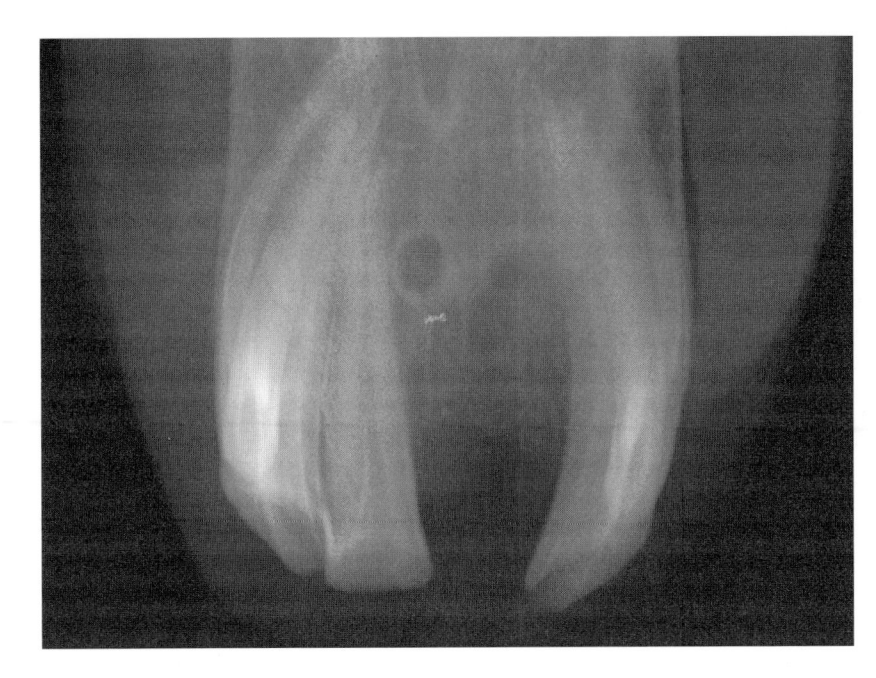

**Abb. 3.11:** Zustand nach operativer Entfernung des frakturierten Gewebes und Abheilung der Wunde

Die Behandlung zwingt in der Regel zur Entfernung des frakturierten Zahnes. Soweit die Fraktur nur im alveolären Teil verläuft und die Gingiva noch fest mit der Zahnkrone verbunden ist, kann eine abwartende Haltung eingenommen werden. Eine vorsichtige Kürzung der Kaufläche durch Abschleifen kann den Zahn für einige Zeit vom Kaudruck entlasten.

## 3.4 Krankheiten der Weichteile der Mundhöhle

### 3.4.1 Stomatitis

Unter den Krankheiten der Mundschleimhaut besitzen die Verletzungen und daraus entstehenden entzündlichen Veränderungen (Stomatitis) eine eigenständige Bedeutung, soweit derartige Entzündungsformen nicht als Begleitsymptom bestimmter Infektionskrankheiten anzusehen sind (Tafel 6, Abb. h, Tafelteil). Den gleichen Einflüssen ist auch die Zunge mit ihrer kutanen Schleimhaut unterworfen. Soweit Entzündungsbezirke nur auf das Zahnfleisch beschränkt bleiben, werden sie als Gingivitis bezeichnet.

Als virusbedingte Infektion der Mundschleimhaut gilt die **Stomatitis vesicularis infectiosa**, die in ihren pathologischen Veränderungen der Maul- und Klauenseuche der Wiederkäuer täuschend ähnelt. Eine ulzeröse bis nekrotisierende Stomatitis findet man bei der **Stachybotryotoxikose**, einer Mykotoxikose. Das Toxin wird von Stachybotrys alternans gebildet, der zur Gruppe der Fungi imperfecti gehört und vor allem im Rauhfutter anzutreffen ist.

Auch die durch das Vakzinevirus der Pocken hervorgerufene postulöse Schleimhautentzündung gehört in die Reihe dieser generalisierten Infektionskrankheiten, von denen dieser Erreger die früher unter der Bezeichnung **Stomatitis pustulosa contagiosa equi** bekannte Erkrankung verursacht. Beim Pferd treten die Krankheitserscheinungen der Pferdepocken überwiegend bis ausschließlich an der Schleimhaut der Backen, Lippen und des Zungenbodens auf. Sie geben sich durch eitrige Schleimhautpickel zu erkennen. Zugleich kann durch das gleiche Virus in der kutanen Haut ein papulovesikuläres Exanthem der Fesselbeuge entstehen, das mit dem gewöhnlichen Mauke-Exanthem verwechselbar ist. Die Krankheit verläuft fieberhaft und tritt in den USA als Epizootie auf. Als Virusüberträger und als Virusreservoir werden verschiedene wildlebende Tierarten angenommen.

Die geschwürige Form der Entzündung, lokalisiert an der Gingiva, nimmt zuweilen ihren Ursprung an Zahnsteinbelägen (s. 3.3.1), die sich unter das Zahnfleisch zu schieben vermögen. Ansonsten entwickelt sie sich ebenfalls aus mechanisch-traumatischen Einwirkungen, wie z. B. durch Fremdkörper oder durch einen sog. »Ladendruck« bei Gebrauch eines falsch sitzenden Trensengebisses.

Die klinischen Erscheinungen fallen durch verzögerte Futteraufnahme, vermehrtes Speicheln oder Widersetzlichkeit beim Reiten und Fahren ins Auge. Sie hängen in ihrer Deutlichkeit vom Umfang und der Lokalisation ab. Die adspektorische und manuelle Untersuchung der Mundhöhle verschafft Klarheit über den Charakter derartiger Entzündungsprozesse, die sich durch eine umschriebene Rötung, Anschwellung und Schmerzhaftigkeit bei Berührung auszeichnen. Ihre Begrenzung ist meist von der blaßroten Umgebung scharf abgesetzt, während im Zentrum solcher Herde oft eine Gewebsnekrose mit geschwürigem Belag besteht.

Nach Beseitigung der auslösenden Faktoren heilen Erosionen der Mundschleimhaut gewöhnlich rasch ab; lediglich bei tiefeindringenden Nekrosen ist wegen einer Gewebedemarkation (z. B. Knochensequester) mit einer Heilungsverzögerung zu rechnen. In solcher Situation muß zum richtigen Zeitpunkt chirurgisch eingegriffen werden. Ansonsten genügen Mundspülungen mit schwach antiseptischen Lösungen (0,5%ige Kaliumpermanganatlösung; 1- bis 2%ige $H_2O_2$-Lösung) und Touchieren der entzündeten Schleimhautbezirke mit *Tinct. Myrrhae* oder Betaisodona®. Gegebenenfalls muß bis zur Wiederherstellung einer ungestörten Futteraufnahme vorgeweichtes und zerkleinertes Futter gereicht werden.

### 3.4.2 Geschwülste in der Mundhöhle

Abgesehen von kasuistischen Literaturhinweisen und eigenen Einzelbeobachtungen kann die klinische Bedeutung von Neubildungen in der Mundhöhle als gering veranschlagt werden, so daß eine Beschreibung von Epuliden ausreicht und im übrigen auf die spezielle Literatur der pathologischen Anatomie zu verweisen ist.

#### Epulis

Eine Epulis (gr. = auf dem Zahnfleisch sitzend) ist eine hauptsächlich am Zahnfleisch lokalisierte Primärgeschwulst mit bösartigem Charakter (*Epulis sarcomatosa* oder *carcinomatosa*), die am Schneidezahnteil des Ober- oder Unterkiefers durch Verdrängung oder Vorwölbung der Lippe mit zunehmendem Wachstum frühzeitig erkennbar ist. Die Geschwulst sitzt gewöhnlich ihrer Unterlage breit auf, bleibt lange Zeit unverändert mit Schleimhaut bedeckt, infiltriert den unter ihr gelegenen Kieferknochen und führt gegebenenfalls zur Lockerung und Dislokation des oder der im Prozeß liegenden Zähne.

Der histologische Befund derartiger Neubildungen ist nicht immer einheitlich, so daß die Prognose nicht für jeden Fall infaust gestellt zu werden braucht. Insbesondere muß das Riesenzellsarkom im klinischen Sinn nicht generell als maligne beurteilt werden. Dies scheint insbesondere für die Krankheitsfälle zuzutreffen, bei denen sich die Neubildung nach einer Zahnfleischverletzung entwickelt hat.

Erst wenn die harte Geschwulst eine gewisse Größe überschritten hat, entwickeln sich Schwierigkeiten bei der Futteraufnahme und erleidet der Schleimhautüberzug Verletzungen, aus denen sich ulzerierende Wundflächen entwickeln. Über Umfang und Ausmaß einer Beteiligung des Kieferknochens kann nur die Röntgenuntersuchung ein zuverlässiges Bild verschaffen.

Das Ergebnis der Röntgenuntersuchung dient zugleich als Entscheidungshilfe zu der Frage, ob eine Behandlung angezeigt erscheint. Diese besteht dann in einer Totalexstirpation der reichvaskularisierten Geschwulst, die nach ihrer Entfernung eine breitflächige Wunde hinterläßt. An ihrer Oberfläche kann eine diffuse Blutung auftreten, welche am leichtesten durch Hitzekoagulation beherrscht wird. Der weitere Wundheilungsverlauf beansprucht gewöhnlich mehrere Wochen.

Nicht zu verwechseln mit einer Epulis ist die Schleimdrüsen-Retentionszyste, die sich an der Innenfläche der Ober- oder Unterlippe befindet, gewöhnlich eine tischtennisballgroße und runde Form besitzt, sich verschieben läßt und einen weich-elastischen Palpationseindruck hinterläßt. Im Bedarfsfall ist diese Zyste durch Totalexstirpation zu beseitigen.

### 3.4.3 Zungenverletzungen

Erkrankungen der Zunge beruhen auf den mannigfaltigsten Verletzungen (Zahnfehler, Bißwunden, fehlerhafte Trense, Fremdkörper usw.) der Zungenschleimhaut oder der darunterliegenden Muskulatur. Tiefe und Ausdehnung derartiger Verletzungen sind gewöhnlich entscheidend für die Entstehung einer phlegmonösen Entzündung *(Glossitis)*. Neben diesen mechanisch-traumatischen Ursachen können auch chemische Verletzungen z. B. nach Ablecken von Scharfsalben auftreten.

Oberflächliche Zusammenhangstrennungen der Zunge verursachen wegen der raschen Heilungstendenz der Schleimhaut nur geringe Störungen in Form einer kurzzeitigen Verminderung in der Futteraufnahme (Tafel 5, Abb. a, Tafelteil). Dagegen wirken sich Entzündungen der Zungenmuskulatur gravierender aus: Die Beweglichkeit der Zunge wird stark eingeschränkt, so daß der Kau- und Schlingakt nur noch bedingt oder gar nicht mehr vonstatten geht. Die Schwellung der Zunge führt zu einem unvollständigen Verschluß der Lippenspalte, aus der die Zungenspitze herausragt. Da auch das Abschlucken behindert ist, erfolgt ein ständiger Speichelfluß. Die Kehlgangslymphknoten sind schmerzhaft geschwollen.

Frische bis in die Muskulatur eindringende Wunden sollten chirurgisch versorgt und durch eine Naht verschlossen werden. Umfangreiche Zusammenhangstrennungen im labialen Zungenteil (Zungenspitze) heilen wegen der gestörten Blutversorgung und einer mangelhaften Ruhigstellung des Wundgebietes nur schlecht oder das Gewebe wird nekrotisch. In solchen Fällen ist die Amputation der Zungenspitze angezeigt, die gewöhnlich keine funktionelle Einschränkung nach sich zieht. Die Abdeckung der Wundfläche mit einem Schleimhautlappen führt zwar zu einem schnelleren Heilungsabschluß, ist jedoch nicht Voraussetzung zur endgültigen Abheilung (Tafel 5, Abb. b, c, Tafelteil).

### 3.4.4 Zungengrundzyste

Es handelt sich meist um eine in der *Plica glossoepiglottica* gelegene Zyste, die sich aus Resten des *Ductus thyreoglossus* bildet (ÜBERREITER, 1968). Sie ist tauben- bis hühnereigroß, manchmal gestielt oder auch mit breiterer Basis der Schleimhaut aufsitzend.

Die Größe der Zyste sowie die genaue Lokalisation bestimmen die Art und das Ausmaß der klinischen Erscheinungen, die sich in Schlingbeschwerden und besonders in Atemschwierigkeiten kundtun. Neben laryngealen Atemgeräuschen kann sich bei angestrengter Arbeit eine starke Dyspnoe einstellen.

Durch äußere Adspektion ist eine Zungengrundzyste nicht sichtbar, sondern es bedarf der genauen Untersuchung des Rachenraumes nach eröffneter Maulhöhle. Am sichersten ist der palpatorische Nachweis des runden, meist prall mit wäßrigem oder schleimigem Inhalt gefüllten Gebildes. Eine Behebung der vorgenannten und durch die Zyste veranlaßten Beschwerden läßt sich nur durch ihre operative Beseitigung erreichen. Allerdings gestaltet sich der Zugang zum Operationsgebiet technisch nicht einfach. Unter Umständen muß man über den eröffneten Kehlkopf sich der Zyste nähern. Gegebenenfalls wird vor diesem Eingriff eine temporäre Tracheotomie erforderlich.

### 3.4.5 Zungenlähmung

Die Zungenmuskulatur erhält ihre motorische Innervation vom XII. Gehirnnerv, dem *N. hypoglossus*. Sein Funktionsausfall bewirkt eine Lähmung der Zunge, die bei Erkrankungen des Gehirns (Tollwut, Brustseuche, Meningitis, Geschwulstbildungen in der Pyramide und dem verlängerten Mark) zentralbedingt sein kann oder als periphere neurogene Paralyse (Trauma, Zungenbeinfraktur) aufzufassen ist. Bei einer einseitigen Lähmung wird die Zunge nach der intakten Seite gezogen. Entsprechend unterschiedlich zeigen sich auch die klinischen Folgeerscheinungen, die bei der Diplegie durch Vorfall der Zungenspitze aus der gering geöffneten Lippenspalte am eindeutigsten auftritt. Mechanische Reizungen der Zunge bleiben unbeantwortet. Die Futteraufnahme und -zerkleinerung kann nicht mehr stattfinden, ebensowenig die Flüssigkeitsaufnahme.

Ein Therapieversuch ist lediglich bei peripheren Nervenleitungsstörungen sinnvoll. Er verlangt in erster Linie eine Zwangsernährung mit Nährlösungen oder mit dünnflüssigem Nahrungsbrei per Nasenschlundsonde. Gewöhnlich wird jedoch die Abschaffung erwogen werden, weil bei Zungenlähmungen als weitere Komplikation sehr rasch eine Aspirationspneumonie hinzutritt.

### 3.4.6 Zungenstrecken (Zungenblöken)

Während bei der Zungenlähmung der prolabierte Zungenteil nicht aktiv zurückgezogen wird, findet beim Zungenstrecken dieser Bewegungsvorgang auf jeden Fall statt. Das Zungenstrecken muß nämlich nur als eine Unart oder Spielerei nicht ausgelasteter Pferde angesehen werden, wobei die Zunge regelmäßig seitlich oder in der Mitte aus der Lippenspalte herausgestreckt wird. Manchmal werden auch blinde Leckbewegungen im Lippenwinkel durchgeführt. Es ist dann vom Koppen abzugrenzen.

Unter Umständen kann das Zungenstrecken auch durch ein fehlerhaftes Trensengebiß ausgelöst sein.

Klinische Folgen besitzt diese Verhaltensstörung nicht, allerdings kann sie als Schönheitsfehler forensische Bedeutung für wertvolle Turnierpferde gewinnen. Sie ist schwierig zu beseitigen; Gummi-, Löffel- oder Doppelgebisse an der Trense können versucht werden.

### 3.4.7 Zungenbeinfraktur

Das für die einzelnen Tierarten sehr differenziert ausgebildete Zungenbein ist aus verschiedenen stabförmigen, z. T. beweglich miteinander verbundenen Fortsätzen zusammengesetzt. Beim Pferd bildet das paarige Stylohyoid den längsten und kräftigsten Knochen, der vom Zungengrund bis zur Schädelbasis reicht und auf dieser Strecke den Luftrachen berührt.

Das an sich recht geschützt liegende Zungenbein frakturiert gelegentlich durch Festbinden oder rücksichtsloses Herausziehen der Zunge aus der Mundhöhle oder durch ein heftiges äußeres Trauma, das gewöhnlich auch einen Bruch des Unterkieferknochens bewirkt.

Die akuten Symptome einer Zungenbeinfraktur bestehen in plötzlich einsetzenden Kau- und Schluckbeschwerden, Schwellung im Kehlgang und in der Regio parotis, hämorrhagischem Nasenausfluß und in einer Funktionseinschränkung der Zunge, die sich durch schlaffes Heraushängen aus der Maulspalte sichtbar abzeichnet. Eine Krepitation ist nicht auslösbar, auch gelingt nicht immer der röntgenologische Nachweis des Bruches (Tafel 5, Abb. d, Tafelteil). Die erhebliche Störung in der Futteraufnahme führt rasch zu einer Verschlechterung des Ernährungszustandes. Aufgenommene Futterbissen werden vorwiegend in der Backentasche abgelagert, zersetzen sich chemisch und bakteriell, wodurch ein Foetor ex ore entsteht. Die eingeschränkte Kautätigkeit hat alsbald auch eine Masseteratrophie zur Folge. In älteren Fällen stößt die zwangsweise Öffnung der Mundhöhle auf Widerstand, der Nasenausfluß kann mißfarben und stinkend werden.

Da die Bruchstelle weder konservativ noch auf operativem Weg ruhiggestellt werden kann, laufen die Selbstheilungsvorgänge nur unzulänglich und sehr verzögert ab. Hierauf beruhen die sich über viele Wochen erstreckenden schweren Störungen der Futteraufnahme, die einen raschen Konditionsverlust bis zum Stadium der Kachexie nach sich ziehen, so daß die Prognose als schlecht zu bezeichnen ist. Der Rat zur wirtschaftlichen Verwertung muß deshalb auch erwogen werden.

Anderenfalls muß sich die Therapie auf eine Zwangsernährung mit der Nasenschlundsonde und der Energiezufuhr auf parenteralem Weg ausrichten. Solche Maßnahmen lassen sich allerdings nur für eine kurzbefristete Zeit anwenden, in der sich das eigene Futteraufnahmevermögen allmählich wieder einstellen sollte.

### 3.4.8 Gaumenspalte (Palatoschisis)

Der in der embryonalen Entwicklung ausbleibende Verschluß der Gaumenfortsätze, der zu einer Trennung zwischen Nasen- und Mundhöhle führen soll, wird als Gaumenspalte bezeichnet. Diese angeborene Hemmungsmißbildung hinterläßt eine schlitzförmige, in der Schädellängsachse des Gaumendaches gelegene Öffnung von unterschiedlicher Länge *(Palatoschisis totalis, Palatoschisis partialis)*, die in oder unmittelbar neben der Medianlinie liegt. Sie scheint nach eigenen Beobachtungen bei Shetlandponys und dem englischen Vollbut häufiger als bei anderen Pferderassen vorzukommen (Letalfaktor).

Das klinische Bild wird geprägt durch die Erscheinungen des Regurgitierens, das sich schon beim Neugeborenen nach der ersten Milchaufnahme dem genauen Beobachter präsentiert. Der mangelhafte Verschluß des Gaumens läßt beim Abschlucken der Milch ein Eindringen der Milch in die Nasenhöhle zu, so daß sich ein mehr oder weniger großer Anteil der Nahrungsflüssigkeit aus den Nüstern wieder nach außen ergießt. Wichtigster Nachteil dieser Situation ist eine unzureichende Nahrungszufuhr sowohl hinsichtlich des Flüssigkeits- als auch des Nährstoffhaushaltes.

Der Milcherguß aus der Nasenhöhle wird nach dem Tränken an einer weißen Verschmutzung der Nüstern und Oberlippenbehaarung erkennbar. Die für das Saugen notwendige Streckstellung des Kopfes führt beim Fohlen alsbald zum Ablaufen von Milch in die Trachea und damit zu einer Schluckpneumonie. Das anfänglich ungestörte Allgemeinbefinden ändert sich dadurch sehr rasch, es treten Atembeschwerden (frequente, pumpende Atmung) ein, auf die alsbald der Tod folgt.

Die Untersuchung der Mundhöhle gibt Aufschluß über die Größe des Defektes im Gaumen, also darüber, ob die Spalte nur im Bereich des Palatum molle vorhanden ist oder auch in Abschnitte des harten Gaumens vordringt. Je länger der Defekt ist, desto beschwerlicher gestaltet sich die Flüssigkeitsaufnahme einerseits und desto schlechter stellt sich die Prognose im Hinblick auf einen operativen Verschluß der Mißbildung.

Kurze und schmale Spalten lassen sich noch am ehesten mit Aussicht auf eine dauerhafte Heilung überbrücken, nachdem eine präparative Gewebstrennung zwischen Gaumen- und Nasenschleimhaut stattgefunden hat. Der Zugang zum Gaumendach ist beim Pferd allerdings technisch sehr schwierig, weshalb die Erfolgaussichten in den meisten Fällen als gering zu veranschlagen sind. STICKLE et al. (1973) empfehlen deshalb als Zugang zum Gaumen eine operative Spaltung des Unterkiefers in der Symphyse und eine Durchtrennung der zwischen den Unterkieferästen liegenden Weichteile. Der Zugang zum Operationsgebiet wird mittels Osteosynthese wieder geschlossen.

## 3.5 Krankheiten des Kieferknochens

### 3.5.1 Kieferfistel

Zweifelsohne beruht eine Erkrankung des Kieferknochens am häufigsten auf primären Zahnleiden, insbesondere eitrigen Entzündungen des Alveolarperiostes, der Zahnpulpa und der Zahnwurzel, von wo aus der Infektionsherd sich auf die knöcherne Umgebung ausdehnen kann, zu eitrigen Einschmelzungen führt und schließlich in eine Ober- oder eine Unterkieferfistel übergeht. Besonders am Unterkiefer kann das Übergreifen eines septischen Prozesses von der Zahnalveole auf den Kieferknochen eine Osteomyelitis bewirken, die sich im spongiösen Knochengewebe über den ursprünglichen Herd im *Corpus mandibulae* weiter ausbreitet. Der lokale Charakter der Infektion ist damit durchbrochen und es kommt neben den örtlichen Krankheitserscheinungen (diffuse, vermehrt warme und druckempfindliche Schwellung des betroffenen Kieferabschnittes) auch zu allgemeinen Krankheitssymptomen (Futterverweigerung, fieberhafte Temperatur).

In diesem Fall steht die Infektionsbekämpfung durch Verabreichung hoher Penicillingaben (mindestens 6 Mio. E Procain-Penicillin pro die) im Vordergrund der therapeutischen Maßnahmen. Eine lokale Applikation von Wärme durch Rotlicht oder Hyperämisierung mit entsprechend wirksamen Salben ist der Begrenzung der Osteomyelitis förderlich. Im Zentrum des Entzündungsherdes sollte der Knochen alsbald eröffnet werden, um für einen Abfluß des angestauten Eiters zu sorgen, falls nicht schon ein Durchbruch nach außen erfolgt und damit eine Fistel entstanden ist (Tafel 4, Abb. f, Tafelteil). Die endgültige Beseitigung des Prozesses hat schließlich die primäre Zahnerkrankung therapeutisch zu berücksichtigen.

Differentialdiagnostisch muß diese Fistelform von der reinen Knochenfistel getrennt werden, die sich gewöhnlich nach offener Kieferknochenverletzung entwickeln kann. Hierbei ist die Reaktion des umgebenden Knochengewebes weniger stark ausgeprägt, auch fehlen andere klinische Krankheitserscheinungen. Die reine Knochenfistel läßt sich schon durch die Sondierung recht einfach von der Zahnfistel unterscheiden, weil bei ersterer die Sondenspitze unmittelbar auf den in Demarkation befindlichen Knochensequester stößt. Sobald er sich aus seiner Umgebung gelöst hat bzw. entfernt wurde, sistiert die Fistel und schließt sich die umgebende Weichteilwunde.

### 3.5.2 Kieferfraktur

Brüche des Kieferknochens betreffen den Unterkiefer etwa zehnmal häufiger als den Oberkiefer, weshalb sich eine Beschreibung des Krankheitsbildes auf den Unterkiefer beschränken kann. Solche Frakturen entstehen durch von außen einwirkende mechanische Gewalten, vorwiegend also durch Transportverletzung, Hufschlag und Sturz. Zu den Ausnahmen gehören pathologische Frakturen, wie z.B. im Verlauf einer Osteodystrophia fibrosa.

Für die Auswahl therapeutischer Methoden ist die Lokalisation und der Verlauf im Unterkiefer maßgebend. Dieser wird aus dem zähnetragenden *Corpus mandibulae* und dem zum Jochbogen aufgerichteten *Ramus mandibulae* gebildet, an dessen lateraler Fläche der *M. masseter* inseriert und der mit dem funktionell wichtigen *Proc. articularis* im Kiefergelenk endet. Am *Corpus mandibulae* wird seinerseits unterschieden zwischen der oralen *Pars incisiva* zur Aufnahme der Schneidezähne, der Verbindungsstrecke zwischen Schneide- und Backenzähne *(Pars interalveolaris = Diastema)* und der *Pars molaris*. Nach der von HURTIENNE und WISSDORF (1972) zusammengetragenen Aufstellung über Literaturangaben zur Unterkieferfraktur ist zu entnehmen, daß diese fast ausschließlich an den Abschnitten des *Corpus mandibulae* diagnostiziert wurde (Tafel 6, Abb. f, Tafelteil). Nicht selten handelt es sich um offene Brüche. Gewöhnlich liegt eine einseitige Fraktur vor mit Ausnahme solcher Fälle, bei denen die *Pars incisiva* betroffen ist.

Die Krankheitserscheinungen werden weitgehend geprägt durch den Bruchschmerz und die Dislokation der Bruchflächen, die sich bei Querbrüchen am Schneidezahnteil am stärksten durch Abklappen nach ventral ausbilden. Ein vollständiger Kieferschluß wird vermieden, wie am Speichelfluß und am Vorfall der Zungenspitze zu erkennen ist. Die Aufnahme und Zerkleinerung des Futters geschieht sehr langsam und unvollkommen oder entfällt in frischen Fällen vollkommen. Das Trauma hinterläßt gewöhnlich eine diffuse, aber sehr schmerzhafte Umfangsvermehrung an der Verletzungsstelle, die gegebenenfalls auch Zusammenhangstrennungen der Haut aufweist, durch die Knochensplitter nach außen treten. Verletzungen der Mundschleimhaut werden durch die Inspektion der Mundhöhle ermittelt, wobei die zwangsweise Öffnung der Mundspalte nur unter äußerster Schonung vorgenommen werden darf. Bei Brüchen in den zähnetragenden Abschnitten des Kiefers ist mit einer Alveoleneröffnung und Lockerung des dazugehörigen Zahnes zu rechnen. An der *Pars incisiva* kommt es zusätzlich auch zu einer Zahnfraktur. Kompliziert wird die Kieferfraktur durch eine Wundinfektion, die eine Osteomyelitis auslösen kann und dadurch die Voraussetzung zur Heilung erschwert. Von dieser Einschränkung abgesehen, kann die Prognose jedoch günstig gestellt werden.

Über die genaue Lage und den Verlauf des Frakturspaltes, gegebenenfalls auch von Fissurlinien, vermittelt das Röntgenbild Auskunft. Auch das Ausmaß einer Dislokation kann damit besser als durch die palpatorische Untersuchung festgestellt werden.

Bis auf wenige Ausnahmen ist eine Retention der Bruchteile erforderlich, für die verschiedene Methoden zu empfehlen sind.

Bewährt hat sich das Anlegen einer Drahtligatur (Cerclage) zur Fixierung eines Bruches in der Symphyse der *Pars incisiva*. Die Schneidezähne werden dabei mit einem leicht biegbaren, aber zugfesten Draht aus kupferhaltigem Material mit Achtertouren untereinander verbunden. Die Drahtenden sind derart zu verschlingen, daß sie keine Verletzungen an der Mundschleimhaut setzen können. Eine noch einfacher auszuführende Retention des Bruches wird durch das Überkappen sämtlicher Schneidezähne des Unterkiefers mit einer schnell härtenden Kunststoffmasse (z.B. Technovit®) erreicht. Diese ist auch bei der alsbald wieder einsetzenden Futteraufnahme nicht hinderlich und wird nach etwa 6 Wochen wieder entfernt (Tafel 5, Abb. e, f, Tafelteil).

In anders gelagerten Fällen wird man auf operative Maßnahmen zurückgreifen müssen, von denen zur Ruhigstellung der Bruchenden am häufigsten der Steinmann-Nagel eingesetzt wird, während sich am Unterkieferast und am Unterkieferkörper die Anwendung von Knochenschrauben mit extrakutaner Kunststoffbrücke nach BECKER am besten bewährt hat (AMMANN, 1970, HERTSCH und WISSDORF, 1990). Beim Einbringen von Knochenschrauben und -nägeln ist auf eine Schonung des *Canalis mandibularis* und der Zahnalveolen zu achten.

Patienten mit einem offenen Bruch und operativ behandelte Tiere werden für die Dauer von 5–7 Tagen antibiotisch versorgt (5–7 Mio. E Procain-Penicillin pro die). Erstere bedürfen einer zusätzlichen Wundrevision (Entfernung von Knochensplittern, Naht der Weichteile).

Nach chirurgischer Intervention verblüfft die alsbaldige Spontanaufnahme des Futters, das in seiner Zusammensetzung und Konsistenz allerdings dem eingeschränkten Kauvermögen angepaßt sein sollte. Ansonsten muß in den ersten Krankheitstagen für eine künstliche Nahrungszufuhr mittels der Nasenschlundsonde gesorgt werden.

### 3.5.3 Periostitis des Unterkiefers

Durch wiederholte oder auch länger andauernde Quetschung bei Verwendung eines zu engen Halfters oder durch zu hohe oder zu enge Futterkrippen entsteht besonders beim jugendlichen Pferd eine am ventralen Unterkieferrand lokalisierte Knochenauftreibung als Ausdruck einer Periostitis.

Bei rechtzeitiger Abstellung der Ursache bildet sich die druckempfindliche Umfangsvermehrung, die sich an übereinstimmender Stelle des anderen Unterkiefers meist zugleich ausbildet, alsbald zurück. Nur in chronischen Fällen bleibt eine knöcherne Exostose zurück, die keine funktionelle Störung in der Kautätigkeit auslöst. Im akuten Stadium der Knochenhautentzündung kann die wiederholte Einreibung mit DMSO-Cortexilar® oder auch das Auftragen von Benadryl-Lotion® auf die darüberliegende Haut ein schnelles Abklingen bewirken.

Für die Differentialdiagnose solcher entzündlich bedingten Auftreibungen sind Hervorwölbungen des freien Unterkieferrandes durch erweiterte Alveolarsäckchen (Bumps) von Bedeutung. Die Raumbeanspruchung des wachsenden Zahnbeines, insbesondere vor dem Wechsel der prämolaren Backenzähne, drückt über den Alveolenboden auf die Unterkieferknochenplatte, so daß korrespondierend mit der Lage dieser Zahnwurzeln der Knochen sich wellenförmig konturiert. Die Betastung ist nicht schmerzhaft, eventuelle Kaustörungen gehen wohl zu Lasten des einsetzenden Zahnwechsels. Mit Beendigung des Längenwachstums des Kiefers und nach Beendigung der Dentition sind diese Hervorwölbungen wieder verschwunden. Sie bedürfen deshalb auch keiner Behandlung (siehe auch 3.3.4). Eine sorgfältige Untersuchung sollte trotzdem vorgenommen werden, um eine Zahnwurzelentzündung nicht zu übersehen. Bei ältern Tieren wäre auch an die Anfangsstadien einer Kiefergeschwulst zu denken.

### 3.5.4 Kiefergelenkserkrankungen

Beim Pferd kommt in erster Linie eine Entzündung des Kiefergelenkes in Betracht, während eine Luxation bei dieser Tierart weder selbst beobachtet noch in der jüngeren Literatur beschrieben wurde.

Die Arthritis des Kiefergelenkes entsteht in der Regel durch Überbeanspruchung bei einseitigem Kauen infolge einer schmerzhaften Zahnerkrankung, durch äußere Verletzung, gelegentlich auch durch Metastasierung benachbarter Infektionsherde oder durch exzessive Anwendung des Maulgatters (Intubationsnarkose!).

Die akut-seröse und die eitrige Kiefergelenksentzündung besitzen als gemeinsame Symptomatik eine mäßige bis erhebliche Kaustörung, die sich weitgehend auf die erkrankte Seite beschränkt. Im Bereich des Gelenkes besteht eine deutliche, etwa pflaumengroße Umfangsvermehrung, die sich vermehrt warm, weich bis fluktuierend und schmerzhaft anfühlt. Pseudokrepitation ist bei der serösen Form dann festzustellen, wenn ein Hämarthros vorliegt. Die Körperinnentemperatur erreicht bei der eitrigen Entzündung Fieberwerte.

Eine einwandfreie Trennung zwischen den akuten Entzündungsformen ist nicht immer möglich. Diagnostische Hilfen bieten die Gelenkspunktion und eine Röntgenuntersuchung.

Etwa zwei bis drei Wochen nach Krankheitsbeginn entwickelt sich eine Atrophie der Kaumuskulatur, die bei Bestehen einer chronisch-deformierenden Entzündung als erstes Krankheitsmerkmal adspektorisch auffällt. In diesem Fall ist die Anschwellung über dem Kiefergelenk halbkugelförmig, hart und weniger druckempfindlich. Bei monatelanger Funktionseinschränkung des Gelenkes ist mit der Bildung eines Scherengebisses zu rechnen.

Die Prognose ist bei der akut-serösen Entzündung günstig, sie verschlechtert sich bei der eitrigen Arthritis und muß für die chronisch-deformierende Erkrankung als infaust angesehen werden, weil hierbei eine fortgesetzte Kaustörung zu erwarten ist, die eine bleibende Abmagerung und damit verbundene allgemeine Leistungsschwäche nach sich zieht.

Die akuten Krankheitsfälle werden mit antiphlogistischen Einreibungen behandelt unter zusätzlicher parenteraler Verabreichung von Antibiotika, falls eine Infektion am Krankheitsgeschehen beteiligt ist.

Zur Einschränkung der Kaubewegungen wird bis zur Besserung des Entzündungszustandes Weichfutter verabreicht.

## 3.6 Erkrankungen der Kaumuskulatur

### 3.6.1 Myositis

Ausgehend von tiefen Verletzungen in der Mundhöhle (Zahnspitzen, Zahnfraktur, perforierender Fremdkörper) kann sich in der Massetermuskulatur eine phlegmonöse Entzündung entwickeln, die meistens zu einer eitrigen Einschmelzung von Muskelgewebe führt und damit eine akute Kaustörung auslöst.

Äußerlich wird eine diffuse, sehr warme und schmerzhafte Anschwellung der Backenmuskulatur wahrgenommen. Der Patient hat eine leicht erhöhte Körperinnentemperatur und verweigert das Futterangebot. Die Verletzungsstelle in der Mundschleimhaut läßt sich nicht immer nachweisen, besonders wenn sie durch einen Fremdkörper (z. B. kurzes Drahtstück) hervorgerufen wurde. Eine Röntgenkontroll- oder Ultraschalluntersuchung ist wünschenswert.

Neben einer Antibiotikatherapie sollte die Wange zweimal täglich mit Capsolin®-Salbe, Ung. ichthyoli 10% oder einer anderen schwach hyperämisierenden Salbenverbindung eingerieben werden. Kann die Infektion noch rechtzeitig kupiert werden, klingt auch die Umfangsvermehrung innerhalb weniger Tage ab. Anderenfalls konzentriert sich die Entzündung auf ihr Zentrum, wo das Gewebe weicher wird bis zur Ausbildung eines Abszesses, der umgehend von der Außenhaut her geöffnet werden sollte. Dann ist der Höhepunkt der klinischen Ausfallserscheinungen überschritten. Die Nachbehandlung der Abszeßhöhle richtet sich nach allgemeinen chirurgischen Grundsätzen.

Nach maximaler Öffnung der Maulspalte, und wenn sie über einen längeren Zeitraum erfolgt, wie es bei einer Intubationsnarkose möglich ist, wird gelegentlich eine perakute, beiderseits auftretende, starke Schwellung der Kaumuskulatur beobachtet. Diese ist wahrscheinlich auf eine Überdehnung oder Zerreißung einzelner Muskelfasern zurückzuführen, was bei einem hohen Muskeltonus in oberflächlicher Narkose durchaus möglich erscheint.

Die umfangsvermehrte Muskulatur fühlt sich bretthart an und ähnelt damit dem Zustand beim Lumbago der Lendenmuskulatur. Muskelspezifische Enzymwerte sind schon wenige Stunden später erhöht. Das Tier ist zwar in der Lage, Wasser aufzunehmen, feste Futtermittel aber werden verweigert. In den wenigen Fällen, in denen diese Narkosekomplikation auftrat, brachten Einreibungen mit Kampferspiritus, das wechselweise Auftragen von Mobilat-Gel® und Hirudoid-Salbe® ein rasches Abklingen der Veränderungen innerhalb von 2–3 Tagen. Eine günstige Beeinflussung des Zustandes ist auch durch die Applikation von Kortikosteroiden (z. B. Voren® i. m.) zu erreichen.

Vorbeugend sollte man aber bei einer Intubationsnarkose auf ein vertretbares Zurückdrehen des Maulgatters nach Erreichen des Toleranzstadiums achten.

## 3.6.2 Neurogene Störungen des Kauapparates

Die Kaumuskeln erhalten ihre Innervation von Ästen des *N. trigeminus*, über dessen Ausfall jedoch keine Literaturberichte vorliegen, auch keine Eigenbeobachtungen mitgeteilt werden können. Einer Atrophie der Masseteren liegt beim Pferd in der Regel die Inaktivitätsatrophie zugrunde (siehe Kiefergelenksentzündung, Scherengebiß). Das Unvermögen, die Mundspalte zu öffnen (Trismus, Kieferklemme), gehört zu den Erscheinungen des fortschreitenden Muskeldauerspasmus beim Wundstarrkrampf (Tetanus) oder ist auch die Folge einer Kiefergelenksentzündung, Unterkieferfraktur oder anderer schmerzhafter Krankheitszustände am aktiven Kauapparat, denen keine nervalen Ausfallserscheinungen zugrunde liegen.

### 3.6.2.1 Lähmung des N. facialis

Der als 7. Gehirnnerv angesprochene *N. intermediofacialis* bildet nach Durchtritt aus dem *For. stylomastoideum* den für die Klinik bedeutungsvollen motorischen *N. facialis*, der die gesamte mimische Kopfmuskulatur inneviert. Sein Ausfall wird – abhängig von der Unterbrechungsstelle seiner Leitfähigkeit – erkennbar am Herabhängen des Ohres, einer Ptosis des oberen Augenlides und einer Erschlaffung der Lippen (Tafel 6, Abb. g, Tafelteil).

Eine zentrale Fazialislähmung beruht immer auf krankhaften Prozessen im Gehirn und hinterläßt gewöhnlich eine Diplegie. Bei der üblichen Form dieser Nervenlähmung handelt es sich jedoch um eine Monoplegie, die durch Quetschung oder andere Traumen im Gebiet der Umschlagstelle am Unterkieferast ausgelöst wird.

Als typische Kennzeichen der einseitigen peripheren Fazialislähmung fällt das Verhalten von Ober- und Unterlippe auf. Erstere ist nach der intakten Seite verzogen, während die Unterlippe an der gelähmten Seite schlaff herabhängt. Daraus resultiert ein mangelhafter Verschluß der Lippenspalte, was sich für die Wasseraufnahme hinderlich auswirkt. Beim Tränken wird deshalb der Mund tief in das Gefäß eingetaucht. Schwierigkeiten für die Futteraufnahme treten nur beim Grasen in der Weide auf. Der eigentliche Kauvorgang wird bei der Fazialislähmung kaum beeinträchtigt.

Weiterhin liegt gewöhnlich eine Verengung der Nasenöffnung vor, weil die Muskulatur der Nüster nicht mehr aktiviert wird. Falls die Nervenschädigung vor der Umschlagstelle am Unterkieferast erfolgt ist, treten noch Muskellähmungen am Ohr und Auge hinzu, wodurch sich die Ohrstellung ändert und das Ohrenspiel ausfällt. Am Auge sehen wir vorwiegend das Herabhängen des oberen Lides.

Eine therapeutische Beeinflussung der Lähmung läßt sich meistens nicht objektivieren, weil sich die durch Quetschungen hervorgerufenen Ausfälle nach Beseitigung der Ursache auch ohne Behandlung allmählich verlieren. Trotzdem wird man mehrmals täglich die Ganaschengegend mit Kampferspiritus, Senfspiritus oder ähnlichen schwach reizenden Lösungen massieren, gegebenenfalls auch auf andere Weise eine Wärmeapplikation durchführen (z. B. Mikrowellentherapie). Einer Steigerung des Regenerationsvermögens von Nervenfibrillen dienen Injektionen mit Vitamin $B_1$, $B_{12}$ oder Vitamin-B-Komplex.

### Literatur

AMMANN K. (1970): Eignung der Beckerschen Kunststoffbrücke zur Fixation von Unterkieferfrakturen bei den großen Haustieren. Schweiz. Arch. Tierheilk. 112, 109–112.

BAKER G. J. (1983): Zahnkrankheiten des Pferdes. Der prakt. Tierarzt H. 2, 124–130.

BECKER E. (1970): In: Joest, Handbuch der spez. pathologischen Anatomie der Haustiere, Bd. V, 3. Aufl. Berlin und Hamburg: Paul Parey.
EISENMENGER E. (1959): Über die Zahnfacherkrankung des Jungpferdes, ihre Ursachen und operative Behandlung unter Erhaltung des vollständigen Gebisses. Wien. tierärztl. Mschr. 46, 51–70.
EISENMENGER E. (1989): Neuere Aspekte von Zahn- und Kiefererkrankungen des Pferdes. Collegium veterinarium XX, 9–11.
HAACK D., KORBNER F., HERTSCH B. (1987): Zahnkaries und Zahnfrakturen der Oberkieferbackenzähne beim Pferd. Der prakt. Tierarzt. 5, 59–65.
Hertsch B., Wissdorf H. (1990): Die chirurgische Behandlung von Unterkieferfrakturen beim Pferd mit Cerclage oder dem Fixateur externe. Pferdeheilk. 6, 55–61.
HERTSCH B., HIPP K. P. (1993): Die chirurgische Behandlung der Brachygnathia inferior beim Fohlen durch Verlängerungsosteotomie. Pferdeheilk. 9 (199–203.
HURTIENNE H., WISSDORF H. (1972): Beitrag zur Behandlung von Frakturen am Kopf des Pferdes. Dtsch. tierärztl. Wschr. 79, 597–606.
SILBERSIEPE, BERGE, MÜLLER (1986): Lehrbuch der spez. Chirurgie für Tierärzte. 16. Aufl., Stuttgart: Enke.
ÜBERREITER O. (1968): Zungengrundzysten, ausgehend von Resten des Ductus thyreoglossus beim Pferd. Wien. tierärztl. Mschr. 55 (175–177.
WISSDORF H., KASSIANOFF I., SACK W. O. (1990): Bumps – Physiologische Umfangsvermehrungen am Margo ventralis mandibulae. Waltham Report 31, 15–22.

## 3.7 Krankheiten der Speicheldrüsen

### 3.7.1 Entzündungen der Speicheldrüsen

#### 3.7.1.1 Ptyalismus

Die vermehrte Sekretion von Speichel kommt beim Pferd wesentlich seltener vor als bei Kleintieren. Ursachen können Stomatitiden, Schwermetallvergiftungen, Enzephalopathien, Parasympathomimetika (Pilocarpin), Prostaglandingabe oder der auf Leguminosen parasitierende Pilz *Rhizoctonia leguminicola* sein. Differentialdiagnostisch kommen besonders Schluckbeschwerden oder Passagestörungen in Frage. Schluckbeschwerden (Lähmungen oder schmerzhafte Zustände im Schlundkopfbereich) werden durch Trinken von Wasser ermittelt, wobei die Flüssigkeit durch die Nüstern zurückfließt; Passagestörungen des Schlundes werden durch Einführen der Nasenschlundsonde festgestellt. Während die Applikation von Prostaglandinen oder Parasympathomimetika aus dem Vorbericht hervorgeht und der Ptyalismus mit Abklingen der pharmakologischen Wirkung aufhört und Stomatitiden unschwer durch Adspektion der Mundhöhle festgestellt werden können, erfordern Schwermetallvergiftungen und Enzephalopathien umfangreichere Untersuchungen unter Einschluß von toxikologischen bzw. ggf. Liquor- und virologischen Untersuchungen. Der Befall von Futterpflanzen durch *Rhizoctonia leguminicola* wird mykologisch diagnostiziert; ihre offensichtlich nur auf den vermehrten Speichelfluß beschränkte Wirkung klingt nach Verhinderung weiterer Aufnahme rasch ab.

Die Therapie richtet sich nach der Ursache; bei Parasympathomimetika, Prostaglandinen oder Rhizoctonia als Ursache ist keine Behandlung erforderlich, wenn nur Ptyalismus als einziges Symptom auftritt.

#### 3.7.1.2 Parotitis

Entzündungen der Ohrspeicheldrüse entstehen häufig sekundär aus benachbarten Krankheitsprozessen (Druse, Stomatitis), seltener nach Traumen, Eindringen von Fremdkörpern (Pflanzenteilen) und hämatogenen Infektionen (Streptokokken, Aktinomykoseerreger, Viren?). Eine spezifische Infektionskrankheit der Speicheldrüsen besteht beim Pferd nicht.

In der oberen Halsgegend entwickelt sich eine schmerzhafte Schwellung, und bei einseitiger Erkrankung kann man Schiefhalten des Kopfes, bei beidseitiger Erkrankung gestreckte Kopf-Hals-Haltung beobachten. Eitrige Entzündungen verursachen in der Regel ein Ödem, so daß die Läppchenstruktur palpatorisch nicht mehr erkennbar und die Haut gegenüber der Parotis nicht mehr verschiebbar ist. Im weiteren Verlauf können sich Abszesse mit Fluktuation und Durchbruch entwickeln; der Eiter kann auch durch den Speichelgang in die Mundhöhle abfließen. Nicht immer geht die Entzündung mit vermehrter Salivation einher. Selten kommt es zu Kau- und Schluckbeschwerden, üblem Mundgeruch und – beim Übergreifen auf angrenzende Organe – zu Glottisödem oder Fazialislähmung. Differentialdiagnostisch müssen eitrige Entzündungen (Druse) der aurikulären, subparotidealen sowie der Luftsacklymphknoten, ferner Lymphosarkome, weiterhin auch Rachen- und Luftsackentzündungen beachtet werden. Die Parotis ist dabei nicht schmerzhaft und meist deutlich abgrenzbar.

Chronische Entzündungen entwickeln sich aus Quetschungen der Drüse (Ganaschenzwang), wiederholten akuten Entzündungen und bei Speichelsteinen. Die Parotis ist mäßig vergrößert, derb und nicht schmerzhaft. Eine Verwechslung mit Neoplasmen ist möglich (meist Mischgeschwülste, Karzinome, Melanommetastasen).

Die Therapie besteht in der lokalen Applikation von Wärme in Form von Kataplasmen (warmer Kartoffelbrei, im Plastikbeutel aufgebracht, mit Wolldecken umwickelt), Aufbringen einer elektrischen Heizdecke oder/und Ichthyol-, Kampfer- oder Jodsalben, auch in Kombination. Sofern eine bakterielle Ursache vorliegt, werden Antibiotika systemisch angewandt.

### 3.7.1.3 Sialoadenitis mandibularis, Sialoadenitis sublingualis

Entzündungen der Unterkieferdrüse entstehen meist als Folge des Eindringens von Futterteilchen in den Ductus mandibularis, gelegentlich – ebenso wie die Entzündungen der Unterzungendrüsen – sekundär im Gefolge einer Stomatitis oder Parotitis. Im Kehlgang seitlich der Zunge am Mundhöhlenboden findet man eine schmerzhafte bis eigroße, mitunter fluktuierende Vorwölbung *(Ranula inflammatoria)*, und aus den Ausführungsgängen entleert sich manchmal Eiter. In ausgeprägteren Fällen treten Speichelfluß und übler Mundgeruch hinzu. Die Futteraufnahme ist vermindert. Bei den differentialdiagnostisch zu berücksichtigenden Retentionszysten (S. 168) fehlen die Entzündungserscheinungen.

Der Verlauf der Speicheldrüsenentzündungen ist meist gutartig; in der Regel tritt nach ein bis zwei Wochen Heilung ein. Die als Folge von Abszeßdurchbrüchen entstandenen Substanzverluste füllen sich bald aus; nur selten bleiben Fisteln zurück.

Die Behandlung zielt auf die Erzeugung einer lokalen Hyperämie durch Wärmeapplikation (Bestrahlungen, Prießnitz-Umschläge, Kataplasmen) oder Salbeneinreibung (Jod, Kampfer). Wegen der empfindlichen Haut der meisten Sportpferde sind Bestrahlungen mit Wärmelampen (zwei- bis dreimal täglich für die Dauer von jeweils 15 bis 20 Minuten) vorzuziehen. Abszesse werden nach Reifung (Fluktuation) gespalten. Bei bakteriellen Infektionen werden Antibiotika oder Chemotherapeutika angewandt.

Nach Abheilen einer akuten Sialoadenitis kann, ebenso wie bei der Parotitis, eine bindegewebige Induration entstehen, die die Drüsen verhärten läßt und die Speichelsekretion zum Erliegen bringt. Merkliche Ausfallserscheinungen bei der Futteraufnahme oder -verwertung werden jedoch nicht beobachtet. Eine Therapie in diesem Stadium ist nicht erfolgreich.

### 3.7.2 Sialolithiasis (Speichelsteine)

Sialolithen bilden sich vor allem im *Ductus parotideus* durch Anlagerung von Kalziumsalzen um ein pflanzliches oder organisches Kristallisationszentrum (Getreidekörner, -spelzen, Epithelreste, Entzündungsprodukte etc.). Sie nehmen nur langsam an Größe zu. Klinische Erscheinungen treten oft erst nach einem Jahr auf. Die Speichelsteine können ein Gewicht von 200 bis 600 g (selten bis 2000 g) erreichen. Das wesentlichste Symptom ist die Dilatation des Speichelganges infolge der Sekretstauung (siehe 3.7.3), die bei längerer Dauer zur Drüsenatrophie führt. Klinische Symptome werden anfangs nicht festgestellt, später bestehen sie in einer Umfangsvermehrung über dem Speichelstein, die sich durch Speichelretention auf die dazugehörige Speicheldrüse erstreckt. Die Palpation ist schmerzhaft, besonders wenn sekundäre Entzündungen durch Infektion hinzutreten. Ptyalismus wird in einem Teil der Fälle beobachtet.

Im Speichelgang kann man einen oder mehrere harte Körper palpieren und manchmal ein reibendes Geräusch (Krepitation) auslösen. Bei entsprechender Lage ist dies auch mittels Sondierung von der meist vergrößerten Papilla salivalis aus möglich. Bei sekundären Entzündungen ist der Speichelgang schmerzhaft, die Wand verdickt, und fallweise entleert sich Eiter oder bilden sich Abszesse.

Steine in der Nähe der Speichelgangsmündung können nach Spalten der Papille durch Druck entfernt werden. Ansonsten wird der Speichelgang über dem Stein in der Längsrichtung eröffnet. Nach Entfernung des Steines müssen die Durchgängigkeit des oralen Abschnittes überprüft und gegebenenfalls die Papille erweitert oder eine innere Fistel (siehe 3.7.3) angelegt werden. Anschließend wird die Schnittwunde durch Lembertsche Einstülpungsnähte verschlossen. Bei starker Dilatation ist vorher ein Teil der Wand zu exidieren; geringgradige Dilatationen retrahieren sich nach der Operation.

### 3.7.3 Dilatationen (Ektasien) der Speichelgänge und Zysten

Erweiterungen kommen nahezu ausschließlich am *Ductus parotideus* vor als Folge der Behinderung des Speichelabflusses durch Stomatitiden, Verätzungen, Verletzungen und chronische Entzündungen (Verengungen im Bereich der Papille) oder Fremdkörper (Getreidekörner, Speichelsteine). Der Speichelgang ist in seinem vorderen Abschnitt oder in ganzer Länge bis über fingerdick erweitert und fühlt sich besonders am Gefäßausschnitt und dorsal davon weich fluktuierend (wie eine gestaute Vene) an. Eine Zyste entwickelt sich in der Regel nicht.

Kann die Ursache der Stauung nicht behoben werden, so versucht man, die Papilla salivalis stumpf zu erweitern (Sonde) oder mit einem schmalen geknöpften Messer zu spalten. Hat dies keinen Erfolg, so wird der *Ductus parotideus* im Bereich der Mundhöhle ca. 1 cm lang eröffnet und damit eine innere Fistel erzeugt.

In seltenen Fällen kann es aus ähnlichen Ursachen zu Ektasien der Ausführungsgänge der Submaxillar- und Sublingualdrüsen kommen, die dann als erworbene Retentionszysten oder Ranula bezeichnet werden. Sie imponieren als ei- oder wurstförmige, prall mit Flüssigkeit gefüllte Gebilde am Mundboden neben der Zunge, über denen die Mundschleimhaut verschiebbar ist. Ähnlich wie beim Hund kann man einen dicken Seidenfaden durch den Zystenbalg ziehen und verknüpfen, wodurch sich der Inhalt entleert und die Heilung durch Ausgranulieren erfolgt.

Angeborene Speicheldrüsenzysten sind Folgen einer Atresie der Ausführungsgänge und können alle Speicheldrüsen betreffen, vorwiegend jedoch die Parotis.

## 3.7.4 Verletzungen der Speicheldrüsen und deren Ausführungsgänge

Zusammenhangstrennungen von Gewebe der Speicheldrüsen kommen vor allem bei Unfällen (perforierende Verletzungen, Kieferbrüche) und bei operativen Eingriffen in ihrer Umgebung (Spalten von Lymphknotenabszessen) zustande.

Stichwunden verursachen nur geringgradige Blutungen und gelegentlich ein umschriebenes Ödem. Ausgedehntere schlitzförmige Zusammenhangstrennungen lassen das Drüsengewebe palpier- und sichtbar werden. Je näher die Verletzung dem Ausführungsgang liegt, desto mehr Speichel fließt heraus (insb. bei der Fütterung); am meisten, wenn der Speichelgang selbst durchtrennt ist (Tafel 6, Abb. a). Der *Ductus parotideus* wird häufig im Bereich der *Incisura vasorum* oder noch weiter vorn verletzt.

Speicheldrüsenwunden heilen im allgemeinen gut ab, selbst bei sekundären eitrigen Entzündungen; nur gelegentlich bleiben Fisteln zurück. Sie lassen sich besonders während der Futteraufnahme feststellen, wobei sich Speichel aus der Fistel entleert. Dagegen ist bei Verletzungen der Speichelgänge eine Primärheilung äußerst selten.

In einigen Fällen heilt die Haut über der Wunde ab, oder es besteht von Anfang an eine gedeckte Verletzung des Ganges. Die Folge ist in beiden Fällen eine Mukozele, wobei sich Speichel in die Unterhaut ergießt und zu einer fluktuierenden bis derben Umfangsvermehrung führt. Die Diagnose einer Mukozele läßt sich anhand einer Aspirationsbiopsie stellen. Das Bioptat ist schleimig, alkalisch und reich an Kalium und Kalzium.

Die Patienten sind bei jeder derartigen Verletzung von anderen Pferden abzusondern und hungern zu lassen, um die Speichelsekretion einzuschränken; in diesem Sinne wirken auch Neuroplegika und Parasympathikolytika. Notfalls muß der Patient einige Tage mit der Nasenschlundsonde ernährt werden.

Kleine Stichwunden im Bereich der Drüsen brauchen in der Regel nur örtlich antiseptisch behandelt zu werden (Phenylquecksilberacetat [z. B. Merfen®], Jodkomplexpräparate [z. B. Betaisodona], Tct. Jodi). Größere Schnittwunden werden ohne umfangreiche Wundtoilette und Drainage genäht und nach Antibiotikaschutz verschlossen (bezügl. der sekundären Entzündungen siehe 3.7.1).

Hat sich dagegen eine Fistel gebildet, die man als derben zur Drüse führenden Strang palpieren kann, so muß die epithelisierte Wunde mit einem scharfen Löffel aufgefrischt werden. Anschließend werden Jodlösungen in und um den Kanal injiziert, wodurch es zu einer akuten Entzündung mit Verwachsung des Fistelkanals kommen soll. Weitere Möglichkeiten sind das Ausbrennen, das Umstechen (mittels Seidenligatur – Entfernung nach einer Woche) und die Exzision (Verschluß durch Tabaksbeutelnaht) des Fistelkanals.

Eine konservative Behandlungsmethode ist die Röntgenbestrahlung der Parotis, die nach POMMER zum sicheren Erfolg führt. Insgesamt werden 1200 bis 1440 r durch 0,5 mm Cu- und 1 mm Al-Filter in 5 bis 6 Einzeldosen zu 240 r und mit jeweils zweitägiger Pause appliziert. Acht bis vierzehn Tage nach der Bestrahlung hört die Sekretion auf, Verdickungen der Drüse bilden sich zurück und die Fistel heilt ab. Bei ungenügendem Erfolg kann die Bestrahlung nach 8 bis 10 Wochen wiederholt werden.

Schwieriger ist die Behandlung von Speichelgangsfisteln. Ist bei einer wandständigen Fistel der *Ductus parotideus* oralwärts durchgängig (Sondierung), so wird der Fistelkanal bis zum Speichelgang exzidiert und die Wunde durch dicht sitzende tief fassende Knopfnähte verschlossen.

Bei endständigen Fisteln kann die Unterbindung des Speichelganges versucht werden. In den Speichelgang werden 14 Tage vor der Operation 10 ml Lugolsche Lösung und 8 Tage vorher alkoholische Jodlösung (Jodtinktur) eingebracht, um eine Parotitis mit anschließender Drüsenatrophie zu provozieren. Nach Erweiterung der Fistel und Freilegen des Speichelgangstumpfes wird dessen Innenauskleidung mittels Kürette aufgerauht. Anschließend wird der Gang mit dicker Seide abgebunden, der Fistelkanal exzidiert und die Hautwunde vernäht. War die Drüse trotz Vorbehandlung noch funktionstüchtig, so kommt es zur Speichelstauung, aus der sich gelegentlich auch eine Druckatrophie der Drüse entwickelt. In den meisten Fällen wird der Gangverschluß wieder geöffnet, und die Operation ist einschließlich der Vorbehandlung zu wiederholen. Zusätzlich kann das oben erwähnte Umspritzen mit Jodlösungen versucht werden. Bei Durchtrennungen im bukkalen Anteil des *Ductus parotideus* kann der Speichelgangstumpf nach Perforation der Backe mit der Mundschleimhaut vernäht und auf diese Weise eine innere Fistel erzeugt werden.

Nach allen Operationen sind die erwähnten Maßnahmen zur Sekretionsverminderung über einige Tage fortzusetzen.

## 3.7.5 Speicheldrüsentumoren

Neoplastome der Speicheldrüsen sind seltene Ereignisse; berichtet wurde über gutartige, gemischte und bösartige Tumoren, meistens Adenokarzinome. In einigen Fällen wurden die Speicheldrüsen von Tumoren aus der Umgebung (bisweilen bei Melanomen) infiltriert. Die Drüse ist vergrößert und füllt die Ganaschengegend zunehmend aus. Ein Ödem in der Umgebung, besonders zwischen den Kieferästen, kann sich anschließen. Die Diagnose läßt sich am besten anhand einer Biopsie stellen. Differentialdiagnostisch kommen Entzündungen, Abszesse, Speichelsteine, Retentionszysten in Frage. Prognostisch sind Karzinome und besonders Melanome ungünstig zu beurteilen, da eine starke Tendenz zur Metastasierung in die regionalen Lymphknoten herrscht. Die Therapie besteht in der vollständigen Entfernung des Tumors.

## 3.8 Krankheiten der Speiseröhre

### 3.8.1 Ösophagitis (Speiseröhrenentzündung, Schlundentzündung)

Die widerstandsfähige kutane Schleimhaut der Speiseröhre kommt während des Abschluckens mit den Bissen nur kurzzeitig in Berührung. Daher rufen erst höhergradige und wiederholte Reize (heiße, grobe oder spitze Futtermittel und Fremdkörper, ätzende Stoffe, schonungsloses Einführen von Sonden etc.) Entzündungen hervor. Wirken sie in vermindertem Maße jedoch längere Zeit ein, so entwickeln sich chronische Prozesse. Oberflächliche katarrhalische Entzündungen können als Begleiterscheinungen anderer Krankheiten, vorwiegend des Magen-Darm-Traktes, auftreten. Das Einführen einer rauhen oder kantigen Nasenschlundsonde kann besonders bei wiederholtem Gebrauch zu Schleimhautverletzungen und damit zur Ösophagitis führen. Seltener als beim Kleintier wird eine Refluxösophagitis beobachtet, bei der durch den nicht ausreichend schließenden Sphincter cardiae saurer Mageninhalt in den Ösophagus eintritt und zu umfangreichen, oft tiefgehenden Schleimhautentzündungen bis zur Ulzeration Anlaß gibt. Am häufigsten sind Verletzungen durch Fremdkörper, Divertikel oder phlegmonöse Prozesse in der Umgebung der Speiseröhre die Grundlage dieser an und für sich seltenen Krankheit. Die Diagnose einer Ösophagitis erfolgt durch Endoskopie (Ösophagoskopie). Es läßt sich vermuten, daß bei häufigerer Anwendung dieses Untersuchungsverfahrens die Krankheit öfter diagnostiziert würde als bisher.

Oberflächliche Katarrhe bleiben meist unbemerkt. In ausgeprägten Fällen stellen sich Schlingbeschwerden, Unruheerscheinungen (geringgradige Kolikanfälle), gelegentlich Regurgitieren sowie vermehrter, selten mit Blut vermischter Speichelfluß ein. Durch Druck in der linken Drosselrinne lassen sich Schmerzäußerungen oder Ösophagismus auslösen. Manchmal sieht man eine ödematöse Schwellung in der Drosselrinne; ausgedehntere phlegmonöse Prozesse verlaufen fieberhaft.

Einfache Katarrhe heilen innerhalb von ein bis zwei Wochen aus. Tiefergehende Entzündungen können Narbenstenosen hinterlassen oder führen zur Perforation (S. 181). Chronische Entzündungen gehen mit Abmagerung einher.

Bei akuten Entzündungen läßt man die Pferde zunächst hungern und wiederholt kaltes Wasser (Eisstückchen) oder kalte adstringierende Flüssigkeiten (1–2%ige Alaun- oder Tanninlösungen) schlucken. Die spontane Aufnahme von neutralisierenden sauren (Essig-, Zitronenwasser) oder alkalischen (Milch, Natriumbikarbonat) Lösungen bei Laugen- beziehungsweise Säureverätzungen wird oft verweigert. In der Regel sollte eine parenterale Chemotherapie durchgeführt werden. Bei Krämpfen sind Spasmolytika zu applizieren. Chronische Entzündungen erfordern tägliche Wärmeapplikation (Bestrahlungen, besser Prießnitzumschläge). Die Tiere erhalten ein bis zwei Tage kein Futter, anschließend zunächst schleimiges oder Weichfutter. Es ist empfohlen worden, bei umfangreichen entzündlichen Veränderungen die Fütterung über eine weiche Nasenschlundsonde durchzuführen, um die Ösophagusschleimhaut zu schonen.

### 3.8.2 Obstipatio und Obturatio oesophagi (Schlundverstopfung, Verlegung der Speiseröhre)

Verschlüsse der Speiseröhre kommen durch liegen- oder steckengebliebene Futterbissen (Obstipation) oder größere Fremdkörper (Obturation) zustande. Ursachen für Obstipationen sind vor allem Trockenrübenschnitzel, Pellets, Hobelspäne, Sägemehl, grobstengeliges Rauhfutter. Obturationen werden durch Kartoffeln, Rübenstücke, Äpfel, Arzneimittelkapseln und dergleichen hervorgerufen.

Primäre Obstipationen entstehen meist im Brustteil des Ösophagus, und zwar knapp vor dem Zwerchfell. Hierfür werden anatomische und physiologische Besonderheiten mit verantwortlich gemacht. Die Muskelfasern bilden im letzten Fünftel der Speiseröhre eine magenwärts an Dicke zunehmende äußere Längs- und innere Kreisfaserschicht. Der Schluckakt geht mit einer Kontraktionswelle einher, die den Bissen bis zur Kardia bringt. Diese öffnet sich jedoch nicht jedesmal, so daß schon physiologischerweise die Bissen im Brustteil der Speiseröhre liegen bleiben ehe sie in den Magen gelangen. Darüber hinaus treten beim Pferd häufig Kardiospasmen auf, z. B. im Verlauf von Vagotonien, bei vermehrter Füllung des Magens, bei zu frühem Füttern nach einer Narkose sowie nach anstrengender Arbeit. Die Krankheit wird vorwiegend bei alten Pferden beobachtet. Weitere Prädilektionsstellen sind der Bereich hinter dem Schlundkopf sowie der Brusteingang. Sehr selten sind angeborene Stenosen, die erst Symptome bereiten, wenn Rauhfutter aufgenommen wird (SPRINKLE und CROWE, 1984). Trockenrübenschnitzel oder schlecht eingespeicheltes Futter (Pellets u. dgl.) quellen und lösen einen zunehmenden lokalen Krampf aus, wodurch sie dann endgültig festgehalten werden. Wird weiter Futter aufgenommen, so breitet sich die Verstopfung oralwärts aus. Für den Sitz der obturierenden Fremdkörper ist vor allem deren Größe ausschlaggebend; meist bleiben sie hinter dem Schlundkopf stecken (ungenügendes Zerkleinern beim gierigen Fressen).

Verstopfungen entwickeln sich auch sekundär im Gefolge von Verengungen (3.8.4), Erweiterungen (3.8.5) oder Lähmungen (3.8.3) der Speiseröhre.

Charakteristisch ist die plötzliche Unterbrechung der Futteraufnahme. Die Pferde werden unruhig, strecken

Kopf und Hals; gelegentlich treten Schweißausbruch und geringgradige Kolikanfälle auf. Sie speicheln reichlich, machen Schling- und Würgebewegungen, regurgitieren oder lassen Futterbissen aus dem Mund fallen; auch Wasser kann nicht mehr abgeschluckt werden (Tafel 6, Abb. b, Tafelteil). Steckt der Fremdkörper im Halsteil oder reicht die Obstipation bis dorthin, so kann man eine Vorwölbung in der linken Drosselrinne feststellen und unter Umständen durch Palpation Ösophagismus auslösen. Beim Sondieren stößt man auf ein Hindernis; durch Anlegen der herausgezogenen Sonde wird der Sitz der Verlegung bestimmt. Wenn die Schlundverlegung einen oder gar mehrere Tage bestehen bleibt, entwickelt sich eine Dehydratation, die einerseits durch die unterbundene Wasseraufnahme, andererseits durch den Speichelverlust hervorgerufen wird. Der Speichelverlust bewirkt zusätzlich eine Hypokaliämie, Hypochlorämie, evtl. Hyponatriämie und eine metabolische Azidose.

Die Diagnose läßt sich anhand des klinischen Bildes leicht stellen: Regurgitation von Wasser und Speichel aus den Nüstern besonders bei Kopftiefhaltung, häufig strangartige Umfangsvermehrung in der linken Drosselrinne im oberen Drittel, Unmöglichkeit des Einführens der Nasenschlundsonde, wobei in den Nasenöffnungen Futter sichtbar wird. Röntgenuntersuchung und Endoskopie sind im allgemeinen unnötig, die Endoskopie kann aber das Ausmaß einer Ösophagusschädigung sichtbar machen.

Differentialdiagnostisch müssen andere Passagehindernisse berücksichtigt werden: Stenosen, Lähmungen, Dilatationen, Divertikel; Regurgitieren tritt auch bei Druse-Angina, Gaumensegellähmung, Tollwut, Bulbärparalyse und Polyganglionopathie (Dysautonomie, Grass Sickness) auf.

Verlauf und Prognose hängen von der Art der Verlegung und vor allem von der Dauer der Erkrankung und der zunehmenden Gefahr von Komplikationen ab. In allen Fällen ist mit einer Schluck- oder Aspirationspneumonie zu rechnen. Bei längerem Bestehen umfangreicherer Verlegungen (reflektorischer Ösophaguskrampf) können sich Epitheldefekte, Entzündungen und Drucknekrose entwickeln, wodurch an diesen Stellen Rupturgefahr besteht (beim Sondieren, aber auch spontan) oder Strikturen zurückbleiben können. Als Folge eines Durchbruchs entstehen periösophageale eitrig-jauchige Phlegmonen, die unter Umständen zur Mediastinitis und Pleuritis führen können.

Die Heilung erfolgt durch Entfernung oder Weiterleitung der angesammelten Futtermassen oder Fremdkörper in den Magen. Dies kann auch spontan erfolgen, wenn sich ein Schlundkrampf innerhalb von ein bis zwei Tagen löst oder der Futterbissen erweicht und weiterbefördert wird.

Zur Behandlung der Schlundverstopfung werden verschiedene Methoden empfohlen. Am besten hat sich bei uns ein kombiniertes und von Fall zu Fall modifizierbares Vorgehen bewährt.

Feste Fremdkörper, bei denen ein Andauen und Aufweichen nicht zu erwarten ist (Rüben, ganze Kartoffeln), werden mechanisch entfernt. Nach Applikation eines Spasmolytikums und evtl. Sedierung des Patienten werden im Anfangsteil des Schlundes liegende Stücke mit der Hand oder einer Zange erfaßt und herausgezogen, im Halsteil befindliche zu diesem Zweck oralwärts massiert. Auch die Zerstückelung mit einem Tenotom wird angegeben.

Ansonsten appliziert man bei frischen Verlegungen speicheltreibende Mittel, z. B. 1 bis 3 ml 0,1%ige Carbachol-Lösung subkutan in Abständen von ein bis zwei Stunden, je nach Dauer der Wirkung (erkennbar an der Unruhe, dem Speichelfluß und Schweißausbruch), und versucht zwischendurch, den Fremdkörper mit der Sonde unter sanftem Druck magenwärts zu schieben. Dieses Verfahren ist insbesondere dann angezeigt, wenn es sich um im Brustteil befindliche Äpfel, zerschnittene Kartoffel oder nicht allzu umfangreiche Futtermengen, vor allem Trockenrübenschnitzel, handelt.

Hat diese Behandlung keinen Erfolg oder sind es Fremdkörper, bei denen ein Zuwarten nicht sinnvoll ist, so injiziert man hohe Dosen eines Spasmolytikums, und zwar vorzugsweise Metamizol (Novalgin®) 50 mg/kg KM, das ein- bis zweimal im Achtstundenintervall wiederholt werden kann (UNGEMACH 1991), oder Butylscopolamin (Buscopan®) 0,2 mg/kg KM. Allerdings ist die Wirksamkeit von Parasympatholytika am Schlund nicht sehr ausgeprägt. Etwas später wird dann wieder versucht, den Fremdkörper magenwärts zu schieben. Kontraindiziert sind Parasympathomimetika.

Handelt es sich um umfangreichere Obstipationen mit Trockenrübenschnitzeln und dgl., so ist die Spültherapie angezeigt. Man führt eine Sonde ein, senkt den Kopf des Tieres und spült unter einem Druck von etwa 2,5 m Wassersäule wiederholt mit $1/2$- bis 2stündigen Pausen, wobei jedes Mal etwa 3 bis 8 Infusionen durchgeführt werden. Wird das Pferd stärker unruhig oder reißt es den Kopf hoch, so muß die Spülung unterbrochen werden. In der Regel gelingt es, die verstopfenden Massen innerhalb einiger Stunden herauszuspülen.

Den Behandlungserfolg erkennt man daran, daß das Pferd trotz der Infusion ruhig bleibt, weil das Wasser abfließen kann, und daß sich die Sonde bis in den Magen einführen läßt. Vorgesetztes Wasser wird meist gierig und ohne Schwierigkeiten getrunken.

Das Fehlschlucken soll zwar durch das tiefe Senken des Kopfes während der Spülung vermieden werden, doch gelingt dies kaum vollkommen, abgesehen davon, daß die Patienten meist schon vorher Futter und Speichel spontan aspiriert haben. Wir führen daher in jedem Falle – auch wenn noch keinerlei Symptome einer Aspirationspneumonie vorliegen (!) – eine prophylaktische Chemotherapie (siehe unten) über zwei bis drei Tage durch. Wegen der fast immer vorhandenen sekundären Ösophagusentzündung oder -reizung (Ösophagismus) wird in den nächsten 24 Stunden nur Wasser und anschließend lediglich Weichfutter angeboten. Das Freispülen des Schlundes beim stehenden Pferd ist nicht unproblematisch, da die Tiere während der Prozedur nicht selten den Kopf hochreißen und während des Herausspülens Spülflüssigkeit und Futterbestandteile aspirieren. Dies wird besonders dann gefährlich, wenn die Verstopfung schon längere Zeit besteht und zu starkem Bakterienwachstum geführt hat. Als Folge entstehen schwere Tracheobronchopneumonien bis hin zum Lungengangrän mit nicht selten tödlichem Ausgang. In der Münchner Klinik wird daher die Freispülung meistens in Narkose mit Intubation bei Kopftieflagerung durchgeführt. Selbst bei solchem Vorgehen kommt hin und wieder eine – dann aber in der Regel leichte – Aspiration zustande. Eine Behandlung mit einer Kombination von Breitspektrumantibiotika (Ampicillin, 50 bis 100 mg/kg, auf dreimal und Gentamycin, 2 bis 4 mg/kg i. v., auf zweimal täglich verteilt), zusammen mit Expektoranzien (Kaliumjodid, 3 bis 5 g/Pfd p. o., Bromhexin [z. B. Bisolvon®], 0,1 bis 0,2 mg/kg) verhindert oder behebt eine Pneumonie.

Handelt es sich um besonders umfangreiche Fremdkörper oder sehr widersetzliche Tiere, so wird man sich zur chirurgischen Intervention entschließen müssen. Diese kann operativ-konservativ erfolgen, wobei der Schlund freipräpariert und der Fremdkörper durch Massage kranialwärts geschoben wird, oder mittels Speiseröhrenschnitt. Die Ösophagotomie wird im allgemeinen als ultima ratio der Behandlung angesehen, allerdings von einigen Autoren wegen operationstechnischer Schwierigkeiten und der Gefahr einer nachfolgenden Narbenstriktur oder einer Fistelbildung ganz abgelehnt.

Die gefährlichste Komplikation ist die sich als Folge der Aspiration entwickelnde kruppöse bis gangräniszierende Bronchopneumonie, die aber in der Regel durch rechtzeitige Chemotherapie beherrscht werden kann. Vom Sulfadimidin gibt man 0,1 g/kg KM i. v. und wiederholt diese Injektion täglich mit Dosen von 0,06 bis 0,07 g/kg KM. Wirksamer dürfte die tägliche kombinierte intramuskuläre Applikation von Procain-Penicillin (5000 E/kg KM) und Dihydrostreptomycin 5 bis 8 mg/kg KM in 33 bis 50%iger Lösung) oder eines Tetrazyklins (5 mg/kg KM intramuskulär oder intravenös) sein. Je nach Schwere des Krankheitsbildes wird diese Therapie über 3 bis 6 Tage fortgesetzt. Man kann die Chemotherapie abbrechen, sobald die Tiere ein bis zwei Tage fieberfrei sind und der Lungenbefund sich wesentlich gebessert hat. Die Rasselgeräusche sind meist noch einige Tage hindurch nachweisbar. Die Abheilung kann durch Expektoranzien und Diuretika (Ammonium chloratum 15,0, Fructus Juniperi pulv. 20,0 mehrmals täglich mit dem Futter) gefördert werden. Die Pferde dürfen erst nach ein bis zwei Wochen wieder zur Arbeit verwendet werden.

Mit diesen kombinierten Behandlungsverfahren und der gleichzeitigen prophylaktischen Chemotherapie ist in der Wiener Klinik in jedem Fall einer Schlundverstopfung ein Heilungsprozentsatz von mehr als 90% erzielt worden.

### 3.8.3 Paralysis oesophagi (Schlundlähmung)

Die seltene Ösophaguslähmung ist meist Begleiterscheinung einer Enzephalitis, der enzootischen Myoglobinurie, spezifischer Krankheiten (Botulismus, Tollwut, Pferdepest etc.) und nur gelegentliche Folge einer Schädigung des N. vagus (Traumen, Angina). Schlundlähmung ist eines der Symptome bei Polyganglionopathie (Grass Sickness).

Sie verläuft unter dem klinischen Bild einer mehr oder weniger ausgeprägten Speiseröhrenverstopfung (3.8.2). Je nach dem Grad der Lähmung und der Mitbeteiligung des Schlundkopfes ist auch das Abschlucken unmöglich (kein Schluckreflex bei Palpation oder Sondierung; insbesondere wird keine sekundäre Peristaltik nach Einblasen von Luft in den Ösophagus beobachtet) oder erschwert oder es kann nur Flüssigkeit abgeschluckt werden.

Die obstipierenden Futtermassen werden mit den geschilderten Methoden entfernt. Die zugrundeliegende Lähmung wird entsprechend der Primärkrankheit oder wie andere periphere Nervenlähmungen behandelt. Entsprechend ungünstig ist die Prognose.

### 3.8.4 Stenosis oesophagi (Verengung der Speiseröhre)

**Spastische Stenosen**

Passagere (funktionelle) Stenosen entstehen bei krampfhafter Kontraktion der Speiseröhrenmuskulatur (Ösophagospasmus, Ösophagismus) oder der Kardia (Kardiospasmus).

Gelegentlich treten beim Sondieren im Bereich der Brustapertur ringförmige Spasmen auf, die sich auf den Halsteil ausbreiten können. Der Ösophagus wölbt sich in der Drosselrinne deutlich vor und fühlt sich derb an. Die Lösung des Krampfes erfolgt sehr langsam.

Einen Kardiospasmus haben wir meist im Zusammenhang mit dem Koliksyndrom beim Einführen der Magensonde beobachtet, die dann vor dem Mageneingang steckenbleibt. Habituelle Kardiospasmen bei Fohlen können zu Ösophagusektasien führen.

Ursachen des sogenannten Ösophagismus sind meist Entzündungen, aber auch Verletzungen, Verstopfungen und andere stenosierende Prozesse, weiterhin die akute Magendilatation, seltener neurogene Einflüsse. Der Anfall wird durch Aufnahme kalten Wassers oder groben Futters sowie durch Sondeneinführung ausgelöst; er kann auch durch Streichen in der linken Drosselrinne provoziert werden. Die Tiere sind unruhig und ängstlich, stellen die Futteraufnahme ein und machen leere Kaubewegungen. Die Halsmuskulatur wird deutlich kontrahiert und der Kopf gebeugt. Gelegentlich sind in der linken Drosselrinne auf- und absteigende peristaltische Wellen und im Anschluß daran Würgen oder Regurgitieren zu beobachten. Der Speiseröhrenkrampf dauert in der Regel nur einige Minuten an, manchmal aber auch wesentlich länger.

Die Behandlung der spastischen Stenosen erfordert zunächst die Sanierung der Grundkrankheit. Die durch Sondeneinführen ausgelösten Kardiospasmen lassen sich meist durch Einfließen von körperwarmem Wasser und gleichzeitigem sanftem Nachschieben der Sonde überwinden. Symptomatisch werden Spasmolytika, Parasympathikolytika oder Tranquilizer sowie Xylazin angewendet. Die genannten auslösenden Faktoren sind nach Möglichkeit zu vermeiden.

**Mechanische Stenosen**
Bleibende Verengungen der Speiseröhre entstehen entweder durch Druck von außen oder durch innere Einengung des Ösophaguslumens. Kompressionsstenosen werden durch Geschwülste (z. B. Melanosarkome), Vergrößerungen von Lymphknoten (Druse, Lymphosarkome), andere raumfordernde Prozesse oder strangulierende Gebilde in der Umgebung der Speiseröhre bedingt. Obturationsstenosen kommen durch Schleimhautverdickungen, Nekrosen, Narbenstrikturen, Abszesse und Geschwülste (z. B. Papillome) in der Speiseröhrenwand, sehr selten als Folge eines Parasitenbefalls (Gasterophilus, Gangylomena) zustande. Die Hyperthrophie der Speiseröhre bewirkt in der Regel keine Stenose, sondern ist meist die Folge einer solchen oder anderer Motilitätsstörungen.

Alle Stenosen behindern mehr oder weniger das Abschlucken der Nahrung bis zum gänzlichen Verlegen der Speiseröhre. Im Prinzip liefern sie daher allmählich das mehr oder weniger ausgeprägte Krankheitsbild der Ösophagusverstopfung (3.8.2). In leichten Fällen sieht man bloß eine Verlangsamung der Futteraufnahme. Je später das Regurgitieren nach Beginn der Futteraufnahme auftritt, desto näher ist die Stenose dem Magen. Eine genaue Bestimmung des Sitzes der Stenose kann durch Sondierung, Röntgenuntersuchung oder Ösophagoskopie versucht werden. Bei längerer Dauer der Krankheit kann es zu Ektasien oder Divertikelbildung vor dem Hindernis und zunehmender Abmagerung kommen. Weitere Komplikationen sind Aspirationspneumonie und Rupturen als Folge von Drucknekrosen (3.8.6).

Im akuten Fall müssen zunächst die sekundären Obstipationen gelöst werden (3.8.2). Nach Möglichkeit werden periösophageale Abszesse durch Wärmeapplikation zur Reifung gebracht und gespalten, Neoplasmen operativ entfernt. Narbenstrikturen versuchte man durch täglich wiederholtes vorsichtiges Einführen von Sonden, deren Durchmesser zunimmt, zu dilatieren; ein Erfolg wurde jedoch nicht erzielt. Allenfalls kann die chirurgische Entfernung des Hindernisses, wo anatomisch möglich, durchgeführt werden; aber auch mit dieser Methode ist die Prognose durchaus fraglich. In vielen Fällen ist eine Sanierung des stenosierenden Prozesses nicht möglich. Änderungen der Futterkonsistenz zwecks besserer Überwindung des Hindernisses sind beim Pferd nur schwer auf Dauer durchführbar.

## 3.8.5 Dilatatio oesophagi, Megaösophagus (Erweiterungen und Divertikel der Speiseröhre)

Dilatationen oder Ektasien betreffen meist nur einen Teil der Speiseröhre, der dann spindelförmig ausgeweitet ist, und nur selten ihre ganze Länge. Divertikel sind einseitige sackartige Wandausbuchtungen. Beide Veränderungen können angeboren oder erworben sein (Tafel 6, Abb. c, Tafelteil). KLEIN et al. (1989) berichten von einer rezidivierenden Schlundverstopfung bei einem Fohlen mit Megaösophagus. Histologisch wurde eine Aganglionose festgestellt, die zu einer Achalasie geführt hatte.

Sekundäre Dilatationen entwickeln sich als Folge des Futterstaus vor Stenosen, wobei die Wandmuskulatur zunächst hypertroph wird und später erschlafft. Bei älteren Pferden führen Atonie oder Atrophie des Ösophagus zur Dilatation. Divertikel entstehen in der Regel nach Defekten der Ösophaguswand (grobe Sondierungen, Fremdkörper etc.), wenn sich infolge des Druckes der abgeschluckten Nahrung die Schleimhaut nach außen durchstülpt und hühnerei- bis mannskopfgroße Aussackungen bildet. Man findet diese Pulsionsdivertikel (Ösophagocelen) meist vor dem Zwerchfell, seltener im Halsteil der Speiseröhre. Entzündungen oder schrumpfende Narben in der Umgebung der Speiseröhrenwand können durch Zug von außen ein Traktionsdivertikel verursachen.

Während der Futteraufnahme sammeln sich die abgeschluckten Bissen in und vor dem Divertikel an, und es kann sich eine sekundäre Obstipation entwickeln (3.8.2). In wenigen Fällen bemerkt man lediglich eine verlangsamte Futteraufnahme und Regurgitieren. Nach einiger Zeit wird der Durchgang als Folge einer sekundären Peristaltik wieder frei, und die Tiere fressen weiter. Befinden sich die Veränderungen im Halsteil, so sieht man in der linken Drosselrinne eine umschriebene Anschwellung, in der man die Ingesta fühlen und auch ausmassieren kann. Die eingeführte Sonde gleitet an einem Divertikel vorbei oder bleibt fallweise in diesem stecken, was sich im Halsteil auch palpatorisch nachweisen läßt. Mit zunehmender Krankheitsdauer magern die Pferde ab, und schließlich wird die Futteraufnahme vollständig eingestellt. In einigen Fällen kommt es zur Nekrose und Ruptur mit ihren Folgen (3.8.6). Die Diagnose kann durch Ösophagoskopie und in geeigneten Fällen durch Röntgenkontrastdarstellung gesichert werden. Divertikel im Halsteil füllen sich vorübergehend nach der Aufnahme von Wasser.

Differentialdiagnostisch sind Obstipationen aus anderen Ursachen, Stenosen und periösophageale Abszesse auszuschließen.

Die Behandlung ist in den meisten Fällen aussichtslos. Sekundäre Verstopfungen müssen zunächst behoben werden, und gefüllte Divertikel werden nach Applikation eines Spasmolytikums durch Massage oder Spülung entleert. Umschriebene Divertikel im extrathorakalen Anteil des Ösophagus können exzidiert werden. Ansonsten kann man versuchen, durch Verabreichung von Weichfutter und gegebenenfalls Anwendung von Parasympathikomimetika die Motilitätsstörung zu vermindern, was in der Regel kaum für längere Zeit durchführbar ist.

### 3.8.6 Zusammenhangstrennungen der Speiseröhre

Perforationen und Rupturen der Speiseröhrenwand entstehen durch äußere oder innere Einwirkungen. Die resultierende Zusammenhangstrennung kann alle oder nur einzelne Wandschichten betreffen; häufig bleibt die elastisch verschiebbare Schleimhaut erhalten. Der Halsteil des Ösophagus ist vorwiegend durch spitze (Stich-, Schnitt- und Schußverletzungen) oder stumpfe Traumen (Hufschläge, Anprallen, Verkehrsunfälle etc.) gefährdet. Abszesse (Druse) sowie entzündliche oder nekrotisierende periösophageale Prozesse (z. B. nach paravenösen Infusionen) können auch den Brustteil betreffen. Perforationen von innen werden meist durch Sonden verursacht (z. B. beim Versuch, einen obturierenden Fremdkörper zu entfernen), insbesondere dann, wenn bereits eine Drucknekrose vorliegt.

Die Pferde sind in der Regel unruhig, lassen Schluckbeschwerden und gelegentlich Ösophagismus erkennen. Bei äußerlich hervorgerufenen Perforationen im Bereich der Drosselrinne sieht man eine in die Tiefe führende Wunde, aus der Speichel, Schleim, Blut, Futterpartikel und beim Trinken Wasser fließen. Bald entsteht eine schmerzhafte und sich ständig vergrößernde Phlegmone, die bis an die Vorderbrust reichen kann. Bei einer von innen erfolgten und die Haut nicht perforierenden Ösophagusverletzung ist nur die Phlegmone erkennbar. Diese oft jauchigen periösophagealen Entzündungen können durch gasbildende Bakterien kompliziert werden: Knistern, überlauter Perkussionsschall. Sie gehen mit Fieber, Störungen des Allgemeinbefindens, verwaschenen Schleimhäuten einher und können im weiteren Verlauf auch das Mediastinum und die Pleura ergreifen. Nicht vollständig perforierende Beschädigungen der Ösophaguswand (Erosionen, Nekrosen) bedingen Motilitätsstörungen und gelegentlich sekundäre Obstipationen. Verletzungen im Brustteil der Speiseröhre sind nur auf Grund der eingangs geschilderten Allgemeinstörungen zu vermuten. Fallweise gibt die zunehmende Dyspnoe einen Hinweis, und bei Totalperforationen treten bald die schweren Folgeerscheinungen auf.

Der Verlauf ist in den meisten Fällen ungünstig oder zumindest mit Komplikationen behaftet und die Prognose dementsprechend zweifelhaft. Perforationen im Halsteil, die auch die Haut einbeziehen, können zu einer Speiseröhrenfistel führen. Bei vollständigen Zerreißungen des Ösophagus und bei Verletzungen im intrathorakalen Teil empfiehlt sich die Abschaffung des Tieres.

Kleine Wunden heilen nach Glätten der Wundränder und evtl. Exzision gequetschter Gewebeteile in der Regel auch ohne Naht komplikationslos ab. Größere Verletzungen müssen in zwei Schichten vernäht werden. Von innen entstandene perforierende Ösophagusverletzungen müssen rasch versorgt werden. Die Haut wird im Verlauf der Drosselrinne breit gespalten, um Abfluß zu schaffen. Nach Freilegung der Perforationsstelle, Glättung der Wundränder und Etagennaht wie oben; allgemeine antibiotische Therapie. Kleine Speiseröhrenfisteln können ähnlich wie Speichelfisteln behandelt werden. Man entfernt das den Fistelkanal auskleidende Epithel durch Auskratzen, Kauterisieren oder Ätzen und vernäht ihn. Der Verschluß kann durch Umspritzen oder Einreiben mit Jodlösungen gefördert werden. Bei der Radikaloperation wird der Kanal umschnitten und reseziert. Der Verschluß des Ösophagus erfolgt wie oben. In allen Fällen ist für einen guten Abfluß der Wundflüssigkeit zu sorgen, weshalb die Hautwunden zum größeren Teil offenbleiben sollen.

Im Anschluß an die Operationen läßt man die Tiere ein bis zwei Tage hungern und gibt nur Wasser in kleinen Mengen. Die Fütterung beginnt mit schleimigem und später mit Weichfutter. Die Heilung beansprucht in der Regel 3 bis 4 Wochen.

### 3.8.7 Neoplasien der Speiseröhre

Geschwülste lokalisieren sich nur selten in der Speiseröhre. Beschrieben wurden unter anderem Leiomyome, und zwar außen an der Ösophaguswand, weiterhin ein diffus wachsendes Myom des Kardiaabschnittes und der anstoßenden Magenwand, Spindelzellsarkome mit Ulzeration der Schleimhaut und ein Rundzellsarkom. Bei Schimmelpferden kommen bisweilen Melanome in der Submukosa vor, die dann auch allgemein in großer Aussaat beobachtet werden. Verhältnismäßig häufig werden Karzinome festgestellt, und zwar vor allem Plattenepithelkarzinome, die ihren Sitz mit Vorliebe im Brustabschnitt und unmittelbar vor dem Zwerchfell haben. Ihre Metastasen finden sich meist in den mediastinalen Lymphknoten.

Die klinischen Folgen für den Ösophagus sind von Sitz und Größe der Geschwülste abhängig und entsprechen in der Regel jenen einer Stenose (3.8.4).

### 3.8.8 Parasitosen der Speiseröhre

Ein stärkerer Befall mit *Gasterophilus*-Larven kann unter Umständen Entzündungen oder Stenosen und sekundäre Dilatationen hervorrufen.

*Gongylonema pulchrum*, eine fadenförmige weißgelbliche Filarie, findet sich frei im Lumen der Speiseröhre oder stark geschlängelt im Epithel vergraben und ruft meist keine besonderen Störungen hervor. Die Diagnose erfolgt am sichersten mit Hilfe der Endoskopie; dabei kann unter Sichtkontrolle auch die Entfernung von Gasterophiluslarven mit der Fremdkörperfaßzange durchgeführt werden.

## 3.9 Krankheiten des Magens und des Darmes
W. KRAFT

### 3.9.1 Gastritis (Entzündung des Magens)

Unter Gastritis versteht man den die Schleimhaut erfassenden Magenkatarrh (G. catarrhalis), auch als oberflächliche (G. superficialis) bezeichnet, und die tiefe Schichten des Magens (G. profunda) erfassende Entzündung. Der Verdacht auf eine Gastritis wird wesentlich häufiger erhoben, als die sichere Diagnose gestellt wird; die Bezeichnung »Gastritis« sollte jedoch nur dann verwendet werden, wenn der entzündliche Charakter der aktuellen Krankheit nachgewiesen ist (Endoskopie mit Biopsie und histologischer Untersuchung). In den meisten Fällen liegen jedoch lediglich Funktionsstörungen vor, deren Behandlung von der einer Gastritis zum Teil abweicht.

Gastritiden stellen beim Pferd ein seltenes Ereignis dar. Sie dürften noch am häufigsten in Verbindung mit Duodenalreflux bei Dünndarmileus oder -funktionsstörungen auftreten. Die dadurch in den Magen gelangenden Gallensäuren und Pankreasfermente vermögen Schleimhautschäden im Magen auszulösen, in deren Folge eine schwere Gastritis auftreten kann. Andere – seltene – Ursachen sind Schwermetallintoxikationen, Phosphate und Nitrate. Auf die Haut aufgetragene scharfe Arzneimittel (z. B. Cantharidensalbe) können abgeleckt werden und außer einer Stomatitis und Ösophagitis eine Gastritis hervorrufen. Nicht ausgeschlossen ist eine chronische Gastritis als Folge von längere Zeit verabreichtem verdorbenem Futter sowie Futter mit größeren Sand-, Erd- oder Schlammanteilen. Magenparasiten wie Gasterophilus und Trichostrongylus axei vermögen ebenfalls chronische Gastritiden auszulösen. Wesentlich seltener als bei Kleintieren ist eine renale Urämie die Ursache einer Gastritis. Eine Überwucherung des Magens durch Bakterien oder Pilze als primäre Ursache einer Gastritis stellt auch beim Pferd eine extreme Ausnahme dar; vielmehr dürfte eine solche Überwucherung eher sekundär als Folge einer Sekretions- oder Funktionsstörung anzusehen sein. Flüchtige Fettsäuren, die sich während einer akuten Magenüberladung unter Bakterieneinfluß besonders bei kohlenhydratreichem Futter vermehrt bilden, können ebenfalls Gastritiden und Ulzera auslösen.

Magenulzera werden auch beim Pferd in Verbindung mit dem Streßsyndrom gebracht, ferner mit Medikamenten wie Kortikosteroide, Salizylate, Phenylbutazon, Flunixinmeglumin. Besonders bei Fohlen, die an einer chronischen, evtl. schmerzhaften Krankheit leiden, wurden Magenulzera beobachtet. Ein massiver Befall mit Gasterophiluslarven kann Magenulzera in seltenen Fällen auslösen, wie der Fall von DART et al. (1987) zeigt, bei dem durch Gasterophilus intestinalis Magengeschwüre mit nachfolgender eitriger Splenitis und Peritonitis hervorgerufen worden waren. COENEN (1990) stellte bei zehn von 27 Ponies, die ausschließlich mit Mischfutter gefüttert worden waren, Magenulzera fest, die ausnahmslos auf der kutanen Schleimhaut der Pars oesophagea entlang des Margo plicatus lokalisiert waren. Die klinischen Symptome sind unspezifisch und bestehen in Inappetenz bis zu völliger Anorexie, Gähnen, Flehmen, Ptyalismus, bisweilen auch Rülpsen und retroperistaltischen Ösophagusbewegungen. Die Wasseraufnahme ist wechselnd. Nicht selten zeigen die Tiere ausgeprägte Koliksymptome. DIECKMANN und DEEGEN (1991) stellen als klinische Symptome, die für eine Magenkrankheit und speziell für Magenulzera sprechen, periprandiale Kolik, Bruxismus (Zähneknirschen), Ruktus und Reflux heraus. Allerdings können sie auch symptomlos bleiben. Ihre Ursache wird besonders in Streßzuständen und Fütterungsfehlern gesehen. Besonders Pellets werden beschuldigt, Magenulzera auszulösen (COENEN, 1990), während nur mit Heu ernährte Pferde (Ponies) keine Ulzera aufwiesen. Der bei Feinfutterdiäten erhöhten Gastrinsekretion bei Fohlen wird eine besondere Bedeutung in der Ulkusgenese zugeschrieben (SMYTH et al., 1989). Eine andere Ursache wurde in einer Infektion mit Rotaviren gesehen (MERRITT, 1985; NAPPERT et al., 1985; PALMER, 1985) und bezüglich der Infektion mit Campylobacter pylori diskutiert (NAPPERT et al., 1985).

DIECKMANN und DEEGEN stellten fest, daß Pferde, die unter Solitärulzera litten, milde und protrahierte Krankheitsverläufe zeigten. Die Lokalisation der Ulzera war auf den Margo plicatus beschränkt. Dagegen waren bei schweren Koliken ulzeröse Prozesse auf Pars proventricularis, Kardia und sogar Ösophagus ausgebreitet. MURRAY et al. (1990) berichten von Fohlen, die keine klinischen Krankheitssymptome zeigten, bei denen aber gastroskopisch Magenulzera nachgewiesen werden konnten.

Bei chronischer Gastritis entstehen Leistungsminderung und Abmagerung, die jedoch nicht auf der Funktionsstörung des Magens, sondern auf der Anorexie beruhen. Außerdem wird das Haarkleid stumpf, und es können sich Ödeme an Gliedmaßen, Unterbrust und Unterbauch entwickeln (Hypoproteinämie, besonders Hypalbuminämie). Bei chronischer Gastritis werden intermittierend Kolikanfälle beobachtet. Im Falle von perforierten Magenulzera entwickelt sich eine rasch fortschreitende generalisierte Peritonitis mit septischem Schock, akuter Blutungsanämie, es entsteht eine erhebliche Leukopenie (schockbedingt). Die Krankheit führt oft in wenigen Stunden zum Tode. In weniger schweren Fällen entsteht eine örtliche Peritonitis mit bindegewebiger Verwachsung.

Die Diagnose beruht auf einem sorgfältig aufgenommenen Vorbericht (Vorbehandlung, Aufnahmemöglichkeit von Toxinen, vorausgegangene Koliken, Streßsituationen besonders bei Fohlen). Bei der Magensondierung wird eine dunkelbraune, oft übelriechende Flüssigkeit mit Schleimfetzen gewonnen, bei frischen Blutungen (Ulzera) mit Blutspuren, bei älteren Blutungen mit kaffeesatzähnlichen Beimengungen. Gewißheit bringt die Gastroskopie, die in Verbindung mit der Biopsie eine sichere Diagnose zuläßt, wenn der gesamte Magen adspiziert werden kann. Die Ulzera sind allerdings nicht in jedem Falle leicht zu erkennen. Für erwachsene Großpferde werden dazu Gastroskope von über 2 m (2,5 m) Länge benötigt (DIECKMANN und DEEGEN, 1990; DEEGEN und DIECKMANN, 1993). Es wird Nahrungskarenz von 24 Stunden empfohlen und eine mäßige Sedierung durchgeführt. Das längere Fasten kann beim Pferd zu Problemen führen, die bis hin zur Typhlokolitis führen können; der Besitzer ist also über die eventuellen Nebenwirkungen aufzuklären. Die Magenschleimhaut kann – ggf. nach Absaugen flüssigen Mageninhalts, aber auch durch die Flüssigkeit hindurch – nach Luftinsufflation und damit Erweiterung des Magens gut untersucht werden. Differentialdiagnostisch kommen Magendilatationen, insbesondere Reflux aus dem Dünndarm in Frage, der einen der Gründe für eine nachfolgende Gastritis darstellt, ferner die seltenen Magentumoren.

Therapeutisch sollte zunächst versucht werden, den Magen abzuheben und mit kaltem Wasser zu spülen. Dem Pferd können Eisstücke vorgelegt werden. Es ist noch nicht gesichert, ob Karminativa bei akuter Gastritis einen wesentlichen Einfluß ausüben; die tägliche Applikation von Kamillentee mit der Sonde kann jedoch sicher nicht schaden, ebenso die Gabe von Pektin oder Kaolin. Die schnelle Entleerung des Mageninhalts vermindert die Sekretion von Magensäure und damit die weitere Schädigung der Magenschleimhaut, wodurch auch die Schmerzhaftigkeit herabgesetzt wird. Es wird fraktioniert weiches Futter mit geringem Ballastanteil, wie frisches Gras, jedoch kein Klee, ferner Mehl-, Hafer- oder Gerstenschlapp gegeben. Gut geeignet sind »lösliche« Haferflockenprodukte. Metoclopramid kann die Magenentleerung beschleunigen, ist aber beim Pferd noch nicht ausreichend erprobt und nicht für diese Tierart zugelassen (Aufklärung des Tierbesitzers!). Sie sollten jedoch beim Fohlen mit nachgewiesenen Magenulzera ggf. eingesetzt werden (vorläufige Dosierungsangabe: Metoclopramid 0,1 mg/kg KM). Gute Ergebnisse werden mit Cimetidin erzielt. Die Dosis beträgt 10 mg/kg KM intravenöse Dauertropfinfusion, die drei- bis viermal täglich wiederholt wird.

### 3.9.2 Dilatatio ventriculi acuta (Akute Magenerweiterung)

Man versteht darunter eine plötzliche, über das physiologische Ausmaß hinausgehende, passagere Umfangsvermehrung des Magens durch große Futtermengen, Flüssigkeiten oder Gase. Unterschieden wird die primäre Magendilatation, bei der eine Überladung mit zu großen Mengen ungeeigneten oder verdorbenen Futters besteht, die nicht selten aber auch unbekannter Ursache ist, von einer sekundären, die im Verlaufe eines Ileus auftritt und die die häufigere Dilatationsform des Pferdes darstellt. Am häufigsten tritt sie im Verlaufe des Koliksyndroms auf (ca. 10% dieser Fälle).

Die akute primäre Magenerweiterung kommt selten durch Überfressen zustande, obwohl schon physiologischerweise die Aufnahme des Futters schneller erfolgt als dessen Passage durch den Magen. Letztere beschleunigt sich mit zunehmender Feinheit des Futters (z. B. gehäckseltes Heu gegenüber langem Heu). Dies gilt jedoch nicht für pelletiertes Futter, und auch Mischfutter füllt den Magen länger als Rauhfutter allein. In vielen Fällen trägt somit die Art des Futters zur Entwicklung einer Dilatation bei, z. B. schwer verdauliche Futterstoffe (Roggen-, Weizen-, Maiskörner, Maiskolben, verschlammtes Heu, grobes Stroh), stark quellendes Futter (Kleie, Erbsen, Bohnen, Mais, vor allem Trockenrübenschnitzel), sich zusammenballende Futtermittel, kurz geschnittener Häcksel mit Getreideschrot, pelletiertes Mischfutter, stark gärfähiges (phosphatasereiches) Futter (junger welker Klee, Luzerne, Esparsette, erhitztes Grünfutter, Maisschrot, Rüben, Kartoffeln, Brot, Melasse) oder sonstwie zur Gärung neigendes Futter (verschimmeltes Körner- oder Rauhfutter).

In anderen Fällen sind derartige Fütterungsfehler nicht nachweisbar. So wurden akute Magenerweiterungen im Zusammenhang mit übermäßiger Arbeitsleistung (nach einem Rennen) oder Arbeitsleistung unmittelbar nach der Futteraufnahme beobachtet. Auch das Luftschlucken (Aerophagie) der Kopper wurde als Ursache von Magendilatationen genannt. Im Verlaufe der Polyganglionopathie (Grass Sickness) kommt infolge der Paralyse des gesamten Magen-Darm-Systems ebenfalls eine schwere Magendilatation zur Beobachtung.

Die Aufnahme großer Mengen von Getreide(produkten) führt unter Bakterieneinfluß im Magen zur Bildung von Milchsäure und flüchtigen Fettsäuren. Besonders die flüchtigen Fettsäuren hemmen die Magenentleerung, wodurch der Futterbrei zu lange im Magen verweilt, dort unter weiterem Bakterieneinfluß fortgesetzt Gas gebildet und die Dilatation verstärkt wird. Darüber hinaus vermögen flüchtige Fettsäuren Gastritiden auszulösen. Durch den erhöhten intragastralen Druck wird die Durchblutung des Magens schwer gestört; insbesondere wird der venöse Abfluß vermindert, was zur venösen Druckerhöhung führt. Die Folge ist ein vermehrter Austritt von Flüssigkeit mit Proteinen über die Schleimhaut ins Magenlumen. Insgesamt wird durch diese Vorgänge der osmotische und onkotische Druck erhöht, so daß vermehrt Flüssigkeit im Magenlumen festgehalten wird und zu weiterer Dilatation beiträgt.

In den meisten Fällen liegt der Dilatation eine funktionelle Störung des Pylorusverschlusses zugrunde. Dieser Pyloruskrampf (als Folge der Vagotonie) ist auch die Ursache der im Verlauf des Koliksyndroms auftretenden selbständigen Magenüberladung. Er kann weiterhin reflektorisch bei übermäßigem Volumen des Mageninhaltes (Überfütterung, Quellung, Gärung) auftreten sowie nach der Verabreichung von Parasympathikomimetika. Die sekundäre akute Magenerweiterung entsteht in der Regel bei Dünndarmverschluß und Darmverlagerungen, seltener reflektorisch bei Anschoppungen und Blähungen des Dickdarms.

Bei der sekundären Magendilatation kommt es durch den obturierenden oder funktionellen Ileus besonders im Dünndarmbereich, seltener auch bei Dickdarmobstipation oder -ileus, zum Reflux in den Magen. Der steigende intragastrale Druck ist im Zusammenwirken mit dem intravasalen Flüssigkeitsverlust und der Toxinresorption verantwortlich für den Kreislaufschock. Darüber hinaus löst der in den Magen regurgitierte Darminhalt Schleimhautläsionen aus.

SCHUSSER und OBERMAYER-PIETSCH (1992) fanden bei Pferden mit einer sekundären Magendilatation über 10 l einen signifikant höheren Plasma-Gastrinspiegel von 69,0 ± 32,2 pg/ml gegenüber einer gesunden Kontrollgruppe mit 21,1 ± 15,6 pg/ml. Als Folgen der durch den Dehnungsreiz hervorgerufenen Hypergastrinämie könnten Magenschleimhautentzündungen und Magenulzera auftreten.

Gemeinsam ist allen Arten der akuten Magendilatation, daß die Futtermittel zu lange im Magen zurückgehalten werden, weil infolge der raschen Aufnahme und großen Menge die Muskelkraft der Magenwand dem Umfang der aufgenommenen Nahrung nicht gewachsen ist oder weil ein Pyloruskrampf die Entleerung des Mageninhaltes in den Dünndarm verhindert. Je nach der Zusammensetzung des Futters kommt es dann zur Gärung oder Quellung, also zu einer Volumenvermehrung des Mageninhaltes, auch wenn keine weitere Nahrungszufuhr erfolgt. Die übermäßige Magenfüllung bedingt eine zunehmende Überdehnung der Magenwand und steigert damit deren intramuralen Druck. Der venöse Abfluß wird gehemmt, während der Blutzufluß (infolge des höheren arteriellen Blutdruckes) zunächst noch stattfindet und erst später sistiert. Die Folge sind Stauungserscheinungen, Ödembildung und spätere Transsudation in die Magen- und in die Bauchhöhle. Das Transsudat kann schon nach kurzer Krankheitsdauer infolge der Kapillarwandschädigung mäßig hämorrhagisch werden. Der Dehnungsreiz und die Hypoxie verursachen Magenmuskelkrämpfe mit entsprechenden Kolikerscheinungen. Die Vergrößerung des Magens behindert die Zwerchfellbewegungen, wodurch die Bauchatmung unterdrückt wird (kostaler Atmungstypus). Durch den Zwerchfellvorstand wird auch die Herztätigkeit behindert, und in ausgeprägten Fällen kann es zu hochgradigen Atembeschwerden kommen. Dementsprechend entwickeln sich zunehmend Störungen des Allgemeinbefindens und der Blutzirkulation. Infolge des zunehmenden Druckes und einer verminderten Festigkeit der überdehnten Magenwand kommt es schließlich zur Ruptur (siehe 3.9.4). Diese kann schon vorzeitig durch plötzliches Niederwerfen oder Wälzen der Tiere oder durch heftige Magenkontraktionen provoziert werden.

Die Krankheitserscheinungen treten bei Diätfehlern bald nach der Futteraufnahme, beim primären Pylorusspasmus unabhängig davon oder im Zusammenhang mit dem zugrundeliegenden Koliksyndrom auf. Die Pferde äußern in der Regel hochgradige Kolikerscheinungen mit meist nur kurzen Pausen. Wir haben allerdings gelegentlich Fälle mit nur mittel- oder sogar geringgradigen sowie diskontinuierlichen Kolikanfällen gesehen. Dies hängt einerseits mit dem Ausmaß der Magendilatation, andererseits wahrscheinlich auch mit dem individuellen Schmerzempfindungsvermögen der Tiere zusammen. Als Folge des Zwerchfellvorstandes nehmen die Pferde in seltenen Fällen eine hundesitzige Stellung ein, wodurch der Magen zurückfällt und die Zwerchfellbewegungen und die Lungenventilation verbessert werden. Gelegentlich rülpsen die Tiere spontan oder nach Provokation durch Streichen in der linken Drosselrinne, wobei sauer riechende Gase entleert werden, während Erbrechen äußerst selten ist. Oft kann man an Hals und Schulter Schweißausbruch beobachten. Die Peristaltik ist mittel- bis hochgradig spastisch unterdrückt.

Bei der rektalen Untersuchung geben die meist vorhandene Verlagerung der Milz kaudal- und medianwärts sowie die starke Spannung des Milznierenbandes einen diagnostischen Hinweis. Nur bei sehr kurzen Pferden, hochgradiger Magenvergrößerung und einem besonders langen Arm des Untersuchers kann man die Magenwand unter und vor der linken Niere mit den Fingerspitzen als derbes glattwandiges Gebilde fühlen, das sich synchron mit der Atmung verschiebt. Selten wird ein mäßiger spastischer Meteorismus von Dünndarmschlingen festgestellt. Bei den sekundären Magendilatationen wird der Rektalbefund von der Primärkolik bestimmt. Dabei werden immer auch dilatierte Dünndarmschlingen palpiert.

Der Kreislauf ist zunächst nicht wesentlich gestört; bei höhergradigen und länger dauernden Dilatationen kommt es zu peripherer Kreislaufschwäche (verzögertes Blutangebot [Verlängerung der Kapillarfüllungszeit], schlechter Puls, anämische Schleimhäute) und infolge der zunehmenden Transsudation zur Bluteindickung (Ansteigen des Hämatokritwertes). Die Bauchpunktion ergibt dann eine Vermehrung und auch meist hämorrhagische Verfärbung der Bauchhöhlenflüssigkeit.

Die Diagnose wird durch das Einführen einer Magensonde gesichert, wobei sich in der Regel spontan (beim Senken des Kopfes oder einem leichten Vorziehen der Sonde) breiiger bis flüssiger, sauer stinkender, meist mit Gasblasen durchsetzter oder gasförmiger, in länger dauernden Fällen auch durch Blutbeimischung rötlich-braunrot verfärbter Mageninhalt entleert. Bei sekundären Dilatationen ist er oft gelblich, schäumend und besitzt einen dumpfen, nicht säuerlichen Geruch: rückgestauter Dünndarminhalt. In jedem Falle beurteilt man die Futterbestandteile, um Fütterungsfehler festzustellen. Häufig jedoch fließt nach dem Einführen der Sonde in den Magen keine Flüssigkeit ab, was zu der oft verhängnisvollen Annahme führt, der Magen sei nicht überladen. Es ist daher gerade beim fehlenden Abgang von Mageninhalt anzusaugen und ein vorsichtiger Spülungsversuch zu unternehmen: Man gibt ca. einen bis zwei Liter Wasser in den Trichter der Sonde, läßt das Wasser durch die Sonde soweit ablaufen, daß noch eine Wassersäule in der Sonde sichtbar bleibt, und gewinnt die Flüssigkeit durch wiederholtes Heben und Senken wieder zurück. Im Falle einer primären Magenüberladung mit festen Bestandteilen wird der Mageninhalt damit aufgeschwemmt und erscheint beim Senken der Sonde (Kopftiefhaltung) in zunehmender Konzentration im Trichter. Sind die Futtermassen jedoch sehr fest, so verstopfen sie in der Regel die magenseitigen Öffnungen der Sonde, die auch durch Einblasen von Luft oft nicht befreit werden können. In diesen Fällen muß die Sonde entfernt werden; die in den Öffnungen sitzenden Futtermassen geben einen Hinweis auf den Mageninhalt und sind fast beweisend für eine primäre Magendilatation.

Keine zuverlässigen diagnostischen Erkenntnisse vermittelt die Feststellung eines alkalischen pH-Wertes im Mageninhalt: Er kann sowohl von Duodenalreflux als auch von abgeschlucktem Speichel herrühren. Die Menge des gewonnenen (flüssigen) Inhalts gibt jedoch einen Anhaltspunkt über die dem Kreislauf verlorengegangenen Flüssigkeits- (und Elektrolyt-)Mengen und ist für therapeutische Maßnahmen von Interesse.

Leichte Fälle heilen unter Umständen spontan. In schwereren Fällen und bei verschleppter Behandlung treten anschließend oft klonische Bauchwandkrämpfe, Singultus, Vasomotorenlähmung, seltener ein Magenkatarrh oder Hufrehe auf. Vereinzelt wurde auch ein Zwerchfellriß beobachtet (von uns nie): hochgradige Atemnot, wechselnde Tympanie, perkutorisch umschriebene Dämpfungen und oft wechselnder tympanischer Schall meist hinter der Herzdämpfung. Wurde das Einführen einer Magensonde unterlassen (und vielleicht noch zusätzlich Arzneimittel in größeren Mengen gegeben), dann kann es zur Ruptur kommen. Wir halten das Übersehen einer akuten Magendilatation infolge Nichteinführens einer Sonde für grobe Fahrlässigkeit (Kunstfehler!).

Wesentlich ist die Unterscheidung zwischen selbständiger (d. h. primärer) und sekundärer Magenerweiterung, da letztere rezidivieren kann und bei bestimmten Primärleiden trotz Behandlung oft tödlich endet. Es ist daher unbedingt erforderlich, die primäre Ursache einer sekundären Magendilatation zu ermitteln und zu behandeln. Ansonsten ist die Prognose bei rechtzeitiger und richtiger Behandlung günstig.

Die Therapie besteht in der intravenösen Applikation eines Spasmolytikums (Metamizol, 20 bis 50 mg/kg KM; weniger gut geeignet ist Butylscopolamin), im möglichst frühzeitigen Einführen einer Magensonde, um den Überdruck und damit die akute Gefahr der Magenzerreißung zu beseitigen, und anschließender Magenspülung. Bis dahin ist das Niederlegen der Pferde wegen der Gefahr der spontanen Magenruptur zu verhindern (Umhertreiben).

Zur Sondierung wird in der Wiener Klinik die Fohlensonde nach MAREK mit dem Sondenschutzkeil nach GRATZL verwendet, da im Anschluß immer eine Magenspülung vorgenommen wird. Diese Sonde wird durch den Mund eingeführt und hat den Nachteil, daß sie stärker auf den Kehlkopf drückt, dadurch die Atmung behindert und oft starke Unruhe auslöst. In den meisten Fällen wird man daher eine Nasenschlundsonde verwenden, die bereits zu diagnostischen Zwecken (Feststellung einer Magenüberladung) eingeführt worden ist. Es wird dazu eine allseits glatte, d. h. nicht aufgerauhte, möglichst (der Größe des Patienten angepaßte) großkalibrige, feste Kunststoffsonde mit mindestens zwei seitlichen Öffnungen verwendet. Sie wird mit der Spitze in heißes Wasser getaucht, oder man läßt heißes Wasser durchlaufen, um die Sonde weicher zu machen. Sie läßt sich dann leichter durch Nase und Pharynx einführen. Festere Sonden haben den Vorteil, daß sie sich weniger leicht umschlagen und insbesondere den bei Magenüberladung sehr festen Sphinkter der Kardia überwinden können. Das große Lumen gestattet auch die Entfernung von gröberen Futterbestandteilen, wenn sie einigermaßen gut gekaut sind. Sehr unruhigen Pferden kann, auch zum Erreichen einer Kopftiefhaltung, Xylazin in einer Dosis von 0,2 mg/kg KM verabreicht werden. Man erleichtert sich das Einführen der Sonde, wenn man das Pferd auf die Prozedur vorbereitet: Durch mehrfach wiederholtes Einführen eines Fingers in die betreffende Nüster wird das Pferd an das Einführen der Sonde gewöhnt, so daß das Instrument in der Regel ohne weitere Zwangsmaßnahmen eingeführt werden kann. Der dafür notwendige zeitliche Aufwand erleichtert den meisten Pferden das Sondeneinführen so sehr, daß man nicht darauf verzichten sollte; insbesondere erleichtert der Verzicht auf die Nasenbremse das Abschlucken, und die geringeren Abwehrreaktionen des Pferdes und Aufwendungen zur Fixation des Tieres führen zur Zeitersparnis und hinterlassen nicht zuletzt einen besseren Eindruck beim Tierbesitzer. Man fährt dann fort wie bei der diagnostischen Gewinnung von Mageninhalt: Nach Erreichen des Magenlumens werden der Kopf und die Sonde gesenkt, wobei im Falle flüssigen Inhalts, ggf. nach leichtem Zurückziehen der Sonde, bereits Mageninhalt abgeht. Ist dies nicht der Fall, so aspiriert man oder gibt etwa einen bis zwei Liter kaltes Wasser hinein, läßt (weitgehend) ablaufen, so daß noch etwas Wasser in Sonde und Trichter zurückbleibt (Erhaltung der Wassersäule zwischen Trichter, Sonde und Magen), und versucht, durch Senken des Kopfes und des Trichters aufgeschwemmten Mageninhalt zu gewinnen. Dies führt man fort, bis bei primärer Magendilatation nach ausreichendem Entleeren des Magens die eingegebene Flüssigkeit vollständig abläuft und nicht wiedergewonnen werden kann. Eine vollständige Entleerung ist nicht immer möglich und nicht erforderlich, da mit der Druckentlastung die Magenfunktion wieder einsetzt und sich der Mageninhalt duodenalwärts entleert. Sobald der Rückfluß durch die Sonde sistiert, muß man durch Veränderung der Einführungstiefe die Lage der Sondenspitze variieren, da sie evtl. in den Ösophagus zurückgezogen, in einer Schleimhautfalte verkeilt oder in Futterbrei festgesetzt sein kann. Sehr grobe und langstielige Futterbestandteile können mit der Sonde nicht entfernt werden; sie kommen beim Pferd wegen des in der Regel gut gekauten Futters auch selten vor. In diesem Falle ist man auf Druckentlastung mittels der Sonde und Applikation von Metamizol (Novalgin), nicht jedoch Butylscopolamin, beschränkt. Bei sekundärer Magendilatation bleibt die Sonde zunächst liegen, so daß sich bei weiterem Reflux kein erneuter Überdruck bilden oder dieser sofort behoben werden kann.

Zur Beschleunigung der Passage können nach (!) ausreichender Druckentlastung bei primärer akuter Magendilatation Glaubersalzlösung, 5%ig, ein halber Liter pro 100 kg KM exakt isotonisch ist die 4%ige Lösung (UNGEMACH, 1991), oder Paraffinum liquidum, ein bis zwei Liter, gegeben werden.

Für die Gabe höherkonzentrierter Glaubersalzlösungen besteht kein Bedarf; diese Lösungen sind vielmehr geeignet, durch Entzug von Flüssigkeit aus dem Kreislauf diesen unnötig zu belasten, weshalb das Volumen dann wieder aufgefüllt werden müßte. Kontraindiziert ist auch die Gabe von Parasympathomimetika wie Neostigmin (Prostigmin, Konstigmin) oder gar Carbachol (Lentin). Auch Atropin oder Butylscopolamin sollten nicht verwendet werden, da sie – im Gegensatz zu Metamizol – nicht nur den Schmerz bekämpfen, sondern auch zu einer Lähmung der Peristaltik führen. Ist es vorher zu einer solchen Fehlbehandlung gekommen, so muß durch ständiges Abhebern des Magens eine Überladung infolge der fehlenden Peristaltik verhindert werden, bis die Darmfunktion wieder normal funktioniert; Wirkungsdauer bei Atropin etwa sechs Stunden.

Die Behandlung der sekundären akuten Magendilatation richtet sich nach der zugrundeliegenden Krankheit. Auf keinen Fall dürfen Mittelsalze oder Paraffin gegeben werden, solange kein ausreichender Abfluß sichergestellt ist. Im übrigen gilt das oben Gesagte.

In jedem Falle einer Hämokonzentration oder Blut-pH-(BE-)Verschiebung sind Flüssigkeit und Elektrolyte, insbesondere der Säure-Basen-Haushalt auszugleichen.

Nach Behebung der akuten Rupturgefahr kann sich das Pferd in der Box frei bewegen und auch wälzen. Beruhigt sich das Pferd im Anschluß an die Magenspülung nicht oder wird es wieder unruhig, was durch eine neuerliche Quellung des Mageninhaltes und Überdehnung oder Krämpfe der Magenwand bedingt sein kann, so muß man die Spülung nach einer halben bis einer Stunde wiederholen.

### 3.9.3 Dilatatio ventriculi chronica (Chronische Magenerweiterung)

Die chronische Magendilatation kennzeichnet sich gegenüber der akuten Magenerweiterung dadurch, daß nach Behandlung und Entfernung des übermäßigen Mageninhaltes eine dauernde Vergrößerung der Magenhöhle zurückbleibt.

Ursachen der primären Erkrankung sind längere Zeit hindurch aufgenommene voluminöse Futterstoffe wie Häcksel, Leguminosen, Stroh (bei Jungpferden auch anderes Rauhfutter) oder Kies, Sand (Sandkrankheit) u. dgl.; auch das Luftkoppen soll dazu führen. Prädisponierend wirkt die Erschlaffung der Magenmuskulatur (Alter, chronische Entzündungen), und weiterhin neigen besonders gefräßige Tiere dazu. Eine sekundäre chronische Magendilatation entwickelt sich bei Passagehindernissen im Pylorus oder Dünndarm (Geschwülste, Abszesse, Narbenstrikturen, auch chronische Krämpfe).

Die Pathogenese weist gewisse Parallelen zur Entwicklung der Herzdilatation auf. Werden große und schlecht verdauliche Futtermengen aufgenommen, so kommt es zu einer Anpassungserweiterung des Magens. Der vermehrte Dehnungsreiz löst kräftigere peristaltische Wellen aus, die die Entleerung der abnormen Inhaltsmassen ermöglichen. Anschließend zieht sich der Magen wieder zusammen. Wird er andauernd auf diese Weise belastet, so entwickelt sich mit der Zeit eine kompensatorische Muskelhypertrophie. Nach Wochen und Monaten kommt es zur Dekompensation mit teilweiser Erlahmung der Muskulatur und verlangsamter und ungenügender Magenentleerung. Die Folgen sind Verdauungsstörungen, und schließlich bleibt die Erweiterung bestehen. Die

Magenwand weist eine mehr oder weniger ausgeprägte Fibrosierung auf, die in der hyperplastischen und später erschlafften Muskularis beginnt.

Klinisch sind die immer wiederkehrenden periodischen Kolikanfälle charakteristisch, die sich meist kurz nach der Futteraufnahme einstellen. Sie können bis zu mehreren Stunden andauern und bei unterlassener Behandlung gelegentlich durch Erstickung oder Magenzerreißung mit dem Tode enden, oder aber es entwickeln sich die Erscheinungen eines chronischen Magenkatarrhs mit starker Abmagerung. Der Magen ist selten rektal fühlbar. Er verursacht durch den Zwerchfellvorstand Atembeschwerden und Kreislaufstörungen: sogenannte »abdominale Dämpfigkeit«.

Eine Behandlung ist in der Regel aussichtslos, da die Wiederherstellung des ursprünglichen Magenumfanges nicht möglich ist. Man appliziert wiederholt die Magenperistaltik fördernde Mittel, wie z. B. Coecolysin® (15 ml intramuskulär). Durch entsprechende flüssige oder breiige Nahrung kann eine gewisse Besserung erreicht werden. Im akuten Anfall ist der Ruptur durch Sondierung und Magenspülung vorzubeugen.

### 3.9.4 Magenruptur

Ursache des Zerreißens der Magenwand sind in der Regel primäre oder sekundäre Magenüberladungen. Normalerweise wird der Magenwandtonus geringer, wenn die Magenfüllung ansteigt, so daß sich der Magen ohne Schaden ausdehnen kann; der intragastrale Druck nimmt nicht nennenswert zu. Zunächst steigt auch der Druck des Sphinkters der Kardia nicht an, so daß dessen Funktion erhalten bleibt. Erhöhen sich jedoch der intragastrale und der intramurale Druck durch erhebliche Überfüllung und reflektorische Kontraktion, so nimmt auch die Sphinkterspannung zu, und zwar überproportional stark, so daß die retrograde Entleerung des Magens zusätzlich zu den prädisponierenden anatomischen Gegebenheiten erschwert wird. Durch den Gärprozeß und die Quellung der Futtermassen nimmt der Druck weiter zu, bis der Magen bei einem Innendruck von 55 bis 169 g/cm$^2$, im Durchschnitt 98 g/cm$^2$, im Bereich wenige Zentimeter seitlich der großen Kurvatur reißt. Der Inhalt ergießt sich in die Bauchhöhle, wo sehr rasch ein toxischer Schock ausgelöst wird und binnen kurzem zum Tode führt. Die 54 Fälle von TODHUNTER et al. (1986) zeigten in einem Drittel primäre Magendilatationen; die sekundären verteilten sich etwa gleichmäßig auf enteritische, obstruktive und peritonitische Fälle, wobei in sechs Fällen trotz liegender Magensonde eine Ruptur eintrat.

Die klinischen Symptome vor der Magenruptur sind die der akuten Magendilatation: höchstgradige Schmerzzustände, Puls- und Atemfrequenzsteigerung, Dyspnoe, Würgebewegungen, bisweilen Salivation, in seltenen Fällen auch Erbrechen von flüssigem Mageninhalt aus den Nasenöffnungen, Schwitzen besonders im Halsbereich, Ptyalismus. Die hundesitzige Stellung wird nicht so häufig eingenommen wie beschrieben. Mit der Magenruptur, bei der in Einzelfällen ein Ruck durch den Patienten geht, hören die akuten Koliksymptome plötzlich auf, das Pferd beruhigt sich geradezu schlagartig, während sich allerdings der Allgemeinzustand rasch verschlechtert. Es bestehen alle Zeichen des akuten Kreislaufschocks mit heftigem Schwitzen, wobei in manchen Fällen der kalte Schweiß in großen Mengen abtropft. Die Pulsfrequenz erreicht Werte von weit über 100/min, der Puls wird zunehmend schwach bis schließlich unfühlbar, die Schleimhäute werden blau bis verwaschen, die Kapillarfüllungszeit überschreitet vier Sekunden, das Pferd zeigt Tachypnoe, die Herztöne werden undeutlich, vielfach wird ein systolisches Herzgeräusch vernommen (Turbulenzgeräusch). Der Patient wird teilnahmslos, die Blutgefäße des Kopfes treten hervor, das Auge wird ausdruckslos *(Facies hippocratica)*. Der Hämatokritwert steigt rasch an, während die Leukozytenzahl auf Werte unter 200/µl abfällt. Es besteht im allgemeinen eine ausgeprägte metabolische Azidose.

Die Diagnose wird anhand des klinischen Bildes in Verbindung mit einer Parazentese gestellt. Bei der Bauchhöhlenpunktion geht reichlich bräunlich-rötliche Flüssigkeit ab, die jedoch nicht in jedem Falle makroskopisch erkennbare Futterbestandteile enthält (Siebwirkung des Netzes). Die Eiweißproben werden rasch mäßig stark positiv, mikroskopisch werden Leukozyten, Erythrozyten in geringer bis mittlerer Menge und Futterbestandteile erkannt.

Differentialdiagnostisch kommt eine Darmruptur in Frage, die ohne die Kenntnis des vorausgegangenen klinischen Bildes nicht von der Magenruptur unterschieden werden kann (die Prognose ist gleich aussichtslos). Bei einer Peritonitis sind Erythrozyten und Leukozyten wesentlich stärker angestiegen, der Proteingehalt ist höher. Eine Magenruptur im Endstadium kann jedoch auch diese Befunde hervorbringen, allerdings fehlen bei der Peritonitis ohne Ruptur in jedem Falle Futterbestandteile.

Die Prognose ist aussichtslos. Eine sinnvolle Therapie ist nicht bekannt. Das Pferd ist so rasch wie möglich zu euthanasieren oder zu schlachten.

### 3.9.5 Gastrolithiasis (Magensteine)

Magensteine und Futterbälle kommen äußerst selten vor und werden als Folge chronischer Magenkatarrhe oder unzweckmäßiger Fütterung angesehen. Sie können bis zu 7 kg schwer werden, sind von unterschiedlicher chemischer Zusammensetzung (siehe auch Darmsteine, 3.9.9.4). Spezielle Symptome werden in der Regel nicht beobachtet (Zufallsbefund bei der Sektion); man wird eventuell die Erscheinungen des chronischen Magenkatarrhs feststellen können.

Von außen aufgenommene Fremdkörper wie Steine, Metallstücke und dgl. werden von den bei der Futteraufnahme sehr vorsichtigen Pferden äußerst selten abgeschluckt.

### 3.9.6 Tumores ventriculi (Magengeschwülste)

Gelegentlich findet man bei der Sektion Sarkome oder Karzinome im Kardiateil bzw. Papillome am Margo plicatus. In den meisten Fällen wurden jedoch von der ösophagealen Magenregion ausgehende Plattenepithelkarzinome, selten Adenokarzinome der Drüsenregion nachgewiesen. Sie rufen durch Einschmelzung der Schleimhaut und Behinderung der Magenbewegung sowie Stenosierung des Pylorus Verdauungsstörungen und gelegentlich Kolikanfälle hervor. Bei langdauernden Appetenzstörungen oder malignen Prozessen entwickelt sich eine zunehmende Kachexie, und es tritt ein plötzlicher Tod infolge Durchbruchs und innerer Verblutung auf. Eine Diagnose intra vitam ist in der Regel kaum möglich, es sei denn, man verfügt über die apparative Ausstattung zur Gastroskopie. In diesem Falle sollte die Gastroskopie unbedingt mit der Entnahme mehrerer Bioptate aus dem Rande einer verdächtigen Läsion verbunden werden.

### 3.9.7 Magenparasiten

Als Ursachen für Magenparasitosen kommen Gasterophilus spec., Habronema spec. und Trichostrongylus axei in Frage. Von größerer klinischer Bedeutung sind sie offensichtlich sehr selten; selbst die bisweilen in großer Anzahl auftretenden Magendassellarven scheinen überraschenderweise allenfalls geringgradige unbestimmte Symptome, sehr selten dagegen Ulzera hervorzurufen (Tafel 8, Abb. f, Tafelteil). Bei massenhaftem Befall durch *Trichostrongylus axei* sollen hin und wieder Koliken beobachtet worden sein.

Die Diagnose von T. axei kann durch den Einachweis im Kot geschehen. Habronemen können dagegen nicht im Kot diagnostiziert werden. Ein Gasterophiluslarvenbefall ist dann wahrscheinlich, wenn die Eier im Vorhandbereich gefunden werden; die Larven können auch endoskopisch gut nachgewiesen werden.

Zur Therapie eignet sich Ivermectin (z. B. Ivomec®) sehr gut. Es wird in einer Dosis von 0,2 mg/kg KM verabreicht.

### 3.9.8 Enteritis (Darmkatarrh und -entzündung)

Als Darmkatarrh bezeichnet man die mit Kotveränderungen und Durchfall einhergehenden oberflächlichen Entzündungen der Darmschleimhaut *(Enteritis superficialis)*, während die Darmentzündung alle Wandschichten des Darmes umfaßt *(Enteritis profunda)* und auch Veränderungen des Allgemeinbefindens und -verhaltens verursacht. Reine Motilitäts- und Sekretionsstörungen manifestieren sich klinisch als Darmkatarrh.

Darmkatarrhe und -entzündungen kommen vielfach gemeinsam mit Magenentzündungen vor (Gastroenteritis); nur in einem Drittel unserer Fälle war die Erkrankung auf den Darm allein beschränkt. Insgesamt sind aber Gastroenteritiden, mit Ausnahme der Colitis X (s. d.), seltener geworden (ca. 1% unserer Patienten), was vermutlich weniger auf die derzeitige Pferdehaltung als auf die weitestgehend einheitliche Fütterung mit Hafer und Heu zurückzuführen ist.

Ursachen der akuten primären Entzündungen sind vom Darmlumen aus wirkende Schädlichkeiten, die entweder von außen in den Darm gelangen oder erst in diesem entstehen. Die ersteren wirken auch auf die Magenschleimhaut ein, weshalb oft Gastritis und Enteritis gemeinsam auftreten.

Am häufigsten werden Darmkatarrhe und -entzündungen durch Diätfehler verursacht: frischer, d. h. nicht ausreichend getrockneter Hafer und derartiges Heu wirken ebenso schädlich wie die vorwiegende oder ausschließliche Fütterung mit Weizen, Roggen, Gerste, Mais, Runkel- oder Zuckerrüben, Rübenschnitzel, Melasse, Rohrzucker, Brot (namentlich in nicht getrocknetem Zustand), Kartoffeln, aber auch Kleie, Klee und Rübenblätter. Kleinere Mengen werden eventuell vertragen; bei einem plötzlichen Futterwechsel stellen sich oft Störungen ein. Besonders ungünstig wirkt sich eine übermäßig kohlenhydratreiche Fütterung bei gleichzeitigem Rauhfuttermangel aus. Mechanische Insulte durch harte und spitze Futterbestandteile (silikatreiches Futter, Sand oder andere Fremdkörper) sind seltenere Ursachen. Auch Fehler in der Futterzubereitung, unregelmäßige Fütterungszeiten, das rasche Abfüttern während einer zu kurzen Arbeitspause, übermäßige Tagesarbeit, Transporte oder sonstige Stressoreneinwirkungen können zu Funktionsstörungen und Magendarmkatarrhen führen. Weitere Fütterungsnoxen sind gesäuertes, gärig oder faulig verändertes, verschimmeltes oder anderweitig verdorbenes Futter, Rost- und Brandpilzbefall, bestimmte Giftpflanzen oder Mykotoxine (z. B. Stachybotrys) im Futter. Beim Saugfohlen können eine übermäßige Milchaufnahme oder Veränderungen der Stutenmilch einen Darmkatarrh auslösen.

Chemische Noxen sind z. B. Arsenik, Kochsalz, Quecksilber- (gebeizter Weizen), Kupfer-, Nitrat- und Nitritverbindungen, Erdölprodukte, Oxalate, organische Phosphorsäureester; ferner Arzneimittel, die die Darmschleimhaut reizen, wie Anthrachinonderivate (Aloe, Istizin) – insbesondere die Kombination von Glaubersalz und Istizin ist gefährlich.

Sekundäre Entzündungen sind die Folge von Darmparasitosen oder treten im Verlaufe von bestimmten Infektionskrankheiten auf (z. B. Infektiöse Arteriitis, Brustseuche, Milzbrand, Corynebacterium-equi-Infektion, Salmonellose, Tuberkulose, Aspergillose). Einige Erreger rufen nahezu ausschließlich am Magendarmtrakt Entzündungen hervor, so daß man diese auch zu den primären Entzündungen rechnen könnte. Hierher gehören Rota- und Coronaviren, die bei Fohlen zum Teil tödlich verlaufende Gastroenteritiden auslösen (während über Enteroviren in diesem Zusammenhang beim Pferd noch wenig bekannt ist), aber auch z. B. *Salmonella typhimurium*, *Clostridium perfringens* und *Escherichia coli*.

Die letztgenannten Erreger sind zum Teil Bestandteil der normalen Darmflora und können durch besondere Umstände virulent werden, sich vermehren oder ihre pathogenen Eigenschaften entfalten. Derartige Dysbakteriosen (bei denen vielleicht auch noch andere Keime pathogene Eigenschaften entfalten können) werden durch einige der erwähnten ätiologischen Faktoren ausgelöst oder zumindest gefördert. So kommt es beispielsweise bei zu rascher Aufnahme großer Mengen von pelletiertem Mischfutter (aber auch Hafer) zu einer geringeren Durchsaftung des Futters (Speichel und Magensaft) und langsameren Entleerung des Magens, so daß der pH-Wert ansteigt und günstige Bedingungen für die Vermehrung bestimmter Mikroorganismen und für das Auftreten von Fehlgärungen geschaffen werden. Das Arbeiten nach kurzen Fütterungspausen führt ebenso wie Durchblutungsstörungen und Stressoreneinwirkungen zu Motilitäts- und Resorptionsverminderung, die dann ähnliche Wirkungen hat. Eine länger dauernde Chemotherapie kann bei Pflanzenfressern zu Änderungen der Bakterienflora und Durchfällen führen, und zwar auch bei parenteraler Anwendung, wenn das Chemotherapeutikum in den Darm ausgeschieden wird (z. B. mit Tetrazyklinen, Tylosin). In den letzten Jahren sind bei derartig behandelten Pferden, die sich gleichzeitig in einem Streßzustand befanden (Transporte, Arbeit, Narkosen, chirurgische Eingriffe) oder an anderen Krankheiten litten (Krankheiten des Atmungstraktes oder des Magen-Darm-Traktes, Parasitosen, Infektionskrankheiten), auch zum Teil tödlich verlaufende Intoxikationen durch die Vermehrung von Endotoxinbildnern im Darm aufgetreten. Das daraus entstehende Krankheitsbild (Entzündungen des Blind- und Grimmdarmes, Kolikerscheinungen, unstillbare Durchfälle mit faulig stinkendem, oft blutigem Kot, Autointoxikation) wurde als »Transportkrankheit«, »Colitis X« (s. d.), »Akutes Colitissyndrom«, »Poststreßdiarrhoe« u. a. beschrieben. Beim Zustandekommen wirkt ein protein- und energiereiches, aber zellulosearmes Futter (reichlich Hafer, Kraftfutter) mit, wodurch die Vermehrung von Endotoxin- und Sporenbildnern gefördert wird. Insbesondere wurden Clostridien *(C. perfringens)* nachgewiesen und die Krankheit als »Intestinale Clostridiose« bezeichnet. Neben Clostridien können vermutlich auch andere enteropathogene Bakterien eine Rolle spielen wie Enterokokken, Staphylokokken, Proteus sp., Pseudomonas sp. Die durch *Corynebacterium equi* hervorgerufene Diarrhoe tritt vor allem bei Fohlen bis zum Alter von 9 Monaten auf. Klinisch auffallendstes Zeichen einer Enteritis ist der Durchfall; er muß aber beim Pferd nicht in jedem Falle bestehen. Prinzipiell wird als Durchfall ein durch vermehrten Wasseranteil in seiner Konsistenz verminderter, ungeformter, schleimiger, breiiger bis flüssiger Kot bezeichnet, der verschiedene Beimengungen enthalten kann und in seiner Menge vermehrt ist und/oder vermehrt abgesetzt wird. Pathogenetisch kommen verschiedene Kombinationen folgender Faktoren in Frage: verminderte Resorption von Flüssigkeit, vermehrte Sekretion ins Darmlumen, Vermehrung hygroskopischer Substanzen im Chymus, verminderte (!) Peristaltik.

Die pathologischen Veränderungen kommen beim Überwuchern pathogener Keime hauptsächlich durch deren Toxinwirkung zustande, wobei sich neben den örtlichen Entzündungserscheinungen rasch ein hypovolämischer Schock entwickelt. Als Mediatoren fungieren dabei Prostaglandine (experimentelle Untersuchungen mit E.-coli-Endotoxin beim Pferd), die neben der Hämokonzentration, verlängerter Kapillarfüllungszeit und Fieber auch die Hyperglykämie und -laktatämie wie auch das Absinken von Bikarbonat und pH-Wert des Blutes bedingen. Aber auch die Hemmung normaler mikrobiologischer Aktivitäten, wodurch abnorme Bakterien- und Stoffwechselprodukte gebildet werden, trägt zur Entwicklung des Krankheitsbildes bei.

Ebenso verursacht jede längere Stauung des Darminhaltes (Obstipation, Meteorismus, Ileus) Dysbakteriosen und fermentative Entgleisungen. Insbesondere im Dickdarm wirken sich diese mikrobiell bedingten Verdauungsstörungen auf die Menge der löslichen Kohlenhydrate, die Bildung und die Neutralisation der flüchtigen Fettsäuren, die Bildung von Aminoverbindungen, die Resorption und den Transport der Ingesta etc. aus. Bei übermäßiger Kohlenhydrataufnahme gelangt Glukose in abnormen Mengen in den Dickdarm, was nicht nur die Entwicklung einer Tympanie, sondern gleichfalls wieder die Bildung flüchtiger Fettsäuren und von Milchsäure fördert und die osmotische Konzentration des Darminhaltes erhöht. Die Folgen sind Motilitätssteigerungen und vermehrter Flüssigkeitsaustritt in das Darmlumen.

Ein Teil der genannten Schadstoffe führt somit direkt oder reflektorisch zu vermehrter Sekretion, gesteigerter Peristaltik, verminderter Resorption und damit zu den klinischen Erscheinungen des Darmkatarrhs (Durchfall), ohne zunächst die Schleimhaut entzündlich zu verändern. Das gleiche geschieht durch vegetative Entgleisung im Sinne einer Parasympathikotonie.

In der Regel kommt es aber zu einer direkten oder indirekten Schädigung der Schleimhaut und zur Entzündung. Deren Entwicklung wird durch weitere pathogene Faktoren gefördert, wie Durchblutungsstörungen (Kreislaufschwäche), Überanstrengungen und andere Stressoreneinwirkungen sowie durch sonstige Magendarmkrankheiten. Die Darmwand ist hyperämisch und ödemisiert, am Schleimhautepithel treten vermehrt Desquamation und Degeneration auf; es wird reichlich Schleim, Flüssigkeit und schließlich ein eiweißreiches, fallweise eitriges oder kruppöses Exsudat produziert. Bei der *Enteritis profunda* entstehen höhergradige, oft bis zur Nekrose gehende Schädigungen des Darmepithels, was den Krankheitserregern Zutritt in die tieferen Schichten der Darmwand ermöglicht. Neben Leukozyten wandern auch rote Blutkörperchen in die Darmwand und das Darmlumen aus, so daß die Enteritis hämorrhagisch werden kann. Sowohl infolge der entzündungsbedingten Verminderung der Reizschwelle als auch durch im Darminhalt gebildete toxische Stoffe wird die Darmbewegung beschleunigt, nur selten verzögert. Die Veränderung der Bakterienflora, die lebhaften Zersetzungsvorgänge, die gestörte Resorption sowie der Ausfall vieler Enzymwirkungen führen zu einer Beeinträchtigung der physiologischen Tätigkeit des Darmes. Die im Darm gebildeten Schadstoffe greifen die Kapillaren an, verstärken deren Permeabilität und fördern damit die periphere Kreislaufschwäche. Hierfür wird teilweise die erwähnte übermäßige Milchsäurebildung im Dickdarm der Pferde verantwortlich gemacht. Diese und die Erniedrigung des pH fördern den Stickstoff-Stoffwechsel der Bakterien und damit die Bildung von Ammoniak und verschiedener vorwiegend gefäßaktiver biogener Amine (Histamin, Tyramin etc.).

Zusammenfassend läßt sich feststellen, daß die ätiologischen und pathogenetischen Faktoren sehr komplex sind, sich vielfach überschneiden, voneinander abhängig oder rückgekoppelt und beim Pferd in vieler Beziehung noch nicht geklärt sind. Das Hauptsymptom, der Durchfall, ist im wesentlichen die Folge der veränderten Peristaltik, der vermehrten Sekretion und Exsudation und der verminderten Resorption von Flüssigkeit, die beim Pferd zum größten Teil im Dickdarm stattfindet. Nach anderer Ansicht soll eher eine Hypomotilität vorliegen. Die reichlich ausgeschiedene Flüssigkeit wirkt peristaltikauslösend; dabei genügen aber schon wenige Darmbewegungen, um diese großen Flüssigkeitsvolumina auszustoßen.

Diese Wasser-, Elektrolyt- (vor allem Natrium-), Basen- und Blutverluste führen bei längerem Verlauf zur Verminderung des Blutvolumens (protoplasmatischer Kollaps), zu Elektrolytimbalanzen, exsikkotischen Erscheinungen und metabolischer Azidose. Die Blutfülle im Darmtrakt und die resorptive toxische Schädigung der Vasomotoren verstärken den hämodynamischen Kollaps. Die resorbierte Milchsäure bewirkt auch im Organismus eine Histaminfreisetzung. Man macht sie daher für gewisse Komplikationen im Verlaufe von Darmkrankheiten verantwortlich, wie z.B. die Hufrehe. Darüber hinaus führt die Laktämie zur Hemmung des Energiestoffwechsels der Zellen und belastet die Alkalireserve. Die Resorption weiterer Schadstoffe (z.B. Phenol) und Bakterientoxine (das Pferd ist sehr empfindlich gegenüber ammonikalischen Vergiftungen!) lösen Fieber aus und führen zum Kräfteverfall. Zusammen mit der Milchsäure bewirken sie Parenchymschädigungen und Degenerationen in verschiedenen Organen, insbesondere in der Leber Autointoxikation. Durchwandern pathogene Bakterien die Darmwand, so erkrankt auch das Bauchfell. In besonders schweren Fällen kommt es zum Einbruch in die Blutbahn und zur Toxämie, Bakteriämie bzw. Sepsis mit meist tödlichem Ausgang.

Die verhältnismäßig selten selbständige Form des chronischen Darmkatarrhs entwickelt sich aus dem akuten Katarrh oder ist die Folge von Gebißunregelmäßigkeiten, der wiederholten Einwirkung von nicht zu intensiven Noxen oder Allergenen, des Luftschluckens beim Koppen und dergleichen mehr. Häufiger ist er eine Begleiterscheinung von Durchblutungsstörungen (chronische Kreislaufkrankheiten, embolisch-thrombotische Kolik), Leberleiden und vor allem des Darmparasitenbefalls. Seltener findet man ihn bei chronischen Infektionskrankheiten oder Neoplasmen (z.B. die durch *Mycobacterium avium* hervorgerufene granulomatöse Enteritis, Lymphosarkomatose).

Im Laufe der Erkrankung kommt es allmählich zu einer Bindegewebsvermehrung der Darmwand mit Schwund der Epithel- und Drüsenschichten, Herabsetzung der Erregbarkeit und dementsprechend vorwiegenden Störungen der Sekretion und der Resorption. Die Folgen sind vermehrte oder häufiger mangelhafte Eindickung des Darminhaltes, Durchfälle und zunehmende Abmagerung. Dabei kommt es beim Pferd in der Regel nur fallweise zu Proteinverlusten in den Darm, wie Albumin-Clearance-Untersuchungen ergeben haben (ausgenommen granulomatöse und parasitäre Enteritiden). Dagegen wurden Störungen im Immunstatus beobachtet, die sich u.a. in Verminderung der IgA und Erhöhung der IgG im Serum ausdrücken.

Klinisch findet man beim akuten Darmkatarrh Abnahme der Freßlust und Mattigkeit, anfangs gelegentlich Kotverhalten, bald jedoch Durchfall (letzteren meist erst, wenn der Dickdarm erkrankt ist). Bleibt der Katarrh auf den Dünndarm beschränkt, dann kann der Durchfall fehlen, da der Dickdarm eine große Resorptionskapazität besitzt und das aus dem erkrankten Dünndarm in erhöhter Menge ankommende Wasser zunächst problemlos resorbieren kann. Der Kot riecht sauer oder faulig und ist mit Gasbläschen, Schleim und Epithelteilchen durchsetzt. Beim Dünndarmkatarrh sieht man vermehrt unverdaute Futterbestandteile im Kot. Bei ausgeprägten Duodenumentzündungen kann sogar ein Ikterus entstehen, wenn der Gallenausgang durch das Ödem verschlossen ist. Der beim Pferd häufig auftretende Ikterus entsteht allerdings auch dann, wenn infolge der Darmerkrankung eine Verminderung der Futteraufnahme oder Resorption entstanden ist (Anstieg des primären Bilirubins). Der Dickdarmkatarrh kennzeichnet sich durch den mangelhaft geformten Kot oder den dünnbreiigen oder wäßrigen Durchfall.

Bei lang anhaltenden Durchfällen kommt es zum Offenstehen des Afters, und bei Mastdarmentzündungen besteht vielfach Tenesmus. Die Peristaltik ist in der Regel vermehrt, plätschernd und laut, fallweise auch spastisch gehemmt. Durch rektale Untersuchung kann man meist einen erhöhten Darmtonus feststellen. Gelegentlich treten sogar Kolikanfälle auf. Infolge der Entwässerung haben die Pferde meist vermehrten Durst. Vor allem bei Dünndarmkatarrhen reagiert der Harn sauer; die Phosphate und Gallenfarbstoffe sind erhöht, und falls kein intensiver Durchfall besteht, kann auch vermehrt Indikan nachgewiesen werden. Die innere Körpertemperatur ist in der Regel nur geringgradig erhöht. In den meisten Fällen treten bald die Symptome der peripheren Kreislaufschwäche auf (frequenter Puls, verzögertes Blutangebot, pseudoanämische Schleimhäute etc.).

Leichte Fälle enden innerhalb weniger Tage mit Heilung; meist beträgt die Krankheitsdauer etwa eine Woche, selten 14 Tage. Bei längerer Dauer besteht die Gefahr der Entwicklung eines chronischen Darmkatarrhs. Als Komplikationen können im Gefolge der Autointoxikation verwaschene Schleimhäute, Ikterus, Leberschädigungen, Urtikaria und gelegentlich Myoklonien der Bauchmuskulatur oder des Zwerchfelles auftreten.

Die Symptome der Enteritis sind in der Regel die gleichen wie die des akuten Darmkatarrhs, nur eben stärker ausgeprägt und mit oft schweren Störungen des Allgemeinbefindens und -verhaltens verbunden. Insbesondere bemerkt man Sistieren der Futteraufnahme, hochgradigen Durst als Folge der Exsikkose, oft heftige Bauchschmerzen (Kolikanfälle) und Durchfall mit schmerzhaftem Tenesmus, wobei der Kot meist übel riecht und bisweilen mit Gasblasen, Blut, Pseudomembranen oder Gewebeteilen durchsetzt ist. In der Regel bleibt die Entzündung nicht auf einen Darmabschnitt beschränkt, sondern breitet sich innerhalb kürzester Zeit auf den gesamten Magen-Darm-Trakt aus.

Wesentlich ist die Störung des Allgemeinbefindens, wobei insbesondere das mittel- bis hochgradige Fieber auffällt (nach starkem Blutverlust und Exsikkose stellen sich auch subnormale Temperaturen ein). Der Puls wird zunehmend beschleunigt, schwach bis unfühlbar; die Schleimhäute werden verwaschen. Manchmal treten nervale Störungen (Schwindel, Zwangsbewegungen, Krämpfe, Apathie) auf. Die insbesondere bei Dickdarmentzündungen (Typhlocolitis) sich bald entwickelnde Exsikkose ist an der verminderten Hautelastizität, dem eingefallenen Auge und den trockenen Schleimhäuten zu erkennen. Der Harn ist so wie beim Darmkatarrh verändert; gelegentlich tritt Albuminurie auf. Als Folge des Flüssigkeitsverlustes sind Hämatokrit-, Erythrozyten- und Hämoglobinwerte erhöht, eine entzündungsbedingte Leukozytose ist besonders ausgeprägt. Bei Typhlocolitis und Salmonellose findet man dagegen meist eine Leukozytopenie. Natrium- und Bikarbonatgehalt des Plasmas sind vermindert.

Falls es nicht gelingt, die Ursachen der Entzündung zu kupieren, tritt die Heilung oft nur zögernd ein. Dies ist auch der Fall bei Erkrankung von neugeborenen Fohlen, weil bei ihnen der Ersatz des geschädigten Zottenepithels längere Zeit dauert. Ein tödlicher Ausgang tritt meist innerhalb von 1 bis 2 Wochen ein. Insbesondere Dünndarmentzündungen, Salmonellen- und Clostridieninfektionen, aber auch Typhlocolitis können unter schweren Intoxikationserscheinungen innerhalb kurzer Zeit zum Exitus führen. In diesen Fällen ist differentialdiagnostisch auch an einen mechanischen Ileus zu denken.

Der chronische Darmkatarrh führt zu verminderter Lebhaftigkeit, Rückgang der Leistung und des Nährzustandes sowie Blutarmut, Hypoproteinämie und gelegentlich Ödemen. Die Pferde äußern wechselnde Freßlust, gähnen häufig (Mitbeteiligung des Magens), der Bauch ist aufgezogen, gelegentlich treten Kolikanfälle auf, und man findet abwechselnd Kotverhalten und Durchfall oder lang andauernde Durchfälle mit unterschiedlicher Kotkonsistenz (manchmal kuhfladenähnlich). Mit dem Kot können Schleim, Eiter, seltener Blut ausgeschieden werden. Häufig ist er übelriechend, mit Gasblasen durchsetzt, und es tritt vermehrt Flatulenz auf. In seltenen Fällen bleibt der Kot aber auch lange Zeit unverändert, z. B. bei granulomatöser Enteritis oder Lymphosarkomatose. In diesen Fällen kann man rektal die veränderte Darmwand und vergrößerte Gekröselymphknoten nachweisen. Der Harn ist sauer, das Indikan deutlich vermehrt, und der Nachweis von Phosphaten gelingt fast immer. Resorptionsstörungen können mittels Glukose- oder D-Xylose-Test festgestellt werden.

Die Diagnose der Darmentzündungen bereitet im allgemeinen keine Schwierigkeiten. Man beachte die qualitativen Kotveränderungen (Dünndarmkatarrh) und den Durchfall (Dickdarmkatarrh); den chronischen Katarrh erkennt man an der wechselnden Symptomatik und dem langwierigen Verlauf. Reichlicher Schleimgehalt des Kotes spricht für katarrhalische Entzündungen im Gegensatz zur reinen Motilitäts- und Sekretionsstörung, bei der neben der Häufigkeit des Kotabsatzes nur die Konsistenz des Kotes verändert ist. Differentialdiagnostisch muß man die glasig-klebrigen Schleimmassen im Mastdarm bei Darmverschlüssen berücksichtigen. Eiter, Kruppmembranen (fibrinöses Exsudat) und Blut im Kot sind Symptome der Enteritis. Gegenüber dem einfachen Katarrh treten außerdem mehr oder weniger schwere Allgemein- und Intoxikationserscheinungen auf. Die Infektionskrankheiten rufen in der Regel auch an anderen Organen charakteristische Veränderungen hervor. Bei tuberkulöser und paratuberkulöser Enteritis, bei der Salmonellose und beim Clostridienbefall sind die Erreger im Kot nachweisbar (auch bei der Coronavirusinfektion der Fohlen). Nach entsprechender Krankheitsdauer sind auch positive serologische Reaktionen zu erwarten. In jedem Fall muß der Kot auf Darmparasiten und bei chronischem oder rezidivierendem Verlauf müssen auch die Zähne untersucht werden. Für spezielle Fälle wird die Biopsie empfohlen (Neoplasien, granulomatöse Enteritis). Die Behandlung der akuten Entzündungen wird nach folgenden Grundsätzen durchgeführt:

**Allgemeine Maßnahmen:**
1. Schaffung günstiger Umweltverhältnisse: Ruhigstellung an einem trockenen Ort, Sauberkeit der Futter- und Tränkeinrichtungen, Reinigung der kotbeschmutzten Körperteile, häufige Entfernung des Kotes aus der Box. Insbesondere bei den akuten Katarrhen hat sich das Einhüllen des Abdomens mit warmen Decken bewährt.
2. Zur Entfernung und Neutralisierung der im Magen-Darm-Trakt vorhandenen Entzündungserreger und Schadstoffe gibt man – eventuell nach vorheriger Magenspülung – Carbo adsorbens (300 bis 600 g in etwas Wasser). Einige Stunden später wird ein salinisches Abführmittel verabreicht, z. B. Glauber- oder Bittersalz (800 bis 1000 g in 5 bis 8 l Wasser mit der Sonde). Heute wird jedoch die Behandlung mit Aktivkohle, außer zur Bindung von Toxinen, weitgehend abgelehnt. Die Kohle führt zur Verlängerung der Verweildauer der Ingesta im Darm, wodurch eine vermehrte Bildung und Resorption toxischer Stoffwechselprodukte erfolgt. Man strebt vielmehr eine möglichst rasche Ausscheidung der Ingesta an, um die Belastung des Organismus zu vermindern.
3. Ein- (Fohlen) bis zweitägige Nahrungskarenz. Im Anschluß daran werden reizlose, leicht verdauliche Futtermittel verabreicht, z. B. alt gelagertes aromatisches Heu, aufgeweichtes Körnerfutter, Hafer- und Gerstenschrot, Mehl- und Kleieschlapp, Schleimsuppen von Hafer, Gerste, Leinkuchen und dergleichen. Erst nach Wiederherstellung wird allmählich auf normales Futter übergegangen. Zum Trinken gibt man wiederholt in kleinen Mengen abgestandenes, raumtemperiertes Wasser.
4. Abstellen der Ursache, sofern diese bekannt ist: Zahnkorrektur, antiparasitäre, chemotherapeutische Behandlung etc.
5. Bei länger dauerndem therapieresistentem Durchfall und Gefahr der Exsikkose sind stopfende Mittel angezeigt: Tanninum (10 bis 25 g) am besten in Form eines Bolus; weniger wirksam sind Cortex Quercus (20 bis 50 g) oder Tanninum albuminatum (10 bis 25 g) als Bolus. Bei Dickdarmentzündungen oder blutigen Durchfällen können Einläufe mit 0,1%iger Argentum-nitricum-Lösung durchgeführt werden (gegebenenfalls sogar als Massendruckklysma, S. 209). Ob von diesen Maßnahmen ein wesentlicher günstiger Einfluß zu erwarten ist, ist durchaus nicht gesichert; auf keinen Fall sollten die Substanzen bei hämorrhagischer Enteritis gegeben werden, da sie dann leichter in die Blutbahn geraten können und zum Teil hepatotoxisch wirken.
6. Eine orale Antibiotika- oder Chemotherapie ist unter Umständen kontraindiziert und führt nur selten zum Erfolg (z. B. Sulfonamide, 0,1 g/kg KM über drei Tage). Bei spezifischen Enteritiden mit Allgemeinstörungen ist die parenterale Applikation vorzuziehen. Für chronische Durchfälle wird Ampicillin empfohlen (50 mg/kg KM 2- bis 3mal täglich). Breitspektrumpenicilline können gut mit Gentamicin kombiniert werden (2 bis 4 mg/kg KM). Auf keinen Fall sollten Antibiotika gegeben werden, die in den Darm ausgeschieden werden können (z. B. Tetracycline), da dann die Darmflora schwer geschädigt, die Endotoxine frei werden und zur Resorption gelangen können. Zur Normalisierung der Darmbakterienflora kann man 4 bis 8 l einer grob geseihten Aufschwemmung von normalem frischen Pferdekot mittels Sonde eingeben.
7. Die Folgen des Durchfalls, die Autointoxikation und die Kreislaufschwäche müssen bei schweren oder länger verlaufenden Darmkatarrhen und -entzündungen behandelt werden: Flüssigkeits- und Elektrolytzufuhr, Natriumbikarbonat, Glukoseinfusionen mit Thiamin etc. (S. 193). Die Auffüllung der Hypovolämie ist eine der wichtigsten Maßnahmen überhaupt. Eine sehr gute Möglichkeit der Volumensubstitution wäre die Plasmaübertragung, die aber nicht selten an der nicht ausreichenden Verfügbarkeit genügender Mengen scheitert. Plasmaexpander sind teuer; sie haben aber eine längere Verweildauer als salinische Lösungen und bieten sich bei wertvollen Pferden an. Man verwendet Dextrane mit einem Molekulargewicht um 60 000 bis 70 000 D. Sie können kombiniert werden mit salinischen Lösungen. Im übrigen verwendet man Vollelektrolytlösungen, etwa Ringerlösung. Ideal wäre die Gabe bilanzierter Elektrolytlösungen, was jedoch in praxi häufig an der Unmöglichkeit scheitert, die Serum-Elektrolyte zu bestimmen; außerdem geben die Serum-Elektrolyte nur ein unvollständiges Bild über den Gesamtelektrolythaushalt. Die Menge und die Infusionsgeschwindigkeit richten sich nach dem Grad der Dehydratation, der anhand des klinischen Bildes unter Berücksichtigung von Hämatokrit und Serum-Proteingehalt geschätzt wird. Als Faustregeln gelten:

Erhaltungsbedarf (bei sistierender Futter- und Wasseraufnahme): Pferd bis 100 kg KM 60 bis 40 ml/kg KM und Tag, über 100 kg KM 30 bis 10 ml/kg KM und Tag (UNGEMACH, 1991) je zur Hälfte als Vollelektrolyt- (RINGER) und 5%ige Glukoselösung. Bei Jungtieren besteht ein erhöhter Bedarf.

Zusätzlich bei Dehydratation:
Geringgradige Dehydratation: 40 bis 60 ml/kg
 (4 bis 6 l/100 kg),
mittelgradige Dehydratation: 60 bis 80 ml/kg
 (6 bis 8 l/100 kg),
hochgradige Dehydratation: 80 bis 120 ml/kg
 (8 bis 12 l/100 kg) und mehr.

Je nach Dehydratationsgrad sollte die Auffüllung des Kreislaufs anfangs rasch erfolgen, innerhalb von sechs Stunden sollen bis 50% des Korrekturbedarfs gegeben werden, danach wird die Infusionsgeschwindigkeit reduziert und anhand von klinischem Bild, Hämatokrit- und Proteinwert eingestellt.

Eine gute Möglichkeit der Applikation größerer Flüssigkeits- und Elektrolytmengen besteht bei ausreichender Resorption im Darm in der oralen Gabe. Hierzu ist reines Wasser nicht gut geeignet; wesentlich bessere Resorptionsergebnisse werden mit der WHO-Lösung erzielt; sie enthält:

Glukose 111 mmol/l
Natriumionen 90 mmol/l
Kaliumionen 20 mmol/l
Chloridionen 80 mmol/l
Bikarbonationen 30 mmol/l
Wenn man sie selbst herstellt, ist sie sehr billig:
Natriumchlorid (Kochsalz) 3,5 g
Natriumbikarbonat 2,5 g
Kaliumchlorid 1,5 g
Glukose 20,0 g
Wasser ad 1000 ml

Die Lösung sollte innerhalb von 24 Stunden verbraucht sein (UNGEMACH, 1991).

In vielen Fällen akuten Durchfalls besteht ein absoluter Kaliummangel (Hypokalie), obwohl der Serum-Kaliumwert »normal« erscheint. Ein »normaler« Serum-Kaliumspiegel bei Azidose bedeutet immer eine Hypokaliämie (LÖSCHER, UNGEMACH und KROKER, 1991). In diesen Fällen ist der Elektrolytinfusion ein erhöhter Gehalt an Kaliumionen zuzuführen. Die Dosis beträgt 0,3 mmol/kg (30 mmol/100 kg), wobei bis zu 20 mmol einem Liter Infusionslösung zugesetzt werden können.

Glukoselösungen dürfen erst nach Ausgleich einer Azidose verabreicht werden, da andernfalls die Azidose durch Bildung von Milchsäure verstärkt wird. Gegeben wird die 5- (bis 10)%ige Lösung. Laktat (Ringerlaktat) sollte bei bestehendem Kreislaufschock nicht angewandt werden, da die Umwandlung zu Bikarbonat nicht gewährleistet ist.

Sehr wesentlich ist der Ausgleich einer metabolischen Azidose. Er erfolgt am besten nach Bestimmung der Blutgase. Wenn auch die Blutgasbestimmung am besten im arteriellen Blut erfolgt, so gibt doch auch schon das venöse Blut gute Anhaltspunkte für das Vorliegen einer Azidose. Der Ausgleich erfolgt am besten nach Berechnung unter Verwendung der Formel:

– BE[mmol/l] x 0,3 x kg KM = Menge Bikarbonat [mmol/Pferd]
(– BE = negativer Basenexzeß; 0,3 = Verteilungsraum der Bikarbonationen).

Leider ist die Bestimmung der Blutgase in praxi oft nicht möglich. Andererseits ist es unmöglich, anhand klinischer Merkmale auf den Grad einer Säure-Basen-Verschiebung zu schließen. In diesen Fällen kann vorsichtig wiederholt 4,2%ige Bikarbonatlösung in einer Dosis von 1 bis 2 ml/kg (100 bis 200 ml/100 kg) gegeben werden.

In jedem Falle muß die Infusion von Bikarbonat langsam erfolgen; andernfalls kommt es zur Dissoziation des Bikarbonats, wobei $CO_2$ und Wasser entstehen. $CO_2$ kann, im Gegensatz zu $HCO_2$-Ionen in Gehirnzellen penetrieren und dort eine evtl. tödliche intrazelluläre Azidose auslösen.

Der chronische Darmkatarrh wird nach den gleichen Prinzipien behandelt. Insbesondere sind die Pferde bei der Arbeit zu schonen, besser wäre es aber, sie gänzlich ruhig zu stellen. Das Futter sollte leicht verdaulich sein und die Darmschleimhaut nicht zusätzlich reizen (einhüllende oder schleimige Futtermittel). Eine gewisse Wirkung haben längere Zeit hindurch applizierte Gaben von salinischen Abführmitteln, wie z. B. die HAYEMSCHE Lösung. Bei chronischen Dickdarmkatarrhen ist die Klysmenbehandlung mit Argentum nitricum angezeigt (s. oben). Mit oralen Gaben von Pferdenormalserum hat man angeblich Besserung oder Heilung von chronischen Durchfällen innerhalb von zwei bis vier Wochen erzielen können. Wesentlich erscheint uns die Behandlung der fast immer vorhandenen Kreislaufschwäche, und zwar auch dann, wenn diese nicht sehr ausgeprägt ist. KOPF et al. (1988) empfehlen die schon von HUSKAMP (1982) vorgeschlagene Duodenozäkostomie bei akuter Gastroduodenojejunitis.

Zur Prophylaxe müssen die geschilderten Fütterungs- und Haltungsnoxen vermieden werden. Die Pferde sollten regelmäßig arbeiten und mehrmals täglich nicht allzu große Mengen eines die Kautätigkeit anregenden Futters erhalten. Werden Pellets als Alleinfutter verabreicht, so müssen sie einen geringen Keimgehalt und ausreichend grobe Rauhfutterteilchen aufweisen. Unmittelbar nach der Fütterung wie auch im Verlauf einer Chemotherapie dürfen keine schweren körperlichen Anstrengungen, Aufregungen oder sonstige Stressoreneinwirkungen erfolgen. Insbesondere bei Trockenfutter muß wiederholt Wasser angeboten werden. Jeder abrupte Futterwechsel ist zu vermeiden.

### 3.9.8.1 Virale Enteritiden

Sie kommen besonders bei Fohlen vor und werden ausgelöst durch Rota-, Corona- oder Adenoviren. Besonders Rotaviren wurden als Ursachen von Darmkatarrhen nachgewiesen. Sie schädigen die Spitzen der Villi, wodurch die Resorptionsfähigkeit gestört wird; die Folgen sind Maldigestion und Malabsorption. Dadurch bleiben vermehrt osmotisch wirksame Substanzen im Darmlumen, was zu vermehrter Flüssigkeits- und Elektrolytsekretion führt. Obwohl nur der Dünndarm erkrankt, kommt es zu Durchfällen, weil die Resorptionskapazität des Dickdarms wegen der großen Mengen hygroskopischer Stoffe überfordert wird. Adenoviren führen offensichtlich nur bei Araberfohlen mit Immundefizienzsyndrom zu Erkrankungen des Darmes.

Die Diagnose erfolgt über den Virusnachweis. Differentialdiagnostisch müssen bakterielle Infektionen, Parasitosen und Fütterungsfehler berücksichtigt werden.

Die Therapie ist rein symptomatisch und berücksichtigt die auf Seite 192 ff genannten Maßnahmen.

### 3.9.8.2 Bakterielle Enteritiden

Ursächlich kommen einige Serotypen von Escherichia coli, Salmonellen, Klebsiellen, Enterobacter, Bacillus piliformis und Yersinia in Frage. Zu Durchfällen, meist ohne direkte Schädigung der Darmschleimhaut, kommt es, wenn die Bakterien den oberen Dünndarmbereich befallen. Die Keime produzieren Enterotoxin, das in der Darmschleimhaut das cAMP-Adenylatcyclase-System aktiviert, wodurch eine Massensekretion von Wasser ins Darmlumen ausgelöst wird. Es kommt zu einem Verlust des Blutes an Wasser, Chloriden, Kalium, Natrium und Bikarbonat, wodurch ein hypovolämischer Schock ausgelöst werden kann. Einige Bakterien, wie Salmonellen, vermögen allerdings auch in die Darmwand einzudringen und sie zu schädigen (Tafel 7, Abb. k, Tafelteil). Bakterielle Infektionen können virale Enteritiden komplizieren.

Infektionen mit Salmonellen können klinisch inapparent verlaufen und werden zufällig bei einer bakteriologischen Kotuntersuchung entdeckt. Andererseits können sie mit Durchfällen ohne Allgemeinsymptome, mit milden Allgemeinsymptomen (leichtes Fieber, Anorexie, Durchfall) einhergehen, oder sie manifestieren sich als Sepsis mit schwersten Allgemeinsymptomen und Lokalisation in verschiedenen Organen und Geweben und tödlichem Ausgang. Bei den schwereren Verlaufsformen mit Allgemeinsymptomen bestehen neben Fieber Dehydratation, oft Leukopenie, Verbrauchskoagulopathie, septischer und hypovolämischer Schock.

Die Diagnose wird durch bakteriologische Untersuchung des Kotes gestellt. Diffentialdiagnostisch kommen virale Infektionskrankheiten, Endoparasitosen und Fütterungsfehler in Frage.

Clostridien (Cl. perfringens Typ A) können schwere Entzündungen des Dickdarms, in einem Teil der Fälle auch des Dünndarms hervorrufen. Es erkranken hauptsächlich Fohlen im ersten Lebensjahr. Offensichtlich wirkt Streß prädisponierend, da die künstliche Infektion nur selten und dann zu milden Symptomen führt. Das klinische Bild imponiert durch plötzlich einsetzende, profuse, wäßrige Durchfälle, die im Strahl abgesetzt werden, schwer gestörtes Allgemeinbefinden; Fieber kann bestehen. Die Krankheit führt durch Toxinämie und Hypovolämie zu einer schweren Kreislaufbelastung, die Schleimhäute werden verwaschen, die Skleralgefäße sind gestaut, die Kapillarfüllungszeit ist verlängert, der Puls beschleunigt, anfangs drahtig, später weich bis unfühlbar. Die Tiere entwickeln rasch eine erheblich Dehydratation. Die Krankheit geht häufig tödlich aus.

Therapeutisch ist die konsequente Volumensubstitution durchzuführen (s. S. 192). Gut bewährt hat sich die Applikation von Laktulose, die als Sirup dreimal täglich in einer Gesamtdosis von 0,25 bis 0,5 (bis 1,0) g/kg per os oder mit der Nasenschlundsonde gegeben wird. Sie vermindert das Haften von bakteriellen Infektionen im Dünndarm. Bei Clostridieninfektionen, nicht dagegen bei Samonellosen, erzielt man mit saurer Milch gute Erfolge; gegeben wird ca. 1 l/100 kg mit der Sonde. Antibiotika oder Chemotherapeutika sollten nur angewendet werden, wenn fieberhafte Allgemeinsymptome bestehen. Die Wahl des Antibiotikums richtet sich am besten nach dem Antibiogramm. Angewendet werden können:

Ampicillin 2,5 mg/kg, auf dreimal täglich verteilt,
Gentamicin 2 bis 4 mg/kg, auf zweimal täglich verteilt,
Chlorampheaicol 100 mg/kg, auf vier-, besser sechsmal täglich verteilt,
Trimethoprim-Sulfonamid 20 bis 30 mg/kg, auf zweimal täglich verteilt.

Auf keinen Fall sind sie per os anzuwenden; auch in den Darm ausgeschiedene Antibiotika (Tetracycline) sind zu vermeiden. Im übrigen sind Fütterungsmaßnahmen und besonders Wasser-Elektrolyt-Substitutionen, ebenso ein Ausgleich einer evtl. Azidose, wie auf S. 192 beschrieben, durchzuführen. Insbesondere ist der Kaliumverlust auszugleichen. Die bisweilen empfohlene Gabe von Kortikosteroiden sollte u. E. nicht durchgeführt werden, obwohl vorübergehend subjektiv Besserung einzutreten scheint (Kosmetik des Allgemeinbefindens).

### 3.9.8.3 Parasitosen (siehe 3.10)

### 3.9.8.4 »Rossediarrhoe« der Fohlen

Die Durchfälle treten gewöhnlich während der ersten Rosse nach dem Fohlen (Fohlenrosse) auf. Ursache und Pathogenese sind noch nicht ausreichend bekannt. Verdächtigt wurden Veränderungen der Milch während der Fohlenrosse, orale Aufnahme von Scheidensekret durch das Fohlen, vermehrte Aufnahme von Rauhfutter und Körnerfutter mit Beginn der zweiten Lebenswoche, insbesondere aber Strongyloides-westeri-Infestation. Zumindest die mit der Stute direkt in Verbindung zu bringenden Ursachen sind fraglich, da die Durchfälle auch nach Isolierung von Fohlen aufgetreten sind. Außerdem wurden während der Rosse keine Veränderungen der Milch nachgewiesen.

Klinisch sind die Durchfälle in der Regel harmlos. Die Farbe des Kotes ist gelb, die Konsistenz breiig bis dünnbreiig. Das Allgemeinbefinden ist selten gestört, die Tiere saugen ohne Beeinträchtigung weiter (und nehmen weiter Heu, Stroh und Körnerfutter auf). In schwereren Fällen geht die Krankheit mit Störung des Allgemeinbefindens bis hin zu Somnolenz und Koma und mit Dehydratation einher. In diesen Fällen muß ein sorgfältiger Flüssigkeitsausgleich durch Infusion von Elektrolytlösungen oder WHO-Lösung per os erfolgen. Bei der Berechnung der Menge geht man von den höheren Werten aus, da Fohlen, wie alle Jungtiere, einen erhöhten Körperwasserbestand aufweisen. Die Bestimmung von Hämatokrit- und Serum-Proteinwert ist allerdings nicht gut zu verwerten, da Fohlen niedrigere Werte als erwachsene Pferde aufweisen. Sobald eine metabolische Azidose ausgeglichen ist, muß 5- bis 10%ige Glucoselösung appliziert werden, da die Fohlen rasch unterzuckern (Blut-Glucose < 50 mg/dl). Zur Normalisierung der Darmfunktion kann ein Versuch mit Loperamid (Imodium), 0,16 mg/kg, gemacht werden, das in Tropfenform per os gegeben wird. Adstringentien oder Absorbentien sollten nicht angewendet werden.

### 3.9.8.5 Colitis X, Typhlocolitis acuta

Die Krankheit wurde erstmalig unter dieser Bezeichnung von ROONEY et al. (1963) beschrieben. Man versteht hierunter seitdem eine perakute, mit anfangs wäßrigem, bald blutig werdendem, explosionsartig abgesetztem Durchfall einhergehende nichtkontagiöse Entzündung des Dickdarms, die in den weitaus meisten Fällen unter den Zeichen eines hypovolämischen und toxischen Kreislaufversagens zum Tode führt. Die Ursache ist, wie der Name andeutet, unbekannt. Vieles spricht für einen Endotoxinschock, der im Anschluß an Streßsituationen auftritt. Experimentell konnten mit Endotoxinapplikationen Krankheitsbilder wie bei Colitis X ausgelöst werden. PRESCOTT et al. (1988) haben die Krankheit bei gesunden Ponies durch orale Applikation von Darminhalt erkrankter Pferde hervorgerufen. Verantwortlich gemacht werden Coli-Endotoxine, ferner Clostridium perfringens Typ A und Salmonellen, wobei die letztgenannten keineswegs immer nachgewiesen werden. Daneben dürften Enterotoxine eine Rolle spielen. Typisch ist, daß die Krankheit während oder im Anschluß an Situationen und Krankheiten auftritt, die zu einer besonderen physischen oder/und psychischen Belastung führen. Besonders Krankheiten des Respirations- und Digestionstrakts (Koliken, nicht selten harmlose Dickdarmobstipationen), chirurgische Behandlungen (Arthroskopie), Behandlung mit Anthelminthika oder Antibiotika (besonders solche, die in den Darm ausgeschieden werden, wie Tetracycline), plötzlich Futterumstellung auf sehr kohlenhydratreiches Futter, Wechsel der Umgebung oder der Pflegepersonen, ungewohnte Arbeitsanforderungen spielen eine Rolle.

Das klinische Bild besteht in plötzlich gestörtem Allgemeinbefinden, manche Pferde legen sich nieder und lassen sich schwer auftreiben, die Herzfrequenz erreicht hohe Werte (80 bis 100/min), die Kapillarfüllungszeit ist verlängert, die Schleimhäute sind rötlich, bald bläulich und verwaschen, in manchen Fällen besteht Fieber. Sehr bald wird ein explosionsartig abgesetzter, zunächst wäßriger, dann rasch blutig werdender profuser Durchfall beobachtet. In einigen Fällen werden milde bis mittelgradige Koliksymptome gesehen. Vielfach besteht Tenesmus ani, gegen Ende der Krankheit steht der Anus bisweilen offen. Die Darmgeräusche sind völlig verschwunden; allenfalls können geringgradige passive glucksende und fließende Geräusche durch die fortgeleiteten Bauchdeckenbewegungen vernommen werden. Labordiagnostisch wird schon in den ersten Stunden eine massive Hämokonzentration als Ausdruck einer extremen Dehydratation gesehen; Hämatokritwerte weit über 70% sind keine Seltenheit. Dagegen ist das Serum-Protein nur teilweise erhöht, da infolge der exsudativen Enteritis viel Protein in den Darm verloren wird. Während ganz zu Beginn der Krankheit die Leukozyten unverändert oder leicht erhöht sein können, sinken sie mit zunehmender Dauer rapide ab; Werte unter 2000, sogar unter 1000/µl sind keine Seltenheit. Die Serum-Elektrolyte sind gering bis deutlich erniedrigt: Es besteht die Tendenz zur Hypochlorämie, Hypokaliämie, Hyponatriämie und zur metabolischen Azidose, die ganz beträchtliche Ausmaße erreichen kann. Laktat ist in der Regel stark erhöht (Werte über 10 mmol/l sind keine Seltenheit). Eine Hyperglykämie kommt in einigen Fällen vor, ebenso eine Azotämie als Zeichen eines prärenalen Nierenversagens, wenn die Krankheit lange genug besteht. Es entwickelt sich eine disseminierte intravasale Koagulation mit Verbrauchskoagulopathie.

In eigenen Fällen wurden Kombinationen mit hämorrhagischen Dünndarmenteritiden gesehen, die einen besonders raschen Verlauf mit in jedem Falle tödlichem Ausgang nahmen (KRAFT, 1985).

Die Diagnose ist anhand des klinischen Bildes unter Berücksichtigung des Vorberichts leicht zu stellen.

Die Prognose ist selbst bei frühzeitig eingeleiteter Behandlung ausgesprochen schlecht (HERMANN, 1985; LAUK et al., 1987; KRAFT, 1985). Die meisten Pferde sterben innerhalb des ersten Tages, oft schon nach wenigen Stunden; andere überleben 48 Stunden, einige länger, wenige erholen sich.

Die Therapie muß sofort nach Erkennen der ersten Symptome – Apathie, evtl. Liegenbleiben, Tachykardie, verlängerte Kapillarfüllungszeit, rektal flüssiger Kot, Hämokonzentration – eingeleitet und kompromißlos durchgeführt werden, soll wenigstens einige Aussicht auf Erfolg bestehen. Wegen der großen Mengen von Arzneimit-

teln ist die Therapie sehr teuer. Folgende Maßnahmen werden durchgeführt:
1. Flüssigkeits-Elektrolyt-Substitution: Die Menge richtet sich nach der Dehydratation unter Berücksichtigung des Basisbedarfs (s. S. 192). In der Regel müssen 8 bis 12 l/100 kg KM und Tag, nicht selten mehr gegeben werden. Anhaltspunkte bietet der Hämatokritwert, der sich unter der Therapie normalisiert, nach Absetzen aber sofort wieder ansteigt. Da unter der Flüssigkeitsgabe das Serum-Protein weiter fällt, sollte ein Teil des Volumens durch Plasmaexpander (Detran 70), besser noch durch Pferdeplasma oder -blut ersetzt werden. Als salinische Lösungen wird Ringer-Lösung empfohlen. Da meistens eine Azidose besteht, muß selbst bei »normalem« Serum-Kalium mit einer Hypokaliämie gerechnet werden, weshalb Kaliumchlorid zugeführt werden muß (0,3 mmol Kaliumionen/kg KM, 20 mmol in ein bis zwei Liter Infusionslösung). Sobald die Resorption wieder einsetzt, kann ein Teil der Flüssigkeit durch orale Gabe der WHO-Lösung appliziert werden.
2. Azidoseausgleich: Die Schwere der in den weitaus meisten Fällen vorhandenen Azidose kann anhand klinischer Symptome nicht abgeschätzt werden. Sie ist am besten bilanziert auszugleichen, d.h., man berechnet sie nach der Formel:

negativer Basenexzeß (–BE [mmol/l]) x 0,3 x kg KM = benötigte Bikarbonationen ($HCO_3^+$ [mmol/l]).

Wichtig ist, daß die Bikarbonatlösung nicht zu schnell infundiert wird. Die Hälfte der Gesamtmenge wird innerhalb einer Stunde, der Rest innerhalb der nächsten 24 Stunden gegeben (sonst besteht die Gefahr der intraneuronalen Azidose). Während des Azidoseausgleichs sollte die Elektrolytkonzentration im Serum, besonders das Kalium, kontrolliert werden.
3. Verhinderung oder Behebung einer sekundären Magendilatation: Da bei den Tieren in der Regel eine Darmatonie besteht, wird Flüssigkeit in den Magen zurückgestaut. Durch Sondieren und Liegenlassen der Magenschlundsonde ist dies zu verhindern.
4. Antiphlogistische, analgetische und antiendotoxinämische Therapie: Die Gabe von Flunixinmeglumin (Finadyne®) hat diese Wirkungen zum Ziel. Obgleich seine HWZ beim Pferd nur 1,5 bis 2 Stunden beträgt, bleibt die biologisch-therapeutische Wirkung doch mehrere Stunden erhalten (UNGEMACH, 1991). Die Dosis beträgt 1,1 mg/kg KM.
5. Antibiose: Ziel ist die Verhinderung einer Bakteriämie, nicht einer Behandlung der Bakterienflora im Darm. Empfohlen werden Breitspektrumantibiotika wie Ampicillin, 2,5 mg/kg KM auf dreimal, in Kombination, aber nicht in der Mischspritze, mit Gentamicin, 4 bis 8 mg/kg KM, auf zweimal täglich verteilt. Orale oder in den Darm ausgeschiedene Antibiotika (Tetracycline) sind kontraindiziert.
6. Keimverminderung im Darm: Darmwirksame Antibiotika sind, wie bemerkt, kontraindiziert. Besser geeignet ist Laktulose, das in einer Dosis von 0,25 bis 0,5 (1,0) g/kg KM mehrmals täglich per os gegeben wird. Auch die orale Gabe von Sauermilch, mehrmals täglich 1 l/100 kg, dürfte einen günstigen Effekt haben. Weniger wirkungsvoll scheint Joghurt zu sein.
7. Verhinderung einer disseminierten intravasalen Koagulation (Verbrauchskoagulopathie): Zu Beginn 50 bis 100, nach der ersten Stunde 30 bis 50 E Heparin/kg KM und Stunde im Dauertropf (in der Elektrolytlösung). Die Heparinbehandlung soll nicht unterbrochen werden, um die Wirksamkeit nicht ins Gegenteil zu verkehren.
8. Regulierung der Peristaltik: Zum Erzielen einer regulären Peristaltik mit dem Ziel, die Resorption zu verbessern, wird Loperamid (Imodium®) 0,16 mg/kg KM in Tropfenform auf dreimal täglich verteilt, per os gegeben. Die therapeutische Wirkung ist noch nicht ausreichend bestätigt.

Ob die Gabe von Kortikosteroiden einen mehr als kosmetischen Effekt hat, ist fraglich. Auch Phenoxybenzamin, 2 mg/kg KM, wurde empfohlen, aber auch seine Wirkung bei Colitis X noch nicht bestätigt (WHITLOCK, 1986). Auch mit Arecolin (PICKRELL, 1868) wurde in einem Falle Heilung erzielt. LAUK et al. beschleunigen die Darmpassage durch die Gabe von Paraffinum liquidum und Neostigmin. Kein therapeutischer Effekt, eventuell sogar eher Schaden, ist von der Gabe von Absorbentien (Carbo med.) oder Adstringentien zu erwarten.

Wegen der schlechten Prognose und der in den letzten Jahren festzustellenden steigenden Tendenz der Morbiditätsrate muß der Versuch einer Prophylaxe unternommen werden (LAUK et al. 1987). Bei einer stationären Aufnahme sollte die gewohnte Fütterung möglichst beibehalten, dem Pferd Eingewöhnungszeit und vorsichtiger Umgang gewährt werden. Auch Paramunitätsinducer sind empfohlen worden. Vorsicht muß bei der Gabe in den Darm ausgeschiedener Antibiotika walten. Bei längeren belastenden Untersuchungs- und Behandlungsmaßnahmen kann ggf. Diazepam (Valium®) 0,05 mg/kg KM i. v., gegeben werden.

### 3.9.8.6 Chronische Durchfälle

Die an chronischen Durchfällen leidenden Pferde setzen breiigen, kuhfladenförmigen Kot ab, dessen Menge und Wassergehalt erhöht sind. Eine gesicherte Ursache ist in den meisten Fällen nicht zu finden. In manchen Fällen kann jedoch ein Malabsorptionssyndrom bestehen, weiterhin kommen Tumoren, Leukose, Blinddarmfunktionsstörungen, granulomatöse Enteritis in Frage. Allerdings scheint immer auch der Dickdarm betroffen sein zu müssen, wenn ein Pferd chronischen Durchfall zeigt.

Die Pferde sind in der Regel zwar mager, aber selten abgemagert, die Leistungsfähigkeit ist zumindest in früheren Stadien der Krankheit erhalten, das Haarkleid ist unverändert glatt und glänzend, kann aber in fortgeschrittenen Krankheitsfällen stumpf werden; in diesen Fällen kann auch eine meist leichte Dehydratation hinzukommen. Die Futteraufnahme ist meistens ungestört, zumindest wenn keine schwere Allgemeinerkrankung vorliegt, die Wasseraufnahme etwas erhöht.

Chronische equine Durchfälle erfordern eine sorgfältige Anamnese und klinische Untersuchung. Wichtig ist besonders die rektale Untersuchung. Man achtet auf Umfangsvermehrungen der Darmwand (besonders des Rektums und Caecums), der Darmlymphknoten, im Bereich der vorderen Gekröswurzel. Wichtig ist ein vollständiges Blutbild. Eine Blut- und, nach MERRITT (1983), eine Bauchpunkteosinophilie deuten auf einen Befall durch Wanderlarven von Strongyliden hin. Die Erythrozytenzahl zeigt in einem Teil der Fälle eine Tendenz zur Anämie. Eine Bilirubinämie wird außer in Fällen von Futterverweigerung kaum beobachtet. Dagegen besteht bei Malabsorption oder bei exsudativer Enteritis eine Hypoproteinämie; das Elektropherogramm ist unverändert, was auf eine Verminderung sämtlicher Eiweißkörper hindeutet. Bei einer Verminderung vorwiegend des Albumins muß jedoch an eine Nierenerkrankung gedacht werden. Bei Hypalbuminämie, Verminderung der α-Globuline bei gleichzeitiger Hyper-γ- und -β-globulinämie besteht der Verdacht auf chronische Hepatopathie. Dagegen sind die Serum-Elektrolyte in der Regel unverändert. Wichtig ist auch die parasitologische und bakteriologische Kotuntersuchung. Die Darmfunktionstests beziehen sich meist auf den Dünndarm und fallen deshalb bei den chronischen equinen Durchfällen selten krankhaft aus. Immerhin kann die Resorptionsleistung des Dünndarms auch beim Pferd mit Hilfe des Xylose-Tests untersucht werden. Man gibt 0,5 g d-Xylose/kg KM als 10%ige Lösung mit der Nasenschlundsonde und nimmt vorher sowie alle 30 min nach Applikation eine Blutprobe zur Bestimmung des Serum-Xylosewertes. Bei unveränderter Resorptionsfähigkeit mißt man 60 bis 90 min nach Applikation einen Xylosewert zwischen 15 und 25 mg/dl. Sofern bei der rektalen Untersuchung eine Verdickung der Rektumschleimhaut palpiert worden ist, sollte eine Schleimhautbiopsie durchgeführt werden. Als letztes diagnostisches Mittel bleibt die diagnostische Laparotomie.

Die Therapie chronischer Durchfälle gehört zu den problematischsten und unbefriedigendsten Unterfangen in der Pferdemedizin. Versucht werden diätetische Maßnahmen, wobei gutes Heu und Mash gegeben werden; die Aufnahme von Stroh oder Einstreu ist zu vermeiden. In einigen Fällen wurden Erfolge mit Sauermilch, Joghurt oder Buttermilch erzielt. Auch Aufschwemmungen von Kot gesunder Pferde wurden hin und wieder erfolgreich angewandt. Ein Versuch mit Loperamid (Imodium®) 0,16 mg/kg KM per os, kann ebenfalls unternommen werden. Zur Regulierung der Darmflora kann zunächst über drei Tage Laktulose, 0,25 bis 0,5 (bis 1,0) g/kg KM, auf dreimal täglich verteilt, per os gegeben werden.

In vielen Fällen chronischer Durchfälle werden Salmonellen im Kot gefunden. Man sollte daher Pferde mit chronischem Durchfall bis zum Nachweis der Salmonellenfreiheit (dreimalige bakteriologische Untersuchung) von anderen getrennt halten. Zur Therapie sollten auf keinen Fall Antibiotika gegeben werden. Geeigneter ist Laktulose-Sirup.

Bei Befall mit der Larva migrans von Strongylus vulgaris als (vermuteter) Ursache des chronischen Durchfalls wird eine Behandlung mit hohen Dosen von Anthelminthika durchgeführt: Thiabendazole 440 mg/kg KM an zwei aufeinanderfolgenden Tagen; oder Fenbendazol, dreimal täglich je 50 mg/kg KM. Gute Erfolge lassen sich mit Ivermectin (Ivomec®), 0,2 mg/kg KM, erzielen.

Chronische Blinddarmfunktionsstörungen lassen sich therapeutisch kaum beeinflussen. Man ist weitgehend auf diätetische Maßnahmen beschränkt. Soweit eine Obstipation vorliegt, ist diese zu behandeln.

Pferde mit granulomatöser Enteritis erhalten Prednisolon, zweimal täglich je 1 mg/kg KM parenteral. Die Behandlung muß über drei bis vier Wochen fortgesetzt werden. Die Tiere zeigen selten Durchfall, magern aber infolge der Malassimilation stark ab.

### 3.9.9 Das Koliksyndrom

Das Syndrom der »Kolik« hat den Pferdehalter und den Pferdetierarzt so stark beschäftigt wie wohl kaum eine andere Pferdekrankheit. Der Begriff der Kolik, abgeleitet vom griechischen »kolike« = Bauchschmerz, vom Grimmdarm (Kolon) herrührender Schmerz, ist jahrzehntelang Anlaß zu Diskussionen gewesen. Die Kolik war schon den pferdezüchtenden Völkern des Altertums bekannt, und bereits im 4. Jh. n. Chr. wurden 13 verschiedene Kolikformen unterschieden. Nachdem gegen Ende des 19. Jh. ätiologische Überlegungen Platz griffen und man zahlreiche verschiedene Ursachen und Formen der Kolik unterscheiden lernte, wurde schließlich sogar empfohlen, den Begriff gänzlich abzuschaffen und durch die ätiologischen Diagnosen zu ersetzen. Wenn dies auch sowohl vom wissenschaftlichen als auch vom medizinisch-diagnostischen und -therapeutischen Standpunkt aus durchaus richtig ist, so hat sich der einheitliche Begriff der Kolik für schmerzhafte Zustände gehalten und in der Verständigung zwischen Pferdehalter und Tierarzt seinen Zweck erfüllt. Ziel tierärztlicher Tätigkeit ist jedoch gerade bei diesem Symptom, die exakte Diagnose zu stellen.

Seit GRATZL (1942) wissen wir, daß die meisten Koliken des Darmtrakts primär auf eine Labilität des vegetativen Nervensystems zurückgeführt werden können, wobei infolge einer Parasympathotonie eine Störung der

Darmperistaltik im Sinne einer Hyperperistaltik bis hin zu Darmkrämpfen eintritt; darüber hinaus führt ein Großteil der durch andere Ursachen zustandegekommenen Koliken sekundär zu parasympathisch bedingten Motilitätsstörungen. Hinzu kommt eine Reihe von anatomischen und funktionellen Eigentümlichkeiten des Magen-Darm-Traktes beim Pferd: kleiner Magen, sehr fester Kardiaschluß, damit (fast) Unmöglichkeit des Erbrechens, sehr langer, an einem weiten Gekröse aufgehängter Dünndarm, sehr großvolumiger Blinddarm, nicht fixiertes großes Kolon, enge Lumina nach weiten Darmabschnitten, große angeborene und erworbene Spaltenbildungen. Eine Reihe von prädisponierenden Krankheiten (Befall durch Larva migrans von Str. vulgaris, Wurmaneurysma, Thromboembolie, Hypertrophie von Darmteilen) können – wohl in der Hauptsache oder doch zum Teil ebenfalls durch Beeinflussung des Vegetativums – zu Koliken Anlaß geben. Die mit der vegetativen Labilität verbundenen Koliken werden durch unphysiologische Haltungs-, Gebrauchs- und Fütterungsweisen begünstigt. Offensichtlich scheinen meteorologische Einflüsse einen gewissen Einfluß auf das Vegetativum zu haben (BARTH, 1980, 1982). MEYER (1979, 1991) sieht in fehlerhafter Fütterung eine Hauptursache der Koliken.

Gegenüber der Futteraufnahme des Wildpferdes wird das Hauspferd – außer bei Weidegang – diskontiuierlich zwei- bis dreimal pro Tag gefüttert, so daß oft zu große Futtermengen auf einmal aufgenommen werden müssen. Auch die Art des Futters unterscheidet sich zwischen Wild- und Hauspferd teilweise beträchtlich. Die Übergänge von einer Futterart auf die andere erfolgen beim Wildpferd kontinuierlich, beim Hauspferd oft abrupt. Während das Wildpferd Futter in naturbelassenem Zustand aufnimmt, erhält das Hauspferd gehäckseltes, gemahlenes, gequetschtes, erhitztes Futter. Darüber hinaus erhält das Hauspferd teilweise aus Leistungsgründen weit über die Erhaltungsmenge hinausgehende Futterrationen, die möglicherweise von unbefriedigender Qualität sind und Hygieneanforderungen nicht entsprechen. Weiterhin können vom Hauspferd infolge mangelnder Erfahrung oft Giftpflanzen einverleibt werden. Auch wird das Wildpferd nie in die Lage kommen, einseitig Futterpflanzen – wie etwa Senecio-Spezies – in größerer Menge aufzunehmen. Aus diesen Nachteilen der Hauspferdfütterung resultieren nach MEYER (1991) besonders physikalisch-mechanische, zum Teil auch chemische Störungen, die zu Passagestörungen in Form von Obturationen und Obstipationen führen. Die Fütterungsbesonderheiten führen darüber hinaus zu Dysbiosen mit Veränderung der Zahl, Art und Lokalisation der Darmflora und -fauna; hierdurch werden vermehrt Gase und organische Säuren, evtl. auch Endotoxine gebildet, woraus Peristaltikstörungen mit der Folge von Verlagerungen, Stangulationen und Torsionen entstehen.

In welchem Maße die letztlich unphysiologische Fütterung des Pferdes zur Kolikentstehung beitragen kann, geht aus einem Bericht von KAMPHUES und MEYER (1990) hervor, die bei drei von 17 Pferden nach Fütterung von Heu, das Herbstzeitlose enthielt, schwere Koliksymptome feststellten; eines dieser Pferde starb an Dünndarmverschlingung.

Spontane und postoperative Verklebungen sind nicht selten Ursache von Funktionsstörungen im Abdomen und können zur Kolik führen. GERHARDS (1990) fand bei 386 Pferden, die wegen Verdauungsstörungen in die Hannoversche Pferdeklinik eingeliefert und operiert worden waren, 19mal Spontanadhäsionen als Kolikursache. Bei früher operierten Pferden wurden in 24 von 85 Fällen schwere Adhäsionen festgestellt. TÓTH und KÖKÉNY (1988) fanden einen durchbluteten Dottersackrest, der die Bauchwand mit Blinddarmspitze und Jejunumgekröse verband, als Ursache einer Kolik.

Eine seltene Kolikursache dürfte das von DREISMANN (1993) beschriebene Malabsorptionssyndrom einer Shetland-Pony-Familie sein, bei dem eine Zottenatrophie des Dünndarmepithels ähnlich der Zöliakie des Menschen vorlag.

Pathogenetisch verlaufen die meisten Koliken des Magen-Darm-Traktes wie folgt ab: Durch die Vagotonie wird die Peristaltik verstärkt, es entsteht eine Krampfperistaltik, die in einen tonischen Dauerkrampf mündet; durch diesen Krampf werden Nervenenden im Darm und im Aufhängeapparat gereizt, wodurch der Kolikschmerz ausgelöst wird (Krampfkolik, sog. katarrhalischer Darmkrampf). Damit ist die Krampfkolik eine Grundform der Koliken, aus der eine Reihe anderer hervorgeht, oder sie wird sekundär, etwa durch Überfüllung und Dehnung eines Darmteiles, reflektorisch ausgelöst. Die Krankheit kann in diesem Stadium spontan heilen oder durch geeignete therapeutische Maßnahmen zur Ausheilung gebracht werden. Geschieht dies nicht, so kann das Krankheitsgeschehen wie folgt fortschreiten: Es resultiert ein Rückstau der Chymusmassen in die proximalen Darmabschnitte bis in den Magen (funktioneller Ileus, sekundäre Magendilatation), die mit vermehrter Peristaltik antworten und später dilatieren; beides löst erneut Schmerzen aus. Durch die verstärkte Peristaltik führt der Darm erhebliche Bewegungen aus, so daß er große Exkursionen in der Bauchhöhle durchführt. Dabei können sich Darmteile ineinander schieben (Invagination), wobei durch Gekrösequetschung Risse entstehen, in die sich andere Darmteile einklemmen können (Inkarzeration). Durch die verstärkten peristaltischen Bewegungen können Verschlingungen und Verlagerungen jeder Art entstehen (Volvulus, Torsionen).

Sowohl der Darmkrampf als auch die Überdehnung des Darms führen neben dem Schmerz zu einer Durchblutungsstörung. Die ausgeprägteste Form der Durchblutungsstörung erfolgt durch Darmverlagerungen und durch Thromboembolien. Die Folge ist eine venöse Hypertonie mit Darmwandödem. Zunächst wird in den erkrankten Darmabschnitten und proximal davon weniger Wasser resorbiert, aber vermehrt Wasser ins Darmlumen ausgeschieden. Mit dem Wasser werden Natrium-, Kalium-, Chlorid- und Bikarbonationen in das Darmlumen sezerniert. Die Folge ist eine zunehmende Hämokonzentration (steigender Hämatokritwert, »Pseudo«-Hyperproteinämie); die Elektrolyte bleiben zum Teil lange Zeit scheinbar unverändert (Nachschub aus dem Intrazellulärraum). Um den Wasserverlust wettzumachen, wird aus den distalen Teilen des Magen-Darm-Trakts vermehrt Wasser resorbiert. Dadurch wird dessen Inhalt trocken und fest; es resultiert eine sekundäre Obstipation. Die Folge dieser Vorgänge ist eine schwere Kreislaufbelastung mit metabolischer Azidose, die wiederum eine ganze Reihe von Folgeerscheinungen in anderen Organen nach sich zieht. In schweren fortgeschrittenen Stadien der örtlichen Kreislaufstörung folgt ein Verlust von Protein ins Darmlumen (eine Form der exsudativen Enteropathie), wodurch sich der Serum-Proteinwert scheinbar normalisieren kann. Bei einer weiteren Schädigung der Blutgefäße treten korpuskuläre Blutbestandteile zunächst in die Darmwand (hämorrhagisches Ödem) und dann ins Darmlumen aus.

Durch die verlängerte Verweildauer der Ingesta im Darmlumen, evtl. angereichert durch ausgeschiedenes Protein und Erythrozyten, kommt eine massenhafte Vermehrung der Darmbakterien hinzu, die den Darminhalt metabolisieren. Dabei entstehen toxische Stoffwechselprodukte (Milchsäure, Phenolkörper, Ammoniak, flüchtige Fettsäuren), die den geschädigten Darm penetrieren. Gleichzeitig werden aus den gramnegativen Bakterien Endotoxine frei, die ebenfalls resorbiert werden. Die Folgen hieraus sind Aggravierung der hypovolämischen Kreislaufbelastung, die schließlich in einen Kreislaufschock mündet. Dabei wird der aerobe Stoffwechsel durch zunehmende Hypoxie anaerob, es entstehen saure Stoffwechselprodukte, die zur metabolischen Azidose mit Schädigungen von zellulären Stoffwechselvorgängen führen. Die Kreislaufinsuffizienz ruft eine Blutstase in der Endstrombahn hervor, wodurch sich einerseits der marginale Leukozytenpool durch Haften der neutrophilen Granulozyten an den Blutgefäßwänden erhöht mit der Folge einer Leukopenie; andererseits wird eine disseminierte intravasale Gerinnung und damit eine Verbrauchskoagulopathie ausgelöst.

Die Bedeutung von Futter und Fütterungstechnik für die Entstehung von Koliken streicht MEYER (1979) heraus. Danach wird die Bildung von Enterolithen durch P- und Mg-reiche Futtermittel (Kleie, andere Müllereinachprodukte), begünstigt durch eiweißreiche und kalziumarme Fütterung, hervorgerufen, Pflanzenbezoare durch gemähte langfaserige Futterpflanzen (junger Klee). Obstipationen werden durch schwerverdauliche grobe Futtermittel begünstigt, wie rohfaserreiche, stengelige, verholzte Pflanzen (spät geerntetes Gras oder Heu, Leguminosenstroh, hartes Getreidestroh); auch stark vorzerkleinerte Futter (Häcksel, Rasenmähergras, Dauerfütterung von Pellets) führen wegen des ungenügenden Kauens und Einspeichelns zu Obstipationen. Fehlgärungen werden nach Meyer durch keimreiche Mischfutter, nicht abgelagerten Hafer oder Heu, gefrorene oder angefaulte Wurzeln, angewelktes Grünfutter (Magen), Kombination von Mischfutter mit Stroh (Dünndarm), übermäßige Aufnahme von Krippenfutter (> 2,5 kg/Mahlzeit) mit der Folge einer Azidose (Caecum) sowie größere Mengen jungen Grünfutters (Gras, Klee, Kohl; Kolon) ausgelöst. Eine besondere Bedeutung erlangen verdorbene oder verschimmelte Futtermittel durch direkte Schädigung der Darmwand und des Gesamtorganismus nach Resorption.

Klinisch zeigt sich die bekannte, als Kolik bezeichnete Unruhe durch die Schmerzzustände. Die anfangs vermehrte Peristaltik mit Krampfzeichen geht bei Fortschreiten der Krankheit oft in Darmlähmung ohne Darmgeräusche über. Die Schleimhäute können gestaut sein, werden aber mit zunehmender Kreislaufinsuffizienz bläulich (Hypoxämie, Hyperkapnie) bis verwaschen (Ödem mit Proteinaustritt), die Kapillarfüllungszeit ist verlängert. Der Puls ist beschleunigt, anfangs hart (Kreislaufzentralisation mit Erhöhung des peripheren Blutdrucks, später zunehmend klein und schwach mit schlechter Gefäßfüllung und -spannung bis zur Unfühlbarkeit). Die Peripherie, insbesondere die Gliedmaßen, werden kalt. Es kann Schweißausbruch hinzukommen, der vor allem bei Magenruptur kalt wird. Die Herzfrequenz ist beschleunigt, es können Turbulenzgeräusche auftreten. Die Atemfrequenz ist erhöht, oft oberflächlich, der Zwerchfellhochstand durch vermehrten intraabdominalen Druck führt zu Atembeschwerden.

Wenn keine Selbstheilung eintritt oder wenn es nicht gelingt, diese Vorgänge in einem möglichst frühzeitigen Stadium durch geeignete therapeutische Maßnahmen zu unterbrechen, endet die Krankheit mit dem Tod.

Nicht immer ist dieses Krankheitsbild in allen Einzelheiten voll ausgeprägt. So fehlt bei Dickdarmerkrankungen, selbst bei Torsionen, nicht selten die Azidose, und auch die Verbrauchskoagulopathie ist nicht immer eindeutig nachzuweisen. Selbst bei schweren, tödlich ausgehenden Koliken brauchen die oben beschriebenen klinischen Symptome nicht voll ausgebildet zu sein; andererseits kann das Pferd bei leichteren Koliken einen schwerkranken Eindruck machen. Es ist daher problematisch, anhand einzelner Daten, selbst bei Datenkombinationen, von einem Kollektiv von Kolikkranken prognostisch und in der Therapieentscheidung auf den Einzelfall zu schließen. Jeder Kolikfall ist als »Individuum« anzusehen und unter Berücksichtigung des Gesamtbildes individuell zu beurteilen und zu behandeln.

Eine ganze Reihe schmerzhafter Prozesse rufen kolikartige Symptome hervor. Sie müssen beachtet werden, um Irrtümer, denen gerade Laien immer wieder erliegen, zu vermeiden. In Frage kommen außer Magen-Darm-Krankheiten eine Reihe von Infektionskrankheiten: Tollwut, Bornakrankheit, Herpesmyeloenzephalitis, Salmonellose, Milzbrand, Tetanus; Hautkrankheiten; Leberkrankheiten einschließlich des Gallengangs; Krankheiten des Harntrakts; Krankheiten des Geschlechtsapparats und der Gravidität; Krankheiten des Bewegungsapparats; Krankheiten des Zentralnervensystems und des autonomen Nervensystems; Krankheiten im Bereich der Brusthöhle; Intoxikationen; ferner Wassermangel.

Der Untersuchungsgang bei Koliken ist abhängig vom Erscheinungsbild des Pferdes und entsprechend sinnvoll zu variieren. Es kann daher kein für jeden Fall zutreffendes Untersuchungsschema gegeben werden; insbesondere wäre es unsinnig, wollte man einen Zeitplan aufstellen, innerhalb dessen bestimmte Untersuchungsmethoden durchgeführt sein müssen. Auch kann die Reihenfolge des unten angegebenen Untersuchungsgangs je nach Zustand des Pferdes, Gewohnheit des Untersuchers oder äußeren Umständen verändert werden.

Grundsätzlich soll nach Aufnahme und Aufzeichnung der Anamnese eine Allgemeinuntersuchung mit Berücksichtigung von Atem- und Pulsfrequenz, Temperatur, Allgemeinzustand, Verhalten, Ernährungszustand, Körperhaltung durchgeführt werden. Man prüft den Hydratationsgrad, evtl. Schwitzen und die Verteilung und Wärme des Schweißes (auf Eintrocknung achten), die Schleimhautfarbe und -beschaffenheit (blaßrosa bis weißlich in der Kreislaufzentralisationsphase – erste Schockphase; Rötung und Gefäßstauung bei fortschreitender Kolik; bläulich bei Zyanose und schmutzig-verwaschen im Dezentralisationsstadium des Schocks –, die Kapillarfüllungszeit (> 2 sec bei beginnendem Kreislaufschock, > 4 sec bei zunehmender Verschlechterung der Kreislaufsituation), die Mandibularlymphknoten (Hinweis für Infektionskrankheiten wie Druse) und die Körperoberflächentemperatur (vermehrte Wärme bei starker Anstrengung und bisweilen bei Fieber, zunehmende Kälte bei Kreislaufschock). Mit zunehmender Schwäche und Kreislaufinsuffizienz beginnen die Tiere zu zittern. Es folgen die Vervollständigung der Herz-Kreislauf-Untersuchung (Vorwölbung der Drosselrinne – nicht zu verwechseln mit Schlunddilatation – spricht für Herzinsuffizienz, verminderte Füllung bei der Stauprobe für Kreislaufschock), Lunge und Atmung, Ausfluß aus der Nase (Regurgitation). Bei der Untersuchung des Digestionstrakts achtet man auf die Drosselrinne (Schlundverstopfung), den Bauchumfang, seine Symmetrie und betastet Spannung, Schmerzhaftigkeit und das Skrotum auf fremden Inhalt (Darminkarzeration). Die Auskultation des Abdomens gibt Aufschluß über Qualität und Quantität der Peristaltik. Sie ist über allen vier Bauchquadranten ausreichend lange durchzuführen, d.h. bis die Bildung eines Urteils möglich ist. Im linken dorsalen Quadranten sind hauptsächlich glucksende, knurrende Geräusche vom Dünndarm sowie vom kleinen Kolon zu hören. Sie können vermehrt (+ + +), vermindert (+) oder verschwunden sein (–). Spastische Geräusche erklingen ähnlich wie beim Zupfen einer Darmsaite und reißen oft abrupt ab. Im ventralen linken Quadranten vernimmt man die Geräusche der linken Kolonlagen. Es sind brummende, knurrende, fließende, zischende Geräusche; bei Ileus finden sich anfangs vermehrte Darmgeräusche, die aber zunehmend verschwinden; bei Darmatonie hören die peristaltischen Geräusche auf, es lassen sich aber auch dann oft noch im Dickdarmbereich geringgradige Geräusche durch im Futterbrei aufsteigende Gasblasen vernehmen. Auch bei vollständiger Darmlähmung kann man im Falle flüssigen Darminhalts kurze und geringgradige fließende und glucksende Geräusche durch Fortleitung der Atembewegungen in den Bauchraum hören. Im rechten dorsalen Quadranten auf oder hinter dem Rippenbogen hört man das Einspritzgeräusch des Ileums in das Caecum, das normalerweise ein- bis dreimal pro Minute festzustellen ist. Das Geräusch ist normalerweise plätschernd, wird aber glucksend bis fauchend, wenn der Blinddarmkopf gasgefüllt ist. Es verschwindet bei Ileumobstipation. Die Perkussion des Abdomens erfolgt zur Differenzierung fester (m. o. w. leerer Schall) gegenüber gasförmigen Inhaltsstoffen (tympanischer Schall). Während der gesamten Untersuchung wird auf Harn- und Kotabsatz geachtet. Dabei wird besonders auf die Frequenz des Harnabsatzes, seine Menge (Oligurie; wenige Tropfen oft bei Obstipationskolik – nicht zu verwechseln mit Urethraobstruktion) und Beschaffenheit geachtet. Ebenso wird beim Kotabsatz auf evtl. Erschwernisse, Schmerzhaftigkeit, Frequenz, Beschaffenheit und Beimengungen gesehen. Eine Laboruntersuchung sollte eingeleitet werden. Es folgt das Einführen der Nasenschlundsonde und die Prüfung eines Überdrucks im Magen. Sie muß, ebenso wie eine Darmpunktion bei Meteorismus, in Notfällen vorgezogen werden.

Danach schließt sich die rektale Untersuchung an. Sie ist nur in Ausnahmefällen (extreme Unruhe und Hinwerfen des Patienten und damit Gefahr für Mensch und Tier; Passagehindernis im Darm-Rektum-Bereich; anatomische Enge bei Jungtieren und Kleinpferden) zu unterlassen. Die rektale Untersuchung ist eine sehr wichtige Untersuchungsmehtode, die aber nicht dazu verleiten darf, die anderen Untersuchungen zu vernachlässigen (KOPF et al., 1978). Am besten führt man sie im Notstand durch. Ist ein solcher nicht vorhanden, so wird das Pferd an beiden Hintergliedmaßen gefesselt, ggf. ein Vorderbein aufgehoben oder gebremst. Man kann einen Strohballen hinter die Hintergliedmaßen legen. Ist auch dann noch die Untersuchung zu riskant, so kann eine milde Sedation durchgeführt werden. Bei starkem Pressen darf auf keinen Fall mit Gewalt dagegen angegangen werden; es empfiehlt sich vielmehr die Extraduralanästhesie oder ein warmes Klysma (wobei man sich aber über die Veränderung durch das warme Wasser im klaren sein muß). Man sollte die physiologischen Verhältnisse erst mehrfach an nicht kolikkranken Pferden kennengelernt haben. Nun geht man systematisch in folgender Weise vor:

- Adspektion von Anus (Ausfluß, Blut, Verklebungen durch vorausgegangene Untersuchung) und Vulva;
- Eingehen mit der konisch geformten Hand (ausreichend Gleitmittel auf dem Handschuh!), Prüfung der Spannung;
- Prüfung des Lumens, der Beweglichkeit, des Inhalts (Hand herausnehmen und auf Beimengungen, insbesondere Blut, achten), der Schleimhautbeschaffenheit und -integrität (evtl. Untersuchung mit der bloßen Hand wiederholen);
- Abtasten des Beckens, der Harnröhre, der Beckenarterien;
- Abtasten der Harnblase, des Uterus, der Aorta (an ihrer prallen Konsistenz und Pulsation dorsal gut erkennbar);
- Aufsuchen der Aortenaufzweigung und Palpation der abgehenden Arterien;
- Gut unterarmweit tastet man bei der Stute links und rechts die Eierstöcke, beim Hengst, etwas tiefer eingehend, links und rechts unten den Schenkelspalt;
- Beim weiteren Vorschieben des Armes erreicht man bei nicht allzu großen Pferden und relativ langem Arm die vordere Gekrösewurzel, erkennbar am schleierartigen Verlauf von dorsal nach ventral. Direkt dahinter kann man die kaudale Flexur des Duodenums undeutlich fühlen.
- Links neben der Gekrösewurzel kann man meist deutlich den Kaudalpol der linken Niere palpieren;
- Das Milz-Nieren-Band zieht nach lateral an die Milz, die der linken Bauchwand meist eng anliegt und deren hinteren scharfen Rand man abklappen kann;
- Aufsuchen der linken Kolonlagen links unten und der Beckenflexur (die linke ventrale Lage ist an ihren Tänien erkennbar, häufig ist sie bei geringer Füllung beim gesunden Pferd jedoch nur undeutlich palpierbar;
- Rechts oben fühlt man den Blinddarmkopf, gut erkennbar an dem spazierstockartig verlaufenden, nach vorn offenen medialen Blinddarmband; der Blinddarmkopf kann nach dorsolateral wegen seiner Verwachsung mit der Bauchwand nicht umfahren werden;
- Zwischen Blinddarm und vorderer Gekrösewurzel kommt man weit vorn in die Gegend der magenähnlichen Erweiterung;
- Im mittleren Bereich des Abdomens kann man Dünndarmschlingen und kleines Kolon wie »leere Fahrradschläuche« fühlen, letzteres anhand seiner Füllung mit Kotballen und an seiner freien Tänie gut erkennbar.

Laboruntersuchungen richten sich nach den bisher erhobenen Befunden. GERHARDS (1983) empfiehlt die Zählung von Leukozyten und Thrombozyten, die Bestimmung von Hämatokrit und Differentialblutbild, wobei u. E. in praxi auf Thrombozyten und Differentialblutbild notfalls verzichtet werden muß. Laborergebnisse dürfen jedoch nicht zu schematisch akzeptiert, sondern entsprechend des jeweiligen Falles interpretiert werden. Neben der Bestimmung von Hämatokrit und Protein, wenn möglich auch Gesamtleukozytenzahl, ist eine Blutgasanalyse wünschenswert, ebenso die Bestimmung von Laktat, die allerdings meistens größeren Kliniken vorbehalten sind, jedoch bei Operationen im Bauchraum und ihrer Nachbehandlung gefordert werden müssen. Dies gilt auch für Harnstoff und Kreatinin, zum Teil auch für Leberenzyme und Bilirubin sowie für eine Gerinnungsanalyse. So konnten G. HEUSCHMANN (1988) eine Leberenzymerhöhung bei Kolonobstipation, paralytischem Ileus und thrombembolischer Kolik, GERHARDS (1983) und R. HEUSCHMANN (1989) eine Verbrauchskoagulopathie und MENGHISTU (1990) eine Phenolerhöhung bei zahlreichen Kolikformen feststellen. Eine besondere Bedeutung messen BRISTOL (1982) und SCHUSSER (1990) der Aniongap zu.

Weitere Untersuchungen, etwa der Harnröhre, die Parazentese, Punktionen, hängen vom Untersuchungsbefund ab. Die Parazentese (Bauchhöhlenpunktion) wird wie folgt durchgeführt:

Das Pferd wird an den Hinterbeinen gefesselt, die Fessel nach hinten festgehalten. Die Haare werden etwa an der tiefsten Bauchstelle in der Mitte geschoren, die Haut gereinigt und desinfiziert; die Punktionskanüle in der Linea alba oder seitlich davon mit kräftigem Ruck eingeschoben.

Zur Punktion ist eine ganze Reihe von Instrumenten auf dem Markt.

Am sichersten gelingt die Punktion mit dem Trokar nach GLATZL, der ein scharfes Stilett zur Perforation von Haut und Muskulatur enthält, das dann herausgenommen wird; das verbleibende stumpfe Stilett perforiert Fett und Peritoneum. Auch einfachere Modelle, die nur ein Stilett enthalten, sind gut geeignet, ebenso großkalibrige Braunülen.

Solle nach der Punktion Blut austreten, so wird an einer anderen Stelle eine erneute Punktion durchgeführt. Gleiches gilt, wenn Darminhalt abgeht (neue Kanüle!). Normalerweise erhält man tropfenweise dünnflüssiges, leicht gelbliches Punktat, das zell- und proteinarm ist. Sollte keine Flüssigkeit austreten, so kann man etwas Luft insufflieren und die Kanüle freiblasen. Eine Vermehrung des Punktats tritt in Anfangsstadien von Lymph- und Venenstauungen ein, mit zunehmender Gefäßschädigung wird das Punktat zunächst eiweißreicher, später werden Erythrozyten angetroffen. Sobald peritonitische Erscheinungen auftreten, wird das Punktat sehr proteinreich, es enthält massenhaft Leukozyten und Erythrozyten und ist schon makroskopisch an seiner schmutzig-rötlichbraunen Farbe erkennbar. Bei Rupturen von Magen oder Darm werden Futterbestandteile zumindest mikroskopisch erkannt, ebenso Bakterien, oft ist auch schon der Geruch typisch. Bei Blutungen entspricht das Verhältnis der Blutkörperchen dem im Blut. Der Nachweis von Harn – besonders bei Neugeborenen wichtig – gelingt durch Zugabe von Salpetersäure zum Punktat, wobei sich typische rhombische Kristalle salpetersauren Harnstoffs bilden.

Wichtig ist die schriftliche Niederlegung der Untersuchungsergebnisse, in die alle krankhaften, aber auch bestimmte physiologische Befunde Eingang finden sollten. Insbesondere sind die Werte der Pulsfrequenz, der Temperatur sowie exakte Laborbefunde aufzuzeichnen. Die Dokumentation ist wichtig, um Krankheitsverläufe exakt verfolgen zu können, nicht zuletzt aber auch aus forensischen Gründen.

Besondere Bedeutung kommt der Prognose zu. Es hat nicht an Versuchen gefehlt, anhand ausgewählter klinischer und labordiagnostischer Befunde Rückschlüsse auf die Indikation zur chirurgischen Behandlung einer Kolik und auf die Prognose zu ziehen (GAY et al., 1977; BAYLY und REED, 1980; SVENDSEN et al., 1981; BRISTOL, 1982; PARRY et al., 1983; PUOTUNEN-REINERT, 1986; MOORE, 1986; WIRTH, 1986; GOSSETT et al., 1987; BONFIG, 1988; ORSINI et al., 1988; EBERT, 1993, 1994). EBERT (1994) findet hochsignifikante Unterschiede zwischen überlebenden und gestorbenen oder getöteten Pferden bei folgenden Befunden:

- Schwere des Kolikschmerzes
- Allgemeinbefinden
- Farbe der Mundschleimhaut
- Kapillarfüllungszeit
- Pulsfrequenz
- Pulsqualität
- Herzfrequenz
- Atemfrequenz
- Peristaltik
- Hämoglobinkonzentration
- Hämatokritwert
- Laktat
- Basenüberschuß (Azidose)
- Anionenlücke

Als beste Merkmalskombination für die Prognose erwies sich die Berücksichtigung von Kapillarfüllungszeit, Hämatokrit, Laktat und Anionenlücke (EBERT, 1995), mit der eine richtige Voraussage von 90% erreicht werden konnte.

### 3.9.9.1 Colica spastica (Enteralgia catarrhalis, peristaltischer oder katarrhalischer Darmkrampf, Krampfkolik)

Diese »Urform« der meisten Koliken ist ihrem Wesen nach eine Motilitäts- und Sekretionsstörung des Magen-Darm-Traktes als Folge einer Parasympathikotonie und nach wie vor die häufigste Kolikform des Pferdes (Wien 54%, München 57,6% der Kolikfälle).

Ursächlich kommen Fütterungsfehler, verdorbenes, insbesondere erwärmtes Grünfutter, verschimmeltes, verschmutztes Futter, Überanstrengung, besonders wenn vorher oder sofort danach größere Mengen oder ungeeignete Futtermittel gefüttert werden, plötzlicher Futterwechsel, möglicherweise auch meteorologische Einflüsse in Frage. Offensichtlich gibt es Pferde, die individuell zur spastischen Kolik neigen (Parasympathotonie?).

Der Anfall setzt plötzlich, häufig während der Arbeit ein und dauert in der Regel nur kurze Zeit, höchstens einige Stunden. Klinisch kann man (entsprechend der Pathogenese) zwei Phasen unterscheiden: Die im ersten Stadium vermehrte Peristaltik bei gleichzeitiger Erhöhung des Darmtonus ist äußerst schmerzhaft und führt zu wiederholten mittel- bis hochgradigen Kolikanfällen von wenigen (maximal 15) Minuten Dauer. Die beschleunigte Fortbewegung der Ingesta hat vermehrten Kotabsatz und Flatulenz zur Folge. Die peristaltischen Geräusche sind verstärkt, oft schon par distance hörbar, lebhaft und manchmal klingend. Der anfangs geballte Kot (aus dem Rektum) wird bald breiig bis flüssig. Dieser »Durchfall« ist die Folge der Motilitätsstörung (Abgang von Dickdarminhalt) und der vermehrten Sekretion. Vielfach tritt auch Schweißausbruch auf.

Im zweiten Stadium entwickelt sich infolge der zunehmenden Erhöhung des Darmtonus ein tonischer Dauerkrampf, der die Darmbewegungen unterdrückt oder ihren Ablauf vollkommen hemmt. Kleinere oder größere Abschnitte des Darmes können mehr oder weniger kontrahiert sein. Dementsprechend werden die peristaltischen Geräusche seltener, leiser und nur kurz ablaufend oder plötzlich abreißend (spastisch gehemmt), wenn sie an einem derartig dauerverkrampften Darmteil zum Erliegen kommen; bei allgemeinem Darmspasmus hört man keine Peristaltik. Kot wird nur mehr selten oder gar nicht abgesetzt. Die Unruheerscheinungen sind weniger ausgeprägt, ohne jedoch ganz aufzuhören; die Tiere machen einen abgestumpften, traurigen Eindruck.

In der Regel finden sich auch Störungen im Harnabsatz (Einstallbewegungen ohne Harnentleerung), da auch ein Krampf des Sphincter vesicae vorliegt (»Strahlkolik«; cave Verwechslung mit Harnröhrenverlegung oder »Nierenerkrankung«!).

Der rektale Befund ist unauffällig oder man fühlt hypertonische Darmschlingen als mehr oder weniger fleischige, schmerzhafte Stränge mit einem kleineren Durchmesser bei sonst physiologischer Gestalt. Durch Resorption von Wasser besonders im Kolon wird der Darminhalt eingedickt, so daß eine sekundäre Obstipation entsteht.

In vielen Fällen kann Heilung ohne Behandlung innerhalb weniger Stunden eintreten. Bei entsprechender und rechtzeitiger Behandlung werden nahezu alle Fälle geheilt.

Als Komplikation (vor allem bei zu spät erfolgter Behandlung) können alle anderen, aus einer derartigen Parasympathikotonie entstehenden Kolikformen auftreten (akute Magendilatation, Darmverlagerungen, Obturationen, Obstipationen, Tympanien), ohne daß jedoch in jedem Falle sofort die charakteristischen Merkmale wahrnehmbar sind.

Für die Diagnose sind das plötzliche Auftreten der Erkrankung charakteristisch, namentlich im Zusammenhang mit den in der Ätiologie beschriebenen prädisponierenden Faktoren, ferner die anfangs heftige und später gehemmte Peristaltik, das ungestörte Allgemeinbefinden und der zunächst negative Rektalbefund. Die heftigen Kolikerscheinungen und vermehrten Darmentleerungen des ersten Stadiums werden vom Tierarzt selbst meist nicht mehr beobachtet.

Differentialdiagnostisch kommen neben den angeführten Komplikationen einer Reihe anderer schmerzhafter Prozesse im Abdomen in Frage. Bei *Retentio urinae* infolge von Blasensteinen läßt sich mit dem Katheter ein Hindernis feststellen. Auch die seltenen Nierenentzündungen und Nierensteine können gelegentlich mit Koliksymptomen einhergehen. Bei Wehen und Krämpfen infolge normaler oder pathologischer Geburt ist der Kot nicht verändert und der Fetus nachweisbar. Die embolisch-thrombotische Kolik kann alle anderen Kolikformen, also auch den katarrhalischen Darmkrampf, mimikrieren. Die Kotbeschaffenheit ist dabei in der Regel physiologisch, gelegentlich läßt sich Blut im Kot nachweisen, und vielfach sind schon mehrere Kolikanfälle vorausgegangen. Eine schmerzhafte paralytische Myoglobinurie mit entsprechenden Unruheerscheinungen kann leicht durch den Harnbefund festgestellt werden.

Die Behandlung soll zur Regulierung des gestörten vegetativen Gleichgewichtes und Normalisierung der pathologisch veränderten Peristaltik führen. Dies kann durch die intravenöse Applikation von 20 bis 30 ml einer 50%igen Metamizol-Lösung (Novalgin®) und/oder Magenspülungen mit Wasser (5- bis 8mal 5 l) geschehen. Metamizol wirkt dabei nicht nur als »Spasmoanalgetikum«, sondern senkt zentral den parasympathischen Tonus und ist daher auch ein echtes Peristaltikum.

Die Magensonde sollte in jedem Fall zwecks Ausschluß einer akuten Magendilatation eingeführt werden. Die kalte Magenspülung kann allerdings bei einem bereits vorhandenen mechanischen Ileus zu einer prästenotischen Überfüllung des Darmes führen. Ähnlich wirkt dann auch ein salinisches Laxans, das im Anschluß an die Magenspülung gegeben wird, um eventuell subklinische Anschoppungen zu beeinflussen. Im Falle einer bereits vorhandenen subklinischen Darmverlagerung kommt es dadurch zur Erhöhung des intraluminalen Druckes, Vergrößerung der eingeklemmten oder verlagerten Darmpartien, Verschlechterung der Durchblutungsstörung und insbesondere bei Applikation hypertonischer Lösungen zur Beschleunigung der Dehydratation. Diese Therapie sollte daher erst nach sicherem Ausschluß einer derartigen Komplikation angewandt werden (insbesondere in protrahierten Fällen: Rektalbefund, Hämatokrit, Bauchpunktat). Vorzuziehen wäre eventuell Paraffinum liquidum (2–3 l mit der Sonde), das nicht in den Wasserhaushalt eingreift.

Kontraindiziert sind alle drastisch wirkenden Arzneimittel einschließlich der Parasympathikomimetika (z. B. Carbachol); aber auch darmlähmende Pharmaka (Atropin, Hyoscinscopolamin [Buscopan®]) sollten vermieden werden, da sie lediglich in eine paralytische Motilitätsstörung überführen.

Die alten therapeutischen Verfahren und Hausmittel wie Klysmen, Abreibungen und warme Einhüllungen des Abdomens führen beim einfachen peristaltischen Darmkrampf in den meisten Fällen auch zum Erfolg, z. T. wahrscheinlich wegen der Tendenz dieser Kolikform zur spontanen Heilung.

Demgemäß – und wie unsere Statistik beweist – wäre also die Prognose des katarrhalischen Darmkrampfes ausgesprochen günstig. Da man aber im Anfangsstadium nicht entscheiden kann, ob nicht bereits die Grundlage für eine unter Umständen schwere Komplikation gelegt worden ist, wird man sie zunächst vorsichtig stellen. Wesentlich ist die möglichst frühzeitige tierärztliche Intervention, um die Gefahr dieser Komplikationen möglichst klein zu halten.

### 3.9.9.2 Meteorismus intestini (Darmblähung)

Diese auch als Windkolik oder Tympanie bezeichnete Kolikform kennzeichnet sich durch übermäßige Ausdehnung des Darmes infolge rascher Gasentwicklung. Sie tritt im Vergleich zu anderen Kolikformen wesentlich seltener auf (Wien 4%, München 12% aller Fälle).

Die selbständige (primäre) Form wird durch die Aufnahme von blähenden keim- und phosphatasereichen Futtermitteln (angewelktes überhitztes Grünfutter, insbesondere Klee, Luzerne, frisch gemähtes Gras; Mais, Rüben, Kartoffeln, Brot etc.) verursacht, wobei die enzymatische Wirkung durch Arsenate der Leguminosen noch gesteigert wird und zu besonders exzessiven Gärungen führt. Häufiger ist die (sekundäre) Tympanie die Folge eines spastischen oder mechanischen Darmverschlusses (lokaler Meteorismus) im Rahmen des Koliksyndroms oder von Motilitätsstörungen anderer Genese, wie Gekrösearterienverstopfung (embolisch-thrombotische Kolik) oder Bauchfellentzündung.

Physiologischerweise tritt beim Pferd schon während der Futteraufnahme Mageninhalt in den Dünndarm über und gelangt bereits nach zwei Stunden in den Dickdarm. Daher entstehen fütterungsbedingte Blähungen bald nach der Futteraufnahme und erstrecken sich rasch über den ganzen Verdauungstrakt (meist mit Ausnahme des kleinen Kolons). Hierbei wirken die Phosphatasen der Futtermittel und der Darmflora als Katalysatoren beim Abbau der Kohlenhydrate zu Kohlendioxid (67%); es werden aber auch Methan (26%), Schwefelwasserstoff und andere Gase gebildet. Diese sammeln sich in der Regel in größeren geschlossenen Mengen an, seltener sind sie in Form feinster Bläschen im Darminhalt verteilt (»schaumige Gärung«). Der Dehnungs- und der chemische Reiz der Gase lösen (unabhängig und zusätzlich zu einer eventuell primär vorhandenen Motilitätsstörung) gesteigerte krampfhafte Peristaltik und Kolikschmerzen aus. Die vermehrten Darmbewegungen verhindern zunächst eine stärkere Gasansammlung. Bei stürmischer Gasentwicklung oder ausgeprägtem Ileus ist ein derartiger Ausgleich nicht mehr möglich. Der Darm wird weiter ausgedehnt, und schließlich kann sich die Wandmuskulatur nicht mehr kontrahieren. Die mächtigen Gasansammlungen mit Erhöhung des intraabdominalen Druckes behindern die Atmung (Zwerchfellvorstand) und die Blutzirkulation. In der Darmwand kommt es als Folge des zunehmenden intramuralen Druckes zu Zirkulationsstörungen, der venöse Abfluß wird behindert und eine vermehrte Transsudation ausgelöst. In manchen Fällen wird auch der arterielle Zufluß unterdrückt und infolge Kapillarwandschädigung das Transsudat hämorrhagisch.

Die klinischen Erscheinungen treten in den selbständigen Fällen bald nach der Fütterung auf, ansonsten im Verlaufe der primären Motilitätsstörung (z. B. des katarrhalischen Darmkrampfes). Je nach dem Ausmaß der Tympanie beobachtet man gering- bis hochgradige Kolikanfälle und Vergrößerung des Bauchumfanges. In ausgeprägten Fällen nimmt das Pferd zur Verminderung des Zwerchfellvorstandes hundesitzige Stellungen ein. Die Peristaltik ist zunächst vermehrt und klingend, später wird sie zunehmend unterdrückt und gänzlich aufgehoben. Der Kot riecht säuerlich und ist oft mit Gasblasen durchsetzt. Der Kotabsatz ist in der Regel vermindert, jedoch werden manchmal anfangs Gase abgesetzt; später gehen nur geringe oder gar keine Gasmengen mehr ab. Erst bei der Heilung setzt wieder reichlich Flatulenz ein. Ist gleichzeitig eine Magenblähung vorhanden, so beobachtet man gelegentlich Rülpsen. Weitere Symptome bei höhergradigem Meteorismus sind Atemnot mit kostalem Typus, Pulsbeschleunigung, Zyanose, Schweißausbruch, Temperaturerhöhung und gelegentlich Erstickungsanfälle.

Rektal fühlt man die elastisch bis prall gespannten, mit Gas gefüllten Darmschlingen, deren Umfang im Gegensatz zum spastischen Meteorismus wesentlich größer als ihr physiologischer Durchmesser ist. Ein hochgradiger allgemeiner Meteorismus erschwert die rektale Untersuchung, weil die geblähten Darmschlingen weit in das Becken reichen. In diesen Fällen ist eine eingehendere Exploration erst nach Gasentleerung (Darmstich) möglich. Das Bauchpunktat ist in der Regel vermehrt, jedoch nur selten hämorrhagisch. Bei den sekundären Aufblähungen infolge eines mechanischen Ileus kann man durch rektale Untersuchung gelegentlich das Grundleiden und in der Regel den umschriebenen örtlichen Meteorismus nachweisen.

Ist die Gasentwicklung besonders stürmisch und allgemein, so kann schon innerhalb weniger Stunden der Tod durch Ersticken eintreten. Meist wird aber durch eine rechtzeitig einsetzende Behandlung Heilung erzielt. Ist der Meteorismus die Folge eines Darmverschlusses, so kann erst nach Behebung der Primärursache ein Abklingen der Aufblähung erreicht werden. Nur selten kommt es zu Rupturen oder einem Zwerchfellriß. Andererseits kann die Entlastung eines sekundär durch Retroflexio coli (s. d.) entstandenen Blinddarmmeteorismus zur spontanen Reposition der Retroflexion führen.

Die Therapie besteht ähnlich wie beim katarrhalischen Darmkrampf in der Einführung einer Magensonde (fast immer ist eine akute Magendilatation vorhanden) und Magenspülungen zur Anregung der Peristaltik; in leichten Fällen genügen manchmal Klysmen oder Bewegung an der Hand. Gleichzeitig gibt man wiederholt Novalgin® (Metamizol, 20–30 ml i. v.) oder insbesondere bei Dickdarmblähungen Coecolysin® (15 ml i. m.). Die komplikationslosen primären und spastisch bedingten sekundären Meteorismen sprechen in der Regel gut auf diese Therapie an (95% Heilung in unserer Statistik). Nimmt die Tympanie weiter zu oder liegt ein partieller Meteorismus vor, dann besteht Verdacht auf mechanischen Ileus (Darmverlagerung).

In schweren Fällen, namentlich dann, wenn infolge der hochgradigen Blähung Erstickungsgefahr besteht oder wenn die konservative Therapie erfolglos bleibt, ist der sofortige Darmstich angezeigt. Die Punktion wird vorzugsweise von der rechten Flanke aus an deren stärkster Vorwölbung (Blinddarmkopf) etwa in der Mitte zwischen Rippenbogen und lateralem Hüfthöcker mit einem Trokar oder einer geeigneten großblumigen und langen Kanüle durchgeführt, wobei man (mit einem Skalpell) zunächst die Haut perforieren muß. Die Punktion vom Rektum aus ist dagegen nur sehr selten erforderlich. Sie erfolgt nach einem Reinigungsklysma und eventueller epiduraler Anästhesie mit Hilfe einer Infusionsnadel, die mit einem Gummischlauch versehen ist. Man hält die Nadel in der keilförmig geformten Hand so, daß die Nadelspitze von der Kuppe des Zeige- oder Mittelfingers bedeckt ist. Noch geeigneter zur Vermeidung von Verletzungen der Darmschleimhaut und der eigenen Hand ist das Aufschieben eines kurzen Plastikschlauchstücks. Hat man den zu punktierenden geblähten Darmteil erreicht, gibt man die Spitze frei und perforiert. Wegen der Infektionsgefahr ist eine systemische 3- bis 5tägige antibiotische Abdeckung angezeigt.

Schaumzerstörende Arzneimittel (oberflächenaktive Mittel wie Silikone, Polyoxyäthylenderivate) haben beim Pferd kaum Bedeutung, da es sich nur selten um kleinschaumige Gärungen handelt. Eher sind bakterien- und katalysationshemmende Stoffe angezeigt, wie Terpentinöl (20 ml), Antiseptika (Valvanol®) oder adsorbierende Stoffe wie Carbo medicinalis (500 g), die man im Anschluß an die Magenspülung über die Sonde eingibt. Infolge der sistierenden Peristaltik wird damit aber meist nur der Mageninhalt beeinflußt.

Die Prognose ist ähnlich wie bei katarrhalischem Darmkrampf zu stellen, bei partiellem Meteorismus wegen des möglichen und nicht gleich erkennbaren mechanischen Darmverschlusses aber mit besonderer Zurückhaltung. Insbesondere der solitäre spastische Dünndarmmeteorismus ist ein verläßliches Symptom eines mechanischen Dünndarmverschlusses.

### 3.9.9.3 Obstipatio intestini (Verstopfung, Kotanschoppung)

Als Obstipation bezeichnet man die Anhäufung und Eindickung der Ingesta in dem sich gleichzeitig erweiternden Darm, der dadurch zumindest für den Durchgang fester Futtermassen verschlossen wird. Sie stellt neben dem katarrhalischen Darmkrampf die häufigste Kolikform des Pferdes dar (Wien 26%, München 30%, Berlin 57%, Hannover 72% aller Kolikfälle). Die Frequenz wird allerdings stark von lokalen, haltungsmäßigen und zum Teil zeitbedingten Faktoren und insbesondere der Fütterung beeinflußt. Auch die Lokalisation in den verschiedenen Darmabschnitten ist von der Art des Futters abhängig. In der Regel überwiegen die Verstopfungen des großen Kolons (Wien 77%, München 82%, Berlin 57%, Hannover 59% aller Obstipationen), gefolgt von jenen des Blinddarmes (15, 14, 38 bzw. 27%) und des kleinen Kolons (8, 3, 3, bzw. 10%); Dünndarmverstopfungen sind ausgesprochen selten (0, 1,6, 1,8 bzw. 0,9%).

Selbständige (primäre) Anschoppungen entwickeln sich bei länger dauernder Aufnahme von rohfaserreichem, zur Verfilzung neigendem Futter wie hartfaserartigem Klee- und Luzerneheu, Stroh (Streufressen aus Langeweile, bei ungenügendem Rohfasergehalt des Futters) oder Sand und Erde (sandige Weiden, Mangelzustände): Sandkolik. Bei starkem Rohfaserbedarf (Notzeiten, Fertigfutter) werden auch andere Streumaterialien wie Spelzen, Maisstengel, Baumrinde, faserige Gewebe (Weidezäune) und dergleichen aufgenommen. Unterstützend wirken ungenügendes Kauen und Einspeicheln (gieriges Fressen, zu kurz geschnittener Häcksel, Heucobs, Pellets, Rasenmähergras, grüner Klee), andere Kaustörungen (Zahnfehler), ungenügende Bewegung, träge Peristaltik (ältere Pferde), vermehrte Wasserresorption und Störungen der mikrobiellen Verdauung (chronische Darmkatarrhe). Die meisten Obstipationen entwickeln sich auf der Basis eines spastischen Passagehindernisses im Rahmen des allgemeinen Koliksyndroms. Sekundäre Verstopfungen entstehen auch vor anderen Weghindernissen (Stenosen, mechanischer Ileus) und bei Darmlähmungen.

Pathogenetisch liegen den Anschoppungen – abgesehen von mechanischen Passagehindernissen – zwei verschiedene Motilitätsstörungen zugrunde, nämlich die Hypertonie (Spasmus) oder die Atonie eines Darmschnittes. Dementsprechend unterscheidet man auch klinisch spastische von atonischen Obstipationen. Prädilektionsstellen sind das Ende des Hüftdarmes, der Blinddarmkopf, die linke ventrale Längslage und die Beckenflexur (dort bilden sich häufig spastische Schnürringe) sowie die magenähnliche Erweiterung des großen Kolons am Übergang in das kleine Kolon. Durch den Krampf von Schließmuskeln oder tiefen Kontrakturen an anderen Stellen des Darmrohres entsteht eine Verengung, gelegentlich auch ein vollständiger Verschluß der Darmlichtung. Falls an den magenwärts gelegenen Darmabschnitten noch Peristaltik vorhanden ist, wirkt die Engstelle wie ein Sieb. Die gasförmigen und flüssigen Kotbestandteile können passieren, die festen werden zurückgehalten und sammeln sich allmählich in größeren Mengen an. Die Ausdehnung der Darmwand bewirkt reflektorisch einen lokalen Darmkrampf, und durch den Druck wird weiter Flüssigkeit ausgepreßt. Zusammen mit der resorptiven Tätigkeit der Schleimhaut führt dies zu einer zunehmenden Eindickung des Darminhaltes, und es entsteht ein immer fester werdender Kotpfropf. Im weiteren Verlauf kann die Darmmuskulatur an dieser Stelle erschlaffen und das Bild einer atonischen Verstopfung vortäuschen oder in eine solche übergehen. Ist das Futter reich an Rohfaser und schwer transportablen Bestandteilen, dann wird es sich vor einer verengten Darmstelle viel leichter stauen als ein schlüpfriges und flüssigkeitsreiches Futter. Auf diese Weise erklärt sich sowohl das gebietsweise unterschiedliche Auftreten von Obstipationen als auch das seltenere Vorkommen von Anschoppungen im Dünndarm, wo der Inhalt normalerweise dünnflüssig ist. Weiterhin spielt die Peristaltik eine Rolle; Obstipationen entwickeln sich im Dickdarm langsamer, weil dort die Darmtätigkeit physiologischerweise träger ist.

Die Kolikerscheinungen sind bei den Dünndarmverstopfungen in der Regel hochgradig, und der Verlauf ist stürmisch mit ausgeprägten Störungen des Allgemeinbefindens und des Kreislaufes. Die Obstipationen der großlumigen Darmteile verlaufen mit gering- bis mittelgradigen und oft von Pausen unterbrochenen Kolikanfällen. Der tonische Krampf scheint ein unangenehmes Spannungsgefühl oder ein Gefühl der Völle zu bewirken, das zusammen mit der Resorption von Darmtoxinen eine gewisse Abstumpfung zur Folge hat. Nur dann, wenn peristaltische Wellen über den kontrahierten Darmteil ablaufen – im Zusammenhang mit der Futteraufnahme oder bei der rektalen Palpation – treten heftigere Kolikerscheinungen auf. Der Verlauf ist protrahierter, und das Allgemeinbefinden bleibt lange Zeit ungestört.

Die Sterblichkeit schwankt zwischen 3 und 10% und hängt von der Fütterung, der Art und dem Ort der Verstopfung, dem Zeitpunkt der Diagnose und der Therapie ab.

Die Behandlung der Dickdarmobstipationen umfaßt im allgemeinen wiederholte Magenspülungen mit anschließenden Gaben von Mittelsalzen. Dabei empfiehlt es sich, diese in isotonischer Lösung, das heißt im Falle von Glaubersalz in 5%iger Lösung (entsprechend 50 g/l

Wasser; Richtdosis: 0,5 bis 1,0 g/kg KM oder 250 bis 500 g/500-kg-Pferd oder 5 bis 10 l Lösung in den leeren Magen) einzugeben. Statt der Mittelsalze kann auch Paraffinum liquidum (2 bis 3 l mit einigen Litern Wasser) verwendet werden. Die Behandlung ist gegebenenfalls im Abstand von 24 Stunden zu wiederholen. Spasmoanalgetika, wie Metamizol (Novalgin®, 20 bis 50 mg/kg KM), sind nur in seltenen Fällen von Dickdarmobstipationen angezeigt, wenn schwerere Koliksymptome auftreten. Bei Dünndarmobstipationen (Ileum) führen Spasmoanalgetika zur Schmerzminderung, ohne aber in der Regel gegen die Obstipation selbst wirksam zu werden. Eine periphere Kreislaufschwäche wird mit Elektrolyt- und Glukoselösungen sowie Thiamin behandelt. Bei sehr umfangreichen Obstipationen des Dickdarms mit sehr festen Chymusmassen kann mit Masseninfusionen von Ringerlösung (30 bis 50 l/Tag im »Dauertropf«) oft noch eine Lösung erzielt werden. Damit gelingt es, die meisten Dickdarmobstipationen innerhalb weniger Tage zu lösen (90 bis 97% Heilungen an unserer Klinik). Ist dies nicht der Fall, so müssen operative Verfahren angewendet werden. Die Dünndarmverstopfungen werden von vornherein anders behandelt.

**Obstipationen des Dünndarms**

Sie betrifft nahezu ausschließlich den Hüftdarm und geht dort immer von einem Spasmus des *Sphincter ilei* aus. Die angeschoppten Futtermassen lösen weitere Krämpfe aus, wodurch der Darmverschluß vollständig wird und so schwere Störungen der Blutzirkulation entstehen, daß sich bald eine Drucknekrose entwickelt.

Offensichtlich durch holzreiches Futter ausgelöst, kann eine Arbeitshypertrophie der Muskulatur des Ileums zu einer umfangreichen Verdickung der Darmwand mit gleichzeitiger Einengung des Lumens führen, das irreversibel verstopft. Proximal der Obstipationsstelle kommt nach anfänglicher Hyperperistaltik rasch eine Darmdilatation zustande, die schließlich bis zur sekundären Magendilatation führt.

Die Kolikanfälle treten gelegentlich schon während der Futteraufnahme auf (bei Duodenumobstipationen), in der Regel aber innerhalb weniger Stunden danach oder unabhängig davon. Sie sind mittel- bis hochgradig, kontinuierlich und mit Schweißausbruch verbunden. Die Peristaltik ist anfangs stark spastisch, unterdrückt, später vollkommen aufgehoben, und meist ist eine sekundäre Magendilatation vorhanden. Rasch kommt es – ähnlich wie beim mechanischen Dünndarmileus – als Folge der Wasserkarenz, Autointoxikation und Zirkulationsstörungen zu Allgemeinstörungen mit Pulsschwäche, Verlängerung der Kapillarfüllungszeit, schmutzigroten Schleimhäuten, Dyspnoe und Erhöhung der inneren Körpertemperatur. Die sich entwickelnde Exsikkose mit Verminderung der Hautelastizität und Bluteindickung ist sowohl Folge des Verschlusses der Dünndarmlichtung, wodurch Wasser nicht mehr in den Dickdarm gelangt, um dort resorbiert zu werden, als auch der hochgradigen Zirkulationsstörung mit entsprechender Transsudation und Exsudation, die zur Nekrose des Darmes und Peritonitis führt. Dementsprechend ist das Bauchpunktat bald stark vermehrt, später hämorrhagisch und schließlich eitrig. Der resultierende Kreislaufschock manifestiert sich in einer Erhöhung von Hämatokrit und Gesamtproteingehalt des Blutes. Ausdruck des schweren Streßzustandes ist die Eosinopenie und eine Erhöhung der Blutglukose. Sehr rasch entwickelt sich auch eine Azidose, die weiter zur Verschlechterung des Allgemeinzustandes beiträgt.

Rektal fühlt man anfangs das obstipierte Ileum weit vorne rechts als derbelastischen, etwa unterarmdicken Strang, den sich nur schwer Fingereindrücke beibringen lassen und jeder nach der Ausdehnung der Obstipation mehr oder weniger schräg von links unten nach rechts oben oder sogar senkrecht gegen den Blinddarmkopf zieht. Links ist es wegen des langen Gekröses verschieblich. Bei Verstopfungen des Jejunums fühlt man nur dann einen unterarmdicken, glattwandigen, leicht bogenförmig verlaufenden und beweglichen obstipierten Darmteil, wenn dieser in Reichweite der explorierenden Hand ist. Pferden gelingt es manchmal, die Flexura caudalis des Duodenums zu palpieren, die rechts vorne zwischen Blinddarmkopf und rechter Bauchwand als armdickes glattwandiges Darmteil hervortritt und knapp unter der dorsalen Bauchwand nach links gegen die kraniale Gekröswurzel weiterzieht. Wie bei allen Dünndarmverschlüssen entwickeln sich in der Regel bald spastisch meteorisierte Dünndarmschlingen, die das obstipierte Ileum nach vorn verdrängen, so daß es nicht mehr palpiert werden kann.

Der Verlauf ist meist stürmisch und kann innerhalb von ein bis zwei Tagen infolge Dehydratation, Autointoxikation, Darmwandnekrose und Peritonitis tödlich enden. Das klinische Erscheinungsbild gleicht somit – insbesondere bei uncharakteristischem Rektalbefund – weitgehend dem des mechanischen Dünndarmverschlusses; außerdem kommt differentialdiagnostisch die embolisch-thrombotische Kolik in Frage.

Die Behandlung beginnt mit dem Einführen einer Magensonde, um die nahezu immer vorhandene sekundäre Magendilatation zu beheben und Magenspülungen durchzuführen. Das anschließende Eingeben von Mittelsalzen dürfte ähnlich wie bei anderen Darmverschlüssen kontraindiziert sein, da es die oben geschilderten Störungen der Flüssigkeitsbewegungen noch weiter verschlimmert. Aber auch mit der Anwendung von Oleum Ricini, Paraffinum liquidum oder Faex medicinale haben wir keine Heilung erzielt; zum Teil wohl auch, weil diese Mittel infolge der Stase die Obstipation gar nicht erreichen. Die Methode der Wahl ist die im Abstand einer halben Stunde wiederholte intravenöse Injektion von 20 bis 40 ml Novalgin®. Nach mehr als vierzigjährigen Erfahrungen (GRATZL und JAKSCH) scheint sich damit (zumindest im

Einzugsgebiet der Wiener Klinik) jede Hüftdarmobstipation und wahrscheinlich auch jede andere Dünndarmverstopfung zu lösen. Wir führen diese Therapie daher in allen Verdachtsfällen durch, das heißt auch dann, wenn sich die Obstipation rektal nicht nachweisen läßt.

Andere Erfahrungen wurden an der Gießener und Münchner Tierklinik gemacht (KRAFT), was möglicherweise durch regionale Unterschiede (Fütterungsbesonderheiten?) begründet ist. Die Lösung einer Ileumobstipation gelang nur ausnahmsweise durch konservative Maßnahmen. Wir empfehlen daher die baldige Operation, wenn mit den oben beschriebenen konservativen Maßnahmen keine Besserung erzielt wird oder sich gar der Allgemein- und Kreislaufzustand des Pferdes verschlechtert. Aber auch die sofortige Entscheidung zur Operation nach Stellung der Diagnose ist u.E. durchaus vertretbar.

Auch aus anderen Ländern wird über therapieresistente Ileumobstipationen berichtet, die aber vielfach nicht mit u. a. Methode behandelt worden sind. In diesen Fällen wird die rechtzeitige (!) Operation empfohlen, wobei nach Laparotomie der obstipierende Inhalt in den Blinddarm massiert wird. Ist eine Darmresektion notwendig, so erfolgt sie in der Regel als Jejunozäkostomie mit End-zu-Seit- oder Seit-zu-Seit-Anastomose, ausnahmsweise auch als Jejunojejunostomie, oder Jejunoileostomie mit Seit-zu-Seit-Anastomose.

**Obstipation des Blinddarms**
Das dieser Verstopfung zugrundeliegende Passagehindernis kommt in ausgeprägten Fällen auf dreifache Weise zustande. Primär tritt ein Krampf des *Spincter caeci* auf, und die Inhaltsmassen stauen sich daher im Kopf vor dem *Ostium caecocolicum* an. Als Folge der daraus resultierenden Dehnung der Darmwand wird die schlitzförmige Blinddarm-Grimmdarm-Öffnung in die Länge gezogen und dadurch zunehmend verkleinert. Schließlich rollt sich mit der stärkeren Füllung des Kopfes dessen überhängender Teil gegen die kleine Kurvatur ein und komprimiert dort das *Collum coli*. Die Peristaltik kommt aber zunächst nicht zum Erliegen, sondern es treten immer wieder Kontraktionen im Bereich des Blinddarmkopfes auf, der als Exhaustor bemüht ist, die angesammelten Ingesta zu entleeren. Gasförmige und flüssige Bestandteile werden durch das verengte Ostium gepreßt, und namentlich bei wiederholter Wasserapplikation können sogar Durchfälle auftreten (und irrtümlich als Beginn einer Heilung angesehen werden!) Der spastische Charakter der Obstipation manifestiert sich auch in den milden Kolikschmerzen (tonische Dauerkrämpfe), der rektal feststellbaren Hypertonie der Wand des Blinddarmkopfes und der bei der Sektion feststellbaren Hypertrophie der Ringmuskulatur vorwiegend am Blinddarmkopf. Deutliche Dilatationen des Darmes werden nur selten beobachtet.

Der Nachweis der Hypertrophie der Blinddarmwand hat forensische Bedeutung (chronischer rezidivierender Verlauf) und erfolgt durch Messung der Muskelschichten. Man kann allerdings auch bei Pferden beträchtliche Wandverdickungen nachweisen, die niemals (klinisch) an Blinddarmverstopfungen erkrankt waren. Sie entstehen anscheinend als kompensatorische Hypertrophie bei länger dauernden, aber weniger hochgradig ausgeprägten spastischen Verengungen des *Ostium caecocolicum*, die nur den Durchtritt der Inhaltsmassen erschweren, ohne zu manifesten Verstopfungen zu führen. Die Diagnose einer chronischen oder habituellen Blinddarmverstopfung kann daher nur dann gestellt werden, wenn neben diesen Wandveränderungen der Darm entsprechend angeschoppt ist.

Oft ist bereits im Vorbericht ein charakteristisches klinisches Bild zu erheben. Die Tiere sind meist schon einige Tage krank, fressen und trinken nur wenig und liegen viel. Geringgradige Kolikanfälle (Scharren, Umblicken nach rechts) treten in größeren Abständen auf; nur selten werden sie mittel- bis hochgradig (Obstipationen des überhängenden Teiles des Blinddarmkopfes). Das Allgemeinbefinden ist lange Zeit kaum verändert und verschlechtert sich meist erst nach 14 Tagen (Nekrose). Die Darmgeräusche sind unterdrückt oder aufgehoben und der Kotabsatz häufig vermindert; im späteren Verlauf kann wäßriger Durchfall auftreten. Im Blut finden sich ähnlich wie bei anderen Dickdarmverstopfungen keine diagnostisch relevanten Veränderungen.

Aufgrund des Rektalbefundes kann man drei Formen der Blinddarmobstipation unterscheiden. Am häufigsten traten früher die Verstopfungen des ganzen Blinddarms auf, weniger häufig die des Blinddarmkopfes und am seltensten die des überhängenden Teils des Blinddarmkopfes. Heute beobachten wir in erster Linie Verstopfungen des überhängenden Teils oder des ganzen Blinddarmkopfes. Den verstopften überhängenden Teil fühlt man vorne rechts in der Gegend der letzten Rippe und in Höhe des Afters oder etwas tiefer als meist überfaustgroßes glattes Gebilde, das man gerade noch mit den Fingerspitzen erreichen und dann zum Pendeln bringen kann. Der Blinddarmkopf stellt sich als ein etwa kindskopfgroßes, derbes, glattwandiges Gebilde weit vorne und oben in der rechten Flankengegend dar, das vom übrigen Körper durch eine tiefe Furche deutlich abgesetzt ist. Bei ungünstigen Untersuchungsbedingungen oder von unerfahrenen Untersuchern können diese beiden Verstopfungen leicht übersehen werden. Der verstopfte Blinddarmkörper liegt als oberschenkeldicker Darmteil rechts in der seitlichen Flankengegend und reicht bei hochgradigen Anschoppungen bis in die hintere Bauchgegend und an das Becken heran. Charakteristisch ist der bogenförmige mit der Konvexität in der Regel nach hinten gerichtete Verlauf, wobei man deutlich den ventralen, medialen und lateralen Bandstreifen und vor allem die großen tiefen Poschen fühlen kann, die niemals verstreichen (Differentialdiagnose zur Obstipation der linken ventralen Längslage des großen Kolons). Die Konsistenz der Verstopfung kann

– insbesondere am Blinddarmkopf – je nach dem Tonus der Darmwand innerhalb kurzer Zeit wechseln. In der Regel werden die Obstipationen während der Palpation derber, wobei dann die Pferde auch Schmerzen äußern. Im spastischen Stadium treten die Poschen besonders plastisch hervor, im atonischen Zustand hängen sie schlaff herab.

Der überhängende Teil des Blinddarmkopfes kann mit Tumoren, Konkrementen oder Drusemetastasen in dieser Gegend verwechselt werden, die aber von derber bis derbelastischer Konsistenz und manchmal höckerig sind. Der Blinddarmkopf kann mit einer höhergradigen Obstipation der magenähnlichen Erweiterung des großen Kolons verwechselt werden. Diese reicht jedoch in der Regel nicht sehr weit beckenwärts und ist ziemlich unbeweglich an der dorsalen Bauchwand fixiert. Weiterhin kann man am Blinddarmkopf meist den bogenförmigen Ausschnitt der kleinen Kurvatur und das blindsackartige Ende des überhängenden Teils nachweisen. Eine nach rechts verlagerte obstipierte linke Längslage des großen Kolons kann die Obstipation des Blinddarmkörpers vortäuschen. Abgesehen von den bogenförmig verlaufenden Bandstreifen und den nie verstreichenden Poschen kommt man, wenn man längs der Dorsalfläche des obstipierten Blinddarms vortastet, nicht mehr weiter, weil der Blinddarm dorsal befestigt ist, was beim großen Kolon nicht zutrifft.

Das Bauchpunktat ist lange Zeit unverändert, später wie bei anderen Obstipationen der Dickdärme je nach dem Ausmaß der Anschoppung und der Darmwandschädigung in Menge und Farbe verändert.

Frische Obstipationen können bei entsprechender Behandlung innerhalb einiger Tage geheilt werden. Bei längerer Krankheitsdauer (über 14 Tage) oder drastischer Therapie kann sich infolge der intramuralen Durchblutungsstörungen eine Wandnekrose entwickeln, und zwar vorzugsweise dort, wo der Blinddarm mit der magenähnlichen Erweiterung des großen Kolons durch bindegewebige Maschen verwachsen ist und der seröse Überzug fehlt, seltener im Bereich des freien Randes der *Plica caecocolica*. Das Allgemeinbefinden verschlechtert sich und es kommt zur tödlich verlaufenden Kotperitonitis.

Die Blinddarmverstopfungen neigen unter allen Obstipationen am häufigsten zu Rezidiven, insbesondere bei älteren Pferden (in den letzten Jahren aber vorzugsweise bei Trabern unter 10 Jahren; Training, Haltungsverhältnisse?). Werden derartige Tiere nach der klinischen Heilung wieder gefüttert, so ist in der Regel nach wenigen Tagen neuerlich eine Anschoppung feststellbar (habituelle Obstipation).

Die Behandlung beginnt wieder mit einer ausgiebigen Magenspülung. Im Anschluß werden salinische Abführmittel eingegeben, und zwar 400 bis 500 g Glauber- oder Bittersalz in isotonischer Lösung, das heißt mit etwa 8 bis 10 l Wasser. Diese Wassergaben sind nach jeweils 2 bis 3 Stunden zwei- bis dreimal zu wiederholen, eventuell unter neuerlichem Zusatz von Mittelsalzen. Zusätzlich kann eines der üblichen spasmenlösenden und peristaltikregulierenden Mittel gegeben werden (Metamizol); in der Regel sind diese aber zu wenig wirksam. JAUSCH verwendet bei hartnäckigen Obstipationen das ansonsten verpönte Atropin. Man gibt von Atropinum sulfuricum 0,02 bis 0,1 g subkutan und gleichzeitig mit der Sonde 2 bis 3 l Paraffinum liquidum. Diese Therapie führt zwar zu einer 8 bis 12 Stunden lang anhaltenden allgemeinen Darmlähmung, doch hat man den Eindruck, daß die Lähmung an den mächtigen Sphinkteren des Blinddarms länger andauert als an der übrigen Blinddarmwand, so daß dort bereits wieder Peristaltik einsetzt, wenn das Ostium noch weit geöffnet ist. Eine kürzere Wirkungsdauer und damit bessere Steuerbarkeit hat das Butylscopolamin. Die Dosis beträgt 0,2 mg/kg KM i. v.

Das Paraffin macht nicht nur den Darminhalt schlüpfrig, sondern wirkt auch der durch das Atropin bedingten Austrocknung der Schleimhäute entgegen. Die gleichzeitigen reichlichen Wasser- und Mittelsalzgaben sollen zur Verdünnung und Auflockerung der Kotmassen beitragen. Diese Therapie kann im Bedarfsfall täglich wiederholt werden und führt bei nicht allzu verschleppten Fällen meist zur Lösung der Obstipation. Gute Ergebnisse werden mit der Masseninfusion von physiologischer Kochsalzlösung erzielt. Wesentlich billiger, aber ähnlich erfolgreich kann WHO-Lösung in großen Mengen fraktioniert mit der Sonde eingegeben werden (S. 193). Atropin wäre bei dieser Behandlung kontraindiziert.

Im Gegensatz zu anderen rascher verlaufenden Kolikformen wird man die Pferde nicht hungern lassen, sondern kleine Mengen Kraftfutter (Hafer, Haferbrei) wiederholt verabreichen. Die beginnende Heilung erkennt man am Abgang eines dickbreiigen, pastösen und insbesondere bei länger andauernden Verstopfungen faulig stinkenden Kotes.

Die operative Behandlung der Blinddarmobstipation durch Enterotomie und Ausräumen der Inhaltsmassen (oder semikonservativ durch Auskneten ohne Eröffnung) ist zwar technisch möglich, aber in primären und frischen Fällen nur selten notwendig. Bei habituellen Obstipationen muß man mit der gleichen Rezidivneigung wie nach konservativer Heilung rechnen. Derartige Fälle können durch eine Totalexstirpation des Blinddarms saniert werden. Das Ileum wird dann durch Seit-zu-Seit-Anastomose mit dem Anfangsteil der rechten ventralen Längslage des großen Kolons verbunden (Ileokolostomie). Sowohl die bisherigen Erfahrungen als auch experimentelle Untersuchungen haben gezeigt, daß bei derartig operierten Pferden die Verdauung weiterhin nur wenig gestört ist. Unter anderem ist die Verdaulichkeit von Rohfaser um etwa 8% reduziert, und Strohfütterung führt zu Obstipationen. Die Resorption von Magnesium und Natrium ist vermindert, der Wassergehalt des Kotes und dementsprechend auch die Wasseraufnahme sind erhöht; auf jungen

Grasweiden tritt häufig Durchfall auf. Viele Pferde boten wieder gute Leistungen.

**Obstipation des großen Kolons**
Bezüglich Ätiologie und Pathogenese gilt das im allgemeinen Abschnitt Gesagte.

Die Kolikerscheinungen sind in der Regel gering- bis mittelgradig und diskontinuierlich. Die Pferde schlagen mit den Extremitäten gelegentlich gegen das Abdomen, nehmen vielfach Streckstellungen ein und blicken sich um, und zwar bei Verstopfungen der linken Kolonlagen typischerweise nach links. Das Allgemeinbefinden ist meist nicht oder nur geringgradig gestört; die Peristaltik ist spastisch gehemmt, manchmal auch aufgehoben. Die Tiere verweigern in der Regel die Futter- und Wasseraufnahme erst, wenn eine sekundäre Magenüberladung eingetreten ist. Häufig wird Urin in jeweils kleinen Mengen abgesetzt, oder die Patienten stellen sich ohne Erfolg zum Urinabsatz an (cave Verwechslung mit Obturation der Harnröhre; rektale Untersuchung der Blasenfüllung und der Harnröhre, notfalls Katheterisieren, was aber kaum erforderlich ist).

Der rektale Befund ist je nach dem Sitz der Obstipation verschieden. Am häufigsten werden Anschoppungen der linken ventralen Längslage und der Beckenflexur nachgewiesen. Seltener werden Anschoppungen der linken dorsalen Längslage und der magenähnlichen Erweiterung der rechten dorsalen Längslage festgestellt, obwohl letztere verhältnismäßig häufig vorkommen dürften (ungünstige Untersuchungsbedingung). Die obstipierte linke ventrale Längslage stellt sich als oberschenkeldicker Darmteil dar, der von links unten bis zum Beckeneingang und bei höhergradigen Verstopfungen oder Miterkrankung der Beckenflexur bis in das Becken hineinreicht. In der Regel kann man zwei Bandstreifen (im Abstand von 90°) und undeutliche Poschen feststellen; bei höhergradigen Obstipationen sind letztere aber glatt verstrichen. Die Beckenflexur fühlt man als U-förmig gebogenen Darmteil, der dorsal dünner wird. Die linken Längslagen hängen an keinem Gekröse und können daher auch quer oder sogar rechts vor dem Becken gefunden werden (Verwechslungsmöglichkeit mit dem Blinddarm). Die magenähnliche Erweiterung der rechten dorsalen Längslage liegt rechts in der Höhe der vorderen Gekrösewurzel, vor dem Blinddarmkopf der Bauchwand fast unbeweglich an und ist gelegentlich gerade noch mit den Fingerspitzen, häufig aber gar nicht erreichbar.

Die atonischen sind von den tonischen Obstipationen durch die mindere Konsistenz der Darmwand und den größeren Durchmesser des Darmes zu unterscheiden. Es lassen sich leicht Fingereindrücke beibringen, und man spürt niemals eine Tonuserhöhung der Darmwand oder gar peristaltische Wellen.

Das Bauchpunktat und die meisten Blutparameter sind bei den komplikationslos verlaufenden Dickdarmverstopfungen in der Regel nicht verändert. Im Harn kann man vermehrt Indikan, im Blut Phenole nachweisen.

Die Krankheitsdauer beträgt in der Regel 1 bis 2 Tage, nur selten länger, und der Ausgang ist meist günstig. Bei länger verlaufenden tonischen Obstipationen kann man im Zusammenhang mit Zirkulationsstörungen in der Darmwand geringgradige Zeichen eines Kreislaufschocks (Hämatokrit, Zellzahl etc.) und der Transsudation (Bauchpunktat) feststellen. Gelegentlich treten geringgradige metabolische Azidosen oder Alkalosen auf; erstere werden in der Regel durch die Respiration kompensiert. Häufiger haben wir einen ungünstigen Verlauf bei den atonischen Obstipationen gesehen, die zum Teil therapieresistent sind. Als Komplikation sind gelegentlich Salmonellen-Infektionen aufgetreten.

Die tonischen Grimmdarmverstopfungen sind verhältnismäßig einfach zu behandeln; leichtere und mittelschwere Fälle heilen unter Umständen sogar spontan oder nach Anwendung der üblichen krampflösenden Mittel ab. Wir führen in allen Fällen Magenspülungen durch und verabreichen im Anschluß isotone wäßrige Glauber- oder Bittersalzlösungen. Diese Therapie ist täglich zu wiederholen. In hartnäckigen Fällen können die bei der Blinddarmverstopfung beschriebenen Maßnahmen oder auch ein Massendruckklysma versucht werden. Atropin oder -derivate (Butylscopolamin, z. B. Buscopan®) sind jedoch kontraindiziert.

Höhergradige und therapieresistente Verstopfungen mit faserigem, verfilztem Material erfordern eine chirurgische Intervention. Nach Enterotomie meist im Bereich der linken Kolonlagen oder der Beckenflexur wird der Darminhalt mit Sonden herausgespült.

**Obstipation des kleinen Kolons**
In der Ätiologie dieser Verstopfungen spielt die Futterkomponente eine große Rolle. Erkrankungen treten häufiger mit der Verfütterung von grobstengeligem, faserreichem Rauhfutter auf, wie Luzerne-, Raps-, Hirse-, Bohnenstroh und dergleichen, aber auch, wenn die Pferde frische Luzerne, jungen Klee, grünen Roggen gierig aufnehmen. Im letzteren Falle müssen nicht immer krankhafte Kaustörungen als Hilfsursache mitwirken; die Tiere schlucken das rohfaserreiche Grünfutter ab, ohne genügend zu kauen, weil die Zellulose in den jungen Pflanzen noch sehr weich und nicht verholzt ist.

Die Pferde äußern gering- bis mittelgradige diskontinuierliche Kolikerscheinungen bei meist gutem Allgemeinbefinden und geringgradig spastisch gehemmter Peristaltik. Rektal findet man fallweise trockenen Kot im Mastdarm; meist aber ist dieser leer und mit klebrigem Schleim bedeckt. Die Obstipation stellt sich als unterarm- bis unterschenkeldickes rundliches oder zylindrisches Gebilde mit zwei Bandstreifen (im Abstand von 180°) dar. Der freie Bandstreifen ragt über die Darmwand vor und ist leicht feststellbar, der andere ist in der Regel vom

Gekrösefett überdeckt und nicht oder nur undeutlich zu tasten; die Poschen sind in der Regel verstrichen. Infolge des langen Gekröses kann der Befund wechseln und auch negativ sein, wenn die obstipierte Stelle von der Hand des Untersuchers nicht erreicht wird. Differentialdiagnostisch kommen dann – insbesondere wenn ein sekundärer Meteorismus besteht – Darmverschlüsse anderer Art in Frage, weiterhin Obstipationen des Blinddarmkopfes oder der magenähnlichen Erweiterung des großen Kolons und auch Obturationen, die unter Umständen gleichfalls rektal schwer nachweisbar sein können. Der Verlauf ist bei entsprechender Behandlung in der Regel gutartig und nur bei sehr umfangreichen Obstipationen mit stark verfilzten Futtermassen langwierig und mitunter sogar tödlich.

Die Behandlung erfolgt zunächst auf die gleiche Weise wie die der Verstopfungen des großen Kolons. Ist die Obstipation jedoch zu umfangreich, so ist ein Massendruckklysma vorzuziehen (S. 211), eventuell unter gleichzeitiger Applikation von Paraffinum liquidum (S. 206). MÜLLER (1952) empfiehlt die manuelle Zerteilung der obstipierenden Kotmassen vom Rektum aus. Dies kann auch operativ nach Laparotomie versucht werden, bevor man mittels Enterotomie die obstipierenden Ingesta entfernt (Tafel 6, Abb. f, Tafelteil). In den weitaus meisten Fällen – in der Münchner Klinik wurden seit 1978 keine Obstipationen des kleinen Kolons operiert – lassen sich die Futtermassen mit einem warmen Druckklysma, dem künstliche Schleimstoffe zugesetzt werden, in Verbindung mit allgemeiner Obstipationstherapie gut aufweichen und herausspülen.

**Obstipation des Rektums**
Die Verstopfung des Mastdarms ist in der Regel die Folge von Lähmungen (Cauda equina), Narben, periproktalen Entzündungen oder Abszessen, die den Kotabsatz mechanisch behindern und schmerzhaft machen. Eine weitere Ursache sind Risse des Mastdarmgekröses im Gefolge eines Rektumprolapses oder einer Schwergeburt mit Darmnekrosen, die dann zu sekundären trockenen Obstipationen am Übergang vom kleinen Kolon zum Rektum führen. Obstipationen treten auch regelmäßig vor Kolonödemen auf (s. d.).

Die Tiere äußern bei gutem Allgemeinbefinden geringgradige Unruhe und – mit Ausnahme bei Lähmungen der Cauda equina – wiederholtes Pressen auf den Kot, ohne jedoch Kot absetzen zu können. In der Ampulle und im Mastdarm finden sich oft umfangreiche und überhitzte Kotmassen. Die Mastdarmschleimhaut ist dann höher gerötet, glasig ödemisiert und leicht verletzbar (Vorsicht bei der rektalen Untersuchung); sie kann sogar vorfallen. Liegt die Obstipation weiter vorn, so ist die Darmwand manchmal von dem für Darmverschlüsse charakteristischen pappigen Schleim bedeckt. Beim Kolonödem vermag die untersuchende Hand die erhebliche Verengung des Darmlumens nicht zu passieren; man erreicht die obstipierenden Kotmassen allenfalls mit einem oder zwei Fingern.

Der Verlauf ist in der Regel günstig. Bei unbehebbaren Passagehindernissen (Narbenstrikturen) muß man aber mit Rezidiven rechnen.

Die Behandlung besteht in wiederholten körperwarmen Klysmen, die den Darminhalt erweichen und die gegebenenfalls notwendige manuelle Entleerung erleichtern. Später führt man zur Anregung der Peristaltik kalte Klysmen durch. Schleimhautverletzungen werden wiederholt mit 2%igen Alaun-Klysmen behandelt. Obstipationen des Rektums im Zusammenhang mit Gekröseeinrissen und Darmnekrose bedürfen chirurgischer Intervention: Resektion, Gekrösenaht.

### 3.9.9.4 Obturatio intestini (Innere Verlegung des Darmes, Obturation)

Man versteht darunter einen plötzlichen Verschluß der Darmlichtung durch ungewöhnliche Gebilde; eine heute seltene Kolikform (kasuistische Mitteilungen, 9,5% Kolikfälle, 0,8% in München).

Die Ursachen sind einerseits Gebilde, die sich im Darmtrakt entwickeln, wie Darmsteine, pflanzliche Konkremente, verhärtete oder verfilzte Kotmassen sowie auch Entzündungsprodukte (Fibrinpfropf), andererseits aufgenommene Fremdkörper (z. B. Haarbälle) und Parasitenansammlungen. Echte Darmsteine (Enterolithen, Calculi veri) bestehen zu 90% aus Ammonium-Magnesiumphosphat, weiterhin aus Kalziumkarbonat und -phosphat. Bei lang dauernder Verfütterung von Mühlennachprodukten (Kleie) verbindet sich deren Magnesiumphosphat mit dem im Dickdarm entstehenden Ammoniak und schlägt sich um ein Zentrum (Fremdkörper, Getreidekorn) schichtweise nieder, wobei auch Eiweiß- und Kalziumgehalt des Futters sowie der pH-Wert des Darminhaltes eine Rolle spielen. Es entstehen steinharte runde bis polyedrische Gebilde, an deren Querschnitt die zirkuläre Schichtung deutlich erkennbar ist. Die Entwicklungszeit soll für einen faustgroßen Stein etwa ein Jahr betragen. Falsche Darmsteine können sich bei Darmversandungen durch Konglomerieren der aufgenommenen Sandkörner bilden. Weiterhin sind Pflanzenhaarbälle (Phytobezoare, Phytokonkremente) und gelegentlich Haarbälle (Zootrichobezoare) anzutreffen, die meist eine Einlagerung mineralischer oder organischer Salze aufweisen. Diese Pseudoenterolithen entstehen durch die langdauernde Aufnahme besonders rohfaserreicher Futtermittel oder Streu, wie Klee vor der Blüte, Leguminosen- oder Hirsestroh, Schilf etc., oder von Tierhaaren (Winterfell). Sie sind leichter als die Darmsteine und besitzen eine rauhe Oberfläche. Auf die gleiche Weise entwickeln sich Kotbälle oder -konglobate, die noch Kotkonsistenz aufweisen, aber gleichfalls imstande sind, die Darmlichtung zu verlegen – die Übergänge zu den Obstipationen (insbesondere im kleinen Kolon) sind fließend.

Obturationen durch verknäulte Spulwürmer treten vor allem beim Fohlen auf; sehr selten wurden solche durch Gasterophilus-Larven oder Bandwürmer beobachtet. JACH und ALLMELING (1990) berichten von einem Obturationsileus bei einer Traberstute durch ein submuköses Hämatom, das durch einen Massenbefall mit Anoplocephala perfoliate ausgelöst worden war.

Die Darmsteine und Phytokonglobate liegen meist in den Endabschnitten des großen Kolons (Tafel 7, Abb. a, Tafelteil), die Kotkonglobate auch im kleinen Kolon; die Spulwurmobturationen finden sich vor allem im Dünndarm (Tafel 7, Abb. b, Tafelteil). Solange das Darmlumen nicht vollständig verschlossen ist, verursachen sie keine Krankheitserscheinungen, oder nur jene eines chronischen Darmkatarrhs. Der Verschluß tritt meist im Verlauf einer vermehrten Peristaltik (Parasympathikotonie) auf, wenn sich das Darmlumen verengt oder sie in einen engeren Darmteil verschoben werden. Das ist in der Regel der Übergang der magenähnlichen Erweiterung des großen Kolons in das kleine Kolon, wo sich die Gebilde einklemmen und den Darm verlegen. Der Dehnungsreiz löst einen zusätzlichen Krampf der Ringmuskulatur aus, die sich dann fest um den Fremdkörper legt. Ist dieser kleiner oder weicher (Kotkonglobate), so kann er weiter ins kleine Kolon eindringen und sogar erst im Mastdarm liegen bleiben. Vor der Obturationsstelle kann sich eine sekundäre Anschoppung oder Tympanie entwickeln. Im weiteren Verlauf bewirkt der Druck des eingeklemmten Fremdkörpers Zirkulationsstörungen und deren Folgen (ringförmig anämische Nekrose, Darm- und Bauchfellentzündung, Ruptur).

Die Kolikerscheinungen treten plötzlich auf oder entwickeln sich aus jenen des katarrhalischen Darmkrampfes; sie sind in der Regel mittelgradig und meist andauernd, zum Teil auch diskontinuierlich. Kotabsatz ist anfangs vorhanden, später fehlt er; oft beobachtet man wiederholtes Pressen auf den Kot. Das Allgemeinbefinden ist bei den Obturationen an der typischen Stelle zunächst nicht verändert. Bei Dünndarmobturationen entwickeln sich innerhalb kurzer Zeit die Erscheinungen des mechanischen Ileus.

Bei der rektalen Untersuchung findet man den Mastdarm und das kleine Kolon anfangs gefüllt und erst später meist leer und an der Schleimhaut den für den Darmverschluß typischen zähen, pappigen Schleim. Den Fremdkörper tastet man an der typischen Stelle als hartes glattes (Enterolith) oder höckeriges derbes Gebilde (Phytokonglobat) etwa in der Höhe der vorderen Gekrösewurzel unterhalb des kranialen Pols der linken Niere; er kann auch mehr gegen das große Kolon zu (rechts) sitzen oder weiter in das kleine Kolon (links) eingedrungen sein. Noch weiter in das kleine Kolon eingedrungene Konkremente sind nur bei entsprechender Lage nachzuweisen. Oft liegen die Gebilde aber in Kotmassen versteckt, so daß sie nicht palpiert werden können, oder sie können nicht erreicht werden (Ausgang der magenähnlichen Erweiterung).

Kotkonglobate fühlen sich ähnlich wie spastische Obstipationen des kleinen Kolons an. Obturationen im Dünndarm sind nur selten zu palpieren; bei vollständigem Verschluß ist der sekundäre spastische Meteorismus nachweisbar.

Vollständige Obturationen des Dünndarms führen innerhalb von 1 bis 3 Tagen unter schweren Intoxikationserscheinungen zum Tode. Bei den übrigen Obturationen treten erst nach einigen Tagen Störungen des Allgemeinbefindens, Autointoxikation und schließlich Erscheinungen der Bauchfellentzündung auf; der Tod erfolgt innerhalb von 1 bis 2 Wochen. Selbstheilungen sind möglich, wenn die Darmwand erschlafft und der Fremdkörper in den größeren Darmabschnitt zurückfällt oder per vias naturales abgeht.

Die Diagnose bereitet Schwierigkeiten, wenn das Konkrement nicht an der typischen Stelle am Übergang des großen in das kleine Kolon sitzt oder rektal gar nicht nachweisbar ist. Aufgrund der Leere des Mastdarms und des kleinen Kolons sowie des charakteristischen klebrigen Schleimes kann lediglich ein Ileus vermutet werden, und differentialdiagnostisch kommen alle anderen Darmverschlüsse in Frage, die aber meist stürmischer und mit rascher Verschlechterung verlaufen. Ansonsten sind Obstipationen der magenähnlichen Erweiterung des großen Kolons (Fingereindrücke) und Verstopfungen des Blinddarmkopfes oder dessen überhängenden Teiles (Pendeln) auszuschließen. Lipome haben eine festweiche Konsistenz und pendeln manchmal, während Lymphknotenvergrößerungen (Drusemetastasen) vielfach ebenfalls höckerig und derbelastisch sind.

Die Behandlung erfolgt u. E. in der Regel am besten über eine Laparotomie mit Eröffnung des Darmes, zumal in manchen Fällen erst aufgrund der Probelapatotomie die Diagnose gestellt wird. Eine konservative Therapie ist möglich bei kleinen Konkrementen oder Kotkonglobaten im kleinen Kolon ähnlich wie bei dessen Obstipationen, wobei man zusätzlich Gleitmittel (Paraffinum liquidum) gibt. Zur besseren Passage größerer Konkremente werden diese auch rektal infundiert. Man kann auch versuchen, Kotkonglobate manuell vom Rektum her (oder nach Laparotomie direkt) zu zerteilen. Bei größeren Konkrementen, insbesondere wenn sie sich an der typischen Stelle befinden, ist das von GRATZL angegebene Massendruckklysma die beste konservative Behandlungsmethode. Nach epiduraler Anästhesie zur Ausschaltung der Bauchpresse (je nach Größe des Pferdes 10–20 ml einer 1- bis 2%igen Prokain- oder ähnlichen Lösung) wird der Anus mit dem Darmtamponator nach MEYER verschlossen und anschließend werden 2 bis 3 Eimer körperwarmes Wasser mit etwas Paraffinum liquidum langsam eingepumpt (bei Unruhe des Pferdes unterbrechen). Nach Beendigung der Infusion bleibt der After noch ca. ½ Stunde verschlossen. Auf diese Weise wird das Konkrement aus der krampfhaften Umklammerung durch die Darmwand befreit und in das große Kolon zurückbefördert oder ein

Kotkonglobat unter Umständen aufgeweicht und verkleinert.

Selbstverständlich können die spontan oder durch das Massendruckklysma in das große Kolon verlagerten Konkremente bei nächster Gelegenheit wieder zur Obturation führen, so daß – falls keine operative Intervention möglich ist – mit Rezidiven gerechnet werden muß.

### 3.9.9.5 Thrombosis et embolia arteriarum mesenterialium (Gekrösearterienverstopfung, embolisch-thrombotische Kolik) (s. a. 2.7.1)

Grundlage dieser Kolikform sind Motilitätsstörungen und hypoxämische Krämpfe des Darmes als Folge der Verstopfung von Darmarterien und den daraus resultierenden Durchblutungsstörungen. Ausgangspunkt hierfür ist die durch Strongylidenlarven verursachte Arterienwandentzündung, die Gefäßausweitungen, Thromben- und Emboliebildung bedingt. Obwohl ein Großteil aller Pferde mit einem Wurmaneurysma der Gekrösearterien behaftet ist, scheint die embolisch-thrombotische Kolik – unabhängig davon, daß sie intra vitam schwer zu diagnostizieren ist – nur selten vorzukommen (2,8 bis 4,9% der tödlich verlaufenden Kolikfälle, 5% aller Kolikfälle an der Wiener Klinik, 1,6% in München).

Die das Krankheitsgeschehen auslösenden Gefäßveränderungen werden durch Wanderung der vierten Larve von *Strongylus vulgaris* hervorgerufen (Tafel 7, Abb. c, Tafelteil). Diese führt in den Gefäßen bohrende Bewegungen aus, wodurch es zu Verletzungen der Intima kommt, an denen sich Blutplättchen und vereinzelt Leukozyten anlagern und die Grundlage für ein Blutgerinnsel bilden. Über dem Plättchenthrombus lagern sich größere Fibrinmassen ab, denen reichlich Leukozyten und Erythrozyten beigemengt sind. Je nach ihrer Größe und der des Gefäßes können sie dessen Lichtung teilweise oder gänzlich verstopfen. Die Entwicklung eines Aneurysmas im Gefolge der Gefäßwandschädigung wird weitgehend vom Blutdruck und den Strömungsverhältnissen beeinflußt. Am häufigsten sind die *Arteria mesenterica cranialis* und die *A. ileocaecocolica*, seltener die *A. mesenterica caudalis* und *A. coeliaca* betroffen. Die dort sich bildenden Thromben sind wegen der Größe der Gefäße in der Regel wandständig und nur selten obturierend, können aber in ihrem Bereich von der Wand abgehende Arterienäste völlig verschließen. Die sich entwickelnde Gefäßentzündung heilt in den kleinen Darmarterien unter Entwicklung von geringem Narbengewebe meist ab. Kleine Plättchenthromben werden resorbiert, wobei mehr oder weniger umfangreiche Verdickungen der Intima zurückbleiben. Größere Thromben werden vom Bindegewebe durchwachsen, und so kommt es zu einer bleibenden Verödung der Arterie. Die Rückbildung der Thromben hängt dabei weitgehend auch von der Stärke der fibrinolytischen Aktivitäten im Blut ab. Die in den großen Arterien im Bereich der Gekrösewurzel gebildeten Thromben zerfallen zum Teil in Emboli, die dann mit dem Blutstrom weitergetragen werden.

Diese geschilderten pathologischen Prozesse können auf verschiedene Weise Durchblutungsstörungen der Darmwand und damit eine embolisch-thrombotische Kolik auslösen:

1. Die Thrombose der vorderen Gekrösewurzel ruft nur selten die typischen Erkrankungen hervor, und zwar nur dann, wenn das Blutgerinnsel das Lumen der *A. mesenterica cranialis* fast vollständig verlegt oder die Abgangsäste der thrombosierten Arterie obliteriert; weiterhin durch gleichzeitige Thrombose zweier miteinander anastomosierender Arterienäste. Vielfach wird der Querschnitt nur mäßig verkleinert, so daß sich zunächst keine Durchblutungsstörungen ergeben. Ist nun infolge der raschen Bildung des Thrombus eine kompensatorische Dilatation des Gefäßes nicht gleich erfolgt oder hat die Arteriitis zu einer bindegewebigen Versteifung geführt, so kann die Blutzufuhr während der Verdauungsarbeit nicht vermehrt werden und dadurch eine schwere Störung der Darmtätigkeit entstehen.

2. Häufiger tritt ein typisches Krankheitsbild auf, wenn sich vom Thrombus einzelne Teile loslösen, die dann mit dem Blutstrom weiterverschleppt werden, bis diese Emboli in Gefäße gelangen, deren Lumen kleiner ist als der Embolusdurchmesser. Entsprechend der anatomischen Gegebenheiten sind hiervon in erster Linie die *A. colica ventralis* und *A. ileocaecalis* und damit das große Kolon und der Blinddarm betroffen. Erfaßt dieser Verschluß infolge der geringen Größe des Embolus nur kleine Gefäßäste, dann treten in der Regel kaum klinisch wahrnehmbare Zirkulationsstörungen auf, weil die Gekröse- und Darmarterien zahlreiche Anastomosebildungsmöglichkeiten aufweisen und von einem Netz kleinster Gefäße begleitet sind, die aus der Arterie entspringen und in sie münden. Eine zum Kolikanfall führende höhergradige Zirkulationsstörung kann nur unter bestimmten Voraussetzungen zustande kommen, wobei für den plötzlichen und vollständigen Verschluß auch die reflektorische Kontraktion des Gefäßes um den Embolus verantwortlich ist. Aufgrund der klassischen Versuche MAREKS ist dies der Fall nach einem plötzlichen Verschluß von mindestens drei in Anastomosenbögen auslaufenden Dünndarm- und Kleinkolonarterien, mindestens einer Grimmdarm- oder Blinddarmarterie nahe ihrer Ursprungsstelle oder an zwei weit auseinanderliegenden Stellen (reihenweise Anordnung der Thromben oder Emboli: etagenförmiger Gefäßverschluß), weiterhin bei einem Verschluß der *A. mesenterica cranialis* (siehe oben), der *A. ileocaecocolica* und endlich bei einem gleichzeitigen Verschluß einer Arterie und ihrer meisten Anastomosen. Erfolgt die Einengung des Gefäßlumens dagegen langsam, dann muß, selbst wenn davon größere

oder zahlreiche kleinere Arterien betroffen sind, nicht unbedingt eine pathologisch wirksame Blutstromstörung auftreten, weil genügend Zeit zu kompensatorischen Arterienerweiterungen oder zur Anastomosenbildung bleibt.

3. Noch häufiger soll die Erkrankung durch den thrombotischen Verschluß der in der Darmwand liegenden Arterien verursacht werden (Mikrothromben). Namentlich im ventralen Kolon und im Blinddarm, aber auch am Dünndarm insbesondere im anastomosearmen Endabschnitt des Ileums kommt es dadurch zu umschriebenen, maximal handtellergroßen anämischen oder hämorrhagischen Infarkten mit allen ihren Folgen für die Darmmotilität.

4. Das plötzliche Auftreten derartiger von der Blutzirkulation ausgeschalteter umschriebener Bezirke der Darmwand läßt auch den Gedanken berechtigt erscheinen, daß die durch die Larvenwanderung bedingte Entzündung der Arteriolen und kleinen Arterien nicht nur zur geschilderten Thrombosierung, sondern auch zu Gefäßkrämpfen und damit zu einer Unterbindung der Blutzufuhr geführt hat. Angiographische Untersuchungen stützen diese Ansicht. Vielleicht spielt auch das beim Blutplättchenzerfall freigesetzte Serotonin diesbezüglich eine Rolle.

Die Lokalisation und das Ausmaß der Durchblutungsstörung in der Darmwand ist somit abhängig von der Entwicklungsdauer, vom Sitz und dem Ausmaß der Gefäßverstopfung und von der Größe und Anzahl der verlegten Gefäße sowie den vorhandenen oder möglichen Anastomosen. Insbesondere letztere sind für die relative Seltenheit des Auftretens von embolisch-thrombotischen Kolikanfällen verantwortlich.

Bei ungenügender Anastomosenbildung, also wenn das Ausschaltungsgebiet in Relation zum Gesamtquerschnitt der in Frage kommenden Kollateralgefäße zu groß ist, kommt es zu einer erheblichen Erniedrigung des arteriellen Blutdrucks und deutlicher Verlangsamung der kapillaren Blutströmung. Die daraus resultierende Verschlechterung der Durchblutung verbessert sich nach kurzer Zeit etwas, weil durch kleine Anastomosen aus der Umgebung wieder Blut in das anämische Gebiet hineingelangt. Als Folge der Blutdrucksenkung kommt es zu einer Verminderung des effektiven Filtrationsdrucks ins Gewebe und bei weiterem Absinken angeblich sogar zu einem Rückstrom von venösem Blut. Die Folge davon ist ein Ödem der Darmwand und weiterhin Transsudation in die Bauchhöhle und in das Darmlumen. Die Verminderung der Blutströmung führt zu Ernährungsstörungen, Dilatation der Kapillaren, erhöhter Permeabilität und damit auch Austritt von Blutkörperchen, was zur hämorrhagischen Infarzierung der Darmwand und wiederum zum Austritt von Blut in das Darmlumen oder in die Bauchhöhle führt. Das Ausmaß der hämorrhagischen Infarzierung hängt vom Grad der Ernährungsstörung der Kapillaren und von der Menge des durch die noch offenen Anastomosen aus der Nachbarschaft einströmenden arteriellen Blutes ab. Innerhalb kurzer Zeit kann sich daraus im Zusammenhang mit der Einwirkung von toxischen Zersetzungsprodukten des sich anstauenden Darminhalts eine Nekrose zunächst der Schleimhaut und schließlich ein Gangrän der ganzen Darmwand entwickeln.

Kommt es dagegen infolge des Mangels an Kollateralbahnen zu einer vollständigen Unterbindung der Blutzufuhr, so entsteht im Ausschaltungsgebiet ein anämischer Infarkt, der gleichfalls rasch zur Nekrose führt. Unterstützt werden kann diese Anämisierung durch die im Anschluß an die Verlegung eines Gefäßes auftretenden spastischen Verengungen in dessen Verzweigungsgebiet.

Kleinste Durchblutungsstörungen und Nekrosen, die von vornherein die Darmtätigkeit nicht oder nicht wesentlich gestört haben, werden entsprechend organisiert und sind Zufallsbefunde bei der Sektion.

Bei größeren Veränderungen kommt es infolge der Hypoxämie im Ausschaltungsgebiet der Darmwand zu schmerzhaften Kontraktionen bzw. einer krampfhaft erhöhten Peristaltik. Im weiteren Verlauf werden je nach dem Ausmaß der Zirkulationsstörung die Darmbewegungen träger und erlöschen schließlich gänzlich (bei vollkommener Unterbindung der Blutzufuhr bereits innerhalb von ein bis zwei Stunden). In dem gelähmten Darmabschnitt bleibt der Darminhalt liegen und zersetzt sich; abhängig von der Art des Futters entwickelt sich eine Anschoppung oder ein Meteorismus. Durch Resorption von Zersetzungsprodukten und Durchtritt von Darmbakterien entstehen Autointoxikation und Peritonitis; bei umfangreichen Infarzierungen kann es auch zum Tode kommen.

Betrifft die Nekrose nur die Schleimhaut und setzt nach nicht allzulanger Zeit wieder eine entsprechende Durchblutung ein, so können auch größere nekrotische Veränderungen in Heilung übergehen. In der Regel bleiben jedoch Narben zurück, die insbesondere am Dünndarm zu Stenosen führen.

Zusammenfassend kann man feststellen, daß ein Großteil der Pathogenese der embolisch-thrombotischen Kolik weitestgehend jener des mechanischen Ileus im Gefolge von Darmverlagerungen gleicht. Nahezu bei jedem Fall muß dieser daher differentialdiagnostisch berücksichtigt werden. Da die geschilderten Durchblutungs- und Motilitätsstörungen und ihre Folgen an jedem Darmabschnitt und in jedem Ausmaß auftreten können, ist die embolisch-thrombotische Kolik imstande, nahezu alle anderen Kolik- und Verlaufsformen klinisch mehr oder weniger vorzutäuschen.

Die Kolikanfälle treten vielfach ohne jeden äußeren Anlaß und unabhängig von Witterungseinflüssen oder Futteraufnahme auf. Manchmal kann man einen Zusammenhang mit Blutdrucksteigerungen (Erregung, Arbeitsleistung) feststellen, die möglicherweise die Ausschwemmung von Emboli fördern. In leichten Fällen beobachtet man lebhafte und verstärkte Peristaltik mit häufigem Kotabsatz, wobei aber der Kot unverändert oder lediglich etwas weicher ist. Bei der rektalen Untersuchung erweist sich der Darm als unverändert oder es besteht ein geringgradiger Meteorismus. Das Allgemeinbefinden ist in der Regel unverändert, und innerhalb weniger Stunden tritt wieder Beruhigung ein. Bei schweren Verlaufsformen treten hochgradige Kolikanfälle auf, und die anfangs lebhafte Peristaltik sistiert oft schon nach ein bis zwei Stunden. Der Kotabsatz wird eingestellt, und das Abdomen wölbt sich infolge der Aufblähung deutlich vor. Bei der rektalen Untersuchung fühlt man stark aufgetriebene und elastisch gespannte Darmteile. Mittels Bauchpunktion erhält man schon innerhalb der ersten Stunden ein stark vermehrtes und hochgradig hämorrhagisches Transsudat, das sich oft mit freiem Auge von reinem Blut nicht unterscheiden läßt. Das Allgemeinbefinden verschlechtert sich zunehmend, und das Tier stirbt schließlich unter den Erscheinungen der Autointoxikation und Kreislaufschwäche. Zwischen diesen beiden Extremen sind klinisch alle Möglichkeiten offen. Manchmal schließt sich ein mehrere Tage dauernder schleppender Verlauf an. Die Pferde äußern dann in der Regel keine oder nur gelegentlich geringgradige Kolikerscheinungen, die Peristaltik ist meist vermindert; das Allgemeinbefinden anfangs nur wenig verändert. Rektal fühlt man geringgradigen Meteorismus, seltener Obstipationen, oder überhaupt keine Veränderungen an den Darmschlingen. Bei der Bauchpunktion gewinnt man jedoch schon am ersten Tag blutige Flüssigkeit, die in den folgenden Tagen durch Leukozyteneinwanderung orangerot bis dunkelgelb wird. Schließlich treten auch klinisch die Erscheinungen einer akuten Bauchfellentzündung mit hochgradigen Störungen des Allgemeinbefindens, Unterdrückung der Bauchatmung, lokalem Schweißausbruch am Bauch und in den Flanken, Muskelzittern etc. auf, und es kommt zum Exitus.

Die Krankheitsdauer kann somit je nach dem Ausmaß der pathologischen Veränderungen wenige Stunden bis mehrere Tage betragen und in schweren Fällen tödlich enden. Kommt es zur Heilung, so ist in vielen Fällen mit Rezidiven zu rechnen. Weitere Komplikationen sind akute Magendilatation, Sepsis und Darmzerreißungen.

Das klinische Erscheinungsbild der embolisch-thrombotischen Kolik ist das vieler anderer Kolikformen, kombiniert mit einem mehr oder weniger hämorrhagischen Bauchpunktat. Differentialdiagnostisch müssen diese alle, angefangen vom katarrhalischen Darmkrampf oder geringgradigen Tympanien bis zu den schwersten Darmverlagerungen, berücksichtigt werden. Die ersteren können durch das Fehlen eines hämorrhagischen Bauchpunktats oft ausgeschlossen werden. Das bei der rektalen Untersuchung gefundene Aneurysma und ein eventuelles Schwirren an der vorderen Gekrösewurzel findet sich bei vielen Pferden und kann die Diagnose kaum stützen. Auch der Abgang von blutigem Kot (eventuell chemische Untersuchung) findet nicht immer statt und kann ebenso wie die im Vergleich zu den Darmverlagerungen eher längere Krankheitsdauer die Entscheidung nicht bringen. Bei schleppendem Verlauf kommt differentialdiagnostisch auch eine selbständige Peritonitis in Frage. Eine einigermaßen gesicherte Diagnose intra vitam kann meist erst dann gestellt werden, wenn ein Pferd wiederholt an derartigen Koliken erkrankt und immer wieder ein hämorrhagisches Bauchpunktat gewonnen wird.

Infolge dieser diagnostischen Schwierigkeiten wird man therapeutisch so wie bei anderen Kolikformen (Magenspülung, Peristaltika etc.) bzw. wie beim Verdacht eines Darmverschlusses vorgehen.

Ziele einer konservativen Therapie sind:
1. Beseitigung von Spasmus und Kolikschmerz,
2. Verbesserung der Durchblutung,
3. Flüssigkeits-Elektrolyt-Substitution,
4. Azidoseausgleich,
5. Antibiose,
6. Verhinderung weiterer Thrombenbildung,
7. Bekämpfung der Larven von Strongylus vulgaris.

Ad 1: Metamizol, 20 bis 50 mg/kg KM. Kein Butylscopolamin.

Ad 2 und 3: Applikation von Vollelektrolytlösungen ersetzt sowohl in Bauchhöhle und Darm verlorene Volumina und führt auch eine Blutverdünnung mit Verbesserung der Viskosität herbei. Eine Verbesserung der Durchblutung in der Endstrombahn wird auch mit Plasmaexpandern niedrigen Molekulargewichts erreicht: Dextran 40 (MG 40 000 D), bis 10, höchstens 15 ml/kg KM. Die Lösungen werden über den Tag verteilt in der Dauerinfusion gegeben.

Ad 4: Bei metabolischer Azidose wird Natriumbikarbonat nach Berechnung aufgrund der Formel
− BE x kg KM x 0,3 = benötigtes Bikarbonat
gegeben.

Ad 5: Geeignet ist Ampicillin, 25 mg/kg, auf dreimal, in Kombination (aber nicht gemischt!) mit Kanamycin, 25 mg/kg, ebenfalls auf dreimal, besser aber Gentamicin, 2 bis 4 mg/kg, auf zweimal täglich verteilt (Verhinderung einer Fortleitungsperitonitis und Sepsis).

Ad 6: Eine gerinnungshemmende Therapie kommt im akuten Falle insofern zu spät, als sie nicht in der Lage ist, bereits »fertige« Thromben zu lösen; sie vermag aber die Bildung weiterer Thromben zu verhindern. Geeignet ist in den ersten beiden Tagen Heparin, das in einer Dosis von 30 bis 50 E/kg KM und Stunde in der Dauerinfusion gegeben wird. Gleichzeitig kann eine Behandlung mit indirekten Antikoagulanzien begonnen werden (sie wird erst nach etwa zwei Tagen wirksam): Dicumarole, Warfarin, in einer Dosis von 0,018 mg/kg KM p. o.

Ad 7: Invermectin (Ivomec®), 0,2 mg/kg KM.

### 3.9.10 Lageveränderungen des Darmes

Erworbene Lageveränderungen sind Drehungen von Darmabschnitten um deren Längs- (Torsion, Rotation) oder Querachse (Flexion, Knickung), Drehungen des Gekröses (Torsion), Verschlingungen und Verknotungen von Darmabschnitten (Volvulus) und Einschiebungen von Darmstücken ineinander (Invagination) sowie Einklemmungen (Inkarzeration) und Abschnürungen (Strangulation) von Darmabschnitten (3.9.11). Die Folge ist in jedem Falle ein teilweiser oder vollständiger Verschluß der Darmlichtung (mechanischer Ileus) mit dementsprechender Motilitäts- und Zirkulationsstörung.

Unter allen Haustieren besteht beim Pferd die größte Neigung zu derartigen Darmverlagerungen, was in erster Linie auf die Häufigkeit der Koliken und den heftigen peristaltischen Krampf am Anfang dieses Syndroms zurückzuführen ist und nicht so sehr auf besondere anatomische und physiologische Besonderheiten des Verdauungstraktes der Equiden. Die Lageveränderungen machten während des letzten Krieges bis zu 40% aller Kolikfälle aus. Mit der modernen Koliktherapie (Vermeiden der Drastika) und auch einer Änderung einer Pferdehaltung hat sich dieser Prozentsatz erheblich gesenkt. An der Wiener Klinik stellen Darmverlagerungen nur mehr etwa 4% aller Kolikfälle dar, in München allerdings immerhin 22,3% (183 von 825 Koliken), was wohl auf die große Spezialisierung der praktischen Tierärzte im Münchner Raum zurückzuführen ist (weniger Überweisung von leichten Fällen; WIRTH, 1986).

Angeborene Lageveränderungen kommen beim Pferd äußerst selten vor. Ein Situs inversus, das ist die spiegelbildlich verkehrte Anordnung aller oder einzelner Bauchorgane, ruft in der Regel keine klinisch wahrnehmbaren Krankheitserscheinungen hervor. Bei angeborenen (aber auch erworbenen) Zusammenhangstrennungen der Bauchwand können Darmteile austreten (Eventratio intestini); die praktisch bedeutungsvollen gehören in das Gebiet der Hernien.

Am häufigsten sind der Dünndarm und das große Kolon von Lageveränderungen betroffen, während sie am Blinddarm und am kleinen Kolon nur selten beobachtet werden. Dies wird damit erklärt, daß Dünndarm und großes Kolon besonders beweglich sind. Als wesentlichere Ursache kommt die lebhafte und krampfhafte Peristaltik bei spastischer Kolik in Frage. Mechanische Momente, wie Wälzen oder andere heftige Bewegungen, ungleichmäßige Füllungszustände der Därme oder Adhäsionen, dürften gleichfalls nur unterstützend oder nur unter bestimmten Voraussetzungen eine ätiologische Rolle spielen (Längsachsendrehungen der Grimmdarmlagen).

Am Dünndarm finden sich am häufigsten Verschlingungen und Verknotungen (Volvulus nodosus), die auch den Dickdarm miterfassen können. Im ersten Falle legt sich eine Dünndarmschlinge mit ihrem Gekröse um eine oder mehrere andere Dünndarmschlingen und bildet einen Knoten. Diese Knotenbildung kann ohne Zerreißung des Mesenteriums zustande kommen, aber auch aufgrund eines Gekröserisses entstehen (Mesenterialhernie). Beide Formen können mit Querachsendrehungen vergesellschaftet sein. Im zweiten Falle legen sich eine oder mehrere Dünndarmschlingen mit ihrem Gekröse um Dickdarmteile und bilden mit diesen einen Knoten. Der einmal gebildete Knoten zieht sich durch die Peristaltik immer fester zusammen, so daß er vielfach unlösbar wird und auch bei der Sektion nicht mehr entwirrt werden kann.

Seltener sind Drehungen um die Längsachse des Gekröses, die in der Weise entstehen, daß sich das Darmrohr karussellartig um das Gekröse, an dem es aufgehängt ist, dreht: Querachsendrehung des Dünndarms, Gekröseverdrehung (Volvulus, *Torsio mesenterialis jejuni et ilei*). Diese Verlagerung beginnt meist am Leerdarm und Hüftdarm, und die Einschnürungsstelle ist in der Nähe der Gekrösewurzel im Mesenterium zu suchen. Die Drehung erfolgt in der Regel derart, daß sich eine Dünndarmschlinge kaudalwärts (in Richtung der Peristaltik, selten umgekehrt) umlegt und einen halben Kreisbogen beschreibt. Die daraus resultierende Verdrehung des Gekröses, die sowohl nach rechts als auch nach links erfolgen kann, zieht meist keine weiteren klinischen Folgen nach sich. Werden aber mehrere Darmschlingen in die Lageveränderung einbezogen, so wächst mit der Zahl der Umdrehungen die Stärke der Einschnürung (Selbststrangulation des Mesenteriums in der Nähe der Gekrösewurzel). Auf diese Weise kann ein großer Teil des Dünndarms an der Drehung teilnehmen; der Darm wird gewissermaßen aufgerollt. Das Gekröse erscheint spiralig zu einem derben Strang verdreht (Tafel 7, Abb. d, Tafelteil).

Die treibende Kraft aller dieser Verknotungen und Drehungen ist die heftige Peristaltik am Beginn des Koliksyndroms. Unterstützend wirken insbesondere bei den Gekrösedrehungen Dünndarmschlingen, die durch starke Füllung oder (seltener) durch Fixierung von außen in ihrer Bewegung behindert sind, so daß sich das Mesenterium spannt.

Durch peritonitische Verwachsungen (z. B. mit der vorderen Gekrösearterie) können auch Knickungen von Dünndarmschlingen zustande kommen.

Achsendrehungen des Blinddarms sind ausgesprochen selten, am ehesten werden solche um die Querachse beobachtet. Bei dieser Flexio caeci wird der Blinddarmkörper in seitlicher oder ventraler Richtung nach hinten zu umgeknickt, so daß die Blinddarmspitze nach dem Becken zeigt.

Mechanische Einflüsse dürften vor allem bei den Achsendrehungen des großen Kolons, aber auch des Blinddarms, eine ätiologische Rolle spielen (plötzliche heftige Bewegungen des Pferdes). Die linken Lagen des großen Kolons können sich schon physiologischerweise (abhängig vom Füllungszustand) infolge des fehlenden Gekröses sowohl in der Querrichtung als auch in der Längsrichtung mehr oder weniger verschieben. Die pathologische Lageveränderung tritt dann ein, wenn die beiden miteinander verbundenen Lagen bei übermäßiger Füllung und mangelnder Motilität rotieren oder wenn sie zur Querachse abknicken.

Die linke ventrale Längslage des großen Kolons befindet sich in einer Art stabilen, die linke dorsale in einer Art labilen Gleichgewichtes. Die dorsale Lage kann nun entweder lateral- oder medianwärts hinabgleiten, während die ventrale Lage an ihrem Platz verbleibt und eine entsprechende Drehung erfährt; das Gekröse zwischen beiden Lagen stellt die Drehungsachse dar. Die Drehung erfolgt hauptsächlich nach rechts, wo keine Bauchwand der Bewegung entgegentritt. Sie kann dabei um 90° (vermutlich ohne wesentliche klinische Störungen) und bis 360° und mehr erfolgen. Begünstigt wird eine derartige indirekte Rotation durch verstärkte Kotfüllung oder Sandansammlung in diesen Darmlagen (Sandkolik), wodurch diese schwerer und mechanisch träger werden, so daß sie den Bewegungen des Tieres nicht genügend folgen können. Eine weitere Möglichkeit ergibt sich, wenn nur eine der beiden Längslagen angeschoppt und die andere mit Gasen gefüllt ist, so daß sich die erstere senkt und die andere emporsteigt.

Bei Drehung der rechten Kolonlagen ist der häufigste Sitz der Drehungsstelle der Abgang der rechten ventralen Längslage aus dem Blinddarm bzw. der Übergang der rechten dorsalen Längslage in die magenähnliche Erweiterung. Diese Stellen sind die Fixationspunkte des großen Kolons. Bei der sogenannten Torsio coli totalis ist aber auch die magenähnliche Erweiterung fast zur Gänze in die Drehung mit einbezogen. Die Aufhängung im Bereich der rechten dorsalen Längslage kann dies nicht verhindern; Bauchfell, Pankreas und überhängender Teil des Zäkums werden in die Drehung hineingezogen.

Bei der Abknickung der linken Kolonlagen (*Flexio coli*) ist die Beckenflexur kranialwärts gerichtet. Die Flexion erfolgt entweder in medianer oder in lateraler Richtung; bei Verlagerungen der linken Kolonlagen kann ihr umgeknickter Kaudalabschnitt auch auf ihnen liegen (*Retroflexio coli*).

Geringgradige Flexionen können sich wahrscheinlich spontan reponieren und werden klinisch nicht registriert. Pathologisch werden derartige Knickungen erst dann, wenn durch benachbarte Darmteile die Reposition verhindert wird.

Abknickungen des kleinen Kolons am Übergang zum Rektum sind selten. Sie werden oft durch peritonitische Verwachsungen des Endteiles des kleinen Kolons mit der Bauchwand am Beckeneingang veranlaßt.

Darmeinschiebungen (Invaginationen) sind plötzliche Verengungen oder Verschließungen der Darmlichtung durch Einschlüpfen und dauerndes Verbleiben eines Darmabschnittes in dem benachbarten Darmteil; sie treten beim Pferd selten auf.

Die Einstülpung wird in der Regel durch eine übermäßig lebhafte oder krampfhafte Peristaltik veranlaßt. Besonders günstig sind die Verhältnisse dann, wenn auf einen kontrahierten Darmteil ein schlaffer Abschnitt mit entsprechend erweitertem Lumen folgt. Der starre kontrahierte Darmteil kann dann durch die Peristaltik in den dilatierten Darmabschnitt hineingeschoben werden. Begünstigend ist eine Fixierung einzelner Darmteile durch kurzes Gekröse, Verwachsungen und dgl. Auch Geschwülste können an der Mukosa zerren und die Wand einstülpen (Substratinvagination). Bei der Einstülpung wird auch das dazugehörige Gekröse mit hineingezogen und dadurch eine örtliche Blutstauung mit fortschreitender serös-blutiger Druchtränkung erzeugt. Als Folge der Zerrung und Kompression des eingestülpten Darmes und Gekröses und der Hypoxämie kommt es zu heftigen Darmkontraktionen und dementsprechenden Kolikerscheinungen. Am häufigsten werden Dünndarminvaginationen (*Invaginatio jejunalis, I. ileocaecalis*) beobachtet, des weiteren eine Einstülpung der Blinddarmspitze in den Blinddarmkörper (*I. caecalis*), die mitunter kein wesentliches Passagehindernis darstellen (chronische Koliken); gelegentlich reicht die Einstülpung des Blinddarms bis in das große Kolon (*I. caecocolica*), und es wurde sogar eine Einstülpung des ganzen Blinddarms in die rechte ventrale Längslage des großen Kolons beobachtet; auch am kleinen Kolon und Rektum treten Einstülpungen auf (*I. colidescendentis, I. rectalis*).

Die Folgen der Darmverlagerungen in bezug auf die Darmpassage sind – wie eingangs erwähnt – ein mechanischer Ileus, der insbesondere bei den Dünndarmverschlingungen und -verknotungen besonders rasch auftritt und entsprechend dem Umfang des betroffenen Darmabschnittes in der Regel vollständig ist. Im Zusammenhang mit den damit inkludierten Zirkulationsstörungen kann der Tod schon innerhalb von 12 bis 24 Stunden eintreten.

Bei den Drehungen der linken Längslagen des großen Kolons kommt es meistens am Übergang in die Querlagen zu einer Einschnürung, die das Darmlumen verengt oder sogar verschließt und die Darmwand entsprechend quetscht. Diese Stenose kann sich je nach dem Umfang der Drehung auch zu einem vollständigen Darmverschluß entwickeln. Das gleiche gilt für die anderen Drehungsstellen im Bereich des großen Kolons und für die Flexionen im Bereich des Dick- und Dünndarms.

Bei ausgedehnten Inkarzerationen kann es auch, wie bei anderen Darmverlagerungen, zum baldigen Tod kommen. In den meisten Fällen wird aber beim Pferd die Zirkulation anscheinend insofern aufrechterhalten, daß keine vollständige Nekrose eintritt und der Prozeß in eine Dauerstenose übergeht. Bei Dickdarminvaginationen ist im Prinzip auch eine Selbstheilung möglich: Wenn die fibrinöse Verklebung zwischen mittlerem und innerem Rohr der Invagination vollständig ist und das Tier lange genug am Leben bleibt, so kann sich das gangräniszierende Intussuszeptum abstoßen, und es bleibt lediglich eine Narbe zurück.

Die wesentliche pathogenetische Folge aller Arten von Darmverlagerungen ist die durch den Druck auf die Darmwand oder das Gekröse sich entwickelnde Zirkulationsstörung, die in erster Linie vom Umfang der verlagerten Darmabschnitte, dem durch die Kompression entwickelten intramuralen Druck und auch von der zeitlichen Dauer der Entwicklung der Darmverlagerung abhängig ist. Bei geringgradigem Druck ist zunächst nur der venöse Teil des Zirkulationssystems unterbunden (Stauung), bei höhergradigem Druck wird auch der arterielle Zufluß unterbunden (anämischer Schnürring, anämische Infarzierung). Die Folgen der Durchblutungsstörung sind Hypoxämie und Permeabilitätsstörungen der Kapillaren, die Transsudation und hämorrhagische Imbibition der Darmwand bedingen. Sowohl der Sauerstoffmangel als auch die Kompression führen zunächst zu schmerzhaften Darmkrämpfen (Kolikerscheinungen) und die Motilitätsstörung und Stenosierung zum Meteorismus. Degenerationen der Darmschleimhaut entstehen zuerst an den Spitzen der Darmzotten und setzen sich in Richtung auf die Lamina propria fort. Sie bleiben meistens auch beim Überstehen des Anfalles und Wiedereintritt der Zirkulation und Motilität des Darmes bestehen. Die Bauchhöhlenflüssigkeit ist vermehrt und wird bald hämorrhagisch verfärbt (Tafel 7, Abb. f, Tafelteil); nur selten wird blutiger Kot abgesetzt. Der Flüssigkeitsaustritt führt zum hämodynamischen und protoplasmatischen Kollaps und zur Exsikkose. Weiterhin entwickelt sich eine metabolische Azidose. Durch Resorption aus den stillgelegten Darmabschnitten kommt es zur Autointoxikation, die dann gemeinsam mit der Azidose und dem Kreislaufkollaps zum letalen Ausgang führt. Allerdings werden besonders bei Dickdarmverlagerungen häufig bis terminal ausgeglichene, ja sogar alkalische pH-Werte und positive Basenexzeßwerte festgestellt.

Das klinische Bild des mechanischen Darmverschlusses hängt weitgehend vom Ausmaß der geschilderten Zirkulationsstörungen ab und damit von der Art des betroffenen Darmteiles (Dünndarm, Dickdarm), der Lokalisation des eingeklemmten, gequetschten oder abgeschnürten Darmabschnittes, vom Druck, der auf diese Darmwandabschnitte einwirkt, und schließlich auch von der Schnelligkeit des Zustandekommens dieses Ereignisses (plötzliche Verschlingung oder langsames Einklemmen von Darmteilen).

In vielen Fällen kann man beobachten, daß sich die Darmverlagerungen – wie dies aus der Pathogenese hervorgeht – erst im Verlauf einer anderen Kolikform entwickeln, so daß zunächst die Symptome der Primärkrankheit (meistens des katarrhalischen Darmkrampfes) vorliegen. Die Darmverlagerung kann aber auch gleich am Beginn dieser Krankheit mit ihrem typischen Erscheinungsbild auftreten. Die Kolikerscheinungen können gering-, mittel- und hochgradig sein, je nachdem ob es sich um eine plötzliche Verschlingung oder Verlagerung von umfangreichen Dünndarmteilen oder eben um ein langsames Einklemmen von weniger stark komprimierten Dickdarmteilen handelt. Aus den gleichen Gründen können die Kolikerscheinungen kontinuierlich oder von kurzen oder auch längeren Pausen unterbrochen sein. Gelegentlich werden hundesitzige Stellungen oder Rückenlagen beobachtet, wenn der sekundäre Meteorismus einen Zwerchfellvorstand bedingt oder dadurch die Zerrung des Gekröses vermindert werden kann. Manchmal versuchen die Tiere, sich in den Kamm oder in die Flanken zu beißen. Die Darmgeräusche sind anfangs gelegentlich noch sehr heftig, später stark unterdrückt und schließlich aufgehoben. Charakteristisch ist in vielen Fällen der plötzliche und ausgedehnte Schweißausbruch; bei ausgeprägtem Meteorismus kann eine Zunahme des Bauchumfanges beobachtet werden. Zum Schluß tritt zunehmende Abstumpfung mit verminderten oder gar fehlenden Kolikerscheinungen ein. Der Kotabsatz sistiert in der Regel; bei Invaginationen sieht man gelegentlich mit Blut vermischten Kot oder Melaena.

Das Allgemeinbefinden und die Kreislaufsymptomatik hängen wiederum sehr stark von Umfang und Art der Darmverlagerung ab: Bei höhergradigen Zirkulationsstörungen und vollständigem Verschluß des Darmrohres sind sie bald stark verändert; Puls, Temperatur und Atmung steigen an, der Puls wird schwach und das Gefäß schlecht gefüllt, die Atmung oberflächlich. Die Kopfschleimhäute werden zunehmend verwaschen und gerötet. Das Blutangebot ist verzögert, die Kapillarfüllungszeit verlängert, die Hautoberfläche wird zunehmend kühl als Ausdruck des Kreislaufkollapses. Die Exsikkose manifestiert sich in der verminderten Hautelastizität.

Die Untersuchung des Blutes bestätigt diese Befunde: Erythrozytenzahl, Hämatokrit und Gesamtprotein sind als Ausdruck des hypovolämischen Schocks erhöht, später kann auch eine Leukozytose auftreten. Im Terminalstadium wird jedoch wesentlich häufiger eine schwere Leukopenie beobachtet. Blutgasanalyse, Bestimmung von Laktat und Alkalireserve lassen die metabolische Azidose erkennen. Die Laborbefunde sind allerdings gerade bei Dickdarmverlagerungen erheblichen Variationen unterworfen. So können Hämatokrit-, Serum-Protein und/oder pH-(BE-)Werte unverändert sein, ja es können sogar alkalische Werte auftreten. Die Serum-Elektrolyte sind oft scheinbar unverändert. Selbst Laktat steigt nicht immer deutlich an, kann andererseits aber auch sehr hohe Werte erreichen (> 10 mmol/l). Im allgemeinen werden erhöhte Phenolwerte festgestellt (MENGHISTU, 1990).

Der rektale Befund kann je nach Art des Darmverschlusses sehr unterschiedlich sein. Während anfangs Rektum und kleines Kolon durchaus noch mit Kotmassen gefüllt sein können, versiegt der Nachschub je nach Sitz der Erkrankung nach einiger Zeit, so daß Rektum und Kolon leer werden.

Charakteristisch ist dann der eigenartige, pappige und zähe bis kruppöse Schleim in der Ampulle und im Mastdarm. In den meisten Fällen ist dann ein die vor dem Ileus liegenden Darmteile erfassender spastischer Meteorismus zu finden, der sich durch den weniger stark vergrößerten Darmdurchmesser und die höher tonisierte Darmwand kennzeichnet. Die bei jedem Dünndarmverschluß, in fortgeschrittenen Fällen gelegentlich auch bei Dickdarmverschlüssen auftretenden geblähten Jejunumschlingen sind etwa unterarmstark und finden sich – bedingt durch das lange Gekröse – praktisch überall in den erreichbaren Teilen der Bauchhöhle.

Bei Dünndarmverknotungen und Mesenterialachsendrehungen kann man gelegentlich einen positiven Palpationsbefund erheben. Man fühlt sehr weit vorne und rechts einen zur Gekrösewurzel ziehenden fleischigen stark gespannten Strang, um den sich spiralig kollabierte Dünndarmschlingen drehen und der bei Zug äußerst schmerzhaft ist.

Bei den seltenen Längsachsendrehungen des Blinddarmkörpers ist die Einschnürungsstelle in der Regel nicht erreichbar. Bei Blinddarmknickungen fühlt man manchmal die Blinddarmspitze vor dem Becken.

Das gilt auch für Torsionen der Grimmdarmlagen, bei denen gleichfalls die Drehungsstelle meist nicht von der tastenden Hand erreicht werden kann. In den seltenen Fällen, wo dies im Bereich der linken Längslagen des großen Kolons doch der Fall ist, fühlt man einen dicken, fleischigen, schmerzhaften spiralig gefalteten Strang, der beckenwärts in zwei geblähte Darmteile übergeht. In vielen Fällen kann man aber zumindest eine sulzige Verdickung der Darmwand und des Mesokolons oder der Gefäßfalten am Ansatz des Mesokolons feststellen, die deutlich druckempfindlich ist. Oft ist auch ein spiraliger Verlauf der lateralen Bandstreifen der ventralen Längslage und Schmerzäußerung beim Zug auf den Grimmdarm und dessen Bandstreifen festzustellen. Einen Hinweis gibt eine unphysiologische Lage der linken Längslagen des großen Kolons, die allerdings auch unabhängig von Drehungen oder Flexionen beobachtet werden kann.

Drehungen des kleinen Kolons lassen sich rektal meist leicht nachweisen; liegen sie sehr weit kaudal, so verhindern sie gelegentlich das weitere Vordringen der untersuchenden Hand, und man fühlt die typische spiralige Eindrehung.

Eine Dünndarmeinstülpung stellt sich als armdickes, elastisches, derbes, schmerzhaftes, wurstartiges und frei bewegliches Gebilde dar, wobei man bei günstigen Untersuchungsbedingungen an der Einstülpungsstelle einen fleischigen Ring und am anderen Ende eine kegelförmige Kuppe ertasten kann. Bei Hüftdarmeinstülpungen in den Blinddarmkopf palpiert man in letzterem ein ähnliches Gebilde. Bei Blinddarmeinstülpungen fühlt man im Bereich des Blinddarmkörpers eine grobhöckerige fleischige und schmerzhafte Geschwulst. Im Gegensatz zu den anderen Darmverlagerungen fehlt vielfach ein sekundärer Meteorismus oder ist nur geringgradig ausgeprägt, da das Darmrohr meist noch für die sich entwickelnden Gase passierbar ist.

In nahezu allen Fällen ist eine sekundäre Magendilatation nachweisbar. Charakteristisch ist dabei, daß sie in vielen Fällen trotz Spültherapie immer wieder rezidiviert und vor allem, daß bei jeder Spülung rückgestauter Dünndarminhalt, d. h. eine dumpf riechende gelbe, eventuell leicht schäumende Flüssigkeit entleert wird, die im weiteren Verlauf oft bräunlich-rötlich wird und mit Schleim vermischt ist.

Das Bauchpunktat ist in den ersten Stunden, abhängig vom Ausmaß und der Art der Darmverlagerung, mehr oder weniger stark vermehrt, später wird es hämorrhagisch und schließlich auch eitrig bis mißfarben; bei Darmrupturen werden Futterpartikelchen im Bauchpunktat nachgewiesen. Eine genauere Untersuchung ist durch Zentrifugieren des Punktates und Beurteilung des Sedimentes möglich. Bei vermehrtem und dunkelgelb verfärbtem Punktat finden sich nur wenig Erythrozyten im Sediment als Zeichen einer venösen Stauung (Darmwand- und Gekröseödeme). Orangefarbene bis rötliche Punktate liefern einen mehr oder weniger großen Bodensatz von Erythrozyten, der von Leukozyten überschichtet ist als Zeichen einer Darmentzündung. Im Sediment eines schmutzigroten Punktates finden sich graubraune Kotteilchen, darüber Erythrozyten, die wiederum von einer Schicht weißer Blutkörperchen bedeckt sind. In diesem Falle ist ein Darmteil bereits nekrotisch und durchlässig geworden. Darmnekrosen, denen keine Strangulationen zugrunde liegen, liefern milchig getrübte Punktate. Im Zentrifugat überwiegen die Leukozyten; rote Blutkörperchen sind nur spärlich vorhanden. Ähnlich sind die Verhältnisse bei der Peritonitis. Bei Darmrupturen wird schmutzige, grünbraune Flüssigkeit mit kleinen Futterpartikelchen gewonnen. Hier sollte die Punktion wiederholt werden, um den Anstich eines Darmes auszuschließen. Umgekehrt kann das Bauchpunktat auch negativ sein, obwohl eine Darmruptur vorliegt. Auch im frühen Stadium einer *Hernia omentalis* oder *Hernia diaphragmatica* befindet sich die Flüssigkeit in der von der Bauchhöhle getrennten Netzbeutel- oder Brusthöhle.

Eine einwandfreie Diagnose kann somit nur dann gestellt werden, wenn die Drehungs-, Verlagerungs- oder Invaginationsstelle der direkten Palpation bei der rektalen Untersuchung zugänglich ist. In den meisten Fällen ist dies nicht der Fall und daher nur eine Wahrscheinlichkeitsdiagnose aufgrund der Symptomatik, des hämorrhagischen Bauchpunktates und der raschen Verschlechterung des Allgemeinbefindens und des sonstigen Verlaufes möglich. Ein wesentlicher diagnostischer Hinweis ist auch das Versagen der konventionellen Koliktherapie; insbesondere führt die spasmolytische Therapie allenfalls zu kurzfristiger Besserung der Schmerzzustände.

Differentialdiagnostisch muß neben allen Arten von Darmverlagerungen und Darmverschlüssen (Obturationen, Hüftdarmobstipation) in jedem Falle die embolisch-thrombotische Kolik berücksichtigt werden. Weiterhin sind zu berücksichtigen die mit Kolikerscheinungen einhergehenden hämorrhagischen und pseudomembranösen Enteritiden, insbesondere jene, die zu starken Störungen des Allgemeinbefindens und -verhaltens führen, das sind u. a. auch die Salmonellose und der Milzbrand.

Der Verlauf ist – sofern nicht chirurgisch interveniert werden kann – zwar in den meisten Fällen tödlich, in seiner Dauer jedoch vom Umfang und Art der Darmverlagerungen abhängig. Dünn- und Dickdarmverlagerungen können sich mehrere Tage, Invaginationen bis zu 3 Wochen (eine Blinddarminvagination sogar bis zu 6 Wochen) lang hinziehen. In den weitaus meisten Fällen führen Kreislaufversagen und Intoxikation (die sich in den meisten Fällen gegenseitig verstärken) in wenigen Stunden bis höchstens nach einem oder zwei Tagen zum Tode. Eine konservative Behandlung ist in den meisten Fällen nicht zielführend. Unblutige Lageberichtigungen vom Mastdarm aus sind in der Regel erfolglos und mit der Gefahr der Darmruptur verbunden. Bei Grimmdarmverdrehungen kann der Versuch gemacht werden, das Pferd nach vorheriger Fesselung mehrmals (5- bis 10mal) in der Verdrehungsrichtung zu wälzen, nachdem man vorher die eventuell angesammelten Gase durch Darmpunktion entleert hat. Bei Invaginationen des Enddarms kann ein mäßiges Massendruckklysma versucht werden.

Besteht keine Möglichkeit, eine Operation durchzuführen oder die Pferde an eine operierende Klinik zu überweisen, so empfiehlt es sich doch, eine lebensverlängernde Therapie durchzuführen, die dem Pferd die Chance gibt, daß sich – aus nicht immer ganz einsichtigen Gründen – eine spontane Reposition einstellt. Dies ist insbesondere bei geringen Drehungen der linken Kolonlagen hin und wieder der Fall. Wichtig sind dabei wiederholte Magenspülungen, um diesen zu entleeren und die Peristaltik anzuregen, und das freie Bewegen- und Wälzenlassen der Pferde in der Box.

Bei Tympanien wird die Reponierung unterstützt, wenn man die Gase durch Flankenstich (u. U. ein lebensrettender Eingriff bei Zwerchfellvorstand) oder durch gezielte Punktion vom Rektum her entfernt (S. 204). In manchen Fällen können dann die durch den Meteorismus fixierten Darmteile wieder aus ihren Umklammerungen schlüpfen.

Als weitere »lebensverlängernde« Behandlung sind der Kreislauf zu stützen, der Kreislaufschock, die Exsikkose, die Autointoxikation und die daraus resultierenden Parenchymschäden zu bekämpfen und die sich entwickelnde metabolische Azidose zu kompensieren. Wesentlich ist dabei der Ersatz der Flüssigkeit mit Elektrolytlösungen, die einen Zusatz von Glukose (z. B. 660 ml Ringer-Lösung, 50 g Glukose, 340 ml destilliertes Wasser) und eventuell Natriumbikarbonat (1–2 ml einer 4,2%igen Lösung pro kg KM) enthalten und je nach Dehydratation in Mengen von 35 bis 80 ml/kg/Tag mittels Dauerkanüle (10 bis 60 ml/kg/h) infundiert werden. Ist dies nicht möglich, so muß man mehrmals täglich einige Liter Flüssigkeit intravenös zuführen. Eine besondere Gefahr besteht durch einen Kreislaufschock. EHREISER-SCHMIDT et al. (1989) empfehlen, zur Prostaglandinhemmung Flunixin-Meglumin, 1,1 mg/kg KM, einzusetzen.

Zur Vermeidung einer disseminierten intravasalen Gerinnung kann ein Teil der Flüssigkeit (bis 10, höchstens 15 ml/kg) durch niedermolekulare Dextranlösungen (Dextran 40) ersetzt werden; gleichzeitig wird Heparin im Dauertropf gegeben (30 bis 50 E/kg und Stunde). Periphere Kreislaufmittel sind dann meist entbehrlich. Bei Herzinsuffizienz wird Strophanthin in einer Dosis von 0,04 mg/kg KM gegeben, wovon die Hälfte der Dosis sofort als »Bolus« verabreicht wird und danach alle 30 min jeweils 1/8 der Dosis; gleichzeitig kann mit der Digitalisierung begonnen werden, deren therapeutischer Spiegel nach etwa drei Tagen erreicht ist. Gegeben wird Metil-Digoxin (etwa Lanitop®), drei Tage 0,02 mg/kg KM, auf zweimal täglich verteilt, danach 0,01 mg, ebenfalls auf zweimal täglich verteilt i. v. Zur Energieversorgung wird neben der Elektrolytlösung Glukoselösung, 10%ig, bis 2 g/kg KM und Stunde in der Dauerinfusion verabreicht. Vorher und bei erneutem Auftreten muß jedoch die etwaige metabolische Azidose behandelt werden. Die beste Methode ist die bilanzierte Gabe von Bikarbonationen nach der auf Seite 196 erwähnten Formel. Besteht keine Möglichkeit zur Blutgasanalyse, so behilft man sich mit der Gabe von 1 bis 2 ml/kg KM einer 4,2%igen Natriumbikarbonatlösung und wiederholt alle vier Stunden. Es muß jedoch betont werden, daß eine Azidose und ihr Grad nur anhand einer Blutgasanalyse nachgewiesen werden können und Maßnahmen ohne exakten Nachweis nur durchgeführt werden sollten, wenn eine Blutgasbestimmung undurchführbar ist. Eine Behandlung mit Antibiotika soll das Übergreifen septischer Prozesse auf das Peritoneum und den Gesamtorganismus verhindern (s. S. 196). Kortikosteroide haben sich als wenig oder nicht wirksam, eher sogar als fakultativ schädlich erwiesen; ihre Anwendung gleicht eher der Kosmetik des Allgemeinbefindens.

Wird diese Therapie konsequent durchgeführt, so kann man – selbstverständlich abhängig von der Schwere des Darmverschlusses – ein Pferd oft noch 10 bis 14 Tage am Leben erhalten. In JAUSCHs Statistik finden sich ca. 1,5% Fälle, bei denen alle Anzeichen eines Ileus vorhanden waren und die wir so lange am Leben erhalten konnten, daß es dann anscheinend zu einer spontanen Heilung gekommen ist.

Eine operative Therapie ist nur bei noch nicht zu stark geschädigtem Kreislauf möglich und führt zum Erfolg, wenn die Reposition innerhalb weniger Stunden nach der Verlagerung gelingt (abhängig vom Ausmaß der Darmschädigung). Voraussetzung ist die vorherige Entleerung der gestauten Inhaltsmassen durch Enterotomie oder Enterozentese. Nach dieser Dekompression gelingt die Entwirrung der verschlungenen Darmteile bei planmäßigem Vorgehen in der Regel immer. Bei irreversiblen

Schädigungen (Nekrosen) muß jedoch eine Resektion durchgeführt werden.

In den vergangenen 20 Jahren hat die Kolikchirurgie beim Pferd einen erheblichen Aufschwung erlebt. Dies ist vor allem auf die Verbesserung der Narkosetechnik (Intubation, Sauerstoff, Lachgas[1], Halothan, in halbgeschlossenem oder geschlossenem Rückatemsystem, assistierte Beatmung), auf die verbesserte Kenntnis der Stoffwechselstörungen oder Störungen des Elektrolyt- und Säure-Basen-Haushaltes und damit deren Behandlung und die Entwicklung einer sicheren Nahttechnik beim Verschluß auch großer Bauchwunden zurückzuführen. Nach KOPF (1976) liegen in der Literatur Berichte über folgende operativ behandelte Kolikformen vor:

Magen: *Stenosis ventriculi*; Duodenum: *Obstipatio duodeni*; Jejunum: *Obstipatio jejuni, Obturatio jejuni* (Wurmknäuel, Fremdkörper), *Stenosis jejuni, Invaginatio jejuni, Volvulus mesenterialis, Volvulus nodosus, Hernia diaphragmatica, Hernia Foraminis epiploici, Hernia mesenterialis, Hernia omentalis, Hernia inguinalis (scrotalis) incarcerata, Hernia umbilicalis, Hernia interstitialis, Strangulatio ductospermatica, Strangulatio* durch *Lipoma pendulans*; Ileum; *Obstipatio ilei, Stenosis ileocaecalis* mit Ileumpypertrophie, Meckelsches Divertikel, *Invaginatio ileocaecalis*; Zäkum: *Obstipatio caeci, Invaginatio caeci, Invaginatio caecocolica, Torsio caeci; Colon ascendens:* Obstipation der linken ventralen Längslage, Obstipation der Beckenflexur, Obstipation der magenähnlichen Erweiterung, »Sandkolik«, Obturation des *Colon transversum* durch Darm- oder Kotstein (an der typischen Stelle), Einschnürung der linken Längslagen durch das Milznierenband, *Flexio coli, Torsio coli* (an verschiedener Stelle, verschiedenen Grades und verschiedener Richtung), *Atresia coli,* Mekoniumverhaltung des Saugfohlens; *Colon descendens: Obstipatio coli descendentis,* Obturation durch Darmstein, Kotstein oder Pflanzenfaserball, Invagination in sich selbst oder in das Rektum, lokale Nekrose nach Traumatisierung (Geburt, *Prolapsus recti*), *Stenosis coli descendentis, Volvulus mesenterialis, Volvulus jejuni et coli descendentis, Hernia mesenterialis,* Inkarzeration und Strangulation durch Gekröseteile des weiblichen Genitaltraktes; Rektum: inkomplette Perforation, Kompression durch raumforderndem Prozeß im Becken (Hämatom, Abszeß, Melanom), *Prolapsus recti, Atresia recti.* Weitere Indikationen: Lokale Nekrose durch embolisch-thrombotische Prozesse, Adhäsions- und Bridenileus, paralytischer Ileus, umfangreiche Obstipationen mit Meteorismus durch besonders gärfähiges Futter.

Die Erfolgsquoten werden von verschiedenen Autoren außerordentlich unterschiedlich angegeben und sind zum Teil irreführend, da naturgemäß erfolgreich operierte Fälle häufiger veröffentlicht werden als Mißerfolge. KERSJES und BRAS (1973) geben sie mit etwa 35% an (30% der Pferde starben während der Operation, 35% der Pferde starben in der postoperativen Phase). HUSKAMP berichtet 1973 über ca. 70% Heilungen, wobei allerdings nur jene Fälle berücksichtigt wurden, bei denen die Operation zu Ende geführt wurde und die nicht von vornherein aufgrund des Laparotomiebefundes als aussichtslos zu beurteilen waren. An der Wiener Klinik für Chirurgie und Augenheilkunde (KOPF, mdl. Mitteilg.) wurde bei 25% der in den Jahren 1974 bis 1980 zur Kolikoperation eingelieferten Pferde die Operation wegen Aussichtslosigkeit abgebrochen oder von vornherein abgelehnt. Bei einem gleichen Prozentsatz von Patienten konnte das Operationsziel zwar erreicht werden, die Pferde starben jedoch an den Folgezuständen der Krankheit oder der Operation. Endgültig konnten 46% der Fälle operativ (4% konservativ) geheilt werden. In diesem Heilungsprozentsatz sind allerdings die schon früher in der Regel erfolgreich operierten Inguinal- und Skrotalhernien einbezogen (etwa ein Viertel). Der Rest umfaßt vor allem innere Hernien (ca. 40% dieser Fälle), aber auch Obstipationen des großen Kolons und Zäkums, Torsionen, Flexionen und Strangulationen des großen und kleinen Kolons. Generell kann gesagt werden, daß bei den am häufigsten auftretenden Torsionen des großen Kolons die Prognose der Verdrehungen im Bereich der linken Kolonlagen noch am günstigsten ist; hier gelingt durch Retorsion oder Resektion die Heilung am häufigsten. Weniger erfolgreich ist der Retorsionsversuch, wenn die Torsion im Bereich der Zwerchfellflexur liegt, und nur in Ausnahmefällen gelingt die Retorsion im Bereich der rechten Kolonlagen.

Zur Zeit muß somit auch nach erfolgreich verlaufener Operation die Prognose vorsichtig gestellt werden, insbesondere dann, wenn Enterotomien durchgeführt werden. Möglichst rasches, atraumatisches und aseptisches Arbeiten ist wichtigstes Gebot. Hierher gehört schon eine rationelle, das heißt planmäßig angelegte intraabdominale Exploration (KOPF, 1976). Die präoperativen, operativen und postoperativen organisatorischen und technischen Maßnahmen sind wiederholt von HUSKAMP ausführlich dargestellt worden. Mit der weiteren Entwicklung der Operationstechnik, aber auch durch rechtzeitiges Erkennen der Operationsindikation und entsprechende Vorbehandlung lassen sich die Operationserfolge noch weiter verbessern. 1980 konnten HUSKAMP et al. bereits über 85% Heilungen bei zu Ende operierten Pferden (s. o.) berichten und stehen damit weltweit an der Spitze.

Die Prophylaxe der Darmverlagerungen besteht in der frühzeitigen Behandlung jeder – auch der anscheinend harmlosesten – Kolik sowie der strengsten Vermeidung jedes Drastikums und des kritiklosen Einsatzes der Para-

---

[1] Nach einer neuerdings geäußerten Ansicht (DEMOOR) soll Lachgas nicht verwendet werden, da es auch in das Darmlumen diffundiert und den Meteorismus verstärkt.

sympathikomimetika. Wenn der Tierarzt sofort und zu jeder Zeit bei einem frisch erkrankten Pferd interveniert und innerhalb der ersten ein bis zwei Stunden die beschriebenen therapeutischen Maßnahmen trifft und sie gegebenenfalls auch intensiv fortsetzt, dann wird er zwar Ileus-Komplikationen nicht vollständig vermeiden, aber doch auf ein Ausmaß reduzieren können, das weit unter dem gegenwärtigen Durchschnitt liegt!

## 3.9.11 Incarceratio et strangulatio intestini (Einklemmung des Darmes)

Bei dieser Art Darmverlagerung kommt es zum mehr oder weniger vollständigen Verschluß der Darmlichtung durch ein von außen den Darm umgebendes Gebilde (Kompressionsstenose).

Für das Zustandekommen der Darmeinklemmung ist das Zusammenwirken von zwei Faktoren notwendig: einerseits das für die Einklemmung notwendige anatomische Substrat und andererseits eine hinzutretende *Causa auxiliaris*, die das plötzliche Auftreten der Einklemmung bedingt. Anatomische Ursachen der Einklemmung sind Stränge und Bänder, die einen Darmteil komprimieren (Inkarzeration) oder sich um ihn herumschlingen (Strangulation), oder angeborene oder erworbene Öffnungen im Bereich der Bauchhöhle oder der Bauchwand, in die ein Darmteil eindringt (Inkarzeration, innere und äußere Brüche). Die das Ereignis auslösenden Gelegenheitsursachen sind vor allem: die Leere des Darmes und die Erschlaffung der Darmwand, spastische Verengungen des Darmes, Erhöhungen des intraabdominalen Druckes durch volumenvermehrende Prozesse im Abdomen oder kräftige Betätigung der Bauchpresse, heftige Körperbewegungen. Die lebhaften Darmbewegungen im Verlaufe des peristaltischen Darmkrampfes fördern das Hineinschlüpfen von Darmstücken in verschiedene Öffnungen und Lücken, während Körperbewegungen und Wälzen vor allem das Herumschlagen gestielter Gebilde oder frei schwebender Stränge um den Darm bewirken.

Einklemmungen zwischen Bauchorgane und Bänder kommen am häufigsten im Bereich des Milznierenbandes zustande, wenn in das Spatium renolienale eine Darmschlinge (meist die linken Lagen des großen Kolons, seltener Jejunum oder kleines Kolon) eindringt. Ausgangspunkt dürfte eine Verlagerung der Milz nach ventromedial (infolge einer Magendilatation, Gewichtszunahme durch Stauung, bei geringem intraabdominalen Druck) sein, wodurch dann die linken Kolonlagen zwischen Milz- und Bauchwand aufsteigen können. Dieser Vorgang kann zwischen Milz und Bauchwand zum Stillstand kommen, oder die Kolonlagen bleiben über dem dorsalen Milzrand liegen, so daß sie ihn nach kaudoventral herabdrücken und die Milzspitze sich nach kraniodorsal hochschwenkt, oder sie sind schließlich vollständig in den Milznierenraum fixiert, wobei dann die Milz durch die Kotstauung im Kolon und den zunehmenden intraabdominalen Druck (prä- und poststenotischer Meteorismus) an die linke Bauchwand gedrückt wird, so daß ein Rückgleiten der Kolonlagen nicht mehr möglich ist. Die Einklemmung von Kolonlagen zwischen Milz und Bauchwand ist dagegen in der Regel ein passageres Ereignis, das sich meist spontan reponiert. Seltener sind Inkarzerationen im Bereiche anderer Bänder und Stränge, wie z. B. Leberband, Eierstocksband, Samenstrang. Auch Gekröseteile können in der Folge von Darmverlagerungen oder -vergrößerungen strangartig gespannt werden und Anlaß zu Inkarzerationen geben. Das gleiche kann durch Pseudoligamente verursacht werden, das sind Spangen oder Stränge, die in der Folge von Bauchfellentzündungen durch Verwachsungen entstanden sind und ein Spatium bilden (*Hernia pseudoligamentosa*).

Verlagerungen in andere physiologische Öffnungen kommen in der Regel nur dann zustande, wenn diese eine unphysiologische Weite besitzen, was vor allem bei älteren Pferden der Fall ist. Bei der *Hernia foraminis omentalis* dringen die Jejunumschlingen entweder von hinten oder oben zwischen rechter Niere und Hohlvene über die rechte dorsale Längslage des großen Kolons und den Blinddarmkopf in das Winslowsche Loch ein oder auch von unten in dorsaler Richtung. Eine weitere physiologische Öffnung stellen beim männlichen Pferd die Bauchringe dar (siehe weiter unten).

Die anderen inneren Brüche finden sich in erworbenen Spalten und Rissen von Gekröse, Netz und Bändern, die in der Regel durch traumatische Einwirkungen entstehen (Sturz, Unfälle, Geburten, Deckakt). Gekröseläsionen können ihren Ursprung aber auch in temporären Invaginationen haben, die sich spontan wieder lösen. Dabei wird das Gekröse des Intussuszeptums an der Kante des Intussuszipiens gezerrt und reißt ein. Ähnliches kann bei einem Mastdarmvorfall passieren. Angeblich sollen bei hochgradigen Blähungen die Serosalamellen trommelartig gespannt und durch Bewegungen anderer Darmteile leicht verletzt werden. Es wurde auch die Möglichkeit eines angeborenen *Locus minoris resistentiae* diskutiert (KOPF, 1979). Derartige Ereignisse können ohne weiteres im ersten Stadium des katarrhalischen Darmkrampfes eintreten. Schließlich können Spannungen und Einrisse des Gekröses bei der Kastration und während der rektalen Untersuchung (kurzes Mesorectum, das stark gespannt wird) verursacht werden. Beim Gekrösebruch (*Hernia mesenterialis*) wird ein Darmteil in einen Riß des Gekröses eingeklemmt (meist Dünndarmgekröse, seltener das Gekröse des großen oder kleinen Kolons oder des Rektums).

Der Netzbruch (*Hernia omentalis*) kommt zustande, wenn (meist im großen Netz) ein Riß entsteht, in den Darmteile verlagert und eingeklemmt werden. Die Risse im kleinen Netz sind meist klein und spaltförmig, solche im Netzbeutel oft ziemlich umfangreich, so daß auch große Netzbrüche längere Zeit ohne klinische Erscheinungen bestehen können. Die äußerst seltene *Hernia ligamentosa* ist ein Bruch in einem Spalt eines Bandes des Abdomens. Zwerchfellhernien (*Hernia diaphragmatica*) im Bereich angeborener oder im Anschluß an eine Gewalteinwirkung entstandener Spalten werden gleichfalls selten beobachtet.

Strangulationen durch gestielte Geschwülste (meist Lipome) entstehen dadurch, daß der Tumor durch heftige plötzliche Körperbewegungen (Wälzen, Springen) oder durch starke Peristaltik in Schwingungen versetzt wird, sich um eine Darmschlinge windet und diese mit seinem »Stiel« abschnürt.

Bauchbrüche (*Hernia ventralis* oder *abdominalis*) sind Verlagerungen von Eingeweiden in abnorme Höhlen der Bauchwand, die beim Pferd durch traumatische Einwirkungen entstehen oder auch angeboren vorkommen können. Beim Nabelbruch (*Hernia umbilicalis*) treten Darmteile durch den nicht geschlossenen Nabelring. Beim Nabelstrangbruch (*Hernia funiculi umbilicalis*) liegen die Darmschlingen im Nabelstrang selbst. Als Schenkelbruch bezeichnet man die Verlagerung einer Dünndarmschlinge in den Schenkelkanal. Der Dammbruch (*Hernia perinealis*) ist eine Verlagerung von Eingeweiden in den retroperitonealen Raum der Beckenhöhle und kommt sehr selten vor. Alle diese äußeren Brüche führen infolge der Weite der Bruchpforten gewöhnlich nicht zu längeren und umfangreicheren Inkarzerationen und damit zu klinisch nachweisbaren Kolikerscheinungen.

Am häufigsten findet sich vor allem beim Hengst, seltener beim Wallach, der Leisten- bzw. Hodensackbruch (*Hernia inguinalis* bzw. *scrotalis intravaginalis*). Dabei tritt der aus Netz und Darmschlingen bestehende Bruchinhalt durch den erweiterten Anulus vaginalis entweder nur im Bereich des Leistenkanals in den Scheidenhautfortsatz ein und breitet sich nur in der Leistengegend aus (Leistenbruch), oder er füllt die gesamte Scheidenhauthöhle aus (Hodensackbruch).

Das Eindringen von Darmschlingen in angeborene oder erworbene Öffnungen kommt im Prinzip auf zweierlei Arten zustande. Wenn der betreffende Darmabschnitt ganz leer und die Darmwand erschlafft ist und sich in unmittelbarer Nähe eine derartige Spalte befindet, dann kann bei einer plötzlichen Erhöhung des intraabdominalen Druckes (Sprünge, Stürze, Wälzen, Pressen auf den Kot, Deckakt etc.) dieser Darmteil in die Öffnung hineingepreßt werden. Andererseits kann das Eindringen eines im Querschnitt viel zu großen Darmteils in eine kleinere Öffnung auch durch das Auftreten eines Darmspasmus ermöglicht werden, wodurch z.B. der normalerweise unterarmdicke Dünndarm oft nur fingerdick wird. Dies ist im ersten Stadium der Kolik häufig der Fall, und die dabei gleichzeitig auftretenden heftigen aktiven Darmbewegungen können dann diesen schmalen Darmteil auch in eine kleine Öffnung hineintreiben. Ändert sich nun der Tonus der Darmwand nicht wesentlich oder bleibt der Querschnitt des Darmes kleiner als der Durchmesser der Öffnung, so kann er wieder aus dieser Spalte herausschlüpfen. Ist die Kompression und damit die Stenosierung nicht sehr ausgeprägt, so daß die Ingesta noch weiterbefördert werden, so kann eine derartige Hernie klinisch symptomlos bleiben und durch eine spontane Reposition wieder der physiologische Zustand hergestellt werden. Wenn aber der Tonus der Darmwand im Anschluß an das Eindringen in diese Öffnung wieder normal wird bzw. der Darm sich mit Kot anfüllt oder meteorisiert wird, dann kann der Darmteil nicht mehr zurück, es ist zur Inkarzeration gekommen. Lediglich bei besonders großen Lücken (Netzbrüche) können im Anfang noch weitere Darmschlingen vorfallen. Abhängig vom Lumen des Spaltes, der Größe des hinter dem Spalt bestehenden Raumes, der Peristaltik und der Zeit zwischen Eintritt der ersten Darmteile und ihrer Inkarzeration können mehrere Meter, nur eine Darmschlinge (»Koteinklemmung«) oder sogar nur eine Darmwand (Littrésche Hernie) eingeklemmt werden, während bei der Littréschen Hernie das Darmlumen allenfalls mehr oder weniger eingeengt, aber nicht völlig verlegt wird. Die Stenosierung bewirkt eine Motilitätsstörung, und es entwickelt sich meistens oralwärts ein spastischer Meteorismus, seltener eine mäßige Obstipation. Sowohl die Darmwand als auch das gleichzeitig mit eingeklemmte Gekröse werden komprimiert, es kommt zu Durchblutungsstörungen, hämorrhagischen Infarzierungen und anämischen Schnürringen im Bereich der Einklemmungsstelle. Der weitere pathogenetische Verlauf entspricht weitestgehend dem anderer Darmverlagerungen.

Eine Sonderstellung nimmt der Leisten- und Hodensackbruch ein. Der inkarzerierte Leistenbruch kommt meist so zustande, daß bei Pferden mit etwas weiterem Bauchring durch stärkere Betätigung der Bauchpresse Eingeweide, meist Dünndarm, in den Canalis vaginalis gepreßt werden, wobei sich letzterer ausdehnt. Nach Aufhören des Druckes verengt sich der elastisch gedehnte Scheidenhautkanal, und der eingedrungene Dünndarm wird durch die sanduhrförmige Einziehung des Scheidenhautkanals zirkulär eingeschnürt. Neben dem Scheidenhautkanal, der die Eingeweide umschnürt, kann man rundherum mit einigen Fingern in den Leistenkanal eindringen, was beweist, daß weder der äußere noch der innere Leistenring bei dieser Form der Einklemmung beteiligt sind. Dies ist bei der Operation zu berücksichtigen. Normalerweise sind die Bauchringe etwa 3 bis 5 cm weit (2 bis 2$^1/_2$ Fingerkuppen). Kann man bei der rektalen Untersuchung mit 4 oder 5 Fingerkuppen in die Bauchringe eingehen, dann besteht von vornherein die Möglichkeit, daß Darmschlingen in den Scheidenhautkanal gelangen.

Die klinischen Erscheinungen entwickeln sich entweder aus dem einfachen Koliksyndrom (aktive Einklemmung infolge des peristaltischen Darmkrampfes) oder kommen ohne vorhergehende Erkrankung zustande, wenn andere

Ursachen die Einklemmung bewirkt haben. In den meisten Fällen ist die Einklemmung so umfangreich, daß plötzlich rasch zunehmende mittel- bis hochgradige kontinuierliche Kolikerscheinungen hervorgerufen werden. Kennzeichnend ist weiterhin der meist mittel- bis hochgradige Schweißausbruch. Die Darmgeräusche sind schon innerhalb der ersten Stunden stark unterdrückt, später meist ganz aufgehoben. Der Kotabsatz wird bald eingestellt. Das Allgemeinbefinden ist stark verändert; es treten bald die Erscheinungen der Autointoxikation auf. Die Punktion des Abdomens ergibt abhängig vom Umfang der eingeklemmten Darmabschnitte und der Dauer der Erkrankung ein mehr oder weniger hämorrhagisches Transsudat (nicht bei Darmvorfall in den Netzbeutel und die Scheidenhauthöhle). Im Prinzip findet man die gleichen Erscheinungen wie bei anderen Darmverlagerungen.

Beim Zwerchfellbruch (siehe auch 8.2.1.4) ist die Atmung in der Regel frequent, oberflächlich, vorwiegend kostal und die Dyspnoe verstärkt sich besonders dann, wenn man die Tiere bergab gehen läßt. Bei entsprechender Lage der vorgefallenen Darmschlingen kann man mittels Perkussion vor der kaudalen Lungengrenze oft wechselnden tympanischen bis metallischen Schall feststellen, oder es sind ein- oder beidseitige Dämpfungen vorhanden. Bei der Auskultation hört man dann direkt unter dem Ohr Darmgeräusche, und durch Punktion kann man oft Darminhalt gewinnen. Allerdings können Darmgeräusche bei lebhafter Peristaltik über dem Lungenfeld auch ohne Zwerchfellbruch gehört werden.

Beim Leisten- bzw. Hodensackbruch hängt der entsprechende Hoden etwas tiefer und zeigt einen nach hinten und unten gerichteten Fortsatz (Nebenhoden). Meist ist der betreffende Skrotalsack deutlich vergrößert. In der Leistengegend fühlt man intravaginal eine Schwellung, die meist kalt ist, und an der Stelle des Schnürringes ist Schmerz auslösbar. Im oberen Bereich der Skrotalschwellung ist vielfach ein tympanischer Perkussionsschall festzustellen. Seltener ist der Darm durch die Transsudation ausgefüllt und nur eine Dämpfung vorhanden. Durch Punktion, die in der Regel für die Diagnose nicht notwendig ist, kann Darminhalt gewonnen werden.

Bei der rektalen Untersuchung erhebt man die für den Ileus charakteristischen Befunde: Der Mastdarm und das kleine Kolon sind in der Regel leer, sobald der Ileus einige Zeit besteht und der noch im Dickdarm verbliebene Kot entleert ist, und sind bald mit dem charakteristischen pappigen Schleim bedeckt. In den meisten Fällen findet man einen sekundären spastischen Dünndarmmeteorismus. Die Einklemmungsstelle ist meist nicht palpierbar (Zwerchfellbrüche, Netzbrüche etc.); nur in wenigen Fällen liegt ein typischer Befund vor.

Bei der Einklemmung oder Knickung im Bereich des Milznierenbandes ist die Milz von der Bauchwand abgehoben und nach medioventral verlagert, so daß sich das Band stark spannt. Zwischen der Bauchwand und dem Milznierenband findet man in der Regel die geblähten linken Längslagen des großen Kolons, die sozusagen auf dem dorsalen Milzrand aufreiten.

Bei der Skrotalhernie findet man an der betreffenden Seite einen geblähten Dünndarmabschnitt in den Bauchring eintretend, während daneben ein kollabierter derber leerer Strang austritt. Manchmal sind diese Veränderungen undeutlich und erst bei eingehender Untersuchung zu erheben. Die Darmschlingen lassen sich in der Regel durch Zug aus der Bruchstelle nicht entfernen; dabei werden Schmerzen ausgelöst.

In anderen Fällen sind gespannte Gekrösespangen oder -bänder und gelegentlich die Strangulationsstelle festzustellen. Die Darmabschnitte vor und nach der Strangulation kennzeichnen sich im Prinzip so, wie das für die Skrotalhernie geschildert worden ist. Gelegentlich kann man neben den spastisch meteorisierten Dünndarmschlingen (prästenotischer Meteorismus) auch geblähte Darmschlingen entdecken, die eine mehr fleischige oder ödematisierte Darmwand besitzen. Das sind diejenigen Darmschlingen, die sich innerhalb der Strangulationsstelle, also zwischen zwei Stenosen, befinden.

Bei Strangulationen durch gestielte Geschwülste fühlt man gelegentlich das mannsfaust- bis kindskopfgroße, pendelnde, derb-elastische Neoplasma oder die Strangulationsstelle, an der sich der Darm unter Längsfaltenbildung verengt und sehr schmerzhaft ist. Handelt es sich um eine Strangulation oder Einklemmung im Bereich des Rektums, dann stößt die eingeführte Hand bald auf ein Hindernis, wobei man die verengte Stelle überhaupt nicht oder nur mit einem Finger passieren kann.

Die Diagnose ergibt sich aus dem plötzlichen Auftreten von mehr oder weniger hochgradigen Kolikerscheinungen, den Erscheinungen des mechanischen Ileus und unter Umständen einem spezifischen rektalen und äußeren Palpationsbefund. Differentialdiagnostisch kommen andere Darmverlagerungen und die embolisch-thrombotische Kolik in Frage.

Der Verlauf der Erkrankung ist – sofern die Strangulation nicht behoben werden kann – in der Regel kurz und tödlich. Die Kolikerscheinungen bleiben bis knapp vor dem Tode bestehen, der dann infolge einer Sepsis, Autointoxikation, Darmzerreißung oder Bauchfellentzündung eintritt. Nur in Ausnahmefällen kommt es zur Selbstheilung.

Eine konservative Behandlung führt in der Regel nicht zum Ziele. In wenigen geeigneten Fällen kann eine Reposition vom Mastdarm durch Herausziehen der eingeklemmten Darmteile, Erweiterung der Spalten oder Losreißen der Stränge versucht werden, was aber meist nicht gelingt. Dies gilt auch für die Einklemmung der großen Kolonlagen über dem Milz-Nieren-Band, bei denen man nur eine vorübergehende Reposition erzielen kann. Die anscheinend befreiten Längslagen steigen sofort wieder in die Höhe. Eine zusätzliche Verlagerung zwischen

Magen und Leber ist möglich. Besseren Erfolg hat man in diesen Fällen mit wiederholten Magenspülungen (Kleinwerden des Magens). Wesentlich bessere Erfolge bei Incarceratio spatii renolienalis erzielt man mit Wälzen über den Rücken des narkotisierten Pferdes (BOENING und von SALDERN, 1985). Die Verfasser verwenden zur Muskelrelaxation und Narkose Guajakolglyzerinäther und Thiobarbital. Das Pferd wird in Rechtsseitenlage verbracht und zunächst an den Hinterbeinen gefesselt und ca. 2,50 m hochgezogen; nach einer Minute wird das Tier herabgelassen. Danach wird das Pferd an allen vier Füßen fixiert und im Uhrzeigersinn über den Rücken gedreht. Wir belassen das Tier in Seiten-, Rücken- und Bauch-Brust-Lage jeweils ca. zwei Minuten. Die Kontrolle kann noch während des Liegens erfolgen, ist dann aber unsicher zu interpretieren. Nach dem Aufstehen erfolgt jedenfalls eine erneute Kontrolle. BONFIG und HUSKAMP (1986) heben hervor, daß sich die jeweils zu wählende Therapie nach den pathologischen Zuständen zu richten habe. Bei vollständiger oder unvollständiger Einklemmung der linken Kolonlagen über dem Milz-Nieren-Band genüge zunächst eine abwartende Behandlung mit Verbringung des Pferdes in eine große Boxe. Sollte sich das Krankheitsbild innerhalb von 24 Stunden nicht von selbst beheben, so ist Wälzen im Uhrzeigersinn angebracht, evtl. mit ein- oder zweimaliger Wiederholung. Sollte auch dann noch kein Erfolg eingetreten sein, so ist die chirurgische Behandlung angezeigt.

Die inkarzerierte Leisten- oder Hodensackhernie sollte auch außerhalb einer Spezialklinik sofort operiert werden.

Bei den inneren Hernien ist die Laparotomie in der *Linea alba* die Methode der Wahl zur Eröffnung der Bauchhöhle. Bei rechtzeitiger Intervention können eingeklemmte Dünndarm- und Kleinkolonschlingen semikonservativ aus ihrer Abschnürung befreit werden. Ist der eingeklemmte Darm schon nekrotisch (blauschwarze Verfärbung der Mukosa), so muß er reseziert werden. Das Ileum ist meist von der Einklemmung mit betroffen (aboraler Fixpunkt des Dünndarms) und daher wird meist eine Jejunozäkostomie vorgenommen, nur selten kommt eine Jejunojenunostomie oder Jejunoileostomie in Betracht. Das aborale Ende der Strangulation ist meist durch den Schnürring deutlich markiert, oral besteht ein fließender Übergang, so daß die Resektionsstelle nicht so leicht festzusetzen ist. Gekrösslücken werden, sofern sie nicht mitreseziert werden, durch Naht verschlossen. Beim Netz ist das nicht möglich, es wird daher, um Rezidive zu verhindern, von der Lücke her der Länge nach gespalten oder sogar Teile desselben reseziert. Ansonsten gilt das unter 3.9.9 Gesagte.

## 3.9.12 Stenosis intestini (Verengung des Darmes)

Sie wird als eine Sammelbezeichnung für verschiedene Zustände verstanden, die eine Verkleinerung der Darmlichtung zur Folge haben.

Stenosen sind die Folge heilender Verletzungen der Darmwand, meist des Rektums, die zu Narbenstrikturen führen. Geschwülste (insbesondere Melanome im Blind- und Mastdarm), Hämatome und Abszesse (Druse) sowie die sich eventuell im Gefolge eines Meckelschen Divertikels entwickelnden Prozesse können gleichfalls Verengungen der Darmlichtung bewirken. Kompressionsstenosen entstehen durch Abszesse im Gekröse (z. B. Drusemetastasen an der kranialen Gekrösewurzel mit Verlötungen der Dünndarmschlingen), Adhäsionsperitonitis (z. B. nach Darmpunktionen), periproktale Abszesse nach Mastdarmverletzungen, Geschwülste, Hämatome und dergleichen außerhalb des Darmes, und zwar besonders im Becken. Stenosen werden schließlich durch alle Arten von Darmverlagerungen und durch Hindernisse im Lumen des Darmes hervorgerufen. Vorübergehende Stenosen entstehen durch Spasmen im Verlaufe des Koliksyndroms; aber auch Dauerkrämpfe (chronische Spasmen) verengen das Darmlumen, und zwar häufig im Bereich der Schließmuskeln.

Die angeführten Ursachen können das Lumen allmählich, manchmal auch plötzlich, teils vorübergehend, teils andauernd verkleinern. Dadurch wird die Fortbewegung der festen Inhaltsmassen beeinträchtigt. Die Stauung wirkt als Dehnungsreiz, der Darmkrämpfe und Kolikschmerzen auslöst. Infolge der verstärkten Muskeltätigkeit entwickelt sich vor dem Hindernis mit der Zeit eine Muskelhypertrophie, die später in eine sekundäre Erweiterung übergehen kann. Der in der Erweiterung angestaute Inhalt unterliegt den verschiedensten Zersetzungsvorgängen, reizt die Schleimhaut und kann Entzündungen und sogar Nekrosen der Darmwand bedingen. Wird der Darm gänzlich verlegt, so entstehen die Erscheinungen des Darmverschlusses (Ileus).

Klinisch treten meist in verschieden langen Zwischenräumen Kotanschoppungen auf, die immer wieder rezidivieren (habituelle Koliken). Ist die Stenose im Dünndarm lokalisiert, und zwar nahe dem Magen, dann tritt die Kolik meist unmittelbar im Anschluß an die Futteraufnahme auf, und es entwickelt sich vielfach eine sekundäre chronische Magendilatation. Bei Mastdarmstenosen äußern die Pferde dagegen Unruheerscheinungen vor dem Kotabsatz oder wiederholtes und zum Teil erfolgloses Drängen auf den Kot. Das Allgemeinbefinden ist während der Kolikanfälle meist nicht gestört; im anfallsfreien Zustand können sich die Tiere völlig unverändert zeigen.

Bei der rektalen Untersuchung stößt die tastende Hand im Falle von Mastdarmstenosen bald auf das Hindernis. Durch tieferes Einführen der Hand kann man auch Verengungen im kleinen Kolon feststellen. Bei Tumoren oder großen Abszessen läßt sich, je nach der Lage der Gebilde und den Untersuchungsbedingungen gelegentlich ein entsprechender Befund erheben. Besonders ist auf die in der Nähe der kranialen Gekrösewurzel auftretenden oft kopfgroßen Vergrößerungen der Lymphknoten zu achten, die zum Teil mit Abszedierung einhergehen (abdominale Druse). Ansonsten wird man die Sekundärfolgen der Stenose feststellen, nämlich die Obstipation oder den lokalen Meteorismus.

Allmählich werden die Kolikanfälle heftiger und kehren in immer kürzeren Abständen wieder, was aber auch von der Menge und Art des Futters abhängig ist.

Spontanheilungen sind möglich, wenn das pathologische Geschehen durch Abszesse (Durchbruch in den Darm), geringgradige Darmverlagerung etc. hervorgerufen wurde. Ein tödlicher Ausgang ist unvermeidlich, wenn die Darmstenose vollständig (Ileus) und therapeutisch nicht zu beeinflussen ist.

Zunächst werden die sekundären Inhaltsstauungen behandelt. Die Behebung der eigentlichen Ursache muß in vielen Fällen operativ vorgenommen werden. Falls dies nicht möglich ist, so kann durch Diät, Anwendung von Gleitmitteln und Bewegung der Tiere versucht werden, den ungünstigen Ausgang hinauszuschieben.

## 3.9.13 Ödem des kleinen Kolons

Aus unbekannter Ursache ist hin und wieder ein submuköses hämorrhagisches Ödem am Übergang des kleinen Kolons zum Rektum zu beobachten. Das Darmlumen wird dabei so stark eingeengt, daß die Kotpassage schwer behindert bis verlegt ist. Die Länge des ödematösen Stückes kann handlang und etwas darüber sein. Kranial davon kann sich durch Kotanschoppung der Darm senken und abknicken, so daß die Passage weiter behindert wird.

Das klinische Bild entspricht dem der Obstipation des kleinen Kolons. Der Kotabsatz ist unterbunden, bei längerem Bestehen kommt es zu einer Rückstauung des Kotes mit Meteorismus des Grimm- und Blinddarms. Rektal fühlt man proximal der leeren Ampulla recti die Schwellung der Schleimhaut, die selbst aufgerauht ist und eine sandpapierähnliche Oberfläche aufweist. Ist das Lumen noch für einen oder zwei Finger durchgängig und die ödematöse Strecke nicht zu lang, so kann man proximal davon die Kotanschoppung palpieren. Bei Stuten kann per vaginam das wulstartige Darmrohr ertastet werden.

Differentialdiagnostisch kommt die Obstipation des kleinen Kolons in Frage, wobei sich das Ödem aufgrund seiner Lage und des Palpationsbefundes leicht erkennen läßt. Ferner muß an eine Darmwandnekrose infolge Gekröseabrisses (Geburt) gedacht werden, die sekundär zu einem Ödem führt.

Prognostisch ist das Kolonödem günstig zu beurteilen. Die Therapie wird wie folgt durchgeführt:
1. Vorsichtige Anwendung warmer Klysmen mit Gleitmitteln; keinen Obturator verwenden!
2. Verflüssigung der Kotmassen durch Gabe von Glaubersalz oder Paraffinum liquidum p. o.
3. Masseninfusion von physiologischer Kochsalzlösung.

Die rektale Anwendung von Adstringentien ist kontraindiziert.

## 3.9.14 Darmverletzungen

Verletzungen des Darmes können durch den Geburtsvorgang ausgelöst werden. Eine weitere häufige Ursache ist die im Verlaufe einer Kolik auftretende Ruptur, die durch mechanische Überlastung oder durch Nekrose der Darmwand hervorgerufen wird (Tafel 7, Abb. a, Tafelteil). Nicht selten reißt der vorgeschädigte Darm beim Versuch, eine Darmverlagerung operativ zu beseitigen. Eine weitere häufige Verletzungsursache ist die rektale Untersuchung. Darmverletzungen werden auch bisweilen unabsichtlich bei der Bauchhöhlenpunktion oder absichtlich bei der Punktion eines Meteorismus ausgelöst.

Die Folgen der Zusammenhangstrennung hängen von deren Lokalisation und der Menge des ausgetretenen Inhalts ab. Bei umfangreichen Verletzungen im Bereich des Dickdarms bis einschließlich des kleinen Kolons verteilen sich die Ingesta meist über die ganze Bauchhöhle. Bei Zusammenhangstrennungen im Bereich der Gekröseanheftung tritt der Inhalt zunächst zwischen die Gekröseblätter (falsches Divertikel) und bricht erst später in die Bauchhöhle durch. Die Mastdarmperforation im Bereich des retroperitonealen Raumes führt zu periproktalen Abszessen oder falschen Divertikeln; letzteres ist auch bei unvollständigen Perforationen (Tunica mucosa und muscularis) an anderen Darmabschnitten der Fall. Unvollständige Perforation, bei denen nur die T. muscosa verletzt ist, bisweilen auch bei Verletzungen der T. muscularis, im Bereich des Rektums und des kleinen Kolons können dagegen spurlos abheilen, in anderen Fällen, insbesondere bei unsachgemäßer Behandlung, perforieren.

Während stichförmige Verletzungen fast immer nur zur örtlichen Peritonitis führen und abheilen und auch geringere Ergüsse lediglich zur chronisch-adhäsiven Peritonitis führen, wird durch größere Verletzungen ein Erguß von Darminhalt in die Bauchhöhle oder in das retroperitoneale Gewebe ausgelöst, wodurch eine Peritonitis mit septischem Schock und letalem Ausgang oder aber retroperitoneale Abszesse mit Fistelbildung in den Darm oder nach außen oder aber ebenfalls in die Bauchhöhle hervorgerufen werden. Es entsteht eine akute jauchig-fibrinöse Peritonitis mit tödlichem Ausgang innerhalb weniger Tage, oder der Darminhalt führt wie beim Erguß von Mageninhalt bei Magenruptur eine perakute Autointoxikation mit Kreislaufschock und Tod innerhalb weniger Stunden herbei.

Klinisch ziehen stichförmige Verletzungen in der Regel keine Symptome nach sich. Geringgradige Ergüsse können dagegen infolge der Adhäsivperitonitis zu Funktionsstörungen mit Beeinträchtigung der Peristaltik führen und Anlaß zu rezidivierenden Koliken geben. Bei generalisierter Peritonitis kommt es zu rascher Verschlechterung des Allgemeinzustandes mit Muskelzittern, Schweißausbruch, Pulsbeschleunigung, Fieber, Kreislaufkollaps, Facies hippocratica, Taumeln, Zusammenstürzen und baldigem Exitus. Rektal findet man bei umfangreichen Zusammenhangstrennungen nach kurzer Zeit ein subseröses Emphysem, Rauhigkeiten und Futterteilchen am Bauchfell (sandpapierartige Beschaffenheit des Bauchfells) und Schmerzhaftigkeit. Die Diagnose wird durch Bauchpunktion gesichert, bei der man ein eitrig-jauchiges Exsudat mit massenhaft Leukozyten, weniger Erythrozyten, ferner Futterteilchen (Mikroskop) gewinnt und das sehr proteinreich ist (Sulfosalicylsäureprobe); die Rivalta-Probe ist positiv. Hat sich der Darminhalt zwischen die Gekröseblätter ergossen, so liegt zunächst nur eine umschriebene Peritonitis vor, so daß die Bauchpunktion nicht sehr aufschlußreich ist und auch die schweren klinischen Symptome fehlen.

Therapeutisch sind bei stichförmigen Verletzungen vorsichtshalber Breitspektrumantibiotika zu verabreichen, die man drei bis fünf Tage lang gibt. Bei während der rektalen Untersuchung aufgetretenen perforierenden Verletzungen wird der Darm zunächst, wenn noch erforderlich, manuell, nicht durch Spülungen, entleert und nach Epiduralanästhesie örtlich vernäht. Eine örtliche Applikation von Lösungen jeglicher Art sollte unterlassen werden, um ein Hineinspülen von Keimen in die Bauchhöhle zu vermeiden. Danach wird die Wunde durch Nähte per rectum zu verschließen versucht. Nicht perforierende Wunden, bei denen nur die Schleimhaut verletzt wurde, können durch rektale Anwendung von Adstringenzien, etwa 5%iger Alaunlösung, behandelt werden. In beiden Fällen ist mehrtägige Antibiotikaversorgung anzuraten. Sofern die Behandlung nicht selbst durchgeführt werden kann und die Überweisung in eine Klinik erfolgen muß, sollte die Peristaltik zur Verhinderung des Koteintritts in die Wunde unterbrochen werden. MERKT et al. (1979) geben hierzu Propanthelinbromid, 30 mg i. v., das bei sofortigem Wirkungseintritt nur wenige Stunden wirkt, während HUSKAMP (1982) Atropinsulfat, 30 mg/Pferd empfiehlt, dessen Wirkung erst nach knapp einer Stunde einsetzt, aber etwa 12 Stunden anhält.

Darmrupturen größeren Ausmaßes mit Ergüssen großer Mengen von Darminhalt in die Bauchhöhle können nicht erfolgreich therapiert werden. Mastdarmperforationen können vermieden werden, wenn man mit kurz geschnittenen Fingernägeln untersucht, die Finger keilförmig geschlossen hält und vor allem beim Pressen des Tieres den Arm sofort erschlaffen und durch den Preßakt herausdrücken läßt. Hört man dagegen nur mit dem Vordringen auf und läßt den Arm an der erreichten Stelle liegen, so kann es dennoch zu einer Perforation kommen, und zwar meist dorsal am Übergang des Rektums in die Ampulle. Kann man das Pressen durch geeignete Maßnahmen (Bremse, Druck auf Lendenwirbel, epidurale Anästhesie) nicht verhindern, so muß die Untersuchung abgebrochen und auf diesen Teil der Diagnostik verzichtet werden; es sei denn, man macht den Tierbesitzer auf das Risiko aufmerksam und holt sich seine Einwilligung.

KÖHLER et al. (1986 a) stellten fest, daß nicht jede Mastdarmperforation, deren typische Lokalisation dorsal am Übergang zwischen Mastdarm und Colon descendens liegt, zu Lasten des Untersuchers geht. Ein Teil der Pferde weist eine formlabile und muskelschwache Ampulla recti auf mit einer im kranialen Ampullendach schwach ausgebildeten Tunica muscularis. An dieser Stelle kann es zu sogenannten Spontanrupturen kommen. Neben der rektalen Untersuchung können besonders hohe Arbeitsleistung, Divertikelbildung, Geburt, Niederlegen zur Operation, stark gefülltes Rektum, vorbestehende Läsionen sowie keine erkennbaren Ursachen an dieser Stelle zur Ruptur führen. Der Nachweis dieser prädisponierenden anatomischen Voraussetzungen ist von forensischer Bedeutung (KÖHLER et al. 1986 b).

### 3.9.15 Grass Sickness

Die auch als Equine Polyganglionopathie oder Equine Dysautonomie bezeichnete Krankheit wurde seit 1907 in Großbritannien, später auch in Skandinavien, in Deutschland und vereinzelt in Australien beobachtet. Die Ursache ist unbekannt. Verdächtigt wurden Viren, ferner Bakterientoxine (Cl. perfringens). Pathologisch-anatomisch und -histologisch werden schwere Veränderungen des vegetativen Nervensystems, insbesondere in dessen sympathischen Anteil, gefunden, womit die Krankheit, wie auch ihr klinisches Erscheinungsbild, große Ähnlichkeiten mit der gleichnamigen Krankheit der Katze aufweist.

Klinisch zeichnet sich die Krankheit durch meist milde kolikartige Symptome, Lähmung im Bereich von Schlundkopf und Schlund und damit Abschluckbeschwerden bis zur Unfähigkeit des Abschluckens, Regurgitation, Magenerweiterung, Darmlähmung, oft verbunden mit sekundärer Obstipation, allgemeiner Schwäche, Apathie, wechselndes, oft fleckförmig verteiltes Schwitzen und Zittern aus. In einigen Fällen besteht Mydriasis, die Schleimhaut erscheint trocken. Zur Diagnose genügt in ausgeprägten Fällen das klinische Bild. Differentialdiagnostisch müssen Dünndarmenteritiden ausgeschlossen werden, insbesondere wenn gleichzeitig eine Koteindickung im Dickdarm vorliegt. Es fehlen dabei aber die weiteren Symptome (vor allem die Schluckbeschwerden).

Die Prognose ist äußerst ungünstig. Die Krankheit verläuft gewöhnlich akut und führt – behandelt oder unbehandelt – nach einem bis drei Tagen zum Tode. In weniger ausgeprägten Fällen verläuft sie chronisch, insbesondere die Magen-Darm-Funktion kommt nicht mehr ausreichend zustande, und die Tiere sterben nach Wochen an Kachexie.

Eine ätiologische wie auch eine symptomatische Therapie ist äußerst unbefriedigend. Vorgeschlagen wurden Flüssigkeitssubstitution, vor allem wenn Hämokonzentrationen aufgetreten sind und Schluckstörungen bestehen, ferner Vitaminapplikation, Parsympatholytika (obgleich Darmlähmungen vorliegen!), dann auch Parasympathomimetika. Von Bedeutung dürfte die Abheberung des Mageninhalts sein, besonders wenn sich eine sekundäre Magenüberladung einstellt.

## 3.9.16 Prolapsus recti (Mastdarmvorfall)

Dem Vorfall des Rektums liegt in der Regel eine Sphinkterschwäche oder die Lockerung der Verbindung zwischen Schleimhaut und Muskularis bzw. Darmwand und perirektalen Geweben zugrunde. Auslösende Ursachen sind alle mit vermehrtem oder häufigem Pressen einhergehende Störungen, wie Durchfälle, Proktitis, Obstipationen, Fremdkörper, Neoplasmen und dgl. Dadurch fällt entweder nur die Analschleimhaut (Prolapsus ani) oder das Rektum komplett vor (Prolapsus recti), wobei im letzteren Fall zusätzlich eine Invagination oder Intussuszeption seiner vorderen Anteile und sogar des kleinen Kolons bestehen kann.

Man sieht ein rundliches oder zylindrisches Gebilde aus dem After herausragen, dessen Oberfläche als Schleimhaut zu erkennen ist. Je nach der Dauer des Prolapses ist diese gerötet oder zyanotisch, bald ödemisiert, glänzend und gespannt; später treten Risse (Vorsicht bei der Palpation) und Nekrosen auf. Der Patient kann nur schwer oder keinen Kot absetzen und preßt oft dauernd, wodurch sich der Vorfall weiter verschlechtert. Das prolabierte Rektum kann aufgrund seiner derberen Muskelwand von der vorgequollenen ödematösen Analschleimhaut in der Regel leicht unterschieden werden. Besteht gleichzeitig eine Invagination, so ist das vorgefallene wurstförmige Gebilde fleischiger und seine Wand dicker.

Die Reposition erfolgt nach Reinigung der Schleimhaut (körperwarme isotonische Kochsalzlösung), indem man eine feuchte Kompresse über den Vorfall ausbreitet und mit den Händen vom Scheitel des Vorfalles beginnend, einen konzentrischen Druck gegen die Analöffnung ausübt. Gelingt die Reposition nicht sofort, so wird der Darm mit einem feuchten Tuch abgedeckt und der Versuch täglich zweimal wiederholt. Das Pressen des Tieres ist mittels epiduraler Anästhesie auszuschalten. Nach gelungener Reposition wird eine Tabaksbeutelnaht angelegt, die 6 bis 8 Tage lang liegen bleibt.

Geringgradige Schleimhautvorfälle bedürfen dieser Maßnahme in der Regel nicht. Mittels adstringierender oder antiseptischer Klysmen werden eventuelle Verletzungen der Schleimhaut behandelt und die Abschwellung gefördert. Ist der vorgefallene Darm schon stärker geschädigt und preßt das Tier weiter, so ist eine chirurgische Intervention erforderlich, wofür die submuköse Resektion empfohlen wird (TURNER und FESSLER, 1980).

## 3.9.17 Kolik der Fohlen

Eine Reihe von Darmmißbildungen führt innerhalb der ersten Lebenstage zur Kolik. Es handelt sich um die einfache Atresie des Anus *(Atresia ani simplex)*, um die einfache Rektumatresie *(A. recti simplex)*, um die kombinierte Rektum- und Anusatresie *(A. ani et recti)* und um eine Art der Mißbildung im Bereich des Kolons, bei der besonders die Beckenflexur, in anderen Fällen das kleine Kolon fehlt, wobei die Stümpfe blind enden.

Während die Atresia ani und A. recti leicht durch Adspektion und Palpation festgestellt werden können, ist die Diagnose der übrigen Mißbildungen allenfalls durch (retrograde) Kontrastmittelfüllung und Röntgen diagnostizierbar; im übrigen ist man auf den Verdacht und die diagnostische Laparotomie angewiesen.

Die Mekonium- oder Darmpechverhaltung kommt durch Eindickung des Darminhalts zustande. Sie löst damit eine Obstipation aus. In den ersten Tagen nach der Geburt zeigen die Fohlen Kolik mit Tenesmus ani und fehlenden Kotabsatz. Die Kolik ist im allgemeinen relativ mild, bis Meteorismus entsteht. Mit dem Mittelfinger fühlt man rektal das verhärtete Darmpech vor dem Becken. Die Therapie besteht in Einläufen mit warmem Wasser, dem Gleitmittel zugesetzt wird; auch Paraffinum liquidum führt zur Verbesserung der Gleitfähigkeit. Man kann es mit einer Hundeschlundsonde rektal eingeben. Auch Fertigprodukte zur Kotverflüssigung sind geeignet (Microklist®). Seifenlösungen sollten nicht angewandt werden. Die Erweichung kann durch Gabe von Glaubersalzlösung oder Paraffinum liquidum per Nasenschlundsonde gefördert werden. In sehr hartnäckigen Fällen kann der Darm durch eine Laparotomiewunde unter gleichzeitigen rektalen Spülen durch Massage entleert werden.

Bei Fohlen kommen direkt nach der Geburt Koliken durch Blasenruptur vor. Die Unruhe und Schmerzäußerung sind im allgemeinen mild. Die Tiere fallen durch zunehmenden Bauchumfang, später zunehmende Apathie auf, verweigern dann das Saugen und zeigen ansteigende harnpflichtige Stoffe im Blut. Urin wird entweder nicht abgesetzt oder ist blutig. Die Therapie ist operativ.

Nicht selten werden bei Fohlen Lageveränderungen des Darms beobachtet, die die gleichen Symptome wie bei erwachsenen Pferden aufweisen. Da die rektale Untersuchung auf wenige Zentimeter beschränkt ist und auch mit der Röntgen-(Kontrast-)Untersuchung i. a. erst zu spät die Diagnose gestellt werden könnte, sollte in allen unklaren Fällen eine Probelaparotomie durchgeführt werden.

## 3.10 Parasitäre Krankheiten des Magen-Darm-Traktes

### 3.10.1 Kokzidiose

Kokzidienbefall kommt beim Pferd hierzulande äußerst selten (0,74 % positive Kotproben in Bayern), in anderen Ländern häufiger (59 % befallene Fohlen in Montana, USA) vor und wird in der Regel durch *Eimeria leuckarti (Globidium leuckarti)* hervorgerufen. Die Entwicklung dieser Protozoen, die eine dicke äußere Hülle mit gekörnter Oberfläche und eine deutliche Mikropyle besitzen, erfolgt im Dünndarm. Die Sporulationszeit beträgt je nach Temperatur 3 bis 6 Wochen, die Oozystenausscheidung beginnt am 31. bis 33. Tag (Präpatenz) und hält 5 bis 12 Tage lang an. Lediglich massiver Befall dürfte die Erscheinungen eines Dünndarmkatarrhs mit hellem, flüssigem Kot, geringgradigem Ikterus und Abmagerung hervorrufen. Mit den üblichen Flotationsverfahren sind die Oozysten im Kot erst nach längerem Zentrifugieren (mindestens 7 Minuten) nachzuweisen (Abb. 3.12); besser eignet sich das für die Leberegelanreicherung modifizierte BENEDEKSCHE Sedimentierungsverfahren (siehe unten). Erfahrungen über die Therapie liegen keine vor.

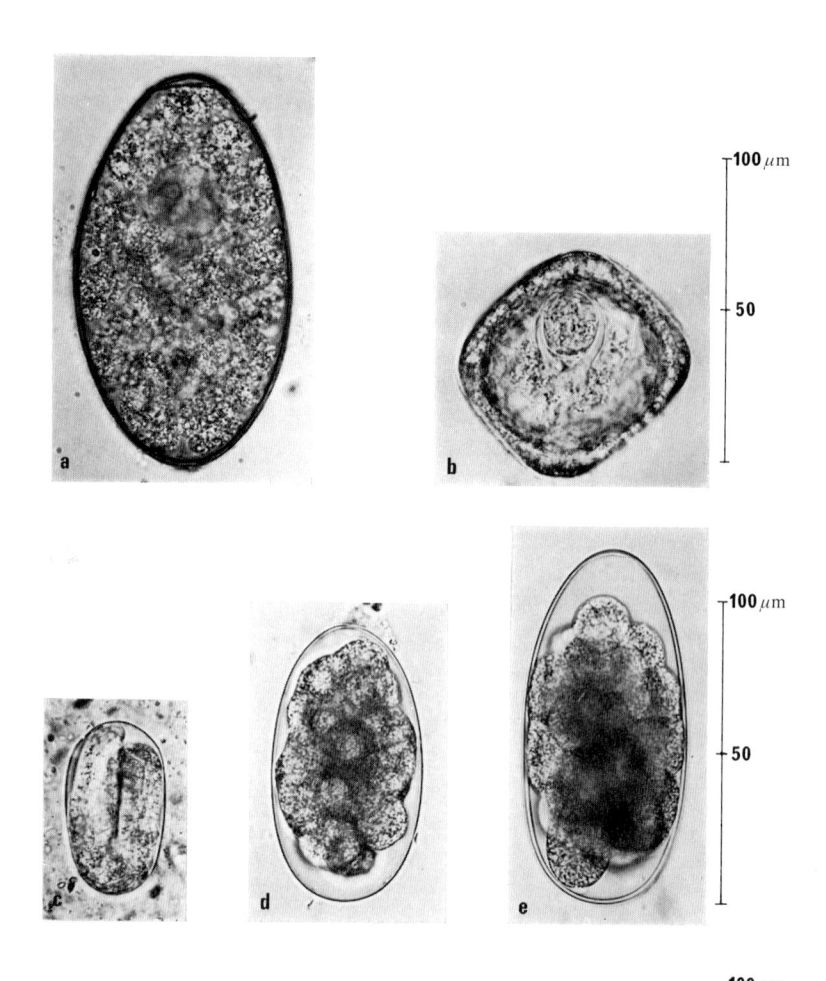

**Abb. 3.12:** Wurmeier bzw. Oozysten im Pferdekot.
a Fasciola,
b Anoplocephala,
c Strongyloides,
d Strongylus sp.,
e kleine Strongyliden,
f Parascaris equorum,
g Oxyuries equi,
h Eimeria leuckarti
(Aus: BOCH, J. und R. SUPPERER, 1992: Veterinärmedizinische Parasitologie, 4. Aufl. Paul Parey, Berlin und Hamburg)

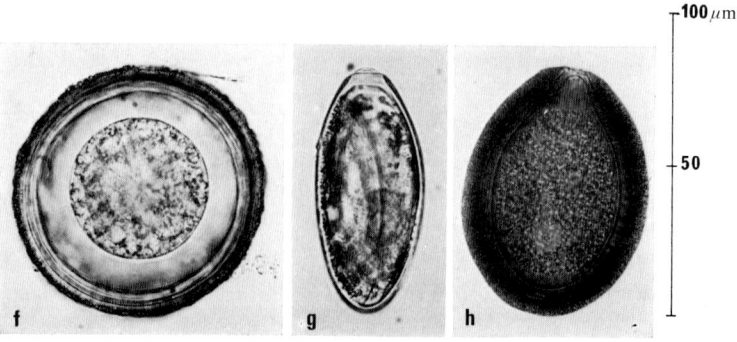

## 3.10.2 Fasziolose (Leberegelbefall)

Leberegelbefall wird in Mitteleuropa nur selten festgestellt (1 % der untersuchten Pferde; in Irland und England bis 77 %). Möglicherweise ist er weiter verbreitet, da spezifische Untersuchungsverfahren bei der üblichen Kotuntersuchung meist nicht angewendet werden und die klinischen sowie pathologisch-anatomischen Befunde meist unauffällig sind.

Der Erreger, *Fasciola hepatica*, ist identisch mit jenem der Rinderfasziolose und weist demnach die gleiche Entwicklung und Ökologie auf. Zur Ansteckung der Pferde kommt es bei gemeinsamen Weiden mit Rindern oder wenn Gras oder Heu von »Leberegel-Weiden« verfüttert wird, da die Metazerkarien 4 bis 6 Monate infektionstüchtig bleiben können.

Die Parasiten verursachen keine Verkalkungen der Gallengänge, sondern nur reaktive Entzündungen mit geringgradiger bindegewebiger Zubildung und eine katarrhalische Cholangitis. Gelegentlich kommt es auch zur Ausbildung von Cholangiektasien, Pericholangitis und chronischen interstitiellen Leberentzündungen und Leberzirrhosen. In vielen Fällen ist die Leber makroskopisch kaum verändert.

An klinischen Symptomen der akuten und chronischen Fasziolose werden in erster Linie Abmagerung, allgemeine Körperschwäche und Mattigkeit, struppiges Haarkleid, Anämie, im weiteren Verlauf Ikterus, Ödeme und wechselnde Verdauungsstörungen beschrieben. Vielfach sind die Erscheinungen uncharakteristisch und äußern sich in Leistungsminderung, rascher Ermüdung, längerer Erholungsdauer nach der Arbeit, Konditionsverlust nach dem Abfohlen, wechselndem Appetit und gelegentlichen Durchfällen. Im Blutbild imponieren mäßige Anämie und mehr oder weniger ausgeprägte Eosinophilie. Die Leberfunktionsproben sind in der Regel unverändert; gelegentlich kommt es zur Erhöhung der Cholinesterase und der alkalischen Serumphosphatase.

Die Diagnose erfolgt durch den Nachweis der Trematodeneier im Kot (wobei zu beachten ist, daß sie nicht ständig ausgeschieden werden) mit Hilfe spezifischer Anreicherungsverfahren (HEWITT, 1970; BENEDEK modifiziert nach SUPPERER, 1973) (Abb. 3.12). Differentialdiagnostisch kommen andere chronisch verlaufende Darmparasitosen und zehrende Krankheiten in Frage.

Zur Behandlung werden Rafoxanid (3 mg/kg KM) und Oxyclozanid empfohlen. Wir haben mit Niclofolan (300 mg/75 bis 100 kg KM) ein vollständiges Sistieren der Trematodeneierausscheidung erzielt. Bei der Sanierung von Rinderbeständen sind immer auch die Pferde mitzubehandeln. Die biologische Bekämpfung der Leberegel (Zwischenwirte: Schnecken) erfolgt wie beim Rind.

Andere Trematodenarten wurden nur vereinzelt im Magendarmtrakt der Pferde gefunden. *Dicrocoelium dendriticum* verursacht meist miliare, manchmal abszedierende Leberentzündungen.

## 3.10.3 Zestodenbefall (Bandwurmbefall)

Der Bandwurmbefall der Pferde hat nach allgemeiner Meinung in unseren Gegenden keine große wirtschaftliche Bedeutung. Vereinzelt haben wir aber Gestüte angetroffen, wo er eine recht lästige Plage und kaum zu bekämpfen war. Er wird hervorgerufen durch drei Arten der Familie *Anoplocephalidae*, die einen Skolex ohne Haken und sehr breite, aber kurze Proglottiden besitzen: *A. perfoliata* (25 cm lang, 1–1,5 cm breit; sitzt vor allem im Ileum), der in Europa häufigste Pferdebandwurm; *A. magna* (80 cm lang, 2,5 cm breit; sitzt im Jejunum), kommt ebenso wie *Paranoplopcephala mamillana* (1–4 cm lang, 0,4–0,6 cm breit; sitzt im Dünndarm) selten vor. Die Entwicklung dieser Bandwürmer ist an Hornmilben (*Oribatidae*) gebunden.

Die Ansteckung soll besonders im zeitigen Frühjahr beim Weideaufenthalt stattfinden. An den Anheftungsstellen treten katarrhalische und hämorrhagische Entzündungen und mit einem Granulationsgewebe umgebene Geschwüre der Darmwand auf. Wegen des in der Regel nur mäßigen Befalls sind aber Krankheitserscheinungen selten: chronische Verdauungsstörungen, Durchfall, gelegentliche Kolikanfälle, Abmagerung, Blutarmut, Stumpfwerden des Haarkleides. Nur ausnahmsweise kann es zur Darmperforation mit anschließender Peritonitis oder zum akuten Darmverschluß kommen. Bei sehr jungen Tieren wurde tödlicher Ausgang infolge Erschöpfung beobachtet.

Die Diagnose wird aufgrund der Ausscheidung der Proglottiden (makroskopisch) oder durch den Nachweis der Eier mit Hilfe der üblichen Flotationsmethode gestellt (Tafel 8, Abb. a, Tafelteil). Die Proglottiden werden häufig im Darm lädiert, so daß die Eier austreten können (Abb. 3.12).

Die Behandlung erfolgt mit Bithionol (7 bis 10 mg/kg KM), Niclosamid (60 bis 65 mg/kg KM) oder Mebendazol (10 mg/kg KM).

Eine biologische Bekämpfung der Zwischenwirte ist praktisch nicht durchführbar.

## 3.10.4 Strongyloidose

Der Zwergfadenwurm, *Strongyloides westeri*, ist beim Fohlen ein relativ häufiger Dünndarmparasit (8–9 mm lang). Die Entwicklung erfolgt direkt; die filariformen unbescheideten dritten Larven bleiben bis zu vier Monaten lebensfähig. Sie dringen perkutan in das Wirtstier ein und gelangen auf dem Lymph- und Blutwege in die Lungen und (bei erstmaliger Infektion) über Trachea, Pharynx und Magen in den Dünndarm, wo sie bald zu adulten Parasiten werden (Präpatenz 9–14, bei Jährlingen bis 18 Tage; Patent 43–83 Tage). Sind Fohlen oder Jährlinge bereits einmal infiziert worden oder handelt es sich um ältere Pferde, dann kommt es zu keinem patenten Be-

## 230 Krankheiten des Verdauungsapparates

fall. Die Larven gelangen über den großen Kreislauf in die Muskulatur und bei Mutterstuten in das Euter, wo die dritten Larven mit dem Kolostrum und der Milch bis zum 47. Tag p. p. ausgeschieden werden. Diese verursachen die galaktogene Infektion der Fohlen, die in der Regel auch zur klinischen Erkrankung führt (Präpatenz bis 10.–12. Lebenstag, Patenz bis zur 10.–22. Lebenswoche).

Dementsprechend entwickelt sich in den ersten Lebenswochen (ab 9. Lebenstag) ein mehr oder weniger starker Darmkatarrh (der oft fälschlicherweise mit der »Fohlenrosse« in Beziehung gebracht wird), z. T. mit Verminderung des Hämoglobingehaltes und Anstieg der β-Globuline im Blut. Die Diagnose wird durch den Nachweis der Eier im Kot gesichert, der allerdings ganz frisch (rektal entnommener Kot) untersucht werden muß, da bereits wenige Stunden nach dem Kotabsatz die Larven schlüpfen (Abb. 3.13). In der Stutenmilch sind die Larven nur schwer nachweisbar (Methode nach STOYE, 1973).

Die Behandlung erfolgt mit Thiabendazol (75 mg/kg KM), Cambendazol (20 mg/kg KM), Oxybendazol (10 mg/kg KM) oder Fenbendazol (5–10 mg/kg KM; nach DRUDGE et al., 1981, 50 mg/kg KM); Ivermectin (0,2 mg/kg KM). Eine prophylaktische Therapie muß beim Fohlen im Alter von 10 Tagen einsetzen und mehrmals in wöchentlichen Abständen bis zur 7. Lebenswoche wiederholt werden. Die Larvenausscheidung kann bei Mutterstuten durch Cambendazol reduziert werden.

Zur biologischen Bekämpfung sind tägliche Kotentfernung, sachgemäße Packung des Düngers, häufiger Weidewechsel notwendig.

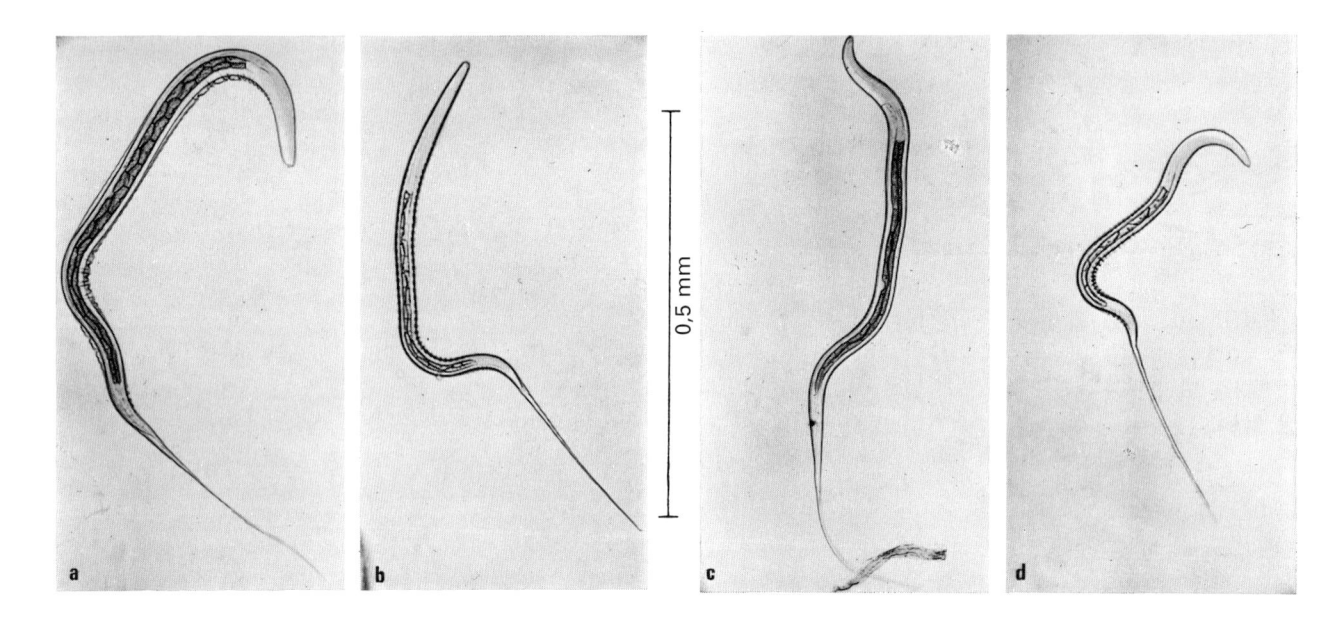

**Abb. 3.13:** Larven III von Pferdestrongyliden.
**a** Strongylus vulgaris,
**b** Strongylus equinus,
**c** Strongylus edentatus,
**d** kleine Strongyliden

(Aus: BOCH, J. und R. SUPPERER, 1992: Veterinärmedizinische Parasitologie, 4. Aufl. Paul Parey, Berlin, Hamburg)

## 3.10.5 Trichostrongylose (Magenwurmbefall)

Der Haupterreger *Trichostrongylus axei* (3,5–5,5 mm lang) kommt auch beim Rind und Schaf vor. Die Entwicklung erfolgt direkt, wobei die Larven recht widerstandsfähig sind und sowohl längere Trockenperioden vertragen als auch überwintern können.

Die Parasiten sitzen vorzugsweise in und auf der Magenschleimhaut (z. T. im Anfangsteil des Duodenums) und verursachen nur bei sehr starkem Befall eine chronische katarrhalische Gastritis, bei der auch Schleimhautproliferationen und Nekrosen auftreten können. Klinisch bemerkt man verminderten und alienierten Appetit (Koprophagie) und auch Durchfall; weiterhin Leistungsminderung, fortschreitende Abmagerung, Anämie und Hypoproteinämie. Differentialdiagnostisch kommen andere chronische Parasitosen in Frage (vor allem Strongylidose). Aus den dünnschaligen Eiern schlüpfen die Larven sehr rasch, so daß die Diagnose in der Regel nur durch die Differenzierung der dritten Larven im Kot möglich ist. Man kann auch versuchen, die Würmer und Eier in der Magenspülflüssigkeit nachzuweisen (zwei Tage Hungerdiät, Einlaufenlassen von 10 l einer 2%igen Natriumbikarbonatlösung, die nach 5–10 Minuten wieder abgehebert wird).

Die Behandlung erfolgt am besten mit Pyranteltartrat (20 mg/kg KM). Auch Ivermectin (Ivomec®), 0,2 mg/kg KM, dürfte wirksam sein. Wegen der gegenseitigen Ansteckungsmöglichkeit sind gegebenenfalls auch die Wiederkäuer in das Bekämpfungsverfahren einzuschließen oder die Pferde getrennt zu weiden.

## 3.10.6 Strongylidose (Palisadenwurmbefall)

Von den zahlreichen bei den Equiden vorkommenden Fadenwürmern der Familie *Strongylidae* können namentlich die Gattungen *Strongylus* (große Strongyliden) und *Trichonema* (aber auch andere Gattungen der kleinen Strongyliden) Gesundheitsstörungen hervorrufen, und zwar sowohl die Adulten im Darm als auch die Larven während ihrer Wanderung in der Darmwand und bei einigen Arten in anderen Organen, vor allem im Blutgefäßsystem. Allerdings findet man im Darm fast jeden Pferdes Strongyliden, ohne daß Krankheitserscheinungen beobachtet werden.

Zu den großen Strongyliden gehören *Strongylus vulgaris* (10–25 mm lang, Sitz: ventrale Kolonlagen), *St. equinus* (25–48 mm lang, Sitz: Blinddarm und Kolon) und *St. edentatus* (20–40 mm lang, Sitz: Kolon). Beim Esel und Zebra wurde noch ein *St. aseni* beschrieben. Zu den kleinen Strongyliden des Pferdes werden verschiedene Gattungen der Subfamilie *Strongylinae* (Triodontophorus-, Oesophagodontus-, Craterostomum-Arten) und der Subfamilie *Trichonematinae* (Trichonema-, Gyalocephalus-, Cylindropharynx-, Poteriostomum-, Cylicocercus- und Cylicostephanus-Arten u. a.) gerechnet.

Die Entwicklung der Parasiten in der Außenwelt ist bei den kleinen und großen Strongyliden gleich. Die Eier embryonieren unter günstigen Bedingungen innerhalb von 1 bis 2 Tagen (bis zu 1 Woche in der kälteren Jahreszeit). Die Larve häutet sich zweimal, wirft jedoch diese Hüllen nicht ab und bildet einen sehr resistenten und nach 1 Woche (im Winter bis zu 5 Wochen) invasionsfähigen (doppelt bescheideten) Organismus. Diese dritten Larven können im Sommer 4 bis 6 Wochen lebensfähig bleiben und auch längere Trockenperioden und Kälte aushalten. Bei den im Spätherbst abgesetzten Eiern wird die Larvenentwicklung unterbrochen, der Großteil stirbt während des Winters ab, eine erhebliche Anzahl überlebt aber und wird mit Beginn der warmen Jahreszeit wieder aktiv. Die invasionsfähigen Larven kriechen an regenfeuchten oder betauten Grashalmen oder an feuchten Stallwänden hoch und werden beim Grasen während der Nacht und in der Dämmerung (tagsüber ziehen sie sich in die Grasnarbe zurück) oder beim Belecken der Wände von den Pferden aufgenommen. Sie gelangen in das Zäkum und Kolon und dringen dort in die Darmwand ein. Die weitere Entwicklung ist bei den einzelnen Arten verschieden, was auch ihre unterschiedliche pathogene Bedeutung begründet.

Die Larven von *St. vulgaris* wandern über die Kapillaren in die Arterien und auf deren Intima bis zur vorderen Gekrösearterie und werden von dort wieder zum Dickdarm zurückgeschwemmt, wo sie in der Wand des ventralen Kolons Knötchen bilden, nach insgesamt 6 1/2 Monaten (also meist im Spätwinter) geschlechtsreif werden und als »erwachsene Würmer« in das Darmlumen durchbrechen (Tafel 8, Abb. b, Tafelteil). Nach Ansicht einiger Autoren soll die Wanderung in den Darmarterien nur dann erfolgen, wenn bereits früher *St.-vulgaris*-Infektionen stattgefunden haben (immunologische Reaktion) oder wenn es sich um eine ganz massive Ansteckung handelt. Die wandernden Larven verursachen Blutungen in der Mukosa und Submukosa des Darmes, eosinophile Infiltrate, Entzündungen der kleinen Kapillaren und Arterien und schließlich auch der größeren Gefäße mit Thrombosen, Aneurysmen und Embolien. Daraus resultieren die embolisch-thrombotische Kolik (S. 212), bei Thrombenbildung im Bereich der Aufzweigung der Bauchaorta das »intermittierende Hinken«, aber auch Gefäßrupturen und Abszeßbildungen im Gekröse. Ins Zentralnervensystem verirrte Larven können Enzephalitiden mit Paresen der Nachhand verursachen.

Die Larven von *St. equinus* bilden vor allem im Bereich des Blinddarmkopfes, bei stärkerem Befall auch des -körpers und im Bereich des Anfangsteils des ventralen Kolons Knötchen und häuten sich dann zur vierten Larve. Ein Teil von ihnen wandert vier Monate lang in der Blinddarmwand umher, schädigt den *Plexus myentericus* und führt zu Störungen der Darmperistaltik. Die Masse der vierten Larven durchbohrt die Darmwand und gelangt in die Bauchhöhle, wo sie entweder liegenbleibt und abstirbt oder in die Leber einwandert, dort etwa 1 1/2 Monate umherwandert, anschließend sich im Pankreas zum präadulten Stadium häutet und als fünfte Larve wieder in den Blinddarm und das Kolon zurückwandert (Präpatenz 8 1/2 bis 9 1/2 Monate. Während dieser Wanderungsphase werden gelegentliche Kolikerscheinungen, weiterhin Fieber, verminderte Freßlust und Wachstumsstörungen beobachtet; bei Fohlen sind sogar Todesfälle aufgetreten.

Die in die Schleimhaut von Blinddarm und Kolon eindringenden dritten Larven von *St. edentatus* gelangen über die Portalvene in die Leber, wo sie mehrere Wochen umherwandern und sich zur vierten Larve häuten. Nach etwa 2 Monaten findet man sie unter dem serösen Überzug der Leber und anderer Organe, wo sie Blutungen und Wurmknoten bilden (Tafel 8, Abb. c, Tafelteil). Nach insgesamt 10 1/2 bis 11 Monaten (Präpatenz) finden sie sich wieder in der Dickdarmschleimhaut. Klinisch entstehen vorwiegend während der Larvenwanderung ähnliche Erscheinungen wie bei der Equinus-Strongylidose.

Die Entwicklung der *kleinen Strongyliden* scheint – soweit sie untersucht ist – einfacher zu sein. Die dritten Larven dringen in die Darmwand von Zäkum und Kolon ein und bilden dort kleine Knötchen (dabei können Motilitätsstörungen ausgelöst werden: Durchfall). Nach insgesamt 6 bis 12 Wochen sind die geschlechtsreif und kehren in das Darmlumen zurück; die Eiausscheidung beginnt etwa zwischen der 12. und 18. Woche nach der Invasion.

Beim Austritt der adulten großen oder kleinen Strongyliden aus der Darmwand in das Darmlumen können Blutungen entstehen, die sich bei einem Massenbefall auch klinisch auswirken. Im Darm leben die erwachsenen Würmer von dessen Epithelzellen und einige Arten auch vom Blut (Rotwurmseuche). Durch das häufige Wechseln der Anheftungsstellen kommt es zu mehr oder weniger großen Zerstörungen der Dickdarmschleimhaut, bei bestimmten Arten zu erheblichem Blutverlust, bakterieller Besiedlung mit sekundären Entzündungen, Erosionen und Geschwüren sowie vermehrter Resorption toxischer Substanzen. Darüber hinaus scheiden die Würmer toxische gewebereizende und allergisierende Stoffe aus, die gleichfalls das Krankheitsbild beeinflussen.

Klinisch erkranken vor allem Fohlen im Alter von drei bis sieben Monaten und ältere Tiere bis zum dritten Lebensjahr, sofern sie nicht durch eine frühere Invasion eine Immunität erworben haben, und zwar – entsprechend der Larvenwanderung – bei Erstinfektionen meist im Sommer und Herbst. Später tritt eine Altersresistenz auf (*St. vulgaris*). Das Krankheitsbild ist somit abhängig vor allem von der Befallstärke und der Immunitätslage, z. T. auch von der Art der Larvenwanderung.

Bei den Fohlen findet man in leichten Fällen vorübergehende Erhöhung der inneren Körpertemperatur, Inappetenz und verminderte Lebhaftigkeit sowie ein Zurückbleiben im Wachstum. Bei höhergradigem Befall beobachtet man ausgeprägtere Mattigkeit, Bewegungsunlust, struppiges Haarkleid, Inappetenz, Durchfall (gelegentlich blutig), anämische Schleimhäute, Abmagerung, allgemeine Schwäche und Fieber; in fortgeschrittenen Fällen auch Kolikanfälle, schließlich kommt es zu wassersüchtigen Zuständen, und es können sogar Todesfälle auftreten. Im Blut imponieren Erythrozytopenie und Eosinophilie (Wurmanämie oder »Darrsucht« der Fohlen), später Verminderung der Albumine und Vermehrung der α- und β-Globuline. Als Folgen der Larvenwanderung der großen Strongyliden kann es zu mehr oder weniger ausgeprägten Bauchfellentzündungen mit Fieber, Allgemeinstörungen, geringgradigen Kolikanfällen, zunehmender Blutarmut mit Ikterus und seltenen Todesfällen kommen. Die übrigen als Folge der Larvenwanderung auftretenden Organmanifestationen und Spätfolgen sind an anderer Stelle beschrieben (siehe 3.9.8.3).

Die reifen Würmer (insbesondere Trichonema-Arten) verursachen einen chronischen Darmkatarrh mit Leistungsminderung, Abmagerung, struppigem Haarkleid und Blutarmut (Verminderung von Erythrozytenzahlen, Hämatokrit- und Hämoglobingehalt), der gelegentlich auch mit blutigen Durchfällen einhergeht.

Die Diagnose erfolgt durch den Nachweis der dünnschaligen, mehrere Furchungskugel enthaltenden ovalen Eier (über 100 μm: kleine Strongyliden, 75–90 μm: große Strongyliden – nicht immer ein sicheres Unterscheidungsmerkmal!) im Kot (Abb. 3.12). Allerdings muß berücksichtigt werden, daß – wie gesagt – die meisten Pferde einen mäßigen Strongylidenbefall aufweisen. Es müssen daher auch ausgeprägte und für die Strongylidose charakteristische Krankheitserscheinungen vorhanden sein. Bei den durch die Larvenwanderung hervorgerufenen klinischen Syndromen der Fohlen und Jungtiere sind vielfach keine Eier im Kot nachzuweisen, da die Präpatenz noch nicht beendet ist oder Immunisierungsvorgänge die Eiausscheidung unterdrücken. In diesen Fällen erhärtet der positive Befund bei den Mutterstuten oder den älteren Tieren des Bestandes den Verdacht. Bei Ponys wurde versuchsweise die Arteriographie zur Diagnose herangezogen.

Differentialdiagnostisch kommen alle anderen mit chronischen Darmkatarrhen und Anämien einhergehenden Krankheiten und Parasitosen in Betracht, aber auch die infektiöse Anämie und Bauchfellentzündung.

Die Behandlung erfolgt mit Benzimidazol-Derivaten wie Cambendazol (20–25 mg/kg KM), Fenbendazol (5–10 mg/kg KM), Mebendazol (10 mg/kg KM) Oxybendazol (10 mg/kg KM). Parbendazol (10 mg/kg KM), Thiabendazol (50–75 mg/kg KM); Pyrimidin-Derivaten, wie Moranteltartrat (10–15 mg/kg KM), Pyrantelpamoat (20 mg/kg KM); Phosphorsäureestern, wie Dichlorvos-Pellets (Equigard®: 50 mg/kg KM; nicht beim Fohlen); Phenylguanidien, wie Febantel (6 mg/kg KM) und auch Phenothiazin (70 mg/kg KM, max. 30 g; oder täglich

10 g/Pferd an 5 aufeinanderfolgenden Tagen); Ivermectin (0,2 mg/kg KM). Der Erfolg der medikamentellen Entwurmung ist durch mehrmalige Kontrolluntersuchungen im Abstand von mehreren Wochen zu überprüfen. Die Benzimidazol-Derivate wirken auch auf die im Körper wandernden Larven der großen und kleinen Strongyliden einschließlich der Trichonemen, müssen aber hierfür unter Umständen höher dosiert (z. B. 440 mg Thiabendazol pro kg KM an zwei aufeinanderfolgenden Tagen) oder länger verabreicht werden (z. B. 7,5 mg Fenbendazol pro kg KM durch 5 Tage). Gelegentlich tritt Durchfall auf, und vereinzelt ist bereits von Resistenz der kleinen Strongyliden gegen Benzimidazol-Derivate berichtet worden (bisher nur bei 5 Arten).

Gleichzeitig sowie zur Prophylaxe sind biologische Bekämpfungsmethoden durchzuführen. Bei Stallhaltung muß der Kot täglich, besser unmittelbar nach jedem Absatz, entfernt und der Dünger gepackt werden. Weitere Maßnahmen sind Trockenhalten des Stalles, Sauberkeit beim Füttern und Tränken, Vermeiden eines Futters, das von feuchten, sumpfigen oder mit Pferdemist gedüngten Wiesen stammt, Anbringen von Lecksteinen oder entsprechende Anstriche der Stallwände, um die Pferde vom Belecken abzubringen bzw. das Emporwandern der Larven zu verhindern. Auf den Weiden sollte der Kot mindestens jeden 2. oder 3. Tag entfernt werden, falls dies technisch möglich ist. Weitere Maßnahmen sind Trockenlegung von feuchten Weiden und feuchten Stallungen, einwandfreie Tränken, alternierendes Beweidenlassen durch Rinder und Schafe oder Koppelwechsel, Austrieb erst nach Verdunsten des Morgentaues. Auch das wiederholte Mähen des taunassen Grases von verseuchten Weideflächen trägt zur Sanierung bei; das Gras darf aber nicht verfüttert, sondern muß zu Silage verarbeitet werden.

Ohne regelmäßige Chemoprophylaxe ist aber auch mit diesen Maßnahmen die Sanierung eines verseuchten Bestandes nicht zu erwarten. Durch Dauergaben von 1–2 g Phenothiazin pro Tier und Tag jeweils für einen Monat mit einem Monat Pause (oder über jeweils 3 Wochen eines Monats) kann eine zunehmende Reduktion der ausgeschiedenen Eier und deren Fertilität erzielt werden. Eine Entfernung der im Darm befindlichen adulten Würmer ist jedoch nur mit einem der oben angegebenen Medikamente möglich. Im Hinblick auf die Präpatentperioden und die Wiederinfektionsmöglichkeiten müssen diese Kuren in bestimmten Rhythmen wiederholt werden. Stuten werden 2 Monate vor dem Abfohlen, zur Zeit des Abfohlens und – bei intensivem Befall und dichtem Besatz – dann regelmäßig 6- bis 8mal im Jahr entwurmt. Fohlen werden ab dem 6. Lebensmonat alle 6–8 Wochen ein Jahr lang entwurmt. Hat sich die Kontamination reduziert, dann können die Behandlungen in größeren Abständen vorgenommen werden. Neue Pferde müssen zunächst isoliert aufgestallt und dürfen erst nach entsprechender Behandlung den anderen Tieren zugesellt werden. Wichtig sind in allen Beständen die regelmäßigen Kotkontrollen.

### 3.10.7 Askaridose (Spulwurmbefall)

Der Spulwurmbefall tritt vor allem bei Fohlen und Jährlingen auf und wird ausschließlich durch *Parascaris equorum* hervorgerufen (gelbe, bleistiftdicke Würmer, 6–38 cm lang). Obwohl die Parasiten leicht abzutreiben sind, ist die Askaridose in manchen Gestüten endemisch, und zwar infolge der Weidehaltung, aber auch der Inkonsequenz der Tierbesitzer bei der Durchführung der Behandlungs- und Bekämpfungsmaßnahmen. Neben Entwicklungsstörungen und anderen Krankheiten treten bei Jungtieren immer wieder Todesfälle auf. Während bei erwachsenen Stuten nur selten Parascaris equorum festgestellt werden, waren bis zu 100 % der Fohlen befallen (SIEBECKE, 1970). RIEDER, BEELITZ und GOTHE (1995) fanden in Zuchtbetrieben, in denen regelmäßig Breitspektrumanthelminthika eingesetzt worden waren, bei 80 % der Fohlen, aber nur bei einer Stute Wurmeier.

Die Entwicklung geschieht direkt, wobei im Sommer nach 8 bis 15 Tagen die Eier infektionstüchtige Larven enthalten. Werden sie vom Pferd aufgenommen, so wandern die Larven auf dem Blut- und Lymphwege über die Leber in die Lunge und von dort über Trachea und Rachen in den Magen und Darm, den sie nach etwa 3 Wochen erreichen. Die Präpatenz dauert 44 bis 83 Tage; die Patenz etwa 10 Monate. Während der Wanderung können in der Lunge Blutungen, eosinophile Infiltrate und bei massiven Infektionen auch Bronchopneumonien (Husten, Inappetenz, Fieber) entstehen; Fohlen bleiben im Wachstum zurück. Gelegentlich werden die Larven über den großen Blutkreislauf in andere Organe verbracht, wo es dann zur Knötchenbildung und nur selten zu weiteren klinischen Erscheinungen (Gehirn: nervale Störungen) kommt.

Die vorwiegend im Dünndarm parasitierenden adulten Spulwürmer rufen einen chronischen Darmkatarrh hervor mit wechselnder Freßlust, lecksuchtartigen Erscheinungen, Kotveränderungen, zunehmender Abmagerung und struppigem Haarkleid; gelegentlich treten Kolikanfälle und unter Umständen auch nervale Störungen (Krämpfe, Paresen etc.) auf. In den meisten Fällen besteht eine mäßige Anämie mit Eosinophilie. Gelegentlich kommt es zu Darmverschluß und Darmperforationen mit anschließender Peritonitis.

Die Diagnose wird durch den Nachweis der Spulwurmeier oder der erwachsenen Spulwürmer im Kot (gelegentlich auch im Mageninhalt bei einer Magenspülung) gestellt (Abb. 3.12). Bei jedem Jungtier sollte routinemäßig eine Kotuntersuchung auf Askariden durchgeführt werden!

Das Mittel der Wahl zur Behandlung der Spulwürmer war bisher das Piperazin, dessen Adipat- oder Zitrat-Verbindungen in Dosen von 0,25 (–0,50) g/kg KM p.o. (Sonde) oder mit dem Trinkwasser (Hydrat-Verbindungen) appliziert werden. Die modernen Breitspektrumanthelminthika müssen in der Regel gegen Spulwürmer höher dosiert werden (wirken zum Teil aber auch gegen Larvenstadien): Thiabendazol (100 mg/kg KM), Mebendazol (8,8 mg/kg KM), Cambendazol (20 mg/kg KM), Fenbendazol (10–20 mg/kg KM), Oxybendazol (10 mg/kg KM), Moranteltartrat (12,5–15 mg/kg KM), Dichlorvos (20 mg/kg KM), Trichlorfon (40 mg/kg KM), Febantel (6 mg/kg KM), Ivermectin (0,2 mg/kg KM). Der Behandlungserfolg ist nach 10 bis 14 Tagen durch neuerliche Kotuntersuchungen zu kontrollieren und gegebenenfalls ist die Therapie zu wiederholen. In verseuchten Gestüten sind die Fohlen das erste Mal im Alter von zwei Monaten und anschließend alle acht Wochen bis zur Vollendung des ersten Lebensjahres zu entwurmen.

Ohne entsprechende Sanierung des Aufenthaltsortes der Pferde ist mit Rezidiven zu rechnen. Wichtig sind die regelmäßige und vollständige Entfernung des Kotes sowohl im Stall als auch nach Möglichkeit auf der Weide sowie die intensive Stallreinigung, insbesondere der Tränken, Futterplätze, aber auch der Stallwände und Boxen, damit ausgeschiedene Eier entfernt werden, bevor sie infektionsfähig sind. Eine Vernichtung der Spulwurmeier im Stall ist nur mit bestimmten Desinfektionsmitteln (Dekaseptol) oder einem Dampfstrahlgerät gewährleistet. Nur bei konsequenter Durchführung aller dieser Maßnahmen ist ein Bestand parasitenfrei zu bekommen. Andererseits erledigt sich der Befall bei den erwachsenen Tieren, die in kleinen Gruppen und hygienisch einwandfreien Stallungen mit sorgfältiger Kotentfernung gehalten werden, entsprechend der Patenzperiode von selbst.

### 3.10.8 Oxyuridose (Pfriemenschwanzbefall)

Der Erreger ist in der Regel *Oxyuris equi*, seltener *Probstmayria vivipara*, die vor allem bei älteren Pferden im Zäkum und Kolon parasitieren. Die 4–18 cm langen fadenförmigen Weibchen (Männchen 0,9–1,9 cm) wandern zum After und legen die mit einem Polpfropf versehenen Eier als graue klebrige Massen in dessen Umgebung und unter der Schweiffläche ab. Nach 5 bis 7 Tagen sind die Eier bzw. Larven infektionsfähig; sie fallen auf den Boden oder werden beim Reiben auf die umgebenden Gegenstände gebracht. Nach oraler Aufnahme wandern die Larven in den Dickdarm, wo sie nach einer Präpatenz von $4^{1}/_{2}$ bis 5 Monaten geschlechtsreif werden (Tafel 8, Abb. d, Tafelteil).

Bei Massenbefall führen die Verletzungen und Entzündungen der Darmschleimhaut zu Abmagerung und gelegentlich Durchfällen oder Kolikerscheinungen. Die wesentlichsten Symptome sind durch den Juckreiz in der Aftergegend beim Auswandern der Weibchen bedingt, wodurch die Tiere zum Reiben veranlaßt werden, was zu Scheuerstellen und lokalen Entzündungen im Bereich der Schweifwurzel führt (Pruritus ani, Schweifekzem). Die Diagnose wird durch den Nachweis der in der Umgebung des Afters klebenden Oxyureneier (Hautgeschabsel, Tesabandmethode) gesichert; die übliche Kotuntersuchung verläuft in der Regel negativ.

Die Behandlung kann mit nahezu allen der im Handel befindlichen Breitbandanthelminthika gegen Nematoden der Equiden erfolgen.

Zur biologischen Bekämpfung ist die häufige Erneuerung der Einstreu und die Fütterung aus Raufen wichtig. Im befallenen Bestand sollten bei allen Pferden regelmäßig die Umgebung des Afters kontrolliert und eventuelle Eischnüre mit einem feuchten Lappen entfernt werden.

### 3.10.9 Magenhabronematose

Drei Nematoden-Arten verursachen vor allem in mediterranen Gebieten bei Equiden Magenveränderungen und Gesundheitsstörungen: *H. muscae*, *H. microstoma* und *Drascheia megastoma* (8–33 mm lang). Die tief in Knoten der Magenschleimhaut sitzenden Weibchen legen embryonierte Eier ab, deren erste Larven noch im Pferdedarm schlüpfen. Die von Fliegen übertragenen zweiten Larven sind die Erreger der Hauthabronematose. Die Präpatenz beträgt zwei Monate.

*H. muscae* und *H. microstoma* lösen eine chronische katarrhalische Gastritis, zum Teil mit Hämorrhagien und Ulzera aus; *D. megastoma* führt in der Umgebung der Kardia zur Bildung von bis hühnereigroßen Knoten mit zentraler Eiterbildung. Nur bei stärkerem Befall werden Verdauungsstörungen unbestimmter Art, Abmagerung und Leistungsschwäche und – besonders bei Befall mit Drascheia – geringgradige Kolikanfälle während der Futteraufnahme beobachtet. Eine parasitologische Diagnose ist im Kot nur mit Hilfe eines Larvennachweisverfahrens möglich oder durch Nachweis der Parasiten und deren Eier in der Magenspülflüssigkeit.

Die Behandlung kann mit Thiabendazol (50–75 mg/kg KM) oder Phenothiazin versucht werden, führt aber oft zu keinem befriedigenden Ergebnis.

### 3.10.10 Gasterophilose (Magendasselbefall)

Die Larven der sechs in Europa vorkommenden Gastrophilus-Arten verursachen neben dem Streifensommerekzem (S. 479) auch Entzündungen der Mundschleimhaut und Veränderungen im Magen und Darm.

Aus den an verschiedenen Stellen der Körperoberfläche (bei *G. pecorum* an Pflanzen) abgelegten Eiern (Tafel 8, Abb. e, Tafelteil) schlüpfen die ersten Larven, die Hautveränderungen und beim Eindringen in die Mundhöhle Schleimhautentzündungen hervorrufen. Dort entwickeln sie sich zu zweiten Larven und suchen dann ihren spezifischen Sitz im Magen, Duodenum oder Rektum auf. Die reifen dritten Larven werden nach 8- bis

10monatigem Parasitieren ausgeschieden. Ihre Verpuppung im Pferdekot oder im Erdboden dauert 3 bis 8 Wochen.

Die Larven von *G. intestinalis* sind die bekannten Magendasseln und sitzen in mehr oder weniger ausgedehnten Trauben an der *Pars cardiaca* der Magenschleimhaut (Tafel 8, Abb. f, Tafelteil). Auch die Larven von *G. haemorrhoidalis* bevorzugen den Magen, nur zum geringen Teil sitzen sie im Pharynx, Ösophagus und Duodenum. Bevor sie als dritte Larven mit dem Kot ausgeschieden werden, bleiben sie bis zur völligen Reifung längere Zeit im Rektum liegen und geben Anlaß zu Entzündungen oder Mastdarmvorfall. Die Larven von *G. inermis* haben ihren Sitz im Rektum, die von *G. nasalis*, *G. nigricornis* und *G. pecorum* sitzen fast ausschließlich im Duodenum.

Die Larven befinden sich in verschieden großen Nestern an den spezifischen Siedlungsorten und verursachen durch das Einbohren in die Schleimhaut Erosionen mit wallartigen Rändern, Geschwüre, seltener papillomatöse Wucherungen und vereinzelt Perforationen. Nur bei stärkerem Befall und je nach dem Sitz der einzelnen Larvenarten kommt es zu mehr oder weniger ausgeprägten Entzündungen der Mundschleimhaut (Kau- und Schluckbeschwerden), Dilatationen und Stenosen des Ösophagus sowie chronischen Entzündungen des Magens und Darmes.

Die Krankheit tritt meist im Alter von 8 Monaten bis 3 Jahren und entsprechend der Biologie der Parasiten in der Regel nach Weidegang und sonstigem Freiluftaufenthalt auf. Die klinischen Erscheinungen bestehen in wechselnder Freßlust, schlechtem Nährzustand, Mattigkeit, gelegentlichen Kolikanfällen und anämischen Erscheinungen mit beschleunigter Herztätigkeit und Pulsschwäche. Vereinzelt wurden Pylorus- und Duodenalstenosen beobachtet. Die im Rektum sitzenden Larven verursachen infolge ihres Reizes häufigen Kotabsatz, Pressen auf Kot, Juckreiz in der Aftergegend, seltener Mastdarmvorfall und Kolikerscheinungen.

Vielfach verläuft die Krankheit klinisch inapparent und uncharakteristisch, und der Magenbremsenlarvenbefall ist ein Zufallsbefund bei der Schlachtung (64–98,7 % der Mägen in Australien bzw. USA). Gelegentlich beobachtet man das Abgehen von Bremsenlarven mit dem Kot, oder man kann sie an der Mastdarmschleimhaut beim Pressen oder der rektalen Untersuchung nachweisen, oder sie werden anläßlich einer Magenspülung herausgespült. Differentialdiagnostisch kommen andere chronisch verlaufende Parasitosen und zehrende Krankheiten in Frage. Allergische und serologische Untersuchungen (Hämagglutination) sind als Diagnostikum noch nicht praxisreif.

Zur Behandlung des Gasterophilus-Befalles haben sich Ivermectin (0,2 mg/kg KM) und organische Phosphorsäureester bewährt (bei hohen Dosen treten gelegentlich Kolikanfälle, Inappetenz und Erythrozytopenie auf): Dichlorvos-Pellets (Equigard®: 20–40 mg/kg KM), Trichlorfon (35–40 mg/kg KM), Haloxon (75 mg/kg KM), eine Mischung von 20 mg Trichlorfon und 60 mg Haloxon oder 40 mg Trichlorfon und 8 mg Mebendazol pro kg KM. Damit wird auch das neuerliche Auftreten von Fliegen im Sommer reduziert. Durch systematische Behandlung, in die alle Pferdebestände eines Gebietes (mit Neuzugängen etc.) einbezogen werden müssen, haben JONAS und HASSLINGER (1973) die Gasterophilose nach drei Wintern ausgerottet: Je 3 Therapiedurchgänge im Abstand von 4 Wochen ab Mitte Dezember (im Sommer örtliche Waschungen mit Bromociclen, z. B. Alugan®).

## 3.11 Krankheiten des Peritoneums

### 3.11.1 Peritonitis

Bei den Entzündungen des Bauchfells werden lokale und diffuse, primäre und sekundäre, sterile und septische unterschieden (DAHME, 1988). Lokale Peritoniden können nach Operationen oder Perforationen ohne Beteiligung von Infektionserregern entstehen und führen in der Regel zu umschriebenen Verwachsungen. Generalisierte sterile Peritoniden sind Folgen eines chronischen Aszites, einer Harnblasen- oder Gallengangsruptur, sofern die akuten Krankheitserscheinungen (postrenale Urämie bzw. Schock) überstanden werden. Wesentlich bedeutender ist die septische, d. h. mit einer bakteriellen Infektion einhergehende Peritonitis. Das Pferd gehört zu den gegenüber septischen Peritoniden gefährdetsten Tierarten. Ursachen sind selten perforierende Bauchwandverletzungen, wesentlich häufiger dagegen Magen- oder Darmrupturen (Kolik), Darmperforationen (sog. spontane Ruptur; rektale Untersuchung, Operation), Abszeßdurchbrüche, fortgeleitete Entzündungen (Darmverlagerungen, Infarzierung), ferner umschriebene infizierte Peritoniden (Darmstich). Während die generalisierten septischen Peritoniden beim Pferd perakut, höchstens akut verlaufen und bald zum Tod durch Sepsis (oder schon vorher durch die Intoxikation infolge Resorption von Magen- oder Darminhalt) führen, bleiben lokale Peritoniden auf umschriebene Verwachsungen beschränkt und heilen in der Regel aus.

Klinisch stellen sich durch punktförmige Darmverletzungen entstandene, eng umschriebene Peritoniden nicht dar. Bei etwas weiter ausgebreiteten Peritoniden können dagegen örtlicher Palpationsschmerz, erhöhte Bauchdeckenspannung, Fieber und Leukozytose sowie beschleunigte Blutkörperchensenkungsreaktion auftreten. Rektal kann im Anfangsstadium, sofern der Prozeß im hinteren Drittel der Bauchhöhle stattfindet, eine sandpapierartige Rauhigkeit, später evtl. eine Verwachsung festgestellt werden.

Diffuse septische, vielfach auch aseptische Peritonitiden verlaufen perakut und führen nach wenigen Stunden zum Tode (toxischer Kreislaufschock), oder sie verlaufen akut und führen dann innerhalb von ein bis zwei Tagen zum Tode (septischer Kreislaufschock). Im perakut verlaufenden Falle zeigen die Pferde zunehmende Apathie, werden indolent, schwitzen in der Regel sehr heftig (kalter Schweiß), die Atmung wird oberflächlich, der Puls sehr frequent (>100/min, Werte über 150/min können auftreten), er wird zunehmend weich bis unfühlbar, die Schleimhäute werden bläulich und schließlich schmutzig-verwaschen, die Kapillarfüllungszeit übersteigt 4 s und wird schließlich unmeßbar. Häufig treten Blutleukozytenstürze auf Werte unter 2000, ja unter 1000/µl und Verbrauchskoagulopathie auf (PTT, PTZ, Thrombinzeit stark verlängert, zunehmende Ungerinnbarkeit des Blutes, Thrombelastogramm hochgradig pathologisch). Die Bauchpunktion ergibt ein schmutziges, leuko- und erythrozytenreicheres, mäßig proteinhaltiges Punktat, in dem bei Rupturen des Magen-Darm-Traktes makroskopisch oder mikroskopisch Futterteile entdeckt werden. Der toxische Schock geht innerhalb einer halben bis zu wenigen Stunden tödlich aus.

Im protrahierteren septischen Schock zeigen die Pferde Fieber, zum Schluß evtl. Untertemperatur, Schmerzhaftigkeit mit erhöhter Bauchdeckenspannung und zum Teil Kolik, stark beschleunigte Blutkörperchensenkungsreaktion (Fahnenbildung) und Leukozytose (Erhöhung des marginalen Leukozytenpools infolge Kreislaufinsuffizienz), zum Schluß ebenfalls Verbrauchskoagulopathie. Rektal fühlt man entweder sandpapierartige Rauhigkeiten, nach umfangreicher Exsudation dagegen Flüssigkeitsfüllungen im Abdomen. In der Regel tritt eine Darmparalyse mit sekundärer Magendilatation, bisweilen auch Durchfall auf. Im milchig-trüben bis schmutzig-bräunlichen Bauchhöhlenpunktat werden massenhaft Leukozyten gefunden, die eine dicke Sedimentschicht ergeben können, ferner unterschiedliche Mengen an Erythrozyten und große Proteinmengen; die Rivalta-Probe ist deutlich positiv. Die Krankheit geht in der Regel innerhalb von spätestens zwei Tagen tödlich aus. Länger hinziehen können sich Peritonitiden, die aufgrund eines Abszesses entstehen, der immer wieder streut, zunächst zu lokalen Entzündungen mit Fieber und Störung des Allgemeinbefindens führt und später in die Bauchhöhle durchbrechen kann (Druse, retroperitoneale Darmperforation, Perforation zwischen die Gekröseblätter).

Die Diagnose ist anhand der oben geschilderten Symptome leicht zu stellen. Insbesondere ergibt die Bauchhöhlenpunktion eindeutige Resultate. Im übrigen wäre an septische Infektionskrankheiten (Salmonellose, Colisepsis, Shigelleninfektion, Streptococcus-equi-Sepsis) zu denken.

Therapeutisch kann die umschriebene Peritonitis mit Breitspektrumantibiotika, die sowohl grampositive als auch gramnegative Bakterien abdeckt, gut beherrscht, besser noch von vornherein verhindert werden. Geeignet ist Ampicillin, 50 bis 100 mg/kg KM auf dreimal täglich verteilt, kombiniert mit Gentamycin, 2 bis 4 mg/kg KM auf zweimal täglich verteilt (nicht in der Mischspritze!). Bei Hämokonzentration werden Elektrolyt-, bei Azidose Bikarbonatlösungen gegeben. Ein Teil der Flüssigkeit kann durch 5- (bis 10)%ige Glukoselösung ersetzt werden. Sofern ein Abszeß nach außen, in den Mastdarm oder die Vagina zu eröffnen ist, ist dies nach Reifung durchzuführen und lokal zu behandeln. MARKEL (1988) empfiehlt K-Penicillin 40000 E/kg alle sechs Stunden, Gentamycin 2 mg/kg alle 8 Stunden, Flüssigkeits-Azidose-Ausgleich, Flunixinmeglumin 0,25 mg/kg alle acht Stunden gegen die Endotoxinwirkungen und Adhäsionsgefahr, Peritoneallavage, Heparin 50 E/kg zweimal täglich. DYSON (1983) gibt Gentamycin (22 mg/kg[!], viermal täglich) Chloramphenicol (40 mg/kg, viermal täglich) oder Sulfonamide. Von dreißig Pferden konnte sie 21 oder 70 % heilen. Neomycin (5 mg/kg, dreimal täglich), Kanamycin (5 mg/kg, dreimal täglich). Mastdarmperforationen sind möglichst sofort nach Entstehung zu nähen. Eine generalisierte Peritonitis muß als meist unheilbar gelten.

## 3.11.2 Hydrops ascites

Unter Bauchwassersucht, Hydroperitoneum oder Hydrops ascites wird die vermehrte Flüssigkeitsansammlung im Abdomen, im engeren Sinne von nicht entzündlichem Transsudat verstanden. Ursachen sind Stauungen im Pfortaderbereich (Leberzirrhose, Gefäßmißbildungen, Pfortaderthrombosen), hochgradige Herzinsuffizienz, ferner Hypalbuminämien, Tumoren. Das noch nicht zu lange bestehende Hydroperitoneum bringt eine klare, gelbliche bis deutlich gelbe, wäßrige Flüssigkeit mit einem niedrigen Proteingehalt und einem spezifischen Gewicht unter 1,015 hervor; die Rivalta-Probe ist negativ. Nach längerem Bestehen, insbesondere auch bei Herzinsuffizienz, modifiziert sich das Transsudat, es wird trüber, rötlich, protein- und erythrozytenreicher, das spezifische Gewicht bewegt sich zwischen 1,015 und 1,018, die Rivalta-Probe kann positiv werden.

Die Diagnose eines Hydroperitoneums ist leicht anhand der Parazentese und der Laboruntersuchung zu stellen. Da es sich dabei um ein Symptom einer Grundkrankheit handelt, ist diese zu ermitteln. Das Hydroperitoneum bedarf keiner direkten Behandlung, wohl aber die Grundkrankheit. Allerdings kann sich bei längerem Bestehen eine sterile Peritonitis mit Verklebungen einstellen, weshalb besonders modifizierte Transsudate entfernt werden sollten, wenn sie nicht durch die Behandlung der Grundkrankheit verschwinden.

### 3.11.3 Hämaskos, Hämoperitoneum

Der Bluterguß in die Bauchhöhle kommt zustande durch Ruptur großer Gefäße (stumpfes [Unfall, Geburt, Abriß von Gekröseteilen] oder scharfes Trauma [Operation, Kastration]) oder aus parenchymatösen Organen (Leber, Milz). Das Hämoperitoneum kommt beim Pferd wesentlich seltener als bei Kleintieren vor.

Klinisch bestehen je nach Ursache Kolikerscheinungen. Je nach Umfang der Blutung treten bei Verlusten von über 10 bis 20 % des Blutvolumens die Symptome des hypovolämischen Schocks auf: allgemeine Schwäche, kühle Peripherie, kalter Schweiß, Zittern, beschleunigter, anfangs pochender und harter, später immer schwächer werdender bis unfühlbarer Puls, blasse bis weiße Schleimhäute, verlängerte oder nicht meßbare Kapillarfüllungszeit, Herzturbulenzgeräusche, Dyspnoe, schließlich bei weiteren Verlusten Niederstürzen und Tod. Der Hämatokritwert sinkt nur bei protrahierten Blutungen, wenn der Organismus Gelegenheit hatte, durch Flüssigkeitsresorption das Volumen aufzufüllen. Die Diagnose läßt sich einfach anhand der Parazentese stellen. Das Punktat weist das gleiche Erythrozyten-Leukozyten-Verhältnis wie das Blut auf. Bei protrahierten Blutungen können sich allerdings Änderungen einstellen.

Therapeutisch ist die Bluttransfusion die beste Maßnahme. Sie sollte nach Kreuzreaktion durchgeführt werden. Sofern die Blutung nicht zum Stehen kommt, ist die operative Versorgung der Wunde zu erwägen (am Lig. latum uteri nicht möglich, an inneren Organen oft schwierig). Hämostyptika sind bei Blutungen großer Gefäße von geringem oder keinem Wert.

### 3.11.4 Harnergüsse (siehe auch 4.3.4)

Sie kommen vorwiegend beim neugeborenen männlichen Fohlen in den ersten Lebenstagen infolge einer Harnblasenruptur als Geburtstrauma vor. Die Blase rupturiert meist auf der dorsalen Fläche. Während der ersten beiden Tage sind die Fohlen unverändert, der aufmerksame Beobachter kann allerdings verminderten oder keinen Harnabsatz beobachten, allerdings entgeht dieses Frühzeichen meistens. Nach zwei Tagen nimmt der Bauch an Umfang kontinuierlich, aber langsam zu, Koliksymptome bestehen nicht oder sind nur geringgradig. Wird die Ruptur nicht behoben, so entwickeln die Fohlen die Symptome der extrarenalen Urämie.

Die Diagnose kann leicht anhand der Parazentese gestellt werden, bei der Urin, in protrahierten Fällen entzündlich veränderte Flüssigkeit gewonnen wird. Besteht auch jetzt noch Unklarheit, so kann eine Röntgenaufnahme (Flüssigkeitsfüllung im Abdomen) und eine retrograde Füllung der Harnblase mit negativem Kontrastmittel (Kohlendioxid, Luft) durchgeführt werden, bei der sich das Gas in der Bauchhöhle darstellt. Die Therapie hat den operativen Verschluß der Harnblase zum Ziel, nachdem vorher der Flüssigkeitshaushalt ausgeglichen und eine eventuelle Azidose behandelt worden ist.

### 3.11.5 Tumoren

Neubildungen kommen beim Pferd selten in der Bauchhöhle vor. Häufiger als primäre Malignome werden Metastasen anderer Organe beobachtet, obwohl auch diese selten sind. Hin und wieder werden Lipome gesehen, die oft gestielt sind, sich um Darmteile schwingen und diese strangulieren. Auf diese Weise wird ein Ileus ausgelöst, der zu schweren Koliken führt. Die Diagnose wird rektal, soweit erreichbar, andernfalls während der Operation des Ileus bei gleichzeitiger Beseitigung der Lipome gestellt.

Tumoren der Eierstöcke sind in der Regel Teratome oder Granulosazelltumoren und imponieren durch ihre oft gewaltigen Ausmaße. Ihre Behandlung erfolgt chirurgisch.

## 3.12 Krankheiten der Leber, Hepatopathien

Erkrankungen der Leber treten beim Pferd seltener auf als bei Kleintieren (1,7 % im Sektionsgut von FRESE, 1980). Eine spezifische Virusinfektionskrankheit der Leber ist in unseren Breiten nicht bekannt; lediglich bei der – z. Z. auch nicht vorkommenden – Equinen Virusanämie wird eine Beteiligung der Leber mit Umfangsvermehrung, Hämosiderinspeicherung in den Kupfferschen Sternzellen und lymphoretikulären Proliferationen beobachtet. Bakterielle Hepatitiden werden hauptsächlich durch hämatogene, häufig omphalogene Keimverschleppung ausgelöst. Als Erreger kommen Salmonellen, *Streptococcus equi, Str. zooepidemicus* in Frage. Sie können disseminierte oder oft umfangreiche solitäre Abszesse bilden. *Shigella equirulis (Actinobacillus equuli)* ist ein Erreger der Fohlen(früh)lähme; sie tritt in der Regel am ersten bis vierten Lebenstag als Septikämie auf, in der zweiten bis dritten Lebenswoche als metastatische Form (ROLLE und MAYR, 1978). Durch *Bacillus piliformis* wird die seltene Tyzzersche Krankheit bei jungen Fohlen mit Hepatitis und Enterokolitis ausgelöst (PAAR et al., 1993). Die Krankheit verläuft oft perakut und führt ohne auffallende Symptome innerhalb weniger Stunden überraschend zum Tode, oder es werden plötzlich einsetzende Apathie, Fieber, Anorexie und Tod nach mehreren Stunden bis Tagen beobachtet. Durch den großen Leberegel sowie Larven von Strongyliden und Askariden werden beim Pferd geringgradige umschriebene symptomlose Veränderungen hervorgerufen.

THRONBURG und KINTNER (1980) sowie SCHULZ et al. (1989) beschreiben je einen Fall einer primären septischen Cholangiohepatitis. Während das erste Pferd starb, wurde das letztere mit Elektrolytlösungen, Sulfonamid-Thrimethoprim und Flunixin erfolgreich behandelt.

Wesentlich häufiger als Hepatitiden werden beim Pferd Hepatosen beobachtet. Sie werden hauptsächlich durch Toxine ausgelöst. Im Vordergrund stehen dabei Futtertoxine (Hepatosis diaetetica), die enzootisch gehäuft auftreten und deshalb besonders auffallen. Aber auch Bakterientoxine, Mykotoxine, endogen durch Stoffwechselprozesse im Darm (Kolik) entstandene Toxine, selten chemische Toxine können Hepatosen auslösen. Hepatosen, die durch Verfütterung toxischer Pflanzen auftreten, werden besonders durch Senecio, Crotalaria und Heliotropium specc. ausgelöst. Sie werden als Schweinsberger Krankheit, Walk-about, Kimberley horse disease, Missouri river bottom disease, Zdarer Krankheit u. v. a. bezeichnet. Die Krankheit wird in Deutschland (Mittelgebirge, Alpenvorland) durch eine Reihe von Arten der Gattung Senecio (Kreuzkraut) ausgelöst. Während sie früher in Hessen (Schweinsberg) enzootisch auftrat, seit Jahren aber offenbar dort verschwunden ist, ist sie im Voralpenland weiterhin enzootisch anzutreffen (GRABNER, 1990, 1996). Das verantwortliche Pyrrolizidin-Alkaloid wird sowohl in der frischen Pflanze als auch im Heu angetroffen und ruft schwere irreversible Leberdystrophien bis zur Zirrhose hervor. Auch bei einseitiger Klee- und Lupinenfütterung können neben ZNS-Symptomen Leberkrankheiten ausgelöst werden. Bei vorübergehenden Durchblutungsstörungen der Leber (Kreislaufschock) werden hypoxische Zelluntergänge beobachtet, die durch Bindegewebe ersetzt werden. Toxische Stoffwechselprodukte (Endotoxin, Phenolkörper) in Verbindung mit hypoxämischen Zuständen führen bei Krankheiten des Magen-Darm-Kanals, insbesondere bei verschiedenen Kolikformen, zur – meist nur aufgrund der Enzymaktivitäten erkennbaren – Hepatose. Chemische Toxine, die zur Hepatose führen können, sind in den letzten Jahren immer seltener beobachtet worden; hierher gehören Kupfer, chlorierte und aromatische Kohlenwasserstoffe, besonders Tetrachlorkohlenstoff, ferner Teer und Teerprodukte. Auch bei der Inhalationsnarkose mit Halotan muß mit einer Leberschädigung gerechnet werden. Unter den Mykotoxinen führt die Stachybotryotoxikose (Erreger: Stachybotrys atra oder alternans) zur Leberdystrophie, ferner besonders Aspergillus flavus (Aflatoxin), der in verdorbenem Futter enthalten ist. Die Aflatoxikose kann akut verlaufen und führt unter dem Bild eines akuten Leberversagens mit Hämolyse, Blutungen und akuter Magen-Darm-Entzündung (Kolik) zum Tode; oder die Krankheit verläuft chronisch mit Leberzirrhose, Ikterus und hämorrhagischer Enteritis. Über sechs Todesfälle bei neugeborenen Fohlen, die eine Paste oral appliziert bekommen hatten, berichten ACLAND et al. (1984). Das Medikament enthielt Aspergillen und Eisen.

Die Leber ist in eine Reihe von Stoffwechselstörungen involviert und kann dabei selbst schwer sekundär erkranken. Die hypoxämischen Zustände wurden bereits erwähnt. Bei der Hyperlipämie der Ponys (s. S. 561–563) werden massenhaft Neutralfette in der Leber abgelagert, die hochgradig verfettet, brüchig wird und ihre Funktion einbüßt. In seltenen Fällen entwickelt sich bei renaler Urämie ein hepatorenales Syndrom. Die Leberamyloidose geht mit einer Amyloidablagerung zwischen Sinusendothel und Zellbalken einher, wobei letztere druckatrophisch werden. Die Leber wird dabei brüchig und neigt zu Spontanrupturen mit Verblutung. Die Leberamyloidose wird besonders bei Serumpferden beobachtet. Eine Serumhepatitis mit akutem Leberversagen wird bei Pferden gefunden, denen wiederholt Injektionen von equinen Eiweißkörpern verabreicht worden sind. Die Ursache ist unbekannt. Die Tiere erkranken plötzlich an den Symptomen eines schweren Leberversagens mit Fieber, Ikterus, sehr hohen Leberenzymaktivitäten und entwickeln bald die Zeichen der Hepatoenzephalopathie. Die Krankheit führt innerhalb von wenigen Tagen bis zu einer Woche in den meisten Fällen zum Tode. Daß die protosystemischen Shunts hin und wieder auch beim Pferd vorkommen können, berichten LINDSAY et al. (1988; dort weitere Literatur). Die Krankheit verläuft wie beim Kleintier mit Depression und Entwicklungsstörungen. Labordiagnostisch werden verminderter Harnstoff, Hyperglykämie und vermehrt Gallensäuren angetroffen.

Die klinischen Symptome der Hepatopathien ähneln sich weitgehend, weshalb die Krankheiten gemeinsam abgehandelt werden. Unterschiede treten lediglich durch die auslösende Grundkrankheit (sekundäre Hepatopathien) auf, wenn etwa durch Infektionserreger Fieber, Leukozytose, beschleunigte Blutkörperchensenkungsreaktion ausgelöst werden. Gemeinsam ist den Hepatopathien die Störung des Allgemeinbefindens, Leistungsabnahme, wechselnde, gegen Ende sistierende Futteraufnahme, zum Teil Durchfall, Abmagerung, Ikterus. Während geringgradige Hepatopathien symptomlos bleiben oder auch ohne klinische Folgen abheilen, schreiten generalisierte Hepatopathien, insbesondere die durch chronische Aufnahme von giftigen Futterpflanzen oder anderen Toxinen entstandenen, fort und münden schließlich in eine generalisierte Zirrhose. In diesem Stadium sind die Stoffwechselleistungen der Leber schwer gestört. Die vom Darm portal zugeführten Substanzen werden nicht mehr ausreichend verstoffwechselt. Insbesondere wird Ammoniak nicht mehr zu ungiftigem Harnstoff metabolisiert; der Organismus wird mit aromatischen Aminosäuren überschwemmt, die Serum-Gallensäuren steigen an, ebenfalls flüchtige Fettsäuren. Die Folge ist eine schwere Stoffwechselstörung des Gehirns, die klinisch zu Ataxie, Somnolenz, Koma, andererseits Unruhe, Exzitationen, Zwangsbewegungen führt und schließlich unter Festliegen tödlich ausgeht. Dieses als hepatoenzephales Syndrom bezeichnete Krankheitsbild wird beim Pferd selten beobachtet. Es kommt jedoch enzootisch insbesondere bei Seneziose vor. Neue Erkenntnisse über diese durch Kreuzkraut verursachte chronische Hepatose wurden in den letzten Jahren insbesondere von GRABNER (1990, 1996) erarbeitet. Klinisch imponiert die Krankheit als chronische (zirrhotische) Hepatopathie mit progredientem Verlauf: schlechte Futteraufnahme, Gewichtsverlust, trockener, kleingeformter Kot, bisweilen auch Durchfall mit Tenesmus ani, gehäuftes Gähnen. Das hepatoenzephale Syndrom äußert sich als längeres Stehenbleiben an einem Fleck mit stumpfem Blick auf der Weide, temporäre Somnolenz, Zehenschleifen, Bewußtseinstrübung, schließlich Koordinationsstörungen mit Vorwärtsdrängen, Kaukrämpfe, anfallsartige Aggressivität und terminales Koma.

Die Diagnose einer Hepatopathie muß den klinischen Untersuchungsbefund berücksichtigen. Allerdings sind Lebersymptome nicht pathognomonisch, d. h. es sind weitergehende, insbesondere labordiagnostische Maßnahmen zu Hilfe zu ziehen. Diese sind insbesondere dann durchzuführen, wenn folgende Symptome vorliegen und keine anderweitige Ursache feststellbar ist:
- Apathie
- Anorexie
- Gewichtsverlust
- Verdauungsstörungen (Durchfall; kleingeballter Kot)
- Farbveränderungen von Kot und Urin
- Ikterus (nicht immer bei Hepatopathie auftretend; nicht immer auf Hepatopathie hindeutend)
- Symptome des hepatoenzephalen Syndroms

Empfehlenswerte Laborparameter als Suchprogramm (KRAFT, 1987) sind die Enzyme Aspartataminotransferase (AST, früher GOT; nicht leberspezifisch), Glutamatdehydrogenase (GLDH; leberspezifisch), Ornithincarbamyltransferase (OCT; leberspezifisch), Gamma-Glutamyltransferase (GGT; leberspezifisch), Alkalische Phosphatase (AP; nicht leberspezifisch), wobei auf die OCT im allgemeinen verzichtet werden muß. Die Aktivitätsbestimmung der Alaninaminotransferase (ALT, früher GPT) ist beim Pferd ohne Bedeutung. Sobald mehrere dieser Enzyme, insbesondere die als »leberspezifisch« bezeichneten, deutlich erhöht sind, empfiehlt sich ein »Ergänzungsprogramm«, das geeignet ist, die Auswirkungen der Hepatopathie zu ermitteln und die Leberkrankheit exakter zu diagnostizieren: Blutbild, Serum-Bilirubin, gesamt und sekundär, Urin-Urobilinogen, Serum-Ammoniak und Leberbiopsie. Beim Pferd führen Hämolysen und alle Hunger- und zum Teil Malabsorptionsstörungen zu einem Anstieg des primären, nicht dagegen des sekundären Bilirubins, das besonders bei hepatischen und posthepatischen Krankheiten ansteigt. Das Programm zu besonderen Fragestellungen umfaßt die Bestimmung von Gesamtprotein, Albumin-Globulin-Verhältnis, Elektrophorese sowie die Gerinnungsanalyse (KRAFT, W. und DÜRR, U. M. 1995). Serum-Ammoniak ist beim Pferd mit einem Referenzbereich von 11 bis 43 µg/dl (6,5 bis 25,2 µmol/l) niedriger als bei Hund und Katze (WEBER, 1996). GRABNER (1990) fand bei Pferden mit Seneziose Blut-Ammoniakwerte zwischen 150 und 800 µg/dl, gleichzeitig als Ausdruck einer verminderten Entgiftung des Ammoniaks infolge der gestörten Leberfunktion eine Abnahme des Serum-Harnstoffs unter 20 mg/dl. Gleichzeitig stellte er Hämokonzentration, Hyperproteinämie mit Hyper-β- und Hyper-γ-Globulinämie, Aktivitätserhöhungen von AST, SDH, GLDH und ganz besonders von AP und γ-GT fest. Dagegen waren die Triglyzeride abgesunken, und es wurde eine Hypokoagulabilität ermittelt.

Die Biopsie der Leber ist eine sehr wichtige Maßnahme zur Feststellung der histologischen Veränderungen. Sie ist besonders angezeigt, wenn eine Leberkrankheit, durch labordiagnostische Untersuchungen festgestellt, länger als zwei Monate anhält, ferner bei Lebervergrößerung, Differentialdiagnose des Ikterus, zu Verlaufskontrollen. Kontraindikationen sind Hämostasestörung, Verdacht auf eitrige Hepatitis. Es ist daher eine Gerinnungsanalyse vorzunehmen. Die Biopsie wird auf der rechten Seite zwischen dem 11. und 14. Interkostalraum ausgeführt, wenige Zentimeter ventral einer Linie vom lateralen Hüfthöcker zum Schultergelenk. Die Haut wird chirurgisch vorbereitet, örtlich anästhesiert, mit einem Stilett perforiert, und mit der Biopsiekanüle nach MENGHINI (kommerziell erhältliches Biopsiebesteck) oder Tru-Cut wird die Brustwand senkrecht perforiert. In der Menghini-Kanüle bleibt der Mandrin eingeschoben, die zugehörige Spritze wird in Exspirationsstellung aufgeschraubt, in Inspirationsstellung gebracht und rasch (!) bis zum Anschlag in Richtung auf das gegenüberliegende Olekranon hineingeschoben und ebenso rasch herausgezogen. Die Spritze wird entlastet, die Kanüle ab- und der Mandrin herausgenommen, und das Bioptat wird in das Fixationsmedium ausgestoßen. Wichtig ist, daß die histologische Untersuchung von einem erfahrenen Pathologen durchgeführt wird.

Die Prognose von Hepatopathien ist abhängig von der Ausdehnung und dem Stadium der Krankheit und von der Behebbarkeit der Ursache. Während sich umschriebene und geringgradige generalisierte Hepatopathien, wie sie bei Durchwanderung von Wurmlarven entstehen, klinisch unerkannt bleiben oder doch spurlos abheilen können, führen Abszesse oft zu rezidivierenden Krankheitssymptomen mit Fieber, Futterverweigerung und Abmagerung. Pferde, die über Monate erhöhte »Leberwerte« haben, können ansonsten lange symptomlos bleiben. Gute Hinweise gibt die Leberbiopsie. Schwere generalisierte Hepatopathien, besonders wenn bereits Symptome einer Hepatoenzephalopathie auftreten, sind prognostisch sehr ungünstig; durch geeignete Maßnahmen ist allenfalls eine Lebensverlängerung zu erwarten.

Die Therapie von Hepatopathien ist noch immer mit zahlreichen Problemen belastet. An erster Stelle therapeutischer Maßnahmen steht die Abstellung der Ursache.

Das bedeutet, daß die Grundkrankheit behandelt werden muß. Die weitere Aufnahme von Toxinen ist zu unterbinden; insbesondere sind die Weiden oder das Futter auf toxische Pflanzen zu untersuchen und ggf. zu wechseln oder unterzupflügen und neu einzusäen.

Schwere akute Hepatopathien, die mit Exzitationen einhergehen, erfordern eine vorsichtige Sedation. Im übrigen muß bei jeder medikamentösen Therapie bedacht werden, daß jeder applizierte Wirkstoff der Leber zugeführt wird und zu einer Belastung führen kann.

Diätetischen Maßnahmen sind beim Pferd enge Grenzen gesetzt. Empfehlenswert sind gutes Heu oder frisches Grünfutter. Auf Kraftfutter sollte weitgehend verzichtet werden. Da die Pferde in der Regel zu wenig Futter aufnehmen, kann Glukoselösung, 5- bis 10%ig, intravenös im Dauertropf infundiert werden. Man gibt ca. 2 g/kg KM und Stunde; zur besseren Verstoffwechselung kann 1 E Alt-Insulin/3 g Glukose beigefügt werden. Dehydratation und Verschiebung im Säure-Basen-Haushalt sind auszugleichen. Da eine Hyperkaliämie entstehen kann, sind kaliumarme Lösungen zu verwenden, ansonsten empfiehlt sich die bilanzierte Elektrolytinfusion nach Serum-Elektrolytbestimmung. Gut geeignet ist auch die orale Zufuhr der WHO-Infusionslösung (UNGEMACH, 1994; s. S. 193).

Eine Verminderung des Serum-Ammoniaks kann durch orale Gabe von Neomycin, 20 bis 30 g/Pferd, auf zweimal, besser dreimal täglich verteilt, erzielt werden. Eine gute Wirkung wird auch durch Laktulose erzielt; man gibt 0,25 bis 0,5 (bis 1,0) g/kg KM auf zwei-, besser dreimal täglich verteilt per os.

Bei Malabsorption von fettlöslichen Vitaminen (A, D, E, K) werden diese substituiert. Ferner kann eine Applikation von Seitenkettenaminosäuren vorgenommen werden. An der Medizinischen Tierklinik in München wurden bei Seneciose klinische Besserungen mit Ornithin- und Argininfusionen erzielt (GRABNER 1990).

Kontraindiziert sind aromatische Aminosäuren wie Methionin, das zu α-Mercaptan metabolisiert wird und als »Komastoff« die Entstehung einer Hepatoenzephalopathie nachziehen kann. Aus diesem Grunde ist auch die übliche sogenannte »Leberschutztherapie« obsolet.

**Literatur**

ARGENZIO R. A. (1975): Functions of the equine large intestine and their interrelationship in disease, Cornell Vet. 65, 304–330.

BACH L. G., RICKETTS W. (1974): Paracentesis as an aid to the diagnosis of abdominal disease in the horse. Equine vet. J. 6, 116–121.

BARTH R. (1982): Der Einfluß des Wetters auf die Kolikanfälligkeit des Pferdes. Tierärztl. Prax. 10, 203.

BARTH R. (1980): Statistische Erhebungen über die Kolik des Pferdes mit besonderer Berücksichtigung ihrer biometeorologischen Beeinflussung dargestellt an Patienten einer Münchner Pferdepraxis. Vet. Med. Diss., München.

BAYLY W. M., REED S. M. (1980): Interpretation of clinicopathologic data in abdominal crisis. Modern Vet. Pract. 61, 361.

BOCH-SUPPERER (1992): Veterinärmedizinische Parasitologie. 4. Aufl., Paul Parey, Berlin, Hamburg.

BONFIG H. (1988): Examination of the horse with colic. Vet. Clin. North Am., Equine Pract. 4, 1.

BONFIG H., HUSKAMP B. (1986): Zur Therapie der Verlagerung des Colon ascendens in den Milznierenraum, Pferdehk. 2, 243.

BONFIG K. J., SALDERN F. CHR. VON (1985): Die Behandlung der »Milz-Nieren-Band«-Aufhängung beim Pferd durch Wälzen in Allgemeinnarkose. Tierärztl. Umschau 40, 252.

BRISTOL D. G. (1982): The anion gap as a prognostic indicator in horses with abdominal pain. J. Am. Vet. Asoc. 181 63.

COENEN M. (1990): Beobachtungen zum Vorkommen fütterungsbedingter Magenulzera beim Pferd. Schweiz. Arch. Tierheilk. 132, 121.

DAHME E., in: DAHME E., WEISS E. (1988): Grundriß der speziellen pathologischen Anatomie der Haustiere. 4. Aufl., Enke-Verlag, Stuttgart.

DANIELS H. (1978): Die Bauchhöhlenpunktion beim Pferd – Technik und Interpretation. Prakt. Tierarzt 4, 268–271.

DEEGEN E. (1975): Kreislaufbehandlung bei Kolik. Collegium veterinarium, S. 68.

DEEGEN E., OTTO B. (1988): Laboruntersuchungen bei der Kolik des Pferdes. Prakt. Tierarzt 69 (Sondernr.), 27.

DEEGEN E., DIECKMANN M. (1993): Endoskopie des Gastrointestinaltrakts beim Pferd: Gastroskopie. In: Kraft W.: Tierärztliche Endoskopie. Schattauer-Verlag, Stuttgart, New York.

DIECKMANN M., DEEGEN E. (1991): Magenulzera beim Pferd – klinische und gastroskopische Befunde bei 12 Pferden (1989–1990). Tierärztl. Prax. 19, 386.

DIETZ H. H. (1981): D(+)-xylose absorption test in the horse. A clinical study. Nordisk Vet. 33 (3), 114–120.

DREISMANN G. M. (1993): Fallbericht: Malabsorptionssyndrom in einer Shetland-Pony-Familie. Pferdehk. 9, 115.

DYSON S. (1983): Review of 30 cases of peritonitis in the horse. Equine Vet. J. 15, 25.

EBERT R. (1993): Differenzierte Prognostik bei der Kolik des Pferdes. Inaug.-Diss., München.

EBERT R. (1994): Prognostische Parameter bei der Kolik des Pferdes. Tierärztl. Prax. 22, 256.

EBERT R. (1994): Letalitätsaspekte der Kolik des Pferdes. Pferdehk. 10, 97.

EBERT R. (1995): Differenzierte Prognostik beim Kolikpferd. Tierärztl. Prax. 23, 475.

EHREISER-SCHMIDT C., DEEGEN E., VON PLOCKI K. A., LAUK H. D. (1989): Einsatz des Prostaglandinsynthesehemmers Flunixin-Meglumin zur Schockprophylaxe und Therapie im perioperativen Bereich bei der Kolik des Pferdes. Pferdehk. 5, 275.

FRESE K. (1980): Pathology of liver diseases in the horse. Prakt. Tierarzt 61 (10), 867–876.

FREY H. H. (1988): Zur Pharmakologie der üblichen Koliktherapeutika. Prakt. Tierarzt 69, 28–29.

GAY C. C. und M. (1977): The value of arterial blood pressure measurement in assessing the prognosis in equine colic. Equine Vet. J. 9, 202.

GERHARDS H. (1983): Disseminated intravascular coagulation and hyperfibrinolysis in horses with colic. Zbl. Vet. Med. A **30** (5), 373–385.

GERHARDS H. (1983): Labordiagnostik bei Kolik. Colleg. Vet. XIV, 111–115.

GERHARDS H. (1990): Vorkommen und Bedeutung spontaner und postoperativer peritonealer Adhäsionen bei Pferden. Pferdehk. **6**, 277.

GOSSETT K. A., und M. (1987): Correlation between anion gap, blood l-lactate concentration and survival in horses. Equine Vet. J. **19**, 29.

GRABNER A. (1990): Enzootische Leberdystrophie und hepatoenzephales Syndrom bei Pferden nach Vergiftung mit Senecio alpinus. Pferdeheilk. **6**, 119.

GRABNER A. (1990): Labordiagnostik beim Pferd. Tierärztl. Prax. **18**, 41.

GRABNER A. (1990): Enzootische Leberdystrophie und hepatoenzephales Syndrom bei Pferden nach Vergiftung mit Senecio alpinus. Pferdeheilk. **6**, 119–124.

GRATZL E. (1952): Zur Therapie der Koliken des Pferdes, Tierärztl. Umschau, **7**, 303–310.

GRATZL E. (1942): Entstehung und Behandlung der Koliken des Pferdes. Dtsch. Tierärztl. Wschr. **50** (13, 14), 141–146.

GRATZL E. (1952): Zur Therapie der Koliken des Pferdes. Tierärztl. Umschau **7** (17, 18), 303–310.

HERMANN M. (1985): Kolitis X beim Pferd: 9 Fälle. Schweiz. Arch. Tierheilk. **127** (6), 385–396.

HEUSCHMANN G. (1988): Serumenzymmuster bei an Kolik erkrankten Pferden und Verlaufskontrollen bei nichtoperierten Patienten. Vet.-Diss., München.

HEUSCHMANN R. (1989): Blutgerinnungsstatus und dessen Verlaufskontrolle bei an Kolik erkrankten Pferden. Vet.-Diss., München.

HUSKAMP B. (1973): Ileusdiagnose beim Pferd, Tierärztl. Prax. **1**, 67–74.

HUSKAMP B., BOENING K. J., BECKER M., V. PLOCKI K. A. (1980): Die Ergebnisse operativer Kolikbehandlung, dargestellt am Patientengut des Jahres 1979 der Tierklinik Hochmoor, 7. Arbeitstagung der Fachgruppe Pferdekrankheiten der DVG, Hamburg.

HUSKAMP B. (1982): Surgical treatment of gastroduodenojejunitis – duodenocaecostomy. Bolshoi Colic Research Symp., Athens, Georgia.

JACH T., ALLMELING G. (1990): Obturationsileus des Jejunums bei einer Traberstute aufgrund eines submukösen Hämatoms, hervorgerufen durch Massenbefall mit Anoplocephala perfoliata. Pferdehk. **6** 89.

JAKSCH W. (1958): Die konservative Behandlung der Schlundverstopfung und der sich anschließenden Fremdkörperpneumonie, Wien, tierärztl. Mschr. **45**, 508–521.

JAKSCH W. (1978): Diagnose und Therapie der Kolik in der Landpraxis. Wien. tierärztl. Mschr. **65**, 161–170.

JAKSCH W., GLAWISCHNIG E. (1981): Klinische Propädeutik der inneren Krankheiten und Hautkrankheiten der Haustiere, 2. Aufl. Berlin und Hamburg: Paul Parey.

JONAS D., HASSLINGER M.-A. (1973): Erfolgsaussichten einer planmäßigen Gasterophilus-Bekämpfung bei Pferden. Dtsch. Tierärztl. Wschr. **80**, 369–372.

KALSBEEK H. C. (1969): Colic in the Horse. Vet. Med. Diss., Utrecht.

KAMPHUES J., MEYER H. (1990): Herbstzeitlose (Colchicum autumnale) im Heu und Kolikerkrankungen bei Pferden. Tierärztl. Prax. **18**, 273.

KELLER H., FRIES I. (1979): Statistische Erhebungen über den Endoparasitenbefall bei Reit- und Trabrennpferden. Berl. Münch. tierärztl. Wschr. **92**, 21–26.

KERSJES A. W., BRAS G. E. (1973): The surgical treatment of ileus in the horse. Tijdschr. Diergeneesk. **98**, 968–979.

KLEIN H.-J. und M. (1989): Megaösophagus bei einem Fohlen infolge einer lokalen Aganglionose. Pferdehk. **5**, 31.

KRAFT W., DÜRR U. M. (1995): Leber. In: Kraft W., Dürr U. M.: Klinische Labordiagnostik in der Tiermedizin. 3. Aufl. Schattauer-Verlag, Stuttgart, New York.

KÖHLER H., OBERLOJER H. G. (1986 b): Zum Problem des Auftretens von sog. Spontanrupturen im Mastdarm des Pferdes (2). Tierärztl. Prax. **14**, 245.

KÖHLER H., OBERLOJER H. G., SCHÖNBAUER M (1986 a): Zum Problem des Auftretens von sog. Spontanrupturen im Mastdarm des Pferdes (1). Tierärztl. Praxis **14**, 79.

KOPF N. (1976): Beitrag zur rektalen und intraperitonealen Diagnostik des chirurgisch behandelten Kolikpferdes, Vet. Med. Diss., Wien.

KOPF N., RUMPF W., SCHUSSER G. (1988): Gastroduodenojejunitis und Duodenozäkostomie beim Pferd. Pferdehk. **4**, 99.

KOPF N., HUSKAMP B. (1978): Die rektale Untersuchung beim Kolikpferd. Prakt. Tierarzt **4**, 259–268.

KOPF N., NIEBAUER G. W., RETTENBACHER G. (1979): Innere Verletzungen als Ursache oder Folge vom Ileus beim Pferd. Wien. tierärztl. Mschr. **66**, 233–247.

LAUK H. D., VON PLOCKI K. A., JAENICH U., NEUHAUS F. (1987): Colitis X beim hospitalisierten Pferd. Pferdeheilk. **3** (2), 109–115.

LINDSAY W. A., RYDER J. K., BECK K. A., MCGUIRK S. M. (1988): Hepatic encephalopathy caused by a portocaval shunt in a foal. Vet. Med., 798–805.

LÖSCHER W., UNGEMACH F. R., KROKER R. (1994): Grundlagen der Pharmakotherapie bei Haus- und Nutztieren. 2. Aufl., Paul Parey, Hamburg, Berlin,.

MARKEL M. D. (1988): Prevention and management of peritonitis in horses. Vet. Clin. North Amer., Equine pract. **4**, 145.

MAYER H., WALDER W. A. (1978): Graskrankheit in Deutschland. Berl. Münch. Tierärztl. Wschr. **91**, 147.

MERKT H., GRASER A., SACKMANN H., GÜNZEL A.-R. (1979): Mastdarmperforation beim Pferd – Versuche zur temporären, medikamentösen Peristaltikhemmung. Prakt. Tierarzt **60**, 189.

MERRITT A. M.: Chronic diarrhea. In: ROBINSON, N. E. (1983): Current therapy in equine medicine. W. B. Saunders Cie, Philadelphia.

MERRITT A. M. (1985): Gastroduodenal ulcer disease in foals. Proc. Equine Gastroenterology 57.

MEYER H. (1979): Bedeutung von Futter und Fütterungstechnik bei Koliken des Pferdes. Tierärztl. Prax. **7**, 221–227.

MEYER H. (1991): Einfluß der Ernährung auf die Entstehung von Koliken (Verdauungsstörungen beim Pferd). Tierärztl. Praxis **19**, 515.

MILNE E. (1990): Differential diagnosis of hepatic disorders in horses. In Practice **12**, 252–258

MOORE J. N. (1986): The decision for surgery. Proc. 2nd symp., Georgia.

Müller L. F. (1952): Aus der Praxis der Kolikdiagnostik und -therapie. Mh. Vet. Med. **7**, 496–500.

Murray M. J. (1987–1988): Endoscopic appearance of gastric lesions in foals: 94 cases. J. Am. Vet. Med. Assoc. **195**, 1135 (987).

Murray M. J., Grodinsky C., Cowles R. R., Hawkins W. L., Forfa R. J., Luba N. K. (1990): Endoscopic evaluations of changes in gastric lesions of thoroughbred foals. J. Am. Vet. Med. Assoc. **196**, 1623.

Murray M. J. und M. (1990): Prevalence of gastric lesions in foals without signs of gastric disease: An endoscopic survey. Equine Vet. **22**, 6.

Nappert G., Vrins A., Larybyere M. (1985): Gastroduodenal ulceration in foals. Comp. Cont. Educ. **11**, 338.

Orsini J. A. und M. (1988): Prognostic index for acute abdominal crisis (colic) in horses. Am. J. Vet. Res. **49**, 1969.

Paar M. und M. (1993): Infektion mit Bacillus piliformis (Tyzzer's Disease) beim Fohlen. Schweiz. Arch. Tierhk. **135**. 79.

Palfner D. (1972): Die Kolik des Pferdes dargestellt unter Berücksichtigung der Fachliteratur aus den Jahren 1920–1970. Vet. Med. Diss., FU Berlin.

Palmer J. E. (1985): Gastric and duodenal ulcers. Vet. Clin. North Am. Equine Pract. **1**, 161.

Parry B. W. (1987): Use of clinical pathology in evaluation of horses with colic. Vet. Clin. North Am. Equine Pract. **3** (3), 529–542.

Parry W. B., Anderson G. A., Gay C. C. (1983): Prognosis in equine colic: a comparative study of variables used to assess individual cases. Equine Vet. J. **15** (3), 211–215.

Parry B. W., Anderson G. A., Gay C. C. (1983): Prognosis in equine colic: a study of individual variables used in case assessment. Equine Vet. J. **15** (4), 337–344.

Parry B. W., Gay C. C., Anderson G. A. (1983): Assessment of the necessity for surgical intervention in cases of equine colic: a retrospective study. Equine Vet. J. **15** (3), 216–221.

Parry B. W. und M. (1983): Prognosis in equine colic: A study of individual variables used in case assessment. Equine Vet. J. **15**, 337.

Prescott J. F., Staempfli H. R., Barker I. K., Bettoni R., Delaney K. (1988): A method for reproducing fatal idiopathic colitis (colitis X) in ponies and isolation of a clostridium as a possible agent. Equine Vet. J. **20** (6), 417–420.

Punzet G. (1976): Grundlagen und Praxis der Infusionstherapie. Wien. tierärztl. Mschr. **63**, 82–92.

Puotunen-Reinert A. (1986): Study of variables commonly used in examination of colic cases to assess prognostic value. Equine Vet. J. **18**, 275.

Puotunen-Reinert A., Huskamp B. (1985): Differentialdiagnostik beim Kolikpferd aus chirurgischer Sicht. Pferdehk. **1**, 201.

Rieder N., Beelitz P., Gothe R. (1995): Zur Befallshäufigkeit von Parascaris equorum bei Fohlen und ihren Mutterstuten nach jahrelangem planmäßigem Einsatz von Breitspektrumanthelminthika in Zuchtbetrieben. Tierärztl. Prax. **23**, 53.

Schusser G. F., Obermayer-Pietsch B. (1992): Plasmagastrinspiegel bei Pferden mit Kolik. Tierärztl. Prax. **20**, 395.

Siebecke F. (1970): Untersuchungen zum Helminthenvorkommen in einem Gestüt. Angew. Parasitol. **11**, 198.

Smyth G. B., Durna S., Ravis W., Clark C. R. (1989): Pharmacokinetic studies of cimetidine hydrochloride in adult horses. Equine Vet. J., Suppl. 7, 142.

Smyth G. B., Durna S., Ravis W., Clark C. R. (1990): Pharmacokinetic studies of cimetidine hydrochloride in adult horses. Equine Vet. J. **22**, 48.

Svendsen C. K. und M. (1981): Kolik beim Pferd. Tierärztl. Prax. **9**, 337.

Tipold A., Loupal G. (1986): Cholelithiasis bei einer trächtigen Stute. Wien. Tierärztl. Monatsschr. **73** (8), 280–283.

Todhunter R. J., Erb H. N., Roth L. (1986): Gastric rupture in horses: a review of 54 cases. Equine Vet. J. **18**, 288.

Todhunter R. J., Erb H. N., Roth L. (1986): Gastric rupture in horses: a review of 54 cases. Equine Vet. J. **18** (4), 288–293.

Tóth J., Kökény G. (1988): Ein Entwicklungsrelikt als Kolikursache beim Pferd. Pferdehk. **4**, 61.

Turner T. A., Fessler J. F. (1980): Rectal Prolapse in the Horse. J. Amer. Vet. Med. Ass. **177**, 1028–1032.

Ungemach F. R., In: Löscher W., Ungemach F. R., Kroker R. (1994): Grundlagen der Pharmakotherapie bei Haus- und Nutztieren, 2. Aufl., Paul Parey, Hamburg, Berlin.

Watermann A. (1977): A Review of Diagnosis and Treatment of Fluid and Elektrolyte Disorders in the Horse. Equine Vet. J. **9**, 43–48.

Weber M. (1996): Ammoniak in der Labordiagnostik des Pferdes: Referenzbereiche und vorbereitende Untersuchungen. Vet. Diss. München.

Whitlock R. H. (1986): Colitis: differential diagnosis and treatment. Equine Vet. J. **18** (4), 278–283.

Wintzer H.-J. (1982): Beitrag zur Salmonellose des Pferdes. In: 8. Arbeitstagung der Fachgruppe Pferdekrankheiten, 6.– 8. Oktober 1982 in Freiburg (ed. by R. Zeller). Gießen, DVG, 220–227.

Wirth J. (1986): Statistische Erhebung über die Kolik des Pferdes, dargestellt an 825 Patienten der I. Med. Tierklinik der Universität München. Vet.-Diss., München.

# 4 Krankheiten der Harnorgane

H. KELLER

## 4.1 Allgemeine diagnostische Hinweise

Die Erkrankungen der Harnorgane werden unter den Haustieren beim Pferd am seltensten gesehen. An der Klinik für Pferde der Freien Universität Berlin sind nur 24 Patienten mit primären Harnorganerkrankungen von 1960 bis 1989 unter insgesamt 17894 stationären Patienten angefallen, was einem Anteil von 0,13 % entspricht. Auf die 6761 innerlich erkrankten Pferde bezogen, ergibt deren Anteil auch nur 0,35 %. Die Harnorganerkrankungen führen bei längerem Verlauf meistens zu Miterkrankungen anderer Organsysteme oder werden umgekehrt durch deren Erkrankung mitgeschädigt, so daß selten klare Abgrenzungen von reinen Primärerkrankungen möglich sind. Die eingehende Untersuchung der Harnorgane wird daher nur dann in Betracht kommen, wenn aus der Anamnese oder dem klinischen Befund Verdachtsmomente auf eine Störung der Nierentätigkeit oder der Harnausscheidung vorliegen. Daher sollen einleitend die Untersuchungsmöglichkeiten der Harnorgane kurz erläutert werden.

### 4.1.1 Allgemeinuntersuchung

Beim Pferd erfolgt die palpatorische Untersuchung der Nieren, Harnblase und der Harnleiter mittels Rektaluntersuchung. Die beiden glatten, gut faustgroßen Nieren sind an der proximalen Bauchwand neben der Aorta deutlich fühlbar, wobei die linke Niere häufig etwas weiter beckenwärts liegt. Die normalen Harnleiter sind nicht zu palpieren. Die Blase des Pferdes läßt sich leicht ertasten, da sie unter dem Rektum, direkt am Beckeneingang, ihren Sitz hat und je nach Füllungszustand faust- bis fußballgroß ist. Bei Stuten kann auch durch Einführung des Zeigefingers in die kurze Harnröhre die leere Blase von innen abgetastet werden. Desgleichen ist beim weiblichen Tier die zystoskopische Untersuchung des Blaseninneren möglich.

### 4.1.2 Harngewinnung

Die Harnblase läßt sich bei der Stute relativ leicht katheterisieren, wenn man dazu einen endständig gebogenen Metallkatheter am Boden des Scheidenvorhofes einführt und in die Scheide vorführt. Hierbei gelangt man direkt in die Harnröhre. Aber auch derb-elastische Gummisonden von 10–15 mm Durchmesser eignen sich dafür. Durch Vortasten mit dem Zeigefinger der andern Hand kann das Aufsuchen der Harnröhrenöffnung erleichtert werden. Bei männlichen Tieren wird beim ausgeschachteten oder manuell hervorgezogenen Penis, gegebenenfalls unter der Einwirkung eines Neuroleptikums, nach Reinigung der Penisspitze ein Gummikatheter von 8–12 mm Durchmesser in die Harnröhre eingeschoben. Die am Beckeneingang angelangte Katheterspitze wird durch verstärkten Schub am anderen Ende des Katheters zum Abbiegen in Richtung Blase gebracht. Selbstverständlich müssen die Instrumente zur Vermeidung von Infektionen vorher desinfiziert und gleitfähig gemacht werden. Bewährt hat sich dafür Sulfonamidgel, das gleichzeitig die evtl. entstehenden Mikrotraumen in der Harnröhrenschleimhaut vor Infektionen schützt und Entzündungen vermeidet. Wird durch den Katheter Harn nicht spontan abgesetzt, so kann durch manuellen Druck auf die Blase der Harn gewonnen oder durch kräftiges Lufteinpressen über den Katheter die Blasenkontraktion ausgelöst werden. Beim männlichen Tier können in einzelnen Fällen auch Harnbeutel zur Anwendung kommen, die dem Tier mehrere Stunden umgebunden werden (WEIR, 1971). Leider lassen sich nicht alle Pferde diese Prozedur gefallen bzw. unterdrücken aufgrund des umhängenden Harnbeutels den Harnabsatz. Der so gewonnene Harn ist fast immer durch Smegmamassen und Staub stark verunreinigt, so daß bakteriologische Untersuchungen dann nicht sinnvoll erscheinen.

Ein erwachsenes Pferd produziert innerhalb von 24 Stunden zwischen 4 und 15 l Harn, der in 4–6 Portionen abgesetzt wird. Die Produktion des Harnes kann durch Diuretika beschleunigt werden, wobei dadurch die Harnkonsistenz und das spezifische Gewicht starken Veränderungen ausgesetzt sind. Bewährt hat sich die intravenöse Gabe des Bumetanids Burinex®, das in der Dosis von 10–20 µg/kg KM verabreicht wird. Die Tiere stallen dann etwa 30–60 Minuten nach der Injektion (FREY et al., 1976).

## 4.1.3 Harnuntersuchung

Der aufgefangene Harn hat beim gesunden Pferd durch den Kalkkarbonatgehalt ein goldgelbes bis schwefliggelbes und trübes Aussehen und ist dickflüssig bis fadenziehend in der Konsistenz, da er mit Muzinen von den Nierenbeckendrüsen angereichert wird. Sein Geruch ist aromatisch. Der mit einem Refraktometer untersuchte Harn besitzt ein spezifisches Gewicht von 1025–1060 Aräometer-Gradeinheiten bei 20 Grad Celsius Raumtemperatur. Der pH-Wert des Pferdeharnes ist abhängig von der Futterzusammensetzung, liegt zwischen 6,8 und 8,4 und kann in der Praxis mit den handelsüblichen Teststreifen festgestellt werden. Der Harnfarbton schwankt von farblos bis blaßgelblich (chronische Nephritis, Polyurie, Diabetes insipidus, chronische Glomerulonephritis, Diuretika) über rot (Blut, Hämoglobin, Myoglobin, Anilinfarben) nach braun (Bilirubin, Phenolkörper) bis braunschwarz (Myoglobinurie) und kann auch grünlich (Biliverdin, Oxidation bei längerem Stehen) oder milchig erscheinen (Fett, Eiter). Die Untersuchung der chemischen Zusammensetzung des Harnes erstreckt sich auf den Nachweis beim gesunden Pferd nicht vorhandener Substanzen. Ein positives Ergebnis hat weitere diagnostische Maßnahmen zur Folge, ein negatives führt zum Ausschluß verschiedener Diagnosen.

In den letzten Jahren wurden verschiedene, meist kombiniert wirkende Teststäbchen oder Testtabletten entwickelt, die ohne großen Aufwand durch Beobachtung von Farbveränderungen der mit Harn oder Blut benetzten Teile im Vergleich zu Normalskalen die nachfolgenden Untersuchungen gestatten. Diese Testfabrikate funktionieren meistens spezifischer und weniger störanfällig als die bisher gebräuchlichen Labormethoden (COLES, 1986; KRAFT, 1989):

1. **Plasmaeiweißkörper:** normal unter 1‰ – Test negativ. Vermehrt (Proteinurie): Überanstrengung, Fieber, Glomerulonephritis, Pyelonephritis. Test: Albustix®, Albym-Test®, Sulfosalizylsäureprobe. (Empfindlichkeit ab 0,25‰ Albuminanteil).
2. **Blut- und Muskelfarbstoffe:** normal – Test negativ. Vermehrt (Hämaturie, Hämoglobinurie): Erythrozyten, Verletzungen, Tumoren, Hämolyse intravasal oder Myoglobinurie. Test: Haemastix®, Labstix®, Combur-, Sangur-Test®. (Empfindlichkeit ab ca. 5 Erythrozyten pro ml Harn).
3. **Keton-(Azeton)-Körper:** normal – Test negativ. Vermehrt: Diabetes mellitus. Fehler: Aloe, Istizin. Test: Acetest®, Azostix®, Labstix®, Ketostix®, Ketur-Test®. (Empfindlichkeit ab 0,1‰ Essigsäure- und Azetonanteil.
4. **Gallenfarbstoffe (Urobilinogen):** normal unter 1‰ – Test negativ. Vermehrt: Leberparenchymerkrankungen. Test: Ehrlich-Reagenz, Bilugen-Test®.
Bilirubin kann beim Pferd nicht direkt nachgewiesen werden, weil es als Hydrobilirubin ausgeschieden wird.
5. **Harnzucker (Glukose):** normal unter 0,2‰ – Test negativ. Vermehrt: *Diabetes mellitus*, *Diabetes renalis*, Kortisontherapie. Test: Glukotest®, Clinitest®-Tabl., Clinistix®, Labstix®, Sangurtest®. (Empfindlichkeit ab 0,4‰ Glukoseanteil).
6. **Bakteriurie-Nachweis:** Mit Hilfe von speziellen industriellen Teststreifen und Nährböden kann die Anwesenheit von Leukozyten und Keimen festgestellt werden.
    a) Leukozyten-Test®: Ermöglicht den Nachweis bei mehr als 10–25 Leukozyten pro µl Harn. Test: Combur®-Test, Cytur®-Test.
    b) Nitur-Test®: Hierbei wird ein aromatisches Amin mit dem von den Bakterien gebildeten Nitrit über eine Diazoniumverbindung zu einem Azofarbstoff umgewandelt, wobei die Intensität der Rotfärbung ein Maß für die Konzentration des Nitrits darstellt. Nach Befeuchten des Teststreifens mit dem Harn kann schon nach 30 Sekunden das Ergebnis abgelesen werden.
    c) Cult-Dip®-plus und Uricult®-plus: Es handelt sich um Eintauchnährböden (Dip slide) zur Bestimmung der innerhalb von 24 Stunden gewachsenen Keimkoloniezahl und zur Verwendung als Transportnährböden zur Versendung an mikrobiologische Laboratorien. Mittels der Urotest® AB- und Micur® BT-Eintauchnährböden kann zusätzlich ein Hemmstoffnachweis von antibakteriellen Stoffen im Urin innerhalb von 20 Stunden durchgeführt werden.

## 4.1.4 Mikroskopische Untersuchung des Harnsediments

Das Sediment wird durch 3–5minütiges Zentrifugieren der Harnprobe bei 2000–3000 Umdrehungen pro Minute gewonnen und als Nativpräparat mikroskopisch bei ca. 300facher Vergrößerung untersucht.

1. **Kristalline Niederschläge:** Es handelt sich um Abscheidungen löslicher Harnsalze, von denen beim gesunden Pferd Karbonate und Oxalate reichlich und Phosphate spärlich vorkommen. Tripelphosphatkristalle (sargdeckelähnlich) befinden sich im frischen Harn nur bei Harnblasen- und Nierenbeckenentzündung in größerer Menge.
2. **Organische Niederschläge:** Darunter werden alle Zellen, Harnzylinder und Mikroorganismen verstanden.
    a) Erythrozyten (Hämaturie, Erythrozyturie): Das Vorhandensein von Erythrozyten im Harn ist stets als krankhafte Erscheinung zu werten, wobei sie aus jedem Abschnitt des Harntraktes stammen können. Je weiter sie aus dem Bereich der oberen Abschnitte kommen, desto stärker sind sie verändert (ge-

schrumpft, gequollen, stechapfelförmig). Sind die Erythrozyten zu Zylindern geordnet, so rühren sie immer von Nierenblutungen her.
b) Leukozyten (Leukurie, Pyurie): In jedem Harn sind vereinzelte Leukozyten als Normalbefund feststellbar. Ihr zahlreiches Vorhandensein deutet auf entzündliche Erkrankungszustände in den Harnorganen hin. Bildet sich im Harn nach längerem Stehenlassen ein überwiegend aus Leukozyten bestehender Bodensatz, so spricht dieser Befund meistens für eine Niereneiterung. Bei gleichem Anteil von Erythrozyten ist an eine frische Blutung zu denken.
c) Die Epithelien der harnableitenden Wege sind Plattenepithelien mit kubischen, dünnen, vieleckigen und teils sog. geschwänzten Zellen mit kleinen und undeutlichen Kernen. Sie treten in großer Anzahl bei Zystitis und Pyelitis auf. Die Nierenepithelien sind runde, teils polygonale Zellen von Leukozytengröße und bläschenförmigem Kern und enthalten häufig Fetttröpfchen im Protoplasma. Sie treten bei den Nierenparenchymerkrankungen, Niereninsuffizienzen und bei der Amyloidose der Nieren im Harn auf.
d) Harnzylinder: Es handelt sich hierbei um Abgüsse aus den Harnkanälchen, die aus geronnenen Exsudatmassen, Epithelien und Leukozyten bestehen können. Sie sind Anzeichen für entzündliche und degenerative Nierenerkrankungszustände.

Hyaline Zylinder sind Eiweißpartikel in geronnener Form von durchscheinender und zarter Struktur. Ihr Vorhandensein weist nicht auf schwere Schädigungen an den Nierentubuli und hat somit keine diagnostische Bedeutung.

Epithelzylinder bestehen aus abgestoßenen Nierenepithelien, die in zylindrischer Form zusammenhängen, wobei die Zellen neben den großen Kernen eine fettige oder körnige Degeneration aufweisen.

Erythrozyten- und Leukozytenzylinder sind verklumpte Blutzellen in Form von Nierenkanälchenausgüssen, die bei Nierenblutungen und Nephritis entstehen.

Granulierte Zylinder treten als Körnchen- und Fettkörnchenzylinder in Erscheinung bei meist chronischen und degenerativen Nierenkrankheiten. Wachszylinder zeigen sich als gelbliche, glänzende Plasmaalbumingebilde, die breiter als alle anderen Zylinder sind. Ihr Auftreten im Harn beim Pferd ist selten, sie zeigen dann schwerste Glomerulo- und Pyelonephritiserkrankungen der Nieren an.

Falsche Zylinder können sich aus Karbonatkristallen und Schleim, aus Uraten sowie Blut- und Gallenfarbstoffen bilden und sind z. T. mit echten Harnzylindern verwechselbar. Aber auch Bakterien und Fetttröpfchen können solche Pseudozylinder bilden.

## 4.1.5 Bakteriologische Sedimentuntersuchung

Zur Vermeidung von äußerlicher Verunreinigung des Harnes sollte dieser möglichst als Katheterharn unter weitgehend sterilen Kautelen gewonnen werden. Das Sediment wird nach Hitzefixierung mit Methylenblau oder nach Gram gefärbt und mikroskopisch auf Bakterien untersucht. Hiermit kann man nur eine starke Bakteriurie und spezielle Keime, wie Diplokokken und Streptokokken, feststellen.

Zum Nachweis und zur Differenzierung der Keime einschließlich einer Resistenzbestimmung muß eine Bakterienkultur angesetzt werden. Zur raschen Orientierung in der Praxis kann auch mit Hilfe der zuvor beschriebenen Suchprobentests die Anwesenheit von Keimen im Harn festgestellt werden.

## 4.1.6 Blutuntersuchung

Bei Nierenfunktionsstörungen kommt es auch zur Retention von harnpflichtigen Substanzen und zu Störungen im Elektrolythaushalt des Blutes (GUNDERSBY, 1970; MAIR, 1952; METHNER, 1951; SCHUMACHER, 1971, HIRSCHBERGER, 1982; BICKHARDT und CARSTENSEN, 1992). Folgende Stoffe sind bei der Blutuntersuchung feststellbar:

1. Reststickstoff (Rest-N): normal 3,3–5,0 mmol Harnstoff/l – Test negativ. Vermehrt (Urämie, Azotämie): Chronische Nierenerkrankung, Ileus, *Coma hepaticum*, ZNS-Erkrankungen, Fieber. Test: Azostix®, Merckognost-Harnstoff®.
2. Serum-Gesamteiweiß: normal 6–7,5 g/100 ml. Vermindert (Hypoproteinämie): Nephrosen, Kachexie, postoperative Phase, Leberinsuffizienz, chronischer Blutverlust. Vermehrt (Hyperproteinämie): Chronische Leberveränderungen, Exsikkose, Diarrhoe. Methode: Photometrische Bestimmung der Biuret-Reaktion. Für die Praxis ist die Refraktometrie mit einem Tropfen Plasma oder Serum die schnellste und geeignetste Methode.
3. Elektrolyte im Blutserum: Im Zusammenhang mit tubulären Nierensyndromen kommt es zur metabolischen Azidose mit Hyperchlorämie und Abnahme der Bikarbonatkonzentration. Somit ist hierbei die Bestimmung von Natrium, Kalium, Kalzium, Chlorid und Bikarbonat wesentlich. Referenzwerte: Na – 130–152 mmol/l; K – 2,8–4,1 mmol/l; Ca – 2,5–3,0 mmol/l; Chlorid – 100–106 mmol/l; Bikarbonat – 24–26 mmol/l. Methoden: Flammenphotometrie, Photometer, Merckotest®-Chlorid.

## 4.1.7 Nierenfunktionsprüfungen

Die exkretorische Nierenleistung kann bei den großen Haustieren wegen der technisch sehr schwierigen Sammlung des 24-Stunden-Harnes in der Praxis nicht ausgeführt werden. Somit entfallen die in der Humanmedizin üblichen Clearance-Methoden. Vereinzelt lohnt sich beim Pferd die Ausführung des Vollhard-Konzentrationsversuches. Hierbei läßt man das Pferd bis zu 24 Stunden dursten, wobei dann die gesunden Nieren den Harn auf ein spezifisches Gewicht von über 1040 konzentrieren. Eine fehlende oder nur geringe Konzentrationszunahme des Harns deutet auf eine Nierenfunktionsstörung hin, insbesondere der Tubulusfunktion. Als Fehlerquellen sind Diuretikagaben, latente Ödeme, Diabetes insipidus und Herzinsuffizienz zu nennen. Bei akuter Glomerulonephritis ist der Konzentrationsversuch kontraindiziert. TSCHUDI hat 1982 eine modifizierte Natrium-Sulfanilat-Clearance-Methode nach BROBST et al. (1978) für das Pferd vorgestellt, die als einfache und praxisgerechte Nierenfunktionsprüfung empfohlen werden kann. Nach Entnahme einer Blutprobe für den Plasmaleerwert werden dem Patienten 20 mg/kg KM Natriumsulfanilat als 10%ige wäßrige Lösung intravenös verabfolgt und weitere Plasmaproben nach 60, 90 und 120 Minuten entnommen. Die Bestimmung der Sulfanilatkonzentration erfolgt dann nach der Methode von BROBST.

## 4.1.8 Röntgenologische Untersuchungsmethoden

Sie sind beim erwachsenen Pferd wegen des körperlichen Umfanges wenig erfolgversprechend. Die Technik der retropneumoperitonealen Nierendarstellung haben ZESKOV et al. (1971) beschrieben. Bei der Stute ist auch die sehr aufwendige retrograde Urographie möglich, wobei durch die Harnblase ein Ureterkatheter von 70–100 cm Länge bis zum Nierenhilus geschoben und ein Röntgenkontrastmittel verabreicht wird (RAPP et al., 1987).

## 4.1.9 Sonographie der Nieren

Mit den in der Leistungsfähigkeit verbesserten neuen Sonographiegeräten sind auch beim erwachsenen Pferd Ultraschalluntersuchungen der inneren Organe möglich geworden. So ist neben der Darstellung von Nabel- und Skrotalhernien sowie von Blasenerkrankungen auch die Diagnostik der Nieren und Ureteren durchführbar (PENNINCK et al., 1986; RANTANEN, 1986; KIPER et al., 1990; REEF, 1991; RAHLENBECK, 1991)

Die transrektale Sonographie wird überwiegend bei Erkrankungen der Harnleiter und zur Strukturdarstellung der Nieren eingesetzt, wobei Schallköpfe mit einer Leistung von 5,0 und 7,5 MHz zur Anwendung kommen. Die Nieren sind mit der einfachen und nichtinvasiven transkutanen Ultraschalluntersuchung mittels Sektorscanner von 2,5 oder 3,5 MHz von lateral oder dorsolateral ebenfalls gut darstellbar. Bei Fohlen und Ponys sind auch Schallköpfe mit 5,0 und 7,5 MHz geeignet. Die Beurteilung beider Nieren ist in 3 Schnittebenen (sagittal, median, transversal) nach Größe, Lage, Form und Struktur gegeben und eine Differenzierung zwischen der Rinde und dem echoärmeren Mark in den meisten Fällen möglich. Die Blutgefäße und das Nierenbecken werden als echofreie Bezirke abgebildet. Unter einer induzierten Diurese mit Furosemid oder Bumetanid können sogar der sich weitende Zentrale Reflexkomplex mit Nierenbecken und den *Recessus terminales* und der Ureterabgang dargestellt werden. Da nur morphologische Veränderungen an den Nieren erkannt werden, verläuft die Sonographie bei akuten Erkrankungszuständen überwiegend negativ.

Eine gute Bildqualität wird nur dann erreicht, wenn die Haare des etwa 20 x 15 cm großen Untersuchungsfeldes durch Rasur oder Depilation entfernt werden. Die linke Niere liegt 3–6 cm unterhalb der seitlichen Lendenwirbelfortsätze vom 16./17. Interkostalraum bis hinter die 18. Rippe, so daß der Schallkopf hinter der letzten Rippe angelegt werden kann. Es ist zu beachten, daß die Niere medial der wandanliegenden Milz liegt. Die rechte Niere beginnt im 15. Interkostalraum und erstreckt sich bis zur letzten Rippe, ist jedoch etwas höher gelegen als die linke Niere. Auf beiden Seiten kann die Untersuchung durch Gasansammlungen in den Dick- und Dünndärmen beeinträchtigt und dadurch eine erneute Sonographie nach einigen Stunden erforderlich werden.

## 4.1.10 Nierenbiopsie

Die Nierenbiopsie kann beim Pferd in Form einer Blindpunktion von außen oder nach Probelaparotomie unter palpatorischer oder laparoskopischer Kontrolle ausgeführt werden (GUDAT, 1969; THALER, 1969). Hierzu eignet sich das auch für die Leberpunktion verwendbare Instrumentarium nach MENGHINI oder die Tru-Cut-Biopsy-Nadel (BAYLY et al., 1980). Nierenbiopsien sind bei Hydronephrosen und Zystennieren kontraindiziert. Die allgemeine Gefahr der Punktion liegt in den intra- und perirenalen Nachblutungen mit temporären Makrohämaturien. Unter sonographischer Kontrolle ist die gezielte perkutane Biopsie aus der Nierenrinde bzw. eines erkennbaren erkrankten Abschnittes effektiver und gefahrloser durchführbar (MODRANSKY, 1986).

## 4.2 Krankheiten der Nieren

### 4.2.1 Proteinurie (Albuminurie)

Das Eiweißharnen hat die verschiedensten Ursachen, wobei das zellfremde extrarenal gebildete Eiweiß durch Infiltration der Nieren diese in Mitleidenschaft zieht. Als Ursachen können Infektionen und Blutungen in den Nieren eine renale Proteinurie oder Erkrankungen aus den ableitenden Harnwegen eine extrarenale Proteinurie hervorrufen. Durch Gewinnung von Katheterharn sind evtl. Eiweißabsonderungen aus Scheide, Uterus, Harnröhre oder Präputium bzw. Hoden ausschließbar.

Bei der renalen Proteinurie liegt der Eiweißgehalt im Harn bei Nierendegeneration und eitrigen Entzündungen sehr hoch. Andererseits ist er bei nichteitrigen Entzündungen relativ niedrig, jedoch sind daraus Rückschlüsse auf den Grad der Erkrankungen nicht möglich. Bei der extrarenalen (akzidentellen) Proteinurie wird der eiweißfreie Nierenharn in den ableitenden Wegen mit Eiweiß angereichert. Durch die Katheterisierung und Sedimentuntersuchung des Harnes kann eine genauere Lokalisation erfolgen, wobei das Vorhandensein von Nieren- oder Harnwegsepithelien im Sediment den Erkrankungsort verrät. Die Proteinurie bedarf keiner Behandlung. Die Beseitigung des ursächlichen Leidens führt zum Verschwinden des Eiweißharnes.

### 4.2.2 Hämaturie

Beim Blutharnen kommt es zum Ausscheiden von Blut mit dem Harn, der hierdurch Erythrozyten, Leukozyten und Blutplasma enthält. Es können geringe Blutungen (Mikrohämaturie) und starke Blutungen (Makrohämaturie) auftreten, wobei der Harn je nach Menge rötlich oder bräunlich getrübt wird und nach längerem Stehen einen blutzellenhaltigen Bodensatz abgibt. Die Hämaturie kann sowohl renale als auch extrarenale Ursachen haben. Der Blutungsort ist durch Katheterisierung der Blase (Ausschluß der distal der Blase gelegenen Abschnitte) und durch die Harnsedimentuntersuchung auf Nierenepithelien bestimmbar. Als Ursachen kommen Nierentraumen, hämorrhagische Diathesen, Septikämie, Pyleonephritis, Neubildungen, Nieren- und Harnblasensteine und Cystitis bzw. Scheiden- oder Penistraumen vor.

Die Therapie richtet sich nach den auslösenden Ursachen. Daneben sind die Ruhigstellung des Tieres und parenterale Gaben von 40–60 ml eines Hämostyptikums (Hemoscon®) angezeigt. Bei Schleimhautblutungen der Blase können wiederholte Spülungen mit körperwarmen 1–3 ‰ Adrenalin- oder Akridinlösungen die Blutungen zum Stillstand bringen.

### 4.2.3 Hämoglobinurie und Myoglobinurie

Die Ausscheidung von Blut- und Muskelfarbstoff tritt immer plötzlich auf und ist ursächlich bedingt durch starken Erythrozytenzerfall oder Degeneration von Muskelzellen. Der Harn wird lackfarben und ist rötlich bis braunschwarz verfärbt. Er ergibt immer eine positive Eiweißprobe. Als Ursachen sind Infektionskrankheiten, Gifte, Medikamente und der Lumbago sowie beim Saugfohlen die hämolytische Anämie zu nennen. Bei hochgradigen Hämoglobin- und Myoglobinurien kommt es zu degenerativen Nierenschäden mit Farbstoffablagerungen und Nephrosen (FRESE, 1964).

Therapie: siehe 2.9 und 8.4.2.

### 4.2.4 Insufficientia renum

Bei der Niereninsuffizienz kommt es zum funktionellen und organischen Versagen der Nieren, was eine Anreicherung von harnpflichtigen Stoffen mit Störung des Elektrolythaushaltes im Tierkörper zur Folge hat. Daraus können sich allgemeine Krankheitssymptome entwickeln, die wir jedoch beim Pferd äußerst selten sehen, weil die Nieren über ausreichende funktionelle Reserven verfügen. Erst nach Zerstörung von mehr als 70–75 % des Nierengewebes treten klinisch erkennbare Veränderungen auf. Das Nierenversagen zeigt sich anfangs in einer Konzentrationsverminderung des Harnes im spezifischen Gewicht unter 1015 mit großen Mengen von hellem und wäßrigem Harn (Polyurie). Aber auch eine Sekretionsstörung mit Abnahme der Harnmenge (Oligurie) bei hohem spezifischen Gewicht über 1050 führt zum Verbleib der harnpflichtigen Stoffe im Körper und zur langsamen Harnvergiftung (Urämie). Pferde mit einer Niereninsuffizienz zeigen sich müde und matt bei vermehrter Wasseraufnahme und schlechtem Appetit. Ödeme am Unterbauch und an der Unterbrust treten erst sehr spät auf, dagegen können wechselnder Durchfall vorhanden sein und deutliche Abmagerung auftreten (KOTERBA und COFFMAN, 1981; KERR, 1990).

Das akute Nierenversagen ist beim Pferd äußerst selten und hängt in prognostischer Sicht mit dem auslösenden Grundleiden und dessen Behandlungsmöglichkeit zusammen. Bei Obstruktionen der ableitenden Harnwege (postrenales Versagen) ist ebenfalls die Beseitigung der Ursache (Steine, Blutgerinnsel, Neubildungen, Urethrastrikturen und Kompressionen) für die Heilung entscheidend. Die chronische Niereninsuffizienz führt zur Zerstörung der Nephrone, wobei die Harnstoff- und Kreatininerhöhung im Blut erst auftritt, wenn über 50% der Nephrone zerstört sind (NIEBERLE und COHRS, 1970; HACKETT, 1982). Auch hierbei ist aufgrund einer kompensierten Retention das klinische Bild des Patienten anfangs noch völlig unverändert.

Die Diagnose des Nierenversagens kann mit Hilfe der chemischen Blutuntersuchung gestellt werden. So übersteigen die pathologischen Reststickstoffkonzentrationen im Blutserum den normalen Grenzwert von 5 mmol/l Harnstoff um das 2- bis 3fache und die Kreatininwerte um das 5fache. Auch die Elektrolytzusammensetzung des Serums zeigt eindeutige Veränderungen mit verminderten Na-, Ca- und Cl-Werten und erhöhtem Kaliumanteil. Aufschluß bringt auch im Einzelfall die Nierenbelastungsprobe in Form des Konzentrationsversuchs nach VOLLHARD. Bei fehlender Harnabsonderung (Anurie) ist an einen Verschluß (Obstruktion) der harnableitenden Organe zu denken. Als einfachstes und sicherstes nichtinvasives Diagnostikum bietet sich die Sonographie der Nieren und der Harnleiter an (RAHLENBECK, 1991). Das Vorliegen einer Herzinsuffizienz muß ebenfalls ausgeschlossen werden.

Neben der Behandlung des Grundleidens kommen rein symptomatische Maßnahmen zur Anwendung, wie Ruhigstellung zur Stoffwechselreduzierung, uneingeschränkte Aufnahme frischen Trinkwassers und diätetische Fütterung mit leicht verdaulichen, die Nieren wenig belastenden, eiweißarmen Futtermitteln. Bei Inappetenz des Pferdes sind Infusionen mit Elektrolyt-, Glukose- und Natriumbikarbonatlösungen erforderlich. Die Herztätigkeit kann durch täglich zweimalige intravenöse Strophantin- oder Lanatosidgaben von jeweils 2–2,5 mg gestützt werden. Bei bestehenden Ödemen ist die Verabreichung von Diuretika möglich, ergibt aber häufig wegen der insuffizienten Nieren keine genügende Ödemausschwemmung. Dagegen zeigen Kortikoide mit ihrem breiten entzündungswidrigen Spektrum gute Erfolge, wobei durch gleichzeitige Antibiotikagaben evtl. bestehende bakterielle Entzündungen kupiert werden. Nierenreizende Arzneimittel, wie Sulfonamide und Phenylbutazone (NSAID), dürfen nicht verabfolgt werden.

## 4.2.5 Urämie

Die Harnvergiftung gibt das Endstadium der schleichend verlaufenden chronischen Niereninsuffizienz an. Die Urämie tritt beim Pferd akut auf. Die Tiere sind müde und apathisch. Die Hautelastizität geht verloren mit Austrocknungserscheinungen. Muskelzuckungen und Komazustände treten ein. Der Pulsschlag ist frequent mit Kreislaufintoxikationserscheinungen. Die Atmung zeigt sich verlangsamt und erschwert. *Foetor ex ore* nach Ammoniak und häufige Diarrhoe sind Begleiterscheinungen.

Die Urämie des Pferdes ist wegen der fortschreitenden Niereninsuffizienz unheilbar. Nur die postrenalen Urämien können durch sofortigen chirurgischen Eingriff zur Heilung gebracht werden (Blasenpunktion, Urethrotomie, Steinresektion). Alle anderen Behandlungen erfolgen symptomatisch wie zuvor angegeben.

## 4.2.6 Tubuläre Insuffizienzen

Von dem Syndrom der Niereninsuffizienz können zwei Partialfunktionsstörungen abgetrennt werden, die nur einen bestimmten Leistungsausfall der Nieren anzeigen. Es handelt sich um den *Diabetes mellitus* und den *Diabetes insipidus*, die durch proximale bzw. distale tubuläre Insuffizienzen der Nieren aufgrund hormonaler Störungen zustandekommen.

**Diabetes mellitus**: Bei der Zuckerkrankheit ist die Nierenschwelle für Glukose soweit herabgesetzt, daß schon bei normalem Blutzuckerspiegel die Glukose im proximalen Tubulus unvollständig rückresorbiert und dadurch im Endharn ausgeschieden wird. Beim Pferd ist die extrarenale Glykosurie durch Erkrankungen anderer Organe, insbesondere durch Neubildungen und Entzündungen des Pankreas bedingt (JEFFREY, 1968). Spontaner *Diabetes mellitus* tritt hin und wieder bei alten Pferden auf.

**Diabetes insipidus**: Die einfache Harnruhr beruht auf einer Funktionsstörung der distalen Tubulusabschnitte und ist beim Pferd sekundär bedingt durch Ausfall des antidiuretischen Hormons (ADH) nach Gehirnerkrankungen (FILAR, 1971). Wegen mangelnder Harnkonzentrationsfähigkeit der Nieren kommt es zur Polyurie und Polydipsie mit Harnmengen von 40–100 Litern täglich bei einem spezifischen Harngewicht unter 1005. Die Pferde haben einen starken, zwanghaften Durst. Differentialdiagnostisch ist an chronische Niereninsuffizienz, Pyelonephritis, Hydronephrose und Zystennieren zu denken, die jedoch alle durch den ADH-Test und die urologische Untersuchung ausgeschlossen werden können. Nach der Injektion von 8–10 ml Hypophysin (Adiuretin) verringert sich kurzzeitig die Polyurie bei deutlichem Anstieg des spezifischen Harngewichtes bis zum Normalbereich. Bei einer neurohypophysealen Läsion zeigt sich kein positiver Ausfall des Tests (BREUKING et al., 1983).

## 4.2.7 Nephrosen

Nephrosen sind primäre degenerative Nierenveränderungen, die durch verschiedene Ursachen ausgelöst werden, welche auch bei den primär entzündlichen Veränderungen (Nephritis) eine Rolle spielen. Das klinische Bild läßt eine Differenzierung dieser Nierenerkrankungen nicht zu. Nur die Einteilung nach pathologisch-anatomischen Kriterien zeigt die unterschiedlichen Erkrankungsformen. Die Nephrosen des Pferdes sind überwiegend Folgeerkrankungen nach Infektionskrankheiten, Intoxikationen oder hämolytischen Erkrankungen. Die Nierenzellen verändern sich durch Degeneration oder durch Speicherung bestimmter Stoffe. Wir unterscheiden beim Pferd Glomerulo- und Tubulonephrosen, wobei erstere nach chronischen, eitrigen Entzündungen und ulzerierenden Geschwülsten (prärenale Dysproteinämie) entstehen können und zur Einlagerung von Eiweißsubstanzen in den Kapillarwänden der Glomeruli führen. Diese erscheinen homogen gequollen und haben Fetttröpfchen eingelagert. Die Tubulonephrosen zeigen dagegen hyalintropfige Degeneration der Epithelien als Folge von Eiweißstoffwechselstörungen im ganzen Organismus. Beim Pferd kann man als dritte Form die Amyloidnephrose vorfinden. Das Amyloid schlägt sich dabei in den Basalmembranen der Harnkanälchen und in den Glomeruli nieder. Die Amyloidnephrose tritt als sekundäre Amyloidose nach chronischen Erkrankungen, wie Tuberkulose und chronische Osteomyelitis, auf.

Nach Verabreichung hoher Sulfonamiddosen über längere Zeit können beim Pferd Nephrosen aufgrund der sich ablagernden Sulfonamidkristalle entstehen. Desgleichen sind beim Pferd Pigmentnephrosen nach Hämoglobinurie und Myoglobinurie bekannt, wobei sich das Hämoglobin und das Myoglobin in den Glomeruluskapillaren ablagern und zu intrarenalen Zirkulationsstörungen führen können. Bei der infektiösen Anämie des Pferdes zeigen sich Hämosiderinablagerungen in den Nieren, ähnlich denen der Leber. Aber auch nekrotisierende Nephrosen mit Nierenrindennekrosen sind beim Pferd mit Thrombosen nach toxischen Ursachen bekannt. So führen auch hohe Dosierungen von nichtsteroidalen Antiphlogistika (NSAID) und Gentamycin über längere Zeit ebenfalls zu chronischen Nierenmarksveränderungen (GUNSON und SOMA, 1983; READ, 1983; BEUTER, 1986; HINCHCLIFF et al., 1989).

Die Krankheit kann sich über Monate und Jahre hinziehen, ohne klinische Erscheinungen einer Harnvergiftung beim erkrankten Pferd zu zeigen. Häufig ist nur aus dem Harnbefund der Verdacht einer chronischen Nierenerkrankung abzuleiten, sofern bei Harnuntersuchungen der Eiweißgehalt oder das spezifische Gewicht verändert sind. Im Blut können erhöhte Harnstoff- und Kreatininwerte gefunden werden. Das Allgemeinbefinden solcher Tiere verschlechtert sich jedoch auffallend bei Überanstrengungen und Infektionen. Aber erst im Endstadium der Nephrosen werden Blutdrucksteigerung, harter Puls mit gespannter Arterie, Herzschwäche, Anämie, Abmagerung und Wassersucht mit rascher Ermüdung und verminderter Leistungsfähigkeit beobachtet.

Eine spezifische Therapie der Nephrosen ist beim Pferd nicht bekannt. Ein Therapieversuch kann jedoch symptomatisch erfolgen und wie bei der Nephritiserkrankung durchgeführt werden.

### 4.2.8 Kreislaufstörungen

Die Thrombose der Nierenarterien führt zu anämischen Infarkten und ist beim Pferd bei der Brustseuche nach Lungenvenenthrombosen festgestellt worden. Aber auch Larven von *Strongylus vulgaris* verursachen Thrombosen in den Nierenarterien. Dieses findet man bei jungen Weidepferden als Sektionsnebenbefunde des öfteren. So zeigt sich an der Nierenoberfläche ein frischer Infarktherd blaßgelblich mit gezacktem Rand, der von einem roten, das gesunde Gewebe scharf abgrenzenden Hof umgeben ist. Im Schnitt erkennt man den Herd an der keilförmigen Form, der sich in Richtung Hilus zuspitzt. Der Herd heilt durch Vernarbung aus. Klinisch verlaufen diese Infarkte in Form einer embolisch-thrombotischen Kolik mit plötzlichen heftigen Schmerzen, die nach einigen Stunden ohne Folgeerkrankungen abklingen. In der Praxis wird fast immer eine spastische Kolik diagnostiziert und auch diesbezüglich behandelt.

Bei Harnuntersuchungen stellt man eine Mikrohämaturie und kurzzeitige Proteinurie fest. Differentialdiagnostisch sollte hierbei auch an Nierensteine gedacht werden.

### 4.2.9 Nierenblutung

Eine Nierenblutung tritt nur nach Quetschung, durch Unfälle, Überanstrengungen bzw. rücksichtsloses Wälzen bei schweren Koliken auf (FRIESEN, 1940). Blutungen können sowohl im Nierengewebe, unter der Nierenkapsel, als auch perirenal vorkommen. Nach traumatischen Insulten kann mittels rektaler Palpation Schmerzhaftigkeit, Schwellungen und manchmal der Blutsee unterhalb der Nierenkapsel oder im subperitonealen Gewebe, der sich auch sonographisch darstellen läßt, ertastet werden.

Erwähnt seien noch die auch in anderen Organen feststellbaren Diapedesisblutungen in den Nieren bei Vergiftungen durch Cumarin und Quecksilber.

### 4.2.10 Nephritiden

Die Entzündungen der Nieren werden entsprechend dem Erkrankungsbeginn im Glomerulus als Glomerulonephritis oder im Interstitium als interstitielle Nephritis bezeichnet. Weiterhin werden sie nach ihrem Erkrankungsausgang in hämatogene oder urinogene und in nichteitrige oder eitrige Nephritiden eingeteilt.

#### 4.2.10.1 Nephritis non purulenta

Beim Pferd überwiegt bei den nichteitrigen Nierenentzündungen die interstitielle Herdnephritis. Jedoch sind ihre Anfangsstadien kaum bekannt. Wegen des klinisch unauffälligen Verlaufes wird die *Nephritis non purulenta* nur als Sektions- oder Schlachtnebenbefund gefunden. Die Erkrankung verläuft mit Exsudation und produktiven Zellwucherungen (Lymphozyten und Plasmazellen) zwischen den Harnkanälchen und Glomeruli. Es entstehen Druckatrophien der Harnkanälchen, Bindegewebeansammlungen und Vernarbungen, die bei ausgedehnten Prozessen zur Schrumpfniere führen. Beim Pferd sieht man insbesondere Zystenbildungen an den Harnkanälchen und narbige Schrumpfungen im Nierengewebe. Der Krankheitsverlauf erstreckt sich über Monate bis Jahre mit zeitweiligen Besserungen des Allgemeinzustandes.

Der Harn weist ein vermindertes spezifisches Gewicht auf, der Eiweißgehalt und die Nierenepithelien sind kaum erhöht, desgleichen finden sich wenige Harnzylinder im Sediment. Die Unterscheidung von den Nephrosen ist in der Praxis kaum möglich.

Akute Nephritiden heilen von allein aus oder gehen unbemerkt in das chronische Stadium über. Diätetische Maßnahmen, Kreislauf-, Antibiotika- und Kortisontherapie können, wie unter Niereninsuffizienz beschrieben, versucht werden.

### 4.2.10.2 Akute, nichteitrige Glomerulonephritis

Sie tritt beim Pferd im Verlauf von Streptokokken-, Staphylokokken-, Salmonellen- und Leptospireninfektionen auf (DIVERS et al., 1992). Die Erkrankung kann als serofibrinöse und als proliferative Glomerulonephritis in Erscheinung treten. Die Differenzierung läßt sich nur histologisch erbringen. Die Glomerulonephritis kann auch erst als spätere Folgeerkrankung nach Druse oder infektiöser Bronchitis eintreten, so daß die Vermutung besteht, daß es sich hierbei um eine allergische Reaktion in den Nieren handelt (EBERBECK, 1940).

Der Verlauf und die Therapie entsprechen der *Nephritis non purulenta*.

### 4.2.10.3 Nephritis purulenta

Die eitrige Nierenentzündung entsteht durch angesiedelte Eitererreger im Nierengewebe, die häufig von anderen Infektionsherden (Nabel, Uterus, Druseabszesse) über die Blutbahn in die Nieren verbracht werden. Die häufigsten Krankheitsursachen sind die Frühlähme der Fohlen durch *Actinobacillus equuli* und die Druse durch *Streptococcus equi* (Tafel 9, Abb. a, Tafelteil). Die Nieren erscheinen leicht vergrößert mit gelblichen Eiterpünktchen auf der Nierenoberfläche unterhalb der Kapsel. Die Eiterstippchen befinden sich im gesamten Rindenbezirk (Tafel 9, Abb. b, Tafelteil). In allen Nierengewebeteilen sind mikroskopisch Bakterien und Leukozyten zu finden.

Erkrankte Tiere zeigen meist geringe Allgemeinstörungen. Fieber tritt nur bei akuten Infektionsschüben auf. Der Harnabsatz kann schmerzbedingt erschwert sein und mit gekrümmter Rückenhaltung erfolgen. Die Pferde zeigen beim Vorführen teilweise einen gespannten Gang. Bei der rektalen Untersuchung können die Nieren vergrößert und leicht schwammig erscheinen mit Druckschmerzhaftigkeit. Der Harn ist trübe und flockig gelb. Es besteht Proteinurie, und im Sediment sind massenhaft Bakterien (Pyurie), Leukozyten und einige Erythrozyten zu finden.

Die Erkrankung verläuft akut und in Schüben mit wechselndem Allgemeinbefinden. Bei längerem Verlauf tritt Sepsis oder Urämie mit Todesfolge ein.

Wichtig ist die frühzeitige Therapie mit Antibiotikagaben über 5–10 Tage in der Dosis von 8–10 Mega IE Penicillin/Streptomycin pro 500 kg KM! Bei der Streptokokkeninfektion spricht diese Penicillin-Streptomycin-Behandlung sehr gut an. In anderen Fällen sollte Chloramphenicol oder Terramycin (2–3 g i. v. alle 12 Stunden über 5–6 Tage) bzw. Ampicillin (2 g pro 100 kg KM verteilt auf 3 Injektionen täglich über 5 Tage) zur Anwendung kommen. Der Einsatz von Gentamycin und Kanamycin ist ebenfalls möglich, doch sind toxische Nebenwirkungen auf das vorgeschädigte Nierengewebe nicht auszuschließen. Die Beseitigung des ursächlichen Fokalherdes ist erforderlich, weiterhin Ruhigstellung und evtl. Herz- und Kreislaufunterstützung mit Strophantin- oder Lanatosid-Injektionen.

### 4.2.10.4 Pyelonephritis

Hierbei handelt es sich um eine Entzündung der Niere und des Nierenbeckens, die durch das Eindringen von Bakterien aus den harnableitenden Wegen ausgelöst wird. Sie wird deshalb auch als urinogene Pyelonephritis bezeichnet. Durch Harnstauung können die Bakterien von der Blase in das Nierenbecken gelangen. Als Ursache der Harnstauung sind Obstruktionen an der Harnröhre, Harnblase, an den Harnleitern oder innerhalb des Nierenbeckens möglich, die durch Entzündungen der Innenauskleidung, Strikturen, Steine oder Neubildungen bzw. durch neurogene Störungen der Blasenentleerung verursacht werden. Aus der anfangs vorhandenen Pyelitis entwickelt sich aufsteigend zusätzlich eine eitrige Nephritis, die sich bis in die Nierenrinde erstreckt. Die bakterielle Entzündung ist meist unspezifisch. Die häufigsten Erreger sind Coli-Keime, Streptokokken, Staphylokokken und Pseudomonas- bzw. Proteus-Arten.

Der Krankheitsverlauf ist langsam und chronisch. Die Pferde zeigen erschwerten Harnabsatz, evtl. Anurie, Kolikerscheinungen und Schmerzen bei der Palpation der Nierengegend. Die Körpertemperatur ist anfangs nicht erhöht. Der Harn ist stark alkalisch und enthält Blut, Eiter und Nierenepithelien. Bei der rektalen Kontrolle kann die Blase extrem gefüllt, ein Urether deutlich fühlbar oder die Niere palpatorisch vergrößert, fluktuierend und druckempfindlich sein.

Antibiotika und Glukokortikoide werden über 5–10 Tage therapeutisch eingesetzt. Der Harnabfluß ist unbedingt durch Katheterisierung zu sichern und Harnblasenspülungen mit Desinfizienzien sind durchzuführen. Mechanische Hindernisse (Steine) müssen operativ beseitigt werden. Nervenlähmungen des Blasensphinkters sind unheilbar. Aus einer nicht ausgeheilten Pyelonephritis kann sich ein rezidivierender Krankheitszustand entwickeln, der schleichend und chronisch verläuft. Es kommt dann zu bindegewebigen Vernarbungen mit Ausbildung von derbknotigen Schrumpfnieren und chronischer Niereninsuffizienz mit Urämie. Die Chemotherapie muß dann über Wochen konsequent durchgeführt werden, um die im interstitiellen Nierengewebe liegenden Keime zu beseitigen. Die regelmäßige Harnkontrolle und ein Resistenztest der Keime sind erforderlich. Theoretisch ist eine Nephrektomie möglich, jedoch liegen darüber keine Erfahrungen beim Pferd vor (HUSKAMP und BONFIG, 1985).

## 4.2.11 Nephrolithiasis

Die Nierensteine sind beim Pferd eine äußerst seltene Erkrankung, die meist auch symptomlos verläuft. Die Entstehung von Grieß (1–5 mm Durchmesser) und von Steinen ist weitgehend unbekannt. Es werden jedoch Störungen in der Mukoproteinausscheidung angenommen, die sowohl auf entzündlicher als auch auf nichtentzündlicher Basis die Nephrolithiasis verursachen. Bei der entzündlichen Ursache kommt es durch pH-Verschiebungen des Harnes, Harnweginfektionen, Avitaminosen und Abflußbehinderungen zur Präzipitation von Kristalloiden. Die nichtentzündliche Nierensteinbildung entsteht beim Pferd durch Übersättigung des Harnes mit Karbonaten, Phosphaten und Oxalaten (ANDREWS, 1971; GRASNICKEL, 1960; MÜRMANN, 1940). Die vermehrte Ausscheidung von Kolloidsubstanzen (Hexosen, Pentosen) führt in Verbindung mit Natrium und Magnesium zur Bildung von Mikrokristallen, die sich durch Anlagerung weiterer Salze zu Harnsteinen vergrößern können. Diese können dann teilweise das ganze Nierenbecken ausfüllen (DRAWER, 1969; JACKSON, 1972) und sich beim Vorhandensein mehrerer Steine ähnlich wie Darmsteine an den Berührungsstellen durch ein Aneinanderscheuern abschleifen und glätten. Abgeschwemmte kleinere Steine können im Harnleiter oberhalb der Einmündung in die Harnblase steckenbleiben (Urolithiasis) oder sich in der Harnblase ansammeln.

Das klinische Bild zeigt bei sekundären Entzündungen des Nierenbeckens infolge der Steinablagerung kolikartige Symptome, starke Rückenkrümmung, gespannten Gang und plötzliches Auftreten sowie schlagartiges Abklingen der Krankheitssymptome (BRÜCK und HESSELHOLT, 1992). Bei einseitiger Obstruktion des Ureters werden die erkrankten Tiere wegen Leistungsschwäche, Inappetenz und Abmagerung vorgestellt. Mittels der rektalen Untersuchung sind höchstens Harnleitersteine und der darüber gestaute Ureter sowie die vergrößerte Niere zu palpieren. Eine röntgenologische Untersuchung ist nur bei Ponys und Fohlen möglich. Die transkutane und transrektale Sonographie ergeben mit großer Sicherheit die Diagnose einer Nephro- oder Urolithiasis (STADLER et al., 1989; EHNEN et al., 1990). Differentialdiagnostisch ist an eine akute Pyelonephritis (Fieber) oder an Nierentumoren zu denken. Bei Harnstauungen können Hydronephrose, Druckatrophien des Nierengewebes und Nierenbeckeninfektionen eintreten (Tafel 9, Abb. c, Tafelteil).

Im akuten Anfall sind die in der Kolikbehandlung üblichen Spasmolytika die Mittel der Wahl. Bei festgeklemmten Harnleitersteinen müßten diese durch rektale Massage weiterbewegt bzw. vorsichtig zerquetscht werden, falls sie nach großen Spasmolytika- oder Tranquilizergaben nicht spontan in die Blase abgehen. Nach solcher manuellen Behandlung ist ein Antibiotikaschutz gegen evtl. Harnweginfekte angebracht. Über mehrere erfolgreiche chirurgische Interventionen haben HUSKAMP und BONFIG (1985) berichtet. Prophylaktisch kann nur bei nichtentzündlicher Steinbildung ein Wechsel der Futtermittel versucht werden, wobei kleiehaltiges Futter zu meiden ist. Die Diurese kann durch Kochsalzfütterung (täglich 200–500 g) angeregt werden. Bei Vitaminmangel sind die Vitamine A und D zu verabreichen.

## 4.2.12 Hydronephrose

Die Erweiterungen des Nierenbeckens können entweder embryonal durch Mißbildungen als Zystennieren oder auch als Folge nach chronischen Harnabflußstörungen, Nierenbeckensteinen, Geschwülsten oder Parasiten in Form von Nierenzysten auftreten. Durch den langsamen und chronischen Verschluß des Harnleiters kommt es zur Atrophie der Nierenpapillen und Vergrößerung der Nierenkelche. Es bilden sich mit dem Schwund des Nierengewebes sackartige, harngefüllte Hohlräume aus. Der darin enthaltene Harn kann sich zersetzen bzw. durch Infektion eitrig verändern (Pyonephrose).

Bei der einseitigen Hydronephrose treten trotz großer Nierenaussackungen keine körperlichen Schäden am Tier auf. Nach Zerreißung der Nierenkapsel tritt jedoch eine Peritonitis mit Todesfolge ein. Beidseitige Hydronephrosis führt schleichend zur Niereninsuffizienz und Urämie.

Therapeutische Maßnahmen sind nicht bekannt und wohl auch nicht versucht worden, da die Erkrankung zu spät diagnostiziert wird (Schlacht- und Sektionsbefunde). Möglich wäre die Exstirpation der betroffenen Einzelniere.

## 4.2.13 Lageveränderungen

Beim Pferd werden äußerst selten Hängenieren (*Ren mobilis*) gefunden. Diese Lageveränderung ist im allgemeinen angeboren (Dystopie), sie kann jedoch auch bei Abmagerung des Tieres oder traumatisch durch Hämatome im Nierenbereich eintreten.

Die rektale Untersuchung findet eine frei in der Bauchhöhle bewegliche und an einem bandähnlichen Gewebestrang hängende Niere vor.

Eine Behandlung ist nicht erforderlich, weil keine Krankheitserscheinungen aus diesen Lageveränderungen resultieren. Durch Abknickung des Harnleiters kann eine Hydronephrose entstehen.

### 4.2.14 Mißbildungen

Völliges Fehlen (Agenesie) oder mangelhafte Ausbildung (Hypoplasie) einer oder beider Nieren kann beim Pferd, wenn auch sehr selten, vorgefunden werden. Bei einseitiger Hypoplasie ist dann die andere Niere hyperplastisch ausgebildet (ANDREWS et al., 1986). Desgleichen sind angeborene Verwachsungen beider Nieren an einem Pol zu einer Art Hufeisenniere ein äußerst seltener pathologischer Befund. Auch kongenitale Bildungen von Nierenzysten und Zystennieren sind beim Pferd beschrieben worden (HÖFLINGER, 1971; NIEBERLE und COHRS, 1970; ZICKER et al., 1990).

Über die Verlagerungen der harnableitenden Wege beim Pferd wird in der Literatur nur selten berichtet. Jedoch sind ein- und beiderseitige Ektopien der Ureteren bekannt und auch chirurgische Behandlungsversuche beschrieben worden (BILKSLAGER und GREEN, 1992).

### 4.2.15 Neubildungen

Primäre Nierengeschwülste treten beim Pferd unter den Haustieren am häufigsten auf. Gefunden werden Hämangiome, Adenome, Blastome, Melanome, Karzinome, Sarkome und das *Hamartoma adenomatodes*, eine zwischen Adenom und kongenitaler Mißbildung stehende Veränderung der Nierenrinde mit Ausbildung von vielen Hohlräumen, die mit Epithel ausgekleidet sind (BIAVATI und FACCINCANI, 1967; DOBBERSTEIN, 1937; FLIR, 1954; KÖHLER, 1977; BROWN und HOLT, 1985).

### 4.2.16 Parasitenbefall

Kokzidien sind bei Equiden in histologischen Schnitten von Epithelien der Nierenkanälchen gefunden worden. Hierbei handelte es sich um *Klossiella equi* Baumann (AKCAY und URMANN, 1954; BAUMANN, 1946; BEMRICK, 1968; BOCH und SUPPERER, 1992; ZULINSKI, 1957).

Der Invasionsweg beginnt per os und verläuft über die Darmepithelien und die Blutbahn zu den Nieren.

Larven von *Strongylus vulgaris* werden hin und wieder im Nierenbecken und in Nierengefäßen vom Pferd gefunden, wobei der Parasit auch die Ursache für Infarkte im Nierengewebe sein kann.

Als äußerst seltener Bewohner des Nierenbeckens wird beim Pferd *Dioctophyma renale*, ein 2–4 mm dicker und bis zu 100 cm langer Riesenpalisadenwurm des Hundes, angetroffen, der Hydronephrosen und Nierenblutungen verursacht (SMITH und MISDORF, 1956; SZWEJKOWSKI, 1969). Seine Eier sind im Harnsediment zu finden. Die Entfernung kann mit organischen Phosphorpräparaten versucht werden.

### 4.2.17 Spezifische Infektionen der Niere

#### 4.2.17.1 Nierentuberkulose

Sie wird beim Pferd in Form einer produktiven Tbc gefunden, wobei die Tuberkel auf hämatogenem Wege aus anderen primär erkrankten Organen in die Nieren verschleppt werden. Wir haben bei einer elfjährigen Warmblutstute neben den Nierenveränderungen auch die tuberkulöse Erkrankung der Nieren-, Zervikal-, Bug-, Axillar-, Lungen- und retropharyngealen Lymphknoten sowie der Milz, der Lunge und der Halswirbelsäule gesehen. Die klinischen Anzeichen machten sich nur in Mattigkeit und Inappetenz bei normaler Körpertemperatur und geringer Leukozytose im Blutbild bemerkbar.

#### 4.2.17.2 Nierenrotz

Nierenrotz ist bei rotzkranken Pferden sehr selten gefunden worden. Er entsteht ebenfalls metastatisch nach der Rotzerkrankung an anderen Körperstellen. Es können sich anschließend in allen Nierenteilen produktive Rotzknötchen ausbilden.

## 4.3 Krankheiten der Harnblase und der harnableitenden Wege

Da selbständige Erkrankungen der Ureter und Urethra beim Pferd äußerst selten auftreten, werden die Miterkrankungen in die speziellen Abschnitte einbezogen und beschrieben. Bei den Harnblasenerkrankungen sind die hauptsächlichen Störungen in den für den Harnabsatz zuständigen Organteilen und in den Veränderungen der Harnzusammensetzung zu suchen. Daher ist auch hierbei eine genaue Harnanalyse zur Krankheitsfindung unbedingt erforderlich. Zystoskopien mit geeigneten flexiblen Endoskopen sind wertvolle Hilfen in der Diagnostik und können mehrfach als Kontrolluntersuchungen während des Heilungsverlaufes von Harnblasenerkrankungen zum Einsatz kommen. Mit einem mindestens 1 m langen und maximal 10 mm starken Endoskop kann man auch beim männlichen Pferd die Harnblase samt Inhalt und die Ostien der Ureteren untersuchen (SULLINS et al., 1984; RAPP und SERNETZ, 1985).

## 4.3.1 Cystitis vesicae urinariae

Die Entzündung der Harnblase ist beim Pferd relativ häufig zu finden. Die Entzündungen der Blasenschleimhaut haben im stagnierenden Blaseninhalt mit anschließender Infektion die häufigste Ursache, wobei die Infektion aszendierend von der Harnröhre oder deszendierend von den Nieren ausgehen kann. Im ersten Fall sind das äußere Genitale und bei Jungtieren der Nabel eingehend zu untersuchen. Im anderen Fall muß sich die Diagnostik auf Nierenerkrankungen richten. Aber auch aus der direkten Blasenumgebung können ursächliche Krankheiten (Harnsteine, Lähmungen) Folgezustände hervorrufen. Enzootische Zystitiden treten oft nach der Aufnahme von Giftstoffen aus Arzneimitteln oder Giftpflanzen auf (ADAMS et al., 1969; WIRTH und DIERNHOFER, 1950).

### 4.3.1.1 Cystitis catarrhalis

Es ist der einfache Harnblasenkatarrh mit geröteter und geschwollener Schleimhaut, der überwiegend durch aszendierend eingewanderte Bakterien oder artifiziell durch tierärztliche Manipulationen verursacht wird. Die Reizblase stößt nach ein bis zwei Tagen das gequollene Blasenepithel ab und heilt aus.

Der Harnabsatz erfolgt häufiger und in kleineren Portionen als beim gesunden Tier. Das Allgemeinbefinden ist unverändert.

### 4.3.1.2 Cystitis haemorrhagica

Die blutige Harnblasenentzündung ist relativ selten zu finden und kann nur nach Verletzungen der Blasenschleimhaut eintreten. Diese Läsionen können durch Harnsteine, Neubildungen, Verletzungen und Quetschungen über das Becken wie Frakturen, Schwergeburten, rektale und vaginale Manipulationen entstehen.

Die Tiere setzen rötlich gefärbten Harn in kleineren Portionen und kürzeren Zwischenräumen ab. Bei schweren Traumen können Koliksymptome hinzukommen.

### 4.3.1.3 Cystitis purulenta

Die eitrige Harnblasenentzündung kann sowohl durch aufsteigende als auch absteigende bakterielle Infektionen der Harnwege ausgelöst werden. Hierbei reagiert der Tierkörper mit kräftiger Produktion von Leukozyten, die in alle Blasenschichten einwandern.

Die Tiere erscheinen krank mit Fieber und Störungen des Allgemeinbefindens. Es wird blutig-eitriger, mit Flocken durchsetzter und viele Blasenepithelien enthaltender Harn häufig und teils unter Schmerzen abgesetzt.

Die rektale Blasenpalpation ergibt eine deutliche, derbe Wandverdickung und Schmerzhaftigkeit (Tafel 9, Abb. d, Tafelteil).

Die katarrhalischen und blutigen Harnblasenentzündungen heilen bei Ruhigstellung des Tieres sehr schnell ab, wobei Gaben von langwirkenden Spasmolytika (Buscopan comp.®) heilungsfördernd sind. Die eitrigen Erkrankungen müssen mit parenteralen Antibiotikagaben und lokalen Behandlungsmaßnahmen angegangen werden. So sind Harnblasenspülungen mit 1‰ Argentum-nitricum-Lösung mit anschließender Instillation von Sulfonamiden oder Antibiotika mit Kortison, wie Terracortil-Gel®, angezeigt. Die anfangs tägliche Katheterisierung ist zur Vermeidung weiterer Infektionen absolut steril auszuführen und kann dann, je nach Besserung des Leidens, auf jeden zweiten bis dritten Tag beschränkt werden. In jedem Fall müssen differentialdiagnostisch ein Nierenleiden, Blasensteine oder Neubildungen durch Harnsedimentuntersuchungen und rektale Palpation oder Zystoskopie ausgeschlossen werden.

## 4.3.2 Lähmung der Harnblase

Die *Paralysis vesicae urinae* kommt beim Pferd selten vor und ist meist Teilauswirkung einer Lähmung der Nerven aus der *Cauda equina* mit gleichzeitiger Mastdarm- und Schweiflähmung, wobei die Blasenlähmung zuletzt eintritt. An der Blase kann entweder der *M. sphincter vesicae* (Schließmuskel) oder der *M. detrusor vesicae* (Austreibungsmuskel) gelähmt sein. In beiden Fällen füllt sich die Harnblase übermäßig mit Harn an (*Retentio urinae*). Erst dann fließt bei Bewegung des Tieres oder durch die Bauchpresse bedingt Harn aus der Harnröhre ab (*Incontinentia urinae*).

Das klinische Bild ist leicht zu erkennen, wobei die rektale Untersuchung den Befund absichert. Der Druck mit der Hand auf die Harnblase bzw. die Katheterisierung führen zum Harnabfluß. Bei anderen Ursachen zeigen die Tiere Strangurie mit häufigen Versuchen zum Harnabsetzen, wobei dieser in kleinen Schüben oder nur tropfenweise abfließt. Die chronische Harninkontinenz führt am Harnblasenboden zur Ansammlung von Grieß aus Kalziumkarbonat.

Bei Lähmungserscheinungen aufgrund von Erkrankungen der *Cauda equina* haben wir bei fünf Fällen in unserer Klinik keine Besserung trotz Injektionen von B-Vitaminen, Glukokortikoiden und Spasmolytika erreicht. Über ähnliche prognostisch ungünstige Fälle haben HOLT und MAIR (1990) berichtet.

Neben der Neuritis der *Cauda equina* sind auch Lähmungszustände nach Infektionen mit den equinen Herpesviren, der protozoenbedingten Myeloenzephalitis und der Tollwut bekannt.

### 4.3.3 Harnblasenverlagerungen

Hierbei können eine Abknickung (Retroflexion), Umstülpung (Inversion) oder ein Vorfall (Prolaps) der Harnblase bestehen. Die Retroflexion tritt beim Pferd äußerst selten auf. Sie kann sich aber bei hochgradigen Dickdarmobstipationen temporär oder bei weiblichen Tieren bei Uterusvorfällen stationär einstellen. Die Inversion der Harnblase kommt nur bei weiblichen Equiden vor und ist bei der Stute häufig kurz nach der Geburt anzutreffen. Die Blase wird durch die kurze Harnröhre in die Scheide umgestülpt und kann zwischen den Schamlippen sichtbar werden. Der Prolaps der Blase kann nur nach Verletzungen des Scheidenbodens oder der ventralen Bauchwand auftreten und ist äußerst selten.

Pferde mit Harnblasenverlagerungen zeigen Harndrang oder Harnverhaltung, gespannten Gang und Kolikerscheinungen. Die Adspektion des Scheidenbereiches und die Palpation ergeben die eindeutige Diagnose. Retroflexionen werden mit Beseitigung der Ursache behoben. Alle anderen Lageveränderungen führen zum Tod des Tieres, wenn sie nicht in kurzer Zeit behoben werden. Die Inversion ist nach gründlicher Reinigung und Desinfektion der Blasenschleimhaut unter Epiduralanästhesie zurückzustülpen und die Urethramündung mit einer lockeren Tabaksbeutelnaht zu versehen. Chemotherapeutika sollten zusätzlich in die Blase instilliert werden. Der Prolaps kann nur durch Reposition der gereinigten Blase behoben werden. Die allgemeine parenterale Chemotherapie ist in jedem Fall angezeigt.

### 4.3.4 Ruptura vesicae (siehe auch 3.11.4)

Die Harnblasenzerreißung wird relativ häufig bei neugeborenen Fohlen beobachtet. Bei ausgewachsenen Tieren ist sie als seltener Nebenbefund bei Beckenfrakturen, Penisverletzungen mit Urethraobstruktionen, unsachgemäßer Geburtshilfe oder nach Katheterisierung zu finden (FIRTH, 1969; D'JETEREN, 1975). Beim Hengstfohlen kann die prallgefüllte Harnblase beim Durchtritt des Fohlens durch das knöcherne Becken der Stute rupturieren.

Etwa zwei bis drei Tage nach der Blasenruptur setzen Kolikunruhe, Mattigkeit und Inappetenz ein. Trotz Harndrang wird kein Harn abgesetzt. Die Palpation der Blasengegend und des Bauchbereiches zeigt Gespanntheit und Schmerzhaftigkeit. Es ist kein Katheterharn zu gewinnen. Beim Jungtier ist die fehlende Röntgenkontrastdarstellung der Blase mittels Luft eindeutiger Beweis der Ruptur, aber auch die Sedimentuntersuchung des Bauchhöhlenpunktates (Harnstoffkristalle) erbringt den Beweis eines Uroperitoneums. Die Resorption des Harnes über das Bauchfell in den Blutkreislauf führt zur Harnstoffvergiftung mit erhöhter Puls- und Atemfrequenz. Die Urämie zeigt sich zudem im *Foetor ex ore* und im Absinken der Körpertemperatur.

Schnellstmögliches chirurgisches Vorgehen mit Laparotomie und Naht des Harnblasenrisses sind erforderlich (BÖHM, 1976; DARBISHIRE, 1961; KEALY, 1961; RICHARDSON, 1983; HACKETT, 1984; WALSER und BOSTEDT, 1990; OTTO, 1992). Anschließend ist die Bauchhöhle zur Beseitigung des Harnes mit physiologischer Kochsalzlösung gründlich zu spülen; parenterale Antibiotikatherapie über mehrere Tage.

### 4.3.5 Urolithiasis

Fremdkörper in Form von Blasensteinen oder Grieß können sich, wie schon bei der Nephrolithiasis ausgeführt, auf entzündlicher oder nichtentzündlicher Basis entwickeln. Die Harnblasensteine sind in ihrer Zusammensetzung den Nierensteinen ähnlich, und sie erreichen beim Pferd stattliche Größen (GRÜNBERG, 1971; DEBOWES und NYROP, 1984; HOLT und PEARSON, 1986). Die Konkremente können eine Zystitis und Harnblasenruptur veranlassen. Aufsteigend kommt es durch den Harndruck auch zur Erweiterung der Ureteren und zur Zerstörung von Nierengewebeteilen mit Pyelonephritis und Hydronephrosen mit anschließender Urämie. Absteigend können sich die Fremdkörper in der Urethra festsetzen und neben Stenosen zu vollständigen Obstruktionen der Harnröhre führen. Beim männlichen Pferd setzen sich die Harnsteine im Beckenstück der Harnröhre fest und sind an dieser Stelle mit dem Katheter tastbar.

Die Tiere zeigen Harndrang (Tenesmus) ohne Harnabsatz (Ischurie) oder nur tröpfelnden Harnabgang. Die rektale Untersuchung ergibt eine mit Harn prall gefüllte Blase und darin liegende Harnsteine oder Harngrieß.

Die drohende Blasenruptur kann durch die Punktion der Harnblase mit dem Pleurant-Blasentrokar verhindert werden, wobei die Punktion vom Mastdarm aus erfolgt (BERGE und WESTHUES, 1969). Blasensteine lassen sich bei der Stute sehr leicht durch die kurze und erweiterungsfähige Harnröhre manuell entfernen (Tafel 9, Abb. e, Tafelteil). Die Urethra ist für zwei Finger bzw. eine schmale Hand passierbar. Ist der Blasenstein zu groß, so muß er vorher mit der Steinzange zertrümmert werden. Harngrieß kann herausgespült werden (FIRTH, 1976). Beim männlichen Equiden lassen sich Blasen- und Harnröhrensteine nur operativ durch eine Urethrotomie entfernen, wenn bei einer frischen Obstruktion nach sofortiger intravenöser Spasmolytika- und Neuroleptikagabe ein Steinabgang nicht erzielbar ist. Nach Epiduralanästhesie wird am stehenden Tier im Sitzbeinausschnitt die Harnröhre in Längsrichtung eröffnet. Harnblasensteine können nun mit einer eingeführten Steinzange erfaßt, evtl. zerkleinert und entfernt werden (OTTO, 1940). Harngrieß ist an dieser Stelle leichter herausspülbar als auf normalem Wege. Festsitzende Harnröhrensteine liegen meist im Operationsbereich und sind dort gut entfernbar. Bei großen Blasensteinen oder Neubildungen sind als Operationsvarianten die Zystostomie nach GÖCKEL am stehenden Pferd oder die suprapubikale Laparozystostomie nach WIRSTAD (1959) am abgelegten Patienten durchführbar (LOWE, 1961; MÜRMANN, 1940; STENGEL und REYNOLDS, 1971). Die intensive Nachbehandlung der Entzündungen der Harnblase und des Harnleiters darf nach der Operation nicht vergessen werden, da sich sonst die Heilungsaussichten rapide verschlechtern.

### 4.3.6 Mißbildungen

Angeborene Mißbildungen der Harnleiter, Harnblase oder der Harnröhre sind beim Pferd äußerst selten. Bei männlichen Tieren sind Atresie, Spaltbildungen und Harnröhrendivertikel im Zusammenhang mit Fehlentwicklungen der männlichen Geschlechtsorgane bekannt (Epi- und Hypospadie) (JOHNSON et al., 1976; STICKLE et al., 1975).

Beim neugeborenen Fohlen schließt sich häufig nach Zerreißung des Nabelstranges der Urachus nicht, der eine röhrenförmige Verbindung zwischen Blase und Allantois darstellt. Somit kann der Harn am Nabel abfließen, man spricht von einer Urachusfistel oder vom Urachus patens. Über die Fistelöffnung des Nabels kann es zur aufsteigenden bakteriellen Infektion in die Harnblase kommen.

Als Therapie ist der baldige Verschluß des nicht obliterierten Urachus durchzuführen. Wir haben dies durch Kauterisieren dieser Austrittsöffnung am Nabel jedesmal komplikationslos erreicht. Daneben besteht die Möglichkeit der Kryochirurgie, der mehrmaligen Verätzung bzw. der Umstechung und Unterbindung des Urachus kaudal vom Nabel (LITZKE und SIEBERT, 1990; WALSER und BOSTEDT, 1990).

Wenn das Epithel im Urachuskanal nicht verödet, können sich Urachuszysten ausbilden, die bis kinderkopfgroß werden. Die Zysten müssen dann operativ beseitigt werden (BOLZ et al., 1975; SILBERSIEPE et al., 1976; SIMON, 1954).

DUBS (1976) stellte bei einem neugeborenen Fohlen mit den klinischen Erscheinungen einer Harnblasenruptur eine als *Megavesica* zu bezeichnende dauernd dilatierte Harnblase infolge einer angeborenen Verwachsung des Blasenscheitels mit dem inneren Nabelring fest (Urachusmangel). Dadurch wurde die Kontraktion der Blase verhindert. Nach Laparotomie und dem operativen Absetzen des Blasenscheitels vom inneren Nabelring konnte Heilung erzielt werden.

### 4.3.7 Neubildungen

Geschwülste der Harnblase sind beim Pferd sehr selten, wobei Karzinome, Papillome und Adenome überwiegen (EISENMENGER, 1959; KAST, 1956; FISCHER et al., 1985). Seltener sind Fibrome, Leiomyome und Angiome beobachtet worden. Es handelt sich fast immer um Primärgeschwülste, die durch Palpation der Blase über das Rektum oder durch Zystoskopie bzw. bei Sektionen diagnostiziert wurden. Die Symptome zeigen sich in periodisch auftretender Hämaturie und Zystitis mit *Retentio urinae*. Ihre Behandlung ist wenig erfolgversprechend, da meistens nicht sämtliche Tumorteile entfernt werden können und sehr oft Metastasen durch lymphogene und hämatogene Streuung entstehen.

**Schnelldiagnostika zur Harnanalyse**

| | |
|---|---|
| Albumin | = Albustix (Ames/Bayer), Albym-Test (Boehringer Mannheim) |
| Gallenfarbstoffe | = Bilugen-Test (Boehringer) |
| Glucose | = Clinistix, Clinitest-Tabl., Labstix (Ames/Bayer) Glukotest, Sangur-Test (Boehringer) |
| Hämoglobin und Myoglobin | = Haemastix, Labstix (Ames/Bayer), Combur-Test, Sangur-Test (Boehringer) |
| Ketone | = Acetest, Azostix, Ketostix, Labstix (Ames/Bayer), Ketur-Test (Boehringer) |
| Leukozyten | = Combur-Test, Cytur-Test (Boehringer), Leukozyten-Test (Boehringer) |
| Nitrit | = Nitur-Test (Boehringer), Urobilistix (Ames/Bayer) |
| Keimzahlbestimmung und Differenzierung | = Cult-Dip-plus, Uricult-plus (Boehringer) |
| Harnstoff im Blut | = Azostix (Ames/Bayer), Merckognost-Harnstoff (Merck) |
| Hemmstoffnachweis | = Micur BT (Boehringer), Urotest ABC (Merck) |

### Literatur

ADAMS L. G., DOLLAHITE J. W., ROMANE W. M., BULLARD T. L., BRIDGES C. H. (1969): Cystitis and ataxia associated with Sorghum ingestion by horses.
J. Amer. Vet. Med. Ass. **155**, 518–524.

AKCAY S., URMAN H. K. (1954): Nieren-Coccidiose bei den Eseln. Dtsch. Tierärztl. Wschr. **61**, 393.

ANDREWS E. J. (1971): Oxalate nephropathy in a horse.
J. Amer. Vet. Med. Ass. **159**, 49–52.

ANDREWS F. M., ROSOL TH. J., KOHN C. W., REED S. M., DIBARTOLA S. P. (1986): Bilateral renal hypoplasia in four young horses. J. Amer. Vet. Med. Ass. **189**, 209–212.

BAUMANN R. (1946): Klossiella equi, ein neuer Parasit der Pferdeniere. Wien. Tierärztl. Mschr. **33**, 257–260.

BAYLY W. M., PARADIS M. R., REED S. M. (1980): Equine renal biopsy: Indications, technics, interpretation and complications. Met. Vet. Pract. **61**, 763–768.

BEMRICK W. J. (1968): Giardia in North American horses.
Vet. Med. Small Anim. Clin. **63**, 163–165.

BERGE E., WESTHUES M. (1969): Tierärztliche Operationslehre, 29. Aufl. Berlin und Hamburg: Paul Parey.

BEUTER W. (1986): Nierennekrosen durch nichtsteroidale Analgetika. Tierärztl. Umschau, **41**, 474–479.

BIAVATI S. R., FACCINCANI F. (1967): Contributo alla conoszenca dei refroblastoni negli. Nuova Vet. **43**, 107–113.

BICKHARDT K., CARSTENSEN A. (1992): Anwendung des Reflotron®-Systems für die Bestimmung der Kreatinkinase (CK) im Blut von Schwein, Schaf, Rind, Pferd und Hund. Tierärztl. Prax. **20**, 326–331.

BILKLAGER A. T., GREEN E. M. (1992): Ectopic ureters in horses. Compend. Cont. Educ. Pract. Vet. **14**, 802–807.

BOCH J., SUPPERER R. (1992): Veterinärmedizinische Parasitologie, 4. Aufl. Berlin und Hamburg: Paul Parey.

BÖHM D. (1976): Blasenruptur beim Fohlen. Berl. Münch. Tierärztl. Wschr. **89**, 406.

BOLZ W., DIETZ O., SCHLEITER H., TEUSCHER R. (1975): Lehrbuch der Speziellen Veterinärchirurgie, 2. Aufl. Jena: Gustav Fischer.

BREUKING H. J., VAN WEGENT P., SCHOTMAN J. H. (1983): Idiopatic diabetes insipidus in a Welshpony. Equine Vet. J. **15**, 284–287.

BROBST D. F., BRAMWELL K., KRAMER J. W. (1978): Sodium sulfanilate clearance as a method of determining renal function in the horse. J. equine Med. and Surg. **2**, 500–502.

BROWN P. J., HOLT P. E. (1985): Primary renal cell carcinoma in four horses. Equine Vet. J. **17**, 473–477.

BRÜCK J., HESSELHOLT M. (1992): Nephrolithiasis als Kolikursache beim Pferd. Tierärztl. Prax. **20**, 611–614.

COLES E. H. (1986): Veterinary Clinical Pathology. 4. Aufl. Philadelphia: Saunders Comp.

DARBISHIRE H. B. (1961): Operation to repair rupture of the bladder in a young foal. Vet. Rec. **73**, 693–694.

DEBOWES R. M., NYROP K. A. (1983): Cystic calculi in the horses. Compend. Cont. Educ. Pract. Vet. **6**, 268–273.

DIVERS T. J., BYARS T. D., SHIN S. J. (1992): Renal dysfunction associated with infection of Leptospira interrogans in a horse. J. Amer. Vet. Med. Ass. **201**, 1391–1392.

D'JETEREN G. (1975): Rupture de al Vessie chez le Poulan nouveau-ne. Ann. Med. veter., Bruxelles **119**, 307–313.

DOBBERSTEIN J. (1937): Der Krebs der Haussäugetiere. Berl. Münch. Tierärztl. Wschr. **50**, 100–102.

DRAWER (1969): Nierenbeckensteine beim Pferd. Schlacht-Viehhof-Ztg. **69**, 65.

DUBS B. (1976): Megavesica zufolge Urachusmangel bei einem neugeborenen Fohlen. Schweiz. Arch. Tierheilk. **118**, 393–395.

EBERBECK E. (1940): Zur Pathologie der seuchenhaften Krankheiten der Atmungsorgane des Pferdes, insbesondere des sog. ansteckenden Katarrhs der Luftwege und der Druse sowie ihrer sich unmittelbar anschließenden und späten Folgeerscheinungen. Z. Vet.-Kde. **52**, 73–89.

EHNEN S. J., DIVERS T. J., GILLETTE D., REEF V. B. (1990): Obstructive nephrolithiasis and ureterolithiasis associated with chronic renal failure in horses: Eight cases (1981–1987). J. Amer. Vet. Med. Ass. **197**, 249–253.

EISENMENGER E. (1959): Papillom in der Harnröhre eines Wallachen als Ursache einer Strangurie. Wien. Tierärztl. Mschr. **46**, 336–338.

FILAR J. (1971): Moczówka prosta w przebiegn zapalenia mózgn u konia. Med. weteryn. **27**, 205–207.

FIRTH E. C. (1976): Urethral sphincterotomy for delivery of vesical calculus in the mare. Equine Vet. J. **8**, 99–100.

FIRTH E. C. (1966): Dissecting haematoma of corpus spongiosum an urinary bladder ruptur on a stallion. J. Amer. Vet. Med. Ass. **169**, 800–801.

FISCHER A. T., SPIER SH., CARLSON G. P., HACKETT R. P. (1985): Neoplasia of the equine urinary bladder as a cause of hematuria. J. Amer. Vet. Med. Ass. **186**, 1294–1296.

FLIR K. (1954): Zur vergleichenden Pathologie der Nierengeschwülste. Dtsch. Tierärztl. Wschr. **61**, 147–150.

FRESE K. (1964): Über die Hämolyseniere der Haustiere. Berl. Münch. Tierärztl. Wschr. **61**, 147–150.

FRIESEN (1940): Nierenkapselzerreißung bei einem Pferd. Dtsch. Tierärztl. Wschr. **77**, 381–385.

FREY H.-H., FITZEK A., WINTZER H.-J., BAUMGÄRTEL E. (1976): Use of Bumetanide, a potent diuretic, to obtain urinary samples for dope testing in horses. Am. J. Vet. Res. **37**, 1257–1260.

GÖKEL siehe BERGE E. und WESTHUES M. (1969).

GRASSNICKEL W. (1960): Über einen Fall von Nierenbeckenstein beim Pferde. Berl. Münch. Tierärztl. Wschr. **73**, 447–448.

GRÜNBERG W. (1971): Karbonat-Harnsteine herbivorer Säugetiere. Zbl. Vet. Met. A. **18**, 767–796.

GUDAT E. (1969): Zur Methodik und den klinischen Folgen der Nierenbiopsie bei einigen Haustierarten. Arch. exper. Vet. Med. **23**, 273–277.

GUNDERSBY H. J. (1970): Kreatinin, urea-nitrogen og restnitrogen i plasma hos storfe sau, hest og gris. Nord. Veterinaermed. **22**, 536–541.

GUNSON G. E., SOMA L. R. (1983): Renal papillary necrosis in horses after phenylbutazone and water deprivation. Vet. Pathol. **20**, 603–610.

HACKETT R. P. (1982): The Urinary System: in MANSMAN/MCALLISTER/PRATT: Equine Medicine and Surgery. 3. Aufl. Santa Barbara: Drawer.

HACKETT R. P. (1984): Rupture of the urinary bladder in neonatal foals. Compend. Cont. Educ. Pract. Vet. **6**, 488–494.

HINCHCLIFF K. W., MEGURK S. M., MCWILLIAMS P. S., COOLEY A. J. (1989): Phenolsufonthalein pharmacokinetics and renal changes in adult pony mares with gentamycin-induces nephrotoxicosis. Am. J. Vet. Res. **50**, 1848–1853.

HIRSCHBERGER J. (1992): Vergleich dreier Trockenchemiesysteme. Prakt. Tierarzt **73**, 857–860.

HÖFLIGER H. (1971): Zur Kenntnis der kongenitalen unilateralen Nierenagenesie bei Haustieren. Schweiz. Arch. Tierheilk. **113**, 330–337.

HOLT P. E., PEARSON H. (1986): Urolithiasis in the horse – A review of 13 cases. Equine Vet. J. **16**, 31–34.

HOLT P. E., MEIR T. S. (1990): Ten cases ob bladder paralysis associated with sabulous urolithiasis in horses. Vet. Rec. **127**, 108–110.

HUSKAMP B., BONFIG H. (1985): Nieren- und Harnleitererkrankungen beim Pferd aus chirurgischer Sicht. Pferdeheilkunde **1**, 41–45.

JACKSON O. F. (1972): Renal calculi in a horse. Vet. Rec. **91** 7–9.

JEFFREY J. R. (1968): Diabetes mellitus secondary to chronic pancreatitis in a pony. J. Amer. Vet. Med. Ass. **153**, 1168–1175.

Johnson B. D., Klingborg D. J., Heitman J. M., Hill J. R., Voss J. L., Hackett R. P. (1976): A horse with one kidney, partially obstructed ureter, an contralateral urogenital anomalis. J. Amer. Vet. Med. Ass. **169**, 217–219.

Kast A. (1956): Die Epithelgeschwülste der ableitenden Harnwege bei den Haussäugetieren. Mh. Vet.-Med. **11**, 483–490.

Kealy J. K. (1961): Rupture of the bladder in a foal. Irish Veterin. J. **15**, 130.

Kerr M. G. (1990): Renal disease in the horse. Equine vet. Educ. **2**, 123–126.

Kiper M. L., Traub-Dargatz J. L., Wrigley R. H. (1990): Renal ultrasonography in horses. Compend. Cont. Educ. Pract. Vet. **12**, 993–999.

Köhler H. (1977): Nephroblastom in der Niere eines Pferdes (Bildbericht). Dtsch. Tierärztl. Wschr. **84**, 400.

Koterba A. M., Coffman J. R. (1981): Acute and chronic renal disease in the horse. Compend. Cont. Educ. Pract. Vet. **3**, 461–469.

Kraft H. (1989): Klinische Labormethoden der Veterinärmedizin bei Haussäugetieren. 3. Aufl. Stuttgart: Ferdinand Enke.

Litzke L.-F., Siebert J. (1990): Die Urachusfistel beim Fohlen – Eine weitere Indikation für den Einsatz der Kryochirurgie. Pferdeheilkunde **6**, 79–83.

Lowe J. E. (1961): Surgical removal of equine uroliths via the laparocystotomy approach. J. Amer. Vet. Med. Ass. **139**, 345–348.

Mair L. (1953): Harnstoffbestimmung im Blutserum und im Harn bei gesunden und kranken Tieren. Vet. Med. Diss., München.

Marek J., Mocsy J. (1956): Lehrbuch der klinischen Diagnostik der inneren Krankheiten der Haustiere, 5. Aufl. Jena: Gustav Fischer.

Methner H. (1951): Über Blutharnstoffbestimmung bei Tieren mit dem Urometer nach Kowarski. Vet. Med. Diss., München.

Modransky P. D. (1986): Ultrasound-guided renal and hepatic biopsy techniques: in N. W. Rantanen: Vet. clin. North Am./Equine Pract. **2**, 115–126.

Mürmann (1940): Harnsteine beim Pferd. Dtsch. Tierärztl. Wschr. **48**, 494–495.

Nieberle K., Cohrs P. (1970): Lehrbuch der speziellen pathologischen Anatomie der Haustiere, 5. Aufl. II. Bd. Jena: Gustav Fischer.

Otto (1940): Operation eines Blasensteines beim Pferd. Dtsch. Tierärztl. Wschr. **48**, 281–283.

Otto K. (1992): Zur Anästhesie bei Fohlen mit Harnblasenruptur unter besonderer Berücksichtigung der Physiologie und Pharmakologie in der Neugeborenenperiode. Pferdeheilkunde **8**, 345–354.

Penninck D. G., Eisenberg H. H., Teuscher E. E., Vrins A. (1986): Equine renal ultrasonography: normal and abnormal. Vet. Radiol. **27**, 81–84.

Rahlenbeck F. (1991): Transkutane Nierensonographie beim Pferd. Vet. Med. Diss., Hannover.

Rantanen N. W. (1986): Diseases of the kidneys. Vet. Clin. North Amer./Equine Pract. **2**, 89–103.

Rapp H. J., Sernetz M. (1985): Urethroskopie und Ureteren-Katheterisierung bei der Stute. Pferdeheilkunde **1**, 197–200.

Rapp H. J., Tellheim B., Spurlock S. L. (1987): Die röntgenologische Darstellung der harnableitenden Wege bei der Stute mit Hilfe retrograder Kontrastmittelgabe. Pferdeheilkunde **3**, 309–312.

Read W. K. (1983): Renal medullary crest necrosis associated with phenylbutazone therapy in horses. Vet. Pathol. **20**, 662–669.

Reef V. B. (1991): Equine pediatric ultrasonography. Compend. Cont. Educ. Pract. Vet. **13**, 1277–1285.

Richardson D. W. (1983): Uroperitoneum in the foal. J. Amer. Vet. Med. Ass. **182**, 267–271.

Sarre H. (1967): Nierenkrankheiten, 3. Aufl. Stuttgart: Georg Thieme.

Schumacher A. (1971): Schnellmethode zur Blutharnstoffbestimmung mittels Teststreifen für die Praxis. Wien. Tierärztl. Mschr. **58**, 347–349.

Silbersiepe E., Berge E., Müller H. (1976): Lehrbuch der speziellen Chirurgie. 15. Aufl. Stuttgart: Ferdinand Enke.

Simon E. (1954): Harnblasen- und Urachuszyste eines Pferdefetus als Ursache verfrühten Ortswechsels der Hoden. Tierärztl. Umschau **9**, 383–385.

Smits G. M., Misdorf W. (1965): Dioctophyma renale beim Hund in den Niederlanden. Zbl. Vet. Med. B, **12**, 327–333.

Stadler P., Rahlenbeck F., Deegen E. (1989): Die sonographische Diagnose einer Hydronephrose infolge Urolithiasis beim Pferd. Pferdeheilkunde **5**, 153–159.

Stencel E., Reynolds K. (1971): Laparocystotomy for removal of a urolith in an horse.

Stickle R. L., Wilcock B. P., Huseman J. L. (1975): Multiple ureteral defects in a Belgian foal. Veterin. Med. Small Anim. Clin. **70**, 819–821.

Sullins K. E., Traub-Dargatz J. L. (1985): Endoscopic anatomy of the equine urinary tract. Compend. Cont. Educ. Pract. Vet. **6**, 663–668.

Szwejkowski H. (1960): Sektionsbild der Dioctophymease der Hunde. Arch. exper. Vet. Med. **14**, 1184–1191.

Thaler H. (1969): Leber- und Nierenbiopsie. Anästh. Prax. **4**, 49–55.

Tschudi P. R. (1982): Nierenfunktionsbiopsie beim Pferd mit der Natriumsulfanilat-Clearance-Methode. Schweiz. Arch. Tierhk. **124**, 427–434.

Walser K., Bostedt H. (1990): Neugeborenen- und Säuglingskunde der Tiere, Stuttgart: Ferdinand Enke.

Weir J. J. R. (1971): Urine collection harness for horses. Vet. Rec. **89**, 583–584.

Wirstad H. F. (1959): Die suprapublikale Cystotomie beim Hengst und Wallach zur Entfernung von Blasensteinen. Wien. Tierärztl. Mschr. **46**, 442–447.

Wirth D., Diernhofer K. (1950): Lehrbuch der inneren Krankheiten der Haustiere. 2. Aufl. Stuttgart: Ferdinand Enke.

Zeskov B., Atanasov L., Naumov N., Džokic M., Tanev G., Lozanće J. (1971): Retropneumoperitoneal Visualization of the kidney in horses and donkeys. Acta Veter. Beograd **21**, 193–198.

Zicker S. C., Marty G. D., Carlson G. P., Madigan J. E., Smith J. M., Goetzmann B. W. (1990): Bilateral renal dysplasia with nephron hypoplasia in a foal. J. Amer. Vet. Med. Ass. **196**, 2001–2005.

Zulinski T. (1957): 2 Fälle von Nieren-Kokzidiose bei Pferden. Medycna wet. **13**, 597.

# 5 Fortpflanzung und Erkrankungen der Geschlechtsorgane von Stute und Hengst

P. S. Glatzel und H. Keller

Für unsere großen Haustiere stellt die ungestörte Fortpflanzungsfähigkeit und deren Erhaltung ein Hauptziel des klinischen Handelns dar. Diese Maxime wird unter Berücksichtigung der klinischen Vertretbarkeit, genetischen Gesundheit und züchterischen Ambition vom insbesondere in der Pferdezucht tätigen Tierarzt berücksichtigt werden müssen. Um diesem Ziel gerecht zu werden, sollen hier zunächst die physiologischen Voraussetzungen, welche der Fruchtbarkeit zugrunde liegen, abgehandelt werden, damit die im Zusammenhang stehenden Erkrankungen am Genitale besser verständlich werden. Darüber hinaus lassen sich im Anschluß therapeutische Konsequenzen leichter erkennen. In diesem Sinne werden zunächst die weiblichen und anschließend die männlichen Geschlechtsorgane besprochen.

Dieses Kapitel soll besonders verdeutlichen, welchen Stellenwert die klinische Betreuung und Vorsorge von Mutter- und Vatertieren einnehmen muß.

## 5.1 Fertilität und Fertilitätsstörungen der Stute

P. S. Glatzel

### 5.1.1 Fortpflanzungsphysiologie der Stute

#### 5.1.1.1 Zyklusverhalten der Stute

**Saisonalität des Sexualrhythmus**

Die Stute weist im allgemeinen ein saisonal polyöstrisches Verhalten mit spontanen Ovulationen in ihrem Sexualrhythmus auf. Dieses Geschlechtsverhalten wird durch Umweltfaktoren beeinflußt und mit Hilfe der übergeordneten Schaltzentren im ZNS gesteuert. Die heute bekann-

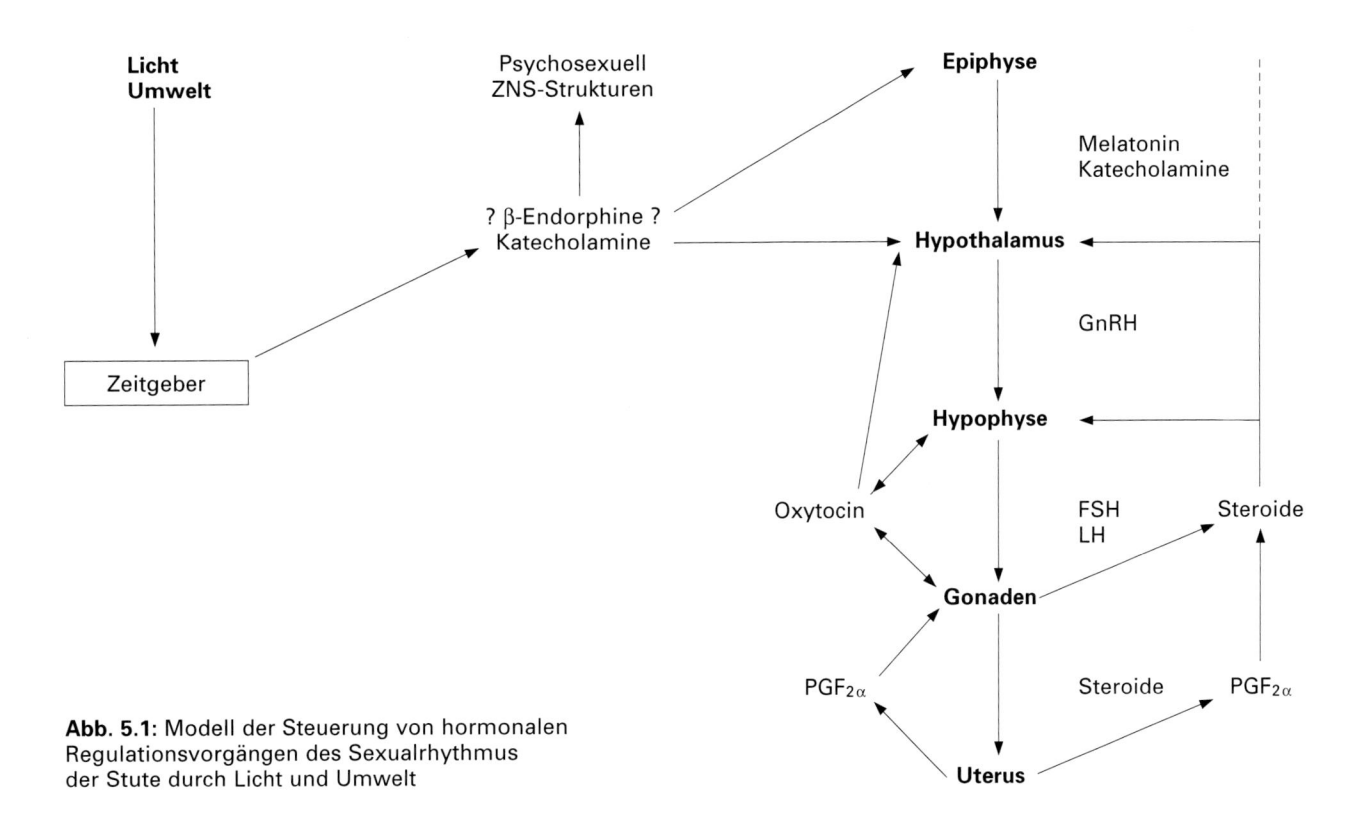

Abb. 5.1: Modell der Steuerung von hormonalen Regulationsvorgängen des Sexualrhythmus der Stute durch Licht und Umwelt

ten Umweltfaktoren sind vor allem die Tageslichtdauer, die Fütterung und das Klima. Als Zeitgeber für die sexuelle Stimulation (länger werdende Tage) bzw. Unterdrückung (kürzer werdende Tage) fungiert die Lichteinwirkung, wobei die Tagesdämmerung als ausschlaggebendes Signal aufzufassen ist. Wichtig scheint in diesem Zusammenhang zu sein, daß es 9,5–10,5 Stunden nach Einbruch der Nacht wieder hell werden oder sein muß (photosensitive Phase), damit das Stimulationssystem in Gang gesetzt wird. Beim Pferd als »Langtagtier« wird demnach die sexuelle Hauptsaison von April bis August zu erwarten sein. Extreme, natürlich kaum vorkommende Lichtprogramme mit 20 Stunden Licht haben allerdings wieder einen negativen Einfluß auf die Ovaraktivität (PALMER und DRIANCOURT, 1981). Dieses photoperiodische Regelsystem (Abb. 5.1) führt über die Epiphyse zur Freisetzung von Melatonin und im Gefolge von diesem zur Gn-RH (Gonadotropin-Releasinghormon)-Sekretion aus dem Hypothalamus, welches den HVL (Adenohypophyse/Hypophysenvorderlappen) zur Ausschüttung der Gonadotropen Hormone veranlassen (SHARP et al., 1981). Wie diese biokybernetischen Systeme des ZNS ineinander verankert sind, ist für die Stute im einzelnen noch unbekannt, insbesondere ist die Rolle der Neurotransmitter, Katecholamine und endogenen Opiate noch nicht endgültig aufgeklärt.

Auf dem Blutwege gelangen die Gonadotropine zu ihren Effektororganen, den Ovarien, dem Uterus sowie den sekundären Geschlechtsorganen und beeinflussen auf diese Weise die Fortpflanzungsrhythmik (SHARP et al., 1981).

Ein objektiver, direkter Nachweis für derartig gesteuerte sexuelle Ruhe- bzw. Aktivitätsperioden läßt sich durch regelmäßige Progesteronmessungen als Ausdruck der vorhandenen bzw. fehlenden Gelbkörperfunktionen am Ovar darstellen (Abb. 5.2). Im Hinblick auf die saisonale Ansprechbarkeit im Fortpflanzungsrhythmus bestehen zwischen den Pferdetypen erhebliche Unterschiede. Schwere Schläge weisen hierbei die größte und leichtere Rassen die geringste Abhängigkeit auf. Neben dem Typ hat auch die geographische Lage des Beobachtungsstandortes einen Einfluß. So weisen Stuten in Nordafrika auch aus Europa importierte keine deutlichen Anöstrieperioden mehr auf, wogegen umgekehrt in Europa gehaltene Araberstuten eine saisonale Anöstrie entwickeln können.

Die Zykluslänge beträgt während der Paarungszeit durchschnittlich 20–23 Tage und wiederholt sich im allgemeinen regelmäßig. Dagegen ist die Rossedauer mit 3–12 Tagen von sehr unterschiedlicher Länge. Zu Beginn der Deckperiode (Übergangsphase) sind oft erheblich längere Rossen zu registrieren, als gegen Ende derselben (GINTHER, 1974).

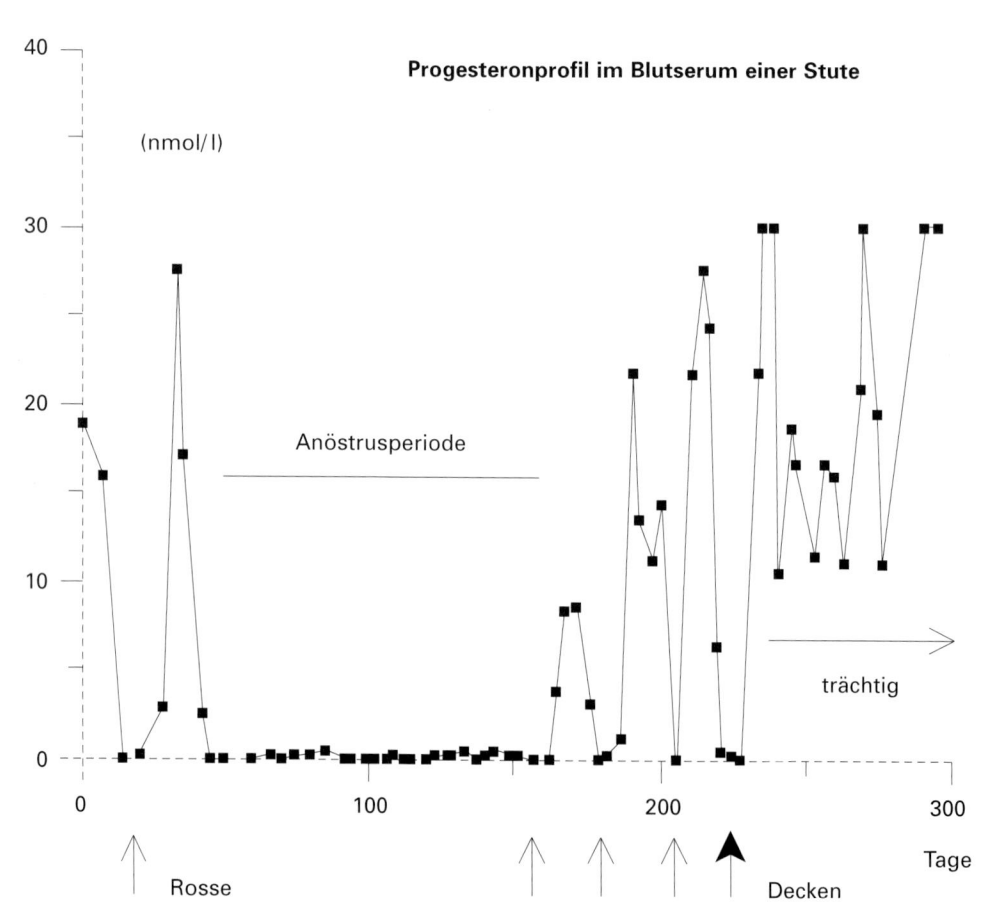

**Abb. 5.2:** Progesteronprofil im Blutserum einer Stute

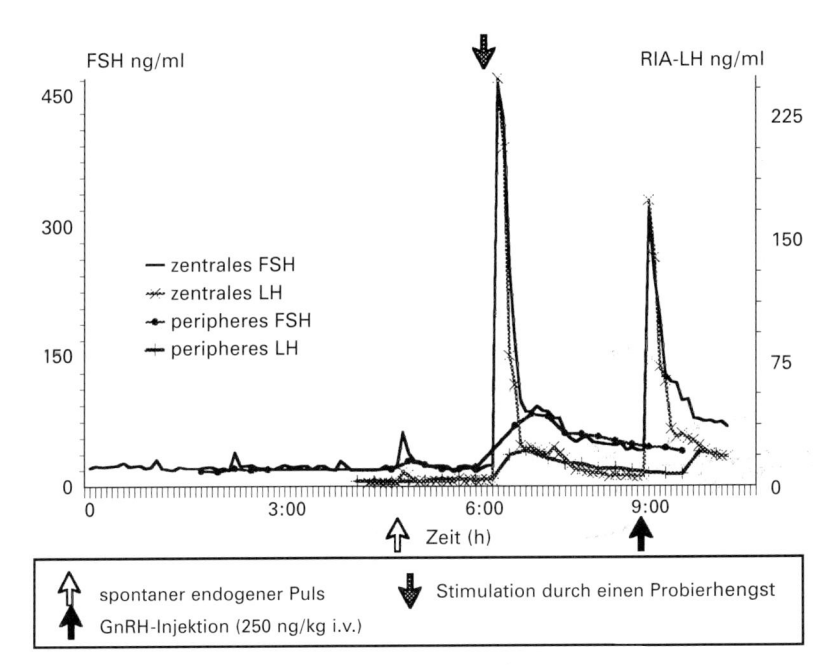

**Abb. 5.3:** Hormonkonzentrationen im venösen Abfluß der Hypophyse und vergleichend in der V. jugularis externa bei einer Stute in der *Lutealphase* bei einer Progesteronkonzentration von 3 ng/ml Blutserum, gewonnen aus der V. jugularis externa (nach PANTKE, 1990)

## Östrischer Zyklus

Das Hypothalamo-Hypophysen-System wird als das übergeordnete hormonale Regelzentrum des psychosexuellen Verhaltens der Stute angesehen. Die Verbindung zwischen Hypothalamus und HVL stellt das GnRH dar, welches episodisch freigesetzt wird und je nach Ausschüttungsfrequenz die Freisetzung von FSH (follikelstimulierendes Hormon) bzw. LH (luteinisierendes Hormon) fördert, was insbesondere in der Pubertät, zu Beginn der Decksaison sowie im Frühpuerperium beobachtet werden kann. FSH bewirkt am Ovar die Heranbildung der eizelltragenden Follikel. Während des Follikelwachstums und der Follikelreifung werden von diesem Östrogene gebildet, insbesondere $E_2$ (Östradiol-17ß). Erreicht der Östrogenspiegel im Blut einen Schwellenwert, so steigt die Anzahl der GnRH-Freisetzungen pro Zeiteinheit aus dem Hypothalamus über mehrere Tage, und es kommt zur präovulatorischen LH-Ausschüttung (GINTHER, 1979). Dieses LH-Freisetzungsmuster ist für die nachfolgende Ovulation sowie die Steroidhormonsynthese in den follikulären Thekazellen wichtig. Hierbei wird der Steroidmetabolismus auf die »Progesteronstufe eingestellt« und die Proliferationsphase unter Gelbkörpereinfluß ausgelöst. Bleibt eine Befruchtung der freigesetzten Eizelle aus, so wird der Gelbkörper zum *Corpus luteum (Cl) periodicum* und vom luteolytischen Faktor Prostaglandin $F_{2\alpha}$ ($PGF_{2a}$), welcher aus der Gebärmutterschleimhaut stammt, aufgelöst (LEIDL et al., 1978). Dadurch entfällt der hemmende Effekt des Progesteron auf die FSH-Freisetzung, und die Follikelreifung kann erneut beginnen (MERKT und KLUG, 1979).

Bei der Diskussion über hormonale Regulationsvorgänge in der Fortpflanzung muß berücksichtigt werden, daß hormonale Freisetzungen auch beim Pferd in episodischen Schüben erfolgen. Das heißt, daß gemessene Hormonwerte, insbesondere wenn sie entfernt von der Freisetzungsquelle bzw. dem Effektororgan erhoben wurden (*V. jugularis* für Hypophyse bzw. Ovaraktivitäten), unter diesem Aspekt sowie dem Verdünnungseffekt bzw. stoffwechselbedingten Abbauvorgängen interpretiert werden müssen (Abb. 5.3). Auf Messungen im Jugularisblut beruhen die meisten Aussagen zu hormonellen Regulationen. Eine direkte Aussagekraft kommt ihnen deshalb nur bedingt zu; eine solche haben dagegen Messungen möglichst nahe am Ausscheidungsorgan, wobei Vergleichsmessungen zur Peripherie entstehende Modifikationen aufzeigen können.

Bei Untersuchungen im Blut des venösen Hypophysenabflusses von Stuten während des Diöstrus konnte gezeigt werden, daß die LH- und FSH-Freisetzung unter dem psychosexuellen Stimulus eines Probierhengstes, ausgehend von sowohl qualitativ als auch quantitativ niederen Pulswerten auf hohe Werte ansteigen. Dieser Effekt ist auch durch GnRH-Gaben auslösbar. Die entsprechende Reaktion tritt innerhalb von 5 min nach Injektion eines GnRH-Präparates (i. v.) ein (Abb. 5.3). Bei Stuten im Anrossen sind diese Reaktionen schneller und stärker auslösbar als bei Stuten im Diöstrus. Rossige Stuten weisen vergleichsweise hohe und weiter steigende FSH-Freisetzungen auf, welche durch das Abprobieren sowie den Deckakt nicht verstärkt werden können. Durch die freigesetzten Gonadotropine, insbesondere das FSH, wird die Reifung des Graaf-Follikels gefördert (Abb. 5.4). Die Ovulation wird daraufhin durch den präovulatorischen LH-Peak ausgelöst. Diese präovulatorische, plötzlich auftretende und sehr hohe LH-Freisetzung wird insbesonde-

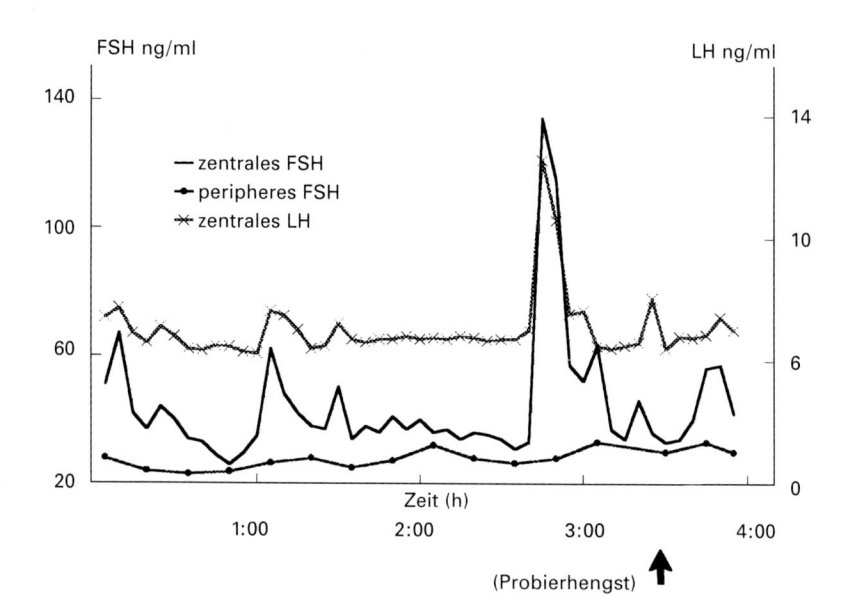

**Abb. 5.4:** Hormonkonzentrationen im venösen Abfluß der Hypophyse und in der V. jugularis externa bei einer *rossigen Stute* einen Tag ante ovulationem. Zentrales FSH und LH wird spontan unregelmäßig hochfrequent pulsatil mit 1 Puls/h freigesetzt (nach PANTKE, 1990)

re durch Östrogene aus dem zunehmend reifer werdenden Graaf-Follikel hervorgerufen. Danach kommt es zum Abfall der frequenten Gonadotropinfreisetzung. Eine in diesem Zusammenhang mitgeteilte zweigipflige FSH-Sekretion scheint auf zyklusabhängige unterschiedliche biologische Aktivitäten aufgrund unterschiedlichen Gehaltes an Sialinsäure zurückzuführen zu sein und keine freisetzungsrhythmischen Ursachen zu haben. Diese Charakteristika in der Freisetzung der gonadotropen Hormone sind bei der Stute also einerseits durch den GnRH-Pulsgeber und andererseits durch ihre unterschiedliche biologische Aktivität bedingt und durch Messungen im Jugularisblut nicht eindeutig feststellbar (PANTKE et al., 1990). Die LH-Freisetzung verhält sich im Rhythmus gleichsinnig zur FSH-Ausschüttung, was dafür spricht, daß auch bei der Stute ein einheitliches GnRH für die Freisetzung der Gonadotropine LH und FSH verantwortlich ist. Für die LH-Sekretion vor der Ovulation wirkt die Östrogenfreisetzung aus dem reifenden Follikel stimulierend. Eine Feststellung, die an einer ovariektomierten Stute eindeutig gezeigt werden konnte (Abb. 5.5) (PANTKE, 1990).

In Abbildung 5.5 sind die entsprechenden Hormonprofile von LH und Progesteron dargestellt, wie sie im hypophysennahen (LH) sowie peripheren Blut (Progesteron) über zwei Zyklen gemessen werden konnten.

Solche endokrinen Freisetzungen zeigen sich in ovariellen Reaktionen. Diese Vorgänge können mit Hilfe von klinischen und Ultraschalluntersuchungen verfolgt werden. Die hierbei festzustellende Dynamik der Follikelentwicklung weist eine größere Zahl heranwachsender und atresierender Blasen auf, als bisher angenommen wurde.

**Abb. 5.5:** FSH- und LH-Plasmakonzentrationen im venösen Abfluß der Hypophyse (zentrales FSH, LH) und in der V. jugularis externa (peripheres FSH, LH) bei einer *ovariektomierten Stute* zu einer Jahreszeit, in der intakte Stuten überwiegend zyklische Ovaraktivitäten zeigen. Zentrales FSH und zentrales LH werden spontan unregelmäßig, hochfrequent pulsatil mit < 1 Puls/h freigesetzt (nach PANTKE, 1990)

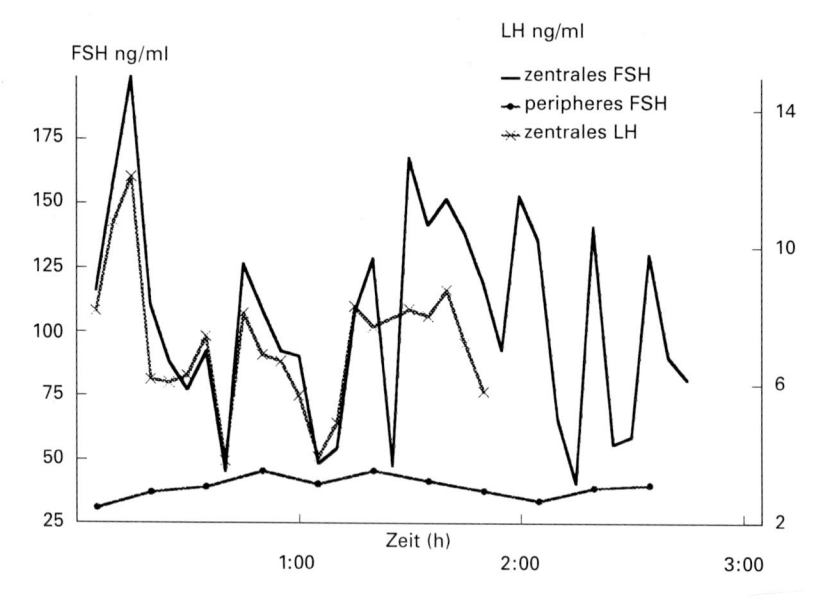

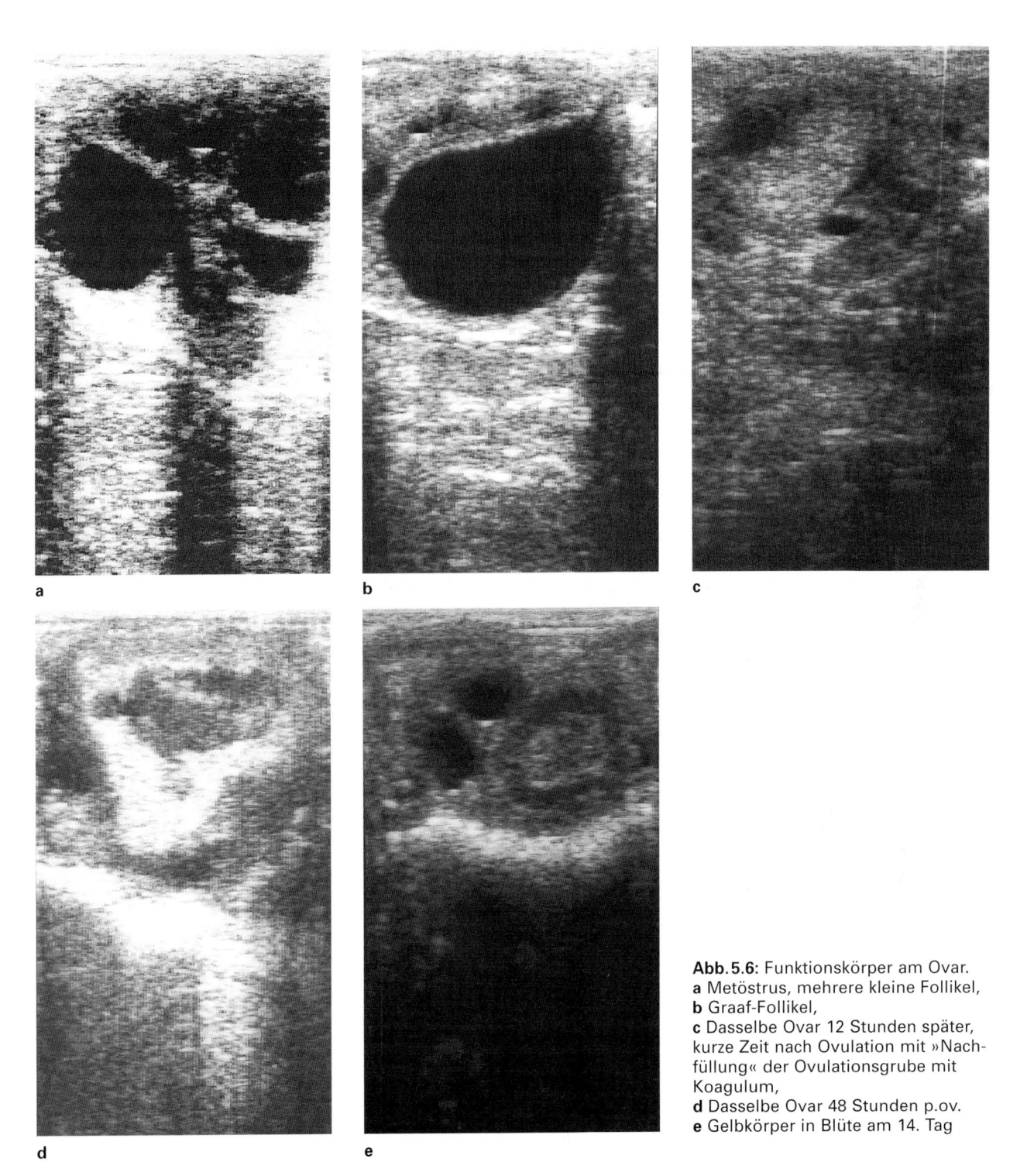

**Abb. 5.6:** Funktionskörper am Ovar.
a Metöstrus, mehrere kleine Follikel,
b Graaf-Follikel,
c Dasselbe Ovar 12 Stunden später, kurze Zeit nach Ovulation mit »Nachfüllung« der Ovulationsgrube mit Koagulum,
d Dasselbe Ovar 48 Stunden p.ov.
e Gelbkörper in Blüte am 14. Tag

Im allgemeinen wurde aufgrund klinischer Erhebungen davon ausgegangen, daß durchschnittlich 2,4 Follikel (> 2 cm) bei Ponystuten und 3,3 Follikel bei Reitpferden pro Ovar und Östrus gefunden werden können (PALMER, 1987). Zur Ovulation gelangen zumeist Follikel mit einem Durchmesser > 4 cm, welche bei der Palpation eine weiche, fluktuierende Konsistenz aufweisen (GLATZEL et al., 1981) (Abb. 5.6 a–e und a+b, Tafel 10, Abb. a+b, Tafelteil).

Zur Ovulation, welche zumeist am letzten Tag der Rosse stattfindet, gelangt im allgemeinen nur ein Follikel bei Progesteronwerten bis zu 2ng/ml Blut. Dies ist die Ursache für die Uniparität der Pferde. Die Ovulation findet im Bereich der Ovulationsgrube statt, welche sich an der Medianseite des Ovars befindet. Mehrfachovulationen können vorkommen, je nach Rasse bis zu 25% pro Zuchtsaison.

## 5.1.1.2 Gravidität

Kommt es nach der Freisetzung der Eizelle innerhalb von 2–12 Stunden zur Befruchtung, so wird aus dem zyklischen Gelbkörper ein *Corpus luteum graviditatis*, welches bei der Stute über den Zeitraum einer Corpus-luteum-periodicum-Phase hinaus Progesteron sezerniert. Dieser primäre Gelbkörper wird bereits in der Frühträchtigkeit durch funktionstüchtige sekundäre *Corpora lutea (Corpora auxiliaria)*, welche sich um den 40.–60. Tag der Gravidität ausbilden, abgelöst. Derartige Gelbkörper werden aus klinisch nachweisbaren Follikeln gebildet. Ein Teil dieser Follikel luteinisiert ohne Ovulation, wogegen dies andere unter Freisetzung reifer befruchtungsfähiger Eizellen können. Dieses Phänomen kann dann zur Nachschwängerung (Superfetation) führen (SQUIRES et al., 1987).

Auch die sekundären Hilfsgelbkörper (*Corpora lutea auxiliaria*) fallen letztlich der Regression anheim (ALLEN, 1974). Deshalb ist die Plazenta ab dem ca. 200 Trächtigkeitstag der einzige Ort für die Progesteronsekretion. Welche Rolle das PMSG (pregnant mare serum gonadotropin) bei der Ausbildung der Hilfsgelbkörper spielt, wird gegensätzlich diskutiert. Dieses Glykoproteid weist sowohl FSH- als auch LH-Wirkungen auf und wird in lokalisierten »Cups« der Endometriumschleimhaut ab dem 32.–40. bis zum 120.–130. Trächtigkeitstag nachweislich gebildet. Diese Endometriumkrypten werden von fötalen, aus dem Choriongürtel stammenden Zellen besiedelt. Die Sekretion des PMSG wird auch nach einem frühzeitigen Verlust des Embryos bis zum ca. 120. Tag nach dem letzten Bedecken aufrechterhalten.

Interessanterweise wird das PMSG nicht von allen Equiden gleichermaßen gebildet. So kann bei Eselstuten, welche einen Maulesel tragen, das PMSG nur in geringerem Maße nachgewiesen werden. Bei von Eselhengsten gedeckten Pferdestuten ist dieses Hormon in noch geringen Mengen festzustellen, und bei reinen Eselföten fehlt das PMSG vollständig.

Bei der Stute können in einer Häufigkeit bis zu 25% Doppelovulationen beobachtet werden (MERKT und KLUG, 1979). Eine hieraus resultierende Zwillingsträchtigkeit wird meistens durch einen Reduktionsfaktor zwischen dem 7. und 11. Trächtigkeitstag zur Einlingsträchtigkeit zurückgeführt (WOODS und GINTHER, 1983). Das Resorptionsgeschehen soll bei gleichzeitigen Ovulationen sicherer wirken als bei zeitlich versetzter Freisetzung der Eizellen (MERKT, 1985). Nicht befruchtete Oozyten verbleiben häufig in den Eileitern und sterben hier ab.

Allgemein wird eine Tragezeit von 323–350 ± 10 Tagen beim Pferd angenommen. Nach Untersuchungen von VANDEPLASSCHE (1986) kann jedoch auch eine Entwicklungspause von 3–5 Wochen beim Pferdefötus auftreten, welche die Tragezeit entsprechend verlängert. In derartigen Fällen kommt es zu einem Stillstand der Fruchtentwicklung zwischen dem 16. und 35. Tag p. c. In dieser Zeit können die peripheren Progesteronwerte niedrig, jedoch nie unter 1 ng/ml Blut liegen. Dieses Phänomen sollte vor Auslösung der Luteolyse durch Nachuntersuchungen abgeklärt werden.

Die äußeren Kriterien, die auf eine Trächtigkeit hindeuten, sind:
– beobachtete Bedeckung,
– Ausbleiben der regelmäßig wiederkehrenden Rosse länger als 21 Tage,
– Zunahme der Leibesfülle ab dem 5. Trächtigkeitsmonat (insbesondere im ventralen Abdominalbereich),
– sicht- bzw. fühlbare Fruchtbewegungen, fühlbar durch die Bauchwand (insbesondere nach der Tränke mit kaltem Wasser) ab dem 7. Trächtigkeitsmonat,
– Aufeutern,
– Einfallen der Beckenbänder und Schwellung der Scham ab dem 10. Monat der Trächtigkeit.

## 5.1.2 Klinik der Trächtigkeit

### 5.1.2.1 Graviditätsuntersuchungen in der Frühträchtigkeit

Der Embryo ist zwischen 15. und 28. Tag p. c. zu Migrationen von einen zum anderen Uterushorn in der Lage, was mit sonographischen Untersuchungen nachgewiesen werden kann, da die Fruchtblase von 0,5–1,0 cm Durchmesser ab dem 8.–9. Trächtigkeitstag nachweisbar ist. Sie erreicht am 14. Tag p. c. eine Größe von 1,1 cm und von ca. 6 cm Durchmesser am 38. Tag der Trächtigkeit. Zu dieser Zeit nimmt der Embryo Pferdegestalt an. Die bisher runde bis rundovale Form der Chorionblase streckt sich und nimmt ab jetzt die gesamte Uterushöhle ein.

Mit Hilfe der klinischen Untersuchung kann bereits 20–30 Tage nach dem Bedecken eine weitgehend sichere Aussage über eine bestehende Gravidität gemacht werden. Die ersten transrektal palpatorisch feststellbaren Befunde sind eine ca. hühnereigroße, in Richtung mütterlichem Abdomen weisende Ausbuchtung im trächtigen Horn unweit der Bifurkation. Außerdem zeigt das »trächtige Horn« eine starke Sensibilität und Kontraktionsbereitschaft, insbesondere im Bereich des Fruchtsäckchens. Seltener sind derartige Frühträchtigkeitsbefunde nahe der Hornspitze bzw. im Uteruskörper zu erheben. Fruchtteile sind im allgemeinen ab dem 90. bis 120. Tag p. c. zu ertasten. Diese Untersuchungen können durch Ultraschallkontrollen abgesichert werden, was im Hinblick auf Fruchtverluste bzw. Zwillingsträchtigkeit von Bedeutung sein kann (Abb. 5.7a–e).

Die Zwillingsträchtigkeit ist als Risikoschwangerschaft unerwünscht (s. Tab. 5.1). Zur Vermeidung wurde versucht, bei klinisch festgestellten doppelten Ovulationen, die entsprechende Rosse nicht zu nutzen (SQUIRES et al., 1987). Die anfänglichen Mißerfolge mit dieser Maßnahme sind seit der Einführung der Ultraschalldiagnostik in

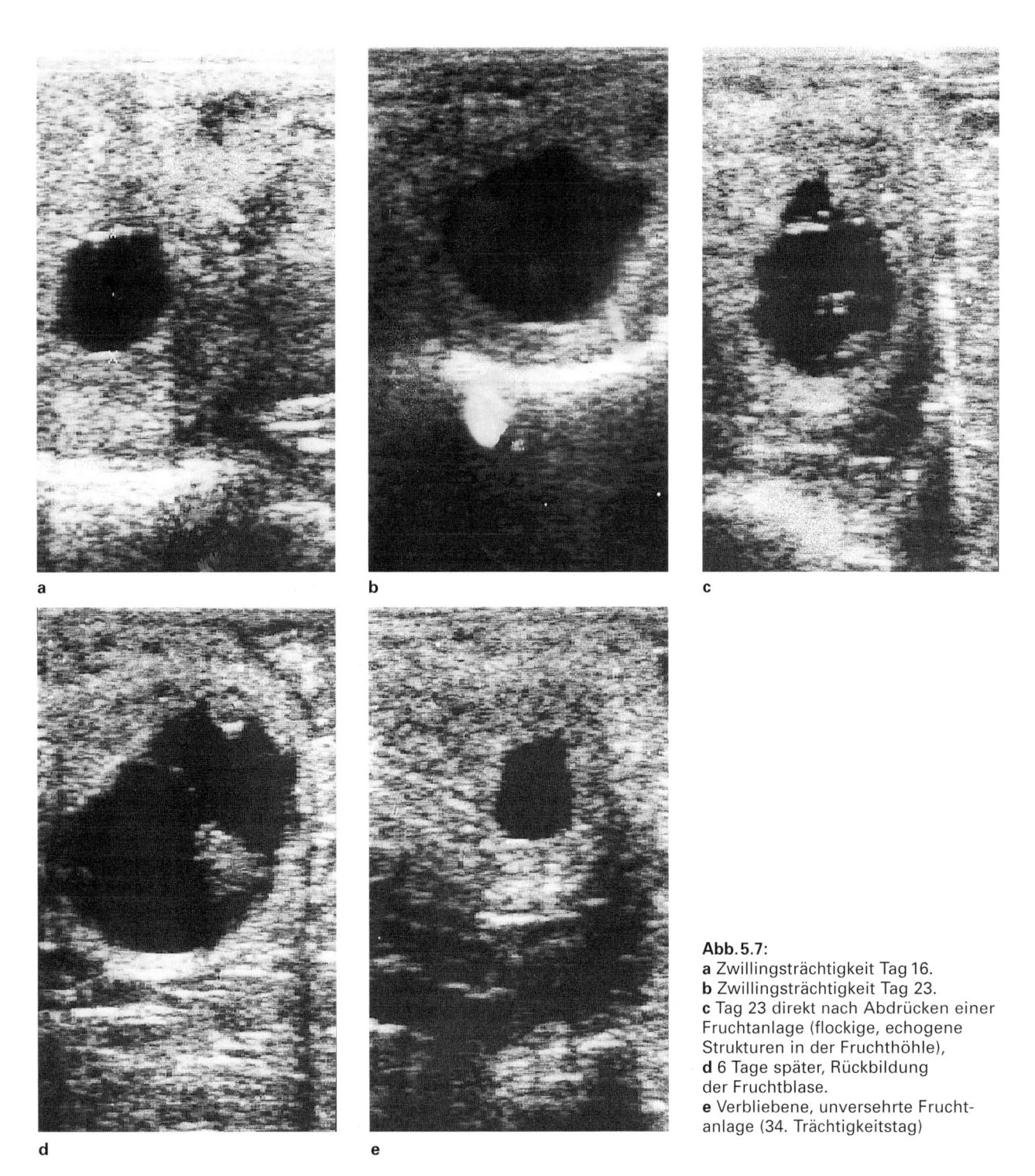

**Abb. 5.7:**
**a** Zwillingsträchtigkeit Tag 16.
**b** Zwillingsträchtigkeit Tag 23.
**c** Tag 23 direkt nach Abdrücken einer Fruchtanlage (flockige, echogene Strukturen in der Fruchthöhle),
**d** 6 Tage später, Rückbildung der Fruchtblase.
**e** Verbliebene, unversehrte Fruchtanlage (34. Trächtigkeitstag)

die Ovarkontrolle weitgehend überwunden worden, so daß heute Doppelovulationen mit großer Sicherheit festgestellt werden können und die Nutzung der Rosse gezielt vorgenommen werden kann oder unterbleibt.

Eine weitere Maßnahme zur Vermeidung von Zwillingsträchtigkeiten sieht MERKT (1985) in einer frühzeitigen Trächtigkeitsfeststellung vor dem 30. Tag p.c., um dann im Falle einer Zwillingsträchtigkeit ein Fruchtsäckchen erfolgreich abzudrücken. Durch manuelle Kompression massiert man zunächst eine der Fruchtanlagen in Richtung Hornspitze, um sie dort zu zerdrücken. Diese Maßnahme kann unter Ultraschallkontrolle erfolgen. Dabei wird das Fruchtbläschen mit dem Schallkopf gegen die Darmbeinsäule bis zur Ruptur seiner Hüllen und Auslaufen seines Inhaltes gedrückt (s. Abb. 5.7a – e).

Eine weitere Möglichkeit besteht, insbesondere nach fehlgeschlagenem »Abquetschversuch«, in der Aborteinleitung und Neubelegung der Stute. Als Alternative emp-

**Tab. 5.1:** Ursachen von Trächtigkeitsverlusten beim Pferd (Aborte in Prozent)

| Autor | Swerczek (1986) | Merkt (1985) |
|---|---|---|
| Ursache | % von Aborten n = 935 Aborte | % von Aborten n = 1357 Aborte |
| Zwillinge | 19,1 | 39,0 |
| Infektionen | 29,8 | 29,0 |
| davon: Viren<br>Bakterien | 14,1<br>12,5 | 10,6<br>11,5 |
| Hefen, Mykosen | 2,6 | 1,4 |
| Mischinfektionen | nicht ausgewiesen | 1,1 |
| Mißbildungen und sonstige Erkrankungen | 9,7 | 7,5 |
| unbekannte Ursachen | nicht ausgewiesen | 28,0 |

fehlen MERKT et al. (1982) eine ca. 2wöchige Reduktion an Futter, wodurch die schwächere Fruchtanlage der Resorption anheimfallen soll.

Bei der Feststellung der Frühgravidität stellt die vaginale Untersuchung eine weitere Hilfe dar. Hierbei ist das Scheidengewölbe durch eine charakteristische schachbrettartige Zeichnung mit blasser, bisweilen bläulicher, trockener, matter Schleimhaut und engen Gefäßkonturen gekennzeichnet. Der äußere Muttermund ragt dann zapfenförmig in den Scheidenraum vor, ist fest verschlossen und weist oft den Eindruck eines verklebten Stumpfes auf. Dieser zähpappige Schleimhautüberzug wird auch beim Vordringen des Spekulums als Widerstand spürbar.

Die Diagnosestellung sollte, insbesondere im negativen Falle (»Anzeichen einer Frühträchtigkeit liegen nicht vor«), sorgfältig überlegt werden. Aus dieser Aussage ergeben sich oft folgenschwere Konsequenzen wie Prostaglandineinsatz bzw. Verkauf oder Tötung der Stute. Deshalb ist im Zweifelsfall eine Nachuntersuchung in Abständen von 7–14 Tagen vorzunehmen, um eine endgültige Klärung des Sachverhalts herbeizuführen.

In diesem Zusammenhang ist darauf hinzuweisen, daß durch ein Sedieren der Stute das Untersuchungsergebnis aufgrund einer medikamentös bedingten Tonusänderung der Gebärmutter verfälscht sein kann.

Eine Fehldiagnose ist auch bei einer Retroflexion des tragenden Uterushornes möglich. Diese kann im Anschluß an eine vaginale Untersuchung im allgemeinen zurückverlagert werden. Hierbei wird die Hand über die mit Luft gefüllte Vagina geschoben und das zurückgeschlagene Horn vorsichtig aus seiner Verlagerung hervormassiert bzw. umfaßt und herausgezogen.

Die transrektale Untersuchung muß äußerst sorgfältig durchgeführt werden, wobei der Untersucher auf den Daumen und den kleinen Finger der untersuchenden Hand achten muß. Diese Vorsicht ist besonders während der recht ausgeprägten peristaltischen Darmkontraktionen des Pferdes notwendig. Während solcher Darmbewegungen sollte der Untersucher seine untersuchende Hand am besten aus dem Darmrohr herausziehen. Danach müssen Hand und Darm erneut gut gleitfähig gemacht werden, bevor die Untersuchung fortgesetzt wird. Daß die Stuten zur transrektalen Untersuchung zu sichern sind (Spannzeug zum Ausbinden der Hintergliedmaßen, Stroh oder Heuballen zwischen Untersucher und Hinterhand oder rückwärtiges Heranführen der Stute vor einen beidseitig zugänglichen Trog bzw. Hochhalten einer Vorderextremität usw.) sollte selbstverständlich sein. Eine medikamentöse Ruhigstellung darf nur im äußersten Notfall ins Auge gefaßt werden und dann auch nur mit Medikamenten, welche eine mögliche Trächtigkeit nicht beeinflussen. Unter Berücksichtigung dieser Kautelen sowie ruhigem, sicherem und vorsichtigem Untersuchen kann die Gefahr einer Verletzung der fragilen Schleimhaut bzw. gar tödlichen Perforation der Darmwand vermieden werden.

Wenn frisches Blut an der untersuchenden Hand festgestellt wird, sollte sorgfältig die Ausdehnung und Tiefe der Verletzung abgeklärt und im Zweifelsfall eine sofortige Einweisung in eine Pferdeklinik unter hoher antibiotischer sowie spasmolytischer Versorgung bzw. Sedierung vorgenommen werden. Zu den in diesem Zusammenhang stehenden Rechtsstreitigkeiten hat MERKT (1977) Stellung genommen (siehe auch 3.9.14).

### 5.1.2.2 Graviditätsuntersuchung in der fortgeschrittenen Trächtigkeit

Mit fortschreitender Trächtigkeit erweitert sich das tragende Uterushorn durch die Größenzunahme der Frucht, der Zunahme an Fruchtwasser und der sich deshalb ausdehnenden Fruchthüllen. Diese bestehen aus dem zottentragenden Chorion und dem damit verklebten Allantois sowie dem fruchttragenden Allantoamnion- und der von Ausscheidungsprodukten gefüllten Allantoisblase. Zum 60.–70. Tag der Trächtigkeit ist die Frucht mit Fruchtblasen dann soweit aufgetrieben, daß deren Ausdehnung oft nur noch schwer festzustellen ist, auch weil sie sich zu dieser Zeit in den Uteruskörper hineinschiebt. Die plazentare Verankerung ist jedoch noch nicht vollständig und fest. Ein Eihautgriff ist bei der Stute wie beim Rind aufgrund der Entwicklung der Fruchthüllen (*Allantochorion*) und deren Verankerungsform (*Placenta diffusa*) nicht möglich. Außerdem steht diesem Untersuchungskriterium der ständige Tonus der Uteruswand sowie die gebotene Vorsicht bei der transrektalen Untersuchung entgegen.

Fruchtteile können vom 90.–120. Graviditätstag an ertastet werden, wobei der Fötus zunächst als faustgroße Struktur festzustellen ist, welche mit fortschreitender Entwicklung immer deutlichere Differenzierungen der Körperteile zuläßt. Mit Hilfe von Ultraschalluntersuchungen können ab der 6. Woche die Pulsation von Nabelgefäßen und die Herzaktionen festgestellt werden. Ab dem 5. Trächtigkeitsmonat sind deutliche Fruchtteile zu ertasten.

## Indirekte Nachweismethoden der Trächtigkeit

Die bekannteste indirekte Nachweismethode ist die Feststellung von PMSG im Blut der Stute zwischen dem 40. und 120. Tag der Trächtigkeit (Abb. 5.8), (ALLEN, 1967). Dieses Trächtigkeitsprotein wird qualitativ in verschiedenen Nachweissystemen erfaßt. Der älteste hier zu nennende und auch heute noch durchgeführte Test ist das von ASCHHEIM und ZONDEK (1927) entwickelte Nachweisverfahren am Eierstock juveniler Ratten. Weit verbreitet ist der MIP-Test als Hämagglutinations-Hemmungs-Test bzw. der Latex-Test, als direkter Agglutinationsnachweis (Tafel 10, Abb. c, d, Tafelteil). Diese Methoden haben eine absolute Sicherheit für den Nachweis von PMSG. Hierbei muß jedoch berücksichtigt werden, daß die Endometriumkrypten auch nach Absterben oder Verlust der Frucht das PMSG bis zum 120. Tag weiter sezernieren (ALLEN und MOOR, 1972), so daß die Möglichkeit des falsch positiven Ergebnisses in bezug auf die Gravidität einkalkuliert werden muß. Trotzdem behalten diese Nachweismethoden ihre Bedeutung insbesondere für Pony- und Kleinpferdstuten, bei denen bestimmte klinische Untersuchungen aus anatomischen Gründen nicht durchgeführt werden können.

Der Nachweis von Östrogenen im Harn bzw. Kot der Stute ist erst nach dem 150. Tag der Trächtigkeit beweisend. Hierfür wurden früher der CUBONI-Test und der ALLAN-DOISY-Test als chemische Nachweismethoden herangezogen. Heute verwendet man spezifische RIA-(Radio-Immuno-Assay-) bzw. EIA-(Enzym-Immuno-Assay-)Methoden.

## Differentialdiagnostische Befunde zur Trächtigkeit

Vor allem im ersten Drittel der Trächtigkeit kann eine Verwechslung der Gebärmutter mit der gefüllten Harnblase stattfinden. Deshalb sollte in Zweifelsfällen die Harnblase durch Katheterisierung entleert werden (MERKT et al., 1978).

Insbesondere bei der Frühträchtigkeitsuntersuchung können zystische Gebilde in der Uterusmukosa zu sonographischen Fehlinterpretationen führen. Konsistenz und Sensibilität der Uteruswand im Bereich dieser Gebilde entsprechen jedoch nicht derjenigen bei Trächtigkeit, und die Form derartiger Gebilde erscheint unregelmäßig im Gegensatz zu den runden Formen der Fruchtblasen im Ultraschallbild (Abb. 5.9 a+b). Derartige flüssigkeitsgefüllte Zysten können einzeln oder in »Beeten« auftreten. Hierbei fehlt die für die Trächtigkeit typische Sensibilisierung der Uteruswand, die gleichmäßige Beschaffenheit des Uterushorns sowie der homogene Uterusinhalt (5.9 c). Weitere differentialdiagnostisch bedeutsame Erscheinungen sind die *Pyometra* bzw. die Endometriose (Abb. 5.9 d), welche in diesem Zusammenhang besonders nach einem Fruchttod (Abb. 5.10) bzw. Bedecken mit kontaminiertem Samen eintreten können. Hierbei ist jedoch häufig das Allgemeinbefinden der Stute in Mitleidenschaft gezogen bzw. ein Ausfluß erkennbar. Darüber hinaus fehlen bei der Betastung der Gebärmutter die entsprechenden Zeichen der Trächtigkeit.

Weitere Fehlinterpretationen können aufgrund einer Erweiterung bzw. Anschoppung im rechten Colon oder der fälschlicherweise aufgesuchten Beckenflexur desselben auftreten (ROBERTS, 1986).

Selten sind auch Tumoren, zumeist Leiomyome, in der Uterusschleimhaut festzustellen, was ebenfalls zu entsprechenden Verwechslungen führen kann. Neben derartigen, zu Fehlinterpretationen führenden Untersuchungsergebnissen sollte in diesem Zusammenhang noch die verzögerte embryonale Entwicklung angeführt werden (VANDEPLASSCHE, 1986).

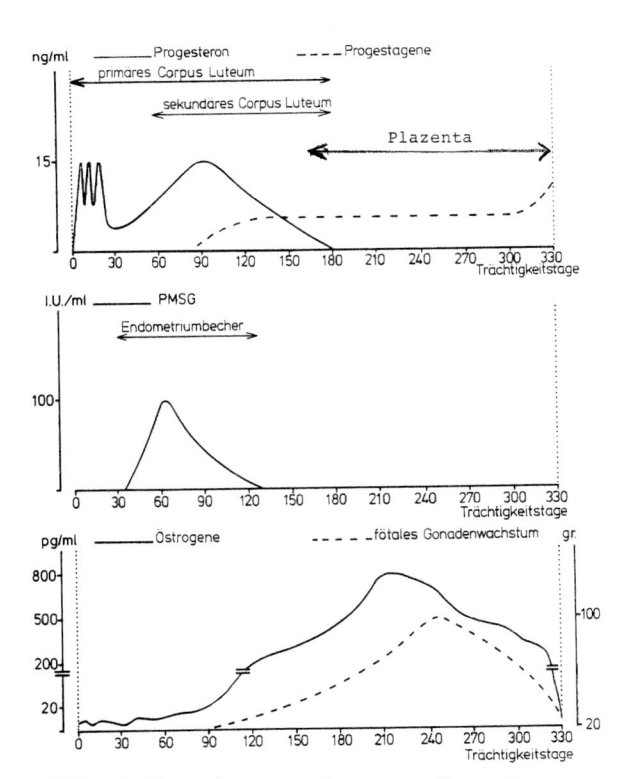

**Abb. 5.8:** Plasmakonzentrationen von Progesteron, Progestagenen, PMSG und Östrogenen während der Trächtigkeit und des fötalen Gonadenwachstums

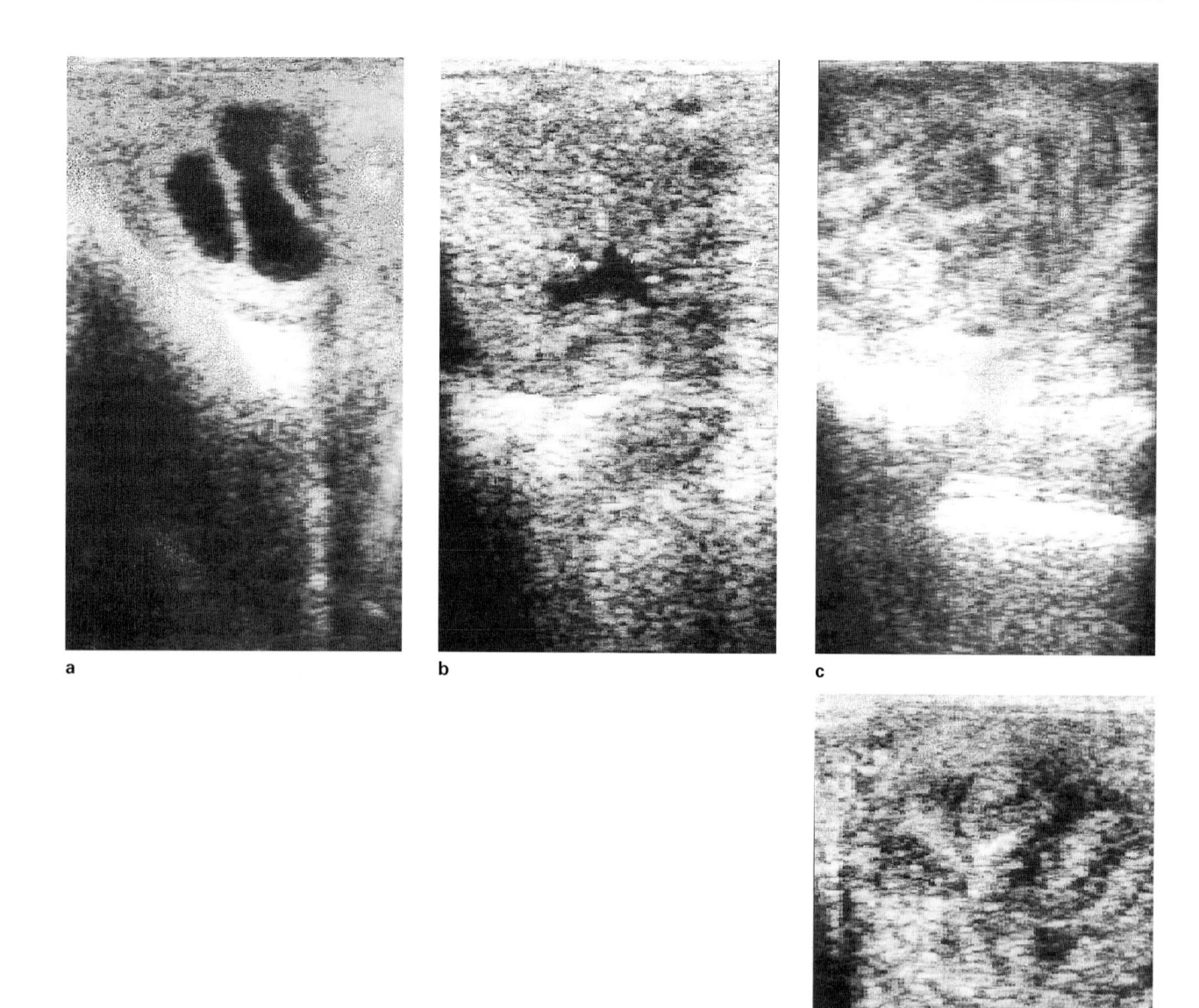

**Abb. 5.9:** Zustände im Uteruslumen.
**a** Uterusschnitt mit flüssigkeitsgefüllten Zysten in der Uteruswand.
**b** Intrauterine Flüssigkeitsansammlung.
**c** Krankhafte Proliferation der Uterusschleimhaut (Endometriose).
**d** Physiologisches Ultraschallbild des Uterus einer Stute in der Hauptrosse mit Radspeicherstruktur

## 5.1.2.3 Trächtigkeitsverluste

Als Ursachen von Trächtigkeitsverlusten können von der Stute, der Frucht und der Plazenta ausgehende Störungen sowie infektiöse und nichtinfektiöse Faktoren angesprochen werden. Die Bedeutung der einzelnen Faktoren ist aus Tabelle 5.1 ablesbar.

### Embryonale Resorption

Nach MERKT (1985) enden in der Vollblutzucht etwa 8% der Frühträchtigkeiten durch embryonalen Tod mit anschließender Fruchtresorption vor dem 60. Graviditätstag. Der Abort nach dem 60. Graviditätstag wird mit weiteren 7,5% der Trächtigkeiten angegeben. Eine Vorhersage dieses Ergebnisses ist auch mit Hilfe von Progesteronmessungen nicht möglich (IRVINE et al., 1980).

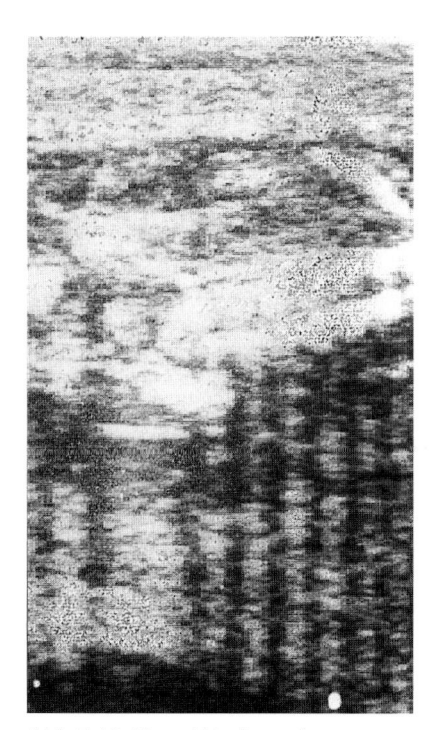

**Abb. 5.10:** Neun Wochen alter Embryo nach Fruchttod

Als Ursachen für eine Fruchtresorption werden vielfältige Faktoren angenommen, wie chromosomale Aberationen von seiten der Frucht, Störungen in der Gebärmutterwand, hormonale Einflüsse sowie Unterversorgung der Früchte mit Nährstoffen, insbesondere bei säugenden Stuten mit Fohlen bei Fuß. Aber auch vom Hengst ausgehende Störungen wie Alterung der Hengste, präsenile Hoden oder Bereitung von Spermien zu Kryosperma bzw. dessen physikalische und chemische Vorbehandlung für die künstliche Samenübertragung werden in diesem Zusammenhang diskutiert. Erfolgreiche vorbeugende Maßnahmen zur Verhinderung der Fruchtresorption konnten weder durch Hormongaben noch durch allgemeine Therapiemaßnahmen erreicht werden. Im Verdachtsfall empfehlen GÜNZEL und MERKT (1979) die Verabreichung von Gestagenen. Wobei es nach Untersuchungen von STOLLA und LEIDL (1979) zweifelhaft erscheint, ob die Verabreichung von Progesteron bzw. anderer gestagener Substanzen von prophylaktischem Wert ist. Andererseits gefährdet eine solche Medikation auch bei unbegründetem Eingreifen den Fortbestand der Trächtigkeit nicht.

## Abort

Unter Abort (*Abortus immaturus*) wird die Ausstoßung einer nicht lebensfähigen Frucht verstanden, was beim Pferd nach allgemeiner Erfahrung bis zur 34. Graviditätswoche der Fall ist. Hiervon abzugrenzen ist die Frühgeburt (*Abortus praematurus*), wobei die Frucht bereits eine gewisse Überlebenschance besitzt. Angaben über das Verwerfen der Stute variieren zwischen 4 und 6%.

Über Aborte vor dem vierten Trächtigkeitsmonat wird seltener berichtet.

Bei den nichtinfektiösen Ursachen dominiert die Zwillingsträchtigkeit, gefolgt von den unbekannten Ursachen. Unter dieser Rubrik werden insbesondere hormonale Dysregulationen zusammengefaßt, wobei eine ungenügende Progesteronsynthese durch die Plazenta bei fortgeschrittener Trächtigkeit vermutet wird. Die Abortauslösung durch exogene Faktoren wie Traumen oder Schrecksituationen wird oft überschätzt (MERKT, 1985). Auch die tierärztliche Untersuchung stellt so gut wie keine auslösende Abortursache dar (WOHANKA, 1961).

Die infektiösen Abortursachen werden in die sporadisch auftretenden, zumeist bakteriell bedingten und die enzootisch auftretenden Viruserkrankungen unterschieden.

Die häufigsten abortauslösenden bakteriellen Infektionen werden durch ß-hämolysierende Streptokokken, *Streptococcus zooepidemicus*, Colikeime, Klebsiellen, *Pseudomonas aeruginosa*, *Salmonella abortus equi*, Brucellen, *Streptococcus equi* sowie Staphylokokken hervorgerufen. Zumeist ereignen sich die Infektionen als aufsteigende Invasion durch den Zervixkanal. Hierauf folgt eine Besiedlung der Plazenta mit nachfolgender Einwanderung der Keime in die Allantois- und Amnionhöhle, um letztlich die Frucht zu erreichen, wo sie häufig in Magen und Lunge gefunden werden können.

Der zweite Infektionsweg ist die absteigende Besiedlung der Plazenta aus dem mütterlichen Blutkreislauf, was dann auch zu enzootischem Auftreten der Aborte führen kann (Salmonellen, Leptospiren, Brucellen). Diese Keime verursachen zumeist Spätaborte oder Neugeborenenerkrankungen.

Für die Prophylaxe von bakteriell bedingten Abortursachen ist besonders eine Verbesserung der allgemeinen hygienischen Bedingungen in den Zuchtbetrieben erforderlich, wozu auch die zuchthygienischen Untersuchungen zur Vorbereitung der Deckperiode sowie die Deckhygiene gehören. Im allgemeinen zeigen gesunde Stuten eine gute Abwehr gegen einen mäßigen »Keimdruck«. Erhöht sich die Keimdichte in der Umgebung, so werden auch Aborte verstärkt zu registrieren sein. Deshalb sollte, sobald eine Stute verfohlt hat, eine infektiöse Ursache angenommen werden, solange nicht das Gegenteil bewiesen wurde.

Es sollten folgende Maßnahmen nach festgestellten Aborten getroffen werden:

– eine mikrobiologische Untersuchung des Fötus sowie der Eihäute,
– die Isolierung der Stute nach vorheriger Reinigung,
– Untersuchung von Ausflüssen, Blut und Blutserum auf Erreger und Antikörper,

- Desinfektion der Box bzw. des Standplatzes,
- besondere Beseitigung der Einstreu bis zur Abklärung der Abortursache (Fohlenrosse),
- Desinfektion von Kleidung und Instrumentarium, welches mit der Stute in Kontakt war,
- evtl. Auslegen von Desinfektionsmatten (Tauchbäder für Fußbekleidung).

Nach erfolgtem Erregernachweis und Resistenztest kann mit entsprechenden Medikamenten eine gezielte antibakterielle Behandlung erfolgen.

Zu den bedeutendsten infektiösen Abortursachen gehört der Virusabort. Das Equine Herpesvirus I (Rhinopneumonitis-Virus) befällt die Atemwege der Pferde. Bei tragenden Stuten gelangt es in der zweiten Hälfte der Gravidität in die Frucht, was zum Abort im letzten Drittel der Trächtigkeit führen kann. Wird der Abort nicht ausgelöst, so werden lebensschwache Fohlen geboren, welche zumeist innerhalb des ersten Lebenstages sterben. Als weiteres Organsystem kann das Zentrale Nervensystem (auch beim Hengst) befallen werden, was Lähmungen verursachen und sogar zum Tode führen kann.

Als Bekämpfungsmaßnahme bietet sich die Impfung mit entsprechenden Vakzinen an. Hierbei muß jedoch darauf geachtet werden, daß flächendeckende Maßnahmen ergriffen werden, was in der Vollblutzucht zur Impfpflicht führte. Durch die Impfung induzierte Aborte konnten bislang nicht nachgewiesen werden (MERKT et. al., 1982).

Von geringerer Bedeutung sind Pilzinfektionen (*Aspergillus fumigatus*) als Abortursachen (SWERCZEK, 1986). Diese Keime dringen sowohl über das äußere Genitale und die Zervix als auch durch den Blutstrom in die plazentare feto-maternale Verbindung ein und bewirken eine Plazentaentzündung mit Unterversorgung der Früchte, weshalb diese letztlich absterben oder als unterentwickelte Föten geboren werden. Die Plazentaveränderungen können fehlen bzw. nekrotische, verdickte oder ödematisierte Formen aufweisen.

Als weitere Abortursachen kommen Protozoen in Betracht, wie *Trypanosoma equiperdum* (Dourine) sowie *Babesia equi* bzw. *caballi* (CAPORALE et al., 1980).

Die Übertragung von *T. equiperdium* geschieht durch den Deckakt und die Babesia-Infektion durch entsprechende Zeckenarten, insbesondere *Hyalomma dromedarii* und Rhipicephalus-Stämme. Ihr Vorkommen ist auf subtropische und tropische Standorte beschränkt.

### 5.1.2.4 Einleitung einer Geburt bzw. eines Aborts

Beim Pferd kann in jedem Stadium der Trächtigkeit ein Abort manuell ausgelöst werden (DE BOIS und NITSCHELM, 1982). Nach digitaler Erweiterung der *Cervix uteri* wird die Hand in das *Cavum uteri* vorgeschoben und eine Loslösung des Allantochorions von der Uterusschleimhaut möglichst großflächig vorgenommen. Gleichzeitig sollte versucht werden, die Eihäute zu sprengen. Wegen der hierbei unvermeidlichen Beschädigung der Schleimhaut, Verschleppung von Keimen und dadurch provozierten Infektionsgefahr wird eine derartige Manipulation nur im Ausnahmefall angewandt. Eine weitere, bis vor kurzem weitverbreitete Methode stellt die an mehreren Tagen wiederholte Uterusspülung mit physiologischer NaCl-, Lugol- oder Ethacridin-Farbstofflösung dar, wobei 250–1000 ml Spülflüssigkeit körperwarm, mit Hilfe eines Irrigators bzw. einer Janet-Spritze in die Uterushöhle verbracht werden. Der Abort stellt sich dann innerhalb von 2–3 Tagen ein.

Die sichersten und schonendsten Methoden bestehen jedoch in der Anwendung von Hormonen. Hierbei stand bisher die Oxytocin-Infusion im Vordergrund (AEHNELT und FRERKING, 1978). Diese Methode zeitigt in der 2. Trächtigkeitshälfte gute Erfolge, wenn 50–100 I.E. Oxytocin in 1000 ml physiologischer NaCl-Lösung über 30–45 min i. v. verabreicht werden. Als Nebenwirkungen werden leichte Kolikerscheinungen, erhöhter Puls mit Schweißausbruch und leichte Exitationen beschrieben. Der vollständige Abgang von Frucht samt Hüllen und *Placenta fetalis* findet in der Regel innerhalb von 24 Stunden statt und muß kontrolliert werden.

Derzeit stellen die verfügbaren Prostaglandine das beste und sicherste Abortivum dar. In jedem Trächtigkeitsstadium kann durch die luteolytische bzw. muskulotrope Wirkung der Arachidonsäureabkömmlinge ein Abort ausgelöst werden. Im ersten Drittel der Trächtigkeit reicht oft eine einmalige i. m. Verabreichung aus (STOLLA und LEIDL, 1979), wogegen nach Ende der Corpus-luteum-Phase bis zu 3 Applikationen im Abstand von 6–12 Stunden notwendig sind (ROSSDALE et al., 1976).

Auch nach Abstoßung der Frucht zwischen dem 30. und 120. Tag p.c. bleibt die PMSG-Sekretion erhalten und die entsprechenden Tests positiv. Der Erfolg kann also nur durch rektale manuelle bzw. Ultraschallkontrolle überprüft werden. Durch die Verabreichung von Kortikosteroiden ist bei der Stute lediglich eine Geburtseinleitung, aber kein Abort auslösbar. So kann durch die Gabe von 100 mg Dexamethason über 4 Tage ab dem 231. Graviditätstag der Geburtstermin vorverlegt werden (ALM et al., 1974). Eine determinierte Geburtseinleitung ist dies jedoch nicht, da der Geburtstermin zwar vorverlegt, jedoch innerhalb von 24–72 Stunden post injectionem liegen kann. In diesem Zusammenhang bietet sich dann die Oxytocin-Infusion an (50–100 I.E. in 1000 ml NaCl oder Glukoselösung), wobei die Austreibung der Frucht dann 20–60 Minuten nach Beendigung der Oxytocin-Infusion zu erwarten ist.

Zur Öffnung und Weitung der Zervix empfiehlt es sich, ca. 12 Stunden vor der Oxytocingabe 10 mg Östradiol zu verabreichen.

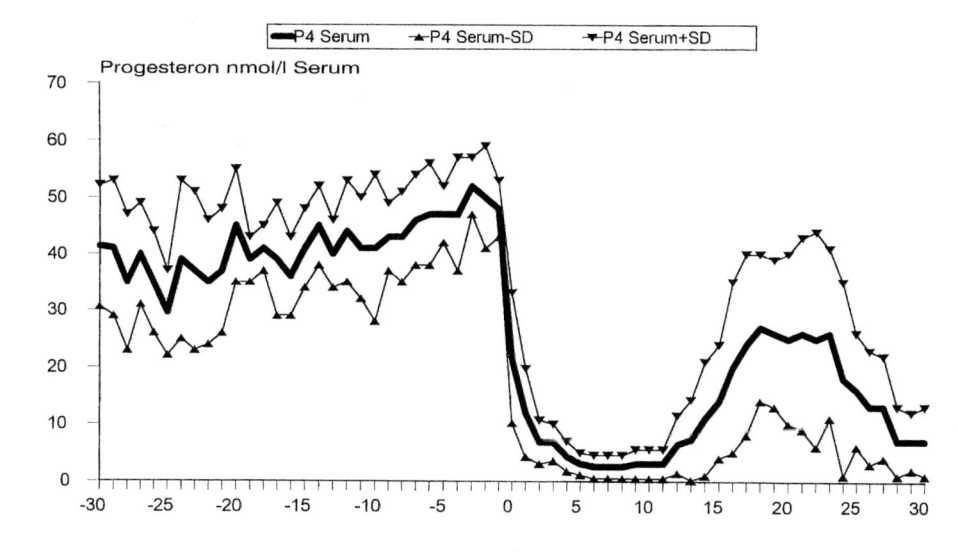

**Abb. 5.11:** Durchschnittliche Progesteronkonzentration im peripheren Blutserum von 30 Stuten vom 30. Tag a. p. bis zum 30. Tag p. p.

Zur Geburtseinleitung bei vorbereiteten Stuten können Prostaglandine eingesetzt werden, wobei die Geburt innerhalb von 1–2 Stunden nach PGF-Verabreichung einsetzt (ROSSDALE et al., 1976).

Zur Einleitung der Geburt kann jedoch nur geraten werden, wenn die Tragezeit länger als 320 Tage beträgt, das Euter gut entwickelt ist, Kolostralmilch enthält und die Vorbereitung der weichen Geburtswege samt Lockerung des Bandapparates deutlich erkennbar ist. In diesem Zusammenhang kann auch die unter 5.2.3.1 angesprochene Ca/Mg-Messung per Teststreifen angeführt werden. Es wird empfohlen, die Geburt medikamentös einzuleiten, wenn der Test eine Wahrscheinlichkeit von 80–90% aufweist und die Geburt nicht innerhalb von 48 Stunden stattfindet (KANGASNIEMI, 1995).

### 5.1.2.5 Geburtsablauf

Die Auslösung des Geburtsvorganges (Eröffnungs-, Aufweitungs- und Austreibungsphase) mit einer Gesamtdauer von 232–257 Minuten ist ein integriertes Zusammenspiel von neurohormonalen Mechanismen, welche ihre Auswirkung in morphologischen und mechanischen Veränderungen am Uterus und an den Geburtswegen sowie an der Milchdrüse erkennen läßt.

Für die Stute ist, wie bei anderen Spezies, der Wegfall der Progesteronwirkung eine wichtige Voraussetzung dafür, daß die Myometriumfilamente ihre uneingeschränkte Kontraktionsfähigkeit, insbesondere unter der nun vorherrschenden Östrogenwirkung wiedererlangen (Abb. 5.11, 5.12). Die Dehnungsfähigkeit (Plastizität) dieser Muskelzellen wird zum Ende der Trächtigkeit 100%ig erreicht, worauf es zu einer Depolarisierung der Zellmembran mit spontaner Kontraktion kommt, welche durch intrazelluläre Prostaglandinwirkungen gefördert werden und

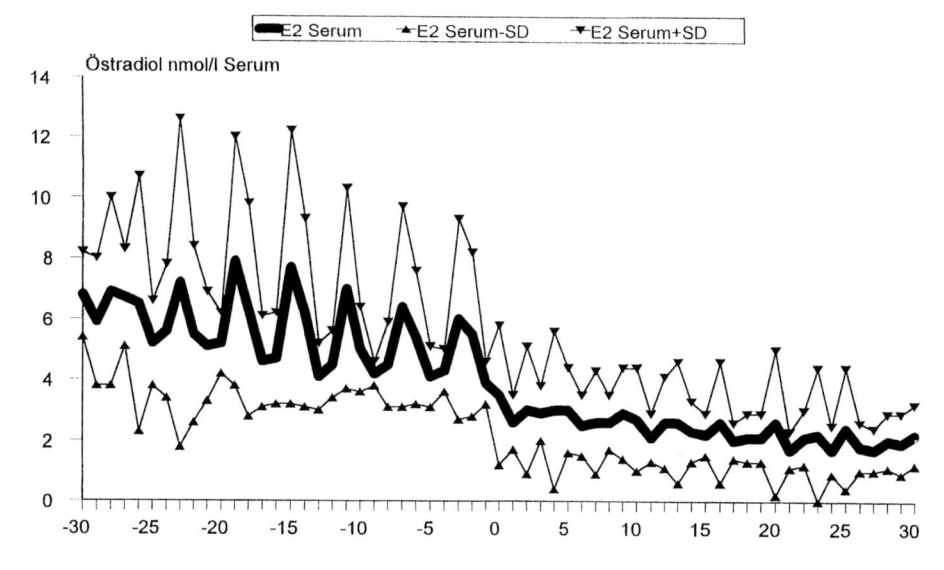

**Abb. 5.12:** Durchschnittliche Östradiolkonzentration im peripheren Blutserum von 30 Stuten vom 30. Tag a. p. bis zum 30. Tag p. p.

zu den Vorwehen führen. Hierbei ist die Kalzium-Magnesium-Wirkung bei den Muskelaktionen über eine PGF$_{2\alpha}$-Regulierung für ein koordiniertes Ablaufen der Wehentätigkeit verantwortlich. Die Wehentätigkeit wird dann mit zunehmender Kontraktionstätigkeit und Fortgang der Geburtsvorgänge durch Oxytocin koordiniert und verstärkt.

Auch das autonome Nervensystem spielt bei der Regelung der Geburtskräfte, insbesondere beim Pferd als Fluchttier, eine besondere Rolle. Die Myometriumzellen werden von sympathischen Nervenfasern versorgt, deren Synapsen im *Plexus pelvinus* liegen. So befinden sich sowohl α- als auch β-Adrenozeptoren an den Membranen der Myometriumzellen. Eine Erregung der α-Adrenozeptoren durch Reaktion mit vorwiegend Noradrenalin führt zur Hypopolarisierung und erhöht die Kontraktionsbereitschaft der Zellen. Andererseits wird eine Stimulation der β-Adrenozeptoren, welche hauptsächlich mit Adrenalin reagieren, zur Hyperpolarisierung der Zellmembranen und damit zur Kontraktionsverhinderung führen. Durch entsprechende Pharmaka α- bzw. β-Blocker bzw. Mimetika) kann daher die Wehentätigkeit beeinflußt werden (RÜSSE und GRUNERT, 1978; BOSTEDT, 1988).

### Anzeichen der herannahenden Geburt

Bei der Stute sind die Anzeichen der nahenden Geburt (Vorbereitungsphase) nur undeutlich erkennbar. Die Ödematisierung des Geburtsweges und der Scham sowie die Auflockung der Beckenbänder ist wenig ausgeprägt. Am Euter der Stute können sog. Harztröpfchen, die aus eingetrocknetem Präkolostrum bestehen, auf eine Geburt innerhalb der nächsten 2–3 Tage hindeuten (Tab. 5.2).

Tab. 5.2: Erstes Auftreten klinischer Anzeichen der herannahenden Geburt (n = 30)

| Tage ante partum | > 1 | 2–3 | 4–7 | > 7 | keine Reaktion |
|---|---|---|---|---|---|
| Eutervergrößerung n (%) | | | 20 (66%) | 5 (17%) | 5 (17%) |
| Harztröpfchen n (%) | 12 (40%) | 11 (37%) | | 1 (3%) | 6 (20%) |
| Einfallen der Beckenränder n (%) | | 8 (26%) | | 2 (7%) | 20 (67%) |
| Auflockerung der Vulva n (%) | 9 (30%) | | | 1 (3%) | 20 (67%) |
| Verhaltensänderungen n (%) | 29 (97%) | 1 (3%) | | | |

Die sichere Voraussage der unmittelbar bevorstehenden Geburt ist jedoch wichtig, da der Geburtsvorgang beim Pferd ab Blasensprung durch einen schnellen, kurzen und heftigen Verlauf gekennzeichnet und innerhalb von weniger als einer Stunde beendet ist. Treten Verzögerungen auf, so ist zumindest die Gesundheit des Fohlens gefährdet. Aufgrund dieser Tatsache werden in der Zucht audiovisuelle Einrichtungen bzw. Lichtschranken zur Geburtsüberwachung eingesetzt.

Versuche, durch rektale Temperatur- bzw. Progesteronmessungen im Blut den Geburtszeitpunkt vorherzusagen, waren erfolglos (AMMONS et al., 1989) (s. Abb. 5.11, 5.12). Eine gewisse Information über den Abfohltermin soll die a. p. Messung von Ca/Mg in der Milch mit einem Teststreifen erbringen, wobei je nach Konzentrationsgefälle mit einer Wahrscheinlichkeit von 10–90% der Abfohltermin innerhalb der nächsten 12–24 Stunden vorausgesagt wird (Tab. 5.3). Bei der Testdurchführung soll darauf geachtet werden, daß alle fünf grünen Testfelder des Teststreifens mit ermolkener Milch benetzt werden. Nach einer Minute wird abgelesen. Je mehr Felder eine rotviolette Farbe aufweisen, desto höher ist die Wahrscheinlichkeit der bevorstehenden Geburt. Mit der Überprüfung sollte ca. 5–10 Tage vor dem errechneten Geburtstermin begonnen werden (KANGASNIEMI, 1995).

Tab. 5.3: Ergebnisse des Vorhersagetests der herannahenden Geburt

| Regierende Testfelder | Geburt innerhalb von Stunden ||||
|---|---|---|---|---|
| | 12 | 24 | 48 | > 48 |
| 1 | 0 | 0 | 0 | 13 |
| 2 | 0 | 0 | 1 | 22 |
| 3 | 2 (8,7 %) | 0 | 6 (26,1%) | 15 |
| 4/5 | 12 (52,2 %) | 0 | 7 (30%) | 4 |

### Die verzögerte und verschleppte Geburt

Ursachen von Geburtsverzögerungen können durch das Muttertier, die Frucht oder die Fruchthüllen mit Nabelstrang bedingt sein.

Primäre Wehenschwächen treten bei schlecht gepflegten sowie fehlerhaft gefütterten Stuten auf, wobei Bauchbrüche, Rupturen der Bauchdecke sowie akute Traumen (Ausgleiten, Stöße gegen Leib usw.), aber auch Stoffwechselstörungen im Gefolge von Leber-, Nieren-, Lungen- und Brustfellerkrankungen ursächlich sein können.

Deutlich zu erkennen sind Geburtsverzögerungen während der Öffnungs- und Austreibungsphase. Absolut oder relativ zu große Früchte, *Torsio* bzw. *Retroflexio uteri*, fehlerhafte Lage, Stellung und Haltung sowie Mißbildungen der Früchte können zu Verzögerungen im Geburtsablauf führen. Mit Hilfe der geburtshilflichen Untersuchung wird in der Regel die Diagnose sekundäre Wehenschwäche schnell zu stellen sein.

Je nach Diagnosestellung wird die kausale Therapie Hilfe bringen. Bei stoffwechselbedingten Uterusatonien sub partu sollte die Stoffwechsellage weiter verfolgt und auch post partum im Auge behalten werden (RÜSSE und GRUNERT, 1978).

Neben Wehenschwächen können auch zu stürmische Wehen auftreten. Diese werden von großen Widerständen während der Eröffnungs-, Aufweitungs- und Austreibungsphase (seitliche bzw. untere Stellung, Karpalbeuge-, Tarsalbeuge- sowie der Fußnackenhaltung und Verlagerungen des Kopfes) ausgelöst.

Auf diese Weise können Perforationen im weichen Geburtsweg bis hin zum vollständigen Dammriß eintreten (Tafel 10, Abb. e, Tafelteil). Die Wehentätigkeit kann sich derartig steigern, daß schließlich tetanieartige Zustände an der Gebärmutter auftreten (*Tetanus uteri*).

Vor der Untersuchung und Hilfeleistung sollte in diesen Fällen eine kleine Epiduralanästhesie (bis zu 12 ml eines Lokalanästhetikums) und bei sehr nervösen Stuten eine leichte Sedierung durchgeführt werden. Eine Behandlung mit β$_2$-Mimetika bringt eine Beruhigung und Tokolyse der Uterusmuskulatur (BOSTEDT, 1988).

Bei verschleppten Geburten (Geburtsbeginn vor mehr als 4 Stunden) werden zumeist tote Früchte vorgefunden. In der Mehrzahl der Fälle führen fehlerhafte Lagen bzw. Mißbildungen der Fohlen oder mangelhafte Weite des weichen Geburtsweges zur Geburtsstörung. In diesen Fällen kann durch Korrektur oder mit Hilfe der Teil- bzw. Totalfetotomie geholfen werden, wenn der Geburtsweg noch genügend weit ist. Andernfalls ist bei lebenden bzw. frischtoten Früchten an eine *Sectio caesarea* zu denken. Übergangene Geburten können größere Probleme aufgrund sich schnell entwickelnder Toxine darstellen. In solchen Fällen muß die Stute bei Allgemeinstörungen entsprechend stabilisiert werden. Eine Laparatomie ist zumeist nicht mehr möglich, so daß lediglich die manuelle bzw. hormonelle Induktion einer Erweiterung der weichen Geburtswege durch die Applikation von Östrogenen (Östradiolbenzoat 10–20 mg i. m. über 2–3 Tage) mit nachfolgender Oxytocinfusion (10–20 I.E. i. v.) bzw. Fetotomie nach Eröffnung und Weitung der Geburtswege möglich ist.

Durch Wehentätigkeit, Bauchpresse, aber auch langandauernde Hilfeleistung können intrapartal Komplikationen wie *Prolapsus recti, Prolapsus vesicae urinariae* auftreten. Diese sind vor der eigentlichen Beseitigung des Geburtshindernisses am besten in Allgemeinnarkose zu versorgen.

Im Anschluß an Hilfeleistungen sollte der vollständige Abgang der Nachgeburt mit einer Uterusspülung mit mehreren Litern handwarmer Kochsalz- bzw. Ethacridinfarbstofflösung durchgeführt werden.

Die schnelle, keimarme und gewebeschonende Hilfeleistung sowie eine konsequente Behandlung im Puerperium haben entscheidenden Einfluß auf die weitere Fruchtbarkeit nach verzögerten und verschleppten Geburten. Nach FREYTAG (1978) sind unter Berücksichtigung dieser Voraussetzungen 50–55% der wieder in die Zucht genommenen Stuten nach derartigen Geburtsproblemen in der folgenden Saison tragend geworden.

## Geburtsverletzungen

Als vollständiger Dammriß (Tafel 10, Abb. e, Tafelteil) wird die Zerreißung des Perineums zwischen dorsalem Schamwinkel und Anus bezeichnet. Unvollständige Dammrisse sind von der dorsalen Vulvakommissur ausgehende Zusammenhangstrennungen des Dammbereichs, wobei weder der Analring noch das Rektum in Mitleidenschaft gezogen sind (Tafel 10, Abb. g, Tafelteil). Als dritte Form der Dammverletzungen kann der zentrale Dammriß gefunden werden. Kennzeichnend für diese Verletzung ist die zentrale Durchtrennung des Mittelfleischs, ohne daß Verletzungen von Anus oder dorsaler Vulvakommissur festzustellen sind.

Die Dammverletzungen treten bei der Stute aufgrund des heftigen Geburtsvorganges zumeist spontan auf. Eine weitere Ursache sind Lage-, Stellungs- und Haltungsfehler der Fohlen.

Neben diesen äußerlich deutlich erkennbaren Verletzungen kommt es bei der Stute auch zu Scheiden-Mastdarm-Verletzungen. Die Versorgung dieser Zerreißung erfolgt chirurgisch. Bei unvollständiger Reparation können ein mangelhafter Schamschluß bzw. eine Rektovaginalfistel zurückbleiben (CASLICK, 1937).

Tiefgreifende Verletzungen des Hymenalringes sind möglich und führen nicht selten zu starken, narbigen, bindegewebigen Einschnürungen. Diese können dann bei dem folgenden Deckakt zu plötzlichen, bis in die Vagina reichenden Zerreißungen führen. Im Gefolge eines solchen Traumas kann sich eine Beckenphlegmone entwickeln. Deshalb ist bei Scheidenverletzungen eine unmittelbare Behandlung nach Beendigung der Geburt angezeigt.

Bei weitreichenden Zervixverletzungen ist mit der Bildung einer Pneumometra zu rechnen. Deshalb sollte in solchen Fällen die Zervix mit der Zervixfaßzange vorgelagert werden, um sie dann chirurgisch versorgen zu können.

Uterusrupturen können spontan oder im Gefolge von geburtshilflichen Eingriffen auftreten. Die Prognose und Therapie wird sich hierbei nach der Ausdehnung (oberflächlich oder perforierend), der Lage der Verletzung (dorsal, seitlich oder ventral) sowie dem Uterusinhalt (frische Geburt und Verletzung bzw. verschleppte Geburt mit bzw. ohne Keimbesiedlung) richten. Wird das Trauma erst Tage nach der Geburt erkannt und zwar als Ursache einer festgestellten Peritonitis, so ist die Prognose schlecht. Eine antibiotische Versorgung ist angezeigt. Rechtzeitig chirurgisch versorgte Erkrankungen sind als günstiger zu beurteilen, wobei die Verwachsung mit Nachbarorganen als kritisch zu beurteilen ist. Spülungen sind zu unterlassen (DE BOIS und NITSCHELM, 1982).

Als weitere Komplikation im Gefolge des Geburtsgeschehens sind die *Dislocatio vesicae urinariae* (Harnblasenverlagerung) und der *Prolapsus recti* (Mastdarmvorfall) möglich, wobei die Ursachen hierfür eine starke Wehentätigkeit, Bauchpresse, langandauernde Hilfeleistung sowie zu starke Lockerungen des Aufhängeapparates und Füllungszustände der Organe sind. Auch der Uterusprolaps ist im Gefolge der Geburt bekannt. In diesem Zusammenhang muß insbesondere die Hygiene bei der Rückverlagerung des Uterus im Vordergrund stehen.

Als nicht seltene Geburtsfolge treten Gelenkdislokationen wie die Kreuzdarmbeingelenkdiastase bzw. die Luxation des Lumbosakralgelenkes auf. Solche Distorsionen und Gelenkluxationen sind prognostisch vorsichtig zu beurteilen, da nicht selten Rezidive bzw. bleibende Schäden auftreten.

### 5.1.2.6 Das Puerperium und die Fohlenrosse

Die Zeit nach der Geburt (Abnabelung der Frucht) bis zur Rückbildung des mütterlichen Genitales in den vorgraviden Zustand wird als Puerperium bezeichnet. Während dieser Zeit werden sowohl die morphologischen Größenverhältnisse als auch innneruterine Strukturen in den nichtgraviden Zyklus zurückgebildet. Die hierbei stattfindenden Involutions- und Umbauvorgänge werden bei der Stute bereits 9–20 Tage p. p. durch die erneut anlaufende zyklische Ovaraktivität, die Fohlenrosse, beeinflußt (BELZ, 1995; BOSTEDT, 1987; KANGASNIEMI, 1995). Diese Rosse kann für die Wiederbelegung der Stute genutzt werden, wenn sie sich in guter Kondition befindet, die Nachgeburt problemlos abgegangen ist und sich keine intrauterinen Sekretansammlungen finden bzw. Ausflüsse (Lochien) vorhanden sind. Die Nutzung dieser meist fertilen Rosse kann insbesondere dann von Interesse sein, wenn anzunehmen ist, daß die Stute danach in eine Laktationsanöstrie verfällt. Bei Nutzung der Fohlenrosse muß jedoch mit der Gefahr einer Frühresorption gerechnet werden, nach MERKT (1985) mit 15% im Vergleich zu 7–8% bei zyklischer Rosse.

Als Entscheidungshilfe kann die zytologische Untersuchung des Uterusinhaltes bzw. die histologische Überprüfung eines Uterusbioptates herangezogen werden (Tab. 5.4). Hierbei sollte beim Nachweis großer Mengen neutrophiler Granulozyten in den oberen Schichten des Endometriums und bei einem verzögerten Ablauf der Regeneration des Uterusepithels und des Uterusdrüsenepithels von einer Belegung in der Fohlenrosse abgesehen werden (BELZ und GLATZEL, 1995). Zur Probengewinnung kann die Biopsiezange nach KENNEY (1978) eingesetzt werden. Die geschlossene Zange wird hierbei unter manueller oder visueller Kontrolle am besten durch das Plastikrohr des zuvor entnommenen Tupfers (Zervix-

Tab. 5.4: Schematische Darstellung der zytologischen und histologischen Veränderungen im Uterus von 55 Stuten post partum

| Befund-erhebung | Ungestörter Nachgeburtsverlauf | | | Gestörter Nachgeburtsverlauf | | |
|---|---|---|---|---|---|---|
| | 3 Tage p. p. | 6 Tage p. p. | 9 Tage p. p. | 3 Tage p. p. | 6 Tage p. p. | 9 Tage p. p. |
| **1. Zytologische Befunde im:** | neutr. Granulozyten | Degeneration der neutr. Granulozyten | Endometriumszellen | neutr. Granulozyten | neutr. Granulozyten | Endometriumszellen |
| Uterusinhalt | | eos. Granulozyten | | | eos. Granulozyten | |
| | Lymphozyten und Makrophagen | Lymphozyten und Makrophagen | | Lymphozyten und Makrophagen | Lymphozyten und Makrophagen | Lymphozyten und Makrophagen |
| **2. Histologische Befunde am:** | | | | | | |
| Uterusepithel | | Regeneration | | | Regeneration | |
| | | | | | neutr. Granulozyten | |
| Stratum compactum | neutr. Granulozyten | | | neutr. Granulozyten | Demarkationswall | neutr. Granulozyten |
| | | Lymphozyten und Makrophagen | | | Lymphozyten und Makrophagen | |
| Stratum spongiosum | Lymphozyten und Makrophagen | | | Lymphozyten und Makrophagen | | |
| | | Siderophagen | | | Siderophagen | |
| an Uterindrüsen | Dilatation | | | Dilatation | | |
| | | | | neutr. Granulozyten | | |
| Drüsenepithel | Degeneration | starke mitotische Aktivität | starke mitotische Aktivität | Degeneration | schwache mitotische Aktivität | schwache mitotische Aktivität |

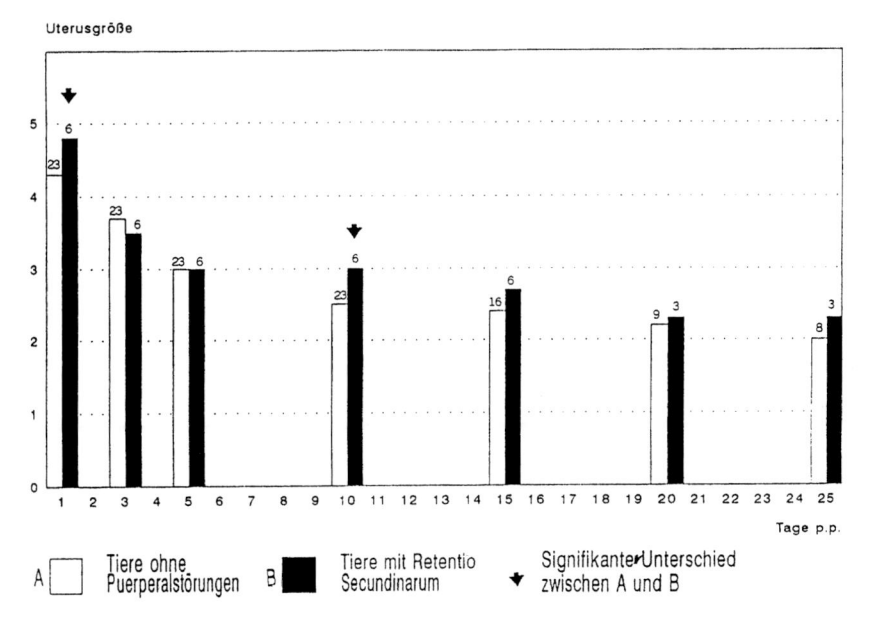

**Abb. 5.13:** Gebärmuttergröße von Stuten in Abhängigkeit vom Verlauf des klinischen Puerperiums

A ☐ Tiere ohne Puerperalstörungen
B ■ Tiere mit Retentio Secundinarum
▼ Signifikanter Unterschied zwischen A und B (t-Test, p < 0,05)

tupfer) durch die Zervix geschoben und unter transrektaler Kontrolle an den Entnahmeort verbracht. Insbesondere bei palpatorisch auffälligen Befunden werden aus entsprechenden Bezirken Proben entnommen. Zum Vergleich sollte jeweils eine Probe direkt an der Bifurkation des entsprechenden Uterushornes gewonnen werden. Der entsprechende Bezirk des Endometriums wird durch leichten Fingerdruck durch das Rektum in das geöffnete Maul des Gerätes gedrückt. Nach Entnahme des Gerätes wird die Gewebeprobe fixiert (Boin-Lösung bzw. 10%ige Formolfixierung) und histologisch aufgearbeitet. Die mit Hämatoxylin-Eosin gefärbten Gewebeschnitte (6 μ) werden lichtmikroskopisch ausgewertet. Um eventuelle Fibrosierungen besser beurteilen zu können, sollte zusätzlich eine VAN GIESON-Färbung angefertigt werden. Die im unbeweglichen Teil der Biopsiezange eingestanzten Löcher erlauben gleichzeitig die Entnahme von intrauterinem Inhalt. Dieser kann nach der Probengewinnung ebenfalls abgeklatscht und mit einer MAY GRÜNWALD-Färbung oder Fertig-Testimplets zur Differenzierung der Zelltypen im Uteruslumen als zusätzliches Kriterium herangezogen werden (BELZ und GLATZEL, 1995) (Tafel 11, Abb. a–c, Tafelteil).

In der ersten Phase des Puerperiums, der Nachgeburtsphase, werden die Nachgeburtsteile (Allantochorion, Amnion mit Nabelschnur samt Fruchtwasser) ausgestoßen. Dieses sollte innerhalb von 6 Stunden post partum geschehen sein.

Die zweite Phase der Involution beinhaltet die Verkleinerung der Gebärmutter und einen intrauterinen Umbau, so daß eine Konzeption wieder möglich wird (Fohlenrosse). (Abb. 5.13).

Die dritte Phase besteht in der Rückbildung des Geschlechtstraktes in den vorgraviden Zustand. Sie sollte im allgemeinen um den 20.–25. Tag p.p. abgeschlossen sein. Saisonabhängig ist dann auch das klinische Puerperium abgeschlossen, welches die 2. und 3. Phase umfaßt.

Die Fetalmembranen (Tafel 11, Abb. d, Tafelteil) lösen sich beim Pferd innerhalb von 30 Minuten bis zu 3 Stunden aus ihren uterinen Verankerungen. Wird diese Zeit überschritten, handelt es sich um eine Retention der Nachgeburt. Bei ca. 4% der physiologisch abfohlenden Stuten wird eine derartige *Retentio secundinarum* beschrieben (Tafel 11, Abb. e, Tafelteil), wobei alte und fette Stuten eher dazu neigen. Nach einem Kaiserschnitt steigt die Gefahr einer Nachgeburtsverhaltung auf bis zu 50% an. Auch nach verzögerten, verschleppten und schweren Geburten, nach Behandlung mit β$_2$-Mimetika zur Tokolyse sowie Aborten ist mit einer Verzögerung beim Nachgeburtsabgang zu rechnen (VANDEPLASSCHE et al., 1972; FREYTAG, 1976; BOSTEDT, 1988; KANGASNIEMI, 1995). Als Ursache werden mangelnde Nachgeburtswehen, *Atonia uteri*, die Größe der Chorionzotten (kleine Zotten, verzögerter Abgang), lokale hyperämische oder ischämische Prozesse sowie Stoffwechselstörungen im Ca-/P-Haushalt und Störungen der Prostaglandinsynthese angenommen, wobei angeborene und hormonelle Faktoren diskutiert werden.

Einem verspäteten Abgang der *Secundinae* ist bei der Stute stets besondere Aufmerksamkeit zu widmen. Manche Stuten drängen im Gefolge einer Nachgeburtsverhaltung so stark, daß ein *Prolapsus uteri* entstehen kann. Bei anderen Stuten können kolikartige Schmerzen beobachtet werden mit langgestrecktem Liegen und Schweißausbrüchen. Wieder andere Stuten verhalten sich symptomlos. Bei allen Stuten mit *Retentio secundinarum* wird das Absetzen der aus der Scham hängenden Nachgeburtsteile zwei Handbreit unter dem ventralen Schamwinkel empfohlen. Die Lösung der Nachgeburt kann durch die Applikation von Oxytocin unterstützt werden (5–10 I.E.

in 1 l Dauertropf i. v. bzw. 20–30 I. E. parenteral 3mal im Abstand von 1–2 Stunden), wonach die Ausstoßung innerhalb von 30 Stunden stattfindet. Die puerperale Infektion bei der Stute, insbesondere nach Störungen bei den Lösungsvorgängen der Nachgeburt sind gefürchtet und können innerhalb von 12–36 Stunden p. p. puerperale bakterielle Intoxikationen oder Infektionen bedingen, welche einen lebensgefährlichen Charakter annehmen oder als Geburtsrehe manifest werden können. Als Ursachen kommen β-hämolysierende Streptokokken, *Salmonella abortus equi* oder auch Viren im entnommenen Probenmaterial (abortierte Früchte, Teile der Fruchthüllen, Tupferproben 8–10 Tage nach der Geburt sowie Blutproben zur Antikörperbestimmung) in Betracht. Ein Abnahmeversuch sollte innerhalb von 6–24 Stunden p. p. unternommen werden, wobei Verletzungen der Gebärmutter abzuklären sind. Nach lediglich teilweiser Abnahme sollte durch einen weiteren Versuch 12 Stunden später die Nachgeburt vollständig entfernt werden. Auch bei fest verankerten Bezirken sollte sorgfältig versucht werden, die samtige Oberfläche des Allantochorions von der glatten Gebärmutterwand zu lösen, indem zunächst leichter lösliche Bezirke bearbeitet und danach die fraglichen Restbezirke mit der flachen, tastenden Hand voneinandergestreift werden.

Anschließend ist nach jeder intrauterinen Exploration eine Uterusspülung mit 5–10 l handwarmer steriler NaCl- bzw. Desinfektionslösung mit anschließendem Abheben sowie eine lokale als auch allgemeine antibiotische Versorgung angezeigt. Über die gebräuchlichen Antibiotika und Chemotherapeutika gibt Tabelle 5.5 Auskunft (WILLIAMS, 1994).

## 5.1.3 Pathologische Aspekte der Fortpflanzung bei der Stute

### 5.1.3.1 Krankheiten der Milchdrüse

Eutererkrankungen treten bei der Stute selten auf, weshalb sie oft auch unerkannt bleiben (Tafel 11, Abb. f). Die Literatur hierüber beschränkt sich zumeist nur auf Einzelfalldarstellungen. BOSTEDT et al. (1988a) haben die Mastitis bei der Stute aufgrund klinischer Erfahrungen wieder aufgegriffen und erörtert. Aus klinischer Sicht stellt sich das Krankheitsbild zumeist in Begleitung schwerer Allgemeinstörungen dar, weshalb in solchen Fällen das Euter stets mit zu untersuchen ist.

Das Auftreten von bakteriell bedingten Eutererkrankungen ist nicht unbedingt an die Laktation gebunden. Von Stuten mit klinisch festgestellter Mastitis waren jeweils 27,3% güst geblieben bzw. Stuten ante partum. Das Vorliegen einer Mastitis ist anfänglich häufig durch andere klinische Befunde verschleiert, so daß die Abgeschlagenheit, Futterverweigerung und mehr oder weniger lang anhaltende Erhöhung der Körperinnentemperatur sowie der klamme Gang fälschlicherweise anderen Ursachen als einer Euterentzündung zugeschrieben werden. Insbesondere auch deshalb, weil die Milchdrüsen nicht auffällig vergrößert erscheinen, oft pigmentiert sind bzw. ein Voreuterödem das Gesäuge verdeckt. Bei Stuten ante partum und bis 3 Tage post partum hat der California-Mastitis-Test (CMT) keine bindende Aussagekraft, wogegen bei Stuten mit Mastitiden während der Laktation (52,1% der erkrankten Tiere) sowie Stuten, bei denen die Erkrankung unmittelbar nach dem Absetzen der Fohlen auftrat (9,1%

**Tab. 5.5:** Antibiotika zur systemischen Behandlung von Endometritiden beim Pferd*

| Wirkstoff | Dosierung | Applikationsweg | Häufigkeit |
| --- | --- | --- | --- |
| Ampicillin-Natrium | 25–100 mg/kg KM | i.m. oder i.v. | 3–4 x täglich |
| Ampicillin-Trihydrat | 11–22 mg/kg KM | i.m. | 3–4 x täglich |
| Gentamycin-Sulfat | 2–4 mg/kg KM | i.m., i.v. oder s.c. | 2–4 x täglich |
| Penicillin-G-Procain | 20 000–40 000 I.E./kg KM | i.m. | 2–3 x täglich |
| Trimethoprim/Sulfadiazin | 1,7–8,8 mg/kg KM | i.v. | 1 x täglich |
| Trimethoprim/Sulfadiazin | 5,0–25 mg/kg KM | p.o. | 1 x täglich |
| Amikacin-Sulfat | 3,5–7,5 mg/kg KM | i.m. oder s.c. | 2–4 x täglich |

* Nach: Robinson, N. E.: Table of drugs: Approximate doses. *Current Therapy in Equine Medicine*, 3rd Ed. (N. E. Robinson, Ed.). W. B. Saunders, Philadelphia, PA, 1992; pp 815–821.

der Patienten), diese Untersuchungstechnik erfolgreich eingesetzt werden konnte. Bei den isolierten Keimen dominierten die grampositiven, wobei sich ß-hämolysierende Streptokokken am häufigsten anzüchten ließen. Diesen folgten in abnehmender Häufigkeit Staphylokokken, *E. coli* und Klebsiellen.

Die Therapie solcher bakteriell bedingter Krankheiten der Milchdrüse umfaßt die systemische bzw. lokale Verabreichung von Antibiotika (s. Tab. 5.5 und 5.6). Bei letzterer müssen aufgrund der anatomischen Verhältnisse jeweils beide Strichkanäle pro Euterhälfte in die Behandlung einbezogen werden. Bei der intrazysternalen Behandlung eignen sich Injektorspritzen mit einem dünnen Aufsatz für Färsen, da sie sich leichter in das Zitzenlumen einführen lassen.

### 5.1.3.2 Die Zuchttauglichkeitsprüfung der Stute

Zur Zuchttauglichkeitsprüfung sollte jede Stute vor der ersten Bedeckung vorgestellt werden. Hierbei ist das gesamte Tier zu begutachten, wobei der allgemeine Gesundheitszustand, die Erbgesundheit sowie die Geschlechtsgesundheit zu beurteilen sind.

Die Untersuchung auf Geschlechtsgesundheit umfaßt die Überprüfung des äußeren Brunstverhaltens (evtl. mit Hilfe eines Probierhengstes), die Beurteilung der Milchdrüse sowie das äußere Genitale und dessen Umgebung. Hierbei ist an der Vulva auf deren Erscheinung, Schluß, Stellung, Verlagerungen sowie Schwellungen und Ausflüsse zu achten. Außerdem sollten die Schweifunterseite, die Schweifhaare und Schenkelinnenflächen auf Verunreinigungen durch Scheidensekrete untersucht werden.

Dieser äußeren Beurteilung folgt die innere Untersuchung, die mit Hilfe der transrektalen Exploration den Uterus (Größe, Symmetrie, Wandbeschaffenheit und Kontraktionsbereitschaft samt Inhaltsbestimmung), die Zervix (Größe und Konsistenz), die Adnexe sowie die Ovarien (Größe und Funktionszustand) beurteilt. Weitere Untersuchungen erstrecken sich auf die Besichtigung des Vestibulums des Hymenalringes, des Scheidengewölbes sowie der *Portio vaginalis uteri*. In der Pferdepraxis sind solche Untersuchungen ohne Ultraschallkontrolle und -dokumentation nicht mehr denkbar.

### 5.1.3.3 Erkrankung der Vulva

#### Unzureichender Schluß der Vulva und des Hymenalringes

Ein mangelhafter Schluß der Schamlippen wird oftmals, insbesondere bei Vollblut- und bei schlecht genährten Stuten, festgestellt (Tafel 12, Abb. a, Tafelteil). Es handelt sich um einen Mangel, der nur gelegentlich bei Maidenstuten, öfter aber bei älteren Stuten auftritt und auf eine Gewebeüberdehnung oder einen Einriß während einer vorangegangenen Geburt zurückzuführen ist. Derart entstandene anatomische Mängel führen im allgemeinen zu einer Verschmutzung des Scheidenvorhofs samt Klitorisgrube und Klitoris, mit der sich hieraus ergebenden Entzündung. Je nach Keimdruck können sich aufsteigende, bis in die Gebärmutter gelangende Infektionen ergeben. Wenn zum Primärleiden gleichzeitig eine Gewebeschwäche im Gebiet des Hymenalringes vorhanden ist, kann Luft in die Scheide gelangen (Pneumovagina). Anfänglich findet der Lufteinstrom nur während des Östrus statt. Später – falls der Zustand unbehandelt bleibt – entwickelt sich daraus eine permanente Pneumovagina. Letzten Endes dringt die Luft bis in die Gebärmutter vor (Pneumometra) (Tafel 12, Abb. b, Tafelteil).

In der Anamnese derartig belasteter Stuten wird mitgeteilt, daß bei einer Fortbewegung in den schnellen Gangarten und während des Kot- und Harnabsatzes hörbar Luft aus der Scheide entweicht. Die Diagnose wird durch das hörbare Ansaugen von Luft beim Spreizen der Schamlippen gestellt oder durch das Antreffen luftblasenhaltigen Sekretes in der Scheide.

Die Folge einer Pneumovagina (siehe 5.1.3.4) ist in der Regel eine Endometritis. Vor dem Versuch einer chirurgischen Behandlung der Pneumovagina sollte deshalb die Stute erst auf das Vorliegen einer Endometritis untersucht und gegebenenfalls behandelt werden. Im Anschluß an diesen Teil der Behandlung sollte die operative Korrektur des mangelhaften Schamschlusses so rasch wie möglich erfolgen.

Die Operationsmethode nach CASLICK (1937) verengt fast ausschließlich nur die Schamöffnung, während die Methode nach GÖTZE (1944) auch das *Vestibulum vaginae* einbezieht.

Die Prognose im Hinblick auf die Wiedergewinnung der Fruchtbarkeit wird vorwiegend dadurch bestimmt, ob gleichzeitig eine Endometritis besteht und ob es gelingt, diese zu beheben.

Operativ versorgte Stuten benötigen bei der nächsten Geburt gewöhnlich tierärztliche Hilfe, die darin besteht, daß kurz vor der Geburt die dorsale Scheidenkommissur im Winkel von ca. 115° nach links und rechts eingeschnitten und direkt nach dem Abfohlen wieder vernäht wird (Episiotomie).

#### Rektovaginalfistel und Kloake

Während des Geburtvorganges können eine oder beide Vorderextremitäten oder gar der Schädel des Fohlens beim Eintritt in die Scheide das dorsale Scheidengewölbe und das Rektum perforieren, wonach sich eine Rektovaginalfistel ausbildet. Sobald sich der Riß weiter nach kaudal ausdehnt, entsteht die sog. Kloake, bei der die Scheidenöffnung mit der Analöffnung verschmilzt (s. Tafel 10, Abb. f, Tafelteil). Auch das Einreißen des dorsalen Vulvawinkels über das Perineum hinaus kann zur Kloakenbildung führen. Eine chirurgische Behandlung ist immer angeraten. Diese kann bei einer fohlenführenden Stute nach frühzeitigem Absetzen des Fohlens stattfinden, wenn sich eine sofortige chirurgische Versorgung p.p. nicht durchführen läßt. Ein weiterer Zeitpunkt ist nach Vernarbung des Wundgebietes und Wiederauffrischung (operativ) gegeben. Hierbei wird die Operationstechnik nach GOETZE (1944) angewendet.

### Genitalexanthem (Bläschenausschlag)

Das Genitalexanthem beruht auf einer Infektion durch ein Herpesvirus, nämlich durch EHV–3 (s. 1.2.1.6). Die Virusübertragung erfolgt mit dem Deckakt. Die Inkubationszeit beträgt etwa 6 Tage. Zu Beginn der Erkrankung bilden sich auf den Schamlippen und zuweilen auch im kaudalen Abschnitt des Scheidengewölbes mit klarer Flüssigkeit gefüllte Bläschen. Weiterhin schwillt die Vulva schmerzhaft an. Häufiger Harnabsatz wird ausgelöst. Schließlich entwickelt sich Juckreiz, der die Stute zum Scheuern veranlaßt und dadurch die Bläschen eröffnet. Nunmehr ist eine bakterielle Sekundärbesiedelung, meistens mit Streptokokken, möglich, die ulzerierende Wundflächen schafft. In dieser Krankheitsphase ist eine lokale Behandlung mit einer antibiotischen Salbe angezeigt. Auch schmerzlindernde Medikamente können nützlich sein. Nach Abheilung bleiben pigmentlose Flecken auf der Vulva und im Bereich des Perineums zurück, die als irreversibler Endzustand der Krankheit auch als Mosaikausschlag (Krötenflecke) bezeichnet werden.

Die Infektion beeinträchtigt weder die Befruchtungsfähigkeit noch die Gravidität. Wegen des übertragbaren Charakters der Krankheit sollte eine infizierte Stute erst 2–3 Wochen nach Abklingen des Exanthems wieder zum Decken zugelassen werden. Stuten können auch ohne klinische Erscheinungen Virusträger sein.

Über die Erscheinungen der Herpesvirusinfektion beim Hengst wird bei den Erkrankungen des männlichen Geschlechtsapparates berichtet.

### Beschälseuche (»Dourine«)

Die überwiegend in Südosteuropa, Nordafrika, Asien und Südamerika beheimatete Beschälseuche wird durch *Trypanosoma equiperdum* hervorgerufen und durch den Deckakt übertragen. Die Inkubationszeit schwankt zwischen einer Woche und drei Monaten. Anfänglich zeigt sich ein vaginaler Ausfluß mit einem schmerzlosen Ödem der Vulva und ihrer Umgebung; selten bestehen geschwürige Veränderungen. Frequenter Harnabsatz und ein verstärkter Geschlechtstrieb sind weitere auffällige Erscheinungen, die noch durch eine vorübergehende Urtikaria erweitert werden. Allmählich stellen sich auch zentralnervöse Ausfallserscheinungen ein. Tragende Stuten können verwerfen. Die Erkrankung kann sich über Jahre hinziehen. Die Diagnose läßt sich durch den Nachweis der Protozoen im Vaginalschleim oder in der Ödemflüssigkeit stellen. Zuverlässiger ist allerdings der serologische Infektionsnachweis mit Hilfe der Komplementbindungsreaktion oder des indirekten immunfluoreszierenden Antikörper-Tests (CAPORALE et al., 1980).

Spontane klinische Abheilung ist möglich. Für eine Behandlung eignen sich verschiedene Therapeutika (MITSCHERLICH und WAGNER, 1970), die jedoch nicht immer verhindern können, daß infizierte Tiere Träger der Trypanosomen bleiben.

Um eine Weiterverbreitung der Infektion zu vermeiden, unterliegt die Erkrankung den Bestimmungen des jeweils geltenden Viehseuchengesetzes.

### Taylorella equigenitalis (CEM 77)

Hierbei handelt es sich um eine Erkrankung, welche sowohl den weiblichen als auch den männlichen Geschlechtstrakt betrifft. Der Erreger ist ein gramnegatives kokkoides Stäbchen, welches nur unter mikroaerophilen Bedingungen angezüchtet werden kann. Deshalb müssen Tupferproben in speziellen Medien (STUART oder AMIES) transportiert werden. Der Erreger bedingt zunächst eine akute Entzündung der Klitoris, Vestibular- und Vaginalschleimhaut mit starker Rötung und Sekretion mit rauher Oberfläche. Nach Abklingen der Entzündungssymptome verbleibt der Keim in der Klitorisgrube sowie dem Zervikalkanal und siedelt sich letztlich in der Gebärmutter an, wo er zur Ausbildung von Endometritiden und zu Sterilität führt (TAYLOR et al., 1978).

### Geschwülste

Das Hornperlenkarzinom nimmt meistens seinen Ausgang von der Klitoris und zeigt ein infiltratives Wachstum in Richtung auf das *Vestibulum vaginae* und das Euter. Die ersten Anzeichen bestehen in einer Verdickung der Klitoris und ihrer unmittelbaren Nachbarschaft. Die Schleimhaut in der ventralen Kommissur verliert infolge Gewebezerfall ihr glattes Aussehen (Tafel 11, Abb. a, Tafelteil). Ein offensichtlicher Juckreiz löst intensives Scheuern an der Vulva aus, wodurch Verletzungen an den Schamlippen entstehen, die das klinische Bild bestimmen.

Der makroskopische Aspekt der Klitorisschleimhaut nach Spreizen der Schamlippen, der geprägt wird durch den Gewebezerfall, ist für die Wahrscheinlichkeitsdiagnose maßgebend. Gesichert wird die Diagnose durch den histologischen Befund einer Gewebeprobe. Solange die Neubildung nur einen geringen Umfang einnimmt, besitzt die Radikaloperation eine günstige Prognose. Andernfalls ist sie als inoperabel anzusehen (DE BOIS und NITSCHELM, 1982).

Andere Geschwulstformen, wie Melanom, Fibrom, Sarkom oder Leiomyom, werden an der Vulva sporadisch ermittelt und führen aufgrund ihrer Wucherungen nicht selten zur Verlagerung von Genital- und Analöffnung (Abb. 5.14).

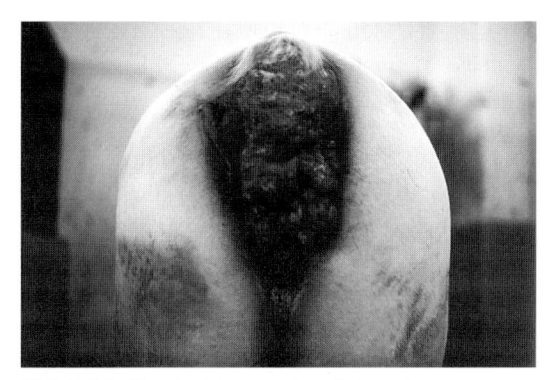

**Abb. 5.14:** Gemischte Geschwulstwucherung (Melanom, Fibrom) am Genitale und Anus einer Stute

### 5.1.3.4 Erkrankungen der Vagina

**Pneumovagina, Urovagina**

Die diagnostischen Hinweise zu beiden Krankheitsbildern wurden schon unter 5.1.3.3 aufgeführt. Bei längerem Bestehen löst eine Pneumovagina immer eine Vaginitis, Zervizitis und Endometritis aus. Wenn sich vor der Zervix in der Scheide Harn ansammelt, sprechen wir von einer Urovagina. Nach Eindringen von Urin in die Gebärmutter liegt der Zustand einer Urometra vor.

Beide Situationen setzen eine stark ventralwärts abfallende Vagina voraus, wie sie sich bei alten und in schlechter Kondition befindlichen Stuten ergeben kann. Ein derartiges Erscheinungsbild ist auch während der Fohlenrosse möglich, um danach wieder spontan auszuheilen. Äußerlich liegt beim chronisch gewordenen Zustand der proximale Teil der Vulva horizontal, und der Anus hat sich weit in die Beckenhöhle zurückgezogen.

Aufgrund dieser Situation wird die Harnröhrenöffnung nach kranial verzogen, und zumindest ein Teil des Harnstrahles wird vom Vestibulumdach nach kranial vor die Zervix abgelenkt und bildet dort einen See. Therapeutisch ist eine Verbesserung der körperlichen Verfassung anzustreben oder bei organischem Mangel eine Vulvaplastik durchzuführen.

Wenn die Harnretention in der Scheide nur während der Rosse auftritt, sollte die Scheide vor dem Deckakt mit physiologischer Kochsalzlösung gespült werden. Erhebliche und ständige Urinansammlungen verringern die Trächtigkeitsaussichten, da hieraus meistens eine Entzündung des Muttermundes und des Endometriums resultiert.

**Vaginitis**

Bei der güsten Stute tritt die Vaginitis selten als eine Primärerkrankung auf. Vielmehr entsteht die Entzündung der Scheide durch einen unzureichenden Schluß der Vulva und des Hymenalringes, wobei ein Scheidenausfluß nicht zu bestehen braucht. Meistens liegt zugleich eine Zervizitis und eine Endometritis vor.

Eine Vaginitis ist manchmal auch bei der tragenden Stute zu beobachten. Die Scheidenentzündung ist dann durch einen grau-gelben, schleimigen Ausfluß gekennzeichnet. In Verbindung mit einer Zervizitis und einer lokalen Plazentitis wird gewöhnlich eine Fehlgeburt ausgelöst. Wenn auch in solchen Fällen als Ursache oft ein mangelnder Vulvaschluß zu erkennen ist, so lassen sich hierauf doch nicht alle Krankheitsfälle zurückführen. Vielmehr erscheint die lokale Plazentitis auch als primärer Vorgang aufzutreten, an den sich schließlich eine Zervizitis und Vaginitis anschließen. Durch die bakteriologische Untersuchung des Scheidensekrets wird ziemlich regelmäßig *Streptococcus zooepidemicus* in Reinkultur nachgewiesen.

Die parenterale Behandlung mit einem wirksamen Antibiotikum nach Resistenztest (s. Tab. 5.5) ist dringend durchzuführen, auch wenn damit nicht immer eine Fehlgeburt verhindert werden kann.

Nach verzögertem Geburtsverlauf (zu große Früchte), insbesondere bei Kleinpferden und Shetlandponys, können Scheidenverletzungen auftreten. Sie sind gekennzeichnet durch heftige Entzündungsreaktion der Scheiden- und Zervixschleimhaut, an die sich oft eine Nekrose anschließt. Auch das perivaginale Gewebe kann in diesen Prozeß einbezogen werden. Hieraus resultierende Phlegmonen können zu Harnabsatzstörungen führen. Neben einer Verengung der Vagina und gegebenenfalls auch der *Cervix uteri* kann sich im ungünstigsten Fall sogar ein vollständiger Vaginalverschluß einstellen.

Massive parenterale antibiotische Versorgung ist dringend erforderlich. Ebenso können antibiotische Salben täglich auf die entzündete Schleimhaut vorsichtig aufgetragen und bestehende Adhäsionen dabei manuell gelöst werden. Ein Katheterisieren der Harnblase muß nötigenfalls erfolgen.

Das klinische Bild einer Vaginitis gehört auch zur CEM-77-Infektion, die an anderer Stelle beschrieben wird (s. 5.1.3.3).

**Totalverschluß der Vagina**

Ein vollständiger Verschluß der Vagina kann als Folge von Geburtsverletzungen, wie sie bei Shetlandponys – im Gegensatz zu großrahmigen Pferderassen – auftreten können, entstehen. Kranial der Verschlußstelle sammelt sich schleimige, eitrige oder dünnflüssige, z. T. schokoladenfarbene Flüssigkeit von unangenehmem Geruch. Die Flüssigkeitsmenge kann mehrere Liter betragen. Stuten, welche mit dieser Komplikation behaftet sind, zeigen ständig Neigung zum Pressen, zu Kolikerscheinungen und magern mit zunehmender Krankheitsdauer ab. Auch der akute Anfall einer Hufrehe gehört zuweilen zu den Folgeerscheinungen. Nach Lösen der Scheidenwandverklebungen und damit erreichter Öffnung der Scheidenhöhle besteht anfänglich Rezidivneigung, so daß eine regelmäßige Nachkontrolle notwendig ist. Die sich anschließende Behandlung erstreckt sich auf eine Keimhemmung (Antibiotikum) sowie Verhinderung eines Rezidivs. Hierzu eignen sich wiederholte Vaginalspülungen mit Ethacridinfarbstofflösungen sowie lokale Behandlungen mit schleimhautabdeckenden Salben.

### Deckverletzungen

Geringer Blutausfluß nach der Bedeckung junger Stuten beruht meistens auf unbedeutenden Schleimhautverletzungen im Bereich des Hymenalringes, die vernachlässigt werden können. Wenn sich dagegen nach dem Deckakt allgemeine Krankheits- und Koliksymptome einstellen, muß eine tiefergehende Verletzung oder gar eine Scheidenperforation befürchtet werden. Der gefährdetste Abschnitt befindet sich dorsal und seitlich der Zervix. Solche Verletzungen treten bevorzugt bei nervösen Maidenstuten auf, die durch einen libidostarken Beschäler belegt wurden, oder wenn der Deckakt nicht zum optimalen Zeitpunkt der Rosse geschieht.

Tiefe und perforierende Verletzungen werden unter kleiner Epiduralanästhesie chirurgisch verschlossen, was allerdings einige technische Fertigkeiten voraussetzt. Im Anschluß an die operative Versorgung muß ein mehrtägiger antibiotischer Schutz eingeleitet werden, der bei oberflächlichen Verletzungen als einzige Behandlungsmaßnahme auch ausreicht. Um zu verhindern, daß die perivaginale Verletzungsreaktion den Kotabsatz erschwert, muß für einen weichbreiigen Kot gesorgt werden (laxierende Futterstoffe, Abführmittel).

Die Gewebeschäden können nach wiederholtem Koitus so erheblich sein, daß eine Behandlung von vornherein als aussichtslos anzusehen ist.

Erfolgreich behandelte Tiere sollten nach 6 Wochen nochmals kontrolliert werden, um Form und Ausmaß des Narbengewebes festzustellen sowie auf evtl. Trächtigkeit zu untersuchen. Trotz schwerer Deckverletzungen verlaufen Konzeption und Trächtigkeit häufig ungestört.

Gelegentlich stößt der Penis während des Deckaktes in das Rektum, wodurch Verletzungen der Mastdarmschleimhaut entstehen oder eine Perforation der Darmwand erfolgen kann. Die Prognose ist dann meistens infaust.

### Vaginismus

Hinter dem Begriff Vaginismus verbirgt sich ein Verschlußspasmus der Vulva und der Scheide, der trotz optimaler Rosse bei Annäherung des Hengstes an die Stute eintritt. Außerdem wird der Schweif kräftig gegen die Vulva gedrückt. Das weibliche Tier verspannt sich in einer gekrümmten Haltung. Vor allem junge, nervöse Stuten werden von dieser Funktionsstörung befallen. Natürlich darf diese Verhaltensweise nicht mit einer unzureichenden Rosse oder mit den Folgen schmerzhafter Prozesse an Vulva und Vagina (z.B. koitales Exanthem, Deckverletzung usw.) verwechselt werden, bei denen ein Abwehrreflex erklärbar erscheint. Therapeutisch kann man durch mehrmalige manuelle vaginale Explorationen die Stute zu gewöhnen versuchen, oder man unterdrückt die Hypernervosität durch die Verabreichung eines Tranquilizers. Sollte trotz solcher Maßnahmen der natürliche Sprung sich als zu riskant oder gar als undurchführbar herausstellen, verbleibt lediglich der Einsatz der künstlichen Samenübertragung unter Sichtkontrolle.

### Hymen persistens

Gerade bei der Stute kann der Hymenalring sehr kräftig entwickelt sein und dadurch die Scheide vollständig verschließen. Wenn sich kranial des Hymens Flüssigkeit angesammelt hat, wird unter dessen Druck das Hymen als rosafarbiger bis weißer Ballon aus der Schamspalte herausgepreßt. Diese Erscheinung läßt sich während des Harnabsatzes oder beim Ablegen am deutlichsten erkennen (Tafel 12, Abb. c, Tafelteil).

Mit einer Pinzette oder Faßzange wird ein Teil des Hymens nach außen gezogen, mit einer Schere eingeschnitten und durch Einführen der Hand in die Öffnung erweitert.

Differentialdiagnostisch muß ein persistierendes Hymen von einem *Prolapsus vaginae* oder einer Vaginalgeschwulst, z. B. einem Fibrom der Scheidenwand, abgegrenzt werden.

### Prolapsus vaginae

Das sehr seltene Bild eines Scheidenvorfalls (Tafel 12, Abb. d, Tafelteil) wird fast ausschließlich bei Stuten in schlechter körperlicher Verfassung bzw. nach Geburtsverletzungen beobachtet. Der Prolaps geht vom gesamten Scheidengewölbe aus, wobei chronische Entzündungen eine Prädisposition schaffen. Eine operative Verengung des *Vestibulum vaginae* und der Schamöffnung (Operation nach GOETZE, 1944) sowie eine Verbesserung der körperlichen Verfassung des Patienten können in der Mehrzahl der Fälle das Leiden beheben.

### Hämangiektasien

Hämangiektasien sind Erweiterungen venöser Blutgefäße, die vorwiegend in der zweiten Hälfte der Trächtigkeit sichtbar werden und dann vaginale Blutungen auslösen können. Hauptsächlich befinden sie sich in Höhe oder dicht kranial des Hymenalringes, wo sie mittels eines Spreizspekulums als rot-blaue Kugeln sichtbar werden, aber auch ausgedehnte Venenstauungen aufweisen können (Tafel 12, Abb. e, Tafelteil). Da nach Ruptur eines Blutgefäßes der Blutverlust gewöhnlich nur gering ist, kann mit der Behandlung bis nach dem Partus gewartet werden. Nur bei erheblichen Blutungen sollte der Eingriff unmittelbar erfolgen. Die gerissene Gefäßwand kann durch Hitzekoagulation verschlossen bzw. durch eine Ligatur abgebunden werden. Ein starker Blutverlust kann vorkommen und ist dann die Indikation für eine Bluttransfusion. Bei betroffen Stuten ist deshalb die nachgeburtshilfliche Untersuchung sehr sorgfältig auch im Bereich des Vaginalschlauches durchzuführen.

### Fleischspangen

Eine vertikal verlaufende Gewebespange, welche im vorderen Teil der Vagina die Scheidenhöhle überspannt, beruht auf einer angeborenen Veränderung. Sie läßt sich ohne Schwierigkeiten mit einem Scherenschlag durchtrennen, ohne daß hierdurch bedeutende Blutungen auftreten. Diese Mißbildung ist bei der Stute nur ausnahmsweise festzustellen.

### Geschwülste

Von der Scheidenwand ausgehende Neubildungen gehören zu den äußerst seltenen Krankheitsbildern bei der Stute. Je nach Größe und Sitz der Neubildung sind die Symptome unterschiedlich (Blutungen, Ausflüsse, Pressen bis zum Scheidenvorfall). Zur Behandlung sind zumeist chirurgische Verfahren angezeigt, insbesondere, wenn es sich um gestielte Strukturen handelt (vorkommen können: Fibrome, Fibrosarkome, Leiomyome, Hämangiome, Fibropapillome, Karzinome).

## 5.1.3.5 Erkrankungen der Cervix uteri

### Zervizitis

Die Entzündung des Muttermundes findet sich bei güsten Stuten nur in Verbindung mit einer Vaginitis und/oder Endometritis. Adspektorisch erscheint die Zervix dann erheblich gerötet und mit einem wäßrigen, schleimigen oder auch eiterähnlichen Exsudat überzogen. Nach einer Vulvaplastik und nötigenfalls einer Endometritisbehandlung klingt die Zervizitis spontan ab.

Bei trächtigen Stuten bleibt zu beachten, daß die Ursache für eine Muttermundentzündung oft in einer intrauterinen örtlichen Plazentitis zu suchen ist (s. 5.1.3.4).

### Funktions-, Form- und Lageveränderungen der Cervix uteri

Die ältere Literatur beschäftigt sich sehr intensiv mit diesen verschiedenartigen Abweichungen. Im einzelnen werden u. a. eine zu geringe Schwellung und Erschlaffung sowie eine übermäßig lange *Portio vaginalis uteri* aufgezählt, die auch nach dorsal oder seitlich verlagert sein kann.

Bei solchen Feststellungen muß jedoch berücksichtigt werden, daß sie oft erkannt werden, wenn bei der Stute kein optimaler Zyklus abläuft, wie zu Beginn oder zum Ende der Decksaison.

Manchmal kann eine unzureichende Dilatation der *Portio vaginalis* festgestellt werden. Hierbei ist ein etwa 1 cm breiter und 2 cm tiefer Ring am Portioeingang während der Hauptrosse zu erkennen. Das Rosseverhalten ist ungestört. Ebenso erbringt die klinische Untersuchung der Gebärmutter keine Abweichungen. Weder die natürliche Belegung noch die künstliche Besamung führen zur Konzeption während der laufenden Saison. In der Decksaison des darauffolgenden Jahres können die beschriebenen Schwierigkeiten spontan verschwunden sein, und die Fertilität ist zurückgekehrt. Die Ursache dieser Störung ist bisher unbekannt. Progesteron- und Östrogenbestimmungen im Blut erbrachten keine abweichenden Resultate im Vergleich zu anderen rossenden Stuten. Ebenso waren Behandlungsversuche vergeblich.

Gelegentlich stellt man bei der vaginokolposkopischen Untersuchung eine offene *Cervix uteri* fest. Es handelt sich dann gewöhnlich um junge, noch nicht geschlechtsreife Stuten, um ältere Muttertiere zeitig in der Saison oder um die Folgen einer Luftinsufflation durch die vaginoskopische Untersuchung bzw. eine Pneumovagina. Diese Befunde verschwinden oft spontan oder können durch Bestreichen mit Jodlösungen gebessert werden.

### Verwachsungen an der Cervix uteri

Lageveränderungen an der Zervix und Funktionseinschränkungen durch Verwachsungen oder durch Narbengewebe beeinträchtigen die Fertilität. Solche pathologischen Situationen, die im ungünstigsten Fall einen vollständigen Verschluß der Zervix bewirken, beruhen auf früheren Deck- oder Geburtsverletzungen. Durch Verschlußadhäsionen in der Zervix entstehen Abflußbehinderungen aus dem Uterus (Mukometra, Pyometra) und zuweilen kolikähnliche Symptome. Durch vorsichtige Fingerperforation erreicht man die Wiederherstellung der Durchgängigkeit, die sich allerdings durch rezidivierende Verklebungen wieder verschließen kann, weshalb eine mehrmalige Kontrolluntersuchung anzuraten ist. Antibiotische Salben, nach manueller Öffnung in den Muttermund eingebracht, verhindern oft eine Wundinfektion und Rezidivbildung. Die Fertilitätsprognose bleibt dennoch zweifelhaft bis ungünstig.

## 5.1.3.6 Erkrankungen des Uterus

### Endometritis

Unter Endometritis wird allgemein die Entzündung der Gebärmutterschleimhaut verstanden. Je nach Beschaffenheit des hierbei festgestellten Ausflusses werden die Endometritiden von katarrhalisch bis purulent eingeteilt.

Die in der Literatur angegebenen Zahlen über das Auftreten einer Endometritis schwanken je nach Art der Diagnosestellung und abhängig vom Patientenmaterial außerordentlich stark. Bei Stuten, die mit Fertilitätsproblemen vorgestellt wurden, lag der Prozentsatz bei ca. 70%. Die untersuchten Stuten waren entweder schon seit der vorigen Decksaison güst geblieben, oder sie hatten innerhalb zweier Rosseperioden noch nicht aufgenommen.

Die Diagnose Endometritis wird durch eine klinische Untersuchung gestellt und mit einer bakteriologischen Analyse des Uterussekretes abgesichert. Eine zytologische Untersuchung sowie Endometriumbiopsie kann ergänzende Aufklärung bringen (KULLER, 1983).

Bei einer positiv verlaufenden bakteriologischen Untersuchung werden in erster Linie ß-hämolytische Streptokokken (*Streptococcus zooepidemicus* und *equisimilis*) nachgewiesen. Weiterhin werden *Escherichia coli*, *Pseudomonas aeruginosa*, Hefen oder Schimmelpilze, koagulasepositive Staphylokokken oder auch *Klebsiella pneumoniae* gefunden (s. Tab. 5.6, Tab. 5.7) (LEIDL et al., 1976, MERKT et al., 1978).

Der Erreger der Contagious Equine Metritis 1977 (CEM 77) ist ein gramnegatives kokkoides Bakterium, das als *Taylorella (Haemophilus) equigenitalis* bezeichnet wird (KIRPAL und BISPING, 1980). Bei verdächtigen Stuten und Hengsten müssen Klitoris bzw. Tupfer aus der *Fossa urethralis* entnommen und im Medium nach STUART transportiert werden (KLUG et al., 1980).

Eine Infektion des Endometriums kann bei der Stute durch den Koitus, während oder kurz nach dem Partus, durch das Vorliegen einer Pneumovagina oder als Folge unhygienischer Untersuchungs- oder Behandlungsmethoden entstehen.

Es dürfte wohl anzunehmen sein, daß intrauterine Infektionen nur dann zustande kommen, wenn der sog. selbstreinigende Mechanismus des Uterus versagt und/oder die Pathogenität der Erreger sowie der Infektionsdruck sehr hoch sind.

**Tab. 5.6:** Antibiotika zur intrauterinen Behandlung von Endometritiden beim Pferd*

| Wirkstoff | Dosierung | Herstellung und Bemerkungen |
|---|---|---|
| Penicillin-G-Natrium bzw. -Kalium | 5 Mio. Einheiten | In sterilem Wasser oder physiologischer Kochsalzlösung (30–60 ml) suspendieren |
| Ampicillin-Natrium | 3 g | In steriler physiologischer Kochsalzlösung (60–250 ml) suspendieren; geringere Volumina führen zu Irritationen des Endometriums durch den Wirkstoff |
| Polymyxin-B-Sulfat | 1 Mio. I. E. | In steriler physiologischer Kochsalzlösung (60–250 ml) suspendieren |
| Neomycin-Sulfat | 4 g | In steriler physiologischer Kochsalzlösung (60–250 ml) suspendieren. Benutzt werden können Formulierungen zur oralen und parenteralen Applikation |
| Kanamycin-Sulfat | 2 g | In steriler physiologischer Kochsalzlösung (60–250 ml) suspendieren. Kanamycin ist spermatozid und sollte früher als 4 Stunden vor Bedecken angewendet werden |
| Gentamycin-Sulfat | 2 g | In steriler physiologischer Kochsalzlösung (60–250 ml) suspendieren. Bei Volumina unter 200 ml sollte mit Hydrogenkarbonat gepuffert werden (1 ml 8,4%iges Na-Hydrogenkarbonat/1 g Gentamycin) |
| Carbenicillin | 6 g | In steriler physiologischer Kochsalzlösung (60–250 ml) suspendieren. – In Deutschland nicht zugelassen (Anm. d. Verf.) – |
| Ticarcillin | 6 g | In steriler physiologischer Kochsalzlösung (60–250 ml) suspendieren. – In Deutschland nicht zugelassen (Anm. d. Verf.) – |
| Amikacin-Sulfat | 2 g | In steriler physiologischer Kochsalzlösung (60–250 ml) suspendieren. – In Deutschland nicht zugelassen (Anm. d. Verf.) – |
| Chloramphenicol-Na-Succinat | 3 g | In steriler physiologischer Kochsalzlösung (60–250 ml) suspendieren. Nur zur Anwendung bei Tieren zugelassen, wenn deren Nutzung zur Fleischerzeugung ausgeschlossen ist (Anm. d. Verf.) – |

* Nach: William, B. L.: Current thoughts on the diagnosis and treatment of acute endometritis in mares. *Veterinary Medicine*, July 1994, pp 648–660.

**Tab. 5.7:** Antimykotika zur Behandlung von Endometritiden beim Pferd*

| Wirkstoff | Dosierung | Applikation | Herstellung und Bemerkungen |
|---|---|---|---|
| Nystatin | 0,5–2,5 Mio. Einheiten | intrauterine Infusion | In sterilem Wasser (100–250 ml) suspendieren. 1 x täglich applizieren. Mindestbehandlungszeit: 7 Tage |
| Amphotericin B | 200 mg | intrauterine Infusion | In sterilem Wasser (100–250 ml) suspendieren. 1 x täglich applizieren. Mindestbehandlungszeit: 7 Tage |
| Amphotericin B | 20 mg | intravenös | In steriler 5%iger Dextroselösung (500 ml) auflösen. Jeden zweiten Tag applizieren. Mindestbehandlungszeit: 10 Tage |
| Clotrimazol | 600 mg | intrauterine Infusion | In steriler physiologischer Kochsalzlösung (500 ml) auflösen. Jeden zweiten Tag applizieren. Mindestbehandlungszeit: 12 Tage |
| Griseofulvin | 2,5 g | per os | Als Zusatztherapie; 1 x täglich über 3 Tage während der Rosse |

\* Nach: William, B. L.: Current thoughts on the diagnosis and treatment of acute endometritis in mares. *Veterinary Medicine*, July 1994, pp 648–660.

Der *Streptococcus zooepidemicus* ist beim Pferd eigentlich ständig nachzuweisen. Er findet sich u. a. auf der Haut des Perineums und der Vulva, auf der Schleimhaut des Vestibulums und besonders im kaudalen Teil der Vagina, beim Hengst u. a. auf der Präputialschleimhaut. Auch die koagulasepositiven Staphylokokken werden auf der Hautoberfläche angetroffen. *E. coli, Klebsiella spec.* und der *Streptococcus zooepidemicus* befinden sich außerdem in den Fäzes.

Während des Deckaktes gelangen Mikroorganismen zusammen mit dem Sperma in den Uterus. Deshalb verläuft die bakteriologische Untersuchung des Uterussekretes innerhalb von 48 Stunden post coitum in der Regel positiv. Bei optimal im Östrus befindlichen Stuten sollte, wie auch aus Untersuchungen an anderen Tierarten nachgewiesen ist, bei einem ungestörten Abwehrmechanismus im Uterus eine Keimbesiedlung nicht stattfinden bzw. durch eine Ausscheidung verhindert werden. Wenn sich dagegen die bedeckten Stuten infolge einer unzureichenden ovariellen Aktivität nicht in einer optimalen Rosse befinden, wird die Keimbesiedlung nicht abgewehrt, und es kann eine Endometritis entstehen. Die praktischen Folgen aus diesen Erkenntnissen liegen in der strikten Handhabung hygienischer Vorsorgemaßnahmen beim Hengst und bei der Stute während der Bedeckung sowie in der Vorbereitung der Tiere zur Deckperiode.

Verschiedene Angaben in der Literatur befassen sich mit einem Infektionsausbruch auf Deckstationen durch Klebsiellen und Pseudomonas. Diese Infektionen sind gewöhnlich über den Hengst auf die Stuten übertragen worden. Auch der Erreger von CEM 77 wird durch den Hengst oder durch infiziertes Instrumentarium weiterverbreitet (s. auch 5.1.3.3).

Selbst bei Stuten, die unauffällig und zeitgerecht gefohlt haben und bei denen die Nachgeburt rechtzeitig abgestoßen wurde, treten fast regelmäßig intrauterine Infektionen auf. Diese verschwinden aber zumeist in den ersten Tagen nach der Geburt spontan. Bei einem anderen Teil werden noch am 9. Tag p.p. β-hämolytische Streptokokken im Uterussekret gefunden. Derartige Beobachtungen sind insbesondere bei älteren Stuten zu machen.

Zur Vermeidung einer Infektion müssen alle intrauterinen Untersuchungen mit sterilen Instrumenten und auf aseptische Weise vorgenommen werden. Auch bei der vaginoskopischen Untersuchung ist diese Regel zu beachten. Wiederholt wurde *Pseudomonas aeruginosa* isoliert, der aus dem verwendeten Gleitmittel herrührte, trotz Zusatzes eines 4%igen chloraminhaltigen Desinfektionsmittels. Wenn man den pH des Gleitmittels bis etwa 4,7 mit Hilfe von Essigsäure senkt, läßt sich diese Komplikation verhüten.

Die durch Hefen und Schimmelpilze hervorgerufenen intrauterinen Infektionen werden als Superinfektionen angesehen, die sich dadurch ergeben können, daß bei einer β-hämolytischen Streptokokkenendometritis eine intrauterine Antibiotikabehandlung durchgeführt und dabei einer der Keime eingeschleppt wurde.

Das klinische Erscheinungsbild der Endometritis ist außerordentlich vielfältig, so daß eine Probeentnahme für die bakteriologische Untersuchung zur Diagnoseabklärung unentbehrlich ist (MERKT et al., 1980). Zusammengefaßt ergeben sich für eine Endometritis folgende Symptome:

In der Anamnese werden nicht selten Abweichungen im Zyklusverlauf erwähnt, die darin bestehen können, daß die Rosse länger und die diöstrische Phase kürzer oder verlängert verläuft, als es sonst der Fall war. Die Ovulation bleibt bei Stuten mit chronischen Endometriden oft aus. Zuweilen führt die mangelnde follikuläre Aktivität sogar zu einem anöstrischen Verhalten (KULLER, 1983).

Scheidenausfluß macht sich besonders in der Rosse bemerkbar, obwohl dieses Symptom nicht mit absoluter Regelmäßigkeit eintritt. Der Ausfluß besitzt dann eine graue (muköse) oder gelbe (mukopurulente oder purulente) Färbung und wird an der ventralen Kommissur der Vulva als schmutzige Auflagerung am Schweif, an den Schenkeln und selbst am Sprunggelenk sichtbar. Bei länger andauernden Prozessen kann es zu reversiblen Depigmentierungen an der distalen Schamhaut sowie an der Zwischenschenkelhaut kommen (Tafel 12, Abb. f).

Die Scheiden- und Zervixschleimhaut erscheint stärker gerötet und übermäßig feucht. Der Scheidenboden und die Zervix können mit Sekret bedeckt sein.

Bei der transrektalen Untersuchung stellt sich der Uterus vergrößert dar. Die Uteruswand ist entweder sehr derb und verdickt oder dünnwandig und erschlafft. Deshalb ergibt im Verdachtsfall nur der spezifische bakteriologische Befund zusammen mit einem Uterusbioptat und einer zytologischen Untersuchung die endgültige Diagnose.

Auch bei Maidenstuten wird gelegentlich Ausfluß nach der Belegung festgestellt. Dieser dürfte jedoch ursächlich auf Schleimhautreizungen der Scheide und Zervix durch den Deckakt zurückzuführen sein.

Akute Endometritiden oder Katarrhe der Uterusschleimhaut lassen sich durch Spülungen mit steriler physiologischer Kochsalzlösung mit oder ohne antibiotischer Nachversorgung beherrschen. Beachtet werden muß hierbei jedoch, daß die Spülflüssigkeit wieder vollständig und letztlich als klare Lösung zurückgewonnen wird.

Die Behandlung schwerer Grade der Entzündung mit manifester Erregerbesiedlung besteht aus der intrauterinen und/oder parenteralen Anwendung von Antibiotika (s. Tab. 9.5.6) nach Resistenztests für die Dauer von 3–5 Tagen mit einer Deckpause und gegebenenfalls aus der operativen Beseitigung einer Pneumovagina und einer Nachkontrolle nach 3–5 Wochen. Im allgemeinen sind ß-hämolytische Streptokokken sehr empfindlich gegenüber Penicillin, Neomycin und Rifampycin. Coliforme Keime weisen im allgemeinen eine gute Empfindlichkeit gegenüber den Aminoglykosidantibiotika auf. Gegen *Pseudomonas aeruginosa* wird Polymycin B, gegenüber Hefen und Schimmelpilzen Nystatin, Amphotericin etc. (Tab. 5.7) angewendet. *Taylorella equigenitalis* erweist sich gegenüber Ampicillin, Nitrofurantoin und Streptomycin als empfindlich (SWERCZEK, 1978).

Die Uteruskürettage wird von einigen Autoren (HARASZTI, 1969) für ein wertvolles Verfahren bei der Behandlung der Unfruchtbarkeit von Stuten beschrieben. Dieses Verfahren wird für Stuten empfohlen, welche bereits lange an einer chronischen Endometritis leiden und die auf eine Antibiotikatherapie nicht ausreichend reagiert haben. Eine derartige Erkrankung wird auch Endometrose genannt. Die technische Durchführung geschieht mit einer langstieligen Kürette unter rektaler Palpationskontrolle, wobei der Therapieerfolg widersprüchlich diskutiert wird (DE BOIS und NITSCHELM, 1982).

Eine andere Methode zur Uterusbehandlung wird in der Spülung mit Blutplasma gesehen, jedoch konnte lediglich eine stärkere Entzündungsreaktion des Endometriums und die Verringerung der Makrophagenaktivität festgestellt werden, ohne daß bessere Befruchtungsergebnisse erzeugt wurden (ADAMS und GÜNTHER, 1989).

Bei schweren uterinen Infektionen können Schäden am Endometrium eine verlängerte Corpus-luteum-Phase auslösen, wahrscheinlich durch eine unzureichende Produktion oder Abgabe von Prostaglandinen aus der Uterusschleimhaut (STABENFELDT et al., 1976). Die Verabreichung von Prostaglandin ist in einem solchen Fall sinnvoll, um die Regression des *Corpus luteum* zu erreichen. Damit wird ein Östrus eingeleitet und die Behandlung der Infektion erleichtert und unterstützt.

Andere Stuten mit einer chronischen Endometritis weisen verminderte Eierstocktätigkeit in Form von ausbleibenden Ovulationen auf. In solchen Fällen bringt Prostaglandin keinerlei Erfolg, vielmehr wird man Progesteron bzw. Gestagene einsetzen, um die ovarielle Aktivität zu unterstützen. Dabei werden oral bis zu 8 Tagen 40 mg Gestagen bzw. vaginal ein gestagenhaltiger Träger oder subkutane Implantate verabreicht. Nach Beendigung der Gestagenzufuhr wird nun das Reboundphänomen durch eine plötzliche Entfernung des Blockes an den hypothalamischen- und hypophysären endokrinologischen Strukturen im ZNS ausgelöst. Als Reaktion sind am Ovar Follikelanbildungen festzustellen, welche ihrerseits über ihre Hormonaktivität, insbesondere Östrogenbildung, zum Heilungsprozeß beitragen.

Die durch *Taylorella equigenitalis* verursachte Endometritis bei Vollblutstuten ruft im allgemeinen deutliche Erscheinungen einer Endometritis, einer Zervizitis und Vaginitis hervor. Bereits wenige Tage nach dem Deckakt kann es zu einem reichlichen, eitrigen Scheidenausfluß kommen. Die Infektion wird durch den Hengst oder durch infizierte Instrumente übertragen. Der Hengst als Infektionsträger zeigt Anzeichen einer Infektionserkrankung. Der Erreger kann sich beim Hengst in der *Fossa urethralis* länger als 90 Tage halten. Auch ist festgestellt worden, daß sowohl tragende als auch nichttragende Stuten in der Scheide, besonders in der Umgebung der Urethraöffnung und der Klitoris, Infektionsträger bleiben können (KLUG et al., 1980).

Eine Infektionsfreiheit bei Hengst und Stute sollte erst dann bescheinigt werden, wenn sich mindestens drei Probeentnahmen als bakteriologisch negativ erwiesen haben (DAVID et al., 1977, SONNENSCHEIN und KLUG, 1979).

Die Fertilitätsprognose der an einer Endometritis erkrankten Stute erscheint bei einer akuten Infektion günstig, während sie sich in den ausgesprochenen chronischen Fällen zweifelhaft bis ungünstig stellt. Die Prognose ist darüber hinaus vom Lebensalter der Stute abhängig, wie aus Tab. 5.8 ersehen werden kann.

## Pyometra

Die *Pyometra* stellt eine besondere Form einer chronischen Endometritis dar, welche durch eine Füllung des Uterus mit erheblichen Eitermengen gekennzeichnet ist. Die Erkrankung entwickelt sich im allgemeinen nach einem Fruchttod, insbesondere nach erfolgloser Abortauslösung, nach verzögertem Partus und/oder nach einem pathologisch verlaufenen Puerperium. Sie kann sich jedoch auch nach einer Keimbesiedlung bzw. unsauberer Belegung und anschließender Anöstrie entwickeln.

Sichtbarer Ausdruck einer *Pyometra* kann ein eiterähnlicher oder schokoladenbrauner Scheidenausfluß, der an der Hautoberfläche von Schweif und Schenkeln als gelbbrauner schmieriger Belag haften bleibt, sein. Wenn durch eine Abflußbehinderung in der Vagina oder in der Zervix eine erhebliche Sekretansammlung in der Gebärmutter besteht, macht sich im chronischen Stadium ein Konditionsrückgang bemerkbar, und es tritt Fieber auf. Neben der allmählichen Abmagerung wird das Haarkleid stumpf und die Stute zeigt bei der geringsten körperlichen Belastung Transpiration und rasche Ermüdung. Durch die vaginoskopische Untersuchung ist eine gerötete Schleimhaut und zuweilen eine Eiteransammlung auf dem Scheidenboden festzustellen. Auch Adhäsionen in der Vagina oder in der Zervix können auftreten. Durch die rektale Untersuchung wird der vergrößerte, ballonartige Uterus festgestellt, dessen Wand eine etwas derbe papyrusartige Konsistenz besitzt. Bei den meisten an einer *Pyometra* leidenden Stuten treten keine Östruserscheinungen mehr auf.

**Tab. 5.8:** Endgültiger Trächtigkeitsprozentsatz innerhalb einer Saison von Stuten mit einer Endometritis im Verhältnis zum Lebensalter

| Alter | Anzahl Stuten mit einer Endometritis behaftet | tragend geworden | Prozent |
|---|---|---|---|
| bis 8 Jahre | 42 | 34 | 81 |
| 9–12 Jahre | 51 | 38 | 75 |
| 13–16 Jahre | 45 | 27 | 60 |
| 17–20 Jahre | 37 | 17 | 46 |
| 21 Jahre und älter | 17 | 7 | 41 |

Im Hinblick auf die Ausheilung der Erkrankung ist die Prognose, je nach Schweregrad, mehr oder weniger günstig zu stellen. Bei geschlossenen Pyometraformen mit Allgemeinstörungen sind die Heilungsaussichten unsicher. Die weitere Zuchtfähigkeit ist dagegen in den meisten Fällen stark anzuzweifeln. Das Endometrium ist gewöhnlich so schwer geschädigt, daß die Bildung der lokalen Prostaglandine nicht mehr stattfindet. Deshalb bleibt das *Corpus luteum* bestehen und die Zervix geschlossen. Bevor man das Abhebern des Gebärmutterinhaltes vornimmt, ist es deshalb auch angezeigt, Prostaglandin $F_{2\alpha}$ zu verabreichen. Früher wurde auch Östrogen zur Zervixdilatation und zur Wiederherstellung eines physiologischen Uterustonus verabreicht.

Nachdem sich die Zervix auf diese Weise geweitet hat oder bei einer Verwachsung manuell eröffnet worden ist, wird mit Hilfe eines mindestens 1 cm dicken Gummischlauches und eines Trichters physiologische NaCl-Lösung in den Uterus eingebracht und dann der gesamte Inhalt abgehebert. Diese Behandlung ist mehrere Tage hintereinander zu wiederholen, bis die Spülflüssigkeit keine Eiterflocken mehr enthält und der Uterus weitgehend zu seiner ursprünglichen Größe zurückgekehrt ist. Weil aus der eitrigen Gebärmutterflüssigkeit fast immer *Streptococcus zooepidemicus* isoliert werden kann, empfiehlt sich eine parallel hierzu durchzuführende, fünf Tage währende Behandlung mit Penicillin, das sowohl intrauterin als auch parenteral verabreicht werden sollte. Dies kann dann kombiniert mit Östrogenen, die am ersten, dritten und fünften Behandlungstag zu geben sind, geschehen. Nach drei oder sechs Wochen erfolgt eine Kontrolluntersuchung, die sich insbesondere auf den Umfang der Gebärmutter und den Zustand von Zervix und Vagina richtet (KULLER, 1983).

## Endometriumödem, Endometriumzysten, Endometrose

Das Ödem befindet sich im *Stratum compactum* und im *Stratum spongiosum* (HENRY 1981). In stark ausgeprägten Fällen kann sich die Flüssigkeitsansammlung zwischen dem *Stratum spongiosum* und dem *Myometrium* bilden. In etwa 20% der Krankheitsfälle erstreckt sich das Ödem auch auf die Eileiter. Die Erkrankung wird häufiger bei Stuten mit großen multifollikulär entarteten Ovarien (12%) festgestellt als bei zyklischen Stuten (5,8%). Bei dieser letzteren Gruppe tritt das Endometriumödem vor allem während der Östrusphase (61%) auf. Stuten mit gering- oder inaktiven Ovarien weisen die Erkrankung nicht auf.

Bei rektaler Untersuchung fühlt sich der Uterus vergrößert und schlaff an, er hängt infolge der Gewichtszunahme durch das Ödem ventralwärts. Die *Cervix uteri* ist ebenfalls ödematös und erschlafft. Die meist geöffnete *Portio vaginalis* hinterläßt bei vaginoskopischer Untersuchung einen stark geschwollen, ödematisierten Eindruck. Diese Befunde sind differentialdiagnostisch gegen eine Endometritis und Mukometra sowie eine Trächtigkeit abzuklären.

Eine Zystenbildung im Endometrium ist nur durch sorgfältige Uteruspalpation bzw. Ultraschalluntersuchung zu erkennen und auch nur dann, wenn es sich um größere Gebilde handelt (Abb. 5.9). Bei einer Ansammlung kleinerer Zysten im Myometrium fühlt sich die Uteruswand in den betroffenen Abschnitten teigähnlich an. Hysteroskopisch lassen sich diese Veränderungen ziemlich einfach erkennen und gegen das Ödem abgrenzen. Bei jüngeren Zuchtstuten sind 15% und bei Stuten, älter als 18 Jahre, 55% der Tiere betroffen.

Die Endometrose (syn. chronische degenerative Endometritis) umfaßt das Syndrom der degenerativen histopathologischen Veränderungen am Endometrium der Stute (KENNEY, 1993). Charakteristisch hierbei sind degenerative Prozesse ohne Entzündungserscheinungen. Infiltrationen von Lymphozyten, Plasmazellen und Makrophagen sind typische Zellen in den periglandulären Bezirken der Submukosa. Die Erkrankung tritt fast ausschließlich bei alten Stuten nach hoher Reproduktionsleistung auf.

Eine Diagnose wird auf der Grundlage der Lebensgeschichte und klinischen Untersuchung zusammen mit bakteriologischer, histologischer und zytologischer Auswertung gestellt. Zur Ätiologie werden Fibrosierungen, Lymphstauungen, Uterusatonie und transluminale Verklebungen mit Zystenbildungen angenommen.

Eine kausale Therapie ist nicht bekannt, so daß je nach dominierendem Erscheinungsbild symptomatisch vorgegangen wird. Hierbei steht im Vordergrund die Aktivierung des Endometriums bis zur Nekrose und Abstoßung in der Hoffnung, daß die regenerierte Schleimhaut wieder die Voraussetzungen für eine Gravidität erhält.

Zur Therapie werden die mechanische Kürettage, intrauterine Behandlungen mit DMSO-Lösung (5–10%ig) eingesetzt. Alle Verfahren beruhen auf der Ablösung der veränderten Uterusschleimhaut.

Bei der Kürettage mit anschließender intrauteriner Spülung mit desinfizierenden Lösungen im täglichen Abstand über 4–5 Tage (zur Vermeidung von Verklebungen) und anschließender antibiotischer Versorgung und Nachkontrolle innerhalb von 7 Tagen muß auf eine konsequente Kontrolle geachtet werden. Die beiden Infusionsbehandlungen werden auch als chemische Kürettage bezeichnet. Die DMSO-Lösung wird frisch aus medizinisch reinem DMSO und steriler NaCl-Lösung in einem Verhältnis von 10–30 g/100 ml NaCl hergestellt. Von dieser Lösung werden, je nach Ausdehnung der veränderten Schleimhautbezirke, 60–100 ml (10–30%ig) mit oder ohne antibiotische Unterstützung intrauterin infundiert. Diese Behandlung wird 3–5 Tage hintereinander wiederholt (WILLIAM, 1994).

Zur weiteren Therapie derartiger Erkrankungen sei bemerkt, daß die endokrine Entgleisung nach Ausschluß von bakteriellen Infektionen im Vordergrund steht. Die Behandlung mit Gestagenen ist hierbei oft angezeigt, um über den dadurch auslösbaren Rückkopplungseffekt (Rebound-Effekt) die Ovarfunktionen wieder anzuregen. Die Fruchtbarkeit ist in der Regel zumindest eingeschränkt oder nicht mehr gegeben.

### 5.1.3.7 Erkrankungen der Salpinx

Wie aus histologischen Untersuchungen an Schlachtorganen hervorgeht, scheint eine Salpingitis häufiger zu bestehen, als bisher angenommen wurde. Bei älteren Stuten beträgt der Anteil von Verwachsungen und Entzündungen des Eileiters etwa 40% (VANDERPLASSCHE et al., 1977). Welchen Einfluß derartige Eileiterbefunde auf die Fruchtbarkeit besitzen, ist im übrigen noch nicht abgeklärt.

Bis zu mehrere Zentimeter große Zysten werden häufig in der Mesosalpinx und in den Fimbrien gefunden. Wenn sie nicht einen sehr großen Umfang einnehmen, scheinen diese Gebilde im allgemeinen keinen wesentlichen Einfluß auf die Fertilität zu nehmen.

In einer postmortalen Untersuchungsreihe des weiblichen Geschlechtsapparates an 792 Tieren hat ARTHUR (1958) nur zweimal eine einseitige Hydrosalpinx festgestellt, woraus abgeleitet werden kann, daß diese Erkrankung nur sporadisch auftritt.

### 5.1.3.8 Funktionelle Störungen der Ovarien

Allgemein lassen sich die funktionellen Abweichungen der Ovarfunktionen folgendermaßen einteilen:
1. Follikelassoziierte Funktionsstörungen
– ausbleibende Rosse im Zusammenhang mit ungenügender Follikelbildung und zu geringem Follikelwachstum;
– unregelmäßiges Auftreten der Rosse durch zu schwaches Follikelwachstum und/oder Follikelreifung, wodurch die Ovulation ausbleibt;
– Dauerrosse, die ebenfalls durch unzureichendes Follikelwachstum, manchmal auch durch eine ungenügende Follikelreifung, ausgelöst wird.
2. Corpus-luteum-assoziierte Funktionsstörungen
– Ausbleiben von Rosseerscheinungen, wie nach einem embryonalen Tod oder durch eine verlängerte Diöstrusphase, bei der die funktionelle Lebensdauer des *Corpus luteum* länger als gewöhnlich besteht.
– unregelmäßige Rosseerscheinungen infolge einer verkürzten Diöstrusphase, bei der auch die funktionelle Lebensdauer des *Corpus luteum* kürzer als gewöhnlich ist (Tab. 5.9).

Nur durch eine optimale Östrusüberwachung lassen sich die aufgeführten Beschwerden nachweisen, weshalb es wünschenswert ist, die Stute täglich mit dem Hengst zusammenzubringen. Außerdem läßt es sich gewöhnlich nicht umgehen, die ovarielle Aktivität durch eine wöchentlich zwei- bis dreimalige rektale Palpation zu kontrollieren und, falls erforderlich, eine vaginoskopische Untersuchung auszuführen. Die erhobenen Befunde müssen sorgfältig protokolliert werden, weil man sonst Gefahr läuft, ovarielle Dysfunktionen fälschlicherweise zu diagnostizieren. Eine solche Fehldiagnose kann dem Untersucher auch unterlaufen, wenn er die exogenen Faktoren, die eine ovarielle Aktivität beeinflussen können, wie Jahreszeit, Fütterung und Klima, außer acht läßt. Mit Hilfe der Sonografie wird diese Arbeit, insbesondere die Interpretation und die Dokumentation, ergänzt und erleichtert.

Stuten, die im harten Training stehen oder eine anstrengende Rennsaison hinter sich haben, zeigen ebensooft ovarielle Funktionsstörungen, die auf wenig aktive oder multifolliküläre Ovarien oder auf ein persistierendes *Corpus luteum* zurückzuführen sind. Eine zeitweilige Unterdrückung der Rosse läßt sich durch die Verabreichung eines Progesteron-Präparates (im allgemeinen Gestagene) oral oder in öliger Lösung bzw. in Form von vaginalen Hormonträgern erzielen. Auch andere Hormontherapien (Anabolika) blockieren vorübergehend die Tätigkeit der Eierstöcke. Wird körperlich überanstrengten Stuten einige Wochen bis Monate Weidegang gewährt, kommt gewöhnlich die normale zyklische Aktivität wieder in Gang (Tab. 5.9) (MERKT und JÖCHLE, 1990).

Wie bereits bei der Besprechung der Endometritis und Endometrose erläutert, können diese Erkrankungen auch auf die Funktion der Ovarien Einfluß nehmen. Deshalb ist bei einer ovariellen Dysfunktion die Stute auf das Vorliegen einer Endometritis zu untersuchen und diese gegebenenfalls zu behandeln. Es sei noch hervorgehoben, daß einige Verhaltensstörungen der Stute oft zu Unrecht mit einer ovariellen Dysfunktion im Zusammenhang gebracht werden.

Störungen in den Eierstockfunktionen lassen sich mit Hilfe der rektalen Palpation von Ovarien, Uterus und *Portio vaginalis uteri* sowie Ultraschalluntersuchungen unterscheiden.

### Inaktive Ovarien

Die Eierstöcke besitzen eine Größe von etwa 3 x 2,5 x 2,5 cm. Ihre Konsistenz ist hart, ihre Oberfläche fühlt sich knotig an, und es besteht eine tiefe Ovulationsgrube. Im Ultraschallbild lassen sich mehrere kleine Hohlräume (< 2 cm) nachweisen. Die Uteruswand erweist sich als schlaff, während die *Portio vaginalis uteri* klein und steif erscheint. Bei der vaginoskopischen Untersuchung zeigt sich die Scheide trocken und blaß. Das gleiche Bild trifft auch für die *Portio vaginalis uteri* zu, deren Gestalt Tütenform angenommen hat und zentral in das Scheidengewölbe ragt. Erscheinungen der Rosse bleiben aus, und die Stute scheint am Hengst nicht interessiert zu sein. Solche Befunde lassen sich während der Anöstrusphase im Winter bzw. in der Phase einer hohen Laktation erheben. Sie bestehen auch bei Tieren, die für die Zucht noch zu jung sind. Ein Behandlungserfolg ist mit Gestagenen zu erreichen, welche über längere Zeit (8–12 Tage) verabreicht werden müssen (oral bzw. intravaginale Spi-

Tab. 5.9: Klinische Befunde und therapeutische Möglichkeiten von ovariell bedingten Funktionsstörungen*

| Äußerer Befund, therapeutische Absicht | Ovarbefund | Therapeutische Möglichkeit |
|---|---|---|
| keine Rosse | ohne Funktionsstörung | Gestagenverabreichung, PGF$_{2\alpha}$, dann GnRH (2 Tage später) 2–4 Inj. in 6stündigem Intervall |
| keine Rosse | Corpus luteum pseudograviditatis bzw. persistens | PGF$_{2\alpha}$, dann GnRH (2 Tage später) 2–4 Inj. in 6stündigem Intervall |
| keine Rosse | ungestörter Zyklus, Corpus luteum periodicum | Echographie Progesteronmessungen > 2 ng; PGF$_{2\alpha}$ i.m. |
| unregelmäßige Rosse | zystische Gebilde (weich fluktuierend) | Gestagenblock oder HCG, dann PGF$_{2\alpha}$+GnRH 2 Tage später 2–4 Inj. in 6stündigem Intervall |
| unregelmäßige Rosse | zystische Gebilde (fest derb, knisternd, im Ultraschall echogene Strukturen) | Ovarektomie des veränderten Organs |
| unregelmäßige Rosse | Ovartumoren | Ovarektomie des veränderten Organs |
| Rosseeinleitung | Midlutealphase | PGF$_{2\alpha}$+GnRH ab 2 Tage später alle 6 h bis zur Ovulation |
| Ovulationsauslösung | Rossefollikel | PGF$_{2\alpha}$+HCG (HCG, bei wiederholter Anwendung Antikörperbildung möglich) |

* Modifiziert nach Merkt und Jöchle, 1990

rale), wobei nach einer PMSG-Injektion zwei Tage vor Beendigung der Gestagenverabreichung ovulationsfähige Follikel heranreifen. Auch die Stimulation durch den Hengst wirkt positiv, was durch entsprechende LH-Messungen belegt werden kann. Eine mögliche Ovulation kann durch $PGF_{2\alpha}$ bei Vorhandensein von Restgelbkörpern oder durch HCG unterstützt werden (ALLEN und ROSSDALE, 1973).

**Schwach aktive Ovarien**

Ihre Größe beträgt etwa 6 x 3 x 3 cm, ihre Konsistenz ist hart; eine wenn auch geringe Follikelaktivität läßt sich palpieren, während die Ovulationsgrube deutlich auszumachen ist (s. Tafel 10, Abb. a, b, Tafelteil). Die Follikel erreichen eine Größe von durchschnittlich höchstens 2 cm, sie schrumpfen danach und verschwinden wieder. Das Ultraschallbild zeigt mehrere gleichgroße Blasen. Bei der rektalen Palpation fühlt sich die Uteruswand schlaff an, während sich die *Portio vaginalis uteri* als steifes Gebilde ertasten läßt. Die Scheidenschleimhaut ist ziemlich trocken, ebenso die nur gering geschwollene *Portio vaginalis*, die sich auch in der nur schwach erkennbaren Rosse kaum verändert.

Diese Symptomatologie wird in den Winter- und in den zeitigen Frühjahrsmonaten als physiologisch angesehen, gewissermaßen auch als ein Übergang vom Winteranöstrus zum Östrusverhalten in den Frühjahrs- und Sommermonaten. Eine Untersuchung des Progesterongehaltes im peripheren Blut erbringt Werte, die um 1 ng/ml liegen, was auch für Stuten zutrifft, die noch keinerlei Rossemerkmale erkennen lassen (s. Abb. 5.2).

Zum Zweck einer Stimulierung der Eierstockfunktion muß gegebenenfalls zunächst die körperliche Verfassung der Stute verbessert werden (Weidegang, Endoparasitenbekämpfung usw.). Weiterhin werden verschiedene Möglichkeiten einer Hormontherapie ohne großen Erfolg angewendet, wie die Verabreichung von Östrogenen, von PMSG oder die Kombination beider Hormone. Über günstige Behandlungsergebnisse wird nach der Anwendung von HCG berichtet. Die orale und/oder parenterale Anwendung von Progestagenen (CAP) (Auslösung des Rebound-Effektes) zeigt den besten Erfolg (s. Tab. 5.9) (HOPPE et al., 1972). Auch die parenterale Verabreichung von Progesteron ohne oder in Kombination mit GnRH bietet günstige Perspektiven (ARBEITER, 1973; HEINGEN und KLUG, 1975). Die von den verschiedenen Autoren empfohlenen Therapien lassen sich deshalb nicht ohne weiteres miteinander vergleichen, weil die klinische Ausgangslage zu Beginn der Behandlung, der jahreszeitliche Einfluß, die Applikationsform und die Dosierung stark voneinander abweichen, ganz abgesehen von den Rasseunterschieden, dem Alter der Stuten und deren körperlicher Verfassung.

Bei der Progestagen-Behandlung (Auslösung des Rebound-Effektes) sollten zu Beginn der Behandlung 100 mg i. m. und danach 10 Tage lang täglich 10 mg per os oder an 7–10 hintereinander folgenden Tagen je 10–20 mg per os verabreicht werden. Im Gefolge der Behandlung werden etwa 60% der Stuten mit schwachaktiven Eierstöcken innerhalb von 4–8 Tagen nach Beendigung der Behandlung rossig mit einer sich ca. 5 Tage später anschließenden Ovulation. Bei Befunden mit sich langsam entwickelnden Follikeln (innerhalb von 7–10 Tagen, manchmal noch länger) zu einer Größe von 4–6 cm im Durchmesser, jedoch mit einer festen Konsistenz, empfiehlt sich eine kurzzeitige Gestagenbehandlung bzw. die intravaginale »Progesteron-Spirale«. Nach dieser Behandlung zeigen die Stuten meistens deutliche Rosse. Der Uterus ist weich und die Vagina sowie die Portio feucht und der Muttermund zudem geschwollen und verlaufend. Der Weichheitsgrad der Gebärmutter ist oftmals allerdings nicht so groß wie während eines physiologischen Östrus. Deshalb kann zur besseren Follikelreifung 2 Tage vor Beendigung der Gestagenbehandlung die Follikelreifung mit PMSG stimuliert werden, welche 3–4 Tage nach Beendigung der Behandlung zu erfolgreichen Ovulationen führen kann. Bei gleichzeitig im Ultraschallbild nachweisbaren Gelbkörpern kann die $PGF_{2\alpha}$-Verabreichung mit nachfolgender HCG-Behandlung zum Ziel führen.

**Corpus luteum persistens**

Bei dieser Störung ovarieller Aktivität sind die Eierstöcke klein bis hühnereigroß. Ihre Konsistenz ist nicht verändert, während sich die Ovulationsgrube mehr oder weniger deutlich ertasten läßt. Die Erkennung eines *Corpus luteum* ist unter Praxisverhältnissen, wenn überhaupt, nur in den ersten Tagen nach seiner Entstehung möglich. Später und deshalb auch in Fällen eines persistierenden *Corpus luteum* wird es im ovariellen Struma aufgenommen und nur noch mit der Sonographie nachweisbar. Im Gegensatz zu Stuten mit zu geringer ovarieller Aktivität besitzt der Uterus in diesen Fällen einen erhöhten Tonus.

Bei der vaginoskopischen Untersuchung wird eine trockene Scheidenschleimhaut und *Portio vaginalis uteri* festgestellt, welche klein, trocken, konisch und von blasser Farbe ist. Stuten, die ein *Corpus luteum persistens* aufweisen, zeigen keine Rosseerscheinungen. Deshalb findet man bei nicht belegten Tieren auch eine verlängerte Diöstrusphase. Der Progesterongehalt liegt bei Werten über 1 ng/ml im Blutserum.

Die Behandlung eines *Corpus luteum persistens* erfolgt mit Prostaglandin $F_{2\alpha}$. Innerhalb von zwei bis vier Tagen nach der Verabreichung stellt sich der Östrus ein. Die Dauer einer mit Prostaglandin ausgelösten Brunst ist nach Ansicht verschiedener Autoren einige Tage länger als normal. Die Trächtigkeitsergebnisse nach Rosseinduktion mit Prostaglandin unterscheiden sich dagegen nicht von der medikamentös unbeeinflußten Rosse (LEIDL et al., 1978).

## Funktionsschwache Corpora lutea

Diese Störung läßt sich mit Hilfe der rektalen Untersuchung und einer vaginoskopischen Betrachtung nicht nachweisen. Ein *Corpus luteum*, das sich durch Funktionsschwäche auszeichnet, hat eine verkürzte Diöstrusphase (weniger als 12 Tage). Theoretisch kann dieser Zustand durch eine unzureichende LH-Produktion entstehen, wodurch sich das *Corpus luteum* (post ovulationem) nicht ausreichend entwickeln kann. Häufig ist jedoch eine Endometritis die Ursache, weshalb sich die Therapie in erster Linie auch auf die Beseitigung dieses Krankheitszustandes richten sollte.

Außerdem sollte bei diesen Stuten die Fütterung überprüft werden, da ein Mangel an aminosäurehaltigem Futter der Grund für unzureichende Gonadotropinbildung und -freisetzung sein kann. Darüber hinaus muß die Jahreszeit (Lichtdauer) und die Versorgung mit Vitaminen, besonders β-Carotin, berücksichtigt werden (FREEDMANN et al., 1979).

## Hormonbehandlung bei funktionellen Störungen der Ovarien

Der Hintergrund einer unzureichenden Eierstockstätigkeit dürfte im allgemeinen in einer Unterproduktion und/oder Abgabestörung von FSH und LH liegen. Es wird angenommen, daß durch eine zu geringe FSH-Abgabe das Follikelwachstum nicht ausreicht, um die Östradiolsynthese in der Follikelwand in erforderlicher Menge zu gestatten und darum auch die Abgabe an das periphere Blut zu gering bleibt (KURT et al., 1980). Deshalb wird die LH-Abgabe nicht ausgelöst. Diese sehr vereinfacht formulierte Erklärung soll nicht darüber hinwegtäuschen, daß für eine ätiologische Betrachtung einer zu schwachen Eierstockstätigkeit nur eine umfangreiche endokrinologische Untersuchung genauere Auskünfte gibt. Da es an ausreichenden Kenntnissen über den genauen Zusammenhang der verschiedenen Störfaktoren fehlt, kann auch ihre Behandlung nicht immer rationell vor sich gehen. Die Verabreichung von Prostaglandin für die Beseitigung eines persistierenden Gelbkörpers ist allerdings auch ein Beispiel für eine effektive Therapie. Ebenso sicher ist nach Verabreichung von GnRH eine Freisetzung von LH/FSH zu erwarten.

Neben der bereits genannten Prostaglandin-Behandlung für die Beseitigung eines persistierenden *Corpus luteum* werden nachfolgend weitere Therapiemöglichkeiten besprochen.

### FSH (follikelstimulierendes Hormon)
FSH-Präparate sind bisher nicht erhältlich. Inwieweit dem PMSG bei der Stute eine follikelstimulierende Hormonwirkung zugesprochen werden kann, wird unterschiedlich beurteilt. Trotzdem kann PMSG wegen seiner partiellen FSH-Wirkung angewendet werden (IRVINE und EVANS, 1976).

### LH (luteinisierendes Hormon)
Ein vermuteter Mangel an LH sollte logischerweise auch durch Verabreichung des luteinisierenden Hormons substituiert werden. Von Pferden gewonnenes LH steht allerdings nicht zur Verfügung, so daß man solches von Schweinen oder Schafen verwenden müßte. Diese Präparate sind in Deutschland nicht zugelassen, so daß auf HCG (Humanchoriongonadotropin) zurückgegriffen werden muß.

### HCG (Choriongonadotropin)
Um eine Ovulation zu beschleunigen, wird am häufigsten HCG eingesetzt, das in einer Dosierung von 2500–3000 I.E. intravenös oder intramuskulär verabreicht wird. Unter der Voraussetzung, daß ein ausreichend großer Follikel (> 5 cm) mit fester Konsistenz vorliegt, sollte die Ovulation innerhalb von 24–36 Stunden erfolgen. ROSSDALE (1981) fand jedoch keinen signifikanten Unterschied zwischen mit HCG behandelten und unbehandelten Stuten eines Gestüts sowie gleichen Monat der Decksaison.

### GnRH (Gonadotropin-Releasinghormon)
Synthetisches GnRH besteht aus einem Dekapeptid, das die Abgabe von FSH und LH durch die Hypophyse anregt. Diese Wirkung ist auch bei der Stute nachgewiesen worden (s. Abb. 5.1 und 5.3). GnRH in einer Dosierung von 1 mg i.m., z.B. am zweiten Tag des Östrus verabreicht, ergab einen ovulationsbeschleunigenden Effekt (u.a. HEINZE und KLUG, 1975). Inwieweit allerdings die GnRH-Therapie für Stuten mit ovariellen Störungen wertvoll sein kann, muß noch abgewartet werden. In einer Untersuchung von ARBEITER (1973) regte eine GnRH-Therapie über fünf Tage bei einer Dosierung von 100 mg/d die Follikelentwicklung azyklischer Stuten an. Dem steht als Ergebnis einer gleichlautenden Studie entgegen, daß eine GnRH-Behandlung außerhalb der Paarungszeit keinen Effekt am Ovarium besitzt (ALLEN, 1980).

Die Versuchsergebnisse einer kombinierten GnRH- und Progesteron-Behandlung zur Auslösung eines ovulatorischen Östrus in der späten Anöstrusphase scheinen dennoch ermutigend. Außerdem können über die diagnostische Verabreichung von GnRH analog zum Hengst die hormonellen Rückkopplungsmechanismen überprüft werden. Bei diesem Vorhaben werden nach GnRH-Gaben i.v. in 15minütigen Abständen über ca. 2 Stunden Blutproben gewonnen und deren Gehalt an $P_4$ (Progesteron) und $E_2$ (Östrogen) bestimmt. Je nach Zyklusstand können dann der Anstieg von $E_2$ bzw. $P_4$ gemessen werden.

### PMSG (Pregnant mare serum gonadotropin)
Bei der trächtigen Stute wird unterstellt, daß PMSG eher für die Bildung von sekundären Gelbkörpern (LH-Wirkung) von Bedeutung ist als für die Follikelbildung (FSH-Wirkung). Trotzdem wird PMSG wegen seiner möglichen FSH-Wirkung bei der nichttragenden Stute

verwendet. Es werden 1500–10000 I.E. i. m. gegeben. Die Resultate dieses Behandlungsverfahrens sind zuweilen enttäuschend, besonders dann, wenn nur eine geringe Eierstocktätigkeit vorliegt. Sie sind erfolgsversprechend, wenn Progesteronwerte von über 1 ng/ml vorhanden sind, deshalb empfiehlt es sich, PMSG in Kombination mit Gestagen einzusetzen (MERKT und KLUG, 1979).

### Östrogen

Theoretisch müßte das zum richtigen Zeitpunkt und in einer ausgewogenen Menge zu verabreichende Östrogen eine adäquate LH-Abgabe zur Folge haben. Diese Behandlungsmöglichkeit kann aber solange praktisch nicht genutzt werden, wie die Kriterien zur Beurteilung der richtigen Behandlungszeitspanne und der optimalen Hormonmenge unbekannt sind. In der Geburtshilfe werden mit Östrogenen die Lockerungsvorgänge in den Geburtswegen unterstützt bei Dosierungen von 10 mg/d.

### Progesteron, Gestagene

Die Erfahrungen mit Gestagenen und Progesteron für die Aktivierung der Eierstocktätigkeit sind vielfältig (u. a. HOPPE et al., 1972). Diese Wirkstoffe werden sowohl parenteral und intravaginal als auch oral dem Tier zugeführt. Entweder wird das Präparat 9–12 Tage lang in einer Menge von 10 mg/d per os verabreicht, oder es wird ein intravaginaler Hormonträger eingesetzt. Eine weitere Möglichkeit stellt die einmalige intramuskuläre Injektion von 50–100 mg Wirkstoff je nach Körpergewicht zu Beginn einer täglichen Gabe von 10–20 mg per os mit dem Futter bei einer Behandlungsdauer von weiteren 6 Tagen dar (LOY und SWAN, 1966). Die in der Literatur angegebenen Resultate mit der Gestagen-Behandlung sind unterschiedlich und hängen vom Ausmaß follikulärer Tätigkeit, von der Jahreszeit, der Dosierung und möglicherweise auch von der Applikationsart ab. Eine ovulatorische Rosse wird in 60–100% der Fälle erreicht. Der damit erzielte Trächtigkeitserfolg variiert zwischen 25 und 60%.

Eine Verbesserung des Therapieerfolges kann noch durch die zusätzliche Gabe von Prostaglandin $PGF_{2\alpha}$ bei Beendigung der Gestagengabe erzielt werden. Merkwürdigerweise kann man in der Östrussaison mit einer CAP-Behandlung ausgeprägte Rossesymptome auch bei ovariektomierten Stuten auslösen (NITSCHELM, 1978). Die Verhinderung des embryonalen Todes sowie die Fruchtresorption mit Gestagenen erscheint indes zweifelhaft (STOLLA und LEIDL, 1979).

### Prostaglandin ($PGF_{2\alpha}$)

Der auf einer Störung der Eierstocktätigkeit beruhende persistierende Gelbkörper wird am sichersten durch $PGF_{2\alpha}$ behandelt. Durch die Prostaglandin-Zufuhr wird eine Rückbildung des *Corpus luteum* erreicht, falls sie nicht spontan erfolgt ist. Diese Störung wird wahrscheinlich durch eine ungenügende Produktion oder mangelhafte Abgabe des uterinen luteolytischen Faktors bewirkt. Ein mit der Prostaglandin-Behandlung vergleichbarer Effekt kann auch durch eine intrauterine Gabe von 200–300 ml physiologischer NaCl-Lösung, gegebenenfalls angereichert mit Antibiotika, erzielt werden. Aus verschiedenen praktischen Gründen sollte jedoch die Prostaglandinbehandlung bevorzugt eingesetzt werden (DE BOIS und NITSCHELM, 1982).

Die Dosierung und Applikationsform hängen jeweils von dem verwendeten Derivat des Prostaglandins ab. Unerwünschte Nebenerscheinungen wie Schweißausbruch, geringgradige Kolik und Durchfall lassen sich vermeiden, wenn ein ausschließlich für das Pferd hergestelltes Prostaglandin-Derivat eingesetzt und vor allem die angegebene Dosierung befolgt wird.

Zwei bis vier Tage nach der Applikation tritt in Gegenwart eines *Corpus luteum* der Östrus ein. Nach Ansicht einiger Autoren hält die ausgelöste Östrusperiode einige Tage länger an als gewöhnlich. Die Ovulation erfolgt etwa einen Tag vor dem Ende der Rosse. Die Fertilität innerhalb der durch Prostaglandin ausgelösten Brunst unterscheidet sich nicht von der nach natürlicher Rosse. Insgesamt kann die Kombination von $PGF_{2\alpha}$ mit der Verabreichung von Gestagenen (s. o.) kombiniert werden, wobei diese Kombination noch mit PMSG zwei Tage vor Ende der Gestagenbehandlung erfolgreich ergänzt werden kann. Zur Aborteinleitung zwischen dem 42. und 45. Tag verabreichten STOLLA und LEIDL (1979) 250 µg Flupostenol i. m., wobei der Abort innerhalb von 4–7 Tagen p. i. auftrat.

### β₂-Sympathomimetika

Für geburtshilfliche Maßnahmen oder zur Ruhigstellung von zu früh und zu heftig einsetzenden Uteruswehen hat sich nach BOSTEDT (1988) eine i. v. Verabreichung von 0,3 mg Clenbuterol bewährt. Ein β₂-Mimetikum kann aber auch bei schreckhaften Stuten die Ovarfunktion anregen. Nach Gabe des Präparates sind die Follikelentwicklung bei entsprechenden Stuten beschleunigt und die Rosseerscheinungen deutlicher.

### 5.1.3.9 Nichtfunktionelle Störungen der Ovarien

### Granulosazelltumor

Die am häufigsten vorkommende Eierstockgeschwulst ist der Granulosazelltumor. Das erkrankte Ovarium ist erheblich vergrößert und besitzt einen Durchmesser von 10–40 cm. Es kann im ungünstigsten Fall mehrere Kilogramm schwer sein. Bei der rektalen Untersuchung fühlt sich der Eierstock meistens glatt und rund an, er liegt aufgrund seines Gewichts jedoch weiter ventralwärts in der Bauchhöhle. Die Geschwulst ist oft aus unzähligen Zysten aufgebaut (Tafel 12, Rückseite, Abb. g, h, Tafelteil).

Durch den Zug des tumorösen Eierstocks am Mesovarium können Kolikerscheinungen ausgelöst werden.

Auch eine allmähliche Verblutung in den Eierstock oder in die Bauchhöhle, besonders bei älteren Stuten, wird als Sekundärphänomen von ROBERTS (1971) angegeben. Ein sehr unterschiedliches Geschlechtsverhalten kann deshalb zustande kommen, weil das Tumorgewebe Östrogene, Progesteron oder Androgene produziert, wodurch die Stuten entweder in eine Dauerrosse kommen, überhaupt nicht mehr rossig werden oder gar das Verhalten eines Hengstes annehmen können. Die Virilisierungserscheinungen zeigen sich in einer typisch männlichen Bemuskelung, einer vergrößerten Klitoris und in einem lästigen Charakter. Die operative Entfernung des erkrankten Eierstocks normalisiert in der Regel diese Verhaltensstörungen. Nach einer einseitigen Ovarektomie können ein normaler Zyklus und eine Trächtigkeit wieder möglich werden.

### Aplasie und Hypoplasie der Eierstöcke

Chromosomenabweichungen stellen die Ursache einer Eierstockhypoplasie und -aplasie dar, die auch die Gebärmutter in diese Unterentwicklung mit einschließen. Bei den ansonsten phänotypisch normalen Stuten findet man nur sehr kleine Ovarien und einen kleinen schlaffen Uterus. Stuten mit derartig unterentwickelten inneren Geschlechtsorganen kommen nicht in Rosse, und sie zeigen uninteressiertes Verhalten gegenüber Hengsten. Die Ovarien bestehen histologisch aus undifferenzierten Stromazellen, während durch eine Endometriumbiopsie ein hypoplastisches Endometrium festgestellt werden kann.

### Oophoritis

Eierstockentzündungen sind bei der Stute nicht nachgewiesen worden, es sei denn, sie wurden nach der Punktion, z. B. einer Ovarialzyste, traumatisch ausgelöst oder sind infolge einer Eileitererkrankung aufgetreten.

## 5.1.3.10 Nichtfunktionelle Störungen im Sexualverhalten

### Nymphomanie

Die hochgradige Form ist an ein ganz bestimmtes Verhaltensschema gebunden, bei dem im extremsten Fall während der Annäherung oder Berührung des Tieres die Stute in lebensgefährlicher Weise schlägt und beißt sowie Harn abspritzt. Der frequente Harnabsatz und das Blitzen erwecken den Eindruck einer fortwährenden Rosse, die jedoch gar nicht besteht. Solche Tiere lassen sich deshalb auch nicht decken.

Falls die Untersuchung des Geschlechtsapparates überhaupt noch möglich ist, erbringt sie keine pathologischen Besonderheiten. Durch die von ARTHUR (1963) an solchen Tieren vorgenommenen Ovarektomien wurde eine normale zyklische Tätigkeit an den abgesetzten Eierstöcken festgestellt. Das hypernervöse Verhalten wurde selbst bei tragenden Stuten beobachtet, an denen im Hormonstatus sowie morphologisch am Geschlechtsapparat keinerlei Veränderungen zu erkennen waren. Offensichtlich befindet sich die Ursache außerhalb des Geschlechtsapparates. Erhebliche Verhaltensstörungen ohne feststellbare Veränderungen an den Eierstöcken werden deshalb auch nicht durch eine Ovariektomie beseitigt. Wird die Dauerrosse durch einen Granulosazelltumor ausgelöst, dann verbessert die operative Entfernung des betroffenen Eierstockes das Verhalten.

Bei sonst unauffälligem Wesen erweisen sich manche Stuten ausschließlich in der Rosse als ungehorsam und erbringen dann nicht die von ihnen geforderten Leistungen. Die Östrusunterdrückung kann in diesen Fällen ebenfalls den unerwünschten Zustand beheben. Als Alternative bietet sich schließlich die beiderseitige Ovariektomie an (ARTHUR, 1963).

### Suböstrie

Unter Suböstrus verstehen wir den Mangel an äußeren Rosseerscheinungen beim Zuführen der Stute zum Hengst, obwohl sich der Geschlechtsapparat in einem östrischen Zustand befindet und ein Eisprung erfolgt. Diese offensichtlich psychische Beeinflussung wird bei Fohlenstuten, die von ihren Fohlen getrennt wurden, beobachtet oder auch bei Tieren, die man aus der Herde entfernt hat. Der sog. Suböstrus wird beim sorgfältigen Vorführen des Probierhengstes sicherlich weniger oft festgestellt, als im allgemeinen angenommen wird. Eine Behandlung mit β-Mimetika kann hierbei unterstützend wirken.

Außerdem treten derartige Erscheinungen sehr häufig im Gefolge von Uteruserkrankungen, insbesondere bei chronischen Formen auf. In diesen Fällen ist zunächst die Primärursache zu beseitigen.

Fütterung, Haltung, Aufstallung, Licht und Luft können bei entsprechendem Mangel ebenfalls zu Sub- und Anöstrie führen (LEPEL, 1975).

### Literatur

ADAMS G. P., GINTHER O. J. (1989): Efficacy of intrauterine infusion of plasma for treatment of infertility and endometritis in mares, J. Amer. Vet. Med. Ass. **194**, 372–378.

AEHNELT E., FRERKING H. (1978): Störungen der Nachwehen und des Abganges der Nachgeburt. In: J. Richter und R. Götze; Tiergeburtshilfe 3. Aufl. 559–593, Paul Parey Verlag, Berlin und Hamburg.

ALLEN W. R. (1974): Ovarian changes during gestation in pony mares. Equine Vet. J. **6**, 135.

ALLEN W. R. (1969): The immunological measurement of pregnant mare serum gonadotrophin, J. Endocrin, **43**, 593.

ALLEN W. R., MOOR R. M. (1972): The origin of the equine endometral cups, I. Production of PMSG by fetal trophoblast cells. J. Reprod, Fert. **29**, 313.

ALLEN W. R., ROSSDALE P. D. (1973): A preliminary study upon the use of prostaglandins for inducing oestrus in non-cycling thoroughbred mares. Equine Vet. J. **5**, 137.

ALLEN W. R. (1980): Failure of an analogue of gonadotrophin releasing hormone to stimulate follicular growth in anoestrus ponymares. Equine Vet. J. **12**, 27–28.

ALM C. C., SULLIVAN J. S., FIRST N. L. (1974): Induction of premature parturition by parenteral administration of dexamethasone in the mare, J. Amer. Vet. Med. Ass. **165**, 721.

AMMONS S. F., THRELFALL W. R., KLINE R. C. (1989): Equine body temperature and progesterone fluctuations during estrus and near parturition. Theriogenology **31**, 1007–1019.

ARBEITER K. (1973): Bericht über die LH-RH Anwendung beim Pferd. Zuchthyg. **8**, 182.

ARTHUR G. H. (1958): An analysis of the productive function of mares based on post mortem examination. Vet. Rec. **70**, 682.

ASCHHEIM S., SZONDEK B. (1927): Hypophysenvorderlappenhormon und Ovarialhormon im Harn von Schwangeren. Klin. Wschr. **6**, 1322.

BELZ J. P. (1995): Klinische, mikrobiologische, histologische und hormonanalytische Untersuchungen im Puerperium der Stute im Hinblick auf die Fertilität in den folgenden Rossen. Vet. Med. Diss. FU Berlin.

BELZ J. P., GLATZEL P. (1995): Fruchtbarkeit bei Stuten nach gestörtem bzw. ungestörtem Puerperium; Aussagekraft histologischer und zytologischer Untersuchungen des Uterus. Tierärztliche Praxis, **23**, 267–272.

DE BOIS C. H. W., NITSCHELM D. (1982): Krankheiten des Geschlechtsapparates bei Stute und Hengst. In: Wintzer H. J.; Krankheiten des Pferdes, 1. Aufl., Verlag Paul Parey, Berlin, Hamburg.

BOSTEDT H. (1987): Vergleichende Darstellung der postpartalen Periode von Schaf, Schwein und Pferd, Proc. Fortschritte d. Fertilitätsforschung **16**, 126–136.

BOSTEDT H. (1988): Zur Anwendung eines ß2-Mimetikums (Clenbuterol) bei Graviditätsstörungen und in der Geburtshilfe des Pferdes. Tierärztl. Prax. **16**, 57–59.

BOSTEDT H., LEHMANN B., PEIP D. (1988a): Zur Problematik der Mastitis bei Stuten. Tierärztl. Prax. **16**, 367–371.

CASLICK E. A. (1937): The vulva and the vulvo-vaginal orifice and its relation to genital health of thoroughbred mare. Cornell Vet. **27**, 178.

CAPORALE V. P., BATELLI G., SEMPRONI G. (1980): Epidemiology of dourine in the equine population of the Abruzzi region. Jbl. Vet. Med. B, **27**, 489–498.

DAVIDS J. S., FRANK C. J., POWELL D. G. (1977): Contagious metritis. Vet. Rec. **101**, 189.

EVANS M. J., IRVINE C. H. G. (1975): Serum concentrations of FSH and progesterone during the oestrus cycle and early pregnancy in the mare. J. Reprod. Fert. Suppl. **23**, 193.

FREEDMAN L. J., GARCIA M. C., GINTHER O. J. (1979): Influence of varies and photoperiod on reproductive function in the mare. J. Reprod. Fert. Suppl. **27**, 79.

FREYTAG K. (1976): Optimale Hilfeleistung bei verschleppten Geburten der Stute im Hinblick auf den Fortbestand der Fruchtbarkeit. Zuchthyg., **11**, 131.

FREYTAG K. (1978): Zur verschleppten Geburt der Stute. Proc.: 6. Arbeitstagung der Fachgruppe Pferdekrankheiten der Dtsch. Vet. Ges., Berlin.

GINTHER O. J. (1979): Occurrence of anestrus, estrus, diestrus and ovulation over a 12-month period in mares. Amer. J. Vet. Res. **35**, 1173–1179.

GINTHER O. J. (1979): Reproductive biology of the mare. Basic and applied aspects. Michigan: Mc Nammghton and Cunn, Ire.

GLATZEL P., BELZ J. P. (1995): Fruchtbarkeit bei der Stute bei gestörtem Puerperium; Aussagekraft klinischer, mikrobiologischer und hormonanalytischer Untersuchungen. Berlin. Münch. Tierärztl. Wschr. **108**, 367–373.

GLATZEL P., HOUSSAIN EL. K., TIBARY A. (1981): Pferde- und Eselhengste der marokkanischen Landespferde- und Maultierzucht, erste Ergebnisse aus dem Einsatz von Flüssig- und Gefriersamen für die Maultierproduktion. Berl. Münch. Tierärztl. Wschr. **94**, 445–449.

GOETZE R. (1944): Dammriß, Vulva- und Scheidenvorhofplastik bei Stuten und Kühen. Verlag M. u. H. Schaper, Hannover, 4. Aufl. 1952.

GÜNZEL A.-R., MERKT H. (1979): Oestrus and fertility following progestagen treatment of mares showing clinical evidence of early pregnancy failure. J. Reprod. Fert. Suppl. **27**, 453–455.

HARASZTI J. (1961): Neues Verfahren zur Behandlung der Unfruchtbarkeit von Rindern und Pferden. IV. Intern. Congr. Anim. Reprod., Den Haag.

HENRY M. R. J.-M. (1981): Some special aspects of the physiopathology of reproduction in mares. Vet. Med. Diss. Gent.

HEINZE H., KLUG E. (1975): The use of GnRH for controlling the oestrus cycle of the mare (preliminary report). J. Reprod. Fert. Suppl. **23**, 275.

HOPPE R., BIENOWSKI J., LIPCZYNSKI A. (1972): Behandlung der Azyklie bei Stuten durch perorale Anwendung des Chlormadinonazetats. Proc. VII. Intern. Congr. Anim. Reprod., München.

IRVINE C. H. G., EVANS M. J. (1976): The role of follicle stimulating hormone in early pregnancy in the mare. Proc. VIII. Intern. Congr. Anim. Reprod., Krakow.

IRVINE C. H. G., SUTTON P., TURNER J. E., MENNICK P. E. (1980): Changes in plasma progesterone concentrations from days 17 to 42 of gestation in mares maintaining or loosing pregnancy. Equine Vet. J., **22**, 104–106.

KANGASNIEMI A. (1995): Zum Verlauf der Geburtsvorbereitung, der Geburt und des Puerperiums bei der Stute – Klinische und endokrinologische Untersuchungen. Vet. Med. Diss. FU Berlin.

KENNEY R. M. (1978): Cyclic and pathologic changes of the mare endometrium as detected by biopsy, with a note on early embryonic death. J. Amer. Vet. Med. Ass. **172**, 241–262.

KENNEY R. M. (1993): Chronic degenerative Endometritis (CDE)(Endometritis). Equine Endometritis: John P. Hughes Intern. Workshop, Equine Vet. J. **25**, 184–193.

KIRPAL G., BISPING W. (1980): Die bakteriologische Unterschung von Genitaltupfern auf den Erreger der kontagiösen equinen Metritis (CEM). Dtsch. tierärztl. Wschr. **87**, 401–403.

KLUG E., MERKT H., KIRPAL G., FLÜGE A. (1980): Maßnahmen zur Eindämmung eines akuten Auftretens der kontagiösen equinen Metritis (CEM 77) im Bereich einer staatlichen Deckstelle. Dtsch. tierärztl. Wschr. **87**, 158–163.

KULLER H. J. (1983): Gestörte Fruchtbarkeit der Stute. In: Küst D., Schaetz F.; Fortpflanzungsstörungen bei den Haustieren. 6. Aufl. Fer. Enke Verlag, Stuttgart.

Kurt F. M., Berg S. L., Sharp D. C., Ginther O. J. (1980): Concentrations of circulating gonadotropins during various reproductive states in mares. Biol. Reprod., **22**, 744.

Leidl W., Stolla R., Schels H., Wolpert E. (1976): Keimbesiedlung des Genitale beim Pferd aus klinischer Sicht. Prakt. Tierarzt **4**, 214–219.

Leidl W., Stolla R., Rockel P., Mayr B., Färber A. (1978): Klinische Erfahrungen mit einem Prostaglandin F$_{2\alpha}$-Analog (Equimate) bei der Stute. Berl. Münch. Tierärztl. Wschr. **91**, 61–64.

Lepel J. D. (1975): Control of fertility in thoroughbred horses in West Germany, J. Reprod. Fert. Suppl. 23, 311.

Loy R. G., Swan S. M. (1966): Effects of exogenous progestagens on reproductive phenomena in mares. J. Anim. Sci. **25**, 821.

Merkt H. (1977): Gutachten über eine gelegentlich einer Follikelkontrolle entstandene Mastdarmperforation bei einer Stute. Prakt. Tierarzt, **58**, 814–816.

Merkt H., Klug E., Günzel A.-R. (1978): Fruchtbarkeit und künstliche Besamung beim Pferd. Proc.: 20. Jahrestagung der Europ. Ver. f. Tierärzte, Stockholm.

Merkt H., Klug E. (1979): Anwendung der Hormone beim Pferd. Prakt. Tierarzt, **60**, 586–592.

Merkt H., Bispng W., Günzel A.-R., Kirpal G. (1980): Die Tupferprobe in der gynäkologischen Untersuchung der Stute. Der prakt. Tierarzt **4**, 301–308.

Merkt H., Petzoldt K., Deegen E. (1982): Aktuelles über den Virusabort beim Pferd. Prakt. Tierarzt **2**, 193–116.

Merkt H., Jungnickel S., Klug E. (1982): Reduction of twin pregnancy to simple pregnancy in the mare by dietetic means, J. Reprod. Fert. Suppl. **32**, 451–452.

Merkt H. (1985): Trächtigkeitsverluste beim Pferd und die Möglichkeit ihrer Reduzierung. Tierärztl. Umschau **40**, 428–435.

Merkt, H., Jöchle W. (1990): Die Eierstocksfunktion und ihre Störung bei der Stute. Wien. Tierärztl. Mschr. **77**, 372–374.

Mitscherlich E., Wagner K. (1970): Tropische Tierseuchen und ihre Bekämpfung, 2. Aufl. Berlin und Hamburg: Paul Parey.

Nett T. M., Holtan D. W., Estergreen V. L. (1973): Plasma estrogens in pregnant and post partum mares, J. Anim. Sci. **37**, 962.

Nitschelm D., v. d. Horst C. J. G. (1976): Hormonal pattern in the blood of eight mares during the first weeks of pregnancy. Tijdschr. Diergeneesk. **101**, 83.

Palmer E., Driancourt M. A. (1981): Photoperiodic stimulation of the winter anoestrous mare: what is a long day? Proc. Photoperiodism and Reproduction, Nouzilly Ed. INRA Publ., 1981 (les Colloques de l'INRA, **6**, 67–82).

Palmer E. (1987): New results on follicular growth and ovulation in the mare. In: Roche, J. F. and Callaghan. D.; Follicular growth and ovulation rate in farm animals. Martinus Nijhoff Publishers, Dordrecht, Boston, Lancaster.

Pantke P., Hagerodt A., Schürrle M., Glatzel P., Hoppen H.-D. (1990): Synchrone Pulsatilität von FSH und LH in Hypophysen-Venenblut: Diskrepanz zu den peripheren Plasmaspiegeln während des Zyklus der Stute. Zuchthygiene, **25**, 120–121.

Pantke P. (1990): Charakterisierungen von Sekretionsrhythmen der Gonadotropine in der venösen Drainage der Hypophyse bei der Stute. Vet. Med. Diss., Hannover.

Roberts S. J. (1986): Gestation and Pregnancy Diagnosis in the Mare. In: D. A. Morrow, Current Therapy in Theriogenology 2; W. B. Saunders Company, Philadelphia, Hong Kong.

Rossdale P. D., Jeffcott L. B., Allen W. R. (1976): Foaling induced by a synthetic prostaglandin analogue (Fluprostenol). Vet. Rec. **99**, 26.

Rüsse M. W., Grundert E. (1978): Die normale Geburt. In: Richter, J. und Götze, R.: Tiergeburtshilfe 3. Aufl., Paul Parey Berlin, Hamburg.

Sharp D., Grubaugh W., Bergland L. A., Seamans K. W., McDowell K. J., Killmer D. M., Peck L. S. (1981): The interaction of photoperiod and pineal gland on seasonal reproductive pattern in mares. Proc. Photoperiodism and Reproduction, Nouzilly Ed. INRA Publ., 1981 (les Colloques de l'INRA, **6**, 201–212).

Sonnenschein B., Klug E. (1979): Erfahrungen mit der kontagiösen equinen Metritis (CEM 77). Dtsch. Tierärzt. Wschr. **86**, 268–270.

Squires E. L., Mc Kinnon A. D., Carnevale E. M., Morris R., Nett T. M. (1987): Reproductive characteristics of spontaneous single and double ovulating mares and superovulated mares. J. Reprod. Fert. Suppl. **35**, 399–403.

Stabenfeldt G. H., Hughes J. P., Wheat J. D., Evans J. W., Kennedy P. C., Cupps P. T. (1974): The role of the uterus in ovarian control in the mare. J. Reprod. Fert. **37**, 343–351.

Stolla R., Leidl W. (1979): Zur Progesteronsubstitution während der Frühgravidität der Stute am Modell des PGF$_{2\alpha}$-induzierten Frühtodes. Berl. Münch. Tierärztl. Wschr. **92**, 309–312.

Swerczek T. W. (1986): Equine fetal diaseases in: Morrow D. A. (Edt.) Current Therapy in Theratology 2: W. B. Saunders Comp., Philadelphia, London etc.

Swerczek T. W. (1978): The first occurrence of contagious equine metritis in the United States. J. Amer. Vet. Med. Ass. **173**, 405.

Taylor C. E. D., Rosenthal R. O., Brown D. F. J., Lapage S. P., Hall L. R., Legros R. M. (1978): The causative organism of contagious equine metrites 1977: proposal for a new species to her known as Haemophilus equigenitalis. Equine vet. J. **10**, 136–143.

Vanderplassche M. (1986): Delayed embryonic development and prolonged pregnancy in mares. In: Morrow, D. A. (Edt.) Current Therapy W. B. Saunders Comp., Philadelphia, London etc.

Vanderplassche M., Spincemaille J., Bouters R., Boute P. (1972): Die Mikro Retentio secundinarum bei der Stute. Tierärztl. Umschau **27**, 319–324.

Vanderplassche M., Bouters R., Spincemaille J., Boute P., Coryn M., Dhondt D. (1977): Specific fertility problems in mares. Proc. 28. Jahrest., Europ. Ver. Tierz., Brüssel.

Wohanka K. (1961): Untersuchungen über die Ursachen des Verfohlens. Proc.: IV. Int. Congr. Anim. Reprod. The Hague, **3**, 622–629.

William B. L. (1994): Current thoughts on the diagnosis and treatment of acute endometritis in mares, Veterinary Medicine, 648–660.

Woods G. L., Ginther O. J. (1983): Induction of multiple ovulations during the ovulatory season in mares. Theriogenology **20**, 347–355.

## 5.2 Fertilität und Fertilitätsstörungen des Hengstes

### 5.2.1 Fortpflanzungsphysiologie des Hengstes

#### 5.2.1.1 Fortpflanzungsrhythmus

Im allgemeinen weist auch der Hengst eine von der Lichteinwirkung abhängige Rhythmik im Geschlechtsverhalten auf. Hierbei werden beim zuchtreifen Vatertier die Libido sowie die Zusammensetzung des Ejakulates durch länger werdende Tage positiv beeinflußt.

In dieser Hinsicht sind jedoch erhebliche Unterschiede zwischen den Pferderassen festzustellen, wobei die Vollblüter die geringste und die Kaltblüter die deutlichste jahreszeitliche Abhängigkeit aufweisen (PICKETT et al., 1975; GLATZEL et al., 1981). Als weitere beeinflussende Faktoren sind die Zuchtbeanspruchung (Anzahl Bedeckungen pro Zuchteinheit) sowie das Alter des Hengstes zu nennen. Als Richtwert wird von Deckhengsten eine durchschnittliche Konzeptionsrate von mindestens 66 % erwartet. Deshalb sollten Hengste, die jünger als 2 Jahre (Zuchtreife) bzw. älter als 25–30 Jahre (Senium) sind, nicht in die Zucht genommen werden (MERKT et. al., 1979; GLATZEL et al., 1981; KULLER, 1983).

#### 5.2.1.2 Geschlechtliche Voraussetzungen für die Fortpflanzung

Der *Descensus testis* ist beim Fohlen im allgemeinen zum 11. Gravidiätsmonat abgeschlossen. Die Geschlechtsreife tritt durchschnittlich im Alter von 12 Monaten und einem Hodengewicht von 70–90 g ein. Sie fällt in der Regel mit dem Beginn der Paarungsperiode, welche dem Geburtsjahr folgt, zusammen. Der Geschlechtsapparat muß morphologisch und klinisch unauffällig sowie mikrobiologisch gesund sein. Die Erbgesundheit des Genitales liegt vor, wenn es frei von angeborenen sichtbaren Fehl- und Mißbildungen ist, wie Kryptorchismus, Hodenektopie oder Hypoplasie bzw. Aplasie der Keimdrüsen, der akzessorischen Geschlechtsorgane oder des Penis samt Präputium. Sämtliche angeborenen Fehl- und Mißbildungen gelten solange als vererbbar, bis das Gegenteil bewiesen ist. Mindestanforderungen an den Zuchthengst wurden von MERKT und KLUG (1989) erhoben. Hiernach soll der durchschnittliche Längsdurchmesser des Hodens von Junghengsten (jünger als 6 Jahre) bei 9 cm und die Breite bei 3,8 cm liegen. Im mittleren Lebensalter (7–17 Jahre) sollen die Hoden im Mittel 9,5 x 5,5 cm und bei älteren Hengsten (älter als 17 Jahre) 9,2 x 5,2 cm messen. Der Untersuchung zugänglich sind darüber hinaus das *Ostium praeputiale* und das Präputium mit dem darin befindlichen Penis, an welchem sich die Glans mit *Fossa glandis* und *Processus urethralis*, insbesondere im erigierten Zustand, erkennen lassen. Der erigierte Penis (muskulokavernöser Typ) ragt 30–50 cm frei aus dem Präputium hervor. Die Hoden sind horizontal in ihrer Längsachse angelegt. Der Nebenhodenkopf liegt kranial dicht auf, ist aber wegen des stark ausgebildeten *M. cremaster externus* oft nur undeutlich palpierbar. Von hier zieht am dorsalen Rand der Nebenhodenkörper als strohhalmstarke Struktur zum deutlich abgesetzten Nebenhodenschwanz (DAY, 1940). Der hier abgehende *Ductus deferens* kann zumeist bis zum Eingang in den Leistenkanal verfolgt werden. Von den akzessorischen Geschlechtsdrüsen sind die Ampullen der Samenleiter auf der Harnblase liegend gut ertastbar. Die *Gll. vesiculares* sind je nach Füllungszustand mehr oder weniger deutlich neben dem Anfangsstück des sich beim Betasten deutlich kontrahierenden *M. urethralis* aufzufinden. Die *Gll. bulbourethrales* und die *Prostata* sind lediglich bei pathologischen Veränderungen ertastbar.

#### 5.2.1.3 Neuroendokrinologische Voraussetzungen für die Fortpflanzung

Bei der Regulation der Geschlechtsfunktion sind beim Vatertier wie beim Muttertier die gleichen zentralnervösen Strukturen mit ihren endokrinologischen Funktionen beteiligt. So stehen die Hypophysenfunktionen unter der Kontrolle des Hypothalamus, der seine Impulse aus den Reizen des übrigen ZNS durch die Wirkung der Neurotransmitter sowie die Rückkoppelungsmechanismen der Gonaden erhält. Die Wechselbeziehung Hypothalamus-Hypophyse wird durch die Frequenz der GnRH-Ausschüttung beeinflußt (BURNS und Douglas, 1984). Dabei bewirken geringe Freisetzungsfrequenzen die FSH- und erhöhte Frequenzen zusätzlich eine LH-Ausschüttung (GUSMAO, 1988). Diese Gesetzmäßigkeit für die episodischen LH/FSH-Sekretionen und die damit verbundene Wirkung auf die Gonaden wird als physiologischer Ausdruck der hormonalen Regulation des Fortpflanzungsgeschehens gewertet (Abb. 5.15). Die hierbei wirksamwerdenden Rückkopplungsmechanismen sind hierarchisch zu verstehen und werden je nach Effektorgan durch verschiedene Stoffe wahrgenommen. In das ZNS gelangen aus der Peripherie lediglich lipophile Substanzen wie Steroidhormone. Im ZNS selbst werden neuronale Bahnen zur Informationsübertragung unter Ausnutzung von Neurotransmittern wie Katecholaminen und endogenen Opiaten genutzt. Von diesen Stoffen werden lokale Neurone gesteuert. Diese Strukturen sezernieren Releasingfaktoren (kleine Peptide) mit spezifischer Wirkung auf die hypophysären Zentren zur Gondadotropinfreisetzung (langkettige Glukoproteine). Derartige Substanzen gelangen mit der Blutbahn an ihre Effektorgane. Unter diesen Bedingungen wird es leicht verständlich, weshalb diese Hormone nur über spezifische Rezeptoren, je nach Eigenschaften der Stoffklassen (membranständige, zyto-

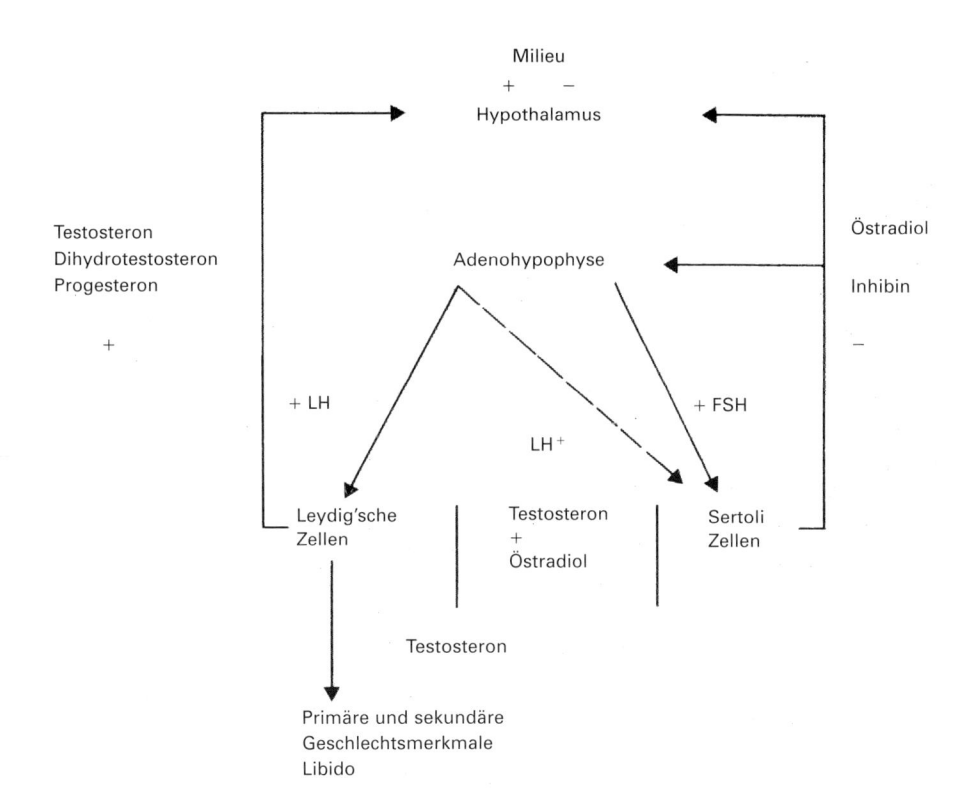

**Abb. 5.15:** Endokrinologische Zusammenhänge in der Fortpflanzungsphysiologie des Hengstes

plasmaständige bzw. kernständige) wirksam werden und als Auslöser spezifischer Reaktionen gelten.

### Diurnale und saisonale Einflüsse

Für Testosteron als Steroidhormon aus den Gonaden kann bei jungen sowie Hengsten mittleren Alters eine deutliche Tagesrhythmik festgestellt werden, wobei die Werte von niederen Ausgangswerten frühmorgens über den Tag ansteigen (ENBERGS et al., 1977). Diese Beobachtung ist bei alten Hengsten insbesondere während der Sommermonate nicht mehr nachweisbar (GUSMAO, 1988). Bei diesen Tieren werden durchgehend hohe Testosteronkonzentrationen gemessen. Derartige diurnale Freisetzungsmuster werden darüber hinaus von der Jahreszeit moduliert, wobei während der Paarungsperiode die höchsten Werte gemessen werden können (HARRIS et al., 1983; BYERS et al., 1983). Diesem saisonalen Freisetzungsrhythmus von Testosteron liegt eine entsprechende LH-Sekretion mit hohen Werten während der Paarungsperiode und um die Mittagszeit zugrunde (BERNDTSON et al., 1974, BURNS et al., 1982). Über die FSH-Freisetzung liegen derzeit für den Hengst keine entsprechenden Untersuchungen vor.

### Künstliche Beeinflussung der Hormonfreisetzung

Mit Hilfe von GnRH-Injektionen sind ebenso wie bei der Stute auch beim Hengst jederzeit eine LH- und FSH-Freisetzung mit nachfolgender Testosteronausschüttung zu provozieren. Höhe und Dauer der Gonadotropinfreisetzung sind offensichtlich von der Dosierung sowie der Kondition des Tieres abhängig (BURNS und DOUGLAS, 1984). Die Reaktion setzt 30 Minuten nach Applikation ein, wobei eine Abhängigkeit weder vom Alter noch der Saison zu beobachten war. Für die Stimulation der Testosteronfreisetzung eignet sich auch HCG (AMANN und GANJAM, 1981). Die Jahreszeit hat hierbei keinen Einfluß auf die Reaktion (AMANN und GANJAM, 1981; STABENFELDT et al., 1976). Jedoch scheint bei älteren Hengsten die Antwort auf die HCG-Stimulation geringer zu sein als bei vergleichsweise jüngeren Tieren (GUSMAO, 1988). Zur sicheren Freisetzung von LH und Testosteron, was bei unklarem Vorbericht in der Kryptorchidendiagnostik von klinischem Interesse ist, kann eine Vorbehandlung mit HCG 4–5 Tage vor der GnRH-Stimulation die Testosteronfreisetzung erhöhen und damit die Diagnose absichern (COX et al., 1986).

### Androgene

Unter der Kontrolle von LH werden die Leydig-Zellen im Hoden zur Bildung von Androgenen, insbesondere Testosteron, angeregt. Dieses Steroidhormon beeinflußt die Ausbildung der primären und sekundären Geschlechtsmerkmale. Unter dem Einfluß der Androgene erfolgt die Spermatogenese, insbesondere die Bildung der primären Spermatozyten, wobei das Steroid über die intratubulär gelegenen Sertoli-Zellen direkt an den hier haftenden Spermienvorstufen wirksam wird (HAFEZ und MCCARTHY, 1978).

Auch die Nebenhodenfunktionen, wie die Fähigkeit zur Spermienreifung und -lagerung, unterliegen der Kontrolle durch die Androgene. Darüber hinaus sind diese Steroidhormone während der Embryonal- und Fötalphase entscheidend an der morphologischen und funktionellen Ausbildung der akzessorischen Geschlechtsdrüsen sowie des äußeren Genitales beteiligt. Während der Pubertätsperiode ist ein Anstieg der Androgene zu beobachten. Dieser Zeitabschnitt ist durch das Wachstum von Penis und Skrotum sowie die Ausbildung und funktionelle Reifung der akzessorischen Geschlechtsdrüsen gekennzeichnet. Für die Funktion der akzessorischen Geschlechtsdrüsen ist das Testosteron unabdingbar. So ist es für die Bildung und Sekretion von Fruktose, Zitronensäure, Ergothionin, Glycerylphosphorylcholin und Lipiden notwendig. Diese Sekrete werden mit dem Ejakulat freigesetzt. Sie sind für die Bewegungsaktivität sowie Lebensfähigkeit der Spermien im weiblichen Genitale erforderlich. Eine wichtige Funktion haben die Androgene für das psychosexuelle männliche Geschlechtsverhalten. Hierbei sind sie für den koordinierten Ablauf der Reflexkette mitverantwortlich (TURNER und KIRKPATRICK, 1982). Der deutlichste Ausdruck für androgene Wirkungen ist die männliche Prägung im aggressiven Verhalten gegen andere Hengste und die deutliche Anziehung durch Stuten in Form einer entsprechenden Libido.

**Östrogene, Inhibin und Prostaglandin $F_{2\alpha}$**

Der Hengsthoden synthetisiert erhebliche Mengen von Östrogenen, insbesondere 17ß-Östradiol. Dessen Synthese scheint unter dem Einfluß von hypophysärem FSH abzulaufen (DORRINGTON et al., 1978), wobei der Bildungsort in den intratubulären Sertoli-Zellen sowie den zwischen den *Tubuli seminiferi* liegenden Leydig-Zwischenzellen zu liegen scheint. Die Bedeutung dieser Hormone für die männlichen Geschlechtsfunktionen ist nicht eindeutig geklärt, jedoch führt eine Unterdrückung der Östrogene zu einer Verzögerung der Spermienreifung sowie einer Verminderung der Spermienkonzentration im Ejakulat. Andererseits wirkt eine zu hohe Konzentration an Östrogenen wie eine chemische Kastration mit dem Auftreten von sog. Kastrationszellen in der Adenohypophyse und einer vollständigen Unterdrückung der Spermatogenese. Gleichzeitig führen zu hohe Östrogenkonzentrationen zur Hypertrophie von Leydig-Zwischenzellen und zur Unterdrückung der Androgenbildung. Diese Beeinflussung in der männlichen Geschlechtsfunktion ist mit der Bedeutung der Östrogene für die Ausbildung und Aufrechterhaltung des Feedbacksystems zum Hypothalamus-Hypophysensystem zu erklären. In diesem Zusammenhang wird festgestellt, daß sowohl sehr hohe als auch sehr niedrige Östradiolwerte den geregelten Rückkoppelmechanismus unterbinden. Derartige Situationen können beim »senilen« Hoden von Althengsten bzw. bei Hengsten, die von der Rennbahn kommen, nach entsprechenden Behandlungen zur sexuellen Ruhigstellung auftreten. Je nach Einwirkungsdauer derartiger Noxen können letztere Behandlungen auch dauerhafte Schäden im samenbereitenden Gewebe hervorrufen. Gleichzeitig sei noch das Inhibin als Gonadotropin-Inhibitor genannt. Dieser Faktor ohne Steroidcharakter, der als Molekül die FSH-Synthese und -Freisetzung beeinflussen soll (STEINBERG und STEINBERG, 1976) wird im Hoden gebildet, ohne daß bisher seine Struktur und Funktion eindeutig geklärt ist.

Als weiterer hormonartig wirkender Faktor sei noch das Prostaglandin $F_{2\alpha}$ ($PGF_{2\alpha}$) angesprochen. Dieses Arachidonsäurederivat ist insbesondere beim Spermientransport aus den Testes, den Nebenhoden und bei der Ejakulation wirksam. Es wird offensichtlich in den akzessorischen Geschlechtsdrüsen gebildet und besitzt neben der Wirkung beim Spermientransport auch Bedeutung bei der Spermienreifung und dem Spermienstoffwechsel.

## 5.2.2 Spermatologische Voraussetzungen für die Fortpflanzungsfähigkeit

Beim Hengst dauert der Keimepithelzyklus 12,2 und die Nebenhodenpassage 5–11 Tage. Der gesamte Spermatogenesezyklus beträgt somit 53 Tage (SWIERSTRA et al., 1975). Die Ejakulation geschieht mehrphasig, wobei die Vorphase aus glasklarem Sekret (5–30 ml) der *Gll. bulbourethrales* und *-urethrales* besteht, die z. T. vor der Imission und während der *Contractatio* aus dem *Processus urethralis* des erigierten Penis abtropft. Nach der folgenden *Frictio* wird zur 1. Hauptphase (Herkunft: Nebenhoden, Prostata, Samenleiterampullen) in 3–4 Stößen und kräftigen Wellen (20–150 ml) der Großteil der Spermien herausgeschleudert. In der darauffolgenden 2. Hauptphase (20–180 ml) werden nur wenig Spermien zusammen mit einem hauptsächlich gelartig-schleimigen Sekret der *Gll. vesiculares* abgegeben (LEIDL, 1983).

Eine Reihe von äußeren Faktoren beeinflußt die Quantität und Qualität des Samens. Dabei wird die Menge des Ejakulates von der Jahreszeit beeinflußt. Die Samenblasenaktivität ist während der Paarungsperiode deutlich größer als in der anöstrischen Zeitspanne (HARRIS et al., 1983). Die Qualität des Ejakulates wird dabei hauptsächlich durch den aus den Samenblasen stammenden Schleimanteil beeinflußt, wobei dieser Anteil während der Herbst- und Wintermonate zunimmt.

Eine längere sexuelle Reizung des Hengstes vor dem Deckakt steigert zwar die Gesamtmenge des Ejakulates durch die Aktivierung der akzessorischen Geschlechtsdrüsen, in diesem Falle der Samenleiterampullen und Samenblasendrüsen, jedoch bleibt die Gesamtzahl ausgestoßener Spermien pro Ejakulat ziemlich konstant. Diese wird dagegen von der Deckfrequenz pro Zeiteinheit negativ beeinflußt, wenn durch mehr als 4 Ejakulationen/Tag über längere Zeit die Spermienreserve im Nebenhoden und den *Ampulla ductus deferentes* erschöpft wird (AMANN et al., 1978). Die Beweglichkeit der Spermien wird durch äußere Faktoren, wie Saison und Deckfrequenz, kaum beeinträchtigt (V. D. HOLST, 1975), jedoch haben die Umgebungstemperatur sowie fieberhafte Erkrankungen einen direkten Einfluß auf die Beweglichkeit der Samenzellen und bei länger bestehenden Noxen auch einen direkten Einfluß auf die Spermatogenese. Dadurch werden die Ejakulate kleiner und in ihrer Spermienkonzentration geringer. Die Bewegungsgeschwindigkeit der Spermien nimmt mit zunehmendem Alter ab (GLATZEL et al., 1981) und steht in einer direkten Korrelation zur Kryokonservierbarkeit.

Die Abhängigkeit der Fertilität von der Morphologie der Samenzellen wird unterschiedlich diskutiert (PICKETT und VOSS, 1975). Primäre Kopfkappenschäden und abweichende Kopfformen haben einen eindeutig negativen Effekt auf die Fertilität des Hengstes. Veränderungen in der Morphologie des Spermienschwanzes führen zu schlechten Ergebnissen bei der Besamung, wobei im Natursprung noch durchaus gute Ergebnisse erzielt werden können. Eine zuverlässige Schätzung über den prozentualen Anteil lebender Spermien gelingt mit der Supravitalfärbung durch Eosinzitrat. Der Anteil lebender Spermien scheint während der Deckruhe herabgesetzt zu sein.

Veränderungen in der Zusammensetzung des Ejakulates stehen gewöhnlich im Zusammenhang mit allgemeinen fieberhaften Erkrankungen nach Infektionen. Meist haben derartige Erkrankungen eine gestörte Spermiogenese zur Folge (MERKT, 1958).

Zur Frage der Fruchtbarkeit des Hengstes nach der Kastration ist zu bemerken, daß bei einigen Hengsten bis zu 10 Tage nach der Operation noch genügend befruchtungsfähige Spermien ejakuliert werden können (KLUG et al., 1976).

Die folgenden Ausführungen beschäftigen sich mit gängigen makroskopischen und mikroskopischen Untersuchungen von Ejakulateigenschaften, wie Volumen, Aussehen, Beimengungen, Beweglichkeit, Dichte und Morphologie der Samenzellen und deren Abweichungen. Eine Zusammenfassung der derzeit gültigen Anforderungen für die einzelnen Parameter ist in Tabelle 5.10 dargestellt (MERKT und KLUG, 1989).

### 5.2.2.1 Volumen des Ejakulates

Die Menge des Ejakulates wird weitgehend durch den aus den Samenblasen stammenden Schleimanteil bestimmt (GEBAUER und PICKETT, 1974). Außerdem sind Abhängigkeiten von der Saison, der Rasse, der Fütterung, der körperlichen Bewegung und der Vorbereitung des Hengstes auf den Deckakt nachweisbar (AMANN et al., 1978).

Das Volumen sollte immer abzüglich der Schleimfraktion angegeben werden. Dies kann ohne großen Verlust an Samenzellen geschehen, da sich im Schleim nur ca. 8% des Gesamtspermas befinden (DAY, 1940). Die Trennung des Schleims von den übrigen Ejakulatanteilen läßt sich am einfachsten mit Hilfe eines Milchleitungsfilters oder steriler Gaze erreichen. Bei einer anderen Methode wird ein Schleimfaden mit einer Pinzette ergriffen und über den Rand des schräg gehaltenen Auffanggefäßes hinweggezogen. Diesem folgt dann die gesamte Schleimmenge, wogegen die spermareiche Fraktion des Ejakulates zurückbleibt.

Eine geringgradige Verminderung der Spermienzahl wird als Oligospermie und ein völliges Fehlen an zelligen Elementen im Ejakulat als Azoospermie bezeichnet.

Tab. 5.10: Beurteilung spermatologischer Befunde

| Beurteilung | Ejakulat-vorkommen | Dichte des Ejakulats | Motilität der Samenzellen | Morphologie der Samenzellen |
|---|---|---|---|---|
| Normospermie (Syn. Nomospermie) | entsprechend den Mindestanforderungen der Spezies, Rasse und dem Alter 40 ml | $1 \times 10^6$ Spz./ml | 50% | 70% intakte Spz. |
| Dysspermie | Hypospermie | Hypozoospermie | Asthenospermie | entfällt* |
| Pathospermie | Oligospermie Aspermie | Hypozoospermie Azoospermie | Olioskinospermie Azoospermie | Teratozoospermie |

Normospermie (Syn. Nomospermie) = Spermabefunde für Spezies, Rasse und Alter entsprechen den Mindestanforderungen (*Potentia generandi* mit größter Wahrscheinlichkeit gegeben)
Dysspermie = Spermabefunde entsprechen in einzelnen oder mehreren Kriterien nicht den Mindestanforderungen (herabgesetzte *Potentia generandi* zu erwarten)
Pathospermie = Spermabefunde weisen erhebliche Abweichungen von den Mindestanforderungen auf

* wird hier nicht weiter unterschieden

Die sehr unterschiedliche Gesamtmenge eines Ejakulates läßt sich im Rassenvergleich zwischen Pony- und Warmbluthengsten demonstrieren, bei denen außerhalb der Decksaison das Gesamtvolumen 10 bzw. 40 ml betrug, während in den Monaten des Deckbetriebes die durchschnittliche Ejakulatmenge 40 ml bei Pony- und 150 ml bei Warmbluthengsten betrug (V. D. HOLST und DE BOIS, 1982).

### 5.2.2.2 pH-Wert des Ejakulates

Die Messung der Wasserstoffionenkonzentration sollte im Gesamtejakulat vorgenommen werden. Der pH-Wert unmittelbar nach der Abnahme schwankt von Hengst zu Hengst und innerhalb der Saison. Er liegt gewöhnlich zwischen 6,8 und 7,6. Ein pH-Wert oberhalb von 7,6 kann Hinweise auf das Vorliegen einer Urethritis, einer Überbelastung des Hengstes oder auf Vermischung des Samens mit Urin geben. Bei veränderten pH-Werten ist davon auszugehen, daß die Spermien irreversibel geschädigt sind und die Befruchtungsfähigkeit zumeist herabgesetzt ist (MANN, 1975).

### 5.2.2.3 Beimengungen zum Ejakulat

Im allgemeinen befinden sich im Ejakulat außer Spermien nur wenige Zellen (= Fremdzellen).

Bei krankhaften Zuständen können jedoch folgende Fremdzellen allein oder vergesellschaftet auftreten: Erythrozyten, Leukozyten, Spermatogenesezellen und Epithelzellen.

Hinweise auf Erythrozyten können durch die rote Färbung des Ejakulates bzw. den Nachweis von Blutfarbstoff mit Hilfe von Teststreifen gegeben sein, beweisend ist jedoch nur die mikroskopische Untersuchung.

Die übrigen Fremdzellen werden mit speziellen Färbemethoden (z. B. nach MAY-GRÜNWALD) differenziert. Zum schnellen Nachweis von Leukozyten kann auch der Schalm-Test herangezogen werden, da die Desoxyribonukleinsäure (DNS) aller Körperzellen mit Ausnahme der Spermien und Spermatogenesezellen eine positive Reaktion ergibt.

Auch Epithelzellen aus den verschiedenen Abschnitten des männlichen Genitales können bei gehäuftem Auftreten einen positiven Schalm-Test auslösen. Diese Zellen lassen sich mikroskopisch gut von Leukozyten unterscheiden (polygonal; mit oder ohne Kern; Durchmesser 4- bis 6fache Länge eines Spermienkopfes). Zur Durchführung des Tests werden ca. 0,2 ml Sperma mit ca. 2 ml Schalm-Reagens versetzt. Nach 5–10 s guter Vermischung kann abgelesen werden: leichte Schlierenbildung < 500 000 Zellen pro ml; Gelbildung = starker Zellgehalt (DOEPFMER und LEIDL, 1965).

### Pyospermie

Bei einer Pyospermie befindet sich Eiter als flockige Beimengung oder zu Beginn des Prozesses in Form einzelner Leukozyten im Ejakulat. Dadurch erhält die Samenflüssigkeit eine weißliche, opake bis gelbliche Färbung. Solche Beimengungen können aus allen Abschnitten des Geschlechtsapparates stammen, weshalb durch gezielte Untersuchung des Vorsekretes sowie der einzelnen Spermafraktionen die Lokalisation der eitrigen Entzündung eingegrenzt werden muß. Die Spermien werden durch die Eiterbeimengungen in ihrer Befruchtungsfähigkeit bis zum Auftreten einer *Impotentia generandi* beeinflußt. Falls eine eitrige Entzündung von den Hoden oder Nebenhoden ausgeht, das Vorsekret also unverändert erscheint, muß die Prognose als sehr zweifelhaft angesehen werden. Sind dagegen die akzessorischen Geschlechtsdrüsen Ursprung der Eiterbeimengungen, wird die Prognose erheblich günstiger sein. Die Ursachen für eine Pyospermie sind im allgemeinen aufsteigende spezifische Infektionen mit anaeroben Erregern, wie *Taylorella equigenitalis, Trypanosoma equiperdum*, Streptokokken, Staphylokokken und Viruserkrankungen. Jede Pyospermie bedingt zunächst Deckruhe sowie eine auf die eitrige Entzündung ausgerichtete medikamentelle Behandlung mit Antibiotika.

### Hämospermie

Sobald Hengstsperma mit Blut vermischt ist, führt dieser Zustand zur Befruchtungsunfähigkeit. Blutbeimengungen ergeben sich im Zusammenhang mit einer Prostatitis, Urethritis oder *Vesiculitis seminalis* (VOSS und PICKETT, 1975). Die Balanoposthitis ist am erigierten Penis als deutliche Schleimhautreizung zu erkennen. Eine Urethritis kann mit Hilfe einer Urethroskopie festgestellt werden, während die Ermittlung einer *Vesiculitis seminalis* auf einem entsprechenden Rektalbefund beruht. Eine andere Ursache ist eine angeborene oder erworbene Neigung der Penisschleimhaut zu Blutungen während der Erektion. Derartige Mikroläsionen können auch bei Vitaminmangel (Vitamin C) auftreten. Eine weitere Ursache kann im plötzlichen Auftreten von Blutfisteln zwischen Schwellkörper und Urethra liegen.

Die Prognose ist ursachenabhängig. Bei lokalen erworbenen Störungen kann durch eine entsprechende kausale Therapie geholfen werden. Dagegen stellen sich angeborene, nicht traumatisch bedingte Defekte prognostisch äußerst kritisch dar.

Therapeutisch werden als erste Maßnahme zunächst 2 Wochen Deckruhe angeordnet. Zur Bekämpfung von Entzündungen dienen spezifische, lokal und parenteral zu verabreichende Antibiotika, die neben ihrer gezielten antibakteriellen Wirkung obendrein den Säuregehalt des Harns erniedrigen.

## Urospermie

Eine Urospermie liegt vor, wenn das Sperma durch Harnbeimengungen gelblich verfärbt ist, einen entsprechenden Harngeruch aufweist und in seiner Konsistenz wäßrig und durchsichtig erscheint. Die Erkrankung kann auf Schwierigkeiten beim Harnabsatz (ältere Hengste) bzw. auf eine Nieren- oder Blasenentzündung hindeuten, wenn der Harngehalt wiederholt im Sperma nachgewiesen werden kann. Aufgrund der pH- und Milieuveränderungen im Sperma ist die Samenqualität herabgesetzt, was insbesondere die künstliche Samenübertragung und Konservierungsfähigkeit des Ejakulates beeinträchtigt. Im Vordergrund der Therapie steht die Behandlung der Ursache durch Diuretika bzw. Hormonbehandlung mit HCG bei alten Hengsten.

### 5.2.2.4 Bewegungsaktivität der Spermien

Die Beweglichkeit der Samenzellen läßt sich am sichersten im schleimfreien Sperma beurteilen. Nach zu hoher Deckbelastung stoßen Hengste einen großen Anteil unreifer Spermien aus, was sich in Form von Protoplasmatröpfchen am Schwanz bzw. Halsbereich darstellt. Eine Beweglichkeit ist kaum vorhanden. Die Fortbewegung von Hengstspermien erfolgt im allgemeinen geradlinig, wobei ein bestimmter Anteil an abweichenden Bewegungsrichtungen möglich und physiologisch sein kann, weil beim Hengst physiologischerweise eine abaxiale Anheftung des Spermienhalses am Spermienkopf auftreten kann (BIELANSKI und KACZMARSKI, 1979). Der Prozentsatz beweglicher Spermien soll im Nativpräparat mindestens 60% betragen und die Vorwärtsbeweglichkeit sollte bei 30% liegen (LEIDL, 1983).

### Pseudoasthenozoospermie, Akinozoospermie

Diese beiden Begriffe umschreiben die Bewegungsaktivität der Spermien, wobei es sich um reversible Noxen bzw. Störungen durch eine falsche Behandlung des Spermas handelt. Die Morphologie und die Konzentration der Samenzellen entsprechen bei diesen Störungen den Anforderungen. Dagegen bewegen sich die Spermien bei der Pseudoasthenozoospermie nur außerordentlich träge und der Prozentsatz gut beweglicher Samenzellen ist sehr gering. Bei der Akinozoospermie ist keine Bewegungsaktivität zu erkennen. Diese Erscheinungen können auf Einwirkungen zurückgeführt werden, welche erst nach der Ejakulation ihren Einfluß auf das Sperma hatten. Dafür kommen ein Kälteschock, direktes Sonnenlicht oder mechanische Schäden in Frage. Die Noxen können bei nur kurzfristiger Einwirkung reversible Bewegungsstörungen auslösen oder führen bei heftigen Noxen zur Akinozoospermie, zur Unbeweglichkeit der Spermien. Sämtliche Samenzellen sind unbeweglich, jedoch ist eine Wiederbelebung möglich bzw. sind ungefärbte Spermien beim Farbabsorptionstest (sog. Supravitalfärbung) nachweisbar.

### Asthenozoospermie, Nekrozoospermie

Im Gegensatz zur Pseudoasthenozoospermie bezeichnet die Asthenozoospermie eine irreversible Bewegungsstörung der Samenzellen. Sie hat ihre Ursache in krankhaften Veränderungen aller Abschnitte der samenbereitenden, -reifenden und -ableitenden Organe des Geschlechtsapparates, wobei in erster Linie an Erkrankungen der Hoden, Nebenhoden und akzessorischen Geschlechtsdrüsen zu denken ist. Dennoch kann bei akuten Fällen mit einer Besserung der Situation und Ausheilung von Primärerkrankungen gerechnet werden, wobei mit der vollständigen Wiederherstellung einer Normospermie kaum zu rechnen ist. Bei der Nekrozoospermie ist keine Bewegungsaktivität feststellbar. Die Samenzellen sind irreversibel unbeweglich und tot (Lebend-tot-Färbung, alle Spermien angefärbt). Eine Wiederbelebung ist nicht möglich.

### Oligoasthenozoospermie

Unter diesem Begriff wird ein Ejakulat mit geringer Dichte und einer geringen Beweglichkeit der Spermien verstanden. Die Morphologie der Spermien ist unverändert. Ursächlich kommen Ejakulationsstörungen und eine entgleiste Freisetzung von gonadotropen Hormonen in Frage. Es werden einerseits zu wenige Spermien gebildet, was bei der klinischen Untersuchung, z. B. bei Kleinhodigkeit, festgestellt werden kann. Diese wenigen Spermien weisen darüber hinaus noch eine geringe Bewegungsaktivität auf, ohne daß entzündliche Prozesse lokalisiert werden können. Bei Hengsten, welche einer längeren Exposition an heißen Standorten ausgesetzt waren, tritt diese Veränderung der Spermaqualität regelmäßig und je nach Expositionsdauer als zumeist reversible Erscheinung auf.

### 5.2.2.5 Morphologie der Spermien

Das Ergebnis einer morphologischen Spermauntersuchung sollte beim Hengst nicht mehr als 10% primäre Mißbildungen sowie weniger als 30% sekundäre Mißbildungen aufweisen (BIELANSKI, 1975).

Bei Besamungsversuchen mit 539 Ejakulaten konnte festgestellt werden, daß bei normalbefruchtenden Hengsten 60% der Spermien morphologisch unauffällig waren. Sobald dieser Prozentsatz geringer wurde, konnte mit einer Verschlechterung der Befruchtungsergebnisse gerechnet werden. Im allgemeinen treten im morphologischen Bild der Spermien innerhalb der Decksaison erhebliche Unterschiede auf, insbesondere was Veränderrungen am Spermienschwanz und das Auftreten von Protoplasmatropfen betrifft (GLATZEL et al., 1981). Auffallend ist auch, daß im höheren Lebensalter der Hengste der Prozentsatz abgelöster Kopfkappen zunimmt, obwohl die Gesamtzahl veränderter Spermien ziemlich gleich bleibt (MERKT und KLUG, 1989).

**Teratozoospermie**
Das Ejakulat enthält bei der Teratozoospermie einen hohen Prozentsatz pathologisch verformter Samenzellen, der oft mit einer sehr geringen Dichte vergesellschaftet auftritt. Der Teratozoospermie liegt zumeist eine Degeneration oder ein Entzündungszustand in den Hoden bzw. den Nebenhoden zugrunde. Weitere Ursachen können lang andauerndes hohes Fieber und Unterernährung sein.

### 5.2.2.6 Spermienkonzentration

Konzentrationsmessungen von Samenzellen dürfen nur im schleimfreien Sperma vorgenommen werden. Hierbei finden die einfach auszuführende Zählkammermethode und die Densimetermethode nach KARRAS bzw. das automatische Zellzählverfahren (Coulter Counter, Videomikrosysteme) Anwendung. Bei allen automatischen Verfahren ist eine sorgfältige Kontrolle der Zellerkennung durchzuführen. Durch Transporte können reversible Agglutinationen auftreten. Als untere Grenze wird für die natürliche Bedeckung eine Konzentration von $300-500 \times 10^6$ Spermien pro ml Ejakulat angenommen (BADER, 1974). Die Untersuchung sollte bei Verdacht auf Oligozoospermie an zwei im stündlichen Abstand gewonnenen Ejakulaten durchgeführt werden, um einen Eindruck über den Konzentrationsverlauf zum nächsten Ejakulat zu gewinnen. Hierdurch ist eine Abschätzung der Spermienreserven im Nebenhoden möglich.

**Oligozoospermie**
Das Ejakulat ist durch eine Spermiendichte von weniger als $10^9$ Spermien/Ejakulat gekennzeichnet, allerdings bei normaler Beweglichkeit und morphologischer Unversehrtheit der Samenzellen. Die Ursachen dieser Störung liegen zumeist in den in ihrer Entwicklung zurückgebliebenen Hoden, die zu klein geraten (Mikroorchie) oder infolge eines verzögerten Deszensus als atrophische Hoden anzusprechen sind. Außerdem können Hodendrehungen die Ursache sein. Die Erscheinungen beruhen zunächst auf irreversiblen Noxen, welche darüber hinaus angeboren und deshalb zuchthygienisch bedenklich sind. Als weitere Noxen können Haltungs- und Umgebungsfaktoren in Frage kommen, wie eine unausgewogene Fütterung. Eine energiearme zu eiweißreiche bzw. unausgewogene Versorgung mit Aminosäuren oder Vitaminen, insbesondere essentiellen Fettsäuren und ß-Carotin sind mögliche Ursachen. Auch hohe Temperaturen über längere Zeit sind in Betracht zu ziehen.

**Azoospermie**
Azoospermie liegt vor, wenn im Ejakulat keine Spermien nachweisbar sind. Das Ejakulat besteht lediglich aus den Sekreten der Samenflüssigkeit. Ursache dafür können anlagebedingte Mißbildungen in den Hoden (Keimbereitung) sein. Weiterhin treten Hemmungsmißbildungen auf, die erst mit der Zeit voll wirksam werden und zur Azoospermie führen. In aller Regel können dann Samenstauungen in den ableitenden Samenwegen festgestellt werden. Als weitere Ursachen sind überstandene Orchitiden zu nennen. Die Prognose zur Wiederherstellung der Samenproduktion bzw. Samenfreisetzung ist sehr vorsichtig zu stellen. In aller Regel empfiehlt sich die Kastration des Hengstes.

### 5.2.2.7 Lebensdauer der Spermien

Dieser Parameter gibt an, wie lange Spermien unter definierten Bedingungen überleben können. Sie wird im allgemeinen durch wiederholte Untersuchungen mit Hilfe der Motilitätsprüfung nach Lebend-tot-Färbung ermittelt. Welche Bedeutung hierbei Spermienenzymen zukommt, ist nicht geklärt (WEITZE, 1976).

Die Prüfung der Vitalität hat sich für die Fertilitätsprognose als wesentlich herausgestellt. Nach dreifacher Verdünnung des Spermas mit einem 7%igen Glukosepuffer und Aufbewahrung dieser Mischung bei 5 °C über 24 Stunden darf die Beweglichkeit der Spermien nicht mehr als 50% abnehmen (BADER, 1974).

### 5.2.2.8 Mikrobielle Flora des Ejakulates

Es konnte nachgewiesen werden, daß die spermareichen Fraktionen während der Ejakulation immer keimfrei sind (TISCHNER et al., 1974). Das gesamte Ejakulat enthält jedoch unter gewöhnlichen Bedingungen immer eine Anzahl von apathogenen Keimen, wie bestimmte diphtheroide Bakterien, Flavobakterien, nichthämolytische Streptokokken und koagulasenegative Staphylokokken. Im Abschnitt 5.2.5 Klinisch andrologische Beurteilung der Geschlechtsgesundheit sollen die Mikroorganismen im klinischen Zusammenhang noch näher besprochen werden.

**Tafel 1**

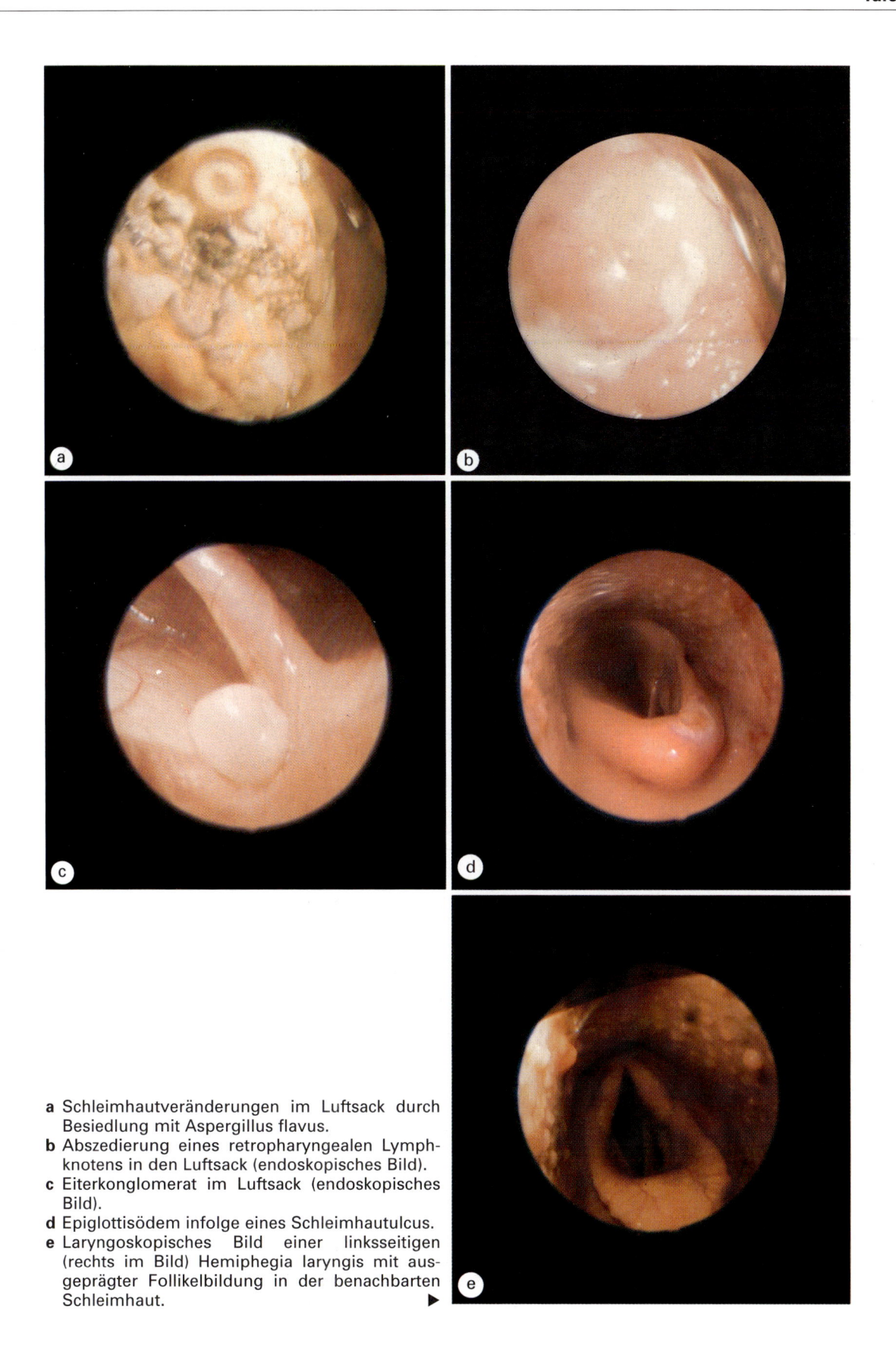

a Schleimhautveränderungen im Luftsack durch Besiedlung mit Aspergillus flavus.
b Abszedierung eines retropharyngealen Lymphknotens in den Luftsack (endoskopisches Bild).
c Eiterkonglomerat im Luftsack (endoskopisches Bild).
d Epiglottisödem infolge eines Schleimhautulcus.
e Laryngoskopisches Bild einer linksseitigen (rechts im Bild) Hemiphegia laryngis mit ausgeprägter Follikelbildung in der benachbarten Schleimhaut. ▶

Tafel 1

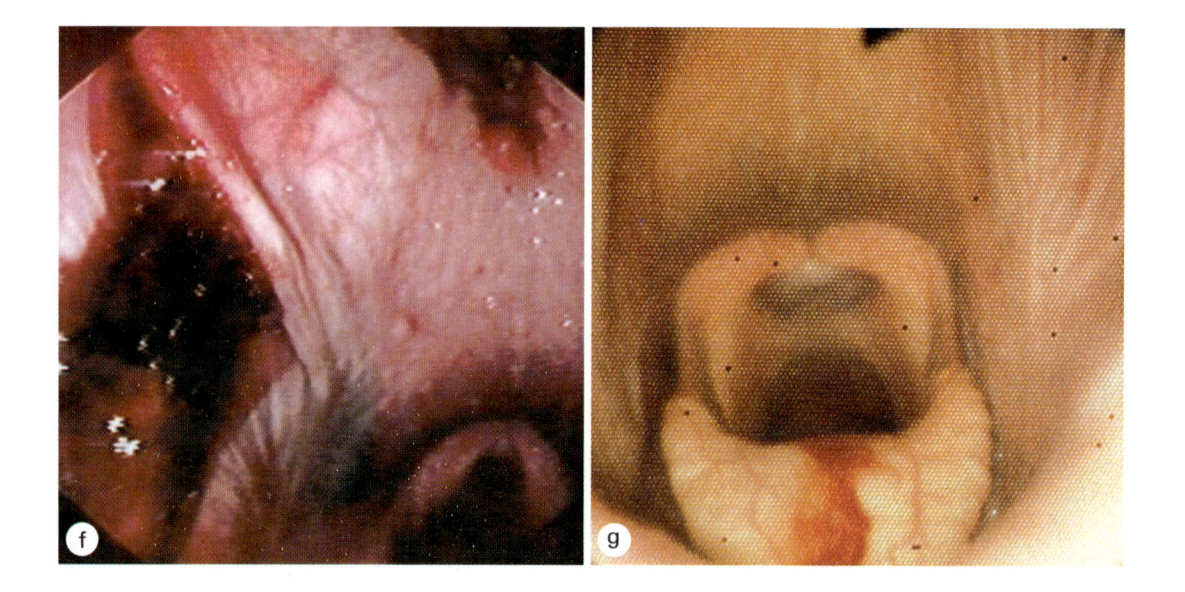

f Epistaxis oder Rhinorrhagie. Endoskopisches Bild einer Luftsackblutung am Ausgang der rechten Tuba Eustachii in den Rachen.
g EIPH oder anstrengungsbedingte Lungenblutung. Blutspuren im Larynx unmittelbar nach dem Rennen (Abb. f und g aus: Gerber H. [1994]: Pferdekrankheiten Bd. 1: Innere Medizin. UTB).

**Tafel 2**

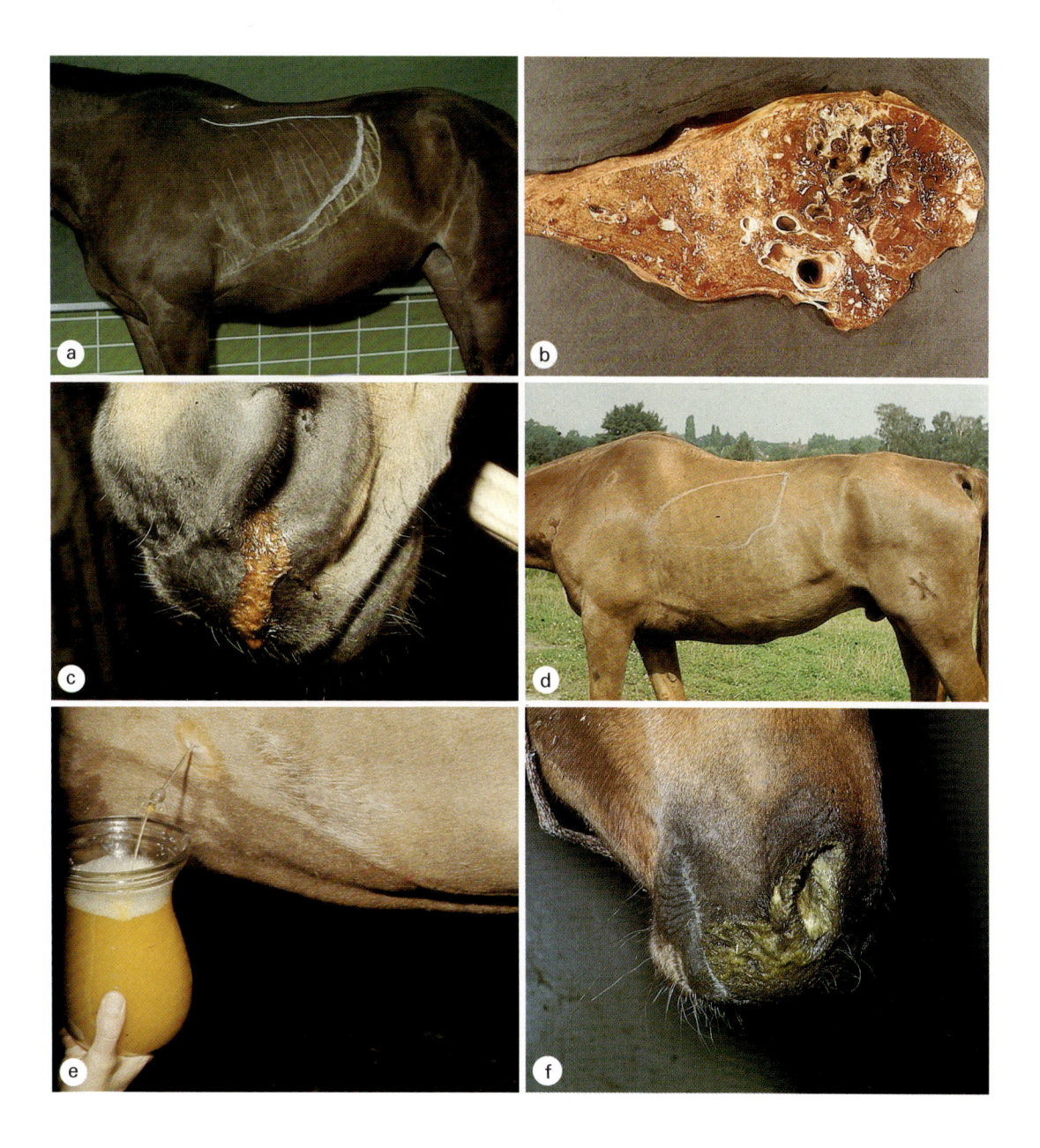

a Erweitertes Lungenperkussionsfeld beim chron. Lungenemphysem.
b Gangränös pneumonischer Herd im Lungenquerschnitt.
c Blutig-mißfarbener Nasenausfluß bei gangränöser Pneumonie.
d Vollständige Lungendämpfung ventral des Begrenzungsfeldes durch einen Pleuraabszeß.
e Abfluß getrübter Brusthöhlenflüssigkeit durch Punktion des Thorax bei einer exsudativen Pleuritis.
f Regurgitieren von Futterbrei bei Gaumensegellähmung im Anschluß an Druse.

**Tafel 3**

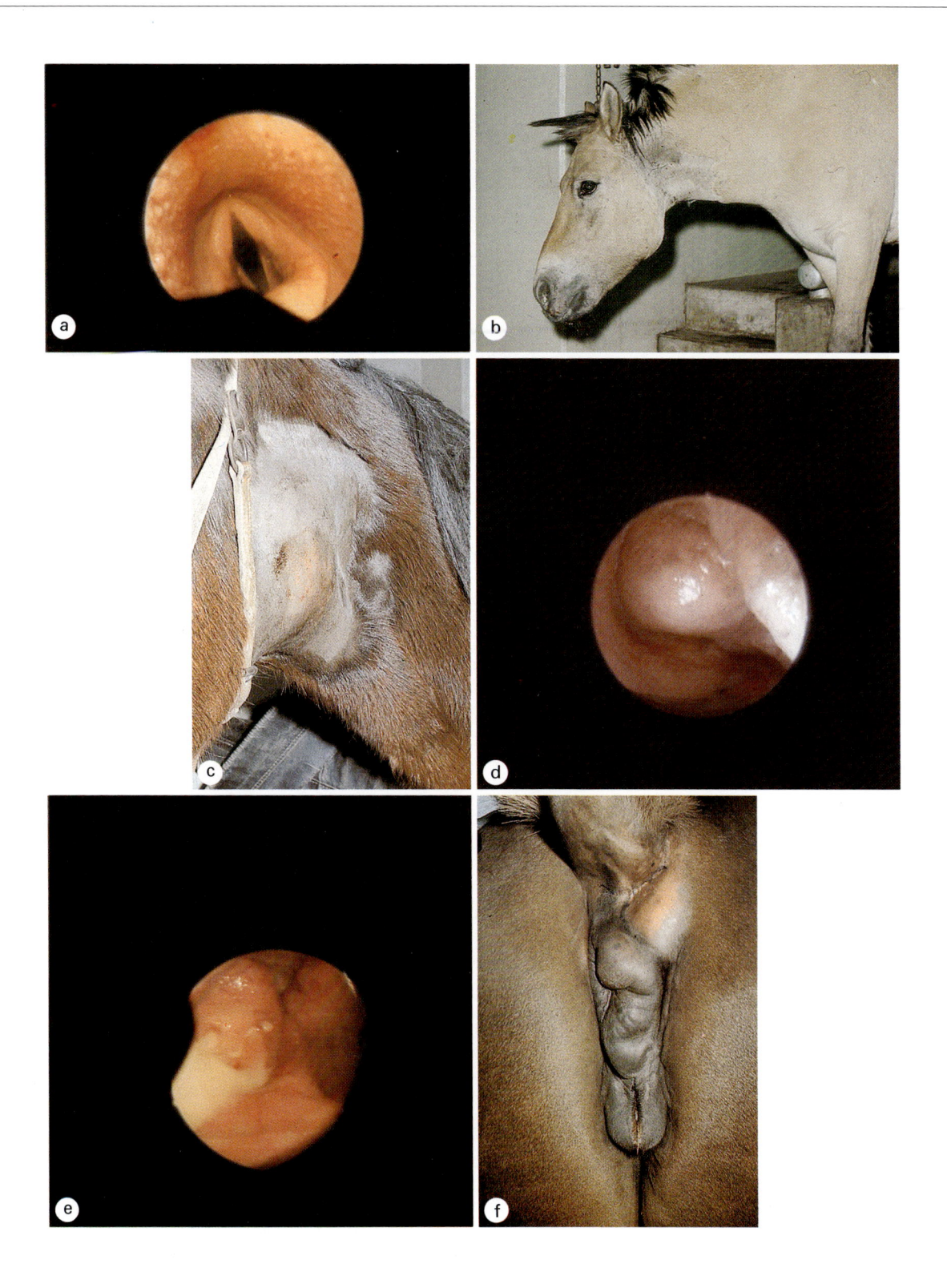

a Massives Auftreten von Lymphfollikeln im Pharynxdach.
b Gestreckte Kopfhaltung durch Schwellung retropharyngealer und mandibularer Lymphknoten mit eitrigem Nasenausfluß durch Druse.
c Diffuse Schwellung im Bereich der Ohrspeicheldrüse.
d Hervorwölbung eines geschwollenen retropharyngealen Lymphknotens in den Luftsack.
e In den Luftsack abszedierter Lymphknoten mit erheblicher Eiterabsonderung.
f Periproktale Abszeßbildung als Folge einer Metastasierung von Streptococcus equi. ▶

**Tafel 3**

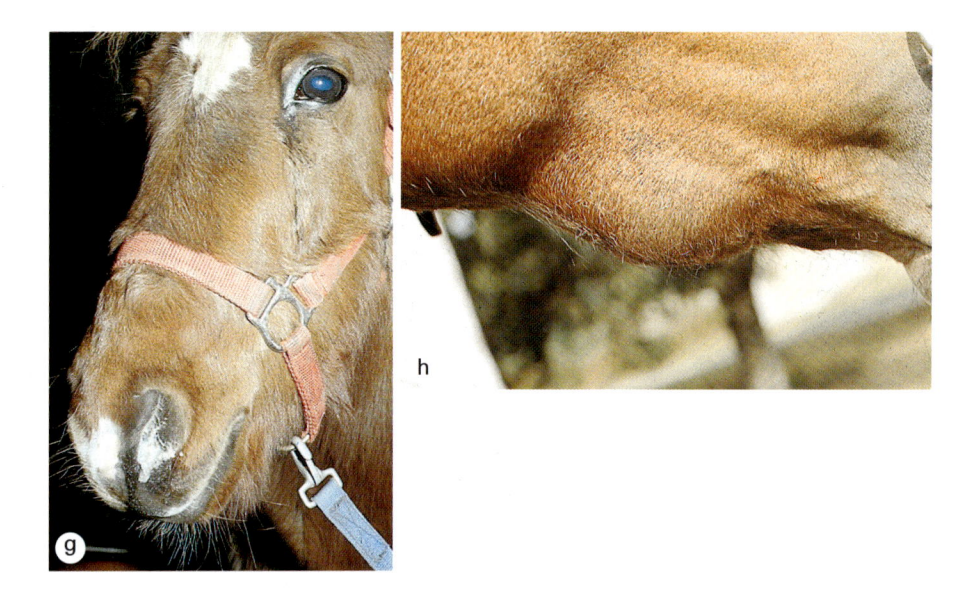

**g** Chronische Sinusitis der linken Oberkieferhöhle ausgehend von einer eitrigen Pulpitis des $M_1$.
**h** Auftreibung des Corpus mandibulae als Reaktion auf eine eitrige Periodontitis.

**Tafel 4**

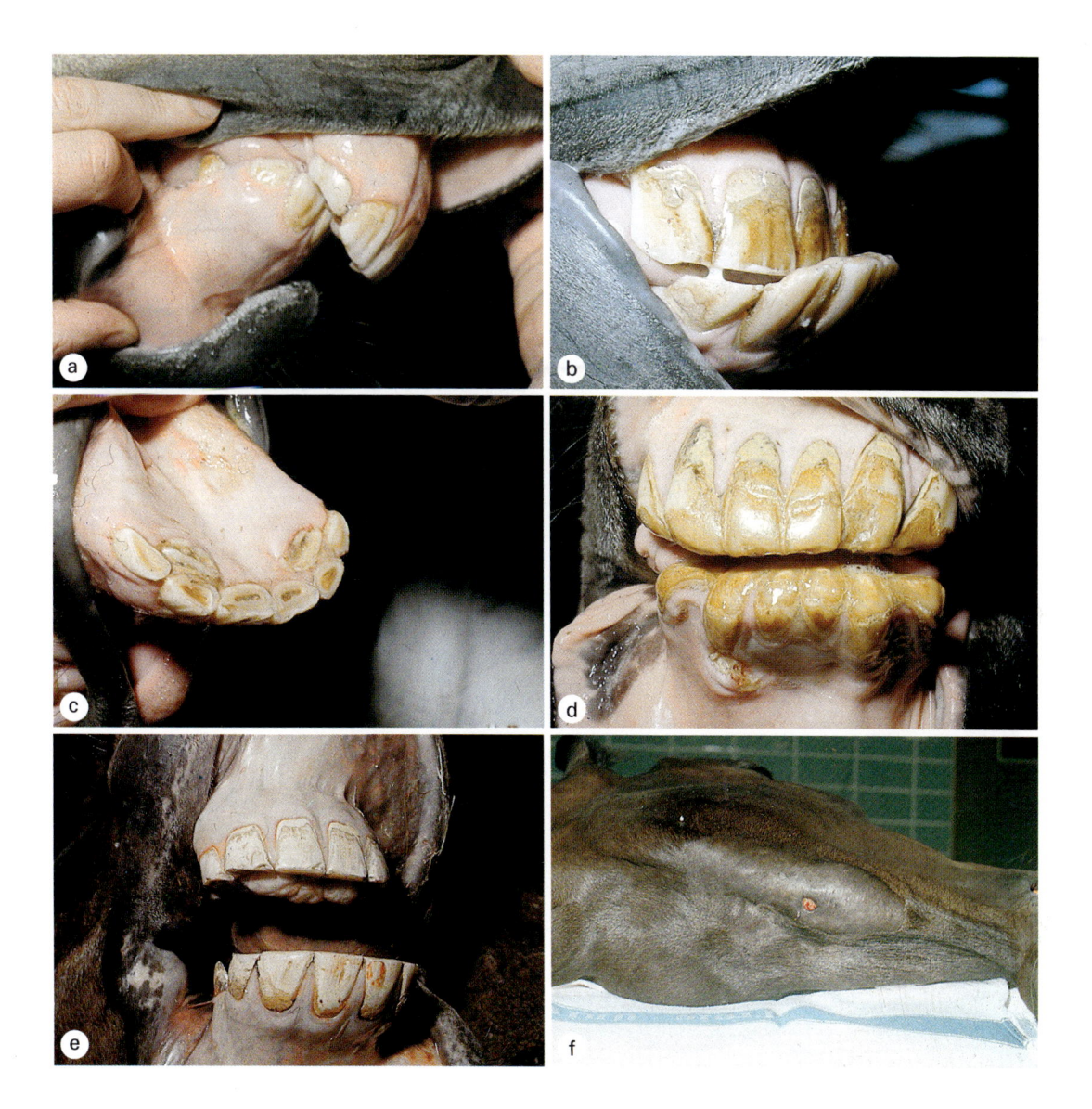

a Angeborenes Karpfengebiß (Brachygnathia inferior).
b Ausgebliebener Abrieb der Kauflächen des $I_1$ und $I_2$ am Unterkiefer infolge einer Brachygnathia superior (Hechtgebiß).
c Durchbruch der bleibenden $I_2$ im Unterkieferschneidezahnbogen aboral von ihren Milchzähnen.
d Unphysiologischer Abrieb der Facies labiales am gesamten Schneidezahngebiß durch Wetzen. Am Zahnhals Ablagerungen von Zahnstein.
e Saumförmige Zahnsteinbeläge an den Zahnhälsen der Incisivi.
f Zahnfistel in Höhe des $P_4$ unten rechts nach Fraktur und eitriger Pulpitis dieses Zahnes.

**Tafel 5**

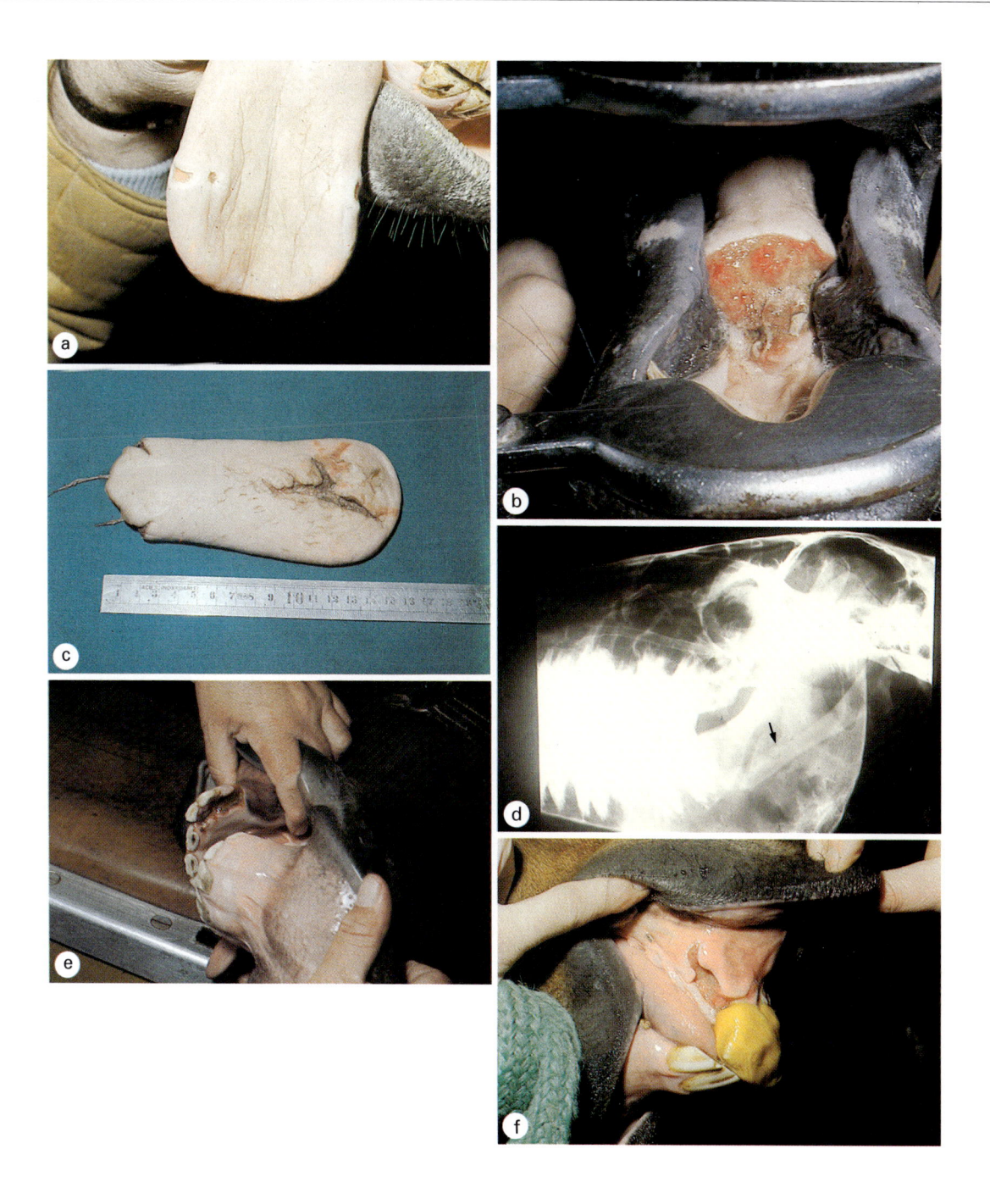

**a** Durch ein unzweckmäßiges Trensengebiß hervorgerufene Schleimhautverletzung der Zunge.
**b** Amputationsstumpf der Zunge nach einer Bißverletzung.
**c** Abgebissener Zungenteil zu Abb. b gehörig.
**d** Röntgenaufnahme einer Zungenbeinfraktur.
**e** Fraktur der Zahnalveolen des $I_2$ und $I_3$ oben links mit Rißwunde der Gingiva.
**f** Kunststoffüberbrückung sämtlicher Oberkieferschneidezähne zur Retention der Fraktur zweier Zahnalveolen. ▶

**Tafel 5**

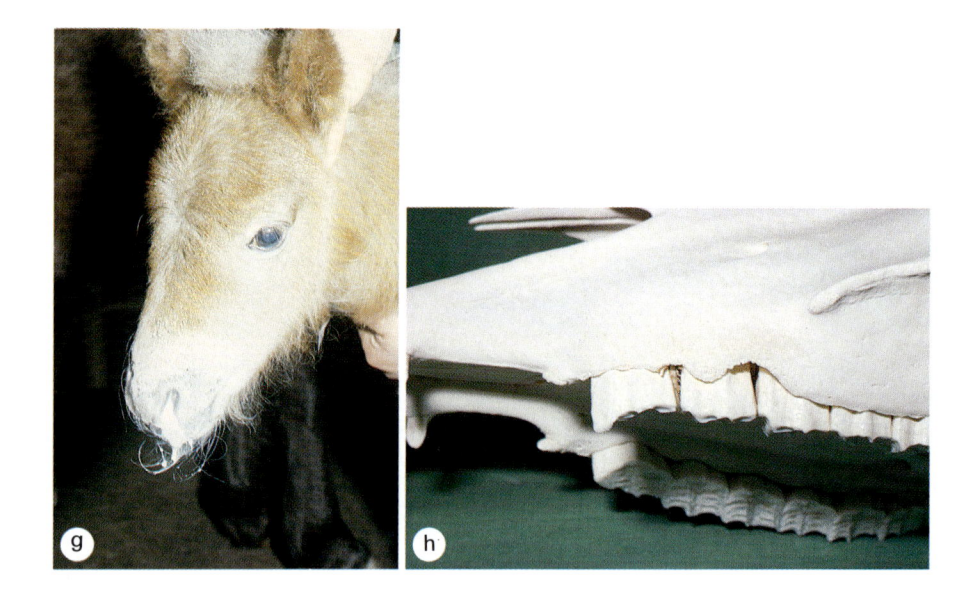

**g** Milchabfluß aus den Nüstern wegen einer angeborenen Gaumenspalte (Palatoschisis).
**h** Knochenatrophie durch Diastasis dentium zwischen $P_2/P_3$ und $P_3/P_4$.

**Tafel 6**

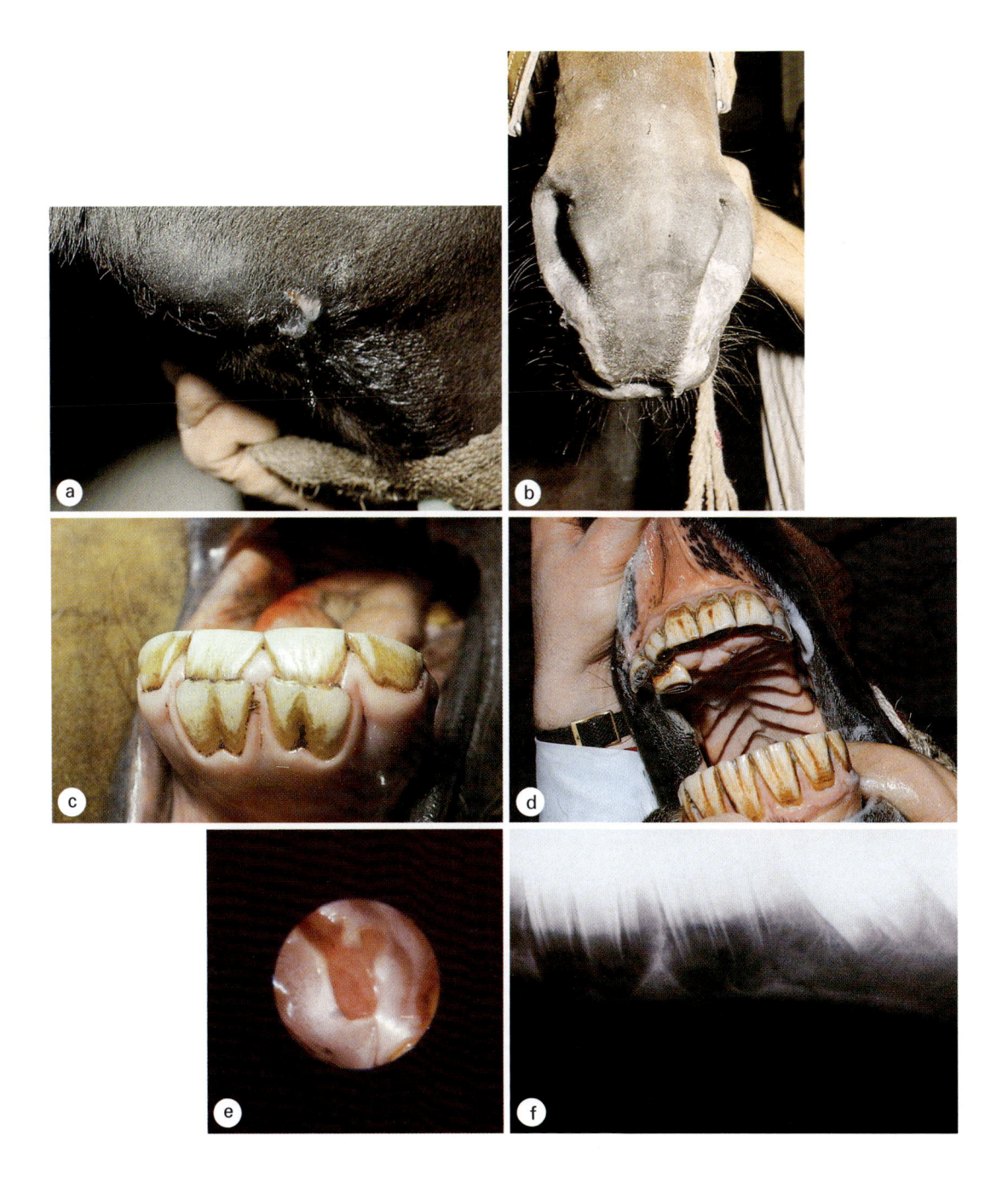

a Speichelfluß aus dem Ausführungsgang der Speicheldrüse durch perf. Verletzung an der Umschlagstelle am Unterkiefer.
b Schaumiger mit Futterpartikeln vermischter Speichelfluß aus den Nüstern während einer Schlundverstopfung.
c Falsche Polyondotie der Unterkieferzangen.
d Echte Polyondotie im Oberkieferschneidezahngebiß einer 8jährigen Warmblutstute.
e Schleimhautläsionen in der Maulhöhle durch einen dislozierten $M_1$.
f Frakturlinie im Unterkiefer zwischen $P_4$ und $M_1$ verlaufend. ▶

**Tafel 6**

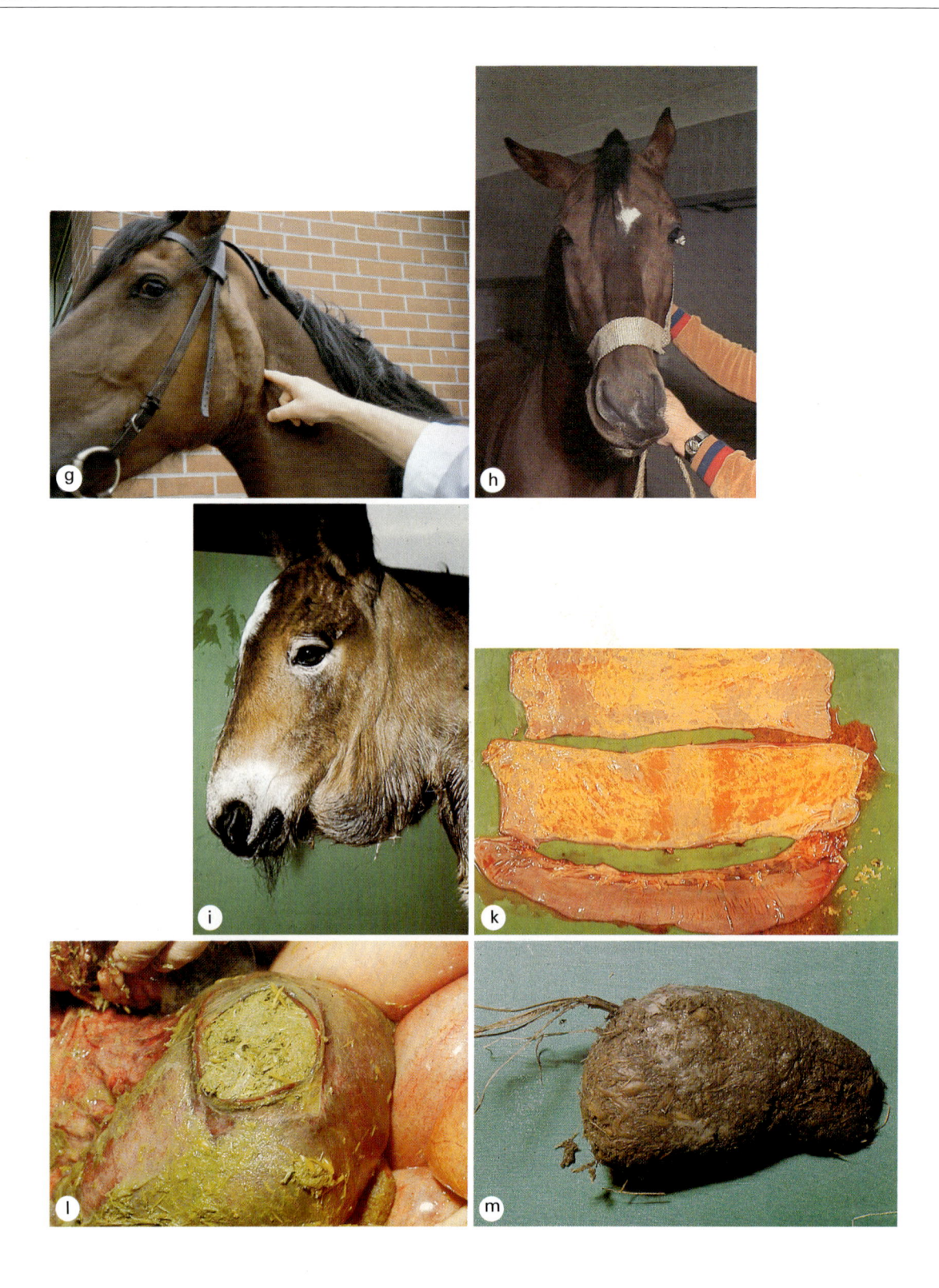

g Wurstförmige Verdickung der Ganaschengegend infolge einer chron. Parotitis.
h Rechtsseitige Lähmung peripherer Äste des N. facialis.
i Sackartige Ausbuchtung infolge eines Schlunddivertikels bei einem Kaltblutfohlen.
k Akute Jejunitis fibrinosa im Verlauf einer Salmonellose.
l Rupturstelle in der ventralen Zwerchfellskrümmung des großen Kolons.
m Operativ beseitigter Kotpfropf aus dem kleinen Kolon, bestehend aus grobstengeligen Futterfasern und Tierhaaren; Warmblut-Jährling.

**Tafel 7**

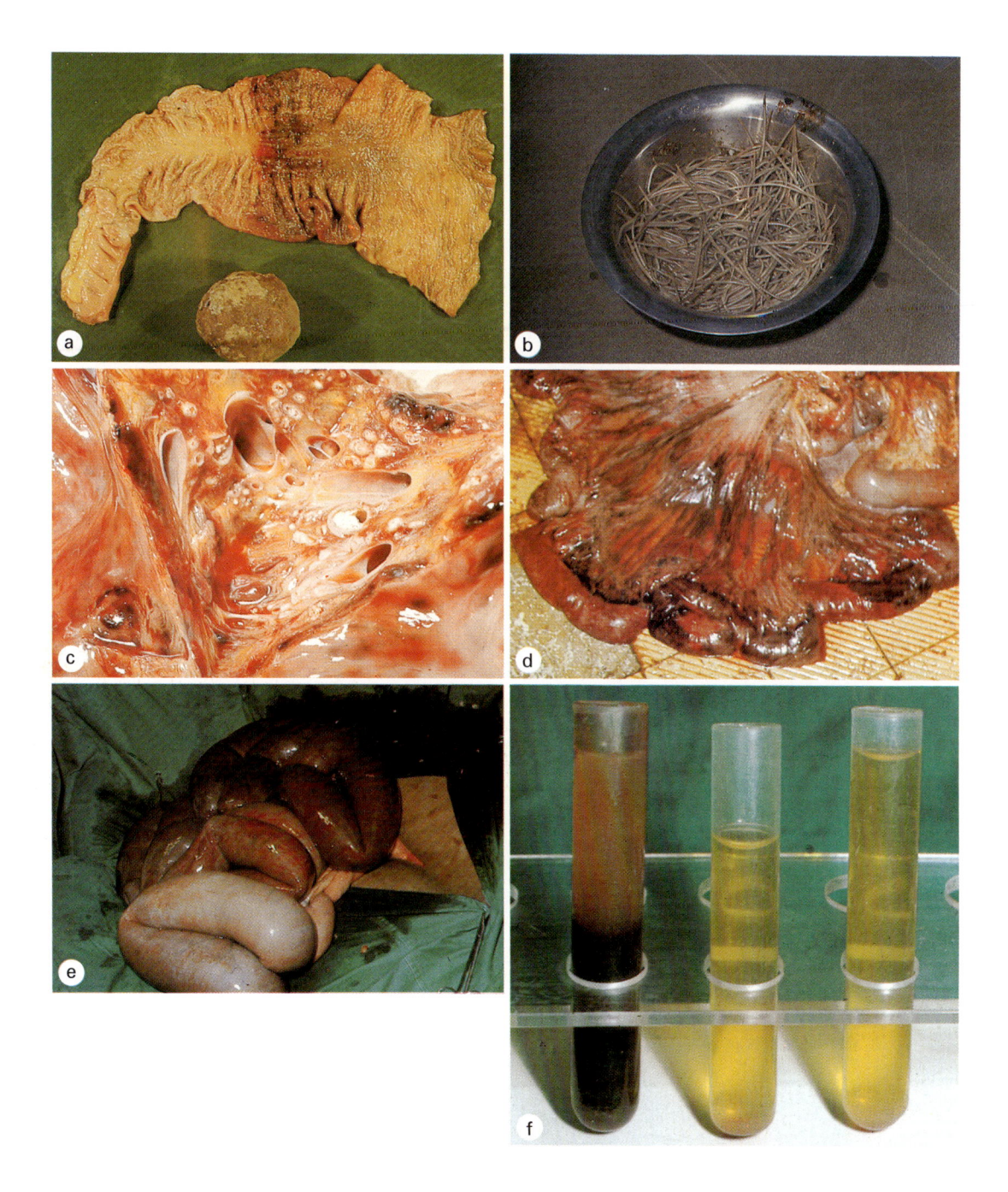

a Darmschleimhautnekrose im kleinen Kolon durch einen obturierenden Darmstein.
b Durch Operation entfernte knäuelartige Zusammenballung adulter Askariden aus dem Jejunum eines Fohlens.
c Massenhafte Ansiedlung von Larven des Strongylus vulgaris in den Gefäßverzweigungen der A. mesenterica cran. (Vet.-Pathologie, FU Berlin).
d Abschnürung des Dünndarmgekröses durch eine Torsio mesenterialis: peripher von der Einschnürungsstelle intravasale Blutgerinnung und Blutstauung in der Darmwand.
e Volvulus jejuni: Verfärbung des betroffenen Darmabschnittes durch Stauung des intramuralen Blutdurchflusses.
f Veränderungen im Bauchhöhlenpunktat bei einem Ileuspatienten (von rechts nach links). ▶

**Tafel 7**

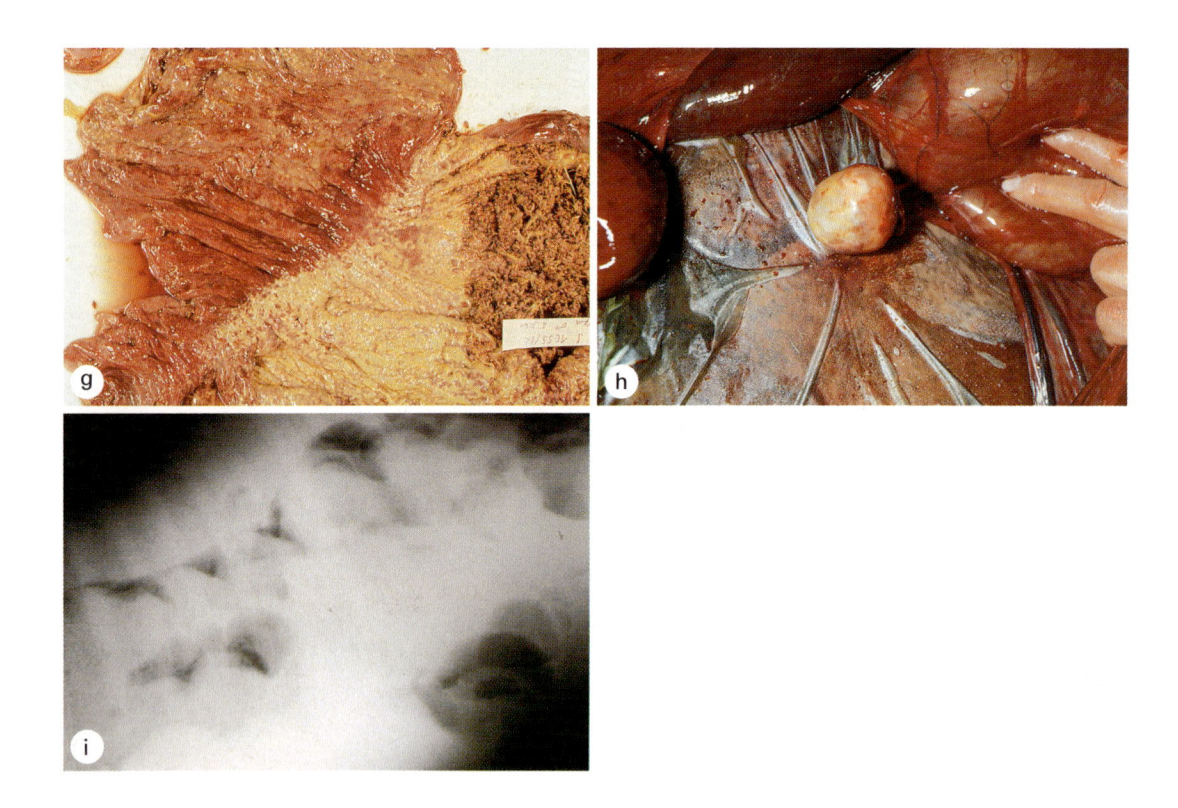

**g** Fibrinös-diphteroide Typhlitis durch Salmonellen-Infektion (Vet.-Pathologie, FU Berlin).
**h** Strangulationsileus durch ein gestieltes Lipom bei einer 15jährigen Warmblutstute.
**i** Röntgenbild einer Sandanschoppung im Colon descendens bei einem Pony.

**Tafel 8**

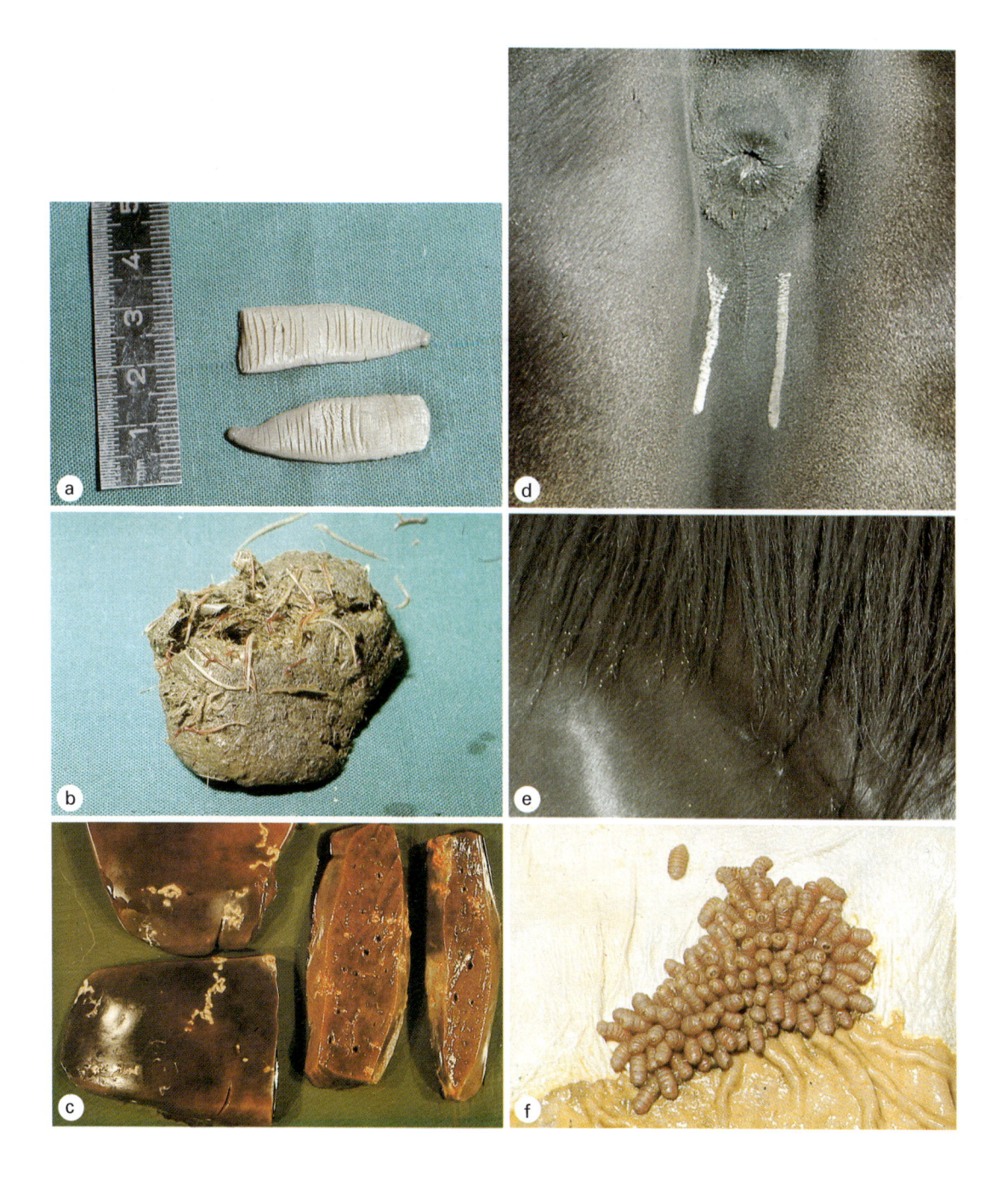

a Proglottiden von Anaplocephala perfoliata
b Massiver Abgang adulter Exemplare von Strongylus vulgaris in einem Kotballen nach Verabreichung von Anthelmintika.
c Verminöse Hepatitis: Bohrgänge im Leberparenchym und unter der Leberkapsel (Vet.-Pathologie, FU Berlin).
d Streifenförmige Eiablage von Oxyuris equi am Anus und Perineum.
e Eiablage der Magendassel im Mähnenhaar.
f Larvenhäufung von Gasterophilus intestinalis in der Magenschleimhaut.

**Tafel 9**

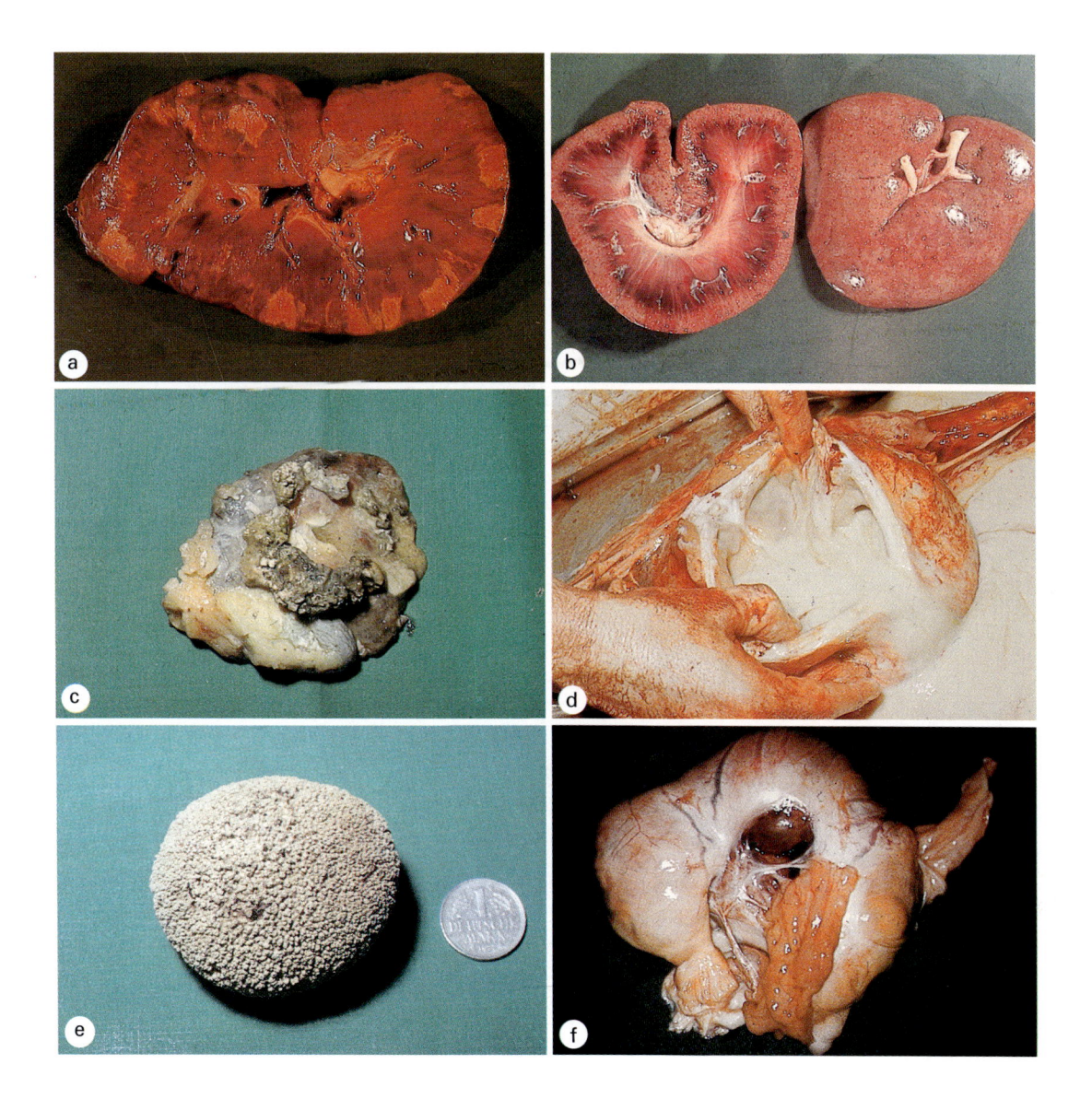

a Vorwiegend in der Rindenschicht angesiedelte Niereninfarkte nach metastasierter Druse (Vet.-Pathologie, FU Berlin).
b Embolisch-eitrige Nephritis bei einem 6jährigen Warmblutpferd (Vet.-Pathologie, FU Berlin).
c Nierenbeckensteine in einer Schrumpfniere eines 11jährigen Eselhengstes, der an einem osteorenalen Syndrom verendet ist.
d Cystitis purulenta chronica nach Blasenlähmung; beachte die hypertrophische Blasenwand und die Bindegewebsspangen in der Blasenhöhle.
e Operativ entfernter Blasenstein von einem Pony.
f Ovarium mit einem präovulatorischen Follikel, dessen Wand die Ovulationsgrube erreicht hat und teilweise dargestellt ist.

**Tafel 10**

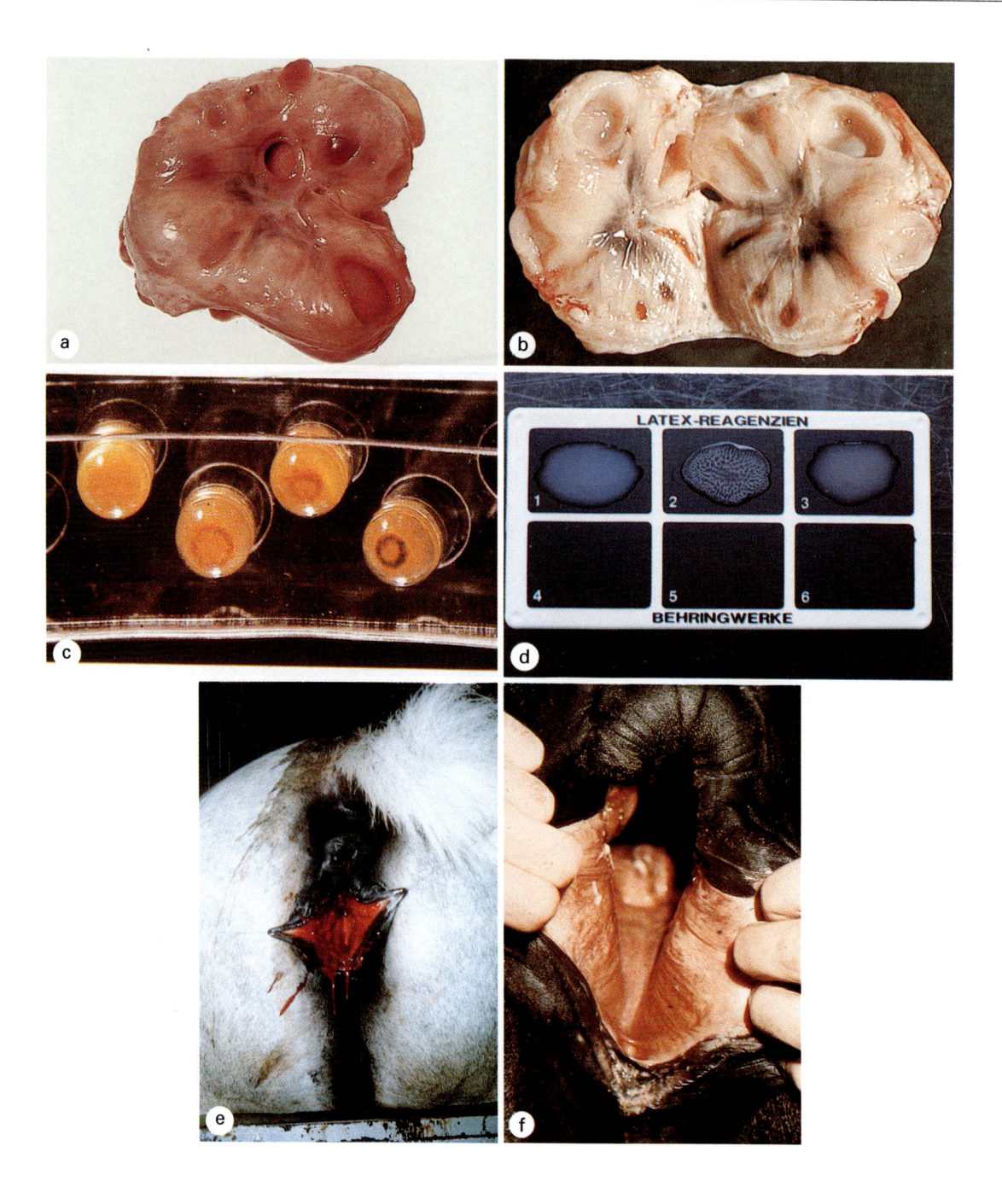

**a** Längsschnitt durch ein multifollikuläres Ovar.
**b** Längsschnitt durch ein gering aktives Ovarium mit einigen kleinen degenerierten Follikeln und alten Resten eines Corpus luteum.
**c,d** Nachweis von PMSG als Hinweis auf eine Gradivität: **c** MIP-Test (Hämagglutinations-Hemmungs-Test); von links nach rechts: negativ, zweifelhaft, positiv, positiv; **d** Latex-Test; Feld 1, 3 = Negativkontrolle; Feld 2 = Positivnachweis.
**e** Vollständiger, frischer Dammriß (Kloakenbildung).
**f** Vollständiger Dammriß.

**Tafel 11**

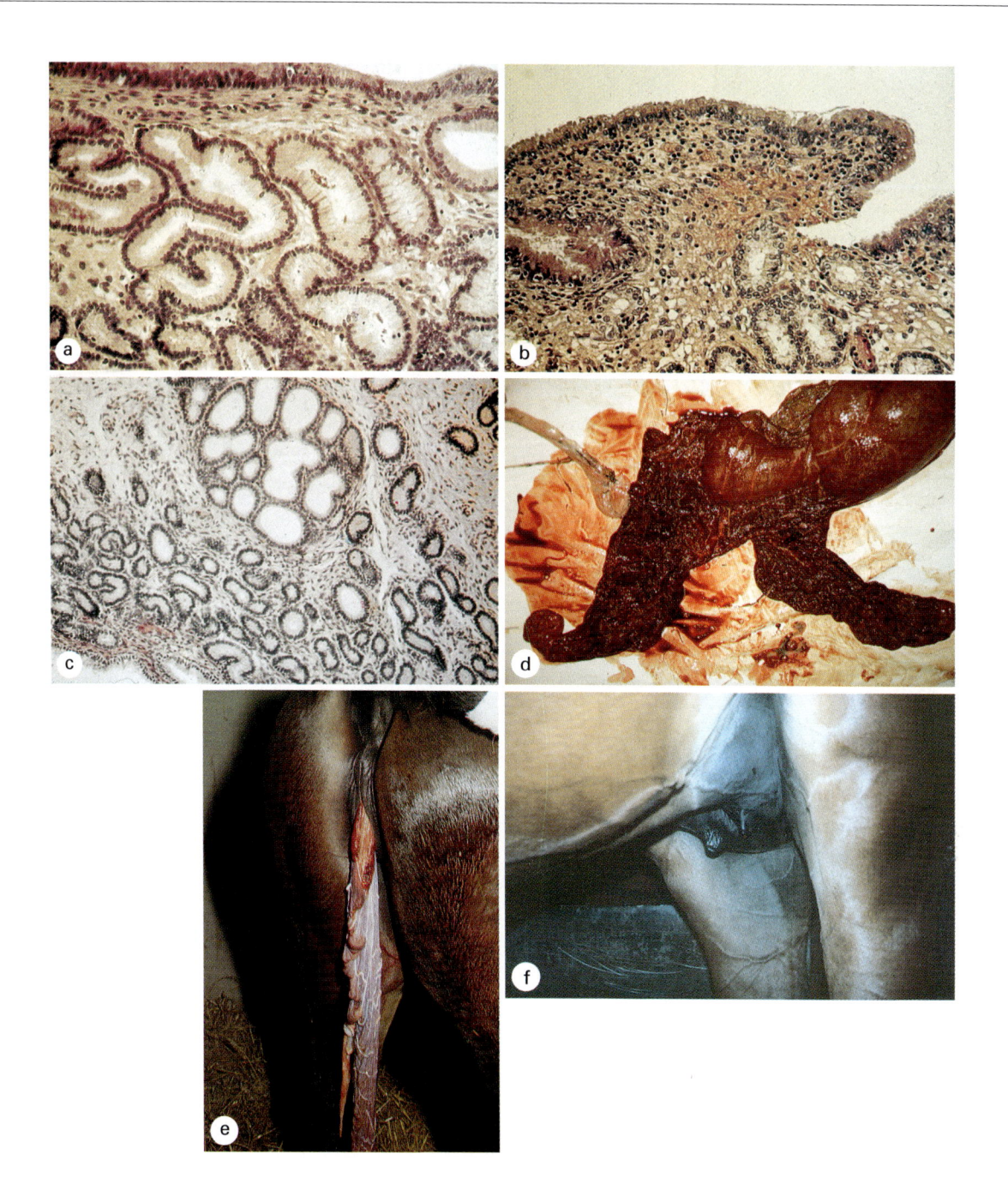

a Histologische Darstellung des Endometriums im Östrus.
b Histologisches Bild einer akuten Endometritis (Infiltration polymorphkerniger und mononukleärer Zellen).
c Periglanduläre Fibrose im chronischen Stadium einer Endometritis.
d Frische, unvollständige Nachgeburt vom Pferd. Das tiefrote, von samtartigen Zöttchen besetzte Chorion weist eine Zweizipfligkeit auf. Das darunterliegende, bernsteinfarbene Amnion ist bei der Geburt mit dem Fohlen vollständig aus der Allantoishöhle ausgetreten.
e *Retentio secundarum* bei einer Stute nach Geburt einer unreifen Frucht (Abort: Ende 6. Monat der Gravidität).
f Mastitis bei der Stute. Deutliche Asymmetrie der beiden Euterhälften und eine gespannte, ödematisierte und glänzende Euterhaut.

Tafel 12

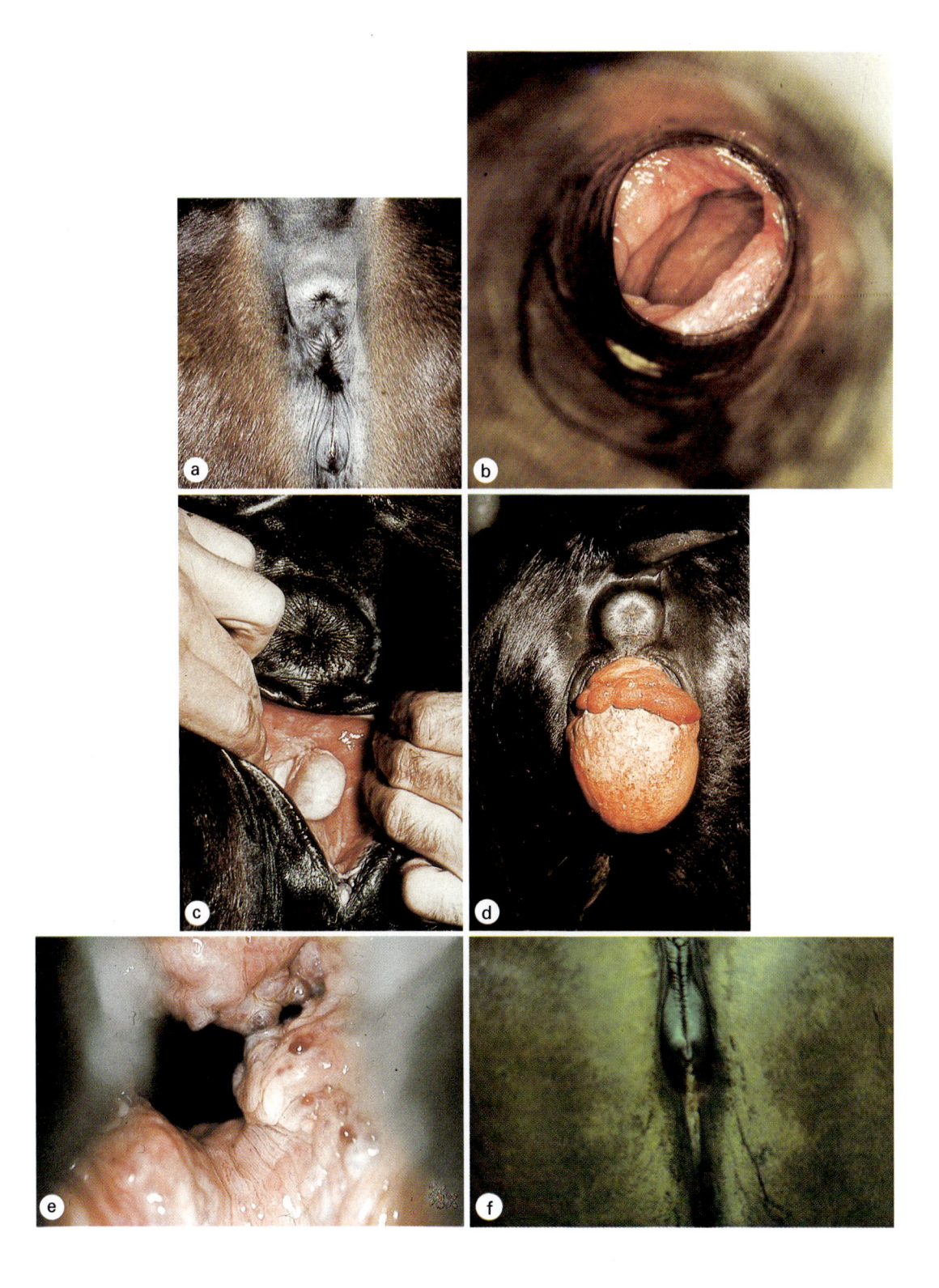

a Mangelhafter Schamlippenschluß.
b Pneumometra durch offenstehende Portio vaginalis uteri im Anschluß an einen unzureichenden Schamlippenschluß.
c Hymen persistens (ballonförmig dargestellt durch Schleimsekretstauung).
d Scheidenvorfall mit partieller Ödematisierung und Schwellung der Schleimhaut.
e Hämangiektasien in der Scheidenwand.
f Depigmentierung des distalen Schamwinkels und der Haut zwischen den Schenkeln durch kontinuierlichen Ausfluß. ▶

**Tafel 12**

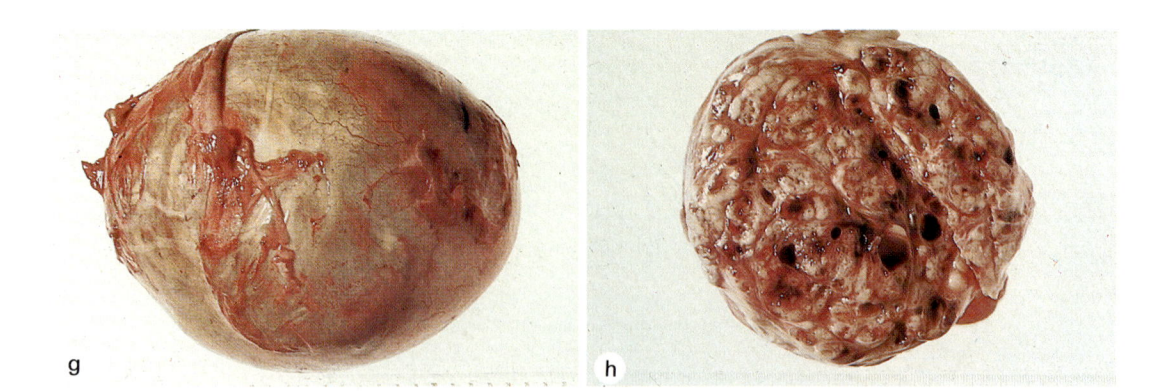

**g** Granulosazelltumor.
**h** Aus zahlreichen Zysten aufgebauter Granulosazelltumor des Ovariums.

**Tafel 13**

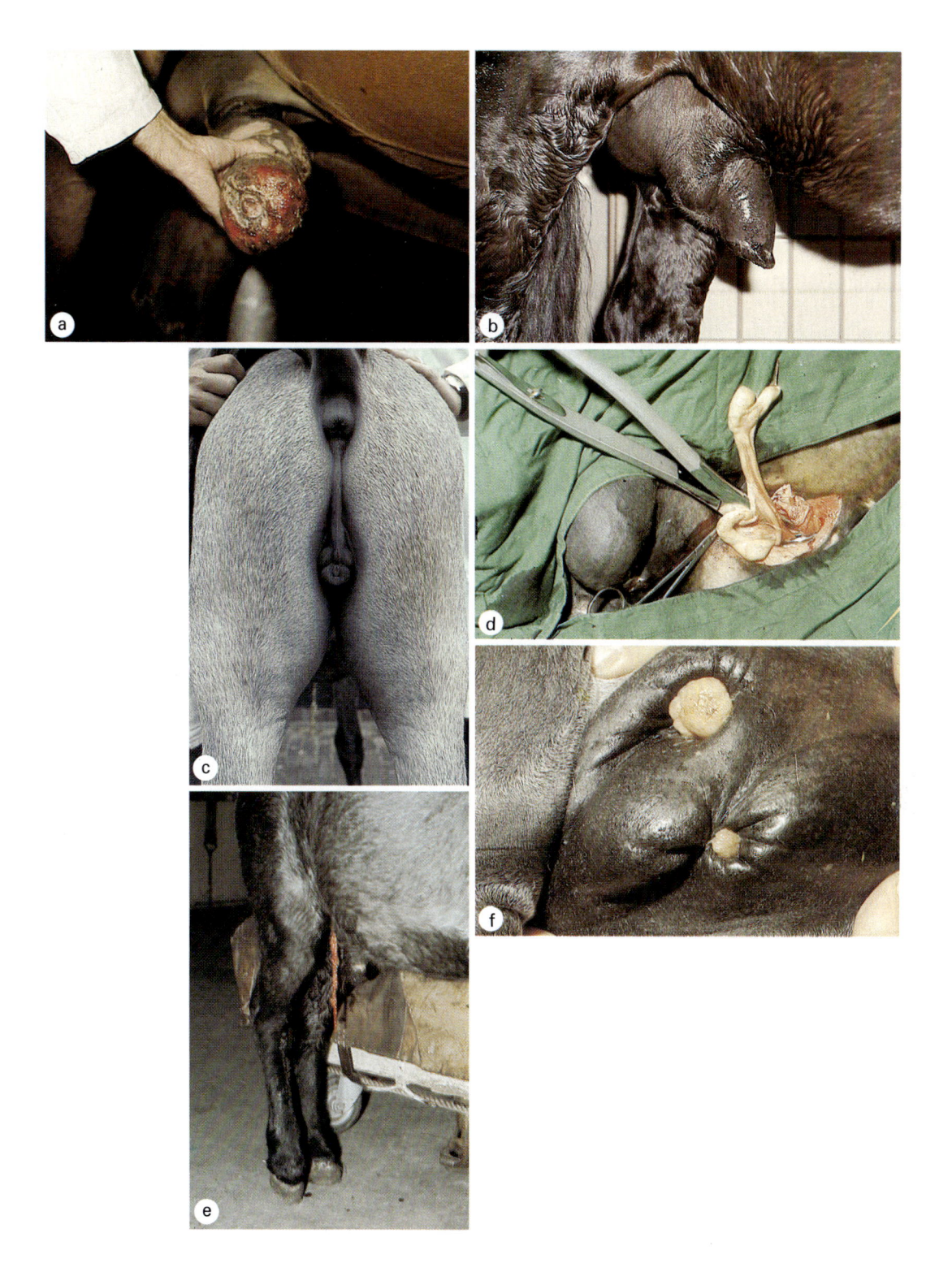

**a** Nekrotisierende Balanitis als Folge eines Exanthema coitale vesiculosum.
**b** Penishämatom nach Schlagverletzung während des Deckaktes.
**c** Hermaphroditismus testicularis; die sekundären Geschlechtsmerkmale ähneln denen einer Stute (penisartige Klitoris).
**d** Exenterierter abdominaler Hoden; vergleiche seine Größe zu dem noch im Hodensack befindlichen Testikel.
**e** Teile des vorgefallenen Omentum majus hängen aus der Kastrationswunde heraus.
**f** Granulationsgewebshyperplasie in den Öffnungen einer beiderseitigen Samenstrangfistel, 3 Monate nach Kastration. ▶

**Tafel 13**

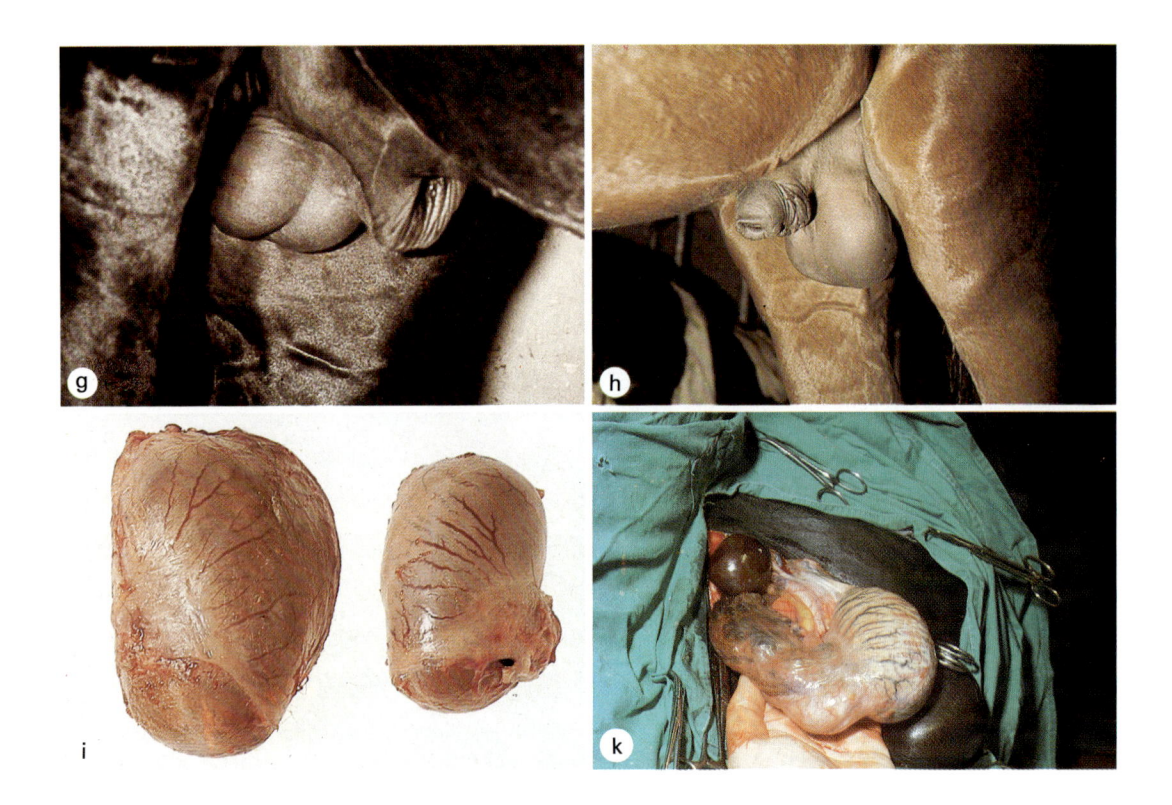

**g** Hodengröße und -lage eines erwachsenen Hengstes.
**h** Orchitis und Periorchitis im Anschluß an eine Influenza.
**i** Einseitige Hodenhypoplasie (rechts) mit Aplasie der Epididymidis beider Hoden.
**k** Inkarzerierter Dünndarm im Cavum vaginale bei einer Hernia inguinalis.

**Tafel 14**

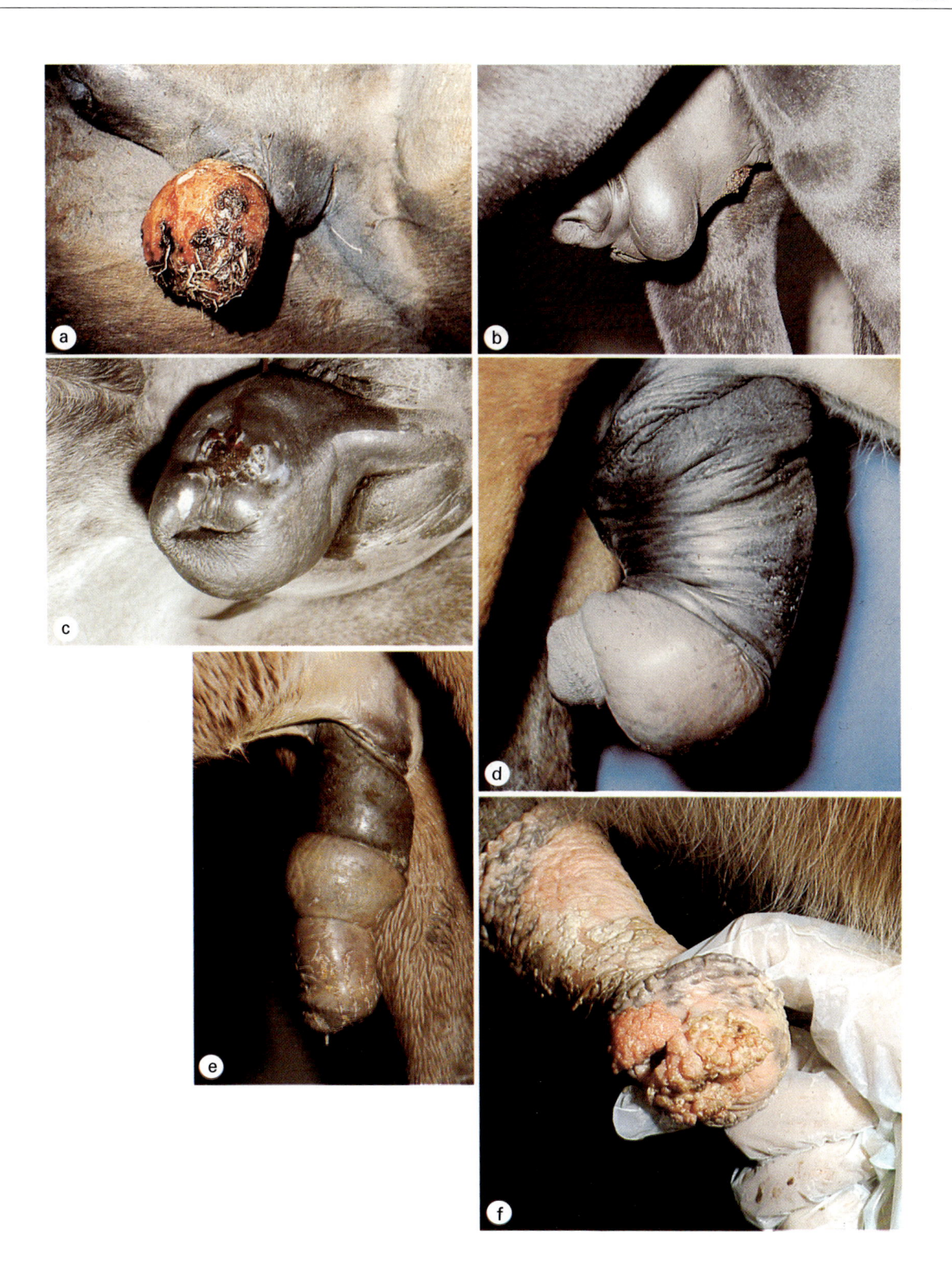

**a** Faustgroßes Granulom ausgehend vom Samenstrangstumpf.
**b** Präputialödem mit Vorfall des inneren Präputialblattes 6 Tage nach der Kastration.
**c** Melanosarkom im Präputium eines 14jährigen Warmblut-Schimmelwallachs.
**d** Prolapsus penis und Paraphimose nach Herpesvirusinfektion mit Ataxie der Nachhand bei einem 9jährigen Warmblutwallach.
**e** Penislähmung nach 3wöchiger Druse bei einem 8jährigen Wallach.
**f** Plattenepithelkarzinom an der Eichel (Warmblutwallach, 15 Jahre).

**Tafel 15**

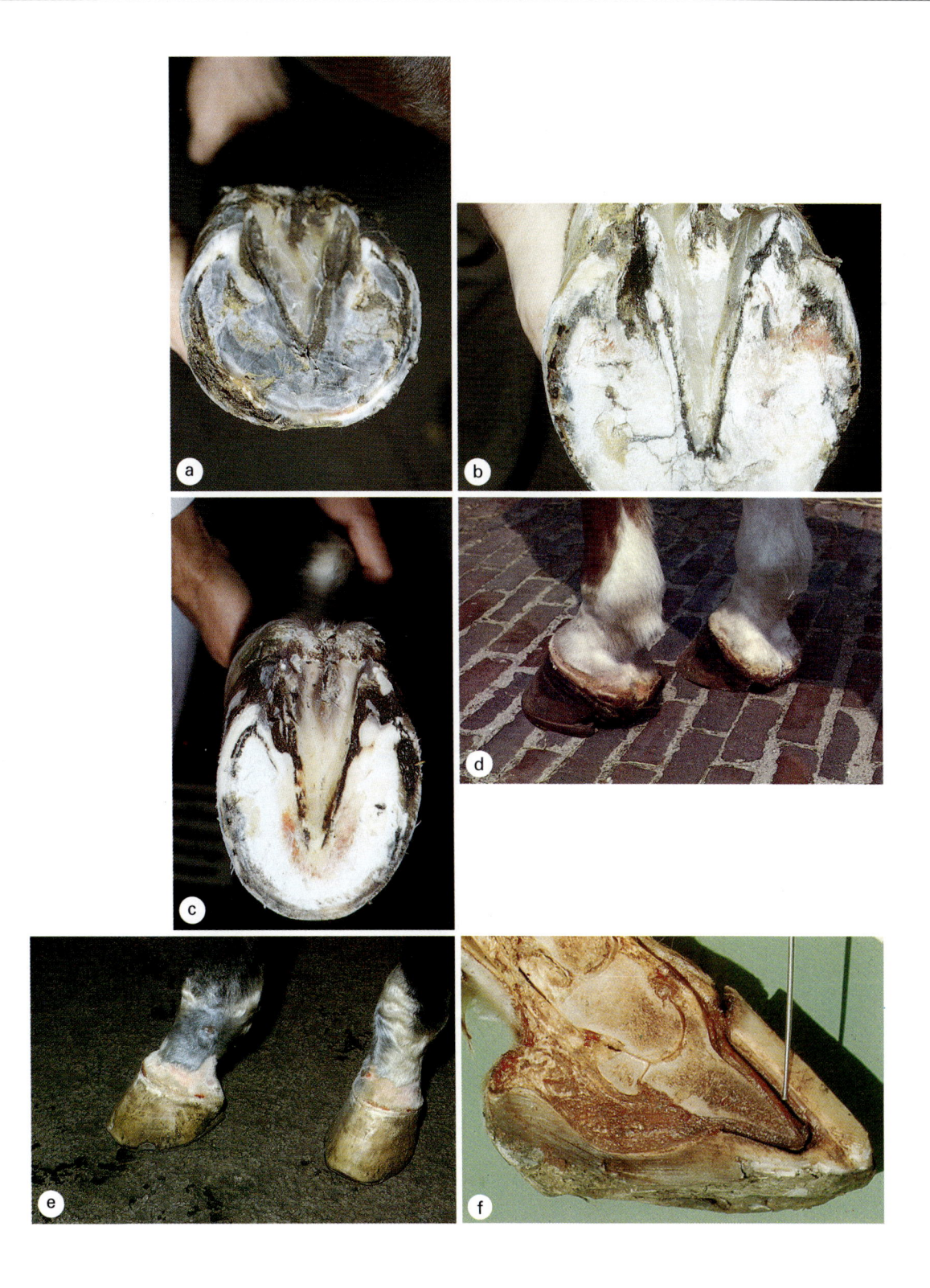

a Lose Wand infolge vernachlässigter Hufpflege.
b Steingallen in beiden Eckstreben nach Entfernung oberflächlicher Hornschichten freigelegt.
c Blutansammlung im Sohlenhorn nach Huflederhautquetschung.
d Nässende Saumbandentzündung.
e Saumbandentzündung mit Dermatitis im Krongebiet.
f Längsschnitt durch einen an akuter Hufrehe erkrankten Huf. Eine Trennung zwischen der Lederhaut und der Hornwand ist deutlich erkennbar und wird durch eine Sonde angezeigt. ▶

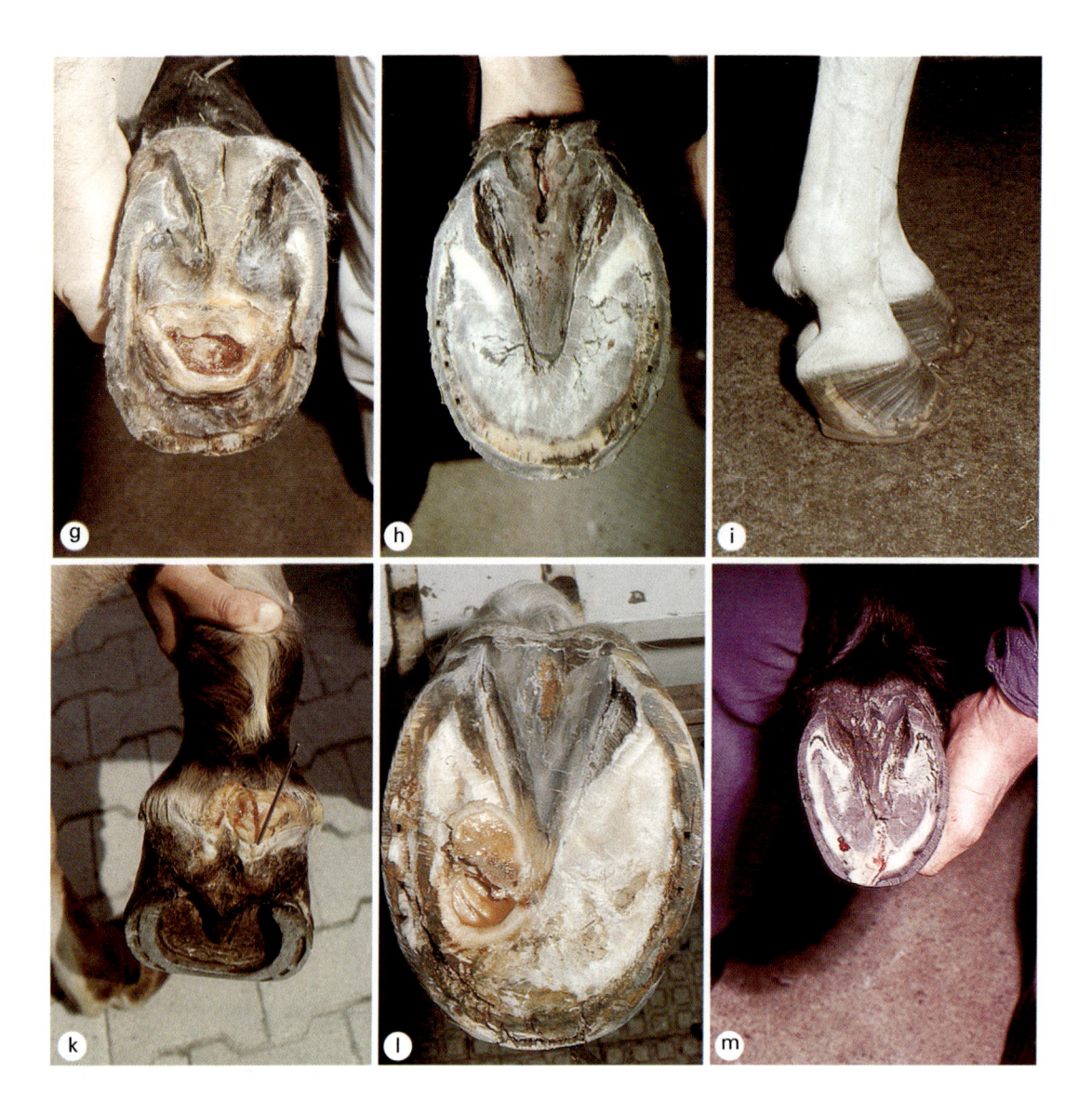

**g** Nekrotisierende Huflederhautentzündung im Bereich des Sohlenkörpers durch Lageveränderung der Hufbeinspitze und sekundärer Infektion. Hornsohle und veränderte Lederhaut sind abgetragen, wodurch im Zentrum der Knochen des Hufbeins sichtbar wird.
**h** Verbreiterung der weißen Linie im Zehenteil der Hufsohle bei einem chronischen Rehehuf.
**i** Zu den Trachten hin divergierende Hornringe beim chronischen Rehehuf.
**k** Durchbruch einer eitrigen Pododermatitis am Ballen. Zwischen abgelöster Hornwand und Lederhaut ist eine Sonde eingeführt.
**l** Freigelegter Hufsohlenabszeß, der durch eine nekrotisierende Entzündung der Sohlenlederhaut entstanden ist.
**m** Abfluß eines eitrigen Exsudats nach Abtragen des Sohlenhorns an der Strahlspitze.

**Tafel 16**

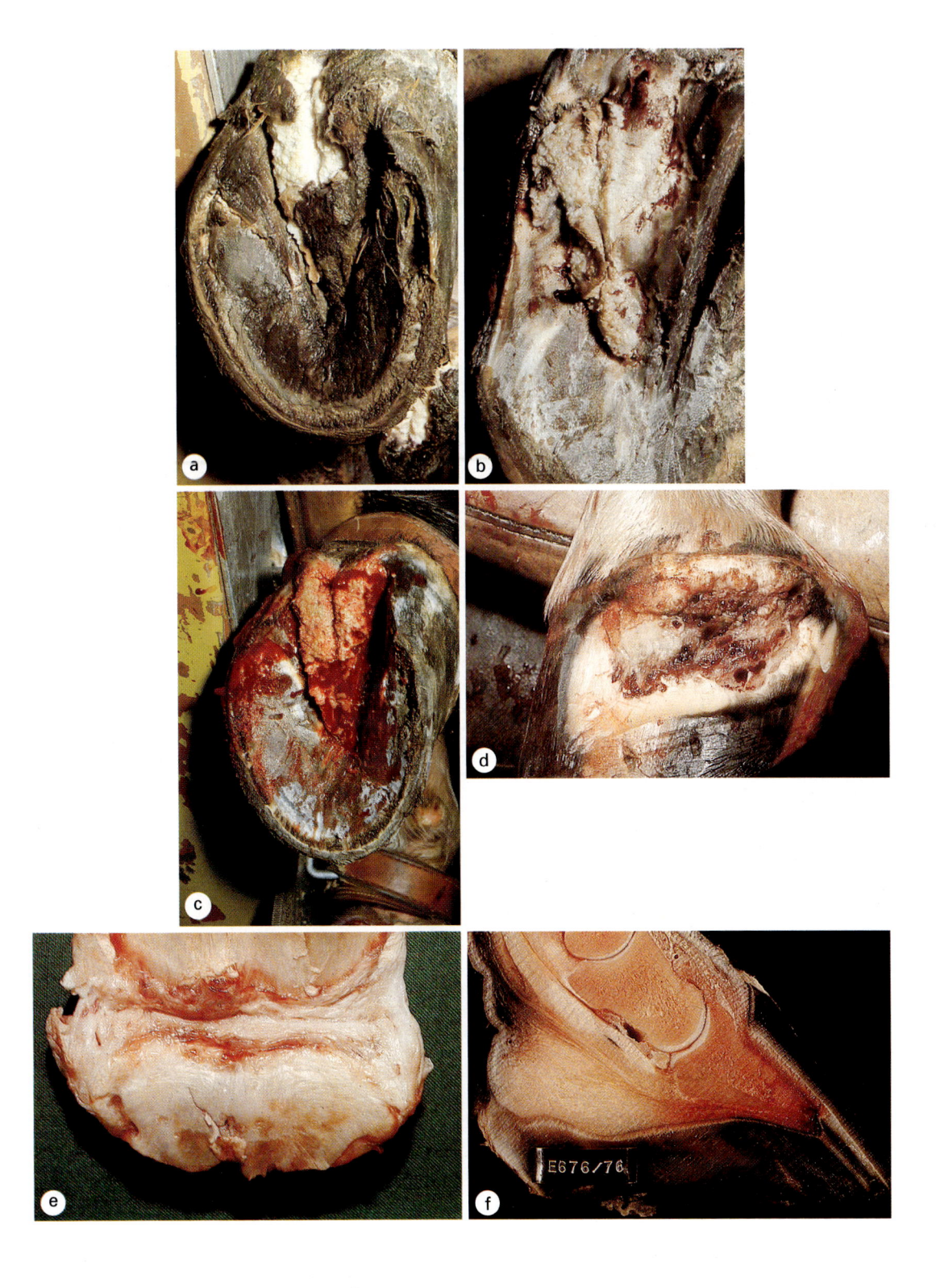

a Teilweise noch von Horn bedeckter Strahlkrebs.
b Freiliegende und filamentös entartete Lederhautzotten im Eckstrebenwinkel und am Strahl.
c Strahlkrebs nach Säuberung der Hufsohle.
d Eitrig-nekrotisierende Wandlederhautentzündung nach unversorgt gebliebener Verletzung der Krone.
e Sehnengleitfläche eines frakturierten Strahlbeins: im Frakturspalt befinden sich Reste der mit dem Knochen verwachsen gewesenen tiefen Beugesehne.
f Längsschnitt durch die Zehe eines 2jährigen Warmblutpferdes mit einem hypoplastischen Strahlbein (Vet.-Pathologie, FU Berlin).

**Tafel 17**

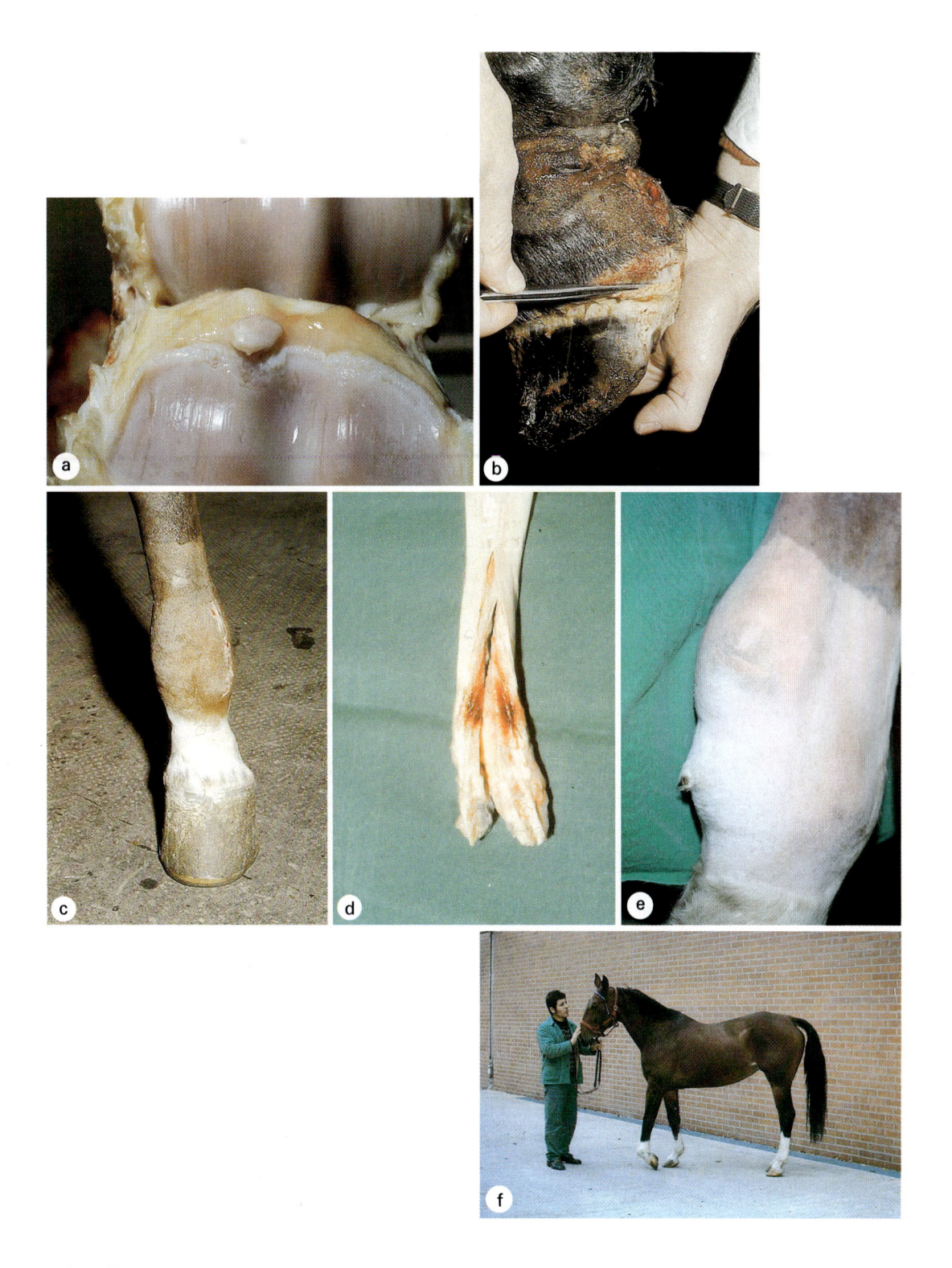

a Schliffrinnen im Gelenkknorpel sowie isoliertes Corpus liberum als Ausdruck einer Fesselgelenksarthrose.
b Abszedierende koronäre Phlegmone mit beginnender Exungulation.
c Flache Umfangsvermehrung auf der Dorsalfläche des Fesselkopfes durch die Bildung einer subkutanen Bursa.
d Blutung im Sehnengewebe durch Zerreißung einzelner Sehnenfibrillen.
e Vermehrte Füllung der gemeinschaftlichen Beugesehnenscheide infolge einer Striktur des Fesselringbandes.
f Erworbener Sehnenstelzfuß bei einem 12jährigen Warmblutpferd.

**Tafel 17**

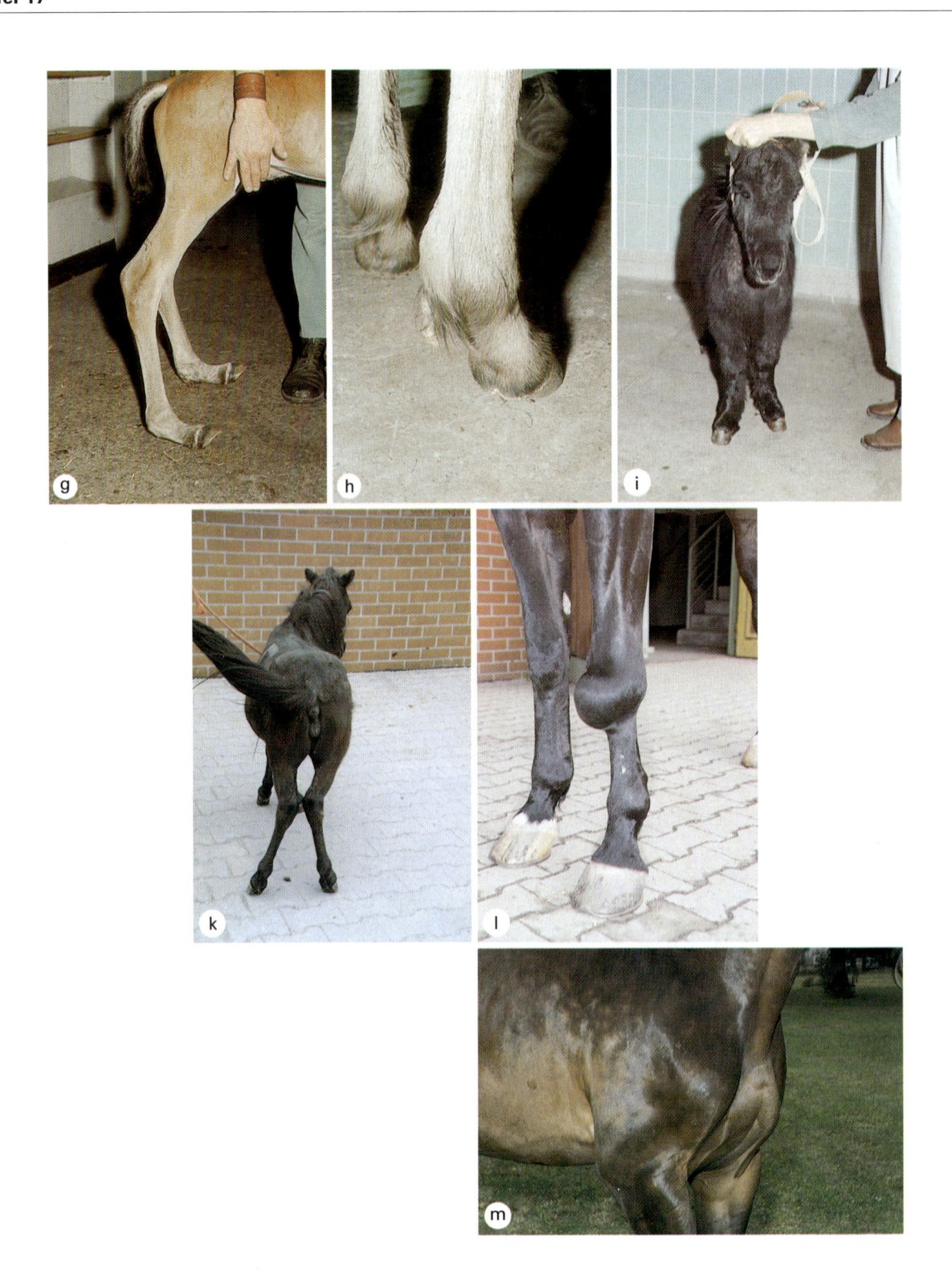

g Hyperextension der Beugesehnen bei einem 2 Wochen alten Fohlen.
h Der medialen Fesselseite vorn rechts angelagerte und verkümmerte zusätzliche Zehe mit sehr schmaler Hufkapsel.
i Stellungsanomalie bei vollständiger Ausbildung einer Ulna.
k Stellungsanomalie der Hintergliedmaßen bei vollständiger Ausbildung einer Fibula.
l Chronische Bursitis praecarpalis.
m Diffuse Anschwellung des Schultergelenkabschnitts bei einer akuten Omarthritis.

**Tafel 18**

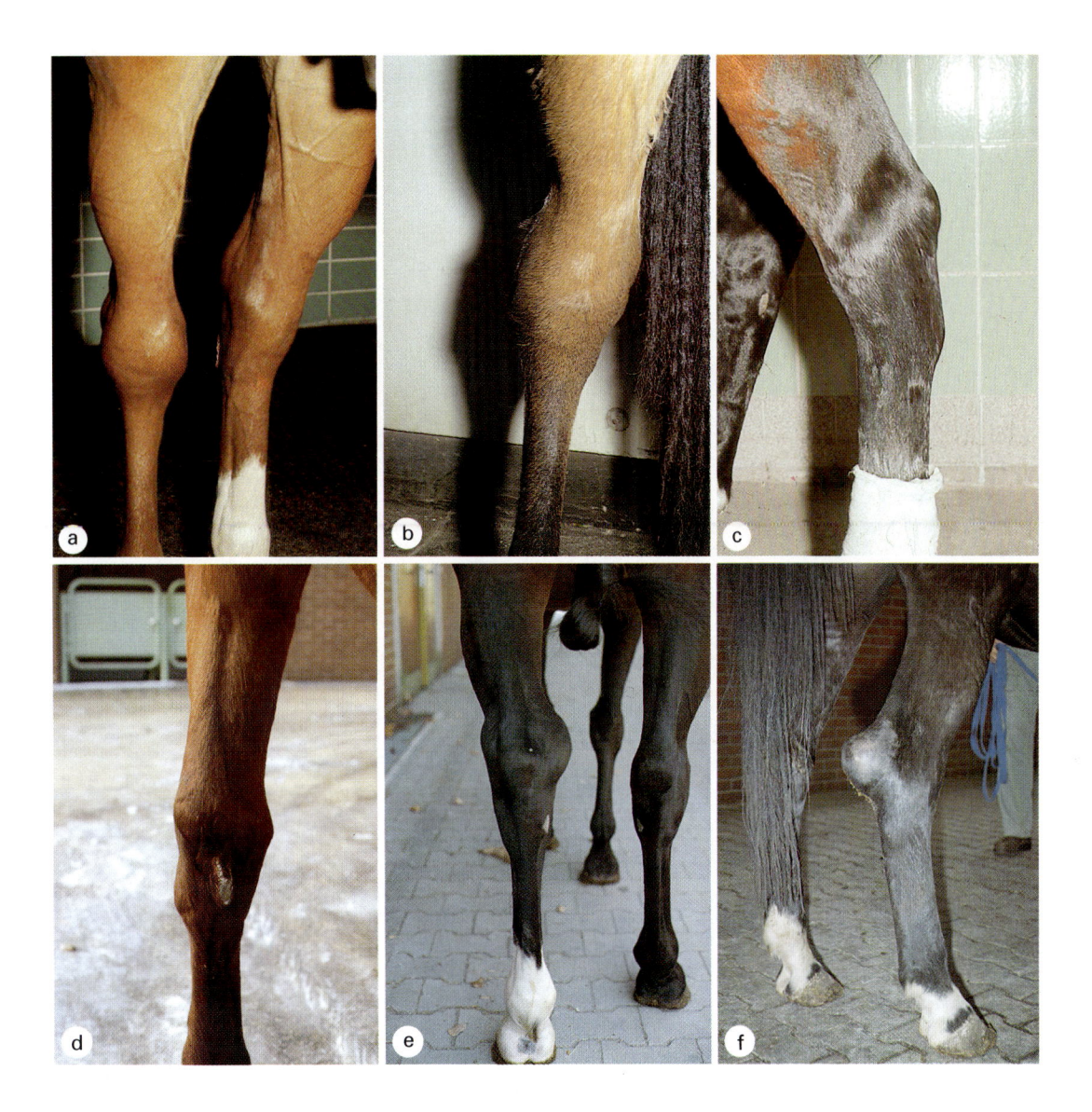

a Pralle Füllung des Talocruralgelenks: Hautstelle zur Punktion vorbereitet.
b Mittelgradige Füllung des Tarsalgelenks infolge einer Osteochondrosis dissecans.
c Bogenförmige Hervorwölbung der plantaren Gliedmaßenbegrenzung in der Mitte der Strecke zwischen Sprunggelenkshöcker und Zehenverband.
d Knöcherne Auftreibung an der lateralen Fläche des Tarsus (Rehbein).
e Hygrom der Bursa calcanei subtendineae.
f Infizierte Piephacke nach perf. Verletzung.

▶

**Tafel 18**

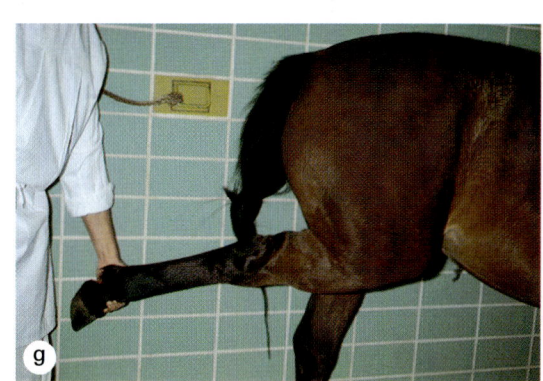

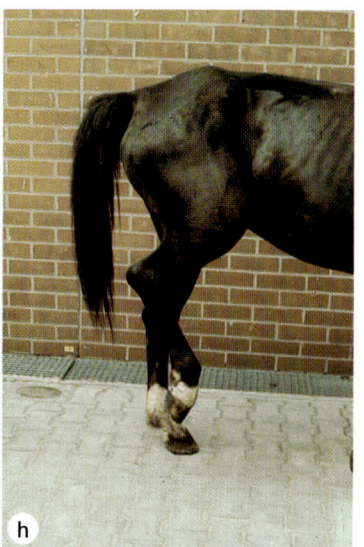

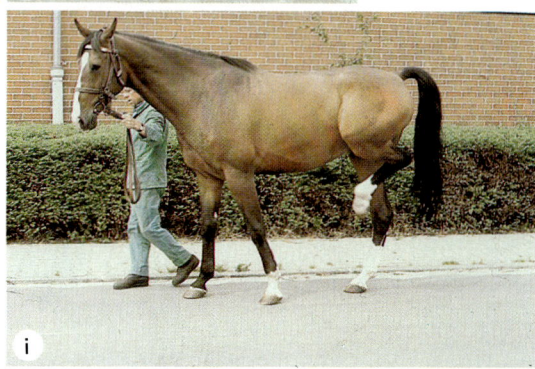

**g** Widerstandsloses Strecken der Hintergliedmaße bis in die Horizontale; Faltung des Fersensehnenstranges.
**h** Beugestellung der rechten Hintergliedmaße bei einer akuten Gonitis. Starke Schwellung der Kniegelenksgegend und einsetzende Inaktivitätsatrophie der Kruppenmuskulatur.
**i** Krampfartiges Anheben des linken Hinterbeines beim Hahnentritt (»Zuckfuß«).

**Tafel 19**

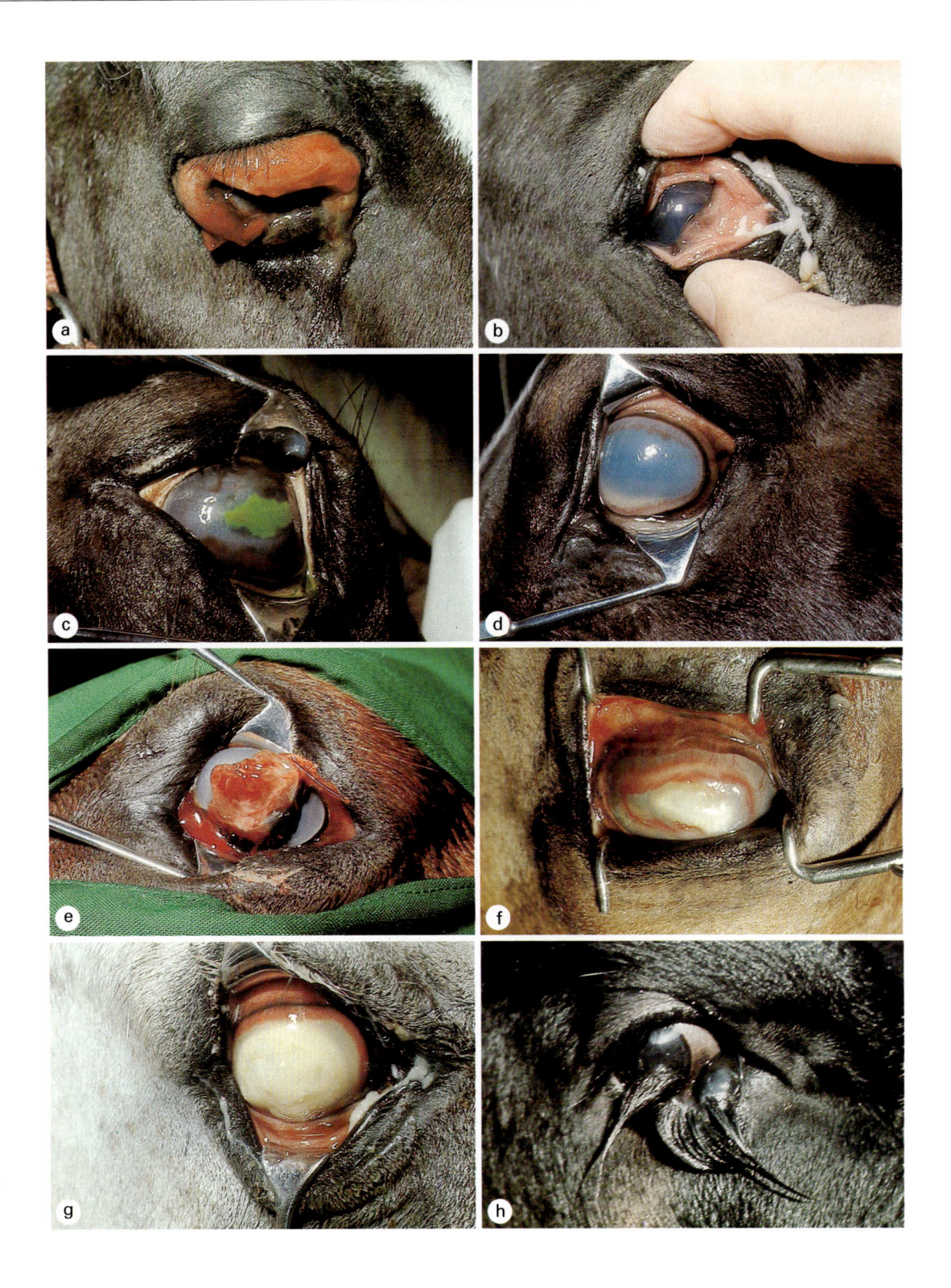

**a** Orbitalphlegmone; Chemosis der Konjunktiva mit gelbem Exsudat.
**b** Muköse Schleimansammlung im Konjunktivalsack bei einer katarrhalischen Konjunktivitis.
**c** Mit Fluoreszinlösung angefärbter Epitheldefekt auf der Hornhaut.
**d** Trübung der Hornhaut mit peripherem Vaskularisationssaum und Hypopyon nach tiefer Hornhautverletzung
**e** Iris- und Linsenvorfall nach perforierender Hornhautverletzung.
**f** Ulcus cornea nach mehrwöchiger und intensiver Anwendung cortisonhaltiger Augensalben.
**g** Hypopyonkeratitis nach Trauma und eitriger Infektion.
**h** Dermoid bei einem Fohlen (Abb. a–h Klinik für Pferde, FU Berlin).

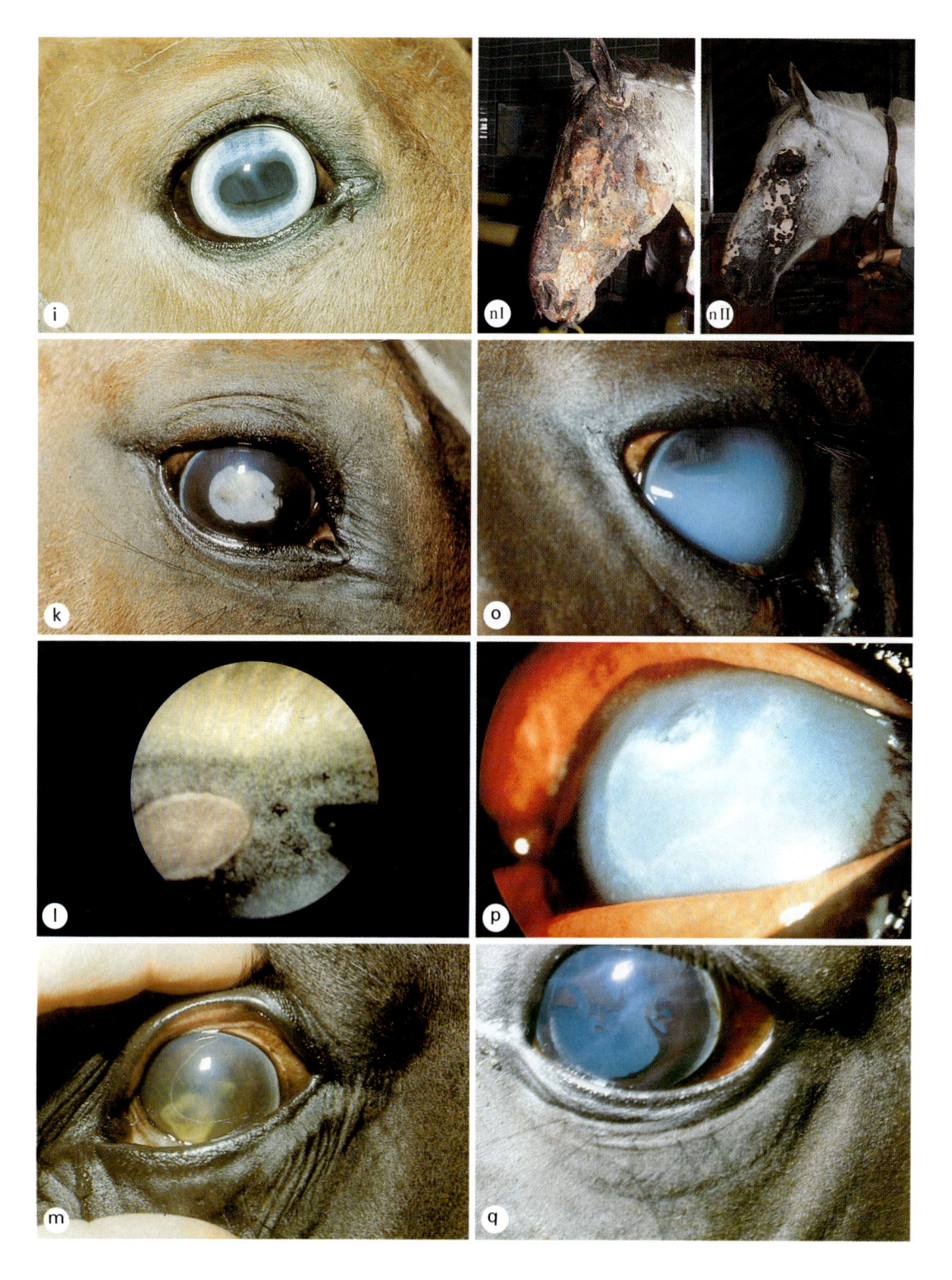

i Partieller Albinismus iridis.
k Cataracta totalis nach periodischer Augenentzündung.
l Atrophie der Sehnerven nach Schädeltrauma (Vet. Chirurgische Klinik, Zürich).
m Fibrinansammlung in der vorderen Augenkammer und Miosis bei einer 5 Tage alten periodischen Augenentzündung.
n Verbrennung 2. Grades durch einen Stallbrand (nI). Zustand nach Abheilung der Brandwunden (nII).
o Hornhautödem nach stumpfem Trauma.
p Keratomykose nach Infektion mit Aspergillus flavus; ödematöse, temporal bereits vaskularisierte Hornhaut. 8jähriger Warmblutwallach (Vet. Chirurgische Klinik, Zürich).
q Iritis adhaesiva chronica.

**Tafel 20**

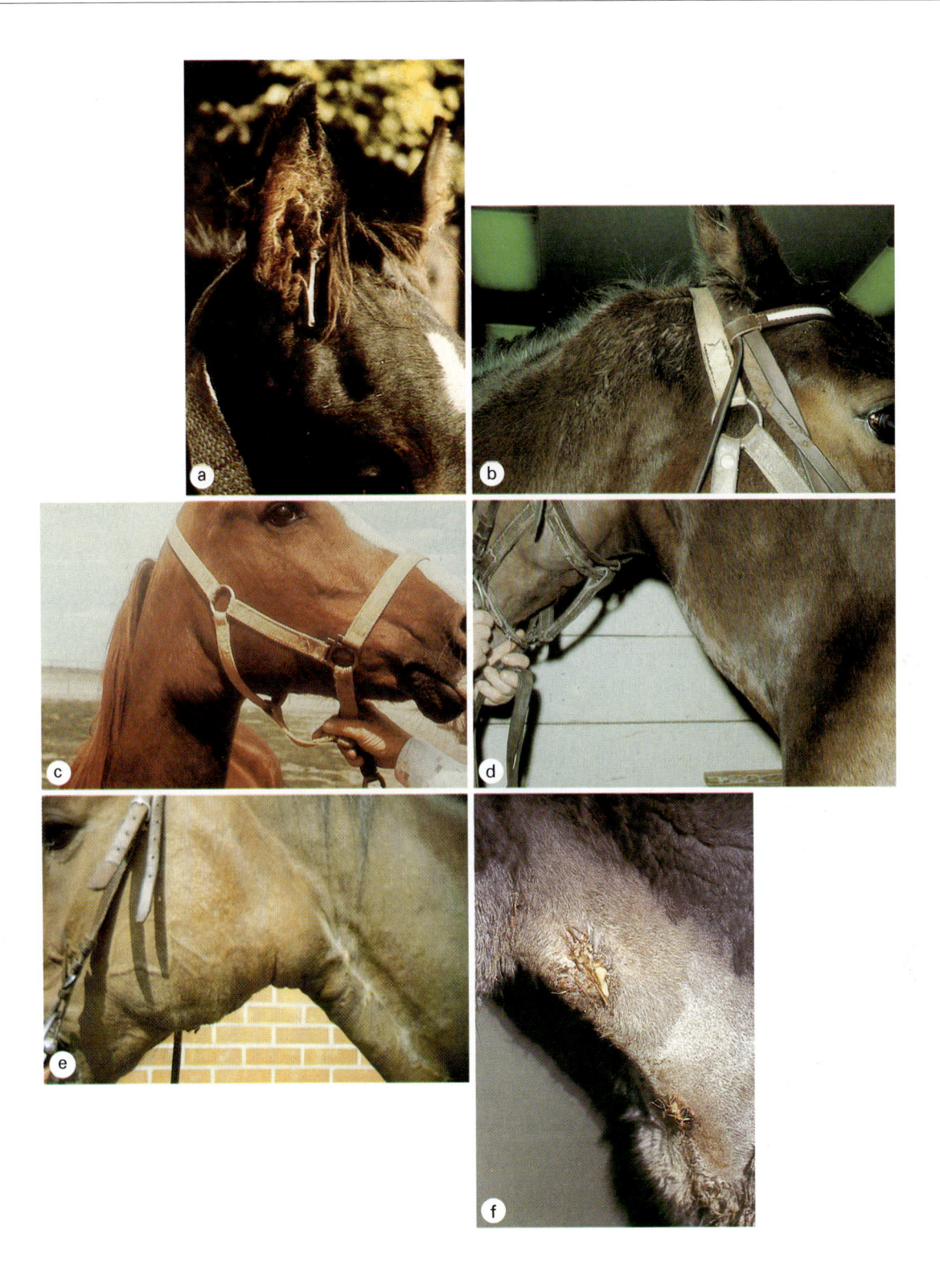

**a** An der Ohrbehaarung hängender Schleimfaden, der einer Zahnbalgzyste entstammt.
**b** Handflächengroße Umfangsvermehrung hinter dem Genickriemen des Halfters.
**c** Schilddrüsenhyperplasie bei einem 6jährigen Traberwallach.
**d** Diffuse Schwellung der linken Halsseite im Gebiet der Drosselrinne und ihrer Nachbarschaft durch eine aseptische (Para-)Phlebitis.
**e** Periphere Venenstauung nach Resektion der V. jugularis wegen einer eitrig-nekrotisierenden Thrombophlebitis.
**f** Eitrige Thrombophlebitis mit mehreren Abszeßdurchbrüchen entlang dem Verlauf der V. jugularis. ▶

**Tafel 20**

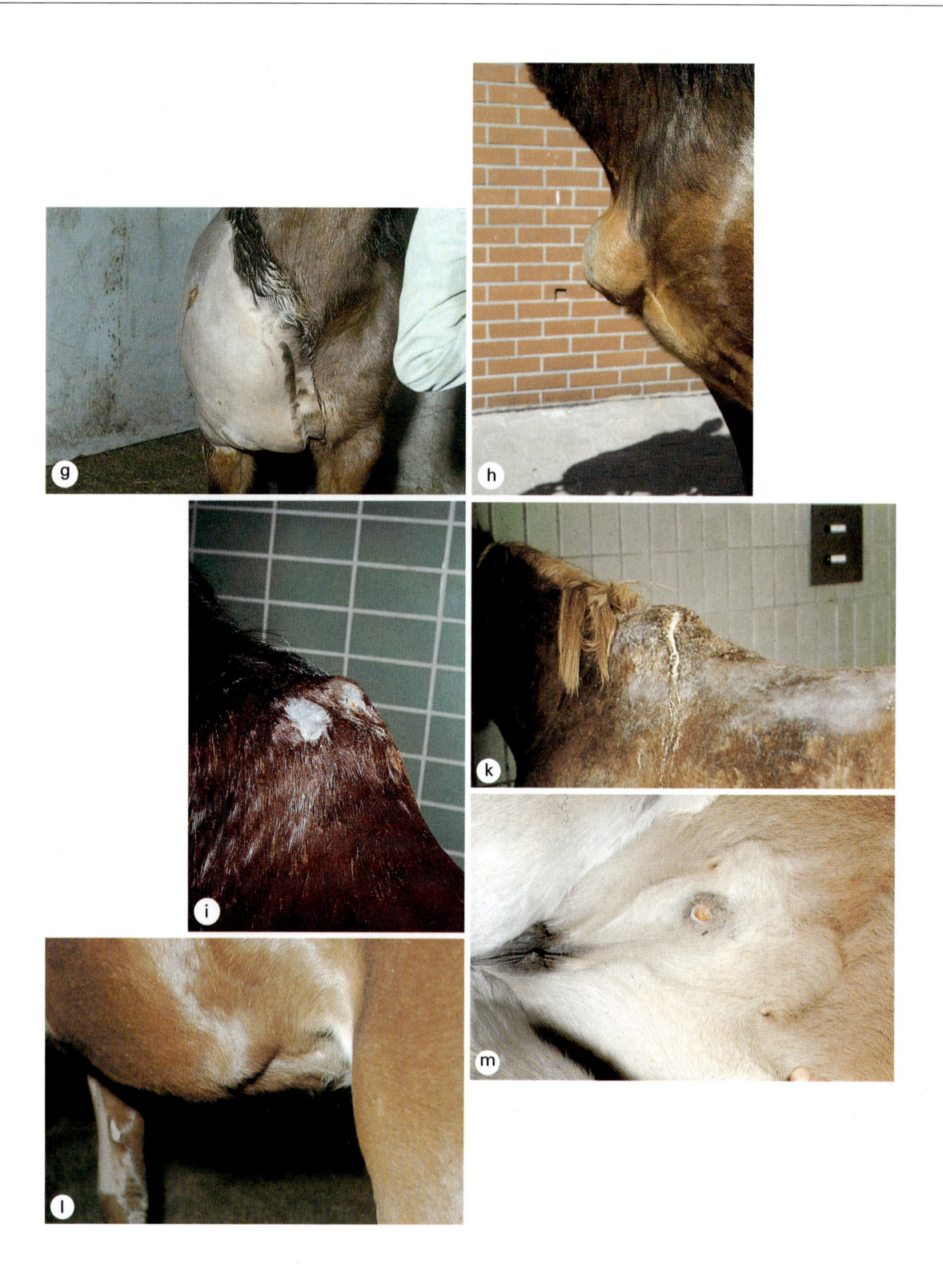

g Malignes Ödem in der Schulter- und Brustmuskulatur nach Stichverletzung.
h Männerfaustgroßer Abszeß nach fehlerhafter im-Injektion.
i Widerristabszeß durch Satteldruck.
k Widerristfistel infolge einer eitrigen Entzündung der Bursa cucullaris.
l Gänseeigroße Bauchwandhernie kranial der Kniefalte.
m Öffnung einer Urachusfistel bei einem 2 Monate alten Stutfohlen.

**Tafel 21**

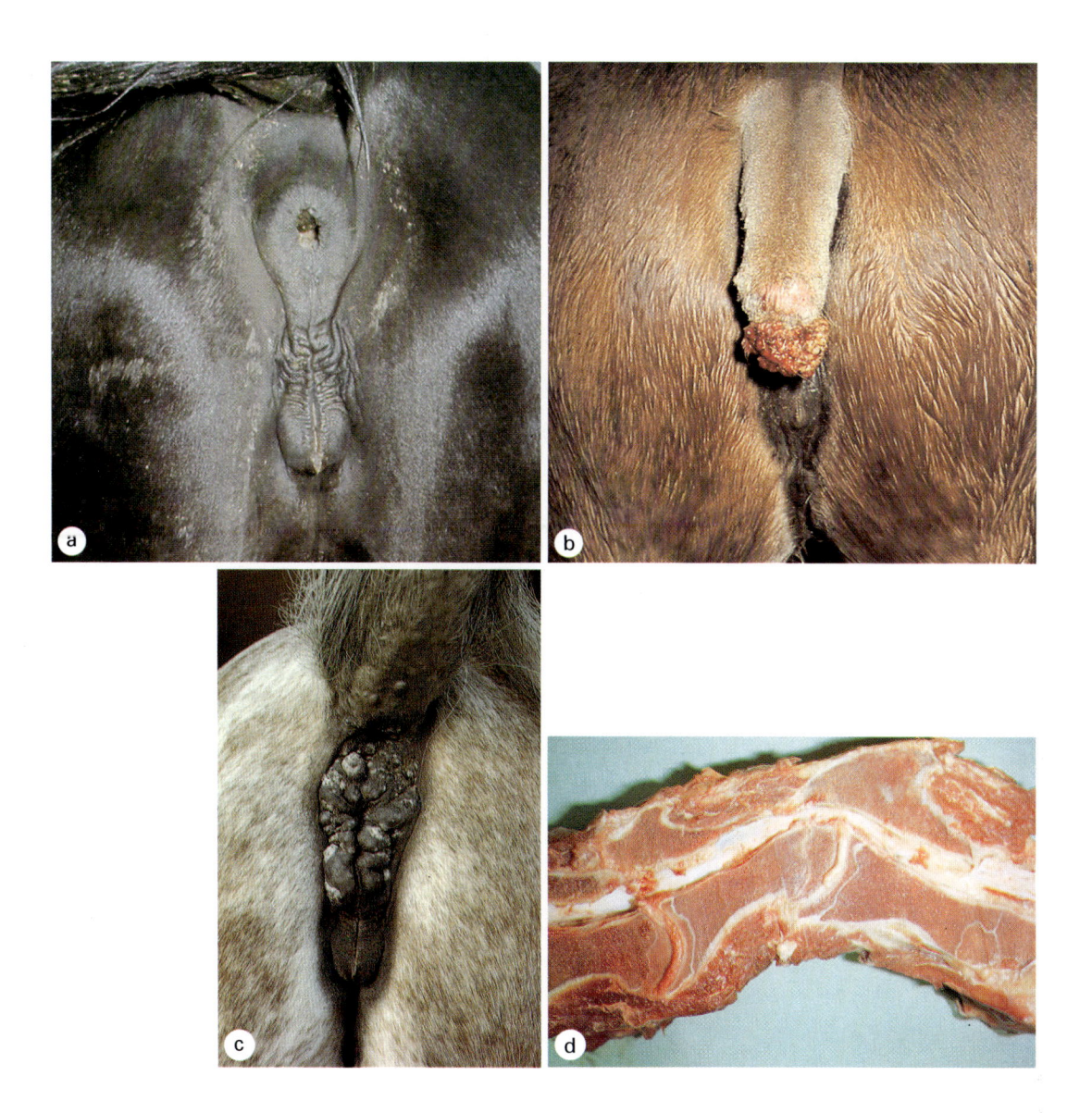

a Lähmung der Schweifmuskulatur und des Afterschließmuskels durch eine Neuritis caudae equinae.
b Plattenepithelkarzinom an der Spitze eines amputierten Schweifes bei einer 8jährigen Kaltblutstute.
c Multiple Melanome an der Unterseite der Schweifwurzel und perianal.
d Spinale Ataxie durch Kompression des Halsmarks nach Subluxation zwischen $C_2$ und $C_3$ (Vet.-Pathologie, FU Berlin).

**Tafel 21**

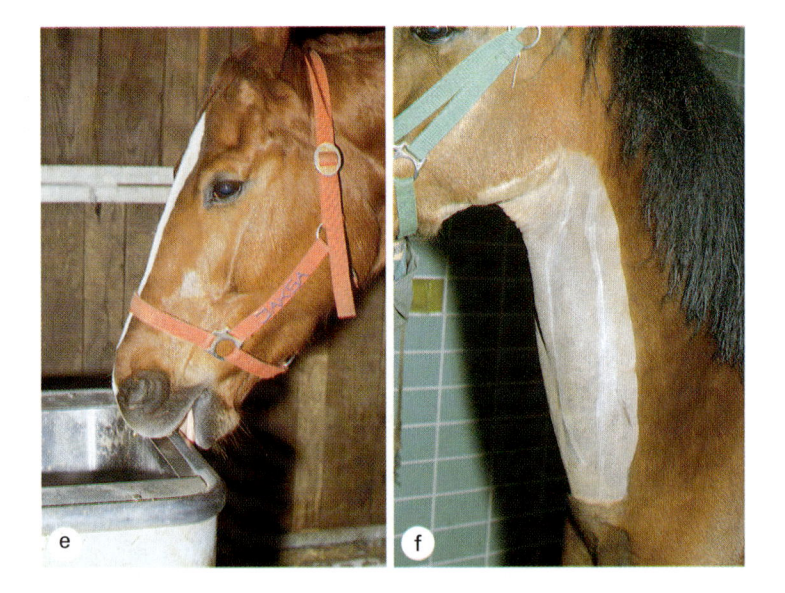

e Auf der Futterkrippe zum Koppen aufsetzendes Pferd.
f Markierung des hypertrophischen M. sternomandibularis bei einem Kopper.

**Tafel 22**

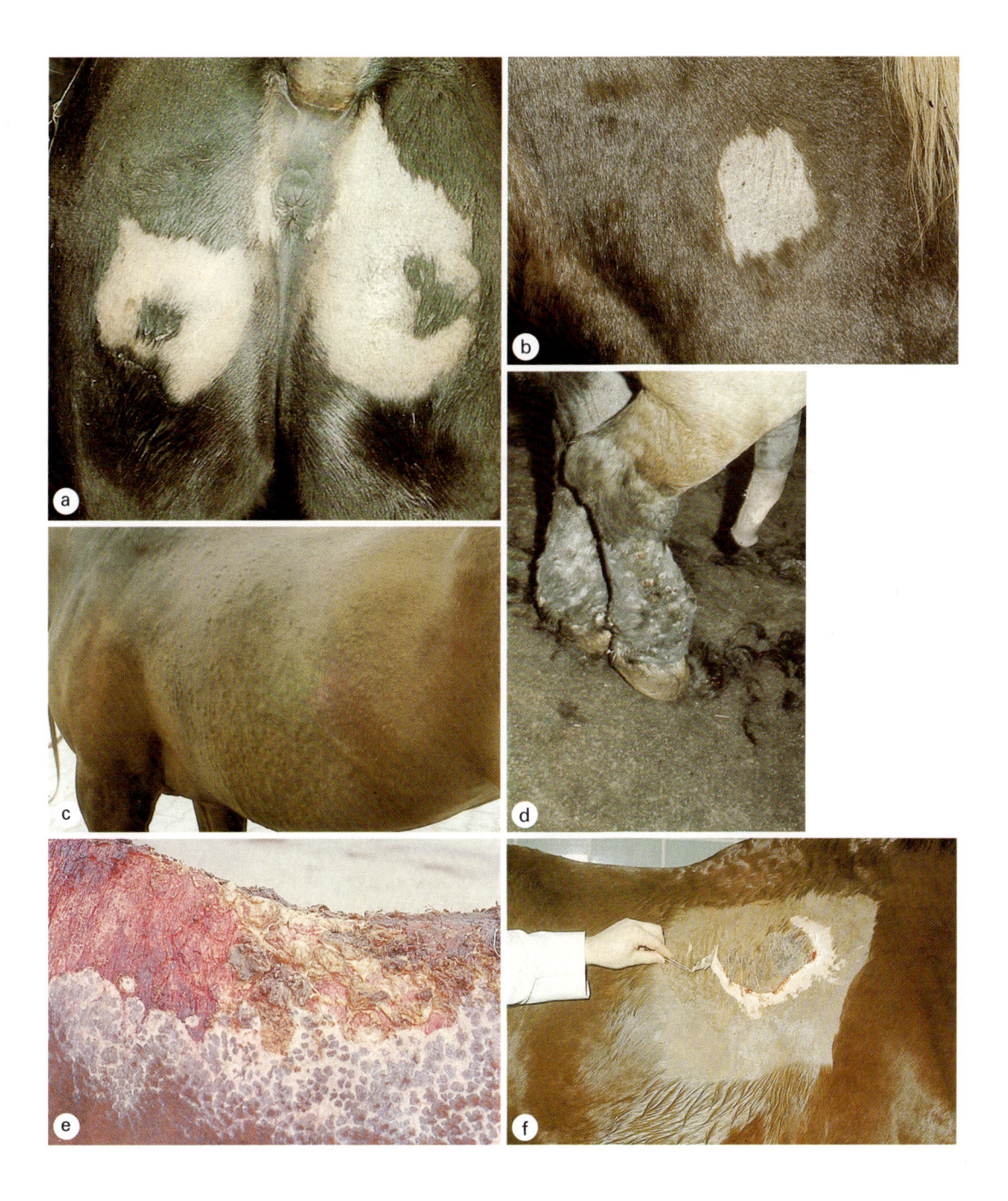

a Haarausfall im Gebiet der Sitzbeinhöcker durch ständiges Scheuern an der Boxenwand. Der Juckreiz wurde durch Haarlingsbefall ausgelöst.
b Umschriebene Hyperkeratose von unbekannter Ursache an der Seitenfläche des Halses.
c Urtikaria nach Ektimar®-Behandlung der Rumpfhaut.
d Pustulöses Ekzem an den distalen Enden der Hintergliedmaßen bei einem Kaltblutpferd.
e Verbrennungsfolgen unterschiedlichen Grades am Widerrist und Rücken 20 Tage nach Stallbrand.
f Mumifikation der Epidermis nach Quetschung der Haut durch einen Pferdebiß.

**Tafel 23**

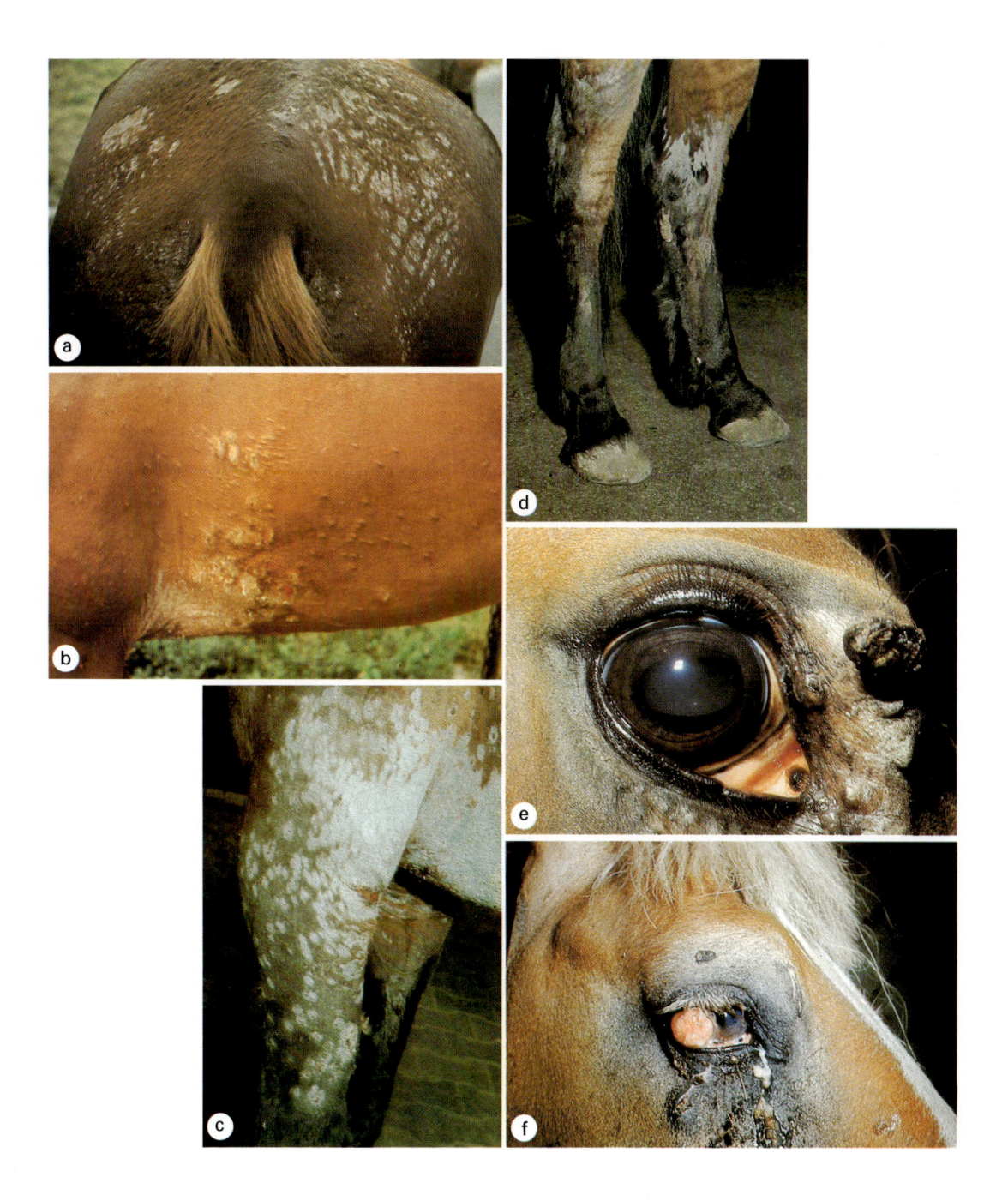

a Infektionsherde mit T. mentagrophytes auf der Kruppe.
b Beginnende Bläschenflechte in der Gurtlage der Brustwand.
c Borkenflechte an Unterbrust und Unterarm.
d Durch heftigen Juckreiz entstandene Scheuerstellen an den Hintergliedmaßen infolge Chorioptesbefall.
e Neubildungen am oberen Augenlid und seiner Umgebung.
f Karzinom des unteren Augenlids und der Konjunktiva.

**Tafel 24**

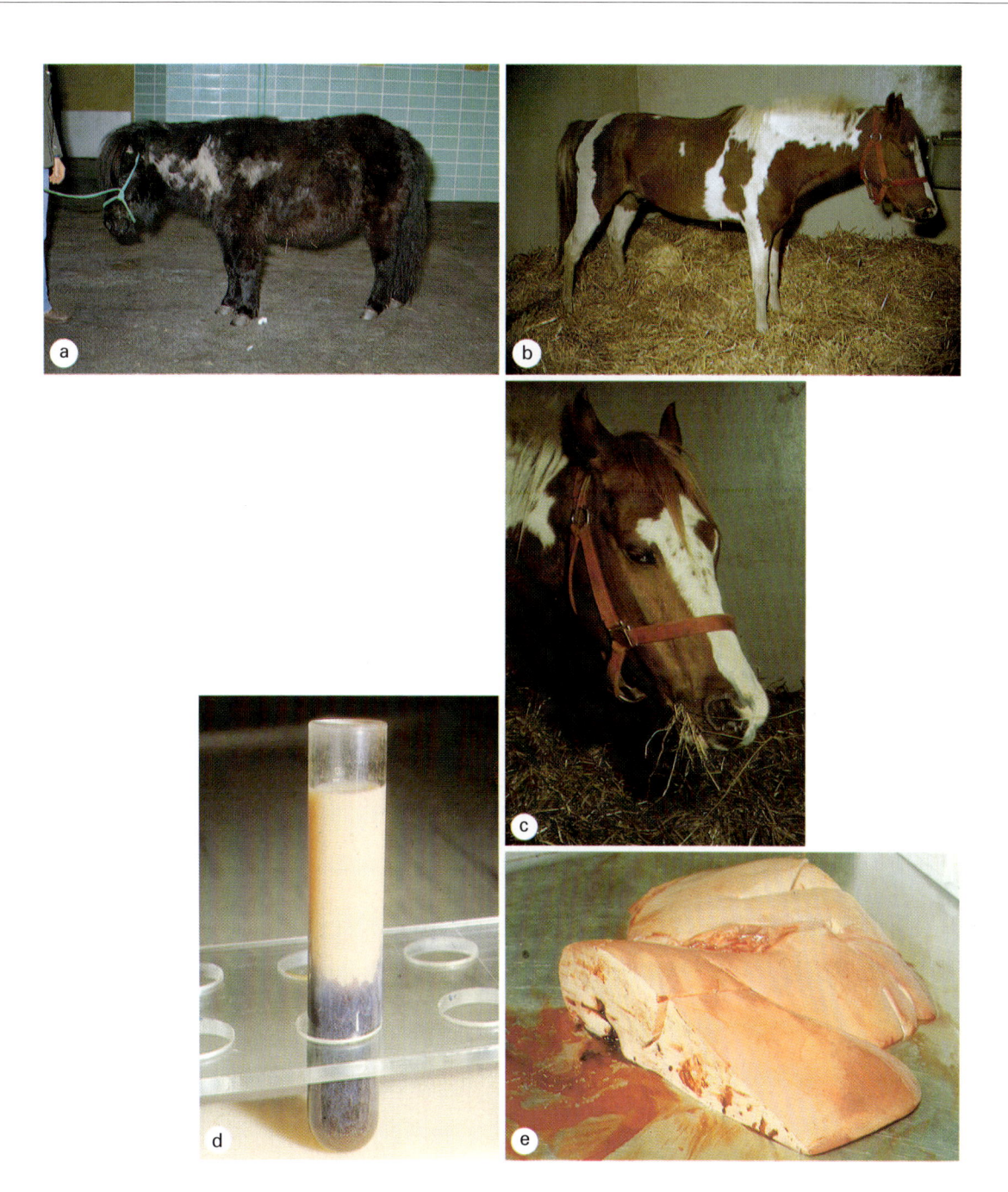

a Haarverlust an Hals und Schulter durch Scheuern wegen Haarlingsbefall.
b Sägebockartige Stellung mit gestreckter Kopfhaltung bei einem an Tetanus erkrankten Pferd.
c Trismus der Kaumuskulatur, geblähte Nüstern und Vorfall des dritten Augenlids im Verlauf des Wundstarrkrampfes.
d Milchig opalesziertendes Blutplasma bei der Hyperlipoproteinämie.
e Stark geschwollene und hochgradig verfettete Leber bei einem an Hyperlipidämie gestorbenen Pony (Vet.-Pathologie, FU Berlin).

## 5.2.3 Funktionelle Voraussetzungen für die Fortpflanzungsfähigkeit

### 5.2.3.1 Begattungsfähigkeit

Die Bereitschaft der Stute zur Begattung wird vom Hengst, wie bereits von VERGIL und HOMER beschrieben, olfaktorisch, gustatorisch und visuell erkannt. Ist die Stute deckbereit, so werden beim Hengst, wie wir heute wissen, über Pheromone die Begattungsreflexe ausgelöst: *Excitatio, Emissio, Erectio, Ascensus, Amplexus, Contrectatio* und *Adjustatio, Immissio, Frictio, Propulso (cum, sine) Ejaculatione, Detractio, Descensus, Calmatio* (Erregung, Ausschachten, Erektion, Aufsprung, Umklammern, Suchbewegungen, Einstoßen, Friktionsbewegungen, Nachstoß (mit/ohne) Ejakulation, Erschlaffung, Abstieg, Beruhigung).

Ein gestörtes Deckverhalten äußert sich in Veränderungen des Ablaufes der Begattungsreflexe, insbesondere der Libido, einem ungewöhnlichen Verlauf der Erektion, einer gestörten Kopulationspotenz und in einem unphysiologischen Ejakulationsverhalten (VANDEPLASSCHE, 1955). Daneben beobachtet man bei einigen Hengsten noch gewisse eigenartige Erscheinungen, wie Verbeißen oder Kopf auf die Seite oder nach oben schlagen während des Deckaktes. Das Deckverhalten wird auch durch die den Hengst führende Person, die Deckfrequenz sowie hauptsächlich saisonale Einflüsse bestimmt. Nach der Kastration kann die Begattungsfähigkeit im allgemeinen erhalten bleiben.

### 5.2.3.2 Libido

Die Libido, definiert als Reaktionszeit zwischen Erkennen der Stute und Auslösung der Geschlechtsreflexe, sollte weniger als 10 Minuten betragen. Wird diese Reaktionszeit überschritten, sollte geprüft werden, ob die Ursache hierfür an der Stute, der Umgebung oder beim Hengst liegt. Insbesondere Vollbluthengste können Farbpräferenzen zeigen oder auf Duftstoffe und Geruch reagieren, was auf präpubertäre Prägungen zurückzuführen ist.

Der Geschlechtstrieb ist genetisch festgelegt. Er kann durch vielerlei Ursachen sowohl im positiven als auch im negativen Sinne verändert werden. Eine schwach ausgeprägte Decklust ist zuweilen auf unangenehme Erfahrungen bei früheren Deckvorgängen zurückzuführen (heftige Abwehrreaktion der Stute mit Körperverletzungen des Hengstes). Aber auch eine übermäßige Inanspruchnahme des Hengstes während der Decksaison und schweres körperliches Training können einen negativen Einfluß auf die Libido haben.

Bei Hengsten, die eine anstrengende Wettkampf- und Trainingssaison hinter sich haben, können Begattungsstörungen durch Hormonbehandlungen oder Zwangsmittel verursacht sein (KOCH, 1951; MERKT, 1958). Oft werden Junghengste im Sport auch mit sog. Penisringen ruhiggestellt, Hartgummiringe von 4–5 cm Durchmesser, welche auf den Penis aufgestreift werden und bei Erektion Schmerzen verursachen. Bei Hengsten mit entsprechendem Vorbericht und mangelnder Begattungsfähigkeit sollte deshalb das Paarungsverhalten allmählich wieder geübt werden, was z.B. nach Beseitigung eines mechanischen Erektionsverhinderers durch benachbartes Aufstellen zu Stuten sowie kontrolliertes Heranführen an rossige, gutwillige Stuten geschehen kann.

Eine Verbesserung von psychischen oder körperlichen Störungen läßt sich nur nach Beseitigung der Ursachen erreichen. Beruhen diese auf einer Überbeanspruchung des Hengstes, so könnte die Anwendung der künstlichen Samenübertragung nach Samengewinnung und Samenteilung für den Hengst eine Entlastung bringen. Anstrengendes Training und die Teilnahme an Rennen und Turnieren ist während der Decksaison unvereinbar mit den züchterischen Aufgaben des Hengstes, es sei denn, die künstliche Samenübertragung wird hierfür eingesetzt. Der Tierhalter muß sich in Zweifelsfällen zwischen sportlicher und züchterischer Nutzung bzw. dem Einsatz von Biotechnologien zur Fortpflanzung entscheiden. Wenn die mangelnde Libido auf psychologischen Hemmungen beruht, dann ist ein umsichtiges Verhaltenstraining, wie oben beschrieben, angezeigt. Konditionelle Ursachen lassen sich über eine verbesserte Fütterung relativ problemlos beseitigen. Diese Ursachen sind nicht durch die Verabreichung von Testosteron zu beheben, auch dann nicht, wenn diese Therapie mit HCG kombiniert wird.

Liegen dem Libidomangel Hodenveränderungen in Form hypoplastischer Hoden zugrunde, ist eine Behandlung mit Testosteron erfolglos. Zwar läßt sich durch die Androgenbehandlung das männliche Verhalten auslösen, jedoch ist eine erfolgreiche Begattung aufgrund fehlender Samenzellen nicht zu erwarten. Hengste mit festgestellten morphologischen bzw. topographischen Abweichungen in der Präsentation der Hoden sollten deshalb sorgfältig überprüft und bei entsprechenden Mängeln aus der Zucht genommen werden.

Weil der Geschlechtstrieb genetisch festgelegt ist, stellt sich die Prognose für die Behandlung einer Libidoschwäche, wenn sie nicht auf äußeren Ursachen beruht, als zweifelhaft bis schlecht. Dagegen besitzen konditionelle und psychische Mängel eine günstige Prognose.

### 5.2.3.3 Impotentia coeundi

Dieser Begriff umschreibt das Begattungsunvermögen bei erhaltenem Befruchtungsvermögen. Zu den Ursachen gehören angeborene Mängel ebenso wie allgemeine Erkrankungen. Es ist bei einer Unfähigkeit der Begattung also auf diese Unterscheidung zu achten, um zu erkennen, ob es sich um einen reversiblen oder einen irreversiblen Prozeß handelt.

Im folgenden sollen die wichtigsten Ursachen für diese Fruchtbarkeitsstörung abgehandelt werden.

### Mangelhafte Erektion

Der Zustand einer unvollständigen Erektion kann sich ergeben, wenn der Hengst während eines früheren Deckaktes ein schmerzhaftes Erlebnis hatte, wie z. B. durch einen Hufschlag von der Stute, den Sturz der Stute sowie durch den erwähnten Penisring. Nur umsichtiges Gewöhnen an einen Begattungspartner kann diese offensichtlich psychische Sperre wieder lösen (RASBECH, 1975).

### Gestörtes Ejakulationsverhalten

Das Ausbleiben einer Ejakulation kann sich bei Tieren jeglichen Lebensalters einstellen. Unerfahrene junge Hengste führen zuweilen den Penis unzureichend in die Scheide ein, wodurch der innige Kontakt zwischen Penis und Scheide nicht stark genug ist, um eine Ejakulation auszulösen. Bei älteren Hengsten sieht man diese Störung insbesondere bei übermäßiger Beanspruchung während der Decksaison. Ob in solchen Fällen eine Innervationsschwäche vorliegt, ließ sich bisher nicht beweisen (RASBECH, 1975). Trotz wiederholten Aufspringens und Einführens des Gliedes in die Scheide sowie äußerer Anzeichen einer Ejakulation erfolgt dennoch kein Spermaerguß. Eine derartige Feststellung kann man schon daran erkennen, daß sich der Hengst direkt nach dem Abstieg von der Stute wieder für einen erneuten Deckversuch vorbereitet. Ein Hengst, der vollständig abgesamt hat, zeigt dieses Verhalten nur sehr selten. Außerdem geht schleimig-fadenziehendes Sekret aus der Urethraöffnung ab. Besonders beim englischen Vollbluthengst ist das Problem des Ejakulationsversagens in den Monaten Mai und Juni infolge Überbeanspruchung oft zu beobachten. Eine andere Ursache kann eine unphysiologische Reihenfolge der einzelnen Ejakulationsphasen sein, welche auf psychomotorische Fehlleistungen zurückzuführen ist (MANN, 1975).

Ohne sichtbaren Erfolg ist die medikamentöse Anregung der Decklust geblieben (VANDEPLASSCHE, 1955; RASBECH, 1975). Die Prognose darf jedoch als günstig angesehen werden, wenn keine organischen Mängel vorliegen. Dem Hengst sollte eine ausreichend lange Zeit Deckruhe gewährt werden. Diese Maßnahme ist unbedingt erforderlich, auch wenn sie in der Decksaison für den Hengsthalter mit wirtschaftlichen Einbußen verbunden sein kann. Eine Deckruhe von 14 Tagen, an die sich ein behutsamer Einsatz in der Zuchtbenutzung anschließen kann, ist zu empfehlen. In der folgenden Decksaison sollten allerdings von vornherein Überbeanspruchungen des Hengstes vermieden werden, weil derartige Störungen dann wieder und zwar verstärkt auftreten können.

### Einfluß von Farbe und Geruch der Stute

Manche Hengste verweigern die Begattung von Stuten mit einer bestimmten Farbe. Auffällig häufig tritt dieses Problem bei Schimmelstuten auf, die durch einen braunen oder einen Fuchshengst gedeckt werden sollen (PICKETT und VOSS, 1975).

Auch der Eigengeruch von den zu deckenden Stuten kann eine besondere Abneigung bei manchen Hengsten hervorrufen. Wenn Stuten im zeitigen Frühjahr nach mehrmonatigem Stallaufenthalt einem Hengst zugeführt werden, kann es passieren, daß dieser sich von dem weiblichen Tier abwendet. Das gleiche Tier wird aber nach einigen Wochen Weidegang bei einem erneuten Deckversuch vom Hengst angenommen. Auch weigern sich manche Hengste, Stuten zu bespringen, die an einer Endometritis leiden. Nach einer erfolgreichen Behandlung der Gebärmutterentzündung treten bei erneuten Deckversuchen derartige Schwierigkeiten nicht mehr auf.

### Übertrieben heftiger Geschlechtstrieb (Satyrismus)

Rücksichtsloses Verhalten von Hengsten während der Begattung scheint auf mangelnde Erfahrung zurückzuführen zu sein, jedoch auch anlagebedingte Ursachen sind zu berücksichtigen. Ein solcher Hengst kann der Stute innere und äußere Verletzungen zufügen, die selbstverständlich ihre Auswirkungen auf die Befruchtungsleistung haben. Bei derartigen Verhaltensfehlern ist die künstliche Besamung zu erwägen. Jedoch muß bedacht werden, daß die Nachkommen den gleichen Fehler im Verhaltensmuster zeigen können (KOCH, 1951).

Ein übertrieben heftiges Deckverhalten kann auch bei Hengsten mit mangelndem Hodenabstieg und daraus resultierender gestörter Thermoregulation auftreten.

### Hypoplasie des Penis

Der durch eine Hypoplasie zu klein geratene Penis tritt beim Deckakt mit der Wandung der weiblichen Scheide unzureichend in Berührung. Die Ejakulation wird hierdurch erheblich erschwert und gelingt erst nach wiederholten versuchen (TISCHNER et al., 1974). Hengste, die an dieser angeborenen Unterentwicklung leiden, sind für die Zucht unbrauchbar. Ursächlich kommen dafür Chromosomenanomalien auch im Sinne des Klinefelter-Syndroms in Betracht (NEELY, 1980) (Tafel 13, Abb. c, Tafelteil).

#### 5.2.3.4 Impotentia generandi

Unter diesem Begriff werden Ursachen zusammengefaßt, die das Befruchtungsvermögen auch bei erhaltenem Begattungsvermögen verhindern. Es handelt sich hierbei wiederum um angeborene, anlagebedingte Mißbildungen in sämtlichen Abschnitten der samenbereitenden, -reifenden und -ableitenden Teile des Genitaltraktes. Dieses Erkrankungssyndrom ist zumeist erst durch eine wiederholte Samengewinnung und -untersuchung abzuklären.

### 5.2.4 Hormontherapie bei gestörter Fortpflanzungsfähigkeit

Im Schrifttum wird eine Reihe von Indikationen für eine Hormontherapie beim Hengst aufgezählt. Bei einem unzureichenden oder verzögerten Abstieg der Hoden in das Skrotum wurde die Anwendung von Androgenen bereits angegeben, ebenso zur Behandlung der sekundären Hodenhypoplasie. Eine Langzeitbehandlung (2–3 Monate) mit Androgenen hinterläßt allerdings eine Hodenatrophie und eine verminderte Spermatogenese. Solche unerwünschten Nebenwirkungen entstehen durch eine geringere Abgabe von Gonadotropinen aus der Hypophyse über den Feedback-Mechanismus. Deshalb wird eine Androgenbehandlung immer mit einer gleichzeitigen HCG-Gabe empfohlen, um auf diese Weise das Keimepithel durch Aktivierung der Leydig-Zellen zu bewahren (Cox und Williams, 1975). Östrogene und östrogenartig wirkende Stoffe, in kleinen Dosierungen über einige Wochen verabreicht, hemmen den Spermaauswurf als Folge einer Keimepithelatrophie. Gleichzeitig stellt sich eine Verhaltensänderung beim Hengst ein, die für Sportpferde durchaus als vorteilhaft empfunden werden kann. Östrogene, an Hengste verabreicht, verringern die Potenz und die Libido. Östrogenschäden sind reversibel, wenn ihre Anwendung nur über kurze Zeit erfolgt ist (Abderhalden, 1952).

Durch die Verabreichung von Gestagenen ist eine sexuelle Ruhigstellung von Sportpferden ebenfalls kurzfristig möglich. Ein reversibler Effekt, der ohne bleibende Schäden genutzt werden kann (10–20 mg orale Gestagengaben über 8–14 Tage).

Die Funktion der Nebenniere und der Schilddrüse im Fortpflanzungsprozeß des Hengstes ist noch unzureichend untersucht. Fest scheint zu stehen, daß eine Hypothyreoidie bei jungen Hengsten zum Libidoverlust führt. Eine Behandlung solcher Schilddrüsenunterfunktionen zieht auch eine Verbesserung der Libido nach sich (v. der Holst, 1978).

Nach der Verabreichung von LH-Releasinghormon steigt 15 Minuten später der Testosterongehalt im peripheren Blut für die Dauer von 1–2 Stunden recht deutlich an (Möstl et al., 1983). Dieser Effekt wird allerdings nur erreicht, wenn sich die Hoden im Skrotum befinden. Deshalb hat die Verwendung dieses Hormons für die Behandlung des Kryptorchismus keinerlei Sinn. Dagegen wird die HCG-Applikation und nachfolgende Testosteronmessung zur differenzialdiagnostischen Verwendung bei der Frage Kryptorchidie oder Wallach eingesetzt (Cox et al., 1986). Wenn wiederholte Stimulationen vorgesehen sind, sollten diese allerdings mit GnRH durchgeführt werden. In Fällen eines schwach ausgeprägten Geschlechtstriebes konnte mit diesen Hormonen bei zweimaliger Applikation pro Woche von 0,1 mg über 1–4 Monate eine deutliche Besserung der Decklust erreicht werden. Das Spermiogramm wurde durch diese Behandlung nicht beeinflußt (v. der Holst und De Bois, 1982).

### 5.2.5 Klinisch-andrologische Beurteilung der Geschlechtsgesundheit

Bei der klinischen Untersuchung der äußeren Genitalorgane (Adspektion und Palpation) muß auf Entzündungen, Schmerzhaftigkeit, Schwellungen, vermehrte Wärme oder Rötungen bzw. bläulichrötliche Verfärbungen der Schleimhäute oder Auflagerungen, auch auf übermäßiges schmieriges und streng riechendes Smegma geachtet werden.

#### 5.2.5.1 Orchitis und Epididymitis

Die akute sowie die aus ihr hervorgehende chronische Orchitis kann als einseitige oder auch beiderseitige Erkrankung auftreten. Seltener entwickelt sich die akute Orchitis auf traumatischer Basis. Sie beruht viel häufiger auf einer Infektion, u. a. durch das Influenza-Virus, durch ß-hämolytische Streptokokken und Salmonellen. Da es sich hierbei gewöhnlich um eine metastasierende Entzündung handelt, ist der primäre Infektionsherd anderen Ortes zu suchen. Die Entzündung des Nebenhodens, die fast immer auch den Nebenhodenschwanz betrifft, entwickelt sich zusammen mit einer Orchitis oder Periorchitis oder stellt sich zumindest im Anschluß an eine derartige Entzündung ein. Zu berücksichtigen ist auch, daß jeder Entzündungsprozeß im Hodensack die Epididymis am Krankheitsgeschehen mitbeteiligt (Schels und Leidl, 1975).

Die auffälligsten Symptome einer akuten Orchitis bestehen in einer ausgeprägten Schwellung des Skrotalgebietes (Tafel 13 Rückseite, Abb. g, h, Tafelteil) und einem klammen Gang der Hinterextremitäten. Bei der Palpation wird eine vermehrte Wärme der betroffenen Skrotalhälfte und eine hochgradige Schmerzhaftigkeit festgestellt. An allgemeinen Krankheitserscheinungen treten Fieber sowie eine starke Frequenzzunahme des Pulses und der Atmung sowie Appetitmangel auf.

Die im Anschluß an eine Influenza sich entwickelnde Orchitis zeichnet sich zwar auch durch eine Schwellung am Skrotum aus, jedoch liegt die Temperatur der Skrotalhaut bedeutend niedriger als bei einer durch ein anderes Agens verursachten Hodenentzündung. Im Gefolge einer Influenzainfektion kann die Spermiogenese wieder zurückkehren, auch wenn die Skrotalschwellung einige Tage bestanden hat.

Eine Trennung zwischen Orchitis und Periorchitis läßt sich außerordentlich schwierig durchführen. Meistens ist eine Orchitis die primäre Erkrankung, an die sich innerhalb von 24 Stunden auch eine Periorchitis anschließt. Dann ist die Umfangsvermehrung des Skrotums derart groß, daß der primäre Entzündungsherd nicht mehr ermittelt werden kann. Die chronische Form muß differentialdiagnostisch von einer Vesikulitis oder einer Urethritis abgetrennt werden. Es fehlen der chronischen Form die ausgeprägten klinischen Symptome der akuten Entzündung. Palpationsschmerz, vermehrte Wärme und allgemeine Krankheitserscheinungen liegen dann nicht mehr vor. Dagegen findet man im Ejakulat, ebenso wie bei einer Samenblasen- und Harnleiterentzündung, einen erheblichen Anteil an Eiter (Pyospermie), dessen Herkunft durch die mikroskopische Untersuchung abgeklärt werden muß. Neben einem hochgradigen Leukozytenbesatz liegt bei der chronischen Orchitis ein morphologisch stark abweichendes Sperma (Teratozoospermie) vor. Wenn die Ursache der Eiterbeimischung auf eine Urethritis zurückzuführen ist, sind die Spermien morphologisch unverändert.

Auch bei einer *Vesiculitis seminalis* treten keine Veränderungen an den Spermien auf, und die Leukozyten befinden sich ausschließlich im Schleimanteil der dritten Ejakulatsfraktion.

Im Hinblick auf die weitere Zeugungsfähigkeit muß die Prognose differenziert beurteilt werden. Wenn der einseitig erkrankte Hoden frühzeitig als Krankheitsherd erkannt und umgehend durch eine Operation entfernt wird, kann der noch nicht erkrankte Hoden in seiner spermatogenetischen Funktion erhalten bleiben. Dagegen besitzt eine beiderseitige akute Orchitis eine infauste Prognose, weil die mit der Entzündung einhergehende Störung der Thermoregulation einen fast immer irreversiblen Ausfall der Spermiogenese nach sich zieht. Auch die chronische Orchitis ist wegen der eingetretenen Degeneration des Hodenparenchyms als infaust zu beurteilen.

Bei jeder akuten Orchitis ist die sofortige Verabreichung von Antibiotika zweckmäßig. Hierbei wird bevorzugt Ampicillin, das in hoher Dosierung mindestens 5 Tage gegeben werden sollte, empfohlen. Auf diese Weise wird das Fieber gedrückt, die Entzündung abgebremst und deshalb auch der Schmerz vermindert. Dennoch bleiben die Heilungsaussichten gering, weshalb bei einer einseitigen Orchitis die Kastration des erkrankten Testikels schnellstens ausgeführt werden sollte. Nicht in jedem Fall kann mit dieser Maßnahme der zunächst noch gesund erscheinende kontralaterale Hoden gerettet werden. Schon entzündliche Adhäsionen zwischen dem parietalen und viszeralen Blatt der *Tunica vaginalis* können störende Konsequenzen für die Thermoregulation im Skrotum nach sich ziehen.

### 5.2.5.2 Degenerative Hodendystrophie

Diese Erkrankung kann sich spontan besonders bei älteren Hengsten als senile Degeneration einstellen. Meistens aber sehen wir das Krankheitsbild dann auftreten, wenn durch entzündliche Prozesse die Thermoregulation längere Zeit gestört war (chronische Orchitis). Die Hodenatrophie betrifft in der Regel beide Hoden und ist gekennzeichnet durch kleine Keimdrüsen von harter Konsistenz oder durch die Bildung einzelner fibrotischer Herde im derb-weichen Testikelgewebe. Die Spermienkonzentration im Ejakulat erscheint der Norm entsprechend, jedoch ist der Prozentsatz morphologisch abweichender Spermien außerordentlich hoch.

Das Spermabild ist in jedem Fall derart pathologisch, daß der Hengst vom weiteren Deckdienst ausgeschlossen werden muß.

Manche Hodenelystrophie kann auf einem medikamentellen Eingriff beruhen, der bei sexuell stark erregbaren Hengsten vorgenommen wurde, welche sich als unhantierbar erwiesen. Um jedoch die Kastration als Alternative zu vermeiden, wird ein Sklerotherapeutikum in beide Testikel injiziert. Hierdurch sklerosiert das Testikelgewebe, wodurch die Hoden auf Taubeneigröße schrumpfen und von sehr harter Konsistenz werden. Dieser Eingriff ist selbstverständlich irreversibel und verhindert eine möglicherweise vorgesehene spätere Verwendung in der Zucht.

### 5.2.5.3 Kryptorchismus

Kryptorchismus ist eine auch bei Pferden ziemlich häufig vorkommende Erscheinung. Eine genetische Prädisposition für diese Erkrankung ist nachgewiesen (SORSBY, 1953). Über die Ätiologie der angeborenen Erkrankung herrscht noch keine einstimmige Meinung. Während einerseits das Ausbleiben des *Descensus testiculorum* dem Fehlen des *Gubernaculum testis* als Leitschiene zugeschrieben wird (PICKETT und VOSS, 1975), erscheint es andererseits möglich, daß der zum Zeitpunkt der Geburt im Skrotum befindliche Hoden aufgrund einer starken Gewichtsabnahme in den ersten drei Lebensmonaten wieder durch den Leistenkanal in die Bauchhöhle zurückgelangt (GALINA, 1976).

Der Kryptorchismus kann ein- oder auch beiderseitig auftreten, wobei der nicht vollständig abgestiegene Hoden intraabdominal, unvollständig abdominal oder inguinal lagert. Zur Differentialdiagnose zum Wallach kann HCG bzw. GnRH mit nachfolgender Testosteronkontrolle verabreicht werden (COX et al., 1986). Von einem Zusammenhang zwischen Hodenabstieg aus der Bauchhöhle und Rassenzugehörigkeit kann insofern gesprochen werden, als bei spätreifenden Rassen die Testikel auch zu einem späteren Zeitpunkt in den Hodensack gelangen können (V. DER HOLST, 1977). Nicht selten wird beobachtet, daß die rechte Gonade später absteigt als die linke.

Hengste mit einer Lageveränderung und einem Größenunterschied zwischen den Geschlechtsorganen infolge eines verspäteten Hodenabstiegs, sollten in der Zucht wegen der erblichen Prädisposition für dieses Leiden keine Verwendung finden.

Der übermäßige Geschlechtstrieb und andere Verhaltensstörungen kryptorchider Hengste macht die Kastration meistens notwendig (PLOCKI und LANCK, 1985). Gute Behandlungsergebnisse wurden bei einjährigen kryptorchen Hengsten auch mit einer Hormonbehandlung erzielt (GALINA, 1976). Sowohl Testosteron allein oder in Kombination mit FSH oder GnRH werden für die medikamentöse Therapie eingesetzt. Wegen der genetischen Konsequenzen aus dieser Behandlung sollte jedoch jegliche hormonelle Unterstützung für den *Descensus testis* unterbleiben (GANJAM und KENNEY, 1975).

### 5.2.5.4 Hodenhypoplasie

Die vollständige oder partielle primäre Hypoplasie, wie sie vom Bullen her bekannt ist, wurde bisher beim Hengst noch nicht beschrieben (LAGERLÖF, 1966). Dagegen kommt die sekundäre Erkrankungsform bei bestimmten Rassen regelmäßig vor (V. DER HOLST, 1977). Die Ursache hierfür liegt meist in einem verzögerten Abstieg der Testikel. Da der Deszensus des rechten Hodens fast regelmäßig etwas später erfolgt als der des linken, wird die Hypoplasie auch häufiger am rechten als am linken Hoden anzutreffen sein (Tafel 13, Abb. i, Tafelteil). Eine beiderseitige Hypoplasie ist dagegen selten. Sie entwickelt sich durch chronische Erkrankungen oder unabhängig davon infolge einer längerwährenden Unterernährung. An einer derart bedingten Unterentwicklung des Hodens ist dann auch der Nebenhoden beteiligt. Wenn die Hypoplasie auf einen verzögerten Hodenabstieg zurückzuführen ist, dann sollte der Hengst keine Verwendung in der Zucht finden. Bei anderen Ursachen kann eine Verbesserung der Kondition innerhalb der Altersgrenze zwischen ein und zwei Jahren noch eine entsprechende Entwicklung der männlichen Keimdrüsen bewirken. Im höheren Alter ist dieser Effekt nicht mehr zu erreichen (STABENFELDT und HUGHES, 1976). Die Verabreichung gonadotroper Hormone wird für Hengste nach Eintreten der Geschlechtsreife beschrieben. Die mit wechselndem Erfolg durchgeführte Hormonbehandlung geschieht nach folgendem Behandlungsschema: Für die Dauer von 5 Wochen werden an jedem Wochenanfang 1000 I.E. PMSG und gegen Ende einer jeden Woche 4500 I.E. HCG verabreicht. Auf die entsprechende Sensibilisierungsgefahr bis zum Schock muß hierbei hingewiesen werden.

### 5.2.5.5 Hernia inguinalis

Der ebenfalls auf einer erblichen Prädisposition beruhende Leistenbruch wird manchmal als einseitige oder auch doppelseitige Hernie bei jungen Fohlen beobachtet.

Die operative Behandlung stößt bei Fohlen unter 6 Monaten wegen der noch schwachen Ausbildung der Bauchmuskulatur im Bereich des Leistenkanals deshalb auf Schwierigkeiten, weil es leicht zum Ausreißen der Naht kommen kann. Andererseits kann sich durch tägliche manuelle Reposition des Bruchinhaltes, die nach Verbringen des Fohlens in Rückenlage leicht gelingt, innerhalb einiger Wochen die Bruchpforte verschließen. Solange der Bruchinhalt nicht inkarzeriert, zeigt das Fohlen keinerlei Krankheitserscheinungen.

Bei erwachsenen Hengsten, insbesondere bei älteren Deckhengsten, bei denen durch einen Leistenbruch gewöhnlich heftige Kolikerscheinungen auftreten, ist dann immer eine Indikation zur sofortigen Operation gegeben. Obwohl man sich mit der Kastration der erkrankten Seite und dem Verschluß der Bruchpforte begnügen kann, sollte wegen der genetischen Aspekte der Erkrankung gleichzeitig eine doppelseitige Kastration vorgenommen werden. Ein eingeklemmter Darmteil (Dünndarm) ist meist irreparabel geschädigt und muß bei der Operation reseziert werden. (Tafel 13 Rückseite, Abb. j, Tafelteil).

### 5.2.5.6 Lageveränderungen der Testes

Gelegentlich ist eine bei verschiedenen Rassen beobachtete Lageveränderung der Hoden zu ermitteln, die durch eine vermutliche Drehung des Hodens um 180 Grad um seine Horizontalachse zustande gekommen ist. Hierdurch befindet sich der Nebenhoden an der vermeintlich ventralen Fläche des Testikels. Diese Lageveränderung bewirkt keine Störung in der Spermiogenese, so daß die Fertilität unbeeinflußt bleibt und die Abweichung als Zufallsbefund bewertet werden kann. Gänzlich anders sind die Folgen einer weiteren Lageveränderung zu beurteilen, die durch eine Hodentorsion von 90–180 Grad um seine vertikale Achse entsteht. Infolge der Hodendrehung befindet sich der Nebenhodenschwanz am kranialen Teil des Hodens, er weist also nicht mehr nach kaudal. An klinischen Erscheinungen tritt hauptsächlich eine rezidivierende Kolik auf. Der tordierte Hoden läßt sich manuell ohne Schwierigkeiten reponieren, er neigt aber zum Rezidiv. Die mögliche operative Fixierung des Hodens wird in der Regel durch die Kastration ersetzt. Eine Ätiologie beider Formen von Hodenverlagerungen ist bisher nicht bekannt. Bei der letztgenannten Erkrankung kann ein auffälliges Mißverhältnis im Umfang zwischen Hoden und Volumen des Hodensacks palpiert werden, wodurch ein erheblicher Freiraum in der Höhe des Skrotums zu bestehen scheint.

### 5.2.5.7 Aplasie und Hypoplasie der akzessorischen Geschlechtsdrüsen und der Samenleiter

Diese Entwicklungshemmung gehört zu den häufig beim Pferd vorkommenden Krankheitsbildern. Sie erfordern zu ihrer Erkennung jedoch große klinische Erfahrung, besonders wenn sie außerhalb der Decksaison festgestellt werden sollen. Da es sich bei diesen Zuständen um Erbfehler handelt, ist der Hengst von der Zucht zu eliminieren. Bei der Aplasie der Samenleiter oder Samenleiterampullen besteht eine Aspermie. Wenn dagegen die Samenblasen aplastisch verändert sind, besteht das Ejakulat aus einer sehr geringen Menge (bis 5 ml) mit einer hohen Konzentration von Spermien ($1-1,5 \times 10^9$ pro ml). Auch Hypoplasien der Samenleiter oder der Ampullen verursachen eine Aspermie, zumindest eine Oligospermie. Die Hypoplasie der Samenblasen zeichnet sich durch eine sehr geringe oder gar fehlende Schleimproduktion aus (SCHERBARTH et al., 1976).

Wegen des genetischen Hintergrundes der Mißbildungen und der nur geringen Menge an Ejakulat, die hierdurch bereitgestellt wird, sind solche Hengste für die Zucht ungeeignet.

### 5.2.5.8 Vesiculitis seminalis

Über das Zustandekommen einer Samenblasenentzündung liegen bisher keine fundierten Untersuchungen vor. Angenommen wird, daß eine Überlastung des Hengstes im Deckgeschäft prädisponierend für die Erkrankung wirken kann (V. DER HOLST, 1976).

Allgemeine Krankheitserscheinungen treten hierbei nicht auf. Auch der Deckvorgang wird in physiologischer Weise und ohne Schmerzäußerungen durchgeführt. Erkennbar wird die Erkrankung durch Eiterbeimengungen im Ejakulat, die sich im schleimigen Anteil des Ergusses befinden.

Mikroskopisch lassen sich verklumpte oder auch solitäre Leukozyten, z.T. auch Erythrozyten, in der dritten Fraktion nachweisen. Für die Differentialdiagnose ist die rektale Untersuchung im Hinblick auf die Feststellung einer Urethritis von Bedeutung. Auch bei einer Entzündung des Harnleiters findet sich Blut und Eiter im Ejakulat, dann allerdings bereits in der ersten Fraktion. Im Fall einer *Vesiculitis seminalis* erscheinen die Samenblasen bei der rektalen Palpation umfangsvergrößert, von harter Konsistenz und auf Druck schmerzhaft. Die Erkrankung betrifft in der Regel beide Samenblasendrüsen (V. DER HOLST und DE BOIS, 1982).

Ein spontanes Abklingen der Erkrankung wurde beschrieben (V. DER HOLST, 1976). Deshalb ist in erster Linie eine Deckruhe von mindestens 10 Tagen anzuordnen, in der eine mehrtägige, gezielte antibiotische Behandlung angezeigt erscheint. Nach dieser Zeitspanne kann erst durch mehrmalige mikroskopische und bakteriologische Untersuchung des Spermas entschieden werden, ob der Hengst wieder für den Deckdienst einsatzfähig ist.

Erkrankungen der übrigen akzessorischen Geschlechtsdrüsen (Prostata, *Glandulae bulbourethrales*) sind bisher beim Hengst nicht beschrieben worden.

### 5.2.5.9 Balanitis, Balanoposthitis, Tumoren

Die Entzündung der Eichel sowie die Entzündung von Eichel und innerem Vorhautblatt stellt sich hauptsächlich während der Decksaison ein. In diesem Zusammenhang verursacht das Koitalexanthem eine heftige Balanitis (Tafel 13, Abb. a, Tafelteil). Unkontrolliertes Decken des Hengstes, aber auch Eichelverletzungen durch die Schweifhaare der Stute, können Entzündungen durch Infektionen nach sich ziehen. Außerhalb der Decksaison treten diese Entzündungsformen meist durch Verletzungen oder durch Reizungen von Neubildungen auf, vor allem durch Karzinome, Melanome, Hämangiome und Granulome (Tafel 14 a, c, f) (LEIDL, 1983). Im Anschluß an frische Verletzungen der Schleimhaut kann sich ein submuköses Ödem des inneren Präputialblattes einstellen, das zuweilen die Penisspitze aus dem Präputium herausdrängt. Wenn das entzündliche Ödem von der Penisschleimhaut ausgeht, fällt das Glied zumeist noch stärker hervor.

Die mit der Entzündung verbundenen Schmerzen vermindern die Decklust und erschweren die Erektion sowie die Intromission des Penis in die Scheide. Eine nach solchen Verletzungen beim Bullen gefürchtete Adhäsion zwischen der Penis- und der Präputialschleimhaut stellt sich beim Hengst gewöhnlich nicht ein. Bei geschwulstigen Zubildungen ist die Differenzierung zu echten Tumoren schwierig, jedoch für das operative Vorgehen und Entfernen der Zubildungen wichtig.

Unter Beachtung einer mindestens 10tägigen Deckruhe und einer intensiven Wundbehandlung ist die Prognose als günstig zu betrachten. Nach Säuberung des Präputiums und der Penisoberfläche werden Schleimhautwunden anfänglich mit einer antibiotischen Salbe abgedeckt und die lokale Behandlung in der zweiten Krankheitswoche unter Verwendung gut haftender Wundsalben fortgesetzt. Der durch ein Herpesvirus verursachte Bläschenausschlag am Penis des Hengstes und an der Vulva sowie in der Scheide der Stute wird durch den Hengst auf das weibliche Tier übertragen. Beim Hengst zeigen sich die ersten Symptome in Form einiger kleiner roter Pickel in der Schleimhaut. Nach zwei Tagen bilden sich daraus Bläschen, die während des Deckaktes platzen können und sich danach bakteriell infizieren. Wenn derartige Veränderungen nicht rechtzeitig erkannt werden, können durch den Deckvorgang größere Flächen der Penisschleimhaut geschädigt werden. Die hieraus resultierende verminderte

Libido sowie die rötlichen Pickel auf dem Penis dürften bei der klinischen Untersuchung als wesentliche Symptome leicht zu erkennen sein.

Eine Deckruhe von mindestens 10 Tagen und das Auftragen antibiotischer Salben, im Abstand von zwei Tagen, ergibt ein günstiges Behandlungsresultat. Wenn eine großflächige Erkrankung der Schleimhaut vorliegt, ist die Therapie solange fortzusetzen, bis die Schleimhautdecke wieder geschlossen ist. Das Virus ist in dem pustulösen Stadium nicht mehr oder nur noch selten nachzuweisen. Die Folgen dieser Infektion für die Stute werden an anderer Stelle besprochen.

### 5.2.5.10 Penishämatom

Ein Penishämatom, das sich durch die Ruptur eines Schwellkörpers ausbildet, entsteht am häufigsten als Folge einer Schlagverletzung bzw. anderer Traumen des in Erektion befindlichen Gliedes kurz vor dem Deckakt (Tafel 13, Abb. b, Tafelteil).

Innerhalb weniger Minuten kann sich durch die rasch zunehmende Schwellung das Penisvolumen vervielfachen. Diese plötzlich aufgetretene Umfangsvermehrung verhindert ein Zurückgleiten des Organs in das Präputium und verursacht erhebliche Schmerzen, wodurch der Hengst sich anfänglich stark erregt. Es muß dem Tier sofort Deckruhe gewährt und jegliche geschlechtliche Erregung von ihm ferngehalten werden. Die Behandlung zielt anfänglich auf eine rasche Thrombosierung der Blutgefäße ab, was sich praktischerweise durch eine wiederholte Kaltwasserberieselung des Penis und der *Regio pubica* erreichen läßt. Vom zweiten Krankheitstag an bzw. nach Abklingen der akuten Phase wird die Penisoberfläche mit heparinhaltigen Salben beschichtet, um die Resorption des Blutergusses zu fördern. Vorsichtige Massage des Penis und leichte Bewegung des Tieres, etwa ab dem 5. Tag nach Behandlungsbeginn, verfolgen das gleiche Ziel. Die Reposition des vorgefallenen Gliedes sollte täglich aufs neue versucht werden, damit sich keine zusätzlichen Stauungsödeme oder gar ein irreversibler Penisvorfall ausbildet. Diese intensive Versorgung kann nach 8–10 Tagen zum vollständigen Hämatomrückgang führen. Bei diesen Krankheitsverlauf ist die Prognose günstig, jedoch kann trotz Ausheilung die weitere Decklust ausbleiben. Durch überlegtes Training als Probierhengst muß der offensichtlich aufgetretene Angsteffekt in der laufenden oder auch in der folgenden Decksaison wieder abgebaut werden, um sein Interesse an einer Begattung neu zu wecken. Meistens kehrt die Libido nach völliger Ausheilung allmählich zurück (PICKETT und VOSS, 1975).

## 5.3 Betreuung von Zuchtgestüten und Deckstationen

Aufgrund der besonderen Stellung des Pferdes aus züchterischer und medizinischer Sicht ist es angezeigt, für eine erfolgreiche und gesunde Pferdezucht bestimmte Regeln zu respektieren. Derartige zuchthygienische Anweisungen werden von den Zuchtverbänden insbesondere für anerkannte Deckstationen für die Hengst- und Stutenhalter erlassen oder sollen von den Zuchtgestüten gefordert werden. Hierzu gehört eine sorgfältige Aufnahme des Vorberichtes, wobei insbesondere nach der letzten Geburt gefragt werden sollte:
– Spontane Geburt einer lebendende, lebensschwachen bzw. toten Frucht
– Schwergeburt
– Zwillingsgeburt
– Geburtsverletzungen
– Nachgeburtsabgang und Puerperalverlauf.

Als weitere Anforderung sollte ein bakteriologisches Gesundheitszeugnis (Zervixtupferproben bzw. aus der Klitorisgrube bei CEM-Verdacht), insbesondere von güst gebliebenen Stuten, Maidenstuten nach Weidegang, Stuten nach Schwergeburten und gestörtem Puerperium und Fohlen bei Fuß älter als zwei Monate sowie Stuten nach dem zweiten Umrossen vorgelegt werden.

Das Entnahmedatum sollte nicht länger als 5 Wochen zurückliegen, und die Untersuchungen müssen von entsprechend ausgerüsteten Laboratorien durchgeführt worden sein. Stuten mit offenkundigen Veränderungen, wie gestörtem Allgemeinbefinden sowie vermehrtem Abgang von veränderten Sekreten aus dem Genitale, sollten erst nach einer entsprechenden klinischen Untersuchung, Behandlung und bakteriologisch unbedenklichem Tupferbefund zur Zucht verwendet werden.

Vor dem Decken ist die Rosse zu überprüfen, und nur Stuten in Hauptrosse sind in die Zucht zu nehmen. »Zwangsbedeckungen« sind lediglich nach Feststellung der inneren Rossezeichen mit vorhandenem Graaf-Follikel zuzulassen, aber besser durch die künstliche Samenübertragung zu bedienen.

Beim Decksprung aus der Hand sollte auf Sauberkeit des Deckplatzes geachtet werden (fester, staubfreier und desinfizierbarer Untergrund). Das Genitale der Stute wird im Zweifelsfall trocken gesäubert (Zellstoffreinigung) und der Schweif zur Vermeidung von Verschmutzung und Verletzungen eingebunden. Bei Stuten mit einer »kurzen« Scheide sollte, um eine Perforation beim Deckakt zu vermeiden, die Samenübertragung vorgezogen werden (MERKT und KRAUSE, 1987).

Stuten mit langen Rossezyklen (mehr als 10–12 Tage) sollten einer gynäkologischen Untersuchung unterzogen werden, wobei es selbstverständlich erscheint, daß die Instrumente vor der Benutzung desinfiziert worden sind. Außerdem sind jeweils neue Einmalhandschuhe (mit Schweißnaht nach innen, Handschuhe umstülpen) zu verwenden und der Gummiarm ist jedesmal sorgfältig gesäubert zu benutzen.

Bei der Entnahme der Tupferprobe muß darauf geachtet werden, daß diese unter Sichtkontrolle aus dem Zervixkanal stammt. Hierfür empfiehlt es sich, die Zervix ventral mit der Zervixfaßzange nach ALBRECHTSEN zu fixieren und mit einem geeignet langen Tupfer bzw. dem Entnahmegerät nach MERKT bzw. ABELEIN, die Probe zu entnehmen.

Die entnommene Tupferprobe ist vor Austrocknung oder Einfrieren zu schützen und direkt nach der Entnahme in einem geeigneten Transportmedium möglichst umgehend ins Labor zu bringen.

Halfter, Trensen, Stricke, Nasenbremsen usw. sollten nicht von fremden Pferden benutzt und vor Gebrauch mit entsprechenden Desinfizienzien behandelt werden. Des weiteren ist auf eine getrennte Aufstallung von gestütseigenen und Pensionspferden zu achten.

Stuten, bei denen bakteriologisch bedenkliche Keime (insbesondere hämolysierende) festgestellt wurden, werden nach einer Behandlung mit dem im Antibiogramm ermittelten Antibiotikum frühestens nach Ablauf der Wartezeit zur Entnahme einer weiteren Tupferprobe vorgestellt. Bei wiederholt positiven Tupferproben erfolgt erneut eine sorgfältige klinische Untersuchung, wobei auch das Material sowie die Technik der Probenentnahme zu überprüfen sind (LEIDL et. al., 1976).

Für Zuchthengste sollte darauf geachtet werden, daß sie einer regelmäßigen zuchthygienischen Untersuchung unterzogen werden (MERKT et al., 1979). Das Programm sollte bereits vor der Decksaison beginnen, wobei insbesondere die Geschlechtsgesundheit zu überprüfen ist. Hierzu gehört die klinische Untersuchung des äußeren Genitales (Skrotum mit Hoden, Nebenhoden, Samenstrang und Penis samt Präputium) sowie bei Verdacht auf Erkrankungen, die des inneren Genitales (Ampullen der Samenleiter und die Samenblasendrüsen sowie die Prostata samt Bulbourethraldrüsen bei Veränderungen) und des Ejakulates. Veränderungen in der Zusammensetzung des Ejakulates stehen gewöhnlich im Zusammenhang mit Erkrankungen der Geschlechtsorgane. Wenn sie auf eine gestörte Spermiogenese zurückzuführen sind, erscheint die Prognose immer sehr zweifelhaft, weil deren Ursache beinahe immer als irreversibel gilt. Tupferproben werden von der Glans, der *Fossa urethralis* der *Urethra*, insbesondere bei Verdacht auf CEM, sowie vom Penisschaft genommen. Proben sollten auch je nach Beanspruchung des Hengstes, aber zumindest in monatlichen Abständen, während der Deckperiode genommen werden.

Neben diesen Abstrichen werden Sekretproben grobsinnlich, bakteriologisch sowie spermatologisch überprüft. Hierzu wird das klare Vorsekret nach Vorführen einer Stute und Aufsprung in einem sterilen Gefäß aufgefangen bzw. das Sperma mittels der künstlichen Scheide evtl. auch fraktioniert gewonnen und untersucht. Die Proben werden dann, wie die Zervixtupferproben der Stuten, in einem entsprechend ausgestatteten Labor untersucht. Sind die Proben bakteriologisch bedenklich, wird der Hengst gesperrt, bis eine Nachuntersuchung, frühestens nach der Wartezeit des verwendeten Präparates, ein bakteriologisch negatives Ergebnis aufweist.

Unter allen Umständen muß die Berührung der Hautoberfläche der Stute durch die *Glans penis* vermieden werden. Trotz eines positiven Untersuchungsergebnisses werden bei den betroffenen Hengsten selten klinisch erkennbare Abweichungen festgestellt. Die bakteriologische Untersuchung vermittelt deshalb eher einen Eindruck über den hygienischen Zustand der Penisschleimhaut und die Hygieneverhältnisse der Deckstation. Besonders während der Decksaison unterscheidet sich der Keimgehalt und die Art der Erreger erheblich, weshalb vor und nach der Deckperiode völlig unterschiedliche Ergebnisse angetroffen werden können, aus denen sich sehr zurückhaltend bestimmte Forderungen ziehen lassen. Erst nach einem wiederholt positiven Untersuchungsergebnis und in Abhängigkeit vom Befruchtungsergebnis sollte in derartigen Fällen eine allgemeine antibiotische Behandlung durchgeführt werden.

Positive bakteriologische Befunde beruhen in der Hauptsache auf ß-hämolysierenden Streptokokken. Tabelle 5.11 vermittelt eine Übersicht über die Frequenz und das Vorkommen verschiedener Erreger.

Tab. 5.11: Bakteriologische Resultate von Hengstsperma vor, während und nach der Decksaison von 1975 und 1976

| Befund | Vor der Decksaison (%) | Während der Decksaison (%) | Nach der Decksaison (%) |
|---|---|---|---|
| negativer Befund | 22 (28,6) | 145 (67,8) | 18 (47,4) |
| β-hämolyt. Str. | 34 (44,2) | 44 (20,6) | 10 (26,3) |
| β-hämolyt. E. coli | 9 (11,7) | 14 (6,5) | 4 (10,5) |
| koagulasepositive Staphylokokken | 3 (3,9) | 0 (0) | 3 (8,0) |
| Klebsiella sp. | 1 (1,2) | 1 (0,4) | 2 (5,2) |
| Pseudomonas | 5 (6,5) | 4 (1,9) | 1 (2,6) |
| Schimmelarten | 3 (3,9) | 6 (2,8) | 0 (0) |

Nach SCHELS und LEIDL (1975) ist während und nach der Deckperiode, vor allem bei bedingt pathogenen Keimen davon auszugehen, daß für die krankmachende Wirkung neben einem *Locus minoris resistentiae* und der Pathogenität der Erreger auch der Keimdruck von Bedeutung ist.

Nach Infektion eines Hengstes mit CEM '77 sollte mindestens eine dreimalige bakteriologische Untersuchung innerhalb einer Woche negativ verlaufen, ehe der Hengst wieder für den Deckdienst freigegeben werden kann. Die Untersuchungsproben sind dafür von den oben angegebenen Körperstellen und aus den erwähnten Ejakulatfraktionen zu entnehmen. Für den Transport ins Labor sollte Medium nach STUART verwendet werden. Bei Verdacht oder Feststellung der CEM sollten umgehend strenge hygienische und organisatorische Maßnahmen ergriffen werden. Diese betreffen den Stutenbestand, Deck- und Probierhengste, den gesamten Pferdeverkehr sowie die genutzten Räume und Geräte.

Bei der oft beobachteten Hilfestellung des Hengstführers beim Einführen des Penis in die Vagina, um Analbedeckung zu vermeiden, sollte darauf geachtet werden, daß diese Maßnahme unter hygienischen Bedingungen abläuft. Insgesamt muß jedoch von einem Hengst erwartet werden, daß er in der Lage ist, Stuten ohne Hilfeleistung zu decken.

Hengste sollten je nach Alter nicht mehr als 3–6 Stuten täglich decken, wobei ein Tag pro Woche als »Ruhetag« einzuhalten ist. Bei Anwendung der künstlichen Samenübertragung genügen im allgemeinen 1–2 Sprünge pro Tag. Diese Biotechnik bedingt im Gegensatz zum Natursprung, daß die Hengste eine stabilere Auslastung und damit Samenproduktion mit Samenejakulat aufweisen.

Waschungen des Penis mit milden, handwarmen Desinfektionsmitteln bzw. Neutralseife sollten je nach Deckfrequenz 1- bis 2mal wöchentlich angeordnet werden. Für die allgemeine Gesundheit der Hengste hat sich bewährt, diese täglich so intensiv zu bewegen, daß sie in Schweiß geraten (longieren, reiten, fahren usw.).

Werden Hengste von mehr Stutenhaltern gewünscht, so kann mit Zustimmung des Zuchtverbandes nach Samenteilung die künstliche Samenübertragung, Frischsamenübertragung bzw. Gefriersamenübertragung vorgenommen werden. Bei letzterer kann dann die Zeit außerhalb der Deckperiode für die Zubereitung entsprechender Samenreserven genutzt werden (BADER, 1974).

Als neueste zootechnische Maßnahme ist auch der Embryotransfer ins Auge zu fassen, speziell für Stuten, die nicht für längere Zeit aus der Arbeit genommen werden können. Dabei muß sichergestellt werden, daß pro Spülung drei Empfängerstuten zur Verfügung stehen.

Zur Trächtigkeitsuntersuchung sind die Stuten ca. drei Wochen nach dem letzten Decken bzw. der letzten Besamung vorzustellen.

## 5.3.1 Biotechniken der Fortpflanzung

Die Ausnutzung der Möglichkeiten, die sich durch die Biotechniken künstliche Samenübertragung und Embryotransfer eröffnen, stößt in Züchterkreisen nicht auf allgemeines Wohlwollen. Dennoch greift auch in der Pferdezucht der Gedanke an einen schnellen genetischen Fortschritt und damit Leistungsverbesserung immer weiter um sich.

In diesem Zusammenhang muß jedoch auch festgehalten werden, daß der Einsatz neuer Techniken nur dann erfolgreich sein wird, wenn eine verantwortungsvolle Zucht und strenge Fortpflanzungskontrolle von Hengst und Stute stattfinden. Außerdem sind die gesetzlichen Bestimmungen des Tierzuchtgesetzes sowie die Regelungen der Zuchtvereinigungen zu berücksichtigen.

### 5.3.3.1 Künstliche Samenübertragung

**Samengewinnung**

Zur Samengewinnung wird eine künstliche Scheide (Modell Hannover oder Fort Collins) eingesetzt. Das Gerät wird auf 40–42 °C eingestellt und mit geeignetem Gleitmittel bzw. Vaseline oder Paraffin gleitfähig gemacht. Das Modell »Hannover« wird bevorzugt verwendet. Dieses Gerät ist einfach konstruiert, leicht zu reinigen und zu entkeimen.

Die Samengewinnung erfolgt nach dem Bespringen einer rossigen oder einer geduldigen Stute bzw. eines Phantoms. Letzteres wird jedoch nicht von allen Vatertieren akzeptiert und verlangt im allgemeinen eine gewisse Gewöhnung bzw. Übung durch den Hengst. Auch ovariektomierte Stuten können als zuverlässige Partner dienen, wenn sie alle 2 Tage mit 15 mg Stilböstrol, intravaginal verabreicht, behandelt werden.

Zur Vorbereitung der Aktion wird die Stute an den Hintergliedmaßen eingefesselt, ihr Schweif wird bandagiert und der Standplatz sorgfältig gesäubert, so daß keine Staubentwicklung auftreten kann. Sodann wird der Hengst herangeführt. Nach vollständiger Erektion gibt der rechts von der Stute mit der künstlichen Scheide wartende Operateur die Anweisung zum Aufsprung und öffnet das Überdruckventil am Gerät. Der Hengstführer geht links an der Stute kopfwärts und zieht gleichzeitig den Schweif aus dem Operationsfeld.

Nun springt der Hengst auf, der Penis wird von der mit einem sterilen Einmalhandschuh versehenen linken Hand von dorsal, direkt hinter der *Glans penis* erfaßt und in die auf dem rechten Arm geführte Scheide eingeführt.

Die Ejakulation erfolgt nach mehr oder weniger ausgiebigen Friktionsbewegungen und kann am Wippen des Hengstschweifes bzw. am Pulsieren der Uretra am Eingang der künstlichen Scheide mit der hier an der Einsprungöffnung der Scheide liegenden linken Hand festgestellt werden (LEIDL, 1983).

Bei der Samengewinnung sind die erforderlichen Sicherheitsmaßnahmen sorgfältig einzuhalten, um Unfälle zu vermeiden. Hierzu zählen vor allem die Sicherung der Stute, das Führen des Hengstes durch erfahrenes Personal sowie das Tragen von Kopfschutz und Sicherheitsstiefeln samt Schutzkleidung durch den Operateur. (MERKT und KLUG, 1989).

**Samenaufbereitung**

Das so aufgefangene Ejakulat wird makroskopisch und mikroskopisch untersucht und sodann je nach Verwendungsabsicht verarbeitet zu:
– Frischsamen und Samenteilung,
– Flüssigkonservierung bis zu 4–5 Tagen,
– Tiefgefrierkonservierung in flüssigem Stickstoff.

**Frischsamen und Samenteilung**

Eine Samenteilung kann bei fast allen Hengsten mit ausreichenden Ejakulaten (Mindestanforderung s. Tab. 5.10) durchgeführt werden, da bei der Insemination mindestens $100 \times 10^6$ lebende und bewegliche Spermien mit wenigstens 40% Vorwärtsbewegung in einem Volumen von 10–50 ml intrauterin verabreicht werden müssen. Je nach Spermiendichte und Qualität können die Ejakulate auf ein Vielfaches verdünnt werden. Dabei ist darauf zu achten, daß vor dem Verdünnen eventuelle Schleimanteile entfernt und die Temperatur des Verdünners auf 30°C angeglichen wird.

Das Verdünnungsvolumen wird folgendermaßen errechnet (nach SOBIRAJ, 1989):

$$\frac{\text{Anzahl ejakulierter Spermien} \times \text{vorwärtsbeweglicher Spermien} \times \text{Inseminationsvolumen}}{100 \times \text{Anzahl Spermien pro Insemination}}$$

Der Verdünner sollte jeweils frisch hergestellt werden (maximal einmal auftauen nach portionierter Lagerung bei –30°C) aus:

Magermilchpulver (Humana) 12,0 g; D-Glukose 24,5 g; $NaHCO_3$ - 10 ml einer 7,5%igen Lösung bzw. 8 ml einer 8,4%igen Lösung; Gentamycinsulfat 500 mg oder Penicillin 750 000 I.E. mit Streptomycin 750 mg; BSA 2,5 g mit Aqua bidest. auf 500 ml auffüllen.

In dieser Lösung ist das Sperma bis zu 24 Stunden bei 10–15°C haltbar, im Kühlschrank bei sterilen Bedingungen doppelt so lange.

Bei Flüssigkonservierung bis zu 4–5 Tagen wird Sperma, welches den Mindestanforderungen[1] entspricht, folgendermaßen bearbeitet:

Das Ejakulat wird 15 min lang bei 400 g und Zimmertemperatur zentrifugiert, nachdem es mit Zentrifugenverdünner auf $50–80 \times 10^6$ Spermien/ml verdünnt worden war (Zentrifugenverdünner: D-Glukoseanhydrid; $NaHCO_3$ (8,4%) 1,6 ml; Sukrose 5,0 g; $H_2O$ bidest. auf 100 ml).

Nach Entfernen des Überstandes werden die Spermien zunächst mit Verdünner 1 und dann nach Äquilibrierung im Kühlschrank bei +5°C mit Verdünner 2 auf eine Verbrauchsdichte von mindestens $100 \times 10^6$ Spermien pro Besamungsdosis (10 ml) ausverdünnt.

Verdünner 1: 6 g Glukosemonohydrat, 6 g Fruktose, 300 ml Aqua bidest., 200 ml Eidotter (ca. 14 Eier)

Verdünner 2: 10 g $NaHCO_3$ (Natriumhydrogenkarbonat), 4,7 g Glyzerin, 1,75 g Sulfanilamid ad 500 ml $H_2O$ bidest., 1 Mio. I.E. Penicillin, 1 g Streptomycin.

Die beiden Verdünner sind bei 5°C 4–5 Tage haltbar.

Bei der Langzeitkonservierung in flüssigem Stickstoff sollte nur Sperma verwendet werden, welches folgende Mindestanforderungen erfüllt: Volumen > 50 ml; Samenzellenzahl $100 \times 10^6$/ml Ejakulat, Gesamtspermienzahl $5 \times 10^9$; Vorwärtsbewegliche > 50%; Formveränderungen 25–30%, davon nicht mehr als 10% primäre Mißbildungen; Vorwärtsbewegliche nach dem Auftauen $200 \times 10^6$ pro Dosis mit > 30% Vorwärtsbeweglichen (BADER, 1974).

Für Tiefgefrierkonservierung werden je nach Konfektionierungsform (Pellets, Makrotüb sowie mittlere Pailletten) verschiedene Verdünnungsmethoden und Medien angegeben. Für die neuerdings aus naheliegenden Gründen eingesetzten mittleren Pailletten von 0,5 ml Volumen oder 0,25 ml Minitub mit Kugeln zum Verschluß wird folgendermaßen vorgegangen:

Das Sperma wird nach der Gewinnung zentrifugiert und danach bei Raumtemperatur verdünnt, wobei $1000 \times 10^6$ bewegliche Spermien (Vorwärtsbewegung > 30%) pro 0,5 ml Endvolumen angestrebt werden. Die Rezeptur des Verdünners besteht aus: Magermilchpulver (Humana) 2,4 g; geklärte Eigelblösung 8 ml; Na-Penicillin 150 000 I.E.; Streptomycin 150 mg auf 100 ml Aqua bidest.

Unter geklärter Eigelblösung wird folgendes verstanden: 25 ml Eigelb werden mit 25 ml Zentrifugenverdünner bei 1000 g 15 min. zentrifugiert. Der verwendete Verdünner besteht aus 5,0 g Sukrose; 3,0 g Glukose; 1,5 g BSA (Bovines Serum-Albumin); $H_2O$ bidest. ad 100 ml.

Das dergestalt bearbeitete Sperma erhält nach Äquilibrierung im Kühlschrank (5°C) einen Zusatz von 3,5% Glyzerin. Hierauf wird das Sperma in die »Minitube« abgefüllt und tiefgefroren. Dabei wird darauf geachtet, daß die Abkühlung bis –10°C so programmiert ist, daß die Temperatur um 5°C/min abnimmt, danach werden

---

[1] Mindestanforderungen in bezug auf Volumen, Samenzelldichte, vorwärtsbewegliche Samenzellen und morphologische Abweichungen entsprechen denen bei der Tiefgefrierkonservierung angegebenen.

Stufen von 10–20°C Abkühlung bis auf –140°C vorgenommen.

Die konservierten Spermien müssen natürlich darauf überprüft werden, inwieweit sie die Prozedur auch überstanden haben und nach Aufbereitung für eine Besamung mit Aussicht auf Erfolg eingesetzt werden können (v. der Holst und de Bois, 1982).

Hierzu werden Samenproben je nach Konfektionierungsart auf eine Temperatur von 40°C (Besamungstemperatur) im Wasserbad aufgewärmt und die klassischen Untersuchungen durchgeführt. Hierzu kommen noch spezielle Überprüfungen auf eventuelle weitere Schädigungen, wie Ablösungen an der Kopfkappe mit der Färbung nach Karras. Außerdem empfiehlt es sich, die Mukuspenetrationsfähigkeit zu überprüfen sowie die Akrosinbestimmung mittels Gelatinolyse vorzunehmen (Bader, 1974).

Mit diesen beiden letzteren Untersuchungstechniken lassen sich gute Aussagen über die Befruchtungsfähigkeit der Spermien machen. Schließlich steht mit der Computer-Video-Mikrographie eine Technik zur Verfügung, mit deren Hilfe objektive Aussagen über die Bewegungsrichtung, die Geschwindigkeit und die Geradlinigkeit der Spermienbewegung gemacht werden können.

### Die Insemination

Zunächst muß der optimale Besamungszeitpunkt festgestellt werden. Am besten sind die Aussichten auf Erfolg, wenn die Besamung möglichst nahe dem Ovulationszeitpunkt liegt, d. h., innerhalb von 6–12 Stunden *ante* bzw. *post ovulationem*. Hierzu ist es notwendig, daß regelmäßig Follikelkontrollen, gestützt durch Ultraschalluntersuchungen, vorgenommen werden. Hat ein Follikel drei Tage nach Beginn der Rosse eine Größe von mehr als 4 cm und weiche Konsistenz erreicht, so sollte die Untersuchungsfrequenz auf 6–12 Stunden erhöht werden. Die herannahende Ovulation kündigt sich dann im Verschwinden der im Ultraschallbild erkennbaren sog. intrauterinen Radspeichenstruktur an. Ein auslaufender Follikel hat im allgemeinen einen Durchmesser von 4,5–7 cm und eine lappige, weiche und unregelmäßige Oberfläche. Nach der Ovulation ist die Ovulationsgrube für ca. 6 Stunden fühlbar, danach füllt sie sich mit Blutkoagulat und fühlt sich weich wie ein Graaf-Follikel an. In diesem Fall findet sich im Ultraschallbild eine helle Struktur in der Ovulationsgrube im Gegensatz zum dunklen Bild des intakten präovulatorischen Follikels

Zur Besamung kann wie folgt verfahren werden. Nachdem die Besamungsdosis zum Einsatz vorbereitet ist, wird die Besamungspipette entweder unter Sichtkontrolle mit Hilfe eines Spreizspekulums und einer Zervixfaßzange in den Zervixkanal geschoben oder digital nach manueller vaginaler Exploration blind durch den Muttermund verbracht. Danach erfolgt das Absetzen des Samens intrauterin.

### Die Trächtigkeitskontrolle

Zur Überprüfung des Besamungserfolges wird die Stute 18–21 Tage nach erfolgter Bedeckung mittels transrektaler Palpation untersucht.

Bei nicht erfolgter Konzeption zeigt sich ein wenig auffälliger schlaffer Uterus mit Ovarien, auf denen sich wiederum sprungreife Follikel heranbilden.

Im positiven Fall weist das tragende Uterushorn eine Sensibilisierung mit gut feststellbarem Kontraktionszustand auf, wobei sich neben der Bifurkation eine etwa hühnereigroße Auswölbung zeigt. Diese Struktur stellt sich im Ultraschallbild als eine kreisrunde schwarze, ca. 2,5 cm große Blase dar, die sich, zentral im Uteruslumen liegend, deutlich vom umgebenden Endometrium abhebt.

#### 5.3.1.2 Embryotransfer und assoziierte Biotechniken

Zum Abschluß dieses Kapitels soll kurz auf den derzeitigen Stand dieser Biotechnik eingegangen werden.

Der Embryotransfer beim Pferd ist dadurch begrenzt, daß bei der Stute eine Mehrfachovulation nicht auslösbar zu sein scheint. Deshalb konzentrieren sich derzeit die Bemühungen darauf, Stuten neben ihren Aufgaben, z. B. im Sport, regelmäßig zur Ovulation mit Befruchtung und nachfolgender Ausspülung des Embryonen am Tag 8–9 p. ov. heranzuziehen. Der hierbei gewonnene Embryo wird direkt in eine vorbereitete zykluskompatible Ammenstute übertragen und von dieser ausgetragen.

Mit dem Verfahren des Embryotransfers wird derzeit eine Trächtigkeitsrate von annähernd 60% erreicht. Eine andere biotechnische Methode stellt die transvaginale, echographisch gesteuerte Punktion von kleinen Follikeln aus dem Eierstock der Stute dar.

Die dabei gewonnenen Eizellen werden einer Reifung und Befruchtung in vitro unterworfen und dann ebenfalls auf eine Ammenstute übertragen. Erste ermutigende Ergebnisse mit dieser Technik liegen bereits vor.

### Stimulation der Spenderstute

Für diese Maßnahme wird die Stute in ihrem Ovarzyklus zunächst durch die Verabreichung einer $PGF_{2\alpha}$-Injektion (z. B. 0,45 mg Tiaprost) und 48 Stunden später durch Gestagenapplikation (Oralgabe von 20 mg über 6 Tage bzw. Vaginalspirale über 6 Tage) synchronisiert, ab dem Tag 2 nach Beendigung der Gestagenbehandlung erhält die Stute über 7 Tage einen equinen Hypophysenextrakt bzw. GnRH (Abb. 5.16) im Abstand von 6–12 Stunden i. m. verabreicht. Zur Ovulationsauslösung kann zusätzlich HCG am Tag 13 nach $PGF_{2\alpha}$-Applikation verabreicht werden. Die Spenderstute wird ab dem 12. Tag nach $PGF_{2\alpha}$-Applikation im Abstand von 48 Stunden mit Frischsperma besamt.

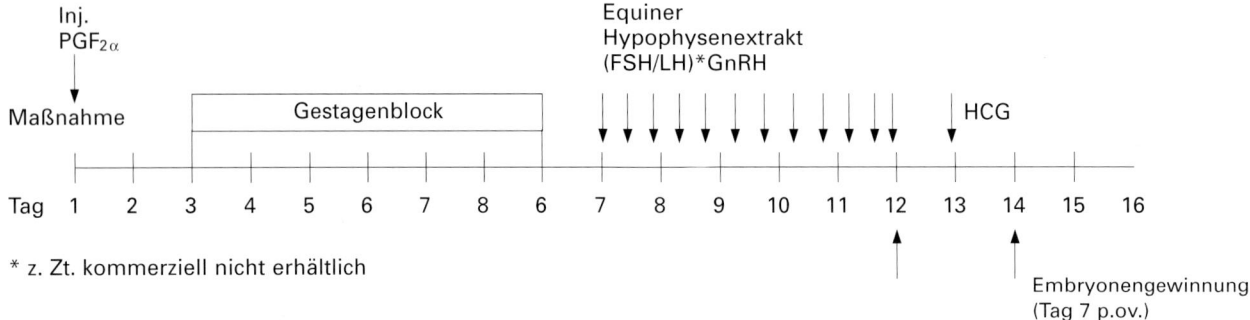

**Abb. 5.16:** Zeitlicher Ablauf des Stimulationsprogrammes von Spenderstuten (BT)

\* z. Zt. kommerziell nicht erhältlich

Nach diesem Vorgehen lassen sich zuverlässig Ovulationen auslösen, wobei es andeutungsweise auch zum vermehrten Auftreten von Mehrfachovulation kommen kann.

### Auslösung der Ovulation mit Embryonengewinnung

Die Ovulation wird mit Hilfe der Echographie (alle 12 Stunden) abgeklärt. Am Tag 7 nach der Ovulation wird die Spülung des Uterus zur Embryonengewinnung mit 3 x 0,5 l 32 °C warmer PBS-Lösung (mit 2%igem Bovinen Serum-Albumin) transzervikal gespült. Hierzu wird ein entsprechender Spülkatheter intrauterin verbracht und die Spülflüssigkeit ebenfalls in einem hierfür vorbereiteten Wasserbad von 32 °C aufgefangen.

Die Suche nach dem Embryonen geschieht nach Sedimentation (30 min) und Abhebern des Überstandes unter einem Stereomikroskop. Wichtig dabei ist, daß kein Temperaturschock entsteht, d. h., daß sowohl die Spülung, die Lagerung als auch die mikroskopische Kontrolle nicht unter 30 °C Umgebungstemperatur durchgeführt werden darf.

### Vorbereitung der Empfängerstute

Hierzu werden derzeit drei Möglichkeiten diskutiert.

#### Nutzung des natürlichen Zyklus.
Hierbei wird nach gründlicher Zykluskontrolle das entsprechende Zyklusstadium mit der Spenderstute abgestimmt, d. h., die Spenderstute wird am Rosseverhalten der Empfängerstuten ausgerichtet. Dabei wird das Stimulationsprogramm für die Spenderstute nach dem Ende einer Rosse der Empfängerstute gestartet.

#### Die Zyklusmanipulation.
Bei diesem Verfahren werden die Stuten parallel zu den Spenderstuten synchronisiert, aber zur Ovulation nicht stimuliert. Am Tag 6 des Zyklus (Tag der Spülung) werden die Embryonen direkt übertragen.

#### Zyklusmanipulation nach Ovarektomie.
Bei diesem Vorgehen werden die Stuten nach Ovarektomie durch ein entsprechendes Stimulationsprogramm auf den Zyklusstand eingestellt, der dem Tag 6 nach der Ovulation entspricht. Dabei wird bei den Stuten eine Gestagenapplikation vorgenommen und parallel hierzu ein Melatoninpräparat verabreicht um sicherzustellen, daß die übergeordneten hormonalen Regulationszentren am Uterus eine Situation hervorrufen, welche für eine Konzeption günstige Bedingungen schafft (LANGNEAUX und PALMER, 1995). Diese Behandlung muß mindestens bis zum 120. Tag p.ov. beibehalten werden, da ab dann die Gebärmutter die Progesteronsynthese übernimmt.

Die Möglichkeiten dieser Biotechniken sind dadurch begrenzt, daß eine absolute Synchronisation von Spender- und Empfängerstute vorhanden sein muß, weil die Tiefgefrierkonservierung von Pferdeembryonen noch nicht sicher durchgeführt werden kann.

### Literatur

AMANN R. P., THOMPSON JR. D. L., SQUIRES E. L., PICKET B. W. (1978): Effects of ages and frequency of ejaculation on sperm production and extragonadal sperm reserves in stallions. J. Reprod. Fert., Suppl. **27**, 1–6.

AMANN R. P., GANJAM V. K. (1981): Effects of hemicastration or HCG-treatment on steroids in testicular vein and jugular vein blood of stallions. J. Androl. **3**, 132–139.

BADER H. (1974): Die künstliche Besamung beim Pferd. In: Paufler S. K.: Künstliche Besamung und Eitransplantation bei Tier und Mensch. Bd. I, Verl. M. u. H. Schaper, Hannover.

BERNDTSON W. E., PICKETT B. W., NETT T. M. (1974): Reproductive physiology of stallion. IV. Seasonal changes in the testosterone concentration of peripheral plasma. J. Reprod. Fert. **39**, 115–118.

BIELANSKI W., KACZMARSKI F. (1979): Morphology of spermatozoa in semen from stallions of normal fertility. J. Reprod. Fert. Suppl. **27**, 39–45.

BURNS P. J., DOUGLAS R. A. (1984): Effect of a single injection of GnRH or equine pituitary extract on plasma LH and FSH concentration in stallions. J. Equine vet. Sci. **4**, 281–283.

BURNS P. J., JAWARD M. J., EDMUNDSON A., CAHILL C., BOUCHER J. K., WILSON E. A., DOUGLAS R. H. (1982): Effects of increased photoperiod on the hormone concentration in thoroughbred stallions. J. Reprod. Fert. Suppl. **32**, 103–111.

BYERS S. W., DOWSETT K. F., GLOWER T. D. (1983): Seasonal and circadian changes of testosterone levels in the peripheral blood plasma of stallions and their relation to semen quality. J. Endocrinol. **99**, 141–150.

COX J. E., WILLIAMS J. H. (1975): Some aspects of the reproductive endocrinology of the stallion and cryptorchid. J. Reprod. Fert. Suppl. **23**, 75–79.

COX J. E., REDHAED P. H., DAWSON F. F. (1986): Comparison of the measurement of plasma testosterone and plasma oestrogens for the diagnosis of cryptorchidism in the horse. Equine vet. J. **18**, 179–182.

DAY F. T. (1940): The stallion and fertility. Vet. Rec. **52**, 597.

DOEPFMER R. C., LEIDL W. (1965): Eine Schnellmethode zum Nachweis von Leukozyten im Sperma. Der Hautarzt **16**, 539–543.

DORRINGTON J. H., FRITZ J. B., ARMSTRONG D. J. (1978): Control of testicular estrogen synthesis. Biol. Reprod. **18**, 55–64.

ENBERGS H., KÜPPER G., SOMMER H. (1977): Testosteronkonzentrationen im Serum von Warmblut-Zuchthengsten unter normalen und Belastungsbedingungen. Zuchthygiene **12**, 49–57.

GALINA C. S. (1976): Cryptorchidism in the stallion. VIII. Intern. Congr. Anim. Reprod. Krakow.

GANJAM V. K., KENNEY R. M. (1975): Androgens and oestrogens in normal and cryptorchid stallions. J. Reprod. Fert. Suppl. **23**, 67–73.

GEBAUER M. R., PICKETT B. W. (1974): Reproductive physiology of stallion. III Extra-gonadal transit time and sperm reserves. J. Anim. Sci. **39**, 379.

GLATZEL P., EL HOUSSAIN K., TIBARY A. (1981): Pferde und Eselhengste der marokkanischen Landespferde- und Maultierzucht. Erste Ergebnisse aus dem Einsatz von Flüssig- und Gefriersamen für die Maultierproduktion. Berl. Münch. Tierärztl. Wschr. **94**, 445–449.

GUSMAO A. L. (1988): Sexualhormonprofile und Hormonstimulationen bei männlichen Pferden in unterschiedlichen Altersgruppen. Diss. Med. Vet., Hannover.

HAFEZ H. D., MCCARTHY M. C. (1978): Endocrine control of testicular function. In: Agric. Res. **3**, Anim. Reprod. Holsted Press, New York.

HARRIS J. M., IRVINE C. H. C., EVANS M. J. (1983): Seasonal changes in serum levels of FSH, LH and testosterone and semen parameters in stallions. Theriogenology, **19**, 311–322.

HOLST W. V. D. (1975): A study of the morphology of stallion semen during breeding and non-breeding seasons, J. Reprod. Fert. Suppl. **23**, 87–89.

HOLST W. V. D., DE BOIS C. W. (1982): Krankheiten des Geschlechtsapparates bei Stute und Hengst. In: Wintzer H. J.: Krankheiten des Pferdes, 1. Aufl. Verlag Paul Parey, Berlin und Hamburg.

KOCH, W. (1951): Die Behandlung der Hypersexualität des Hengstes mit östrogenen Hormonen. Dtsch. Tierärztl. Wschr. **58**, 146.

KLUG E., WEITZE K. F., FREYTAG K., WITZMANN P., LEPEL J. V., NEUMANN-KLEINPAUL K. H. (1976): Zur Frage nach dem Begattungs- und Befruchtungsvermögen von Wallachen nach der Kastration. Dtsch. Tierärztl. Wschr. **83**, 351–390.

LAGNEAUX D., PALMER E. (1995): Equine embryotransfer in France: technical procedure and commercial Reproduction in domestic animals. CEREOPA, Paris, Suppl. **63**.

LEIDL W. (1983): Gestörte Fruchtbarkeit beim Hengst. In: Küst, Schätz, Fortpflanzungsstörungen bei den Haustieren, 6. Aufl.; Fer. Enke Verlag, Stuttgart.

LEIDL W., STOLLA R., SCHELS H., WOLPERT E. (1976): Keimbesiedlung des Genitale beim Pferd aus klinischer Sicht. Prakt. Tierarzt, **4**, 214–219.

MANN T. (1975): Biochemistry of stallion semen. Reprod. Fert. Suppl. **23**, 47–52.

MERKT H. (1958): Untersuchung der Vollblutstuten und -hengste im Nord- und Nordwestdeutschen Raum im Jahr 1957. Hippol. Blätter Suppl. Nr. 88 zur Sportwelt, **22**.

MERKT H., JACOBS K. O., KLUG E., AUKES E. (1979): An analysis of stallion fertility rates (foals born alive) from the breeding documents of the Landesgestüt Celle over a 158-year period. J. Reprod. Fert. Suppl. **27**, 73–78.

MERKT H., KRAUSE D. (1987): Tierärztliches Gutachten im Falle einer Fehlbedeckung (Scheidenperforation) durch einen Hengst. Umschau **42**, 509–511.

MERKT H., KLUG E. (1989): Gesundheitliche und geschlechtliche Mindestanforderungen an Zuchthengste. Dtsch. Tierärztl. Wschr. **96**, 459–464.

MERKT E., KLUG B. (1989): Sicherheitsmaßnahmen bei der Samenentnahme beim Hengst. Dtsch. Tierärztl. Wschr. **96**, 491–493.

MÖSTL E., CHOI H. S., KRUIP T. A. M., BAMBERG E. (1983): Androstendion, Epitestosteron, Testosteron und Luteinisierungshormon im Blutplasma von Tieren vor und nach Verabreichung von GnRH (Lutal). Zbl. Vet. Med. **A.** 429–237.

PICKETT B. W., VOSS J. L. (1975): Abnormalities of mating behaviour in domestic stallions. J. Reprod. Fert. Suppl. **23**, 129–134.

PLOCKI K. A., LAUCK H. D. (1985): Diagnose und Operation des kryptorchiden Pferdes. Pferdeheilkunde **1–4**, 209–214.

RASBECH N. O. (1975): Ejaculatory disorders of the stallion. J. Reprod. Fert. Suppl. **23**, 123–128.

SCHELS H., LEIDL W. (1975): Streptokokkenprobleme beim Pferd. Berl. Münch. Tierärztl. Wschr. **88**, 324.

SCHERBARTH R. et al. (1976): Entnahme und bakteriologische Untersuchung von Vorsekretproben bei Hengsten. Dtsch. Tierärztl. Wschr. **83**, 1–44.

SOBIRAJ A. (1989): Andrologische Untersuchung und Frischsamenuntersuchung beim Zuchthengst. Vet. **4**, 6–10.

STABENFELDT G. H., HUGHES J. P. (1976): Reproduction in horses. Reproductive physiology of the stallion, L. J. Repr., 420–429.

STANFIELD J. M., HOFFMAN L., EVENS W. (1984): Responses of stallions to HCG during winter and summer, J. Anim, Sci., **59**, Suppl. 1, 492–493.

SWIERSTRA E. E., PICKETT B. W., GEBAUER N. R. (1975): Spermatogenesis and duration of transit of spermatozoa through the excurrent ducts of stallions, J. Reprod. Fert. Suppl. **23**, 53–57.

VANDEPLASSCHE M. (1955): Ejakulationsstörungen beim Hengst. Fortpfl., Zuchthyg. u. Haustierbesam. **5**, 134–137.

VOSS J. L., PICKETT B. W. (1975): Diagnosis and treatment of haemospermia in the stallion. J. Reprod. Fert. Suppl. **23**, 151–154.

WEITZE K. F. (1976): Bedeutung der GOT-Aktivitätsmessung in der spermatologischen Diagnostik. Zuchthyg. **11**, 62–67.

## 5.4 Krankheiten der männlichen Geschlechtsorgane beim Gebrauchspferd

H. KELLER

### 5.4.1 Entwicklungsstörungen

#### 5.4.1.1 Hermaphroditismus

Die Zwitterbildung ist gekennzeichnet durch die doppelgeschlechtliche Anlage von männlichen und weiblichen Merkmalen an einem Tier, wobei die Anlagen in unterschiedlicher Art und Weise zur Ausbildung kommen. So finden wir beim Pferd den *Hermaphroditismus ambiglandularis* (Zweidrüsenzwitter) und den *Hermaphroditismus testicularis* (Hodenzwitter). Die Tiere haben meistens einen femininen Habitus mit gleichzeitig ausgeprägtem Hengstverhalten. Für die Entstehung des Hermaphroditismus ist nach neueren Erkenntnissen nur die chromosomale Geschlechtlichkeit zuständig. Die früher als Ursache angenommenen hormonalen Fehlsteuerungen scheinen erst bei den ausgewachsenen Tieren zur Wirkung zu kommen (NIEBERLE und COHRS, 1970). HERZOG et al. haben 1989 alle in der Literatur beschriebenen und zytogenetisch untersuchten Fälle mit maskulinem Pseudohermaphroditismus aufgelistet und einen eigenen Patienten beschrieben. Im gleichen Jahr wurde von MORENO-MILLAN et al. ein entwicklungsgestörter 7jähriger Hengst mit einer Trisomie des X-Chromosomens untersucht.

Die Zwitterbildung kann fast immer an den äußeren Geschlechtsorganen erkannt werden. So ist neben einem ausgebildeten Euter ein vulvaähnliches Gebilde im Bereich des Sitzbeinausschnittes mit einem kleinen Penis vorhanden (s. Tafel 13, Abb. c, Tafelteil). Bei der rektalen Untersuchung können häufig die Hoden wegen Verlagerung (Ektopie) nicht gefunden werden. Therapeutisch ist nur die Kastration in Erwägung zu ziehen.

#### 5.4.1.2 Kryptorchismus (s. auch 5.2.5.3)

Im Verlauf des *Descensus testiculorum* können durch hormonelle Störungen die Hoden auf ihrem Weg in das Skrotum in der Bauchhöhle (abdominaler Kryptorchismus) oder im Leistenkanal (inguinaler Kryptorchismus) bzw. an anderer Stelle (*Ectopia testis*) liegenbleiben. Diese Lageveränderungen werden auch als *Maldescensus testis* bezeichnet (HOLSCHNEIDER, 1975).

Der Kryptorchismus kann sowohl einen als auch beide Hoden betreffen. Beim Pferd ist nicht selten ein unvollständiger abdominaler Kryptorchismus vorhanden, wobei sich der Hoden in der Bauchhöhle befindet und der Nebenhodenschwanz und der Samenleiter im *Processus vaginalis* im Leistenkanal liegen. Die häufigste Form ist beim Hengst der abdominale und der unvollständige abdominale Kryptorchismus mit einem Verhältnis zum inguinalen Kryptorchismus von 2:1, wobei der linke Hoden in etwa 50–60% der Fälle, der rechte in 30–40% und beide Hoden in 10–16% betroffen sind (BISHOP et al., 1964, 1966; BOLZ et al., 1975; COX et al., 1979; SILBERSIEPE et al., 1976). Wahrscheinlich kommt es aufgrund der abnormen Temperatur- und Zirkulationsverhältnisse bei extraskrotaler Lage zur Reifestörung des Hodenparenchyms mit Sterilität. Die sekundären Geschlechtsmerkmale werden jedoch ausgebildet unter Erhalt des Geschlechtstriebes. Die Hoden sind klein, schlaff und können Dermoidzysten sowie Retentionszysten enthalten (Tafel 13, Abb. d, Tafelteil). Aber auch teratoide Vergrößerungen und tumoröse Veränderungen wie Seminome und Sertolizelltumoren sind bei älteren Kryptorchiden zu finden (HAYES, 1986).

Der Kryptorchismus des Hengstes ist überwiegend erblich bedingt und wird besonders häufig bei Ponys gesehen. Der kryptorchide Hengst (Klopp-, Spitz-, Urhengst) kann am Fehlen eines oder beider Hoden im Skrotum erkannt werden, wobei die älteren Tiere Hengstmanieren und teilweise sogar Bösartigkeit zeigen. Bei der Palpation des Leistenkanals ist ein inguinaler Hoden fühlbar. Der abdominale Hoden ist nur mit der rektalen Untersuchung zu ertasten. Hautnarben an der Skrotalhaut sind kein sicherer Beweis für eine erfolgreich ausgeführte Kastration. Auch die Samenstrangstümpfe sind nicht in jedem Fall eindeutig tastbar, und es können durch Gefäßknäuel und Lymphknoten in der Leistengegend Fehldiagnosen gestellt werden. Durch die transrektale Sonografie kann mit einem 5-MHz-Schallkopf fast jeder abdominal liegende Testikel geortet und seine genaue Lage sowie Größe bestimmt werden (JANN und RAINS, 1990). In allen Zweifelsfällen ist eine diagnostische Operation vorzunehmen, aber auch die Bestimmung der Bluttestosteronkonzentration nach intravenöser Choriongonadotropininjektion eignet sich zur Untersuchung von Wallachen und Kryptorchiden (COX, 1975, 1989; ARIGHI und BOSU, 1989).

Die Operation des kryptorchiden Hengstes sollte frühzeitig bis zum 3. Lebensjahr des Tieres erfolgen, um die Entwicklung großer geschwulstartiger Hodenveränderungen mit allen damit verbundenen Komplikationen (Inoperabilität, Bösartigkeit des Tieres) zu verhindern. Die Operation kann in der Leistengegend erfolgen, aber auch der Median- oder Paramedian- bzw. Flankenschnitt sind beim Pferd möglich (ADAMS, 1964; ARCULARIUS, 1974; BERGE und WESTHUES, 1969; COX et al., 1975; MAGYARI, 1964; ÜBERREITER, 1955).

Anorchie (Fehlen beider Hoden), Monorchie (Einhodigkeit) und Triorchie (Mehrhodigkeit) sind äußerst seltene Befunde bei den Equiden (KITT, 1927; PARKS et al., 1989). Auch die kongenitale Hypoplasie der Hoden bei normaler Lage im Hodensack ist beim Pferd bisher nicht beschrieben worden.

Hypospadie und Epispadie der Harnröhre treten im Zusammenhang mit kongenitalen Störungen der Geschlechtsorgane auf. So beruht die Hypospadie auf einem fehlenden Verschluß der Harnröhre an der ventralen Wand, wobei der Penis klein ist und die Harnröhre nur eine Rinne darstellt und die Penisspitze nicht erreicht. Bei der Epispadie ist dagegen eine Spaltbildung der Harnröhre an der dorsalen Wand vorhanden.

## 5.4.2 Krankheiten des Hodens und seiner Adnexe

Durch verschiedene endogene und exogene Noxen können Degenerationen in den Hodenepithelien eintreten, die mit Störungen der Spermiogenese einhergehen. Bei frühzeitiger Beseitigung der Schädigungsursache kommt es zur Regeneration, ansonsten folgt degenerative Atrophie der Hoden. Nach Durchblutungsstörungen, Traumen und toxischen Einwirkungen entwickelt sich Hodennekrose. Desgleichen kommt es bei akuten Infektionskrankheiten und beim *Morbus maculosus* zu Blutungen in die Hodentubuli (NIEBERLE und COHRS, 1970).

### 5.4.2.1 Orchitis und Epididymitis (s. auch 5.2.5.1)

Beim Pferd sind sowohl traumatische als auch infektiöse Entzündungen der Hoden und der Nebenhoden bekannt. Durch traumatisch entstandene umfangreiche Hämatome kommt es infolge von Durchblutungsstörungen zu Nekrosen und Fibrosen mit anschließender Atrophie der Hoden. Nach Traumen können auch über Haut- und Hodensackverletzungen Infektionen mit eitriger Periorchitis und Hodenabszessen folgen. Die Infektionen, wie Malleus, Brucellose, Botryomykose, Salmonellose, Tuberkulose oder mit Streptokokken und Parasiten (Strongyliden, Sertarien) führen bei den Equiden hin und wieder zu metastatischen Entzündungen in den Hoden (KÖNIG, 1976; ÜBERREITER, 1938).

Die Hengste zeigen bei akuten Entzündungen einen gespannten, schmerzhaften Gang der Hinterhand, manchmal auch Kolikerscheinungen. Die Palpation der Hoden ergibt Schwellung, Wärme und Schmerzhaftigkeit. Das Allgemeinbefinden ist durch Fieber herabgesetzt. Die genaue Untersuchung der Skrotalhaut auf Verletzungen ist erforderlich. Bei chronischen Prozessen sind die Hoden ebenfalls verdickt und verhärtet, wobei jedoch vermehrte Wärme fehlt. Die spezifischen Infektionen sind durch die serologischen und allergischen Untersuchungen zu diagnostizieren.

Bei der akuten Orchitis und Epididymitis sind kühlende Umschläge, Kaltwasserberieselung oder Antihistaminika-Anstriche (Benadryl-Lotion®) und Ruhestellung des Patienten durchzuführen. Die parenterale Applikation von Glukokortikoiden, Antiphlogistika und Antibiotika bzw. Sulfonamiden führt zum schnelleren Abklingen der Entzündungserscheinungen, wobei die Prognose für die Erhaltung der Spermiogenese meistens ungünstig ist. Wärme und hyperämisierende Arzneimittel sind zu meiden, da hierdurch eine Hodenparenchymdegeneration begünstigt wird. Treten Hodennekrose oder Abszedierung ein, so hilft nur noch die Kastration des erkrankten Hodens. Wunden sind einer sorgfältigen Wundtoilette zu unterziehen mit anschließender Naht aller verletzten Schichten. Chronische Orchitis und Epididymitis sind unheilbar.

Selten, aber nicht unbekannt ist auch beim Pferd die einseitige Torsion des im Skrotum gelegenen Hodens sowie des Samenstranges um 270–360° (THRELFALL et al., 1990). Die Hengste erkranken an einer plötzlichen Kolik mit allen Anzeichen einer *Hernia scrotalis*. Als Therapie kommt nur die Kastration mit Entfernung aller entzündlich veränderten Teile in Frage.

### 5.4.2.2 Neubildungen

Die Hodentumoren des Pferdes sind überwiegend maligner Form. Daneben findet man Dermoidzysten und Teratome (CARON et al., 1985; NIEBERLE und COHRS, 1970; ÜBERREITER, 1955).

Die relativ schnell wachsenden Neubildungen vergrößern den befallenen Hoden sichtbar, wobei durch die Gewichtszunahme dieser Hoden tiefer im Skrotum durchhängt als der gesunde. Die Palpation ergibt Derbheit und Schmerzlosigkeit. Bei starker Vergrößerung ist der Hoden im Skrotum nur wenig verschiebbar.

Nur die baldige operative Entfernung des erkrankten Hodens ist aussichtsreich. Bei Befall des Samenstranges muß das Absetzen des Hodens sehr hoch im Leistenkanal erfolgen. Neubildungen, die sich schon bis in die Bauchhöhle erstrecken, können nicht mehr vollständig beseitigt werden.

### 5.4.2.3 Funiculitis

Hierbei handelt es sich meist um eine akute Entzündung des Samenstrangstumpfes mit unspezifischen Eitererregern im Anschluß an die Kastration.

Etwa 5–7 Tage nach der Kastration treten entzündliche Skrotalschwellung, Schmerzhaftigkeit und Fieber auf. Der infizierte Samenstrangstumpf ist um das Zwei- bis Dreifache verdickt und fühlt sich derb an. Die Ursache liegt entweder in unsteriler Operation oder in der frühzeitigen Verklebung der Kastrationswundränder mit Sekretstauung, in welcher die Keime sich gut vermehren und zur aufsteigenden Infektion führen.

Die Eröffnung der verklebten Kastrationswunde mit antiseptischen Spülungen der Skrotalhöhlen sowie parenterale Antibiotika- oder Sulfonamid-Applikation für 4–5 Tage führen zur Heilung.

Andere Komplikationen im unmittelbaren Anschluß an eine Kastration können in einer Nachblutung aus Gefäßen des Samenstrangstumpfes oder der *Tunica vaginalis* bestehen oder sich gar in einem Netz- bzw. Darmvorfall zeigen (KELLER, 1988; VAN DER VELDEN und RUTGERS, 1990) (Tafel 13, Abb. e, Tafelteil).

### 5.4.2.4 Fistula funiculi spermatici

Die Samenstrangfistel stellt eine chronische Absceß- und Fistelbildung des Samenstranges und der Scheidenhaut dar, die sowohl eitrig als auch fibröshyperplastisch verlaufen kann. Die Samenstrangfistel entwickelt sich erst im Verlauf von mehreren Wochen, wenn sich die Wundheilung nach der Kastration verzögert. Ursache hierfür sind unsteriles Operieren, mehrmaliges Quetschen des Stumpfes, Fremdkörperreaktionen auf verbliebene Ligaturfäden, spezifische Infektionen, wie Botryomykose, und zu langer Samenstrangstumpf, der in der Kastrationswunde des Skrotums eingeschnürt wird.

Wenn eine Kastrationswunde nach mehr als 6–8 Wochen nicht verheilt ist, muß das Vorliegen einer Samenstrangfistel angenommen werden. In diesem Fall sieht man häufig eine kleine Fistelöffnung, aus der eitriges Exsudat herausfließt, das an der umgebenden Haut haftet. Oft ist das Skrotum phlegmonös verdickt, warm und druckempfindlich. Der Samenstrang ist unterarmdick, und am Stumpfende fühlt man eine mindestens hühnereigroße derbe Zubildung. Ist der Samenstrangstumpf in der Operationswunde eingeschnürt worden, so entsteht ein Granulom in Form eines »Champignons«, der über die Skrotaloberfläche hinauswuchern und eine stattliche Größe erreichen kann (Tafel 13, Abb. f., Tafelteil; Tafel 14, Abb. a, Tafelteil).

Bei der Infektion mit Botryomykose verläuft die Erkrankung sehr langsam unter Bildung vieler kleiner Knoten und Fistelöffnungen.

Die Samenstrangfistel und die Granulome können nur durch operatives Vorgehen erfolgreich behandelt werden. Hierbei ist der erkrankte Samenstrang freizulegen und mitsamt der ihn umgebenden und veränderten Gewebeteile im gesunden Bereich abzusetzen. Die rechtzeitige Operation verhindert das Übergreifen der Infektion auf die Bauchhöhle.

### 5.4.2.5 Hydrozele und Hämatozele

Es handelt sich bei der Hydrozele um eine langsam zunehmende Flüssigkeitsansammlung innerhalb des *Cavum vaginale*. Die Ursache der idiopathischen Hydrozele ist unbekannt. Sie wird vereinzelt bei der Kastration festgestellt. Die symptomatische Hydrozele entsteht nach Traumen, durch Neubildungen, Parasiten und nach entzündlichen Hoden- und Nebenhodenerkrankungen.

Im Skrotalbereich entsteht eine vermehrt warme, wenig schmerzhafte fluktuierende Flüssigkeitsansammlung. Der Hoden wird mit sich vergrößernder Hydrozele atrophisch. Durch Punktion kann die Vermutungsdiagnose gesichert, jedoch keine Heilung erzielt werden. Hierzu bedarf es der Kastration. Bei einer Hämatozele kommt es zur Ansammlung von Blut innerhalb des *Cavum vaginale*. Ursache hierfür ist ein Trauma. Die Erscheinungen gleichen denen der Hydrozele, jedoch hat die durch Punktion gewonnene Flüssigkeit ein hämorrhagisches Aussehen.

Eine Varikozele ist eine meist angeborene variköse Erweiterung der Venen des *Plexus pampiniformis*. Man fühlt die Venen oberhalb des Hodens stark verdickt und weichknotig, was besonders bei alten Hengsten sichtbar wird. Wie bei den zuvor genannten Erkrankungen ist im Behandlungsfall die Kastration durchzuführen.

### 5.4.2.6 Vaginalsackzyste

Die Zyste des Scheidenhautfortsatzes wird nur beim Wallach als Folge der Kastration gefunden. Die Hauptursache scheint der Vorfall einer Netzsträhne zu sein, die im Bereich der Operationswunde am Ende des Scheidenhautfortsatzes festwächst.

Wallache zeigen auf der erkrankten Seite einen gefüllten Hodensack mit einer schlaffen, teils fluktuierenden Verdickung. Der Inhalt läßt sich nicht in die Bauchhöhle reponieren. Bei der rektalen Untersuchung fühlt man am inneren Leistenring die Netzsträhne.

Operatives Vorgehen mit Präparation des Scheidenhautfortsatzes bis zum äußeren Leistenring ist im Bedarfsfall erforderlich. Nach dessen Eröffnung und Kontrolle der Netzsträhne wird diese vorgezogen und reseziert. Den proximalen Teil reponiert man in die Bauchhöhle. Anschließend wird der Scheidenhautfortsatz am äußeren Leistenring ligiert und abgesetzt.

## 5.4.3 Erkrankungen des Skrotums und des Präputiums

### 5.4.3.1 Wunden

Oberflächliche Skrotal- und Präputialwunden werden beim Pferd nicht häufig gesehen. Sie heilen meistens schnell und reaktionslos ab. Perforierende Wunden können durch Infektion zur Phlegmone und Absceßbildung führen, die auch auf die *Tunica vaginalis* und die Hoden übergreifen. Ein Ekzem (Dermatitis) sieht man häufig nach reizenden Waschungen und Scharfeinreibungen an den Extremitäten. Die Medikamente gelangen durch Anheben der Extremitäten oder beim Sichniederlegen an die Skrotal- und Präputialhaut. Die sich anschließende Entzündung der sehr feinen Haut führt zur Nekrose und Ablösung von Hautteilen (Blisterwirkung).

Perforierende Verletzungen müssen einer Wundbehandlung und parenteralen Chemotherapie unterzogen werden. Die Phlegmone wird mit Kühllotionen und -salben lokal behandelt. Bei Fieber ist der Patient zusätzlich mit Chemotherapeutika zu versorgen. Hautabszesse läßt man reifen und spaltet sie dann. Die schädigenden Medikamente sind durch Waschungen zu entfernen mit anschließendem Auftragen von antiphlogistischen Salben. Antibiotikahaltige Kortisonpräparate haben hierbei eine ausgezeichnete Wirkung. Häufig regeneriert an den nekrotischen Stellen die Haut ohne Einlagerung von Pigment.

### 5.4.3.2 Posthitis

Die Vorhautentzündung des Pferdes ist hauptsächlich bedingt durch die Ansammlung von Smegmamassen aus den Talgdrüsen und führt zur chronischen Entzündung des inneren Blattes des Präputiums. Das Smegma zersetzt sich, trocknet ein und kann dadurch steinartig verhärten (Präputial- und Eichelsteine). Hinzu kommen Haare, Fremdkörper und Staubpartikel aus der Einstreu, die sich im Präputialsack festsetzen. Mit dem Deckakt übertragene Infektionen der Vorhaut sind die Beschälseuche (*Trypanosoma equiperdum*) und der durch equine Herpesviren verursachte Bläschenausschlag (KROGSRUD und ONSTADT, 1971; PETZOLD, 1974).

Die Posthitis zeigt sich mit entzündlichen bis nekrotischen Veränderungen der Vorhautinnenfläche, Verdickung der Vorhaut (Sklerosierung) und Ausbildung von klappenartigen, ringförmigen Scheidewänden, die das Ausschachten beeinträchtigen bzw. gänzlich unmöglich machen (Phimose). Smegmasteine können sogar die Urethraöffnung verengen und verlegen, so daß Harnverhaltung mit Zystitis und deren Folgeerkrankungen eintreten.

Heilung erzielt man durch die ausgiebige Reinigung und Waschung der Präputialhöhle mit milden rückfettenden Waschmitteln (Wasa®), evtl. nach vorheriger medikamenteller Penisvorlagerung durch Neuroplegika (2–3 ml Combelen® i.v.). Die durch Scheidewände bedingten Stenosen müssen beseitigt werden. Chronische Einzelfälle mit Stenose und rezidivierender Phlegmone können trotz regelmäßiger Reinigung und Behandlung nicht immer geheilt werden.

### 5.4.3.3 Balanitis (s. auch 5.2.5.9)

Entzündungen der Eichel (*Glans penis*) sind beim Pferd nicht häufig anzutreffen. Sie sind meist vergesellschaftet mit einer Posthitis. Durch bakterielle Zersetzung des Smegmas und Läsionen der Eichelschleimhaut entstehen eitrig-abszedierende und chronische, sklerosierende Erkrankungszustände. Therapie: siehe unter 5.4.3.2 Posthitis.

### 5.4.3.4 Phimose

Es liegt eine abnorme Verengung des *Ostium praeputiale* vor, die angeboren oder erworben sein kann. Die Pferde können den Penis nicht ausschachten. Dadurch wird der Harn im Präputium abgesetzt und führt mit dem Smegma zu einer Entzündung der Vorhautschleimhaut.

Beim Pferd findet man überwiegend eine erworbene Phimose, die sich nach Verletzung, infolge eines Ödems oder einer Präputialentzündung ausbildet. Hierbei kommt es zu einer starken Schwellung der Schleimhaut an der Präputialöffnung, wobei das Ödem bis zum Skrotum aufsteigen kann. Der Harnabsatz ist gestört und schmerzhaft.

Desinfizierende und adstringierende Waschungen, antiphlogistische Salbenbehandlung und operative Durchtrennung des unelastischen und schnürenden Präputialringes (Präputiotomie) oder die Erweiterung der Präputialöffnung mittels Keilexzision eines Vorhautstückes mit anschließender Naht des parietalen Präputialblattes mit der kutanen Haut führen zur Heilung. Bei angeborener Phimose ist das Tier von der Zucht auszuschließen, da ein Erbfehler vorliegen kann.

### 5.4.3.5 Paraphimose

Der aus der Präputialöffnung hervorgetretene Penis kann aufgrund von Schwellung und Einschnürung der Vorhaut nicht mehr in den Präputialsack zurückverbracht werden.

Die Paraphimose tritt beim Pferd nach Penislähmung und nach Verletzung der Vorhaut mit hochgradiger Phlegmone auf (CLEM und DE BOWES, 1989).

Der Penis ist durch Stauung verdickt und vermehrt warm. Die Präputialöffnung zeigt sich ringförmig und kragenartig geschwollen und ist fest um den Penis geschnürt. Bei länger anhaltender Penisabschnürung tritt Nekrose am Penis auf. Durch die rektale Untersuchung ist abzuklären, ob das Pferd Harn absetzen kann; sonst ist ein Harnblasenkatheter zu legen, wobei Sedierungen der Patienten möglichst zu unterlassen sind.

Die durch Verletzungen bedingte Schwellung und Entzündung ist chemotherapeutisch mit Antiphlogistika oder DMSO parenteral und lokal anzugehen. Zusätzliche Diuretika-Gaben (3–4 Tage 10 ml Vetidrex® i.v.) und täglich mehrmalige Massage des eingefetteten Penis und des Präputiums sowie Kaltwasserduschen können die Durchblutungsstörungen und Schwellungen mindern.

Der Penis ist möglichst frühzeitig zu reponieren. Zur Entlastung kann das Anlegen eines Suspensoriums versucht werden.

Mit einer Penislähmung einhergehende Paraphimose kann nur operativ angegangen werden.

### 5.4.3.6 Präputialvorfall

Beim Pferd bildet sich des öfteren einige Tage nach der Kastration ein Ödem am Präputium, das zum Vorfall des viszeralen (inneren) Blattes führen kann.

Die Erscheinungen sehen einer Paraphimose mit hervorgetretener Penisspitze ähnlich. Das angeschwollene Präputium ist warm und schmerzhaft (Tafel 12, Abb. d, Tafelteil). Die Ursache liegt in der vorangegangenen Kastration mit Durchblutungsstörungen, Infektion oder Verklebung der Kastrationswunden mit Sekretstauung.

Die täglich zweimalige Bewegung des Kastraten an der Longe über 30 Minuten bringt meistens ein rasches Abklingen des Ödems. Zusätzliche Kaltwasserduschen, Massagen und Auftragen von entzündungswidrigen Medikamenten (Benadryl-Lotion®) können in hochgradigen Fällen unterstützend auf die Abheilung wirken. Die Kontrolle der Kastrationswunden und die parenterale chemotherapeutische Behandlung sind bei Infektionsverdacht und Fieber zusätzlich erforderlich. Nach 6–10 Tagen tritt Heilung ein.

### 5.4.3.7 Neubildungen

In der Haut des Skrotums und Präputiums befinden sich beim Pferd hin und wieder Papillome, Fibrome, Fibrosarkome und Sarkoide (KAST, 1957; KLEIN et al., 1991). Es sind meistens solide erbsen- bis walnußgroße Tumore, die teilweise infiltrativ in die Unterhaut hineinwachsen oder vom Präputium auf die *Glans penis* übergehen.

Therapie: Exstirpation der Neubildungen, soweit es sich nicht um prognostisch infauste Fälle einer malignen Geschwulst handelt.

## 5.4.4 Erkrankungen des Penis

### 5.4.4.1 Wunden

Wie am Präputium sind auch am Penis Traumatisierungen möglich, die als offene oder gedeckte Wunden in Erscheinung treten. Selbst artifiziell gesetzte Wunden von zu engen Onanierrringen bis zur Penisamputation bei fehlerhafter Kastration haben wir sowie DUKIC und TADIC (1970) gesehen.

Die offenen Verletzungen deuten sich durch zumeist starke Blutungen aus der Präputialöffnung an. Der hervorgetretene Penis zeigt dann ringförmige Schleimhautrisse bzw. Wunden an der *Glans penis*, die sich tiefgreifend bis zur Harnröhre oder bis zum Schwellkörper erstrecken können. Die Wunden sind meist aus dem Präputialbereich infiziert und neigen zur phlegmonösen Entzündung.

Nach Säuberung und Desinfektion sind tiefere Wunden zu nähen und mehrere Tage chemotherapeutisch zu versorgen. Kleine Verletzungen können mit Wundsalben (Antibiotika, Vitamin A) behandelt werden. Bei Defekten mit vollständiger Durchtrennung der Urethra sind das Anlegen einer Harnröhrenfistel und die Penisamputation meist unumgäng-lich. Nach größeren Verletzungen können später eine narbige Struktur des Penis bzw. eine Urethrastenose eintreten.

### 5.4.4.2 Penislähmung

Die Penislähmung führt zu einem permanenten *Prolapsus penis*, der als neurogen bedingte Erkrankung mit Schädigung des *N. pudendus* einhergeht. Es kommen ursächlich die zu hohe Applikation von Neuroplegika (PEARSON und WEAVER, 1978), Infektionskrankheiten, Muskelentzündungen, Vergiftungen, Kachexie und Rückenmarkerkrankungen infrage. Wir haben einen Fall von Penislähmung auch im Zusammenhang mit der Druse beobachtet (Tafel 14, Abb. e, Tafelteil).

Der Penis ist mehr oder weniger weit aus dem Präputium vorgefallen, schlaff und pendelt bei der Bewegung des Tieres. Beim Niederlegen kann er gequetscht und verletzt werden. Der Penis reagiert nicht auf Berührung und kann nicht erigiert werden. In wenigen Tagen tritt ein Senkungsödem oder auch eine Phlegmone auf, wobei sich der vordere Penisabschnitt kegelförmig von einem breiten ringförmigen Peniswulst absetzt. Der Wulst stellt das verdickte und verhärtete viszerale Blatt der Vorhaut dar. Es ist häufig so stark ausgebildet, daß Repositionsversuche mißlingen. Der Harnabsatz ist nicht gestört, jedoch wird der Harn wegen der Peniskrümmung in unphysiologischer Richtung abgesetzt (Tafel 14, Abb. d, Tafelteil).

Die Prognose ist gegenüber dem Vorhautödem mit Präputialvorfall ungünstig zu beurteilen. Im Anfangsstadium der Penislähmung kann mit täglich mehrmaliger Massage, Kühlverbänden und einem Suspensorium oder mit Reponierung und Nahtverschluß eine Heilung versucht werden. Daneben sind Vitamin-B-Komplex-Injektionen angezeigt. Ist innerhalb von mehreren Wochen keine Besserung zu erzielen, so muß operativ vorgegangen werden. Die früher übliche Penisamputation hat den Nachteil einer mehrere Monate danach eintretenden Harnröhrenstriktur und den damit verbundenen Harnabflußstörungen. Diese Komplikation kann durch Anlegen einer Harnröhrenfistel im Sitzbeinausschnitt umgangen werden. Heute wird der vorgefallene Penis nach den Methoden von OTT (1940) oder BOLZ (KELLER, 1988) in den Präputialbereich reponiert und darin fixiert bzw. das ganze innere Präputialblatt abgetragen und die Harnröhrenmündung in eine neugeschaffene Öffnung des äußeren Präputialblattes eingepflanzt (SCHEBITZ, 1950). Bei Hengsten muß in jedem Fall vor dieser Operation eine Kastration erfolgen.

### 5.4.4.3 Priapismus

Einzelne Fälle von Dauererektionen des Penis nach der Applikation phenothiazinhaltiger Sedativa sind mehrfach beschrieben worden (WELCH und DE BOWES, 1989). Sofern der Erektionszustand länger als 24 Stunden anhält, sind als erste therapeutische Maßnahmen Massagen, Kaltwasserduschen, Diuretikainjektionen, Reponierungen und Ganglionblockaden vorzunehmen. Als letzter Versuch kann operativ vom Perinealbereich ausgehend eine venöse Shuntdrainage zwischen dem *Corpus cavernosum* und dem *Corpus spongiosum* des Penis unternommen werden (SCHUMACHER und HARDIN, 1987).

### 5.4.4.4 Neubildungen

Neben den Kontakterkrankungen durch Tumoren vom Präputium auf den Penis (Abklatschmetastasen) findet man häufig ein eigenständiges Plattenepithelkarzinom an der *Glans penis* und am Peniskörper (Tafel 14, Abb. f, Tafelteil). Weiterhin treten Blastome, Fibrosarkome, Papillome und Melanosarkome (Schimmel) auf (KAST, 1957; KLEIN et al., 1991). Das häufige Vorkommen der Plattenepithelkarzinome beim Pferd scheint mit kanzerogenen Stoffen im Smegma zusammenzuhängen, denn es sind Übertragungsversuche von Pferdesmegma auf Mäuse und die Auslösung von Hautkarzinomen gelungen (PLAUT und KOHN-SPEYER, 1947).

Bei Präputialneubildungen sind der Vorhautsack und der Penis sehr sorgfältig auf kleinere Metastasen zu untersuchen. Größere Neubildungen neigen wegen ihrer zerklüfteten Oberfläche leicht zu Blutungen, Ulzerationen und käsigen Nekrosen. Aufgrund des makroskopischen Bildes läßt sich weder die Art des Tumors bestimmen noch sein infiltratives Wachstum ausschließen.

Die Neubildungen können operativ entfernt werden, wobei auch die regionalen Lymphknoten auf Miterkrankung untersucht und ggf. exstirpiert werden müssen. Bei großflächigen Tumoren kommt nur die Amputation der Penisspitze oder des ganzen Penis in Betracht (HOWARTH et al., 1991), wobei der Besitzer auch auf die Spätfolgen aufmerksam gemacht werden muß. MÜLLER (1976) hat Plattenepithelkarzinome und Sarkoide mit lokaler Hyperthermie von 45 °C erfolgreich behandelt. Auch die Kryochirurgie kann mit Erfolg angewendet werden (STICK und HOFFER, 1978; WELCH und DE BOWES, 1989).

### 5.4.4.5 Parasitosen

In den männlichen Geschlechtsorganen sind äußerst selten Parasiten gefunden worden. Über Einzelfälle von *Strongylus edentatus* und *Sertaria equina* an den Hoden wurde berichtet (KÖNIG, 1976). Von der Bauchhöhle können auf direktem Wege ins *Cavum vaginale* Strongyliden und Sertarien gelangen. In den warmen Ländern tritt im Bereich der Präputialöffnung durch Eiablagen von Fliegen Myiasis auf. Die ausschlüpfenden Fliegenlarven durchbohren die Präputialhaut und rufen bei ihren Wanderungen Entzündungen und Nekrosen im Präputialbereich hervor. Auch Habronemiasis mit Sommerwunden am Präputium, Penis und an anderen Hautstellen ist bekannt. Es entstehen ulzerierende Knoten, in denen abgestorbene Habronemalarven nachweisbar sind (JUBB und KENNEDY, 1963; WEISS, 1976).

### Literatur

ADAMS O. R. (1964): An Improved Method of Diagnosis and Castration of Cryptorchid Horses. J. Amer. Vet. Med. Ass. **145**, 439–446.

ARCULARIUS K. (1974): Die Kastration des abdominalkryptorchiden Hengstes. Mh. Vet.-Med. **29**, 188–190.

ARIGHI M., BOSU W. T. K. (1989): Comparison of hormonal Methods for Diagnosis of Cryptorchidism in Horses, J. equine vet. Sci. **9**, 20–26.

BERGE E., WESTHUES M. (1969): Tierärztliche Operationslehre, 29. Aufl. Berlin und Hamburg): Paul Parey.

BISHOP M. W. H., DAVID J. S. E., MESSERVY A. (1964): Some Observations on Cryptorchidism in the Horse. Vet. Rec. **76**, 1041–1048.

BOLZ W., DIETZ O., SCHLEITER H., TEUSCHER R. (1975): Lehrbuch der Speziellen Veterinärchirurgie, Teil I, 2. Aufl. Jena: G. Fischer.

CARON J. P., BARBER S. M., BAILEY J. V. (1985): Equine Testicular Neoplasia. Contin. Educ. Artikel 10, **7**, 53–59.

CLEM M. F., DE BOWES R. M. (1989): Paraphimosis in Horses. Contin. Educ. Artikel 11, **11**, 72–75 u. 184–187.

COX J. E. (1975): Experiences with a Diagnostic Test for Equine Cryptorchidism. Equine Vet. J. **7**, 179–183.

COX J. E. (1989): Testosterone in normal and cryptorchid horses. Anim. Reprod. Sci., **18**, 43–50.

COX J. E., EDWARDS G. B., NEAL P. A. (1975): Suprapubic paramedian Laparotomy for Equine abdominal Cryptorchidism. Vet. Rec. **97**, 428–432.

COX J. E., EDWARDS G. B., Neal P. A. (1979): An Analysis of 500 Cases of Equine Cryptorchidism. Equine vet. J. **11**, 113–116.

DUKIC B., TADIC M. (1970): Amputation des Penis als Mißgriff bei der Kastration eines Hengstes. Vet. Glasn. Belgrad **24**, 637.

HAYES H. M. (1986): Epidemiological features of 5009 Cases of Equine Cryptorchism. Equine vet. J. **18**, 467–471.

HERZOG A., HÖHN H., KLUG E., HECHT W. (1989): Gonosomenmosaik beim maskulinen Pseudohermaphroditismus des Pferdes. Tierärztl. Praxis **17**, 171–175.

HOLSCHNEIDER A. M. (1975): Über die heutige Auffassung zum Maldescensus-testis-Problem. Tierärztl. Prax. **3**, 123–127.

HOWARTH S., LUCKE V. M., PEARSON H. (1991): Squamous Cell Carcinoma of the Equine External Genitalia: a Review and Assessment of Penile Amputation and Urethrostomy as a Surgical Treatment. Equine vet. J. **23**, 53–58.

HUTYRA F., MAREK J., MANNINGER R., MOSCY J. (1954): Spezielle Pathologie und Therapie der Haustiere, 10. Aufl. Jena: G. Fischer.

JANN H. W., RAINS J. R. (1990): Diagnostic Ultrasonography for Evaluation of Cryptorchidism in Horses. J. A. V. M. A. **196**, 297–300.

JUBB K. V. F., Kennedy P. C. (1963): Pathology of domestic animals. Bd. I, New York – London: Academic Press.

KAST A. (1957): Die Präputialkarzinome bei den Haussäugetieren. Mh. Vet.-Med. **12**, 212–216.

KELLER H. (1988): In: Dietz O., Schaetz F., Schleiter H., Teuscher R.: Anästhesie und Operationen bei Groß- und Kleintieren, 4. Aufl., Jena: S. Fischer.

KITT TH. (1927): Lehrbuch der pathologischen Anatomie der Haustiere, Bd. III, Stuttgart: F. Enke.

KLEIN W. R., FIRTH E. C., VERMUNT J. A. J. M. (1991): Penis- und Präputiumtumoren beim Pferd. Prakt. Tierarzt. **72**, 192–196.

KÖNIG H. (1976): In: Joest, E.: Handbuch der speziellen pathologischen Anatomie der Haustiere, Bd. IV, 3. Aufl. Berlin und Hamburg: Paul Parey.

KROGSRUD J., ONSTADT O. (1971): Exanthema coitale der Pferde (schwedisch). Acta Vet. scand. **12**, 1–14.

MAGYARI J. (1964): Kastration bei Klopphengsten am stehenden Patienten (Hungarian). Magy. Allatorv. Lapja **19**, 154–156.

MORENO-MILLAN M., DELGADO BERMEJO J. V., CASTILLO G. L. (1989): An Intersex Horse with X Chromosome Trisomy. Vet. Rec. **124**, 169–170.

MÜLLER H. (1976): In: Silbersiepe – Berge: Lehrbuch der Speziellen Chirurgie, 15. Aufl. Stuttgart: F. Enke.

NIEBERLE K., COHRS P. (1970): Lehrbuch der pathologischen Anatomie der Haustiere, Teil II, 5. Aufl. Jena: G. Fischer.

OTT H. (1940): Die operative Behandlung der Penislähmung des Pferdes. Z. Vet. Kde. **52**, 290–292.

PARKS A. H., SCOTT E. A., COX J. E., STICK J. A. (1989): Monorchidism in the Horse. Equine vet. J. **21**, 215–217.

PEARSON H., WEAVER B. M. Q. (1978): Priapism after Sedation, Neuroleptanalgesia and Anaesthesia in the Horse. Equine Vet. J. **10**, 85–90.

PETZOLDT K. (1974): Equine Herpesvirusinfektionen. Jena: G. Fischer.

PLAUT A., KOHN-SPEYER A. C. (1947): The carcinogenic action of smegma. Science **105**, 391–392.

SCHEBITZ H. (1950): Die Ätiologie und Therapie des Prolapsus penis beim Pferd. Mh. Vet.-Med. **5**, 316–320.

SCHUMACHER J., HARDIN D. K. (1987): Surgical Treatment of Priapism in a Stallion. Vet. Surg. **16**, 193–196.

SILBERSIEPE E., MÜLLER H. (1976): Lehrbuch der Speziellen Chirurgie für Tierärzte und Studierende, 15. Aufl. Stuttgart: F. Enke.

STICK J. A., HOFFER R. E. (1978): Results of Cryosurgical Treatment of Equine Penile Neoplasms. J. Equine Med. and Surg. **2**, 505–507.

THRELFALL W. R., CARLETON C. L., ROBERTSON J., ROSOL T., GABEL A. (1990): Recurrent torsion of the spermatic cord and scrotal testis in a stallion. J. A. V. M. A. **196**, 1641–1643.

ÜBERREITER O. (1938): Botryomykose des Hodensackes bei Hengsten und Wallachen. Wien. Tierärztl. Mschr. **25**, 425–435.

ÜBERREITER O. (1955): Beitrag zur Kastration bei pathologisch veränderten Hoden. Berl. Münch. Tierärztl. Wschr. **68**, 427–430.

ÜBERREITER O. (1956): Durch Samenblasenentzündung bedingte Harnverhaltung beim Pferd, Wien. Tierärztl. Mschr. **43**, 496.

VAN DER VELDEN M. A., RUTGERS L. J. E. (1990): Visceral Prolapse after Castration in the Horse: A Review of 18 Cases. Equine vet. J. **22**, 9–12.

WEISS E. (1976): In: Joest E.: Handbuch der speziellen pathologischen Anatomie der Haustiere, Bd. IV, 3. Aufl. Berlin und Hamburg: Paul Parey.

WELCH R. D., DE BOWES R. M. (1989): Surgical Techniques for Treatment of Pathologic Conditions of the Equine Penis. Contin. Educ. Artikel 6, **11**, 1505–1509.

# 6 Krankheiten der Gliedmaßen

H.-J. Wintzer

## 6.1 Erkrankungen der Vordergliedmaßen

### 6.1.1 Krankheiten des Hufes

Die Hornkapsel umschließt das dritte Zehenglied und stellt die Epidermisschicht der Huflederhaut dar, der sie unmittelbar aufliegt und mit ihr fest verbunden ist. Wo das Wandhorn mit dem Sohlenhorn zusammentrifft, entsteht die sog. weiße Linie. Die einzelnen Abschnitte des Hornschuhs sind entsprechend ihren physiologischen Funktionen von unterschiedlicher Elastizität. Durch die Bewegungsvorgänge des Hufes, auch Hufmechanismus genannt, wird der Trachtenteil der Wand und die Sohle im Bereich des Strahls den stärksten Dehnungen unterworfen.

Für das Verständnis eines Defektverschlusses nach traumatischer oder operativer Ablösung der Hornschicht muß darauf verwiesen werden, daß die Neubildung von Horn im Wand- und Sohlenteil des Hornschuhs etwas unterschiedlich abläuft. Die Huflederhautblättchen der Wandlederhaut produzieren im Verhältnis zur Gesamtstärke der Hornwand nur eine dünne Hornschicht, die von der kräftigen Schutzschicht überlagert wird und schließlich nach außen die Glasurschicht bedeckt. Glasur- und Schutzschicht werden von der Saum- bzw. Kronlederhaut gebildet und durch fortwährendes Wachstum von der Krone in Richtung auf die Sohle zum Tragerand geschoben (Abb. 6.1). Dieses Wachstum der Hornwand beträgt monatlich im Durchschnitt 8–10 mm. Schwankungen in der Hornbildung stehen mit der Intensität der Durchblutung der betreffenden Lederhautabschnitte in Zusammenhang. Sie sind an einer Ringbildung in der Hornwand erkennbar. In der Sohlenfläche entspricht die Hornschicht einheitlich dem Produkt des *Stratum corneum* der Lederhautröhrchen. Die Qualität des Hufhorns läßt sich durch eine Langzeitbehandlung mit Biotin (Vitamin H) verbessern.

#### 6.1.1.1 Hornspalte

Eine Kotinuitätstrennung in der Hornwand, die dem Richtungsverlauf der Hornröhrchen folgt, wird als Hornspalte bezeichnet. Soweit lediglich die äußeren Hornschichten betroffen sind, handelt es sich um eine oberflächliche Hornspalte, während bei der durchdringenden Form die Zusammenhangstrennung bis zur Huflederhaut reicht. Nach ihrer Lage und Ausdehnung wird die Hornspalte näher differenziert als Zehen-, Seiten-, Trachtenwand- und Eckstrebenspalte, weiterhin als Kronrand- und Tragrandspalte sowie als durchlaufende Spalte.

Hornspalten sind gewöhnlich Folgeerscheinungen einer mangelhaften Hufpflege, einer fehlerhaften Hufzubereitung und eines unpassenden Beschlages. Als direkte Ursachen sind hartes, sprödes Horn, Überdehnungen der Krone infolge Mehrbelastung einer Hufhälfte bei unregelmäßiger, z. B. zehenweiter Stellung und schneller Gangart auf hartem Geläuf, die Verwendung zu kurzer, zu enger oder zu weiter Hufeisen, eine Schwächung der Eckstrebe durch zu starkes Ausschneiden oder unbehandelt gebliebene Verletzungen der Krone zu nennen. Ein Aufreißen der Hornwand vom Tragrand aus kann sich beim unbeschlagenen Pferd ergeben. Gelegentlich findet sich im Bereich der Hornspalte eine eitrige Hornsäule oder Schwielenhornbildung. Eine weitere Entstehungsmöglichkeit ist dann gegeben, wenn die Hornproduktion infolge eines Substanzverlustes in der Kronlederhaut ausbleibt.

Die mit der Zusammenhangstrennung im Horn einhergehende Verletzung und Verunreinigung der *Pododerma* zieht entzündliche Reaktionen unterschiedlicher Stärke nach sich (Pododermatitis). Die Folge ist eine Stützbeinlahmheit und eine verstärkte Pulsation der Mittelfußarterie. In unmittelbarer Nachbarschaft zur Hornspalte lassen sich durch Hammerperkussion und Zangendruck Abwehrreaktionen auslösen.

Die ständige gegenseitige Verschiebung der Hornflächen im Spalt, die unter Einfluß des Hufmechanismus zustandekommt, unterhält einen ständigen mechanischen Reiz auf die Lederhaut und erschwert dadurch die Bildung von Narbenhorn. Auch kann die Heilung der Hornspalte nicht durch Zusammenwachsen der beiden Spaltränder zustandekommen, sondern nur durch das ungehinderte Herabwachsen der Schutzschicht von der Krone aus.

Vordringliche Aufgabe der Behandlung liegt deshalb in der Beseitigung der Ursachen und schließlich in der Bekämpfung der Pododermatitis. Die Hufzubereitung hat auf eine gleichmäßige Fußung zu achten. Durch den Beschlag (geschlossenes Hufeisen) soll die nötige Stützung

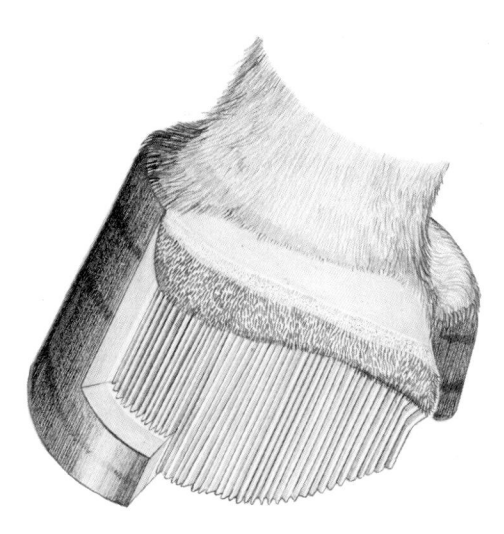

**Abb. 6.1:** Saum-, Kron- und Wandlederhaut mit den entsprechenden Hornschichten in schematischer Darstellung

der mehrbelasteten Wand erreicht werden. Besteht ein verkümmerter Hornstrahl, so ist die Sohle zur Verbesserung der Stoßbrechung mit einer geeigneten Polsterung aufzufüllen (Kunststoffeinlage, Ledersohle mit Wergpolsterung). Die vertikal wirkenden Druckkräfte werden durch Kürzen des Tragrandes, der dann nicht mehr dem Eisen aufliegt, unwirksam gemacht (Abb. 6.2).

Bei einer oberflächlichen Hornspalte wird der betroffene Wandabschnitt vorsichtig abgetragen, bis in den tieferen Hornabschnitten die geschlossene Hornschicht erscheint.

Dagegen muß bei der durchdringenden Hornspalte die Lederhaut soweit freigelegt werden, bis die benachbarte Hornwand wieder festen Anschluß an sie findet. Wenn die Hornspalte nicht über die gesamte Wand vom Kronrand bis zum Tragrand durchläuft, wird an ihrem Ende eine Querrinne in die Hornschicht gelegt, damit ein Weiterreißen verhütet wird (Abb. 6.3). Die freigelegte Huflederhaut wird von Schmutz befreit, mit einem Antiseptikum benetzt, mit Gaze abgedeckt und schließlich durch einen selbstklebenden zirkulären Verband (Leukoplast, Isolierband) geschützt. Erster Verbandwechsel erfolgt nach etwa 5 Tagen, dann in längeren Zeitabschnitten und so lange, bis junges Narbenhorn die Lederhaut bedeckt. Tetanusprophylaxe ist erforderlich. Das früher geübte Verklammern oder Verplatten des Bruchspaltes ist fehlerhaft und hat deshalb zu unterbleiben. Dagegen kann eine Ruhigstellung der Hornwand im Bereich der Hornspalte durch eine Kunststoffbrücke erreicht werden, wodurch ein sofortiger Renn- bzw. Turniereinsatz möglich wird.

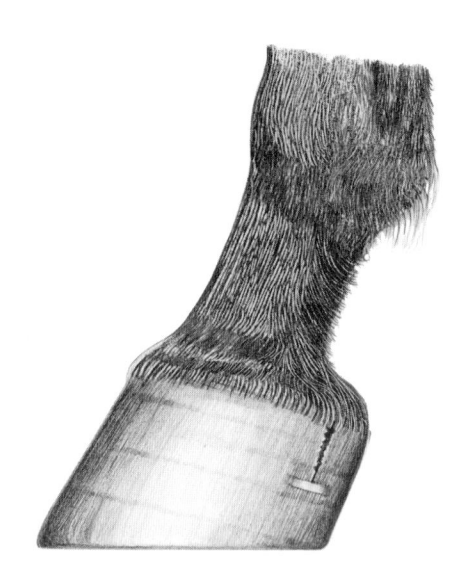

**Abb. 6.3:** Kronrandhornspalte in der Trachtenwand mit angelegter Querrinne

### 6.1.1.2 Hornkluft

Im Gegensatz zur Hornspalte liegt bei einer Hornkluft die Trennung der Hornwand quer zur Richtung der Hornröhrchen. Dieser Wanddefekt gelangt entweder nur bis zur Schutzschicht oder erreicht auch die Grenze zur Huflederhaut, wodurch diese in Mitleidenschaft gezogen wird. Eine lokale Entzündung ist unter diesen Umständen gewöhnlich die Folge.

Die Hornkluft nimmt immer von der Krone her ihren Ausgang, sei es durch traumatische Lösung des Kronsaumes oder durch eine Abtrennung des Horns infolge eines Eiterdurchbruches an der Krone. Der bei einer purulenten Pododermatitis im Tragrandbereich entstehende Eiter steigt bevorzugt entlang der Hornröhrchen zur Krone hinauf und verschafft sich dann einen Abfluß nach außen. Es tritt in dem betroffenen Abschnitt eine Unterbrechung der

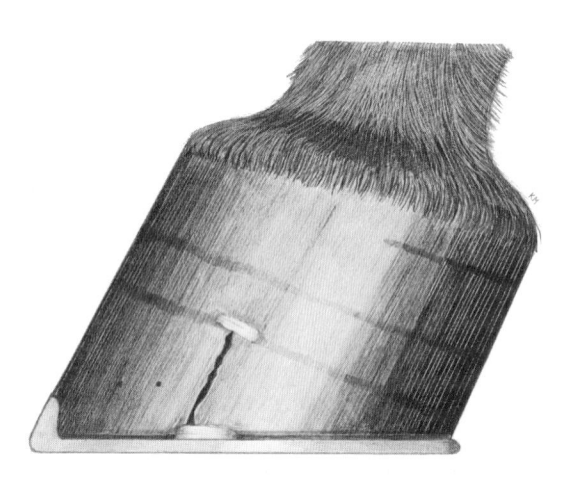

**Abb. 6.2:** Tragrandhornspalte, versehen mit einer Querrinne am proximalen Ende der Hornspalte; Kürzung des Tragrandes im Gebiet der Hornspalte, damit nach dem Beschlag der Tragrand keine Auflage findet

kontinuierlichen Hornbildung ein. Nach Abstellung der Ursache bedeckt sich die Kronlederhaut mit einer dünnen Schicht an Narbenhorn. Der Defekt in der Schutzschicht schiebt sich entsprechend dem Hornwachstum tragrandwärts.

Sofern eine entzündliche Reaktion von der Kron- und Wandlederhaut ausgeht, tritt Lahmheit auf und entstehen weitere, bei einer akuten Pododermatitis sich ergebende Symptome. Durch genaue Adspektion, erforderlichenfalls Sondierung, wird die Tiefe der Kluft festgestellt. Reicht sie bis zur Lederhaut, ist das Horn in der Umgebung der Kluft halbmondförmig abzutragen, die Lederhaut selbst mit einem Antiseptikum zu benetzen und mit Gaze abzudecken. Ein zirkulärer selbstklebender Verband schützt anschließend die Operationsstelle; Tetanusprophylaxe. Die nicht bis zur Lederhaut durchdringende Hornkluft bedarf keiner Behandlung. Sie kann allenfalls mit Hufkitt verschlossen werden. Gelangt die Hornkluft durch das Hornwachstum schließlich in die Nähe des Tragrandes, eignet sich dieser Wandabschnitt dann nicht zum Anbringen von Hufnägeln.

### 6.1.1.3 Lose Wand

Eine Trennung zwischen Hornsohle und Hornwand in der weißen Linie bezeichnet man als lose Wand. Sie beruht auf einer bröckligen trockenen Beschaffenheit des Horns, auf einer Mazeration der weißen Linie und ist insbesondere auf gestörte Druckverhältnisse in Hufsohle und Hufwand zurückzuführen (schmales Hufeisen, zu langer Tragrand bei unbeschlagenen Flachhufen, abweichendes,

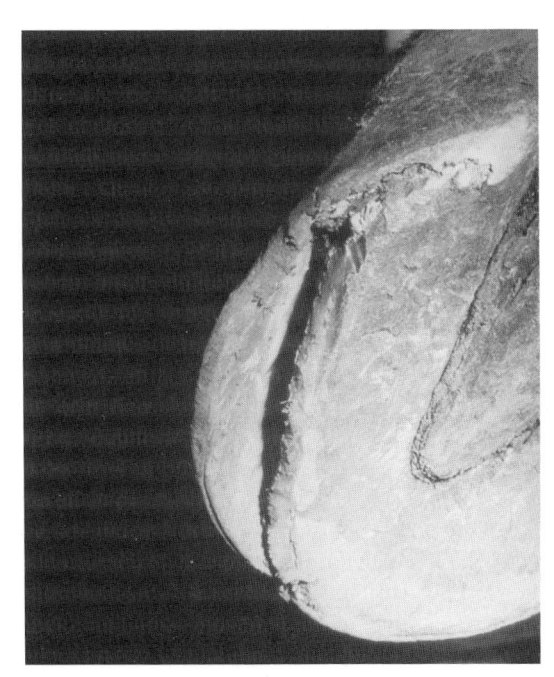

**Abb. 6.4:** Lose Wand an einem unbeschlagenen Huf von der Sohlenfläche aus betrachtet

krankhaftes Hornwachstum beim chronischen Rehehuf) (Abb. 6.4). In den Hohlraum dringt Schmutz ein, Steinchen und andere Fremdkörper klemmen sich fest und können auf die Lederhaut drücken und sie gegebenenfalls verletzen (Tafel 15, Abb. a, Tafelteil). Dadurch wird eine Pododermatitis, die eine Stützbeinlahmheit zur Folge hat, ausgelöst. Entlang der Hornwand kann sich die Pododermatitis ausbreiten und an der Krone nach außen durchbrechen. Abwehrreaktionen werden durch den Druck der Hufuntersuchungszange und durch die Hammerperkussion provoziert.

Solange das Pferd nicht lahmt, beschränkt sich die Behandlung auf die Reinigung des Hohlraumes in der weißen Linie, ein Ausstreichen mit Holzteer und Auffüllen mit Werg und schließlich das Anbringen eines breiten Hufeisens. Der Beschlag hat dabei Rücksicht zu nehmen auf die ätiologischen Gesichtspunkte. Im Fall des Vorliegens einer Pododermatitis wird die Behandlung nach den dort angegebenen Richtlinien ergänzt.

### 6.1.1.4 Hohle Wand

Unter einer hohlen Wand wird die Trennung zwischen dem Horn der Blättchenschicht und der erheblich dickeren Schutzschicht des Wandhorns verstanden. Sie ist Folgezustand einer Pododermatitis der Wandlederhaut nach Vernagelung, Hufrehe oder anderen Entzündungsursachen. Die hohle Wand bildet sich unmittelbar unter der Krone oder auch am tragrandseitigen Wandabschnitt, zuweilen erstreckt sie sich über die gesamte Wandlänge in unterschiedlicher seitlicher Ausdehnung. Das Horn in der weißen Linie bleibt unverändert erhalten.

Die Entstehung der hohlen Wand liegt gewöhnlich mehrere Wochen zurück, so daß der akute Entzündungsschmerz bereits wieder abgeklungen ist.

Bewegungsstörungen stellen sich erneut ein, wenn Schmutz in den Hohlraum eindringt und dieser durch Druck auf die Wandlederhaut eine Pododermatitis bewirkt.

Dehnt sich der Hohlraum bis zum Tragrand aus, so ist er nach dem Abnehmen des Hufeisens und nach Reinigung des Hufes sichtbar. Befindet er sich noch in der proximalen Hälfte der Wand, dann wird er durch einen hohlen Perkussionsschall gefunden.

Besteht zugleich eine Pododermatitis, löst die Perkussion Schmerzen aus und ist eine verstärkte Pulsation der Mittelfußarterie festzustellen; auch zeigt das Pferd eine Stützbeinlahmheit, die sich beim Vorführen auf hartem Boden deutlicher darstellt als auf weicher Unterlage.

Die hohle Wand kann nur über ein ungestörtes Wachstum der Hornröhrchen- und der Hornblättchenschicht endgültig beseitigt werden, weshalb dieser Vorgang eine geraume Zeit beansprucht. Um in dieser Phase die Hornbildung überwachen zu können und wiederholte Reizungen der Wandlederhaut durch in den Hohlraum einge-

# 324 Krankheiten der Gliedmaßen

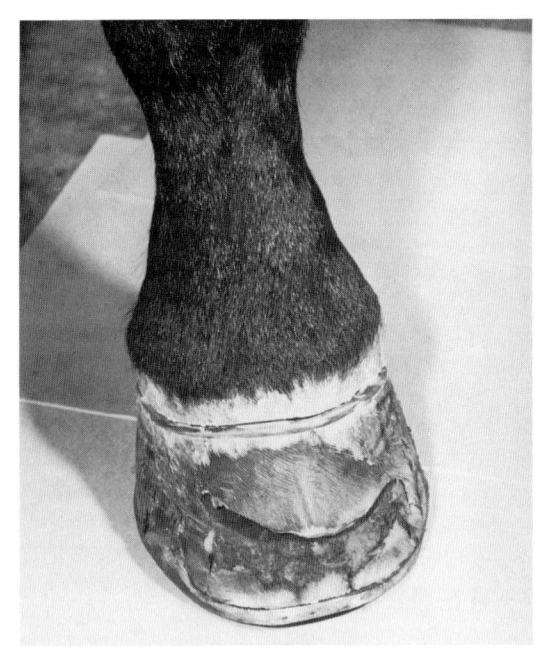

**Abb. 6.5:** Hohle Wand nach Abtragen der Schutzschicht des Wandhorns und nach Beschlagskorrektur

drungenen Schmutz zu verhüten sowie beim Vorliegen einer akuten Pododermatitis, ist die hohle Wand in ihrer gesamten Ausdehnung abzutragen, die Randflächen zu den intakten angrenzenden Partien abzuschrägen und der somit geschaffene Horndefekt mit Huflederkitt auszufüllen (Abb. 6.5). Es empfiehlt sich, ein Hufeisen mit verbreiterter Auflagefläche, gegebenenfalls als Schlußeisen geschmiedet, anzubringen.

## 6.1.1.5 Hornfäule

Die Hornfäule ist ein durch Mazeration und Fäulnisvorgänge ausgelöster Zerstörungsprozeß, der die äußeren Hornschichten der Sohle, der Wand und insbesondere des Strahls befällt (Strahlfäule). Sie stellt ein stallhygienisches Problem dar, weil ihre Entstehung hauptsächlich auf ungenügender Reinhaltung der Hufe (vernachlässigte Hufpflege) und auf einer ständig feuchten Einstreu des Standplatzes beruht. Besonders gefährdet sind Tiere mit einer schlechten Hornbeschaffenheit sowie mit einem Zwanghuf, da bei dieser veränderten Hufform der Strahl verkümmert und die Spalten der Strahlfurchen schmal und tief sind, so daß sich in ihnen Dung und anderer Schmutz festsetzt.

Chemische und mikrobielle Einwirkungen lösen zunächst die der natürlichen Abstoßung unterliegenden Hornteile auf und dringen dann von der Oberfläche in die Tiefe vor. Sobald dieser Prozeß die Nähe der Lederhautzotten erreicht, kann bei Bodenberührung oder durch eingedrückte Schmutzpartikel ein Schmerz und dadurch Lahmheit entstehen. Die Hornfäule wird im Bereich des Strahls häufig festgestellt, während sie sich im Sohlen- oder Wandhorn nur unter besonderen Voraussetzungen ergibt, wie z. B. nach Abdeckung der Sohle mit einer Einlage (Ledersohle, Plastikkeil).

Die zerklüftete Hornoberfläche ist mit einem grauschwarzen, schmierigen Belag bedeckt, der einen unangenehmen, säuerlichen Geruch verbreitet. Erstreckt sich bei der Strahlfäule der Prozeß bis in den Bereich des Ballens, so entsteht eine Saumbandentzündung, die eine Ringbildung im Horn der Trachtenwand hinterläßt.

Eine differentialdiagnostische Abgrenzung gegenüber dem Strahlkrebs ist durch das Fehlen zottiger Wucherungen der Strahllederhaut, die dem Hufkrebs eigen sind, leicht möglich.

Neben einer Verbesserung der stallhygienischen Verhältnisse richtet sich die Therapie auf die Entfernung aller angegriffenen Hornteile, die gründliche Reinigung der Strahlfurchen und das Auftragen desinfizierender und adstringierender Mittel. Wir haben vorzügliche Erfahrungen mit der Verwendung von Jodoformäther gemacht. Tiefe und schmale Strahlfurchen werden mit Watte ausgestopft. Desinfektion und Tamponade sind täglich durchzuführen, bis das Strahlhorn trocken erscheint.

Unter Einhaltung der beschriebenen Maßnahmen ist die Prognose gut.

## 6.1.1.6 Zwanghuf

Als Zwanghuf werden Formveränderungen der Hornkapsel angesehen, die eine Verengung in einem bestimmten Abschnitt hervorrufen. Es wird unterschieden zwischen einem Trachtenzwang-, Kronenzwang- und Sohlenzwanghuf.

Beim **Trachtenzwanghuf** sind die mediale oder auch beide Trachtenwände eingezogen, so daß die schmalen Hufballen eng aneinanderliegen. Der Hornstrahl ist verkümmert und zwangförmig von den Eckstreben eingefaßt. Für das Zustandekommen eines Trachtenzwanghufes gibt es mehrere Erklärungen. Grundsätzlich muß jedoch immer eine Einschränkung des Hufmechanismus vorgelegen haben, aus der sich diese Formveränderung ergibt. Die häufigste Ursache liegt in Haltungs- und Beschlagsfehlern (Bewegungsmangel, ausgetrocknetes Hufhorn, versäumte Beschlagserneuerung, falsches Kürzen der Trachtenwände, Schwächung der Eckstreben und des Strahls, beim Beschlagen zu weit gerichtete oder nach innen abgeschrägte Hufeisen). Auch bei schmerzhaften chronischen Krankheitszuständen im hinteren Hufabschnitt wird der Hufmechanismus eingeschränkt und verengen sich dadurch allmählich die Trachten. Deshalb kann der Trachtenzwanghuf auch eine Begleiterscheinung der Podotrochlose, einer chronischen Tendinitis oder einer Hufknorpelverknöcherung sein. Dieser Gesichtspunkt erklärt auch das häufigere Auftreten eines Trachtenzwanghufes an der Vordergliedmaße gegenüber der Hintergliedmaße.

Durch die eingeengte Hornkapsel ergeben sich zuweilen Quetschungen der Hufederhaut, insbesondere im Eckstrebenwinkel, die eine Lahmheit bedingen. Sie macht sich auf hartem Geläuf verstärkt bemerkbar. Der Trachtenzwanghuf als Lahmheitsursache kann nur durch den Einsatz aller klinischen Untersuchungsmethoden und unter Ausschluß anderer schmerzhafter Krankheitszustände im Huf belegt werden.

Der nicht auf einer chronischen Huferkrankung beruhende Trachtenzwanghuf läßt sich durch eine sachgerechte Hufkorrektur, die möglichst gleichmäßige Belastungsverhältnisse im Huf herstellen soll, allmählich beheben. Viel Bewegung auf weichem und feuchtem Weideboden trägt zur Erweiterung der Hornkapsel bei. Für enge und spitzgewinkelte Hufe empfiehlt sich ein Hufeisen mit einer elastischen Sohleneinlage (Kunststoff, Kork) die zur Kräftigung des Strahls beiträgt. Um die Dehnungsmöglichkeit der Trachtenwand zu erleichtern, kann diese dünngeraspelt werden oder muß man zusätzlich Rinnen in die Trachtenwand einschneiden. Die Rinnenform nach MESSLER oder nach COLLINS erscheint hierfür am geeignetsten (Abb. 6.6).

Eine an der Krone bestehende Einschnürung der Hornwand wird als **Kronenzwang** bezeichnet. Dieser Zwanghuf entwickelt sich bevorzugt bei jugendlichen Pferden mit weiten und spitzgewinkelten Hufen, die nach Weideaufenthalt nunmehr harten Bodenverhältnissen ausgesetzt werden. Mit der Überstellung der Jungtiere vom Züchter in die Trainieranstalten der Rennbahnen ändern sich auch die Anforderungen an den Aufhängeapparat des Hufbeines und an den Hufmechanismus, wodurch sich eine allmähliche Umformung des Hufes ausbildet.

Beim Kronenzwanghuf verläuft die Hornwand nicht gestreckt, sondern sie ist konkav eingebogen. Eine Lahmheit entsteht, wenn die Wandlederhaut durch die Einschnürung gequetscht wird. Palpation und Perkussion in der konkaven Biegung der Wand sind dann schmerzhaft. Da meistens beide Vorderhufe von der Umformung betroffen sind, zeigt das Tier einen klammen und vorsichtigen Gang, der eine Bewegungsunlust vortäuscht.

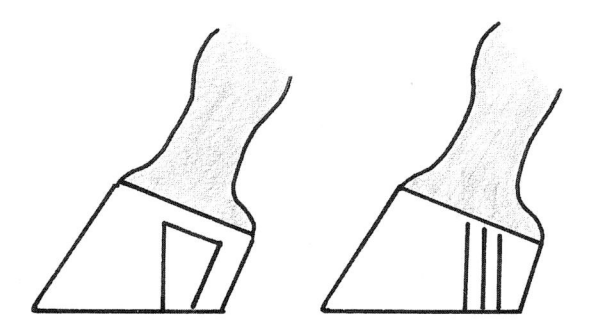

**Abb. 6.6:** Hufrinnen nach COLLINS (links) und MESSLER (rechts)

Ziel einer Behandlung muß es sein, den Fußungsdruck auf die Hufwand durch eine Mitbeteiligung der Gesamtsohle zu mindern. Zu diesem Zweck bietet sich ein Beschlag mit elastischer Sohleneinlage an (z.B. Hufpad). Noch zweckmäßiger wäre es, die Trainingsarbeit auf weichem Boden zu verrichten.

Beim **Sohlenzwanghuf** ist der Umfang des Tragrandes kleiner als der des Kronrandes. Unter Bildung einer krallenförmigen Zehenwand besteht hierbei eine ausgeprägte Wölbung im Sohlenkörper. Fast immer liegt seiner Entstehung die Verwendung zu kurzer Eisen, die versäumte Hufzubereitung bei spitzen Hufen oder eine zu schwache Bildung des Sohlenhorns zugrunde. Besonders der bei Springpferden anzutreffende Beschlagsfehler bewirkt, daß die hinteren Hufabschnitte dadurch übermäßig belastet werden und sich die Trachten verstärkt unterschieben.

Beim heranwachsenden Fohlen sieht man diese Formabweichung der Hornkapsel, wenn sich das Jungtier nur auf weicher Einstreu im Stall bewegt.

Durch Quetschung der Sohlenlederhaut entstehen Schmerzen, die einen klammen Gang oder eine deutliche Lahmheit verursachen.

Die eingehende klinische Untersuchung führt ohne Schwierigkeiten zur Diagnose.

Eine regelmäßige Kürzung der Zehe sowie die Beschlagskorrektur mit einem Hufeisen von korrekter Schenkellänge können allmählich diese Zwanghufform ausgleichen. Falls es der Gebrauchszweck des Pferdes gestattet, wäre auch ein längeres Barfußgehen in der Weide empfehlenswert.

### 6.1.1.7 Krankheiten der Hufederhaut

Die Erkrankungen der Hufederhaut werden eingeteilt in

1. die *Pododermatitis aseptica*,
2. die *Pododermatitis infectiosa*,
3. übrige Formen einer Hufederhautentzündung.

Zweifellos liegt der Schwerpunkt der Krankheiten auf den Formen einer Hufederhautentzündung, die mechanisch-traumatischen und bakteriellen Ursprungs sind sowie stoffwechselbedingten Gefäßreaktionen an der Lamina zugrunde liegen.

Neben der *Pododermatitis diffusa aseptica* (Hufrehe), die wegen ihrer Ätiologie, Pathogenese und Therapie eine Sonderstellung unter den Entzündungsformen der Hufederhaut einnimmt, entstehen entzündliche Reaktionen an diesem Teil des Hufes durch gedeckte Verletzungen (Prellungen, Quetschungen, Zerreißungen durch zu starkes Ausschneiden der Sohle oder Kürzen des Tragrandes, Hitzeeinwirkung beim Aufpassen des Hufeisens u.a.) oder nach Perforation des Hornschuhes durch eingetretene Fremdkörper in die Sohle bzw. durch eine Huflederhautverletzung im Zusammenhang mit anderen Beschädigungen der Hornkapsel (Hornspalte, Kronentritt). Sind neben der mechanischen, seltener thermischen Einwirkung Mikroorganismen an der Entzündung beteiligt, dann entsteht eine infizierte Pododermatitis. In der Regel sind es Eitererreger oder Nekrosebakterien, die eine eitrige Form der Pododermatitis auslösen. Ohne Beteiligung infektiöser Agenzien an der Entzündung spricht man von einer Pododermatitis aseptica. Eine Pododermatitis beginnt immer als umschriebener Prozeß, der sich bei der eitrigen Form jedoch rasch ausbreiten kann, wodurch größere Flächen der Sohle oder der Wand vom entzündlichen Exsudat unterminiert werden bis schließlich ein Eiterdurchbruch an der Krone entsteht oder im ungünstigsten Fall gar eine Exungulation (Ablösung des gesamten Hornschuhs) sich einstellt. Wird der Eiterherd durch die Abwehrmechanismen eingedämmt, bildet sich ein Hufabszeß.

### Pododermatitis aseptica acuta circumscripta

Diese Form der Huflederhautentzündung ist in über 80% der Fälle an den Vorderhufen, in den Eckstreben der Sohle und im Sohlenwinkel festzustellen. Die nicht durch Infektionserreger ausgelöste Entzündung hat eine Quetschung, Zerrung oder Zerreißung der Pododerma zur Ursache, die auf verschiedene Einflüsse zurückzuführen ist. Sie kann auf einer einmaligen Traumatisierung beruhen oder auch Folgeerscheinung sich immer wiederholender oder dauernd einwirkender Einflüsse sein. Jede ungleiche, übermäßige Druck- und Zugbeanspruchung der Lederhaut (z. B. durch mangelhafte und unsachgemäße Hufversorgung, Stellungsabweichung der Zehe, pathologische Hufform) kann eine mechanisch-traumatische Irritation auslösen. Die dabei auftretende Schädigung der Lederhaut dürfte immer mit der Ruptur feiner Kapillargefäße einhergehen, so daß eine örtliche und sei es noch so geringe Blutung entsteht. Abhängig von der Größe und Art der einwirkenden Gewalt sind die pathologischen Vorgänge und Veränderungen unterschiedlich. Die aseptische zirkumskripte Huflederhautentzündung dient aber der Wiederherstellung des geschädigten Gewebes, unter gleichzeitiger Beseitigung ausgetretener Blutbestandteile und zerstörter Gewebeschichten. Hyperämie, Exsudation und Hämorrhagie führen zu einer Drucksteigerung im ödematisierten *Stratum papillare*, die einen örtlichen Schmerz und dadurch die Lahmheit bewirken. Der durch Gefäßrupturen extravasal befindliche Blutfarbstoff gelangt in die Hornröhrchen und erscheint mit diesen an der Oberfläche, wodurch nach längerer Zeit punkt- oder strichförmige Rötungen in der Hornschicht auftreten. Kommt es zu flächenförmigen Farbstoffeinlagerungen, so werden sie als **Steingalle** oder **Hornfleck** bezeichnet (Tafel 15, Abb. b und c, Tafelteil). Wenn Mikroorganismen in den aseptischen Prozeß gelangen, verändert sich die Entzündung zur infektiösen.

Die klinischen Symptome werden vorwiegend durch eine Stützbeinlahmheit und durch die verstärkte Pulsation der Mittelfußarterie geprägt. Bei Bewegung auf hartem Boden verstärkt sich die Lahmheit. Zangenuntersuchung und Hufperkussion lokalisieren den Schmerz recht genau. In diesem Gebiet wird die Hornschicht zu diagnostischen Zwecken so weit abgetragen, daß man eine perforierende Verletzung oder eine eitrige Entzündung der Huflederhaut ausschließen kann.

Die Behandlung richtet sich zum einen auf die Beseitigung der Ursachen und verfolgt zum anderen ein Abklingen der Entzündung. Im akuten Krankheitsfall wird ein kalter Hufangußverband angelegt, der nach drei bis fünf Tagen abgenommen und gegebenenfalls durch einen warmen Angußverband ersetzt wird. Besteht die Lahmheit bereits mehrere Tage, dann ist zur Resorptionsförderung des entzündlichen Exsudates sofort ein warmer Angußverband angezeigt. Die Behandlung erfolgt unter Gewährung von Stallruhe. Klingen die Symptome nicht ab oder verstärken sie sich während der Behandlungsdauer, so ist die operative Freilegung der erkrankten Lederhaut notwendig. Die dabei abfließende Entzündungsflüssigkeit besitzt, je nach dem Pigmentgehalt der aufgelösten Epithelzellen, eine hell- bis dunkelgraue Farbe. Der freigelegte Huflederabschnitt ist durch einen trockenen Watteverband so lange zu schützen, bis er mit Narbenhorn bedeckt ist.

Betrifft eine Entzündung die **Saumlederhaut** und wird der sie auslösende Reiz nicht abgestellt, so entsteht eine Überproduktion von verändertem Horn in der Glasurschicht, deren Oberfläche ein stumpfes, rissiges und borkenähnliches Aussehen annimmt, das sich tragrandwärts von der Krone her herabschiebt. Bei einer Ausbreitung der Entzündung auf die angrenzende Kronlederhaut zeigt auch deren Hornprodukt eine bröcklige Beschaffenheit, die Hornrisse und Hornspalten aufweisen kann. Die Saumlederhautentzündung befällt in der Regel alle vier Hufe gleichzeitig, während sie bei sekundärer Entstehungsweise (z. B. beim Rehehuf) auch einzelne Hufe betreffen kann.

Die Ursachen der primären Saumlederhautentzündung liegen in einer mangelhaften oder auch falschen Hufpflege. Die Ansammlung von Schmutz in der Behaarung der Krone kann ebenso wie die Verwendung eines ranzigen, salzigen oder säurehaltigen Huffettes oder die Einwirkung von Tausalz den Entzündungsreiz darstellen. Zur Hufpflege sind technische Öle und Fette ungeeignet (Tafel 15, Abb. d und e, Tafelteil).

Im chronischen Zustand ist die Erkrankung an der Überproduktion des abnormalen Horns leicht erkennbar. Der Übergang von der Krone zur kutanen Haut wird durch das Abstehen der Behaarung besonders hervorgehoben. Lahmheitserscheinungen bestehen im chronischen Stadium meistens nicht. Diese können dagegen in der akuten Krankheitsphase auftreten, bei der die beschriebenen Veränderungen in der Hornwand noch nicht bestehen. Dann ist der Kronrand gering bis mäßig geschwollen, vermehrt warm und druckempfindlich.

Das chronische Leiden besitzt eine unsichere Prognose, weil bei längerer Krankheitsdauer die Zotten der Kronlederhaut hypertrophieren.

Dennoch sollte ein Behandlungsversuch eingeleitet werden, der nach Abstellen der Ursachen mit einer gründlichen Reinigung der Krone und des Hufhorns beginnt. Dazu wird handwarmes Seifenwasser (Wasa®) verwendet, mit reinem Leitungswasser nachgespült und nach Trocknung der Oberfläche auf den Kronrand Lanolin oder eine frisch zubereitete Lebertransalbe aufgetragen. Diese Behandlung ist täglich zu wiederholen. Das mechanische Abtragen der Hornauflagerungen muß unterbleiben, weil dadurch nur neue Reizungen entstehen.

Ebenfalls als Produkt einer chronischen Entzündung ist die **Hornsäule** aufzufassen, die eine deutlich abgesetzte leisten-, zylinder- oder säulenförmige Verdickung an der Innenfläche der Hornwand darstellt. Die vermehrte Hornbildung befindet sich im Bereich der Hornblättchenschicht und ist Folgezustand einer aseptischen oder auch eitrig-chronischen Entzündung der Huflederhaut. Nimmt sie ihren Ausgang von der Kronlederhaut, so besteht sie hauptsächlich aus Röhrchenhorn, das im Verlauf von Monaten tragrandabwärts herabwächst und durch seine halbrunde Form schließlich an der Sohle die weiße Linie sohlenwärts einbuchtet (Kronhornsäule). Die Wandhornsäule entsteht durch einen entzündlichen Dauerreiz der Wandlederhautblättchen. Das hierdurch vermehrt gebildete Horn ist unregelmäßiger gestaltet und schiebt sich mit der Zeit ebeno nach distal bis zur weißen Linie und kann sich aber auch durch Ausbreitung der Entzündung nach proximal bis zur Krone ausdehnen. Nimmt die abnormale Hornbildung einen erheblichen Umfang an, dann kann der von ihr ausgehende ständige Druck eine atrophische Druckrinne am Hufbein hervorrufen (Abb. 6.7). Eine vermehrte, lokalisierte Hornbildung in der Sohle wird als Hornschwiele oder Hornbeule bezeichnet.

Zu den Ursachen einer Hornsäule zählen alle nicht abgeheilten Verletzungen der Kron- und Wandlederhaut. Seltener entsteht sie durch Druck der Zehen- und Seitenwandaufzüge sowie durch indirektes Vernageln beim Hufbeschlag.

Der Nachweis einer Hornsäule gelingt am einfachsten, wenn sie sich bis zum Tragerand vorgeschoben hat und eine Einziehung der weißen Linie erkennbar ist (Abb. 6.8). Manchmal ist das Schwielenhorn dort zerklüftet und brüchig. Auf Zangendruck läßt sich eine graue Flüssigkeit oder Eiter hervorpressen. Diese Flüssigkeitsansammlung ist Folge einer exsudativen Entzündung oder einer Infektion der Lederhaut. Unter diesen Umständen zeigt das Pferd auf Palpation und Perkussion eine Schmerzäußerung innerhalb des Hornsäulenbereiches und es tritt dann in der Regel auch eine wechselnde Lahmheit auf, zugleich besteht eine verstärkte Pulsation der Mittelfußarterie. Eine solide Hornsäule braucht zum

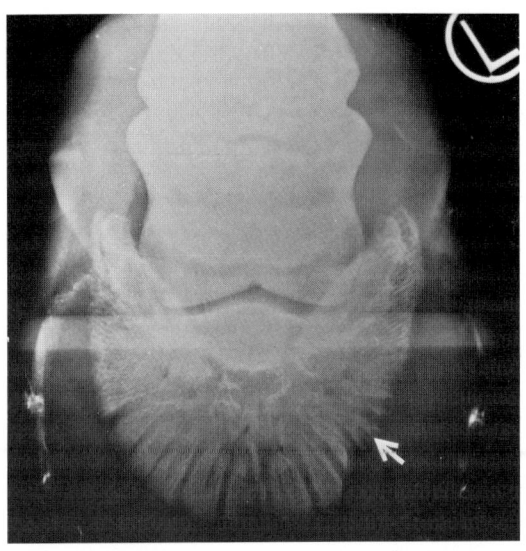

**Abb. 6.7:** Druckatrophie am Hufbein (↑) durch eine Hornsäule

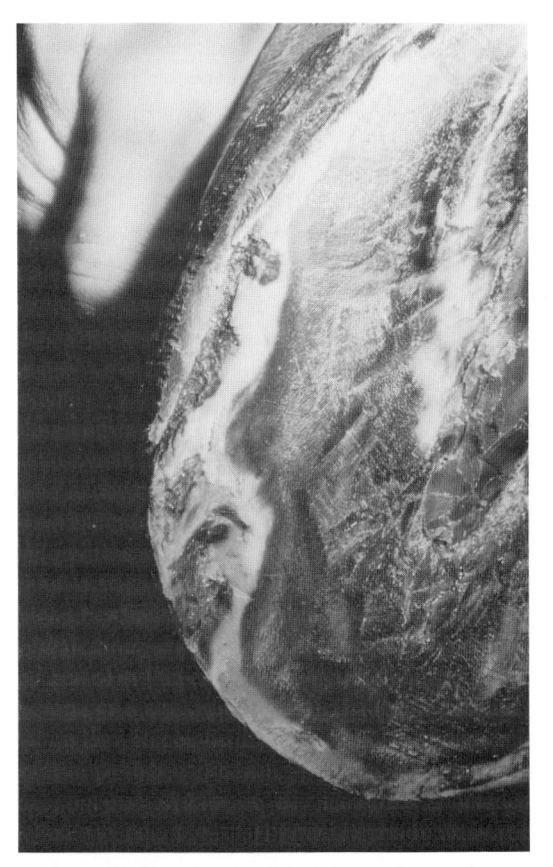

**Abb. 6.8:** Sohlenwärtige Einziehung der weißen Linie am Übergang vom Zehen- zum Seitenwandtragrand durch eine Hornsäule

Zeitpunkt ihrer Erkennung dagegen keine Lahmheit hervorzurufen. Im Röntgenbild wird eine Hornsäule nur dann nachgewiesen, wenn sie eine Druckusur am Hufbein veranlaßt hat.

Eine Behandlung ist nur im Lahmheitsfall erforderlich. Unter dieser Voraussetzung muß die Hornsäule operativ entfernt werden. Die Prognose ist wegen einer Rezidivgefahr nur dann unsicher, wenn eine erhebliche Druckrinne im Hufbein vorliegt.

### Pododermatitis aseptica diffusa (Hufrehe)

Diese als **Rehe** bezeichnete Erkrankung der Huflederhaut nimmt nicht nur wegen der auffälligen klinischen Symptomatik, sondern auch wegen ihrer Ätiologie eine Sonderstellung unter den Entzündungsformen des Hufes ein.

Die Krankheit befällt gewöhnlich paarig, vorwiegend die Hufe der Vorder- oder auch der Hintergliedmaßen, manchmal zudem alle vier Extremitäten und gelegentlich unter bestimmten Voraussetzungen nur einen Huf, wenn die bilaterale Gliedmaße wegen einer anderen Krankheit nicht ausreichend belastungsfähig ist (Belastungsrehe). Von ihr betroffen werden Pferde aller Rassen und beiderlei Geschlechts. Sie kommt besonders gehäuft bei Ponys vor, weil in der Fütterung und Haltung dieser Kleinpferde die schwerwiegendsten Fehler gemacht werden und Ponys sich im Stoffwechselgeschehen gegenüber anderen Pferderassen zu unterscheiden scheinen.

Die Krankheit stellt eher ein Syndrom dar, bei dem die klinische Symptomatik ein weitgehend identisches Muster zeigt, die ätiologischen Ursachen und die pathogenetischen Abläufe jedoch sehr unterschiedlich sein können. Eine Trennung in traumatisch-mechanische und chemisch-toxische Ursachen läßt sich nicht aufrechterhalten, da der Rehe immer Störungen vorangehen, die unmittelbar oder mittelbar mit den Futtermitteln, der Quantität der Futteraufnahme und Verdauungsstörungen in Verbindung stehen. Diese Auffassung steht nicht mit den Beobachtungen in Widerspruch, wonach eine Rehe nach falscher oder übermäßiger Verfütterung energiereicher Futtermittel bei gleichzeitig unzureichender Verbrennung infolge Mangel an körperlicher Arbeit, nach Arzneimittelintoxikationen, im Verlauf oder im Anschluß von Infektionskrankheiten oder anderen Krankheitsprozessen, bei denen Stoffwechseltoxine in den Kreislauf gelangen (Kolik, *Retentio secundinarum* u. a.), einsetzt. Es sind Eiweißzersetzungsprodukte (u. a. Histamin), die im akuten Erkrankungsfall vermehrt im Blut angetroffen werden, weil die Leber sie offenbar nicht in der erforderlichen Menge transformieren und ausscheiden kann. Andere Autoren sehen einen ätiologischen Zusammenhang zu einer augenscheinlich angeborenen, verzögerten Insulinantwort auf ein übermäßigs Kohlenhydrat- und Fettangebot, die ihrerseits eine Erhöhung der Thromboxan-A-Aktivität auslöst. Trotz vielfältiger Forschung in der jüngsten Vergangenheit konnte noch keine einheitliche Auffassung zur Pathogenese dieser am Huf sich äußernden Allgemeinerkrankung erzielt werden. Untersuchungen weisen darauf hin, daß durch die Abgabe von vasoaktiven Mediatoren eine verminderte Durchblutung der Huflederhautkapillaren bei gleichzeitiger Lähmung und damit Erweiterung arteriovenöser Anastomosen entsteht. Eine Abnahme der kapillaren Perfusion führt zu einer Thrombozytenaggregation und damit zur intravasalen Blutgerinnung, die eine ischämische Nekrose in der Lederhaut auslöst. Die Schädigung der Kapillarmembranen läßt Plasmawasser aus den Kapillaren austreten, was zu den klinischen Erscheinungen eines hochgradigen Schmerzes im dorsalen Wand- und Zehenabschnitt der Hufsohle führt. Die alsbald festzustellende vermehrte Wärme im Hornschuh beruht auf einer gesteigerten Blutzufuhr in den arteriovenösen Shunts. Die transkapilläre Exsudation löst alsbald die Verbindung zwischen Lederhautblättchen und Hornblättchen (Tafel 15, Abb. f, Tafelteil). Ein Erguß lockert deshalb den Aufhängeapparat des Hufbeins, das sich dann bei vorgestellter Gliedmaße unter dem Druck der Körperlast senken und sohlenwärts geringfügig drehen kann. Durch diese Lageveränderung drückt der vordere Hufbeinrand auf die Sohlenlederhaut. Seitens der Sohlenlederhaut kann eine Drucknekrose mit einem Sohlendurchbruch entstehen. Der Knochen erleidet eine Atrophie, oder es bildet sich eine hutkrempenähnliche Aufbiegung des Hufbeinrandes (Abb. 6.9).

Die klinischen Kennzeichen der akuten Hufrehe äußern sich in allgemeinen Gesundheitsstörungen und in örtlichen Krankheitserscheinungen. Zum erstgenannten Komplex gehören eine Erhöhung der Körperinnentemperatur, der Puls- und der Atemfrequenz, Schweißausbruch, eine

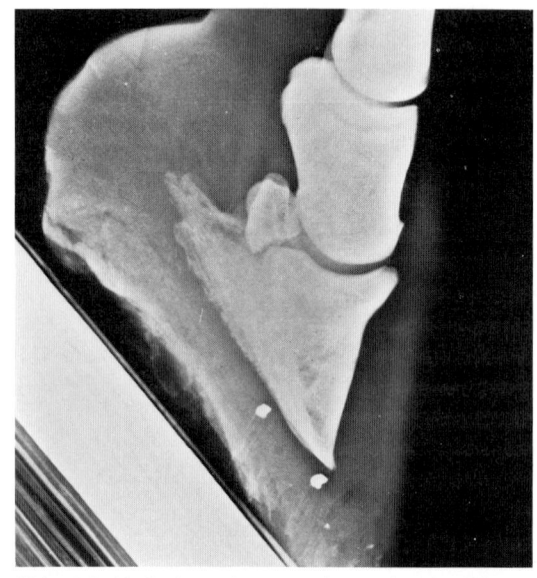

**Abb. 6.9**: Hufbeinsenkung und -rotation im Röntgenbild: Verlust der Parallelität zwischen dorsaler Hufbeinfläche und Hornschuh; aufgebogene Hufbeinspitze

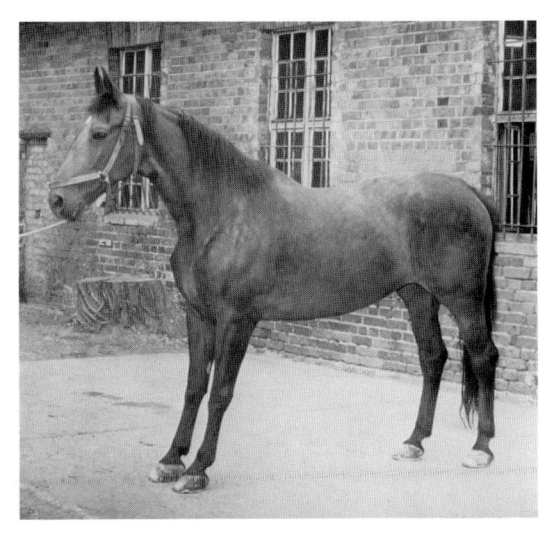

**Abb. 6.10:** Typische Ruhebelastung der Vordergliedmaßen bei Rehe an den Vorderhufen

Appetitminderung und Unruheerscheinungen, die einer beginnenden Kolik ähneln können. Am auffälligsten besticht die eigentümliche Gliedmaßenhaltung und die Gangart des meist hochgradig lahmen Pferdes. Zuweilen wird das erkrankte Tier auch liegend angetroffen. Es läßt sich dann nur mühsam auftreiben. Im Stand der Ruhe werden die erkrankten Vordergliedmaßen durch Vorsetzen unter gleichzeitigem Unterschieben der Hinterextremitäten unter den Körper entlastet (Abb. 6.10). In der nur beschwerlich ablaufenden Schrittbewegung erfolgt eine typische Trachtenfußung unter Verlagerung des Körperschwerpunktes auf die Hinterhand. An allen vier Hufen erkrankte Tiere bewegen sich in der Regel überhaupt nicht von ihrem Platz und kommen zum Festliegen. Sind nur die Hintergliedmaßen von dem Reheanfall betroffen, erfolgt eine weitgehende Entlastung dieser Extremitäten durch Verlagerung des Körperschwerpunktes auf die Vorderhand. Als lokaler Befund wird die pochende Pulsation an der Mittelfußarterie, vermehrte Wärme der Hufkapsel und der Krone, der deutliche Perkussionsschmerz an der dorsalen Hufwand und im Zehenteil der Sohle erhoben.

Differentialdiagnostisch sind eine Myopathie und mit gewissen Einschränkungen auch der Wundstarrkrampf zu beachten.

Für die Prognose ist der Zeitpunkt des therapeutischen Eingreifens bedeutungsvoll, weil er über die möglichen Folgeerscheinungen einer Senkung und Drehung des Hufbeins mitentscheidet. Eine Hufbeinsenkung wurde schon 12 Stunden nach Erkennung der ersten Symptome im Experiment festgestellt.

Die Therapie beruht weitgehend auf empirischen Beobachtungen und ist vor allem auf die Bekämpfung der Krankheitssymptome ausgerichtet. Umgehend sind die Ursachen der Grundkrankheit abzustellen (z. B. Fütterungsumstellung, Arzneimittelentzug, Abnahme der Nachgeburt u. a.). Der Patient wird in einer geräumigen Boxe mit tiefer und weicher Einstreu (Sägespäne, Torfmull) untergebracht. Stundenweiser Aufenthalt in einem Wasserbad oder kühlende Hufverbände wirken schmerzlindernd und druckentlastend durch eine Erweichung des Kapselhorns. Nach Möglichkeit sind die Hufeisen abzunehmen und sollte die Zehenwand dünngeraspelt werden. In einen Hufverband werden Gazerollen quer auf die Hufsohle verbracht, um den Ballenstrahlabschnitt zu stützen. Die gleiche Wirkung kann auch mit einem Gipsverband erreicht werden, der den hinteren Sohlenabschnitt unterstützen soll und den Zehenteil der Sohle von einer direkten Belastung ausspart (HUSKAMP, 1990).

Liegen fütterungsbedingte Einflüsse vor, ist die Verabreichung von Paraffinöl mit der Nasenschlundsonde zu empfehlen, um die weitere Resorption von Endotoxinen abzubremsen. Die Dosis von 4 l Paraffinöl kann bei gleichzeitigem Futterentzug für 24 Stunden nach 6 Stunden wiederholt werden. Bis zum Abklingen der Krankheitserscheinungen ist ausschließlich qualitativ einwandfreies Heu in halber Tagesration anzubieten.

Im Mittelpunkt der medikamentösen Behandlung werden in allen Stadien der Krankheit zur Linderung der erheblichen Schmerzen und um den vitiösen Zirkel des Schmerzes auf die Gefäßkonstriktion zu durchbrechen, nichtsteroidale Antiphlogistika (z. B. Phenylbutazon 4,4 mg/kg KM oral oder i. v. für die Dauer von 3–5 Tagen, dann in abgestufter Menge) verwendet. Klinische Beobachtungen weisen auf die Effektivität von Dimethylsulfoxid (DMSO), wovon 0,1 g/kg KM in 10%iger Lösung an drei hintereinanderliegenden Tagen intravenös gegeben werden (BAXTER, 1991).

Zur Verbesserung des digitalen Blutflusses und einer gesteigerten Laminarperfusion werden Vasodilatanzien und Antikoagulanzien als mögliche Arzneistoffe angegeben. Zu ersteren zählen Acepromazin (z. B. Vetranquil®, Sedalin®) in einer Dosis von 0,02 mg/kg KM i. v. oder i. m. 3- bis 6mal täglich sowie Isoxsuprine hydrochlorid 1,2 mg/kg KM oral. Zur Verhinderung der kapillaren Blutgerinnung ist Heparin angezeigt, das in folgendem Dosierungsschema empfohlen wird: Zu Beginn der Behandlung 100 IE/kg KM i. v., dann in 6stündigen Abständen je 40 IE bei einer Gesamtbehandlungsdauer von 2–3 Tagen. Zur Unterstützung einer vermehrten Ausscheidung extrazellulärer Flüssigkeit sind kurzwirkende Diuretika (z. B. Bumethanid) angezeigt. Die hierdurch zu erzielende vermehrte Harnausscheidung darf jedoch nicht durch unbegrenzte Trinkwasseraufnahme wieder unwirksam gemacht werden.

Erst nach Besserung der Lahmheitssymptome erscheint zwangsweises Bewegen im Schritt vertretbar. Ein sich nicht innerhalb von 3–5 Tagen bessernder Krankheitsfall läßt die Gefahr einer Hufbeinsenkung aufkommen, der mit einem Spezialbeschlag (s. u. Chronischer Rehehuf) zu begegnen ist. Eine zuverlässige Aussage über die Entwicklung in den chronischen Krankheitszustand wird durch die Röntgenuntersuchung des Hufes in lateromedialem Strahlengang gewonnen.

Ein hochgradiger Reheanfall, eine zu spät einsetzende Therapie oder wiederholt auftretende Krankheitsschübe (z. B. durch Versäumnis einer Futterumstellung) vergrößern den durch die Lockerung der Wandlederhaut von der Hornwand entstehenden Hohlraum und beschleunigen dadurch unter dem Einfluß der drückenden Körperlast sowie des Zugs der tiefen Beugesehne die Senkung und Drehung der Hufbeinspitze. Der Verlust der Parallelität zwischen der dorsalen Hufwand und der dorsalen Hufbeinbegrenzung ist ein untrügliches röntgenologisches Zeichen der Hufbeinsenkung. Der hierbei entstehende vermehrte Druck auf die Sohlenlederhaut des Sohlenkörpers kann der bogenförmigen Gestaltung der Hufbeinspitze entsprechend eine Sohlenlederhautnekrose bewirken und die Sohlenwölbung abflachen lassen. Hierdurch leidet der Nachschub neuen Horns, die bestehende Hornschicht im Bereich des Sohlenkörpers wird brüchig und für von außen eindringende mikrobielle Erreger durchlässig. Dadurch erklärt sich der Übergang der nichtinfektiösen Entzündung in eine eitrig-nekrotisierende Form von der nicht nur die Lederhaut, sondern meist auch noch der Knochen des Hufbeins erfaßt wird. Hat sich diese Komplikation eingestellt, verschlechtert sich die Prognose wesentlich (Tafel 15, Abb. g, Tafelteil). Nach operativer Ausräumung des Nekroseherdes und antibiotischer Versorgung kann sich trotz langwierigen Heilungsverlaufes der Sohlendurchbruch dennoch wieder schließen.

Der durch die Lockerung der Wandlederhautblättchen vor den Hornblättchen entstandene Hohlraum, in dem sich zu Beginn der Erkrankung entzündliches Extravasat angesammelt hat, wird nach dessen Resorption mit weichem Narbenhorn aufgefüllt. Diese Reaktion ist nach einigen Wochen an einer Verbreiterung der weißen Linie zu erkennen (Tafel 15, Abb. h, Tafelteil). Diese Hornschicht zeigt ein lockeres faseriges Aussehen. Die Hufbeinsenkung zieht aber auch eine Senkung der Krone nach sich, wodurch die von der Kronlederhaut neu gebildeten Hornröhrchen durch das vermehrt gebildete Blättchenhorn nach dorsal abgedrängt werden. Auf diese Weise bildet sich der **chronische Rehehuf**, bei dem die dorsale Zehenwand eine Knollenform einnimmt. Die stärkere Belastung der Trachtenwand fördert deren schnelleres Wachstum, was dem Gesamthuf eine stumpfe Form gibt. Als weiteres Kennzeichen dieses Umformungshufes werden die Trachtenwände auch steiler, und es bilden sich zur Trachtenwand hin divergierende Hornringe (Tafel 15, Abb. i, Tafelteil).

Die klinische Diagnostik stützt sich auf die angeführten Veränderungen der Hornkapsel, den Röntgenbefund und auf die gestörten Bewegungsabläufe, die eine typische Trachtenfußung bei zweiphasiger Bodenberührung (»pantoffeln«) zeigen. Das Abrollen über den dorsalen Tragerand in Schritt und Trab ist erschwert, wodurch ein schwungvoller Bewegungsablauf verhindert wird. Es fehlen andererseits die bei der akuten Hufrehe auffälligen Erscheinungen, die vorwiegend dem starken Schmerzgeschehen zuzuordnen sind. In diesem Stadium ist die Prognose quo ad restitutio infaust. Jedoch kann mit sorgfältig durchgeführten orthopädischen Maßnahmen nicht selten eine Arbeitsverwendungsfähigkeit des Patienten zur leichten reiterlichen Nutzung wieder erreicht werden.

Erforderlich ist ein Hufbeschlag, der den veränderten statischen Verhältnissen innerhalb des Hufes Rechnung trägt, wie es mit dem Rehebeschlag nach PFLUG (Abb. 6.11) erreicht wird. Mit Hilfe dieses Hufeisens wird die Sohle etwa in Höhe der Strahlspitze zum Tragen mit herangezogen und man läßt den Zehentragerand schweben, wodurch der bodenseitige Gegendruck auf den erkrankten Abschnitt des Hufes entfällt. Das mit zwei seitlichen Vorderaufzügen versehene Hufeisen wird nur in den hinteren Hufabschnitten genagelt. Durch Beraspeln der Zehenwand wird diese verdünnt und die Knollenform des Hufes weitgehend beseitigt (Abb. 6.12). Dieser Beschlag, sowie das häufige Zurichten des Hufes im Abstand von 6 bis 8 Wochen, muß bleibend fortgesetzt werden. Auf längere Sicht trägt er zur Wiedergewinnung der Nutzungsfähigkeit für weniger anspruchsvolle Leistungen des Pferdes bei.

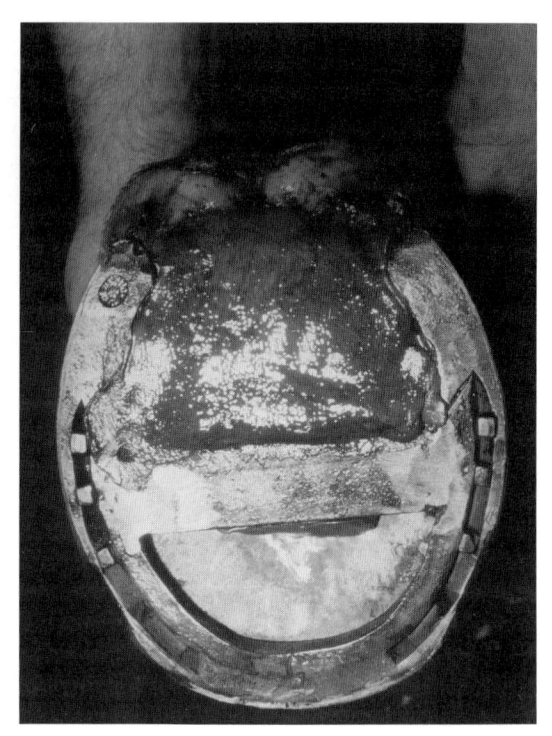

**Abb. 6.11:** Rehebeschlag nach PFLUG mit Huflederkitt-Einlage im Strahlgebiet und Trachtenabschnitt der Sohle

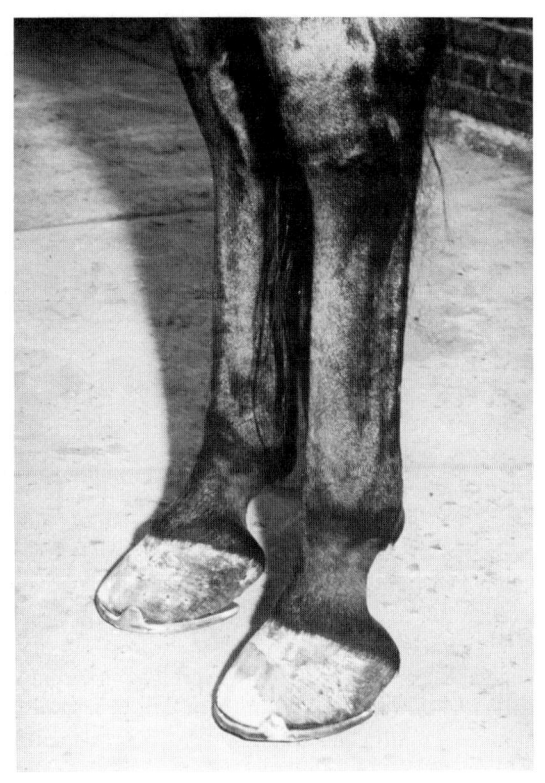

**Abb. 6.12:** Korrekt zugerichteter Rehehuf und mit einem Rehe-Hufeisen versehen

## Pododermatitis infectiosa traumatica

Durch Verletzung der Lederhaut und Schädigung des Hufhorns eingedrungene Erreger bewirken eine infektiöse Pododermatitis, die als eine purulente, putride oder nekrotisierende charakterisiert werden kann. Die Zusammenhangstrennung des Hufhorns kann durch einen eingedrückten oder eingetretenen spitzen Fremdkörper (Nagel, Drahtstück, Glasscherbe, scharfkantiger Stein o. ä.), Tragrandbruch eines barfußlaufenden Tieres, Hornspalte oder durch eine Vernagelung erfolgen. Fremdkörper dringen am ehesten an den weichen Hornabschnitten der Sohle (weiße Linie, Strahlfurchen) durch das Horn.

Tiefe und Lage der Verletzung, der Umfang des Gewebeschadens und die Pathogenität der Mikroorganismen bestimmen das Ausmaß der pathologischen Veränderungen. In dieser Hinsicht gilt es auch zu beachten, daß eine Verletzung im Gebiet der Strahlspitze bis etwa 2 Finger breit ballenwärts bei entsprechender Tiefeneinwirkung nicht nur die Lederhaut sondern auch die tiefe Beugesehne, die *Bursa podotrochlearis* und das Strahlbein sowie das Hufgelenk erreichen kann. In den übrigen Zonen der Hufsohle wird unter der gleichen Voraussetzung entweder das Hufbein oder das Strahlpolster mitbetroffen. Das infizierte, entzündliche Exsudat breitet sich über das Gebiet der ursprünglichen Gewebeschädigung aus, unterminiert eine größere Fläche der Sohle und bricht bei einem tragrandständigen Prozeß durch weiteres Vordringen entlang der Hufwand gegebenenfalls am Kronrand nach außen durch. Wenn der Infektionsherd eingedämmt wird, bildet sich ein umschriebener Hufabszeß (Tafel 15, Abb. k, f, Tafelteil).

Die Tiefenausdehnung der Entzündung bestimmt weitgehend das Ausmaß des Schmerzes und damit die Stärke der Lahmheit, die meistens einen hohen Grad erreicht. In der erzwungenen Bewegung wird nach Möglichkeit der betroffene Hufabschnitt geschont, wodurch nur eine kurzzeitige Belastung der Zehe oder auch des Ballenteils erfolgt (Stützbeinlahmheit). Der Huf fühlt sich vermehrt warm an. Die Hauptmittelfußarterie pulsiert pochend. Zuweilen besteht eine geringe bis mäßige ödematöse Umfangsvermehrung der Krone oder nur die Ballengrube ist verstrichen. Eine starke Abwehrreaktion ergibt die Untersuchung mit dem Perkussionshammer und der Hufzange, mit der sich auch die Ausbreitung des Infektionsherdes ziemlich genau feststellen läßt. Schmerzbedingt kommt es zur Appetitminderung. Der Patient liegt häufiger und länger als gewöhnlich und zeigt bei einer Infektionsausbreitung eine ansteigende Körpertemperatur. Auch Puls und Atemfrequenz befinden sich dann oberhalb der physiologischen Normen.

Nach Abnahme des Hufeisens und Entfernung überflüssigen Sohlen- und Strahlhorns wird an der Stelle der stärksten Schmerzäußerung das Horn soweit abgetragen, bis das aufgestaute Sekret austreten kann. Es besitzt bei einem oberflächlichen Prozeß eine grauschwarze Farbe wegen eines großen Anteils an pigmenthaltigen Zellen, während bei einer Beteiligung tieferliegender Gewebsschichten ein rahmig-gelbes Exsudat überwiegt (Tafel 15, Abb. m, Tafelteil). Anschließend wird das gesamte vom Eiter unterminierte Horngebiet soweit entfernt, bis ein fester Anschluß zur Lederhaut wiederhergestellt ist. Nach Abtupfen der Wundfläche und Beschichtung mit einem Antiseptikum (z. B. Jodoformäther) wird ein wattegepolsterter Druckverband angelegt, der in 3- bis 5tägigen Abständen zu erneuern ist, bis junges Horn den Defekt verschlossen hat. Gegebenenfalls kann der Watteverband auch durch einen Splintverband ersetzt werden. Eine parenterale Chemotherapie ist gewöhnlich nicht erforderlich, doch darf die Tetanusprophylaxe nicht versäumt werden. Zum Schutz der neugebildeten noch weichen Hornlage empfiehlt sich als Abschluß der Behandlung ein Beschlag mit Ledersohle.

Einer besonders sorgfältigen Wundrevision bedarf jede die Huflederhaut durchdringende Verletzung, deren Wundkanal bis zu seinem Ende vorsichtig umschnitten wird, damit die natürliche Wundreinigung der exsudativen Phase ungestört ablaufen kann. Der trichterförmige Wundkanal wird anschließend mit steriler Gaze austamponiert und durch einen Hufverband geschützt. Bis zur Ausfüllung der Wundhöhle mit Granulationsgewebe ist der Verband zweimal wöchentlich zu wechseln, dann je nach Bedarf. In der ersten Behandlungswoche wird der

Patient mit Penicillin (15 000 IE/kg KM täglich i. m.) versorgt. Die Verabreichung von Phenylbutazon (5–10 mg/kg) begünstigt den Heilungsverlauf und reduziert den posttraumatischen Schmerz. Tetanusprophylaxe ist obligatorisch.

### Pododermatitis chronica verrucosa

Mit dem als Hufkrebs bezeichneten Krankheitszustand der Huflederhaut wird eine Störung in der Hornbildung (Parakeratose) verstanden, an die sich eine chronische Entzündung anschließt. Eine Disposition für die Krankheit besteht zweifellos bei den Vertretern der Kaltblutrassen, bei denen das Hufhorn weicher und wasserhaltiger ist, als vergleichsweise beim Vollblutpferd. Mit dem Rückgang in der Kaltblutpferdehaltung wird das Krankheitsbild nur noch selten gesehen, gelegentlich auch bei Warmblutrassen. Gesicherte ätiologische Aussagen liegen nicht vor, wodurch sämtliche bisherigen Angaben hierzu als hypothetisch gelten müssen. Hufkrebs tritt meistens gleichzeitig an mehreren Hufen auf.

Nach den Erkenntnissen aus histologischen Untersuchungen der Lederhaut in verschiedenen Stadien der Krankheit kommt es zunächst zu einer mangelhaften Verhornung der Epithelzellen im *Stratum spinosum*. Der dadurch ausgelöste Vorfall der Lederhautzotten geht mit einer Stauungshyperämie und Transsudation einher. Die dann einsetzende exsudative Entzündung mündet schließlich in das proliferative Stadium ein, die in den Papillen des *Stratum proprium* und den tieferen Schichten abläuft.

Der Hufkrebs zeigt sich erst, wenn sich das alte Horn auf natürliche Weise abgestoßen hat oder gelegentlich des Ausschneidens der Sohle der Krankheitsherd vom Schmied aufgedeckt wird. Die Krankheit erzeugt keine Lahmheit, was für die Diagnose als ein wichtiger Hinweis gilt. Die erstmals als erkrankt befundenen Stellen befinden sich immer in dem hinteren Abschnitt der Strahlfurchen, von wo aus sie sich über den Strahl oder die Eckstreben über weitere Teile der Sohle und auf die Wand ausdehnen können. Über den filamentös gewucherten Lederhautzotten befindet sich eine schmierig käsige Masse von eindringlichem Geruch (Tafel 16, Abb. a, b und c, Tafelteil). In fortgeschrittenen Fällen kann die Lederhaut ein blumenkohlartig gewuchertes Aussehen erreichen.

Die Diagnose läßt sich aufgrund des Horndefektes mit der beschriebenen Oberflächenveränderung der Lederhaut einwandfrei stellen. Die in differentialdiagnostischer Hinsicht zu beachtende Strahlfäule zeichnet sich durch einen erweichenden Zersetzungsprozeß der oberflächlichen Hornschicht aus, nach dessen Beseitigung eine Horndecke erkennbar bleibt, die sich nach Desinfektion in wenigen Tagen wieder erhärtet.

Für die Behandlung des Hufkrebses ist eine Zeitdauer von etwa 6 Wochen für jeden erkrankten Huf anzusetzen. Erste Maßnahme ist die Unterbringung des Patienten in einer Boxe mit trockener Einstreu. Die Vielzahl empfohlener Medikamente zur Beseitigung des Hufkrebses wirft zugleich deren fragwürdige Wirkung auf. Entscheidend für die Ausheilung ist die Abdeckung des Hufes mit einem festen Druckverband, weil nur dadurch der Vorfall der Lederhaut zurückgedrängt werden kann, was als eine Voraussetzung zur Neubildung von Horn gilt. In der Regel wird man die gewucherten Lederhautbezirke vorsichtig abtragen und die Wundflächen mit adstringierenden und austrocknenden Substanzen in Puderform bestreuen, ehe der Verband angelegt wird. Einen gleichmäßigen und kräftigen Druck auf die Sohle erhält man auch mit einem Gipsverband. Abhängig von der Flächenausdehnung des Prozesses empfiehlt sich auch ein Deckelhufeisen oder ein Splintverband mit denen eine feste Auspolsterung der Sohle sich ermöglichen läßt. Mit dieser Versorgung ist der Patient beschränkt arbeitsfähig. Tägliche Bewegung fördert die Durchblutung der Lederhaut und kann deshalb zur Abkürzung des Heilverfahrens beitragen. Die Verbände sind wöchentlich einmal zu wechseln. Wegen der Rezidivgefahr sollte die weitere Hufpflege besonders sorgfältig gehalten werden.

Versuche, durch eine Biotinverabreichung (Vitamin H) eine Verbesserung des Heilungsvorganges zu erreichen, sind nicht ermutigend verlaufen.

### Pododermatitis chronica progressiva

Wenn auch eine gewisse Übereinstimmung im klinischen Bild zum Hufkrebs besteht, scheint dieser erstmals von BJÖRCK und NILSSON (1971) beschriebene Krankheitszustand der Huflederhaut von der Pododermatitis chronica verrucosa getrennt werden zu müssen. Die von genannten Autoren beschriebenen Fälle betrafen ausschließlich Traber bei denen die Krankheit vorwiegend an den Vorderhufen bestand. Vereinzelte eigene Beobachtungen können diese Wahrnehmungen bestätigen. Erkenntnisse über die Ursache fehlen bisher. Vom Krankheitsgut eigener Behandlungsfälle war der Eindruck zu gewinnen, daß die Störung in der Hornbildung auf Stoffwechselentgleisungen der Huflederhaut beruht und nicht mit mangelnder Hufversorgung oder unhygienischen Stallverhältnissen in Zusammenhang gebracht werden kann.

Im histologischen Bild der Lederhaut zeigen sich die Zellen des Stratum corneum geschwollen, vakuulisiert und von umgebender Flüssigkeit verdrängt. Die Epithelzellen des Stratum germinativum proliferieren deutlich unter Bildung von Sekundärpapillen ohne Anzeichen einer Verhornung. Im Korium befindet sich außerdem eine aktive Proliferation von Blutgefäßen. Dort wo eine Spaltenbildung besteht, infiltrieren Leukozyten oder werden kleine Abszesse sichtbar. Bakteriologische Untersuchungen führten zur Feststellung einer Kontamination der erkrankten Lederhaut gewöhnlich mit einer Mischflora ohne Nachweis spezifischer Erreger. Keine pathologischen Werte waren bei hämotologischen Untersuchungen festzustellen, was den lokalen Charakter der Erkrankung unterstreicht.

Das klinische Bild ist durch eine meist geringgradige Stützbeinlahmheit gekennzeichnet, die allerdings bei Beteiligung eines größeren Wand- oder Sohlenbezirks auch mittel- bis hochgradig auftreten kann. Hammerperkussion und Zangenuntersuchung lösen im erkrankten Gebiet der Lederhaut deutliche Schmerzen aus. Es besteht zudem eine gering verstärkte Pulsation der Mittelfußarterie. Falls sich die oberflächliche Hornschicht nicht schon abgelöst hat, erkennt man bei Freilegen des Prozesses mit dem Hufmesser eine ödematös geschwollene Huflederhaut, in deren Umgebung die jüngere Hornschicht eine gelbliche bis nikotinbraune Verfärbung aufweist. Die Krankheit neigt zur flächenhaften Ausbreitung und zu einer Unterbrechung einer gesunden Hornproduktion, an deren Stelle eine sehr weiche, manchmal auch schmierig-gelbe Masse tritt, welche die freiliegende Lederhaut beschichtet.

Im Hinblick auf eine vermutete Stoffwechselstörung bei der Keratinisierung des Hufhorns sind Gaben von Vitamin H (Biotin) per os oder ein biotinhaltiges Zusatzfutter über einen mehrmonatigen Zeitraum anzuwenden. In bereits fortgeschrittenen Fällen wird für die Behandlung eine vollständige operative Entfernung des veränderten Horns und ein oberflächliches Abtragen der erkrankten Huflederhaut empfohlen. Anschließend ist die Wundfläche mit einem festen Druckverband abzudecken, damit es nicht zu einem Lederhautvorfall kommt. Ein Gipsverband hat sich aus diesem Grund am geeignetsten erwiesen. Eine Erneuerung der festen Wundabdeckung muß jeweils nach 5–7 Tagen erfolgen, bis die erkrankte Fläche mit einer dünnen Hornschicht bedeckt ist. Die Behandlung kann sich über mehrere Wochen hinziehen. Sobald die Bildung eines gesunden trockenen Horns zustandegekommen ist, besteht keine Rezidivgefahr, wie sie bekanntlich beim Hufkrebs befürchtet werden muß.

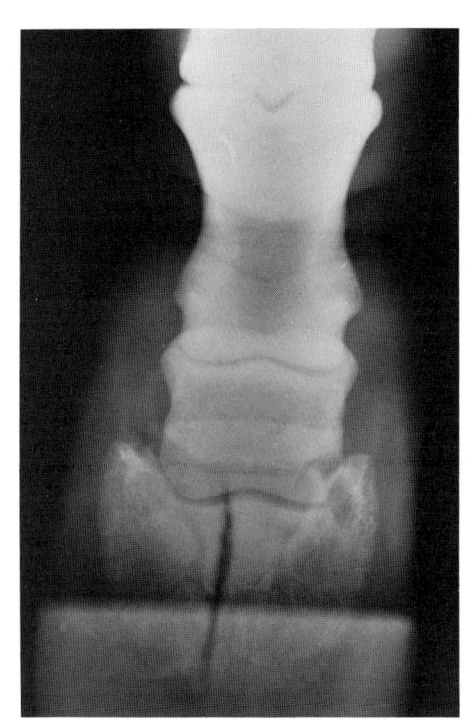

**Abb. 6.13**: Intraartikuläre Sagittalfraktur des Hufbeins

### 6.1.1.8 Krankheiten am Hufbein

Selbständige Krankheiten der Phalanx III sind ihre Fraktur, eine Ostitis und die Verknöcherung des Hufknorpels. Daneben kann das Hufbein auch Folgeerscheinungen einer Rehe oder perforativen Verletzungen (Nageltritt) ausgesetzt sein.

### Hufbeinfraktur

Der Fraktur des dritten Zehenknochens liegt gewöhnlich ein stumpfes Trauma zugrunde (z. B. Gewalteinwirkung auf das Hufbein während des Rennens auf hartem Geläuf), so daß eine äußere Verletzung nicht zu erkennen ist. Mithin handelt es sich hierbei um eine gedeckte Fraktur, von der die Vordergliedmaßen häufiger als die Hintergliedmaßen betroffen sind. Ausnahmsweise entsteht die Zusammenhangstrennung durch einen eingetretenen Fremdkörper. Eine prädisponierende innere Ursache bildet die Neurektomie und die Leitungsanästhesie der Zehennerven.

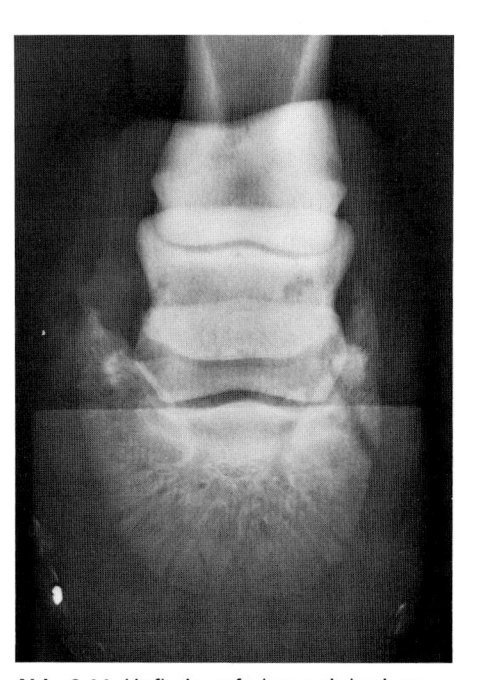

**Abb. 6.14**: Hufbeinastfraktur mit breitem Bruchspalt

Häufigste Bruchform ist die Sagittalfraktur, deren Bruchspalt vom Tragrand bis in das Hufgelenk durchläuft (intraartikuläre Fraktur) (Abb. 6.13). Liegt der Bruch im Hufbeinast, so kann er sich auch extraartikulär befinden (Abb. 6.14). Der Hinweis auf diese Unterscheidung ist deshalb notwendig, weil die Prognose einer intraartikulären Fraktur wegen der posttraumatischen Entstehungsmöglichkeit einer Arthrosis deformans des Hufgelenks als vorsichtig zu stellen ist. Mit dieser Spätfolge ist in etwa 50% der Fälle zu rechnen. Die knöcherne Bruchheilung verläuft ungewöhnlich lange, so daß ein Arbeitsausfall bis zu 6 Monaten zu veranschlagen ist. Selbst dann läßt sich manchmal die Bruchlinie röntgenologisch noch nachweisen. Auf die Fraktur des Processus extensorius des Hufbeins wird gesondert eingegangen.

Unmittelbar nach Entstehung der Fraktur ist das Pferd hochgradig lahm. Die Stützbeinphase ist stark verkürzt. In der Ruhe wird unter Beugung der Zehe die Gliedmaße weitgehend entlastet. Durch den Hämarthros füllt sich der Hufgelenksack fühlbar. Die Pulsation der Mittelfußarterie ist erheblich verstärkt. Mittels der Zangenuntersuchung wird Schmerz im Verlauf der Bruchlinie sowie beim Zusammendrücken der Trachten ausgelöst. Sämtliche passiven Bewegungen (Beugung, Streckung und Rotation) des Hufgelenks sind ebenfalls schmerzhaft. Kepitation ist nicht wahrzunehmen. Eine extraartikuläre Fraktur läßt starke Schmerzäußerungen bei passiven Bewegungen vermissen.

Bei Ruhegewährung klingt die hochgradige Lahmheit nach einigen Tagen etwas ab, kehrt aber durch eine Bewegungsbelastung meist wieder in ursprünglicher Stärke zurück. Differentialdiagnostisch ist die Fraktur gegenüber einer Pododermatitis, Strahlbeinfraktur oder Podarthritis abzugrenzen.

Diagnostische Sicherheit erbringt die Röntgenuntersuchung in dorsopalmarer Projektionsrichtung. In unklaren Fällen wird der Winkel des Zentralstrahls zur Zehenwand um einige Grade verschoben.

Bei einer frischen Fraktur wird die Therapie mit einem kühlenden Angußverband für die Dauer von einigen Tagen begonnen. Besteht die Fraktur schon länger als eine Woche, ist diese einleitende Maßnahme überflüssig. Ziel der weiteren Behandlung ist die Ausschaltung des Hufmechanismus, damit die von der Hufkapsel eingeschlossenen Fragmente zusätzlich immobilisiert werden. Als zweckmäßig und einfach hat sich das Anbringen einer selbsthärtenden Kunststoffschale (z. B. Technovit®) um den Hornschuh erwiesen, die nach 6 Wochen erneuert wird. Sie ersetzt den früher üblichen Spezialbeschlag (Schlußeisen mit Seitenaufzügen). Das Pferd ist für die Dauer der Behandlung in einer Boxe mit tiefer Einstreu (Sägespäne, Torfmull) zu halten. Erst in der Endphase der Heilung wird das Tier mit einem Hufbeschlag versehen, der den Strahl zum Tragen heranzieht (glattes Eisen mit elastischer Sohleneinlage oder Ledersohle).

Trotz guter Erfolge mit der Ausschaltung des Hufmechanismus durch eine Kunststoffkapsel um den Hufschuh wird auch eine operative Osteosynthese mittels Zugschrauben propagiert. Dem höheren Aufwand und Behandlungsrisiko steht keine bedeutende Reduzierung der Behandlungsdauer gegenüber.

Als Spätfolge eines Hufbeinbruches kann sich eine *Arthropathia deformans* des Hufgelenks einstellen.

## Fraktur der Hufbeinkappe (Proc. extensorius)

Der Bruch des Strecksehnenfortsatzes des Hufbeins unterscheidet sich ätiologisch von anderen Hufbeinbrüchen. Seine Entstehung ist auf eine übermäßige Schubeinwirkung der distalen Gelenkfläche des Kronbeins oder auch auf eine unphysiologische Zerrung der Strecksehne zurückzuführen. Auch auf der Grundlage einer subchrondralen Knochenzyste kann sich schon bei physiologischer Zugbelastung durch die Hufgelenkstrecksehne eine Abrißfraktur bilden. Hierdurch löst sich ein unterschiedlich großes Knochenstück von der Hufbeinkappe, das die Größe zwischen einem Streichholzkopf und einer Haselnuß einnimmt. Es ist damit zu rechnen, daß der dorsale Anteil der Hufgelenkskapsel an einer Traumatisierung beteiligt wird, wodurch sich eine heftige reaktive Entzündung entwickelt, die zur sekundären Arthorpathia deformans des Hufgelenks führt. Unterstützt wird dieser Verlauf durch eine Knochenzubildung aus der Nachbarschaft der Bruchfläche, die letzten Endes das Fragment schalenförmig umlagert, ohne sich damit knöchern zu verbinden (Abb. 6.15).

Im akuten Krankheitsfall ist die Lahmheit hochgradig. Besonders auffällig ist die Schrittverzögerung am Ende der Hangbeinphase. Der Kronrand erscheint durch vermehrte Füllung des Gelenks verdickt. Auf die Hufperkussionen im Bereich der Zehenwand distal der Krone reagiert der Patient. Die Durchführung der Zehengelenksbeugeprobe wird vom Patient wegen der dabei entstehenden heftigen Schmerzen nicht toleriert. Wenn die Fraktur schon eine längere Zeit besteht, äußert sich die Bewegungsstörung in einer geringgradigen Lahmheit, die sich nach ungleichmäßiger Belastung des Gelenks (z. B. nach kurzer Wendung) vorübergehend wieder verstärkt. Die Zehengelenksbeugeprobe fällt stark positiv aus. Aufschluß über die Diagnose, über Größe und Lage des Fragments sowie über die Frage des therapeutischen Vorgehens verschafft die Röntgenuntersuchung bei seitlicher Darstellung des Hufbeins.

Die Prognose hinsichtlich der Wiedererlangung einer störungsfreien Gelenkfunktion ist schlecht.

Solange noch keine arthrotische Veränderung besteht, bietet die operative Entfernung des Fragments noch Aussicht auf eine befriedigende Wiederherstellung. Eine Indikation zur operativen Behandlung ist außerdem gebunden an die Größe des Bruchstücks, die das Maß eines Kirschkerns nicht überschreiten sollte. Am schonendsten für die Gelenkstrukturen gestaltet sich die arthroskopische Sequestrotomie.

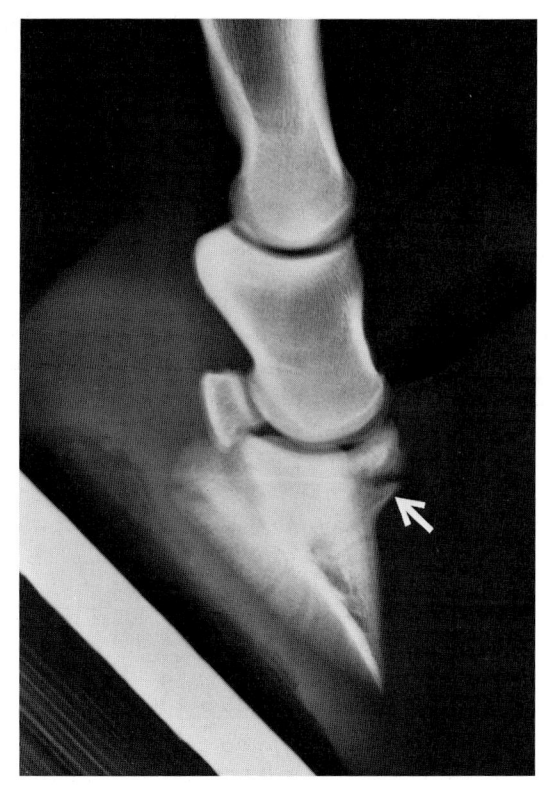

**Abb. 6.15:** Fraktur des *Proc. extensorius* am Hufbein. Distal davon Bildung einer nasenförmigen Exostose (↑) vermutlich durch eine verstärkte Zugwirkung von Fasern der Strecksehne

## Ostitis des Hufbeinastes

Als Ursache einer chronischen Lahmheit an den Vordergliedmaßen gilt auch die Ostitis einer oder beider Hufbeinäste, die durch eine ständige Prellung dieses Hufbeinabschnittes während der schnellen Gangarten auf hartem Boden entsteht. Auch eine ungleiche Druckverteilung beim Fußen infolge von Stellungsabweichungen und ein mangelhafter Hufmechanismus bilden die Voraussetzungen für die Entzündung, in deren Verlauf eine Zubildung von Knochengewebe stattfindet. Die Osteophyten scheinen die angrenzende Huflederhaut zu quetschen und den Schmerz hervorzurufen.

Es besteht besonders in den schnellen Gangarten sowie auf harter Unterlage eine Lahmheit. Auf weichem Boden ist sie geringer.

Nur im Sohlenwinkel ist beim Vorliegen einer Ostitis die Palpation mit der Hufuntersuchungszange schmerzhaft. Die Reaktion kann auf eine Seite beschränkt bleiben. Veränderungen am Sohlenhorn bestehen nicht, ebenso fehlen andere adspektorische Merkmale. Eine diagnostische Leitungsanästhesie der *Rami palmares* des *N. digitalis palmaris lateralis et medialis* ist erforderlich, um die Verdachtsdiagnose zu objektivieren. Die Beschränkung der Schmerzhaftigkeit auf einen der beiden Sohlenwinkel zwingt zur Anästhesie nur der betroffenen Seite, damit keine diagnostische Verwechslung mit der Podotrochlose aufkommt. Im Röntgenbild zeigt sich die Ostitis durch unregelmäßig begrenzte Osteophyten am Sohlenrand oder an dem freien Ende des Hufbeinastes.

Wenn die jahreszeitlichen Witterungsbedingungen es zulassen, wird das Pferd mehrere Monate unbeschlagen auf eine Koppel gebracht, damit eine Erweiterung der Hufkapsel eintritt. Fehlen hierzu die Voraussetzungen, so muß nach einer Hufkorrektur und mit Hilfe des Hufbeschlags angestrebt werden, die ständige Prellung der Hufbeinäste abzufangen. Gute Ergebnisse sind mit einer elastischen Hufsohleneinlage zu erreichen, die sich allerdings erst einige Zeit nach der Beschlagsänderung einstellen.

Der metaplastische Umbau der aus Faserknorpel bestehenden und den Hufbeinästen schildförmig aufsitzenden Hufknorpeln in Knochengewebe wird als Hufknorpelverknöcherung bezeichnet. Die Ossifikation beginnt meistens an der Grenze des Hufknorpels zum Hufbeinast und schließt diesen unter dem Bild der chronisch-produktiven Knochenentzündung manchmal in den Krankheitsablauf mit ein. Man findet anhand von Röntgenaufnahmen auch einzelne Ossifikationsherde an beliebiger Stelle der Knorpelplatte. Von dieser Hufkrankheit sind fast ausschließlich die Vorderhufe befallen, entweder beide zugleich oder auch nur einer der beiden Vorderhufe. Ebenso kann die Verknöcherung nur den lateralen oder den medialen Hufknorpel betreffen.

Die Entwicklung dieses Leidens beruht auf mittelbaren Ursachen, die im Gewicht des Tieres sowie in einer boden- oder zehenengen Stellung liegen. Dadurch wird der Knorpel durch inserierende Bänder übermäßig gezerrt, auch ständig sich wiederholende Erschütterungen scheinen den Reiz für die Umwandlung des Knorpels in Knochengewebe abzugeben. Die einmal begonnene Verknöcherung ersetzt, wenn die Ursache nicht rechtzeitig abgestellt werden kann, das gesamte Knorpelgewebe. An den Ansatzstellen des Hufknorpel-Kronbeinbandes oder des Fesselbein-Hufknorpel-Hufbeinbandes kann dann eine ossifizierende Periostitis entstehen, die eine periartikuläre Schale vortäuscht. Mit der Verknöcherung ist eine Beeinträchtigung des Hufmechanismus verbunden. Hieraus resultiert eine Quetschung der Huflederhaut im Eckstreben- und Sohlenwinkel. Hat die Verknöcherung die proximale Zone des Hufknorpels erreicht, wird sie als Auftreibung seitlich über der Krone äußerlich sichtbar. Der Verlust der Elastizität ist durch Palpation festzustellen, was bei einer partiellen Verknöcherung jedoch noch nicht gelingt. Die Zangenuntersuchung ist im Trachtenabschnitt schmerzhaft. Eine ausgeprägte Lahmheit wird nicht immer gesehen; eher bemerkt man einen klammen Gang, der sich auf hartem Boden verstärkt und im tiefen Geläuf sich verlieren kann. Als Lahmheitsursache ist die Krankheit durch eine Leitungsanästhesie der *Rami palmares*, die selektiv ausgeführt wird, zu objektivieren. Da-

# 336 Krankheiten der Gliedmaßen

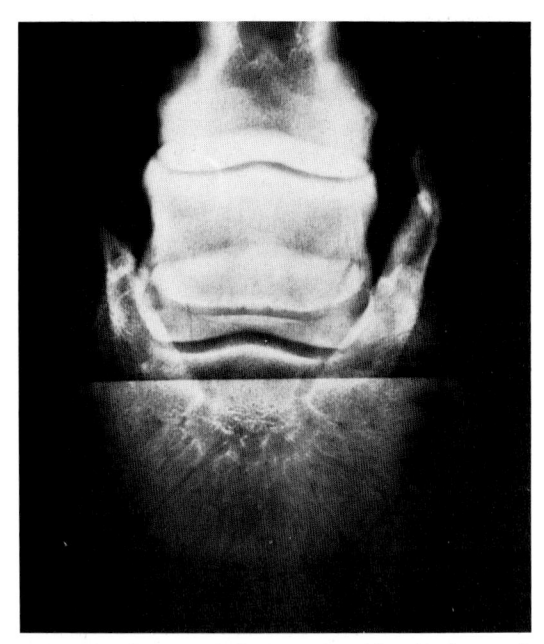

**Abb. 6.16:** Fortgeschrittene, einseitige Hufknorpelverknöcherung im Röntgenbild

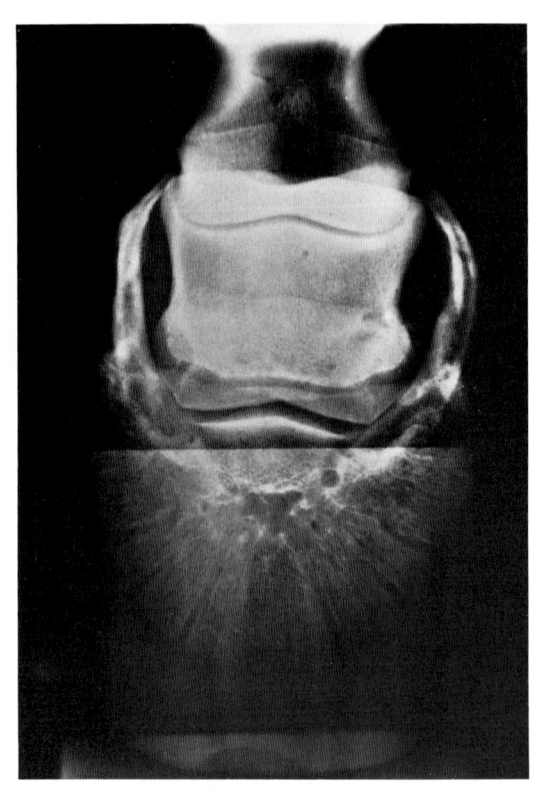

**Abb. 6.17:** Totale Verknöcherung beider Hufknorpel

bei kann sich eine Lahmheit am nichtanästhesierten Bein zeigen. Wenn eine Entzündung auf das Periost des Kron- und/oder Fesselbeins übergegriffen hat, wird die Bewegungsstörung erst nach der Anästhesie des *N. digitalis palmaris* oberhalb seiner Teilungsstelle behoben.

Die mit dem knöchernen Umbau und der ossifizierenden Reaktion entstandenen Veränderungen sind im Röntgenbild darzustellen (Abb. 6.16 und 6.17). Eine Unterbrechung in der Verknöcherung der Hufknorpelplatte täuscht eine Fraktur vor.

Da die Hufknorpelverknöcherung einen irreversiblen Zustand darstellt, können therapeutisch nur die Folgen beeinflußt werden. In erster Linie ist eine richtige Beschlagsausführung geboten, die eine gleichmäßige Fußung gewährleistet, den Fußungsdruck auf die Hufknorpel vermindert und den Hufmechanismus unterstützt. Diese Forderungen werden erreicht durch Schwebenlassen des Sohlenwinkels und der Trachtenwand, durch das Mittragenlassen des Hornstrahls (elastische Sohleneinlage) und durch Verminderung des inneren Hufkapseldruckes (Anlegen von MESSLER-Rinnen). Regelmäßige Erneuerung des Beschlags in 6wöchigen Abständen ist notwendig.

## Hufbeinzyste

Im Verlauf der Untersuchung einer Lahmheit der Vordergliedmaße stößt man durch die Röntgenaufnahme der Zehe gelegentlich auf eine meist runde und unter der Hufbeinkappe gelegene Verschattung der Knochenstruktur, die von einer Zone verdichteten Knochengewebes umschlossen sein kann. Diese Veränderung ist deutlich in der dorsopalmaren Röntgendarstellung des Hufbeins auszumachen, während sie sich in seitlicher Projektionsrichtung verschwommen oder eher nur als Kerbe im Gelenkspalt abzeichnet. Dieser Röntgenschatten wird als subchondrale Knochenzyste bzw. als zystoider Defekt angesprochen, dessen klinische Bedeutung noch ungeklärt ist. Zuweilen zeigt sich die Knochenveränderung auch gemeinsam mit anderen Erscheinungen einer Osteoarthrose. Findet sich der Prozeß bei jungen Pferden, werden Traumata als auslösendes Moment angenommen. Insgesamt bedürfen aber die ätiologischen Vorgänge noch einer weiteren Klärung (siehe auch 6.1.2.5).

Häufig kommuniziert die Knochenzyste mit der Gelenkhöhle, so daß mittels einer intraartikulären Anästhesie nachgewiesen werden kann, ob sie als Lahmheitsursache zu betrachten ist. Befindet sich die Knochenveränderung nicht in Gelenknähe, muß die Leitungsanästhesie eingesetzt werden. Wird eine Knochenzyste als Ursache der Lahmheit unterstellt, kann durch Beschlagsänderung versucht werden, den Fußungsdruck federnd abzufangen. Dazu eignet sich eine Hufeisenzwischenlage und ein Sohlenpolster. Bei gelenkferner Zyste ist die Kürettage vereinzelt erfolgreich angewendet worden (WAGNER et al., 1982).

## Erkrankungen der Vordergliedmaßen

### Hufknorpelfistel

Eine Hufknorpelfistel bildet sich durch eine eitrige Infektion des Knorpelgewebes mit darauffolgender Gewebenekrose nach Verletzung.

Die Erkrankung beginnt mit einer subkoronären Phlegmone, an die sich ein Eiterdurchbruch oberhalb des Kronrandes anschließt (Tafel 16, Abb. d, Tafelteil). Die Fistelöffnung hat das typische Aussehen einer Eiterfistel mit trichterförmig eingezogener Haut und schwammiger, leicht blutender Auskleidung durch Granulationsgewebe.

Solange eine phlegmonöse Entzündung im perichondralen Gewebe besteht, ist die Lahmheit erheblich und die Palpation sehr schmerzhaft. Der Patient hat geringes Fieber, das erst wieder abfällt, wenn die Eiteransammlung sich nach außen entleeren kann. Die Diagnose ist als gesichert anzusehen, sobald die in den Fistelkanal eingeführte Sonde auf den derb elastischen Knorpel gelangt oder mit dem Eiterfluß nekrotisches Knorpelgewebe sich abstößt.

Behoben werden kann eine Hufknorpelfistel nur durch eine Exstirpation des Hufknorpels. Der Entstehung einer Fistel kann durch eine intensive Therapie mit Penicillin, antiseptischer Verbandbehandlung und rechtzeitiger Wundrevision vorgebeugt werden, um eine phlegmonöse Entzündung im Gebiet der Krone zu vermeiden.

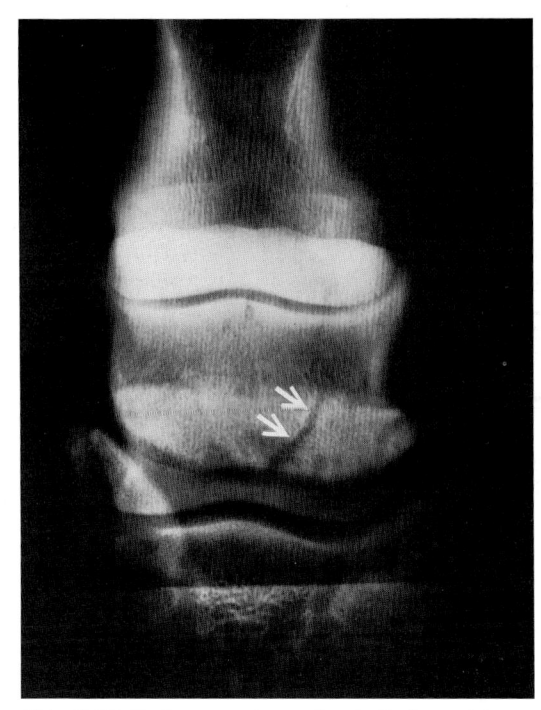

**Abb. 6.18:** Fraktur an einem durch Podotrochlose vorgeschädigten Strahlbein

### Strahlbeinfraktur

Der Bruch des Strahlbeins trifft, soweit er traumatischen Einwirkungen entspringt, überwiegend renn- und turniermäßig eingesetzte Pferde. Man unterscheidet zwischen einer traumatisch-aseptischen und einer pathologischen Fraktur. Letztere entsteht im Anschluß an eine eitrige Ostitis, wie sie nach Perforation und Nekrose der tiefen Beugesehne durch einen Nageltritt zustande kommt. Ein übermäßiger traumatischer Insult kann von einer ungleichmäßig verteilten Druckeinwirkung seitens des Kronbeins und der tiefen Beugesehne ausgehen. Diese kann schon bei geringem Krafteinfall zum Bruch führen, wenn ein Knochenumbau infolge einer Podotrochlose vorabgegangen ist (Abb. 6.18). Die Zusammenhangstrennung im Strahlbein findet sich bei dieser Genese ausschließlich an einer Vordergliedmaße und sie verläuft immer sagittal.

Eine sog. Chip-Fraktur am *Margo distalis* des Strahlbeins tritt nur an einem Strahlbeinknochen auf, der durch eine Podotrochlose erheblich umgebaut ist (Apposition von Knochengewebe zur Verstärkung der Insertion des Strahlbein-Hufbeinbandes und zur Vergrößerung der druckaufnehmenden Fläche für die tiefe Beugesehne). Diese Frakturform fällt nicht unter ein eigenständiges Krankheitsbild, sondern wird im Rahmen der Röntgendiagnostik einer Podotrochlose ermittelt.

Eine frische Strahlbeinfraktur zeigt sich als plötzlich einsetzende hochgradige Stützbeinlahmheit, bei der die

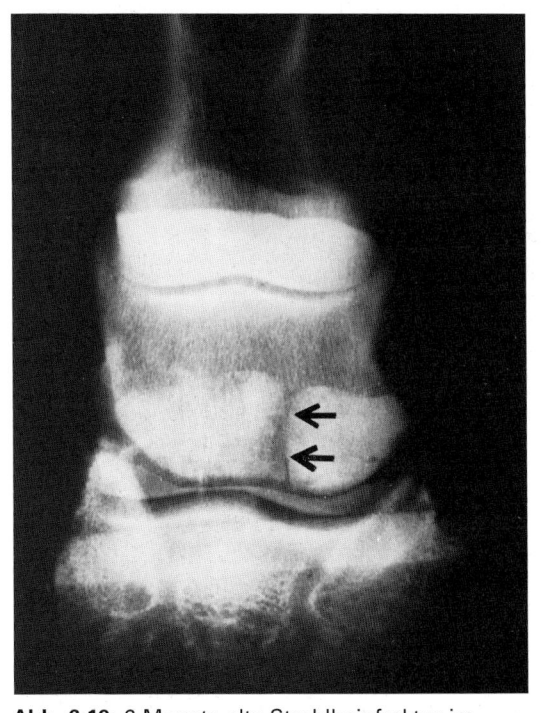

**Abb. 6.19:** 6 Monate alte Strahlbeinfraktur im Röntgenbild: breiter, unscharf begrenzter Frakturspalt mit geringfügiger Verschiebung beider Knochenteile

volle Belastung der Hufsohle vermieden wird. Gelegentlich überwiegt auch der Eindruck einer gemischten Lahmheitsform. Weitere krankhafte Veränderungen sind äußerlich nicht sichtbar. Beuge- und Keilprobe der Zehe verstärken die Lahmheit. Der Zangendruck und die Hammerperkussion im mittleren Abschnitt des Hornstrahls bewirken Schmerzen. Eine verstärkte Pulsation der Mittelfußarterie ist zu palpieren. Die Symptome einer bereits älteren Fraktur sind entsprechend moderat, sie verstärken sich jedoch bei erneuter Bewegungsbelastung.

Die diagnostische Leistungsanästhesie der *Rami palmares* des *Nervus digitalis palmaris* behebt die Lahmheit meistens nicht vollständig, da an den posttraumatischen Reaktionen auch das Hufgelenk beteiligt ist, welches aber zum Innervationsgebiet der Dorsaläste gehört.

Mit Sicherheit wird die Strahlbeinfraktur durch eine Röntgenuntersuchung in dorso-palmarer Projektionsrichtung dargestellt (OXSPRING-Technik).

Da eine Immobilisierung der Fragmente nur bei Anwendung einer schwierigen Operationstechnik versucht werden kann, im allgemeinen aber ohne Osteosynthese sich die Bruchflächen nur durch eine Syndesmose und nicht durch Kallusgewebe vereinigen, bleibt der Bruchspalt im Röntgenbild sehr lange erhalten (Abb. 6.19). Die fortdauernde Verschieblichkeit beider Bruchteile erklärt in älteren Krankheitsfällen die rezidivierende Lahmheit. Die daraus sich ergebende Entwicklung einer Arthropathia deformans und die bindegewebige Verwachsung der tiefen Beugesehne mit dem Bruchspalt läßt die Prognose zweifelhaft erscheinen (Tafel 16, Abb. e, Tafelteil). Sie ist infaust, wenn es sich um eine pathologische Fraktur handelt.

Ein Behandlungsversuch setzt die Bereitschaft des Tierhalters voraus, dem Patienten 6 bis 12 Monate Ruhe zu gewähren. In dieser Zeit sind die bei der Hufbeinfraktur angegebenen Maßnahmen auszuführen.

### Podotrochlose

Die bedeutendste Lahmheitsursache an der Vordergliedmaße beim Reit- und Springpferd stellt die Erkrankung der Hufrolle dar, die anatomisch aus dem Strahlbein mit seinen Aufhängebändern, dem über den Knochen hinwegziehenden Anteil der tiefen Beugesehne und der zwischen beiden Gewebsstrukturen liegenden Bursa podotrochlearis gebildet wird. Die Erkrankung läßt sich dem Arthrosekomplex zuordnen, bei dem klinische Folgerungen oft erst im fortgeschrittenen Stadium festgestellt werden. Dazu gehört auch ein anfallsweises Auftreten einer Lahmheit, die zudem von wechselnder Intensität sein kann. Für die Ätiologie der Krankheit werden verschiedene Einflüsse genannt, z. B. angeborene und erworbene Stellungsanomalien, mangelhafte Hufversorgung, Überbeanspruchung bei nicht sachgemäßem Training u. a.

In seiner funktionellen Bedeutung ist das Strahlbein nicht nur als Gleitlager für die tiefe Beugesehne zu betrachten, sondern es sind auch seine Aufgaben für die Mechanik des Hufgelenkes zu berücksichtigen, die sich dadurch ergeben, daß die Facies articularis des Strahlbeins die Gelenkpfanne für den Gelenkkopf des Kronbeins zusammen mit der entsprechenden Fläche des Huf-

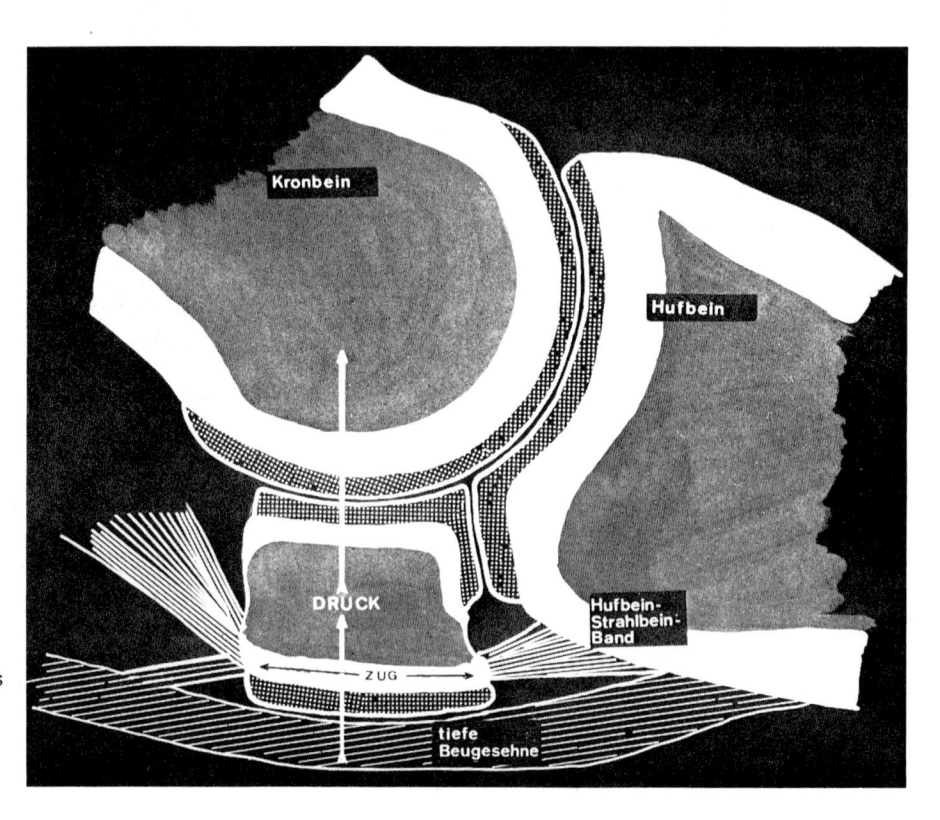

Abb. 6.20: Schematische Darstellung des Strahlbeins und des Hufgelenks im Längsschnitt mit Angabe der auf das Strahlbein einwirkenden Zug- und Druckkräfte

beins bildet. Dabei sind Huf und Strahlbein gelenkig miteinander verbunden (Abb. 6.20). Ihre beiderseitigen Kontaktflächen bilden ein Hilfsgelenk, dessen Gelenkspalt mit der Entfernung von der medianen Ebene breiter wird. Dadurch wird dem Strahlbein eine beschränkte Beweglichkeit ermöglicht. Das Strahlbein wird in seiner Lage durch Bänder gehalten, von denen das zwischen dem Margo distalis und der Endplatte der Facies flexoria des Hufbeins gespannte *Lig. ungulosesamoideum impar* nur eine geringe elastische Fixierung wegen des hohen Anteils straffer kollagener Faserbündel bewirkt.

Der ständige Wechsel der auf das Strahlbein einwirkenden Zug- und Druckkräfte macht es bei nutzungsbedingter Überbeanspruchung des Pferdes, durch fehlerhaften Hufbeschlag, unregelmäßige Huf- oder Gliedmaßenstellung anfällig für degenerative Umbauvorgänge, die sich in schmerzhaften Reaktionen an den sensibel versorgten Anteilen, insbesondere an dem Hufbein-Strahlbeinband, auswirken.

Demgegenüber wird pathogenetisch auch eine Mangeldurchblutung des Strahlbeins angenommen, die auf Gefäßverschlüssen in der Zehe beruhen sollen. Anhänger dieser Auffassung bedienen sich konsequenterweise therapeutisch solcher Medikamente, denen eine antikoagulatorische bzw. eine vasodilatatorische Wirkung zugeschrieben werden. Berichte in der Literatur hierüber sind allerdings seltener geworden.

Die klinischen Erscheinungen der Podotrochlose zeigen sich dem degenerativen Charakter des Leidens entsprechend in sehr variabler Weise. Die Erkennung einer deutlichen Lahmheit wird dadurch erschwert, daß unter den betroffenen Pferden mehr als 50% beiderseits erkranken. Obgleich das Leiden einen schleichenden Verlauf nimmt, kann sich die Lahmheit auch plötzlich zeigen. Nicht selten verliert das an Podotrochlose erkrankte Pferd seinen bisher schwungvollen Gang, stolpert wiederholt oder verweigert das Überspringen eines Hindernisses. In seinem Ausmaß tritt die Lahmheit gering bis mittelgradig auf. Die Fußungslast wird auf den Zehenrand des Hufes verlagert, so daß ein vermehrter Abrieb des Hufeisens an der Zehe erfolgt, während die Schenkelenden des Hufeisens nur einer geringen Abnutzung unterliegen. Bei einem unbeschlagenen Pferd wird aus den gleichen Gründen die Trachtenwand im Verhältnis zur Zehenwand länger. Die Entlastung des hinteren Hufabschnitts schränkt den Hufmechanismus ein, weshalb der Hornstrahl allmählich verkümmert und ein Trachtenzwanghuf entsteht.

Eine verstärkte Pulsation der Mittelfußarterie ist nur bei einem akuten Schmerzschub zu verzeichnen. Von den weiteren klinischen Untersuchungsmethoden fällt die Zehengelenksbeugeprobe und die Keilprobe positiv aus, während die Perkussion der Sohle im Bereich der Strahlspitze eine Abwehrreaktion ergibt. Zu objektivieren ist die Podotrochlose erst durch eine Leitungsanästhesie der *Rami palmares* des *N. digitalis palmaris*. Falls in deren Innervationsgebiet weitere pathologische Befunde fallen (Hufknorpelverknöcherung, Ostitis der Hufbeinäste, Steingallen im Sohlenwinkel u. a.), wird zu deren differentialdiagnostischer Abklärung eine Hufgelenksanästhesie notwendig. Sie behebt die Lahmheit eines podotrochlosekranken Pferdes ebenso wie die Leitungsanästhesie oder es zeigt sich nunmehr eine Lahmheit an der bilateralen, nichtanästhesierten Gliedmaße. Das sog. Umspringen der Lahmheit nach Einwirkung einer Anästhesie ist als untrügliches Anzeichen für eine Podotrochlose einzuschätzen.

Zur Stützung der klinischen Diagnose wird die Röntgenuntersuchung des Strahlbeins herangezogen. Die röntgenologisch darstellbaren Veränderungen bestehen aus senkrecht zum distalen Strahlbeinrand verlaufenden Bahnen erhöhter Strahlendurchlässigkeit, die in unterschiedlicher Breite und Länge im Knochen zu verfolgen sind und manchmal an ihrem Ende eine kolbige Erweiterung aufweisen (Abb. 6.21). Sie werden als *Canales sesamoidales* angesprochen. Weiterhin lassen sich vermehrte Abbauvorgänge in der Knochenendplatte des *Facies flexoria* als rundliche Schatten beiderseits des Strahlbeinkamms (Abb. 6.22), sowie Osteophyten entlang des Margo proxi-

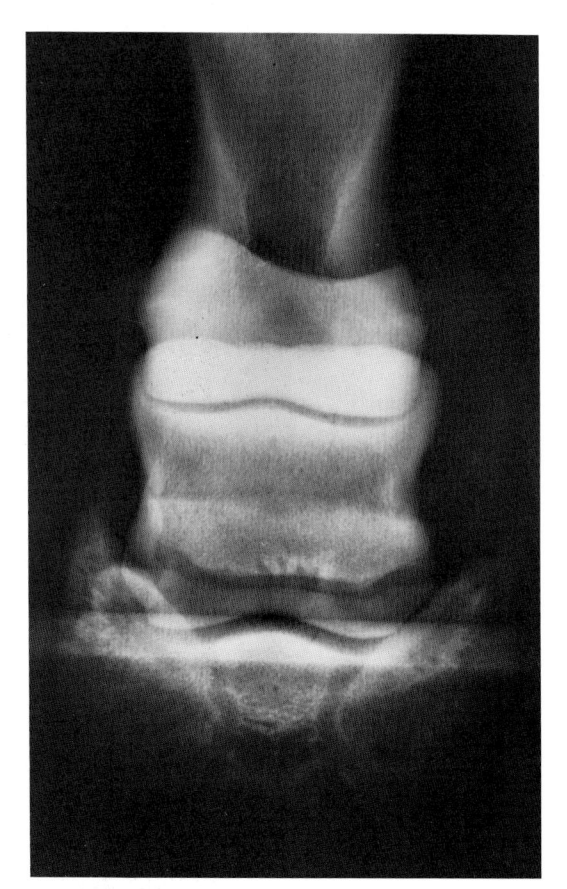

**Abb. 6.21:** Vom *Margo ligamenti* in den Strahlbeinknochen eindringende Hohlräume mit umgebender Verdichtung der Knochenstruktur als Ausdruck einer ungleichmäßigen Zugwirkung des Hufbein-Strahlbeinbandes; Warmblutstute, 6 Jahre

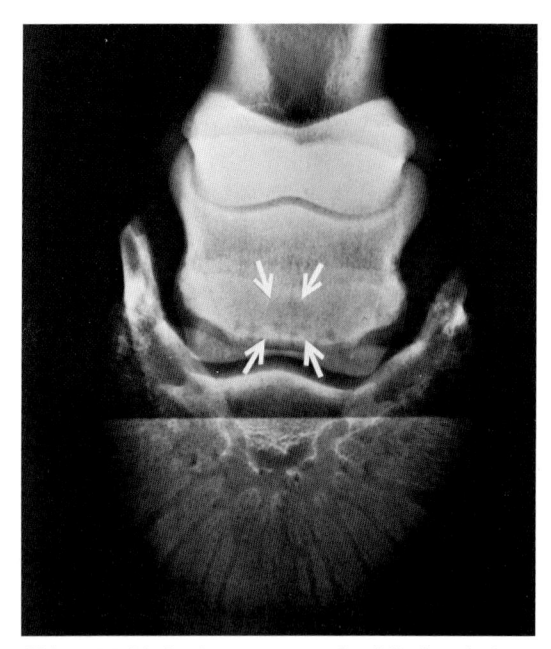

**Abb. 6.22:** Veränderungen am Strahlbein wie in Abb. 6.21 sowie eine kreisförmige Verschattung im Zentrum des Knochens infolge Abbaues der Knochenendplatte an der *Facies flexoria*; Warmblutwallach, 7 Jahre

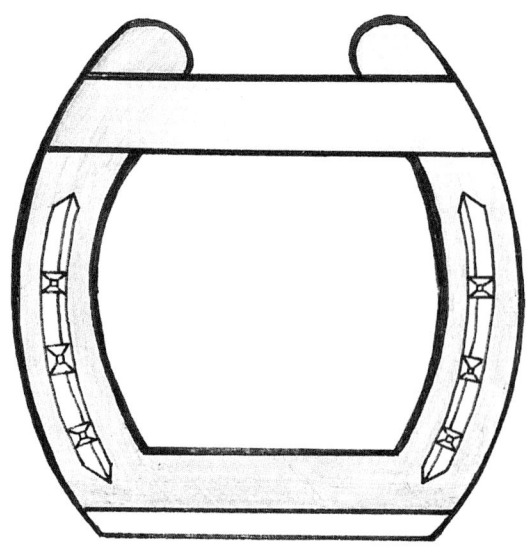

**Abb. 6.23:** Orthopädischer Hufbeschlag nach HERTSCH bei chronischer Strahlbeinerkrankung (Aufsicht)

malis sowie an den Ansatzflächen des Hufknorpelstrahlbeinbandes finden. Unterschiede in der äußeren Gestaltung und im Umriß des Strahlbeins werden als prädisponierender Faktor angesehen, der zugleich auf eine erbliche Anlage der Krankheit hinweisen könnte (DIK und VAN DER BROEK, 1995). Unter den röntgenologischen Aufnahmemethoden für das Strahlbein ist das Verfahren nach OXSPRING das üblichste. Neben dem hierfür erforderlichen dorsopalmaren Strahlengang empfiehlt sich die zusätzliche Röntgenuntersuchung in lateromedialer Richtung, weil hierdurch außer der Darstellung des Strahlbeins im sagittalen Schnitt auch degenerative Prozesse der Zehengelenke erfaßt werden können. Als sehr wertvoll hat sich die tangentiale Röntgendarstellung des Strahlbeins erwiesen, weil bei dieser Projektion Veränderungen am Strahlbein frühzeitiger erfaßt werden können als bei den zuvor genannten Verfahren. Insbesondere lassen sich die Dickenabnahme der subchondralen Knochenplatte der *Facies flexoria* und die Veränderungen in der Spongiosastruktur meßbar auswerten. Nur technisch einwandfreie Röntgenaufnahmen dürfen zur Auswertung herangezogen werden.

Von weiteren physikalischen Untersuchungsverfahren ist die Szintigraphie zu nennen, mit der die Anreicherung radioaktiver Isotope im Knochen bei aktiven Stoffwechselvorgängen dargestellt werden kann. Eingang in die alltägliche Routinediagnostik wird dieses Verfahren aus verschiedenen Gründen wohl nicht finden.

Die Problematik der Therapie beruht auf der Zugehörigkeit der Podotrochlose zu den deformierenden Osteoarthorpathien, für die eine Behandlung bisher nur in der Beseitigung oder Verminderung des Schmerzsymptoms bekannt ist. Diesem Ziel dient eine Korrektur der Hufform mit Beschlagsänderung. Falls erforderlich, wird der Zehenteil des Tragrandes gekürzt und ein Hufeisen mit verdickten Schenkelenden und angeschmiedeter Zehenrichtung angebracht.

Eine andere Einflußnahme auf die chronische Strahlbeinerkrankung wird durch eine Veränderung der Hufeisenform angestrebt, um die meist schwache Ferse zu unterstützen. Dazu dient ein geschlossenes Eisen mit einer starken Zehenrichtung (»Egg-bar-Schuh«). Wenn dieses Eisen zu kurz gehalten wird – wegen der Gefahr des Greifens – findet die erwünschte Unterstützung der Hufballen nicht statt. Die Vorteile beider Beschläge vereint das von HERTSCH (1990) vorgestellte Hufeisen, das ebenfalls ein geschlossenes Eisen darstellt und mit einer starken Zehenrichtung versehen ist (Abb. 6.23, 6.24). Der gerade gehaltene Zehenteil erhält eine bodenenge Ränderung und die Vorderkante dieses geraden Teils wird bis

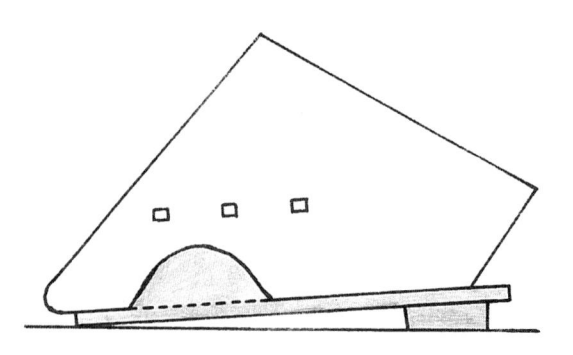

**Abb. 6.24:** Seitenansicht des Hufbeschlags nach HERTSCH

zur weißen Linie zurückverlegt. Das Eisen wird weiterhin mit zwei Seitenaufzügen versehen und in Abhängigkeit vom Verlauf der Zehenachse, die röntgenologisch zu beurteilen ist, wird ein Steg zur Erhöhung der Trachten und zur Achsenkorrektur unterschiedlich weit von den Schenkelenden aufgeschweißt. Bei einer Verschiebung des Steges um 1,5 cm von den Schenkelenden weg vergrößert sich der Zehenrand-Boden-Winkel um 5°. Das geschlossene Eisen verbessert die Druckverhältnisse im Huf bei der Fußung.

Diese Beschlagskorrekturen sind als bleibende Maßnahme durchzuführen. Längere Arbeitsruhe oder Weidegang reduzieren die Lahmheit, können die Krankheit aber ebensowenig zur Abheilung bringen, wie alle bisherigen medikamentellen Behandlungsvorschläge. Für eine Lahmheitsbehebung von begrenzter Dauer eignet sich die Neurektomie der Palmaräste der *Nn. digitales palmares*, sofern unter der diagnostischen Leitungsanästhesie ein einwandfreier Bewegungsablauf zu erzielen war. Als Alternative zur Neurektomie und zu den bisherigen Therapieversuchen wird die Desmotomie des *Lig. collaterale mediale* und *laterale* erwähnt. Der Sinn dieser Operation ist darin zu sehen, daß die Durchtrennung des Fesselbein-Strahlbeinbandes die Zugwirkung auf das Strahlbein herabsetzt und dadurch die von den Insertionsstellen der Strahlbeinaufhängebänder ausgehenden Schmerzen reduziert werden (DIEHL et al., 1986). Die Dauer der Verwendungsfähigkeit eines operierten Pferdes wird von der Intensität seiner weiteren Verwendung mitbestimmt.

Bei den Versuchen, die Strahlbeinlahmheit medikamentell zu beeinflussen, wird derzeit in erheblichem Umfang Gebrauch von Isoxsuprin® gemacht. Es handelt sich um eine dem Adrenalin verwandte Substanz, die in der geburtshilflichen Therapie beim Rind eingesetzt wird, aber auch für die Behandlung von Durchblutungsstörungen wegen ihrer relaxierenden Wirkung auf die Blutgefäße in der glatten Muskulatur. Dadurch wird eine Verbesserung der Mikrozirkulation nicht nur im Gebiet der Podotrochlea, sondern auch an anderen Sesambeinen angenommen. Als minimal wirksame Dosis werden 0,6 mg/kg KM und Tag unter das Futter gegeben und die Medikation drei Wochen fortgesetzt. Die Dosis kann bis auf 1,2 mg/kg KM erhöht werden. Gänzlich unumstritten ist Isoxsuprin® in seiner pharmakologischen Wirkung beim Pferd nicht.

### Mißbildungen des Strahlbeins

Durch eine Entwicklungsstörung des Strahlbeins kann der Zustand der Aplasie oder Hypoplasie dieses Sesambeins bestehen (Tafel 16, Abb. f, Tafelteil). Er ist in den selten vorkommenden Fällen auf eine Gliedmaße beschränkt. Das Fehlen des knöchernen Anteils der Hufrolle geht meist mit einer Umformung des Hufes einher (enger und stumpfer Huf). Sobald das herangewachsene Pferd zur Arbeit verwendet wird, zeigt sich eine Lahmheit. Die Diagnose ist nur duch eine Röntgenuntersuchung zu stellen, durch die das Fehlen oder die Mißgestaltung des Knochens dokumentiert wird. Die Prognose ist infaust.

## 6.1.2 Krankheiten an den übrigen Zehenabschnitten

Neben den Hufkrankheiten sind lahmheitsauslösende Vorgänge an den übrigen Teilen der Zehe recht häufig. Insbesondere betrifft dies die Zehengelenke, von denen das Hufgelenk und das Fesselgelenk gegenüber dem Krongelenk im Vordergrund stehen. Huf- und Krongelenk bilden in ihrer Gestaltung ein Sattelgelenk, das in seiner Hauptbewegung nur eine Beugung und Streckung zuläßt, während eine Seitwärtsbewegung durch kräftige Seitenbänder erheblich eingeschränkt wird. Das Fesselgelenk ist als ein Scharniergelenk anzusehen, das als Wechselgelenk funktioniert. Diese anatomische Vorgabe der Zehengelenke verleiht dem Gliedmaßenabschnitt in der vorgegebenen Drehachse eine hohe Stabilität, macht ihn andererseits gegenüber mechanischen Kräften anfällig, die nicht in der Richtung der Drehachse einwirken. Von der Norm abweichende Winkelungen der Zehengelenke durch vernachlässigte Hufpflege, fehlerhaften Hufbeschlag, angeborene Stellungsanomalien oder schmerzhafte Krankheitszustände führen in der Belastung zu einer ungleichmäßigen Druckverteilung auf die Gelenkknorpelflächen, woraus sich auf Dauer Gelenkknorpelschäden entwickeln, die Vorstadien einer *Arthropathia deformans*. Diese Erkrankung an den Zehengelenken besitzt gegenüber denen an den straffen Tarsalgelenken und den übrigen Gliedmaßengelenken eine hervorzuhebende Bedeutung.

### 6.1.2.1 Arthritis exsudativa der Zehengelenke

Die akute oder chronische Gelenkentzündung mit Bildung eines serösen, serofibrinösen oder eitrigen Gelenkergusses findet sich vorwiegend im Huf- und im Fesselgelenk. Dabei beruht die aseptische Arthritis auf den Folgen einer Distorsion oder Kontusion, falls nicht schwerwiegendere Schäden (z.B. Fraktur eines Zehenknochens) vorliegen. Lokalisation und Ausmaß der Traumatisierung an den einzelnen Gelenkanteilen bestimmen die Intensität und die Dauer des Schmerzes. Je stärker die sensibel versorgten Gelenkanteile betroffen sind, desto deutlicher sind die Erscheinungen einer Lahmheit und die gelenktypische Entlastungshaltung zu bemerken.

Die meistens mittel- bis hochgradig auftretende Stützbeinlahmheit bei der akuten Gelenkentzündung zeigt sich sofort bzw. alsbald nach dem Trauma, wonach auch ein Gelenkerguß hervortritt. Am Hufgelenk wird die Anschwellung direkt dorsal des Kronrandes erkennbar, am Fesselgelenk tritt die Hervorwölbung der Gelenkkapsel lateral und medial über die proximale Gelenkaussackung hervor. Die vermehrte Füllung des Gelenkes ist anfänglich auf eine intraartikuläre Blutung zurückzuführen, zu der als Ausdruck einer reaktiven Entzündung ein seröser, gegebenenfalls serofibrinöser, Erguß hinzukommt. Blutung und entzündliches Ödem bilden auch eine extraartikuläre Umfangsvermehrung, die das betroffene Gelenk diffus umgibt. Im Stand der Ruhe wird die Zehe unter schwacher Beugung bzw. unter Steilstellung der Fessel entlastet.

Durch palpatorischen Druck auf die Gelenkkapsel lassen sich ebenso wie durch passive Gelenkbewegungen Schmerzen auslösen. Die Gelenkumgebung ist vermehrt warm, die Pulsation der Mittelfußarterie verstärkt. Eine Röntgenuntersuchung ist immer angezeigt, damit eine Mitverletzung des Knochens rechtzeitig erfaßt oder ausgeschlossen werden kann. Bestehen Zweifel über die Mitbeteiligung von Mikroorganismen an der Entzündung, ist eine Gelenkpunktion durchzuführen, die auch zur lokalen Applikation von Medikamenten erforderlich werden kann. Die Synovia wird auf Zellgehalt, biochemische Zusammensetzung und bakteriologisch untersucht.

Nach einem schweren Gelenktrauma ist das therapeutische Bemühen in der ersten posttraumatischen Phase auf die Unterbindung weiterer Blutungen und auf ihre rasche Resorption zu richten, um die Organisation des Fibrinniederschlags auf den Knorpelflächen und auf dem *Stratum synoviale* der Gelenkkapsel möglichst zu verhüten. Zu diesem Zweck ist eine Ruhigstellung des Gelenks durch einen Polsterverband zu erzwingen, der an den drei ersten Krankheitstagen mit einer kühlenden Flüssigkeit getränkt wird (Eiswasser, Burow-Lösung, Acetat-Mischung). Alsdann werden feuchtwarme Angußverbände, Enelbinpackungen o. ä. angelegt. Unterstützend auf die Heilungsvorgänge wirken Pyrazolonderivate, die mehrtägig eingesetzt werden. Erst bei deutlicher Lahmheitsbesserung ist das Pferd täglich an der Hand einige Minuten zu führen. Jetzt kann auch die chondroprotektive Wirkung von Natriumhyaluronat eingesetzt werden. Die intraartikuläre Injektion ist im Bedarfsfall nach 3 Wochen zu wiederholen. Nach vollständigem Abklingen der Lahmheit und der Entzündungserscheinungen kann das Training wieder aufgenommen und allmählich gesteigert werden.

### 6.1.2.2 Chronisch-aseptische Arthritis der Zehengelenke

Eine unvollständig ausgeheilte akute, seröse Arthritis oder eine rezidivierte Gelenkentzündung ohne eine entsprechende Behandlung kann in das chronische Stadium übergehen. Daraus entwickelt sich durch die destruierenden Schäden an der Gelenkknorpelschicht, der dem Knorpel unterliegenden knöchernen Endplatte oder der Gelenkkapsel eine Verunstaltung des Gelenkes, die als *Arthritis chronica deformans* (Synonyma: *Arthrosis deformans, Arthropathia deformans*) bezeichnet wird. Dieser Zustand ist an allen drei Zehengelenken zu beobachten mit Schwerpunkt an den Fessel- und Hufgelenken der Schultergliedmaßen.

Das klinische Bild unterscheidet sich von der akuten Entzündungsform durch eine geringere Lahmheit, die sich auch nach Belastung des Gelenkes nicht zu verstärken braucht. Die adspektorisch wahrnehmbaren Erscheinungen hängen vom Grad der Betroffenheit der einzelnen Gelenkabschnitte ab (vermehrte Füllung der Gelenkhöhle, sog. »Galle«, Auftreibung der periartikulären Zone, Entlastungshaltung der Zehe). Bei der Gelenkpalpation verspürt man eher eine derbe Verhärtung der Kapsel als eine Schmerzreaktion. Diese stellt sich bei passiven Bewegungen an der aufgehobenen Zehe ein. Die Gelenkbeweglichkeit kann sich dabei als eingeschränkt erweisen. Eine verstärkte Pulsation wird nur bei einem akuten Entzündungsschub ermittelt. Mit einer Leitungsanästhesie des *N. digitalis palm. lat. et med.* ist die Lahmheit zu beheben, aber nicht auf das einzelne Gelenk zu differenzieren. Gibt die klinische und die röntgenologische Untersuchung in solchen Fällen keinen ausreichenden Hinweis, muß die intraartikuläre Anästhesie eingesetzt werden.

Im Röntgenbild lassen sich die vielfältigen, auch einzeln vorkommenden sekundären Gelenkveränderungen erfassen: Zubildung von Knochengewebe am Gelenkflächenrand, zystoider Defekt in der subchondralen Kno-

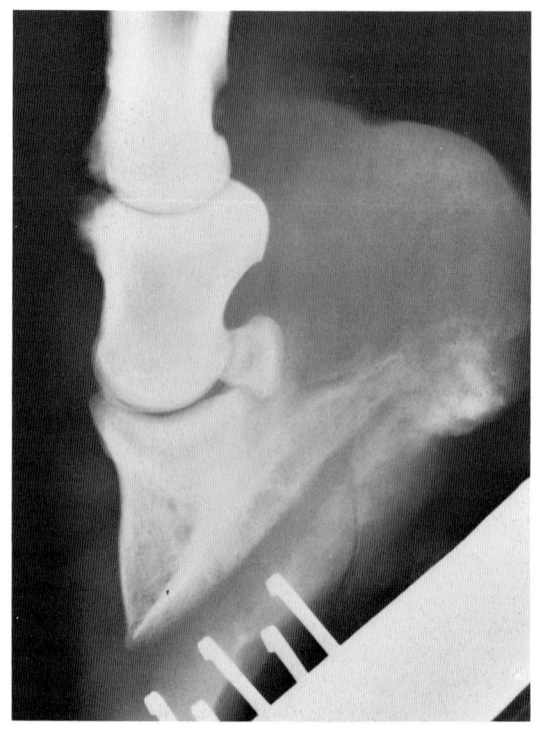

**Abb. 6.25:** Erhebliche intra- und periartikuläre Knochenzubildung am Krongelenk traumatischen Ursprungs

# Erkrankungen der Vordergliedmaßen 343

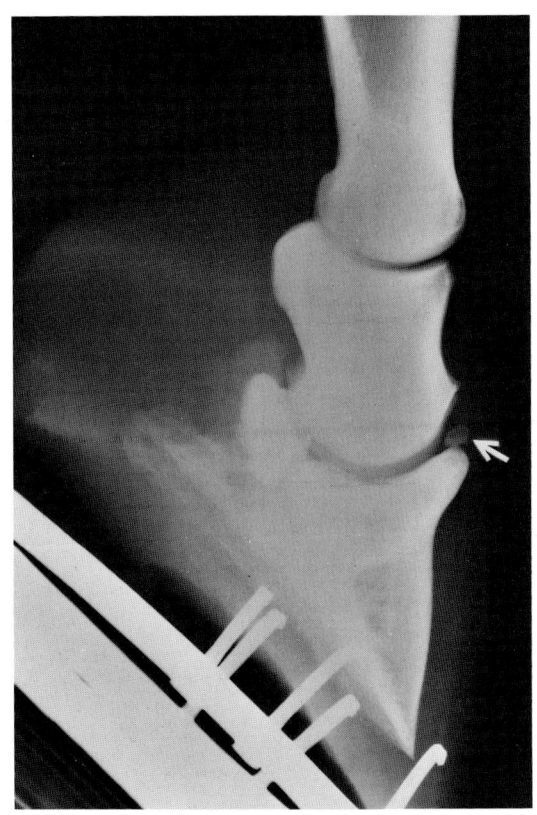

**Abb. 6.26:** *Corpus liberum proximal* der Hufbeinkappe und Entrundung der kronbeinseitigen dorsalen Gelenkfläche

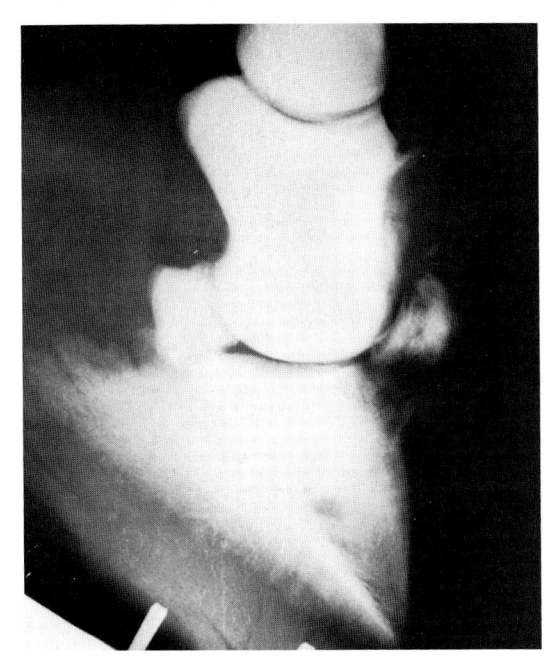

**Abb. 6.27:** Hochgradige Reaktionen an Huf- und Kronbein nach Ablösung des *Proc. extensorius* des Hufbeins

chenplatte, Resorptionslakunen an der Übergangsstelle der Gelenkkapsel in das Periost, meist im dorsalen Gelenkteil liegende Gelenkmaus als Ergebnis eines abgesprengten und verkalkten Knorpelteils, Endrundung der Gelenkfläche (im Hufgelenk am *Proc. extensorius* am auffälligsten erkennbar) (Tafel 17, Abb. a, Tafelteil). Die knöchernen Reaktionen können so weit gehen, daß sich Ansätze zu einer äußeren (Hufgelenk) oder einer inneren (Krongelenk) Ankylose bilden (Abb. 6.25–6.27). Die röntgenologisch auftretenden Veränderungen stehen allerdings in keinem sicheren Verhältnis zum Ausmaß der Lahmheit. Diese Feststellung ist von forensischer Bedeutung. Das Röntgenbild läßt keinen Rückschluß auf die Prognose zu, die aber wegen der Chronizität und Progredienz der Erkrankung als unsicher anzusehen ist.

Für die Behandlung sind Beschlags- und Hufkorrekturmaßnahmen zu empfehlen, um die Belastung und Beugung der Zehengelenke den geringsten Reizungen auszusetzen. Das muß im Einzelfall erprobt werden, denn eine korrekte Stellung der Zehenachse ist in dieser Situation gewöhnlich gar nicht erwünscht, da sich bei der chronischen Form einer Arthritis die Gliedmaßenachse bereits der veränderten funktionellen Beanspruchung angepaßt haben kann.

Solange erwartet werden kann, daß der Schaden am Gelenkknorpel erst ein geringes Ausmaß angenommen hat und die Beweglichkeit des Gelenkes kaum beeinträchtigt ist, haben sich intraartikuläre Injektionen von Natriumhyaluronat oder von anderen Mukopolysacchariden, z. B. polysulfierte Glukosaminoglykane, sowie von Orgotein eingeführt und die Kortikosteroid-Therapie verdrängt.

Obwohl der genaue Wirkungsmechanismus dieser Eiweißstoffe im Gelenk noch der Klärung bedarf, wird vielfältig über positive Behandlungsergebnisse berichtet. Der Grad pathologischer Gelenkveränderungen und Unterschiede zwischen den einzelnen Gelenken beeinflussen naturgemäß den Therapieerfolg. Das Fesselgelenk scheint auf Hyaluronsäure-Injektionen besser als das Hufgelenk anzusprechen (SENDLHOFER und GIRTLER, 1995). Bei einem Vergleich in der Anwendung von Natriumhyaluronat (20 mg) und polysulfiertem Glukosaminoglykan (250 mg) wurden nach zwei- bzw. bis viermaliger Injektion keine Wirkungsunterschiede festgestellt. Etwa 60% der behandelten Pferde wurden als lahmheitsfrei eingestuft (GAUSTAD und LARSEN, 1995). Bei einem akuten, rezidivierten Entzündungsschub haben SVANHOLM und MYRIN (zit. nach PETTERSON, 1995) nach ein- ggf. zweimaliger intraartikulärer Injektion von 12–24 mg Betametason in zweiwöchigem Abstand in 79% der behandelten 54 Trabrennpferde die Wiedergewinnung der Rennfähigkeit erreicht. Auch Analgetika mit antiphlogistischer Wirkung sind bei gleichzeitig durchzuführender schonender Bewegung therapeutisch zu versuchen. Schließlich sollte die Friktion der Gelenkumgebung mit einer Scharfsalbe und einer sich anschließenden mehrwöchigen Ruhigstellung als Behandlungsmöglichkeit nicht in Vergessenheit geraten. Hiermit soll eine belastbare Konsolidierung der im Gelenk ablaufenden Umbauvorgänge zur funktionellen Wiederherstellung unterstützt werden.

### 6.1.2.3 Arthropathia deformans der Zehengelenke

Der Übergang von der chronischen Arthritis zur *Arthropathia deformans* (A. d.) ist fließend. Sie wird als sekundäre Arthroseform eingestuft, deren wichtigste Ursache in repetierenden Traumatisierungen fehl- und überbelasteter Gelenke, wie es die Zehengelenke ja oftmals sind, zu suchen ist. Darauf weisen adaptative Vorgänge an den Gelenkflächen hin, die sich in einer Dickenzunahme oder Atrophie des Gelenkknorpels, in knöchernen Randwülsten und Sklerose des subchondralen Knochengewebes äußern. Durch Stoffwechselstörungen der Chondrozyten bilden sich Ein- und Abrisse im Gelenkknorpel, der sich von seiner Unterlage löst und dadurch das subchondrale Knochengewebe freilegt (DÄMMRICH, 1993). In den einzelnen Phasen der ablaufenden Gelenkveränderungen wechselt die Intensität der Lahmheit sehr, wodurch sich das klinische Bild der Lahmheit zwischen gering- und hochgradig verschieben kann.

Die mannigfaltigen Reaktionen am knöchernen Gelenkanteil werden röntgenologisch erfaßt, die der Weichteile auch durch die Ultraschalluntersuchung, und schließlich gestattet die Arthroskopie eine visuelle, direkte Beurteilung des aktuellen Gelenkschadens. Mit dieser Technik lassen sich zugleich die verheerenden Folgen der Ab- und Umbauvorgänge im Gelenk weitgehend entfernen (Beseitigung von Gelenkmäusen, abgelösten oder flottierenden Knorpelschichten, Geröllzysten und übermäßigem Granulationsgewebe sowie krankhaft veränderten Gelenkzotten u. a. m.).

Die *Arthropathia deformans* ist ein progredientes Leiden, das im fortgeschrittenen Stadium in eine biomechanische Behinderung durch Inkongruenz der Gelenkflächen und Einschränkungen der Gelenkbeweglichkeit infolge einer Fibrosierung der Gelenkkapsel übergeht, wodurch sich letztendlich eine Ankylose bilden kann (Abb. 6.28). Die Störungen der Gelenkfunktion sind anhaltend. Demgegenüber kann die durch Schmerzen erzeugte Lahmheit schubweise auftreten. Dabei stehen die klinischen Erscheinungen oft in keinem Verhältnis zur Schwere der röntgenologisch nachweisbaren Veränderungen. Die Schmerzhaftigkeit wird vor allem auf die begleitende Arthritis zurückgeführt, so daß sich behandlungsmäßig neben der Beseitigung krankhaft veränderter Gelenkstrukturen die für die chronische Arthritis angeführten Therapievorschläge anbieten. Als ultima ratio wird für eine lahmheitsfreie Zuchtverwendung derartiger Patienten die operative Ankylosierung der einzelnen Zehengelenke genannt.

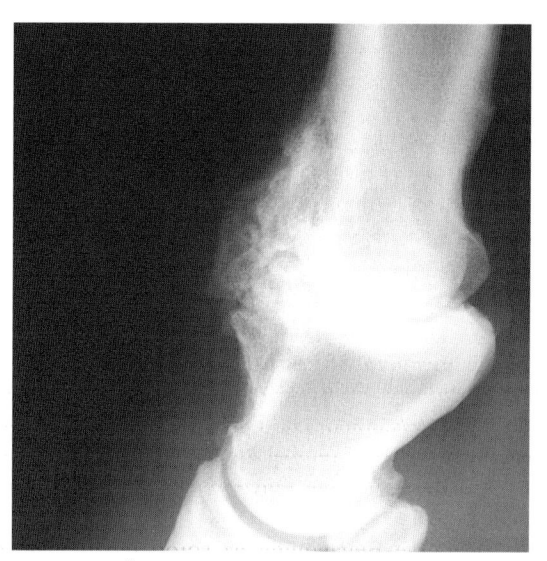

**Abb. 6.28**: Äußere Ankylose des Krongelenks im Röntgenbild

### 6.1.2.4 Septische Arthritis der Zehengelenke

Am ehesten gefährdet für diese Entzündungsform ist das Hufgelenk, in das durch eine perforierende Verletzung von der Hufsohle aus (Nageltritt) oder durch Einbruch einer subkoronären Phlegmone von der Krone her Infektionserreger eindringen können. Durch eine offene Verletzung (Stich, Schnitt) können sich auch Kron- und Fesselgelenk wie alle übrigen Extremitätengelenke infizieren. Falls die Arthritis auf einer Infektionskrankheit beruht, bei der die Erreger hämatogen in mehrere Gelenke gelangen und entzündliche Reaktionen auslösen, liegt eine Polyarthritis vor, die gesondert abgehandelt wird.

Nach Eindringen eines spitzen Fremdkörpers etwa in der Mitte der seitlichen Strahlfurchen kann dieser bei entsprechender Länge und Stichrichtung die tiefe Beugesehne passieren, die *Bursa podotrochlearis* verletzen und schließlich über das Hufbein-Strahlbeinband in das Hufgelenk gelangen. Symptome und Therapie der sich danach bildenden traumatischen Pododermatitis wurden bereits besprochen.

Nach einer offenen Gelenkverletzung, die erst nach Einsetzen einer Synovialitis eine starke Lahmheit entwickelt, fließt Synovia aus dem Gelenk ab, die deshalb für den Knorpelstoffwechsel nicht mehr zur Verfügung steht, wodurch der Knorpel alsbald alteriert wird. Der bakteriellen Besiedlung des Gelenkes folgt eine exsudative Entzündung, welche die Gelenkflüssigkeit erheblich verändert: die ursprünglich klare Gelenkflüssigkeit verliert ihre Viskosität und wird durch die Beimischung von Erythrozyten bernsteinfarben. Durch die Zugabe von Granulozyten und Fibrinogen trübt sich die Flüssigkeit ein und durchsetzt sich mit ausgefällten Fibrinflocken. Dieses Stadium der serofibrinösen Arthritis wird rasch durchlaufen, wenn nicht durch eine massive Antibiose die

Keime bekämpft und durch weitere Maßnahmen einer lokalen und allgemeinen Versorgung der Wunde die Entzündungsreaktionen gebremst werden. Die purulente Arthritis ist deshalb als eine Komplikation der serofibrinösen Gelenkentzündung zu betrachten.

Im Anschluß an die Perforation eines Fremdkörpers ins Hufgelenk und Entfernung des verletzenden Gegenstandes aus der Sohle verschließt sich meistens die äußere Wunde durch die Elastizität des Strahlhorns. Die dadurch im Gelenk sich anstauende Entzündungsflüssigkeit verstärkt den Innendruck und führt zu einer hochgradigen Stützbeinlahmheit. Im Stand der Ruhe ruht u. U. der Huf nur auf dem Zehenrand. Die Pulsation der Mittelfußarterie ist pochend. Ein Temperaturanstieg auf 39–39,5 °C sowie eine Steigerung der Pulsfrequenz sind zu verzeichnen.

Eine operative Behandlung ist sofort einzuleiten, die bei Praxisbedingungen auch unter einer Leitungsanästhesie ausgeführt werden kann. Über den Zugang der äußeren Wunde wird der Stichkanal in die Tiefe verfolgt, vorsichtig umschnitten und für vorübergehenden Abfluß der Gelenkflüssigkeit gesorgt. Ist diese schaumig und gelbtrübe verändert, muß angenommen werden, daß schon das Stadium der eitrigen Entzündung erreicht ist. Nach Gelenkspülung mit Ringer-Lösung ist in die Gelenkhöhle wäßriges Penicillin zu instillieren, anschließend die Operationswunde durch eine Tamponade zu verschließen und der Huf durch einen Watteverband zu schützen. Verband- und Tamponwechsel finden anfänglich jeden zweiten Tag, dann in längeren Abständen statt. Der systemische Antibiotikaschutz ist so lange angezeigt, bis sich die Wunde geschlossen und die Lahmheit gebessert hat. Zur Schmerzlinderung können nichtsteroidale Antiphlogistika verabreicht werden.

Die Prognose hängt mit vom Zeitpunkt des operativen Eingreifens sowie vom Ausmaß der Nebenverletzungen an tiefer Beugesehne und am Strahlbein ab.

Die purulente Arthritis jedweden Gelenkes wird mehrheitlich durch eine Infektion mit Streptokokken, Staphylokokken und *Actinomyces pyogenes* ausgelöst. Die Infektion eines Gelenkes kann zu einer schwerwiegenden Zerstörung der Gelenkstrukturen führen, so daß selbst nach einer Sanierung der Infektion arthrotische Veränderungen zurückbleiben.

Die purulente Arthritis ist wegen der bestehenden Gelenkkapselphlegmone außerordentlich schmerzhaft, was sich in einer hochgradigen Lahmheit und starker Abwehrreaktion bei Palpation und passiver Bewegung des Gelenkes zeigt. Eine vermehrt warme Umfangszunahme der Gelenkumgebung fällt besonders am Fesselgelenk ins Auge, dessen Konturen dadurch verlorengehen. Durch den Schmerz und die Erhöhung der Körpertemperatur wird das Allgemeinbefinden beeinträchtigt. Nur bei ständigem Abfluß des eitrigen Gelenkinhalts kann die Körpertemperatur auch in physiologischen Grenzen liegen.

Bei einer frischen Gelenkverletzung wird in das Gelenk Penicillin gegeben, die Wunde operativ versorgt und geschlossen sowie durch einen Verband ruhiggestellt. Eine systemische Behandlung mit Antibiotika für die Dauer von mindestens einer Woche ist unumgänglich.

Sobald die abfließende Synovia ein eitriges Aussehen erlangt hat, sollte unter septischen Kautelen eine Spüldrainage mit isotonischer Elektrolytlösung vorgenommen, die lokale Behandlung mit einem gelenkverträglichen Chemotherapeutikum eingeleitet und gegebenenfalls mehrmals täglich wiederholt werden. Unterstützt wird die Sanierung der örtlichen Infektion durch eine parenterale Applikation von Antibiotika, die aber nur dann wirksam werden kann, wenn sich im Gelenk noch keine pyogene Membran gebildet hat. Die Prognose einer septischen Arthritis im Hinblick auf eine ungestörte funktionelle Wiederherstellung der Gelenkfunktion ist schlecht, im Fall einer bereits eingetretenen Abszedierung sogar infaust.

### 6.1.2.5 Subchondrale Knochenzysten in den Phalangen

In der röntgenologischen Lahmheitsdiagnostik begegnet man wiederholt meist rundlich gestalteten Knochenschatten, die als subchondrale Zysten angesprochen werden. Sie finden sich nicht nur in den Zehengliedern, sondern auch in den Epiphysen der großen Gelenke an den Vorder- und den Hintergliedmaßen. Über ihre klinische Bedeutung als Auslöser einer Lahmheit herrschen mitunter Zweifel (s. a. S. 336).

Auch über die Entstehungsweise besteht keine übereinstimmende Auffassung. Es liegt zwar nahe anzunehmen, daß Zysten aufgrund von subchondralen Knochennekrosen im Gefolge von Traumata entstehen und zum Zeitpunkt ihrer Entwicklung eine offene Verbindung mit dem Gelenkraum eingehen. Überzeugender ist die nach histologischen Untersuchungen von zystösen »Hohlräumen« im Knochen aufgestellte Hypothese, wonach eine metastatische Mikroabszeßbildung in der subchondralen Spongiosa den Knochenabbau betrieben habe. Gefäßläsionen im spongiösen Knochen in Verbindung mit metastatisch bakterieller Infektion als auslösendes Agens sind wahrscheinlich. Während septikämischer Phasen einer Infektionskrankheit, wobei besonders an die Druse zu denken ist, können Keime im Endstromgebiet das sog. »vaskuläre Syndrom« hervorrufen; es entsteht eine Hämostase nach Endothelkontakt der Keime. Unter Komplementverbrauch kommt es zu erhöhter Gefäßpermeabilität und Plasma- sowie Bakterienaustritt ins Gewebe. Im histologischen Bild imponieren herdförmige Ansammlungen von Lymphozyten und Plasmazellen, die auch in die benachbarten Markräume und Gefäßkanäle eindringen. Der zunächst noch intakte Gelenkknorpel wird durch weitere Resorption des Knochengewebes unterminiert, bis er unter mechanischer Belastung einbricht. Die mononu-

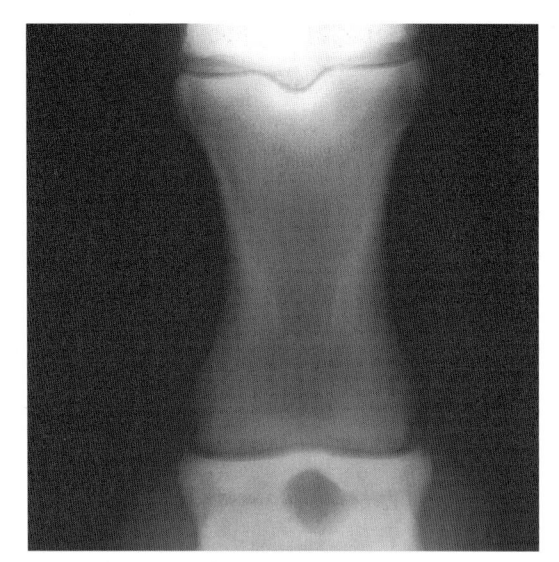

**Abb. 6.29:** Kugelförmige subchondrale Knochenzyste im Kronbein mit Zugang zum Krongelenk

kleären Infiltrate lassen einen immunologischen Vorgang vermuten, wofür auch eine relative Lymphozytose im akuten Krankheitsfall spricht.

Subchondrale Knochenzysten besitzen eine annähernd kugelförmige Gestalt (Abb. 6.29 und 6.30). Diese sphärische Form ist nicht in Übereinstimmung zu bringen mit der Theorie des primären traumatischen Knorpeleinbruchs. Die Abszeßbildung und seine weitere Ausbreitung wird immunologisch gebremst durch einen Wall von Entzündungszellen, unterstützt von Ummantelungsversuchen durch knöcherne Sklerosierung, wie sie sich ge-

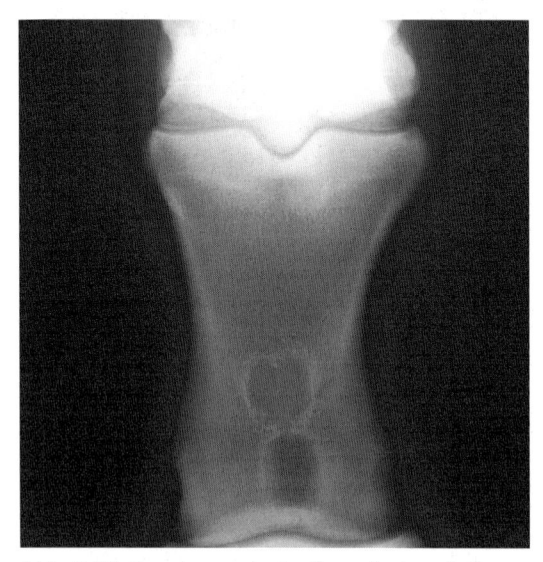

**Abb. 6.30:** Knochenzyste im Fesselbein mit Zugang zum Krongelenk. Proximal davon ein in der Spitze des Fesselbeindreiecks *(Trigonum phalangis prox.)* befindliche Knochenstrukturveränderung, die nicht als zystoider Defekt anzusprechen ist

wöhnlich auch im Röntgenbild zeigt. Erst wenn die Zyste mit dem Gelenkraum Verbindung erhalten hat und Synovia in sie eindringt, kann der intraartikuläre Druck die rundliche Gestalt der Zyste beeinflussen (NIEBAUER et al., 1982).

Die etwas ausführlicher beschriebene Pathogenese macht auch die wechselnden klinischen Symptome verständlich. In der akuten Erstphase, die sich beim Fohlen und beim Jungtier in der wachsenden Epiphysenzone abspielt, ist die Bildung der Mikroabszesse in der ossären Spongiosa schmerzhaft. Gewöhnlich stehen die Merkmale einer akuten Arthritis im Vordergrund, während die Zystenbildung oft noch gar nicht im Röntgenbild festzustellen ist. Deshalb wird sich die Behandlung auf die Beseitigung einer akuten Gelenkentzündung ausrichten. Bei ausgewachsenen Pferden können die Zysten ohne Symptome einhergehen als sog. »stille« Zysten. Nach Jahren kann aber auch die Zyste in das Gelenk einbrechen und seinen Inhalt nach dort abgeben, woraus sich eine Gelenkirritation ergibt, die dann die Zyste mit einem chronischen Gelenkschmerz begleitet. Dann wäre zu erwägen, arthroskopisch über den Knorpeldefekt in die Zyste einzudringen und sie auszuräumen.

### 6.1.2.6 Erkrankungen der Krone

Die Krone wird am ehesten einer Eigenverletzung durch das Hufeisen der bilateralen Gliedmaße ausgesetzt oder auf andere Weise lädiert. Falls die Wunde lediglich aus einem Hautdefekt ohne Gewebsverlust besteht, sind keine schwerwiegenden Folgen hieraus zu erwarten. Der chirurgische Wundverschluß oder auch nur ein Verbandschutz führen zur alsbaldigen Heilung.

Eine tiefergehende Verletzung zeichnet sich durch eine starke Blutung aus, wenn Gefäße des dichten subkoronären Gefäßnetzes mitbetroffen wurden. Lahmheit stellt sich ein. Eine chirurgische Versorgung der Wunde ist sofort angezeigt. Sie empfiehlt sich auch aus Gründen einer genauen Wundrevision, um Schäden an weiteren Gewebsschichten (Hufgelenkskapsel, Kron- und Saumlederhaut, Hufknorpel) rechtzeitig zu ermitteln und zu revidieren. Das an das Wundgebiet angrenzende Wandhorn wird verdünnt und die Wunde mit einem Schutzverband abgedeckt. Tetanusprophylaxe ist erforderlich.

Eine **koronäre Phlegmone** kann sich durch Eindringen von Eitererregern in eine Wunde oder nach Durchbruch einer infektiösen Hufgelenksarthritis entwickeln. Es besteht eine diffuse, vermehrt warme und sehr schmerzhafte Umfangsvermehrung der Krone mit hochgradiger Stützbeinlahmheit und meistens auch eine Störung des Allgemeinbefindens mit Fieber (Tafel 17, Abb. b, Tafelteil). Die von einer eitrigen Arthritis ausgehende Phlegmone kann nur nach Sanierung der Gelenkentzündung zum Abklingen gebracht werden. Wenn die Infektionspforte aus einer äußeren Verletzung besteht, wird die

Phlegmone mit Penicillingaben und einem warmen Angußverband bekämpft. Einer sich abzeichnenden Abszedierung ist durch Spaltung zuvorzukommen.

Das Saumband der Krone ist gegenüber untauglichem Huffett, Tausalz auf Rennbahnen, einem schnürenden Verband und anderen exogenen Einflüssen empfindlich. Solche Reize veranlassen eine entzündliche Schwellung des Saumbandes oder lösen es von seiner Unterlage ab. Deshalb besteht eine **Saumbandentzündung** manchmal gleichzeitig an mehr als einem Huf. Schonen der Gliedmaße oder auch ein gespannter Gang resultieren hieraus. Borkige Auflagerungen am Saumband findet man im Zusammenhang mit dem Hufkrebs, während schmierig feuchte Belege auf eine nässende Dermatitis zurückzuführen sind.

Die Therapie richtet sich nach den jeweils auslösenden Faktoren (Reinigung mit lauwarmem Seifenwasser, Abdeckung mit entzündungshemmender Kortisonsalbe).

## Kronbeinfraktur

Die Kronbeinfraktur tritt gegenüber den Brüchen der übrigen Phalangealknochen zahlenmäßig zurück. Sie beruht aber auf den gleichen traumatischen Einwirkungen, die auch zur Fesselbeinfraktur führen. Jedoch kommt es dadurch in der Regel zu einem Trümmerbruch, der den würfelähnlichen Knochen in mehrere Teile zerlegt.

Rasche Anschwellung der Zehe, hochgradige Stützbeinlahmheit, Brechung der Zehenachse bei Belastung sowie heftige Schmerzäußerungen, Schweißausbruch, erhöhte Atem- und Pulsfrequenz und Entlastung der Zehe in schwacher Flexionsstellung sind die typischen akuten Krankheitsmerkmale. Starke Krepitation wird durch passive Bewegungen ausgelöst. Bei erheblicher Umfangsvermehrung, bedingt durch einen Bluterguß, läßt sich das Krepitationsgeräusch nicht immer genau lokalisieren, so daß auch eine Fesselbeinfraktur vorgetäuscht werden kann. Im Zweifel bringt die Röntgenuntersuchung Aufklärung.

Die einfache Sagittalfraktur läßt sich durch Verschraubung operativ immobilisieren. Der Kommunitivbruch an einer Hintergliedmaße bietet nur eine geringe Chance zur Heilung, weil auch mit nichtoperativen Mitteln (selbsthärtender Kunststoffverband, Gipsverband) keine den Belastungsverhältnissen der Hinterhand angepaßte Stabilität zu erreichen ist. In dieser Hinsicht verbessert sich die Prognose, wenn das Kronbein einer Vordergliedmaße gebrochen ist. Aber auch dann muß durch die massive Kallusbildung am Ende des Heilungsvorganges mit einer schweren funktionellen Beeinträchtigung der angrenzenden Gelenke gerechnet werden, die eine weitere Nutzung des Patienten höchstens noch für die Zucht zuläßt. Tierschützerische Erwägungen oder Komplikationen durch das Auftreten eines Dekubitus, einer Belastungsrehe oder einer Pneumonie zwingen nicht selten zur Tötung des Pferdes während eines Behandlungsversuches.

### 6.1.2.7 Erkrankungen der Fessel

**Periostitis ossificans am Fesselbein**

Durch die erhebliche Inanspruchnahme der Fessel in den schnellen Gangarten bildet sich bevorzugt an den Ansatzstellen von Sehnen und Gelenkbändern eine Periostitis, die bei chronischem Verlauf mit einer Exostosenbildung einhergeht und dann als diffuse oder auch umschriebene Auftreibung an den Flächen des Fesselbeins auffällt, die nicht durch die kräftigen Beugesehnen bedeckt werden.

An der Dorsalfläche des Fesselbeins ist beim Traber bevorzugt die Ansatzstelle des *M. extensor digitalis lateralis* davon betroffen. Die durch eine akute Periostitis ausgelöste Bewegungsstörung zeigt sich gewöhnlich als geringgradige gemischte Lahmheit, weil der Streckvorgang der Zehe durch die Zugwirkung der Strecksehne schmerzt. An der dorsolateralen Fläche des Knochens wird durch die Palpation der entzündlich veränderte Bezirk der Knochenhaut festgestellt. Dort befindet sich auch bei längerer Lahmheitsdauer eine schwache Auftreibung, die man »verletzte Linie« bezeichnet. Die Fesselgelenkbeugeprobe verstärkt die Lahmheit. Wegen der einfachen palpatorischen Zugänglichkeit des von der Periostitis befallenen Fesselbeinteils bildet die Erkrankung keine diagnostische Schwierigkeit. Die Diagnose wird durch eine Röntgenuntersuchung bestätigt (Abb. 6.31). Die röntge-

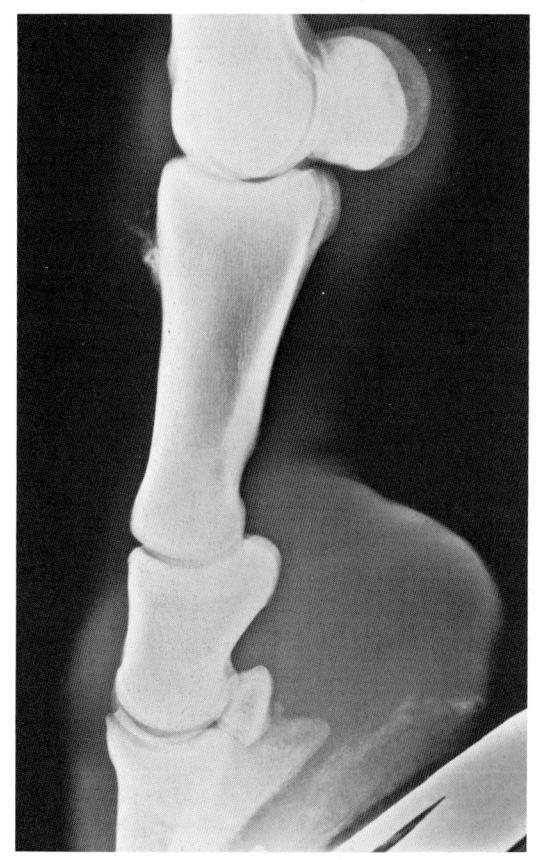

**Abb. 6.31:** Exostosenbildung an der Ansatzfläche des seitlichen Zehenstreckers

## 348 Krankheiten der Gliedmaßen

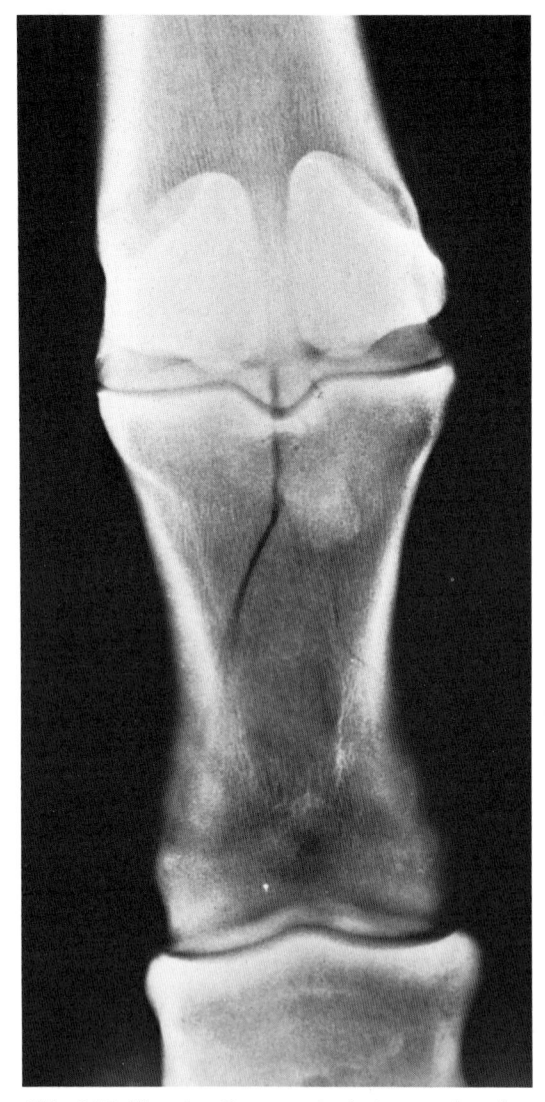

Abb. 6.32: Von der *Fovea articularis* ausgehende Sagittalfraktur des Fesselbeins; Traber, 4 Jahre

Quecksilbersalbe (20%ig). Stallruhe ist bei jedem Behandlungsverfahren zu gewähren, die im chronischen Krankheitsfalle auf mindestens 6 Wochen ausgedehnt wird.

Periostale Zubildungen an den Ansatzstellen der seitlichen palmaren bzw. plantaren Fesselkronbeinbänder, der Seitenbänder des Krongelenkes und der *Lig. sesamoidea obliqua* sowie der mittleren palmaren bzw. plantaren Kronfesselbänder werden **Leist** genannt. Der Leist tritt am Fesselbein an der Vorder- und Hintergliedmaße auf und kann nicht immer durch Adspektion und Palpation festgestellt werden, weshalb im Verdachtsfall die Röntgenuntersuchung heranzuziehen ist. Da eine Leistbildung nicht selten als röntgenologischer Nebenbefund erhoben wird, kann hieraus abgeleitet werden, daß diese Erkrankung häufig keine Lahmheit hinterläßt. Eine genaue diagnostische Abklärung mit Hilfe der Leitungs- oder Infiltrationsanästhesie wird erforderlich.

Der Bereich der chronisch ossifizierten Periostitis an der Palmar- bzw. Plantarfläche des Fesselbeins ist wegen seiner Bedeckung durch die Beugesehnen der Zehengelenke für eine örtliche Behandlung schwierig zugänglich. Deshalb wird man therapeutisch durch einen zweckmäßigen Hufbeschlag die vom Patient selbst eingenommene Zehenstellung unterstützen und medikamentös nichtsteroidale Antiphlogistika für eine begrenzte Dauer einsetzen. An den zugänglichen Fesselbeinflächen kommen die zuvor erwähnten Behandlungsverfahren zur Anwendung.

nologische Darstellung der Osteophyten gelingt allerdings erst 2–3 Wochen nach Einsetzen der Entzündung.

Differentialdiagnostisch ist eine Fesselbeinfissur zu berücksichtigen, die im akuten Krankheitsfall eine erheblich stärkere Bewegungsstörung nach sich zieht.

Die Behandlung besteht erforderlichenfalls aus einer Kürzung der Hufzehe und aus der lokalen Infiltration eines Cortisonpräparates in das Entzündungsgebiet, die im Abstand von 5 Tagen bis zur Besserung wiederholt wird. Nach jeder Injektion wird ein Schutzverband angelegt. Gute Behandlungsergebnisse sind auch mit DMSO-Cortexilar® zu erzielen. Das Medikament wird 2mal täglich in das über der Periostitis gelegene Hautgebiet vorsichtig eingerieben. Nach etwa 14 Tagen ist mit dem Abklingen der Entzündung zu rechnen. Die Behandlung einer chronischen Periostitis besteht aus einer Einreibung mit roter

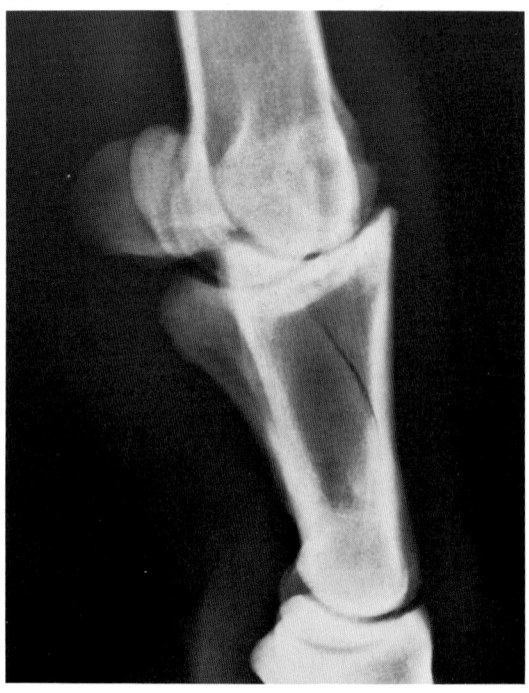

Abb. 6.33: Segmentalfraktur des Fesselbeins bei einem 5jährigen Traber

## Fesselbeinfissur und -fraktur

Von den Zehenknochen ist das Fesselbein am stärksten bruchgefährdet, weil aufgrund der anatomischen Gestaltung seiner proximalen Gelenkfläche übermäßige Scher- und Drehkräfte bei belasteter Gliedmaße den Knochen auseinandertreiben können. Die Fesselbeinfissur und -fraktur wird deshalb bei sportlicher Nutzung des Pferdes in der Knochenbruchstatistik der Kliniken an erster Stelle geführt, dabei in 80–90% der Fälle eine Vordergliedmaße betreffend.

Nach der Bruchform aufgegliedert überwiegt die Sagittalfraktur, deren Bruchspalt von der *Fovea articularis* ausgehend sich distalwärts zunächst durch die Knochenmitte und von dort in Richtung auf einen oder beide der seitlichen Bandhöcker erstreckt. Die Darstellung dieser Fraktur im Röntgenbild gleicht der Form eines umgekehrten Y. Ungleich seltener besteht eine Segmentalfraktur. Wenn beide Grundformen eines Fesselbeinbruchs zugleich vorliegen, handelt es sich um eine Splitterfraktur. Andere ätiologische Einflüsse bedingen eine Absprengungsfraktur vom Gelenkrand oder der Gelenkkapselansatzstelle (Abb. 6.32–6.35).

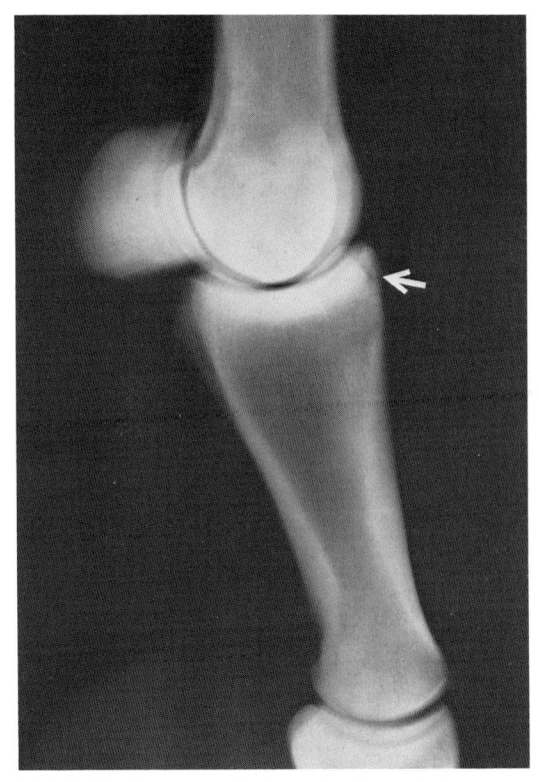

**Abb. 6.35:** Segmentalfraktur des Fesselbeins an seinem dorsalen Rand im Fesselgelenk; Traber, 6 Jahre

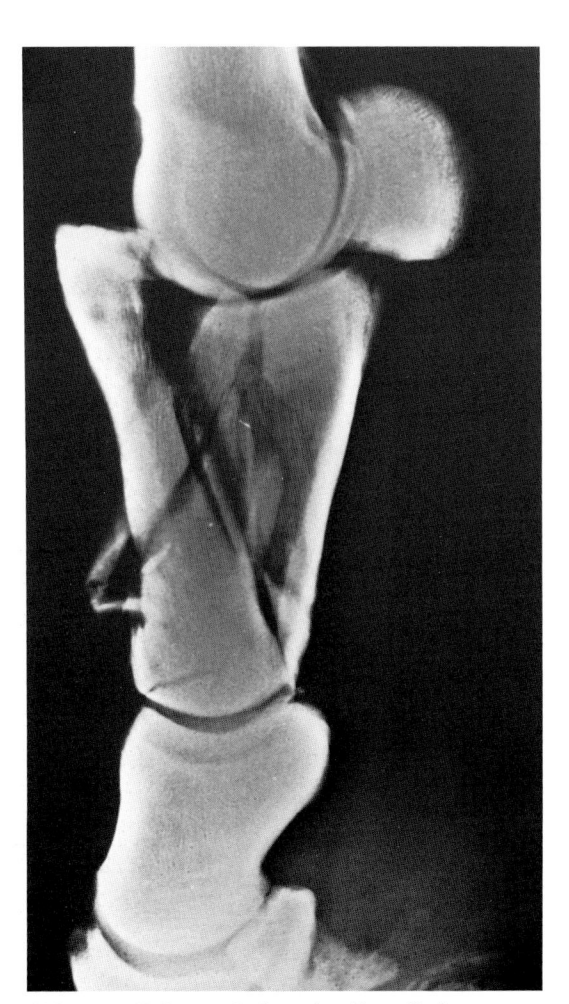

**Abb. 6.34:** Trümmerfraktur des Fesselbeins; Warmblutstute, 4 Jahre

Sagittal- und Segmentalfraktur zeigen sich in ihrem klinischen Bild ebenso wie die entsprechenden Fissurformen ziemlich einheitlich. Es ergibt sich plötzlich einsetzende, hochgradige Stützbeinlahmheit mit weitgehender Entlastung der Gliedmaße im Stand der Ruhe. Der Verletzungsumfang der Knochenhaut und das Ausmaß des sich rasch bildenden subperiostalen Hämatoms bestimmen die Stärke des Schmerzes, der sich im akuten Fall zusätzlich in Muskelzittern, Schweißausbruch und allgemeiner Unruhe äußert. Bluterguß und entzündliches Ödem in der Subkutis führen innerhalb von wenigen Stunden zu einer diffusen Umfangsvermehrung, die vermehrt warm und auf Palpationsdruck hochgradig schmerzhaft ist. Durch passive Drehbewegungen des Fesselbeins wird ein Krepitationsgeräusch ausgelöst, das beim Vorliegen einer Fissur fehlt. In diesem Fall beschränkt sich bei der Palpation die Schmerzauslösung auf den Teil des Fesselbeins, durch den die Fissurlinie verläuft (lineare Schmerzzone) und auf eine verstärkte Schmerzreaktion bei passiver Beugung des beteiligten Gelenkes. Durch einen Hämarthros ist das Fesselgelenk vermehrt gefüllt. Der Verdacht auf eine Fissur verbietet die Durchführung einer diagnostischen Anästhesie, die bei einer Fraktur ohnehin überflüssig ist.

## 350 Krankheiten der Gliedmaßen

Eine Röntgenuntersuchung klärt die Unterscheidung zwischen Fissur und Fraktur. Auch ist sie zur genauen Lagebestimmung der Bruchlinie notwendig. Sie ist weiterhin Voraussetzung für die Wahl der sinnvollsten Therapie. Der Fissurverdacht ergibt sich manchmal erst nach einiger Zeit, wenn sich ein Saum neugebildeten Knochengewebes durch die in Gang gekommene Periostitis abzeichnet.

Sofern die Bruchform sich dafür eignet, ist die Reposition und Immobilisierung der Fragmente mit Hilfe der Knochenverschraubung am erfolgversprechendsten (Abb. 6.36). Bei einer Fissur werden die Zehengelenke durch einen starren Verband (Kunststoff, Gips) ruhiggestellt. Diese Verbandbehandlung kann auch beim Vorliegen eines Trümmerbruches eingesetzt werden, wenn das Pferd für die Zucht erhalten werden soll und die Fraktur eine Vorderfessel betrifft (Abb. 6.37 und 6.38). Die gleiche Fraktur an einer Hintergliedmaße ist kaum behandlungsfähig.

Bis zur knöchernen Konsolidierung des Bruches wird ein geschlossenes Hufeisen angebracht, dessen Steg die Trachten 2–3 cm anhebt.

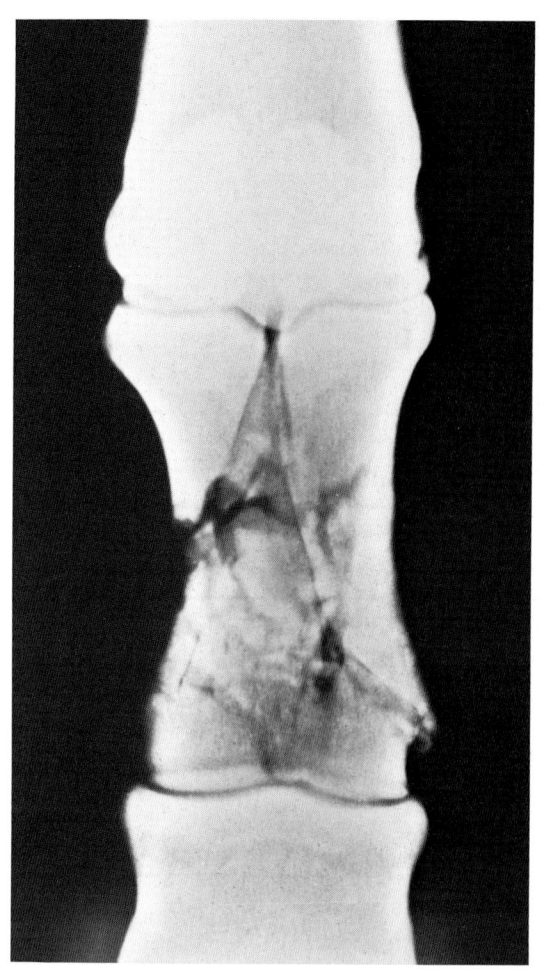

**Abb. 6.37:** Fesselbeintrümmerbruch mit geringfügiger Dislokation der Fragmente

### Chronische Synovialitis villonodularis des Fesselgelenks

In den Fesselgelenken der Vordergliedmaßen ergeben sich gelegentlich durch wiederholte Blutungen infolge einer Kombination von Stauchung und starker Überstreckung des Gelenks chronisch rezidivierende Entzündungserscheinungen, die in ihren Auswirkungen Ähnlichkeiten mit der knötchenförmigen Synovitis des Menschen zeigen. Bei fortgeschrittener Entwicklung dieser wohl eigenständigen Gelenkerkrankung proliferieren die Zotten der Synovialfalte im proximalen Fesselgelenkrezessus und deshalb können sich dort derbe Bindegewebeablagerungen anhäufen, die durch Mineralisation einen unübersehbaren röntgendichten Schatten bilden. Es kann sich auch eine Knochenscherbe aus der Kortikalis der distodorsalen Gelenkfläche des Metakarpus lösen und eine weitergehende Knochenresorption stattfinden, an deren Randbezirken eine ossifizierende Periostitis ermöglicht wird (Abb. 6.39).

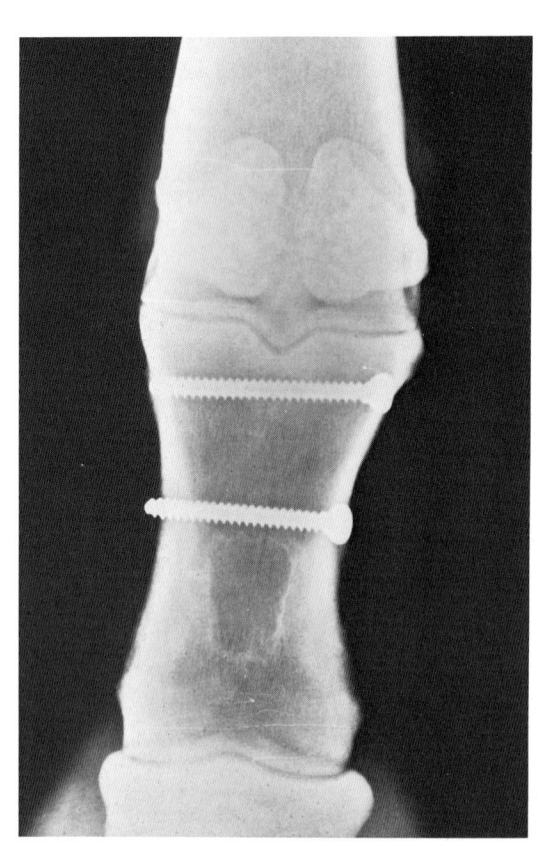

**Abb. 6.36:** Durch Verschraubung der Bruchflächen innerhalb von 6 Wochen geheilte Fesselbeinfraktur; Traber, 3 Jahre

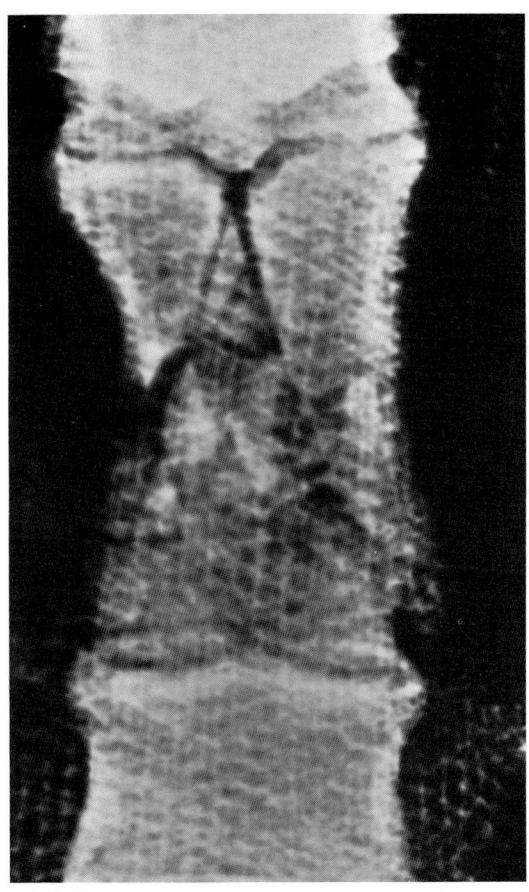

**Abb. 6.38:** Der in Abb. 6.37 dargestellte Bruch 3 Wochen nach seiner Entstehung. Die netzartige Struktur im Röntgenbild ist auf den Hexelite®-Verband zurückzuführen

Für die Therapie kommt nur die operative Beseitigung des hypertrophierten Gewebes der Innenauskleidung des Gelenkes in Betracht. Dabei kann über eine Arthrotomie oder arthroskopisch vorgegangen werden. Nach einer Arthrotomie sollte der Patient 6 Monate Ruhe erhalten, ehe er wieder in Training genommen wird. Die Dauer der Rekonvaleszenz ist bei arthroskopischer Operationsausführung etwa um die Hälfte kürzer.

### Fesselgelenksgalle

Bei der Fesselgelenksgalle liegt ein Erguß der Synovia vor, der meistens dann entsteht, wenn junge Pferde auf hartem Boden in Training genommen wurden oder ältere Pferde einen schweren körperlichen Einsatz hinter sich gebracht haben. Wegen der sehr unterschiedlichen Pathogenese wird die Fesselgelenksgalle auch als das Produkt einer idiopathischen Synovitis aufgefaßt.

Dieser Zustand ist in der Regel nicht mit einer Lahmheit verbunden, auch fühlt sich die Gelenkgegend nicht vermehrt warm an, noch zeichnet sie sich durch eine Empfindlichkeit aus. Die Viskosität der Synovia ist meistens herabgesetzt. Lahmheit wird auch nicht durch eine Beugeprobe provoziert. Die Röntgenuntersuchung erbringt keinen pathologischen Befund. Sollte ein solcher zu erheben sein, muß die Diagnose diesem Befund angepaßt werden.

Beim jungen Pferd bringt die Umstellung der Trainingsbedingungen nach vorübergehender Arbeitsruhe und nach Überprüfung einer ausgewogenen Fütterung mit ausreichenden Mengen an Vitaminen und Spurenelementen meistens ein allmähliches Verschwinden des Ergusses, sofern dieser nicht schon über mehrere Monate bestanden hat. Dann sowie bei älteren Pferden ist die intraartikuläre

Die Erkrankung ist bei Rennpferden (Galopper, Traber) und bei anderweitig sportlich genutzten Pferderassen (Warmblut) zu beobachten. Sie resultiert in einer rezidivierenden Stützbeinlahmheit mit Umfangsvermehrung der Fessel. Zuweilen fällt zunächst auch nur der geschwollene, nicht vermehrt warme Fesselkopf auf, während eine Lahmheit erst nach stärkerer Beanspruchung oder nach der Fesselgelenkbeugeprobe zu sehen ist. Die Bewegungsstörung ist dann diagnostisch durch eine intraartikuläre Anästhesie oder durch eine hohe Palmaranästhesie (sog. »Vierpunktanästhesie«) zu beheben.

Bei lateromedialer Projektionsrichtung lassen sich die bindegewebig hypertrophierten Gelenkzotten ebenso wie die beschriebenen Veränderungen am Metakarpus röntgenologisch nachweisen. Im Bedarfsfall kann mit Hilfe einer Arthrographie die Begrenzung der raumbeanspruchenden Gewebemasse ins Bild gebracht werden. Eine zusätzliche sonographische Untersuchung stellt die verdickte Synovialfalte einwandfrei dar (RÖCKEN, 1995).

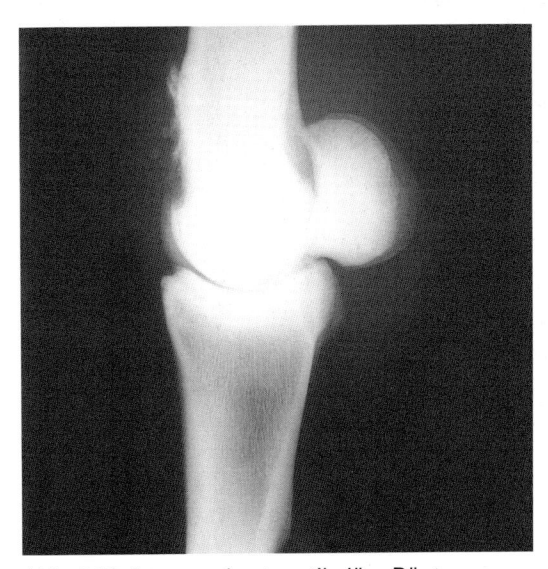

**Abb. 6.39:** Intra- und extraartikuläre Röntgenveränderungen im Verlauf einer chronischen Synovialitis im Fesselgelenk

Gabe von Prednisolon oder Betamethason zu versuchen, nötigenfalls mit einmaliger Wiederholung der Kortisonverabreichung nach einer Woche. Ein Behandlungserfolg ist allerdings unsicher, besonders bei älteren Pferden.

### Bursitis subcutanea an der Dorsalfläche des Fesselgelenks

Als Ergebnis sich häufig wiederholender Quetschungen kann reaktiv ein subkutaner Schleimbeutel entstehen, der über der dorsalen Fläche des Fesselgelenkes liegt, aber mit dem Gelenk selbst nicht kommuniziert. Manchmal befindet er sich auch subtendinös unter der gemeinschaftlichen Sehne der Zehenstrecker. Der Schleimbeutel ist als umschriebenes, wasserkissenartiges Gebilde bis faustgroß, nicht auffällig schmerzhaft und bewirkt deshalb auch nur ausnahmsweise eine Lahmheit (Tafel 17, Abb. c, Tafelteil). Aus kosmetischen Gründen kann seine Beseitigung verlangt werden.

Eine Bursa subcutanea läßt sich durch Extirpation beseitigen, während man einen subtendinösen Schleimbeutel nicht operativ behandelt. Für eine konservative Therapie empfiehlt sich die örtliche Anwendung von Kortikosteroiden mit wiederholten intrabursalen Injektionen oder mit Einreibungen kutan penetrierender Medikamente (z. B. DMSO-Cortexilar®). Sie verspricht nicht immer einen befriedigenden Rückgang der Anschwellung. Straffes Bandagieren und Arbeitsruhe sind während des Behandlungszeitraumes notwendig.

### Luxatio phalangis primae

Die vollständige Verrenkung beider das Fesselgelenk bildenden Anteile des Metacarpus bzw. Metatarsus und des Fesselbeins wird nur nach übermäßiger und ruckartiger Gewalteinwirkung ermöglicht, wodurch schwerste Nebenverletzungen am Sehnen- und Bandapparat und Knochenabsprengungen an der Gelenkpfanne entstehen. Nur beim jungen Fohlen kann es infolge der noch sehr elastischen Beschaffenheit des Bindegewebes lediglich zu einer Überdehnung der Gelenkbänder ohne ihre Zerreißung kommen.

Klinisch am auffälligsten macht sich die hochgradige Stützbeinlahmheit und eine unphysiologische Brechung der Zehenachse bemerkbar, die sich in seitlicher Dislokation der Zehe oder auch in einer ausgeprägten Dorsalflexion äußert. Alsbald stellt sich eine diffuse Schwellung des Gelenkabschnittes ein, wenn nicht sogar die Haut durch den Druck des Knochens reißt und dadurch eine offene Gelenkwunde entsteht. Die Zehe ist abnormal frei beweglich, wobei ein Krepitationsgeräusch entstehen kann. Deshalb ist auch aus differentialdiagnostischen Gründen eine Röntgenuntersuchung angezeigt, um eine Fraktur auszuschließen.

Vom Ausmaß der Weichteilschäden hängt überwiegend auch die Prognose ab, die im allgemeinen als ungünstig anzusehen ist, insbesondere auch dann, wenn das Fesselgelenk einer Hinterhandextremität betroffen ist.

Falls eine Behandlung gerechtfertigt erscheint (Jungtier, Verwendungsmöglichkeit für die Zucht), muß diese schleunigst eingeleitet werden. Sie besteht in einer Reposition des luxierten Fesselbeins und in einer straffen Fixierung der gesamten Zehe mit einem Gipsverband oder einer Kunststoffschienung. Besteht bereits eine Fesselschwellung muß der Verband nach 2 Wochen gewechselt werden. Ansonsten wird er 6 Wochen belassen.

### 6.1.2.8 Gleichbeinlahmheit

Unter der Diagnose Gleichbeinlähme oder Gleichbeinlahmheit werden alle an den *Ossa sesamoidea proximalea* und ihrem Aufhängeapparat ablaufenden Krankheitsvorgänge zusammengefaßt, soweit sie sich nicht genauer differenzieren lassen und eine eigenständige Erkrankung, wie z. B. die Gleichbeinfraktur, bilden.

Die paarigen Sesambeine ergänzen mit der dorsal gelegenen konkaven *Facies articularis* die Fesselgelenkspfanne, wodurch sie auch bei Erkrankungen des Fesselgelenkes mitbeteiligt sein können. Infolge der sehr komplizierten Einbindung der Gleichbeine in ihren Bandapparat und in die Zehenbeugesehnen sowie den *M. interosseus medius* wird die gesamte Palmar- bzw. Plantarfläche des Fesselgelenkes erheblichen Zug- und Druckbelastungen ausgesetzt, die der Nutzungsart entsprechend beim Reit- und Springpferd als am stärksten anzusehen sind. Die Erkrankung befällt deshalb vorwiegend auch die Vordergliedmaßen. Sie wird in der fremdsprachigen Literatur auch unter der Bezeichnung Sesamoiditis (Sesamoidose) geführt.

Das klinische Bild unterscheidet sich je nach Lokalisation an Vorder- oder Hinterextremität. Gemeinsam ist die schleichende Entwicklung der Lahmheit, die sich auf hartem Boden und zunehmender Bewegungsdauer verstärkt. Dabei neigt das Fesselgelenk zum Überköten. In der Ruhe wird der Vorderhuf bevorzugt nur auf der Hufspitze belastet oder es ist zumindest eine deutliche Steilstellung der Fessel zu beobachten. Die Ruhestellung der Hintergliedmaße ist durch eine Beugehaltung der Zehengelenke geprägt, bei starkem Schmerzempfinden tritt auch eine vollständige Entlastung des Beines unter geringgradiger Beugung von Sprung- und Kniegelenk ein. Wenn sich eine Umfangsvermehrung zu erkennen gibt, dann befindet sie sich gewöhnlich diffus ausstrahlend an der hinteren Fläche des Fesselgelenks. Palpationsschmerz an den entlasteten Gleichbeinen und in ihrer unmittelbaren Umgebung sind auszulösen. Sowohl die Fesselgelenksbeugeprobe als auch die Keilprobe verstärken die Lahmheit. Manchmal zeigt sich die gemeinschaftliche Beugesehnenscheide vermehrt gefüllt, so daß differentialdiagnostisch eine Tendovaginitis oder eine Striktur des Fesselringbandes abzuklären sind.

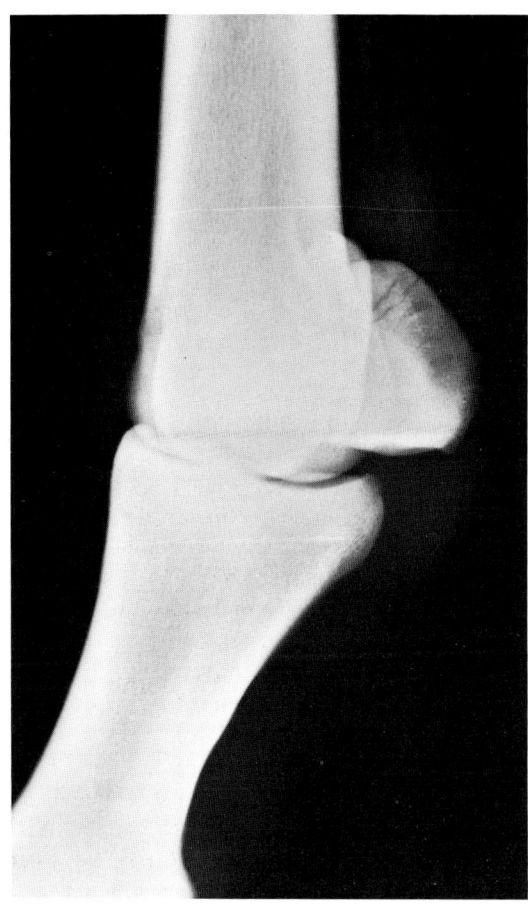

**Abb. 6.40:** Herd- und streifenförmiger Knochenabbau in einem der Gleichbeine

In der Regel behebt die hohe Palmar- bzw. Plantaranästhesie die Lahmheit.

Es gelingt mit Hilfe der Röntgenuntersuchung, bei der durch entsprechende Einstellung der Projektionsrichtung jedes Gleichbein einzeln erfaßt werden muß, die verschiedenen Umbauprozesse an den Gleichbeinen zu erfassen. Sie bestehen aus Konturveränderungen am Gleichbeinrand, Osteophytenauflagerungen oder osteoporotischen Aufhellungsherden, die in der peripheren Knochenzone liegen. Die gewöhnlich röntgendichte Spongiosa kann auch eine Auflockerung zeigen (Abb. 6.40). Auch Sehnenverknöcherungen an den Bandansatzstellen und Röntgenmerkmale einer *Arthrosis deformans* im Fesselgelenk werden angetroffen.

Die Prognose ist immer unsicher, besonders für ein Pferd, das auch weiterhin intensiv im Sport eingesetzt werden soll.

Ein Behandlungsversuch beginnt mit der korrekten Zurichtung des Hufes. Alsdann empfiehlt sich die Kaustik mit anschließender scharfer Einreibung und eine 3- bis 6monatige Arbeitsruhe. Eine Beteiligung des Gelenks am Krankheitsgeschehen spricht auch für einen Behandlungsversuch mit Natrium hyaluronat, von dem im wöchentlichen Abstand 4–6 Wochen lang je 20 mg intraartikulär injiziert wird. Vor Wiederaufnahme des Trainings ist ein Hufbeschlag mit Zehenrichtung und geringfügiger Verlängerung der Schenkelenden angezeigt.

### 6.1.2.9 Gleichbeinfraktur

Die gedeckte Form des Gleichbeinbruches ist eine bei Sportpferden häufige Lahmheitsursache. Während bei den Galopprennpferden überwiegend die Gleichbeine der Vordergliedmaßen erkranken, liegt das Verhältnis im Vorkommen einer Gleichbeinfraktur zwischen Vorder- und Hinterextremität beim Trabrennpferd bei 1:4. Zumindest beim Traber wird der Bruch bei jungen Pferden im Alter bis zu 4 Jahren, nach eigenen Beobachtungen bei 2- und 3jährigen Pferden am häufigsten gefunden.

Die Fraktur entsteht während der Trainingsarbeit oder im Rennen, so daß zu seiner Entstehung eine übermäßige Beanspruchung dieser Sesambeine angenommen werden muß (Durchparieren nach Anspringen in den Galopp, Eintreten in Vertiefungen des harten Geläufs). Aus angewandter anatomischer Sicht ist die Bruchentstehung auf die Hebelwirkung eines transversal gelegenen Grates an der Gelenkfläche des Hauptmittelfußes auf die Gleichbeine während einer übermäßigen Hyperextension in der Belastungsphase zurückzuführen. Besonders bei verkanteter Fußung kann sich der Querbruch eines oder auch beider Gleichbeine einstellen.

Beim **Transversalbruch beider Gleichbeine** verliert der Fesseltrageapparat wie nach einer Ruptur des *M. interosseus medius* seine proximale Aufhängung. Unter der Belastung tritt das Pferd in der Fessel stark durch, so daß sich der Sporn der Bodenfläche nähert. Es besteht eine hochgradige Stützbeinlahmheit. In der Ruhe wird das Bein völlig entlastet. Sehr schnell schwillt die Fessel stark an und der Palpationsdruck auf die Gleichbeine ist sehr schmerzhaft. Der durch die Dislokation der Bruchteile entstandene Bruchspalt kann ertastet werden, solange sich das Bruchhämatom noch nicht übermäßig gebildet hat. Durch die passive Flexion des Fesselgelenks entsteht Krepitation. Die Röntgenuntersuchung bringt Aufschluß über die Lage des Bruches und die Breite des Bruchspaltes.

Die Prognose eines bilateralen Gleichbeinbruches hinsichtlich einer Wiedergewinnung der Rennfähigkeit ist infaust, da wegen der erheblichen Dislokation der Fragmente und ihrer unzureichenden Ruhigstellung eine knöcherne Synostose ausbleibt. Die Immobilisierung der Fraktur mit Hilfe einer Verschraubung könnte die Prognose verbessern.

Ein für die Zucht brauchbares Tier wird im Behandlungsfall mit einem erhöhten Stegeisen versehen und die Zehengelenke mit einem Kunststoff- oder Gipsverband ruhiggestellt. Nach 1- bis 2maliger zwischenzeitlicher Erneuerung muß der Verband mindestens 4 Monate beibehalten werden. Im Anschluß an diese Behandlungsphase

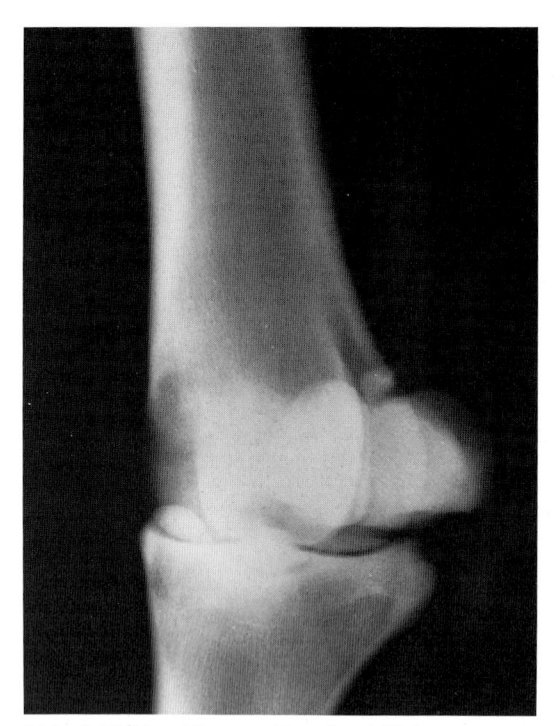

**Abb. 6.41:** Kirschkerngroßes durch Sehnenzug abgekipptes Fragment an der Apex des Gleichbeins

Das Bruchhämatom ergießt sich in die Gelenkhöhle, wodurch sich die Synovia hämorrhagisch vermischt. Eine Krepitation ist meistens nicht zu fühlen, doch löst der Palpationsdruck auf das betroffene Gleichbein Schmerzen aus. Die Fesselgelenksbeugeprobe verläuft hochgradig positiv.

Auch bei dieser Frakturform werden die Heilungsaussichten nach konservativer Therapie (ruhigstellende Verbände) nicht günstig beurteilt, weshalb sich das operative Vorgehen weitgehend durchgesetzt hat. Es besteht aus der Fragmententfernung nach CHURCHILL. Diese Operation verspricht allerdings nur Erfolg, wenn das Fragment der Gleichbeinspitze nicht größer ist als ein Drittel des gesamten Knochens. Für die übrigen Fälle wird man vorerst auf die nichtoperativen Maßnahmen angewiesen sein, solange das Problem einer stabilen Osteosynthese noch nicht gänzlich befriedigt.

ist die Hufstellung durch Entfernen des Stegeisens und Einschraubens kurzer Stollen allmählich wieder in ihre ursprüngliche Lage zu bringen. Ferner ist dann leichte Bewegungstherapie durch Führen an der Hand angebracht.

Die **einseitige Gleichbeinfraktur** entsteht durch die gleichen Einwirkungen, die auch einen bilateralen Bruch bewirken. Der Bruchspalt liegt horizontal im dreiseitig pyramidenförmigen Knochen und zwar überwiegend im proximalen Drittel, wodurch sich zwei ungleich hohe Fragmente bilden. Ein durch die distale Hälfte des Gleichbeins verlaufender Bruch ist dagegen sehr viel seltener zu beobachten. Die genaue Feststellung des Bruchverlaufs wird mit der Röntgenuntersuchung getroffen (Abb. 6.41–6.44).

Die Lahmheit tritt unmittelbar nach der Zusammenhangstrennung auf oder wird erst nach Rückkehr des Pferdes von der Rennbahn im Stall gesehen. Sie ist anfänglich erheblich, bessert sich durch Ruhigstellung innerhalb von einigen Tagen rasch und verstärkt sich wieder, sobald eine erneute Arbeitsbelastung erfolgt. Schmerzbedingt ergibt sich eine Steilstellung der Fessel, wodurch ein Durchtreten vermieden wird.

Eine Umfangsvermehrung beschränkt sich im wesentlichen auf eine pralle Füllung der Fesselgelenkshöhle, deren Ausbuchtung medial und lateral etwa daumenbreit distal des Griffelbeinknöpfchens hervortritt.

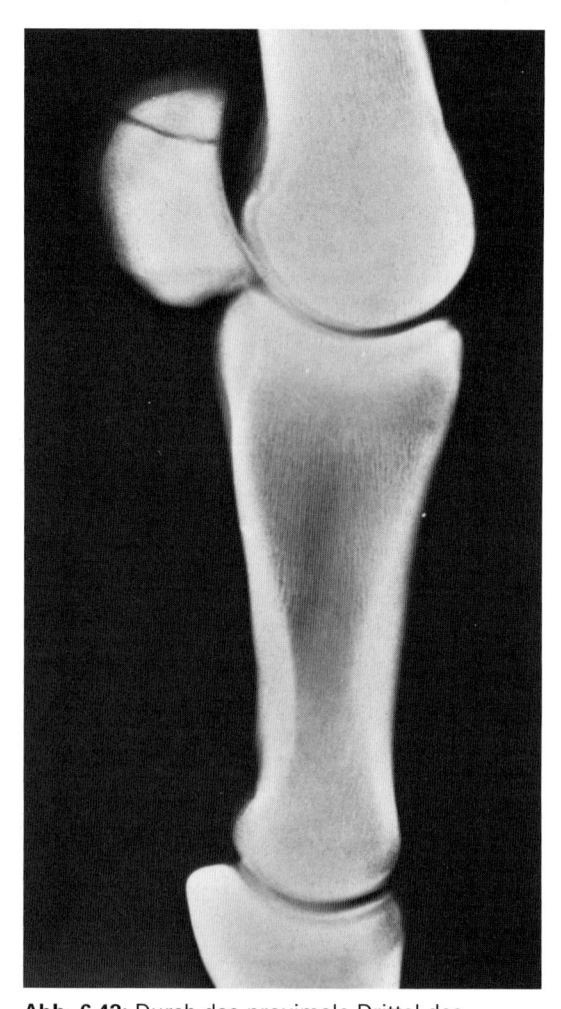

**Abb. 6.42:** Durch das proximale Drittel des Gleichbeins verlaufender Frakturspalt

## 6.1.3 Krankheiten im Bereich des Metakarpus bzw. Metatarsus

### 6.1.3.1 Entzündung der Zehenbeugesehnen und des Fesselträgers

Von den aktiven Teilen des Bewegungsapparates erkranken die Beugesehnen der Zehengelenke und der Fesselträger entzündlich, wobei die Art der sportlichen Nutzung wesentlich darüber entscheidet, welche dieser drei Sehnen davon betroffen wird. Von Bedeutung für die Pathogenese einer Sehnenentzündung *(Tendinitis)* ist auch die Störung eines an die jeweiligen Erfordernisse angepaßten Stoffwechsels des Sehnengewebes. Die relativ schwache Blutzufuhr über das *Peritendineum externum* und *internum* sowie über das *Endotendineum* läßt offensichtlich eine ausreichende Verstärkung der Durchblutung als Antwort auf einen vermehrten Bedarf während starker funktioneller Belastung nicht im erforderlichen Umfang zu, woraus eine hypoxämische Stoffwechsellage entsteht. Sehnen sind an und für sich durch eine große Zug- und Zerreißfestigkeit sowie eine elastische Dehnbarkeit gekennzeichnet, die eine direkte mechanische Schädigung des Sehnengewebes nur zuläßt, wenn durch Degeneration einzelner Fibrillen das Gefüge der Sehnenfasern ge-

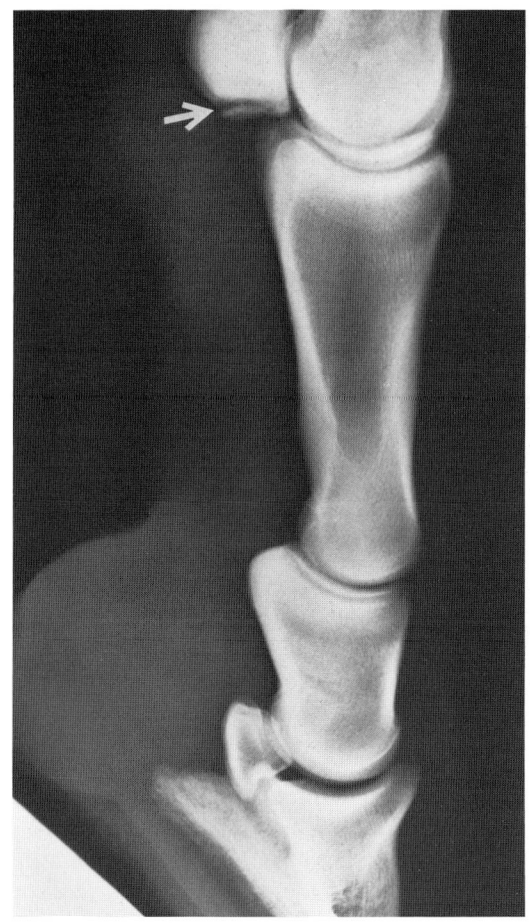

**Abb. 6.44:** Scherbenförmige Knochenabtrennung an der Basis des Gleichbeins

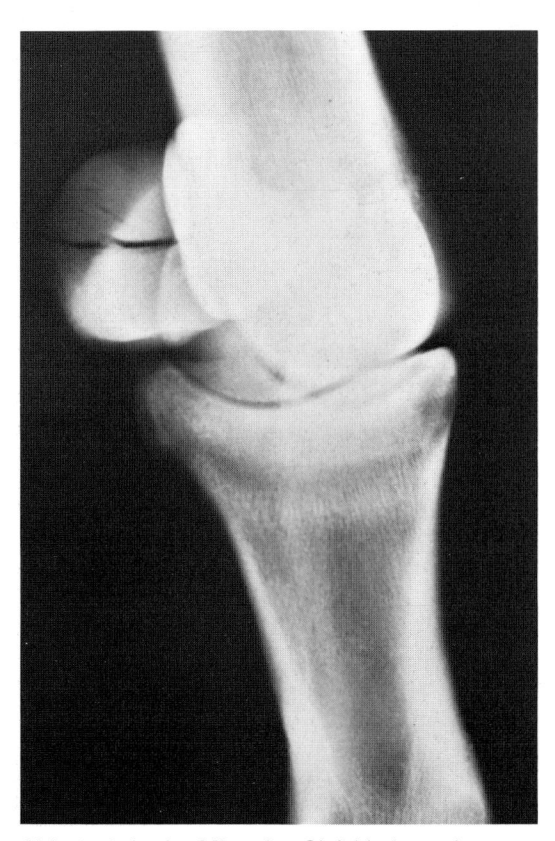

**Abb. 6.43:** In der Mitte des Gleichbeins gelegener Frakturspalt

schwächt oder die Sehne durch ein von außen einwirkendes scharfes Trauma durchtrennt worden ist.

Es zeigen sich klinisch die ersten Krankheitsvorgänge an der gefäßführenden und mit sensiblen Nervenfasern ausgestatteten Umhüllung *(Peritendineum externum)* einer Sehne, wenn nicht direkte äußere traumatische Einflüsse (Prellung, Riß- und Schnittverletzung) auf die Sehne eingewirkt haben. Die Zugbelastung einer der vorgenannten Sehnen durch das Auffangen und Abstemmen des Körpergewichts machen es verständlich, daß beim Pferd die Zehenbeuger und der Fesselträger die am meisten beanspruchten Sehnen sind, wovon diejenigen der Vordergliedmaßen am häufigsten von einem Schaden betroffen werden, da schon beim stehenden Pferd mehr als die Hälfte des Gewichts auf der Vorderhand ruht.

Da eine palpatorische Trennung zwischen oberflächlicher und tiefer Beugesehne einwandfrei möglich ist, andererseits die Symptome und die Therapie einer Entzündung dieser beiden Sehnen sich weitgehend ähneln, ist eine gemeinsame Besprechung gerechtfertigt.

Während die **Entzündung** der **oberflächlichen Beugesehne** schlechthin als typische Berufskrankheit der Galopprennpferde und der Reitpferde angesehen wird, entwickelt sich die **Tendinitis der tiefen Beugesehne** durch übermäßigs Abstemmen, wie es besonders für Springpferde erforderlich ist. Dabei kann auch das **Unterstützungsband der tiefen Beugesehne** *(Lig. accessorium)* betroffen sein.

Erstes Anzeichen einer akuten Entzündungsreaktion bildet die sichtbare Umfangsvermehrung des betroffenen Sehnenabschnittes, der sich bei der Palpation als vermehrt warm und druckempfindlich herausstellt. Er befindet sich stets auf der Strecke zwischen Karpus bzw. Tarsus und Fesselgelenk. Die mit der Entzündung einhergehende Lahmheit zeigt sich beim Überschreiten der individuell unterschiedlich hohen Schmerzschwelle. Sie stellt sich aber immer dann ein, wenn fibrilläre oder faszikuläre Sehnenzerreißungen erfolgt sind, die mit Blutaustritt und serösem Erguß in das umgebende lockere Bindegewebe einhergehen (Tafel 17, Abb. d, Tafelteil). Die dadurch entstandene verminderte Zugfestigkeit zeigt sich an der oberflächlichen Beugesehne durch ein vermehrtes Durchtreten in der Fessel. Ist die tiefe Beugesehne hiervon betroffen, wird der Huf im Trachtenabschnitt entlastet und nimmt der Karpus eine schwache Beugestellung ein. Bei seitlicher Betrachtung der kranken Gliedmaße wölbt sich die palmare bzw. plantare Kontur der oberflächlichen Beugesehne hervor (Abb. 6.45).

Da die schmerzhafte Entzündungsreaktion in der Sehnenfaserhülle schneller abklingt als der reparatorische Vorgang in den Sehnenfibrillen und dieser nur ein funktionell minderwertigeres Ersatzgewebe bildet, neigt eine nicht ausreichend lange behandelte akute Tendinitis zum Rezidiv oder geht in die chronische Verlaufsform über. In diesem Stadium ist die Sehne teils in längerer Ausdehnung oder spindel- bis knotenförmig derb verdickt und von der benachbarten Sehne nicht immer palpatorisch zu trennen. Eine Adhäsion der Sehnenumhüllung von oberflächlicher und tiefer Beugesehne ist dann eingetreten. Wenn der Entzündungsvorgang innerhalb des von der gemeinschaftlichen Sehnenscheide umschlossenen Sehnenabschnittes abläuft, tritt auch eine entzündliche Reaktion an der Synovialis der Sehnenscheide auf, die eine vermehrte Füllung der Synovialhöhle und bei länger andauernder Reizung eine Verdickung der Sehnenscheidenwand ergibt. Immer besteht eine Stützbeinlahmheit, die sich mit der Dauer der Bewegung verstärkt.

An der Tendinitis des sehnigen *M. interosseus medius* (Fesselträger) erkrankt besonders oft das Trabrennpferd, und zwar findet sich die Entzündung an einem oder beiden Sehnenendschenkeln der Vorder- oder der Hintergliedmaße. Eine Überbeanspruchung dieser Sehne erfolgt in der ersten Phase des Aufstützens die besonders dann zur Geltung kommt, wenn das Pferd in Galopp gesprungen ist und auf kurzer Strecke wieder durchpariert werden muß. Prädisponierend für diese übermäßige Dehnungsbeanspruchung der Sehne wirken Stellungsfehler der Zehe (zehenweiter Stand) und die beim Traber gehandhabte übertriebene Länge des Hufes.

Einem akuten Schmerzzustand dieser Sehne oder einem seiner Endschenkel weicht der Patient durch eine steiler werdende Fesselstellung aus.

Erst nach partieller Sehnenruptur stellt sich der entgegengesetzte Effekt eines stärkeren Durchtretens in der Fessel ein. Die Sehne und das ihr benachbarte Gewebe wird diffus ödematös durchtränkt. Im Fall einer rezidivierenden oder chronischen Tendinitis ist der Sehnenschenkel strangartig derb verdickt und nimmt er das Mehrfache seiner normalen Stärke ein. Dadurch hebt er sich adspektorisch an einer der Seitenflächen in der distalen Hälfte des Röhrbeins einige Finger breit proximal der Fessel hervor. Die durch die Zehengelenkbeugeprobe ausgelöste Stauchung der Sehne ergibt eine verstärkte Stützbeinlahmheit nach Beendigung dieser Probe. In die palpatorische Untersuchung sind die Gleichbeine und die Griffelbeine mit einzubeziehen, da eine Tendinitis des Fesselträgers auch mit Entzündungsreaktionen an den Ansatzflächen der Sehne an den Gleichbeinen oder mit einer Griffelbeinfraktur einhergehen kann. An letztgenanntes Krankheitsbild ist insbesondere beim Traber und beim Polopferd zu denken, weshalb dann auch eine Röntgenuntersuchung durchgeführt werden sollte. Als weiteres diagnostisches Hilfsmittel erweist sich die Ultraschalluntersuchung, die ihren Nutzen zur genauen Lokalisierung und bei der Bestimmung des Umfangs eines Sehnenschadens in wertvoller Weise dokumentiert (Abb. 6.46). Das trifft besonders dann zu, wenn durch Blutungen und öde-

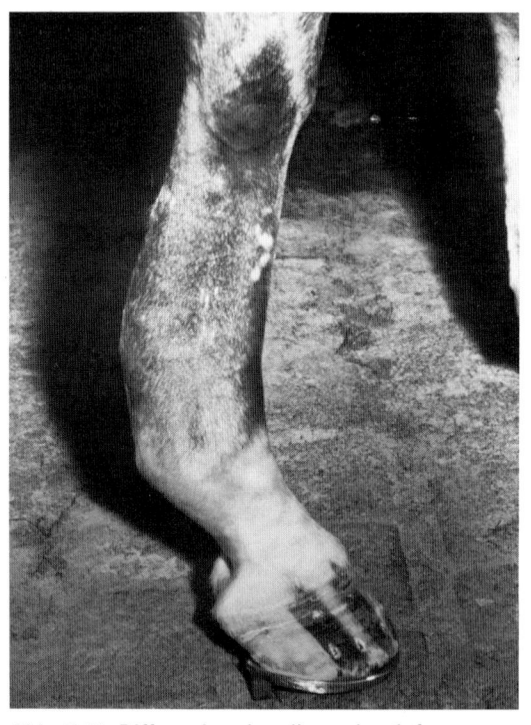

**Abb. 6.45:** Diffuse Anschwellung der tiefen Beugesehne im metakarpalen Abschnitt

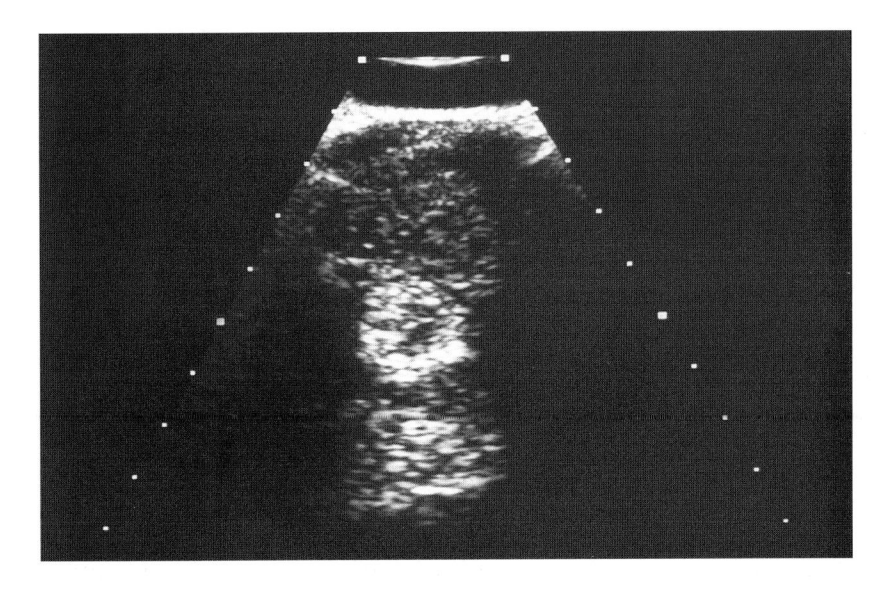

**Abb. 6.46:** Ultraschallbild einer Ruptur der oberflächlichen Beugesehne (schallarmes Echo zwischen Haut und tiefer Beugesehne erkennbar)

matöse Durchtränkung des Sehnengewebes und seiner Hüllen ein zuverlässiger palpatorischer Befund sich nicht mit Sicherheit erheben läßt. Darüber hinaus können auch Kontrolluntersuchungen innerhalb der Behandlungsphase eine Aussage vermitteln, inwieweit der Heilungsprozeß fortgeschritten ist. Ausreichende Erfahrungen des Untersuchers sind Voraussetzung, um mit der Sonographie keine Fehldiagnostik zu erstellen. Diese können auf technischen Mängeln sowie auf Interpretationsfehlern beruhen (DIK und VAN DEN BELT, 1991).

Die Prognose ist von der Dauer und Ausdehnung des Sehnenschadens sowie vom Nutzungszweck, dem Alter des Pferdes und seinen Haltungsbedingungen abhängig. Jede Tendinitis heilt in funktionell befriedigendem Umfang, wenn das erkrankte Bein solange geschont wird, bis die Reparation der zerstörten Sehnenfasern durch Granulationsgewebe und dessen Umbau in kollagenes Narbengewebe abgeschlossen ist. Der zeitliche Aufwand hierfür beträgt mehrere Monate.

Das Vorgehen bei der Behandlung einer akuten Tendinitis hat bei richtiger Auswahl den natürlichen, langsam ablaufenden Heilungsvorgang zu unterstützen. Dazu wird in den ersten 3 Tagen ein kühlender Angußverband (Acetatmischung) angelegt, der dann durch die Zufuhr feuchter Wärme zur gelinden Unterstützung der einsetzenden Hyperämie abgelöst wird (z. B. Enelbinpaste, Absorbine-Liniment). Die Verabreichung von antiphlogistisch wirksamen Pyrazolonderivaten innerhalb der ersten Krankheitstage ist zusätzlich angezeigt, wohingegen von der lokalen oder parenteralen Therapie mit Kortikosteroiden wegen ihrer katabolen Nebenwirkungen abzusehen ist. Die Dauer der Rekonvaleszenz muß nach Lahmheitsbehebung noch um weitere 2–3 Wochen verlängert werden, in der nach anfänglicher Stallruhe das Pferd im Schritt geführt werden kann.

Das schon für die Behandlung degenerativer Gelenkerkrankungen erwähnte Natriumhyaluronat wird auch lokal zur Therapie der akuten und chronischen Tendinitis verwendet, indem 1–2 ml in das Zentrum des veränderten Sehnengebiets injiziert werden, gegebenenfalls mit mehrmaliger Wiederholung in achttägigen Abständen. Nach jeder Infiltration sollte ein fester Stützverband angebracht werden.

Die Behandlungserfolge scheinen bei einer chronischen Tendopathie besser zu sein als in einem akuten Fall. Auch ist die schnellere Wiedereinsetzbarkeit des Pferdes gegenüber den anderen Behandlungsverfahren erwähnenswert (HERTSCH et al., 1989).

Für die chronische Tendinitis (länger als 4 Wochen bestehend) muß die Durchblutung der Sehne massiv angeregt werden, wozu eine stark hyperämisierende Einreibung (Ungt. Cantharid.; Ungt. Hydrarg. bijodat. rubr. 10–20%ig) mit Verbandschutz dient. Ein noch stärkerer Behandlungseffekt wird durch kutanes Strichfeuer und anschließender scharfer Einreibung erreicht. Nach beiden Behandlungsverfahren sind 6–8 Wochen Boxenruhe und weitere 4–8 Wochen Weidegang (ersatzweise weiterer Stallaufenthalt) erforderlich.

Zur Entlastung des Sehnenzuges ist bei der Tendinitis der oberflächlichen Beugesehne ein Behandlungseisen mit verlängerten Schenkelenden und Kürzung der Zehe angezeigt, während für die Erkrankung der tiefen Beugesehne ein Hufeisen mit verdickten Schenkelenden verwendet wird.

Zur Anregung einer massiven Blutgefäßeinsprossung in die erkrankte Sehne wird auch ein operatives Vorgehen empfohlen (ASHEIM, 1964). Dieses als Tendonsplitting bezeichnete Verfahren eignet sich für alle Sehnenabschnitte außerhalb der Sehnenscheide. Dabei wird die Sehne in ihrem Faserverlauf gespalten und nur das Peritendineum durch Einzelhefte adaptiert. Im Anschluß an die Operation ist eine Trainingsruhe bis zu 6 Monaten erforderlich. Die Therapieergebnisse sind wechselnd.

Um das minderwertige Ersatzgewebe zu stärken, daß sich nach erheblichen Sehnenschäden bildet, haben

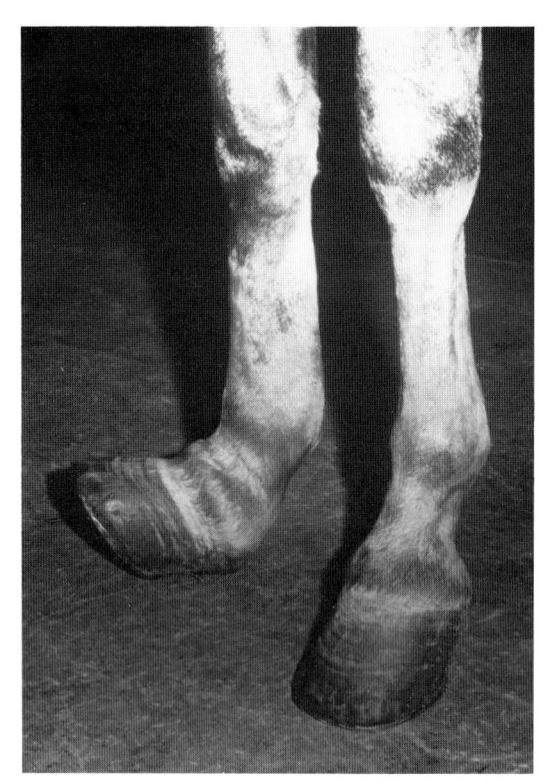

**Abb. 6.47:** Hufstellung nach Ruptur der tiefen Beugesehne in Höhe des Strahlbeins. Wegen der Schmerzfreiheit durch eine Neurektomie wird die Gliedmaße voll belastet

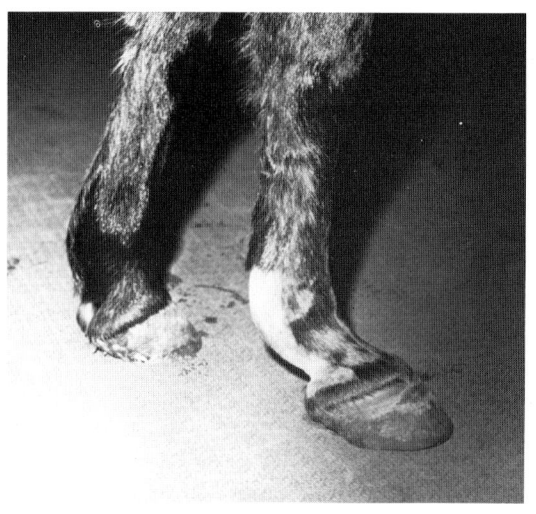

**Abb. 6.48:** Verstärktes Durchtreten der rechten Fessel wegen einer partiellen Durchtrennung der oberflächlichen Beugesehne nach Schnittverletzung

AMMANN und FACKELMAN (1972) die autologe Sehnentransplantation entwickelt, bei der Teile des seitlichen Zehenstreckers isoliert und in die oberflächliche Beugesehne implantiert werden. Dieses neuartige Vorgehen zur Behandlung einer chronischen Tendinitis der oberflächlichen Beugesehne verdient trotz des erheblichen operativen und postoperativen Aufwandes in ausgewählten Fällen Beachtung. Anstelle von Sehnengewebe werden auch Kohlenstofffäden verwendet, die, in die erkrankte Sehne implantiert, eine schnellere und qualitativ bessere Bereitstellung von Ersatzgewebe bewirken sollen.

### 6.1.3.2 Ruptur der Zehenbeugesehnen und des M. interosseus medius

Eine gedeckte Sehnenruptur ist in erster Linie durch die hierdurch sich ergebenden funktionellen Störungen erkennbar. Der vollständige Riß der tiefen Beugesehne wird gelegentlich beim podotrochlosekranken und neurektomierten Pferd festgestellt, wobei die Kontinuitätstrennung der Sehne innerhalb des Hufes, und zwar im Bereich des Strahlbeines, stattfindet. Der Funktionsverlust dieser Sehne bewirkt dadurch eine ausschließliche Ballenfußung durch Aufrichten der Hufzehe (Abb. 6.47). Die Ballengrube ist durch die innere Blutung geschwollen. Während der zwangsweisen Schrittbewegung wird der Huf schlotternd vorwärtsgeführt. An einer neurektomierten Zehe fehlen die sonst üblichen heftigen Schmerzreaktionen, die eine aktive Belastung ausschließen. Wegen der infausten Prognose erübrigt sich der Versuch einer Therapie.

Die Ruptur der Sehne des *M. flexor digitalis superficialis* und des *M. interosseus medius* ähneln sich in den Ausfallserscheinungen. Sie sind gekennzeichnet durch ein unphysiologisches Durchtreten in der Fessel, so daß der Kötenschopf mit dem Boden in Berührung geraten kann (Abb. 6.48). Dieser Krankheitszustand wird auch als Niederbruch bezeichnet. In ihrem Ausmaß geringer ausgeprägt ist diese Erscheinung bei einer partiellen Ruptur dieser Sehnen, wobei sich allerdings die bestehende Stützbeinlahmheit ebenso hochgradig zeigt.

Das durch den Sehnenriß bedingte Auseinanderweichen beider Sehnenstümpfe läßt sich an der oberflächlichen Beugesehne palpatorisch nachweisen, nicht dagegen am Fesselträger, wenn die Zusammenhangstrennung am Sehnenkörper proximal der Teilungsstelle in seine Endschenkel stattgefunden hat. Im akuten Krankheitszustand ergibt sich eine rasche Anschwellung durch die einsetzende Blutung, die sich gegebenenfalls in die gemeinschaftliche Sehnenscheide ergießt, sofern die oberflächliche Beugesehne hiervon betroffen ist und die Zusammenhangstrennung innerhalb des von der Tendovagina umgebenden Sehnenabschnittes erfolgte. Nach einer Ruptur des Fesselträgers erscheinen im Röntgenbild die Gleichbeine nach distal verlagert.

Als Rennpferd eignen sich die an einer dieser Rupturen erkrankten Patienten meistens nicht mehr, doch können sie nach Ausheilung der Sehnenverletzung oftmals noch einer reiterlichen Nutzung im Freizeitsport zugeführt werden, so daß die Prognose unter diesem Aspekt nicht von vornherein als aussichtslos angesehen zu werden braucht.

Der beste Heilungsverlauf ist nach Durchführung einer Sehnennaht zu erwarten, die allerdings an der oberflächlichen Beugesehne und nur dann bessere Behandlungserfolge verspricht, wenn im Anschluß an die Operation der Fuß durch einen Gipsverband ruhiggestellt werden kann. Ein orthopädischer Hufbeschlag unter Verwendung eines Eisens mit verlängerten Schenkeln, deren Enden mit einem Steg verbunden werden, soll die oberflächliche Beugesehne während der Behandlungsdauer entlasten. Wenn keine Operation in Frage kommt, muß man unter Verwendung dieses Beschlages und fixierender Stützverbände den Sehnenriß der Selbstheilung überlassen. Die funktionelle Beanspruchung der vernarbten Sehnenwunde hängt von der Länge der Narbenbrücke zwischen den Sehnenstümpfen ab. Das nichtoperative Verfahren ist auch für die Ruptur des Fesselträgers geeignet, langfristig die Belastungsfähigkeit der Gliedmaße wiederzugewinnen. Mit einer Heilungsdauer von 6–12 Monaten muß gerechnet werden.

### 6.1.3.3 Ruptur der gemeinsamen Strecksehne (M. extensor digitalis communis)

Abgesehen von einer direkten Durchtrennung der über die dorsolaterale Fläche des Röhrbeins ziehenden Sehne infolge einer Schnitt- oder Rißverletzung beruht eine Steilstellung der Fessel mit Neigung zum Überköten – auch bilateral – beim jungen Fohlen gelegentlich auf einer Zerreißung der gemeinsamen Zehenstrecksehne (MEIER et al., 1993). Dieser pathologische Zustand am Übergang des Muskels in seine distale Endsehne führt damit ebenso zum Bild des Sehnenstelzfußes wie bei einer Verkürzung des Beugesehnenapparats.

Er ist als Ursache einer Stellungsanomalie und Bewegungsstörung an den Vorderbeinen mit Sicherheit nur durch eine echographische Untersuchung nachzuweisen, weil sich die Rupturstelle palpatorisch nur sehr schwierig ertasten läßt. Neben der Steilstellung der Zehe weist eine vermehrte Füllung der in Höhe des Karpus gelegenen Sehnenscheide auf eine gedeckte Traumatisierung dieses Sehnenabschnitts hin. Ätiologisch werden auch andere Einflüsse angegeben. Sekundär können sich durch die fehlerhafte Belastung der Zehe beim Aufstehen Hautschäden dorsal am Fesselkopf bilden. Eine passive Streckung der Zehe ist möglich, soweit nicht schon eine Kontraktur der Beugesehnen eingesetzt hat.

Deshalb muß alsbald nach Krankheitserkennung die betroffene Vordergliedmaße in eine physiologische Stellung durch Strecken der Zehe und des Karpus gebracht und das Bein mit einem straffen, gut gepolsterten Druckverband bis oberhalb des Karpus fixiert werden.

Gegebenenfalls wird der Verband durch eingelegte Schienen noch verstärkt. Er sollte einmal wöchentlich gewechselt werden, um Druckschäden zu vermeiden. Nach 4–6 Wochen ist mit einer funktionellen Besserung zu rechnen. Die damit einhergehenden reparativen Veränderungen an der Rupturstelle der Sehne sowie an der Sehnenscheide lassen sich ebenfalls echographisch verfolgen und dokumentieren. Hinzuweisen wäre noch auf die Möglichkeit einer einseitigen als auch beidseitigen Ruptur.

### 6.1.3.4 Striktur des Fesselringbandes (Lig. anulare palmare bzw. plantare)

Das Fesselringband stellt eine Verstärkung der Zehenfaszie dar und dient den Beugesehnen in Höhe des Fesselgelenks als Halteband. Es kann durch wiederholte äußere Einwirkungen zur Narbengewebezubildung veranlaßt werden und dadurch an Elastizität verlieren, wodurch die in der Faszienmanschette laufenden Beugesehnen der Zehe unter Kompressionsdruck geraten und eine lokale Ischämie entsteht. Auch eine in diesem Zehenabschnitt entstandene Tendinitis und/oder Tendovaginitis fügen als raumfordernder Prozeß dem Fesselringband einen verstärkten Druck zu, wodurch es unter Einschränkung seiner Elastizität an Dicke zunimmt.

Die klinischen Folgen liegen in einer chronischen Lahmheit, deren Grad von der Beteiligung der oberflächlichen Beugesehne und der gemeinschaftlichen Beugesehnenscheide abhängt. Charakteristisch ist die sichtbare Einschnürung am proximalen Rand des Fesselringbandes (Tafel 17, Abb. e, Tafelteil). Palpatorisch kann man eine bindegewebige Induration im Bereich des Bandes spüren und damit Schmerzhaftigkeit der oberflächlichen Beugesehne nachweisen. Die Fesselgelenkbeugeprobe verläuft positiv.

Als einzige erfolgreiche Behandlungsmaßnahme ist bisher die Durchtrennung des Fesselringbandes bekannt geworden. Zu diesem Zweck erfolgt etwa 3–4 cm lateral oder medial vom Rand der oberflächlichen Beugesehne entfernt ein vertikaler, zwischen den einzelnen Schichten etwas versetzter Schnitt durch die Haut, Unterhaut und die *Fascia palmare*. Dabei wird die Sehnenscheide zwangsläufig eröffnet, was die Möglichkeit bietet, mögliche Verlötungen zwischen dem Ringband und der Sehne zu lösen. Anschließend werden nur die Subkutis und die Haut zweischichtig durch Naht verschlossen und die Wunde durch einen Verband geschützt. Im Anschluß an die Operation wird eine 2- bis 4monatige Rekonvaleszenz empfohlen, abhängig vom Ausmaß einer zugleich bestehenden Tendinitis.

### 6.1.3.5 Sehnenstelzfuß

Ein Mißverhältnis im Zusammenspiel zwischen dem gemeinsamen Zehenstrecker und den Zehenbeugern wird

**360    Krankheiten der Gliedmaßen**

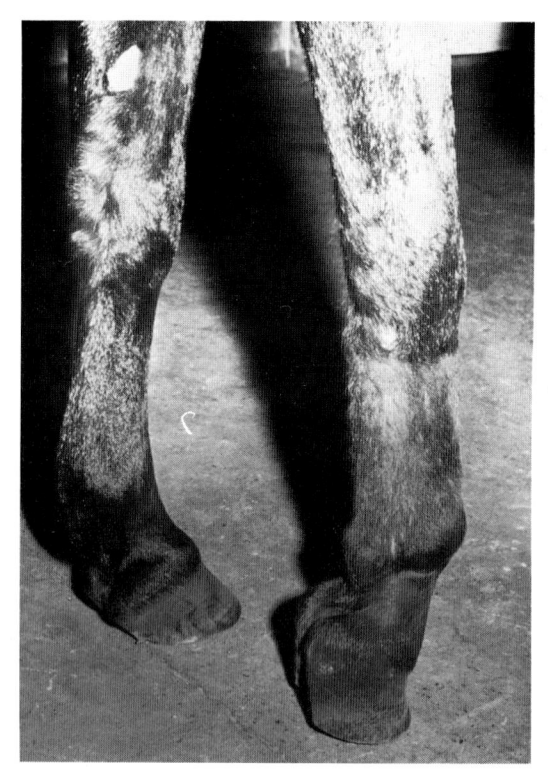

**Abb. 6.49:** Kontraktur der tiefen Beugesehne und ihres Unterstützungsbandes. Beachte die Bockhufbildung

als Sehnenstelzfuß bezeichnet. Hierdurch entsteht eine Flexionsstellung im Fesselgelenk, in hochgradigen Fällen auch im Hufgelenk, die als Überköten umschrieben wird. Betroffen von dieser erworbenen oder angeborenen Fehlstellung sind ausschließlich die Vordergliedmaßen.

Der **Sehnenstelzfuß des erwachsenen Pferdes** beruht auf einer sich langsam entwickelnden Kontraktur der tiefen Beugesehne und ihres Unterstützungsbandes unter allmählicher Ausbildung eines Bockhufes, ausgelöst durch Narbenbildung im Sehnengewebe nach wiederholter entzündlicher Reizung (Abb. 6.49). Die ungehinderte freie Beweglichkeit in der Gliedmaßenführung wird hierdurch eingeschränkt, obgleich eine Lahmheit in schmerzfreien Krankheitsphasen nicht immer zu bestehen braucht. Da der Fesselträger sich der veränderten Zehenstellung anpaßt, kontrahiert er ebenfalls allmählich. Die ungleiche Belastung der Zehengelenksflächen kann schließlich zu einer *Arthrosis deformans* führen. Letztlich wird die Prognose durch das Zusammenwirken dieser pathologischen Vorgänge infaust (Tafel 17, Abb. f, Tafelteil). In den Anfangsstadien der Erkrankung kann Weidegang auf tiefem Boden nach Entfernung der Hufeisen und nach Kürzen der Trachten versucht werden.

Der **Sehnenstelzfuß des Fohlens**, der als angeborener Zustand ebenfalls nur an den Vorderbeinen auftritt oder sich in den ersten Lebensmonaten dort entwickelt, besitzt eine größere praktische Bedeutung als die Erkrankung beim erwachsenen Pferd. Ohne auf die Frage einzugehen, ob eine Schwächung der Strecksehne oder eine Verkürzung der tiefen Beugesehne Anlaß dieser Stellungsanomalie ist, muß festgehalten werden, daß hierdurch indirekt das Leben des Fohlens gefährdet wird. Durch ein vollständiges Überköten stützt sich das Fohlen auf den Fesselkopf auf, weshalb alsbald eine flächenhafte Nekrose der Haut und der darunterliegenden Gewebsschichten entsteht, wenn nicht rechtzeitig diesem Sekundärschaden vorgebeugt wird. Das mühsame Vorwärtsbewegen und der Druckschmerz veranlassen das Fohlen zu ungewöhnlich langen Liegezeiten und unzureichender Milchaufnahme. In den ersten Lebenstagen kann das Jungtier nur mit menschlicher Unterstützung zur Nahrungsaufnahme an das Euter der Stute gelangen. Deshalb ist es dringend erforderlich, sofort einen schützenden Polsterverband um den passiv gestreckten Fuß anzulegen. Der Watteverband wird durch Schienen, Longetten oder Sperrholzleisten verstärkt. Nach der ersten Lebenswoche wird der Watteverband durch einen gepolsterten Gips- oder Kunststoffverband ersetzt, der nach weiteren 10 Tagen zu wechseln ist. Zunehmende Standsicherheit und Verbesserung in der selbständigen Fortbewegung machen die unterstützende Hilfe beim Säugen bald überflüssig. Eine intensive und komplikationsfreie Behandlung behebt den Sehnenstelzfuß gewöhnlich innerhalb eines Monats.

Der **Stelzfuß des heranwachsenden Fohlens** entsteht durch unzureichende Bewegung, durch Stallhaltung in tiefer Einstreu oder er entwickelt sich durch eine übermäßige Abnützung des Zehentragrandes, wenn das Tier

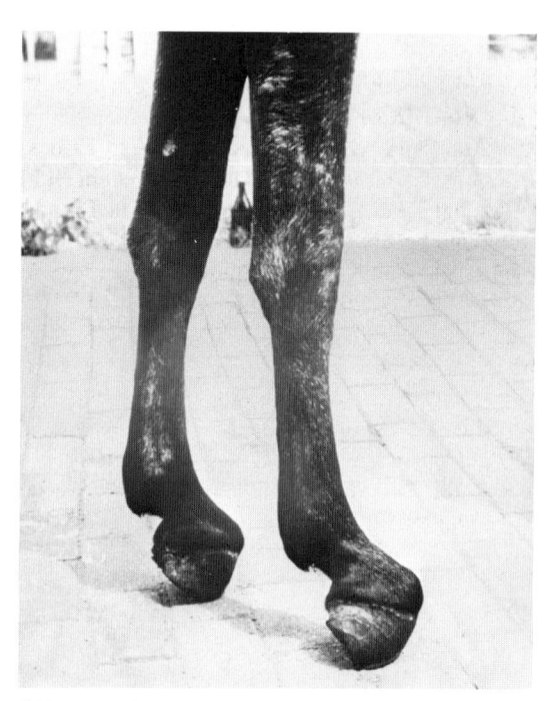

**Abb. 6.50:** Stellungsanomalie beider Vorderhufe durch einen Sehnenstelzfuß bei einem 2jährigen Traber

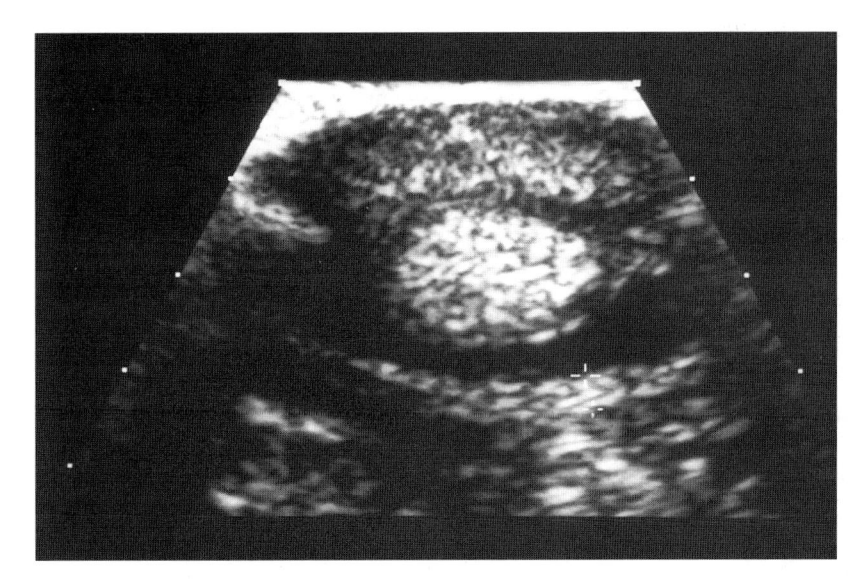

**Abb. 6.51:** Breite, echolose Zone umgibt die oberflächliche und die tiefe Beugesehne als Ausdruck einer vermehrten Füllung der Sehnenscheide

in einem Auslauf mit scharfkörniger Bodenoberfläche gehalten wird. Hierdurch bilden sich die Vorderhufe zum Bockhuf um (Abb. 6.50). Eine andere Auffassung zur Ätiologie eines Stelzfußes bei Jährlingen vertritt OWEN (1975), der die Erkrankung besonders oft auf gutgeführten Gestüten angetroffen hat. Übermäßige Ernährung des Jungtieres bei mangelnder Körperbewegung sollen ein rasches Wachstum der Röhrenknochen fördern, dem das Längenwachstum der Sehnen nicht in entsprechender Weise folgen kann. Zur Krankheitsverhütung wird deshalb eine restriktive Fütterung der Mutterstute und ihres Fohlens empfohlen. Außerdem werden dem erkrankten Fohlen regelmäßig die Trachten der Vorderhufe mit der Hufraspel gekürzt.

Tunlichste Gegenmaßnahme ist nach eigener Beobachtung die Hufkorrektur (Kürzen der Trachtenabschnitte) und das Anbringen eines halbmondförmigen Eisens mit verlängertem Zehenteil. Regelmäßige Bewegung auf hartem und möglichst ebenen Boden zwingt zur Dehnungsbelastung und behebt dadurch mittelfristig die Beugesehnenkontraktur. Wenn zum Zeitpunkt des tierärztlichen Eingreifens der Stelzfuß bereits ein fortgeschrittenes Stadium erreicht hat, in dem das Tier nur noch auf dem Zehenrand oder gar auf der dorsalen Hufwand fußt, reicht der orthopädische Hufbeschlag allein nicht aus, sondern er muß dann noch durch die Tenotomie der kontrahierten Beugesehne ergänzt werden. Die Aussicht auf eine bleibende Heilung ist in einem solchen Fall jedoch vorsichtiger zu beurteilen.

### 6.1.3.6 Hyperextension der oberflächlichen und tiefen Beugesehne

Im Gegensatz zum Sehnenstelzfuß bewirkt eine Hyperextension eine Überstreckung im Fesselgelenk, wodurch während der Belastung die Zehenglieder mit ihrer palmaren bzw. plantaren Fläche den Boden berühren können (Tafel 17, Abb. g, Tafelteil). Diese angeborene Fehlstellung, die vorwiegend bei Ponys und Vollblutpferden vorkommt, erschwert das Laufen und führt gegebenenfalls zu Verletzungen der Fessel. Sobald das postnatale Längenwachstum der Extremitäten fortschreitet, wird die Fehlstellung allmählich wieder ausgeglichen, so daß im Alter von spätetens $1^{1}/_{2}$ Jahren die Hyperextension in der Regel gänzlich ausgeglichen ist, anderenfalls bleibt eine etwas weichere Fesselung zurück.

Um bei hochgradiger Ausbildung eine Drucknekrose im Bereich des Kötenschopfes zu verhindern, muß in den ersten Lebenswochen ein schienenverstärkter Polsterverband angelegt werden. Etwa von der 4. Lebenswoche ab hilft ein orthopädischer Hufbeschlag das starke Durchtreten abzufangen. Das Hufeisen hat überlange und an ihren Enden geschlossene Schenkel und wird zur besseren Haftung mit Zehen- und Seitenaufzügen versehen. Der Boden der Laufboxe darf nur mit einer dünnen Lage an Einstreu bedeckt sein.

### 6.1.3.7 Entzündung der gemeinschaftlichen Beugesehnenscheide (Tendovaginitis)

Entsprechend ihrer starken funktionellen Beanspruchung und leichten Zugänglichkeit für ein von außen einwirkendes Trauma entsteht eine Entzündung der gemeinschaftlichen Sehnenscheide für die Sehnen des *M. flexor digitalis superficialis et profundus* häufiger als an jeder anderen Sehnenscheide. Eine Tendovaginitis entwickelt sich nicht nur als selbständige Krankheitsform, sondern kann auch zusammen mit einer Tendinitis ablaufen. Aus mehreren Gründen ist die aseptische Form von der infektiösen zu trennen. Diese notwendige Unterscheidung erfolgt durch die vorberichtlichen Erhebungen und den Untersuchungsbefund (perforierende Verletzung, allgemeine Krank-

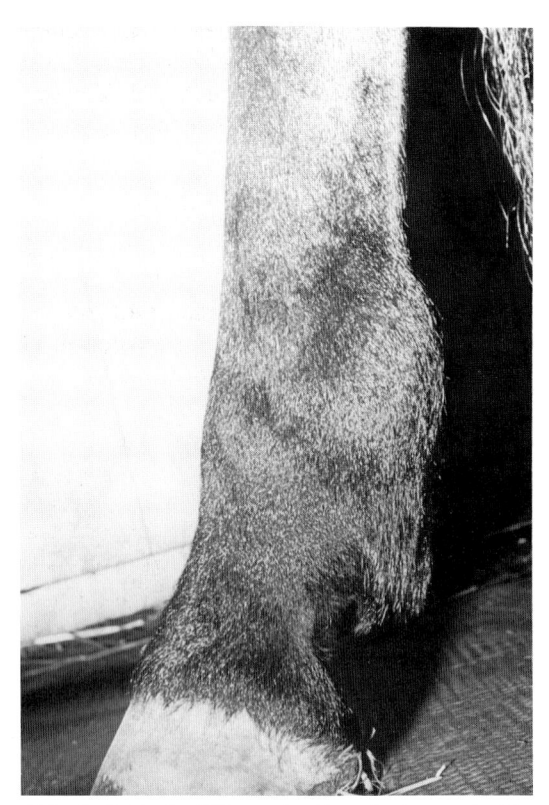

**Abb. 6.52:** Pralle Füllung der Fesselsehnenscheide infolge einer aspetischen Tendovaginitis

heitssymptome), eine Sonographie, gegebenenfalls ergänzt durch die zytologische und bakteriologische Untersuchung eines Sehnenscheidenpunktates (Abb. 6.51).

Die **akute nichtinfektiöse Tendovaginitis** zeichnet sich durch eine vermehrte Füllung des Synovialsackes aus, die auf einen serohämorrhagischen Erguß zurückzuführen ist, der mit Fibrinflocken durchsetzt sein kann (Abb. 6.52). Die deutlich fluktuierende Sehnenscheide schmerzt beim Betasten. Dieser Schmerzäußerung entspricht auch eine mittel- bis hochgradige Stützbeinlahmheit im Schritt. Die Mittelfußarterie pulsiert pochend. Eine erhebliche Beeinträchtigung des Allgemeinbefindens besteht nicht, da kein Fieberanstieg erfolgt und der Appetit unbeeinflußt bleibt.

Die erkrankte Sehnenscheide muß durch sofortige Stallruhe und einen stützenden Watteverband entlastet werden. Diesem Zweck kann auch ein orthopädischer Beschlag (Eisen mit kurzen Schraubstellen) dienen. Zur Resorptionsförderung des entzündlichen Ergusses werden antiphlogistisch wirksame Pasten oder Salben auf den Sehnenscheidenabschnitt aufgetragen und der Verband in zweitägigen Abständen gewechselt. Die Schmerzbekämpfung wird durch die Applikation von Pyrazolonderivaten unterstützt. Arbeitsruhe ist nach Abklingen der Entzündung noch weitere zwei Wochen zu beachten. Wenn die Tendovaginitis bereits längere Zeit besteht oder rezidiviert ist, werden zweckmäßigerweise sofort stark hyperämisierende Behandlungsverfahren eingeleitet und eine zwei- bis dreimonatige Außerdienststellung geraten.

Bei der **infektiösen Tendovaginitis** imponieren neben einem hervorstechenden Lokalbefund (hochgradige Schmerzhaftigkeit schon bei gelindem Druck auf die vermehrt warme und stark gefüllte Sehnenscheide, Unvermögen einer Gliedmaßenbelastung, Beugehaltung der Zehe) auch Störungen im Allgemeinbefinden (Fieberanstieg, Freßunlust, häufiges und langes Liegen). Dieser Symptomenkomplex kann schon für eine durch die bakterielle Besiedlung der Sehnenscheide ausgelöste Septikämie sprechen. Wenn eine perforierende Verletzung die Ursache der Tendovaginitis ist, tropft in der Regel aus der Wunde mit Flocken durchsetzte oder eitrige Synovia ab. In diesem Fall bedarf neben anderen Maßnahmen die Wunde einer chirurgischen Versorgung. Wichtigster Teil der Therapie ist die Beseitigung der Infektion. Sie wird durch massiven chemotherapeutischen Einsatz bei parenteraler Applikation angestrebt. Es kann erforderlich werden, die Sehnenscheide zu punktieren, ihren Inhalt abzusaugen und eine wäßrige antibiotische Lösung zusätzlich zu injizieren. Für die Erhaltung einer heilungsfördernden Hyperämie verwendet man einen Prießnitzverband. Die Prognose verschlechtert sich mit zunehmender Krankheitsdauer wegen der drohenden Sehnennekrose oder breitflächiger Verwachsungen zwischen den Sehnen und ihrer Scheide.

### 6.1.3.8 Fraktur des Metakarpus bzw. Metatarsus

Statistische Erhebungen weisen aus, unter den Brüchen der langen Röhrenknochen steht die Fraktur des Metakarpus und des Metatarsus an erster Stelle und diese tritt bei Jungtieren bis zum Alter von einem Jahr drei- bis viermal häufiger auf als eine Fraktur des Humerus, Radius, Femur oder der Tibia. Soweit es sich um die Vordergliedmaße handelt, trifft diese Feststellung auch für ältere Pferde zu, während der Bruch des Metatarsus bei über einem Jahr alten Pferden zahlenmäßig gegenüber dem in dieser Gruppe an erster Stelle stehenden Oberschenkelbruch etwas zurücktritt.

Der nur an seiner palmaren Fläche von Weichteilgewebe geschützte Hauptmittelfußknochen ist von außen einwirkenden Kräften leicht zugänglich, weshalb die Metakarpalfraktur meistens auch auf eine Schlagverletzung zurückzuführen ist. Dieser Entstehungsmechanismus erklärt auch die nicht selten offene Form dieses Bruches.

Das klinische Bild wird von dem vollständigen Funktionsverlust der Gliedmaße und einer Abwinkelung des distalen Bruchstückes beim Belastungsversuch sowie durch den Umfang der Nebenverletzungen bestimmt. Der Bruch des Metatarsus ist beim erwachsenen Pferd, bis auf wenige Ausnahmen, als infaust zu betrachten. Beim Foh-

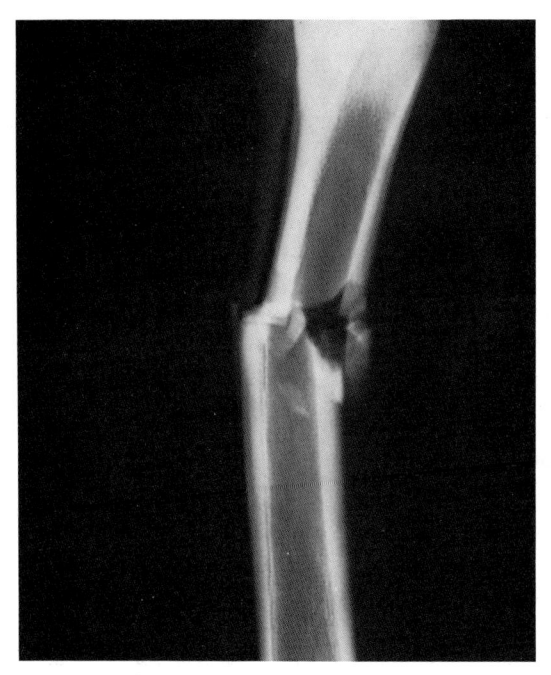

**Abb. 6.53:** Abknickungsbruch des Metakarpus bei einem Pony

len besteht dagegen Aussicht auf Heilung, wenn eine operative Versorgung der Fraktur durchgeführt werden kann. Die Fähigkeit des Pferdes auch über längere Zeit nur auf einer Vordergliedmaße stehen zu können, verbessert die Prognose der Metakarpalfraktur gegenüber einem Bruch des Hintermittelfußes nicht unbeträchtlich.

Ein geschlossener Querbruch beim Fohlen im Alter von einigen Wochen kann noch durch fixierende Verbände, unter Einschluß der benachbarten Gelenke, immobilisiert werden. In den meisten übrigen Fällen wird jedoch eine stabile Retention der Bruchfragmente nur durch eine operative Osteosynthese erreicht (Abb. 6.53, 6.54).

### 6.1.3.9 Griffelbeinfraktur

Durch äußere traumatische Einwirkung entsteht ein gedeckter oder offener Griffelbeinbruch im proximalen Teil der rudimentären Metakarpal- bzw. Metatarsalknochen (Abb. 6.55). Die hieraus folgenden Schmerzen sind erheblich, weshalb eine mittelgradige Stützbeinlahmheit auftritt, die nicht nur auf den aktuellen Wundschmerz zurückzuführen ist, sondern auch auf die sich anschließende Reaktion des Periostes, die durch Knochenabsplit-

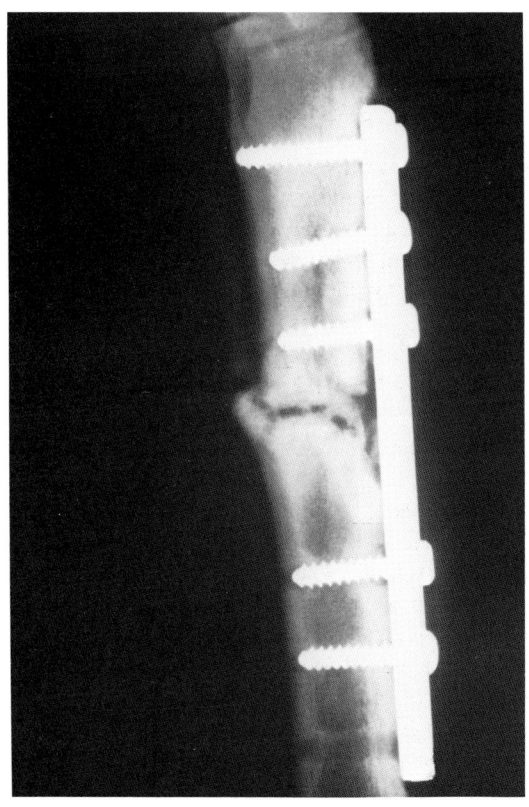

**Abb. 6.54:** Die in Abb. 6.53 wiedergegebene Metakarpusfraktur nach Druckplattenosteosynthese

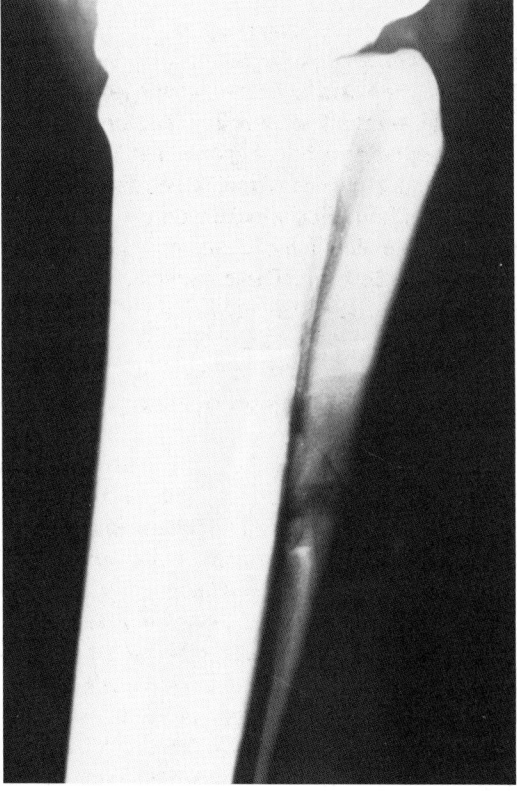

**Abb. 6.55:** Durch Schlagverletzung entstandener Bruch des Griffelbeins im proximalen Teil

terung oder durch eine Infektion des Knochengewebes noch verstärkt und kompliziert wird. Das Übergreifen einer eitrigen Entzündung auf das vom Griffelbeinkopf mitgebildete Gelenk ist nicht auszuschließen.

Sofortige Wundrevision und antibiotische Versorgung sind bei offener Fraktur angezeigt. Alsdann wird die Kallusbildung, unter Einhaltung strikter Stallruhe, abgewartet. Übermäßiger Kallusentwicklung ist nach Abstellung ihrer Ursache durch die lokale Anwendung von Kortikosteroiden zu begegnen (z.B. durch Einreibungen mit DMSO-Cortexilar®).

Sehr viel häufiger als diese Frakturform wird ein gedeckter Bruch im mittleren bis distalen Abschnitt eines Griffelbeins festgestellt, dem kein äußeres Trauma zugrunde liegt, sondern der als Ermüdungsbruch anzusehen ist (Abb. 6.56). Deshalb beobachtet man diese Bruchform bei sportlich intensiv genutzten Pferden. Während beim Reitpferd sich dieser Bruch überwiegend an der Vordergliedmaße zeigt, verteilen sich die Krankheitsfälle beim Traber und beim Rennpferd fast gleichmäßig auf die Griffelbeine der Vorder- und der Hintergliedmaße unter Bevorzugung des medialen Griffelbeins einer Vorderextremität.

Der lokale Krankheitsbefund besteht bei einer frisch eingetretenen Fraktur aus einer diffusen, entzündlich-ödematösen Schwellung am Mittelfuß, welche die Konturen der in unmittelbarer Nachbarschaft gelegenen Interosseussehne verwischt. Im Zentrum der Umfangsvermehrung wird Palpationsschmerz ausgelöst, dessen Herkunft sich meist aber nicht genau eingrenzen läßt. Die ödematöse Anschwellung klingt durch Ruhe ab, verstärkt sich aber jeweils wieder nach Bewegung. Die einsetzende Lahmheit ist meistens geringgradig, weshalb nicht wenige Krankheitsfälle erst Wochen nach der Frakturentstehung in tierärztliche Behandlung gelangen. Dann sind die angegebenen klinischen Kennzeichen bis auf die stets wiederkehrende Lahmheit weitgehend abgeklungen. Eine lokalisierte Umfangsvermehrung und Druckempfindlichkeit konzentriert sich auf die Sehne des *M. interosseus medius* und lenkt den Verdacht auf eine Tendinitis, die gemeinsam mit einer Griffelbeinfraktur vorliegen kann. Bei diesem Symptomenbild ist eine Röntgenuntersuchung mit tangentialer Aufnahmerichtung immer notwendig und weist den Bruch mit Sicherheit nach. Der Anteil des Sehnengewebes am Krankheitsgeschehen wird in seinen Einzelheiten durch eine Ultraschalluntersuchung erfaßt.

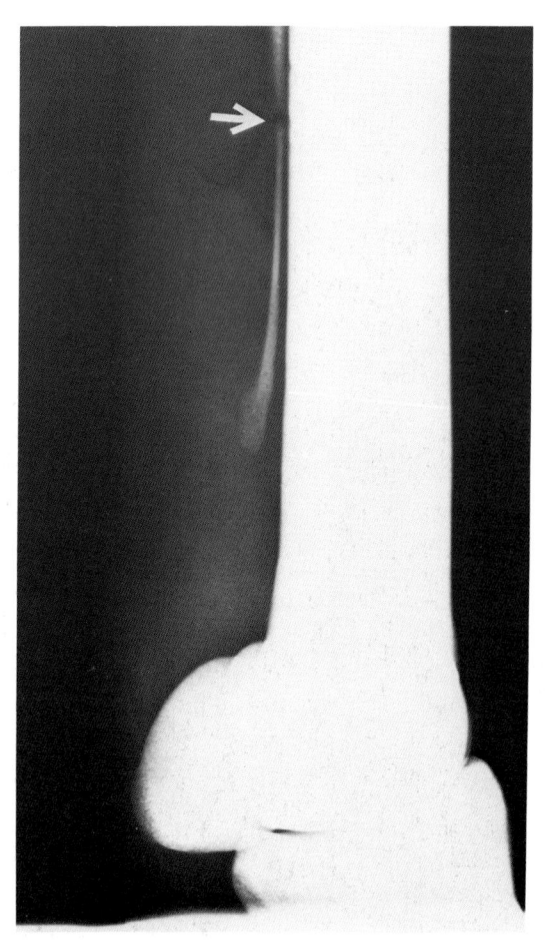

**Abb. 6.56:** Bruch des Griffelbeins in seinem distalen Abschnitt

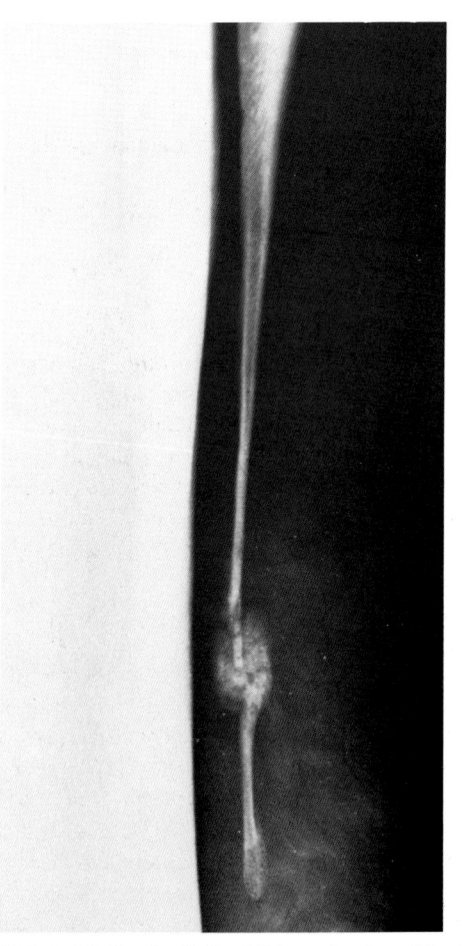

**Abb. 6.57:** Starke Kallusbildung im Anschluß an eine Griffelbeinfraktur

Abhängig von der Dislokationsstrecke des distalen Bruchfragmentes bildet sich entweder nur ein fibröser Kallus oder ein überschießender knöcherner Reizkallus (Abb. 6.57). Beide Reaktionen können eine rezidivierende Lahmheit erklären. Aus diesem Grund hat sich als das am besten geeignete Behandlungsverfahren die operative Entfernung des distalen Frakturstückes mit Resektion der proximalen Frakturfläche herausgestellt. Nach 6- bis 8wöchiger postoperativer Stallruhe ist der Patient wieder arbeitsfähig. Gegebenenfalls bedarf die Tendinitis noch einer besonderen und zusätzlichen Behandlung, die nach Abheilung der Operationswunde eingeleitet wird.

### 6.1.3.10 Metakarpale Überbeine (Supraossa)

Überbeine sind das Produkt einer chronisch ossifizierenden Periostitis, die durch statische Einwirkungen, weniger oft durch direkte traumatische Einflüsse, entstehen und aufgrund ihrer Lokalisation als klinisch bedeutungslose Reaktion der Knochenhaut zu werten sind oder aber Anlaß zu langwieriger und schlecht beeinflußbarer Lahmheit geben.

Die Einteilung in seitliche (**intermetakarpale**), hintere (**postmetakarpale**) und tiefe (**metakarpale**) **Supraossa** trägt dem unterschiedlichen Standort der Entzündung Rechnung. Eine Sonderstellung nimmt die Knochenzubildung an der Dorsalfläche des Metakarpus ein, die als Begleitsymptom der sog. **Schienbeinkrankheit** junger Vollblutpferde gilt.

Vorwiegend durch die Zugwirkung der Unterarmfaszie und durch die starke Druckbelastung auf das mediale Griffelbeinköpfchen von *Os carpale secundum* kann ein knöcherner Umbau in den straffen *Lig. metacarpea* erfolgen, wodurch das mediale Griffelbein in seiner proximalen Hälfte mit dem *Os metacarpale tertium* knöchern verschmilzt. Wenn dieser Prozeß heftig abläuft, bildet sich an der medialen Seitenfläche knapp handbreit distal des Karpalgelenks eine sichtbare harte Beule, die nur anfänglich eine schmerzbedingte Lahmheit auslöst, später als optisch störende Veränderung der Gliedmaßenkontur bestehenbleibt (Abb. 6.58). Ein Behandlungsversuch erübrigt sich im allgemeinen.

Beim hinteren Überbein bildet sich die Exostose durch Trauma oder durch die Zugkräfte von Sehnen und Faszienfasern an der inneren und hinteren Fläche der Griffelbeine, wo sie insbesondere mit der Sehne des *M. interosseus medius* und dem Unterstützungsband der tiefen Beugesehne in Berührung geraten. Die Palpation dieses Gliedmaßenabschnittes am aufgehobenen Bein ermöglicht die Prüfung der Schmerzhaftigkeit und die Feststellung über den Umfang der Exostosenbildung. Während die auf die palmare Kante des Griffelbeins beschränkte Knochenhautentzündung ohne ausgeprägte und länger dauernde klinisch erkennbare Folgen (Lahmheit) abläuft, darf die Wirkung einer sich auf die Palmarfläche des Röhrbeins ausbreitenden Entzündung nicht unterschätzt werden. Lahmheit unterschiedlicher Stärke und von langer Dauer sind die Konsequenz einer Mitbeteiligung obengenannter Sehnen am Krankheitsprozeß.

Diese Bewertung dürfte für die tiefen metakarpalen Überbeine stets zutreffen, weil sich hierbei der entzündliche Verknöcherungsprozeß im Bereich der Ansatzstelle des Fesselträgers an der Palmarfläche des Metakarpus abspielt. Von dieser Sehne überlagert, ist er auf palpatorischem Weg schwierig zu verifizieren, kann aber röntgenologisch ermittelt werden.

Gegebenenfalls nach Korrektur bestehender Gliedmaßenfehlstellungen durch einen zweckmäßigen Hufbeschlag, ist in den Anfangsstadien der Erkrankung die lokale Infiltration von Kortikosteroiden und der Einsatz weiterer entzündungshemmender Pasten oder Linimente unter Verband angezeigt. Sofortige Stallruhe ist notwendig. In chronischen Fällen bringt auch die Kaustik manchmal noch eine funktionelle Besserung, wenn daran anschließend dem Patient eine mehrmonatige Arbeitsruhe gewährt wird.

In den ersten Trainingswochen junger Galopprennpferde offenbaren sich plötzlich einsetzende Lahmheits-

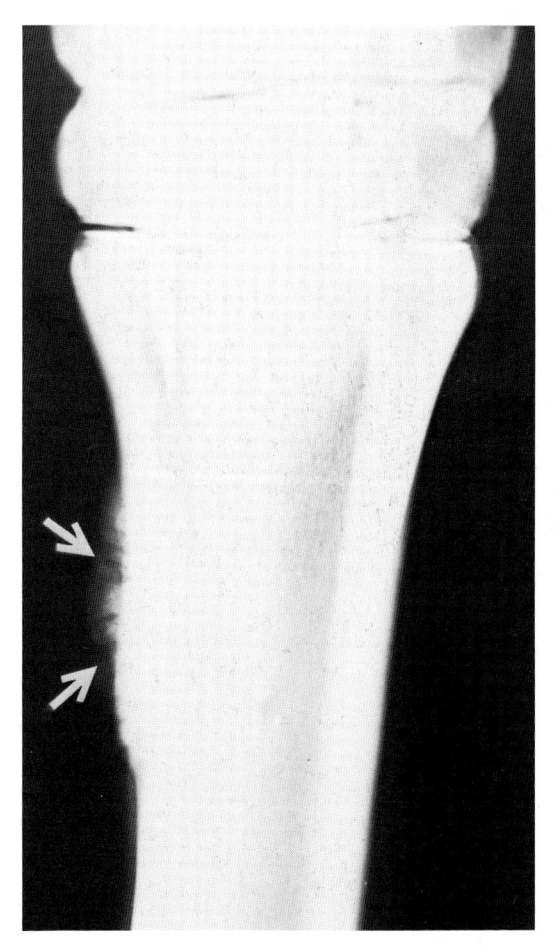

**Abb. 6.58:** Im Entstehen begriffenes seitliches metakarpales Überbein

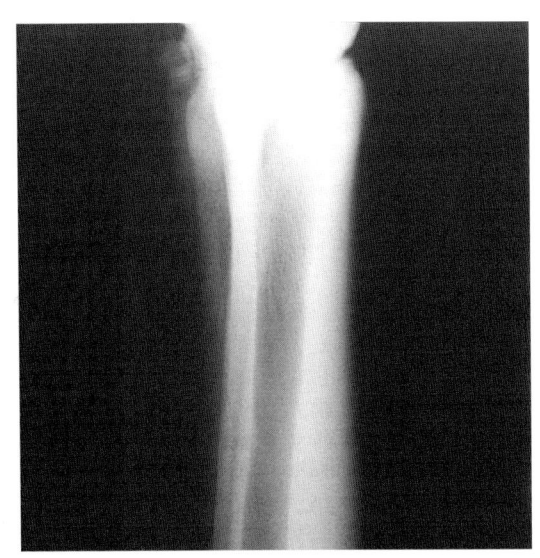

**Abb. 6.59:** Erhebliche, einseitige Verstärkung der Substantia compacta eines Metakarpus

erscheinungen an den Vordergliedmaßen, die ursächlich auf erhebliche Stauchungen des Mittelfußknochens zurückgeführt werden. Es wird auch darauf verwiesen, daß die statische und dynamische Belastung an dieser Stelle des Skeletts (*Tuberositas ossis metacarpalis III*) des noch im Wachstum befindlichen Tieres und gestörte Stoffwechselvorgänge, damit exogene und endogene Faktoren, bei der Entstehung der sog. **Schienbeinkrankheit** beteiligt sind. Wenn beide Vorderbeine betroffen sind, zeigt sich das Pferd trainingsunwillig, anderenfalls besteht eine eindeutige gemischte Lahmheit. In der Ruhe findet eine wechselseitige Be- und Entlastung statt. Im proximalen bis mittleren Drittel des Metakarpus entwickelt sich eine druckempfindliche derbe Schwellung, die vom Periost und der darunterliegenden Kompakta ausgeht und eine markstück- bis handtellergroße Fläche einnimmt. Im Endzustand dieser Anpassungsreaktion bleibt eine Verstärkung der Kompakta zurück (Abb. 6.59).

Die Erkrankung besitzt eine günstige Prognose, allerdings ist der Patient vorübergehend arbeitsunfähig. Er muß für die Dauer von drei bis vier Monaten aus der Trainingsarbeit genommen und darf keiner Rennbelastung ausgesetzt werden. Einreibungen, Bandagen und dergl. sind zwar für die Beseitigung der Symptome hilfreich, können aber die ursächlichen Zusammenhänge nicht beeinflussen.

### 6.1.3.11 Polydaktylie

Unter den Mißbildungen die die Gliedmaßenfunktion nur bedingt einschränken und die durch operative Maßnahmen zu beheben sind, bedarf nur die Mehrzehigkeit (*Polydaktylie*) besonderer Erwähnung. Die überzählige Zehe entstammt atavistischen Einflüssen und ist kleiner angelegt als die Hauptzehe, so daß sie meistens frei schwebt und dann keine Stützfunktion erfüllt. In Höhe des Fesselgelenkes liegt sie der Hauptzehe unmittelbar an und schränkt zuweilen die mechanische Beweglichkeit dieses Gelenkes ein (Tafel 17, Abb. h, Tafelteil). Der medialen Seite angelagert kann sie in der Bewegung die bilaterale Gliedmaße streifen. Durch die Amputation einer solchen Nebenzehe wird außer der eingeschränkten Gliedmaßenführung auch das störende äußere Bild behoben.

### 6.1.3.12 Einschußphlegmone

Es handelt sich um eine bakterielle Entzündung der Unterhaut, deren klinische Erscheinungen plötzlich einsetzen und sich ebenfalls rasch ausbreiten, weshalb der Begriff »Einschuß« gebraucht wird. Er tritt in der Regel an den Extremitäten, bevorzugt an den Hintergliedmaßen auf. Das Eindringen der Erreger (Streptokokken, Staphylokokken) in das Gewebe findet eher über unbedeutende und zuweilen nicht auffindbare Läsionen statt als über mit Blutungen und Zusammenhangstrennungen einhergehende Verletzungen. Auch über Scheuerstellen in der Haut oder über Streichverletzungen durch das Hufeisen kann die Infektion in die Unterhaut gelangen, so daß ursächlich auf einen Pruritus infolge von Ektoparasitenbefall (Räudemilben), Dauerverunreinigung des Behangs in der Fessel u. ä. geachtet werden sollte.

Der Einschuß zeigt sich in einer heißen Schwellung des Beines, die sich von der Zehe aufsteigend bis zum Tarsus oder Karpus erstreckt, manchmal noch proximal über diese Grenzen noch hinausgeht. Die verdickte Gliedmaße reagiert auf Palpationsdruck, der auch Fingereindrücke hinterläßt, schmerzhaft. Mit zunehmender Gewebespannung verstärken sich die Lahmheitserscheinungen. Im Stand der Ruhe wird gewöhnlich die erkrankte Gliedmaße entlastet. Das Allgemeinbefinden kann infolge einer Toxinresorption beeinträchtigt werden, was dann seinen Niederschlag in einem Anstieg der Körperinnentemperatur und in Appetitrückgang findet.

Differentialdiagnostisch müssen die bei verschiedenen Allgemeinerkrankungen und Infektionskrankheiten (z. B. Petechialfieber, Arteritisvirus-Infektion) auftretenden ödematösen Schwellungen an den Extremitäten vom Einschuß getrennt werden.

Zur Behandlung kommt vorrangig eine systemische Behandlung mit Antibiotika (z. B. Penicillin, Erythromycin) in Betracht, begleitet von antiseptischen Prießnitz-Verbänden. Diese Maßnahmen werden solange beibehalten, bis eine Abschwellung, Entfieberung und Lahmheitsschwund eingesetzt hat. Dann kann die absolute Stallruhe durch leichte Bewegung ersetzt werden, um gegebenenfalls eine Restschwellung zum Verschwinden zu bringen. Beruht der Einschuß auf behebbaren Faktoren, so sind entsprechende Zusatzmaßnahmen (Ektoparasitenbekämpfung, Korrektur des Hufbeschlags u. a.) einzuleiten.

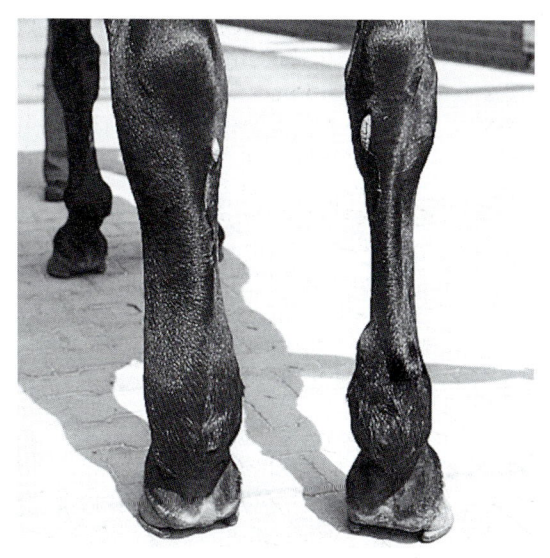

**Abb. 6.60:** Gleichmäßige Umfangsvermehrung der linken Hintergliedmaße (Elephantiasis) ohne Beeinträchtigung der Belastungs- und Bewegungsfunktion

Rezidiviert der Einschuß in kürzeren Abständen mehrmals und findet keine eingreifende Behandlung rechtzeitig statt, wird der seröse Erguß im Unterhautbindegewebe nicht vollständig resorbiert. Vielmehr entwickelt sich die Organisation der Gewebeflüssigkeit unter Hinterlassung einer subkutanen Bindegewebezunahme, die eine irreversible Verdickung des Beines hinterläßt (Elephantiasis) (Abb. 6.60).

## 6.1.4 Krankheiten im Bereich des Karpus

Der Karpus kann durch einen Sturz, durch Gegenschlagen an die Boxenwand oder durch eine übermäßige Gelenkstreckung einer erheblichen Traumatisierung, besonders an seiner Dorsalfläche, ausgesetzt werden. Dabei können Schäden an einzelnen Knochen der Vorderfußwurzel, an den über das Gelenk hinwegziehenden Sehnenscheiden oder an anderen das Gelenk schützenden Weichteilen entstehen. Sie schließen nicht selten Teile des kompliziert zusammengesetzten Karpalgelenkes ein, das durch zwei Reihen karpaler Knochen drei übereinanderliegende Gelenkspalten bildet. Von seiner Funktion her arbeitet die Vorderfußverbindung als Wechselgelenk.

### 6.1.4.1 Krankheitszustände im Karpus

Außer Schürfwunden der Haut, Unterhaut und Faszie entsteht nach einem Sturz nicht selten ein subkutanes Hämatom, das als faustgroße Umfangsvermehrung mit seinem Zentrum in Höhe des *Os carpale tertium* auffällt. Es kann von seiner Lokalisation und vom Palpationsbefund her ohne weiteres mit einer *Bursitis praecarpalis* verwechselt werden (Tafel 17, Abb. 1, Tafelteil). Ein subkutaner Schleimbeutel (Karpalbeule) an der dorsalen Karpalfläche bildet sich beim Pferd aber erst durch einen Dauerreiz, weshalb die vorberichtliche Erhebung gründlich vorzunehmen ist. Die umschriebene, bis zu Doppelfaustgröße erreichende Umfangsvermehrung an der dorsalen Karpalfläche kann außer durch einen erworbenen Schleimbeutel durch den Riß einer Sehnenscheidenwand oder einer Gelenkkapsel entstanden sein. Die dabei ausgetretene Synovia sammelt sich in den Gewebemaschen an, um die sich allmählich eine Kapsel bildet.

Eine weiche, fluktuierende, beulenartige Verdickung, die immer deutlich von ihrer Umgebung abgesetzt ist, kann aber auch einem Hygrom nachfolgend aufgeführter Sehnenscheiden des *M. extensor carpi radialis*, des *M. extensor digitalis communis* und der lateral gelegenen Tendovaginae des *M. extensor digitalis lateralis* und des *M. extensor carpi ulnaris* zugeschrieben werden. Die genaue Lagebestimmung ermöglicht meistens eine nähere Differenzierung hinsichtlich der beteiligten Sehnenscheiden (Abb. 6.61).

Es besteht kein wesentlicher klinischer Unterschied zwischen einer **aktuen aseptischen Tendovaginitis** der zuvor benannten Sehnenscheiden, bei der die zu erwartende Lahmheit sich meistens nur in einer geringgradigen Hangbeinlahmheit äußert, die nach mehrtägiger antiphlogistischer Lokalbehandlung rasch behoben ist. Die ohne Lahmheit einhergehende chronische Überfüllung einer dieser synovialen Gebilde (**Hygrom der Sehnenscheide**) bedarf dagegen nur aus kosmetischen Gründen einer Behandlung. Es kann auf Dauer nur dann beseitigt werden, wenn der subklinische Reiz und der vermehrte Innendruck noch keine Strukturveränderung in der Sehnenscheidenwand nach sich gezogen hat. Unter dieser Voraussetzung wird der Sehnenscheideninhalt durch Punktion abgesaugt und anschließend daran ein geeignetes Glukokortikoid installiert. Die Beigabe einer wäßrigen Penicillinlösung empfiehlt sich für die Praxis. Ein von außen einwirkender Gegendruck auf die erschlaffte Sehnenscheidenwand ist erforderlich und wird am zweckmäßigsten mit Hilfe eines Elastoplastverbandes erreicht. Die Kortisonbehandlung kann im Abstand von fünf bis sieben Tagen nach der ersten Punktion wiederholt werden. Wird auch hiernach kein durchschlagender Therapieerfolg verzeichnet, so ist eine weitere Verlängerung dieses Behandlungsverfahrens zwecklos. Alternativ bietet sich vor allem für bereits länger bestehende Fälle die Scharfsalbenbehandlung an, mit der schon manches ansonsten therapieresistente Hygrom hat beseitigt werden können. Eine mehrwöchige Ruhigstellung nach der Einreibung muß jedoch beachtet werden.

Das **präkarpale Hämatom**, das sich beim Traber sehr oft an der medio-palmaren Fläche des Karpus befindet, wird im frischen Zustand durch wiederholtes Berieseln

**Abb. 6.61:** Sehnenscheiden und Schleimbeutel am rechten Vorderfuß vom Pferd. Lateralansicht (nach ELLENBERGER-BAUM, 1943).
**1** *Extensor carpi radialis,* **1'** seine Sehnenscheide, **2** *M. extensor digitalis communis,* **2'** seine Sehne (gemeinsame Strecksehne), **2"** PHILLIP-Sehne, **2'''** Sehnenscheide der gemeinsamen Strecksehne und der PHILLIP-Sehne, **3** *M. extensor digitalis lat.,* **3'** seine Sehne (seitliche Strecksehne), **3"** ihre Sehnenscheide, **4** *M. extensor carpi ulnaris,* **4'** seine Sehne zum *Os carpi accessorium* (e), **4"** seine Sehne zum lateralen Griffelbeinköpfchen, **4'''** ihre Sehnenscheide, **5** *M. abductor pollicis long.* (seine Sehnenscheide ist nicht sichtbar), **6** *M. flexor digitalis prof.,* **6'** seine Sehne (tiefe Beugesehne), **7** oberflächliche Beugesehne, **8** proximales, **8'** distales Ende der proximalen gemeinsamen Sehnenscheide der oberflächlichen und tiefen Beugesehne (Karpalbeugesehnenscheide), **9** bis **9'''** distale gemeinsame Sehnenscheide der oberflächlichen und tiefen Beugesehne (Fesselbeugesehnenscheide), **9** proximaler Endblindsack, **9'** proximaler, **9"** distaler Seitenblindsack, **9'''** unpaarer Palmarblindsack, **10** *M. interosseus medius,* **10'** sein Unterstützungsast zur gemeinsamen Strecksehne, **11** Schleimbeutel unter der gemeinsamen und seitlichen Strecksehne, **12** Fesselgelenkkapsel
**a** tiefe Karpalfaszie, **b** Fesselringband, **c** vierzipflige Fesselplatte, **d** Hufknorpelfesselbeinband, **e** *Os carpi accessorium,* **f** laterales Griffelbein, **g** Hufknorpel

(Aus NICKEL, R., A. SCHUMMER und E. SEIFERLE, 1984. Lehrb. d. Anatomie d. Haustiere. Bd. I. Berlin/Hamburg, Paul Parey)

mit kaltem Wasser gekühlt und vom dritten Behandlungstag an durch Auftragen heparinhaltiger Salben und Ruhigstellung des Karpus mit Hilfe eines Polsterverbandes zur Resorption gebracht. Wird dieses Ziel innerhalb von 14 Tagen nicht erreicht, dann ist an der tiefsten Stelle der Hervorwölbung die Haut und die Hämatomkapsel zu spalten. Nach Ausräumung der Blutkoagula wird bis zur Ausheilung eine tägliche Wundtoilette der Hämatomhöhle vorgenommen.

Bei Vorliegen einer ausgesprochenen Karpalbeule ist abzuklären, ob das Lumen der Bursa mit dem Lumen einer der möglichen Sehnenscheiden oder einer der Karpalgelenke in Verbindung steht. Zu diesem Zweck ist eine Röntgenkontrastaufnahme anzufertigen. Da die erfolgreiche Beseitigung einer Karpalbeule nur über die chirurgische Exstirpation der Bursa erzielt werden kann, ist bei der Operation auf eine Verbindung zu den Synovialhöhlen zu achten und sind diese dann gesondert zu verschließen.

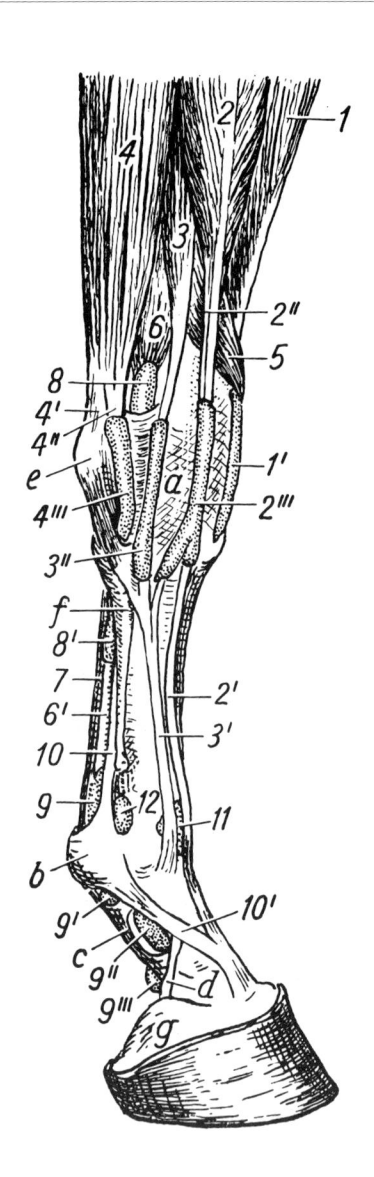

### 6.1.4.2 Carpitis

Unter einer *Carpitis* verstehen wir gemeinhin die Entzündung des Arm-Vorderfußwurzelgelenkes *(Articulatio antebracheocarpea)*, das von dem Unterarmknochen und der proximalen Reihe der Karpalknochen gebildet wird und weitgehend die gesamte Bewegungsmöglichkeit des Karpus übernimmt, während die übrigen durch die Karpal- und Metakarpalknochen gebildeten Gelenke, mit Ausnahme des Vorderfußwurzel-Mittelgelenks, als straffe Gelenke fast unbeweglich sind. Die Aneinanderreihung der Einzelknochen aus der antebrachealen und metakarpalen Reihe macht die komplizierten anatomischen Verhältnisse auch im Hinblick auf ihre Verbindungen untereinander durch Bänder und Gelenkkapseln verständlich (Abb. 6.62).

Die durch ein Trauma ausgelöste Entzündung des Vorderfußwurzelgelenkes ist nur nach perforativer Verletzung infektiöser Natur, ansonsten wird eine aseptische

Erkrankungen der Vordergliedmaßen 369

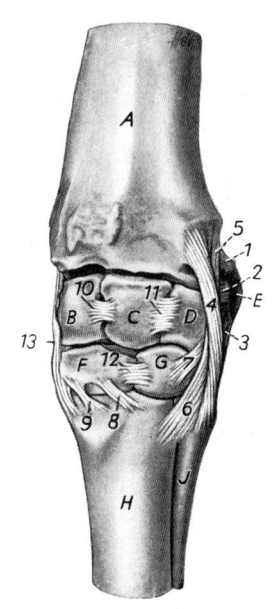

**Abb. 6.62:** Linkes Karpalgelenk des Pferdes. Gelenkkapsel entfernt. Dorsolaterale Ansicht
**A** *Radius*, **B** *Os carpi radiale*, **C** *Os carpi intermedium*, **D** *Os carpi ulnare*, **E** *Os carpi accessorium*, **F** *Os carpale tertium*, **G** *Os carpale quartum*, **H** *Os metacarpale tertium*, **J** *Os metacarpale quartum*
1–3 Bänder des *Os carpi accessorium*: **1** *Lig. accessorioulnare*, **2** *Lig. accessoriocarpoulnare*, **3** *Lig. accessoriometacarpeum*, **4–7** *Lig. collaterale carpi lat.*: **4** sein langer oberflächlicher Anteil, **5–7** sein proximaler (5), distaler (6) und mittlerer (7) tiefer Schenkel, **8, 9** *Ligg. carpometacarpea dorss.*, zwischen *Os carpale tertium* und *Os metacarpale tertium*, **10–12** *Ligg. intercarpea dorss.* (dorsale Querbänder): **10** zwischen *Ossa carpi radiale* und *intermedium*, **11** zwischen *Ossa carpi intermedium* und *ulnare*, **12** zwischen *Ossa carpalia tertium* und *quartum*, **13** *Lig. collaterale carpi med.*
(Aus NICKEL, R., A. SCHUMMER und E. SEIFERLE, 1984: Lehrb. d. Anatomie d. Haustiere. Bd. I. Berlin/Hamburg, Paul Parey)

*Carpitis* entstehen. Eine Ausnahme bildet, wie z. B. bei der Fohlenlähme, die purulente *Carpitis* infolge metastatischer Keimeinschleppung.

Die äußeren Merkmale einer *Carpitis* werden durch eine gemischte Lahmheit bei starker Schrittverkürzung und eine mehr oder weniger diffuse und sehr warme Schwellung etwa in der Mitte der Dorsalfläche des Karpus geprägt (Abb. 6.63). Die auf eine vermehrte Gelenksfüllung zurückzuführende Umfangsvermehrung macht sich auch in der Ausbuchtung der Gelenkkapsel lateropalmar, etwa daumenbreit über dem Erbsenbein, bemerkbar und zwar an der Stelle, an der auch der Einstich für eine Gelenkspunktion erfolgen kann. Der passiven Gelenksbeugung, wie sie für die Durchführung der Beugeprobe notwendig ist, wird erheblicher Widerstand entgegengesetzt und die Lahmheit zeigt sich nach Beendigung der Beugeprobe in noch verstärkterem Maße.

Eine röntgenologische Untersuchung, besonders in Karpalbeugestellung, ist stets vorzunehmen, um eine Fraktur an den Karpalknochen auszuschließen, aber auch um das Ausmaß eines anderen intraartikulären Schadens sowie einer Periostitis zu erkennen. Nach frischer Traumatisierung ist eine Knochenhautentzündung röntgenologisch erst dann nachweisbar, wenn hierdurch neues Knochengewebe vom Kambium gebildet wurde, wozu die Entzündung aber zwei bis drei Wochen bereits bestehen muß (Abb. 6.64). Daraus ergibt sich die Notwendigkeit einer gegebenenfalls wiederholten Untersuchung.

Die Behandlung einer akuten aseptischen *Carpitis* wird nach den bekannten Grundsätzen eingeleitet (Vermeidung weiterer Irritationen, Ruhigstellung des Gelenkes mit einem Polsterverband, Einreibungen mit antiphlogistisch wirksamen Mitteln, Einsatz eines schwachen Analgetikums).

Sobald Hinweise auf eine chronisch-deformierende *Carpitis* bestehen, wird ein Behandlungsversuch mit einer scharfen Einreibung erforderlich, die nötigenfalls nach sechs Wochen zu wiederholen ist. Trotz umfangreicher Osteophytenbildung an den Gelenkrändern erlangt das Gelenk nach mehrmonatiger Ruhigstellung nicht selten seine volle Funktion wieder zurück. Eine gleichgünstige Beobachtung ist selbst nach Ankylosierung der kleinen Karpalgelenke zu machen.

Die **Carpitis nach offener Gelenkverletzung** bedarf in der Regel einer chirurgischen Revision, falls der Wundkanal infolge seiner geringen Ausdehnung nicht

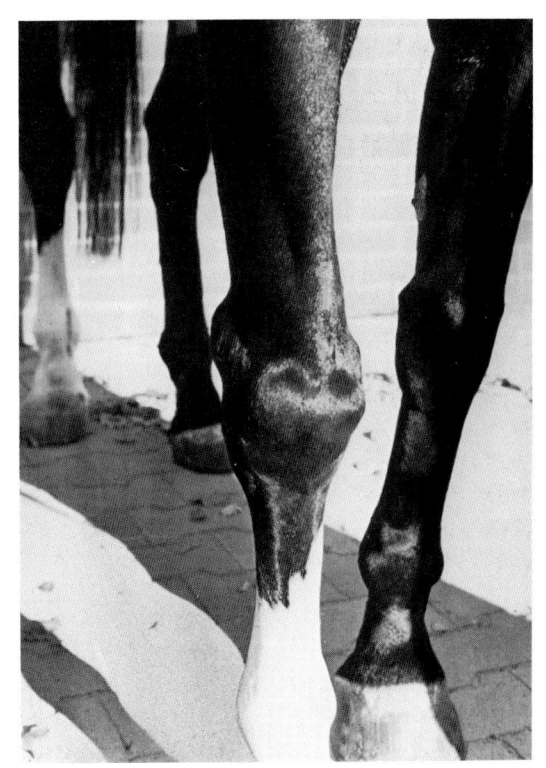

**Abb. 6.63:** Hervorwölbung des rechten Karpalgelenks an der dorsalen und der lateralen Karpalfläche

**370 Krankheiten der Gliedmaßen**

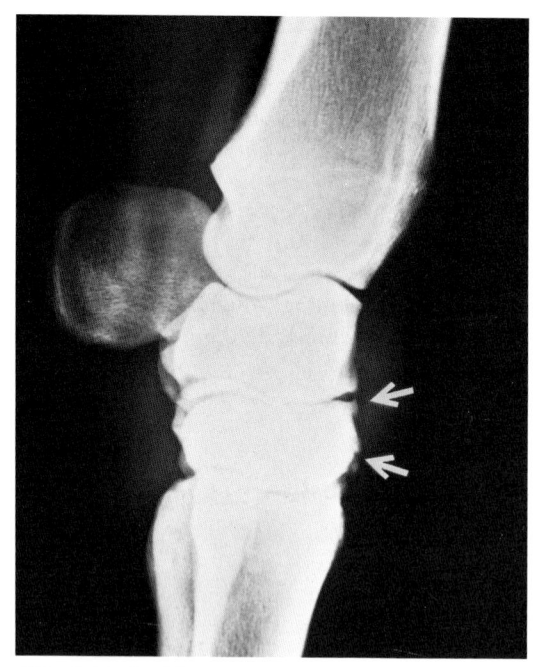

**Abb. 6.64:** Ossifizierende Periostitis am *Os carpi intermedium* (oberer Pfeil), *Os carpale tertium* (unterer Pfeil) und Metakarpus

durch die posttraumatische periartikuläre Schwellung geschlossen wird. In beiden Fällen ist zur Kupierung der Infektionserreger bis zum Nachweis der Keimfreiheit im Gelenk ein geeignetes Chemotherapeutikum in ausreichend hoher Dosis parenteral zu geben.

Die im Verlauf einer Allgemeininfektion auf hämatogenem Weg entstandene *Carpitis purulenta*, wie sie im Verlauf der Fohlenlähme auftritt, beruht auf der Infektion mit anderen als den üblichen Wundinfektionserregern (z.B. *Shigella equirulis*, *Corynebacterium pyogenes*). Deshalb ist die sachgerechte Auswahl des Antibiotikums und die sorgfältige Untersuchung der übrigen großen Gliedmaßengelenke von vornherein entscheidend für einen Behandlungserfolg. In fortgeschrittenen Fällen genügt die parenterale Applikation des Antibiotikums (z.B. Ampicillin, Oxytetracyclin) nicht immer, sondern muß die Infektionsbekämpfung noch zusätzlich durch eine intraartikuläre Gabe von gelenkverträglichen Penicillinpräparaten unterstützt werden. Eine wiederholte Gelenkpunktion gestattet zugleich die Beurteilung der qualitativen Zusammensetzung der Synovia.

### 6.1.4.3 Fraktur der Karpalknochen

Ein Bruch an den Ossa carpi wird, soweit es sich um eine »Chipfraktur« handelt, auf traumatische Einwirkungen durch Sturz oder ähnliches zurückgeführt. ADAMS (1974) verweist auf eine Überstreckung des Karpus im Galoppsprung, durch die ein Bruch bevorzugt im *Os carpale tertium* und dem *Os carpi radiale* entsteht. Die in der Stützphase einwirkenden Erschütterungen durch die vertikal auftreffenden Kräfte werden auf hartem Geläuf nur unzureichend abgefedert und können deshalb bei hohen Geschwindigkeitsleistungen zu einem prädisponierenden Faktor für Frakturen in der dorsalen Reihe der Karpalknochen werden. Für derartige Knochenverletzungen scheint deshalb das Galopprennpferd prädestiniert zu sein, besonders wenn ihm eine vorbiegige Stellung eigen ist.

Das klinische Bild stimmt weitgehend mit dem einer Carpitis überein, insbesondere was die Schwellung, den lokalen Schmerz und die Lahmheit betrifft. Der Palpationsschmerz bleibt meistens auf den frakturierten Knochen und seine unmittelbare Nachbarschaft begrenzt, ein Krepitationsgeräusch läßt sich gewöhnlich nicht auslösen. Die sicherste Feststellung bietet die Röntgenuntersuchung, die auch in tangentialer Richtung vorzunehmen ist und gegebenenfalls die vergleichsweise Betrachtung des gesunden Karpus einzuschließen hat (Abb. 6.65).

Die wirkungsvollste Behandlung mit dem Ziel einer alsbaldigen Wiederherstellung bietet die operative Entfernung des Knochenfragmentes bei einer Chipfraktur oder bei entsprechender Größe des Bruchstückes seine Verschraubung. Lage und Größe der Bruchstelle gestatten nicht in jedem Fall eine chirurgische Intervention. Aus diesem Grund braucht sich die Prognose nicht zwangsläufig zu verschlechtern, weil eine Selbstheilung im Verlauf von etwa vier Monaten erfolgen kann. Ausschließlicher Boxenaufenthalt ist in dieser Zeit allerdings zwin-

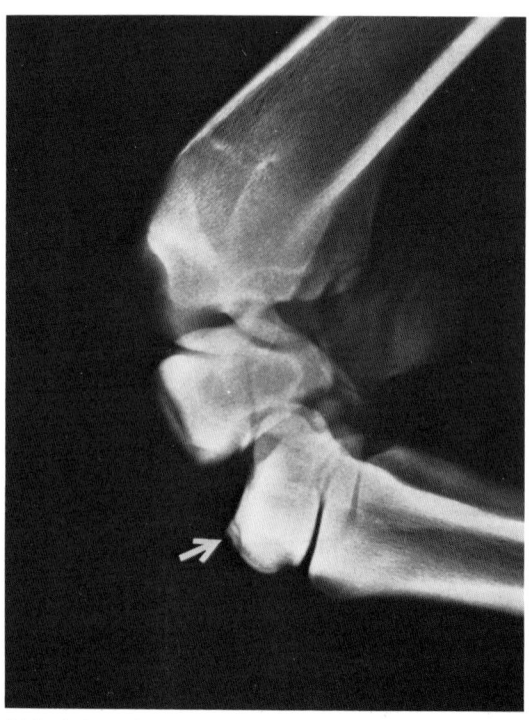

**Abb. 6.65:** »Chip«-Fraktur am *Os carpale tertium*

gend anzuordnen. Eine zu frühe Wiederaufnahme des Trainings erhöht das Risiko einer an die Frakturheilung sich anschließenden degenerativen Osteoarthropathie.

### 6.1.4.4 Fraktur des Os carpi accessorium (Erbsenbein)

Das von palmar dem Radius und dem *Os carpi ulnare* mit je einer Gelenkfläche angelagerte Erbsenbein frakturiert am ehesten beim Aufschlagen auf ein Hindernis und hinterläßt dann eine Transversalfraktur, deren Bruchteile durch den Zug der an seiner Sehnenrinne inserierenden Beugemuskeln für das Karpalgelenk und der Verbindungsbänder zu den Nachbarknochen deutlich dislozieren (Abb. 6.66).

Alsbald nach dem Trauma entsteht eine hochgradige gemischte Lahmheit sowie eine zunehmende Anschwellung in der Beugefläche des Karpus. Die manuelle Untersuchung gestattet nur den Nachweis erheblicher Schmerzen und selten einer Krepitation wegen der straffen Spannung der das Erbsenbein überdeckenden kräftigen Unterarmfaszie. Auffälliger stellt sich in der Ruhe eine Beugehaltung des Karpalgelenkes ein, die als schmerzärmste Gliedmaßenhaltung in diesem Zusammenhang anzusehen ist. Lahmheit und Umfangsvermehrung bessern sich schon nach zwei bis drei Wochen, danach klingt die Bewegungsstörung sehr verzögert ab.

Die Prognose kann bei einem extraartikulären Bruchverlauf günstig gestellt werden. Sie verschlechtert sich von vornherein, wenn der Bruchspalt bis in eine der Gelenkflächen eingedrungen ist, da die einsetzende Kallusbildung eine *Arthrosis deformans* nach sich zieht. Über operative Maßnahmen zur Retention der Bruchstücke liegen keine Erfahrungen vor. Für Mehrfachbrüche kann die Entfernung kleiner Knochenteile, die zum proximalen Hilfsgelenk gehören, erwogen werden. Als therapeutisch wichtigste Maßnahme erweist sich eine absolute Boxenruhe, die für mindestens drei Monate einzuhalten ist. Danach sollte der Patient mit täglich zunehmender Dauer an der Hand geführt werden, um die manchmal auftretende Muskelkontraktur der *Mm. flexor carpi ulnaris et radialis* allmählich zu beheben.

### 6.1.4.5 Gliedmaßenfehlstellungen im Karpalbereich

Aus den angelsächsischen Ländern wird am häufigsten über Achsenabweichungen der Vordergliedmaße nach medial oder nach lateral berichtet, woraus eine bedeutende Gliedmaßenfehlstellung resultiert. Bei der Valgus-Stellung (sog. X-Krümmung) ist die Gliedmaße mit nach seitlich offenem Winkel (lateral-konkav) abgeknickt, während die Varus-Deformation mit nach medial offenem Winkel eine sog. O-Krümmung ergibt. Diese vom Karpus ausgehenden Stellungsfehler können von einer gewissen Rotation der Fessel begleitet werden.

Die meist gesund geborenen Fohlen entwickeln in den ersten Lebenswochen die Gliedmaßenfehlstellung infolge eines Mißverhältnisses im Wachstum von Metaphyse und Epiphyse, was sich vorwiegend in der distalen Radiusepiphyse oder auch an der distalen Metakarpusepiphyse zeigt. Welche Faktoren zu diesem ungleichen Knochenwachstum beitragen, ist noch weitgehend ungeklärt, doch können genetische Einflüsse nicht ausgeschlossen werden. Auch eine angeborene Schwächung kollateraler Gelenkbänder kann zu einer ungleichen Belastung innerhalb des Karpus führen und auf diese Weise das Epiphysenwachstum beeinflussen. Für eine einseitige Hemmung des Epiphysenwachstums sprechen derzeit die besten Argumente, denn die Epiphysenfuge muß als der empfindlichste Knochenabschnitt angesehen werden, der durch ungleiche Belastung, einmalige Traumatisierung und Durchblutungsunterbrechung mit lokalisierten Wachstumsstörungen reagiert.

Die Diagnose ergibt sich aus der Betrachtung der Gliedmaßenfehlstellung, die eine Erschwernis für die Fortbewegung des Fohlens bedeutet.

Bei Shetlandponys ist differentialdiagnostisch an eine atavistisch angelegte, vollständig entwickelte Ulna zu denken, die ebenfalls eine typische Valgusstellung nach sich zieht (s. 6.1.5.3). Schon unter diesem Aspekt erscheint eine Röntgenuntersuchung notwendig. Durch sie sind besondere pathologische Zustände an den Karpalknochen (Hypoplasie, mangelhafte Ausbildung der Ossa

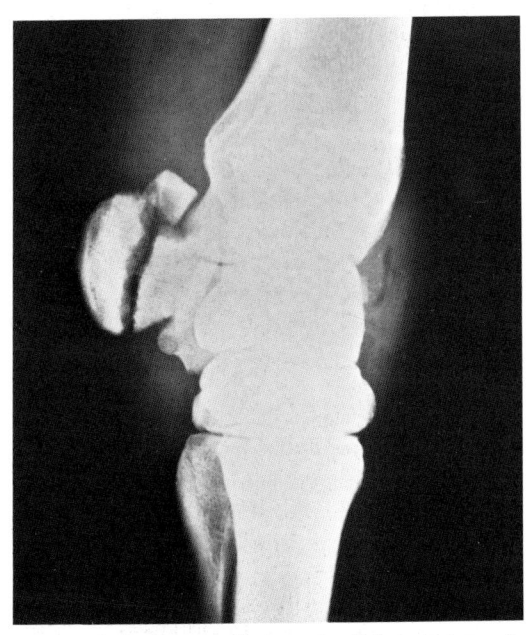

**Abb. 6.66:** Transversalfraktur des Erbsenbeins mit Absprengung eines würfelförmigen Knochenstückes bei einem 6jährigen Traber

metacarpalia II und IV) und die Sekundärveränderungen an Meta- und Epiphyse nachzuweisen, sowie prognostische Erwägungen hieraus zu ziehen.

Ein therapeutisches Vorgehen muß noch vor der Verknöcherung der distalen Radiusepiphyse eingeleitet werden, so daß als spätester Zeitpunkt für den Behandlungsbeginn ein Alter von 15 Monaten nicht überschritten werden darf. In den Fällen einer angeborenen Verkrümmung empfiehlt sich ein sehr viel zeitigeres Eingreifen etwa von der dritten Lebenswoche an. Zur Auswahl stehen ein nichtoperatives Verfahren durch Anlegen eines Gips- oder Kunststoffverbandes, der sich vom Huf bis unter den Ellenbogen zu erstrecken hat. Bei einmaligem Verbandswechsel in der Mitte der Behandlungsdauer sollte der Verband nach vier Wochen gänzlich entfernt werden.

Eine erfolgreiche chirurgische Behebung der Fehlstellung beschreiben mehrere Autoren (u. a. TURNER, 1985; AUER und MARTENS, 1982). Eines der operativen Verfahren beruht auf der Beobachtung, daß durch Kompression eines Epiphysenabschnittes das weitere Längenwachstum des Knochens im Einwirkungsbereich des vermehrten Druckes verzögert wird und dadurch die bisher verkürzte Seite sich in der Länge anpassen kann, wodurch sich allmählich die Schiefstellung ausgleicht. Zu diesem Zweck wird eine feste Verklammerung des distalen Radiusabschnittes zwischen Meta- und Epiphyse, die Epiphysenfuge überbrückend, entsprechend der Art der Fehlstellung lateral oder medial vorgenommen. Zwei bis drei Vitalliumklammern ermöglichen eine ausreichende Verspannung. Auch eine Überplattung oder eine Zuggurtung mit Hilfe von zwei Kortikalisschrauben kann mit derselben Wirkung ausgeführt werden (Abb. 6.67). Sobald eine Korrektur der Fehlstellung eingetreten ist, muß die Kompressionswirkung durch Entfernung des Osteosynthesematerials wieder aufgehoben werden.

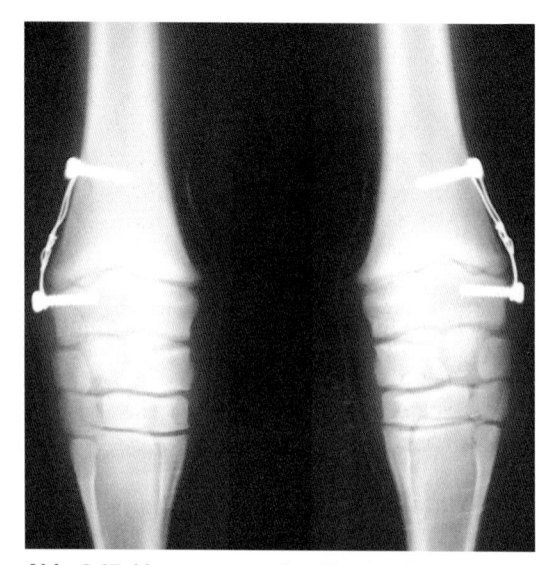

**Abb. 6.67:** Verspannung der distalen Radiusepiphyse mit Hilfe einer Drahtgurtung

Neben der auf einer Wachstumsverzögerung ausgerichteten operativen Maßnahme kann umgekehrt der in seiner Längenentwicklung zurückgebliebene Abschnitt infolge des unausgewogenen Epiphysenwachstums durch Stimulierung der enchondralen Ossifikation mit der Technik einer Durchtrennung und Ablösung des Periostes in Höhe der distalen Radiusmetaphyse wieder ausgeglichen werden. Bei einer Valgusdeformation des Karpus wird deshalb das Periost auf der lateralen Fläche durchtrennt und von der Unterlage abgehoben. Bei einer Gliedmaßenfehlstellung in der Fessel, wie sie gewöhnlich die Varusdeformation begleitet, wird eine Kombination der Periostdurchtrennung mit der Technik der Schrauben-Draht-Methode empfohlen (TURNER, 1985).

### 6.1.4.6 Suprakarpalexostosen

Suprakarpalexostosen bei Vollblutpferden werden vereinzelt in der Literatur als Ursache einer chronischen Lahmheit beschrieben (MORGAN et al., 1962; RAKER und EVANS, 1971). Da die Erkrankung bisher immer bei jugendlichen Pferden festzustellen war, werden hereditäre Einflüsse, vergleichbar mit multipler Exostosenbildung bei Mensch und Hund, vermutet (s. auch 6.1.4.7).

Im Vordergrund des klinischen Bildes steht eine vermehrte Füllung der Karpalbeugesehnenscheide, wodurch eine Umfangsvermehrung proximal des Karpus an der lateralen Fläche sichtbar wird. Die mittelgradige Lahmheit bessert sich, wenn dem Patient einige Zeit Ruhe gewährt wird, sie kehrt jedoch nach Wiederaufnahme des Trainings alsbald in gleicher Intensität zurück. Die Karpalbeugeprobe verläuft positiv. Die Ursache dieses Sehnenscheidenhygroms bleibt unentdeckt, wenn nicht röntgenologisch die Exostosenbildung dargestellt wird. Sie befindet sich im distalen Abschnitt des Radius an dessen palmarer Fläche, dort wo die Karpalbeugesehnenscheide ihren Ursprung nimmt.

Wiederholte Punktion der Sehnenscheide mit örtlicher Anwendung von Glukokortikoiden haben die Lahmheit nicht beheben können. Auch das Blistern des Karpus blieb ohne Erfolg. Deshalb haben RAKER und EVANS (1971) die operative Beseitigung der Knochenzubildung vorgeschlagen, die sie in zwei Fällen mit gutem Ergebnis anwendeten.

### 6.1.4.7 Karpaltunnelsyndrom

Die *Fascia palmaris* bildet palmar am Karpus das *Retinaculum flexorum*, am Fesselgelenk das *Lig. anulare palmare* (Fesselringband) und in der Fesselbeuge die vierzipflige Fesselplatte, die sich zur Sohlenbinde verstärkt. Vom *Os carpi access.* (Erbsenbein) und der Sehne des *M. flexor carpi ulnaris* her überzieht die *Fascia palmaris* als ein mehrere Millimeter starkes Halteband der

Vorderfußwurzel die Karpalbeuge, die dadurch einem Tunnel vergleichbar wird. In diesem befinden sich, von der proximalen, gemeinsamen Karpalbeugesehnenscheide umhüllt, die Beugesehnen sowie Gefäße und Nerven. Die Karpalbeugesehnenscheide ist zwar sehr geräumig, doch kann der Karpaltunnel durch Kallusbildung nach Erbsenbeinbruch, durch eine Entzündung des Unterstützungsbandes der oberflächlichen Beugesehne (*Lig. accessorium*) oder durch andere raumfordernde Prozesse zu einer Einengung des Tunnels führen. Die damit verbundene Einschnürung der neurovaskulären Strukturen an ihren Austrittsstellen aus dem Tunnel hinterlassen reizbedingte Schmerzen. Innerhalb des Karpaltunnels befindliche Hindernisse (Knochenkallus, Osteochondrom am distalen Ende des Radius) können ebenfalls schmerzhafte Reizungen des Weichteilgewebes bewirken, die eine Lahmheit nach sich ziehen. Eine Tendovaginitis der Karpalbeugesehnenscheide ist ebenfalls unter das Karpaltunnelsyndrom einzuordnen.

Die Lahmheit zeigt sich häufig als eine chronische, meist geringgradige Bewegungsstörung, die sich unter zunehmender Belastung verstärkt, bei Ruhe aber auch wieder abschwächt, also auf einen intermittierenden Charakter hinweist. Adspektorisch tritt bei einer vermehrten Füllung der Sehnenscheide eine Vorwölbung auf, die aber auch fehlen kann. Die Palpation des Karpaltunnels am belasteten und unbelasteten Bein hinterläßt Schmerzen, die auch durch eine Karpalbeugeprobe deutlich zu provozieren sind. Ertastbare Veränderungen innerhalb des Karpaltunnels sind durch Röntgen- und/oder Ultraschalluntersuchung näher zu differenzieren. Nach deren Ergebnis richtet sich auch die einzuschlagende Therapie.

Knöcherne Zubildungen von erheblichem Umfang am Radius oder am Erbsenbein sollten operativ abgetragen werden, damit eine Druckentlastung auf das Weichteilgewebe eintritt. Beruhen die Schmerzen auf einer chronischen Verdickung des *Retinaculum flexorum*, kann eine partielle Resektion des Haltebandes eine Druckminderung und dadurch Schmerzfreiheit bringen. Ist die Lahmheit ursächlich einer Sehnenscheidenentzündung zuzuschreiben, was im Zweifelsfall durch eine intravaginale diagnostische Anästhesie belegt werden muß, sind die auf eine Tendovaginitis gerichteten Maßnahmen einzuleiten.

Die Prognose ist beim Rennpferd vorsichtig, bei anderer Nutzungsart des Pferdes günstiger zu stellen.

## 6.1.5 Krankheiten im Bereich des Radius und der Ulna

Im Abschnitt des Unterarmes betreffen Krankheitsfälle fast ausschließlich eine Fraktur, wenn es sich nicht um eine primäre Weichteilverletzung mit ihren Folgen durch Schnitt- oder Stichwunden handelt.

### 6.1.5.1 Radiusfraktur

Der Bruch der Speiche ereignet sich bevorzugt bei Fohlen aufgrund einer Trittverletzung durch die Mutterstute. Beim erwachsenen Pferd spielen für die Radiusfraktur Schlagverletzungen durch Weidetiere oder Verkehrsunfälle eine Rolle. Die kräftige Unterarmfaszie und die dreiseitige Bemuskelung des Unterarmes gewährleisten anfänglich die gedeckte Bruchform und verhindern deshalb eine erhebliche Deviation der Gliedmaßenachse.

Die Erkennung eines Bruches ist deshalb auf die Ermittlung der typischen Frakursymptome, insbesondere auf die abnorme Beweglichkeit des Knochens, die Krepitation und den Funktionsausfall angewiesen. Durch die Nebenverletzungen der umgebenden Weichteile kann das Bruchhämatom einen erheblichen Umfang annehmen. Im Stand ruht nur der Zehenteil des Hufes auf dem Boden unter beugender Abwinkelung sämtlicher Gelenke. Der starke Bruchschmerz bedingt einen profusen Schweißausbruch sowie eine Erhöhung der Puls- und Atemfrequenz. Eine Röntgenuntersuchung gibt Aufschluß über die genaue Lage des Bruches und seine Form. Damit schafft sie die fundierte Voraussetzung für ein therapeutisches Eingreifen.

Die offene Fraktur, ein Splitterbruch sowie die Radiuszertrümmerung bei einem sehr temperamentvollen Pferd bieten eine schlechte prognostische Perspektive. Insbesondere aber bei Jungtieren verspricht der Versuch einer Osteosynthese Erfolg, wobei die perkutane Transfixationsmethode z. Z. das angewiesene Operationsverfahren darstellt. Ein Behandlungserfolg wird beim sehr jungen Fohlen allerdings durch die hohe Infektionsbereitschaft gefährdet.

### 6.1.5.2 Ulnafraktur

Die gelegentlich vorkommende Ulnafraktur beruht meistens auf einer Schlagverletzung durch ein anderes Pferd, so daß die Zusammenhangstrennung an diesem bei den Equiden nach distal rückgebildeten Knochen willkürlich am Ulnaschaft, durch die gelenkbildende *Incisura trochlearis* oder im proximalen Endstück, dem Olecranon, verläuft. Vor Verknöcherung der Epiphysenfuge kann sich auch das *Tuber olecrani* ablösen.

Der unterschiedliche Verlauf des Bruchspaltes, der schräg oder rechtwinklig zum Radius liegt, muß für die prognostische Beurteilung und für die Auswahl der Therapie berücksichtigt werden. Der distale Teil der Ulna ist mit dem Radius knöchern verschmolzen und oberhalb des *Spatium interossium antebrachii* durch die medialen und lateralen Kollateralbänder innig an den Radius fixiert, wodurch eine Fraktur in diesem Abschnitt keine wesentliche Dislokation nach sich zieht (Abb. 6.68, 6.69). In dieser Hinsicht verhält sich ein Bruch im Olecranon ungünstiger wegen der an dessen Knochenflächen anhaftenden Muskeln (*M. triceps brachii, M. tensor fascie antebrachii* und *M. anconaeus*), die durch ihre Zugwirkungen ein Auseinanderweichen mit meist winkliger Abknickung der Bruchenden zustande bringen.

Die durch eine Fraktur bedingte Funktionsstörung der Gliedmaße zeigt sich in einer ausgesprochen gemischten Lahmheitsform mit deutlicher Schrittverkürzung. Im Stand verharrt das Karpalgelenk in mäßiger Beugehaltung (Abb. 6.70). Das Olecranon erscheint dadurch geringfügig abgesenkt. Die örtliche Schwellung braucht kein erhebliches Ausmaß anzunehmen. An dem für die Palpation und Perkussion gut zugänglichen Knochen wird ein Druckschmerz und evtl. auch Krepitation festgestellt. Eine Röntgenuntersuchung ist erforderlich (Abb. 6.71).

Eine Fraktur in der distalen Ulnahäfte und Fissuren werden der Selbstheilung überlassen, die innerhalb von acht Wochen zu erwarten ist. Jede mit einer Dislokation verbundene Bruchform bedarf, um eine einwandfreie Bewegungsfunktion wieder herzustellen, der operativen Reposition und Retention der Fragmente. Eine Standardmethode kann dafür nicht angegeben werden, weil sich die Verschraubung, eine Zuggurtung oder eine Verplattung gleichermaßen anbieten (DENNY, 1976; MONIN, 1978; KERSJES et al., 1986).

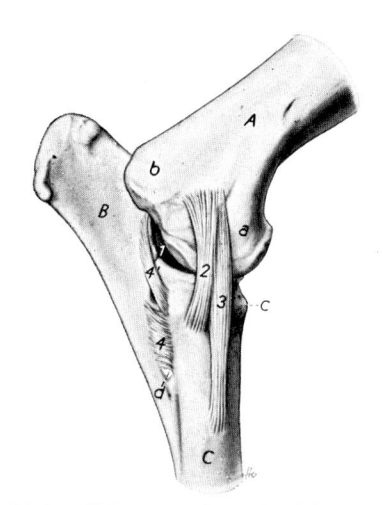

**Abb. 6.68**: Linkes Ellbogengelenk des Pferdes, leicht angebeugt. Gelenkkapsel entfernt. Medialansicht
**A** Humerus, **B** Ulna, ihr Olecranon, **C** Radius
**a** *Condylus humeri*, **b** *Epicondylus med.*, **c** *Tuberositas radii*, **d** *Spatium interosseum antebrachii*
**1** Gelenkspalte, **2, 3** *Lig. collaterale med.* **2** sein kaudaler Schenkel, **3** sein kranialer Schenkel (rudimentärer *M. pronator teres*), **4, 4'** *Membrana interrossea antebrachii*, proximales mediales Querband
(Aus NICKEL, R., A. SCHUMMER und E. SEIFERLE, 1984: Lehrb. d. Anatomie d. Haustiere. Bd. I. Berlin/Hamburg, Paul Parey)

### 6.1.5.3 Ulna completa

Eine angeborene Anomalie der Gliedmaßenstellung bei Shetlandponys findet u. a. ihre ursächliche Deutung in einer vollständigen Entwicklung der Ulna. Bei solchen Tieren hat sich auch das *Os fibulare* komplett entwickelt, weshalb man mit einiger Berechtigung von einem Atavismus sprechen kann, wenn man berücksichtigt, daß die frühen Vorfahren unseres heutigen Pferdes mit diesem Knochen vollständig ausgestattet waren, während die derzeitigen Vertreter des *Equus caballus* nur noch rudimentäre Teile dieser Knochen besitzen.

Während der Rumpf einschließlich des Halses und Kopfes sich zu der rasseeigenen Länge auswächst, erreicht das Längenwachstum der Gliedmaßen nicht die zu erwartende Größe, wodurch ein Mißverhältnis in den Körperproportionen entsteht. Daraus ergibt sich eine Kurzbeinigkeit, der als weiteres äußeres Symptom Stummelohren beigeordnet sind. Am auffälligsten aber besticht die Fehlstellung beider Gliedmaßenpaare. Diese zeigt sich an den Vorderextremitäten als X-beiniger Stand mit Rotation des Karpus und der Zehe nach außen (Tafel 17, Abb. i, Tafelteil). Dadurch können sich die medialen Flächen der Carpi berühren und die Belastung des Hufes erfolgt weitgehend auf dem medialen Tragrand, so daß dieser sich zur Sohle einrollt und sich ein Schiefhuf ausbildet. Entsprechend schwerfällig gestaltet sich die Fortbewegung des Tieres, weil das Bein in einem nach innen

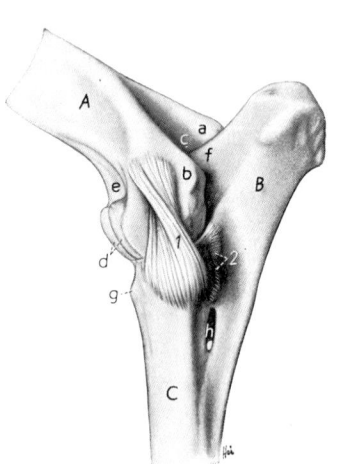

**Abb. 6.69**: Linkes Ellbogengelenk des Pferdes, leicht angebeugt. Gelenkkapsel entfernt. Lateralansicht
**A** Humerus, **B** Ulna, ihr Olecranon, **C** Radius
**a** *Epicondylus med.*, **b** *Epicondylus lat.*, **c** *Fossa olecrani*, **d** *Trochlea humeri*, **e** *Fossa radialis*, **f** *Proc. anconaeus*, **g** *Tuberositas radii*, **h** *Spatium interosseum antebrachii*
**1** *Lig. collaterale lat.*, **2** *Membrana interossea antebrachii*, proximales laterales Querband
(Aus NICKEL, R., A. SCHUMMER und E. SEIFERLE, 1984: Lehrb. d. Anatomie d. Haustiere. Bd. I. Berlin/Hamburg, Paul Parey)

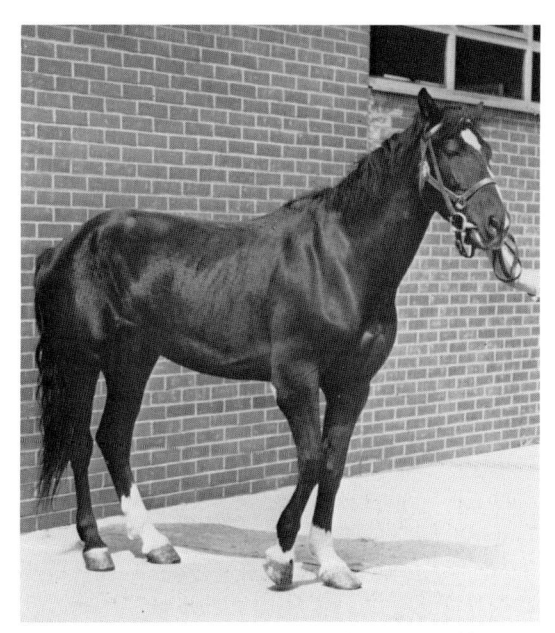

**Abb. 6.70:** Entlastungshaltung der rechten Vordergliedmaße bei einer Ulnafraktur

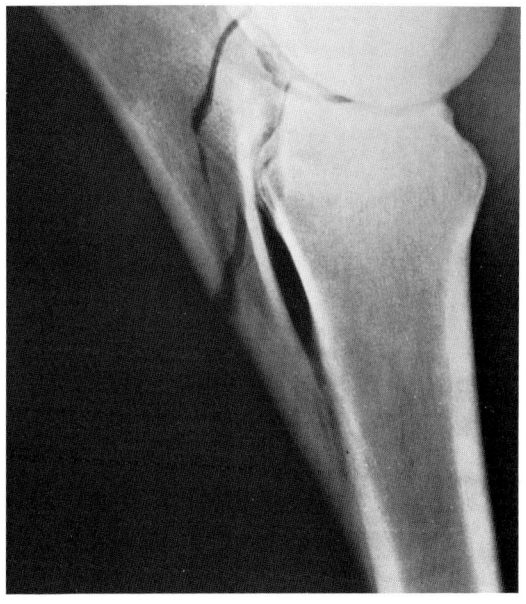

**Abb. 6.71:** In das Ellbogengelenk ziehende Schrägfraktur der Ulna

gerichteten Bogen nach vorn gebracht wird und die Schrittlänge verkürzt erscheint. Die Bewegung des Pferdes ähnelt der eines Dackels.

Die Röntgenuntersuchung weist das Bestehen einer komplett angelegten Ulna nach, die an ihrem distalen Ende eine Epiphyse besitzt, welche eine Artikulation mit dem *Os carpi ulnare*, manchmal auch mit dem *Os carpi accessorium* eingeht (Abb. 6.72). Radius und Humerus sind infolge frühzeitigen Wachstumsstillstandes verkürzt.

Die Erscheinungen an den Hinterbeinen sind trotz des Bestehens einer vollständig entwickelten Fibula weniger auffällig. Immerhin bewirkt sie einen kuhhessigen oder auch säbelbeinigen Stand. Auch die distale Fibulaepiphyse bildet mit dem *Os tarsi tibiale* und *Os tarsi fibulare* eine gelenkige Verbindung (Tafel 17, Abb. k, Tafelteil).

Die züchterische Selektion auf immer kleinere Exemplare der Shetlandponyrasse soll zum Auftreten derartiger Mutanten beigetragen haben, dessen Erbgang durch HERMANS (1969) auf einen einfachen rezessiven Faktor zurückgeführt wird.

Genetische Gesichtspunkte verbieten deshalb eine Behandlung. Mit dieser Mißbildung versehene Ponys sind von der Zucht auszuschließen.

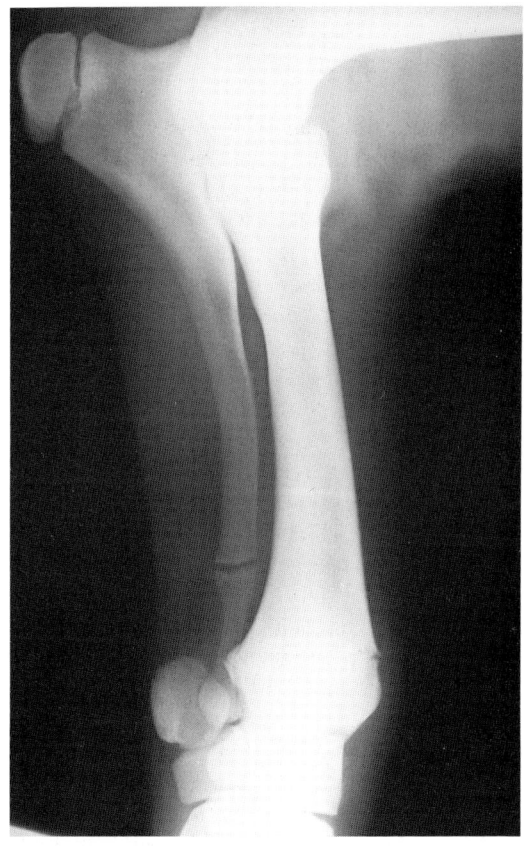

**Abb. 6.72:** Vollständig angelegte Ulna bei einem Shetland-Pony. Proximale und distale Epiphysenfuge sind noch nicht geschlossen

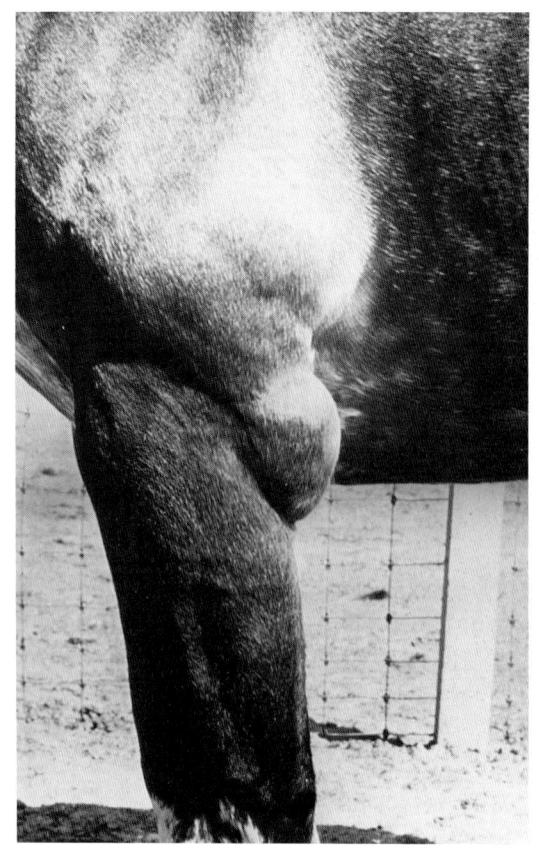

**Abb. 6.73:** Faustgroße Umfangsvermehrung in Höhe des Ellbogenhöckers (Stollbeule)

### 6.1.5.4 Bursitis olecrani (Stollbeule)

Über der Hinterfläche des Olecranon bildet sich bei häufiger Quetschung (mangelhafte Einstreu des Liegeplatzes; Druck während des Liegens durch das Hufeisen) ein subkutan oder auch subfaszial gelegener Schleimbeutel, der sich durch ständige Reizung seiner Wand allmählich verstärkt und durch vermehrte Synoviaabgabe als faustgroßes, von der Umgebung gut abgesetztes Gebilde erkennbar wird (Abb. 6.73). Der Schleimbeutelinhalt kann auch aus Blut oder aus Eiter bestehen. Die Infektion beruht auf dem Eindringen von Erregern durch die skarifizierte Haut. Eine Lahmheit löst in der Regel weder die aseptische noch die infizierte Bursitis aus.

Solange ein akuter Schleimbeutelerguß als nicht infiziert gilt, was gegebenenfalls durch Probepunktion festzustellen ist, werden resorptionsfördernde Einreibungen bei gleichzeitiger Beseitigung der Ursache ein Abklingen der Bursitis bewirken. Manchmal bleibt eine schwielige Verdickung der Unterhaut zurück, die der verschwarteten Schleimbeutelkapsel entspricht. Für die lokale Kortisonbehandlung durch eine intrabursale Injektion gelten die gleichen Grundsätze wie sie für die Behandlung der *Bursitis praecarpalis* angegeben wurden. Bei der eitrigen Form hat sich zum Zeitpunkt der Behandlung der Schleimbeutelinhalt meistens bereits einen Durchbruch nach außen verschafft, wodurch eine Fistel entsteht und die Haare in der Umgebung der Fistelöffnung schmierig verklebt sind. In diesem Fall ist die Beseitigung der eitrigen Bursitis nur durch die operative Totalexstirpation des Schleimbeutels zu erreichen, die auch bei der aseptischen Entzündungsform als Mittel der Wahl empfohlen wird (HONNAS et al., 1995).

### 6.1.5.5 Entzündung des Ellbogengelenks

Das als ein Scharniergelenk arbeitende Ellbogengelenk *(Articulatio cubitis)* liegt dem Thorax seitlich recht innig an und wird damit äußeren traumatischen Einwirkungen nur von lateral und kranial ausgesetzt. Besonders die stumpfe Gewalt durch einen Schlag, gelegentlich auch eine Gabelstichverletzung werden in der Anamnese als häufigste Ursache der Ellbogengelenkentzündung angegeben. Auch im Gefolge einer intraartikulären Ulnafraktur kommt es immer zu einer entzündlichen Reaktion in diesem Gelenk.

Die akute Phase der Entzündung ist durch eine hochgradige gemischte Lahmheit geprägt, die weitgehend mit der Funktionsstörung bei einer Lähmung des *N. radialis* übereinstimmt. In der Ruhe wird die Gliedmaße gänzlich entlastet, sie ruht auf der Hufspitze bei gleichzeitiger Beugehaltung der Zehengelenke und des Karpus. Starke Schmerzhaftigkeit wird bei der Palpation des zugänglichen Gelenkkapselabschnittes lateral zwischen Olecranon und Radius ausgelöst, ebenso wie bei passiven Beuge- und Streckbewegungen des Gelenkes. Die Körperinnentemperatur ist nur bei einer purulenten Arthritis erhöht und zwar auch nur dann, wenn die eitrige Synovia nicht durch einen Wundkanal nach außen ablaufen kann. Beruht die Arthritis auf einer Stichverletzung, dann ist meistens auch die Weichteilumgebung des Gelenkes entzündlich geschwollen und stehen die übrigen Erscheinungen einer subfaszialen Phlegmone im Vordergrund des Lokalbefundes.

Die aseptische Ellbogengelenkentzündung besitzt eine günstige Prognose, wenn sie mit sofortiger Ruhigstellung sowie durch intensive antiphlogistische Therapie angegangen wird und nicht als Begleitsymptom einer Fraktur entstanden ist. Dagegen sind die Heilungsaussichten der purulenten Arthritis als äußerst unsicher zu bewerten. Der Erfolg einer Behandlung hängt davon ab, ob es gelingt, innerhalb weniger Tage die Infektion im Gelenk durch parenterale und lokale Gaben von Antibiotika zu kupieren und sich danach die Gelenkkapsel in kurzer Zeit verschließt. Die offene Gelenkwunde bedarf deshalb auch einer chirurgischen Intervention.

## 6.1.6 Krankheiten am Oberarm und Schulterblatt

Der proximale Teil der Vordergliedmaße unterliegt vornehmlich durch Sturz, Gegenlaufen gegen Hindernisse oder durch schwere Distorsion einer Traumatisierung. Doch tritt als Lahmheitsursache eine Erkrankung im Bereich der Schulter, besonders was die chronische Verlaufsform betrifft, sehr viel seltener auf als im allgemeinen vermutet wird.

### 6.1.6.1 Humerusfraktur

Von einer Oberarmfraktur wird überwiegend das Jungtier betroffen, wenn es in zu enger Stallung gehalten und von dort in einen Auslauf gebracht wird, wo es plötzlich seinem Bewegungsbedürfnis ungehemmt nachkommen kann. Heftige Galoppsprünge und eine Drehbewegung um ein belastetes Vorderbein können bei seitlicher Fixierung der Zehe, z.B. in einer Vertiefung des Bodens, eine Torsionsfraktur des Humerusschaftes bewirken (Abb. 6.74). Die Zugwirkung der kräftigen Oberarmmuskulatur führt des weiteren zu einer *Dislocatio ad longitudinem cum contractione*, wodurch die spitzen Enden der Bruchfragmente in die umgebenden Weichteile einstechen und schwere Nebenverletzungen schaffen.

Unmittelbar nach Fraktureintritt wird die Gliedmaße nicht mehr belastet, so daß sich der Patient nur noch auf drei Beinen hüpfend vorwärtsbewegt (Abb. 6.75). Infolge des erheblichen Bruchhämatoms schwillt die Oberarmgegend schnell an. Die starken Schmerzsymptome beeinträchtigen alsbald das Allgemeinbefinden. Durch Ad- und Abduktionsbewegungen mit aufgelegter Hand auf den Oberarm ist Krepitation auszulösen. Die Röntgendarstellung des Bruches gelingt gewöhnlich nur am abgelegten Tier.

Wenn auch bei sehr jungen Fohlen Selbstheilungen mit guter funktioneller Wiederherstellung beobachtet wurden, so bildet dieser Krankheitsverlauf jedoch die Ausnahme. Die bei einer Selbstheilung sich entwickelnde übermäßige Kallusbildung nach versäumter Reposition und nicht stattgefundener Retention des Bruches führt nicht selten zu einer Beeinträchtigung der Leitungsfunktion des *N. radialis*, wenn dieser Nerv nicht schon durch die spitzen Bruchfragmente primär verletzt worden ist. Die Prognose einer Humerusfraktur ist deshalb schlecht. Sie läßt sich nur durch die Ruhigstellung der reponierten Bruchteile verbessern.

Für den Versuch der operativen Osteosynthese bietet sich die intramedulläre Fixierung der Bruchteile mit Hilfe eines Künschernagels oder einer Markraumschraube nach BECKER an. Der Zugang zur Markhöhle erfolgt in beiden Fällen über das *Tuberculum majus*. Schließlich sei noch der mittels einer Thomas-Schiene herstellbare Streckverband erwähnt, von dem allerdings keine optimal

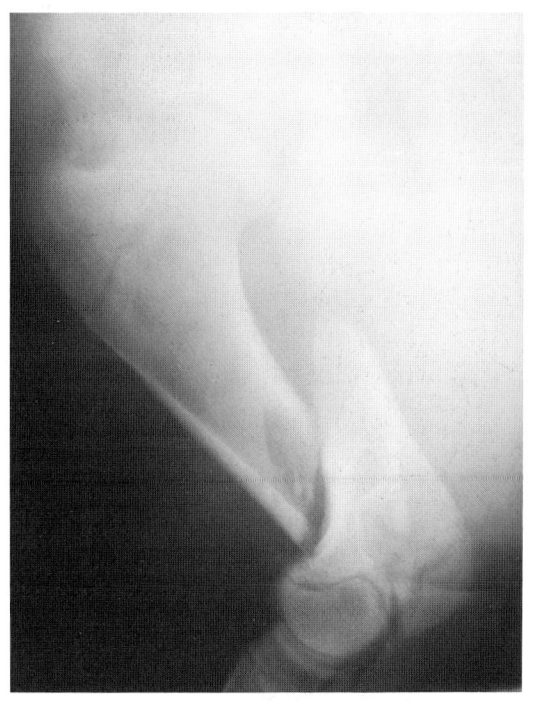

**Abb. 6.74:** Röntgenbild einer Torsionsfraktur des Humerus bei einem 6 Monate alten Fohlen

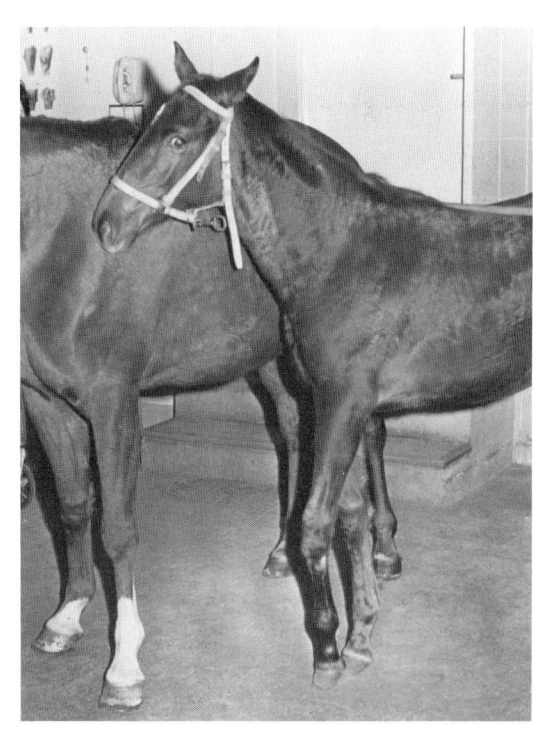

**Abb. 6.75:** Entlastungshaltung des linken Vorderbeins bei einer Humerusfraktur (Fohlen, 6 Monate alt)

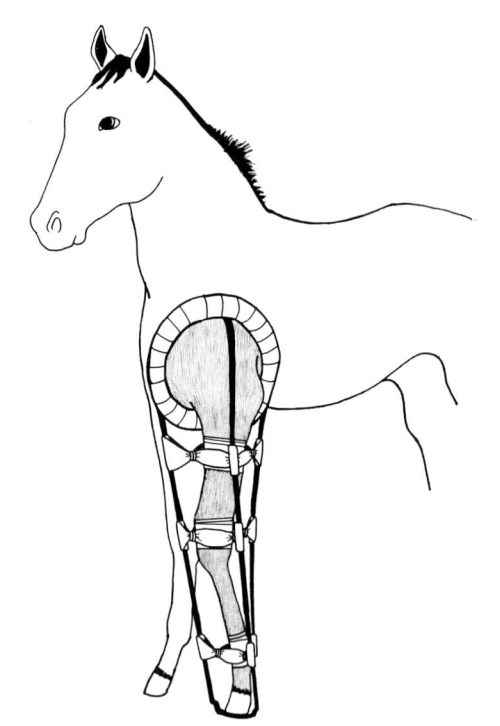

**Abb. 6.76:** Fohlen im Streckverband mittels einer Thomas-Schiene

stabile Retention erwartet werden kann (Abb. 6.76). Dieses nichtoperative Verfahren setzt voraus, daß der Patient leichtgewichtig ist und sich nicht gegen die Bewegungseinschränkung durch den Streckverband ständig wehrt.

### 6.1.6.2 Omarthritis und Bursitis intertubercularis

Die meisten Erkrankungen im Bereich der Schulter entspringen einer direkten traumatischen Einwirkung. Dieser ätiologische Vorgang gilt auch für die Entzündung des Schultergelenkes wie ebenfalls für die Entzündung der in Gelenknähe befindlichen *Bursa intertubercularis*. Hierdurch wird bei einer entzündlich bedingten Umfangsvermehrung dieses Gebietes die adspektorische Unterscheidung zwischen diesen beiden Synovialhöhlen erschwert (Tafel 17, Abb. m, Tafelteil).

Im Vordergrund der klinischen Erscheinung einer **akuten Omarthritis** steht jedoch eine gemischte Lahmheit, die sich mit zunehmender Bewegungsdauer verstärkt. Ein gleichartiges Lahmheitsbild tritt ebenfalls bei der *Bursitis intertubercularis* auf. Dieser der Ursprungssehne des *M. biceps brachii* unterlegte Schleimbeutel tritt bei vermehrter Füllung lateral der Sehne in Höhe des proximalen Endes der *Tuberositas deltoidea* hervor, während sich die stärkere Füllung des Schultergelenkes seitlich davon neben der vorderen Begrenzung des *M. teres minor* abzeichnet. Passive Beugung und Streckung des Schultergelenkes ist bei allen Formen einer Omarthritis schmerzhaft, bei einer Bursitis widersetzt sich der Patient dagegen mehr gegen das Beugen der Schulter. Bei diesem Teil der Untersuchung ist auf eine abnorme Bewegungsfähigkeit des Schultergelenkes und auf Krepitation zu achten, weil die seltene **Humerussubluxation** und eine **Fraktur** des **Tuberculum supraglenoidale** der Skapula anfänglich unter einem Bild einer akuten Arthritis ablaufen. Schon solche differentialdiagnostischen Gründe zwingen stets zu einer Röntgenuntersuchung.

Die **chronische Omarthritis** unterscheidet sich von der akuten Form weniger durch die Art und das Ausmaß der Lahmheit, sondern eher durch den adspektorischen Befund, der durch die inzwischen entstandene Atrophie der Schultermuskulatur geprägt wird, wodurch die Konturen der das Gelenk bildenden Knochen schärfer hervortreten. Am Gelenkrand ausgebildete Deformitäten sind aber nur röntgenologisch zu ermitteln.

Während die *Bursitis intertubercularis* eine günstige Prognose aufweist, muß die Aussicht auf Wiederherstellung beim Bestehen einer Omarthritis als unsicher angesehen werden.

Die akute aseptische Bursitis und die Omarthritis bedürfen bei sofortiger Aufstallung des Pferdes in eine geräumige Boxe der Behandlung mit entzündungshemmenden Stoffen (Kortikosteroide, Butazolidin) und einer lokalen Applikation mit kühlenden Salben oder Linimenten.

Die Behandlung einer eitrigen Synovitis verlangt den Einsatz chemotherapeutischer Mittel, von denen Penicillin und seine Abkömmlinge den Breitbandantibiotika vorzuziehen sind. Das Ausbleiben eines Behandlungseffektes innerhalb von etwa 10 Tagen zwingt gewöhnlich zur Abschaffung des Tieres.

Trotz der unsicheren Prognose für die chronisch deformierende Schultergelenkentzündung dürfte sich ein Behandlungsversuch lohnen, wenn an das Tier später keine hohen Leistungsanforderungen mehr gestellt werden und der Tierhalter über ausreichende Geduld verfügt. Eine scharfe Einreibung, auch wiederholt angewendet sowie andere Behandlungsformen zur Auslösung einer Hyperämie (z. B. periartikuläre Injektion von Dysbasin®) sind dann angezeigt. Ein derartig behandeltes Pferd muß innerhalb der ersten 24 Stunden nach der Behandlung hochgebunden und mit einem Beißschutz versehen werden, damit es sich wegen der akuten Reaktion auf diese Therapie nicht selbst schädigt. Eine mindestens dreimonatige Stallruhe ist einzuhalten.

### 6.1.6.3 Osteochondrosis dissecans des Humeruskopfes

Diese bei Jungtieren mit einer Schulterlahmheit verbundene Krankheit ist erst in neuerer Zeit häufiger beobachtet worden, obwohl sie vom Hund her bereits lange bekannt und Gegenstand vieler Veröffentlichungen gewesen ist.

Es liegt ihr eine aseptische Nekrose am *Caput humeri* zugrunde, deren Ätiologie noch nicht mit Sicherheit abgeklärt worden ist. Doch liegen Hinweise dafür vor, daß wiederholte Mikrotraumen auf den am stärksten belasteten Abschnitt des noch unreifen Gelenkknorpels, insbesondere bei überfütterten Jährlingen, möglicherweise über eine Störung in der Durchblutung des Humeruskopfes das pathologische Bild prägen. Für diese Interpretation des Kausalzusammenhanges spricht die Lokalisation des Prozesses, der in der Regel in dem am stärksten belasteten kaudalen Abschnitt des *Caput humeri* liegt.

Die Lahmheit beginnt schleichend, verstärkt sich allmählich und klingt wiederum bei Gewährung von Stallruhe etwas ab. Andere äußerlich sichtbare Symptome fehlen. Manchmal entwickelt sich eine geringe Atrophie der Schulterblattmuskulatur. Im Rahmen der klinischen Untersuchung gelingt eine Schmerzauslösung bei maximaler Beugung und Streckung des Schultergelenkes. Durch eine intraartikuläre diagnostische Anästhesie wird die Lahmheit behoben.

Ebenso wichtig wie diese diagnostische Maßnahme ist die Röntgenuntersuchung, weil erst durch sie Einzelheiten der Veränderungen am Humeruskopf erkannt werden. Der im medio-lateralen Strahlengang dargestellte Knochen zeigt am kaudalen Drittel seiner Gelenkfläche einen kerbenförmigen Defekt, eine Abflachung oder ein von seiner Unterlage abgelöstes Knorpelknochenstück. Der Prozeß wird meist von einem sklerotischen Rand umsäumt.

Alle medikamentellen Behandlungsversuche einschließlich der Kaustik erbringen keine Dauerheilung. Diese scheint nur einzutreten, wenn der nekrotische Knorpelbezirk operativ entfernt und die subchondrale Knochenschicht durch Kurettage aufgefrischt werden kann. Die Operation verlangt höchstes chirurgisches Geschick. Neuerdings werden auch intraartikuläre Injektionen von hochmolekularem Na-Hyaluronat (in Abständen von 2–3 Wochen) empfohlen, womit die Erfolgsquote einer konservativen Behandlung verbessert werden kann.

### 6.1.6.4 Fraktur der Skapula

Das Schulterblatt liegt dem Brustkorb dicht an, ist mit ihm durch Muskeln beweglich verbunden und von lateral durch die *Mm. infra- und supraspinatus* abgedeckt. Trotzdem kann durch äußere Einwirkungen dieser Knochen frakturieren, insbesondere durch eine übermäßige Prellung, wenn das Tier im Galopp ausgleitet und bei winkliger Abknickung der Gliedmaße mit seinem gesamten Körpergewicht auf die Skapula stürzt. Hieraus resultiert meist ein Trümmerbruch.

Heftiger Schmerz veranlaßt eine vollständige Entlastung der Gliedmaße und bewirkt eine allgemeine Unruhe des Tieres, Muskelzittern und Schweißausbruch. Alsbald tritt ein subfasziales Hämatom hinzu, dessen

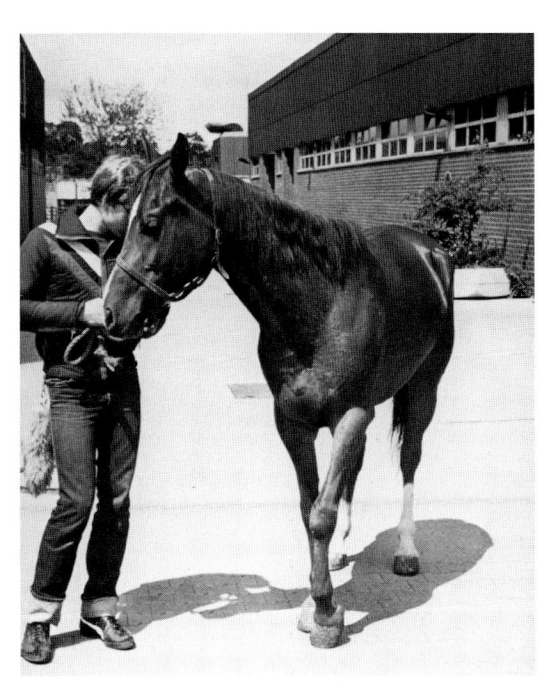

**Abb. 6.77:** Umfangreiche, diffuse Anschwellung der linken Schultergegend nach einer Trümmerfraktur der Skapula

Spannungsdruck die Schmerzäußerung noch verstärkt (Abb. 6.77). Eine ungewöhnlich weite Abduktion der erkrankten Gliedmaße läßt sich bei passiven Bewegungen ermöglichen. Die Diagnose stützt sich weiterhin auf den Palpationsbefund, während durch die Röntgenuntersuchung am stehenden Tier nur der distale Teil des Schulterblattes zu erfassen ist. Das Ablegen des Patienten für eine vollständige röntgenologische Darstellung der Skapula sollte nur dann vorgenommen werden, wenn von ihrem Ergebnis die einzige Entscheidungshilfe abhängt. Bei einer Trümmerfraktur ist die schnellstmögliche Tötung zu empfehlen.

Weniger ausdrucksstark in den klinischen Folgerungen zeigt sich die bei jungen Pferden nicht unübliche **Fraktur** des **Tuberculum supraglenoidale** im Bereich des *Collum scapulae*. Dennoch kommt es anfänglich zu einem erheblichen Funktionsausfall der Gliedmaßenstatik und -dynamik, wodurch in der Bewegung das Bein unbelastbar nach vorn gezogen wird. Die durch ein Hämatom entstandene Umfangsvermehrung konzentriert sich auf den gelenknahen Abschnitt der Skapula. Da die Bruchstelle sich am Schulterblatthals befindet, gelingt ihr röntgenologischer Nachweis auch am stehenden Patienten. Der Bruchspalt darf nicht mit der in diesem Teil des Schulterblattes gelegenen Epiphysenfuge verwechselt werden, die in einem Alter von etwa 12 Monaten durch knöchernen Schluß im Röntgenbild schwindet.

Ein unbehandelt gelassener Krankheitsfall neigt durch die Kallusbildung zu einer Pseudarthrose und/oder zu einer *Arthrosis deformans* des Schultergelenks. Die Rückkehr zur vollen Leistungsfähigkeit ist unter dieser Voraussetzung ausgeschlossen. Die einzige erfolgversprechende Behandlungsmaßnahme besteht deshalb in einer Zugverschraubung oder Zuggurtung des Fragmentes. Auch die Exstirpation eines kleinen Bruchstückes kann zur Wiedererlangung einer unbehinderten Gliedmaßenfunktion beitragen (LEITCH, 1977).

### 6.1.7 Lähmung motorischer Nerven der Vordergliedmaßen

Die Unterscheidung zwischen einer Paralyse (vollständige motorische Lähmung) und einer Parese (motorische Schwäche, unvollständige Lähmung) ist gradueller Art und gestaltet sich mit ausschließlich klinischen Hilfsmitteln sehr schwierig, da nur die Stärke der funktionellen Ausfallserscheinungen beurteilt werden kann. Die an der Vordergliedmaße auftretenden Lähmungen bieten aber ein so treffendes Symptomenbild, daß ihre grundsätzliche Erkennung auf keine diagnostische Schwierigkeit stößt.

#### 6.1.7.1 Lähmung des N. suprascapularis

Der aus dem 6.–8. Halsnerven entspringende *N. suprascapularis* schlägt sich in Höhe des *Collum scapulae* nach lateral um, wo er einer direkten traumatischen Einwirkung ausgesetzt werden kann. Er innerviert die über das Schulterblatt verlaufenden und am Humerus ansetzenden *Mm. infra- und supraspinatus*, deren Funktion vorwiegend in der Fixierung und Streckung des Schultergelenkes liegt.

Der Leitungsausfall des Nerven stellt sich nach Prellung des vorderen Schulterbereichs ein (Gegenlaufen gegen ein Hindernis), ohne daß dabei äußerlich sichtbare Schäden der Haut und anderer Weichteile auftreten müssen.

Der Funktionsausfall der beiden genannten Muskeln führt zu einer eigenartig unsicheren Gliedmaßenführung. Die Schrittlänge ist verkürzt und in der Stützbeinphase weicht die gesamte Schulter nach lateral aus (»Abblatten«). Die Zehe schwingt im Lauf bügelnd nach vorn, so daß der Huf wiederholt gegen die Fessel der anderen Gliedmaße anstößt. Am eindruckvollsten wird die Bewegungsstörung beobachtet, wenn der Patient auf den Untersucher zuläuft. Das Allgemeinbefinden des Tieres ist nicht gestört, auch das Ablegen und Aufstehen im Stall unterliegt keiner Behinderung. Eine neurogene Atrophie der vorderen und hinteren Schultergrätenmuskeln, die sich zwei bis drei Wochen nach Beginn der Lähmung ausbildet, ist die im Stand auffälligste Erscheinung (Abb. 6.78). Trotz der Irreversibilität dieses Folgezustandes bessert sich im Verlauf von Monaten die Bewegungsstörung bis zur völligen Behebung der Lahmheit. Deshalb darf angenommen werden, daß die durch einen metaplastischen Umbau in eine straffe Bindegewebeplatte veränderte Muskulatur die Haltefunktion übernimmt.

Eine Außerdienststellung von mindestens sechs Monaten muß allerdings veranschlagt werden. Die bleibende Atrophie läßt sich weder durch die Verabreichung neurotropher Medikamente noch durch den Einsatz einer physikalischen Reiztherapie verhindern. Auch eine Verkürzung der Krankheitsdauer wird hierdurch nicht erreicht.

#### 6.1.7.2 Lähmung des N. radialis

Der aus dem Armgeflecht entstehende *N. radialis* wird in seinem nach distal gerichteten Verlauf zunächst durch die Muskelbäuche des *M. triceps brachii* geschützt, ehe er im ellenbogenseitigen Drittel des Oberarms über den Knochen lateral hinwegzieht und dort dem Humerus auch unmittelbar aufliegt. An dieser Stelle besteht am ehesten die Möglichkeit einer direkten Quetschung oder Überdehnung des Nerven. Seine motorische Innervation betrifft die Strecker des Ellbogen- und Karpalgelenkes sowie der Zehengelenke, wodurch diese Muskelgruppen im Fall einer nervalen Leitungsunterbrechung wirkungsunfähig werden.

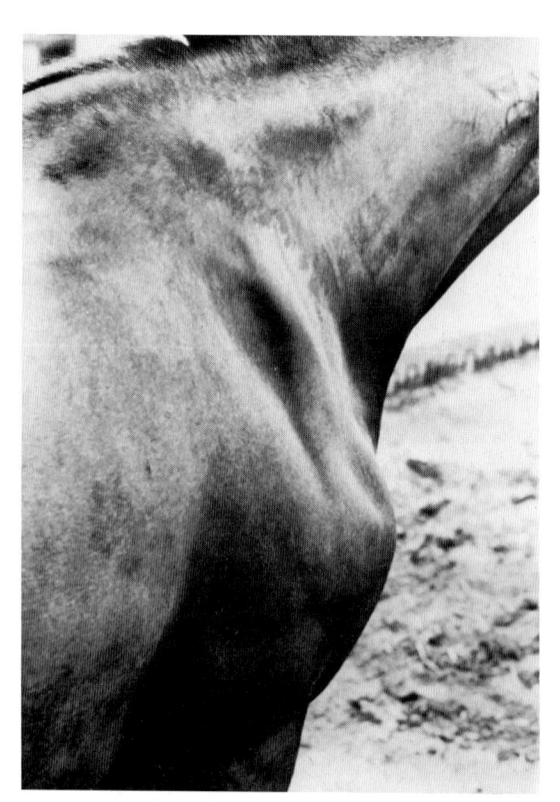

**Abb. 6.78:** Hervortreten der *Spina scapulae* durch die Atrophie der Schulterblattmuskulatur infolge einer Lähmung des *N. suprascapularis*

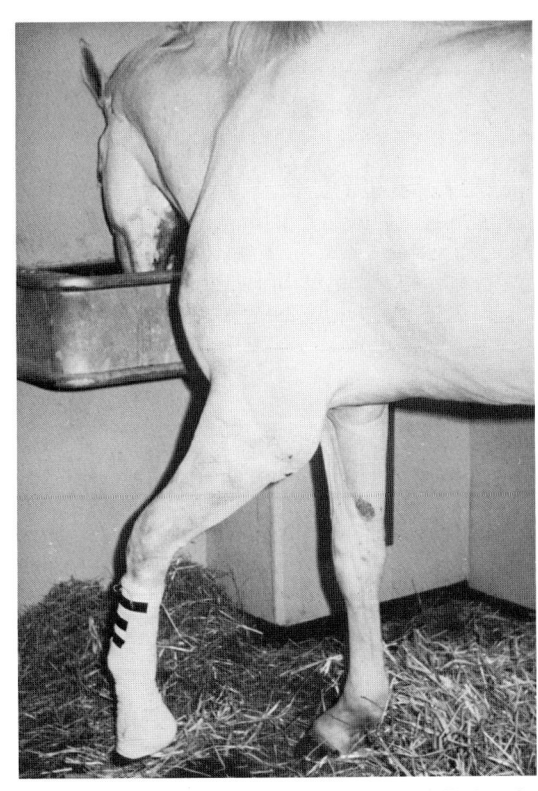

**Abb. 6.79:** Ruhehaltung der linken Vordergliedmaße bei einer Parese des *N. radialis*. Der Zehenverband dient der passiven Streckung der Phalangen und dem Schutz der äußeren Haut beim Überköten

Angeregt durch das wiederholte Auftreten von Lähmungserscheinungen nach in Seitenlage und unter Gliedmaßenfesselung durchgeführten Operationen, haben MAROLT et al. (1962) experimentell durch Unterbindung der *A. axillaris* Bewegungsstörungen reproduzieren können, wie sie der Lähmung des *N. radialis* eigen sind. Diese Untersuchungsergebnisse rechtfertigen die Ansicht, daß in den meisten Fällen nicht eine direkte Schädigung des *N. radialis* vorliegt, sondern eine lagerungsbedingte Kompression der *A. axillaris* das auslösende Moment abgibt. Für diese Behauptung spricht die innerhalb von Stunden oder wenigen Tagen sich einstellende Erholung und die sehr unterschiedliche Schwere der Lahmheit. Für die prognostische Beurteilung einer Radialislähmung ist deshalb auch eine genaue Ursachenerkennung erforderlich.

Die Bewegungsstörung zeigt sich in einer mangelnden Stützfähigkeit der Gliedmaße und im Unvermögen durch ausbleibende Streckung der erwähnten Gelenke das Bein regulär vorwärtszuführen. Dabei überkötet unter zwangsweiser Belastung das Fesselbein und der Fesselkopf stützt die Körperlast ab. In leichteren Fällen erscheint die Schrittführung nur verzögert und verkürzt, während in der Belastungsphase bei leicht gebeugtem Karpus das Fesselgelenk nach dorsal schnappt. Auch in der Ruhe ist eine aktive Belastung des Beines nur eingeschränkt möglich. Typisch dabei ist die meist nach vorn gerichtete Fußstellung unter geringer Beugung der Zehengelenke und des Karpus (Abb. 6.79).

Um durch das Überköten entstehende Hautverletzungen und Schäden tieferliegender Weichteilschichten zu vermeiden, wird sofort ein Polsterverband an die passiv gestreckte Zehe angelegt. Auch die weiteren Maßnahmen (Verbringen des Pferdes in eine geräumige Boxe, Hilfestellung beim Aufstehen) sind auf die Verminderung einer Selbstverletzungsgefahr ausgerichtet. Zur Verbesserung der Durchblutung wird der Oberarm mehrmals täglich mit Kampferspiritus oder einer anderen die Blutzirkulation anregenden Flüssigkeit massiert. Der Wert einer weiteren medikamentellen Behandlung, z. B. durch die Verabreichung von Vitamin-B-Komplex, ist fragwürdig.

## Literatur

ACKERMAN N., GARNER H. E., COFFMAN J. R., CLEMENT J. W. (1975): Angiograpic appearance of the normal equine foot and alterations in chronic laminitis. J. Amer. Vet. Med. Ass. **166**, 58–62.

AMMANN K., FACKELMAN G. E. (1972): Autologe Sehnentransplantation beim Pferd. Schweiz. Arch. Tierheilk. **114**, 8–12.

ASHEIM A. (1964): Surgical treatment of tendon injuries in the horse. J. Amer. Vet. Med. Ass. **145**, 447–451.

AUER J. A., MARTENS R. J. (1982): Periosteal transection and periosteal stripping for correction of angular limb deformities in foals. Amer. J. Vet. Res. **43**, 1530–1534.

AUER J. A. (1992): Equine Surgery. W. B. Saunders, Philadelphia.

BARR A. (1994): Developmental flexural deformities in the Horse. In practice, 182–188.

BAXTER G. M. (1992): Equine laminitis. Equine Pract. **14**, 13–22.

BJÖRCK G., NILSSON G. (1971): Chronic progressive pododermatitis in the horse. Equine Vet. J. **3**, 65–67.

CAMPBELL J. R. (1977): Bone growth in foals and epiphyseal compression. Equine Vet. J. **9**, 116–121.

CARB A. V. (1963): The etiology of laminitis. The Auburn Veterinarian **20**, 23–27, 40–45.

COFFMAN J. R., JOHNSON J. H., GUFFY M. M., FINOCCHIO E. J. (1970): Hoof circulation in equine laminitis. J. Amer. Vet. Med. Ass. **156**, 76–83.

DÄMMRICH K., SCHEBITZ H., WINTZER H.-J. (1983): Die Podotrochlose des Pferdes aus heutiger Sicht. Berl. Münch. Tierärztl. Wschr. **96**, 293–302.

DÄMMRICH K. (1993): In: Schebitz – Brass – Wintzer, Allg. Chirurgie für Tierärzte und Studierende. 2. Aufl., Verlag Paul Parey, Berlin und Hamburg.

DENNY H. R. (1976): The surgical treatment of equine fractures of olecranon in the horse. Equine Vet. J. **8**, 20–25.

DIEHL M., SCHMITT K., HUERLIMANN J., GIRARD P., VINGERHOETS M. (1986): Beschreibung und vorläufige Resultate der Desmotomie des Ligamentum collaterale mediale und laterale als Therapie der Strahlbeinlahmheit beim Pferd (Vorläufige Mitteilung). Pferdeheilkunde **2**, 123–129.

Dietz O., Mill J., Richter W., Wilsdorf G. (1971): Zur Problematik der sog. Schienenbeinerkrankung des Vollblutpferdes. Mh. Vet.-Med. **26**, 703–705.

Dik K. J., van den Belt A. J. M. (1991): Ultraschall-Fehldiagnostik bei Sehnenerkrankungen des Pferdes. Pferdeheilkunde **7**, 83–90.

Dik K. J., van der Broek J. (1995): Role of navicular bone shape in the pathogenesis of navivular disease: a radiological study. Equine Vet. J. **27**, 390–393.

Drommer W., Dos Reis A. C. F., Hertsch B., Damsch S. (1992): Licht- und elektronenmikroskopische Befunde an den Canales sesamoidales des Strahlbeines bei der Podotrochlose des Pferdes. Pferdeheilkunde **8**, 15–21.

Dubs B., Németh F. (1972): Therapie und Prognose der Hufbeinfrakturen. Schweiz. Arch. Tierheil. **114**, 423–429.

Fackelman G. E. (1973): Autologous tendon transplantation in the horse. The technic and its histologic evaluation. Schweiz. Arch. Tierheilk. **115**, 231–255.

Fackelman G. E. (1978): Compression screw fixation of proximal sesamoid fractures. J. Equine Med. Surg. **2**, 32–39.

Field I. R., Jeffcott L. B. (1989): Equine laminitis – another hypothesis for pathogenesis. Medical Hypotheses **30**, 203–210.

Garner H. E., Coffman J. R., Hahn A. W., Ackerman N., Johnson J. H. (1975): Equine laminitis and associated hypertension: a review. J. Amer. Vet. Med. Ass. **166**, 56–57.

Garner H. E., Coffman J. R., Hahn A. W., Hutcheson D. P., Tumbleson M. E. (1975): Equine laminitis of alimentary origin: an experimental model. Amer. J. Vet. Res. **36**, 441–444.

Gaustad G., Larsen S. (1995): Comparison of polysulphated glycosaminoglycan and sodium hyaluronate with placebo in treatment of traumatic arthritis in horses. Equine vet. J. **27**. 356–362.

Hermans W. A. (1969): Een heriditaire anomalie bij Shetlandponies. Tijdschr. Diergeneesk. **94**, 989–997.

Hertsch B., Haack D. (1987): Zur konservativen Behandlung der Sagittal- und Astfraktur des Hufbeins des Pferdes. Wien. tierärztl. Mschr. **74**, 86–93.

Hertsch B., Schmidt H., Tilkorn P., Olschewski G., Ende H., Gaus C. (1989): Ergebnisse der Behandlung von Tendopathien des Pferdes mit hochmolekularem Na-Hyaluronat. Pferdeheilkunde **5**, 235–243.

Hertsch B. (1990): Der orthopädische Beschlag bei der chronischen Strahlbein- und Hufrollenerkrankung des Pferdes. Coll. veterinarium **XXI**, 65–68.

Hertsch B., Zeller R. (1977): Röntgenologische Veränderungen am Strahlbein und ihre Beurteilung. Prakt. Tierarzt **58**, 14–19.

Hondeshell J. W., Hennessey P. W. (1978): A sodium oleate formulation for the treatment of proximal sesamoid fractures in the horse: a clinical report. J. Equine Med. Surg. **2**, 138–142.

Honnas C. M., Schumacher J., McClure S. R., Crabill M. R., Carter G. K., Schmitz D. G., Hoffman, A. G. (1995): Treatment of olecranon bursitis in horses: 10 cases (1986–1993). J. Amer. Vet. Med. Ass. **206**, 1022–1025.

Hood D. M., Amoss M. S., Hightower D., McDonald D. R., McGrath J. P., McMullan W. C., Scrutchfield W. L. (1978): Equine laminitis I: Radioisotopic analysis of the hemodynamics of the foot during the acute disease. J. Equine Med. Surg., **2**, 439–444.

Huskamp B. (1990): Anmerkungen zur orthopädischen Behandlung der Hufrehe. Pferdeheilkunde **6**, 3–9.

Huskamp B., Assmann G. (1990): Die Behandlung der Rehe in der Praxis. Collegium veterinarium **XXI**, 61–64.

Hunt R. J. (1991): The pathophysiology of acute laminitis. Compend. Contin. Educ. Pract. Vet. **13**, 1003–1010.

Keller H. (1976): Therapie und Prognose bei der konservativen Behandlung von Fesselbeinfrakturen des Pferdes. tierärztl. prax. **4**, 59–76.

Keller H. (1977): Klinische Erfahrungen mit der perkutanen Anwendung von DMSO-Cortexilar in der Pferdepraxis. Prakt. Tierarzt **58**, 825–836.

Kersjes A. W., Németh F., Rutgers L. J. E. (1986): Atlas der Großtierchirurgie. Verlag Gustav Fischer, Stuttgart.

Kirk G. R., Hutcheson D. P., Neate S. (1975): Electrophoretic pattern of serum protein in clinically normal horse and ponies with laminitis. Vet. Med./SAC **70**, 337–339.

Kurt J., Jackson L. L. (1975): Equine laminitis. Iowa State Univ. Vet. **37**, 50.

Leitch M. (1977): A review of treatment of tuber scapulae fractures in the horse. J. Equine Med. Surg. **1**, 234–240.

Losasso M. B., Honna, C. M. (1994): Chronic proliferative synovitis in a horse. Equine Pract. **16**, 29–32.

Marolt J., Bego U., Vukelic E., Sankovic F., Zeskov B. (1962): Untersuchungen über Funktionsstörungen des Nervus radialis und des Kreislaufes in der Arteria axillaris beim Pferd. Dtsch. Tierärztl. Wschr. **69**, 181–189.

McKibbin L. S., Armstrong K. N. (1970): Knochenschrauben zur Immobilisierung von Gleichbeinfrakturen Proc. 16, Ann. Conv. A. A. E. P., 203.

Meier H., Mettenleiter H., Staufenbiehl B. (1993): Die Ruptur des M. extensor digitalis communis beim jungen Saugfohlen. Pferdeheilkunde **9**, 361–368.

Monin T. (1978): Repair of physeal fractures of the tuber olecranon in the horse, using a tension band method. J. Amer. Vet. Med. Ass. **172**, 287–290.

Moore J. N., Allen jr. D., Clark E. S. (1991): Pathophysiology of acute laminitis. Equine Pract. **13**, 29–32.

Morgan J. P., Carlson W. D., Adams O. R. (1962): Hereditary multiple exostosis in the horse. J. Amer. Vet. Med. Ass. **140**, 1320–1322.

Moyer W., Anderson J. P. (1975): Lamenesses caused by improper shoeing. J. Amer. Vet. Med. Ass. **166**, 47–52.

Nemeth F. (1974): De sesambeenskreupelheid bij het paard. Diss., Utrecht.

Németh F., Dik K. (1985): Lag screw fixation of sagittal navicular bone fractures in five horses. Equine Vet. J. **17**, 137–139.

Németh F., Dik K. J. (1990): Umfangsvermehrungen an der dorsalen Seite des Karpus. Der prakt. Tierarzt **71**, 12–17.

Niebauer G. W., Plenk jr. H., Köppel E., Grundschober F. (1982): Zur Pathogenese subchondraler Knochenzysten beim Pferd. Wien. tierärztl. Msch. 69, 345–356.

Nilsson G., Björck G. (1969): Surgical treatment of chronic tendinitis in the horse. J. Amer. Vet. Med. Ass. **155**, 920–926.

Owen J. M. (1975): Abnormal flexion of the coronopedal joint or »contracted tendons« in unweaned foals. Equine Vet. J. **7**, 40–45.

Pettersen H. (1976): Fractures of the pedal bone in the horse. Equine Vet. J. **8**, 104–109.

PETTERSON H. (1995): Intraarticular treatment of traumatic arthritis in the horse. In: Knezevic P. F. (1995): Orthopädie bei Huf- und Klauentieren. Verlag Schattauer, Stuttgart.
PICK M., BAUER F. (1990): Kunststoffbrücke zur Behandlung von Hornspalten. Der prakt. Tierarzt **71**, 18–19.
RAKER C. W., EVANS L. H. (1971): Volare Suprakarpalexostosen beim Vollblutpferd. Wien. tierärztl. Mschr. **58**, 153–155.
RÖCKEN M. (1995): Beitrag zur chronisch proliferativen Synovialitis beim Warmblutpferd. Der prakt. Tierarzt **76**, 441–444.
SCHNEIDER J. (1987): Zur Ätiologie und Therapie der Hufbeinfraktur. Mhf. Vet. Med. **42**, 472–475.
SENDLHOFER A., GIRTLER D. (1995): Behandlungsergebnisse von Arthro- und Tendopathien des Pferdes mit Na-Hyaluronat (Hylartil®). In: Knezevic P. F. (1995): Orthopädie bei Huf- und Klauentieren. Verlag Schattauer, Stuttgart.
SÖNNICHSEN H. V. (1969): Fraktur av hovben. Nord. Vet. Med. **15**, 37.
STEDE M., PREUSS F., STEDE G. (1977): Angewandt-anatomische Grundlagen zur Gleichbeinfraktur des Pferdes. Berl. Münch. Tierärzt. Wschr. **90**, 212–215.
TURNER A. S. (1985): Gliedmaßenfehlstellungen bei Fohlen. Pferdeheilk. **1**, 25–37.
TURNER A. S., TUCKER C. M. (1990): Die Wirkung von Isoxsuprinhydrochlorid bei der Behandlung der Hufrollenerkrankung: Eine Doppelblindstudie. Pferdeheilk. **6**, 11–15.
UELTSCHI G. (1983): Podotrochlose – Wert und Häufigkeit röntgenologisch nachweisbarer Veränderungen am Strahlbein. Berl. Münch. Tierärztl. Wschr. **96**, 308–310.
VERSCHOOTEN F., DE MOOR A. (1982): Subchondral cysts and related lesions affecting the equine pedal bone and stifle. Equine Vet. J. **14**, 47–54.
WAGNER P. C., MODRANSKY P. D., GAVIN P. R., GRANT B. D. (1982): Surgical management of subchondral bone cysts of the third phalanx in the horse. Equine Pract. **4**, 9–15.
WHEAT J. D. (1962): Bilateral fractures of the third metacarpal bone of a Thoroughbred. J. Amer. Vet. Med. Ass. **140**, 815–816.
WINTZER H.-J. (1970): Zur Bewertung des Röntgenbildes vom Strahlbein des Pferdes in der Lahmheitsdiagnostik. Schweiz. Arch. Tierheilk. **112**, 471–479.
WINTZER H.-J., DÄMMRICH K. (1971): Untersuchungen zur Pathogenese der sog. Strahlbeinlahmheit des Pferdes. Berl. Münch. Tierärztl Wsch. **84**, 221–225.
WRIGHT I. M. (1986): Navicular suspensory desmotomy in the treatment of navicular disease. Technique and preliminary results. Equine Vet. J. **18**, 443–446.
WRIGHT I. M., DOUGLAS J. (1993): Biochemical considerations in the treatment of navicular disease. Vet. Rec. **133**, 109–114.

## 6.2 Erkrankungen der Hintergliedmaßen

Krankheiten des Hinterfußes, soweit sie die Abschnitte des Metapodiums *(Ossa metatarsalia)* und des Akropodiums *(Ossa digitorum pedis)* betreffen, entsprechen zum Teil denen des übereinstimmenden Vorderfußgebietes und sind aus der Beschreibung von Krankheiten an der Vordergliedmaße sinngemäß zu übertragen. Es wird deshalb auf das vorhergehende Kapitel verwiesen, aus dem auch hervorgeht, welche Erkrankungen keine Parallele zwischen Vorder- und Hinterbein finden.

### 6.2.1 Krankheiten im Bereich des Sprunggelenks und des Unterschenkels

#### 6.2.1.1 Tarsitis

Eine Entzündung des Sprunggelenks, unter dem im engeren Sinn das Talocruralgelenk verstanden wird, bildet sich nach äußerer (Schlag, Stich) und innerer Verletzung (Distorsion und Kontusion) oder durch Übergreifen eines entzündlichen Prozesses aus der Nachbarschaft (Phlegmone). Die hämatogene Keimbesiedlung des Gelenks erfolgt im Verlauf der Fohlenlähme. Deshalb ist außerdem die aseptische Arthritis von der infektionsbedingten Form zu trennen.

Die **aseptische Tarsitis** erzeugt im akuten Zustand durch den serösen Gelenkerguß eine meist mittelgradige Anschwellung des Sprunggelenks, die am auffallendsten an seiner dorso-medialen Seite hervortritt. Der Palpationsdruck auf die Gelenkkapsel ist schmerzhaft und weist Fluktuation im Gelenk nach. In der Ruhe wird die Gliedmaße in Beugestellung des Sprunggelenks entlastet (Abb. 6.80). Auch bei einer Zwangsbewegung zeigt sich hochgradige Stützbeinlahmheit, die sich während einer kurzen Wendung noch verstärkt. Die Deutlichkeit solcher Symptome erübrigt eine Sprunggelenksbeugeprobe. Dagegen ist immer eine Röntgenuntersuchung vorzunehmen, um eine intraartikuläre Fraktur oder andere knöcherne Gelenkveränderungen frühzeitig zu erkennen. Zur Abgrenzung gegenüber der septischen Arthritis kann die zytologische und bakteriologische Untersuchung der Synovia herangezogen werden.

Zur Linderung der Schmerzen und Schaffung günstiger Heilungsbedingungen ist das Gelenk weitgehend ruhigzustellen. Dazu wird ein feuchtwarmer Verband angelegt, der zudem die Resorption des Gelenkergusses fördert. Unter dem Verband kann alternativ auch auf die Haut des Gelenkbereichs eine antiphlogistisch wirksame Paste oder Salbe aufgetragen werden. An weiteren Medikamenten ist die Verwendung analgetisch und antiphlogistisch wirksamer Substanzen steroiden und nichtsteroiden Ur-

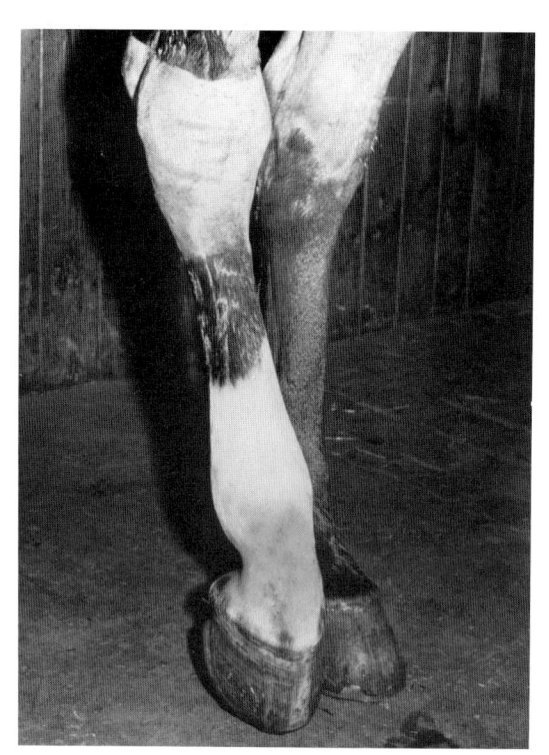

**Abb. 6.80:** Akute aseptische Tarsitis; das rechte Sprunggelenk wird in leichter Beugestellung entlastet

sprungs angezeigt. Auf den Einsatz von Na-Hyaluronat ist auch bei dieser Indikation hinzuweisen.

Bei der **septischen Tarsitis** verstärken sich die örtlichen und allgemeinen Krankheitserscheinungen mit zunehmender Krankheitsdauer. Das Sprunggelenk ist spindelförmig diffus geschwollen, die darüber befindliche Haut heiß und derb gespannt. Eine Belastung der Gliedmaße erfolgt weder in der Ruhe noch in der Bewegung. Die Körperinnentemperatur steigt über die physiologische Norm, und das Allgemeinbefinden ist gestört. Mangelhafter Appetit sowie erhöhte Atem- und Pulsfrequenz sind Ausdruck starker Schmerzen. Soweit eine perforierende Verletzung vorliegt, entleert sich aus dem Wundkanal hämorrhagisch-trübe oder flockig durchsetzte Synovia. Diese Erscheinung kann allerdings auch fehlen, wenn durch Fibrinauflagerung die Wunde verklebt ist oder sie sich durch eine entzündliche Schwellung der Weichteile geschlossen hat. Es bedarf in einer solchen Situation stets einer chirurgischen Wundrevision, die auch das weitere therapeutische Vorgehen bestimmt. Besteht der Gelenkinhalt aus eitriger oder jauchiger Flüssigkeit, sind die Aussichten auf eine Sanierung des Gelenks gering. Sie sollte jedoch mittels einer wiederholten Spüldrainage versucht werden. Liegt jedoch eine frische Infektion oder nur der Verdacht auf eine solche vor, ist die Gelenkkapsel zu verschließen und eine massive antibiotische Therapie durch Installieren einer wäßrigen antibiotischen Lösung in das Gelenk sowie durch parenterale Penicillingaben auszu-

führen. Die medikamentelle Behandlung wird bis zur klinischen Heilung fortgesetzt. Auch ohne das Bestehen einer offenen Wunde steht im Mittelpunkt der Behandlung einer akuten septischen Tarsitis die Infektionsbekämpfung, die durch sofortige Gelenkpunktion und Antibiotikainjektion eingeleitet werden muß und durch die systemische Anwendung antibiotisch wirksamer Chemotherapeutika fortlaufend zu unterstützen ist. Die Gelenkpunktion wird in zweitägigen Abständen oder je nach Besserung wiederholt. Ruhigstellung und Wärmeapplikation durch einen Tarsalverband sind unerläßlich.

Sobald die akute Tarsitis einen längeren (aseptische Form) oder kürzeren (septische Form) Zeitraum durchläuft und nicht rechtzeitig therapeutisch beherrscht wird, tritt eine Ernährungsstörung des Gelenkknorpels ein und breitet sich die Entzündung auf das *Stratum fibrosum*, die subchondrale Knochenlage, auf Gelenkbänder und Periost aus. Es entwickelt sich die **chronisch-deformierende Tarsitis** mit heftigen Reaktionen an den vorgenannten anatomischen Strukturen.

Die klinischen Folgeerscheinungen zeigen sich in einer dem Umfang der Reaktion entsprechenden mittel- bis hochgradigen Lahmheit, einer derben und mäßig schmerzhaften Anschwellung des Tarsus mit einer eingeschränkten Gelenkfunktion, wodurch nach passiver Gelenkbeugung die Extremität zunächst überhaupt nicht belastet wird. Ansonsten stützt der Huf beim Fußen nur auf den Zehentragerand. Die Kruppenmuskulatur weist eine erhebliche Inaktivitätsatrophie auf. Durch die Derbheit des periartikulären Gewebes lassen sich nähere Befunde am Gelenk palpatorisch nicht mehr erheben. Soweit Veränderungen durch Reaktionen der Knochenhaut und des Knochens entstanden sind, werden sie mit der Röntgenuntersuchung erfaßt.

Die Prognose ist für ein zu Sportzwecken verwendetes Pferd schlecht.

Sollte dennoch ein Behandlungsversuch verlangt werden, dann sind Punktbrennen der medialen und lateralen Tarsalflächen und eine Scharfsalbeneinreibung angezeigt. Zur Erleichterung des Stützvermögens wird an die erkrankten Gliedmaßen ein geschlossenes Hufeisen mit einem nach unten durchgekröpften Steg angebracht. Das Eisen ist erst nach 2- bis 3monatiger Boxenruhe zu entfernen, ehe das Pferd eine gleich lange Zeit auf die Koppel verbracht wird.

### 6.2.1.2 Sprunggelenkhydrops

Die auch als Sprunggelenksgalle bezeichnete vermehrte Füllung des Talocruralgelenks beruht auf einem gestörten Austausch der Synovia ohne klinisch nachweisbare Erscheinungen einer Entzündung. Dennoch liegen ihr pathologische Zustände an der Synovialmembran zugrunde, die beispielsweise aus einer Wucherung von Synoviazotten mit oder ohne Spangenbildung bestehen können.

Die Sprunggelenksgalle tritt bei Jungtieren plötzlich auf und wird – falls sie an den Gelenken beider Hinterbeine zugleich erscheint – auf Fütterungseinflüsse zurückgeführt. Dabei scheint ein übermäßiges Eiweißangebot eine Rolle zu spielen, wie es beim ganztägigen Aufenthalt auf unbeweideten Grünflächen im Frühjahr möglich sein kann. Der einseitige Sprunggelenkerguß ist dagegen wohl stets auf traumatische Einwirkungen zurückzuführen, ohne daß dabei immer die Schmerzschwelle zur Ausbildung einer Lahmheit überschritten wird (Tafel 18, Abb. a, Tafelteil). Die Abgrenzung zur akuten Tarsitis kann deshalb manchmal schwierig sein, muß aber durch genaue klinische und gegebenenfalls röntgenologische Untersuchung (Absprengungsfraktur im Sprunggelenk, *Corpus liberum*) vorgenommen werden.

Das erkrankte Sprunggelenk erscheint in erster Linie in seinem distalen Abschnitt dorsomedial, aber auch an der proximalen Ausbuchtung lateral in Höhe des Tibiaendes, wie aufgebläht. Die deutlich fluktuierende Umfangsvermehrung ist nicht schmerzhaft, demzufolge besteht auch keine Lahmheit. Durch eine manchmal bestehende Kammerung kann der Hydrops auch nur auf Teile der Gelenkhöhle beschränkt bleiben, so daß auf Druck der unteren Ausbuchtung ein Fluktuationseffekt proximal ausbleibt, wie er sonst der Galle eigen ist (»Kreuzgalle«). Die Sprunggelenkbeugeprobe verläuft negativ oder seltener auch schwach positiv.

In differentialdiagnostischer Hinsicht muß die Kreuzgalle von einem Hydrops der Sehnenscheide des *M. flexor hallucis longus* getrennt werden. Mit anderen Synovialgebilden im Gebiet des Sprunggelenks (Sehnenscheiden des langen und des seitlichen Zehenstreckers sowie der Schleimbeutel im Bereich des Fersenhöckers) ist die Sprunggelenkgalle wegen der unterschiedlichen Lokalisation nicht zu verwechseln (Abb. 6.81).

Für die Behandlung einer Sprunggelenkgalle sind die ätiologischen Ermittlungen maßgebend. Ein im Zusammenhang mit der Fütterung aufgetretener Krankheitsfall beim Jungtier klingt meistens durch Umstellung der Fütterung ab. Dazu muß der tägliche Weideaufenthalt verkürzt und ein vitaminisiertes, rohfaserreiches Zusatzfutter verabreicht werden. Beim älteren Pferd verspricht im akuten Fall die intraartikuläre Injektion (bis dreimal in einwöchigem Abstand) eines Glukokortikoidpräparates zuweilen Erfolg. Während des Behandlungszeitraumes ist der Patient ruhigzustellen und das Sprunggelenk straff zu bandagieren (z. B. durch einen Elastoplastverband). Auch bei einem Hygrom der vorgenannten Sehnenscheiden kann unter der gleichen Voraussetzung diese Therapie eingeschlagen werden.

Wenn der Gelenkhydrops bereits mehrere Monate besteht, ist die Kortisontherapie zwecklos. Als therapeutischer Ausweg könnte schließlich noch die Friktion mit einer Scharfsalbe versucht werden. Nach ihrer Anwendung muß das Pferd mindestens sechs Wochen Stallruhe erhalten.

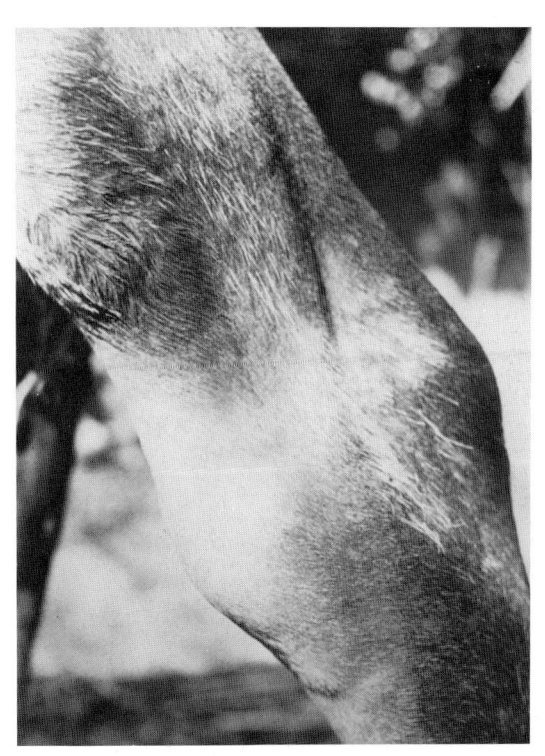

**Abb. 6.81:** Hydrops der Sehnenscheide des langen Zehenstreckers in Höhe der Sprunggelenkbeugefläche

### 6.2.1.3 Intraartikuläre Absprengungsfraktur im Rollgelenk (Articulus talocruralis)

Nachdem die diagnostische Aufmerksamkeit auf dieses Krankheitsbild geschärft worden ist, findet man darüber in der Literatur auch eingehendere Beschreibungen. Während von den meisten die im Rollgelenk zu ermittelnde Knorpel-Knochenabsprengung unterschiedlicher Größe als eine *Osteochondrosis dissecans* aufgefaßt wird, haben SCHEBITZ, DÄMMRICH und WAIBL (1975) den Nachweis erbracht, daß sich diese pathologische Situation als Folge einer starken Beugung im Talokruralgelenk bei gleichzeitiger Außenrotation oder nach medial gerichteter Kippbewegung einstellt. Hierdurch wird eine Knochenabsprengung unter Erhaltung einer Gelenkknorpelbrücke aus der dorsalen Kante des Sagittalkamms der *Cochlea tibiae* möglich. Die sich bei jeder Gelenkbewegung auswirkende Instabilität des Fragments und das Eindringen von Synovia in den Bruchspalt verhindern eine knöcherne Konsolidierung mit der Bruchfläche an der *Cochlea tibiae*. Vielmehr bleibt das Bruchstück locker mit seiner Unterlage verbunden (Pseudarthrose) oder wird durch vollständige Loslösung zum freien Gelenkkörper *(Corpus liberum)*, der sich der Synovialis an irgendeiner Stelle des Gelenks anlegt und mit ihr eine bindegewebige Haftung eingehen kann.

Die bisherigen Erhebungen über den Entstehungsmechanismus dieser Absprengungsfraktur weisen darauf

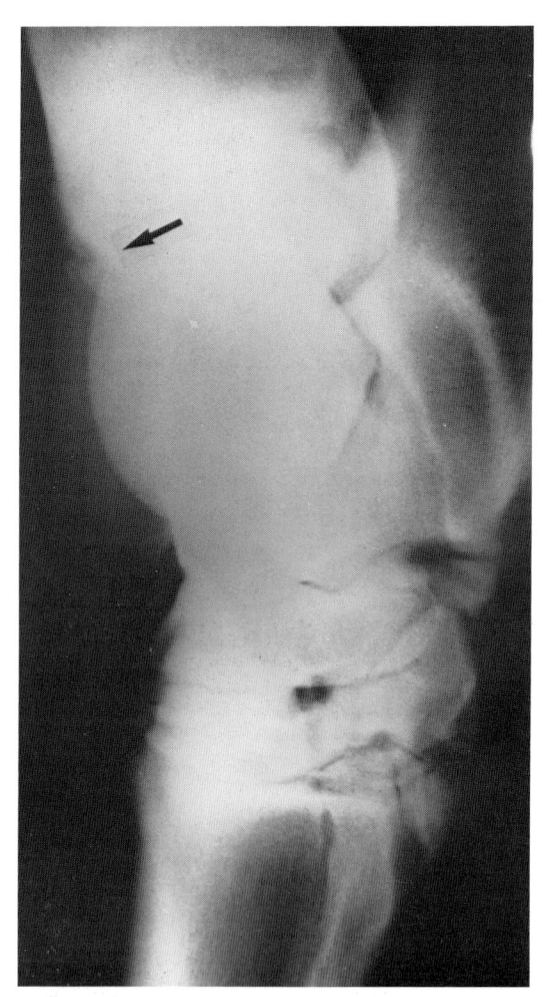

**Abb. 6.82:** Absprengungsfraktur der Cochlea tibiae in seitlicher Röntgenprojektion

lenks stellt sich die streichholzkopf- bis kirschkerngroße Fraktur als isoliertes Knochenstück bei latero-medialer und in Schrägprojektion zur Körperlängsachse dar.

Jeglicher Versuch, mit nichtoperativen Maßnahmen eine Behebung der Lahmheit zu erzielen, ist nur so lange erfolgreich, wie der Patient geschont wird. Bei stärkerer Inanspruchnahme rezidivieren der Gelenkhydrops und die Bewegungsstörung. Aus diesem Grund kann nur die operative Entfernung des Knorpel-Knochen-Fragments auf arthroskopischem Weg oder durch eine Arthrotomie empfohlen werden. Dieser Eingriff verspricht dann einen Erfolg, wenn sich bis zum Zeitpunkt der Operation noch keine sekundäre *Arthropathia deformans* des Talokruralgelenks eingestellt hat. 2 bis 4 Monate nach der Operation kann das Pferd wieder in Training genommen werden.

### 6.2.1.4 Spat

Der Spat wird als Sammelbegriff für alle schmerzhaften Prozesse im Bereich der straffen Tarsalgelenke verstanden, wobei es sich im engeren Sinn um die kleinen Gelenke handelt, an deren Bildung das *Os tarsale tertium* (Ot III) und das *Os tarsi centrale* (Otc) beteiligt sind. Die Krankheit ist zum Komplex der *Osteoarthropathia deformans* zu rechnen, deren kausale Genese in einer chronischen Traumatisierung der drei Gelenkreihen liegt.

hin, daß die innere Verletzung des Knochens im Fohlen- und Jährlingsalter geschieht, sie aber meistens als Ursache einer nach wenigen Tagen abklingenden Lahmheit nicht erkannt wird.

Erst wenn der Patient in Ausbildung genommen wird und dadurch das Gelenk einer verstärkten funktionellen Belastung ausgesetzt ist, bildet sich eine vermehrte Gelenkfüllung, die durch Ruhigstellung erneut wieder verschwindet (Tafel 18, Abb. b, Tafelteil). Wird dieser geringfügige klinische Hinweis nicht beachtet und das Gelenk durch zunehmende Arbeit in den schnelleren Gangarten weiter beansprucht, verstärkt sich der Hydrops und zeigt sich dann auch eine geringgradige gemischte Lahmheit. Durch verzögertes und unvollständiges Abbeugen des Sprunggelenks beobachtet man im Trab eine Schrittverkürzung nach vorn. Die Beugeprobe verläuft in ihrem Ergebnis von schwach bis stark positiv. Das Gelenk ist im allgemeinen weder vermehrt warm noch auf Druck schmerzempfindlich. Für die genaue Feststellung der Krankheit ist die Röntgenuntersuchung unentbehrlich (Abb. 6.82 und 6.83). In normaler Streckstellung des Ge-

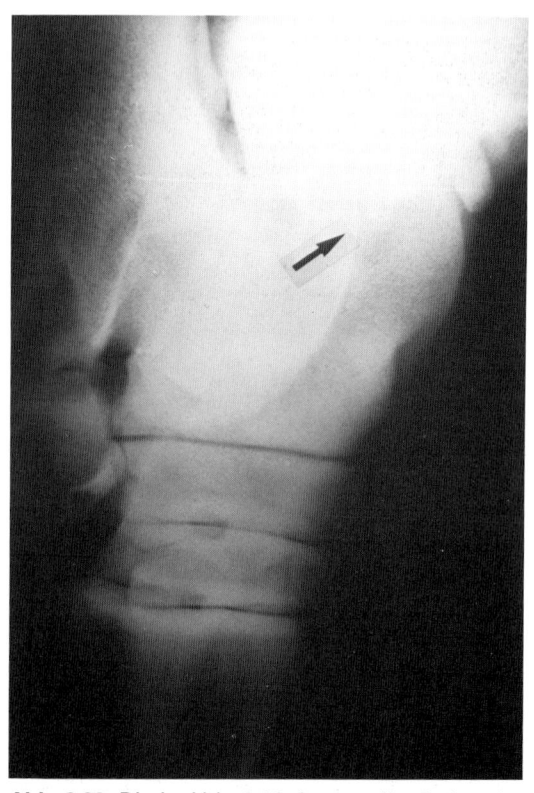

**Abb. 6.83:** Die in Abb. 6.82 dargestellte Fraktur in tangentialer Röntgenprojektion

Erkrankungen der Hintergliedmaßen 387

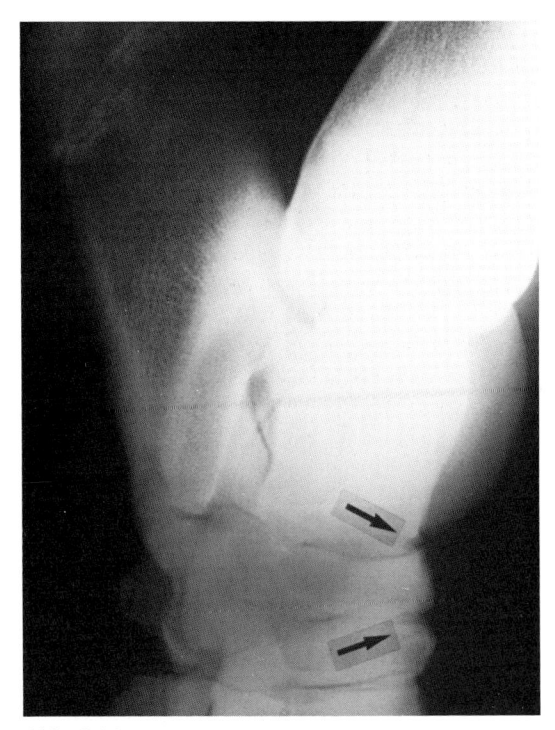

Abb. 6.84

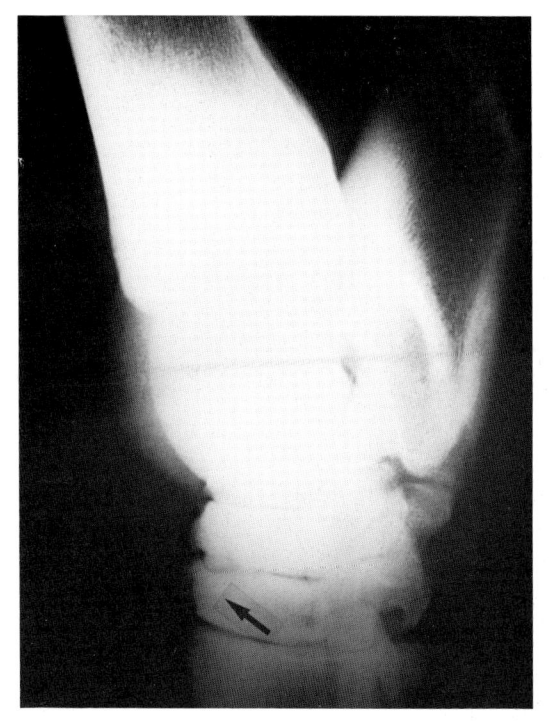

Abb. 6.85

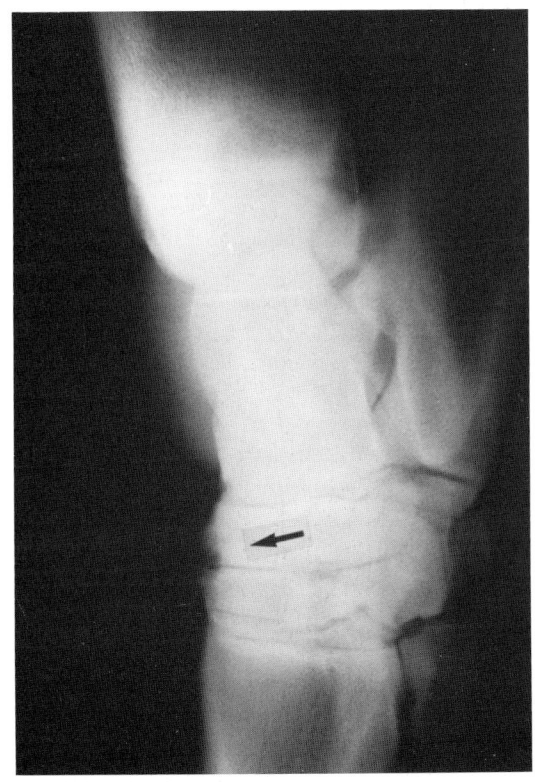

Abb. 6.86

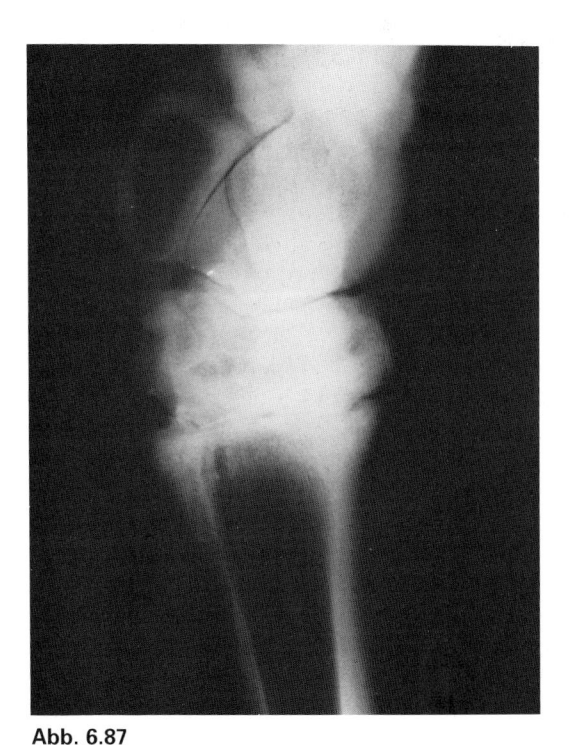

Abb. 6.87

**Abb. 6.84–6.87:** Knochenzubildungen am Tarsalgelenk. (Ausführliche Bildbeschreibung s. Seite 388 1.–4.)

Die Funktion dieser Gelenke bzw. die der kleinen Tarsalknochen besteht überwiegend in einer Stoßbrechung der auf sie einwirkenden Druck- und Schubkräfte. Außerdem haben sie die aus der Schrägstellung der Rollkämme des Talus sich ergebenden Rotationsbewegungen abzufangen. Besondere Bedeutung muß den auf die kleinen Tarsalknochen einwirkenden Schubkräfte beigemessen werden, weil sich der Punkt stärkster Druckbelastung entsprechend der fortlaufenden Änderung in der Winkelung des Sprunggelenks bei der Fortbewegung ständig verschiebt. Der von der Tibia ausgehende Belastungsdruck während der Stützbeinphase verlagert sich mit zunehmender Streckung des Talokruralgelenks von dem plantaren Abschnitt auf die ohnehin schon stärker tragenden dorsal gelegenen Tarsalknochen, mithin auf die vorderen Flächenanteile der Ot III und Otc.

Die Entstehung der Krankheit wird durch eine unkorrekte Stellung der Hintergliedmaße (kuhhessiger und bodenweiter Stand) gefördert, ebenso durch Fehler in der Hufversorgung (ungleiches und zu starkes Beschneiden der Trachten) und im Hufbeschlag. Besonders beim Trabrennpferd kann der Spat schon im jugendlichen Alter aufgrund ebengenannter Einflüsse und infolge zu energiereicher Fütterung entstehen, wodurch die kleinen Tarsalknochen in ihrer Gestaltung (Form und Größe) sowie in ihrer inneren Statik im Zuge der Skelettreifung beeinträchtigt werden können. Stellt sich der Spat im Laufe der Nutzung ein, so beruht er auf einem Verschleiß der Gelenkknorpelflächen und den daraus sich ergebenden Reaktionen.

Die durch einen Spat ausgelöste Lahmheit tritt nicht immer in gleichmäßiger Stärke auf, weil Art und Umfang der Bewegungsstörung an Schmerzperioden gebunden sind, die von der Intensität der Gelenkbelastung und weiteren äußeren Bedingungen mitbestimmt werden.

Neben der meistens gemischten Lahmheit (Schrittverkürzung durch mangelhafte Beugung des Sprunggelenks und Vermeiden einer maximalen Streckung) zeigen sich beim Reitpferd noch weitere Erscheinungen in Form eines verspannten Rückens, Schwierigkeiten beim Tempowechsel, schwungloser Trab auf hartem Boden, während beim Trabrennpferd nicht selten das wiederholte Anspringen in den Galopp bei Temposteigerung und beim Fahren durch einen Bogen zu beobachten sind. Solche Symptome sind direkt nach Arbeitsbeginn auffälliger als nach längerer Bewegung. Wegen des veränderten Fußungsdruckes tritt eine stärkere Abnutzung des Hufeisens am Zehentragrand ein (Anlaufen einer Zehenrichtung), während die Schenkelenden des Hufeisens einer geringeren Abnutzung unterliegen. Beim unbeschlagenen Huf werden deshalb die Trachten allmählich höher.

Eine sichtbare Knochenauftreibung an der medialen Sprunggelenksfläche als Ausdruck einer sogenannten Spatexostose ist nur gelegentlich zu sehen, und zwar nur dann, wenn eine knöcherne Ankylose in der *Articulatio centrodistalis* oder *tarsometatarsea* sich gebildet hat. In diesem fortgeschrittenen Krankheitsstadium besteht aber oftmals keine Lahmheit mehr. Zur weiteren klinischen Untersuchung wird die Sprunggelenksbeugeprobe durchgeführt, wonach bei einer Musterung im Trab die Lahmheit sich verstärkt. Weiterhin ist zu beachten, daß nach Beendigung der Beugeprobe die Gliedmaße rasch gestreckt wird, aber die vollständige Fußung nur allmählich erfolgt. Befindet sich dagegen ein schmerzhafter Prozeß im Talokrural-, Knie- oder Hüftgelenk, geschieht die Gliedmaßenstreckung nach der Beugeprobe nur zögernd. Eine zuverlässige diagnostische Anästhesie zur Objektivierung des Spatverdachts gibt es nicht. Wichtige diagnostische Hilfestellung gewährt die Röntgenuntersuchung, die wir in drei Ebenen des Gelenks anfertigen. Folgende Befunde sind einem Spat zuzuordnen:

1. Knochenzubildung an den Randpartien des Otc und/oder des Ot III in Gestalt einer Knochenspitze, eines Hakens oder eines Wulstes als Antwort auf eine Überbelastung der Gelenkfläche (Abb. 6.84);
2. Usurbildung an der distalen Gelenkfläche des mittleren oder distalen Gelenkspaltes infolge einer Knorpelnekrose, die eine innere Ankylose einleitet (Abb. 6.85);
3. intrakapsuläre Exostosenbildung durch eine reaktive Synovialitis, wodurch die Kontur von Otc und Ot III sich ausbuchtet (Abb. 6.86);
4. Ankylosierung der *Articulatio centrodistalis* oder *-tarsometatarsea*, wie sie in fortgeschrittenen Fällen auftritt (Abb. 6.87).

Die Früherkennung einer Spaterkrankung, d. h. noch bevor ein röntgenologisches Substrat zu erkennen ist, wird mit Hilfe einer szintigraphischen Untersuchung ermöglicht (DRIESANG und BÖHM, 1993). Hinzuweisen wäre noch auf den Umstand, daß keine Korrelation zwischen Lahmheitsgrad und Ausmaß eines Röntgenbefunds und gesteigerter Aktivitätsaufnahme im Gelenk besteht.

Der Spat ist als eine degenerative Erkrankung der kleinen Tarsalgelenke unheilbar. Die therapeutischen Verfahren werden deshalb darauf abgestellt, durch verschiedene Behandlungsmethoden den bei der Bewegung des spatkranken Pferdes entstehenden Schmerz zu beheben. Diesem Ziel dient unabhängig vom übrigen Vorgehen eine Huf- und Beschlagskorrektur, die das Abrollen über die Zehe erleichtert und eine maximale Streckung des Sprunggelenks verhindert. Beschlagsmäßig wird beim Traber nach Kürzung des Zehentragerandes ein Schlußeisen mit untergelegten Kunststoffkeilen zum Anheben der Trachten verwendet. Für das Reitpferd hat der Beschlag nach NYFFENEGGER (Eisen mit angeschmiedeter Zehenrichtung und verdicktem sowie breiter gehaltenem äußeren Schenkel) ein günstiges Ergebnis gebracht.

Für die weitergehende Therapie stehen zur Auswahl:

1. die Hyperämisierung der medialen Sprunggelenksfläche durch Kauterisierung (kutanes Punktfeuer) und Scharfsalbeneinreibung, gefolgt von einer dreimonatigen Arbeitsruhe;
2. die operative Durchtrennung des an der medialen Fläche der kleinen Tarsalknochen befindlichen Bandapparates mittels der Spatoperation nach PETERS-SCHMIDT oder nach WAMBERG. Postoperativ ist der Patient alsbald wieder mäßig zu bewegen, damit die zur Retraktion neigende Narbengewebebildung die Spannung in den Kapselbändern gegenüber dem präoperativen Zustand nicht verstärken kann.

Die von ADAMS (1974) entwickelte Arthrodese des mittleren und des distalen Gelenks kann nicht vorbehaltlos empfohlen werden. Bei diesem Verfahren müssen die Gelenkknorpelflächen ausgefräst werden, wobei eine Verletzung der jeweiligen subchondralen Knochenplatten nicht zu vermeiden ist. Es schließt sich dadurch postoperativ eine ungewöhnlich lange und erhebliche Schmerzperiode an, zudem kann sich im Zuge der Ankylosierung eine überschießende Knochenreaktion ergeben.

Eines der unter 2. aufgeführten Operationsverfahren wird beim Traber bevorzugt, weil der Patient nach dem Eingriff in Bewegung gehalten werden muß und er deshalb seine Rennkondition nicht vollständig verliert. Beim Reitpferd wird die Kaustik der Operation vorgezogen.

### 6.2.1.5 Hasenhacke

Die bei seitlicher Betrachtung des Sprunggelenks sichtbare Ausbuchtung der sonst geradlinigen Begrenzung an der plantaren Fläche des Fersenbeins und des Sprunggelenks wird als Hasenhacke bezeichnet (Tafel 18, Abb. c, Tafelteil).

Sie beruht entweder auf einer angeborenen Fehlentwicklung der distalen Tarsalknochen mit gekrümmter Anlehnung des lateralen Griffelbeinkopfes oder sie entwickelt sich im Zusammenhang mit entzündlichen Reaktionen der tiefen Beugesehne einschließlich ihres Unterstützungsbandes. Gelegentlich zeigt sich bei Rennpferden plötzlich ein Hervortreten der Hasenhacke, was möglicherweise auf eine unzureichenden Haltefähigkeit des *Lig. plantare longum* zurückzuführen ist. Ursächlich dürfte dabei eine Überstreckung des Sprunggelenks mitwirken.

Während die angeborene Hasenhacke gewöhnlich nur einen äußerlichen Mangel darstellt, bewirken die übrigen Formen eine Stützbeinlahmheit mit unvollständiger Fußung der Trachten. Solange eine akute Entzündung im Sehnen- und Bandapparat oder am Periost besteht, verläuft die Palpation schmerzhaft. Die Haut und Unterhaut ist geringfügig ödematisiert. Nach Durchführung der Spatprobe verstärkt sich die Lahmheit.

Im akuten Krankheitszustand ist eine wiederholte Einreibung mit kutan penetrierenden Cortisonpräparaten (z. B. DMSO-Cortexilar®), antiphlogistisch wirksamen Pasten (z. B. Tensolvet®) und Ruhigstellung des Beines erforderlich. Auch nach Abschwellung sollte noch mindestens zwei Wochen Arbeitsruhe eingehalten werden. Zur Entlastung des betroffenen Gliedmaßenabschnittes trägt ein Beschlag mit Schraubstollen bei, die mit Abklingen der Entzündung stufenweise gekürzt werden.

Handelt es sich um einen bereits länger bestehenden oder rezidivierten Zustand, so sind hyperämisierende Maßnahmen angezeigt (kutanes Punkt- oder Strichfeuer, scharfe Einreibung). Auch dann sollte auf ein Behandlungshufeisen nicht verzichtet werden, das erst am Ende der dreimonatigen Behandlungsdauer wieder ersetzt wird.

### 6.2.1.6 Rehbein

Als Rehbein werden chronische Krankheitszustände an der Lateralfläche des Sprunggelenks zusammengefaßt, die eine sichtbare und derbe, meist schmerzfreie Umfangsvermehrung hinterlassen. Sie gehen vom *Os tarsale IV* (Rehspat), einer ossifizierenden Periostitis durch Traumatisierung der Knochenhaut oder einer chronischen Entzündung des periartikulären Gewebes (z. B. Verknöcherung der Sehne und Sehnenscheide des seitlichen Zehenstreckers) aus (Tafel 18, Abb. d, Tafelteil). Dem Rehspat wird eine dem Spat vergleichbare Krankheitsentwicklung beigemessen. Als angeborenes Rehbein wird ein stark vergrößertes Köpfchen des lateralen Griffelbeins angesehen.

In der Regel verlaufen die genannten Prozesse ohne Bewegungsstörungen, so daß sie klinisch ohne Bedeutung sind. Sie können allerdings als Exterieurfehler eine Wertminderung darstellen. Zur Differenzierung und Dokumentation empfiehlt es sich, Umfang und Lokalisation der Veränderungen im Röntgenbild festzuhalten.

Im Einzelfall einer lahmheitsauslösenden akuten Entzündung ist eine entzündungswidrige Behandlung einzuleiten.

### 6.2.1.7 Piephacke

Hinter dem Begriff »Piephacke« verbirgt sich jegliche Umfangsvermehrung im Bereich des Fersenhöckers. Sie bildet sich als Reaktion auf ein Trauma, dem das Gebiet des Calcaneus durch eine Quetschung sehr leicht ausgesetzt werden kann (Transport auf einem zu engen Anhänger, Anschlagen gegen die Stallwand, zu geringe Abdeckung des Stallbodens durch Einstreu u. ä.).

Dadurch entwickelt sich ein entzündliches Ödem der Haut und Unterhaut oder auch ein Hämatom, das als faustgroßes Gebilde dem Fersenhöcker aufsitzt

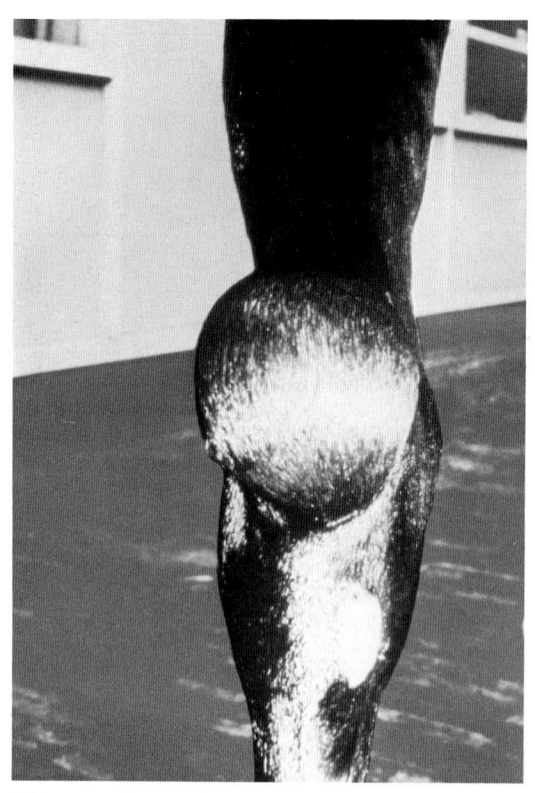

**Abb. 6.88:** Doppelfaustgroße, kugelige Umfangsvermehrung auf dem Fersenhöcker infolge eines Hämatoms

(Abb. 6.88). Durch eine wiederholte mechanische Reizung können auch die subkutan gelegene *Bursa calcanea subcutanea* und die der oberflächlichen Beugesehne unterlegte *Bursa calcanea subtendinea* betroffen werden (Tafel 18, Abb. e, Tafelteil). In der Regel handelt es sich um einen aseptischen Entzündungsprozeß. Durch Verletzungen der Haut dringen Infektionserreger in das Gewebe ein und es entstehen eine Phlegmone, eine eitrige Einschmelzung der Faszie, der Calcaneuskappe, an der Sehne oder den Schleimbeuteln.

Der aspetische Krankheitsverlauf einer Piephacke bewirkt meistens keine Lahmheit, trotz Schmerzäußerung bei Palpation der ödematösen oder deutlich fluktuierenden Umfangsvermehrung. Lahmheit zeigt sich dagegen, wenn die Piephacke durch eine pyogene Infektion kompliziert ist (Tafel 18, Abb. f, Tafelteil).

Die frische aseptische Piephacke wird tagsüber mehrmals mit kaltem Wasser berieselt. Für die Nachtstunden kann man auf die Haut Benadryl-Lotio® oder einen Acetatbrei auftragen, wodurch die Schwellung nach wenigen Tagen zurückgeht. Zusätzlicher Antibiotikaschutz ist nur dann erforderlich, wenn eine offene Verletzung der Haut besteht.

Die äußerliche Anwendung entzündungswidriger Medikamente reicht bei Bestehen einer Bursitis meistens nicht aus. Nach Rückgang des subkutanen Ödems zeigt sie sich klinisch darin, daß nunmehr eine eiförmige bis halbkugelige Wölbung direkt über und seitlich von der Kappe des Fersenhöckers hervortritt. Der gewöhnlich hämorrhagische Inhalt der Bursa wird nach Punktion abgesaugt und ein Kortisonpräparat injiziert. Diese Behandlung kann im fünftägigen Abstand noch ein- bis zweimal wiederholt werden. Ein straffsitzender Polsterverband ist für die Dauer der Behandlung anzulegen.

Im Fall einer eitrigen Infektion, die mit einer Gewebseinschmelzung einhergeht, wird eine antiseptische Verbandsbehandlung eingeleitet und gegebenenfalls die Gewebseinschmelzung operativ beseitigt. Dieser Behandlungsablauf gilt auch für die eitrige Bursitis, bei der durch eine Drainage die Schleimbeutelhöhle entleert und mit antiseptischen Spülungen gereinigt wird.

Wird die Entstehungsursache nicht abgestellt (Schutzbandage während des Transports, Abpolstern der Boxenwand), dann führt eine fortgesetzte Traumatisierung zu einer bindegewebigen Verhärtung der (Sub-)Kutis, die therapeutisch nicht mehr beeinflußt werden kann und in Form eines derben Kissens als Schönheitsfehler zurückbleibt.

### 6.2.1.8 Ruptur des M. fibularis tertius

Der *M. fibularis tertius* ist Teil des *Tendo femorotarseus*, einem starken Sehnenstrang, der mit seinem Gegenspieler, dem Fersensehnenstrang *(Tendo calcaneus communis)* eine sog. Spannsägenkonstruktion bildet. Dadurch gelangen das Knie- und das Sprunggelenk in funktionelle Abhängigkeit voneinander, so daß beide Gelenke immer nur eine gleichsinnige Bewegung durchführen können.

Plötzliches Überstrecken des Muskels durch Ausgleiten oder starke Abwehrbewegungen an der nach hinten ausgebundenen Gliedmaße im Zwangsstand führen zu seiner Zerreißung. Die Folge davon ist eine eindrucksvolle Bewegungsstörung, die sich im Unvermögen einer Sprunggelenksbeugung dokumentiert. Schon im Schritt bleibt beim Vorführen der Gliedmaße die weite Winkelung des Sprunggelenks der Streckstellung erhalten, obwohl eine dem Bewegungsablauf entsprechende Beugung des Kniegelenks stattfindet. Im Trab wird diese Erscheinung noch auffälliger, weil auch eine Verkürzung des Schrittes zwangsläufig folgt. Da mit der Zerreißung des Muskels ein funktioneller Ausfall des Antagonisten zum Fersensehnenstrang eintritt, verliert auch dessen stärkster Anteil, den die Achillessehne bildet, ihre Spannung. Weiterhin gelingt es nun ohne Gegenwehr die kranke Gliedmaße aufzuheben und nach hinten so weit zu strecken, daß Tibia und Metatarsus in einer Horizontalen liegen, wobei der Fersensehnenstrang eine Faltenbildung eingeht (Tafel 18, Abb. g, Tafelteil). Die mit der Muskelruptur sicherlich eintretende Blutung tritt durch die muskuläre Abdeckung vom *M. extensor digitalis longus* und die Umhüllung durch die kräftige Unterschenkelfascie nach außen nicht in Erscheinung. Dadurch ist auch keine Umfangsvermehrung zu sehen, wie ebensowenig die Rupturstelle palpatorisch erfaßt werden kann.

Die Prognose der Krankheit ist sehr günstig, weil durch Selbstheilung innerhalb von wenigstens drei Monaten die Rißstelle bindegewebig vernarbt, ohne daß eine funktionelle Minderung zurückbleibt.

Therapeutisch ist deshalb für den genannten Zeitraum lediglich Boxenaufenthalt vonnöten. Andere Maßnahmen erübrigen sich.

### 6.2.1.9 Tibiafraktur

Der Bruch des Unterschenkelknochens entsteht immer durch ein übermäßiges direktes Trauma u. a. infolge eines Hufschlags, Sturzes oder Zusammenpralls mit einem Verkehrsmittel.

Die klinischen Folgen bestehen aus der sofort eintretenden Belastungsunfähigkeit, einer winkeligen Abknickung der Gliedmaßenachse und einer erheblichen Anschwellung des gesamten Unterschenkelabschnitts durch das Bruchhämatom sowie einer Verletzung der Weichteile durch stechende Bruchfragmentspitzen. Diese können die Haut von innen her durchbohren und dadurch einen offenen Bruch schaffen. Beim Vorführen bewegt sich der Patient nur auf drei Beinen. Die frakturierte Gliedmaße befindet sich in leichter Beugehaltung, wodurch der Huf den Boden nicht erreicht. Es besteht eine abnorme Beweglichkeit an der Bruchstelle, die zur klinischen Absicherung der Diagnose zusammen mit dem Nachweis einer Krepitation herangezogen wird.

Durch die Röntgenuntersuchung wird die genaue Lage des Bruchs sowie die Bruchform festgelegt. Nur aufgrund dieser Untersuchung kann man sich der Frage einer eventuellen Behandlung nähern (Abb. 6.89).

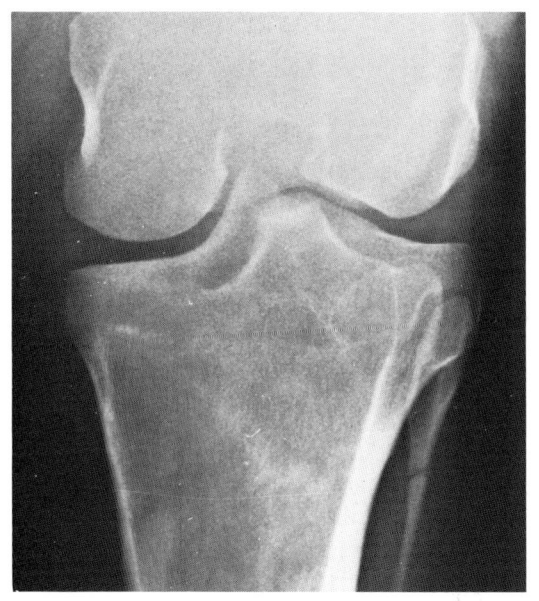

**Abb. 6.90**: Ausgebliebene Verknöcherung der proximalen Epiphysenfuge der Fibula bei einem 8jährigen Warmblutpferd

Die Prognose ist im allgemeinen sehr schlecht, insbesondere bei einem Splitter- und offenen Bruch sowie bei einem intraartikulären Bruchverlauf. Auch Größe, Gewicht und Temperament des Patienten beeinflussen die Möglichkeit einer Therapie. Hierfür kommt nur eine Osteosynthese mit Hilfe der perkutanen Transfixation und extrakutaner Schienung für Fohlen und Ponys in Frage. AUER et al. (1995) empfehlen als Osteosyntheseverfahren eine Doppelverplattung, mit der sie bei Fohlen die Heilungschancen mit etwa 65% und bei erwachsenen Pferden mit etwa 30% einschätzen.

### 6.2.1.10 Fibulafraktur

Von der Fibula ist beim Pferd nur die proximale Hälfte des Mittelstücks ausgebildet. Sie verläuft von der *Facies articularis fibularis* der Tibia beginnend etwa parallel zur Lateralseite des Unterschenkels bis zu dessen Mitte, ohne dort ebenfalls eine gelenkige Verbindung mit dem Schienbein einzugehen.

Ein selbständiger Bruch dieses Knochens ist bisher noch nicht nachgewiesen worden, obwohl darüber Einzelberichte in der Literatur niedergelegt sind. Die durch eine Röntgenuntersuchung erhobene Diagnose wird irrtümlicherweise mit einer auch bei älteren Tieren noch manchmal offenen Epiphysenfuge im proximalen Teil der Fibula verwechselt (Abb. 6.90).

Klinische Folgerungen sind deshalb daraus nicht zu erwarten.

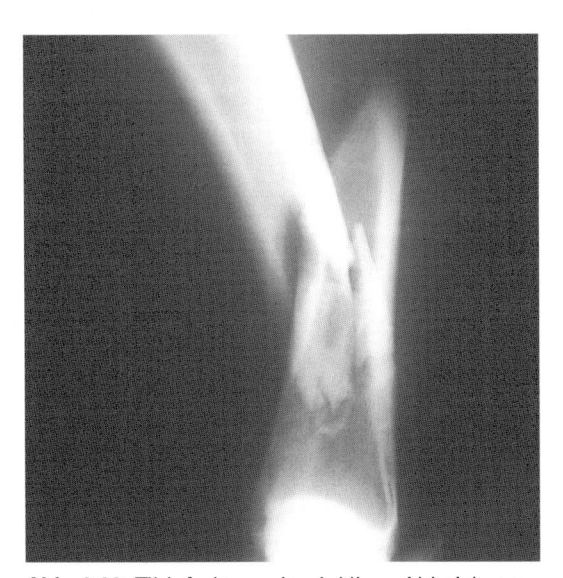

**Abb. 6.89**: Tibiafraktur mit winkliger Abknickung und Verkürzung des Knochens

## 6.2.2 Krankheiten im Bereich des Kniegelenks

### 6.2.2.1 Anatomische Vorbemerkungen

Das Kniegelenk des Pferdes wird von drei Gelenksäcken gebildet, von denen zwei dem Kniekehlgelenk *(Articulatio femorotibialis)* angehören, während der dritte das Kniescheibengelenk *(Articulatio femoropatellaris)* darstellt. Zwischen den beiden Säcken des Kniekehlgelenkes besteht keine direkte Verbindung, wohingegen das Kniescheibengelenk mit dem medialen Gelenksack des Kniekehlgelenks kommuniziert. Diese nur für das Pferd zutreffenden anatomischen Verhältnisse sind bei der Durchführung einer intraartikulären diagnostischen Anästhesie zu beachten. Als weitere Besonderheit sind die dem Kniekehlgelenk eingelagerten Menisken anzusehen, die eine Pufferwirkung besitzen und durch ihre begrenzte Verschiebbarkeit eine gewisse Drehbewegung des Gelenks mitgestatten. In das distale Ende des kräftigen *M. quadriceps femoris* ist als Sesambein die Kniescheibe (Patella)

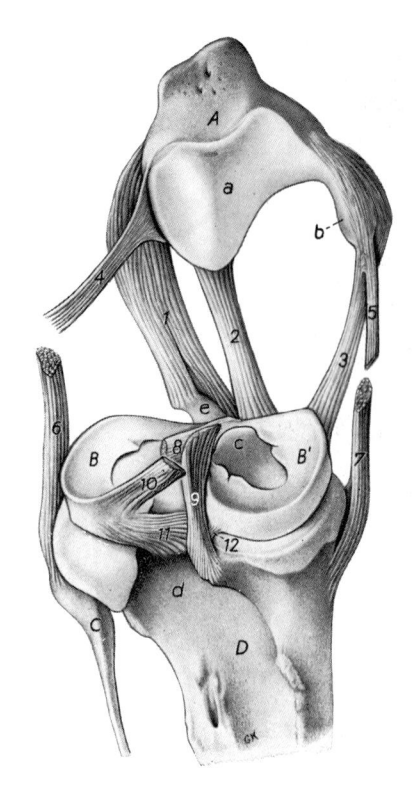

**Abb. 6.92:** Linkes Kniegelenk des Pferdes. *Os femoris* und Gelenkkapseln entfernt. Ansicht von kaudomedial und etwas von proximal
**A** *Patella,* **B, B'** *Meniscus lat.* bzw. *med.,* **C** *Fibula,* **D** *Tibia*
**a** *Facies articularis patellae,* **b** *Fibrocartilago parapatellaris med.,* **c** *Tuberculum med.* der *Eminentia intercondylaris,* **d** *Inc. poplitea,* **e** *Tuberositas tibiae*
**1–3** Kniescheibenbänder: *Lig. patellae lat.* (**1**), intermedium (**2**) bzw. med. (**3**), **4, 5** *Lig. femoropatellare lat.* bzw. *med.,* **6, 7** *Lig. collaterale lat.* bzw. *med.,* **8, 9** *Lig. cruciatum cran.* bzw. *caud.,* **10** *Lig. meniscofemorale,* **11, 12** *Lig. tibiale caud. menisci lat.* bzw. *med.*
(Abb. 6.91 und 6.92 entnommen aus: NICKEL R., SCHUMMER A. und SEIFERLE E. (1992): Lehrb. d. Anatomie d. Haustiere. Bd. I. Berlin/Hamburg, Paul Parey)

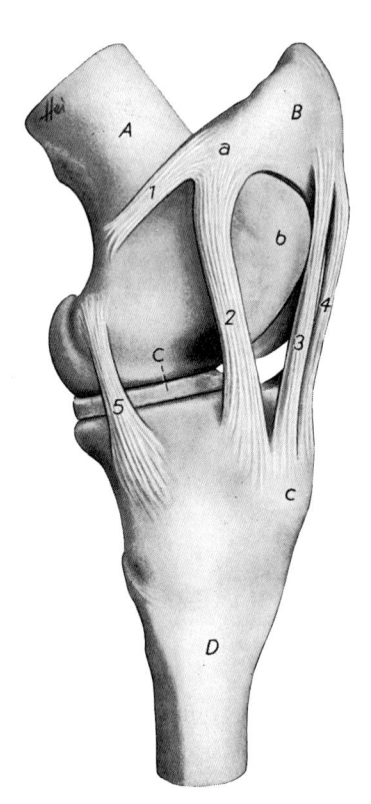

**Abb. 6.91:** Linkes Kniegelenk des Pferdes. Gelenkkapseln entfernt. Medialansicht
**A** *Os femoris,* **B** *Patella,* **C** *Meniscus med.,* **D** *Tibia*
**a** *Fibrocartilago parapatellaris med.,* **b** medialer Rollkamm, **c** *Tuberositas tibiae*
**1** *Lig. femoropatellare med.,* **2** mediales, **3** mittleres, **4** laterales Kniescheibenband, **5** *Lig. collaterale med.*

eingebaut, die sich mit ihrer *Facies articularis* zwischen den beiden Rollkämmen des Femurs bewegt und dabei der Bewegung des Gelenks folgt (Abb. 6.91 und 6.92). Der komplizierte Aufbau des Kniekehlgelenkes erschwert die klinische Untersuchung, weshalb im Krankheitsfall auch eine Röntgenuntersuchung verlangt werden muß. Die als weiteres diagnostisches Hilfsmittel empfohlene Arthroskopie (KNEZEVIC und WRUHS, 1975) hat sich mittlerweile als ein für die Diagnostik und die Therapie sehr brauchbares Verfahren entwickelt, das allerdings große Erfahrung des Untersuchers mit der Technik der Arthroskopie voraussetzt.

# Erkrankungen der Hintergliedmaßen 393

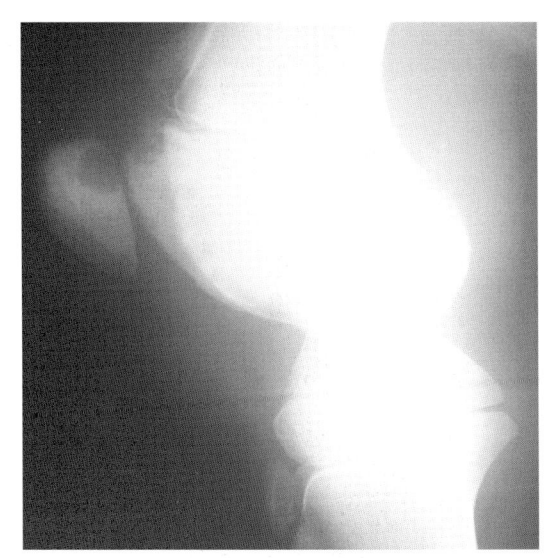

**Abb. 6.93:** Destruktiver Knochenabbau an der Patella und den Rollkämmen des Femurs bei einer Polyarthritis (Fohlenlähme)

## 6.2.2.2 Gonitis

Die akute Kniegelenksentzündung wurde zu Zeiten, in denen das Pferd noch als Zugtier eingesetzt war, häufig ermittelt. Durch das kräftige Abstemmen beim Fortbewegen von Lasten erfolgt offensichtlich eine stärkere Traumatisierung des Gelenkes als bei der heutigen sportlichen Nutzung des Pferdes. Dennoch kann auch hierbei z. B. durch einen Fehltritt (Distorsion) oder durch ein äußeres Trauma eine akute Entzündung ausgelöst werden. Schließlich wird das Kniegelenk bei der infektiösen Polyarthritis des Fohlens (Fohlenlähme) immer mitbetroffen (Abb. 6.93).

Das hervorstechendste Merkmal der akuten Gonitis liegt in einer hochgradigen Lahmheit und einer typischen Beugestellung des Kniegelenks, wodurch der Huf vom Boden abgehoben wird (Tafel 18, Abb. h, nach S. ). Nach kurzer Zeit wird das Bein allmählich gestreckt, um plötzlich wieder in den Flexionsstand angehoben zu werden. Hinzu kommt eine vermehrt warme und schmerzhafte Anschwellung des Gelenks, die sich noch heftiger zeigt, wenn eine Infektion besteht. Fieberhafte Körpertemperatur und eine schwere Störung des Allgemeinbefindens sind ebenfalls bei einer Infektion zu erheben. Der kranke Patient bleibt ungewöhnlich lange stehen. Kommt er zum Liegen, kann er sich meist nur mit Unterstützung wieder aufstellen. Dem weitgehenden Funktionsausfall des Hinterbeines folgt schon nach 10–14 Tagen eine Atrophie der Oberschenkel- und Kruppenmuskulatur. Läßt sich aus der klinischen Untersuchung unter Berücksichtigung der Anamnese nicht mit Sicherheit feststellen, ob eine septische Gonitis vorliegt, ist die Beurteilung der Synovia außerordentlich nützlich. Die Gelenkflüssigkeit ist bei einer septischen Synovialitis trübe bis stark getrübt, sie gerinnt alsbald nach der Punktion und enthält einen hohen Anteil an Leukozyten (bis 100000 µl), von denen 90 % durch neutrophile Granulozyten gestellt werden. Demgegenüber liegt bei einer aseptischen Gonitis nur eine geringfügige Trübung der Synovia vor, die nur manchmal in den Zustand der Gerinnung übergeht und in der lediglich eine mäßige Erhöhung der Leukozytenzahl (etwa 2000/µl) festzustellen ist.

Zur Therapie der akuten aseptischen Gonitis sind Glukokortikoidpräparate (z. B. 15–25 mg Dexamethason) angezeigt, die bevorzugt intraartikulär und unter Antibiotikaschutz verabreicht und bis dreimal in mehrtägigen Abständen wiederholt werden können (VAN PELT et al., 1970). Von AHLENGAARD et al. (1978) wird die intraartikuläre Therapie mit Orgotein, einem wasserlöslichen Metallprotein, empfohlen, deren Erfolgsquote bei Anwendung im Kniegelenk allerdings auch nicht höher liegt als nach Einsatz eines Glukokortikoids.

## 6.2.3.3 Arthrosis deformans des Kniegelenks (Gonarthrose)

Abnützungserscheinungen am medial stärker belasteten Meniskus, degenerative Verschleißvorgänge am Gelenkknorpel, am medialen Rollkamm des Femurs, den *Lig. cruciata genus* oder eine Verletzung der zapfenförmigen *Eminentia intercondylaris* der Tibia sowie eine nicht oder zu spät ausgeheilte Gonitis führen zum Zustand der Gonarthrose. Sie ist auch bereits beim jungen Tier anzutreffen, das durch zu frühes und zu hartes Training überlastet wurde.

Die Lahmheit ist von wechselnder Stärke. Sie bleibt auch bei längerer Ruhigstellung bestehen oder tritt alsbald nach neuerlicher Gelenkbelastung wieder auf, was in der Trabbewegung am sichersten auffällt. Auch nach passiver Beanspruchung des Gelenks durch eine Beugeprobe und durch Abduktion wird der Grad der Lahmheit ver-

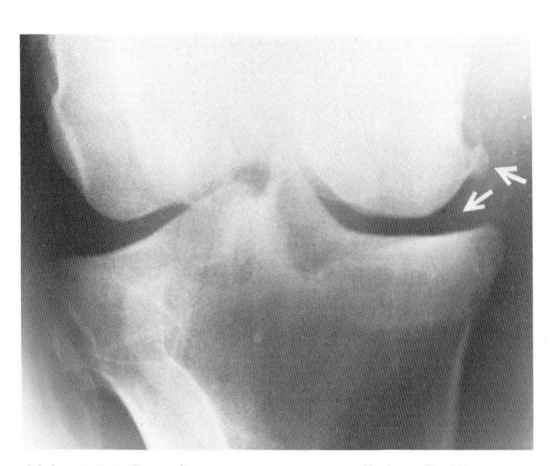

**Abb. 6.94:** Randexostose am medialen Rollkamm des Femurs (↑)

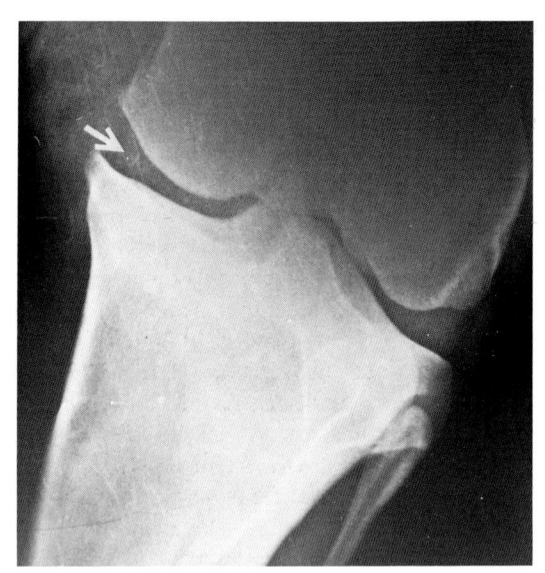

**Abb. 6.95:** Randexostose am *Condylus medialis* der Tibia und Abflachung der gegenüberliegenden Wölbung des medialen Rollkammes (↑)

stärkt. Wegen der funktionellen Abhängigkeit beider Gelenke voneinander muß dieser Befund die diagnostische Aufmerksamkeit auch auf das Sprunggelenk richten. Wenn die Krankheit ihren Sitz im Kniescheibengelenk oder in der medialen Hälfte des Kniekehlgelenkes hat, erscheint eine vermehrte Gelenkfüllung als Hervorwölbung der Gelenkkapsel unterhalb der Kniescheibe. Dieser sichtbare Befund kann allerdings auch fehlen. In diesem Fall wird die höhere Kapselspannung durch Palpation zwischen dem mittleren und medialen geraden Kniescheibenband ertastet. Durch eine Instabilität des Kniekehlgelenks, wie sie nach einem Schaden an den gekreuzten Innenbändern vorliegt, läßt sich das sogenannte Schubladenphänomen auslösen. Zu seinem Nachweis tritt der Untersucher von hinten an das Pferd heran, umfaßt mit beiden Händen den Unterschenkel des belasteten Beines und zieht ihn ruckartig nach kaudal. In diesem Moment folgt die Tibia diesem Zug eine kurze Strecke und reagiert der Patient meistens mit einer sofortigen Entlastung der Gliedmaße. Außerordentlich hilfreich für die klinische Diagnostik ist die Anästhesie des Gelenks, wofür maximal 20 ml einer 2%igen Lidocainlösung benötigt werden. Erfolgt die Injektion in das Femoro-Patellargelenk, ist der Patient im Anschluß daran zwecks gleichmäßiger Verteilung des Anästhetikums auch in den medialen Gelenksack des Femoro-Tibialgelenks im Schritt zu bewegen.

Mit der Röntgenuntersuchung sind die primären (Fraktur *Eminentia intercondylaris*) und sekundären Schäden an den Gelenkknochen einschließlich der Patella zu erfassen, nicht dagegen die an den knorpligen und tendinösen Anteilen (Abb. 6.94 bis 6.96).

Unter Berücksichtigung der schweren Veränderungen am Gelenkknorpel, den Kapselbändern und des Knochens ist die Prognose unsicher. Die Lahmheit kann durch Ruhe sowie durch Medikamente (Kortison, Antirheumatika) zum Abklingen gebracht werden, doch rezidiviert sie häufig bei anstrengender Arbeit. Deshalb ist zu erwägen, durch einen arthroskopischen Eingriff die Schäden an den knorpligen sowie knöchernen Anteilen des Gelenkes zu beseitigen. Bei kritischer Auswahl für diesen Eingriff sind die damit zu erzielenden Behandlungsergebnisse ermutigend. Erwähnt werden muß auch die intraartikuläre Gabe von Na-Hyaluronat, das in Kombination mit einem Glukokortikoid eine durchschlagende und länger anhaltende Wirkung gezeigt hat als eine Glukokortikoidinjektion allein. Na-Hyaluronat ist inzwischen auch für die intravenöse Anwendung erhältlich, so daß zukünftig die risikobelastete intraartikuläre Injektion möglicherweise durch intravenöse Verabreichung ersetzt werden kann (MCILWRAITH und HOWARD, 1995). Zur Unterstützung jedweder Therapie wird der Hufbeschlag der veränderten Fußung des Hufes angepaßt und ein Hufeisen mit Zehenrichtung und verstärkten Schenkelenden angebracht.

### 6.2.2.4 Patellafraktur

Infolge einer direkten äußeren Gewalteinwirkung kann die Kniescheibe frakturieren und dabei in mehr als zwei Teile zerlegt werden. Dabei ist von prognostischer Bedeutung der Verlauf des oder der Frakturspalten. Besteht lediglich eine Absprengung der dem Gelenk fernen Flächen und verläuft die Fraktur nicht bis in den Knorpel des Gelenkflächenanteils, dann stellt sich die Heilungsaussicht günstig dar. Sobald ein intraartikulärer Bruch vorliegt, ist eine Ausheilung ohne eine bleibende Lahmheit zu hinterlassen, nur zu erwarten, wenn die Voraussetzungen für eine Verschraubung der Fragmente bestehen.

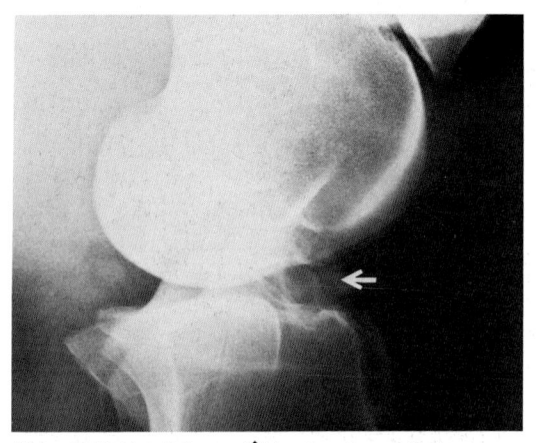

**Abb. 6.96:** Verdickung (↑) im vorderen Kniegelenkspalt als Folge reaktiver Vorgänge bei einer Gonarthrose

Die Lahmheit ist direkt nach der Bruchentstehung hochgradig und dadurch gekennzeichnet, daß das Kniegelenk nicht vollständig gestreckt wird, woran der schmerzhafte Muskelzug des an der Kniescheibe inserierenden *M. quadriceps femoris* die Schuld trägt. Das Kniegelenk befindet sich deshalb in einer mäßigen Beugehaltung. Die Umgebung der Patella ist geschwollen und bei der Betastung sehr schmerzempfindlich. Ein Krepitationsgeräusch kann fehlen. Deshalb ist im Verdachtsfall eine röntgenologische Untersuchung erforderlich. Liegt die Entstehung des Bruches schon zwei bis drei Wochen zurück, dann ist Muskelschwund am vorgenannten Muskel festzustellen.

### 6.2.2.5 Funktionsstörungen des Kniegelenks infolge Lageveränderungen der Kniescheibe

**Dorsale Fixation der Patella**

Mit seinem an der Medialfläche befindlichen knorpligen Fortsatz, der in seiner Verlängerung in das mediale gerade Kniescheibenband übergeht, kann die Patella durch eine geringfügige Innenrotation dem proximalen Rand des kräftigen medialen Femurkondyls aufsitzen und damit das Kniegelenk in Streckstellung sperren. Dieser Mechanismus gestattet das Stehen bei vollkommener Entspannung der Quadricepsmuskulatur. Wird die Gliedmaße aus dieser Ruhestellung wieder in Bewegung gesetzt, muß zuvor die Streckmuskulatur die Kniescheibe vom medialen Rollkamm abheben, damit die Patella bei der nun erfolgenden Beugung des Kniegelenks über die Rollfurche gleiten kann.

Ist dieser Kippvorgang gestört, tritt die Erscheinung der dorsalen Patellafixation auf, die fälschlicherweise als dorsale Luxation der Kniescheibe bezeichnet wird. Diese Funktionsstörung zeigt sich in Form eines habituellen (momentanen) und rezidivierenden Festhakens oder als stationäre (bleibende) Fixation. Sie beruht auf einer Unterfunktion der Streckmuskulatur bei Konditionsschwäche des Tieres, auf einer angeborenen fehlerhaften Gliedmaßenstellung (Winkelung des Kniegelenks, unterständige Stellung) oder einer vernachlässigten Hufversorgung und des Hufbeschlags, wodurch die Position der das Kniegelenk bildenden Knochen geringfügig sich ändert. Die dorsale Patellafixation wird gehäuft bei den Vertretern kleiner Ponyrassen beobachtet und kann sowohl an einer als auch an beiden Gliedmaßen zugleich bestehen.

Die habituelle Fixation zeigt sich spontan beim Herumtreten im Stall oder im Schritt, indem Knie- und Sprunggelenk auch dann in Streckstellung verharren, wenn eine Beugung im Zuge der Vorwärtsbewegung ablaufen müßte. Dadurch erscheint das Bein vorübergehend versteift, denn die Kniescheibe springt ebenso plötzlich wieder in ihre funktionell normale Position und der Schritt kann dann zu Ende geführt werden. Im Moment der Entsperrung führt das Kniegelenk eine krampfähnlich verschnellte Beugung durch. Beim Vorführen des Patienten im Schritt laufen meistens mehrere Schrittfolgen ganz normal ab, ehe sich plötzlich wieder ein kurzzeitiges Festhaken der Patella einstellt. Dabei führt die nunmehr herrschende maximale Streckstellung des Knie- und Sprunggelenks zu einer scheinbaren Verlängerung der Extremität, wodurch in der Schwingphase (Hangbeinphase) die Zehe in Flexionshaltung über den Boden geschleift wird. Auf diese Weise kommt es zu einem Abrieb des Hufhorns an der dorsalen Hufwand, der einen Hinweis auf die Krankheitsdauer vermitteln kann. Die Fixation ist im Zweifelsfall dadurch zu provozieren, daß der Patient auf einem Zirkel bewegt wird. Befindet sich die erkrankte Gliedmaße innen, so tritt die Funktionsstörung leichter auf als umgekehrt. Auch beim Rückwärtsführen kann das Festhaken ausgelöst werden, und schließlich läßt sich die Kniescheibe auch manuell auf den medialen Femurrollkamm festsetzen. Im Trab ist die Schrittbehinderung nicht überzeugend zu erkennen, da wegen des schnelleren Bewegungsablaufs die Beugung des Kniegelenks nur Bruchteile von Sekunden später erfolgt als bei ungestörter Funktion. Immerhin erkennt der Geübte eine gewisse Steifheit im Gang.

Für die Behandlung wird auf zwei verschiedene Verfahren zurückgegriffen, wobei der Versuch einer Stellungsänderung in jedem Fall als erste Maßnahme angewendet wird. Beim jugendlichen Pferd werden zu diesem Zweck der Zehentragrand und die mediale Trachtenwand gekürzt. Befindet sich das Tier schon in der Ausbildung oder wird es sportlich eingesetzt, erhält es einen Korrekturbeschlag nach NYFFENEGGER mit angeschmiedeter Zehenrichtung und verstärktem äußeren Schenkel. Ist hiermit die habituelle Kniescheibenfixation nicht dauer-

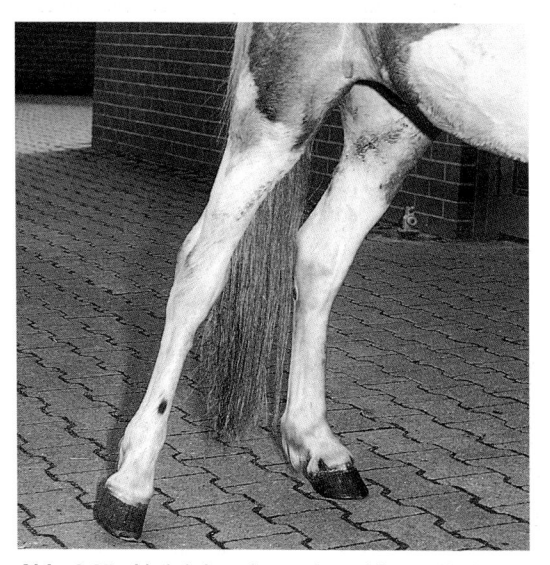

**Abb. 6.97:** Abduktion der rechten Hintergliedmaße bei habitueller dorsaler Patellafixation

haft zu beheben, so wird die Tenotomie des medialen geraden Kniescheibenbandes verrichtet. Die Operation ist unter Lokalanästhesie am stehenden Pferd technisch leichter durchzuführen als am abgelegten Tier.

Unter den gleichen Voraussetzungen, unter denen die habituelle Form der Funktionsblockierung der Kniescheibe entsteht, kommt es auch zur stationären Fixation, bei der die Beugefähigkeit des Kniegelenks eine längere Zeit nicht gegeben ist. Die gestreckte Gliedmaße wird im Stand abduziert und nach kaudal gerichtet (Abb. 6.97). Sobald das Pferd in die Schrittbewegung gezwungen wird, zieht es das Bein weiterhin gestreckt nach oder schwingt es mit einer mähenden Bewegung, deren Antrieb aus dem funktionell nicht beeinträchtigten Hüftgelenk kommt, nach vorn. Hierbei schleift der Zehentragrand über den Boden. Die Fußung findet in der Regel auf der Dorsalfläche der Zehe statt, denn die Sohlenfläche des Hufes kann wegen Ausbleibens einer Zehenstreckung nicht plan auf den Boden aufsetzen. Eine starke Abnutzung des Wandhorns sowie Druckverletzungen der Haut von der Krone bis zum Fesselkopf können daraus entstehen. Gelegentlich löst sich die Kniescheibe spontan aus ihrer Zwangslagerung, vor allem, wenn das Tier gezwungen ist, rückwärts zu treten. Ist damit keine Reposition zu erreichen, so muß sie mit manueller Unterstützung versucht werden. Da das Festhaken höchst selten nur ein einziges Mal auftritt, ist immer die Tenotomie des medialen geraden Kniescheibenbandes als Therapie vorzunehmen. Der Operationserfolg tritt sofort ein.

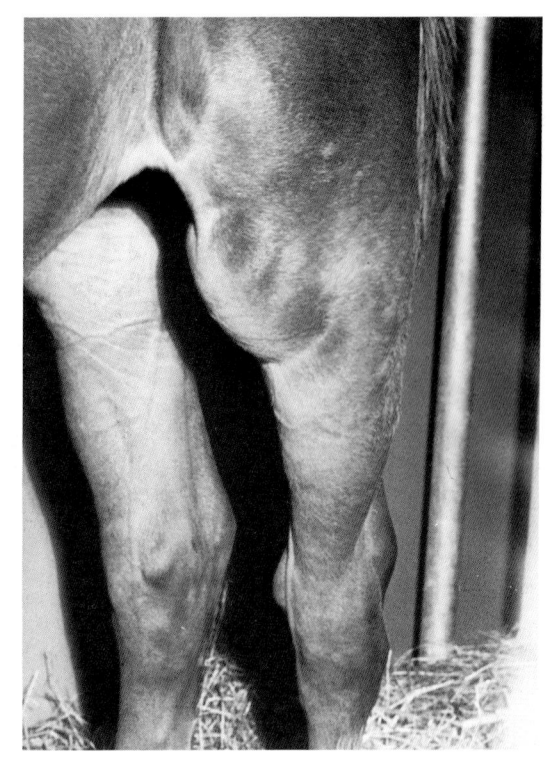

**Abb. 6.98:** Hydrops des Femoropatellargelenks durch eine dorsolaterale Subluxation der Patella

### Subluxation der Patella nach dorsolateral

Bei der dorsolateralen Subluxation verläßt die Patella zu Beginn der Kniegelenksstreckung die Rollfurche und gleitet über den Rand des lateralen Rollkamms der *Trochlea ossis femoris* hinweg, bis die Stützbeinphase beendet ist. In diesem Moment wird die Kniescheibe in ihre normale Ausgangsposition zurückzogen. Dieser Vorgang ist gewöhnlich mit einem hörbaren Geräusch verbunden, das mit dem Ausdruck »Kugelschnapper« umschrieben wird.

Die Entgleisung der Patella aus ihrer Spur wird Störungen in der Biomechanik des Kniegelenks zugeschrieben, wobei nicht auszuschließen ist, daß Form und Größe des lateralen Rollkamms aufgrund einer rezessiv vererbbaren Anlage nicht den Erfordernissen entsprechen. Die Krankheit ist beim neugeborenen und heranwachsenden Pferd bevorzugt festzustellen, von denen besonders wieder die Angehörigen kleiner Ponyrassen betroffen sind, wie es in früherer Zeit die Kaltblüter waren. Die bei jedem Schritt ablaufende Verlagerung der Kniescheibe hinterläßt an ihrer Gelenkgleitfläche sowie am lateralen Rollkamm und der Rollfurche hochgradige Knorpelusuren, Schliffrinnen und weitere pathologische Veränderungen, wie sie zur *Arthrosis deformans* (»Gonotrochlose«) gehören. Die Kapsel des Femoropatellargelenks wird allmählich gedehnt und infolge einer vermehrten Synoviafüllung tritt sie schließlich deutlich hervor (Abb. 6.98).

Im Stand der Ruhe ist der Hydrops des Kniescheibengelenks das einzige klinische Symptom, denn die Extremität wird gleichmäßig belastet. Die Kniescheibe kann widerstandslos nach lateral verschoben und wieder zurückverlagert werden. Das Verhalten der Kniescheibe in der Schrittbewegung wurde bereits eingangs geschildert. Im Trab erscheint das erkrankte Bein in seiner Bewegung etwas steif und nicht vollständig gestreckt, wodurch kein fließender Übergang von der Hangbein- in die Stützbeinphase stattfindet. Mit der Röntgenuntersuchung werden die geringe Verlagerung der Patella nach dorsolateral und gegebenenfalls die zuvor erwähnten Sekundärschäden bildlich erfaßt.

Sobald Erscheinungen einer Osteoarthrosis des Femoropatellargelenks bestehen, ist jeglicher Therapieversuch aussichtslos. Die frühzeitige Erkennung dieser Funktionsstörung eröffnet die Möglichkeit einer operativen Behandlung, bei der der laterale Rollkamm durch eine seinem Neigungswinkel angepaßte Stahlplatte in der Höhe verstärkt wird (RATHOR, 1968).

## Laterale Luxation der Kniescheibe

Ältere Hinweise aus der Literatur beschreiben die laterale Kniescheibenluxation als Folge einer traumatischen Einwirkung, wodurch sie als eine erworbene Krankheit gewertet werden kann. Dieser ätiologische Gesichtspunkt muß als sehr seltenes Ereignis gelten. Vielmehr ist auf die angeborene Luxation hinzuweisen, die immer an beiden Kniegelenken besteht und die wiederum beim Shetland-Pony zur Beobachtung gelangt (RATHOR, 1968). Die Kniescheibe befindet sich zum Zeitpunkt der Geburt nicht in der Rollfurche des Femurs, sondern liegt an der lateralen Seite etwa in Höhe des lateralen Bandhöckers, indem sie außerdem 90° um ihre Längsachse gedreht ist. Die Zugwirkung der Kniegelenksstrecker wird dadurch ausgeschaltet. Als Ursache wird eine Hypoplasie des *Lig. femoropatellare mediale* und eine Abflachung des lateralen Femokondyls im Sinne einer Hemmungsmißbildung angegeben (PANNDORF und KRAHMER, 1969).

vom Sprunggelenk ab häufig nach außen gegrätscht (Fischrobbenhaltung). Bei der manuellen Untersuchung ist in der ersten Lebenswoche die Patella meistens noch in ihre normalanatomische Position zu bringen, die sie aber sofort wieder verläßt. Später bildet sich eine Muskelkontraktur aus, die eine passive Rückverlagerung von vornherein erschwert. Wenn das Jungtier nicht mit der Flasche ernährt oder mit menschlicher Unterstützung an das mütterliche Euter gehalten wird, kommt es alsbald zum Exitus.

Für eine Behandlung bietet nur die frühzeitige operative Korrektur der Lageveränderung unter Herbeiführung einer ausgeglichenen funktionellen Fixierung der Kniescheibe nach medial Aussicht auf Erfolg. Nach der von RATHOR (1968) beschriebenen Methode, die von NUMANS entwickelt wurde, war von 15 bilateral operierten Ponys bei neun Tieren eine ungestörte Kniegelenkfunktion zu erreichen. Im Hinblick auf die Erblichkeit des Leidens sollte man jedoch Zurückhaltung mit dieser Therapie üben.

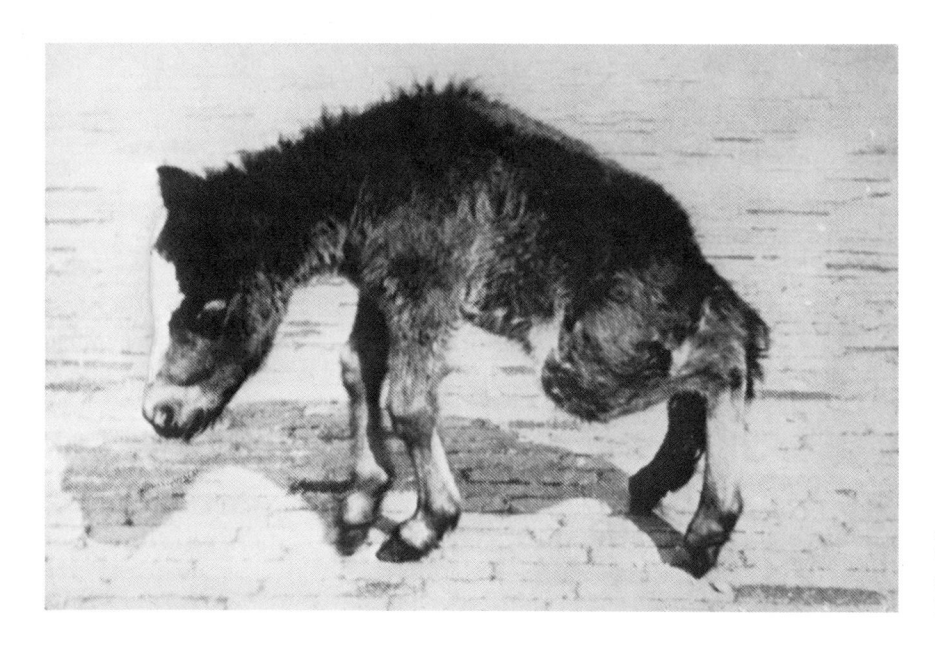

**Abb. 6.99:** Kauerstellung eines 6 Tage alten Ponyfohlens mit einer angeborenen lateralen Luxation beider Kniescheiben

Sobald das Fohlen nach der Geburt den ersten Aufstehversuch unternimmt, ist festzustellen, daß das Aufrichten lediglich mit den Vordergliedmaßen gelingt. Nach einigen Tagen ist die Muskulatur soweit gekräftigt, daß das Fohlen sich aus eigener Kraft erheben kann, wobei aber die Streckung des Knies nicht vonstatten geht. Dadurch gerät es in eine typische Hockstellung unter ausschließlicher Fußung mit dem Zehentragrand. Das Körpergewicht wird weitgehend auf die Vordergliedmaßen verlagert, wodurch Kopf und Hals eine nach vorn gebeugte Haltung einnehmen (Abb. 6.99). Es tritt in dieser Stellung eine rasche Ermüdung ein, so daß der Patient sich nur wenige Schritte vorwärtsbewegt, um sich schnell wieder abzulegen. In der Brust-Bauch-Stellung werden die Hinterbeine

## 6.2.3 Krankheiten des Oberschenkels, des Hüftgelenks und des Beckens

### 6.2.3.1 Femurfraktur

Eine erhebliche äußere Gewalteinwirkung kann zum Bruch des Oberschenkelknochens führen, dessen Verlauf meistens suprakondylär liegt. Andererseits entsteht die Fraktur gelegentlich am abgelegten und gefesselten Pferd durch heftige Kontraktion der am Oberschenkel angreifenden Muskulatur. Im Gefolge einer *Osteodystrophia fibrosa generalisata* ist ebenfalls eine Spontanfraktur möglich, die sich bevorzugt am Femurhals einstellt.

Im Moment der Bruchentstehung verliert die Hintergliedmaße jegliche Stützfähigkeit, wodurch sie nur noch passiv mitgetragen wird. Der hinzukommende starke Bruchschmerz zwingt den Patient zur Fortbewegung auf drei Beinen. Durch die kräftige Bemuskelung des Oberschenkels tritt das Bruchhämatom erst später äußerlich in Erscheinung und zeigt sich durch das Absinken einer erheblichen Umfangsvermehrung in der Umgebung des Kniegelenks. Abnorme Beweglichkeit des Oberschenkels ist durch passive Ab- und Adduktionsbewegungen festzustellen, bei denen auch das Krepitationsgeräusch fühlbar wird.

Eine genaue Übersicht über den Bruchverlauf ist nur duch die Röntgenuntersuchung zu gewinnen (Abb. 6.100, 6.101). Um den Knochen in seiner Gesamtlänge darstellen zu können, muß das Pferd abgelegt werden. Auf diese Maßnahme ist dann nicht zu verzichten, wenn ein Behandlungsversuch in Betracht gezogen wird. Dieser ist beim Fohlen gerechtfertigt. Die Retention des Bruchs kann nur durch Marknagelung (Markraumschraube nach BECKER) oder durch Doppelverplattung erreicht werden. Beim erwachsenen Pferd ist die Oberschenkelfraktur unheilbar.

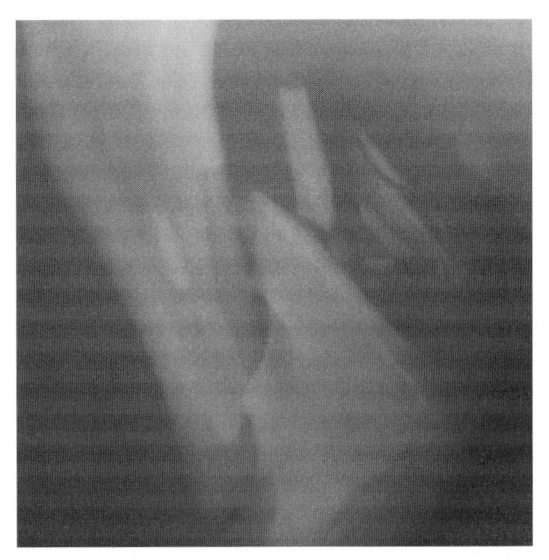

**Abb. 6.101:** Fraktur der Femurmetaphyse mit erheblicher Splitterbildung; Fohlen, 4 Monate

### 6.2.3.2 Luxatio femoris

Eine Luxation des Oberschenkels aus der Beckenpfanne ist nur nach Ruptur der inneren Gelenkbänder *(Lig. capitis ossis femoris* und *Lig. accessorium ossis femoris)* möglich. Es müssen deshalb ungewöhnlich starke und in ihrer Richtung völlig unphysiologische Kräfte auf das Gelenk einwirken, ehe der Femur das *Acetabulum* verlassen kann. Derartige Kräfte kommen am ehesten durch plötzliche Abduktion beim seitlichen Ausgleiten zustande, wobei auch die Gelenkkapsel zerreißt. Der Femurkopf verlagert sich in der Regel nach dorsokranial und lehnt sich dadurch der Darmbeinsäule an, findet aber den stärksten Halt in der umgebenden Muskulatur (Abb. 6.102).

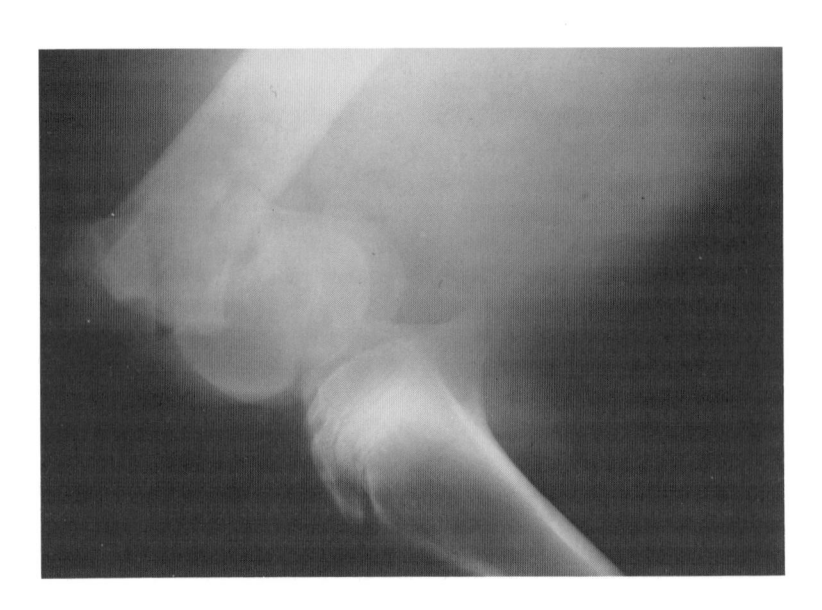

**Abb. 6.100:** Suprakondyläre Fraktur des Femur; lat.-med. Strahlengang; Kleinpferd, 18 Monate

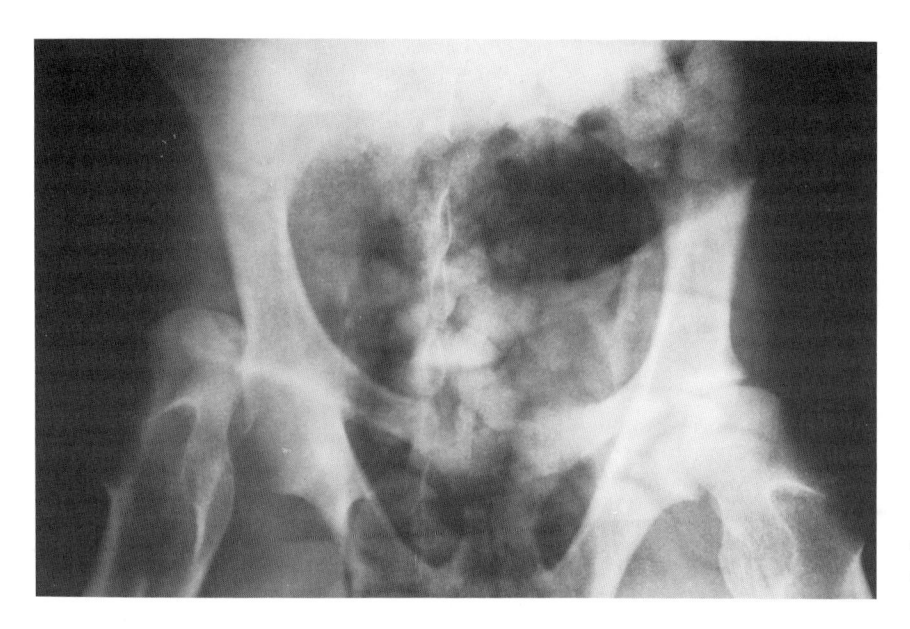

**Abb. 6.102:** *Luxatio femoris supraglenoidalis anterior* bei einem 10jährigen Ponywallach

Dennoch ist die freie Beweglichkeit der Gliedmaße eingeschränkt, so daß eine gemischte Lahmheit mit starker Schrittverkürzung entsteht. Dabei wird das Bein nicht wesentlich über die Vertikale hinweggeführt. Auch erscheint die gesamte Extremität geringfügig nach außen gedreht. Der Sprunggelenkswinkel ist vergrößert, um die scheinbare Verkürzung des Beines auszugleichen. Der *Trochanter major* ist gegenüber seiner Lage am gesunden Bein verschoben. Diese augenfälligen Befunde werden noch ergänzt durch Schmerzäußerungen bei passiven, rotierenden Bewegungen der Gliedmaße. Im Verhalten des Patienten wird bemerkt, daß er sich nicht ablegt. Mit zunehmender Krankheitsdauer bildet sich eine Atrophie der Kruppenmuskulatur aus. Die Verlagerung des luxierten Femurkopfes verändert u. U. die Stellung des Oberschenkels zur Tibia so stark, daß eine erhebliche Außenrotation des Femurs entsteht, die eine sekundäre stationäre dorsale Patellafixation bewirkt. Der distale Gliedmaßenanteil folgt dieser Drehung, wodurch der Huf in zehenweiter Stellung fußt. Auch die Kontur des Femoropatellargelenks tritt durch die Drehung stärker nach außen. Die Lahmheit wird dann beherrscht durch eine permanente Streckung des Knie- und Sprunggelenks und einer erheblich verkürzten Schrittlänge, die nur eine sehr langsame Fortbewegung gestattet.

Diese Komplikation einer Femurluxation läßt sich therapeutisch nicht durch die Tenotomie des medialen geraden Kniescheibenbandes beeinflussen.

Da eine Reposition der luxierten Gliedmaße in der Regel nicht gelingt, ist dann eine weitere Nutzung des Pferdes ausgeschlossen.

### 6.2.3.3 Bursitis trochanterica

Zwischen der Endsehne eines tiefer liegenden Astes des *M. glutaeus medius*, dem *M. glutaeus accessorius* und der *Fossa trochanterica* des Femurs befindet sich ein Schleimbeutel, der sich bei übermäßiger Beanspruchung durch eine Dauerquetschung entzündlich verändert. Er wird insbesondere beim Abstemmen belastet, so daß diese Krankheit vorwiegend durch zirzensische Übungen entsteht.

Die wichtigste Erscheinung der *Bursitis trochanterica* zeigt sich an einer Hangbeinlahmheit mit einer Adduktion der Gliedmaße, wodurch der Huf in der Verlängerung des Abdruckes vom diagonalen Vorderhuf fußt (sog. Traversieren). Die mit der aseptischen Schleimbeutelentzündung einhergehende vermehrte Füllung der Bursa ist äußerlich nicht erkennbar, jedoch besteht Schmerzäußerung auf Palpationsdruck. Gelangt die Entzündung in das chronische Stadium, bildet sich allmählich eine Atrophie der Glutäenmuskulatur.

Die wesentlichste therapeutische Maßnahme ist in einer mehrwöchigen Ruhigstellung des Pferdes zu sehen. Medikamentell wird eine Kortisoninjektion in den Schleimbeutel verabreicht, die noch zweimal in einwöchigem Abstand wiederholt werden kann. Die chronische Bursitis spricht dagegen auf diese Behandlung nicht mehr an, weshalb in einem solchen Fall mehrmalige Einreibungen mit hyperämisierenden Salben angezeigt sind.

### 6.2.3.4 Coxitis

Die Entzündung des Hüftgelenks erfolgt meistens nach einer schweren Distorsion, wie sie sich bei einem Sturz oder anderem ungewöhnlichen Anlaß ergeben kann. Dabei sind Einrisse an Kapselbändern oder auch eine Knochenabsprengung vom Acetabulumrand möglich.

Die Ummantelung des Gelenks mit Muskulatur macht es nur einer indirekten Palpation zugänglich und ist der lokale adspektorische Befund bis auf eine geringfügige

Hervorwölbung der Muskulatur in der Gelenksgegend sonst negativ. Bei der chronischen Coxitis zeigt sich dagegen eine mittel- bis hochgradige Muskelatrophie, wodurch der Trochanter major deutlich unter der Haut hervortritt, aber in seiner Lage nicht vom bilateralen Umdreher abweicht. Die Bewegungsstörung besteht aus einer gemischten Lahmheit unterschiedlicher Stärke. Im Gegensatz zur *Bursitis trochanterica* wird beim Vorführen die Gliedmaße geringfügig abduziert und nach außen gedreht. Passive Bewegungen des Gelenks sind nach allen Richtungen eingeschränkt, weil sich das Pferd wegen des dabei anfallenden Schmerzes dagegen versetzt. Differentialdiagnostisch ist besonders auf eine Fraktur des Acetabulums und der Darmbeinsäule sowie auf eine *Luxatio femoris* zu achten. Dieser Verdacht sowie eine chronische Coxitis machen eine Röntgenuntersuchung notwendig, die sich nur am abgelegten Patient und mit einer leistungsstarken Röntgenanlage ermöglichen läßt.

Die Prognose der akuten Coxitis ist vorsichtig zu stellen, denn das Ausmaß des Gelenktraumas kann von unterschiedlicher Schwere sein und dementsprechend für eine erhebliche Dauereinschränkung der Gelenksfunktion sorgen, die bei der chronischen Form ohnehin zu befürchten ist.

Neben Stallruhe ist die akute Coxitis mit antiphlogistisch wirksamen Mitteln zu behandeln (Phenylbutazon i. v., Glukokortikosteroide als Depotpräparat). Erst nach weitgehender klinischer Besserung der Lahmheit darf der Patient wieder vorsichtig an der Hand bewegt oder in einen Auslauf verbracht werden. Wenn bei der chronischen Coxitis der Röntgenbefund nicht von vornherein eine Behandlung ausschließt, kann diese mit stark hyperämisierenden Mitteln versucht werden (z. B. Umspritzung des Gelenks in Einzeldepots mit Dysbasin®). Das Behandlungsresultat ist nach frühestens dreimonatiger Stallruhe zu beurteilen.

### 6.2.3.5 Fraktur des Beckengürtels

Der aus den beiden Hüftbeinen *(Ossa coxae)* zusammengestellte Beckengürtel ist an seinen exponierten Vorsprüngen *(Tuber coxae* und *Tuber ischiadicum)* am ehesten dem Einfluß auch eines relativ geringfügigen Traumas ausgesetzt, durch das dennoch eine Fraktur an diesen Beckenabschnitten auftreten kann (Hängenbleiben mit dem Hüfthöcker an der Türzarge; Aufkommen auf die Sitzbeinhöcker nach Überschlagen). Ein schwerer Sturz auf eine harte Unterlage kann auch zum Bruch an jeder beliebigen Stelle des Beckengürtels führen, wobei das Darmbein am häufigsten davon betroffen wird.

Die bei einer Fraktur am Becken entstehenden Ausfallserscheinungen sind dynamischer und statischer Art, weil einmal das knöcherne Widerlager für einzelne Muskeln verlorengeht und zum anderen die kaudale Konsole der Bogensehnenbrückenkonstruktion des Rumpfes geschwächt wird. Deshalb sind die Folgeerscheinungen im Stand und in der Bewegung vielfältig und von sehr unterschiedlichem Ausmaß. An allgemeinen Symptomen sind eine plötzlich auftretende Lahmheit, Schwanken der Hinterhand, unphysiologische Ruhestellung oder auch ein Festliegen zu vermerken. Meistens entsteht auch eine Asymmetrie beider Beckenhälften. Bei Verschiebungen des Beckens durch passive Bewegungen an einer Hintergliedmaße fühlt man eine Krepitation, die allerdings nicht scharf zu lokalisieren ist. Noch deutlicher wird das Reibegeräusch der Bruchflächen mit der in das Rektum eingeführten und an die innere Begrenzung des Beckengürtels angelegten Hand verspürt. Das Abtasten des Beckenbodens führt zur Feststellung einer Fraktur im Schambein und in der Beckensymphyse.

Durch Verblutung wird das Leben des Patienten unmittelbar bedroht, wenn Äste der *A. iliaca interna* infolge Verlagerung von Knochenteilen zerreißen. Eine mittelbare Lebensgefahr besteht, sobald das Tier festliegt und durch ständige, aber erfolglose Aufstehversuche in Erschöpfung gerät. Ansonsten besitzt eine Beckenfraktur keine infauste Prognose, da Aussicht auf eine Selbstheilung besteht. Als sehr fraglich ist allerdings die Wiederherstellung einer ungestörten Gliedmaßenfunktion nach der Bruchheilung einzuschätzen. Nur nach einem Bruch des Hüft- und Sitzbeinhöckers sowie der Beckensymphyse kann mit einer vollen Wiederverwendung des Pferdes als Reittier gerechnet werden.

Während der etwa 3monatigen Heilungsdauer ist der Patient in einer geräumigen Boxe unterzubringen.

### 6.2.4 Funktionsstörungen der Hintergliedmaßen durch neurogene, myogene und andere Einflüsse

Das sinnvolle Zusammenspiel der Beuge- und Streckmuskulatur zum Zweck der Fortbewegung wird nicht nur durch einen schmerzhaften Krankheitsvorgang, sondern auch durch den Ausfall der motorischen Muskelinnervation oder duch Entgleisungen im Stoffwechsel der Muskulatur gestört. Die neurogene Lähmung (Parese, Paralyse) entsteht meistens durch eine direkte traumatische Schädigung der Zweige des *N. ischiadicus*. Sie kann auch auf einen Sauerstoffmangel durch Kompression der sie versorgenden Blutgefäße beruhen, wie Beobachtungen während langdauernder Narkosen ergaben. Eine myogene Lähmung an der Hintergliedmaße betrifft vorwiegend die Strecker des Kniegelenks *(M. tensor fasciae latae* und *M. quadriceps femoris)* als Folgeerscheinung der paralytischen Myoglobinämie. In jedem Fall sind die daraus abzuleitenden klinischen Erscheinungen so typisch, daß man sie im allgemeinen dem betroffenen Nerv und der befallenen Muskelgruppe gut zuordnen kann.

## 6.2.4.1 Lähmung des N. fibularis

Aus der distalen Fortsetzung des *N. ischiadicus* geht als einer der beiden Hauptnerven der *N. fibularis* hervor, dessen profunder Ast die Beuger des Sprunggelenks sowie die Zehenstrecker innerviert. Folglich äußert sich ein Funktionsausfall dieses Nerven in einem weitgeöffneten Sprunggelenkswinkel (Steilstellung des Sprunggelenks) und in einer ausgeprägten Flexion der Zehe. Die Gliedmaße ruht auf der dorsalen Fläche der Zehe und stützt dabei überwiegend auf dem Fesselkopf (Abb. 6.103). Auch in der Bewegung kann die Zehe nicht gestreckt werden, so daß sie mit ihrer Vorderfläche über den Boden schleift. Im Unterschied zur dorsalen Patellafixation wird das Kniegelenk beim Vorführen des Hinterbeins abgebeugt. Die Hautsensibilität der dorsalen Zehenfläche ist aufgehoben und im Sprunggelenkbereich herabgesetzt, da hier an der sensiblen Innervation der Haut auch Äste des *N. fibularis superficialis* mitwirken. Die Dauerbelastung der dorsalen Zehenfläche führt zu Verletzungen der Haut und des subkutanen Gewebes, wenn die Zehe nicht sofort in Streckstellung mit einem Polsterverband versehen wird.

Entsprechend der unterschiedlichen Ätiologie ist die Lähmung des *N. fibularis* prognostisch günstig bis infaust einzuschätzen. Bessern sich die Lähmungssymptome nicht innerhalb einer Woche, so muß mit einem Dauerzustand gerechnet werden.

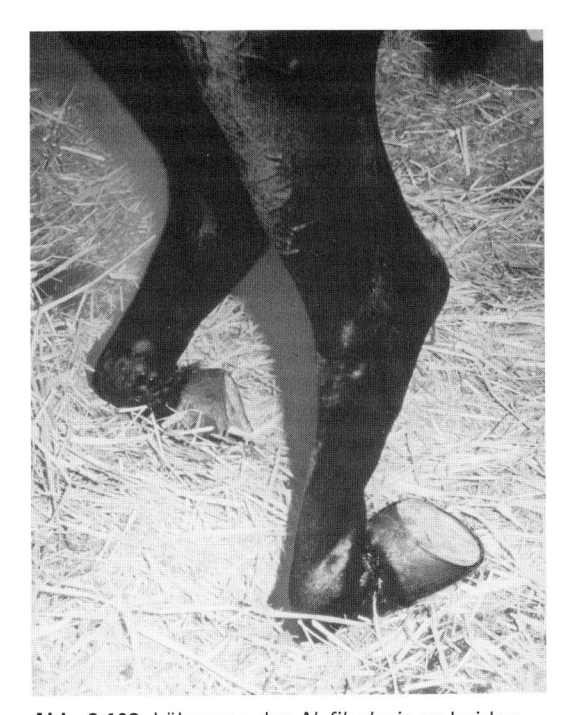

**Abb. 6.103:** Lähmung des *N. fibularis* an beiden Hintergliedmaßen nach mehrstündiger Rückenlagerung des Pferdes in Narkose

## 6.2.4.2 Lähmung des N. tibialis

Der zweite Hauptast des *N. ischiadicus* wird *N. tibialis* genannt, dessen hauptsächliche Aufgabe in der motorischen Innervation der Strecker des Sprunggelenks und der Beuger der Zehengelenke liegt. Eine Lähmung dieses Nerven ist gelegentlich zu beobachten, wenn ein Pferd während einer langdauernden Operation in Rückenlage gehalten wird und die Hinterbeine gestreckt fixiert waren. Dann ist eine Lähmung an beiden Beinen zugleich möglich. Sie zeigt sich in einer Beugestellung der Sprunggelenke, die das Aufrichten des liegenden Tieres nicht gestattet. Schon der Abstemmversuch zum Aufrichten wird durch den Ausfall der Zehenbeuger sehr erschwert. Wird das Pferd mit einem Hängegurt in die stehende Position gebracht und die weitere Unterstützung eingestellt, bricht es unter Beugung der beiden Sprunggelenke sofort wieder zusammen. Die Aussicht auf eine erfolgreiche Behandlung ist äußerst gering, weil erschwerend hinzukommt, daß wegen ständiger Aufstehversuche und trotz medikamenteller Stützung der Kreislauf infolge einer Herzmuskeldegeneration zusammenbricht.

## 6.2.4.3 Lähmung des N. femoralis

Der aus dem Lendengeflecht abgehende *N. femoralis* versorgt motorisch u. a. den kräftigen *M. quadriceps femoris*, der an der Patella ansetzend das Kniegelenk zu strecken hat.

Ein Funktionsausfall dieses Nerves liegt manchmal beim neugeborenen Fohlen vor und steht dann in unmittelbarem Zusammenhang mit einer intrauterinen Lageveränderung des Fohlens (Hinterendlage) oder einer Schwergeburt, wodurch der Nerv hinter seiner Austrittsstelle aus dem Lendenwirbelkanal abreißen kann.

Die klinische Symptomatik entspricht der einer lateralen Patellaluxation, wonach im Moment der Fußung die betroffene Gliedmaße im Kniegelenk nicht fixiert werden kann und deshalb Knie- und Sprunggelenk passiv gebeugt werden. Die Kniescheibe verlagert sich aber nicht aus ihrer normalen Position. Sie ist mit der Hand jedoch leicht zu verschieben, denn auch den Patellarbändern fehlt jegliche Spannung. Nach kurzer Zeit entwickelt sich eine hochgradige Atrophie der Quadricepsmuskulatur, die sich durch eine deutliche Eindellung oberhalb der Kniescheibe kundtut. Mit zunehmender Entwicklung und Kräftigung der benachbarten Muskulatur tritt der bleibende Muskelschwund immer deutlicher in Erscheinung. Das der Atrophie ausgesetzte Muskelgewebe wandelt sich in ein derbes Bindegewebe um und kann zu gegebener Zeit offensichtlich eine gewisse Zugspannung an der Patella übernehmen. Hierdurch bessert sich die Belastungsfähigkeit der Gliedmaße, die aber nicht ausreicht, das Pferd reiterlich oder anderweitig sportlich zu nutzen.

Unter dem gleichen klinischen Bild der Femoralisparalyse verläuft die **myogene Lähmung des Kniescheibenstreckers**, die sich einer Myoglobinämie durch hyaline Degeneration dieses Muskels anschließt. Auch bei diesem ätiologischen Hintergrund kommt es gewöhnlich zu einer irreversiblen Atrophie mit dem für die Lähmung des *N. femoralis* dargestellten Ausgang.

### 6.2.4.4 Hahnentritt

Unter einem Hahnentritt versteht man eine Störung im koordinierten Bewegungsablauf einer oder auch beider Hintergliedmaßen, bei der am Ende der Stützbeinphase das Bein ruckartig gebeugt und abnormal hoch unter den Rumpf gezogen wird, ehe es unter beschleunigter Streckung stampfend wieder auf den Boden aufsetzt (Tafel 18, Abb. i, Tafelteil). Dadurch verkürzt sich die Schrittlänge und verliert das Pferd seine schwingende Bewegung im Rücken. Im Schritt tritt diese unphysiologische Gliedmaßenführung meistens stärker auf als im Trab.

Ihr dürfte eine gesteigerte Reflexerregung zugrunde liegen, deren Ursache oft in einem schmerzhaften Krankheitszustand am betroffenen Bein (Spat, Dermatitis in der Fesselbeuge, Entzündungen im Zehenteil der Huflederhaut, narbige Verwachsung der Faszie mit der Haut u. a.) zu suchen ist (symptomatischer Hahnentritt). Ebenso kann aber auch jeglicher Hinweis auf einen solchen ätiologischen Zusammenhang fehlen. In diesem Fall spricht man von einem »idiopathischen« Hahnentritt.

Wird das auslösende Moment erkannt und kann es zur Heilung gebracht werden, verschwindet der Zuckfuß von selbst. In hartnäckigen Fällen und wenn die Ursache unaufgeklärt bleibt, ist therapeutisch eine Tenektomie des seitlichen Zehenstreckers *(M. ext. dig. lat.)* das angewiesene Behandlungsverfahren. Der Operationserfolg stellt sich 3–4 Wochen später ein, zuweilen bleibt er allerdings auch gänzlich aus.

### Literatur

ADAMS O. R. (1970): Surgical arthodesis for treatment of bone spavin. J. Amer. Vet. Med. Ass. **157**, 1480–1485.

AHLENGAARD S., TUFVESSON G., PETTERSSON H., ANDERSSON T. (1978): Treatment of traumatic arthritis in the horse with intra-articular Orgotein (Palosein®). Equine Vet. J. **10**, 122–124.

AUER J. A., KOEGI B., FÜRST T. (1995): Möglichkeiten und Sinn der chirurgischen Versorgung von Frakturen der langen Röhrenknochen beim Pferd. Collegium veterinarium XXV, 69–71.

DRIESANG J., BÖHM D. (1993): Spat beim Pferd – Klinische, röntgenologische und szintigraphische Befunde. Tierärztl. Prax. **21**, 141–148.

KNEZEVIC P., WRUHS O. (1975): Möglichkeiten der Arthroskopie bei Pferd und Rind. Wien. tierärztl. Mschr. **62**, 300–304.

MCILWRAITH C. W., HOWARD R. D. (1995): Sodium Hyaluronate: A review of current knowledge and current recommendations. Procs. 41st Ann. Conv. Amer. Ass. Equine Pract., 91–93.

PANNDORF H., KRAHMER R. (1969): Beidseitige angeborene Patellaluxation bei einem Fohlen. Mh. Vet.-med. **24**, 346–348.

PELT VAN R. W., RILE W. F., TILLOTSON P. J. (1970): Stifle disease (gonitis) in horses: Clinicopathologic findings and intra-articular therapy. J. Amer. Vet. Med. Ass. **157**, 1173–1186.

PELT VAN R. W. (1974): Interpretation of synovial fluid findings in the horse. J. Amer. Vet. Med. Ass. **165**, 91–95.

RATHOR S. S. (1968): Clinical aspects of the functional disorders of the equine and bovine femoro-patellar articulation with some remarks on its biomechanics. Vet. Med. Diss., Utrecht.

SCHEBITZ H., DÄMMRICH K., WAIBL H. (1975): Intraartikuläre Absprengungsfrakturen im Articulus talocruralis beim Pferd. Berl. Münch. Tierärztl. Wschr. **88**, 309–317.

# 7 Krankheiten an den Weichteilen des Kopfes (einschl. des Auges und Ohres) und im Gebiet des Halses

A. Krähenmann und H.-J. Wintzer

## 7.1 Augenkrankheiten

A. Krähenmann

In der Regel wird jede Augenveränderung vom Pferdebesitzer ernst genommen, wissend, daß eine damit verbundene Sehbeeinträchtigung oder gar Erblindung eine erhebliche Wertverminderung mit sich bringen würde. Aus diesem Grund ist die Feststellung von Organveränderungen im Rahmen von Ankaufs- oder Gewährleistungsuntersuchungen vor allem bei wertvollen Pferden von großer Bedeutung. Dabei müssen angeborene von erworbenen Veränderungen sowie frische von älteren Krankheitszuständen unterschieden und beurteilt werden können.

Grundlage jeder zuverlässigen Diagnose und Therapie sind eine möglichst lückenlose Anamnese, die genaue Kenntnis der anatomischen und physiologischen Gegebenheiten und eine sorgfältige Untersuchung unter geeigneten Bedingungen. Eine klinische Allgemeinuntersuchung ist beim geringsten Verdacht auf das Vorliegen einer symptomatischen Augenerkrankung angezeigt.

Anatomische Besonderheiten des Pferdeauges betreffen vor allem die Form des Augapfels *(Bulbus)* und der Pupille sowie das ophthalmoskopische Bild des Augenhintergrundes *(Fundus)*.

Die **Augenuntersuchung** umfaßt die Adspektion und die Palpation sowie in Zweifelsfällen die Prüfung des Sehvermögens.

Die Adspektion beginnt mit dem direkten Vergleich beider Augen und ihrer Umgebung von vorn. Von der Seite folgt die Beurteilung der Lider, Bindehaut, Nickhaut und Hornhaut, soweit diese ohne Berührung der Lider sichtbar sind. Auf die Beschaffenheit des Tränensekrets und auf sichtbaren Tränenfluß ist besonders zu achten.

Bei einseitiger Erkrankung folgt die systematische Untersuchung des einen (gesunden) Auges und seiner Teile in gleichbleibender Reihenfolge von außen nach innen. Nachdem sich das Pferd an das Vorgehen gewöhnt hat, wird anschließend das andere (erkrankte) Auge untersucht.

Für die Zuverlässigkeit des Untersuchungsergebnisses sind die Lichtverhältnisse ausschlaggebend. Ein Dunkelraum und die Verwendung einer handlichen, möglichst kleinen, aber starken und zweckmäßig abgeschirmten Lichtquelle mit Intensitätsregulierung zur diffusen und insbesondere zur fokalen Beleuchtung sind unerläßlich. Für die genauere Betrachtung von Einzelheiten namentlich in der Hornhaut und Vorderkammer ist eine Lupe (oder Lupenbrille) erforderlich. Die sichere Lokalisation von Veränderungen in der Linse und im Glaskörper gelingt nur mit Hilfe der Spaltlampenuntersuchung. Der Augenhintergrund *(Fundus)* wird am besten mit einem Ophthalmoskop direkt oder indirekt untersucht, wobei die Peripherie nur bei erweiterter Pupille einsehbar wird. Ein kaum zu übertreffendes Verfahren für die Untersuchung der inneren Augenstrukturen stellt die binokuläre, indirekte Ophthalmoskopie dar, deren erfolgreiche Anwendung allerdings einige Übung voraussetzt (Neumann, 1987).

Die zeichnerische Darstellung gewisser Untersuchungsbefunde, vor allem in der Hornhaut, erleichtert die Beurteilung des Heilungsverlaufs.

An **diagnostischen Hilfsmitteln** sind in Betracht zu ziehen:

a. Ein Oberflächenanästhetikum bei schmerzhaften Zuständen der Bindehaut und/oder Hornhaut,

b. Fluorescein in Form von Teststreifen oder kombiniert mit Oxybuprocain 0,4% in Tropfenform zum Anfärben von Hornhautdefekten und zur Durchgängigkeitsprüfung des Tränennasengangs,

c. sterile Stäbchentupfer zur bakteriologischen Untersuchung von Tränensekret und zur Resistenzprüfung,

d. ein kurzwirkendes Mydriatikum zur diagnostischen Pupillenerweiterung und Zykloplegie (Tropicamid 0,5–1%, Homatropin 1%),

e. Schirmer-Teststreifen bei Verdacht auf *Keratoconjunctivitis sicca*,

f. an Pferdekliniken ein elektronisches Tonometer zur Prüfung des Augeninnendrucks bei Verdacht auf Druckanstieg (Glaukom). Die digitale Palpation ermöglicht nur eine ungenaue Feststellung von mittel- bis hochgradigen Druckerhöhungen.

Die **Prüfung des Sehvermögens** erfolgt durch das Führen des Pferdes am langen Zügel über verschiedenartige Hindernisse, wie am Boden liegende Stangen oder Balken und (mit genügender Vorsicht) durch das Führen gegen Pfosten oder Bäume und querliegende Stangen auf

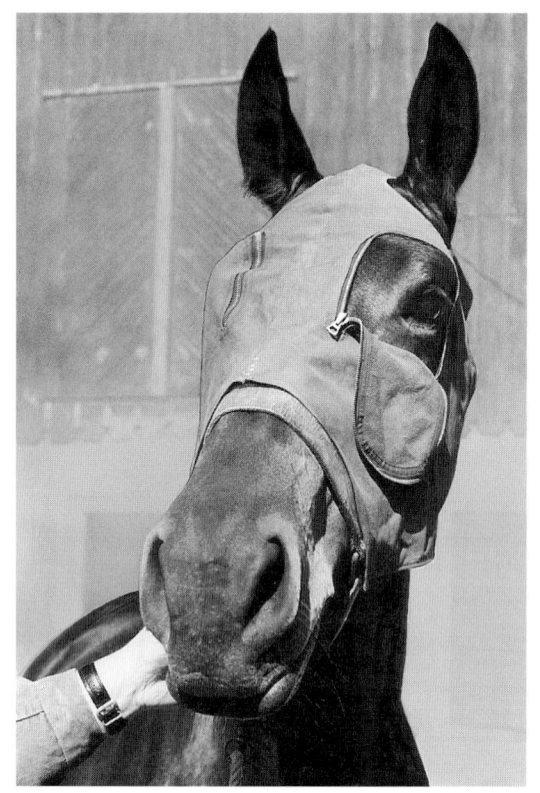

**Abb. 7.1:** Pferd mit Augenkappe für die Sehprobe (Modell AMMANN) (entnommen aus »Handlexikon der Tierärztlichen Praxis«, Gustav Fischer Verlag)

halber Augenhöhe. Die Lichtverhältnisse sind bei der Beurteilung mit zu berücksichtigen. Zur Prüfung des einen (gesunden) Auges ist das andere (kranke) abzudecken, mit anschließendem Wechsel. Am besten eignet sich hierzu eine mit halbkreisförmigen Augenklappen versehene Kappe aus dichtgewebtem Stoff, die mit Ausnahme der Ohren und Nüstern den ganzen Kopf einhüllt (Abb. 7.1). Das Öffnen und Schließen der Augenklappen erfolgt mittels Reißverschluß. Unzweckmäßig ist das beliebte Gestikulieren vor den Augen.

## 7.1.1 Erkrankungen der Orbita

### 7.1.1.1 Weichteilverletzungen und Frakturen

Im Anschluß an perforierende Wunden der Lider oder in der Augengrube und im Zusammenhang mit offenen oder geschlossenen Frakturen der Orbitalknochen nach heftiger Kontusion kommt es zu mehr oder weniger ausgedehnten Schädigungen der Orbita und vielfach auch des Bulbus. In Verbindung mit einer Infektion können sie einen dramatischen Verlauf nehmen. Von Frakturen sind die exponierten Knochen betroffen: Tränenbein, Jochbein (mit Fortsatz) und Stirnbein (mit Fortsatz), also die den Orbitalring bildenden Knochen. Starke Schwellung in der Umgebung der Fraktur und hochgradige Schmerzen können die genaue Diagnose anfänglich erschweren. Klingen Umfangsvermehrung und Schmerzhaftigkeit nach einigen Tagen ab, so lassen sich Krepitation und abnorme Beweglichkeit der Fragmente nachweisen. Offene Frakturen sind sondierbar. Je nach Lage und Grad der Dislokation ist auch der Bulbus mit Lageveränderung, Vorfall oder Ruptur betroffen. Es kann auch zu einer Verletzung des Sehnervs kommen.

Die Prognose ist bei einfachen Brüchen ohne Dislokation günstig, während bei Verlagerung der Fragmente mit einer verzögerten Heilung zu rechnen ist. Komplizierte Frakturen und Splitterbrüche sind prognostisch ungünstig, da sie zu einer Orbitalphlegmone oder zum Verlust des Auges führen können.

Die Behandlung offener Frakturen ist deshalb in erster Linie darauf auszurichten, eine Sekundärinfektion zu verhindern. Das geschieht durch Wundexzision, Entfernen von Splittern, Naht, Antibiotikaverabreichung lokal und systemisch, Ausbinden in einem Stand gegen den Stallgang, um das Pferd am Scheuern zu hindern. Gelegentlich können Sequester zu Fistelbildung führen, so daß nachträglich nochmals operiert werden muß.

### 7.1.1.2 Orbitalphlegmone und -abszeß

Fortschreitende Entzündungen entstehen nach eitriger Infektion des retrobulbären Gewebes durch eine perforierende Verletzung, nach Dekubitus am Augenbogen sowie im Anschluß an komplizierte Frakturen. Auch Drusemetastasen und Oberkieferhöhlenempyem kommen ursächlich in Frage.

Charakteristische Anfangssymptome sind kollaterales Ödem der Lider und deren Umgebung, große Druckempfindlichkeit und vermehrte Wärme. Später entwickelt sich ein Ödem der Bindehaut mit Chemosis (Tafel 19, Abb. a, Tafelteil). Nach einigen Tagen tropft ein bernsteingelbes Exsudat ab und der Augapfel wird als Folge der retrobulbären Schwellung vorgetrieben *(Exophthalmus inflammatorius)*. Der sehr schmerzhafte Prozeß ist zudem mit Apathie und Fieber verbunden. Fluktuation in der Augengrube oder lateral am Bulbus spricht für Abszedierung. Am Augenhintergrund fällt die Stauungspapille auf. Gelegentlich kommt es zu einer Sehnervenentzündung.

Die Prognose ist zweifelhaft. Wird die Infektion nicht rechtzeitig behandelt, kommt es zur Abszedierung. Es besteht dann die Gefahr eines Durchbruchs in die Oberkiefer-, Schädel- oder Stirnhöhle. Eine Atrophie des Sehnervs mit fortschreitender Sehverminderung bis zur Erblindung ist möglich, wie auch ein Übergreifen des Prozesses auf das Bulbusinnere im Sinne einer äußerst schmerzhaften, eitrigen Panophthalmie mit nachfolgender Schrumpfung des Augapfels *(Phthisis bulbi)*.

Die Behandlung hat außer dem Schutz des Auges vor äußeren Einwirkungen (Scheuern) in erster Linie zum

Ziel, der Infektion möglichst rasch Herr zu werden, um das Auge vor bleibenden Schäden zu bewahren: hohe Dosen Antibiotika parenteral, nach Bedarf kombiniert mit Sulfonamiden, antiphlogistische Lokalbehandlung mit entzündungshemmenden Kompressen. Kann die Abszedierung nicht verhindert werden, so ist dem Eiter und dem eingeschmolzenen Gewebe möglichst dort frühzeitig Abfluß zu verschaffen, wo Fluktuation auftritt, oder noch besser an der tiefsten Stelle der Orbita, also an deren nasoventralem Wandteil. Dazu wird der *Sinus maxillaris superior* trepaniert und von dort aus mit einem Hohlmeißel eine Abflußöffnung an der tiefsten Stelle der Orbita geschaffen. Der Eiter fließt dann in die Oberkieferhöhle ab, aus der er ausgespült werden kann. Erfolgt diese Operation rechtzeitig, kann die sonst notwendig werdende Entfernung des Bulbus vermieden werden.

Erfolgversprechender als die Behandlung einer bereits eingetretenen Orbitalphlegmone ist die Infektionsprophylaxe bei Lidquetschungen *(Dekubitus)*, perforierenden Verletzungen oder offenen Frakturen.

## 7.1.2 Erkrankungen der Lider

### 7.1.2.1 Quetschungen

Lidquetschungen erleiden vor allem Pferde, die beim Agitieren am Boden (Kolik) den Kopf anschlagen oder die ohne Kopfschutz in Seitenlage operiert werden. Sie manifestieren sich als stärkere Hautschwellungen über dem Augenbogen und Oberlid, so daß es nicht mehr gehoben werden kann, und die Lidspalte geschlossen bleibt.

Die Prognose ist günstig, indem sich die Schwellungen bei Behandlung mit Kamillosan®-Kompressen und Bepanthensalbe® in wenigen Tagen zurückbilden. Bei gleichzeitiger Hautschürfung empfiehlt sich zur Infektionsprophylaxe die tägliche Applikation einer antiseptischen Salbe. Gelegentlich bilden sich über dem Augen-

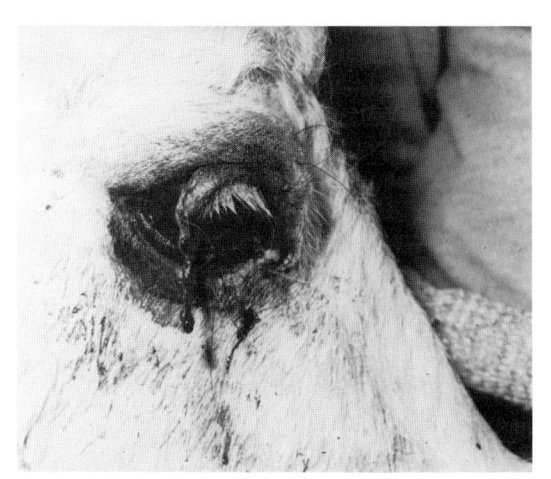

**Abb. 7.2:** Rißverletzung am oberen Augenlid vom temporalen Lidwinkel ausgehend

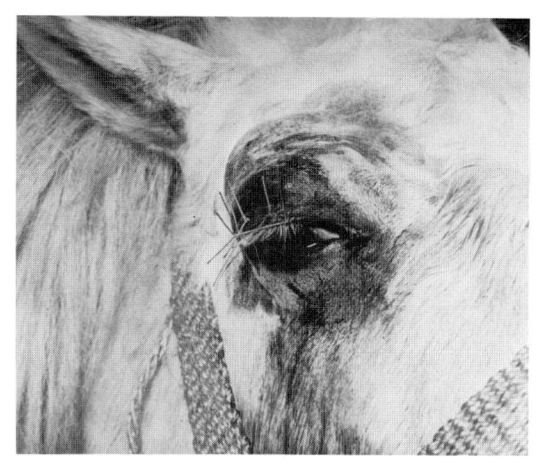

**Abb. 7.3:** Zustand der Verletzung (Abb. 7.2) unmittelbar nach der Naht

bogen umschriebene Hautnekrosen, die jeweils soweit abzutragen sind, als sie sich demarkiert haben. Desinfizierende Vitamin-A-Salbe fördert die Demarkation. Die Behandlung soll möglichst ohne Verband erfolgen.

### 7.1.2.2 Offene Verletzungen

Lidwunden werden durch das Einhaken an spitzen, vorstehenden Gegenständen (Nägel, Haken) verursacht und präsentieren sich als mehr oder weniger tiefe und ausgedehnte Zusammenhangstrennungen (Abb. 7.2). Sie verlaufen entweder senkrecht zum Lidrand oder in der Regel vom lateralen Lidwinkel ausgehend in Form eines Lappens parallel zum Lidrand. Es kann auch ein Teil des Lides abgerissen werden. Bei Verletzungen im Bereich des medialen Lidwinkels können das obere oder untere Tränenröhrchen und der Tränensack mitverletzt sein. Bei Eröffnung der Orbita besteht Infektionsgefahr.

Die Heilung erfolgt ohne störende Vernarbung, sofern die Wundränder durch eine exakte Naht vereinigt werden (Abb. 7.3), andernfalls ist später mit einem *Entropium* oder *Ektropium* zu rechnen, auch mit knotenförmiger Verdickung nach Schrumpfung kleiner Lappen und/oder mit unvollständigem Lidschluß und dessen Folgen.

Als oberstes Behandlungsprinzip gilt, daß Lappen nie abgetragen werden dürfen. Selbst fast ganz abgerissene Lidteile sollen wieder angenäht werden. Verschmutzte Hautlappen sind sorgfältig zu reinigen, ältere Verletzungen vorsichtig zu exzidieren, da übermäßige Wundrevisionen leicht zu Narbenkontraktur führen. Bei größeren Defekten ist eine Stiellappenplastik erforderlich.

Kleinere Verletzungen lassen sich am sedierten Pferd unter Wundrandanästhesie versorgen, ausgedehntere und tiefe besser in Narkose. Ausschlaggebend für einen problemlosen Heilungsverlauf ist der exakte Wundverschluß mit Knopfnähten unter Verwendung von feinem, atraumatischem Nahtmaterial, wie Polyamid (Nylon, Ethilon,

Supramid) oder Vicryl 2/0-4/0. Bei tiefen Verletzungen ist die Lidbindehaut mit resorbierbarem Nahtmaterial gesondert zu nähen (Catgut oder Vicryl 3/0–4/0). Nachbehandlung mit Antibiotikum-Augensalbe 2mal täglich.

Die Naht ist mit einem für das Auge unschädlichen Deckmittel zu schützen. Maßnahmen gegen das Scheuern sind sehr zu empfehlen. Tetanusprophylaxe ist angezeigt. Bei einer Eröffnung der Orbita ist die antibiotische Lokal- und Allgemeinbehandlung unerläßlich.

### 7.1.2.3 Verbrennungen

Bei Verbrennungen kommt es an den Lidern leicht zu Erythem- und/oder Ödembildung, bei Verbrennungen 2. Grades außerdem zu Blasenbildung. Verbrennungen 3. Grades sind infolge guter Durchblutung selten.

Wegen möglicher Mitbeteiligung des Bulbus ist stets eine sorgfältige Untersuchung der Hornhaut angezeigt, wenn nötig unter Oberflächenanästhesie.

Verbrennungen 1. und 2. Grades heilen in der Regel ohne Narbenbildung ab (Tafel 19, Abb. n, Tafelteil). Nach Verbrennungen 3. Grades besteht Infektionsgefahr. Als Spätfolge ist mit Narbenkontraktur zu rechnen.

Behandlung: Kompressen mit kaltem Wasser und Eis in frischen Fällen; Panthenolsalbe; Antibiotikumsalbe bei Infektionsgefahr; kein Verband. Bei Bedarf ist später eine Stiellappenplastik oder eine Hauttransplantation erforderlich.

### 7.1.2.4 Lidödem

Die ein- oder beidseitig auftretende Lidschwellung beruht auf einer serösen Infiltration der Gewebespalten infolge Stauung oder Entzündung. Ursächlich kommen in Betracht:
 a. Primäre Infiltration nach Trauma oder Insektenstich,
 b. sekundäres Ödem bei eitriger Panophthalmie oder retrobulbärer Phlegmone,
 c. symptomatische Infiltration bei Allgemeinerkrankungen wie Virusarteriitis (Pferdestaupe), Petechialfieber *(Morbus maculosus)*, lymphatische Leukose oder allergische Reaktionen, wie Urtikaria, ferner bei Herz- und Niereninsuffizienz.

Bei einem Stauungsödem sind die Lider faltenlos geschwollen, kühl und schmerzfrei. Beim entzündlichen Ödem sind sie glatt und glänzend, gerötet, warm und schmerzhaft. Die symptomatische Infiltration tritt immer beidseitig auf.

Bei primärer Infiltration besteht die Behandlung in der Applikation von adstringierenden, kühlenden Kompressen. Nach Insektenstich mit extremer Schwellung kann die Injektion eines Antihistaminikums indiziert sein. Bei eitrigen Prozessen sind warme Kompressen mit Kamillen-

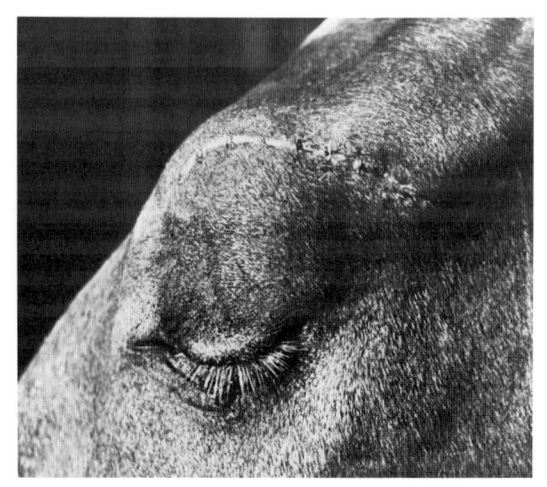

**Abb. 7.4:** Ptosis paralytica nach Fraktur des Augenbogens (Vet.-Chirurgische Klinik Zürich)

extraktlösungen angezeigt sowie antiphlogistische Salben und Antibiotika parenteral. Bei sekundären und symptomatischen Infiltrationen steht die Behandlung der ursächlichen Erkrankung im Vordergrund.

### 7.1.2.5 Lähmungen (Blepharoptosis)

Das Herabhängen des Oberlides kann bedingt sein durch:
 a. eine sekundäre (traumatische) Lähmung des *N. oculomotorius, N. facialis (N. auriculopalpebralis)* oder des Halssympathikus im Sinne einer echten Ptosis *(Ptosis paralytica)* (Abb. 7.4),
 b. einen mehr auf das Oberlid beschränkten Krampfzustand des *M. orbicularis (Ptosis spastica)* als Folge von Reizungen der Bindehaut (Fremdkörper, Konjunktivitis), der Hornhaut (Erosion, Geschwür, Keratitis) oder der Iris (Iritis),
 c. eine Schwellung (Lidödem, -entzündung, -hämatom) oder einen Tumor *(Ptosis mechanica)*.

Bei der spastischen und mechanischen Ptosis handelt es sich um eine Pseudoptosis.

Prognose und Behandlung richten sich nach der Ursache. Eine genaue Untersuchung ist deshalb unerläßlich.

Die paralytische Form ist prognostisch eher zweifelhaft bis ungünstig. Die durch leichtere Traumen verursachten Lähmungen können sich in 8–10 Tagen spontan zurückbilden. Bei Hämatomen sind resorptionsfördernde Applikationen angezeigt. Injektionen von Vitamin $B_1$, $B_{12}$ oder B-Komplex fördern das Regenerationsvermögen lädierter Nervenfibrillen. Bei Frakturen besteht allerdings die Gefahr irreversibler Nervenläsionen. Krampfzustände sprechen gut auf warme Kompressen an. Maßgebend ist aber die Behandlung der auslösenden Ursache. Dies ist auch der Fall bei der mechanischen Ptosis.

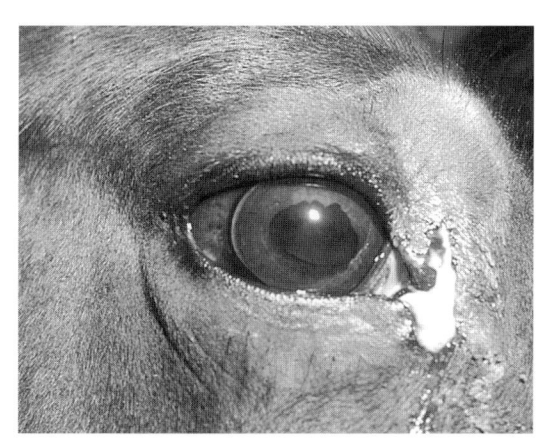

**Abb. 7.5:** Schleimig-eitrige Sekretansammlung im nasalen Augenlidwinkel

## 7.1.3 Erkrankungen der Tränenorgane

Die Tränenorgane erkranken beim Pferd relativ selten. Die Verstopfung oder Verlegung (Obliteration) des Tränennasengangs *(Ductus nasolacrimalis)* ist besonders unangenehm, da sie zu ständigem Tränenfluß *(Epiphora)* führt, so daß die Haut unterhalb des nasalen Lidwinkels feucht bleibt und verkrustet. Sekretstraßenbildung mit Haarausfall und Ekzem sind die Folgen (Abb. 7.5). Längerdauernde Stenosierung führt zu chronischer Konjunktivitis.

Ursachen der Obliteration können entzündliche Schwellung der Schleimhaut des Tränennasengangs bei Konjunktivitis, Rhinitis oder Sinusitis, Verlegung durch Fremdkörper, Phlegmone oder Fraktur des Tränenbeins, Atresie der Tränenpunkte oder der nasenseitigen Mündung des Tränennasengangs sein (s. auch 7.2.2).

Im Zweifelsfall kann die Durchgängigkeit mit Hilfe von Fluorescein geprüft werden. Feinste Nylonkatheter lassen sich am narkotisierten Pferd durch einen Tränenpunkt mindestens bis in den Tränensack vorschieben. Mittels Kontrastfüllung kann der Tränennasengang auch radiologisch dargestellt werden.

Differentialdiagnostisch ist an die folgenden pathologischen Zustände zu denken: Konjunktivitis, schmerzhafte Prozesse an der Hornhaut (Erosion, Geschwür, Keratitis) oder im Augeninnern (Iritis, Uveitis, Glaukom). In diesen Fällen ist der Tränenfluß auf die reizbedingte Hypersekretion zurückzuführen.

Vorerst soll versucht werden, die Durchgängigkeit durch Spülung mit körperwarmer physiologischer NaCl-Lösung wiederherzustellen. Am besten gelingt dies durch die Einführung einer geeigneten Kanüle durch die Mündung des Tränennasengangs (z.B. Träna-Kanüle oder Knopfkanüle), wobei die Behandlung gewöhnlich im Stehen am sedierten Tier möglich ist (Abb. 7.6). Chymotrypsin-Lösungen (1:5000) oder Trypsin beschleunigen die Auflösung eitriger Sekretmassen. Bei einem Verschluß der nasenseitigen Mündung, die als kongenitale Anomalie bei Fohlen anzutreffen ist, wird die Schleimhaut elliptisch exzidiert, der Wundrand thermokauterisiert oder ein Kunststoffkatheter bis zur Epithelisierung des Wundrandes etwa 10 Tage lang eingelegt. Bei angeborener Aplasie der distalen Öffnung wird eine elastische Sonde (Venenkatheter oder Harnkatheter für Rüden) durch einen Tränenpunkt eingeführt und behutsam vorgeschoben. Bei ungehinderter Durchgängigkeit erreicht deren Vorderende die Stelle, an der sich die nasale Mündung befinden sollte. Durch den Sondendruck wölbt sich die geschlossene Schleimhaut leicht vor und kann an dieser Stelle elliptisch abgetragen werden.

Die Nachbehandlung erfolgt mit antibiotikumhaltigen Kortikoidtropfen mehrmals täglich über 5–7 Tage.

## 7.1.4 Erkrankungen der Bindehaut

Die Bindehaut kann für sich erkranken oder durch Veränderungen am Bulbus oder dessen Umgebung in Mitleidenschaft gezogen werden. Sie kann sich aber auch aufgrund einer inneren Erkrankung verändern. Schließlich spielt sie in der Diagnostik eine Rolle (Malleinprobe, Rotz).

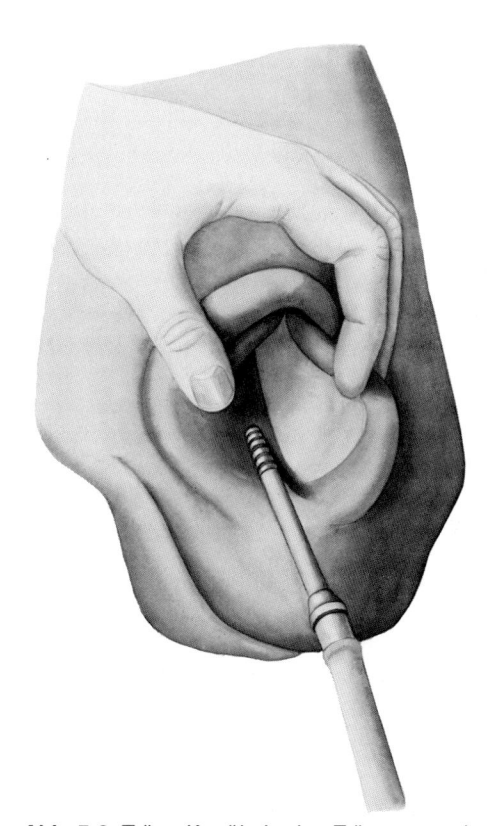

**Abb. 7.6:** Träna-Kanüle in den Tränennasenkanal eingeführt (Vet.-Chirurgische Klinik Zürich)

Unter allen Erkrankungen der Bindehaut steht die Entzündung (Konjunktivitis) im Vordergrund, wobei sie beim Pferd für sich allein nicht sehr oft beobachtet wird.

### 7.1.4.1 Konjunktivitis

Ursächlich sind drei Entzündungsformen unterscheidbar: primäre, sekundäre und symptomatische Konjunktivitis.

Primäre Entzündungen sind durch die Einwirkung physikalischer oder chemischer Noxen und/oder durch Infektionserreger (Bakterien, Viren, Parasiten, Pilze) bedingt.

Sekundäre Konjunktivitis entsteht als Folge einer Obliteration des Tränennasengangs oder einer Entzündung anderer Augenteile (Keratitis, Uveitis), der Kopfhöhlen (Sinusitis), Oberkieferbackenzähne (Alveolarperiostitis) oder der Orbita (Phlegmone).

Symptomatische oder endogene Entzündungen treten als Begleitsymptom einer Allgemeinerkrankung auf, wie Druse, Petechialfieber, Influenza und Virusarteriitis (Pferdestaupe).

Als Ursachen primärer Entzündungen kommen im einzelnen in Frage:

a. physikalisch-chemische Noxen, wie Fremdkörper, Staub, Rauch, Gase ($NH_3$, $SO_2$), Sonnenlicht (UV), Desinfektionsmittel, Kalk, Kälte, Verbrennung und Trauma; Fehlstellungen der Lider oder Wimpern,

b. allergisierende Wirkstoffe, wie Pollen und andere Antigene mit ähnlichen Eigenschaften,

c. Infektionserreger, wie Bakterien (Staphylo-, Strepto-, Pneumokokken, *Pseudomonas aeruginosa, Proteus vulgaris, Actinobacillus equuli*), Chlamydien, Viren (Adeno-, Herpesviren), Schimmelpilze *(Aspergillus)* und Hefen sowie Parasiten *(Thelazia lacrimalis,* Filarien).

Klinisch können beim Pferd allgemein nur die katarrhalische und die eitrige Konjunktivitis unterschieden werden.

### Katarrhalische Konjunktivitis (Conjunctivitis catarrhalis)

Diese Konjunktivitis verläuft akut oder chronisch. Ursächlich kommen die bereits erwähnten Noxen in Betracht.

Die akute Form äußert sich in Lichtscheu, Hyperämie, Schwellung der Bindehaut und in serösem oder seromukösem Tränenfluß (Tafel 19, Abb. b, Tafelteil). Sie ist relativ wenig schmerzhaft. Gelegentlich manifestiert sich aber auch starker Juckreiz, vermutlich infolge eines brennenden Gefühls, besonders bei chemischen Reizen und allergischen Reaktionen sowie bei einer Infektion mit Thelazien.

Bei der chronischen Form ist die Entzündung weniger ausgeprägt. Es besteht nur leichter Tränenfluß und geringe Lichtscheu. Die Bindehaut ist nur leicht gerötet und schmutzig verfärbt. Bei längerer Dauer kann es zu einer Verdickung der Bindehaut und Lider kommen. Als Folge des anhaltenden Tränenflusses wird die Haut unterhalb des nasalen Lidwinkels ekzematös. Mit der Zeit greift die Entzündung auch auf die Peripherie der Hornhaut über, gewöhnlich in Form einer randständigen Trübung und oberflächlichen Vaskularisation. Die Gefäße sind allerdings nur mit der Lupe zu erkennen.

Die Prognose ist für die akute Form günstig, wogegen chronische Entzündungen monatelang dauern können.

Vor einer Behandlung sind die möglichen Ursachen zu eliminieren sowie jede weitere Reizwirkung physikalischer oder chemischer Art auszuschalten. Schutz vor Sonnenlicht und Zugluft ist ohnehin angezeigt. Diese Maßnahmen allein führen oft schon zur Heilung, vor allem, wenn sie rechtzeitig getroffen werden. Folgende Medikamente als Tropfen sind bei akuter Konjunktivitis empfehlenswert: Zinc. sulfuric. 0,5–1%, evtl. kombiniert mit Naphazolin 0,05% oder Phenylephrin 0,12%, das gefäßverengend und auf die Bindehaut abschwellend wirkt sowie den Tränenfluß rasch hemmt. Bei allergischen Reizzuständen ist ein Antiallergikum angezeigt, wie Antazolin 0,5%. Bibrocathol 2% oder Sulfonamidsalbe ist beim Verdacht auf eine nichteitrige bakterielle Infektion angezeigt.

Bei chronischer Konjunktivitis mit hartnäckiger Bindehautschwellung wirkt Hydrocortison 1%- oder Prednisolon-0,5%-Salbe der überschießenden entzündlichen Gewebereaktion und der Bildung von Narbengewebe entgegen. Unspezifische Eiweißtherapie kann als weitere Behandlungsmöglichkeit in Betracht gezogen werden.

### Eitrige Konjunktivitis (Conjunctivitis purulenta, s. suppurativa)

Bei dieser Konjunktivitisform stehen primär exogene Faktoren im Vordergrund, wie Fremdkörper (Heu-, Strohpartikel, Grannen, Spelzen) oder Eitererreger (Staphylo-, Streptokokken, *Pseudomonas aeruginosa, Actinobacillus equuli*), die durch Reiben des Auges oder bei einer Verletzung in den Bindehautsack gelangt sind. Auch die Übertragung durch Fliegen ist nicht auszuschließen. Stärkere chemische Reizstoffe, wie Desinfektionsmittel und Kalk, können ebenfalls zu eitriger Entzündung führen. Sekundär bedingte Entzündungen treten auf bei Obliteration des Tränennasengangs, eitriger Keratitis, retrobulbärer Phlegmone oder Sinusitis. Endogene Entzündungen sind die Folge einer Allgemeininfektion, wie Pferdegrippe, mit anschließender exogener Infektion. Sie treten beidseitig auf.

Die Symptome sind bedeutend ausgeprägter als bei katarrhalischer Konjunktivitis: eitriger Ausfluß bis zur Blennorrhoe, Verklebung der Lidränder, eitriges Exsudat im Bindehautsack, Rötung und Schwellung der Bindehaut bis zur Chemosis, Lichtscheu mit mehr oder weniger Blepharospasmus. Nicht selten greift der Prozeß auch auf die Hornhaut über. Gelegentlich kommt es zu Allgemeinstörungen (Fieber, Inappetenz), besonders bei Komplikationen, wie Hypopyon-Keratitis oder Panophthalmie.

Die Prognose ist günstig, sobald die Ätiologie erkannt ist und keine Komplikationen auftreten, die bei rechtzeitiger und konsequenter Anwendung von Antibiotika in der Regel verhindert werden können.

Zur Behandlung gehört in erster Linie das Fahnden nach einem Fremdkörper, wenn keine andere Ursache bekannt ist. Dazu sind zunächst der Bindehautsack mit körperwarmer physiologischer NaCl-Lösung gründlich auszuspülen und die Lidränder zu reinigen. Dann wird der Bindehautsack unter Oberflächenanästhesie und unter Einsatz von Lidhaltern abgesucht, auch hinter der Nickhaut, und nötigenfalls ausgetastet. Kleine, schlecht spürbare Fremdkörper können durch Anfärben mit Fluorescein leichter lokalisiert werden. Eine Spülung des Tränennasengangs ist bereits beim Verdacht auf einen Verschluß angezeigt (s. 7.1.3).

Nach der Behebung der Grundursache wird die Infektion mit einer breitspektralen Antibiotikumsalbe 3- bis 4mal täglich über mindestens 5 Tage behandelt. Bei Therapieresistenz ist die Weiterbehandlung von der bakteriologischen Untersuchung und Resistenzprüfung einer Sekretprobe abhängig zu machen. Bei starker Schwellung und Schmerzhaftigkeit üben warme Kamillenkompressen mehrmals täglich und anästhesierende Augentropfen (Oxybuprocain) eine wohltuende Wirkung aus. Auf den Schutz vor Sonnenlicht und die Verhinderung des Reibens ist besonders zu achten.

Bei sekundär und endogen bedingten Entzündungen steht die Behandlung des Grundleidens im Vordergrund.

## 7.1.5 Erkrankungen der Nickhaut

Bei einer Konjunktivitis ist die Nickhaut meist auch miterkrankt. Sie kann von einer Geschwulst betroffen sein. Eine Veränderung besonderer Art stellt der Nickhautvorfall dar.

Der **Nickhautvorfall** oder -prolaps ereignet sich außer bei hochgradiger Konjunktivitis bei einer Lähmung der Nickhaut oder bei Krampfzuständen der Augenmuskeln, besonders des *M. retractor bulbi*, bedingt durch schmerzhafte Erkrankungen der Bindehaut (Fremdkörperreizung) oder Hornhaut (Erosion, Geschwür, Keratitis). Bei Tetanus ist der beidseitige Nickhautprolaps pathognostisch (Abb. 7.7). Es können ferner mechanische Umstände verantwortlich sein, wenn eine Geschwulst an deren Hinterfläche, ein partieller Vorfall von Fettgewebe oder eine Hyperplasie der Nickhautdrüse das dritte Augenlid nach vorn drängen. Schließlich kann die Nickhaut auch bei Bulbusatrophie oder *Phthisis bulbi* nach Uveitis oder Panophthalmie der Stütze verlustig gehen und somit prolabieren. Bei Fohlen hängt der Vorfall gelegentlich mit angeborener Mikrophthalmie zusammen.

Der klinische Zustand ist offenkundig, wenn sich die Nickhaut vom nasalen Lidwinkel her mehr oder weniger

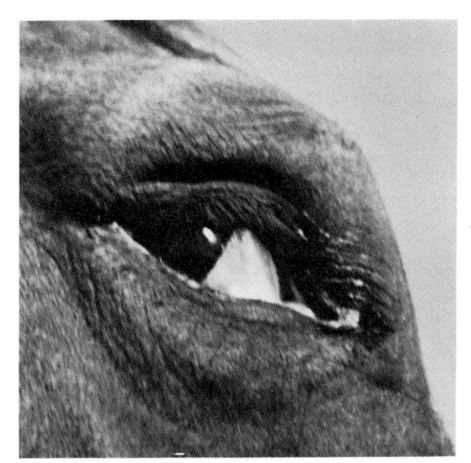

**Abb. 7.7:** Nickhautvorfall bei Tetanus (LÖHRER)

auffällig über die Bulbusvorderfläche schiebt, wobei es bei extremen Vorfällen zur Sehbehinderung kommen kann. In chronischen Fällen wird gelegentlich eine Umkrempelung des Nickhautrandes nach außen oder innen gesehen.

Die Behandlung richtet sich nach der Ursache. Bei entzündlichen Schwellungen steht die Therapie der Konjunktivitis im Vordergrund. Bei umfangreichen bindegewebigen Indurationen und vor allem bei bösartigen Tumoren muß die Nickhaut exzidiert werden. In Oberflächen- und orbitaler (retrobulbärer) Infiltrationsanästhesie wird die Nickhaut mit einer kräftigen Pinzette gefaßt, gut vorgezogen und samt dem Blinzknorpel mit einer gebogenen Schere abgetragen. Unter Umständen genügt die Resektion des umgeschlagenen Nickhautrandes. Einige Tropfen Adrenalin oder Naphazolin und Kompression genügen zur Blutstillung.

## 7.1.6 Erkrankungen der Hornhaut

Die Hornhaut *(Cornea)* erkrankt beim Pferd häufig primär infolge äußerer Noxen oder sekundär im Verlauf von inneren Augenentzündungen (Iritis, Uveitis). Sie ist oft auch Sitz von Trübungen und angeborenen oder erworbenen Flecken, deren Beurteilung insbesondere beim Kauf und forensisch von Bedeutung sein kann.

Um die Hornhautveränderungen bei der klinischen Untersuchung besser lokalisieren zu können, bedient man sich eines Schemas, das die *Cornea* in vier Quadranten einteilt, z. B. für das linke Auge.

| Medialer oberer Quadrant | Lateraler oberer Quadrant |
|---|---|
| Zentrum ||
| Medialer unterer Quadrant | Lateraler unterer Quadrant |

## 7.1.6.1 Kongenitale Anomalien

Das **Hornhautdermoid**, eine beim Pferd seltene, bei größerer Ausdehnung die Sicht behindernde Entwicklungsanomalie, stellt eine aus Haaren, Talg- und Schweißdrüsen aufgebaute Hautinsel dar, die von der Bindehaut auf die Hornhaut übergreifen und bis dreiviertel der Hornhautdicke einnehmen kann. Gewöhnlich befindet sie sich im Lidspaltenbereich des lateralen Lidwinkels und verursacht wie ein Fremdkörper ständig Reizerscheinungen mit Zwinkern und Tränenfluß (Tafel 19, Abb. h, Tafelteil).

Dermoide sind prognostisch zweifelhaft, da sie in der Tiefe nicht immer vollständig entfernt werden können, so daß Flecken persistieren. In Narkose wird das Dermoid bei guter Bulbusfixation mit dem Skalpell schichtweise flach abgetragen. Noch vorhandene Haarfollikel werden mit dem Elektrokauter verödet, um ein Nachwachsen einzelner Haare und damit erneute Reizerscheinungen zu verhindern.

Der mit **Melanosis corneae** bezeichneten Braunverfärbung liegt eine abnorme Pigmenteinlagerung in verschiedenen Hornhautschichten und wechselnder Ausdehnung zugrunde, deren operative Behandlung (oberflächliche Keratektomie) nur bei Sehbehinderung indiziert ist.

## 7.1.6.2 Erworbene Anomalien

### Hornhautödem

Das Hornhautödem, erkennbar an einer mehr oder weniger umschriebenen Trübung, kommt ziemlich häufig vor und ist meist Ausdruck eines krankhaften Prozesses wie Verletzung (Kontusion, Erosion), Entzündung (Keratitis, Uveitis), Glaukom, Hornhautdegeneration oder -dystrophie (Tafel 19, Abb. o, Tafelteil). Akut auftretende Trübungen als Primärerkrankung sind demgegenüber sehr selten. Die Behandlung richtet sich nach der Grundursache.

### Vaskularisation

Die gesunde Hornhaut ist gefäßlos. Fast bei jeder Keratitis sprossen je nach Lage des Entzündungsherdes vom oberflächlichen Randschlingennetz oder von der Sklera Blutgefäße ein. Sie proliferieren subepithelial und/oder zwischen den Lamellen des Hornhautstromas (progressives Stadium). Damit wird der Heilungsprozeß eingeleitet. Die Wachstumsrate beträgt 0,3–0,5 mm/Tag. Sobald der Entzündungsreiz abklingt, nimmt die Gefäßinjektion ab. Mit der Zeit bilden sich auch die Gefäßschläuche zurück (regressives Stadium). Größere Narben können allerdings dauernd vaskularisiert bleiben.

## 7.1.6.3 Verletzungen

Beschädigungen der Hornhaut durch Fremdkörper oder spitze Gegenstände (Baumzweige, Strohhalme, Haken, Nägel) kommen ziemlich häufig vor und verursachen je nach Tiefe der Verletzung mehr oder weniger ausgeprägte klinische Erscheinungen. Es lassen sich oberflächliche, tiefe und perforierende Hornhautwunden unterscheiden.

Bei **oberflächlichen Verletzungen** handelt es sich um eine Abschürfung des Hornhautepithels (Erosion) oder es bestehen im Epithel feine Risse. Beide sind im frischen Zustand häufig nur schwer erkennbar. Sind sie auch bei der Lupenuntersuchung nicht gut sichtbar, lassen sie sich mit Fluorescein sehr leicht anfärben und demzufolge erkennen (Tafel 19, Abb. c, Tafelteil). Gewöhnlich stellt sich schon bald nach der Verletzung eine graubläuliche Trübung ein.

Die Prognose ist günstig. Meistens erfolgt eine spontane, trübungsfreie Reepithelisierung. Sichtbare Fremdkörper sind nach Lokalanästhesie mit feiner Pinzette zu entfernen oder mit physiologischer NaCl-Lösung wegzuspülen. Zur Beschleunigung des Heilungsprozesses ohne Infektion empfiehlt sich die Behandlung mit einer Sulfonamid-Augensalbe 3mal täglich, abends kombiniert mit einer Vitamin-A-haltigen Salbe. Glukokortikoide und Anästhetika sind kontraindiziert, da sie die Epithelisierung des Defektes nachhaltig beeinträchtigen. Bei rezidivierender Erosion empfiehlt sich das Touchieren des Defektes mit 2% Jodtinktur und Epithelabrasio mit dem Hockeymesser oder Skarifikateur und lokale Nachbehandlung mit einer breitspektralen Antibiotikumsalbe. Ein Ziliarspasmus, erkennbar an der Lichtscheu und an der Miosis, löst sich nach Atropin-Applikation (1%ige Lösung).

**Tiefe Verletzungen** reichen bis ins Hornhautstroma, weshalb auch stärkere und anhaltendere Reizerscheinungen auftreten. Infolge Infiltration und Quellung der Hornhautlamellen ist die Umgebung schon nach kurzer Zeit getrübt. Überdies setzt von der Peripherie her die Vaskularisation der Hornhaut ein (Tafel 19, Abb. d, Tafelteil). Nicht selten ist die Verletzung mit Iritis vergesellschaftet.

Die Prognose ist zwar ebenfalls günstig, die Infektionsgefahr ist allerdings größer und damit die Entwicklung einer eitrigen Keratitis möglich. Bei tieferen Defekten ist ferner eine Restitutio ad integrum immer dann eingeschränkt, wenn es zur Bildung von undurchsichtigem Narbengewebe kommt (*Macula*, Leukom). Die Behandlung erfolgt mit Antibiotikum-Augensalbe, mindestens 3mal täglich und möglichst in Verbindung mit Vitaminen zur Förderung der Wundheilung (Chloramphenicol und Axerophthol), Dunkelhaltung. Bei Anzeichen von Begleit-Iritis ist Atropin-1%-Augensalbe bis zur Weitstellung der Pupille angezeigt. Systemische Antibiotikumtherapie ist unerläßlich beim Auftreten infiltrativer Vorgänge in der Vorderkammer. Warme Kompressen mildern starke Reizerscheinungen. Bei übermäßigen Schmerzen darf kurzfristig ein Anästhetikum appliziert werden, das die Epithelisierung nur wenig stört (Oxybuprocain 0,2–0,4% als Tropfen oder Salbe). Glukokortikoidpräparate sind erst angezeigt, wenn der Defekt ausgefüllt ist. Sie dienen der Rückbildung des Bindegewebes und der Vaskularisation. Kontraindiziert sind schwermetallsalzhaltige Präparate wie $AgNO_3$ und $ZnSO_4$ wegen der Möglichkeit irreversibler Metallniederschläge in der Hornhaut.

**Perforierende Verletzungen** sind meist leicht zu erkennen. Die Umgebung ist weißlich getrübt, und es fließt Kammerwasser ab, so daß die Hornhaut unter Abflachung der Vorderkammer mehr oder weniger einfällt. Nicht selten ist die Hornhaut randständig aufgerissen. Eine Blutung nach außen und ins Augeninnere ist die Folge einer Läsion von Iris und/oder Ziliarkörper (Tafel 19, Abb. e, Tafelteil). Größere Verletzungen können mit Iris- und Linsen- und/oder Glaskörpervorfall verbunden sein.

Mögliche Komplikationen, wie Panophthalmie mit anschließender *Phthisis bulbi* und vollständigem Visusverlust, sind prognostisch von Bedeutung. Kann die Infektion des Augeninneren verhindert werden, so bleibt wenigstens der Bulbus unter kosmetisch vertretbaren Bedingungen erhalten. Die Notfallbehandlung hat deshalb in erster Linie die Verhütung einer eitrigen Infektion zum Ziel: sorgfältige Reinigung mit einer antibiotischen Lösung, Einbringen einer Antibiotikum-Augensalbe in den oberen und unteren Bindehautsack, Augenschutzverband und ein Antibiotikum parenteral. In einer Pferdeklinik kann die operative Versorgung in Narkose erfolgen: Wundrevision innerhalb weniger Stunden, Abtragen prolabierter Gewebeteile, nötigenfalls Glaskörperamputation und Linsenextraktion, Spülung, Blutstillung, Hornhautnaht, Bindehautschürze bei Substanzverlust in der Hornhaut, lokale und parenterale Antibiotikumtherapie intra- und postoperativ. Oxyphenbutazon-Augensalbe wirkt antiphlogistisch und damit schmerzstillend.

Aus kosmetischen Erwägungen ist die operative Versorgung einer perforierenden Hornhautverletzung der Entfernung des Bulbus (Enukleation, Exstirpation) vorzuziehen, selbst wenn die Wiederherstellung des Sehvermögens zur Zeit des Eingriffs ungewiß ist.

Im Falle einer Panophthalmie mit anschließender *Phthisis bulbi* verlieren die Lider ihre Stütze und rollen sich ein, so daß sich eine chronisch-eitrige Konjunktivitis entwickelt. Diese läßt sich durch Einsetzen einer Augenprothese in Form einer entsprechend präparierten Plastikschale beheben.

### 7.1.6.4 Hornhautentzündung (Keratitis)

Primäre Entzündungen treten relativ selten auf. Häufiger sind sekundäre Keratitiden als Folge von Hornhautverletzungen, Fremdkörpern, Trichiasis, chronischer Konjunktivitis oder von Entzündungen der mittleren Augenhaut *(Uvea)* bei periodischer oder symptomatischer Augenentzündung. Es sind dabei gewöhnlich nur die oberflächlichen Hornhautschichten betroffen *(Keratitis superficialis)*. Besonders bei inneren Augenentzündungen erfaßt der Prozeß auch die tieferen Schichten *(Keratitis parenchymatosa)*.

Eine eitrige Infektion mit pathogenen Streptokokken, Staphylokokken oder *Pseudomonas aeruginosa* u. a. führt zu lokalisierter, gelblicher (= granulozytärer) Infiltration des Stromas im Sinne eines Hornhautabszesses und/oder zu einem **Hornhautgeschwür** (Tafel 19, Abb. f, Tafelteil), nicht selten auch zu leukozytärer Infiltration in die vordere Augenkammer mit Eiteransammlung am Boden *(Hypopyon, Hypopyon-Keratitis)* (Tafel 19, Abb. g, Tafelteil). Hornhautgeschwüre können im Falle von kollagenasebildenden Erregern innerhalb von wenigen Tagen in die Tiefe fortschreiten *(Ulcus serpens)*. Als Zeichen einer bevorstehenden Perforation wölbt sich die beim Pferd sehr kräftige Descemet-Membran als Kuppe hernienartig in den Geschwürsgrund vor *(Descemetozele)*. Bei Pilzinfektion (Keratomykose), die allerdings nicht immer sicher nachweisbar ist, verläuft der geschwürige Zerfall torpid bzw. weniger akut (Tafel 19, Abb. p, Tafelteil). Ein Abstrich vom Geschwürsrand zur Keim- und Resistenzbestimmung ist angezeigt. DICE und COOLEY (1990) beschreiben eine ungewöhnliche Form von progressiven, peripheren Hornhautgeschwüren bei Pferden, die möglicherweise auf einer Autoimmunreaktion beruhen.

Die durch Herpesviren (EHV-1 und EHV-2) verursachte *Keratitis herpetica (Keratitis dendritica)* scheint gelegentlich auch beim Pferd vorzukommen, wird aber im Anfangsstadium nur selten diagnostiziert, da die punktförmigen, subepithelialen Infiltrate, die untereinander durch feine Risse im Epithel zusammenhängen, nur bei genauer Lupen- oder Spaltlampenuntersuchung zu sehen sind. Erst mit fortschreitender Trübung und dem Auftreten Fluorescein-positiver Geschwürchen werden die Symptome auffälliger.

*Keratoconjunctivitis sicca* hat beim Pferd bei weitem nicht den Stellenwert wie beim Hund.

Zu den klinischen Erscheinungen gehören Lichtscheue mit Blinzeln, verstärkte Tränensekretion, Hyperämie der skleralen Bindehaut, bläulich-graue bis weißliche Trübung eines Hornhautbezirks oder der ganzen *Cornea*. 2–3 Tage nach Beginn der Entzündung proliferieren fein verästelte Blutgefäße oberflächlich (subepithelial) oder tiefer im Stroma in die Hornhaut. Bei tiefgreifender Entzündung ist mit einer Iritis zu rechnen, erkennbar an der engen Pupille *(Miosis)*.

Prognose: Primäre Entzündungen mit umschriebener Ausbreitung sind günstig zu beurteilen. Sekundäre Entzündungen können demgegenüber zu persistierenden Hornhautflecken führen (s. 7.1.6.5).

Behandlung: Primäre Keratitiden ohne Epitheldefekte sprechen auf kortikoidhaltige Antibiotikumpräparate an, wobei Salben wirksamer sind als Tropfen (Hydrocortison und Chloramphenicol, Prednisolon und Neomycin, Dexamethason und Framycetin oder Neomycin und Polymyxin B). Bei Therapiebeginn ist außer dem Schutz vor Sonnenlicht, Staub und Zugluft täglich mindestens 3malige Salbenapplikation angezeigt. Bei eitriger Infektion ist neben der lokalen die parenterale Medikation von Antibiotika (ohne Kortikoide) unerläßlich. Die Abszedierung kann verhindert werden, wenn die Behandlung rechzeitig und intensiv einsetzt: Chloramphenicol ophthalm. subkonjunktival und als Salbe mindestens 4mal täglich sowie Chloramphenicol oder Ampicillin systemisch, falls gramnegative Erreger eine Rolle spielen, sonst Gentamycin oder Kanamycin. Warme Kompressen fördern demgegenüber eine Abszeßreifung, so daß der Eiter durch Inzision nach außen abfließen kann. Bei Begleitiritis ist Atropin-1%-Salbenapplikation bis zur Pupillenerweiterung indiziert. Bei Hypopyon kommt die Punktion oder Parazentese zur Drainage und Spülung der vorderen Augenkammer mit kristalliner Penicillinlösung (2000–3000 IE/ml) in Frage. Bei Geschwürsbildung, vor allem aber bei einem *Ulcus serpens* mit Einschmelzung des Stromas, entscheidet die unverzügliche und intensive Behandlung über den Therapieerfolg, häufig auch über das Schicksal des Auges. Reinigung des Geschwürsgrundes und Touchieren des progredienten Ulkusrandes mit 5% Jodtinktur, subkonjunktivale Injektion eines Antibiotikums (Chloramphenicol ophthalm.), Applikation von breitspektraler antibiotischer Augensalbe 6mal täglich, Pupillenerweiterung mit Atropin-1%-Salbe, allgemeine Antibiotikumtherapie bei tiefen Geschwüren, Acetylcysteine-10%-Tropfen möglichst 2- bis 3stündlich in der Anfangsphase bei *Ulcus serpens*. Ein subpalpebraler Katheter oder ein Verweilkatheter im Tränennasengang nach BROOK (1987) erleichtert die intensive Lokalbehandlung dieser schmerzhaften Erkrankung. Bei Descemetozele und drohender Perforation ist die operative Versorgung des Geschwürs dringend: Vorderkammerpunktion und -spülung sowie Abdeckung mit einem gestielten Bindehautlappen.

Schlecht heilende Geschwüre, bedingt durch eine Pilzinfektion, sollten vor intensiver, mehrwöchiger antimykotischer Salbenbehandlung mit Natamycin oder Pimaricin 1% sorgfältig kürettiert und mit 10% Jodtinktur touchiert werden. Einer Begleitiritis (-uveitis) ist durch die rechtzeitige Applikation von Atropin 1–2% entgegenzuwirken. Kortikosteroide sind absolut kontraindiziert.

Frühstadien einer herpetischen Keratitis sprechen an auf die Applikation eines Virustatikums in Salbenform oder als Tropfen mehrmals täglich (Trifluorthymidin, Aciclovir). In späteren Stadien empfiehlt sich die Epithelabrasio mit dem Hockeymesser oder Skarifikateur, anschließend Touchieren der mit Fluorescein angefärbten Stellen mit 5% Jodtinktur und lokale Nachbehandlung mit einem Tetracyclin-Präparat (Chlortetracyclin-Augensalbe). Es kann ferner die oberflächliche Kauterisation der Infiltrate oder die Kryoapplikation in Betracht gezogen werden. Kortikoide bringen die multiplen Trübungen zwar zum Verschwinden, die Reizerscheinungen rezidivieren jedoch, sobald die Medikation unterbrochen wird.

### 7.1.6.5 Hornhautflecken (Opacitates corneae)

Hornhautflecken beruhen vielfach auf einer vorangegangenen Keratitis. Sie können aber auch angeboren sein. Ihre Beurteilung spielt vor allem im Rahmen von Ankaufs- oder Gewährleistungsuntersuchungen eine große Rolle. Dabei stellt sich insbesondere die Frage, ob ein Hornhautfleck traumatisch bedingt ist oder ob er die bleibende Folge einer inneren Augenentzündung darstellt. Grundsätzlich gilt, daß jede Trübung, wie auch jede Gefäßneubildung in der Hornhaut, krankhaft ist. Demgegenüber ist nicht jede Trübung erworben.

### Angeborene Hornhautflecken

Drei Formen werden gesehen: Angeborene Pigmentflecken *(Melanosis corneae congenita)*, Bändertrübungen und die sichelförmige Trübung.

Angeborene, schwarzbraune **Pigmentflecken** sitzen gewöhnlich im Epithel, selten im Stroma oder Endothel. Im Unterschied zu den Pigmentflecken nach Keratitis besteht in der Hornhaut keine weitere Trübung.

**Bändertrübungen** sind grau, etwa 1–1,5 mm breit, bandartig, doppelt konturiert und verlaufen schräg in der Hornhaut. Histologisch stellen sie Verdünnungen der Descemet-Membran dar. Entzündliche Veränderungen oder Spätfolgen einer Keratitis sind nicht vorhanden (Abb. 7.8).

**Sichelförmige Trübungen** finden sich am lateralen und medialen Hornhautrand mehr oder weniger ausgeprägt bei den meisten Pferden. Die Trübung, die lateral häufig etwas deutlicher ist, wird durch die Anheftung der Irisfortsätze an der Descemet-Membran und die dadurch bedingten Unregelmäßigkeiten in ihrer Dicke hervorge-

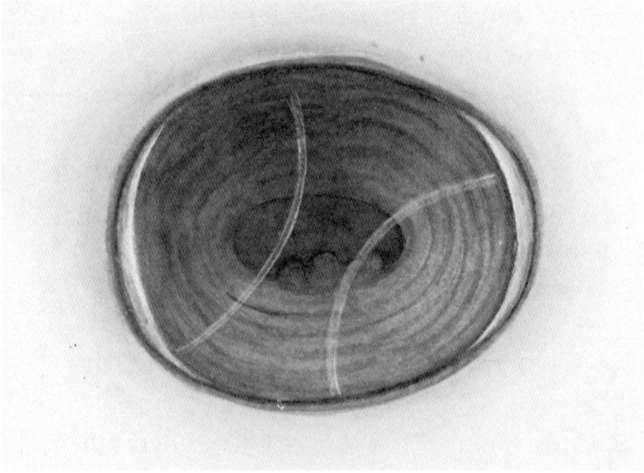

**Abb. 7.8:** Angeborene Bändertrübung und sichelförmige randständige Trübung der Hornhaut (HEUSSER)

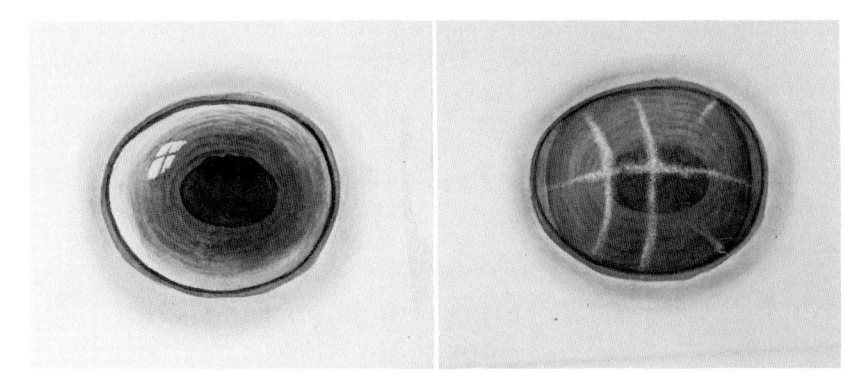

**Abb. 7.9 (links):** Hornhautflecken infolge innerer Augenentzündung: randständige zirkuläre Trübung (Vet.-Chirurgische Klinik Zürich)

**Abb. 7.10 (rechts):** Streifige, randständige oder gitterartige Hornhautflecken (HEUSSER)

rufen. Der graue Saum fehlt, wenn die Irisfortsätze noch im Sklerabereich ansetzen (Abb. 7.8).

### Erworbene Hornhautflecken

Ätiologisch sind 5 Arten unterscheidbar: traumatische Hornhautflecken, Flecken nach innerer Augenentzündung, Flecken verschiedener Ursache, Pigmentflecken und Inkrustationen. Die **traumatischen Hornhautflecken** bilden die größte Gruppe. Sie sind umschrieben, und die übrige Hornhaut ist klar. In Größe und Form variieren sie stark. Sie sind auch verschieden dicht (*Nubecula, Macula,* Leukom), und es kommen Gefäße und/oder Pigmenteinlagerungen vor (s. 7.1.6.3).

Die meisten Flecken befinden sich im Hornhautzentrum, das besonders exponiert ist. Veränderungen der Hornhautoberfläche sprechen ebenfalls für Verletzung, wenn sich nach einem Stromadefekt eine Facette (Vertiefung) bildet oder im Zusammenhang mit starker bindegewebiger Proliferation die Hornhautnarbe quaddelartig vorwölbt. Besonders nach Substanzverlusten können alle Hornhautschichten histologische Veränderungen aufweisen. Nach perforierender Verletzung ist auch eine vordere Synechie oder ein Staphylom möglich.

**Hornhautflecken nach innerer Augenentzündung** (Iritis, Uveitis) sind besonders bei Ankaufs- oder Gewährleistungsuntersuchungen adäquat zu beurteilen, da ihnen meist eine periodische Augenentzündung zugrunde liegt. Klinisch ist dies nicht immer einfach. Einen derartigen Fleck wird man deshalb auch nie für sich allein beurteilen, sondern noch auf andere Veränderungen achten, die mit einer inneren Augenentzündung zusammenhängen, wie vor allem auf Residuen an der Iris (hintere Synechie etc.).

Klinisch präsentieren sich derartige Flecken als leicht rauchige bis graublaue Trübung, die sich auf den Hornhautrand *(Limbus)* beschränken kann. Grauweiße Randtrübungen deuten auf einen chronischen Entzündungszustand hin. Gelegentlich sind aber auch randständige, streifige Flecken (*Maculae*) zu sehen, die meistens radiär angeordnet sind oder die Hornhaut gitterartig durchziehen (Abb. 7.9 und 7.10). Außer persistierenden, stark verzweigten Gefäßen können noch oberflächliche Pigmentanhäufungen gesehen werden, die sich auch am *Limbus* konzentrieren, unter Umständen aber bis ins Zentrum reichen. Typisch sind Pigmentflecken infolge vorderer Synechie.

**Hornhautflecken verursacht durch Glaukom oder Phthisis bulbi.** Beim Glaukom werden die Hornhautlamellen durch den erhöhten Augeninnendruck verlagert, was sich in einer diffusen, blaugrauen bis weißen Trübung der ganzen Hornhaut manifestiert. Bei Einrissen in der Descemet-Membran können sich außerdem noch intensive, bandförmige Flecken vorfinden.

Die Bulbusschrumpfung (*Phthisis bulbi*) geht mit diffus blaugrauen, fleckig weißen, oft völlig undurchsichtigen Trübungen einher (Leukom). Streifige Trübungen treten auf, wenn sich die Descemet-Membran in Falten legt, wobei sie nicht selten die Form eines zentralen Hornhautflecks mit radiären Strahlen annehmen.

**Pigmentflecken** im Epithel, Stroma oder Endothel kommen sowohl bei traumatischen als auch bei inneren Schädigungen vor. Sie können deshalb nur im Zusammenhang mit anderen Veränderungen am Auge auf die eine oder andere Ursache zurückgeführt werden.

Bei **Inkrustationen** handelt es sich um Metallniederschläge im Hornhautstroma, die nach der Anwendung Ag-, Hg-, Pb- oder Zn-haltiger Präparate bei Hornhautverletzungen oder -geschwüren zu sehen sind. Die Flecken sind weiß bis weißgelb, punkt- oder strichförmig bzw. rundlich und stets scharf abgesetzt und undurchsichtig.

**Beurteilung der Hornhautflecken:** Hornhautflecken können Sehstörungen verursachen, deren Ausmaß von der Lage, Ausdehnung und Dichte der Trübung abhängig ist. Deshalb kommt ihrer Beurteilung besondere Bedeutung zu.

Zentrale oder perizentrale, also im Bereich der optischen Achse befindliche Hornhautflecken, bewirken immer Sehstörungen. Unter Umständen lösen sie Anzeichen von Tagblindheit (*emeralopie*) aus, da sie vor allem bei enger Pupille im Tageslicht störend wirken. Erweitert sich die Pupille hingegen in der Dämmerung, so besteht für das Licht die Möglichkeit, außerhalb der Trübung ins Auge zu gelangen.

Flecken in der unteren Hornhauthälfte erschweren die Bodensicht, was Pferde zum Scheuen veranlassen kann. Umfangreiche Trübungen bedingen selbstverständlich stärkere Sehstörungen, während einzelne, kleine oder punktförmige Flecken die Sicht auch bei zentraler Lage nicht beeinträchtigen. Auch multiple, kleinere, aber scharf begrenzte Flecken stören weniger als nur schwache, halbdurchsichtige diffuse Trübungen.

Zur klinischen Beurteilung wird die Dichte eines Flecks (*Nubecula*, *Macula*, Leukom) im auf- und durchfallenden Licht geprüft. So kann ermittelt werden, ob eine Trübung für die Lichtstrahlen noch durchlässig ist und damit das Sehvermögen nicht oder nur wenig eingeschränkt ist, oder ob ein undurchdringbarer Fleck vorliegt. Sehr geringe oberflächliche oder auch schwache, tiefer gelegene Trübungen verschwinden im durchfallenden Licht und sind oft nicht mehr zu erkennen. Umschriebene, undurchsichtige Flecken präsentieren sich dagegen im durchfallenden Licht dunkel bis schwarz. Die Farbe von ausgedehnten, diffusen und undurchlässigen Trübungen behalten demgegenüber ihre Farbe sowohl im auffallenden als auch im durchfallenden Licht, da keine Lichtstrahlen die Hornhaut neben der Trübung durchdringen können.

Bei der Beurteilung der Hornhautflecken stellt sich noch die Frage, ob sich eine Trübung noch aufhellen oder vollständig zurückbilden könnte, oder ob eine endgültige Hornhautnarbe vorliegt. Erfahrungsgemäß kann sich eine Trübung noch aufhellen oder zurückbilden, solange Entzündungserscheinungen bestehen, erkennbar an der leicht erhabenen Trübung, deren Rand verschwommen ist und deren Oberfläche schlecht spiegelt, insbesondere aber am Vorhandensein von Blutgefäßen. Eine Aufhellung ist hingegen nicht mehr zu erwarten, wenn der Fleck gut spiegelt, sein Rand scharf begrenzt ist und jegliche Entzündungserscheinungen fehlen. Anzeichen einer akuten Entzündung verschwinden übrigens schon lange bevor der Regenerationsprozeß endgültig abgeschlossen ist. Eine Aufhellung ist schließlich um so eher zu erwarten, je frischer die Trübung und je jünger das Tier ist.

**Behandlung der Hornhautflecken:** Solange Anhaltspunkte für die Aufhellung einer Trübung noch vorhanden sind, lassen sich die Regenerations- und Resorptionsvorgänge durch Anregung der Zirkulation, Beschleunigung der Diffusion und des Stoffwechsels der Hornhaut mittels feuchter Wärme und Reizmitteln fördern. Feuchte Wärme in Form von Kamillenkompressen sowie Kortikoide topisch (z.B. Hydrocortison 1% und Dextrose/Glukose 40%-Augensalbe) und/oder subkonjunktival eignen sich besonders, wenn noch Reizerscheinungen vorhanden sind. Reizmittel kommen in Frage, wenn die entzündlichen Symptome abgeklungen sind. Eine aufhellende Wirkung hat Kalijodatsalbe 5%, 2mal täglich leicht in die Hornhaut einmassiert. Glukose-40%-Augensalbe oder Ethylmorphin-3%-Augensalbe 3mal täglich appliziert hat einen dehydrierenden Effekt, erzeugt Hyperämie des Randschlingennetzes und regt so die Resorption an. NaCl-5%-Augentropfen oder subkonjunktivale Injektionen von NaCl-Lösung 1–3% alle 2–3 Tage wirken ebenfalls entquellend.

### 7.1.7 Erkrankungen der mittleren Augenhaut (Uvea)

Außer der Regenbogenhaut (*Iris*) als sichtbarer Teil der mittleren Augenhaut ist vor allem bei Entzündungen gewöhnlich auch der Ziliarkörper (*Corpus ciliare*) und nicht selten sogar die Aderhaut (*Chorioidea*) mitbetroffen. Beim Pferd ist es namentlich die periodische Augenentzündung, die sich in der mittleren Augenhaut abspielt und damit das klinische Bild einer Iritis bzw. Iridozyklitis ergibt. Daneben gibt es aber noch andere Veränderungen, deren Beurteilung wichtig ist, insbesondere die Funktionsstörung der Iris sowie ihre Pigmentanomalien und Mißbildungen, ferner Blutungen in die Vorderkammer (*Hyphaema*).

#### 7.1.7.1 Funktionsstörungen der Iris

Ursache einer ein- oder beidseitigen Pupillenerweiterung (*Mydriasis*) können durch Reizzustände im sympathischen oder Lähmungsvorgänge im parasympathischen Nervensystem bedingt sein.

Einseitige *Mydriasis* ist bei lokalen Reizzuständen im Halssympathikus derselben Seite im Anschluß an ein Trauma oder bei Entzündung zu sehen. Einer einseitigen Pupillenerweiterung können auch eine Lähmung des *N. oculomotorius* und damit des *M. sphincter pupillae* oder pathologische Veränderungen in der Netzhaut (*Retinitis*) oder im Sehnerv (*Neuritis*, Atrophie) mit verminderter Lichtempfindlichkeit zugrunde liegen. Beidseitige *Mydriasis* tritt ferner bei Lähmungszuständen infolge Vergiftung mit Atropin, Hyoscyamin, Solanin, CO oder Chloroform auf.

Ein- oder beidseitige Pupillenverengung (*Miosis*) kann durch Reizzustände im parasympathischen oder Lähmungsvorgänge im sympathischen Nervensystem verursacht werden. Entzündliche Schwellung der Iris (*Iritis*) bewirkt ebenfalls *Miosis*.

Einseitige *Miosis* infolge lokalisierter Reizzustände im parasympathischen System (z.B. herdseitig bei subduralem Hämatom) ist selten. Beidseitige *Miosis* ist bei Parasympathikotonus zu sehen, so in tiefer Narkose und bei diffusen zerebralen Reizzuständen, wie Meningitis. Einseitige Lähmungsmiosis tritt im Rahmen des Horner-Symptomenkomplexes auf, klinisch erkennbar an *Ptosis*, *Miosis* und *Enophthalmus* (= HORNER-Trias). Die Lähmung des *M. dilatator pupillae* und der ebenfalls sympathisch innervierten glatten Muskeln des Oberlides und der Orbita ist durch Läsionen des 1., 2. oder 3. Neurons derselben Seite bedingt (Enzephalitis, Hirntumor, Trauma des Halsmarks oder der seitlichen Halsregion). Der Augenbefund kann je nach Lokalisation der Nervenläsion mit einer gleichseitigen Kehlkopflähmung vergesellschaftet sein sowie mit lokalem Schwitzen auf der betreffenden Kopf- und Halsseite.

Unterschiede in der Pupillenweite beider Augen wird als *Anisokorie* bezeichnet.

Funktionsstörungen der Iris können schließlich auch durch eine vordere oder hintere Synechie bedingt sein, verursacht durch eine Verletzung oder Entzündung *(Iritis, Iridozyklitis)* (Tafel 19, Abb. g, Tafelteil).

### 7.1.7.2 Pigmentanomalien der Iris

Die beim Pferd häufig auftretenden Anomalien beruhen meistens auf einem Pigmentmangel, der vor allem im Stroma auftritt und an der bläulich-grauen bis grauweißen Verfärbung der Iris erkennbar ist. Gelegentlich ist das Irisstroma in seiner ganzen Ausdehnung pigmentlos (= *Glasauge*), häufiger sieht man aber nur einen partiellen Pigmentmangel, der als **Birkauge** bezeichnet wird (Tafel 19, Abb. i, Tafelteil).

Diese Pigmentanomalie erstreckt sich gewöhnlich auch auf die Aderhaut (*Chorioidea*), die sich bei der Ophthalmoskopie als umschriebene rote Flecken oder bei totalem Albinismus als diffuse Rötung darstellt. Dieser Pigmentmangel ist vor allem bei Pferden mit großen Abzeichen an der Stirn sowie bei Schecken anzutreffen. Die Sehfähigkeit ist dadurch nicht beeinträchtigt.

Auch eine Vermehrung des Pigments kommt vor, wobei die Iris entweder fleckig oder diffus dunkel bis schwarz erscheint *(Melanosis iridis)*.

### 7.1.7.3 Mißbildungen der Iris

Beim Pferd können ab und zu Anomalien im Bereich der oberen Traubenkörner beobachtet werden.

**Zysten der Traubenkörner** stellen sich als erbsengroße oder größere, kugelige und glatte Gebilde dar, welche die Pupille teilweise verdecken und dadurch Sehstörungen bewirken können. Sie kommen auch als Ursache des Scheuens in Frage, wenn sich die Pupille bei grellem Licht verengt und die Zyste die normale Sicht plötzlich verhindert. Zysten können auch an der Irisvorder- oder -hinterfläche vorkommen, erkennbar als halbkugelige, blasige Vorwölbungen, die keine Sehstörungen bewirken.

Auch bei einer **Hyperplasie der Traubenkörner** sind Sehstörungen möglich, sobald sie eine gewisse Größe erreichen. Diese Gebilde weisen eine unregelmäßige Form auf. Gelegentlich sind sie gestielt.

Störende Zysten lassen sich spalten und Hyperplasien abtragen.

Unter **Iriskolobom** versteht man eine Spaltbildung in der unteren Irishälfte in Form einer rundlichen oder ovalen Öffnung, die durch einen unvollkommenen Schluß des embryonalen Augenbecherspaltes bedingt ist und mit einem Aderhautkolobom vergesellschaftet sein kann. Das erblich bedingte vollständige Fehlen der Iris (Aniridie, Irishypoplasie) ist äußerst selten.

An der Rückfläche der Iris kommen bei Pferden und Ponys gelegentlich beidseitig multiple Ziliarzysten als angeborene Mißbildung vor, ohne die Sehfähigkeit zu beeinträchtigen.

### 7.1.7.4 Periodische Augenentzündung (Uveitis recidiva equi)

Unter der periodischen Augenentzündung (p. A.), früher unter Laien auch als **Mondblindheit** bezeichnet, versteht man eine zu Rezidiven neigende intraokuläre Entzündung der Einhufer, bei der es sich klinisch um eine endogene *Uveitis* und die dadurch bedingten Folgezustände handelt. Die Entzündung befällt vor allem jüngere Pferde im Alter von 3–7 Jahren und erfaßt vornehmlich die vorderen Anteile der mittleren Augenhaut *(Uvea)* in Form einer akuten Iridozyklitis oder *Uveitis anterior*. Gelegentlich greift sie auf die ganze *Uvea* über *(Panuveitis)* oder beschränkt sich auf den hinteren Bereich (Aderhaut) im Sinne einer *Chorioiditis* und *Chorioretinitis*. In den meisten Fällen ist nur ein Auge akut entzündet.

Ihre Bedeutung liegt einerseits im rezidivierenden Charakter der Erkrankung, wobei wiederholte Rezidive zur Erblindung führen. Andererseits kann die Entzündung nach erfolgter Schädigung des einen Auges das verschont gebliebene erfassen. Die p. A. stellt so die wichtigste intraokuläre Entzündung des Pferdes dar. Nach CARLTON (1983) ist die p. A. die Hauptursache für Erblindung bei Pferden und Maultieren in den USA. Im Rahmen von Ankaufs- oder Gewährleistungsuntersuchungen sind deshalb die Feststellung allfälliger Folgezustände und ihre Beurteilung von großer Bedeutung. In Deutschland zählt die p. A. im Tierkaufrecht zu den Hauptmängeln.

Die p. A. ist die am meisten untersuchte Erkrankung in der Veterinär-Ophthalmologie. Trotzdem ist ihre *Ätiologie* noch nicht völlig geklärt. Aufgrund zahlreicher Untersuchungen sind ursächlich die folgenden Faktoren in Betracht zu ziehen:
a. allergische Spätreaktion bzw. zellvermittelte Immunreaktion (Typ IV-Reaktion),
b. Autoimmunreaktion,
c. allergische Reaktion auf Bakterien- oder Parasitentoxine, intestinale Eiweißabbauprodukte,
d. Leptospira spp., Mikrofilarien von Onchocerca cervicalis,
e. erbliche Veranlagung bzw. Rassedisposition.

Klinische und experimentelle Befunde sprechen dafür, daß immunpathologische Mechanismen die entzündliche Reaktion der mittleren Augenhaut auf heterologe und autologe Reize bestimmen. Die Neigung zu Rezidiven, die Art der entzündlichen Reaktion – Infiltration der vorderen *Uvea* mit Lymphozyten (T-Zellen) und Plasmazellen – wie auch ihre Beeinflußbarkeit durch Kortikoide sprechen für eine immunvermittelte Pathogenese. Auch wenn Leptospiren und anderen Infektionserregern (Brucellen, Streptokokken-Fokalinfektion, Toxoplasmen, Influenza- und Parainfluenza-3-Viren) bei der Auslösung dieser Augenentzündung zweifellos eine große Bedeutung zukommt, sind die daran anschließenden Überempfindlichkeits- bzw. Autoimmunreaktionen höchst wahrscheinlich für das weitere Geschehen, insbesondere aber für die Rezidive verantwortlich.

Zellvermittelte allergische Spätreaktionen spielen eine bedeutende Rolle in der Pathogenese autoimmuner Organveränderungen, wobei man sich bewußt sein muß, daß diese – wie auch die allergischen Reaktionen gegen viele Heteroantigene – gemischten Charakter haben. Sehr wahrscheinlich wirken meistens zytotoxische Antikörper, Immunkomplexe und zellvermittelte Immunreaktionen zusammen.

Es deutet deshalb alles darauf hin, daß der p. A. eine gemischte Überempfindlichkeitsreaktion auf ein systemisches oder intraokuläres Antigen bzw. auf Infektionserreger, deren Toxin oder eine autologe Substanz zugrunde liegt, wobei Natur und Menge des Antigens sowie der Sensibilisierungsmechanismus die Art der Immunantwort bestimmen. Rezidive sind stets auf ein persistierendes Antigen zurückzuführen, das entweder als Heteroantigen im Auge klinisch manifest wird, sobald die systemische Immunität nachläßt, oder als Autoantigen aus geschädigten uvealen Zellen am Ort der Erstreaktion eine Sekundärantwort provoziert (MAIR und CRISPIN, 1989).

Die frühere Auffassung, es handle sich um allergische Reaktionen auf intestinale Proteinbruchstücke (Peptide, z. B. Peptone) sowie auf Toxine gewisser Darmparasiten und -bakterien ist sehr umstritten.

Nachdem Mikrofilarien (= Larven) der Nematodenspezies *Onchocerca cervicalis* häufig auch in gesunden Augen gefunden werden und selbst bei starker Infektion nur rund ein Drittel der Organe an Uveitis erkranken, wird ihre primäre ätiologische Rolle auch bestritten. Die in harten, weißen Knötchen am Limbus lokalisierten Mikrofilarien lösen die entzündliche Reaktion übrigens erst aus, wenn sie abgestorben sind und zerfallen (CELLO, 1971). Die Onchozerkose kommt vor allem bei osteuropäischen, afrikanischen und südamerikanischen Pferden vor.

Die akuten Symptome umfassen Lichtscheu, Tränenfluß, hochgradige Schmerzhaftigkeit, Konjunktivitis mit verstärkter episkleraler (ziliarer) Gefäßinjektion, vom Rand (Limbus) her fortschreitende graue bis bläulichgraue Trübung der Hornhaut infolge Quellung des Stromas, matte Oberfläche, nach 2–3 Tagen korneale Randvaskularisation als dichter roter Saum am Limbus. Anfänglich hauchige Trübung des Kammerwassers mit Tyndall-Phänomen bei Untersuchung mit Spaltlampe, gelegentlich Präzipitate an Hornhautrückfläche, kurze Zeit später auch fibrinöses bis fibrinös-hämorrhagisches oder sogar eitriges (granulozytäres) Exsudat, das sich am Boden der Vorderkammer ansammelt *(Hypopyon)* und/oder die Pupille verlegt *(Occlusio pupillae)* (Tafel 19, Abb. m, Tafelteil). Die Iris ist samtartig, verschwommen und schiefergrau verfärbt, die Pupille infolge entzündlicher Irisschwellung deutlich verengt (*Miosis* = Kardinalsymptom). Der Augeninnendruck ist vermindert.

Bei genauer Untersuchung mit der Spaltlampe im Dunkelraum können bereits in der akuten Phase Trübungen im Bereich des hinteren Linsenpols und des Glaskörpers festgestellt werden. Der Fundus erscheint entsprechend verschwommen. In anderen Fällen sind ophthalmoskopisch Anzeichen einer Retinitis erkennbar. Mit Rücksicht auf die große Schmerzhaftigkeit des Bulbus ist das Pferd zur genaueren Untersuchung zu sedieren und das Auge oberflächlich zu anästhesieren. Die anderenorts empfohlene auriculopalpebrale Leitungsanästhesie erleichtert zwar die Untersuchung infolge Ausschaltung des motorischen Fazialisastes; die Sensibilität von Auge und Lid bleibt jedoch voll erhalten!

Im akuten Stadium kann die Körpertemperatur um $1/2 - 1 1/2$ °C erhöht sein.

Weiterer Verlauf: Die entzündlichen Erscheinungen erreichen nach einigen Tagen ihren Höhepunkt, klingen dann allmählich ab, so daß sich das erkrankte Auge nach 2–3 Wochen wieder beschwerdefrei und scheinbar gesund präsentiert. Rezidive, die allgemein weniger heftig verlaufen, treten in Intervallen von wenigen Wochen, einigen Monaten oder erst nach einem Jahr am selben oder auch am anderen Auge auf. Mit jeder Entzündung verschlechtert sich der Zustand des betroffenen Auges. Das Ausmaß der bleibenden Augenveränderungen hängt von der Stärke und Häufigkeit der einzelnen Entzündungsschübe ab.

Differentialdiagnostisch sind zu berücksichtigen: Fremdkörper, Konjunktivitis, Hornhauterosion und -verletzung, Keratitis; Trauma, insbesondere traumatische Iritis und symptomatische Uveitis (Iridozyklitis) bei gewissen Infektionskrankheiten, wie Brustseuche, Druse und Virusarteriitis. Die Unterscheidung gelingt aufgrund der Anamnese und der sorgfältigen Untersuchung. Bei symptomatischer Uveitis sind beide Augen erkrankt, und es dominieren die Symptome des Grundleidens.

Die Prognose ist allgemein zweifelhaft bis ungünstig, weil nur in Ausnahmefällen bei leicht- bis mittelgradiger, kurzdauernder und intensiv behandelter Entzündung eine annähernd vollständige Wiederherstellung des Auges möglich ist. Heftige und längerdauernde Uveitiden hinterlassen jedoch stets bleibende Veränderungen mit mehr oder weniger Sehbehinderung auch im symptomfreien Intervall. Nach mehreren Entzündungsschüben ist mit Erblindung zu rechnen.

Folgezustände und Komplikationen: randständige oder, in Verbindung mit Bulbusatrophie, bandförmige (streifen-, gitterförmige) oder fleckige Hornhauttrübung, Verfärbung der Iris infolge Atrophie des Stromas, Engstellung der Pupille mit träger oder aufgehobener Lichtreaktion als Folge teilweiser oder totaler Verklebung der Irisrück- mit der Linsenvorderfläche (hintere Synechie, *Seclusio pupillae*). Reste solcher Verklebungen können bei medikamentöser Pupillenerweiterung sichtbar werden. Bei Seclusio besteht die Gefahr eines Druckanstiegs (Glaukoms) in der Hinterkammer. Diffuse oder umschriebene Linsentrübung (Katarakt, Star), nach weiteren Entzündungsschüben Subluxation oder Luxation der stargetrübten Linse in den Glaskörperraum (Tafel 19, Abb. k, Tafelteil). Diffuse oder wolkige bzw. schlierenförmige Glaskörpertrübungen mit oder ohne Schwartenbildung; degenerative Netzhautveränderungen mit umschriebenen Bezirken chorioretinitischer Narben und partieller oder totaler Netzhautablösung. Ziliarkörperatrophie führt mit der Zeit zu einer Verminderung der anfänglich gesteigerten Kammerwasserproduktion und, zusammen mit den degenerativen Veränderungen an den übrigen Teilen der mittleren Augenhaut, zur Bulbusatrophie, die im fortgeschrittenen Stadium schon auf Distanz am Nickhautvorfall und an der Ausbildung eines dritten Lidwinkels erkennbar ist. Zu einer *Phthisis bulbi* kommt es bei einer Desintegration der Augenstrukturen.

Therapie: Nur die unverzügliche und intensive symptomatische Lokal- und Allgemeinbehandlung eines akuten Entzündungsschubes kann irreparable Schäden der Uvea und der Linse verhindern oder wenigstens derart in Grenzen halten, daß die Sehfähigkeit nicht allzusehr beeinträchtigt bleibt. Es ist dabei vor allem der allergische Charakter des entzündlichen Geschehens zu berücksichtigen.

Die Behandlung umfaßt lokale und allgemeine Maßnahmen.
a. Lokalbehandlung:
– Atropin-2%-Augensalbe 4stündlich bis zum Eintritt der Pupillenerweiterung; mit Atropin-2%-Augentropfen 3mal täglich wird die Mydriase erhalten und der schmerzhafte Ziliarmuskelspasmus behoben. Adrenergika, wie Phenylephrin-5–10%- sowie Kokain-5%-Tropfen, verstärken die Wirkung von Atropin. Bei hartnäckigen Synechien ist die subkonjunktivale Injektion von 1,5(–2) ml Adrenalin/Atropin/Cocain in Form der Sprengspritze nach HOLLWICH in 24stündigen Abständen angezeigt (Rezept s. S. 418).
– Kortikoid mit starker antiallergischer und antiexsudativer Wirkung: 10 mg Triamcinolon oder 4 mg Betamethason oder 0,5–0,75 mg Flumethason subkonjunktival mit Wiederholung bei unvermindert anhaltender Entzündung. Andere Autoren berichten von besseren Resultaten bei der systemischen Behandlung mit Phenylbutazon oder Flunixinmeglumine (1,1 mg/kg KM). Gleichzeitig ist eine intensive Lokalbehandlung mit einer antibiotikumhaltigen Dexamethason-0,1%-Augensalbe (mit Neomycin und Polymyxin oder Framycetin) anfänglich mindestens 4mal täglich erforderlich. Augentropfen sind infolge ihrer kürzeren Verweildauer weniger wirksam.

Zur Verminderung der Rezidivgefahr ist die lokale Kortikoidtherapie mindestens noch 10–14 Tage nach dem Abklingen der entzündlichen Symptome mit einem Prednisolon-, bzw. Hydrokortisonpräparat 3mal täglich fortzusetzen.
– Punktion der vorderen Augenkammer bei stärkerer Hypopyonbildung und vorsichtige Spülung mit physiologischer NaCl-Penicillin-Lösung (2000–3000 I.E. krist. Penicillin/ml NaCl-Lösung).
– Warme Kamillentee-Kompressen mehrmals täglich zur Schmerzlinderung.
– Schutz des Auges vor Sonnenlicht, Zug- und Staubluft. Augenschutz bei Gefahr des Reibens/Scheuerns.

b. Allgemeinbehandlung:
– Stallruhe während des akuten Entzündungsschubes bzw. bis zum völligen Abklingen der klinischen Symptome.
– Bei perakuten oder hartnäckigen Entzündungszuständen ist kurzfristig die parenterale Behandlung mit Flumethason (–5 mg) oder Dexamethason (–20 mg) pro Tag in Betracht zu ziehen.
– Antiprostaglandine wirken der lokalen Durchblutungsstörung als Teil der entzündlichen Reaktion entgegen: Flunixinmeglumine als Granulat per os oder 1,1 mg/kg KM i.v. (i.m.) als Initialbehandlung (ca. 5–7 Tage), anschließend Phenylbutazon 2 g/Tag per os.
– Bei erhöhter Körpertemperatur bzw. beim Vorliegen einer Infektion Penicillin-Streptomycin oder Tylosin parenteral während einiger Tage.
– Zur Verringerung der Exsudation in die Vorderkammer: täglich 200,0 g Calc. gluconicum 24% i.v. über 3 Tage.
– Zur Anregung der Resorption von Exsudat in der Vorderkammer: täglich 8,0 g Kal. jodatum im Trinkwasser während 5 Tagen. Nach WALDE (1986) trägt die 1- bis 3malige Gabe von 10–15 ml frischer, pasteurisierter Milch jeden 3. Tag i.m. zur Exsudatresorption und Aufhellung von Hornhautödemen bei.
– Bei Mikrofilarieninfektion nach dem Abklingen der akuten Symptome: Ivermectin 200 mg/kg KM einmal i.m.
– Sanierung der sensibilisierenden Fokalinfektionen.
– Einzelne Autoren empfehlen eine Eigenblutbehandlung zur Prophylaxe von Rezidiven.
Als prophylaktische Maßnahme ist die regelmäßige Vakzination gegen Viruskrankheiten und gegen Leptospirose

bei enzootischem Auftreten dieser Infektionskrankheit empfehlenswert. Radikale Mäuse- und Rattenbekämpfung zur Ausschaltung der Leptospirosezwischenträger sowie Vermeidung des Kontaktes zu infizierten Tieren. Sanierung unhygienischer Haltungs- und Fütterungsbedingungen. Pferde, insbesondere Hengste mit p. A. oder grauem Star sollten von der Zucht ausgeschlossen werden.

Es empfiehlt sich, die Pferdebesitzer eingehend über die Natur dieser Krankheit zu informieren.

*Sprengspritze nach HOLLWICH* (Rezept)
Rp. Complexon III                                   0,01
Atropin. sulfuric.                                  0,33
Cocain hydrochloric.                                1,00
Natr. chlorat.                                      0,37
Sol. Adrenalin.                                     33,00 ml
Desogen. sol. 1‰                                    2,00 ml
Natr. hydric. sol. 2 N. quant. sat. auf pH          5,5
Aqua bidest.                                  ad    100,00 ml
Sterilisation bei 100 °C.

### 7.1.7.5 Glaukom

Eine pathologische Erhöhung des Augeninnendrucks kommt beim Pferd selten vor und in der Regel nur als Sekundärglaukom infolge Iridozyklitis (Uveitis), Linsenluxation oder Trauma. Primärglaukome treten nur vereinzelt auf (s. 7.1.7.6). Die besondere Morphologie des Kammerwinkels *(Angulus irido-cornealis)* in Form eines sehr gut ausgebildeten *Lig. pectinatum* und einer breiten Ziliarspalte erklärt weitgehend, weshalb Pferde derart selten an Glaukom erkranken (DE GEEST et al., 1990).

Die Prophylaxe ist aussichtsreicher als jede Therapie, weshalb die erwähnten Zustände, die zu zirkulärer, hinterer Synechierung *(Seclusio pupillae)* und damit zu einer Kammerwasserstauung in der Hinterkammer führen können, unverzüglich und wirksam behandelt werden sollten. Dies gilt besonders für die periodische Augenentzündung (7.1.7.4).

Bereits Druckanstiege von wenigen Tagen Dauer führen zu schwerwiegenden Zirkulationsstörungen in der Netzhaut mit fortschreitender Visusabnahme bis zur Erblindung. Die Prognose ist entsprechend zweifelhaft bis ungünstig.

Für die Glaukombehandlung kommen verschiedene Medikamente in Frage:

a. Bei Mydriase ein Miotikum wie Pilocarpin-Eserin-Augensalbe 3mal täglich. Bei ungenügender Wirkung kommen zusätzlich Cholinesterasehemmer (Demecariumbromid 0,5%) in Frage, deren drucksenkende Wirkung 2–4 Tage anhält, ferner Phosphorsäureestertropfen (Diisopropylfluorophosphat, DFP), bei denen die Kumulationswirkung ebenfalls zu beachten ist.

b. Bei Miose mit *Seclusio pupillae* Guanethidin 3% mit Epinephrin-0,5%-Tropfen oder Epinephrin-2%-Tropfen 2mal täglich zur Drosselung der Kammerwasserproduktion.

c. Carboanhydrasehemmer (Acetazolamid) parenteral reduzieren den Augeninnendruck durch Diurese von Natrium und Hydrogenkarbonat.

d. Phenylbutazon per os wirkt analgetisch in der schmerzhaften Initialphase.

Bei einem Pupillarblock infolge *Seclusio pupillae* mit ringförmiger Vorwölbung der Iris (Napfkucheniris, *Iris bombata*) kommt eine basale Iridektomie zur Wiederherstellung einer Verbindung zwischen vorderer und hinterer Augenkammer in Betracht. Bei Therapieresistenz und länger anhaltender Schmerzhaftigkeit ist die Enukleation oder Evisceration des Bulbus indiziert.

### 7.1.7.6 Hydrophthalmus (Buphthalmus)

Über das angeborene Glaukom beim Pferd, das auf einer Entwicklungsanomalie im Bereich des Kammerwinkels beruht, erschien erst vor wenigen Jahren die erste klinische und pathologisch-anatomische Fallbeschreibung (BARNETT et al., 1988).

Der ein- oder beidseitige Zustand ist durch eine sehr schmerzhafte Vergrößerung des Bulbus um das Zwei- bis Dreifache der Norm gekennzeichnet. Sklera und Hornhaut sind stark erweitert und drängen derart aus der Orbita hervor, daß kein vollständiger Lidschluß möglich ist und die Hornhaut schon bald nach der Geburt auszutrocknen beginnt. Geschwürsbildung und Perforation sind die Folge.

Die Vergrößerung ist gewöhnlich mit weiteren Augenanomalien, wie persistierende Pupillarmembran, Irishypoplasie und Katarakt sowie mit zentralnervösen Störungen gekoppelt.

Bei einseitigem Hydrophthalmus kommt die Enukleation oder Evisceration des Bulbus in Betracht, da eine medikamentöse Behandlung unwirksam ist. Das Moment der Erblichkeit darf nicht außer acht gelassen werden.

## 7.1.8 Erkrankungen der Linse

Die Linsenveränderungen nehmen beim Pferd eine Sonderstellung ein, wobei die Startrübungen die größte Rolle spielen, und zwar als angeborene oder erworbene Starformen (Katarakt). Letztere sind meistens als Komplikation die Folge von periodischer Augenentzündung *(Cataracta complicata)*. Altersstar und Lageveränderungen (Luxation) kommen demgegenüber selten vor. Im Rahmen von Ankaufs- oder Gewährleistungsuntersuchungen sind Startrübungen von besonderer Bedeutung. Da Linsenveränderungen das Sehvermögen beeinträchtigen können, ist oft auch die Frage nach dem Grad der Behinderung zu beantworten.

## 7.1.8.1 Angeborener Star (Cataracta congenita)

In sonst normalen Augen sieht man gelegentlich Startrübungen in Form eines Y oder als kleine Ringe. Gegenüber der Umgebung sind sie scharf abgegrenzt. Diesen Embryonalstar nennt man infolge der häufig auftretenden Form Ypsilonstar. Seine Erkennung und richtige Deutung ist besonders dann von praktischem Interesse, wenn er sich weniger als Y präsentiert, sondern in Form von einzelnen Ringen, Strichen oder Punkten (Abb. 7.11). Dann ist eine Verwechslung mit Trübungen als Folge von periodischer Augenentzündung möglich.

Klinisch ist der in der Regel beidseitig vorhandene Embryonalstar als zentral gelegene, gleichmäßig weiße Trübung erkennbar, die auch im durchfallenden Licht sichtbar bleibt. Es handelt sich somit um eine echte Trübung, die stets im Bereich der Kittlinien innerhalb der vorderen und/oder hinteren Linsenrinde lokalisiert ist. Der Star befindet sich in der vorderen (bzw. hinteren) Kortikalis, wenn der horizontale Schenkel des Ypsilons gegen den äußeren (bzw. inneren) Lidwinkel zeigt. Es handelt sich um eine Vermehrung der Kittsubstanz oder um eine Verkürzung der Linsenfasern. Die ringförmigen Trübungen geben den Eindruck von Vakuolen wieder. Die Katarakt bleibt stationär.

Angeborener Totalstar ist selten, dann aber häufig mit weiteren Anomalien vergesellschaftet (z. B. Mikrophthalmie).

Für die differentialdiagnostische Deutung der angeborenen Starformen ist wichtig zu wissen, daß die erworbene Katarakt meistens in der hinteren Linsenrinde beginnt und sich mehr diffus ausbreitet. Schwieriger abzugrenzen ist der erworbene Kapselstar, der durch den Reiz von abgelagertem Exsudat entsteht. Wucherungen des Kapselepithels bilden oft scheiben-, ring- oder punktförmige Trübungen, die unscharf begrenzt und verschieden grau gefärbt sind. In der Regel finden sich daneben auch Veränderungen an der Iris als Ausdruck früherer Entzündung.

Der Embryonalstar ist demgegenüber stets scharf begrenzt und gleichmäßig trübe. Er befindet sich nie in der Linsenkapsel, sondern in der Kortikalis. Spätfolgen einer Entzündung fehlen.

## 7.1.8.2 Erworbener Star (Cataracta acquisita)

Zu den erworbenen Starformen gehören die Komplikationskatarakt und der sog. falsche Star (*Cataracta spuria*).

Der Komplikationsstar (*Cataracta complicata*), der in der Veterinärmedizin auch als symptomatische Katarakt bezeichnet wird, tritt meistens im Anschluß an Entzündungen der mittleren Augenhaut (Iritis, Uveitis bzw. periodische Augenentzündung) auf. Trübungen können auch durch Verklebungen der Iris mit der Linsenkapsel (hintere Synechien) oder durch Fibrinauflagerungen hervorgerufen werden. Kontusionskatarakt als Folge eines Traumas (*Cataracta traumatica*) kommt selten vor.

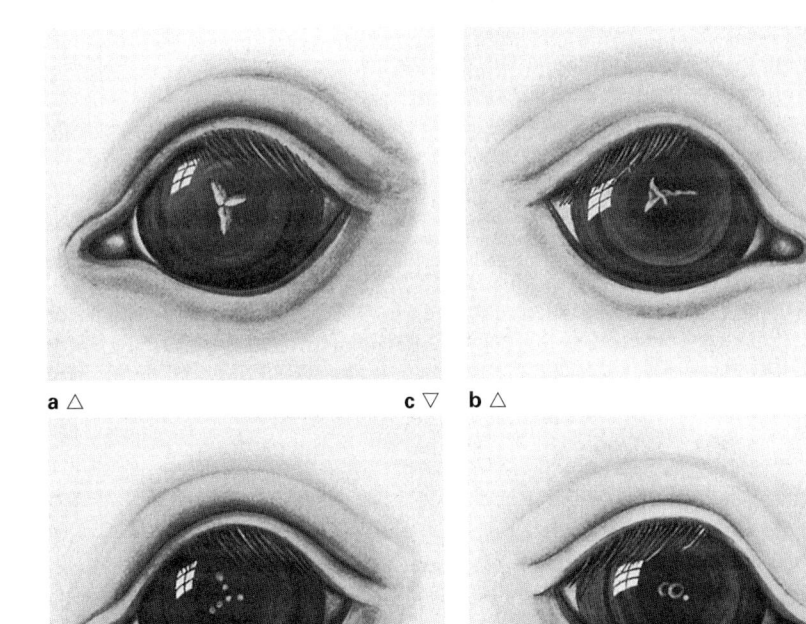

**Abb. 7.11:** Angeborene Starformen:
**a.** Ypsilonstar in der vorderen Linsenrinde.
**b.** Hinterer doppelter Ypsilonstar. Beide Figuren befinden sich in der hinteren Rinde, die dichtere in Kernnähe, die feinere in Polnähe.
**c.** Vorderer punktförmiger Ypsilonstar.
**d.** Vorderer Polstar mit zwei in den tieferen Schichten im Schnittpunkt der Kittlinien lokalisierten Ringen (ÜBERREITER) (entnommen aus »Handlexikon der Tierärztlichen Praxis«, Gustav Fischer Verlag)

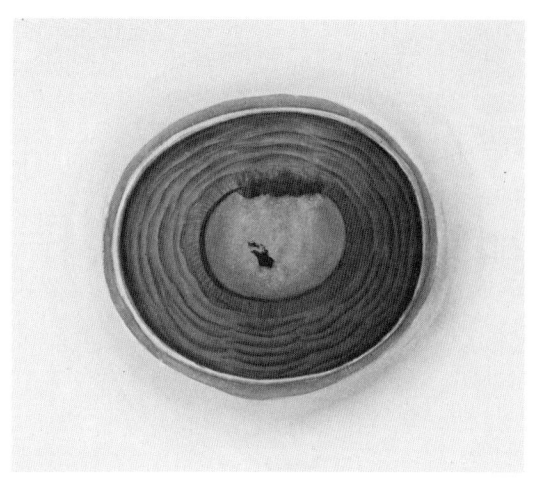

**Abb. 7.12:** Falscher Star (C. spuria) in Form einer Pigmentauflagerung auf der Linsenvorderfläche (Vet.-Chirurgische Klinik Zürich)

Zuckerstar *(Cataracta diabetica)* ist beim Pferd unbekannt.

Die Trübungen sind grau und weisen die verschiedensten Formen auf. Bei totaler Katarakt ist die grauweiße Trübung nicht immer einheitlich, sondern von helleren und dunkleren Stellen strich-, wolken- oder fleckenförmig durchzogen (Tafel 19, Abb. k, Tafelteil).

Beim erworbenen Star beginnt die Trübung meistens am Rand, geht allmählich diffus auf die ganze Linse über und nimmt an Intensität zu.

Diese Starform ist angesichts ihrer Progredienz ungünstig zu beurteilen. Höchstens bei Jungpferden kann es wieder zu einer teilweisen Aufhellung kommen. Andererseits ist die Linsenkapsel bei jungen Tieren weniger dicht, so daß sich eine Katarakt viel rascher entwickeln kann als bei älteren Individuen.

Der falsche Star *(Cataracta spuria)* wird durch Auflagerungen auf der Linse hervorgerufen, die von einer vorübergehenden Verklebung der Irisrückfläche mit der Linsenvorderfläche (hintere Synechie) herrühren und sich als kleine, schwärzliche Pigmentflecken präsentieren (Abb. 7.12). Es können aber auch Fibrinauflagerungen an der vorderen und/oder hinteren Linsenkapsel haften, die Überreste einer exsudativen Iridozyklitis darstellen und grau erscheinen.

### 7.1.8.3 Altersstar (Cataracta senilis)

Der Altersstar ist sehr selten anzutreffen, da Pferde nur ausnahmsweise ihre physiologische Altersgrenze erreichen. So kann bei sehr alten Pferden beidseitig eine langsam zunehmende, diffuse Linsentrübung gesehen werden, die sich mit 30–36 Jahren derart verdichtet, daß der Augenhintergrund kaum mehr einsehbar ist.

### 7.1.8.4 Linsenreflex, Scheintrübungen

Neben den echten und falschen Linsentrübungen gibt es noch Opazitäten, die im durchfallenden Licht heller und durchsichtiger werden oder ganz verschwinden. Die echten Trübungen erscheinen nämlich im durchfallenden Licht dunkler und bleiben undurchsichtig.

Bei den Linsenreflexen oder Scheintrübungen handelt es sich um Ungleichheiten im Brechungszustand der einzelnen Linsenschichten. Sie liegen dem Altersreflex, den Reflexen beim Linsenastigmatismus und dem Nahtsternreflex zugrunde.

Für das Pferd hat nur der **Nahtsternreflex** klinische Bedeutung, weil er in Form eines Ypsilons auftritt und deshalb gegenüber dem Y-Star abgegrenzt werden muß. Er entsteht durch Reflexerscheinungen im Bereich der Linsennähte. Beleuchtet man die Linse im auffallenden Licht, zeigt sich eine Y-förmige Trübung, die sofort verschwindet, wenn man mit der Lichtquelle näher ans Auge herangeht und die Lichtstrahlen die Linse durchdringen. Ein Y-Star verschwindet als echte Trübung nicht.

### Klinische Beurteilung von Startrübungen

Die klinische Beurteilung von Startrübungen richtet sich nach deren Lokalisation und Durchsichtigkeit, woraus Anhaltspunkte für die Beeinträchtigung des Sehvermögens gewonnen werden. Immer wieder ist die Frage zu beantworten, ob das Pferd noch sieht oder nicht, ob das Sehvermögen vermindert ist oder ob die vorliegenden Linsentrübungen die Folge von periodischer Augenentzündung darstellen.

Um die Linsenveränderungen richtig beurteilen zu können, muß die Linse systematisch untersucht werden, möglichst unter Zuhilfenahme einer Spaltlampe. Man beginnt mit der Prüfung im auffallenden und durchfallenden Licht, dann werden die Purkinje-Sanson-Reflexbildchen erzeugt, und schließlich ist es wichtig, bei randständigen Trübungen wie insbesondere nach periodischer Augenentzündung, in Mydriase zu untersuchen. Eine Sehprobe schließt die Untersuchung ab.

Lokalisation der Trübung: Es geht darum, festzustellen, ob sich die Katarakt in der vorderen Linsenkapsel und/oder vorderen Rindenschicht, im Linsenkern oder in der hinteren Kapsel und/oder Rindenschicht befindet. Totale Trübungen sind klinisch nicht zu lokalisieren, da sie das Licht vollständig reflektieren und man gegenüber der Umgebung keine Vergleichsmöglichkeiten besitzt. Bei der zentralen oder nuklearen Trübung sind Kapsel und Rindenschicht besonders in den peripheren Zonen durchsichtig. Diffuse Trübungen der vorderen Linsenschichten sind klinisch von der totalen Trübung nicht zu unterscheiden. Sie ergeben auch keinen Irisschatten. Diffuse Trübungen der hinteren Linsenschichten sind schwierig festzustellen. Bei guter Beleuchtung und seitlicher Betrachtung lassen sie vielleicht eine leicht konkave Form erkennen. Auch läßt sich bei seitlicher Beleuchtung ein sichelförmiger Schatten erzeugen. Partielle Trübungen der vorderen und hinteren Linsenschichten lassen sich besser lokalisieren, da sie mit der Umgebung in Beziehung gebracht werden können. Man kann sich dabei an folgende Erscheinungen halten: Eine vordere Trübung ist konvex gewölbt, fix und bewegt sich synchron mit der Bewegung des Bulbus. Eine hintere Trübung ist ebenfalls fix, verlagert sich aber bei der Drehung des Bulbus entgegengesetzt. Auch die Farbe der Trübungen variiert.

Diese Farbnuancen zu bestimmen verlangt aber viel Erfahrung. Bei durchsichtiger oder nicht durchscheinender Trübung steht die Pupille gewöhnlich mittelweit und deren Reaktion ist normal. Bei undurchsichtiger oder ausgedehnter Katarakt ist die Pupille mehr als mittelweit und deren Lichtreaktion träge. Bei einem Komplikationsstar kann diese wegen hinterer Synechie ganz aufgehoben sein. Eine bei maximaler Miose entstandene Verklebung verdeckt nicht selten einen ausgedehnten Star.

### Beeinflussung des Sehvermögens durch Katarakt

Diese Frage ist insofern von praktischer Bedeutung, als der Kaufwert eines Pferdes durch die Beurteilung beeinflußt wird. Selbstverständlich ist dabei stets die **Sehprobe** entscheidend. Es lassen sich aber auch aus dem Linsenbefund allein gewisse Rückschlüsse auf das Sehvermögen ziehen. So ist bei dichten, diffusen Trübungen das Sehvermögen vollständig aufgehoben. Bei partiellen Trübungen im Bereich der Pupille wird die Sehfähigkeit je nach Umfang und Dichte vermindert sein, während Trübungen in den Randzonen zwar den Visus nicht beeinträchtigen, aber dennoch vorsichtig zu beurteilen sind, da sie progredient sein können. Auch ein falscher Star (*C. spuria*) oder eine mit hinterer Synechie kombinierte Trübung ist zurückhaltend zu beurteilen, da sie auf eine abgelaufene periodische Augenentzündung hindeuten.

Beidseitig erblindete Arbeitspferde können im Schritt in der nächsten Umgebung ihres Standortes noch zu Zugarbeit verwendet werden. Bei einseitiger Erblindung sind sie noch gut verwendbar, jedoch nicht mehr im Gebirge als Saumpferde und als Reitpferde nur mit Einschränkung. Immerhin nehmen halbblinde Pferde noch mit Erfolg an Springkonkurrenzen und Rennen teil, wobei die Verwendbarkeit weitgehend vom Temperament des betreffenden Tieres abhängt. Halbblinde Pferde scheuen gerne. Ein beidseitig erblindetes Pferd hat nur noch den Schlachtwert, während die Wertminderung bei einseitiger Erblindung eines Zugpferdes 30% und eines Reitpferdes 50% beträgt.

### Behandlung von Startrübungen

Die konservative Behandlung von Startrübungen ist nicht erfolgversprechend, sobald irreversible Linsenveränderungen vorliegen. Bei erworbener Katarakt kann eine stärkere Trübung verhindert werden, wenn die entzündliche Grundursache (Iritis, Uveitis) wirksam behandelt wird. Eine Operation ist angezeigt bei angeborenen oder juvenilen Startrübungen, falls Sehstörungen vorliegen. Je nach Aggregatzustand des Linseninnern kommt die Aspirationsmethode oder die extrakapsuläre Extraktion mit basaler Iridektomie in Frage. Bei Fohlen bevorzugen verschiedene Autoren die Methode der Phakofragmentation mit anschließender Aspiration, wobei der Operationserfolg größer ist bei Tieren, die weniger als 6 Monate alt sind (WHITLEY et al., 1990). Die intrakapsuläre Extraktion ist bei Fohlen nicht indiziert (DIETZ et al., 1986), bei erwachsenen Pferden nur im Falle von Linsenluxation oder -subluxation. Bei erworbenem Star ist die operative Entfernung nur gerechtfertigt, wenn genügend Aussicht auf eine befriedigende Wiederherstellung des Visus besteht. Postoperativ kommt es bei erwachsenen Pferden häufig zu Bulbusatrophie. Nach beidseitiger Operation bewirkt die Linsenlosigkeit (Aphakie) und demzufolge die fehlende Akkommodation eine Sehbeeinträchtigung, die aufgrund von Beobachtungen insbesondere von Fohlen besser kompensiert werden kann, als dies bei erwachsenen Pferden insbesondere nach einseitiger Linsenextraktion möglich ist, bedingt durch den Refraktionsunterschied zwischen links und rechts.

## 7.1.9 Erkrankungen des Glaskörpers

Eine persistierende Glaskörperarterie wird beim Pferd sehr selten beobachtet. Ihre Rückbildung erfolgt in den ersten Lebenswochen, bei 70% der Fohlen bis zum 1. Lebensjahr und nur ganz selten erst mit 2–3 Jahren. Auch Parasiten werden nur ausnahmsweise im Glaskörper gefunden.

**Glaskörpertrübungen** gehören beim Pferd gleichwohl des öfteren zu einem Augenbefund, da sie abgesehen von kongenitalen Trübungen ziemlich häufig die Folge einer Entzündung der umgebenden Strukturen sind. Dabei treten Entzündungsprodukte aus der Netzhaut, Papille oder mittleren Augenhaut (Uvea) in den Glaskörper über, was bei periodischer Augenentzündung praktisch immer der Fall ist.

Bei direkter oder indirekter Ophthalmoskopie werden die beweglichen Trübungen hinter der Linse sichtbar. Ihre Lage ist oft nicht leicht gegenüber Trübungen der hinteren Linsenkapsel abzugrenzen. Bei längerer Beobachtung gelingt es aber stets, festzustellen, ob die betreffende Trübung beweglich ist oder nicht. Am sichersten gelingt die Lokalisation im Spaltlicht an der erweiterten Pupille.

Die Glaskörpertrübungen bestehen aus zelligen oder fibrinösen Massen, die bei Bulbusbewegungen staubartig oder flockig im Glaskörperraum aufgewirbelt werden, als Fäden oder Membranen in den Glaskörper hineinhängen und hin und her flottieren.

Stellt man nur auf das der Augenbewegung entgegengesetzte Wenden der Glaskörpertrübungen ab, so können dieselben mit Trübungen der hinteren Linsenschichten verwechselt werden. Je flüssiger der Glaskörper ist, um so beweglicher sind die Opazitäten. Meistens sind sie von grauweißer Farbe. Hat eine Verflüssigung des Glaskörpers stattgefunden, was in der Regel der Fall ist, ist auch der intraokuläre Druck herabgesetzt.

Gelegentlich werden im Glaskörper auch **Kristallablagerungen** (Cholesterin, Fettkristalle) angetroffen, die bei der Untersuchung stark glitzern und funkelnde Punktreflexe erzeugen. Sie hängen mit einer Verflüssigung des Glaskörpers zusammen, die auf Ernährungsstörungen mit Erhöhung des Wassergehaltes, auf Stauungen im Bulbusinnern oder Degenerationsprozessen beruhen können. Diese Kristalle scheinen das Sehvermögen nicht zu beeinträchtigen. Eine Heilung ist aber nicht zu erwarten, und in vielen Fällen kommt es offenbar infolge Resorption des verflüssigten Glaskörpers zu einer langsamen Bulbusatrophie.

Nach HURTIENNE (1972) beginnt die **Verflüssigung des Glaskörpers** als Folge einer rezidivierenden Uveitis im nasodorsalen Abschnitt unter Bildung flottierender und wirbelnder Membranen, die frühzeitig in rostrodorsaler Fokalbeleuchtung und im durchfallenden Licht sichtbar gemacht werden können. Die Lichtquelle wird zu diesem Zweck auf Höhe der Nüster gehalten und der Untersuchende muß den nasodorsalen Glaskörperraum auszuleuchten trachten.

Die Beurteilung der Glaskörpertrübungen richtet sich nach deren Alter und Dichte. Das Sehvermögen ist durch sie oft stark beeinträchtigt. Frische Trübungen können wenigstens zum Teil resorbiert werden. Alte Trübungen sind dagegen nicht mehr beeinflußbar. Bei der Beurteilung sind stets auch die übrigen primären Augenveränderungen mit zu berücksichtigen.

Scheuen, vorsichtiger Gang, Unruheerscheinungen und Schreckhaftigkeit bei heftigen Kopf- oder Augenbewegungen, wodurch die Trübungen aufgewirbelt werden, beeinträchtigen den Gebrauch des Pferdes.

Die Behandlung von frischen Trübungen kann mit feuchtwarmen Kompressen, subkonjunktivalen Injektionen von 2- bis 5%iger NaCl-Lösung und innerlichen Gaben von Kaliumjodid (5mal 8 g/Tag im Trinkwasser) versucht werden, ebenso mit der lokalen Anwendung von Jodiden in Form von Augentropfen (Kaliumjodid 0,3% und Natriumjodid 0,3%). Bei erheblichen Glaskörpertrübungen infolge periodischer Augenentzündung kann die Vitrektomie bei erhaltener Pupillenmotilität bzw. intakter Netzhaut sowie optisch klarer Linse in Betracht gezogen werden (WERRY und GERHARDS, 1991).

## 7.1.10 Erkrankungen der Netzhaut und des Sehnervs

Im Rahmen von Ankaufs- oder Gewährleistungsuntersuchungen wie auch im Falle von Sehstörungen oder Erblindung ist die Beurteilung des Augenhintergrunds (Fundus) von großer Bedeutung, wobei aufgrund der ophthalmoskopischen Untersuchung pathologische Veränderungen und physiologische Abweichungen zu unterscheiden sind. Diese Differenzierung setzt allerdings praktische Erfahrung voraus.

Neben den selten vorkommenden Erkrankungen der Netzhaut wie Blutung und Degeneration sind die Entzündung und die Ablösung hervorzuheben. Hinsichtlich der Sehnervenläsionen stehen entzündliche und degenerative Zustände ursächlich im Vordergrund.

### 7.1.10.1 Netzhautentzündung (Retinitis)

Beim Pferd hängt eine *Retinitis* gewöhnlich mit einer Aderhautentzündung *(Chorioiditis)* zusammen im Sinne einer *Chorioretinitis*, die sich vorwiegend im tapetumfreien Teil der Netzhaut abspielt. Sie ist erkennbar an kleinen Herden in Form von grauen bis gräulichweißen, rundlichen Läsionen. Sie können beidseitig bei infektiösen Atemwegserkrankungen auftreten. Visus und Pupillenreaktion sind vermindert, wenn derartige Herde multipel auftreten. Umfangreichere Läsionen erscheinen als komma-, stab- oder wurmförmige Bezirke. Bei hochgradiger Entzündung können auch zentrale Teile der Netzhaut im Tapetumbereich erfaßt werden. Septikämie, größerer Blutverlust und Trauma kommen ursächlich in Frage.

**Peripapilläre Chorioretinitis** ist gewöhnlich die Folge von periodischer Augenentzündung. Sofern der Fundus im akuten Anfall überhaupt einsehbar ist, sind die pathologischen Vorgänge als Ödem und Entzündung oder als Extravasate der Netzhautgefäße rund um die Papille erkennbar, unter Umständen auch nur nasal oder temporal davon. Visus und Pupillenreaktion sind nicht unbedingt eingeschränkt.

Die Abheilung einer Chorioretinitis geht einher mit scharf begrenzter Narbenbildung, peripherer Depigmentierung und Pigmentablagerung im Zentrum. Im Tapetum fallen die veränderten Stellen durch ihre Hyperreflexie auf.

Das Ausmaß bleibender Veränderungen und damit dauernder Sehbeeinträchtigung hängt ab von der Intensität und Dauer der Entzündung. Die Therapie umfaßt Ruhigstellung des Pferdes, symptomatische Allgemein- und Lokalbehandlung mit hochwirksamen Kortikoiden sowie Kausalbehandlung des Grundleidens.

### 7.1.10.2 Netzhautablösung (Ablatio retinae, syn. Amotio retinae)

Abhebungen der Netzhaut von der Aderhaut *(Chorioidea)* in ihren nicht fixierten Abschnitten zwischen *Papilla optica* und *Ora serrata* können verursacht sein durch:
a. Trauma, wie Bulbusquetschung oder -verletzung,
b. subretinale Blutungen oder Exsudate, die die Netzhaut

gegen den Glaskörper drängen, z. B. bei periodischer Augenentzündung,
c. degenerative Rückbildungsvorgänge in der Netzhaut mit Schrumpfung nach Retinitis,
d. Verflüssigung, Schrumpfung oder Vorfall des Glaskörpers, so daß die Retina nicht mehr gestützt wird,
e. Linsenluxation in den Glaskörperraum, wobei die vorderen Netzhautpartien abgezogen werden können,
f. Netzhautzysten,
g. Tumor der Aderhaut.

Bei Fohlen sind gelegentlich auch kongenitale Netzhautablösungen zu sehen.

Bei der Abhebung bleibt das retinale Pigmentepithel an der Aderhaut haften, wobei die Netzhaut oft einreißt, so daß am Rand Glaskörper darunter gelangt und der Ablösungsvorgang verstärkt wird. Bei vollständiger Abhebung ist die Netzhaut trichterförmig durch den Glaskörperraum gespannt, bei partieller Ablösung schiebt sie sich falten- oder blasenförmig vor.

Eine Netzhautablösung geht mit schweren Sehstörungen oder Erblindung einher. Bei der Ophthalmoskopie, die dank der Mydriase und verminderter oder aufgehobener Lichtreaktion leicht geschehen kann, werden Glaskörpertrübungen sichtbar sowie von der Papille ausgehende leistenartige Vorsprünge oder wallartige, zeltähnliche Vorwölbungen der Netzhaut. Die losgelösten Partien sind grau und können im verflüssigten Glaskörper flottieren, besonders wenn sie eingerissen sind. Das *Tapetum lucidum* erscheint hyperreflektorisch.

Die Prognose ist zweifelhaft im Falle frischer, partieller Abhebung infolge Trauma oder Exsudation. Alle übrigen Fälle sind als ungünstig zu beurteilen. Mit einem Behandlungserfolg kann nur gerechnet werden, wenn es bei intaktem Glaskörper gelingt, das umschriebene subretinale Blutgerinnsel oder Exsudat innerhalb von 24–72 h zur Resorption und die akute Entzündung mit Kortikoiden lokal (subkonjunktival) und parenteral zur Rückbildung zu bringen.

### 7.1.10.3 Sehnervenentzündung (Neuritis optica)

Mögliche Ursachen einer Sehnervenentzündung sind: periodische Augenentzündung (Uveitis, peripapilläre Chorioretinitis), Orbitalphlegmone und -abszeß, Kopftrauma, Enzephalitis und Meningitis.

Von **Papillitis** spricht man, wenn die Entzündung auf die Sehnerveneintrittsstelle *(Papilla optica)* beschränkt ist.

Klinisch auffällig sind meist nur einseitige Sehstörungen bis zur Erblindung innerhalb von Tagen sowie Mydriase mit verminderter oder aufgehobener Lichtreaktion (Pupillenstarre). Die Papille ist hyperämisch, unscharf begrenzt, verwaschen und leicht prominent. Sie kann sich auch wallartig in den Glaskörper vorwölben. Oft ist sie mit feinen Blutungen besetzt, und die Netzhautgefäße sind stärker gefüllt. Exsudat manifestiert sich als kegel-, pilz- oder kolbenförmige Fortsätze, die der Papille peripher aufsitzen und auf die siebartige *Lamina cribrosa* zurückzuführen sind (Abb. 7.13). Bei retrobulbär lokalisierter Neuritis ist die Papille unauffällig (»der Patient sieht nichts, und der Arzt sieht auch nichts«).

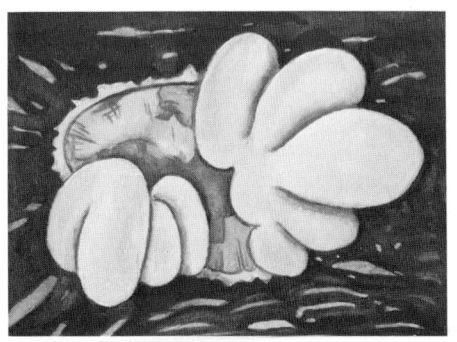

**Abb. 7.13:** Papillitis: Sehnervenpapille mit Auflagerungen (Exsudat) und Blutungen. Radiäre streifenförmige Netzhautablösung (RÖSTI)

Differentialdiagnostisch ist an Stauungspapille und an proliferative Neuropathie zu denken.

Häufig kommt es zu einer **Sehnervenatrophie.** Die Prognose ist entsprechend zweifelhaft bis ungünstig. Heilung ist nur bei leichtgradiger und frühzeitig festgestellter Entzündung möglich.

Neben der Behandlung des Primärleidens sind hochdosiert Kortikoide parenteral und lokal (subkonjunktival) entscheidend, bei Bedarf in Verbindung mit Antibiotikaschutz. Nichtsteroidale Entzündungshemmer können zusätzlich von Nutzen sein. Bei Anzeichen von Atrophie können 10% Tolazolin-Augensalbe oder retrobulbäre Injektionen von 0,5 ml Tolazolin und 100 mg Vitamin $B_1$ eine günstige Wirkung ausüben. (Tolazolin wirkt gefäßerweiternd.) Bei hartnäckigem Verlauf kann unter Umständen mit unspezifischer Reiztherapie eine Besserung erzielt werden (Milchinjektionen i. m.).

Außer Neuritis, Papillitis und entzündlicher Stauungspapille kommt auch eine nichtentzündliche einfache Stauungspapille vor, die sich als Symptom erhöhten Drucks in der Orbita oder Schädelhöhle in Form eines passiven Ödems des Sehnervs manifestiert. Sie ist anzutreffen bei Orbitalphlegmone, retrobulbärer Blutung, Meningitis, Hirntumor und *Hydrocephalus internus*.

### 7.1.10.4 Sehnervendegeneration (Optikusatrophie)

Nach Ursache und Entstehungsweise werden die primäre, sekundäre und angeborene Degenerationsform unterschieden.

Die primäre Optikusatrophie (Tafel 19, Abb. 1, Tafelteil) ist bedingt durch eine mechanische Schädigung des

Sehnervs oder Chiasmas infolge Kompression nach Schädeltrauma oder bei Tumor. Eine sekundäre Degeneration ist die Spätfolge einer Netzhaut- oder Sehnervenentzündung, Papillitis, Stauungspapille oder eines Glaukoms. Die angeborene Atrophie kommt nur sehr selten vor.

Je nach dem Primärleiden beginnt der degenerative Prozeß an der Papille oder proximal im Verlauf des Sehnervs. Die histopathologischen Veränderungen erfassen zuerst die Nervenscheiden, erst danach die Nervenfasern, bis diese durch das proliferierende Bindegewebe ersetzt und vollständig verdrängt sind.

Die Papille erscheint abgeblaßt bis grauweißlich. Ihre sonst diskrete Felderung ist ausgeprägter und ihr Rand ist je nach Ursache scharf begrenzt oder leicht unscharf. In fortgeschrittenen Stadien ist sie kleiner. Die Netzhautgefäße sind enger als normal und blaß oder vollständig obliteriert. Bei sekundärer Atrophie sind typische Netzhautveränderungen erkennbar.

Bei fortgeschrittener Atrophie mit Erblindung ist die Prognose ungünstig. Die Behandlung einer sekundären Atrophie ist nur solange erfolgversprechend, wie die degenerativen Veränderungen noch als leichtgradig eingestuft werden können und das entzündliche Primärleiden auf die Therapie anspricht.

## 7.1.11 Tumoren

Sowohl die Adnexe als auch die einzelnen Teile des Bulbus sind als Sitz von Geschwülsten bekannt, wobei diejenigen der Lider, Bindehaut und mittleren Augenhaut vorherrschen.

Tumoren können an den **Lidern** oder in deren unmittelbaren Umgebung auftreten und in allen Hautschichten zu wuchern beginnen. Unter den gutartigen Geschwülsten sind zu erwähnen: Papillome, Fibropapillome, Fibrome sowie Melanome bei älteren Schimmeln. Das Karzinom in Form von Plattenepithel- oder Adenokarzinomen ist die am häufigsten vorkommende bösartige Geschwulst, die unbehandelt auf benachbarte Organe wie Orbita und Bulbus übergreifen. Fibro- und Melanosarkome sind viel seltener anzutreffen. Eine besondere Rolle spielt das equine Sarkoid, das gewöhnlich multipel auch an anderen Prädilektionsstellen auftritt (s. 9.5.1). Die genaue Diagnose ist häufig nur histologisch anhand einer Biopsie möglich. Die Wachstumsrate und die äußere Beschaffenheit können Hinweise sein für die Natur des Tumors.

Vor allem an der bulbären **Bindehaut** kommen relativ häufig benigne Tumoren vor, wie Fibrome, Lipome, Papillome und Angiome. Maligne Tumoren, insbesondere Plattenepithelkarzinome, sind ebensooft anzutreffen. Melano-, Spindelzell- und Hämangiosarkome wie auch Botryo- und Hyphomykome werden hingegen seltener beobachtet. Plattenepithelkarzinome infiltrieren häufig die Hornhaut und werden anfänglich gerne mit Granulomen verwechselt (Abb. 7.14). Geschwulstartige Verdickungen können auch an der Lidbindehaut auftreten, wie z. B. bei Amyloidosis.

Nicht selten ist die **Nickhaut** Sitz von Adenomen oder Fibromen, häufig aber auch von Plattenepithel- und Adenokarzinomen oder Hämangio-, Lympho- und Melanosarkomen. Vor allem die sehr bösartigen Plattenepithelkarzinome der Bindehaut und Nickhaut greifen gerne auf Bulbus, Orbita und Lider über.

Neubildungen der **Hornhaut** treten nur gelegentlich in Erscheinung. Sie gehen meistens aus einem Bindehauttumor hervor. Das gleiche gilt für die Lederhaut (Sklera).

Primär **intraokuläre Geschwülste** kommen selten vor. **Iris** und **Ziliarkörper** sind am häufigsten von Malignomen betroffen, die Aderhaut seltener. Neben Adenomen und Adenokarzinomen sowie Medulloepitheliomen handelt es sich vor allem um maligne Melanome (GERHARDS, 1988). Schimmel scheinen für diese Tumorart disponiert zu sein. Fleischfarbene Farbveränderungen der Iris deuten auf Adenome oder Adenokarzinome hin, verstärkte Pigmentierung auf Melanome. Raumfordernde Prozesse im Augeninnern führen zu Verdickung und Vortreibung der Iris, Abflachung der Vorderkammer, unregelmäßiger Pupillenform und zu Linsenluxation. Therapieresistente Hornhauttrübungen und ungewöhnlich starke Hornhautvaskularisation und -entzündung sowie intraokuläre Blutungen und Sekundärglaukom sprechen für einen uvealen Tumor, Exophthalmus als zusätzlicher Befund für einen orbitalen Tumordurchbruch. Disklerale Durchleuchtung, Retroillumination, Fluoreszenzangiographie, Röntgen-, Ultraschalluntersuchungen und die Messung der lokalen Radiophosphoraufnahme liefern frühe Hinweise auf intraokuläre Neoplasien, die in Anfangsstadien als Uveitis fehlgedeutet werden können.

Im **Glaskörper** auftretende Neubildungen entstammen in der Regel der Retina, Papille oder der Uvea. Nach anfänglicher Einengung und Trübung destruieren sie ihn später.

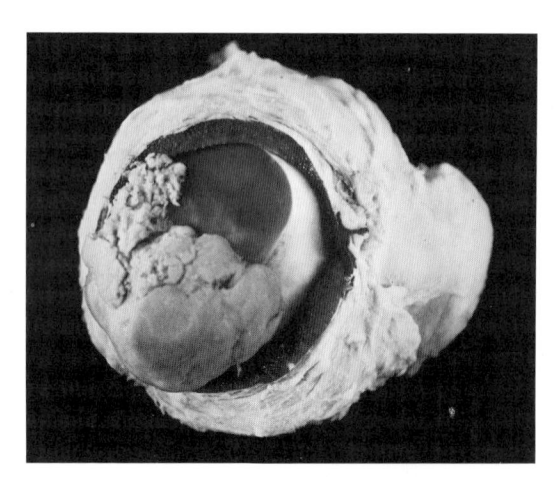

**Abb. 7.14:** Plattenepithelkarzinom der Binde- und Hornhaut (Vet.-Chirurgische Klinik Zürich)

Geschwülste der **Netzhaut** und des **Sehnervs** kommen selten vor. Bekannt sind Retino- und Neuroblastome, rundzellige Sarkome und Neurofibrome, ferner Gliome, Granulosazelltumoren sowie Angio- und Melanosarkome. Ophthalmoskopisch präsentieren sie sich als unterschiedlich große, anfänglich fleckige und erhabene Gebilde, die den Glaskörper später verdrängen. Die funktionellen Störungen hängen von der Lokalisation und Ausdehnung des Tumors ab.

Die Prognose ist um so günstiger, je frühzeitiger ein Tumor der Adnexe oder äußeren Augenstrukturen als solcher erkannt und adäquat behandelt wird. Intraokuläre Geschwülste sind in progredienten Stadien zweifelhaft bis ungünstig zu beurteilen. In Zweifelsfällen empfiehlt sich die histologische Untersuchung einer Biopsie.

Vor allem maligne Tumoren der Lider, Bindehaut, Nickhaut oder Hornhaut sollten möglichst frühzeitig und total exzidiert werden. Bei größeren Geschwülsten ist ein plastischer Eingriff (Verschiebeplastik) zur Vermeidung späterer Narbenkontraktur angezeigt. Korneolimbale Plattenepithelkarzinome können durch Exstirpation, einschließlich lamellärer Keratektomie, mit anschließender Kryochirurgie, lokaler Hyperthermie (Elektrokoagulation oder $CO_2$-Laser) oder Bestrahlung mit Strontium$^{90}$ behandelt werden. Periokuläre Sarkoide und Plattenepithelkarzinome der Bindehaut und Hornhaut lassen sich auch durch Immunotherapie mittels 2–6 intratumoralen BCG-Injektionen in 14tägigen Abständen zur vollständigen Rückbildung bringen (KLEIN et al., 1990). Die Verwendung eines BCG-Zellwandpräparates vermindert das Risiko anaphylaktischer Reaktionen. Im Gegensatz zur technisch aufwendigeren Kryochirurgie und Bestrahlung eignet sich die Immunotherapie auch als Methode unter Praxisbedingungen. Bei malignen Tumoren der Nickhaut ist deren vollständige Exstirpation indiziert, noch bevor Abklatschmetastasen entstehen oder die Orbita infiltriert wird. Bei Beteiligung der unteren Lidbindehaut oder des Augapfels ist eine Bulbusexstirpation unausweichlich.

Umschriebene Iristumoren (Melanome) können durch Sektoriridektomie entfernt werden. Bei größeren intraokulären Geschwülsten kommt hingegen nur die Enukleation des Bulbus in Frage. Im Falle von metastatischen Tumoren im Augeninnern ist die Abschaffung des Tieres in Erwägung zu ziehen.

Für die Entfernung des Augapfels kommen drei Operationstechniken in Frage.

a. **Enukleation:** Die Entfernung des Bulbus erfolgt nach Durchtrennung der Bindehaut und der Tenon-Kapsel, die in situ bleiben. In einer zweiten Phase werden die Lidränder exzidiert.
b. **Eviszeration:** Sie besteht in der Entfernung des Augeninnern unter Erhaltung der korneoskleralen Umhüllung und der Nebenorgane.
c. **Exenteration:** Der Inhalt der Augenhöhle samt Nebenorganen wird en bloc entfernt.

Nach Enukleation und Eviszeration kann das Operationsergebnis in kosmetischer Hinsicht durch die Implantation einer Silikonprothese wesentlich verbessert werden. Extrasklerale Prothesen erfordern postoperative Nachbehandlung und auch später eine gewissenhafte Überwachung, weshalb sie ausgewählten Fällen vorbehalten bleiben (vgl. 7.1.6.3).

## 7.1.12 Symptomatische Augenkrankheiten

Viele Allgemeinleiden und Erkrankungen anderer Körperorgane führen zu Krankheitszeichen an den Augen im Sinne von Begleitsymptomen, die in gewissen Fällen durchaus pathognomonisch sein können. Dabei sind meistens die Bindehaut, die Nickhaut oder die mittlere Augenhaut (Iris, Ziliarkörper, Aderhaut) betroffen.

In diesen Bezugsrahmen gehört die typische Blässe der Bindehaut bei Anämie unterschiedlicher Ursache, sowie die gelbliche Verfärbung der durch die Bindehaut hindurchscheinenden Sklera bei Ikterus infolge Babesiose, Virusarteriitis (Pferdestaupe), infektiöser Anämie, *Pharyngitis simplex*, fibrinöser Pneumonie (Brustseuche), Leberdegeneration oder -zirrhose und *Icterus neonatorum*.

Zyanotische Färbung der Lidbindehaut ist ein Zeichen mangelnder $O_2$-Sättigung des Blutes, bedingt durch akute Dyspnoe (Lungenödem, Pleuritis), Herzinsuffizienz, Ventrikelseptumdefekt oder Pulmonalstenose.

Beidseitiges Ödem der Bulbusbindehaut in Form einer Chemosis ist ein charakteristisches Symptom bei lymphatischer Leukose und Virusarteriitis (Pferdestaupe), wobei letztere mit Keratitis und Iritis gekoppelt ist.

Neben anderen Krankheitszeichen treten bei Petechialfieber *(M. maculosus)* und bei hämorrhagischen Diathesen anderer Genese (Koagulopathien) punkt-, fleck- oder streifenförmige bis flächenhafte Bindehautblutungen auf. Petechiale Blutungen sind auch bei Pferdepest und allgemein bei Sepsis zu sehen.

Beidseitige Konjunktivitis ist ein Begleitsymptom bei verschiedenen Infektionskrankheiten, namentlich bei Druse, Leptospirose, Pferdepest (Pferdesterbe) und Virusarteriitis (Pferdestaupe).

Eine einseitige, eitrige Konjunktivitis kann mit einer eitrigen Kieferhöhlenentzündung zusammenhängen, häufig ausgehend von einer Alveolarperiostitis oder Druse.

Der beidseitige Vorfall (Prolaps) der Nickhaut ist ein frühes und zugleich pathognomonisches Symptom des Tetanus, bedingt durch einen Dauerspasmus des *M. retractor bulbi*, der sich durch Berühren des Bulbus oder leichten Schlag auf den Kopf noch verstärkt.

**Neurogene Erkrankungen** sind mit Stellungsanomalien der Lider, des Bulbus und/oder der Pupille verbunden, wie *Ptosis, Enophthalmus*, Schielen *(Strabismus)*, Augenzuckungen *(Nystagmus)* und Pupillenstörungen (Miose, Mydriase, *Anisokorie*). Bei Arbovirus-Enzephalitiden

(EEE, WEE) tritt neben Anzeichen von Hirnnervenlähmungen Nystagmus auf. In terminalen Stadien scheinen die Pferde zu erblinden. Ein Hirntrauma oder -tumor verursacht je nach Lokalisation Augenmuskellähmungen oder Nystagmus, Pupillenstörungen und Stauungspapille. Läsionen in der *Medulla oblongata* und der Zervikal- und vorderen Thorakalsegmente des Rückenmarks führen zu Sympathikuslähmung, erkennbar an der Horner-Trias: Ptosis, Miosis und Enophthalmus mit Nickhautvorfall (s. 7.1.5, 7.1.6.1). Bei Meningitis kommt es zu Augenmuskellähmungen, Pupillenstörungen (Anisokorie) und Papillenödem. Bei akutem Botulismus fällt neben anderen zentralnervösen Lähmungen die bilaterale Ptosis auf.

**Vergiftungen** können ebenfalls mehr oder weniger auffällige Augensymptome hervorrufen. Eine bilaterale Mydriase mit Sehstörungen ist zu beobachten nach Aufnahme toxischer Mengen von Giftpflanzen wie Sumpfschachtelhalm, Farn, gemeiner Stechapfel und schwarze Tollkirsche, wobei die Pupillenerweiterung bei letzteren durch die Alkaloide Hyoscyamin, Scopolamin und Atropin verursacht wird. Intoxikationen mit Pestiziden, insbesondere mit organischen Phosphorsäureestern wie Parathion bewirken beidseitige Miose.

**Metastatische Erkrankungen** der inneren Augenstrukturen treten auf bei der hämatogenen Ausbreitung maligner Tumoren (s. 7.1.11) sowie als Komplikation bei Druse oder Brustseuche in Form von Uveitis mit eitriger Exsudation in die Vorderkammer (Hypopyon) und Panophthalmie.

Prognose und Therapie symptomatischer Augenkrankheiten hängen vom Grundleiden ab. Die Lokalbehandlung, sofern angezeigt, ist auf jeden Fall symptomatisch.

**Literatur**

AMMANN K. (1980): Augenkrankheiten des Pferdes. In: Handlexikon der Tierärztlichen Praxis. Gustav Fischer Verlag, Stuttgart

BARNETT K. C., ROSSDALE P. D., WADE J. F. (ed.) (1983): Equine Ophthalmology. Equine vet. J. suppl. **2** (Nov.), 1–160.

BARNETT K. C., COTTRELL B. D. (1988): Buphthalmos in a Thoroughbred foal. Equine vet. J. **20** (2), 132–135.

BROOK D. E. (1987): Further Development of an Indwelling Nasolacrimal Cannula for the Administration of Medication to the Equine Eye. Equine Pract. **9**, 3, 12–14.

CARLTON W. (1983): Equine recurrent uveitis. In Peiffer R. L. (Ed.): Comparative Ophthalmic Pathology. Springfield, Ill.: Charles C. Thomas Publ.

CELLO R. M. (1971): Ocular Onchocerciasis in the horse. Equine vet. J. **3**, 148–154.

DE GEEST J. P., LAUWERS H., SIMOENS P., DE SCHAEPDRIJVER L. (1990): The morphology of the equine irido-corneal angle: a light and scanning electron microscopic study. Equine vet. J. suppl. **10**, 30–35.

DICE P. F., COOLEY P. L. (1990): Peripheral corneal ulcers in the horse. Equine vet. J. suppl. **10**, 18–21.

DIETZ O., GLIEM H., HOLDHAUS W., LITZKE L.-F., MOLDENHAUER R. (1986): Chirurgische Behandlung der Cataracta congenita beim Pferd. Pferdeheilkunde **2**, 6, 319–323.

GERHARDS H. (1988): Klinische und ophthalmologische Befunde während der Entwicklung eines primär intraokulären Tumors beim Pferd. Pferdeheilkunde **4**, 1, 31–34.

HURTIENNE H. (1972): Klinische Diagnostik bei Glaskörperveränderungen des Pferdes. Dtsch. tierärztl. Wschr. **79**, 537–539.

KLEIN H.-J., DEEGEN E., GERHARDS H. (1990): Rückbildung eines korneolimbalen Plattenepithelkarzinoms nach intratumoralen BCG-Injektionen bei einem Haflinger. Pferdeheilkunde **6**, 1, 17–21.

MAIR T. S., CRISPIN S. M. (1989): Immunological mechanisms in uveitis. Equine vet. J. **21**, 6, 391–393.

NEUMANN W. (1987): Die monokulare und binokulare Ophthalmoskopie. Der prakt. Tierarzt 68, 4, 18–25.

RUBIN L. F. (1974): Atlas of Veterinary Ophthalmoscopy. Philadelphia: Lea & Febiger.

SCHMIDT V. (1990): Augenkrankheiten der Haustiere. 2. Auflage. Stuttgart: Ferdinand Enke.

WALDE I. (1986): Differentialdiagnostische und therapeutische Aspekte bei der »Mondblindheit« des Pferdes. Pferdeheilkunde **2**, 2, 67–78.

WERRY H., GERHARDS H. (1991): Möglichkeiten der und Indikationen zur chirurgischen Behandlung der equinen rezidivierenden Uveitis (ERU). Pferdeheilkunde **7**, 321–331.

WHITLEY R. D., MEEK LISA A., MILLICHAMP N. J., MCRAE ELIZABETH E., PRIEHS D. R. (1990): Cataract surgery in the horse: a review of six cases. Equine vet. J. suppl. **10**, 85–91.

## 7.2 Krankheiten an den Weichteilen des Kopfes

H.-J. WINTZER

### 7.2.1 Atherom

Eine als Grützbeutel zu bezeichnende Balggeschwulst, die als echtes Atherom aus embryonal abgeschnürten Epidermisteilen oder Drüsenanlagen besteht, findet sich eigenartigerweise beim Pferd ziemlich oft im Unterhautbindegewebe des Blindsackes der Nasentrompete. Die Geschwulst vergrößert sich langsam und nimmt schließlich einen bis hühnereigroßen Umfang an. Das Gebilde wölbt sich halbkugelförmig nach außen, ist von der Umgebung scharf abgesetzt und läßt sich auf seiner Unterlage verschieben. Einengungen des Atemweges entstehen meistens nicht. Zuweilen stört diese Neubildung den festen Sitz des Nasenriemens der Trense. Im wesentlichen aber besitzt sie nur eine kosmetische Bedeutung, deren Beseitigung gelegentlich verlangt wird.

Die prallelastische Geschwulst muß in toto exstirpiert werden, anderenfalls ein Rezidiv auftritt. Die Operation läßt sich am stehenden Tier unter Verwendung einer Leitungsanästhesie des *N. infraorbitalis* ausführen. Am abgelegten Patienten gestaltet sich das chirurgische Vorgehen allerdings einfacher und zuverlässiger.

### 7.2.2 Verschluß des Ductus nasolacrimalis

Die von den Tränendrüsen abgegebene Flüssigkeit wird über den Tränenkanal in die Nasenhöhle abgeführt. Sobald ein Verschluß der im nasalen Lidwinkel befindlichen Tränenpunkte, des Tränensackes, des Tränenkanals oder seiner Ausführungsöffnung in der Nasenhöhle vorliegt, bildet sich ein Abflußhindernis, das sich durch kontinuierlichen Tränenfluß über den Lidrand zu erkennen gibt. Es bildet sich eine Sekretstraße unterhalb des Auges, die bei längerem Bestehen Haarausfall bewirkt (Abb. 7.15). Eine temporäre Stenose des Tränenkanals gehört zu den Erscheinungen einer entzündlichen Schwellung der Mukosa (Konjunktivitis, Virusinfektionen der vorderen Luftwege) oder zu deformierenden Erkrankungen des Oberkiefers, Neubildungen, *Osteodystrophia fibrosa*. Soweit die Grunderkrankung behandelbar und heilungsfähig ist, kehrt die Abflußfunktion mit Abklingen der übrigen klinischen Erscheinungen zurück.

Zu der angeborenen Verschlußform zählt die von uns gelegentlich gefundene Atresie der nasalen Ausführungsöffnung, die demnach bei jugendlichen Pferden festgestellt wird. Die natürliche, meist rundlich ausgebildete Öffnung befindet sich im ventralen Winkel des Nasenloches am Übergang des Hautabschnittes des Nasenvorhofes zur Nasenschleimhaut. Diese ist im Fall einer Atresie unauffindbar. Da eine angeborene Verlegung auch des Tränenkanals und der augenseitigen Tränenpunkte bestehen kann, muß eine Überprüfung der Durchgängigkeit auch dieses Abschnittes vorgenommen werden. Zu diesem Zweck wird eine elastische Sonde (Harnkatheter für den Rüden) in einen Tränenpunkt eingeführt und behutsam vorgeschoben. Seine Spitze erreicht bei ungehinderter Passierbarkeit des *Ductus nasolacrimalis* schließlich die Stelle, an der sich die nasale Öffnung befinden sollte.

Durch den Sondendruck wölbt sich die geschlossene Hautmembran geringfügig vor und kann nunmehr elliptisch abgetragen werden. Die Lage des geschaffenen Durchbruches gestattet nicht immer die erforderliche Knopfnaht (Catgut) der Tränenkanalschleimhaut mit dem kutanen Wundrand. Um einen erneuten Verschluß durch Granulationsgewebe in diesem Fall zu verhüten, empfiehlt es sich, den Katheter mit seiner in der Operationswunde befindlichen Spitze etwa 10 Tage lang liegenzulassen. Das augenseitige Katheterende wird aufgerollt und an der äußeren Haut unterhalb des Auges mit einer Naht fixiert.

### 7.2.3 Progressives Siebbeinhämatom
(s. auch 1.1.1.3)

Eingehende endoskopische und röntgenologische Untersuchungen des Schädels bei nur geringem und immer wiederkehrendem blutigen Nasenausfluß haben zu einer Krankheit geführt, die auf einer Gefäßanomalie und nicht auf einer Neoplasie beruht. Das progressive Hämatom nimmt seinen Ausgang vom Ethmoid, vergrößert sich nur langsam, gelangt dann aber in die angrenzenden Nebenhöhlen und in die Nasenhöhle selbst. Es ist umschrieben und von der Umgebung abgesetzt sowie mit normalem Schleimhautepithel begrenzt. Mit seiner Vergrößerung gewinnt es klinische Relevanz, die sich in einem serös bis

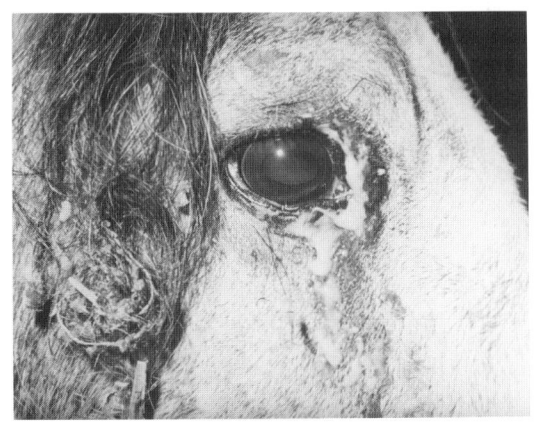

**Abb. 7.15:** Schleimig-eitriger Augenausfluß infolge sekundärer Konjunktivitis durch einen Verschluß der nasalen Öffnung des Tränennasenkanals

mukopurulenten, mit Blutbeimengungen versehenen, einseitigen Nasenausfluß zeigt. Die Blutabgabe ergibt sich durch eine Ulzeration oder eine andere Schädigung des Epithels. Der Nasenausfluß tritt zuweilen erst bei körperlicher Anstrengung auf. Ein weiteres klinisches Symptom offenbart sich in einem nasalen Atemgeräusch, bedingt durch eine Einengung des nasalen Atemganges infolge der Gefäßveränderung. An zusätzlichen klinischen Krankheitsmerkmalen werden gelegentliches Schnaufen und Husten, übelriechende Atemluft, Kopfschütteln und Scheuen erwähnt (BELL et al., 1993).

Wegen der vorherrschenden Epistaxis sollte das progressive Siebbeinhämatom stets in die differentialdiagnostischen Erwägungen bei anderen mit Nasenbluten einhergehenden Krankheiten einbezogen werden, wie Luftsackmykose, Kopftrauma, Neubildungen im Nasenrachenraum, septischer Pneumonie und belastungsbedingter Lungenblutung.

Mit Hilfe der Endoskopie läßt sich die auch als Angiom bezeichnete Gefäßveränderung am sichersten feststellen. Ihre Beseitigung ist nur auf operativem Weg, nach Möglichkeit auf nichtinvasive Weise mit der Hochfrequenzchirurgie zu erreichen (DEEGEN, 1995), weil anderenfalls bei einer Trepanation das Risiko wegen starker Blutungsgefahr nicht gering ist (BONFIG, 1989).

## 7.3 Erkrankungen am Ohr

Über Erkrankungen des Ohres beim Pferd finden sich in der Literatur nur sporadische Hinweise, die sich dann jeweils nur auf Einzelfälle beziehen. Eine Bestätigung dieser Feststellung kann jeder in der Pferdepraxis Tätige geben. Das beim Pferd als mimisches Ausdrucksmittel stark ausgebildete Ohrenspiel, die hohe Reflexerregbarkeit des äußeren Gehörganges und die lagebedingte schwierige Zugänglichkeit für Einwirkungen von außen tragen zudem zur Erschwerung von Verletzungen und von Schäden durch Insekten und anderen Ektoparasiten bei.

Unter den Mißbildungen ist das Stummelohr *(Mikrotie)* bei Shetlandponys zu beobachten (s. *Ulna completa*).

Als Folge einer Fazialislähmung geht die Spitzstellung des Ohres und seine Motilität verloren.

### 7.3.1 Otitis externa

Gelegentlich dringen Getreidegrannen, Busch- oder Baumzweige in die Ohrmuschel ein, die Anlaß zu einer *Otitis externa* werden können. An der inneren Fläche der Ohrmuschel und am äußeren Gehörgang bildet sich ein nässendes Ekzem, das einen erheblichen Juckreiz vermittelt. Dagegen wehrt sich der Patient durch heftiges und wiederholtes Kopfschütteln, Scheuern des Kopfes an der Stallwand, den Gitterstäben der Boxentür oder nach Schädelabsenken an den Gliedmaßen – auch Schiefhaltung des Kopfes. Beim Ohrmuschelbetasten erfolgt eine ruckartige Abwehrbewegung. Abzuklären ist, ob diese Verhaltensweisen einer Stereotypie (s. 10.5) zuzurechnen sind.

Durch Besichtigung des Gehörganges (Taschenlampe, Otoskop) wird die Art der Entzündung einwandfrei festgestellt. Die Reinigung der Hautbeläge mit einem Watteträger leitet die Behandlung ein. Mehrmaliges Einträufeln öliger Antibiotikalösungen, gegebenenfalls kombiniert mit einem Kortikosteroid, sind bis zum Verschwinden der klinischen Erscheinungen notwendig. Da die überschüssigen Medikamentenreste nicht nach außen abfließen können, sollten diese regelmäßig mit saugfähiger Watte wieder entfernt werden.

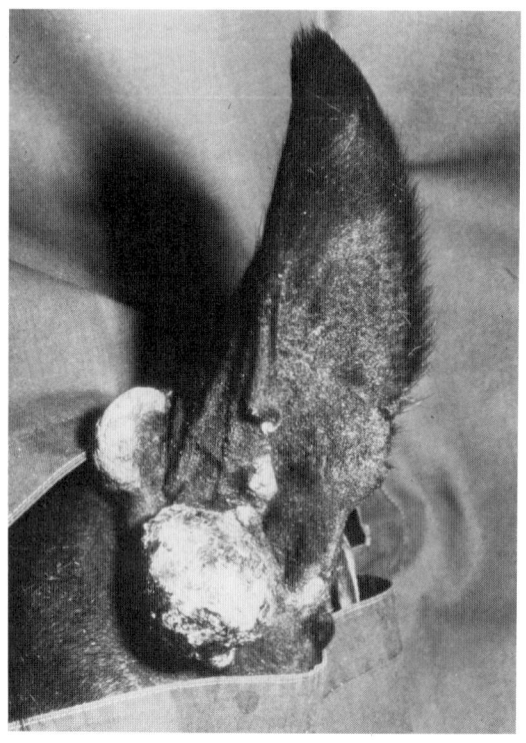

**Abb. 7.16**: Rezidivierende Fibromatose an der Ohrbasis; Warmblutstute, 14 Jahre

## 7.3.2 Geschwülste an der Ohrmuschel

Vorwiegend bei älteren Pferden bilden sich Geschwülste in der Haut der Ohrmuschel. Diese sind mesenchymalen Ursprungs und bei einem langsamen Wachstum als Fibrome zu identifizieren. Sie bilden solitäre Knoten von rötlicher Farbe. Die Behaarung geht über der Neubildung allmählich verloren (Abb. 7.16). Nehmen die Geschwülste einen größeren Umfang an oder hindern den ordnungsgemäßen Sitz von Halfter bzw. Trense, empfiehlt sich operative Beseitigung.

Mehr flächenhaft sich ausbreitende Neubildungen mit verhornender, teils feuchter Oberfläche sprechen für ein Fibrosarkom (Equines Sarkoid). Sie sind operabel, solange der entstehende Hautdefekt durch Raffung der benachbarten Haut oder durch eine Lappenplastik geschlossen werden kann. Es besteht Neigung zum Rezidiv, aber selten zur Metastasierung. Näheren Angaben zu den Hautgeschwülsten finden sich im Abschnitt Krankheiten der Haut (9.9).

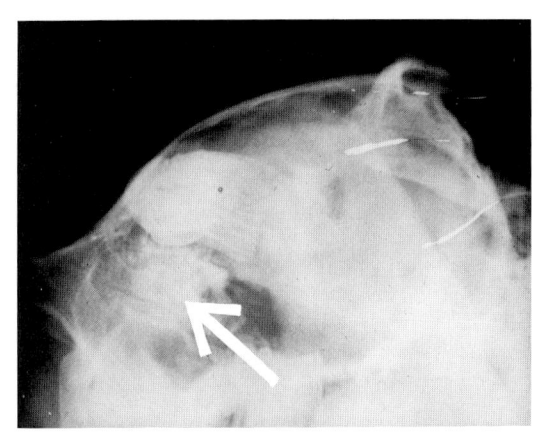

**Abb. 7.18:** Zwei versprengte Zahnanlagen am Schädeldach im Röntgenbild

## 7.3.3 Ohrfistel (Zahnbalgzyste)

Die Ohrfistel beruht als eine dem Pferd eigene Erkrankung auf einer embryonalen Mißbildung, die sich durch Versprengung einer Zahnanlage ausbildet *(branchiogene Zahnbalgzyste)*. Sie wird vom Tierhalter deshalb wahrgenommen, weil sich aus einer kleinen, von der Behaarung meist verdeckten Fistelöffnung ständig eine wäßrig bis schleimige Flüssigkeit entleert und deshalb das Gebiet der Ohrbasis bis hin zum Kiefergelenk feucht und verschmiert aussieht. Der Fistelgang ist an der Ohrbasis oftmals erweitert und hinterläßt dann dort eine weiche, nicht schmerzhafte Umfangsvermehrung. Bei genauer Adspektion findet man meist am inneren Rand der Ohrmuschel die trichterförmig eingezogene Fistelöffnung, deren Kanal zum Schädeldach führt und dort eine Sondierung auf knöchernen Widerstand stößt. Über den Fistelkanal läßt sich die von der sezernierenden Membran der Fistelauskleidung stammende geruchlose Flüssigkeit ausmassieren (Tafel 20, Abb. a, Tafelteil; Abb. 7.17).

Um über die genaue Lage, die Größe und Anzahl der versprengten Zahnkeime ein genaues Bild zu erhalten, muß der Schädel geröntgt, gegebenenfalls eine Fistulographie durchgeführt werden (Abb. 7.18).

Gewöhnlich läßt sich die Fistel beseitigen, wenn es gelingt, den gesamten Fistelkanal frei zu präparieren und die Zahnanlage(n) zu entfernen. Ganz selten ist der Zahn in den Schädelknochen so innig eingebettet, daß seine Beseitigung nur unter dem Risiko einer Zertrümmerung des Schädeldaches möglich wird.

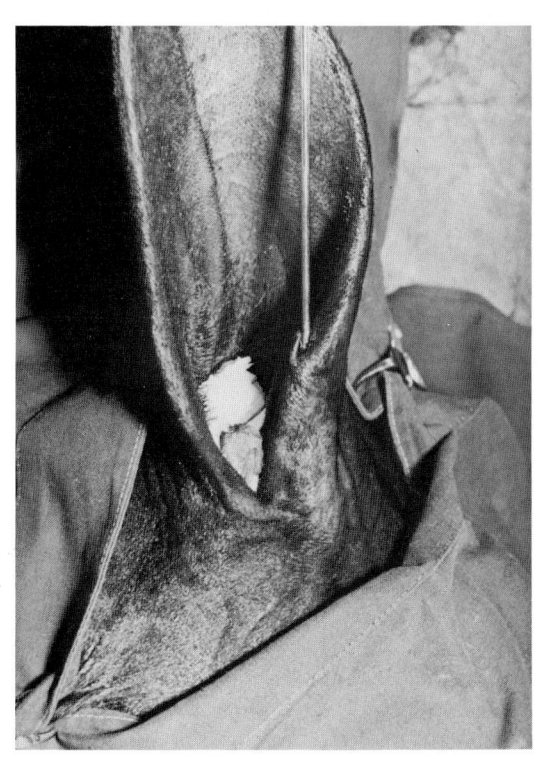

**Abb. 7.17:** Zur Operation vorbereitete Ohrfistel mit eingeführter Metallsonde

## 7.4 Krankheiten am Hals

### 7.4.1 Talpa (Genickbeule)

Durch Quetschung der Weichteile in der Genickgegend entwickelt sich eine entzündliche Schwellung, die nicht nur auf Haut, Unterhaut und angrenzende Muskulatur beschränkt bleibt, sondern sich in die Tiefe fortsetzen und dadurch auf die *Bursa subligamentosa nuchalis* und das Nackenband übergehen kann. Auslösendes Moment ist ein zu straff angezogenes Halfter, besonders wenn anstelle eines Lederhalfters ein Strickhalfter verwendet wird, oder andere unmittelbar das Gewebe getroffene Traumata. Eine Infektion des Schleimbeutels kann direkt oder auf hämatogenem Weg zustande kommen. Als Erreger ist dabei auch *Brucella abortus* in Betracht zu ziehen, sofern eine Übertragungsmöglichkeit der Rinderbrucellose auf das Pferd bestanden hat. Im Verdachtsfall ist ein Erreger- bzw. ein Antikörpernachweis zu erbringen. Ein Agglutinationstiter in einer Serumverdünnung ab 1:80 wird als positiv eingeschätzt. Unter den derzeitigen Haltungsbedingungen kommt es nur ausnahmsweise zur Entstehung einer Genickfistel, die bei aus Südosteuropa importierten Pferden auf einem Befall des Nackenbandes mit *Onchocerca reticulata* beruhen kann.

In der akuten Entzündungsphase, die durch den Mähnenbehang optisch nicht aufzufallen braucht, zeigt sich das Pferd beim Halterwechsel oder beim Auftrensen unwillig. Der Kopf nimmt eine gestreckte Haltung ein, wodurch die Futteraufnahme erschwert sein kann. Eine genaue Inspektion der Genickgegend, gegebenenfalls nach Abscheren der Mähnenhaare, erlaubt eine sichere Feststellung des Entzündungsherdes (Tafel 20, Abb. b, Tafelteil). Liegt eine Beteiligung des obengenannten Schleimbeutels vor, besitzt die Umfangsvermehrung Handflächengröße, die sich beiderseits über die Medianlinie erstreckt. Die Palpation der fluktuierenden Anschwellung ist sehr schmerzhaft.

Nach Beseitigung der Ursache richtet sich die Behandlung nach der Art der Entzündung. Operativ wird nur vorgegangen, wenn nekrotisches Gewebe zu beseitigen ist.

### 7.4.2 Struma (Kropf)

Die etwa pflaumengroße Schilddrüse liegt der Luftröhre in Höhe der 2. und 3. Tracheaspange beiderseitig dorsolateral auf. Sie fällt deshalb bei ungestörter Funktion äußerlich nicht auf. Sobald sie aber für das Auge sichtbar durch die Haut hervortritt, besteht eine Vergrößerung der Drüse, die als Kropf oder Struma bezeichnet wird, wenn die Hyperplasie nichtentzündlicher Natur ist (Tafel 20, Abb. c, Tafelteil). Der Kropf bedeutet aber nicht von vornherein eine gestörte Schilddrüsenhormonproduktion, weil bei der euthyreoten Struma sich die Schilddrüse soweit vergrößert, daß die Hormonproduktion den Bedürfnissen des Organismus entspricht. Die gelegentliche Beobachtung einer Schilddrüsenhyperplasie gehört in diese Funktionsgruppe. Sie bleibt deshalb ohne weitere klinische Folgen.

Wenn mit der Kropfbildung eine *Hypothyreose* verbunden ist, entsteht durch eine Wasser- und Salzanreicherung im Gewebe das Bild des sog. Myxödems, verbunden mit Fettsucht, Untertemperatur, Bradykardie oder verminderter nervöser Reaktionsfähigkeit. Die *Hyperthyreose* hat ein konträres klinisches Bild zur Folge, das sich durch Abmagerung, Tachykardie und nervöse Übererregbarkeit auszeichnet.

Eine Behandlung des hypo- und hyperthyreoten Kropfes mit Jod- oder Schilddrüsenhormonpräparaten dürfte beim Pferd aus wirtschaftlichen Erwägungen nicht in Betracht kommen.

### 7.4.3 Thrombophlebitis der V. jugularis externa (s. auch 2.7.7.1)

Die an beiden Halsseiten leicht zugängliche *V. jugularis externa* wird beim Pferd für die intravenöse Verabreichung von Medikamenten als Injektion oder Infusion und zur Gewinnung venösen Blutes herangezogen. Es muß besondere Sorgfalt bei der Punktion der Vene geübt werden. Dazu gehört der ständige Wechsel der Injektionsstelle bei wiederholt notwendig werdenden Punktionen, eine genaue Kontrolle über die freie Lage der Kanülenspitze im Lumen des Gefäßes und die richtige Auswahl der Kanüle in bezug auf ihre Länge und Weite. Die Verwendung der sehr scharfen und dünnlumigen Einmalkanülen erschweren die Lagekontrolle bei nur abtropfendem und nicht abfließendem Blut, wodurch eine paravenöse Applikation von Injektionslösungen manchmal unbemerkt vonstatten geht. Auch das längere Liegenlassen starrer Dauerkanülen kann zu erheblichen Schäden an der Gefäßintima führen und dadurch eine Thrombophlebitis auslösen. Es können sich vier mögliche Folgen nach intravenöser Verabreichung von Arzneimittellösungen in die *V. jugularis* ergeben (GERHARDS, 1987). Die ungefährlichste Folge, die eigentlich nicht zu den Gefäßwandentzündungen zu rechnen ist, besteht aus einem perivaskulären Hämatom, das sich nach jeder Punktion des Gefäßes mit einer großlumigen Kanüle, nach wiederholtem Durchstechen der Gefäßwand, nach unbeabsichtigter Punktion der *A. carotis communis* oder bei bestehender Thrombozytopenie sowie bei einer Blutgerinnungsstörung bildet. Das Hämatom zeigt sich in einer umschriebenen, weichen Schwellung an der Punktionsstelle, die sich schmerzfrei und ohne andere Merkmale einer Entzündung darbietet. Der Bluterguß wird bei unkompliziertem Verlauf innerhalb einer Woche resorbiert, er kann gegebenenfalls therapeutisch durch sanftes Auftragen heparinhaltiger Salben oder Gels beschleunigt werden.

Die nächste Stufe bildet die Peri- (Para-)Phlebitis als Folge einer unbemerkt gebliebenen paravenösen Injektion sowie einer möglichen Reizwirkung des Medikamentes auf das Gewebe. Die anfänglich aseptische Periphlebitis verändert sich durch eingeschleppte Erreger (unsteriles Instrumentarium, unsaubere Medikamentenlösung u. a.) innerhalb kurzer Frist in eine eitrige Periphlebitis, die schließlich auch die Venenwand durchdringen und eine sekundäre *Thrombophlebitis purulenta* hervorrufen kann (Tafel 20, Abb. d + e, Tafelteil).

Die anfängliche ödematöse Schwellung in der Umgebung der Injektionsstelle breitet sich aus, sie fühlt sich vermehrt warm, derb und druckempfindlich an. Die Vene ist gewöhnlich noch durchgängig, falls sie nicht durch Kompression von außen in ihrer Abflußfunktion eingeschränkt wird. Neben der Stauprobe kann hierüber die Ultraschalluntersuchung eine zuverlässige Aussage vermitteln (GARDNER et al., 1991). Bei hinzugetretener Infektion des zunächst aseptischen Prozesses verstärken sich die Entzündungserscheinungen und auch das Allgemeinbefinden kann dann darunter leiden (z. B. Reduktion der Futteraufnahme, Fieberanstieg). Eine Abszedierung des Eiterherdes wird sich letztendlich ergeben (Tafel 20, Abb. f, Tafelteil).

Die Therapie der Periphlebitis zielt gleichzeitig auf die Verhütung einer Thrombophlebitis ab. Wird die fehlerhafte Injektion noch während der Medikamentenverabreichung bemerkt und ist von einer Reizwirkung der Arzneimittellösung auszugehen, ist die Injektion sofort abzubrechen und in das Injektionsgebiet eine Hyaluronidaselösung (z. B. Kinetin®) oder 40 ml eines 0,5–1%igen Lokalanästhetikums zu infiltrieren. Diese Maßnahme beschleunigt die Resorption und kann deshalb weiteren Zellschäden verhüten. Lokal sind die bereits erwähnten Heparinverschreibungen aufzutragen.

Die eitrige Thrombophlebitis entsteht durch Besiedlung des entzündeten Gewebes mit Eitererregern, entweder durch unsaubere Handhabung der Injektion, durch kontaminierte Arzneimittellösungen oder auch auf hämatogenem Weg. Diese Möglichkeiten spielen bei einer gerichtlichen Klärung der Schuldfrage oftmals eine wesentliche Rolle. Der durch Stauung in der Drosselrinne hervortretende Venenstrang zeigt hochgradige Entzündungssymptome, seine Durchgängigkeit ist durch Thrombenbildung meistens behindert. Eine sichere Erkennung dieser Folgeerscheinung bietet die schon erwähnte Ultraschalluntersuchung (Abb. 7.19 – 7.21). Das Allgemeinbefinden kann stark gestört sein, eine Kongestion der Kopfvenen wird an der betroffenen Körperseite erkennbar. Im Blutbild schlägt sich die heftige Entzündung in einer Leukozytose mit Kernlinksverschiebung nieder. Im Zuge einer pyämischen Komplikation zeigt sich die Sepsis in einer Leukopenie sowie in einem starken Abfall des Hämatokritwertes. Weitere Komplikationen sind metastatische Lungenabszesse und ein plötzliches Verbluten nach eitriger Einschmelzung der Venenwand.

Zur Bekämpfung der Infektion sind hochdosierte Gaben geeigneter Antibiotika und Chemotherapeutika systemisch einzusetzen. Ihre rechtzeitige Verabreichung kann die erwähnten Komplikationen noch verhüten. Lokal werden hyperämisierende Salben aufgetragen, zur Linderung der Schmerzen sind nichtsteroidale Antiphlogistika angezeigt.

Nur bei Abszedierung und Fistelbildung muß ein operatives Eingreifen erwogen werden. Das gilt sicherlich bei bestehender Gefahr einer eitrigen Einschmelzung der Venenwand.

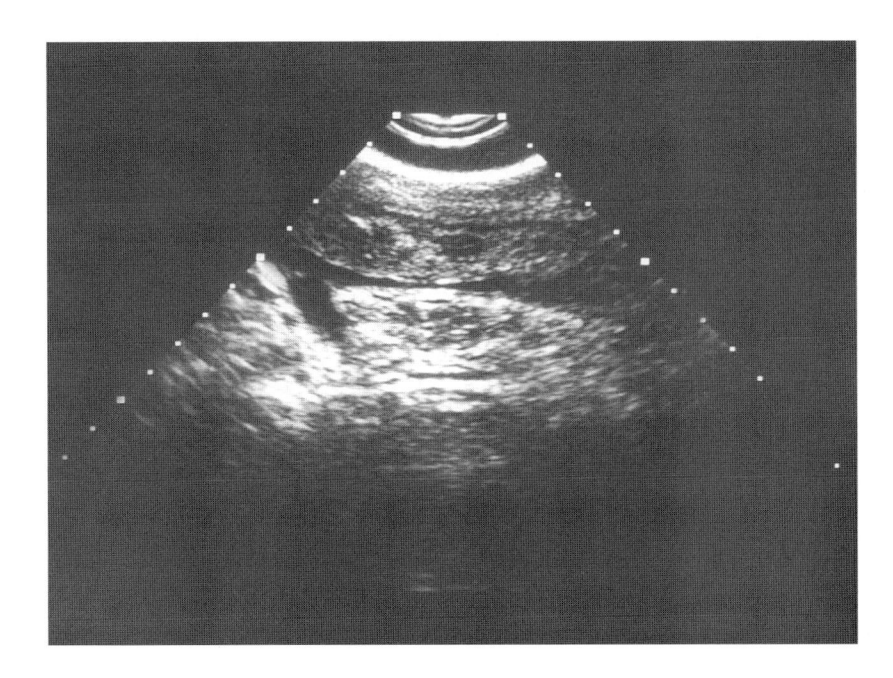

**Abb. 7.19:** Thrombose der *V. jugularis* im Sonogramm; Längsschnitt der Vene; das wandständig liegende thrombotische Material ist gut zu erkennen. Es besteht nur noch ein minimales Gefäßlumen. Kranial ist die Abzweigung der Arterie dargestellt.

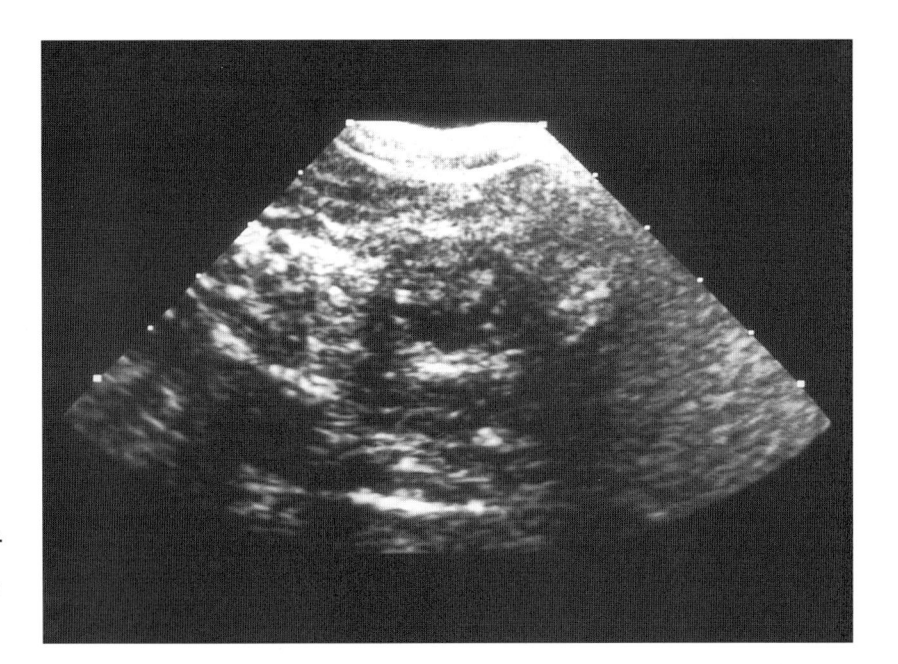

**Abb. 7.20:** Querschnitt durch die *V. jugularis* im mittleren Halsabschnitt. Das thrombotische Material befindet sich wandständig, zentral ist das noch zu einem Drittel durchgängige echoleere Gefäßlumen zu erkennen

Nach Abklingen der akuten Thrombophlebitis kann sich die Vene über eine längere Strecke als derber Strang anfühlen, damit andeutend, daß ihre Durchgängigkeit verlorengegangen ist. In weniger hochgradigen Fällen kann sich der Venenverschluß durch Rekanalisation wieder beheben. Eine einseitige Obliteration der Jugularvene hinterläßt gewöhnlich keine bleibende Minderung in der Leistungsfähigkeit des Tieres, weil das Vertebralvenensystem und ein sich bildender Kollateralkreislauf zusätzlich für einen ausreichenden venösen Abfluß aus dem Kopfgebiet sorgt.

Von forensischer Bedeutung ist die Auffassung EIKMEIERS (1990), daß trotz Wahrung aller tierärztlichen Sorgfaltspflichten gelegentlich unvermeidbare Injektionsschäden auftreten können.

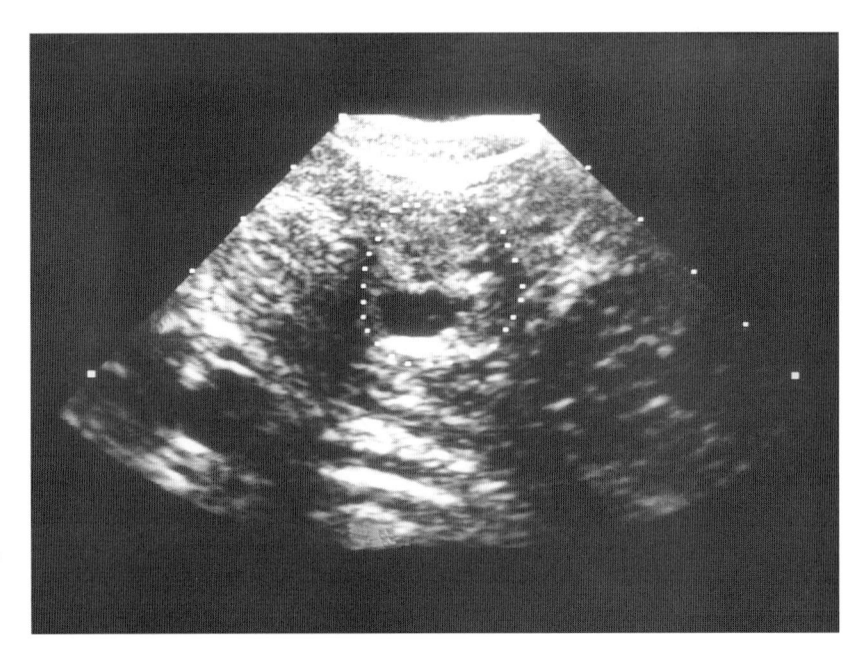

**Abb. 7.21:** Thrombotische *V. jugularis* im mittleren Halsdrittel im Querschnitt. Die Vene ist durch den Thrombus maximal geweitet (6,7 cm im Umfang) und starr

## 7.4.4 Subfasziale Entzündung und Phlegmone der Halsmuskulatur

Wegen der einfachen Zugängigkeit wird die Halsmuskulatur für intramuskuläre Injektionen durch Laien, aber auch von Tierärzten als Injektionsstelle verwendet. Die Wahl dieser Injektionsstelle verstößt allerdings gegen die tierärztliche Sorgfaltspflicht und sie kann haftpflichtrechtliche Bedeutung gewinnen, wenn infolge dieser Injektion eine subfasziale Phlegmone entsteht (EIKMEIER, 1976). Allerdings sind die Auffassungen hierüber nicht unumstritten (GERBER et al., 1980). Sog. Spritzenschäden haben am Hals gegenüber der Pectoralis- oder Glutäusmuskulatur insofern weitergehende Konsequenzen, als durch die straffe Spannung der Halsfaszie raumfordernde Entzündungsprozesse sich zwischen den Muskelschichten ausbreiten und versacken können. Die hieraus sich ergebenden örtlichen und allgemeinen Gesundheitsstörungen komplizieren den Krankheitsverlauf nicht unerheblich.

Nach der Injektion gewebeunverträglicher Arzneimittel oder nach unsteriler Verabreichung entsteht zunächst eine breitflächige, diffuse Anschwellung in der Umgebung der Injektionsstelle, die nach wenigen Tagen an Schmerzhaftigkeit und Ausdehnung zunimmt. Damit geht eine Abnahme der spontanen Halsbewegungen einher und ein Fieberanstieg um einige Zehntelgrade ist festzustellen. Haut und Faszie bilden eine unter Spannung stehende Gewebeplatte, deren Palpation sich sehr derb anfühlt. Erst im Zustand der Gewebeeinschmelzung verringert sich der Palpationswiderstand, bis sich schließlich eine weiche Fluktation einstellt. Zeitliche und graduelle Verschiedenheiten im Krankheitsverlauf hängen von der Art, der Menge und der Virulenz der Infektionserreger ab, die in das chemisch geschädigte Gewebe eingedrungen sind.

Bei einem erheblichen und beständigen Fieberanstieg muß eine chemotherapeutische Behandlung eingeleitet und über mehrere Tage fortgesetzt werden. Unabhängig von dieser Allgemeinbehandlung ist eine lokale Steigerung der Hyperämie durch Auftragen durchblutungsfördernder Salben, durch das Anbringen eines Prießnitz-Verbandes oder durch andere Methoden einer Wärmeapplikation anzustreben.

Kommt es nicht zu einer Resorption des entzündlichen Infiltrats, sondern zur Gewebeeinschmelzung mit Abszedierung, ist die Spaltung an der für einen Exsudatabfluß günstigsten Stelle vorzunehmen, die Wundhöhle von nekrotischem Gewebe zu befreien und eine Drainage anzulegen, um eine sachgerechte antiseptische Nachbehandlung zu gewährleisten.

### Literatur

BELL B. T. L., BAKER G. J., FOREMAN J. H. (1993): Progressive ethmoid hematoma: background, clinical signs, and diagnosis. Comp. Cont. Vet. Med. Education **15**, 1101–1110.

BONFIG H. (1989): Diagnose und Therapie des progressiven Hämatoms der Siebbeinregion – dargestellt an 13 klinischen Fällen. Pferdeheilk. **5**, 71–79.

DEEGEN E. (1995): pers. Mitteilung

EIKMEIER H. (1976): Grundsätzliches zur tierärztlichen Haftpflicht – Schadensfälle nach i. m. Injektionen. Arch. tierärztl. Fortbildung, Nr. **2**, 174–180.

EIKMEIER H. (1990): In: Eikmeier-Fellmer-Moegle, Lehrbuch der Gerichtlichen Tierheilkunde, 1. Aufl., Berlin und Hamburg: Paul Parey.

GARDNER S. V., REEF V. B., SPENCER P. A. (1991): Ultrasonographic evaluation of horses with thrombophlebitis of the jugular vein: 46 cases (1985–1988). J. Amer. Vet. Med. Ass. 199, 370–373.

GERBER H., TERCIER P., MÜLLER A. (1980): Injektionstechnik – Injektionsfolgen beim Pferd. Schweiz. Arch. Tierheilk. **122**, 205–215.

GERHARDS H. (1987): Die konservative Behandlung der Thrombophlebitis der Vena jugularis beim Pferd. Tierärztl. Umschau **42**, 234–237.

# 8 Krankheiten am Rumpf

H.-J. WINTZER

## 8.1 Krankheiten am Brustkorb

### 8.1.1 Brustbeule

Unter dem Begriff »Brustbeule« wird jede an der Vorderbrust mit Schwellung der Weichteile einhergehende Umfangsvermehrung zusammengefaßt, die dennoch eine differenzierte Betrachtung benötigt.

Befindet sich die bis zur Kindskopfgröße anwachsende Schwellung unmittelbar vor dem *Manubrium sterni* und ist sie als kugeliges Gebilde relativ scharf von der Nachbarschaft abgesetzt, so dürfte es sich um ein umschriebenes **Hämatom** oder um eine **Bursitis praesternalis** handeln, die sich beide durch Quetschung bilden (Abb. 8.1). Die derbelastische Füllung ist fluktuabel und fühlt sich nicht vermehrt warm an, falls der Kapselinhalt nicht infiziert ist.

Die im Bereich der **Pektoralismuskulatur** auftretende Schwellung ist in der Regel auf eine intramuskuläre Injektion eines gewebereizenden oder verunreinigten Arzneimittels zurückzuführen. Die entzündliche Reaktion kann ein erhebliches Ausmaß annehmen, Fieber auslösen und das Allgemeinbefinden stören (Abb. 8.2). Noch auffälliger und folgenschwerer ist die Infektion mit Clostridien (s. 11.1.7.1; Tafel 20, Abb. g, Tafelteil). Auch wenn keine Infektionserreger beteiligt sind, es sich demnach nur um einen aseptischen Entzündungsvorgang handelt, schränkt der Prozeß die freie Gliedmaßenbewegung ein. Ein klammer, verzögerter Gang ist zu beobachten.

Wird eine lokale Infektion vermutet, reibt man zur Beschleunigung einer Abszedierung die Haut mit Kampfer-Ichthyol-Salbe o.ä. ein und schränkt die freie Bewegungsmöglichkeit des Patienten ein. Die Abszeßspaltung erfolgt bei Wahrnehmung einer Fluktuation.

Ein aseptischer Entzündungsvorgang klingt dagegen rasch ab, wenn das Pferd täglich an der Hand geführt wird und mit Kaltwasserduschen, Azetatanstrich oder anderen entzündungswidrigen Maßnahmen lokal behandelt wird.

Die als Brustbeule im engeren Sinne benannte **Bugbeule** hat ihren Sitz in der Gegend des Bug- oder Schultergelenks. Sie verdankt ihre Entstehung druck- und scheuerbedingten kleinen Hautwunden, durch die Eitererreger in die Unterhaut und den *M. brachiocephalicus* eingedrungen sind. Solche Hautschäden, die durch die Kummetauflage bei Zugpferden gehäuft auftraten, entstehen bei der heutigen Nutzungsart des Pferdes kaum noch. Auch fehlerhaft ausgeführte Injektionen in den Brustmuskel können eine Bugbeule hinterlassen (Tafel 20, Abb. h, Tafelteil).

Im Bedarfsfall ist durch mehrtägige Penicillingaben der Infektionsherd zu sanieren. Wenn bereits eine Gewebeeinschmelzung stattgefunden hat, ist der Abszeß zu spalten.

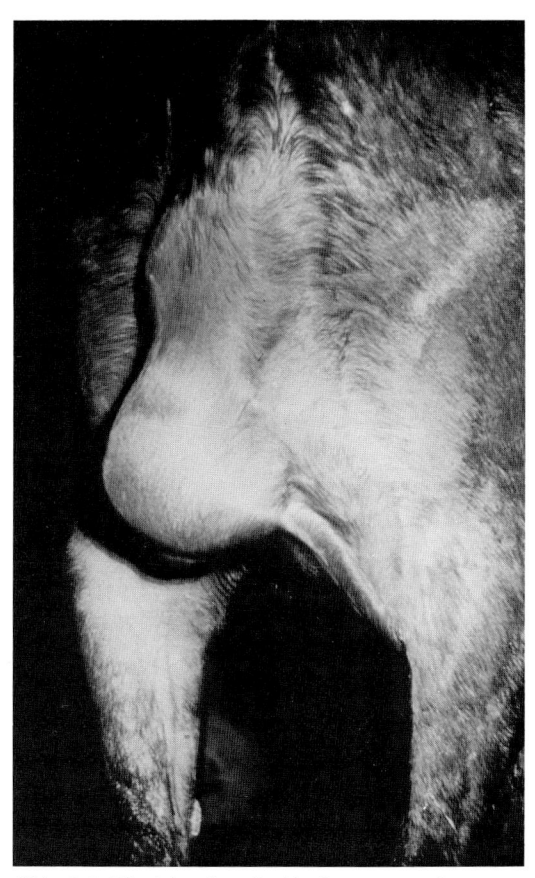

**Abb. 8.1:** Kindskopfgroße Umfangsvermehrung dem *Manubrium sterni* aufsitzend (Bursitis praesternalis)

## 8.1.2 Widerristschäden

Da das Pferd als Zugtier keine wesentliche Bedeutung mehr besitzt, sind auch die durch Geschirrdruck an der Auflagefläche im kranialen Widerristbereich entstehenden Druck- und Scheuerverletzungen nur noch gelegentlich festzustellen (Tafel 20, Abb. i und k, Tafelteil). An ihre Stelle sind die durch einen falschen oder unzweckmäßigen Sattelsitz hervorgerufenen Druckschäden getreten, weil bei weitem nicht jedes Reitpferd mit einem der anatomischen Gestaltung seines Widerristes angepaßten Sattelzeug ausgerüstet wird. Auch Unzulänglichkeiten reiterlichen Könnens tragen zur Entstehung von Widerristschäden bei. Andererseits verhindert der intensive Umgang des Reiters mit seinem Pferd die Entstehung tiefgehender Gewebsnekrosen, wodurch eine Beteiligung der Dornfortsätze oder das Auftreten einer Widerristfistel allgemein nicht mehr zu den üblichen Krankheitsbildern zählt.

In den leichtesten Fällen hat die Quetschung durch den Sattel eine kutane oder subkutane Blutung erzeugt, die sich als derbe und schmerzhafte oder als weiche, quaddelähnliche Anschwellung im Bereich der Sattellage kundtut (Abb. 8.3). Wenn sofort eine mehrtägige Reitpause eingelegt wird und der betroffene Hautbezirk mit einer resorptionsfördernden Salbe (z. B. Hiroduid-Salbe®) intensiv gepflegt wird, lassen sich weitergehende Gewebeschäden vermeiden. Eine Überprüfung der Sattelkammer, der einwandfreie Sitz der Satteldecke und das ordnungsgemäße Nachgurten verhindern ein Rezidiv.

Die ungleichmäßige Gewichtsverteilung über der Rückenpartie, der ein Sattel aufliegt, bewirkt auch Durchblutungsstörungen in der Haut und Unterhaut, aus der sich ein Dekubitalgeschwür bilden kann. Der auf ischämischer Grundlage entstehende Gewebezerfall (Mumifi-

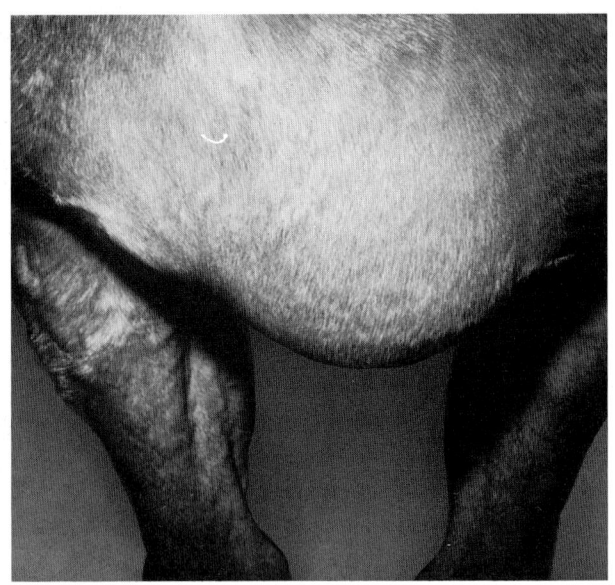

**Abb. 8.2:** Diffuse Anschwellung der Vorderbrust kurz vor der Spaltung eines Abszesses

kation) geht durch die Ansiedlung von Eitererregern in einen purulenten Nekroseprozeß über, in dessen Zentrum auch die Rumpffaszie einbezogen sein kann. Solche Druckschäden in der Haut entstehen nicht nur direkt über den Dornfortsätzen, sondern bevorzugt auch etwa handbreit von der Medianlinie in Höhe der 10.–12. Brustwirbel (Abb. 8.4).

Mit feuchtwarmen Kompressen oder schwach hyperämisierenden Salben kann, solange noch kein Hautdefekt besteht, die örtliche Durchblutung gefördert und damit der Demarkationsvorgang unter Umständen auf die ober-

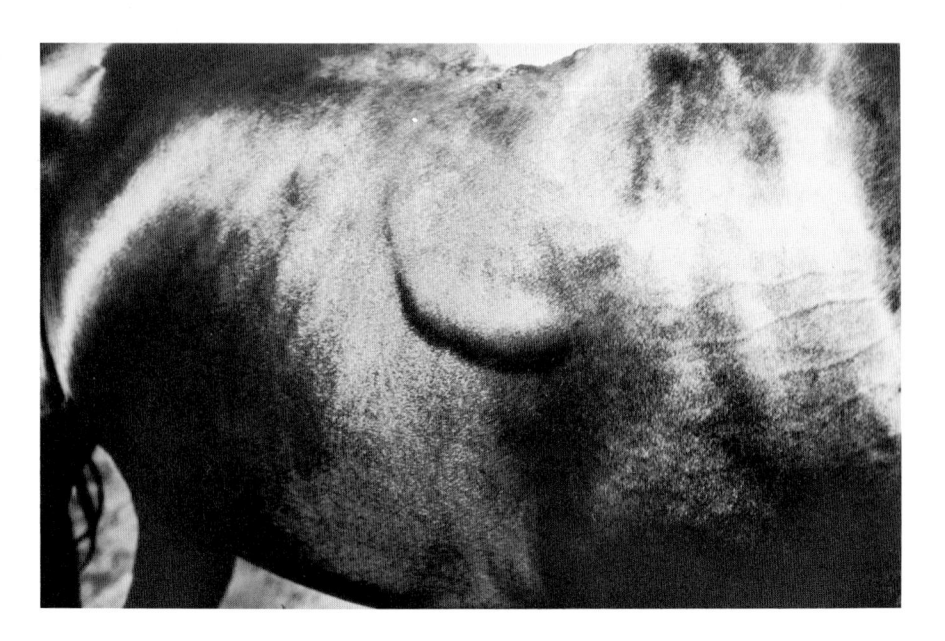

**Abb. 8.3:** Breitflächiger, der Sattellager entsprechender, subkutaner Lympherguß

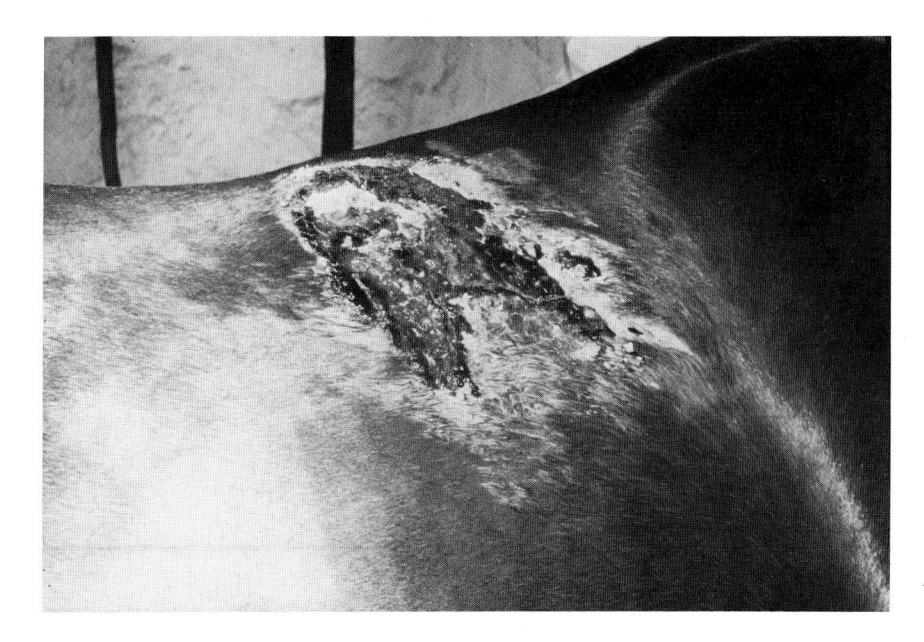

**Abb. 8.4:** Großflächige Hautnekrose durch Satteldruck

flächlichen Hautschichten beschränkt werden. Eine bereits bestehende Dekubituswunde reinigt sich schneller, wenn man täglich in das Wundgebiet ein Antiseptikum oder ein gewebelösendes Enzym (z. B. Leukase®-Puder) einbringt und das sich ansammelnde Wundexsudat austupft. Der Heilungsvorgang bis zum Abschluß der Epithelisierung benötigt mehrere Wochen.

## 8.1.3 Rippenfraktur

Ein Sturz, Hufschlag, Transportunfall oder ähnliches Ereignis kann zum Bruch einer oder mehrerer Rippen führen, die als Impressionsfraktur auftritt, sich in der Regel aber nicht als offener Bruch zeigt. Splitterbrüche neigen zu inneren Verletzungen des Brustfells und der Lunge, aus denen ein Pneumo- und Hämothorax sowie ein Pleuraerguß hervorgehen kann. Neben der Untersuchung des verletzten Brustwandabschnittes darf deshalb auch die Auskultation der Brusthöhle und die Beobachtung der Atmungsvorgänge nicht vergessen werden. Eine erhöhte Atemfrequenz und die Verschiebung des Atemtyps von kostoabdominal zur abdominalen Atmung reicht für die Feststellung oben angeführter Komplikationen allein nicht aus, weil der von der Bruchstelle ausgehende Schmerz in den ersten posttraumatischen Stunden schon zur Beeinträchtigung eines physiologischen Atemablaufes führen kann.

Wenn durch den Bruch eine Zerreißung interkostaler Blutgefäße stattgefunden hat, wird die Anschwellung durch den Bluterguß ansehnlich. Durch Betasten fühlt man das Einsinken der Rippe an der Bruchstelle, ebenso die Ränder der Bruchflächen. Nach Resorption des Hämatoms bildet sich eine spindelförmige Verdickung, die schließlich in einen knöchernen Kallus übergeht.

Eine gedeckte Rippenfraktur wird man der Selbstheilung überlassen. Liegt ein offener Rippenbruch vor, so werden im Zuge der ohnehin erforderlichen Wundversorgung die Bruchflächen mit Hilfe einer Drahtnaht adaptiert.

## 8.1.4 Rippen- und Brustbeinfistel

Im Anschluß an eine offene Rippenfraktur bildet sich eine Rippenfistel, wenn eine Infektion des Knochens durch operative und durch antibiotische Vorsorge nicht hat verhütet werden können und sich dadurch eine Osteomyelitis mit Sequesterbildung entwickelt hat.

Auch die Brustbeinfistel beruht auf einer nekrotisierenden Entzündung des Knorpel- und Knochengewebes des Sternums, die durch eine perforierende Verletzung (meist durch einen Gabelstich) ausgelöst wird.

Die Erkennung einer Rippenfistel gelingt insofern einfach, als die trichterförmig eingezogene Fistelöffnung, umgeben von eitrig verklebten Haaren, nach Reinigung der Hautoberfläche sichtbar wird. Die in die Fistelöffnung eingeführte Sonde stößt auf einen rauhen, knöchernen Widerstand.

Dagegen gelingt es erheblich schwieriger, das Ende eines Fistelkanals am Brustbein zu sondieren. An diesem Knochen treten nämlich meistens mehrere Fistelöffnungen auf, die sich nicht immer miteinander verbinden und deren Gänge in tiefgelegene Abszeßhöhlen münden. Der Eiterungsprozeß breitet sich ziemlich ungehindert im porösen Knochengewebe des Brustbeins aus und bewirkt dadurch auch eine heftige Reaktion der das Brustbein umgebenden Weichteile. Deshalb besticht bei der Adspektion zunächst auch die diffuse, ödematöse Umfangsvermehrung über der gesamten Strecke des Brustbeins. Fieberschübe wechseln mit fieberfreien Intervallen ab, in denen das Allgemeinbefinden nicht oder nur unwesentlich gestört ist.

Während die operative Eröffnung der Rippenfistel mit dem Ziel einer Entfernung des Knochensequesters eine rasche Abheilung bewirkt, gelingt die Beseitigung der Brustbeinfistel nicht mit der gleichen Regelmäßigkeit. Bei der Operation verborgengebliebene Eiterherde brechen nach einiger Zeit wieder nach außen durch und schaffen damit ein Rezidiv. Die Prognose einer Brustbeinfistel stellt sich deshalb ungleich schlechter als für eine Rippenfistel.

## 8.2 Krankheiten an der Bauchwand

### 8.2.1 Bauchwandhernien

Unter einer Hernie wird das Hervortreten von Eingeweideteilen aus der Bauchhöhle in eine abnorme Ausstülpung des parietalen Bauchfells verstanden, die ihrerseits durch eine angeborene oder erworbene Diastase in der Bauchwand hat vordringen können. Die Öffnung der muskulösen oder tendinösen Abdominalwand bildet die Bruchpforte, deren Begrenzung durch den Bruchring dargestellt wird. Aus der Haut und dem Hautmuskel entsteht der äußere Bruchsack, während das vorgestülpte Bauchfell als innerer Bruchsack angesehen wird. Letzterer kann nach Entstehung des Bruches durch ein äußeres, stumpfes Trauma wegen Zerreißung des parietalen Bauchfellblattes auch fehlen.

Von seiner zahlenmäßigen klinischen Bedeutung her steht der Nabelbruch *(Hernia umbilicalis)* an erster Stelle. Er wird gefolgt von dem Leisten- und Hodensackbruch *(Hernia inguinalis, Hernia scrotalis)*, auf die bei den Erkrankungen der männlichen Geschlechtsorgane näher eingegangen wird. Schließlich ist noch die *Hernia ventralis* zu erwähnen, die willkürlich durch ein Trauma an jedem beliebigen Abschnitt der Bauchwand entstehen kann, bevorzugt aber dort, wo die Muskelschichten schwach ausgebildet oder durch eine Aponeurose ersetzt sind.

#### 8.2.1.1 Hernia umbilicalis

Wenn die Nabelpforte beim Fohlen zum Zeitpunkt der Geburt weiter ist als sie für den Durchtritt der Nabelgefäße und des Allantois- sowie des Nabelblasenstiles nötig ist, liegt ein **angeborener Nabelbruch** vor. Mit der Obliteration dieser Gefäße verschließt sich gewöhnlich innerhalb der ersten Lebenstage die Nabelpforte zum Nabel. Jegliche Störung dieses Vorgangs, z. B. durch eine Infektion des Nabelstranges, verhindert den bindegewebigen Verschluß der Nabelpforte, wodurch sich ein **erworbener Bruch** einstellen kann, der meistens erst nach den ersten Lebenswochen hervortritt.

Die Hervorwölbung des Bruchsackes in der *Regio umbilicalis* ist in ihrer Größe von der Weite des Bruchringes und von der Masse des Bruchinhaltes abhängig (Netz, Dünndarmschlingen (Abb. 8.5). Solange der Bruchinhalt von der Bruchpforte nicht eingeklemmt wird, fühlt sich der Bruch weich und elastisch an. Er löst während der Palpation keine Schmerzen aus und läßt sich ohne weiteres in die Bauchhöhle zurückverlagern. Eine entzündliche Verwachsung zwischen dem inneren Bruchsack und dem Bruchinhalt verhindert aber die Reposition ebenso wie ein inkarzerierter Bruch. Dessen klinische Erscheinungen werden beherrscht durch heftige Koliksymptome, die nach einiger Zeit in Apathie umschlagen. Bei vermeintlichen Magendarmstörungen eines neugeborenen Fohlens ist die Untersuchung auf einen eingeklemmten Bruch unerläßlich.

Die Auswahl des operativen Behandlungsverfahrens wird von der Größe und der Form der Bruchpforte bestimmt, die durch Einschieben der Fingerkuppen in den Bruchring ermittelt wird. Eine schlitzförmige oder auch elliptische Bruchpforte läßt sich im allgemeinen durch eine rückläufige Naht relativ spannungsfrei verschließen. Diese Voraussetzung ist bei einer runden Bruchpforte, in die sich drei oder mehr Finger einbringen lassen, nicht mehr gegeben, so daß die Rezidivgefahr steigt. Ein spannungsfreier Verschluß der Diastase ist dann nur durch die Abdeckung der Bruchpforte mit einem Netzimplantat möglich (Mersilen®-Ethicon).

Alle nichtoperativen Verfahren (scharfe Einreibung des äußeren Bruchsackes, Alkoholinjektionen um die Bruchpforte) zum Versuch einer Nabelbruchbeseitigung sind abzulehnen, weil sie keine Heilung erbringen, sondern die doch notwendig werdende Operation nur erschweren.

Wenn nicht eine Inkarzeration zum sofortigen operativen Eingreifen zwingt, sollte die Operation erst nach Absetzen des Fohlens von der Mutter vorgenommen werden.

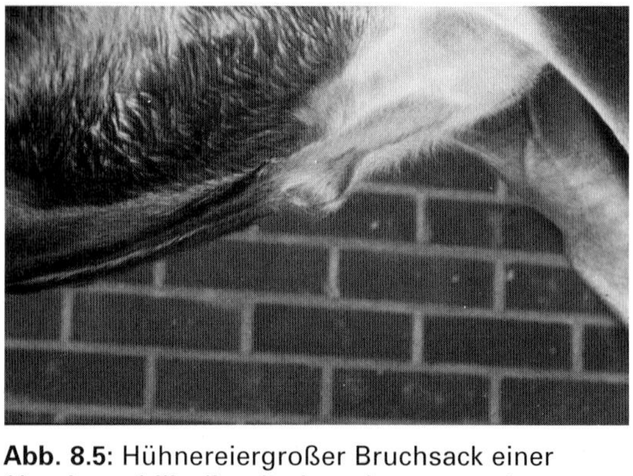

**Abb. 8.5:** Hühnereiergroßer Bruchsack einer *Hernia umbilicalis* mit einer daumenstarken Bruchforte

Andererseits verbessern sich die Behandlungserfolge nicht, wenn man die Operation auf ein Lebensalter über ein Jahr hinausschiebt.

Da der angeborene Nabelbruch als Erbfehler aufzufassen ist, sollte ein operiertes Tier aus der Zucht ausgeschlossen werden.

### 8.2.1.2 Hernia ventralis

Während der Nabelbruch als typische Jungtierkrankheit anzusehen ist, kann eine *Hernia ventralis* altersunabhängig auftreten, weil die Zusammenhangstrennung in der Bauchdecke durch eine äußere Gewalt (Hufschlag, Hornstoß, Aufspringen auf einen Weidepfahl oder andere Hindernisse) zustande kommt (Tafel 20, Abb. 1, Tafelteil). Als weitere Ursachen sind ein Narbenbruch nach Laparotomie oder der Abriß des *M. rectus abdominis* bei hochträchtigen Stuten erwähnenswert.

Die gedeckte Verletzung der Bauchwand kann ein erhebliches Ausmaß annehmen, das anfänglich durch das subkutane Hämatom und ein entzündliches Ödem noch größer erscheint. Zuweilen kann der Bruch erst nach Resorption des Gewebeergusses von außen palpiert werden. Wenn die Lokalisation es gestattet, hilft auch die rektale Untersuchung und Abtastung des fraglichen Bauchdeckenabschnittes zur Feststellung der Bruchpforte. Die traumatische Genese macht auch den Riß einzelner Muskelschichten, meist der schwächeren inneren Muskeln, möglich. Dadurch kann die genaue Ermittlung über Verlauf und Größe der Bruchpforte sehr schwierig werden.

Die Inkarzerationsgefahr ist wegen der Weite der Diastase und ihrer Lage an der seitlichen Bauchwand meistens unerheblich. Zu befürchten ist eher eine Adhäsion vorgefallener Darmteile mit den gequetschten Muskelpartien an den Rändern der Bruchpforte und ein Übergreifen der Entzündungsreaktion auf sich berührende Darmwandabschnitte (Adhäsionsperitonitis) nach Verletzung der ventralen Abdominalwand.

Wegen ihrer Lage und Größe erweisen sich manche Bauchbrüche als inoperabel. Die weniger umfangreichen Fälle werden nach Abklingen der akuten Wundreaktion in der Muskulatur auf operativem Weg verschlossen.

### 8.2.1.3 Hernia inguinalis (s. 5.2.5.5)

### 8.2.1.4 Hernia diaphragmatica

Über den Zwerchfellbruch wird gelegentlich aufgrund einzelner kasuistischer Beobachtungen berichtet, weil dieses Krankheitsereignis beim Pferd doch eher selten auftritt. Dabei besitzt die angeborene Hernie gegenüber der erworbenen Form eine deutlich geringere Bedeutung. Letztere beruht meistens auf traumatischen Einwirkungen oder auf einer erheblichen, akuten Steigerung des intraabdominalen Drucks.

Die klinischen Erscheinungen sind untypisch, weil die Krankheitssymptome intestinaler oder auch respiratorischer Art sein können. Durch den im tendinösen Feld des Zwerchfells vorliegenden Riß dringen gewöhnlich Anteile des *Colon descendens* und auch Dünndarmschlingen in den Brustraum, wodurch sie die Lungenventilation behindern können. Dadurch stehen dann respiratorische Störungen im Vordergrund der klinischen Erscheinungen. Sobald der vorgefallene Darmteil im Hernienschlitz inkarzeriert, werden heftige Kolikschmerzen ausgelöst. Auch eine Vermischung beider Krankheitsmerkmale ist möglich.

Bei unklarem Vorbericht eines kolikkranken Pferdes sollte eine Auskultation und Perkussion des Lungenfeldes nicht versäumt werden, weil auf diese Weise die durch Darm überdeckten Lungengeräusche nicht mehr wahrgenommen werden sowie eine partielle Dämpfung des Lun-

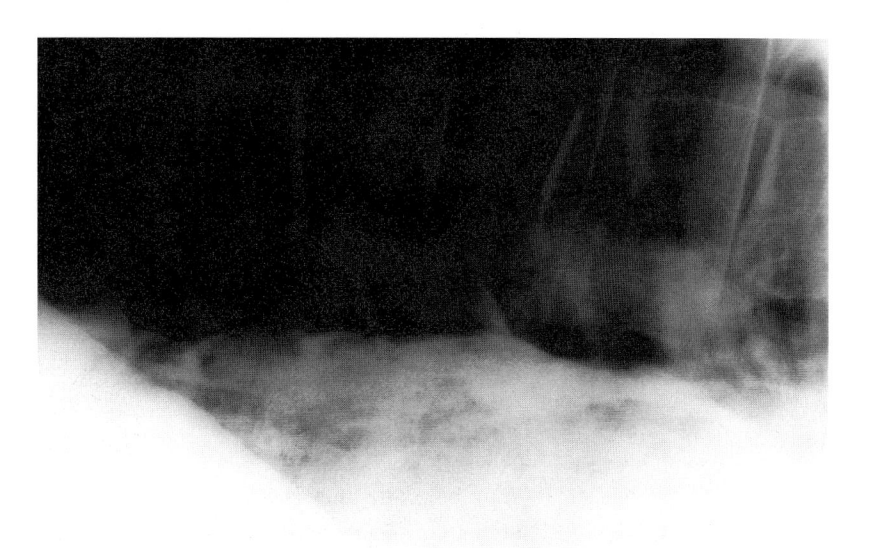

**Abb. 8.6:** *Hernia diaphragmatica.*
Röntgenaufnahme des Thorax, bei der sich Darmteile im Brustraum darstellen.

genschalls festzustellen ist. Herz- und Atemfrequenz sind in der Regel stark erhöht. Sicherheit über die Verdachtsdiagnose ist nur durch die Röntgenuntersuchung zu gewinnen, bei der sich die Darmteile im Brustraum bei seitlicher Aufnahmetechnik darstellen (Abb. 8.6).

Die einzige erfolgversprechende Behandlung liegt in dem Versuch, eine operative Reposition des prolabierten Darmes und einen Verschluß des Bruchschlitzes zu erreichen. Die Operation setzt die technische Ausstattung mit einem Beatmungsgerät während der Narkose voraus (HERRMANN et al., 1986; DIECKMANN et al., 1989).

### 8.2.2 Omphalitis purulenta

Die Entzündung des Nabels gehört zu den Erkrankungen der Neugeborenen und beruht auf einer Infektion der Nabelgefäße an ihren Stümpfen, bevor diese mumifiziert sind. Die Infektion kann stationär lokalisiert bleiben oder abszedieren sowie septikämisch verlaufen. Beim Eindringen der Erreger in die Nabelvene oder in den großen Kreislauf über die Arterie kann sich eine Pyämie mit fibrinös-eitriger Polyarthritis, Bronchopneumonie, Pleuritis und Abszeßbildung in den parenchymatösen Organen sowie im Gehirn entwickeln, die eine tödliche Gefahr für das Neugeborene darstellen. Zudem können vereiterte Nabelgefäße in die Bauchhöhle einbrechen und eine diffuse Peritonitis nach sich ziehen. Als Erreger kommen vorwiegend gramnegative Bakterien in Betracht, vor allem *Actinobacillus equuli, Escherichia coli* und β-hämolysierende Streptokokken. Nach Eintritt einer pyämischen Sepsis treten die Erscheinungen der Fohlenlähme in den Vordergrund.

Bei der Nabelentzündung erweist sich der Hautnabel als verdickt und bei Berührung sehr schmerzempfindlich. Auf Druck entleert sich aus der noch unverschlossenen Nabelöffnung tropfenweise eitriges Sekret, das in der behaarten Umgebung eintrocknend sich festsetzt. Bis auf eine geringe Erhöhung der Körperinnentemperatur (etwa 39,8 °C) und eine gewisse Saugunlust fehlen in diesem Krankheitsstadium weitere Erscheinungen, die aber nach Streuung der Erreger bald folgen: Geschwollene Gelenke, verbunden mit Steifheit im Gang, Atembeschwerden und Husten sowie Mattigkeit und Appetitverlust beherrschen dann das klinische Bild, das in einen raschen Exitus übergehen kann. Deshalb ist die Nabelentzündung beim Fohlen immer als lebensbedrohender Zustand aufzufassen, der durch eine sofortige und intensive Behandlung abgewehrt werden muß. Dazu ist eine massive Therapie mit Antibiotika erforderlich, die mindestens 5 Tage zu erfolgen hat. Es eignet sich bevorzugt Penicillin (Streptomycin). Außerdem ist täglich eine antiseptische Behandlung des Nabelstumpfes vorzunehmen. Falls das Fohlen nicht aus eigenem Antrieb bei der Mutter saugt, muß die abgemolkene Stutenmilch mit der Flasche angeboten oder selbst mit der Sonde verabreicht werden.

Von wesentlichem prophylaktischem Wert ist eine peinliche Geburtshygiene und die sofortige Desinfektion des Nabelstumpfes nach der Geburt mit einer 2%igen Jodlösung. Die oft geübte vorbeugende Antibiotikatherapie am ersten Lebenstag des Fohlens wird als zweifelhaft angesehen, wenn sie nicht über mehrere Tage fortgesetzt wird.

Neben der klinischen Untersuchung lassen sich durch sonographische Beobachtungen die an der Entzündung beteiligten anatomischen Strukturen sowie deren Ausbreitung im Nabel differenzierter bestimmen (SCHULENBURG, 1991) (Abb. 8.7 – 8.11).

### 8.2.3 Urachusfistel

Der Nabelstrang wird von den zu- und abführenden Blutgefäßen und vom Urachus gebildet, der den vom Fötus produzierten Harn in die Allantoisblase abführt. Dieser fötale Harngang trennt sich nach der Geburt mit den übrigen Teilen des Nabelstranges vom Muttertier und obliteriert innerhalb der ersten Lebenstage. Gelegentlich verzögert sich dieser Verschluß oder die Verödung bleibt gänzlich aus (Tafel 20, Abb. m, Tafelteil). Über den Zugang zur Harnblase am Blasenscheitel kann dann weiterhin Harn aus dem Nabel abtropfen, wodurch die Umgebung des Nabels ständig feucht gehalten wird. Von einem serösen Wundexsudat unterscheidet sich der Ausfluß durch den typischen Harngeruch. Besonders während der Miktion ist Harnträufeln aus dem Nabel festzustellen. Ferner besteht gelegentlich eine Zystitis, Dysurie und ein Drang zum häufigen Stallen ohne eine vermehrte Harnausscheidung (Pollakisurie). Das Allgemeinbefinden des Fohlens wird hierdurch nicht beeinträchtigt.

Differentialdiagnostisch ist die Urachuszyste und die intraabdominale bzw. subkutane Urachusentleerung zu unterscheiden. Bei der Urachuszyste kommt es zum nabelseitigen Verschluß des Urachus, jedoch nicht zu einer bindegewebigen Induration seines Lumens. Es verbleibt ein mit der Harnblase kommunizierendes schlauch- bis sackförmiges, mit Endothel ausgekleidetes Gebilde, das lebenslang symptomlos bestehen bleiben kann. Auch im Fall der intraabdominalen Urachusentleerung ist der Hautnabel ohne Anzeichen einer Urachuspersistenz verschlossen. In der Bauchhöhle ist die nabelseitige Urachusöffnung jedoch erhalten geblieben, wodurch ein Harnabfluß möglich ist. Die klinischen Symptome ähneln denen der Harnblasenruptur, die sich in einer Anorexie, erhöhter Bauchdeckenspannung, Dysurie, Kolik und tympanischem Abdomen äußern können. Der seltener auftretende subkutane Riß des Urachus führt in der Regel zu einer nicht schmerzhaften, fluktuierenden Schwellung im Gebiet des Nabels (LEES und EASLEY, 1989).

Ein- bis mehrmaliges Kauterisieren der Urachusöffnung verschließt die Fistel in der Regel. Wenn diese Maßnahme nicht ausreicht, wird man zum operativen Verschluß des Urachus an seiner Einmündung in die Blase gezwungen.

Krankheiten an der Bauchwand 441

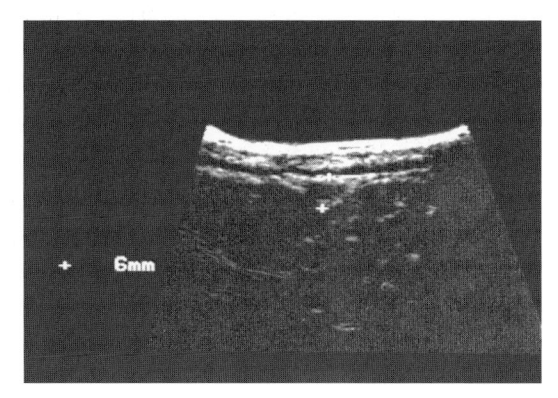

**Abb. 8.7:** Ultraschallbild einer im Querschnitt getroffenen Nabelvene eines 7 Tage alten Fohlens. Die Nabelvene liegt dicht unterhalb des ventralen Abdomens 1–2 cm von der Hautgrenze entfernt. Es ist als dünnwandiges, echogenes Gefäß mit einer ovalen Struktur zu erkennen

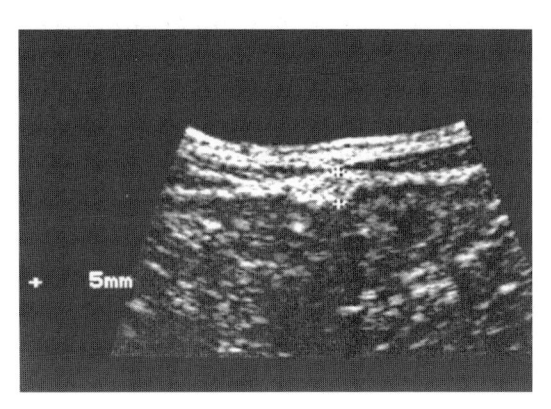

**Abb. 8.8:** Nabelvene im Querschnitt bei einem 2 Wochen alten Fohlen. Im Verlauf der zweiten Lebenswoche kontrahiert sich die Vene, das Lumen stellt sich deutlich echoreicher dar

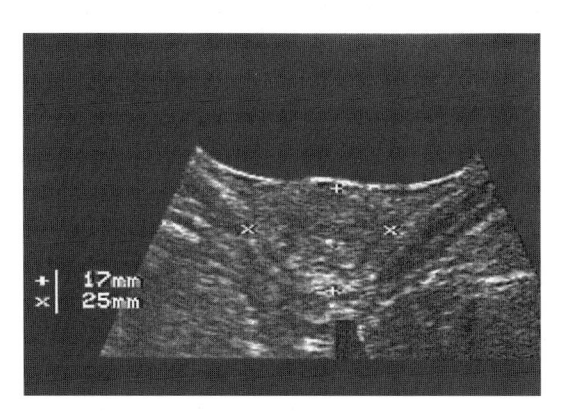

**Abb. 8.9:** Querschnitt durch eine vereiterte Nabelvene bei einem 19 Tage alten Fohlen

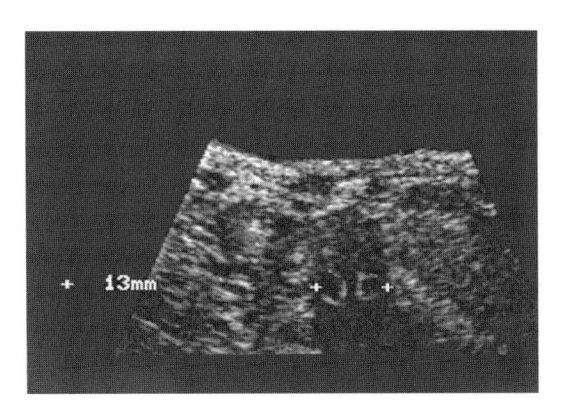

**Abb. 8.10:** Bei einem neugeborenen Fohlen lassen sich unmittelbar kaudal des Nabelstumpfes die nebeneinander liegenden Nabelarterien im Querschnitt sonographisch leicht darstellen. Der dazwischen liegende kontrahierte Urachus besteht aus wenig echogenem Gewebe und kann daher von anderen Strukturen nicht eindeutig differenziert werden

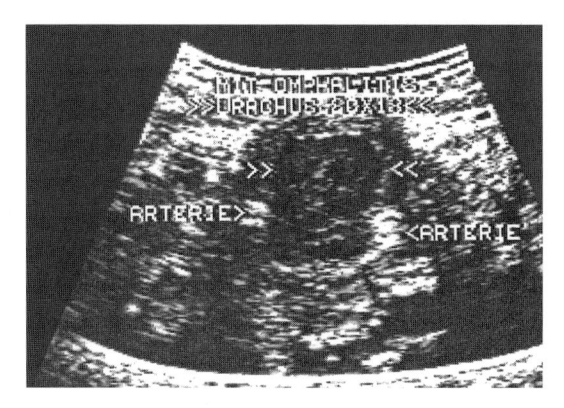

**Abb. 8.11:** Urachus mit eitrigem Inhalt, der von den beiden Nabelarterien begrenzt wird

## 8.3 Krankheiten im Gebiet der Hals- und Rückenwirbelsäule

### 8.3.1 Fraktur der Halswirbel

Brüche an den Halswirbeln entstehen beim Pferd bevorzugt durch Stauchung der Halswirbelsäule während eines Sturzes (Fraktur des Wirbelkörpers), aber auch durch plötzliche Kontraktionen der Halsmuskulatur, die gelegentlich einen Bruch der Wirbelfortsätze nach sich ziehen. Ein Kontusion der Halsmuskulatur, die partielle Muskelruptur und die Subluxation einzelner Halswirbelgelenke sind sich in ihrem klinischen Bild sehr ähnlich und lassen sich deshalb differentialdiagnostisch nicht immer mit Sicherheit auseinanderhalten.

Während sich die äußeren, am Hals auftretenden Merkmale recht einheitlich darstellen, hängen die weiteren Symptome, insbesondere die neurologischen Ausfallserscheinungen, von der genauen Lokalisation des Bruches und seinen Auswirkungen auf den Halsmarkstrang und seine Abgänge ab.

Überwiegend kommt es zu einer Schiefstellung und Verkrümmung des Halses *(Torticollis)*, die bei der Fraktur des *Dens epistropheus* durch eine gestreckte, manchmal auch gesenkte Kopfhaltung ersetzt wird (Abb. 8.12). Eine Anschwellung des Halses entwickelt sich nach dem Grad der Muskeltraumatisierung durch eine Blutung, sie kann auch durch eine starke einseitige Kontraktur der Halsmuskulatur nur vorgetäuscht werden oder sie ist bei ständiger gesenkter Kopfhaltung Ausdruck eines Stauungsödems. Eine Unterscheidung der verschiedenen Ursachen der Umfangsvermehrung wird durch die vorsichtige Palpation und passive Bewegung des Halses ermöglicht. Durch diese Untersuchung strebt man auch den Frakturnachweis an, der aber nicht immer gelingt. Selbst die röntgenologische Feststellung eines Bruches kann ausbleiben, da man ein frakturverdächtiges Pferd für eine Röntgenuntersuchung nicht ablegt, sondern diese nur am stehenden Tier durchführt. Auch die Sonographie kann diagnostisch weiterhelfen.

Die Bewertung einer Halswirbelfraktur in prognostischer Hinsicht wird vom Krankheitsverlauf innerhalb der ersten Stunden und Tage bestimmt. Aus ihm ist abzuleiten, welche Schäden die Nervensubstanz im Halsmark durch direkte Verletzung (Zertrümmerung, Quetschung) und durch indirekte Beeinträchtigung infolge einer zunehmenden Blutungskompression erlitten hat.

Anzeichen zentralnervöser Lähmungserscheinungen zeigen sich in einem unkoordinierten Gang, in atypischer Gliedmaßenstellung bis zum völligen Versagen der Gliedmaßenmotorik. Schließlich bricht der Patient zusammen und ist auch mit Unterstützung nicht mehr in der Lage, sich wieder aufzurichten. Dabei können Ruderbewegungen und andere Anzeichen einer Exitation mit Schweißausbruch, hoher Atemfrequenz und Abgabe von Schmerzlauten auftreten. Wenn der Tod nicht innerhalb kurzer Frist folgt, stellen sich Herzmuskeldegeneration, Dekubitus oder auch Lungenödem ein. Aus dieser aussichtslosen Verfassung sollte das Pferd rasch erlöst werden.

Gehen die örtlichen Krankheitszeichen am Hals nur mit einer geringgradigen Ataxie einher und hält sich der Patient stehend, kann die weitere Entwicklung zunächst abgewartet werden. Nach Abklingen des Wundschmerzes und Resorption der Blutung bessern sich auch der *Torticollis* und die Gangunsicherheit.

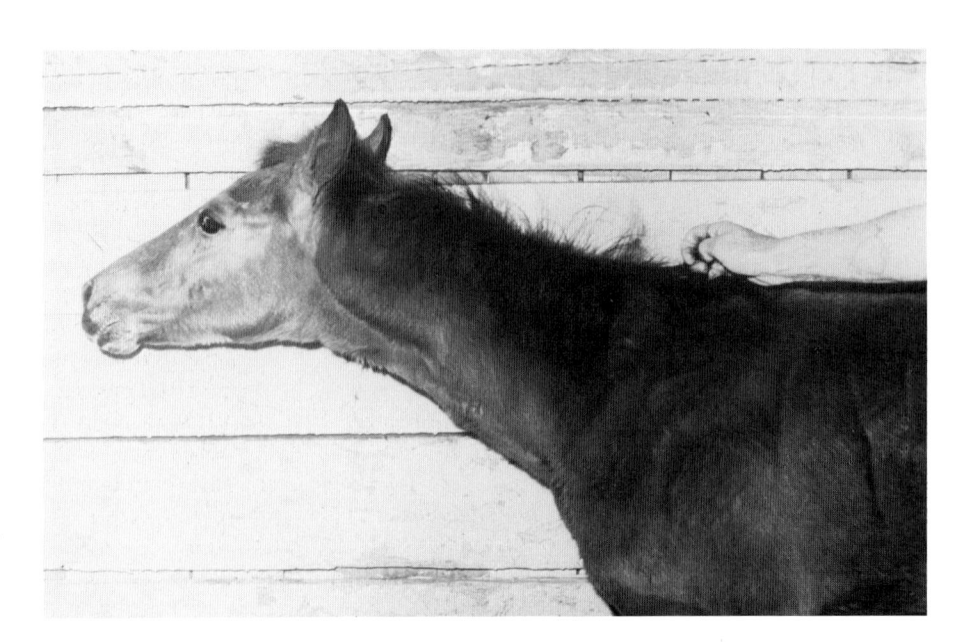

**Abb. 8.12:** Steife und gestreckte Haltung des Kopfes bei einem Fohlen mit einer Fraktur des *Dens epistropheus*

Eine direkte Behandlung einer Halswirbelfraktur oder -fissur ist nicht möglich, doch kann man die Heilungsbedingungen durch eine sachgerechte Versorgung des Pferdes verbessern. Dazu gehört in erster Linie seine Unterbringung in einer geräumigen Boxe und das Darreichen von Futter und Trinkwasser in leicht zugängiger Weise (z. B. provisorische Errichtung eines Futtertisches aus Strohballen in Kopfhöhe).

## 8.3.2 Spinale Ataxie (s. 10.3.11)

## 8.3.3 Krankheiten der Rückenwirbelsäule

Unklare und gewöhnlich nur unter dem Reiter empfundene Bewegungsstörungen des Pferdes, auch Widersetzlichkeit beim Satteln und Ungehorsam gegenüber reiterlichen Kommandos, werden nicht selten in Erkrankungen der Rückenpartie vermutet. Sie stellen dann auch für den Tierarzt ein diagnostisches Problem dar, wenn er nur auf klinische Hilfsmittel zum Nachweis pathologischer Vorgänge in der Muskulatur und an den Brust- und Lendenwirbeln angewiesen ist. Anamnestische Hinweise auf eine Rückenerkrankung sind mit der notwendigen Skepsis zu registrieren, auch wenn der Sitz eines schmerzhaften und damit zur Lahmheit oder zur Reitstätigkeit führenden Krankheitsvorganges nicht von vornherein verneint werden kann. Diese Einschränkung gilt insbesondere für Pferde, deren dorsaler Spannbogen des Rumpfes auf die Art der Nutzung erheblichen Druckbelastungen ausgesetzt wird, also bei Spring- und Hindernisrennpferden. Natürlich kann auch ein übermäßig hohes Gewicht des Reiters im Verhältnis zur körperlichen Entwicklung des Pferdes bei einfacher reiterlicher Nutzung sowie mangelnde Kopffreiheit im Einzelfall zu Erkrankungen im Rücken führen.

Wenn bei einer Bewegungsstörung die mehrmalige klinische Beobachtung tatsächlich keinen Hinweis auf eine Erkrankung an den Gliedmaßen ergeben hat, sollte zunächst ausgeschlossen werden, daß die Beschwerden nicht auf eine unzureichende Ausbildung des Pferdes oder des Reiters, auf die Verwendung eines unpassenden Sattels, eines falschen Zaumes oder auf schmerzhafte Zahnfehler zurückgehen.

Wirkliche Voraussetzungen zu sog. Rückenproblemen bieten:
1. Verkrümmungen der Wirbelsäule *(Skoliose, Kyphose* und *Lordose)*;
2. Frakturen der Wirbelkörper und ihrer Dornfortsätze;
3. ankylosierende *Spondylopathia deformans* der Wirbelverbindungen;
4. Insertionsdesmopathien der *Ligg. interspinalia*;
5. Myopathien des *M. longissimus dorsi* und der sublumbalen Muskulatur (Tying-up Syndrom, subklinischer Verlauf einer Myoglobinämie).

### 8.3.3.1 Verkrümmungen der Brust- und Lendenwirbelsäule

Angeborene Wirbelsäulenverbiegungen durch Mißbildungen an den Wirbeln oder Rippen, die eine schwere Beeinträchtigung für die Beweglichkeit der Wirbelsäule bilden, sind berechtigter Anlaß, auf eine Aufzucht des Fohlens zu verzichten.

Unter den erworbenen Verkrümmungen läßt sich der Senkrücken *(Lordose)* am häufigsten feststellen, der im höheren Lebensalter selbst die Regel darstellen kann, weil die Verspannungsvorrichtung der Rumpfbrücke durch Atrophie der elastischen Bänder sowie der Muskeln und ihrer Sehnen und Aponeurosen erschlafft. Somit kann dieser Zustand in gewisser Weise als physiologisch angesehen werden, wenn auch die lange Rückenmuskulatur beim Aufrichten der vorderen Körperhälfte für die Vorbereitung eines Sprunges dadurch nicht kontraktionskräftig genug ist. Sobald sich im leistungsfähigen Alter eine *Lordose* durch mangelhaftes Training oder Überbeanspruchung der Muskulatur entwickelt, besteht die Möglichkeit, daß die Kappen der Dornfortsätze in gegenseitige Berührung treten. Dies scheint anatomisch in dem Abschnitt der Wirbelsäule möglich zu sein, wo die dorsalen Wirbelfortsätze mit ihren Enden konvergierend zueinander stehen (letzte Brust- und erste Lendenwirbel). Eine ossifizierende Periostitis an den Berührungsflächen ist bei häufig wiederkehrender Reizung denkbar. Die damit verbundenen Schmerzen werden das Pferd veranlassen, ein elastisches Dauerschwingen des Rückens zu verweigern.

Eine kyphotische Rückenhaltung (Buckel) entsteht bei einer Kontraktur der langen Rückenmuskulatur und dürfte sich auch durch eine Ankylose an den Brust- oder Lendenwirbeln ausbilden. Sie erschwert dann die seitlichen Mitbewegungen des Stammes, wie sie im Rhythmus des Gliedmaßenbewegungsablaufes vonstatten geht. Das Ausbleiben der horizontal pendelnden Rumpfschwingungen wird ebenso wie mangelnde Vertikalschwingungen vom Reiter sehr deutlich empfunden.

Die angeführten Wirbelsäulenverkrümmungen sind trotz allseitiger Betrachtung des Pferdes mitunter nicht eindeutig zu erkennen, so daß man zu ihrer Feststellung mit der offenen Hand über den Rücken streichend dessen Verlauf palpatorisch erfassen muß. Falls es erforderlich erscheint, können durch die Röntgenuntersuchung des thorakolumbalen Wirbelsäulenabschnitts (am abgelegten, narkotisierten Tier) Aufschlüsse über die morphologischen Veränderungen gewonnen werden. Inwieweit diese als Ausdruck eines (noch) aktiven Krankheitsvorganges anzusehen sind, läßt sich unter bestimmten Voraussetzungen klinisch mit Hilfe einer Lokalanästhesie oder erst durch den Einsatz einer Skelettszintigraphie abschätzen.

## 8.3.3.2 Frakturen der Brust- und Lendenwirbel

Die Fraktur eines oder mehrerer Wirbel der Brust- und Lendenwirbelsäule, die gelegentlich nach einem schweren Sturz, auch nach Ablegen eines nicht genügend sedierten Pferdes zur Operation (Haftpflicht!) zur Beobachtung gelangt, hat gewöhnlich schwerwiegende Auswirkungen auf das Rückenmark, weil Querschnittsläsionen auftreten. Die völlige Schädigung des Rückenmarkquerschnittes führt zu motorischer und sensibler Lähmung der kaudal von der Verletzungsstelle gelegenen Körperpartien. Bei einer partiellen Querschnittslähmung sind die Ausfallserscheinungen weniger scharf begrenzt und unvollständig. Von der Rückenmarksläsion können dann auch Reizsymptome ausgehen, die sich in Zuckungen der Gliedmaßen oder in Schmerzäußerungen zu erkennen geben. Die Prognose solcher Verletzungsfolgen ist infaust.

Weniger folgenschwer sind Brüche der Dornfortsätze, von denen die an Länge den Lendenwirbeln überragenden *Procc. spinosi* der Brustwirbel am ehesten bei Stürzen gefährdet sind. Im Bereich des Widerristes lassen sich die Bruchteile passiv verschieben, eine derb-gespannte Anschwellung wird durch ein Hämatom und ein entzündliches Ödem bedingt. Weiter kaudal bestehende Frakturen der Dornfortsätze benötigen eine röntgenologische Erkennung, da dort wegen der Einbettung in Muskulatur der seitliche palpatorische Zugang zum Dornfortsatz schwieriger wird. Durch die kräftige Zugwirkung der an den Knorpelkappen ansetzenden Abgänge des Rückenbandes *(Lig. supraspinale)* und der *Ligg. interspinalia* verlagert sich das dorsale Bruchstück meist so weit, daß eine knöcherne Vereinigung nur unter Bildung erheblicher Kallusmassen geschieht oder die Verbindung nur unter Bildung einer Syndesmose vonstatten geht. In beiden Fällen können sich hieraus bleibende Beschwerden entwickeln, vor allem, wenn sich die Fraktur im Gebiet der Sattellage befindet. Die operative Entfernung der losen Knochenfragmente ist dann zu erwägen.

## 8.3.3.3 Rückenbeschwerden anderer Genese

Aus Mangel an geeigneten diagnostischen Erkennungsmöglichkeiten ist über das Krankheitsbild der ankylosierenden *Spondylopathia deformans* beim Pferd noch wenig bekanntgeworden. Diese auf einem Verknöcherungsprozeß des der Ventralfläche der Wirbelkörper angelagerten *Lig. longitudinale ventr.* beruhende Erkrankung dürfte auch beim Reit- und Springpferd zu einer Einschränkung der vollen Wirbelsäulenbeanspruchung führen. Wiederholtes Sträuben und Widersetzlichkeit beim Abheben zum Sprung wären aus der auf entzündlicher Grundlage sich entwickelnden Knochenzubildung am Rand des Zwischenwirbelspaltes erklärbar.

Weitere klinische Symptome, die dem Ausmaß der Schmerzerregung konform laufen, sind nur subjektiv zu erfassen. Sicherlich wird sich das kranke Pferd auch einem plötzlichen Durchbeugen des Rückens widersetzen. Nachzuweisen ist dieser Krankheitszustand an der thorakolumbalen Wirbelsäule nur durch die Röntgenuntersuchung, wobei im positiven Fall offenbleiben muß, ob hieraus tatsächlich klinische Störungen resultieren.

Über das Syndrom der sich berührenden Dornfortsätze (»kissing spines«) als Ursache von Rückenschmerzen liegen ausführlichere Beschreibungen vor als für die *Spondylopathia deformans* oder die *Spondylarthropathia deformans*.

Während sich die Dornfortsätze der ersten 14 Brustwirbel nach kaudal neigen, schwenken die dahinterliegenden *Procc. spinosi* der restlichen Brust- und der Lendenwirbelsäule allmählich in eine kraniale Richtung. Innerhalb des Wirbelsäulenabschnittes, in denen die Dornfortsätze fast vertikal stehen, scheinen sie durch das Gewicht des Reiters besonders starken Stauchungen ausgesetzt zu sein. Es hat sich gezeigt, daß beim »kissing spine« am Untergurt der Wirbelsäule mit seinen *Ligg. longitudinale ventrale* und *dorsale* sowie den Zwischenwirbelscheiben keine Veränderungen auftreten, wohingegen an Teilen des Obergurts, der aus der Rückenmuskulatur, dem *Lig. supraspinale*, den *Ligg. interspinalia* sowie den *Procc. articulares* besteht, krankhafte Vorgänge nachzuweisen sind. Die schwerwiegendsten und regelmäßig anzutreffenden Schäden zeigen sich an den *Ligg. interspinalia* (DÄMMRICH und RANDEHOFF, 1991). Die Faserbündel dieses Bandes korrespondieren zwischen den Dornfortsätzen. Sie schließen dickere, vom *Lig. supraspinale* abgespaltete Faserbündel ein, die über den Kaudalrand der *Tuberositas* des Dornfortsatzes hinwegziehen und an der Kranialfläche des nachfolgenden Dornfortsatzes inserieren. Der von ihnen ausgehende Druck auf die *Tuberositas* ist erheblich. Die ersten Veränderungen finden sich an den Faserbündeln des *Lig. interspinale*, die durch Zusammenhangstrennung und Nekrosen gekennzeichnet sind, aus denen größere Spalten hervorgehen. Begleitet wird dieser Zustand von einer Hyperplasie des nichtmineralisierten chondroiden Fasergewebes an den Insertionsflächen. Nach Mineralisation kann dieses vom Knochengewebe her abgebaut und durch Knochengewebe (Exostosen) ersetzt werden. Für die Annäherung und Berührung der Dornfortsätze wird demnach nicht eine nachlassende Spannung der Bogensehne der Wirbelsäule angenommen, sondern es sind nach den morphologischen Befunden Ermüdungsbrüche von Fasern durch Stauchungen, wie sie bei Überbelastung der Wirbelsäule in der Sattellage infolge Einwirkungen durch den Reiter oder durch extreme Verspannung der Rückenmuskulatur zustande kommen können. Der Obergurt verliert dadurch seinen Zusammenhang zwischen den Dornfortsätzen, und der Zug des *Lig. supraspinale* kann dann den vor dem geschädigten *Lig. interspinale* befindlichen und nicht mehr nach kaudal verspannten Dornfortsatz nach kranial verlagern, womit er sich seinem kranialen, benachbarten Fortsatz bis zur Berührung annähern kann. Diesem »crowding and overriding« von Dornfortsätzen wird von JEFFCOTT (1975) Bedeutung für chronische Rückenschmerzen beigemessen, insbesondere wenn sie beim Reitpferd zwischen dem $T_{12}$ und $T_{17}$ angetroffen werden. Dieser Zustand mag in seiner Auswirkung auf die Aktionsfähigkeit der Hintergliedmaßen im Trab und beim Springen vergleichbar sein mit der übermäßigen Kallusbildung nach einer Fraktur des Dornfortsatzes.

Mit der klinischen Problematik von Rückenbeschwerden hat sich JEFFCOTT (1975, 1980, 1983) intensiv auseinandergesetzt. Dennoch stellt er einigermaßen resignierend fest, daß trotz Beachtung auch der geringsten Krankheitssymptome und des Einsatzes hochentwickelter diagnostischer Verfahren eine eindeutige Diagnose bei einem Rückenproblem oft nur über den differentialdiagnostischen Ausschluß aller anderen möglichen Krankheitszustände zu erarbeiten ist. Dem diagnostischen Ziel ist bei Anwendung eines systematisch ausgeführten Untersuchungsganges dennoch näherzukommen. Dazu bedarf es neben einer klinischen und röntgenologischen Untersuchung weiterer Hilfsmittel, wie der Feststellung muskelspezifischer Enzyme im Blutplasma sowie der kurzzeitigen Verabreichung (2–3 Tage) eines NSAID zur Differenzierung eines Weichteilschadens von einem Knochenschaden, sofern die Beschwerden bereits längere Zeit andauern. Unter der Wirkung eines nichtsteroidalen Antiphlogistikums (NSAID) tritt eine vorübergehende Besserung der Beschwerden bei Vorliegen eines chronischen Knochenschadens ein. Bei Verdacht auf zu eng stehende oder »überreitende« Spitzen der Dornfortsätze wird das Bewegungsverhalten des Pferdes vor und nach der Injektion eines Lokalanästhetikums in die Zwischenwirbelräume im mittleren und hinteren Rückenabschnitt bewertet. Die zu anästhesierenden Zwischenräume werden durch die Röntgenbefunde festgelegt. Wird eine geringgradige Hinterhandinkoordination infolge einer Rückenmarkskompression im Gebiet der Halswirbelsäule vermutet, hat sich die Beurteilung des Kehlkopfadduktorenreflexes (»Slap«-Test) als eine praktische Methode erwiesen. Für die Praxis mögen auch die allgemeingültigen Beobachtungen von JEFFCOTT (1993) hilfreich sein, wonach Schäden an der knöchernen Wirbelsäule eher dazu tendieren, im mittleren Abschnitt des Rückens lokalisiert zu sein, während Weichteilschäden vermehrt im proximalen und im distalen Teil der thorakolumbalen Wirbelsäule auftreten. In der Ruhebeurteilung wird auf Veränderungen der Muskulatur beiderseits der Medianlinie geachtet, von denen eine Atrophie der Rücken- und Kruppenmuskulatur am ehesten erwartet werden kann. Sodann folgt die Überprüfung eines geradlinigen Verlaufs der Wirbelsäule und eine Perkussion der Dornfortsatzkappen mit Hilfe eines Reflexhammers nach DEJERINE. Das manuelle Abtasten der gesamten Rückenpartie ermöglicht die Feststellung von lokalen Muskelspasmen und von Verlagerungen der Dornfortsatzenden. Wechselweises Anwenden eines Rückengriffs in der dorsalen Medianlinie des hinteren Thorakalgebietes und der Sakralregion löst eine Ventro- und eine Dorsalflexion der Wirbelsäule aus. Sobald dieser Maßnahme Widerstand entgegengesetzt wird und die Reflexbewegungen ausbleiben, wird diesem Befund eine pathognomostische Bedeutung für Erkrankungen an den Wirbeln beigemessen. In allen Krankheitsfällen sollte das rektale Abtasten der Wirbelsäule und ihrer sublumbalen Muskeln nicht unterbleiben.

In der Schritt- und Trabbewegung auf einer Geraden wird auf jegliche Abweichungen im Bewegungsablauf geachtet. Pferde mit chronischen Rückenbeschwerden weisen eine eingeschränkte Aktion der Hintergliedmaßen unter schwacher Beugung der Fesselgelenke auf und einer Tendenz, mit dem Tragerand der Zehenwand über den Boden zu schleifen (dort vermehrte Abnutzung des Hufhorns oder des Hufeisens). Kurzen Wendungen wird ausgewichen, dabei zeigt das Pferd eine steife Rückenhaltung. Beim zwangsweisen Rückwärtstreten streckt sich der Kopf und wird ungewöhnlich hoch angehoben, während sich die Rückenpartie verstärkt krümmt.

Die Beurteilung der Gänge muß auch während einer etwa 15 min langen Longierarbeit erfolgen, um festzustellen, ob die Steifheit sich verstärkt oder mit zunehmender Erwärmung der Muskulatur verschwindet bzw. sich bessert. Zur Beobachtung der klinischen Erscheinungen ist auch die Zusicht beim Aufsatteln und Nachgurten hilfreich, falls hierbei ungewöhnliche Reaktionen ausgelöst werden. Schließlich läßt man sich das Pferd in verschiedenen Gangarten vorführen.

Der Verdacht einer Wirbelsäulenerkrankung rechtfertigt die Röntgenuntersuchung, die mit leistungsstarken Röntgengeräten eine brauchbare Darstellung bietet. Die Hals- und Brustwirbel und die ersten drei Lendenwirbel sind am stehenden Tier bei seitlicher Projektion zu erfassen, während die weiter kaudal gelegenen Abschnitte nur am abgelegten Pferd und bei ventrodorsaler Aufnahmerichtung röntgenologisch darzustellen sind.

Für die Auswertung der Röntgenaufnahmen von Dornfortsätzen muß der Hinweis erfolgen, daß auch noch im Erwachsenenalter die freien Enden der Dornfortsätze bis zum $T_{10}$ nicht einheitlich verknöchert sind, sondern nur unregelmäßig geformte Verknöcherungskerne bilden, die nicht als ein pathologischer Zustand gedeutet werden dürfen.

Sobald die Knochenzubildungen in den Interspinalräumen röntgenologisch erkannt und in Übereinstimmung mit klinisch auslösbaren Schmerzen gebracht werden, sollte man den Befund auf seine klinische Bedeutung hin durch eine Lokalanästhesie absichern. Zu diesem Zweck werden 5–10 ml eines geeigneten Lokalanästhetikums in den Zwischenraum der betreffenden Dornfortsätze injiziert. Die korrekte Lage der bis zu 8 cm langen Injektionskanüle wird tunlichst durch eine Röntgenaufnahme oder unter Einsatz eines Bildverstärkers kontrolliert.

Obwohl Erkrankungen der Rückenmuskulatur (s. 8.4) in ihren klinischen Merkmalen recht eindeutig festzulegen sind, kann eine atypische Form des »Tying-up« zu Verwechslungen mit einer Wirbelsäulenerkrankung führen. Deshalb ist in Zweifelsfällen die Bestimmung muskelspezifischer Enzyme vor und nach körperlicher Belastung vorzunehmen, von denen die CPK unmittelbar nach der Bewegung bei etwa gleich hohem Wert der AST(GOT) zum Ausgangswert erheblich ansteigt. Eine Erhöhung der AST folgt erst 24 Stunden später.

Da die genaue diagnostische Bestimmung von Rückenbeschwerden ebenso auf klinischen Erfahrungen des Untersuchers wie auf einigen exakten Befunden beruht, kann auch die Therapie noch nicht als allgemeinverbindlich angesehen werden. Der Einsatz verschiedener Behandlungsmethoden leidet in der Bewertung ihrer Nützlichkeit häufig an der nur vermuteten Diagnose und ist deshalb auf subjektive Erfolgsangaben angewiesen. Die nützlichste Voraussetzung zur Ausheilung eines Rückenleidens dürfte eine sofortige Trainingsumstellung oder Arbeitsruhe sein, in der dem Patient eine artgerechte Lebensweise gestattet wird, wie sie im Weidegang zu sehen ist. Bei niedrigen Außentemperaturen ist die Rückenpartie einzudecken. Zusätzlich werden Maßnahmen zur Aktivierung verspannter Muskelgruppen durch FARADAY-Ströme (FRASER, 1961), eine Durchblutungssteigerung mit Hilfe einer Kurzwellen-Diathermie oder therapeutisches Schwimmen (SWANSTROM und LINDY, 1973) empfohlen. Abgesehen von den technischen Voraussetzungen dürfte der Wert solcher Physiotherapien gleichzusetzen sein mit der Wirkung sachkundig ausgeführter Massagen. Auch durch die Stimulierung der für eine Akupunktur vorgesehenen Stellen im Rücken mit einer Kochsalzlösung oder paravertebrale Injektionsbehandlung mit Organpräparaten als Umstimmungsmittel wurden erfolgreiche Behandlungen bei Pferden mit Rückenproblemen gesehen (MARTIN und KLIDE, 1987; MARTENS, 1994). Von der durch Laienhand gern angewendeten Scharfsalbenbehandlung habe ich noch keinen Erfolg gesehen, vielmehr wird hierdurch die Widersetzlichkeit des Patienten meist nur gefördert.

Auf ROBERTS (1968) geht die Einführung der operativen Entfernung von Dornfortsätzen zurück, die als Ursache schmerzhafter Rückenbeschwerden angesehen werden, wenn an ihnen chronisch-proliferative Entzündungsprozesse röntgenologisch festzustellen sind. Von JEFFCOTT und HICKMAN (1975) werden ein von zwei durch Knochenzubildung sich berührende Dornfortsätze reseziert, so daß keine Reibung zwischen solchen Spinalfortsätzen mehr eintreten kann. Davon waren immer Wirbel aus dem thorakolumbalen Abschnitt der Wirbelsäule betroffen. Nach mindestens viermonatiger Rekonvaleszenz erbrachte die chirurgische Behandlung bei den meisten Patienten eine erhebliche Leistungverbesserung. Bei strenger Indikation dürfte dieses Behandlungsverfahren gelegentlich seine Berechtigung haben.

Durch VON SALIS und HUSKAMP (1978) wird ein sechs Monate dauerndes Behandlungs- und Trainingsverfahren angegeben, mit dessen Hilfe sich die Teilresektion des genannten Dornfortsatzes meistens erübrigt. Nur in besonderen Fällen sei eine Operation angezeigt.

In den meisten diagnostisch nicht sauber geklärten Fällen ist der Einsatz entzündungswidriger und schmerzstillender Medikamente unter gleichzeitiger Beachtung einer Arbeitsruhe zu verantworten, um den Schmerzkreislauf zu unterbrechen. Ein sorgfältig dosiertes Aufbautraining sollte sich der 4- bis 6wöchigen Behandlungsdauer anschließen. Schmerzbekämpfende Präparate gelten als Dopingmittel, weshalb sie zur Vorbereitung von Leistungsprüfungen nicht angewendet werden dürfen.

## 8.4 Krankheiten der Rückenmuskulatur

Die meisten Erkrankungen der Skelettmuskulatur konzentrieren sich auf die bei der Arbeitsverrichtung am stärksten beanspruchten Muskelgruppen. Deshalb können neben traumatischen Einwirkungen metabolische Entgleisungen in den Muskelzellen für klinische Ausfallserscheinungen verantwortlich zeichnen. Dennoch ist eine klare Differenzierung der verschiedenen pathogenetischen Vorgänge nur annähernd möglich, weshalb eine gewisse Verwirrung unter den diagnostischen Begriffen besteht.

Die Bedeutung einer einwandfrei funktionierenden Muskelzelle für das Leistungsvermögen des Sportpferdes ist vielfältig untersucht, woraus sich eine Gliederung der Muskelfasertypen nach ihren unterschiedlichen Enzymaktivitäten ergeben hat. Eine Grobeinteilung differenziert zwischen dunklen und sog. weißen Muskelfasern, die sich in ihrer Kontraktionsgeschwindigkeit, der Art ihres Stoffwechsels, ihrer Ermüdbarkeit und teilweise auch in der Art ihrer Innervation voneinander unterscheiden. Die dunklen Muskelfasern weisen eine hohe oxidative und geringe glykolytische Aktivität auf, weshalb sie sich nur langsam kontrahieren und darin von den hellen Muskelfasern unterscheiden. Diesen wohnt eine hohe glykolytische und nur eine geringe oxidative Aktivität inne, weshalb sie sich dementsprechend schnell zu kontrahieren vermögen. Es ist einleuchtend, daß diese beiden Fasertypen mit ihren unterschiedlichen biochemischen Potentialen unmittelbar auf die Leistung eines Pferdes Einfluß nehmen. Beansprucht der sportliche Einsatz eine längerdauernde Muskelarbeit, ist das Tier auf die oxidative Kapazität seiner Muskulatur angewiesen. Bei kurzen Distanzen wird dagegen eine vermehrte glykolytische Energiebereitstellung erforderlich. Aus diesen physiologischen Voraussetzungen erklären sich bei Überbeanspruchung Schäden an den Muskelfasern.

### 8.4.1 Myositis traumatica

Die auf einem direkten Trauma infolge einer Prellung beruhende Myositis bedarf eigentlich keiner eingehenden Beschreibung, weil sie schon durch den Vorbericht vermutet werden kann. Die Einschränkungen in der Muskeltätigkeit hängen vom Ausmaß der Gewalteinwirkung und von der jeweiligen Funktion des verletzten Muskels ab. Meistens stellt sich bei einer gedeckten Verletzung eine Schwellung durch intramuskuläre Blutungen ein, die gewöhnlich nur einen geringen Palpationsschmerz auslösen und dementsprechend auch keine erheblichen Lahmheitserscheinungen hinterlassen, allenfalls nur während der ersten Schritte nach dem Stand. Zur Abheilung ist anfänglich Ruhe (mehrere Tage) nötig, dann ist leichte Bewegung zur Förderung der Blutresorption angezeigt, die außerdem durch das Auftragen heparinhaltiger Verschreibungen auf die Haut des verletzten Körperabschnitts unterstützt werden kann.

Ätiologisch denkbar sind auch Mikrotraumen, die bei übermäßiger Beanspruchung von Muskelfasern, -fibrillen oder ganzer Muskelbündel zu Zerreißungen führen und dadurch Schmerzen auslösen, wenn die individuelle Schmerzgrenze überschritten wird. Im ungünstigsten Fall zeigen sich spezifische Ausfallerscheinungen in der Lokomotion. Ein Verletzungsvorgang durch die Eigenaktivität des Muskels ist bei starker Inanspruchnahme der Muskulatur ohne eine ausreichende Trainingsvorbereitung möglich, z. B. beim Polopferd, das abrupte Stops und Wendungen ausführen muß. Bei einem umfangreichen Muskelschaden kann im akuten Fall eine Erhöhung muskelspezifischer Enzyme im Blutplasma gemessen werden. Über den Weg einer Entzündung heilt die Verletzung aus. Bis die Entzündungsreaktion abgeklungen ist, was sich palpatorisch einigermaßen zuverlässig erkennen läßt, sollte die Muskulatur geschont und nach Ausheilung erst allmählich wieder beansprucht werden. Physiotherapeutische Maßnahmen können die Kontraktionsfähigkeit der Muskelzellen anregen.

Sich häufiger wiederholende Muskelfaserzerreißungen lösen eine chronische Entzündung aus, die den an sich reversiblen Muskelzellschaden bindegewebig vernarben läßt mit der Möglichkeit einer ossifizierenden Metaplasie *(Myositis ossificans)*. An funktionell wesentlichen Muskelbündeln der Gliedmaßen bewirkt eine Verknöcherung eine Beeinträchtigung des koordinierten Bewegungsablaufs. Im Verdachtsfall kann ein Verknöcherungsprozeß im Muskel am ehesten durch eine Ultraschalluntersuchung nachgewiesen werden.

### 8.4.2 Myoglobinurie (Rhabdomyolyse)

Die auch als paralytische Myoglobinämie, Lumbago, Kreuzverschlag, Feiertagskrankheit oder Rhabdomyolyse) bezeichnete, vorwiegend die Kruppmuskulatur befallende Erkrankung ist kausal unter die metabolischen Entgleisungen einzustufen. Histologische Untersuchungen haben ergeben, daß auch übrige Muskelpartien von der Degeneration befallen sein können, von der selbst die Zwerchfell- und Herzmuskulatur nicht ausgenommen wird.

In ihrer klassischen Form zeigt sich die Krankheit als ein perakutes Ereignis alsbald nach Beginn starker körperlicher Anstrengungen und nach einer mehrtägigen Ruheperiode (deshalb als Feiertagskrankheit bezeichnet), in der fütterungsmäßig das Kohlenhydratangebot nicht reduziert wurde. Dadurch wird eine Glykogenanreicherung in den Muskelzellen wahrscheinlich. Bei überstürzter Nachfrage wird im Muskelstoffwechsel ein Teil des Glykogens nicht vollständig verbrannt, sondern als Laktat in der Muskelzelle angehäuft, was als auslösendes Moment für die einsetzende Muskeldegeneration angesehen wird. Dabei wird das in der Muskulatur als Atmungsferment befindliche Myoglobin in großer Menge freigesetzt. Wegen seiner geringen Molekülgröße tritt es bei der Ultrafiltration in den Nierenglomeruli in den Primärharn über, wodurch der Harn rasch eine bis kaffeebraune, dunkle Verfärbung annimmt. Eine Störung der Nierenfunktion resultiert hieraus selten, wenn auch durch das zu Metmyoglobin umgewandelte Myoglobin bei sehr hohen Konzentrationen die Gefahr einer Nephrose zunimmt, in deren Gefolge eine Oligurie auftritt. Mit der Muskeldegeneration geht ein Anstieg muskelspezifischer Enzyme (CK, AST/GOT) einher.

Als erste klinische Krankheitszeichen stellen sich schon nach kurzer körperlicher Belastung Schweißausbruch, Hyperthermie und der Unwille zur Bewegung ein, die von Muskelzittern und deutlicher Nachhandschwäche gefolgt werden. Die Rücken- und Kruppenmuskulatur weist eine zunehmende Schwellung und Verhärtung auf, wobei die Palpation dieser Muskelgruppen auch Schmerzen auszulösen vermag.

Wenn die körperliche Betätigung in dieser Krankheitsphase nicht sofort eingestellt wird, bricht das Tier schließlich zusammen und kann sich dann aus eigener Kraft nicht mehr erheben. Die offensichtlich sehr heftigen Muskelschmerzen äußern sich auch als kolikartige Erscheinungen, die sich durch Spasmen der Blase und des Darmes noch verstärken und dann vorübergehend das klinische Bild der Myoglobinurie verwischen und gänzlich überdecken. Ein Pulsanstieg auf 60–90/min ist zu verzeichnen. Gelegentlich sind Erscheinungen eines hypervolämischen Schocks zu beobachten. Nach wiederholten Anfällen eines Lumbago ist zuweilen eine myogene Atrophie befallener Muskelabschnitte mit den entsprechenden funktionellen Ausfallserscheinungen anzutreffen.

Bestimmungen muskelspezifischer Enzyme weisen nach kurzer Zeit eine Erhöhung ihrer Werte auf, die sich um das 100fache des Normalwertes im Serum vermehren können. Wenn auch derartige Laboruntersuchungen wegen der Deutlichkeit der klinischen Symptome im akuten

Krankheitsfall entbehrlich sind, so können sie doch für die Verlaufsbeurteilung der Erkrankung von großem Nutzen sein (GERBER, 1964). Der Abfall auf Normalwerte zieht sich über eine längere Zeit (bis zu 2 Monate) hin, woraus Konsequenzen für die Wiederaufnahme der Trainingsarbeit gezogen werden müssen. Auch bietet die Enzymuntersuchung eine große diagnostische Hilfe in den Fällen, in denen die typischen Krankheitszeichen nicht zum Ausdruck kommen.

Die Verschiebungen im Enzymmuster nach Einsetzen einer paralytischen Myoglobinurie demonstriert die von GERBER (1965) übernommene tabellarische Übersicht (Tab. 8.1). Aus ihr wird auch ersichtlich, mit Hilfe welcher Aktivitätsbestimmung eine Myopathie von einer Hepatopathie mit Gallenwegsschäden abgegrenzt werden kann.

Für eine schnelle diagnostische Entscheidung ist die Verfärbung des Harns heranzuziehen, wenn die übrigen klinischen Symptome eine überzeugende Diagnose nicht gestatten.

Die Prognose stellt sich günstig, solange der Patient nicht zum Festliegen kommt, bzw. sich das liegende Tier ruhig verhält und die anfänglich erhöhte Pulsfrequenz innerhalb eines Tages zu physiologischen Werten zurückkehrt. Liegende Tiere sind vor Dekubitusschäden und Eigenverletzungen zu schützen.

Als erfolgreichste therapeutische Maßnahme erweist sich uns die Kortikosteroidbehandlung, die einleitend mit Voren®-Lösung (2 ml/100 kg KM i. v.) beginnt und am zweiten Tag mit der längerwirkenden Voren®-Suspension fortgesetzt wird (2 ml/100 kg KM i. m.). Auch antiphlogistische Analgetika werden besonders in der englischsprachigen Literatur empfohlen, z. B. Flunixin meglumin 500 mg i. v., zweimal täglich (ROSSIER, 1994). In schweren Fällen muß zur Bekämpfung der metabolischen Azidose Natrium bicarbonicum (bis 500 ml der 4,2%igen Lösung) intravenös und als Schocktherapie zusätzlich eine Elektrolytlösung (ohne Kaliumanteile) gegeben werden. Kohlenhydratreiche Futtermittel sind sofort abzusetzen und der Patient ist durch Eindecken warm zu halten. Inwieweit Vitamin E und Selen einen therapeutischen Effekt bei der Myoglobinurie abwerfen, ist nicht mit Sicherheit geklärt. Ihre Funktion im Zellstoffwechsel rechtfertigt jedenfalls ihre Substitution (bis 10 ml i. m. der handelsüblichen Lösung im Abstand von 5–7 Tagen).

Eine starke Unruhe und kolikähnliche Verhaltensweise zwingen zur Verabreichung von Spasmolytika und Analgetika.

In prophylaktischer Hinsicht ist darauf zu achten, die Kraftfutterration an arbeitsfreien Tagen zu reduzieren, oder solchen Tieren wenigstens durch Führen körperliche Bewegung zu verschaffen.

Für die medikamentöse Prävention lumbagoanfälliger Tiere werden zwar einige Hormone und andere pharmakologische Wirkstoffe (z. B. Dantrolen, Thiamin) genannt, zugleich aber auf die bisher unzureichende Forschung hierüber bzw. auf hepatotoxische Nebenwirkungen von Dantrolen hingewiesen (HARRIS, 1989).

### 8.4.3 Myopathie, Myalgie

Unter diesem Begriff verbirgt sich eine aus ätiologischer Sicht noch wenig geklärte Erkrankung vornehmlich der Rückenmuskulatur, die eine gewisse Identität mit der in der amerikanischen Literatur erwähnten Myositis (»Tying up«; »Cording up«) besitzt. Auch der Ausdruck Myalgie, der eine lokalisierte Schmerzhaftigkeit in der Muskulatur ohne spezifischen palpatorischen Befund angibt, hat für diese Erkrankung eine Berechtigung. Möglicherweise bestehen auch direkte Beziehungen zur Myoglobinurie und unterscheiden sich diese hiervon nur qualitativ. Trotzdem scheint eine gesonderte Besprechung dieses Krankheitssyndroms zweckmäßig, weil das klinische Bild sich vom Lumbago in mehrerer Hinsicht abhebt. Der auffälligste Unterschied liegt im Fehlen akuter und eindeutiger Krankheitsmerkmale, die eher indirekt aus einer Arbeitsunlust, gehemmten Bewegungsdranges und vorzeitiger Ermüdung abgeleitet werden. Nach unseren Beobachtungen befällt die Erkrankung vorwiegend Trabrennpferde, was möglicherweise im Zusammenhang mit den in dieser Sportart üblichen Trainingsmethoden (Intervalltraining?)

**Tab. 8.1:** Mittel- und Extremwerte von Serumenzymen bei paralytischer Myoglobinämie (nach GERBER, 1965)

| Enzym | Normalaktivität $\bar{X}$ | Zeitdauer zwischen Krankheitsbeginn und Blutentnahme | | | | | | | |
|---|---|---|---|---|---|---|---|---|---|
| | | 0–4 | | 4–24 | | 24–96 | | > 96 | |
| | | $\bar{X}$ | Extreme | $\bar{X}$ | Extreme | $\bar{X}$ | Extreme | $\bar{X}$ | Extreme |
| APh | 51 | 58 | 41–80 | 53 | 40–67 | 57 | 34–78 | 52 | 31–65 |
| AST | 92 | 1339 | 264–2650 | 12047 | 1240–86400 | 4332 | 746–19800 | 1499 | 408–4390 |
| ALT | 7 | 88 | 2–353 | 229 | 48–564 | 112 | 20–300 | 39 | 0–122 |
| CPK | 1 | 338 | 7–1885 | 253 | 30–1100 | 64 | 4–201 | 18 | 0–78 |
| LDH | 374 | 5621 | 850–25800 | 19722 | 1852–132600 | 6304 | 816–27200 | 2289 | 286–9950 |
| MDH | 176 | 4370 | 513–22500 | 15220 | 1725–98000 | 4648 | 514–20400 | 1624 | 164–7640 |
| SDH | 0,09 | 1,7 | 0–8 | 1,7 | 0–8 | 0,3 | 0–1 | 0,9 | 0–7 |
| GLDH | 0,07 | 1,3 | 0–3 | 2,6 | 0–8 | 0,5 | 0–3 | 2,0 | 0–6 |
| ALD | 15 | 531 | 21–2720 | 6432 | 112–53500 | 518 | 62–2040 | 220 | 9–1500 |

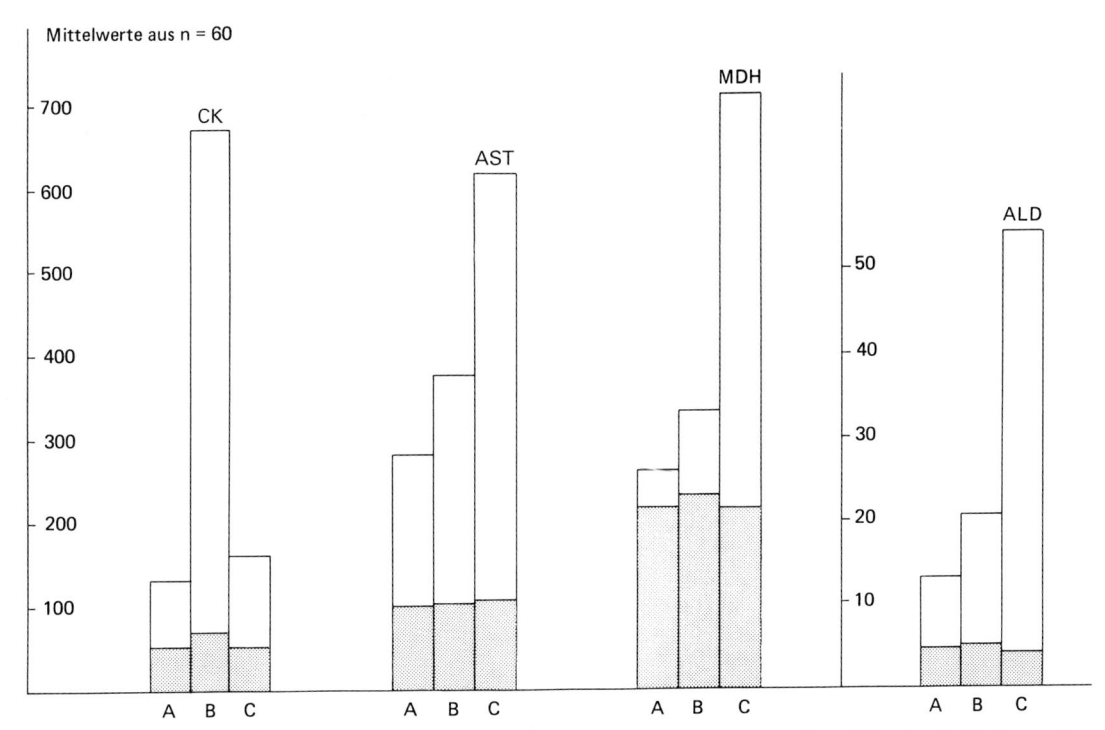

**Abb. 8.13:** Das Verhalten des Enzymmusters bei an einer Myopathie erkrankten Pferden in Ruhe und nach Belastung. Die punktierten Säulenabschnitte zeigen die bei gesunden Trabrennpferden festgestellten Enzymmittelwerte an
**A** Ruhewert, **B** 30 min nach Belastung, **C** 24 h nach Belastung

steht. Da diese Myopathie fast ausschließlich bei Stuten aufzutreten pflegt (unter 60 Krankheitsfällen befanden sich 58 weibliche Tiere), liegt es nahe, geschlechtsgebundene Einflüsse auf diese Muskelerkrankung zu vermuten. Die altersmäßige Betonung auf 3- bis 4jährige Pferde dürfte der größeren Anzahl im Training stehender Pferde in dieser Altersgruppe entsprechen.

Die anamnestischen Erhebungen lauten ziemlich übereinstimmend, daß der einer Myopathie verdächtige Traber einen unsauberen Trab durch einen Koordinationsverlust im Bewegungsablauf der Hintergliedmaßen zeigt, der besonders im Bogen zum Anspringen in den Galopp veranlaßt. Auch ein Geschwindigkeitsabfall in der Endphase eines Rennens gehört zu den Klagen der Trainer und läßt Vermutungen auf Störungen in der Herz- und Kreislauftätigkeit aufkommen. Schließlich wird auch von einer Lahmheit der Hinterhand gesprochen, ohne daß äußerlich sichtbare pathologische Erscheinungen zu erkennen sind, weshalb als Ursache auch ein Spat angenommen wird.

Tatsächlich bietet die Adspektion des stehenden Pferdes keinen Anhaltspunkt für eine bestimmte Lokalisation der Lahmheitsursache. Erst in der Trabbewegung läßt sich eine unreine Gangart feststellen, die zumeist als gemischte Lahmheit zu charakterisieren ist und die sich mit zunehmender Belastungsdauer eher verstärkt als verbessert. Dadurch ergibt sich aber nur eine unzureichende Unterscheidungsmöglichkeit zum Spat, der immerhin als differentialdiagnostisch wesentlichste Erkrankung abzu-

trennen ist. Wenig hilfreich erweisen sich zur Klärung dieser Frage die Beugeproben des Sprunggelenkes, die nicht einheitlich ausfallen. Auch die eingehende klinische Untersuchung beider Hinterextremitäten und der Nachweis von Myoglobin im Harn verläuft überwiegend negativ. Erst durch die Palpation der Lenden- und Kruppenmuskulatur werden Abwehrreaktionen ausgelöst, die sich in einer starken Ventralflexion des Rückens und Absenken der Kruppe unter gleichzeitiger Beugung der Knie- und Sprunggelenke äußern. Auch andere Schmerzreaktionen, wie seitliches Ausweichen oder Ausschlagen, können sich ergeben. Eine objektiv feststellbare Veränderung des Muskeltonus ist allerdings nicht zu ertasten. Da ein Palpationsdruck auf die Lendenpartie ebenso einen physiologischen Reflex auszulösen vermag, unterliegt diese Reaktion und damit dieser Teil der klinischen Untersuchung einer gewissen Subjektivität. Um diese zu umgehen, muß man sich der Bestimmung muskelspezifischer Enzyme im Blutserum bedienen. Zu diesem Zweck wird ein Ruhewert benötigt und die Enzymaktivität 30 min sowie 24 h nach einer definierten körperlichen Beanspruchung gemessen (z. B. 15 min Trabarbeit an der Longe). Das Verhalten der Enzyme CK, AST, MDH und ALD in Fällen einer Myopathie vermittelt Abbildung 8.13.

Schon die Ausgangswerte befinden sich über dem von uns ermittelten Normbereich, weil die meisten Tiere direkt aus dem Trainings- oder Rennbetrieb zur Untersuchung überstellt wurden. Eine weitere Steigerung um das Mehrfache der »Ruheaktivität« ist bei allen vier untersuchten Enzymen evident, wobei die CK bereits zum Zeitpunkt der ersten Untersuchung nach der Belastung den höchsten Ausschlag anzeigt, der bei den drei anderen Enzymen erst nach 24 Stunden zu messen ist. Diese Ergebnisse weisen mit Sicherheit auf einen Muskelschaden, der allerdings auch sekundärer Natur sein könnte und dann auf der Grundlage von Erkrankungen der Wirbelsäule entstanden sein müßte. Anhaltspunkte für eine derartige Pathogenese fehlen allerdings bisher.

Myopathien bei Reitpferden sind mit großer Wahrscheinlichkeit auf einen kombinierten Mangel an Vitamin E und Selen zurückgeführt worden, wie es sich aus Futtermittelanalysen und Selenbestimmungen im Blut erkrankter Pferde ergeben hat (ZENTEK, 1991). Die biologischen Funktionen von Vitamin E und Selen im Muskelstoffwechsel sind weitgehend geklärt. Es wird auf sie bei der Besprechung der alimentären Muskeldystrophie noch näher eingegangen. Bei einer Unterversorgung mit Vitamin E und Selen ist auf die Möglichkeit einer subklinischen Leistungseinbuße oder einer erkennbaren Myopathie hingewiesen worden (BLACKMORE et al., 1979).

Mangels überzeugenderer Therapievorschläge ist jedenfalls eine sich über mindestens 4 Wochen erstreckende Behandlung mit einer handelsüblichen Vitamin-E-Selen-Lösung angezeigt, die mit einer Trainings- und Rennpause zu verbinden ist. Vor einer Überdosierung von Selen ist zu warnen, da gegenüber einer überhöhten Se-Zufuhr das Pferd nur eine geringe Toleranz aufweist. Gemessen an den Rennleistungen nach Beendigung der Therapie und sehr behutsamer Wiederaufnahme des Trainings (unter wiederholter Kontrolle der Enzymaktivitäten) bleiben die Behandlungserfolge hinter den Erwartungen zurück. Deshalb ist die Prognose als unsicher einzustufen.

### 8.4.4 Alimentäre Muskeldystrophie des Fohlens

Die an anderen Tierarten bereits häufiger beschriebene »Weißmuskelkrankheit« besitzt beim Fohlen in bestimmten Gegenden eine gewisse Bedeutung. Die bisherigen ätiologischen Erkenntnisse weisen auf eine Stoffwechselerkrankung hin, bei der das Vitamin E und das Spurenelement Selen offenbar eine zentrale Bedeutung besitzen. Beide Wirkstoffe bilden ein hintereinandergeschaltetes Schutzsystem für biologische Membranen, indem sie die im Stoffwechsel entstehenden Peroxide und Hydroperoxide zu unschädlichen Verbindungen umbauen. Ein Mangel an Vitamin E und/oder Selen unterbricht diese Stoffwechselkette und führt zu einer Zellmembranzerstörung, für welche die Skelettmuskelzelle besonders empfindlich zu sein scheint.

Die Folge ist ein hyalinscholliger Zerfall der Muskulatur, der makroskopisch als hellstreifige Zeichnung in der schmutzigbraunen Farbe des Muskelgewebes auffällt, woher die Erkrankung ihre diagnostische Bezeichnung erfahren hat.

Die klinischen Erscheinungen werden von einer Muskelschwäche des Neugeborenen beherrscht und äußern sich in einer Ataxie, vermeintlichen Lähmungen, in Festliegen und einer ausgeprägten Saugunlust oder wegen eines Trismus im Unvermögen, am Euter der Mutter zu saugen. Diese Symptome entsprechen dem Bild der sog. Lebensschwäche oder lassen sich teilweise auch den Erscheinungen der Fohlenlähme zuordnen. Parallel dazu können sich sekundär ablaufende Erkrankungen des Atmungs- und Verdauungsapparates einstellen und das klinische Bild prägen. Die am lebenden Tier demnach nicht ohne weiteres mit klinischen Mitteln zu stellende Diagnose läßt sich durch die Bestimmung muskelspezifischer Serumenzyme einwandfrei nachweisen. Bei der dystrophischen Myodegeneration erfahren die Meßwerte für die Enzyme CK, AST, MDH und ALD eine starke Erhöhung (OWEN et al., 1977). Da die alimentäre Muskeldystrophie auch bei Fohlen festgestellt wurde, deren Selengehalte im Blut sich im unteren Grenzbereich (8–10 µl) zu gesunden Tieren befanden, werden noch andere, möglicherweise individuelle, Faktoren für eine mangelhafte Selenaufnahme über den Darm vermutet (BOSTEDT, 1977; TIPOLD, 1989).

Während unbehandelt gebliebene Neugeborene bereits innerhalb der ersten 10 Lebenstage sterben, ist die Mortalität bei über 8 Wochen alten Tieren geringer. Diese Beobachtungen sprechen für eine Unterversorgung des Fötus mit Vitamin E/Selen, die auf einer Mangelernährung der Mutterstute beruhen muß, weil die Avitaminose durch die Stutenmilch nicht behoben werden kann.

Dagegen ist die frühzeitige Substitution mit Vitamin E/Selen in der Lage, die Erkrankung aufzuhalten und regenerative Vorgänge einzuleiten. Von der handelsüblichen Vitamin-E-Selen-Lösung werden 5 ml i.m. verabreicht, was einer Dosismenge von 750 mg Vitamin-E-acetat und etwa 8 mg Natriumselenit entspricht. Eine Wiederholung der Injektion sollte nach 5–7 Tagen vorgenommen werden, bis die klinische Heilung eingetreten ist. Wenn die Erkrankung nicht nur als Einzelfall in einem Zuchtbetrieb auftritt, sollte an die prophylaktische Gabe von Vitamin E/Selen an die Mutterstuten in der zweiten Hälfte der Trächtigkeit gedacht werden. Der Gehalt von 100 mg/kg KM Selen im Futter soll einen Selenmangel verhindern.

Absatzfohlen erkranken bei überwiegender Weidehaltung im Herbst, wenn zu dieser Zeit das Weidegras einen Überschuß an mehrfach ungesättigten Fettsäuren oder an anderen Stoffen enthält, welche die Glutathionperoxydase blockieren. Die Erkrankung offenbart sich ziemlich plötzlich und gibt sich durch eine Bewegungsunlust und Aufstehschwierigkeiten zu erkennen. Der Gang wird schwankend und ataktisch. Puls- und Atemfrequenz liegen oberhalb der physiologischen Norm. Der Harn ist kaffeebraun verfärbt, was auf einen hohen Anteil an Metmyoglobin zurückzuführen ist. Die Muskeldegeneration befällt nicht nur die großen Muskelgruppen der Vorder- und Hinterhand sowie die Rückenmuskulatur, sondern sie kann auch an der Kau- und Zwerchfellsmuskulatur auftreten. Selbst die Herzmuskulatur wird gelegentlich von der Degeneration mitbetroffen. Infolge der sich anschließenden Muskelatrophie ist die spätere Nutzung des Pferdes in Frage gestellt.

Ein Therapieversuch sollte nach dem bereits angegebenen Schema mit Vitamin E/Selen eingeleitet werden. Weiterhin sind durch eine Aufstallung des Jungtieres und eine Futterumstellung auf standardisierte Futtermittel die Voraussetzungen zur Bekämpfung der Erkrankung zu verbessern.

## 8.4.5 Postanästhetische Myopathien

Mit der Verbesserung der Langzeitnarkoseverfahren und ihrer Überwachung hat sich auch das Spektrum möglicher und erfolgreich auszuführender operativer Eingriffe erweitert. Dabei hat sich gezeigt, daß bei einer Narkosedauer von etwa 2 Stunden und länger das Risiko einer Narkosekomplikation in Form neurogener oder myogener Ausfallserscheinungen zunimmt. Angenommen wird, daß außer Fehlern in der Lagerung und Fixierung des in Narkose befindlichen Pferdes ursächlich vor allem Perfusionsstörungen in der Muskulatur infolge narkosebedingten Blutdruckabfalls sowie Verringerung des Herzminutenvolumens und Druckes der Körpermasse auf einzelne Muskelpartien zu einer lokalen Ischämie führen. Dadurch reichert sich Laktat in den betroffenen Muskelzellen an, das nur verzögert abtransportiert und somit zum muskelschädigenden Agens werden kann (WOLGIEN und KELLER, 1991).

Die unter dem klinischen Bild einer Radialislähmung sich zeigende Stütz- und Bewegungsstörung an der Vordergliedmaße, die in der Regel innerhalb weniger Stunden bis zu einigen Tagen nach Operationsende wieder vollständig abklingt, dürfte eher auf einer lokalen Myopathie als auf einer primären Parese des *N. radialis* beruhen. Bis auf das Unvermögen, die Zehe zu strecken und sich auf der Gliedmaßensäule abzustützen, werden eigentlich keine weiteren gesundheitlichen Beeinträchtigungen beobachtet.

In Streckstellung sind die Zehengelenke mit einem gepolsterten Verband zu schützen und die Durchblutung des *M. extensor digit. communis* sowie des *M. triceps brachii* durch Massagen und Einreibungen zu fördern, bis die Funktion dieser Muskeln wiederhergestellt ist.

Sobald Muskulatur der Beckengliedmaßen (vorwiegend des *M. biceps femoris, M. glutaeus superficialis* und *M. vastus*) von einer postanästhetischen Myopathie heimgesucht wird (besonders nach Rückenlagerung), sind die Ausfallserscheinungen quantitativ umfangreicher, wodurch nach Abklingen der Narkose Schwierigkeiten beim Aufstehen sich ergeben bzw. der Patient sich überhaupt nicht erheben kann. Gleichzeitig entwickeln sich allgemeine Schmerzsymptome, die sich in Schweißausbruch, Tachykardie und Beschleunigung der Atmung zu erkennen geben. Dann besteht auch eine Erhöhung der muskelspezifischen Enzyme im Blutplasma, evtl. auch eine Myoglobinurie. Kommt das Tier zum Festliegen, droht nach etwa 24 Stunden ein finales Kreislaufversagen. Aus diesem Grund ist für eine weiche Polsterung des Liegeplatzes zu sorgen, der Patient in regelmäßigen Abständen zu wenden und eine intensive, kreislaufverbessernde Behandlung zur Förderung der Muskelperfusion durchzuführen. Das Verbringen in einen Hängegurt sollte erst dann versucht werden, wenn aktive Aufstehversuche vom Tier ausgehen.

Nichtsteroidale Analgetika können starken Muskelschmerz erheblich reduzieren.

Eine Vermeidung postanästhetischer Myopathien in bestimmten Muskelkompartments muß durch eine sorgfältige Lagerung des Patienten auf dem Operationstisch und durch eine Beschleunigung im Operationsablauf sowie durch eine Verbesserung der Herzleistung während der Narkose durch eine Infusion positiv ionotroper Medikamente, wie z. B. mit Dopamin, Dobutamin u. a. angestrebt werden (YOUNG, 1993).

## 8.4.6 Steatitis und Muskeldystrophie
(s. 12.1.2)

Die zuvor beschriebene alimentäre Muskeldystrophie der Fohlen kann sich in einer weiteren Variante offenbaren, in der zugleich eine Entzündung des Fettgewebes (Steatitis) vorliegt. Über diese Krankheitskombination ist aus Neuseeland berichtet worden (DODD et al., 1960), während eine eingehende Beschreibung der Erkrankung bei Ponyfohlen durch KRONEMAN und WENSVOORT (1968) erfolgt ist. Unter den Weideverhältnissen in Holland entwickelte sich diese ungewöhnliche Stoffwechselstörung allmählich und bei Tieren im Alter von 6 Wochen bis zu 6 Monaten, worin sich schon ein Unterschied zur perakut bis akut verlaufenden Muskeldystrophie der Neugeborenen andeutet.

Erste Krankheitsanzeichen bestehen in einer Wachstumshemmung mit Gewichtsverlust. Einige der Patienten leiden an einer Diarrhoe, auch bei den älteren Tieren bleibt der Haarwechsel noch aus, so daß das Haarkleid verfilzt und struppig aussieht. Andere klinische Symptome zeigen sich in einer Steigerung der Atemfrequenz (über 70/min), einer Erhöhung der Pulsfrequenz (über 80/min), in fieberhaften Temperaturen zwischen 38,7 und 40,1 °C und in einem Bauchwandödem. Die Schleimhäute erscheinen aufgrund einer normochromen Anämie porzellanfarben. In der Bewegung des Fohlens zeigt sich eine steife Hals-Nackenhaltung bei ausgeprägter Bewegungsunlust. Durch die Palpation wird ein schmerzhaft verdicktes Nackenband festgestellt, in dem sich knotige Verhärtungen befinden. Auch an anderen Körperabschnitten, in denen subkutane Fettdepots angelegt sind (Leiste, Achsel, Euter- und Präputialgegend), sind solche knotigen Gewebseinlagerungen nachzuweisen. Diese Fettgewebsveränderungen findet man bei der Obduktion auch im Mesenterium, Omentum, in der Nierenkapsel und überall dort, wo physiologische Fetteinlagerungen vorliegen. Das harte und gelbbraun verfärbte Fettgewebe (»Yellow fat disease«) zeigt im histologischen Bild neben der Proliferation von Histozyten degenerierte Fettzellen, zwischen denen Pigmentablagerungen auffallen. Die körperliche Abmagerung erfolgt auffälligerweise nicht auf Kosten einer Verringerung des Fettgewebes.

Die eingangs erwähnte Verbindung mit einer Muskeldystrophie wird nicht nur durch die makroskopisch hellstreifige Zeichnung von Muskelgruppen unterstrichen, sondern auch durch die Erhöhung muskelspezifischer Enzyme im Blutserum. Eine Myoglobinurie ist nicht festzustellen, wohingegen stets Eiweiß im Harn gefunden wird. Im Blutbild zeigt sich ein stark erniedrigter Hämoglobingehalt mit einem entsprechend geringen Hämatokritwert als Ausdruck einer hochgradigen Anämie. Das weiße Blutbild vermittelt in einzelnen Fällen eine Leukozytose.

Alle bisherigen Behandlungsversuche mit Vitamin E/Selen, Eisendextran und Vitamin $B_{12}$ konnten den progredienten Verlauf der Krankheit nicht aufhalten, so daß bis zu einer näheren Klärung der pathogenetischen Zusammenhänge die Prognose als schlecht zu bezeichnen ist.

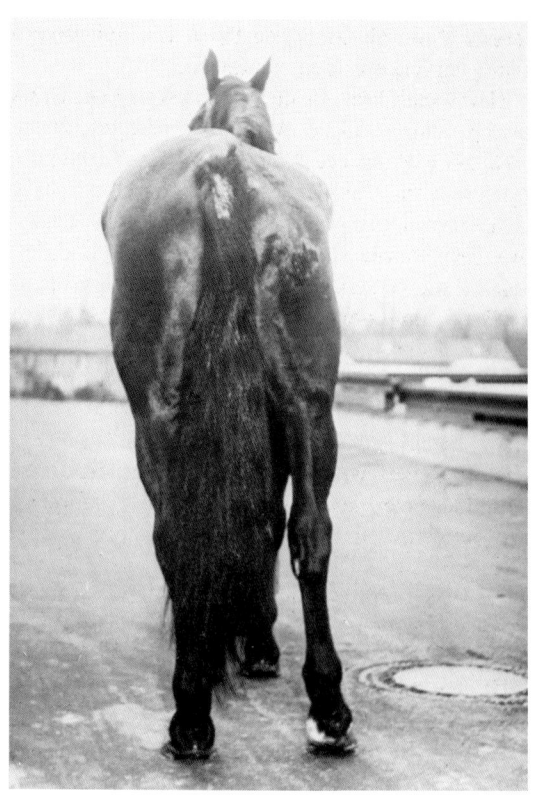

**Abb. 8.14:** Neurogene Atrophie der rechten Kruppenmuskulatur und motorische Schweiflähmung nach equiner Herpesvirusinfektion. Exkoriation an der Schweifrübe und in Höhe des rechten Hüfthöckers durch Scheuern

### 8.4.7 Lähmung der Schweifmuskulatur und der Sphinkteren (Neuritis caudae equinae)

Die Spinalnerven des Rückenmarks gehen etwa in der Mitte des Kreuzbeins in dünne Endfäden über und bilden in ihrer Gesamtheit die Cauda equina, indem sie wie die Langhaare der Schweifrübe nach kaudal ziehen.

Mechanische Schädigungen in diesem Wirbelsäulenabschnitt durch Sturz, Stoß, Kallusbildung nach einer Fraktur, aber wohl auch durch wandernde Parasitenlarven oder andere Einflüsse entwickeln eine Neuritis der *Cauda equina* (NCE). FANKHAUSER et al. (1975) halten mechanische Momente für die Entstehung der NCE für unwahrscheinlich. Sie verweisen dagegen auf neurotrope Eigenschaften gewisser Viren, von denen das Equine Herpesvirus 1 als Erreger der Rhinopneumonitis am ehesten in Betracht kommt, so daß die Läsionen an den Nervenfasern mindestens z. T. immunogener Natur sein könnten. Die bindegewebige Reaktion einer massiven Entzündung führt zu einer Degeneration und Atrophie der Nervenfasern, wodurch Ausfallserscheinungen an ihren Erfolgsorganen auftreten. Diese äußern sich in einer Schweifmuskellähmung, in Funktionsausfall der Sphinkteren des Af-

ters und der Blase sowie in einer neurogenen Atrophie der Kruppenmuskulatur (Tafel 21, Abb. a, Tafelteil). Es hängt vom Ausmaß und der Lokalisation des primären Entzündungsherdes ab, inwieweit alle aufgeführten Merkmale sich einstellen (Abb. 8.14).

Den Lähmungserscheinungen geht eine Reizung der Nervenfasern voran, die sich in einer sensiblen Überempfindlichkeit kundtut (Scheuern an der Stallwand, häufiges Schlagen mit dem Schweif). Diese einleitende Krankheitsphase wird in der Regel übersehen. Erst die Beschwerden beim Kotabsatz und das Nachlassen der aktiven Beweglichkeit des Schweifes sind auffällige Symptome. Im Endstadium der Krankheit hängt der Schweif schlaff herab und kann auch beim Harn- und Kotabsatz nicht mehr angehoben werden. Durch die klaffende Analöffnung erkennt man die angestauten Kotmassen in der Ampulle des Rektums, die durch den Ausfall der Kontraktionsfähigkeit der Mastdarmmuskulatur nicht mehr aktiv abgesetzt werden können. Einzelne Kotballen entleeren sich während der Bewegung, beim Aufstehen oder Niederlegen des Pferdes. Kolikunruhe kann sich bei massiver, bis zum kleinen Kolon reichender Anschoppung einstellen. Dergleichen Schwierigkeiten treten auch an der Blase auf, indem Harnträufeln und schubweises

Entleeren kleiner Harnmengen bei jeder Steigerung des Bauchinnendruckes zu beobachten ist.

Die Hautsensibilität an der Anusrosette, am Schweif und gegebenenfalls an der Vulva ist herabgesetzt, wenn nicht gänzlich erloschen. Darüber hinaus besteht eine meist unsymmetrische Analgesie weiterer Hautbezirke in unterschiedlicher Flächenausdehnung um den After herum. An der Grenze zur normalen Hautempfindlichkeit kann eine Zone verstärkter Sensibilität nachweisbar sein.

Eine Bewegungsstörung besteht selbst bei Ausbildung eines Muskelschwundes der Kruppe nicht immer. Wenn allerdings eine Nachhandschwäche das klinische Bild erweitert, dann muß der Krankheitsprozeß auch auf das eigentliche Rückenmark übergegriffen haben, oder die Motilitätsstörungen weisen auf eine Schädigung der Muskulatur ohne Beteiligung der motorischen Hauptnerven hin. Aus hämatologischen und klinisch-chemischen Untersuchungen lassen sich keine die Diagnose stützenden Hinweise erhalten. In Einzelfällen vorgenommene Untersuchungen des *Liquor cerebrospinalis* ergaben keine Abweichung von seiner physiologischen Zusammensetzung. Die Schweif- und Sphinkterenlähmung ist als unheilbar anzusehen, aber nicht unmittelbar lebensgefährdend. Die weitere Nutzung des Pferdes ist möglich, wenn der Tierhalter mehrmals täglich den Kot manuell aus der Ampulle entfernt und keine Blasenentzündung, Mastdarmperforation oder andere Komplikationen hinzutreten.

### 8.4.8 Andere Erkrankungen des Schweifes

Abgesehen von den ursächlich verschiedensten Formen eines Schweifekzems, über die im Kapitel Hautkrankheiten nachzulesen ist, entstehen zufällig oder durch Unachtsamkeit bei Verwendung von Schweifschützern zum Transport, durch das Einbinden der Schweifhaare oder aus anderen Gründen **Verletzungen der Schweifrübe**, die in der Regel von oberflächlicher Natur sind und somit bis auf eine Infektionsverhütung keiner besonderen Behandlung bedürfen. Sobald außer der Haut auch die Schweifmuskulatur oder Wirbelknochen von einer Verletzung mitbetroffen sind, kommt es zu einer Einschränkung der Beweglichkeit oder zum Schiefhalten des Schweifes. Die einzuschlagende Therapie richtet sich nach den Regeln der Wundbehandlung.

Von den **Geschwülsten** werden am Schweif am häufigsten Melanome und Melanosarkome bei schimmelfarbigen Pferden angetroffen, die an der wenig behaarten Schweifunterfläche liegen und sich auf die Perianalgegend ausbreiten (Tafel 21, Abb. b und c, Tafelteil). Wegen der erheblichen Metastasierungsgefahr ist die operative Entfernung solcher Neubildungen von zweifelhaftem Wert. Für gutartige Blastome, von denen sich an jeder beliebigen Stelle Fibrome bilden können, bestehen gegen das chirurgische Behandlungsverfahren keine solchen Bedenken.

### Literatur

BLACKMORE D. J., WILLET K., AGNESS D. (1979): Selenium and gamma-glutamyl transferase activity in the serum of thoroughbreds. Res. Vet. Sci. **26**, 76–80.

BOSTEDT H. (1977): Zur Klinik der ernährungsbedingten Muskeldegeneration bei Fohlen. Dtsch. tierärztl. Wschr. **84**, 293–332.

BÖHM D. (1975): Zur Differentialdiagnose der cerebellaren und spinalen Ataxie des Pferdes. Berl. Münch. Tierärztl. Wschr. **88**, 81–86.

DAHME E., SCHEBITZ H. (1970): Zur Pathogenese der spinalen Ataxie des Pferdes unter Zugrundelegung neuerer Befunde. Zbl. Vet. Med. A. **17**, 120–143.

DÄMMRICH K., RANDELHOFF A. (1991): Zur Pathologie der Wirbelsäule des Pferdes. Kongreßber. XI. Tagung Pferdekrankheiten, Essen.

DIECKMANN M., DEEGEN E., KLEIN H.-J. (1989): Zwerchfellhernie bei einem 14jährigen Islandpferd. Pferdeheilkunde **5**, 263–265.

DODD D. C., BLAKELEY A. A., THORNBURY R. S., DEWES H. F. (1960): Muscle degeneration and yellow fat disease in foals. N. Z. Vet. J. **8**, 45–58.

EIKMEIER H., FELLMER E., MOEGLE H. (1990): Lehrbuch der Gerichtlichen Tierheilkunde, 1. Aufl., Berlin und Hamburg: Verlag Paul Parey.

GERBER H. (1964): Enzymdiagnostik bei inneren Krankheiten des Pferdes. Zbl. Vet. Med. A. **11**, 135–150.

GERBER H. (1965): Aktivitätsbestimmungen von Serumenzymen in der Veterinärmedizin. III. E. Serum-Enzymmuster bei paralytischer Myoglobinämie des Pferdes. Schweiz. Arch. Tierheilk. **107**, 685–697.

HARRIS P. (1989): Equine rhabdomyolysis syndrome. In Practice **11**, 3–8.

HERMANN M., HOWALD B., STEINER A., FLÜCKIGER M. (1986): Zwerchfellhernien beim Pferd. Vier klinische Fälle. Pferdeheilkunde **2**, 211–219.

JACH T. (1987): Auswertung von Enzymbestimmungen im Blutserum bei klinischem Verdacht auf eine Erkrankung der Skelettmuskulatur des Pferdes. Vet. Med. Diss., FU Berlin.

JEFFCOTT L. B. (1975): The diagnosis of diseases for the horse's back. Equine Vet. J. **7**, 69–78.

JEFFCOTT L. B., HICKMAN H. (1975): The treatment of horses with chronic back pain by resecting the summits of the impinging dorsal spinous processes. Equine Vet. J. **7**, 115–119.

KRONEMAN J., WENSVOORT P. (1968): Steatitis en spierdystrofie bij Shetland pony-veulens. Tijdschr. Diergeneesk. **93**, 28–35.

LEES M. I., EASLEY K. J. (1989): Subcutaneous rupture of the urachus, its diagnosis and surgical management in three foals. Equine vet. J. **21**, 462–464.

MARTENS J. (1994): Ein neues Therapiekonzept zur Behandlung von Myogelosen beim Pferd. Tierärztl. Umsch. **49**, 142–144.

MARTIN B. B., KLIDE A. M. (1987): Use of acupuncture for the treatment of chronic back pain in horses: Stimulation of acupuncture points with saline solution injections. J. Am Vet. Med. Ass. **190**, 1177–1180.

MATTHIAS D., DIETZ O., RECHENBERG R. (1965): Zur Klinik und Pathologie der spinalen Ataxie des Pferdes. Berl. Münch. Tierärzt. Wschr. **88**, 81–86.

Mayhew J. G., de Lahunta A., Whitlock R. H., Geary J. C. (1977): Equine degenerative myeloencephalopathy. J. Amer. Vet. Med. Ass. **170**, 195–201.

Owen R. ap. R., Moore J. N., Hopkins J. B., Arthur D. (1977): Dystrophic myodegeneration in adult horses. J. Amer. Vet. Med. Ass. **171**, 343–349.

Roberts E. J. (1968): Resection of thoracic or lumbar spinous processes for the relief of pain responsible for lameness and some other locomotor disorders of horses. Proc. Amer. Ass. Equine Pract., 13–30.

Rossier Y. (1994): Management of exertional rhabdomyolysis syndrome. Comp. Cont. Educ. **16**, 383–386.

Salis B. v., Huskamp B. (1978): Vorläufige Erfahrungen mit der konservativen und chirurgischen Behandlung der Wirbelsäulenerkrankung der Pferde. Prakt. Tierarzt, **59**, 281–284.

Schebitz H., Schulz L. Cl. (1965): Zur Pathogenese der spinalen Ataxie beim Pferd – Spondylarhrosis, klinische Befunde. Dtsch. tierärztl. Wschr. **72**, 496–501.

Schulenburg A. (1991): Die Sonoanatomie der Nabelgefäße beim Fohlen und ihre Bedeutung für die klinische Diagnostik. Ein Beitrag zu den Erkrankungen des Nabels. Vet. Med. Diss., FU Berlin.

Swanstrom O. G., Lindy M. (1973): Therapeutic swimming. Proc. Amer. Ass. Equine Pract. 315–322.

Tipold A. (1989): Klinik, Diagnose und Therapie der Weißmuskelkrankheit in Beziehung zu Blutselengehalten beim Pferd. Tierärztl. Prax. Suppl. **5**, 120–123.

Wintzer H.-J., Glasenapp H. v. (1973): Über eine lokale Myopathie bei Trabrennpferden. Berl. Münch. Tierärztl. Wschr. **86**, 221–225.

Wolgien D., Keller H. (1991): Postanästhetische Komplikationen beim Pferd. Berl. Münch. Tierärztl. Wschr. **104**, 330–334.

Young S. S. (1993): Postanaesthetic myopathy. Equine ved. Educ. **5**, 200–203.

Zentek J. (1991): Myopathien in einem Reitpferdebestand. Tierärztl. Prax. **19**, 167–169.

# 9 Hautkrankheiten

W. KRAFT

## 9.1 Angeborene Krankheiten der Haut

Im Gegensatz zu anderen Haustierarten werden angeborene Hautkrankheiten beim Pferd sehr selten beobachtet. Vereinzelt wurde über *Hypotrichosis congenita* (angeborener Haarmangel) berichtet (PASCOE, 1981). Eine Sonderform stellt die Mähnen- und Schweifdystrophie dar (SCOTT, 1988), bei der das Langhaar dieser Regionen kurz, struppig, stumpf und brüchig ist. Gekräuseltes Haar mit einem autosomal rezessiven Erbgang wurde bei einigen Pferderassen in den USA festgestellt (MCMULLAN, 1982).

Albinismus entsteht durch eine Störung der Melaninsynthese bei vorhandenen Melanozyten und wird autosomal rezessiv vererbt. Die fehlende Farbausbildung führt zu farblosem (weißem) Haar, weißer bis rosaroter Haut und roter Iris. Die Tiere sind lichtscheu.

Das dominante W-Allel und auch das Ccr-Allel führen zu dem Fehlen des Hauptpigments, so daß diese Pferde von Geburt an weiß sind. Dagegen sind Pferde mit dem G-Allel als Fohlen völlig pigmentiert, werden aber mit zunehmendem Alter depigmentiert, so daß sie zu Schimmeln werden. Offenbar spielt hier der sich vermindernde MSH-Spiegel im Blut eine wesentliche Rolle (ALTMEYER et al., 1984). Typische Vertreter sind der Lippizaner, die Araber- und Camarguepferde.

Unter Vitiligo (von lat. *vitium* = Fehler) versteht man die regionale fleckförmige Farblosigkeit, die beim Pferd meistens um das Maul und die Augen, seltener um Vulva, Anus und Hufe auftritt. Die Farblosigkeit wird am häufigsten beim Araber gesehen, wobei eine erbliche Grundlage vermutet wird. In den meisten Fällen tritt die Veränderung bereits bei Fohlen auf, kann aber auch in späteren Jahren und sogar bei alten Tieren entstehen. Offenbar besteht eine Geschlechtsprädisposition, da am häufigsten Stuten, insbesondere während oder kurz nach der Gravidität, erkranken. In seltenen Fällen kann eine Repigmentierung eintreten. Die Diagnose läßt sich anhand des Vorberichts, klinischen Bildes und der histologischen Untersuchung stellen. Während beim Albinismus Melanozyten vorhanden sind, aber keine Melaninbildung besteht, fehlen bei der Vitiligo die Melanozyten. Eine sinnvolle Therapie ist nicht zu erwarten, auch wenn über günstige Effekte einer Vitamin-Mineral-Kombination berichtet worden ist.

Eine Krankheit, die mit Weißhäutigkeit und Mißbildungen des Magen-Darm-Trakts einhergeht und letal verläuft, wurde von PULOS et al. (1969), HUSTON et al. (1977), JONES (1971, 1979) (»Overo white foal syndrome«) und SCHNEIDER et al. (1978) beschrieben. Die Krankheit wird autosomal dominant oder rezessiv vererbt. Die angeborene Alopezie *(Alopecia congenita)* wird als erblich angesehen und ist auf eine Follikelatrophie zurückzuführen.

Die kutane Asthenie wurde bei Quarter Horses und Araberkreuzungen beobachtet (LERNER und MCCRACKEN, 1978; MCMULLAN, 1982; SOLOMONS, 1984; GUNSON et al., 1984). Zugrunde liegt eine Verminderung des Kollagens und eine Störung der Kollagenfasern. Die Krankheit wird im Alter von einem halben bis einem Jahr klinisch manifest. Die klinischen Symptome bestehen in wenige Zentimeter weiten Veränderungen an Rücken und Thorax, an denen die Haut leicht abhebbar, dünn und samtartig erscheint. Minimale Traumen können die asthenische Haut verletzen; die Wunden heilen langsam unter verstärkter Narbenbildung. Die Diagnose kann durch histologische Untersuchung eines Bioptates gesichert werden. Differentialdiagnostisch kommt die *Aplasia cutis* in Frage. Obgleich eine sinnvolle Therapie fehlt, verläuft die Krankheit beim Pferd sehr mild, so daß eine Behandlung nicht erforderlich ist.

Die *Epitheliogenesis imperfecta* oder *Aplasia cutis* wurde bei Pferden besonders häufig am Kopf und an den Gliedmaßenenden, wo sie zu Hufdefekten oder Huflosigkeit führen kann, beobachtet. Sie wird oft kombiniert mit Epitheldefekten der Mund- und Ösophagusschleimhaut angetroffen.

## 9.2 Erworbene Pigment- und Haaranomalien

Die Hautfarbe wird vom Melanin bestimmt, das in den Melanozyten synthetisiert wird. Die Synthese läuft in den Melanosomen ab, Zellorganellen, in denen unter Vermittlung der Tyrosinase Tyrosin zu Melanin umgewandelt wird. Das zunächst klare Melanin wird in kugeligen, membranbegrenzten Vesikeln gelagert, die sich ovoid verformen, wobei das Melanin seine charakteristische dunkle Färbung annimmt. Das Pigment wird an Keratinozyten vermittelt, die sich dadurch dunkler färben. Die Synthese des Pigments wird gefördert unter dem Einfluß des Melanotropen Hormons (MSH) aus dem Intermediärlappen der Hypophyse. Bei Pferden mit progredienter Depigmentierung, die dadurch mit zunehmendem Alter von zunächst voller Pigmentierung zu Schimmeln werden, konnte Koch (1985) eine fortschreitende Verminderung des MSH feststellen mit einem Minimum des Plasmaspiegels z. Z. der stärksten Entfärbung. Eine Steigerung der Melaninproduktion wird durch UV-Licht und durch chronische Hautentzündungen hervorgerufen. Dagegen wird die Melaninsynthese durch Kortikosteroide infolge des Rückkopplungseffekts auf die Hypophyse, offenbar aber auch unter lokaler Einwirkung gehemmt. Auch Hydroquinolon stört die Melaninsynthese.

## 9.2.1 Hypopigmentation

(Erbliche Pigmentdefekte s. Kap. 9.1) Die Hypopigmentation kann weiter unterteilt werden in Hypomelanose (verminderte Melaninbildung) und Amelanose (völliges Fehlen von Melanin) mit Achromoderma (Farblosigkeit der Haut) und Achromotrichie (Farblosigkeit der Haare). Unter Depigmentation versteht man den Pigmentverlust früher bestehender Färbung, während Leukoderma bzw. Leukotrichie die erworbene Farblosigkeit von Haut bzw. Haarkleid bezeichnet.

Unter Leukotrichie versteht man die erworbene Depigmentation der Haare, die als Folge von Entzündungen oder Verletzungen der Haut auftreten kann. Leukoderma, erworbene Weißhäutigkeit, kommt beim Pferd ebenfalls recht häufig als Folge traumatischer oder entzündlicher Hautveränderungen vor. Es wird daher besonders oft an Druckpunkten (Sattellage) beobachtet (Abb. 9.1 und 9.2). Auch abgeheilte Verletzungen lassen nicht selten weiße Haut- und Haarveränderungen zurück. Andererseits kann Farblosigkeit infolge von Dermatitiden nach Beschälseuche, Koitalexanthem, örtlichen Hautentzündungen entstehen. Die Veränderung bleibt meist zeitlebens bestehen, kann sich andererseits aber auch zurückbilden. Eine Behandlung ist nicht bekannt (außer Färbung der Haare).

In Kalifornien wurde eine idiopathische Leukotrichie mit Hyperästhesie beschrieben (STANNARD, 1987). Die Krankheit wurde bisher nur bei erwachsenen Pferden beobachtet und zeigt keine Rasse- oder Geschlechtsspezifität. Das klinische Bild äußert sich als sehr schmerzhafte krustöse Dermatitis um den Rücken. Nach einiger Zeit verschwinden die Krusten, und weiße Haare treten an ihre Stelle. Die Diagnose beruht auf dem klinischen Bild und kann durch histologische Untersuchung eines Bioptates untermauert werden. Eine Therapie ist unbekannt.

Unter der Bezeichnung »reticulated leukotrichia« (netzförmige Leukotrichie) wurde eine Veränderung des Haarkleides und krustöse Hautentzündung von Pferden in den USA und Australien beschrieben (MULLOWNEY, 1985). Die Veränderungen beginnen als symmetrische krustöse Hautentzündung auf dem Rücken, sind schmerzlos, und nach Abheilen der Krusten wachsen weiße Haare nach.

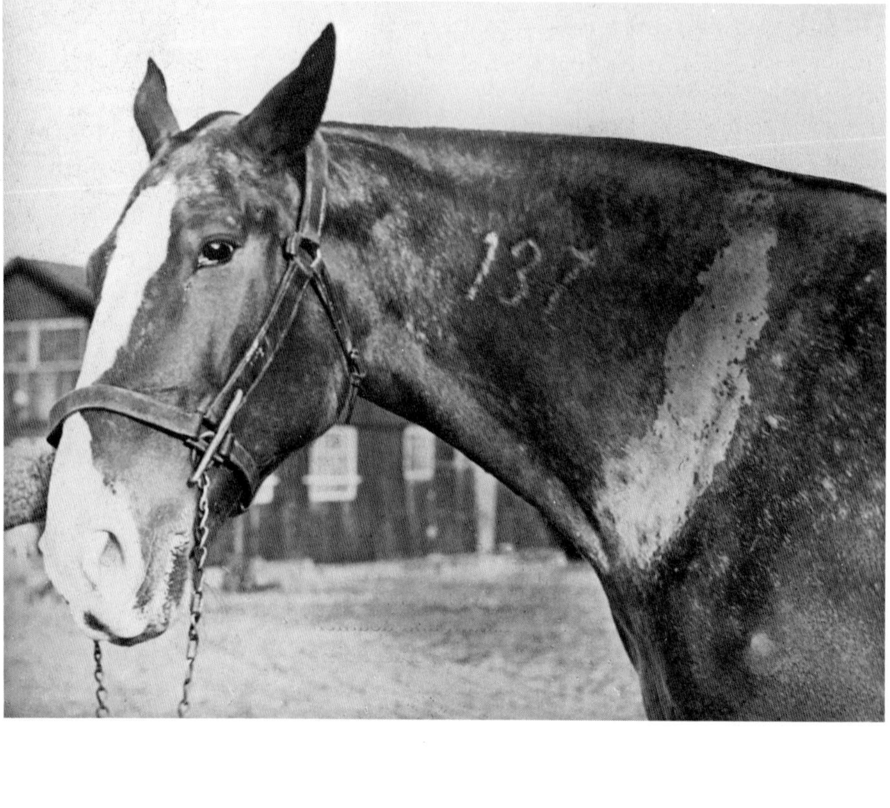

**Abb. 9.1**: Haar- und Pigmentverlust in der Kummetlage; Nachwachsen weißer Haare bei einem Brandzeichen

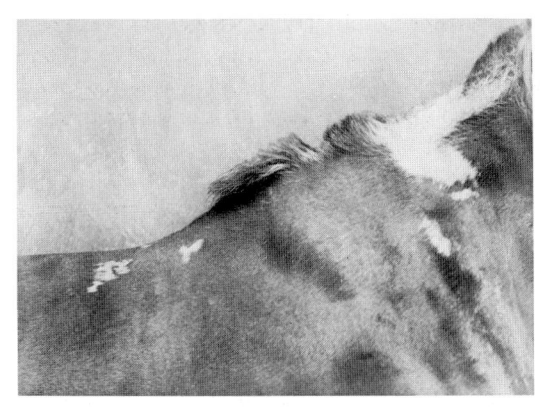

**Abb. 9.2:** Pigmentverlust an Druckflecken in der Sattel- und Kummetlage

## 9.2.2 Hyperpigmentation

Die vermehrte Pigmentierung kann angeboren sein und kommt dann hauptsächlich bei Schimmeln vor, oder erworben, wobei die Ursache der lokalisierten Fleckbildung (Naevi) unbekannt oder aber auf chronisch-entzündliche Hautkrankheiten zurückzuführen ist. Besonders erworbene Hyperpigmentierungen bilden sich – oft nur vorübergehend – unter dem Einfluß von Kortikosteroiden zurück.

## 9.2.3 Trichorrhexis

Die im Langhaarbereich vorkommende Krankheit fällt durch Knötchenbildung am Haarschaft auf *(Trichorrhexis nodosa)*; an dieser Stelle bricht das Haar ab und spaltet sich pinselförmig auf. Ursächlich werden mechanische (zu intensive Haarpflege, robustes Bürsten und Kämmen) und chemische Einflüsse (scharfe und unverträgliche Waschmittel) beschuldigt. Die immer wieder verdächtigten Infektionskrankheiten oder Futterschäden konnten bisher nicht nachgewiesen werden. Therapeutisch empfiehlt sich das Kürzen der befallenen Haarregionen und die Umstellung auf eine sachgerechte Pflege.

## 9.2.4 Hypertrichose

Neben der angeborenen Hypertrichose (s. Kap. 9.1) wird die erworbene bisweilen als Ausdruck vermehrter mechanischer Beanspruchung gesehen. Ein ausgeprägter Hirsutismus mit beschleunigtem Haarwachstum und deutlicher Verlängerung des Haarkleides wird bei Hyperadrenokortizismus infolge von Hypophysentumoren beobachtet (DEEM et al., 1982; BEECH, 1983).

## 9.2.5 Alopezie

Man versteht hierunter die durch verminderte oder fehlende Haarbildung oder durch verstärkten Verlust entstandene Haarlosigkeit ohne krankhafte Hautveränderungen (im angloamerikanischen Schrifttum auch bei bestehender Hautkrankheit). Unterschieden werden angeborene Alopezie (s. Kap. 9.1) und erworbene Alopezie *(Alopecia acquisita* s. *symptomatica,* auch endogene Alopezie genannt) (Tafel 22, Abb. a, Tafelteil).

Eine generalisierte Alopezie *(A. diffusa* s. *generalisata)* wurde bei Infektionskrankheiten wie Influenza, Brustseuche, Druse und Salmonellose beobachtet. Auch nach der Verfütterung von Kartoffeln, Rohrzucker, Wasser-, Stoppelrüben und tropischen Futterleguminosen wurde sie beschrieben. Dagegen kommen toxische Schädigungen etwa durch Thallium, Quecksilber oder Jod heute kaum noch zur Beobachtung. Auch psychogene Alopezien sind bei Pferd und Esel beschrieben worden (GUILLHON, 1962).

Auch die umschriebene Alopezie *(A. areata* s. *circumscripta)* wird hin und wieder beobachtet. Oft bleibt die Ursache unbekannt (»idiopathische« A.); vermutet werden neurogene, hormonelle, genetische und autoimmune Ursachen (Abb. 9.3). Durch ständig sich wiederholende

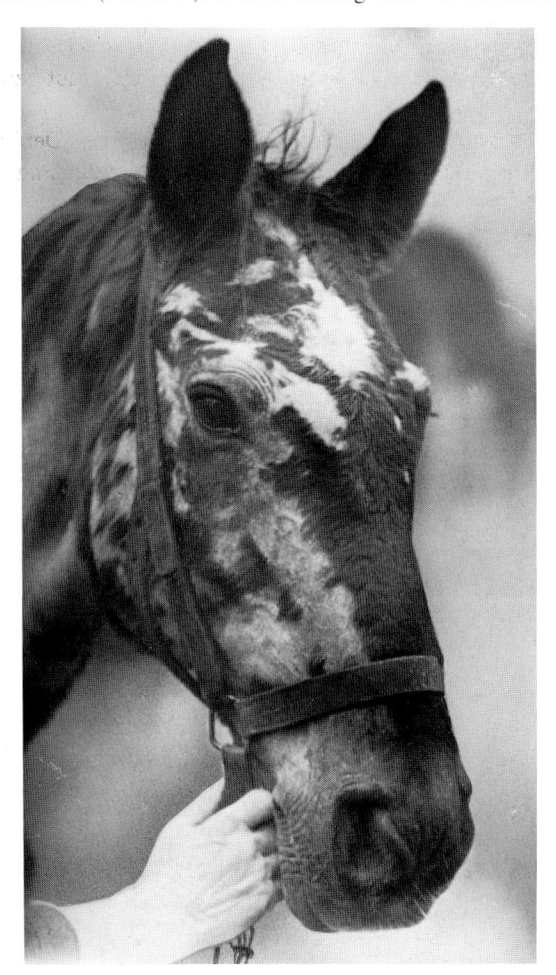

**Abb. 9.3:** Haarausfall am Kopf

mechanische Beeinflussung kann eine Druckatrophie der Haarfollikel ausgelöst werden. Die subkutane Injektion von Adrenalin vermag ebenfalls eine Alopezie auszulösen.

Das klinische Bild der generalisierten Alopezie ist durch mehr oder weniger vollständiges Fehlen von Haaren gekennzeichnet, wobei Langhaar erhalten sein kann. Bei tropischen Futtermittelvergiftungen fällt andererseits gerade das Langhaar aus, während das Deckhaar besonders am Rumpf länger bestehen bleibt. Die *A. areata* manifestiert sich als oft scharf begrenzter Haarverlust. Die haarlosen Flächen sind häufig rundlich und können durch Zusammenfließen landkartenartiges Aussehen erhalten. Bei den für hormonelle Ursachen verdächtigen Alopezien wird ein symmetrischer Haarausfall beobachtet, bei neurogener Ursache tritt der Haarverlust im Einzugsbereich des geschädigten Nerven auf *(N. facialis, N. trigeminus)*. Typischerweise ist die Haut unverändert. Sie kann sich aber bei längerem Bestehen der Alopezie dunkel verfärben. Wachsen die Haare nach einiger Zeit nach, so können sie weiß bleiben (Leukotrichie).

Die Diagnose wird anhand des klinischen Bildes gestellt. Dabei wird der Haut besondere Beachtung geschenkt. Insbesondere wird darauf geachtet, daß keine entzündlichen Symptome vorliegen. Von besonderer Bedeutung ist auch der Vorbericht (Infektionskrankheiten, Fütterung, Vorbehandlungen). Zur exakten Abklärung werden Hautgeschabsel, mykologische und histologische Untersuchungen (lymphozytäre Infiltration um die Follikel, Follikelatrophie, Follikel in katagener oder telogener Phase) durchgeführt. Differentialdiagnostisch kommen Haarausfälle in Verbindung mit Hautkrankheiten in Frage. Dabei weist die Haut die durch die Ursache bestimmten charakteristischen Veränderungen auf.

Die Prognose ist zweifelhaft. In einigen Fällen wurde wieder Haarwachstum beobachtet. Insbesondere nach Futtermittelvergiftung oder bei Alopezie durch exogene Gifte kann das Haarkleid wieder vollständig neu gebildet werden.

Die Therapie hat als wichtigste (und meist einzige) Maßnahme die Abstellung der Ursache zum Ziel, soweit dies möglich ist. Alle anderen Maßnahmen wie Bäder, Duschen, Hyperämisierung, Bestrahlung haben eher symbolischen Charakter.

### 9.2.6 Anhydrose

Als Anhydrose wird die fehlende Schweißbildung trotz ausreichenden Reizes bezeichnet. Die Ursache ist unbekannt, allerdings wird die Krankheit oft bei schlechter Akklimatisation in den Tropen bei Importpferden beobachtet, wenn die Tiere in eine sehr warme Umgebung mit hoher Luftfeuchte verbracht werden. In einigen Gegenden mit warmem Klima kann die Erkrankung bis zu 20% der Pferde im Training befallen (WARNER, 1982, 1983).

Pathogenetisch wird eine verminderte Ansprechbarkeit auf Adrenalin vermutet (STANNARD, 1972; WARNER, 1983).

Das klinische Bild ist gekennzeichnet durch Tachypnoe, weit geöffnete Nüstern, Tachykardie, Hyperthermie und fehlende Schweißbildung. Es kann zum Tod im Kreislaufschock kommen (Hitzestau). In chronischen Fällen wird eine *Seborrhoe sicca* mit starker Schuppenbildung gesehen, das Haarkleid erscheint trocken (»Dry coat«), es kann eine Alopezie an Kopf und Hals auftreten. Die Tiere können Juckreiz, verminderte Futteraufnahme, Polydipsie und Konditionsverlust aufweisen.

Die Diagnose läßt sich leicht anhand des Vorberichts und des klinischen Bildes nach starker Belastung stellen. Zur definitiven Diagnosestellung wird empfohlen, Adrenalin in einer Verdünnungsreihe von 1:1000, 1:10000, 1:100000 und 1:1 Mio. in einer Dosis von jeweils 0,5 ml intradermal zu injizieren. Gesunde Pferde schwitzen in wenigen Minuten über den Injektionsstellen, während bei Anhydrose Schweiß lediglich über der stärksten Konzentration auftritt.

Eine wirksame Therapie ist nicht bekannt. Am sinnvollsten wäre das Verbringen in eine kühlere Umgebung oder zumindest in einen kühlen Stall und Beschränken des Trainings auf die kühlere Tageszeit. Medikamentös wurden Vitamin E (1000–3000 IE/d), Jod-Kasein und ACTH empfohlen (MULLOWNEY, 1985). Die Wirksamkeit ist fraglich.

### 9.2.7 Hyperhydrose

Pferde vermögen durch Schweißsekretion einen erheblichen Anteil der Wärmeregulation zu bewerkstelligen. Scharf arbeitende Pferde können bis zu einem Zehntel ihres Körpergewichts an Flüssigkeit pro Tag verlieren. Mit dem Wasser gehen zahlreiche Elektrolyte verloren, besonders Natrium, Kalium und Choride (CARLSON et al., 1979). Die Übergänge von physiologischen zu pathologischem Schwitzen sind fließend. So ist der starke Schweißausbruch bei hohen Umgebungstemperaturen durchaus als »normal« zu bezeichnen; andererseits kann sich aus dem starken Wärmestau ein Hitzschlag entwickeln, da selbst durch exzessives Schwitzen die Temperatur nicht mehr ausreichend abgeleitet werden kann. Als sicher krankhaft kann Schweißausbruch hohen Grades bei Herz- und Kreislaufinsuffizienz betrachtet werden. Auch bei Lungenkrankheiten werden unter Arbeit Schweißausbrüche gesehen; gleiches gilt für schmerzhafte Zustände wie etwa schwere Koliken. Dabei kann der Schweißausbruch so hochgradig sein, daß das Wasser vom Körper abtropft. Schweißausbrüche werden ferner beim sehr seltenen Hyperadrenokortizismus und Pheochromozytom beobachtet (MULLOWNEY, 1985). Durch Adrenalin, Acetylcholin, Prostaglandin $F_{2\alpha}$ u. a. Wirkstoffe kann Schweißausbruch provoziert werden. Lo-

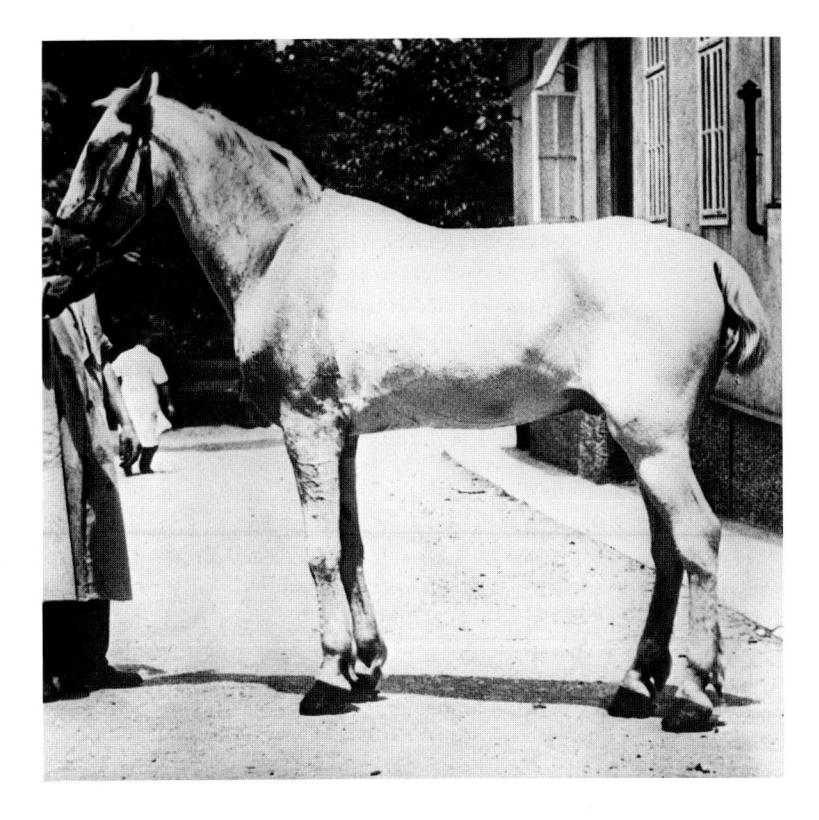

**Abb. 9.4:** Lokaler Schweißausbruch im Bereich des Halses, der Schulter und der Vorderextremitäten

kale Schweißausbrüche werden bei Nervenläsionen infolge von Traumen, Tumoren, Entzündungen gesehen (Abb. 9.4). Dies gilt besonders für Läsionen des *N. facialis*, des Grenzstrangs, des Hirnstammes, beim Hornersyndrom, ferner bei der Beschälseuche. Örtliche oder generalisierte Hyperhydrose wird auch bei Borna-Krankheit und der EHV1-Myelitis beobachtet.

Die Diagnose der Hyperhydrose als solcher ist meistens einfach zu stellen. Zunächst erscheint das feucht werdende Haarkleid dunkler, bei Palpation wird die Nässe fühlbar. In hohen Graden bilden sich Schweißtropfen, die schließlich konfluieren und in Bächen abtropfen. In jedem Falle ist es erforderlich, die Ursache der Hyperhydrose zu ermitteln. Hierzu ist oft eine intensive Untersuchung erforderlich. Die Therapie richtet sich nach der Ursache. Schweißnasse Pferde sollten nach der Arbeit mit dem Schweißmesser grob abgetrocknet und eingedeckt werden. Unter pathologischen Umständen führt eine subkutane Injektion von Atropinsulfat, 0,02–0,04 mg/kg, zu raschem Sistieren der Schweißsekretion. Eine solche Behandlung ist jedoch nur dann vorzunehmen, wenn der Hyperhydrose keine Organkrankheit (Herz, Lunge, Magen-Darm-Trakt) oder etwa Schweißausbruch als Folge von Überlastung zugrunde liegen. Bei länger dauerndem Schweißausbruch hohen Grades entsteht durch den Wasser-Elektrolytverlust eine meist isotone Dehydratation mit Hämokonzentration. Sie ist durch Trinkenlassen, evtl. durch Infusion von natrium-, kalium- und chloridhaltigen Infusionslösungen auszugleichen.

## 9.3 Störungen der Keratinisierung

### 9.3.1 Seborrhoe

Beim Menschen und beim Hund wird eine primäre Seborrhoe (vermehrte Talgproduktion) von einer sekundären (fettige Degeneration der verstärkt abgestoßenen Epithelzellen mit oder ohne verstärkte Talgsekretion) unterschieden. Soweit bekannt, dürfte es beim Pferd nur die sekundäre Seborrhoe geben; allerdings rechnen manche Autoren die schuppigen Veränderungen des Langhaarbereichs einer primären Seborrhoe zu (KRAL und SCHWARTZMAN, 1964; IHRKE, 1983; MULLOWNEY, 1984). Eine generalisierte sekundäre Seborrhoe wird als sehr selten angesehen. Es handelt sich um eine Dermatose mit verstärkter Schuppen- und Sekretbildung, die mit fettiger Degeneration einhergeht, einzelne Körperteile oder die gesamte Haut befällt.

Die Ursache bleibt oft unbekannt. In anderen Fällen geht der Seborrhoe eine Infektionskrankheit der Haut voraus (Dermatomykose, Parasitose, Staphylokokkendermatitis, Dermatophilose), oder es bestehen Autoimmunkrankheiten der Haut (Pemphigus), Sarkoidose, Endoparasitosen, Malabsorption, Hepatopathien, andere konsumierende Krankheiten, Fütterungs- oder Haltungsfehler.

Das klinische Bild stellt sich wie beim Kleintier und dem Menschen als örtliche (Langhaarbereiche) oder ge-

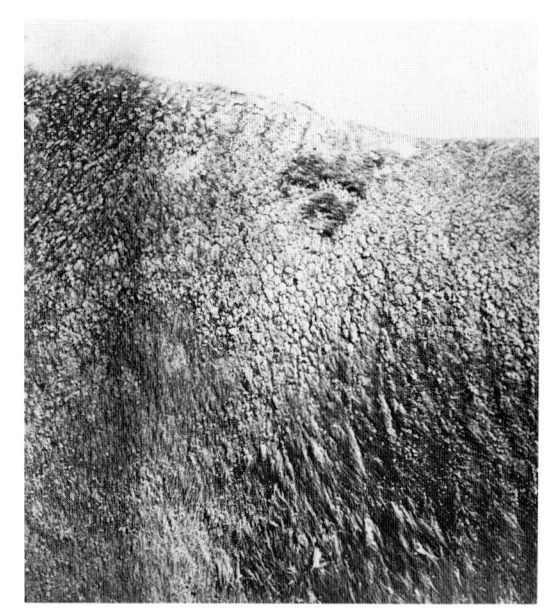

**Abb. 9.5:** *Seborrhoea sicca* (Kleieförmige, fettige Schuppung)

neralisierte vermehrte Schuppenbildung mit trockener fettiger Degeneration *(Seborrhoea sicca)*, als ölige oder fettige Seborrhoe *(S. oleosa)* mit vermehrter Schuppenbildung und starker fettiger Degeneration und Sekretion, wobei das Haarkleid völlig verklebt sein und eine schmutzig-graue Färbung annehmen kann, ferner eine seborrhöische Hautentzündung *(Dermatitis seborrhoica)*, bei der zu der Keratinisationsstörung entzündliche Veränderungen der Haut hinzutreten, ausgelöst durch die primäre Ursache und den Mazerationseffekt der fettigen Auflagerungen in Verbindung mit verstärktem Bakterienwachstum. Juckreiz ist oft vorhanden (Abb. 9.5). In schweren generalisierten Formen umfaßt der entzündliche Prozeß alle Hautschichten, es kommt zu umfangreicher Dermatitis. Schließlich wird die Unterhaut erfaßt, und es entstehen mehr oder weniger ausgedehnte Phlegmonen, die sich zur Sepsis ausweiten können. In anderen Fällen führt die Krankheit durch Kachexie schließlich zum Tode.

Die Diagnose einer primären Seborrhoe wird hauptsächlich auf dem Ausschlußverfahren gestellt. Es ist nach auslösenden Ursachen (s. Ätiologie) zu fahnden. Eine wichtige diagnostische Maßnahme ist die Hautbiopsie. Der histologische Befund ergibt eine Hyper- und Parakeratose und eine Infiltration mit Neutrophilen und mononukleären Zellen. Die Prognose ist zweifelhaft. Ausgesprochen ungünstig verlaufen meistens die generalisierten, schweren fettigen Seborrhoen, die nicht selten über Sepsis und/oder Kachexie zum Tode führen.

Die Therapie hängt weitgehend davon ab, ob es gelingt, eine primäre von der sekundären Seborrhoe zu unterscheiden und im letzteren Falle die Ursache zu bekämpfen. Die primäre Seborrhoe muß als unheilbar angesehen werden. Sofern sie nur den Langhaarbereich betrifft, kann durch wiederholtes Waschen je nach Bedarf mit fettlösenden Substanzen (Benzoylperoxid), besonders aber schwefelhaltigen Waschmitteln, jeweils vorübergehend Besserung eintreten. In diesen Fällen ist die Seborrhoe hauptsächlich ein kosmetisches Problem, wenn man davon absieht, daß ohne Haar- und Hautpflege Sekundärdermatitiden auftreten können. Durch handelsübliche Shampoos kann oft eher eine Verschlechterung ausgelöst werden. Bei generalisierten Seborrhoen gelingt es in den meisten Fällen nicht, die auslösende Ursache (oft ein Pemphigus) erfolgreich zu behandeln.

### 9.3.2 Lineare Keratose

Meistens einseitig an Hals oder Thorax auftretende, senkrecht verlaufende, lineare Hyperkeratose des Pferdes (Tafel 22, Abb. b, Tafelteil).

Die Ursache ist unbekannt, es wird eine erbliche Prädisposition vermutet. Die Krankheit tritt zwischen dem ersten und sechsten Lebensjahr bei Quarter Horses auf. Das klinische Bild zeigt sich als bandförmige Hyperkeratose mit Epilation im Hals- und Brustbereich, wobei der senkrechte Verlauf vorherrscht. Es besteht keine Beeinträchtigung des Allgemeinbefindens oder der Leistungsfähigkeit; Juckreiz ist nicht vorhanden. Die Diagnose läßt sich leicht anhand des klinischen Bildes stellen. Differentialdiagnostisch kommen allenfalls Narben in Frage. Im Zweifelsfalle kann eine Biopsie Klarheit bringen.

Eine Therapie ist in der Regel überflüssig. Man kann keratolytische Substanzen (Salizylsäure) oder Schwefelpräparate örtlich verwenden.

## 9.4 Entzündliche Hautkrankheiten

Unter **Ekzem** (von Griechisch ekzeo = ich koche auf) wird die oberflächliche, d. h. die Oberhaut und den Papillarkörper erfassende Entzündung der Haut verstanden (»Katarrh der Haut«), die häufig schubweise auftritt, von Juckreiz begleitet ist und ohne Narbenbildung abheilt. Das *Eccema acutum* ist gekennzeichnet durch Rötung *(E. erythematosum)*, Juckreiz, Lichenifikation, Schuppenbildung, Nässen *(E. madidans)*, Vesikeln oder Papeln *(E. vesiculosum* bzw. *papulosum)* und kann schließlich durch Eintrocknung Krusten bilden *(E. crustosum)*. Das chronische Ekzem *(E. chronicum)* kann die gleichen Veränderungen zeigen, die allerdings oft weniger deutlich ausgeprägt sind; außerdem kann durch Rhagadenbildung eine tiefere Dermatitis ausgelöst werden und durch Melaninablagerung eine Dunkelpigmentierung auftreten (*E. pigmentosum*) (Tafel 22, Abb. c und d, Tafelteil).

Ekzeme sind häufig allergischen Ursprungs. Das Allergen wird häufig durch die äußere Haut dem Körper zugefügt (allergisches Kontaktekzem), wobei die Reaktion häufig eine Allergie vom Spättyp darstellt. Das durch die Haut eingedrungene Allergen reagiert mit T-Lymphozyten, deren Lymphokine zur Gefäßdilatation, Permeabilitätssteigerung und damit zur allergisch-entzündlichen Reaktion führen. Typisch für das allergische Kontaktekzem ist die Lokalisation am Ort des Allergenkontaktes. Ob dagegen, wie bei Mensch und Hund, ein allergisches Ekzem aufgrund aerogener Allergene auch beim Pferd vorkommt, ist ungeklärt (s. u.).

Das nichtallergische Ekzem wird durch wiederholte oder ständige Einwirkung von exogenen Substanzen (Waschmittel, Lederpflegemittel, Öle, Fette, Jauche) hervorgerufen. Das schädigende Agens löst keine Sensibilisierung aus, sondern schädigt die Abwehrfunktionen der Haut. Dadurch allerdings kann sekundär Allergenen das Eindringen in die Haut erleichtert werden. Das nichtallergische Kontaktekzem heilt mit Fortfall des auslösenden Agens. Es tritt keine Verbreitung ein.

Unter **Dermatitis** wird die durch äußerlich einwirkende Noxen entstandene Hautentzündung verstanden, die (zumindest zunächst) auf den Ort der Schädigung beschränkt bleibt. Es können alle Schichten der Haut betroffen sein. Als Ursachen kommen infektiöse und nichtinfektiöse Agenzien in Frage: Viren, Bakterien, Parasiten, mechanische, thermische, physikalische, chemische, nicht zuletzt auch arzneimittelbedingte Ursachen.

Die Unterscheidung in Ekzem und Dermatitis ist eine klinische oder auch pathologisch-anatomische Klassifizierung. Sie führt bei Berücksichtigung der Ätiologie einzelner Hautkrankheiten bisweilen zu Schwierigkeiten in der Einteilung. Da die therapeutischen Konsequenzen wichtiger als reine klinische Beschreibungen von Symptomen sind – nichts anderes stellen die Begriffe Ekzem und Dermatitis dar –, soll im folgenden versucht werden, besonders die ätiologische Diagnose, soweit möglich, zu berücksichtigen, ohne auf die Unterscheidung Ekzem und Dermatitis zu verzichten. Im angloamerikanischen Schrifttum wird die Bezeichnung »Ekzem« seit einiger Zeit nicht mehr gebraucht. Die Auffassung der American Animal Hospital Association, nach der alle Ekzeme allergisch bedingt und daher als allergische Dermatitis zu bezeichnen seien, findet im deutschen Schrifttum keine Akzeptanz (Dahme und Weiss, 1978).

## 9.4.1 Ekzeme

### 9.4.1.1 Sommerekzem

Das als Sommerekzem, fälschlicherweise auch Schweißekzem, Sommerräude, Hitzeekzem, Hitzeausschlag bezeichnete Krankheitsbild ist ein hauptsächlich während der Sommermonate auftretendes, auf die dorsalen Körperregionen beschränktes, durch Mücken ausgelöstes allergisches Ekzem. Hervorgerufen wird die Krankheit durch *Culicoides spec.* Die über weite Teile der Welt verbreiteten Stechmücken sind einen bis drei Millimeter lang und haben gepunktete Flügel. Ihr Biß ist sehr schmerzhaft. Sie kommen in Feuchtgebieten vor. Die klinischen Symptome brechen nur bei einem Teil der Pferde einer Herde aus. In Island, wo Culicoides fehlen, ist das Krankheitsbild unbekannt (Strothmann, 1982). Offensichtlich besteht eine erbliche Prädisposition, die nach Strothmann Voraussetzung für die allergische Reaktion ist. Betroffen sind die dorsalen Körperpartien, besonders Mähne, Widerrist und Schweif, seltener die seitlichen Körperregionen, bisweilen der Bauch. Im Vordergrund steht starker Juckreiz, der zum Scheuern der betroffenen Körperteile und damit zum Haarbruch führt. Die Schweifhaare werden sehr struppig, brechen ab, der Schweif wird dünn (»Rattenschwanz«). Die Haut zeigt ein papulöses Ekzem, das vielfach eine deutliche Exsudation entwickelt. Durch Eintrocknung, Verklebung mit Schmutz und Schuppen entsteht ein krustöses Ekzem. Die Veränderungen werden besonders im Mähnen- und Schweifansatz gefunden. Durch den starken Juckreiz werden Benagen und Scheuern provoziert, wodurch tiefere Verletzungen entstehen, in die Bakterien eindringen und sekundär eine eitrige Dermatitis auszulösen vermögen. Die Krankheit heilt gewöhnlich nach Aufstallung ab, kehrt aber im nächsten Sommer nach Mückenbefall wieder. Durch wiederholtes Rezidivieren entsteht eine chronische Dermatitis mit Hautverdickung, Hyperpigmentation und Haarverlust. Mit zunehmendem Alter wird der Verlauf milder; Strothmann erklärt dies mit schwächer werdendem Immunsystem.

Die Diagnose ist leicht zu stellen, wenn die Krankheit auf ein oder wenige Pferde einer Herde beschränkt bleibt, an den typischen Stellen auftritt und die Stechmücke nachgewiesen werden kann. Dagegen blieben die Allergietests Strothmanns mit einem Culicoidesextrakt ohne verwertbare Ergebnisse. Nach derselben Autorin verlief auch die Untersuchung auf IgG und IgM ergebnislos. Sie darf nicht mit Sommerwunden (kutane Habronematose), Sommerbluten (Parafilariose) oder der in Geschirr- und Sattellage auftretenden Akne verwechselt werden.

Zur Therapie empfiehlt sich das Aufstallen allergischer Pferde während der Sommermonate oder, wenn möglich, das Verbringen in Culicoides-freie Gebiete. Das Anbringen von Fliegengittern ist nur dann sinnvoll, wenn die

Abstände zwischen den Drähten kleiner als 1 mm sind. LINLEY und DAVIS (1971) haben empfohlen, die Gitter zusätzlich mit Malathion in äthanolischer Lösung zu bestreichen. Repellents sind nur von kurzer Wirksamkeit. Sie sind daher nur dann sinnvoll, wenn sie ggf. mehrmals täglich aufgebracht werden. STROTHMANN empfiehlt, kranke Tiere und Nachkommen kranker Eltern aus der Zucht auszuschließen.

Die Krankheit selbst kann mit systemischen Antihistaminika oder Glukokortikoiden (Prednisolon 1 mg/kg) gut behandelt werden. Langzeitkortikosteroide wurden früher mit gutem Erfolg angewandt, bergen jedoch die Gefahr erheblicher Nebenwirkungen und sind daher obsolet. Über gute Ergebnisse mit der Hyposensibilisierung wurde berichtet (SCOTT, 1988). STROTHMANNS Untersuchungen sind jedoch nicht erfolgreich gewesen.

### 9.4.1.2 Mähnen- und Schweifekzem

Das auch als Mähnen- und Schweifgrind bezeichnete Ekzem verläuft meist chronisch und ist, wie der Name sagt, streng auf die Gegenden der Langhaare begrenzt, wo es zu umfangreichen krustösen, bisweilen fettigen (seborrhoischen) Hautveränderungen kommt, die im Laufe der Zeit bedeutende Verdickungen der Haut herbeiführen. Die Krankheit geht mit deutlichem Juckreiz einher, der zu ständigem Scheuern Anlaß gibt und bei dem die Haare abbrechen. Durch Sekretion, insbesondere bei Seborrhoe, verfilzt das Langhaar (früher als »Weichselzopf« oder *Plica polonia* bezeichnet). Zugrunde liegt der Krankheit meist eine mangelhafte Pflege, bei der es durch Verklebung von Schweiß, Talg, Schuppen und Schmutz zum Ekzem kommt. Auch juckende Zustände am Anus durch Verschmutzung sowie bei Oxyurenbefall führen über ständiges Scheuern zu mechanischer Beeinträchtigung der Haut auf der Schweifrübe. Verdächtigt wurden endogene Ursachen, wenn die Krankheit gehäuft auftritt; so wurden Elektrolytverschiebungen, insbesondere Kupfermangelzustände, verdächtigt. Bewiesen sind derartige Ursachen nicht.

Die Behandlung besteht in der Reinigung der Haut mit Wasser und nicht reizenden Waschmitteln. Der Juckreiz läßt sich sofort unterbrechen, wenn kurzfristig Kortikosteroide gegeben werden, was bisweilen zur Verkürzung der Krankheit durchaus vorteilhaft sein kann. Langzeitkortikosteroide (z. B. Triamcinolonacetonid) sollten wegen der erheblichen Nebenwirkungen unbedingt der Vergangenheit angehören.

### 9.4.1.3 Sattelekzem

Das in der Sattellage oder der Sattelgurtlage entstehende Ekzem dürfte in der Mehrzahl dieselben Ursachen haben wie das Mähnen- und Schweifekzem: Schweiß, Schmutz, mangelhafte Pflege und zusätzlich die mechanische Druckeinwirkung durch schlecht sitzende Sättel (und/oder Reiter). Im akuten Stadium bestehen oft umfangreiche Erytheme, die druckempfindlich sind, gefolgt von Exsudation, Haarausfall, vesikulösen und papulösen Veränderungen. Bei längerem Bestehen werden Blasen und Abszesse beobachtet, es kann durch Eintrocknung der Exsudate zu krustösen Ekzemen kommen. In chronischen Fällen werden außerdem häufig umschriebene Hautverdickungen gesehen, die als »Satteldruck« zu Schwierigkeiten beim Reiten führen.

Therapeutisch kommt zuerst eine ausreichende Hauthygiene in Betracht. Waschungen mit Schwefelpräparaten, im einfachsten Falle auch mit milden Geschirrspülmitteln, leisten gute Dienste. Sodann sollte man sich das Pferd unter dem Sattel und mit dem gewohnten Reiter vorführen lassen, um eventuelle Korrekturen anraten zu können. Krustöse, papulöse und vesikulöse Veränderungen können mit Antiseptika (z. B. Rivanollösung 0,5‰) oder mit Salizylschwefelsalbe behandelt werden. Umfangreichere Hyperkeratosen werden längere Zeit mit Kortikosteroiden und Salizylaten (z. B. Locasalen®) behandelt und können durch Veränderungen der Sattelpolsterung vor weiterem übermäßigem Druck bewahrt werden. Bei kleinen Hypertrophien kommt die operative Exstirpation in Frage.

### 9.4.1.4 Mauke

Bei der Krankheit handelt es sich zunächst um ein Ekzem der Fesselbeuge. Ähnliche Krankheiten im Bereich der Tarsal- oder Karpalbeuge werden als Raspe bezeichnet. Zu Beginn liegt in der Regel ein akutes erythematöses, papulöses, vesikulöses, nässendes oder seborrhoisches Ekzem vor, das durch dauernde Einwirkung des schädigenden Agens chronisch werden und in ein chronisches squamöses Ekzem oder – besonders bei Kaltblutpferden – durch Schwielenbildung und Sklerose zur verrukösen Dermatitis mit umfangreicher Dickenvermehrung der Haut einhergehenden *Dermatitis verrucosa*, dem sog. Straubfuß, führt (Abb. 9.6). Durch Infektion mit *Fusobacterium necrophorum* wird eine Gangrän, die sog. Brandmauke, ausgelöst.

Als Ursache kommen mehrere Noxen in Betracht. Eine wesentliche Rolle dürften Nässe und Schmutz spielen (schlechte Pflege, ungeeignete Aufstallung), nicht zuletzt auch langes, insbesondere ungepflegtes Kötenhaar. Nicht ausgeschlossen sind allergische Reaktionen. In früheren Zeiten sah man nach der Verfütterung von Schlempe vermehrt Fesselekzeme.

Die Diagnose richtet sich nach dem klinischen Bild. Differentialdiagnostisch kommt ein durch das Vakziniavirus verursachtes blasiges bis papulöses Exanthem (Biopsie) und eine durch Chorioptesmilben ausgelöste Dermatitis (Hautgeschabsel) in Frage.

# Entzündliche Hautkrankheiten    463

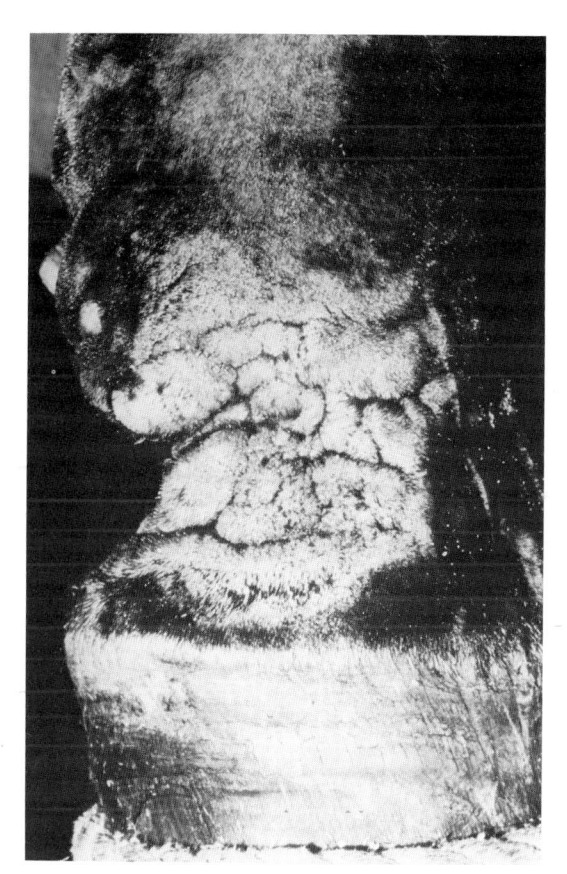

**Abb. 9.6:** Pachydermie durch chronisches Fesselekzem

Die Krankheit wird gerade bei Pferden mit langem Fesselhaar und bei ungenügender Pflege im Anfang gern übersehen. Sie kann dann bereits schon durch chronische Veränderungen nicht mehr voll reversibel geworden sein. Insgesamt besteht bei Mauke, wie bei vielen Ekzemen des Pferdes, eine schlechte Heiltendenz und eine Neigung zur Chronizität. Die Prognose ist daher zweifelhaft bis ungünstig.

Zur Behandlung werden zunächst die Aufstallung und Unterbringung des Pferdes kontrolliert und ggf. verbessert. Sodann werden die erkrankten Stellen einer gründlichen Reinigung unterzogen: Waschung mit warmem Wasser und milden Waschmitteln (geeignet sind auch wasserenthärtende Spülmittel). Die medikamentöse Therapie ist oft recht unbefriedigend; entsprechend zahlreich sind die oft polypragmatischen Behandlungsempfehlungen. Da die Pferdehaut bisweilen zu entzündlichen Reaktionen gegenüber Arzneimitteln neigt, ist bei Pferden, bei denen solche Reaktionen bekannt sind, vor breiterer Anwendung eine Verträglichkeitsprüfung durchzuführen; dies gilt besonders für die Fuchsfarben. Dazu wird zunächst ein kleines Hautareal mit dem Medikament behandelt und die 24-Stunden-Reaktion abgewartet.

Bei Exsudation wird mit 3%iger Wasserstoffperoxidlösung gereinigt, bei starker Krustenbildung empfehlen sich Verbände mit pflanzlichen Ölen, die 24 Stunden liegenbleiben sollen. Ist bereits eine Umfangsvermehrung von Haut und Unterhaut eingetreten, so ist die weitere Behandlung unter Verband durchzuführen (EIKMEIER, 1986). Trockene Mauken werden mit Ichthyol-, Schwefel-, zur Keratolyse mit Salizylsalben, zum Adstringieren mit Zinkoxidsalben behandelt. Vor der Behandlung von nässenden, insbesondere eitrigen Mauken ist eine bakteriologische Untersuchung mit Antibiogramm anzufertigen. Danach kann eine systemische Antibiotika- oder Sulfonamidtherapie durchgeführt werden. Verbände mit Rivanolsalbe oder Angießungen mit Rivanollösung (0,5 bis 1‰) eignen sich bei nässenden oder eitrigen Mauken, ebenso Verbände oder mehrmals täglich offene Behandlungen mit Fusidinsäure-Salbe oder -Lösung (z. B. Fucidine). Bei Allergien empfiehlt sich die systemische Behandlung mit Kortikosteroiden.

### 9.4.1.5 Allergisches Ekzem

Das im angloamerikanischen Schrifttum als Atopische Dermatitis (atopic dermatitis) oder Atopie (atopy) bezeichnete Krankheitsbild ist beim Menschen und beim Hund gut bekannt. Wenn auch ähnliche klinische Bilder beim Pferd beschrieben worden sind (CARR, 1981; EVANS, 1987; SCOTT, 1988), so ist die Krankheit bei dieser Tierart doch nie exakt bewiesen worden (SCOTT, 1988). Zumindest beim Hund wird das allergische Ekzem durch inhalierte Allergene bei genetisch offensichtlich prädisponierten Individuen ausgelöst. Die Reaktion folgt dem Allergietyp I (Sofortreaktion). Das Allergen ruft die Bildung von IgG und IgE hervor. Die Antikörper sind an kutane Mastzellen fixiert, die bei einer Reaktion des Antikörpers mit dem Allergen zur Degranulation veranlaßt werden. Die in den Granula enthaltenen biogenen Amine, vorweg das Histamin, lösen die entzündlichen Hautreaktionen aus.

Das dem allergischen Ekzem ähnliche Bild kommt beim Pferd selten vor und ist gekennzeichnet durch Juckreiz, später Haarausfall, Rötung, Lichenifikation, Exkoriation und Hyperpigmentation, zuweilen auch durch Urtikaria (Abb. 9.7 und 9.8). Die Diagnose beruht auf dem klinischen Bild und dem Vorbericht (Auftreten des Ekzems jeweils nach Exposition gegenüber dem Allergen). Weitere Hinweise können durch Hautbioptate erhalten werden. Die beim Hund inzwischen verbreiteten Intrakutantests werden beim Pferd bisher kaum angewandt. Die Problematik liegt hauptsächlich in der Schwierigkeit begründet, in Frage kommende Testallergene kommerziell zu erhalten. Andererseits können Intradermaltests durchaus positiv verlaufen und damit anzeigen, daß das Pferd gegenüber dem getesteten Allergen dermale Antikörper besitzt, ohne daß diese aber unbedingt für die »Al-

# 464  Hautkrankheiten

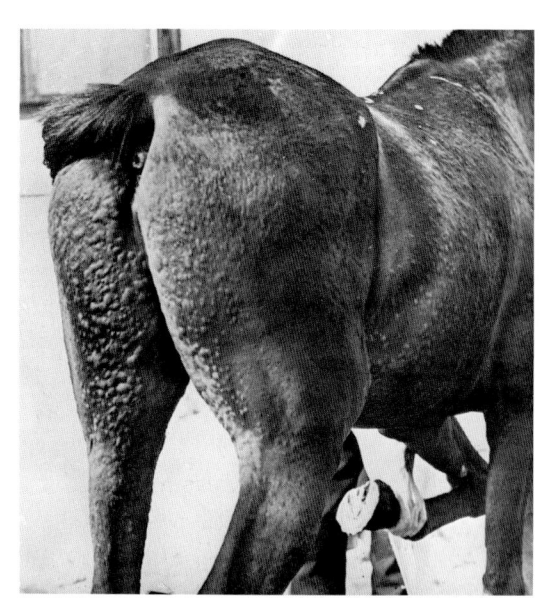

**Abb. 9.7:** Generalisierter Nesselausschlag

lergie« verantwortlich sind. Es ist daher aufgrund des Vorberichts unbedingt eine sorgfältige Auswahl an auch wirklich in Frage kommenden Allergenen zu treffen. Differentialdiagnostisch ist an Futtermittelallergien, Arzneimittelallergien (Vorbericht!) und Ektoparasiten (Hautgeschabsel) zu denken.

Therapeutisch wäre die sicherste – aber zugleich auch am wenigsten praktikable – Methode die Vermeidung der Allergenexposition. Da das Allergen kaum einmal exakt bestimmt werden kann, erübrigt sich auch die Erörterung der Hyposensibilisierung. Am praktikabelsten ist daher die Behandlung mit Kortikosteroiden. Geeignet ist Prednisolon oder Prednison in einer Dosis von 0,5–1,0 mg/kg KM, auf zweimal täglich verteilt. Der Wirkstoff kann per os gegeben werden. Nach Einsetzen der Wirkung wird die Dosis auf einmal täglich (morgens) zusammengezogen und schließlich jeden zweiten Tag gegeben. Es wird dann die niedrigste gerade noch wirksame Dosis durch weitere Reduktion ermittelt. Die Behandlung mit Kalzium, Antihistaminika oder Salizylaten hat sich dagegen als unwirksam erwiesen.

### 9.4.1.6  Kontaktallergie

Die auch als Kontaktekzem bezeichnete Krankheit ist – wenn überhaupt vorkommend – beim Pferd sehr selten anzutreffen; ein gesicherter Nachweis wurde jedenfalls bisher nicht erbracht. Gewöhnlich folgt die Kontaktallergie dem Typ IV, selten I, wobei das Allergen sich aus einem Hapten bildet, das sich mit körpereigenem Protein verbindet. Beim Pferd werden als Haptene Pflanzenbestandteile, Wasch- und Pflegemittel, Insektizide und Medikamente beschuldigt. Das Penetrieren durch die Haut soll durch Nässe (Schweiß) oder vorgeschädigte Haut erleichtert werden.

Die klinischen Symptome bestehen in juckenden Erythemen, Nässen, Vesikeln und Papeln, weiterhin Haarverlust und Hyperpigmentation an den Stellen der Einwirkung durch das Hapten. Die Diagnose ist in der

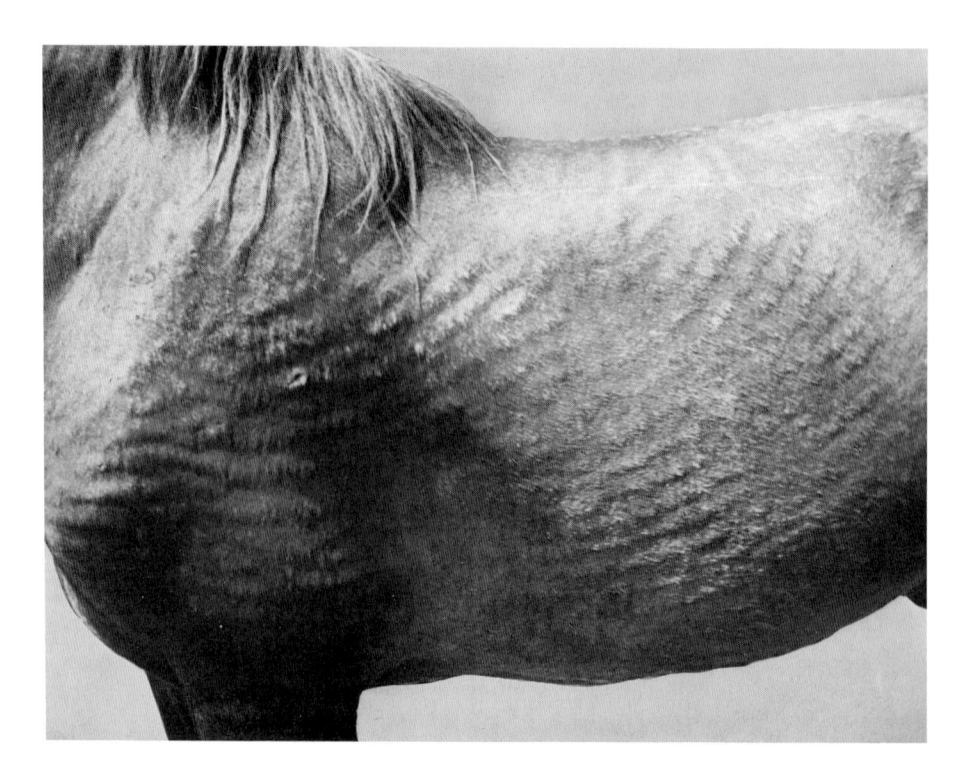

**Abb. 9.8:** Streifenurtikaria

Regel auf den Verdacht beschränkt und richtet sich nach dem klinischen Bild und dem Ausschlußverfahren. Ein Provokationstest gegenüber dem vermuteten Allergen (Hapten) wird kaum einmal durchgeführt. Differentialdiagnostisch kommen Ektoparasiten (Hautgeschabsel), Inhalationsallergene, chemische, physikalische oder mechanische Irritationen in Frage (Vorbericht, klinische Untersuchung unter Aufzäumen und Satteln usw.).

Die Behandlung besteht in der Entfernung des Allergens, soweit dies möglich ist. Im übrigen sind Kortikosteroide sehr wirksam. Sie können örtlich als Lotion oder systemisch angewandt werden (Prednison oder Prednisolon, 0,5–1,0 mg/kg KM).

### 9.4.1.7 Futterallergie

Sie wurde bisher sehr selten beim Pferd nachgewiesen (BYARS, 1980; HALLIWELL, 1983; MULLOWNEY, 1985). Das klinische Bild ist charakterisiert durch generalisierten Pruritus, oft verbunden mit Urtikaria, bisweilen Papeln und Vesikeln. Beim Pferd soll sich die Krankheit besonders am Anus manifestieren und zu Schweifreiben führen. Die Diagnose muß weitgehend auf dem Ausschlußverfahren ermittelt werden. Dazu ist eine sehr genaue Anamnese erforderlich, insbesondere welches Futter verabreicht wurde. Es wird dann ein Futter gegeben, bei dem die Krankheit nicht aufgetreten ist; in der Regel kann dies mit Grasheu durchgeführt werden. Die Fütterung muß mindestens drei, besser fünf Wochen beibehalten werden. Wenn die Symptome in dieser Zeit abgeklungen sind, können weitere Futterarten getestet werden. Die Gabe des nichtallergischen Futters stellt dann auch die Therapie dar. Futterallergien sprechen dagegen schlecht auf Kortikosteroide an.

### 9.4.1.8 Arzneimittelallergie

Prinzipiell kann jedes Arzneimittel potentiell zur Allergie führen. Besonders eine Reihe von Antibiotika, ferner Sulfonamide, Antiphlogistika, Antiparasitika und Plasmaexpander, auch Impfstoffe werden beim Pferd als Allergene (Haptene) beschuldigt. Es wird vermutet, daß alle vier Allergietypen vorkommen können. Sowohl die orale als auch die parenterale und die lokale Applikation des Arzneimittels kann die Reaktion provozieren.

Das klinische Bild besteht in oft massivem Pruritus, Quaddelausschlag, oft umfangreichen Ödemen besonders am Kopf (»Nilpferdkopf«), bisweilen Vesikelbildung. In schweren Fällen kommt Bronchospasmus hinzu. Der apoplektische Tod ist glücklicherweise selten und wird besonders bei intravenösen Injektionen gesehen.

Die Diagnose ist dann leicht zu stellen, wenn die Symptome unmittelbar nach der Arzneimittelapplikation auftreten. Eine Provokationsapplikation sollte wegen der damit verbundenen Gefahren (Bronchospasmus, apoplektischer Schock) tunlichst unterbleiben. Differentialdiagnostisch kommen alle zu Juckreiz und Urtikaria neigenden Krankheiten in Frage. Allerdings besteht oft ein direkter zeitlicher Zusammenhang zwischen Arzneiapplikation und Auftreten der Krankheit.

Therapeutisch wird das verdächtige Arzneimittel sofort abgesetzt. Oft, aber keineswegs immer, kann sofortige Linderung durch intravenöse Applikation von Kortikosteroiden geschaffen werden (Prednison, Prednisolon, 1–2 mg/kg KM). Bei Bronchospasmus muß Adrenalin gegeben werden.

### 9.4.1.9 Eccema medicamentosum, Medikamentenunverträglichkeit

Besonders bei helleren Füchsen kommt es sehr häufig zu örtlichen Unverträglichkeitserscheinungen der Haut nach Auftragen von Medikamenten (Abb. 9.9). Das klinische Bild entspricht einem erythematösen, vesikulösen, pustulösen oder nässenden Ekzem am Ort der Behandlung, die Haare können großflächig ausgehen. Es ist daher gerade bei Pferden mit bekannt empfindlicher Haut wichtig, daß vor größerflächiger Behandlung eine kleine Hautstelle mit dem fraglichen Medikament behandelt und nach 24 Stunden kontrolliert wird. Ist ein medikamentöses Ekzem aufgetreten, so ist das Medikament sofort abzusetzen. In der Regel heilt das Ekzem dann spontan ab.

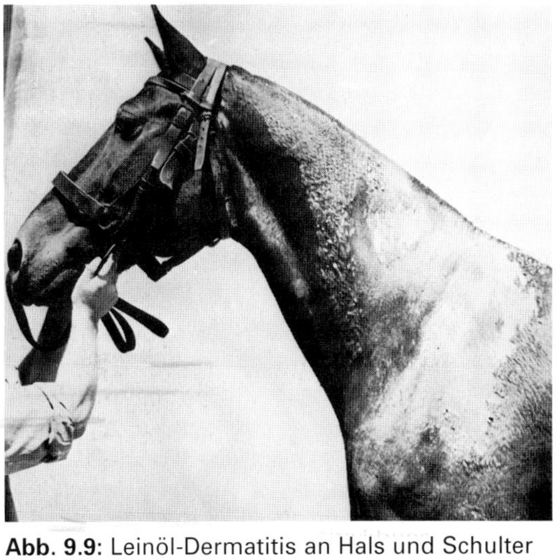

**Abb. 9.9:** Leinöl-Dermatitis an Hals und Schulter

## 9.4.2 Dermatitis

### 9.4.2.1 Dermatitis serosa

Sie ist eine für das Pferd besonders charakteristische Hautentzündung, die mit geringgradigen Variationen des klinischen Verlaufes anscheinend durch die verschiedensten Noxen hervorgerufen wird. Am häufigsten entsteht sie aus inneren Ursachen, im Verlaufe von Infektionskrankheiten, des (seltenen) Pemphigus und auf allergischer oder toxischer Basis.

Die Entzündung umfaßt in der Regel einen Großteil der Hautoberfläche und beginnt oft mit einem urtikariellen Ausschlag, der zu großen plattenförmigen Erhabenheiten konfluiert. Bald durchbricht das Plasma die Epidermis und tritt an die Hautoberfläche aus, wo es gerinnt und mit den sich abstoßenden Epidermisschichten kleie- bis borkenartige weißgelbe Beläge bildet. Die Haut ist höher temperiert und zumindest anfangs schmerzempfindlich; Juckreiz fehlt in der Regel. Das Ödem kann an den distalen Körperpartien zu mächtigen Schwellungen führen (Abb. 9.10). Die Haare lockern sich und können mit den sie kragenförmig umgebenden Krusten büschelweise entfernt werden. Dabei tritt eine meist gerötete, nässende und schmerzhafte Hautoberfläche zutage. Das Exsudat unterliegt gelegentlich Zersetzungsvorgängen, so daß ein übler Geruch wahrzunehmen ist. Sind auch die Talgdrüsen von der Entzündung betroffen, so fühlen sich die Krusten fettig an und weisen einen ranzigen Geruch auf. Das Allgemeinbefinden ist in der Regel gestört; die Pferde haben mittel- bis hochgradiges Fieber und einen frequenten schwachen Puls. Die Diagnose des Pemphigus erfolgt mittels Biopsie (Akantholyse, Immunofluoreszenz).

Der Krankheitsverlauf kann sich wochen- oder monatelang hinziehen. Die Tiere magern ab und gingen seinerzeit oft an Erschöpfung oder einer interkurrenten allgemeinen Infektion zugrunde.

### 9.4.2.2 Verbrennung (Dermatitis calorica)

Das Ausmaß der Schädigung ist von Art, Dauer und Ausdehnung der Hitzeeinwirkung abhängig. Verbrennungen ersten Grades verlaufen als *D. erythematosa*, solche zweiten Grades als *D. bullosa* (Abb. 9.11). Treten sie nach Inhalationen auf, so bemerkt man die charakteristischen lamellösen Krusten im Bereich von Lippen und Nüstern. Verbrennungen dritten Grades sind in der Regel die Folge von Stall-, Wald- und Weidebränden, wenn die Tiere intensiv mit dem Feuer oder der Glut in Kontakt kommen (typische Rückenverbrennungen durch herabfallende Brandstücke). Sie verlaufen als *D. gangraenosa* unter Bildung einer Koagulationsnekrose (Schorf); gelegentlich beobachtet man Kolliquationsnekrosen mit anschließendem geschwürigem Zerfall (Tafel 22, Abb. e, Tafelteil).

Die Verbrennungsdermatitiden sind, insbesondere bei größerer Ausbreitung, meist schon von Anfang an von ausgeprägten Störungen des Allgemeinbefindens und -verhaltens begleitet, wobei auch Durchfall, Albuminurie, Hämoglobinurie und Hämaturie (Wirkung toxischer Abbauprodukte) und protoplasmatischer Kollaps (Flüssigkeitsverlust von der Wundfläche her und durch den Durchfall) bzw. Schock auftreten können. Die schwer geschädigte Haut ist für bakterielle Sekundärinfektionen besonders empfindlich.

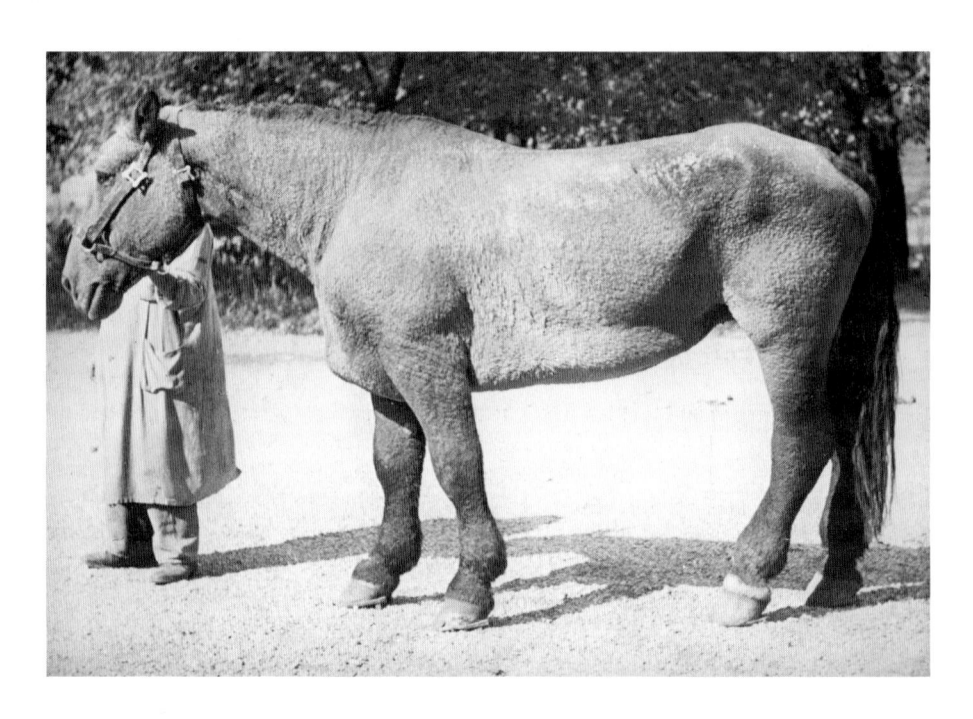

**Abb. 9.10:** *Dermatitis serosa* mit umfangreichem Ödem an Unterbauch und Gliedmaßen

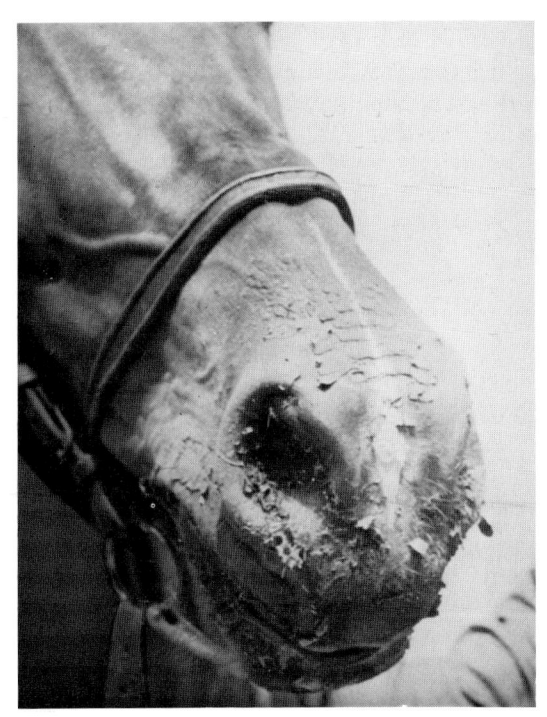

**Abb. 9.11:** Abschuppung des Epithels nach einer thermischen *Dermatitis erythematosa*

Verbrennungen ersten und zweiten Grades heilen im allgemeinen innerhalb von ein bis zwei Wochen ab; ebenso Verbrennungen dritten Grades, wenn sie nur einen begrenzten Teil der Hautoberfläche umfassen, sich lediglich auf die Kutis beschränken und sich ein Schorf entwickelt. Unter dem Schorf wird neues Epithel gebildet und dieser löst sich dann trocken. Ist dagegen die Subkutis betroffen, so wird der Schorf durch demarkierende Entzündung erst im Verlaufe von zwei bis sechs Wochen und meist nur stückweise abgestoßen. Verbrennungen dritten Grades können auch tödlich verlaufen, wenn davon größere Partien der Körperoberfläche betroffen sind. Der Tod tritt entweder innerhalb der ersten Tage infolge der Exsikkose, des Kollapses, der toxischen Schädigung der Parenchyme ein oder nach etwa 14 Tagen im Zusammenhang mit einer anaphylaktischen Reaktion.

### 9.4.2.3 Erfrierung (Congelatio)

Bei der Erfrierung ersten Grades findet man erythematöse und ödematöse Hautveränderungen. Die Erfrierung zweiten Grades ist durch starke Ödemisierung und Blasenbildung gekennzeichnet und bei Erfrierungen dritten Grades kommt es zu ischämischer Nekrose der Haut und evtl. auch der darunterliegenden Gewebe. Sie stellt sich an der unpigmentierten Haut als glasiges, rot bis blaurotes Ödem dar, in dessen Bereich durch Druck leicht Blutungen entstehen können.

Erfrierungen aller drei Grade traten seinerzeit bei erschöpften Zugpferden am vorgefallenen Penis (Penislähmung) auf. Bei extremen Kältegraden finden sich Erfrierungen ersten Grades gelegentlich auch bei ansonsten gesunden Tieren, und zwar an Penisspitze, Ohrwand und Ohrspitze, am Saumband und an den Ballen. Kleine dünne Gewebeteile fallen im weiteren Verlauf meist der trockenen Nekrose anheim; in dickeren Gewebeschichten kommt es zum feuchten Brand, der durch bakterielle Sekundärinfektioinen zu ausgedehnter fortschreitender Gangränisierung führen kann.

Frostbeulenähnliche Gebilde wurden an der Präputialspitze von Pferden nach mehrmaligen Erfrierungen beobachtet. Sie waren von derbelastischer Konsistenz, vermehrt warm, hatten eine glänzende gespannte Oberfläche, und manchmal traten kleine umschriebene Geschwüre auf.

Die Behandlung entspricht im Prinzip der des akuten Ekzems. Bei der Entfernung von ätzenden und entzündungserregenden Stoffen von der Hautoberfläche wird man deren physikalische und chemische Eigenschaft berücksichtigen (Neutralisation durch schwache Säuren oder Laugen, Fettlösung durch entsprechende Detergentien). Zur Lokalbehandlung sind während der erythematösen Phase kühlende Umschläge mit Wasser, Burowscher Mischung oder 70%igem Alkohol angezeigt. Bei nässenden Entzündungen mit Epithelverlust, namentlich bei Verbrennungen zweiten und dritten Grades, Erfrierungen und Verätzungen, werden astringierende Mittel angewendet, wie Linimentum Calcis, wäßrige 2–5%ige Tanninlösungen (auch Berieselungen oder Verbände), 0,5–1%ige Argentum-nitricum-Lösungen. Bezüglich der Empfindlichkeit der Pferdehaut gegenüber Arzneimitteln siehe S. 465.

Namentlich bei der *D. serosa* ist die systemische Anwendung von Kalzium und Antihistaminika (allergische Genese) angezeigt. Nur bei ausgedehnten und den Organismus stark belastenden Hautentzündungen, insbesondere bei Verbrennungen dritten Grades, verwenden wir Kortikosteroide, die auch anaphylaktische Komplikationen verhindern können. In derartigen Fällen sollte auch eine Chemotherapie durchgeführt werden. Bei Allgemeinstörungen sind Kreislauf- und Fiebermittel sowie gegebenenfalls eine Flüssigkeitsersatztherapie angezeigt.

Besteht der Verdacht einer vom Magen-Darm-Trakt einwirkenden Noxe (z. B. Autointoxikationen, Futter- und Arzneimittelausschläge), so wird man salinische Abführmittel und Medizinalkohle eingeben. Ansonsten sind spezifische bzw. bakteriell komplizierte Hautentzündungen einer entsprechenden ätiotropen Therapie zu unterziehen.

Bei ausgedehnten Epidermisdefekten, z. B. nach Verbrennungen, müssen im Anschluß Hauttransplantationen vorgenommen werden (Propfung nach Braun-Ammann).

Die Prophylaxe entspricht weitgehend der des Ekzems; erkannte Ursachen sind abzustellen.

### 9.4.2.4 Photodynamische Dermatitis (Lichtüberempfindlichkeit der Haut)

Die photodynamische Dermatitis ist eine Krankheit, bei der durch bestimmte Stoffe die unpigmentierte Haut gegenüber Sonnenbestrahlung überempfindlich wird und mit einer Entzündung reagiert. Derartige Verbindungen sind im Buchweizen, Johanniskraut und bestimmten Leguminosen enthalten. Eine sekundäre hepatogene Photosensibilität wird durch Phylloerythrin verursacht, ein Abbauprodukt des Chlorophylls, das physiologischerweise über Leber und Galle ausgeschieden wird. Diese Stoffe können Licht bestimmter Wellenlängen absorbieren, ihre Moleküle werden dadurch aktiviert (Fluoreszenz), übertragen die Energie auf Moleküle der Zellen, und dies führt zu chemischen Reaktionen (Oxidationen) vor allem mit Proteinen und Aminosäuren. Ähnlich wie bei der Einwirkung ionisierender Strahlen kommt es zur Degeneration und Nekrose oder Permeabilitätsstörungen und Entzündung.

Die Veränderungen treten auf, wenn die Pferde einige Tage lang das entsprechende Futter aufgenommen haben und einer Sonnenbelichtung ausgesetzt waren. Man beobachtet ausschließlich im Bereich der unpigmentierten und dünn behaarten Haut geringgradige Rötung und Schwellung mit Juckreiz und Schmerzhaftigkeit, die in der Nacht schwächer werden und nach Beendigung der Exposition in wenigen Tagen unter Schuppenbildung abheilen. In schweren Fällen können ausgeprägt Ödeme, Bläschen, Borken und sogar Eiterungen oder Hautnekrosen entstehen. Gelegentlich werden auch zentralnervale Erscheinungen (Unruhe, Zwangsbewegungen, Krämpfe, Somnolenz, Lähmungen) und Allgemeinstörungen (Ikterus, Kolik) beobachtet, wobei dann der Verlauf unter Umständen sogar tödlich sein kann.

Der nach der Verfütterung von Schweden- oder Bastardklee, Luzerne und anderen Leguminosen auftretende Ausschlag entsteht nicht nur unter Lichteinfluß und an den unpigmentierten Stellen der Körperoberfläche, so daß noch andere Stoffe für diese Entzündung verantwortlich sein müssen (Abb. 9.12).

Die Pferde werden an einen schattigen Ort verbracht oder aufgestallt und der Magen-Darm-Trakt ist mittels salinischer Abführmittel zu entleeren. Bei hepatogener Photosensibilität (Leberfunktionsproben) muß die Leber entsprechend behandelt werden. Örtlich werden kühlende Umschläge, kaltes Wasser, Kalkwasser-Leinöl-Liniment oder Trockenpuder angewendet. Kann kein Futterwechsel durchgeführt werden, so dürfen die Tiere nur bei trübem Wetter oder während der Nacht auf die Weide kommen. Eine weitere prophylaktische Möglichkeit ist die dunkle Färbung der weißen Abzeichen.

### 9.4.2.5 Gangraena integumenti (Hautbrand, Dekubitus)

Man versteht darunter das Absterben der Epidermis und Lederhaut infolge schwerster Gewebeschäden und Behinderung der Blutzufuhr. Am häufigsten tritt Dekubitus durch den Druck des Bodens beim Festliegen der Pferde an Körperstellen auf, an denen die Haut unmittelbar dem Knochen anliegt (Hüft- und Sitzbeinhöcker, Außenfläche von Gelenken etc.). Weitere Ursachen des Gangräns sind Verätzungen, Verbrennungen, Erfrierungen, Kortikosteroidtherapie bei lokalen Infektionen, seltener Strahleneinwirkungen, systemische Infektionen und Vergiftungen (Mutterkorn). Je magerer das Pferd und je schlechter die Blutzirkulation ist, um so schneller entwickelt sich Dekubitus.

Zuerst beobachtet man Rötung und Schwellung, anschließend Braunfärbung und Empfindungslosigkeit; namentlich beim Dekubitus bekommt die Haut eine lederartige Beschaffenheit. Die erkrankte Partie stößt sich in der Regel bald ab, kann aber auch lange Zeit als schwärzlicher, trockener, pergamentartiger Belag haftenbleiben (Tafel 22, Abb. f, Tafelteil). Leicht entwickeln sich sekundäre Pyodermien, und nicht selten schließt sich daran eine allgemeine Sepsis, die unter Umständen sogar zum Tode führt. Die Prognose hängt vom Umfang der Hautnekrose, den Kreislaufverhältnissen und vor allem davon ab, ob man die auslösende Ursache abstellen kann.

Insbesondere bei Druckschäden versucht man die Blutzirkulation durch feuchtwarme Umschläge, Kataplasmen

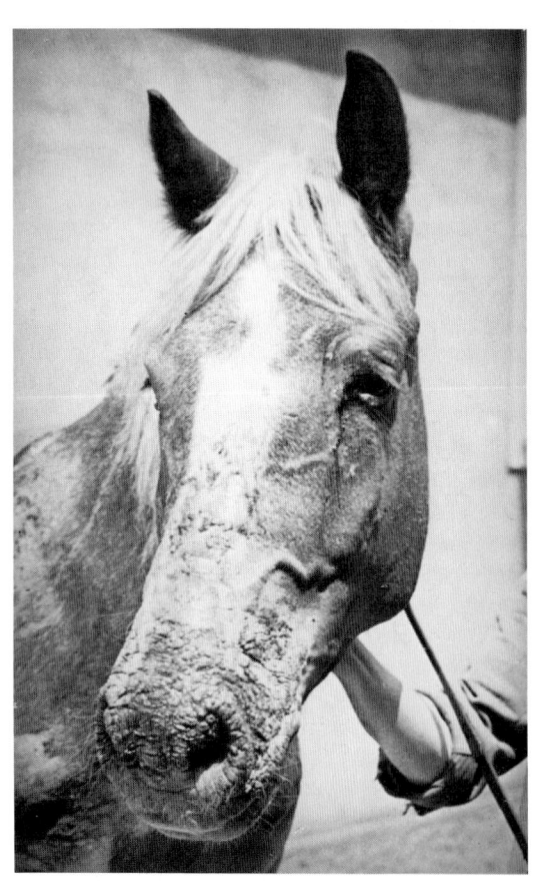

**Abb. 9.12:** Dermatitis nach Verfütterung von Klee

oder Wärmebestrahlung zu verbessern. Gleichzeitig trägt man nach Reinigung hyperämisierende, adstringierende und antiseptische Flüssigkeiten, Salben oder Puder wiederholt auf. Auf diese Weise wird die spontane Abstoßung der nekrotischen Hautpartien gefördert. Nur bei Vereiterungen und Taschenbildung wird man sie entfernen oder durch eine Gegenöffnung für den Abfluß des Exsudates sorgen. Tiefergehende Geschwüre werden mit alkoholischen Jodlösungen, Argentum nitricum oder Quarzlicht behandelt.

Zur Vorbeuge sind Pferde, die nicht mehr stehen können, in einen Hängegurt zu bringen oder auf eine weiche Unterlage zu betten. Das ist ein Lager aus einer hohen Schichte Stroh (30–50 cm) oder Sägespäne bzw. Torfmull (mindestens 15 cm), auf die noch Stroh geschüttet wird. Das Stroh darf nicht locker geschichtet, sondern muß relativ fest gestampft sein (wie es aus dem Ballen kommt). Die Pferde dürfen auf einer Körperseite nicht länger als 2–6 Stunden liegen bleiben und müssen dann über den Rücken umgewälzt werden.

### 9.4.3 Pyodermien

Die Haut des gesunden Pferdes ist weitgehend resistent gegenüber Eitererregern. Eitrige Dermatitiden werden in der Regel durch die auch auf der gesunden Haut vorkommenden Eitererreger, besonders *Staphylococcus aureus*, hervorgerufen; außerdem werden Pyodermien beim Pferd ausgelöst durch Streptokokken, besonders *Streptococcus equi*, ferner durch Salmonellen, Korynebakterien, Aktinomyzeten u. a. Eine nicht vorgeschädigte Haut erkrankt kaum einmal an einer Pyodermie; fast immer gehen anderweitige Schädigungen, wie Allergien, Traumen, physikalische, chemische, immunsuppressive Einflüsse, voraus. Besonders durch Reiben von Zaum- und Sattelzeug oder Zuggeschirr und unzureichende Reinigung können Pyodermien begünstigt werden. Ausgedehnte Pyodermien, wie sie beim Hund nicht selten vorkommen, findet man beim Pferd allerdings nur ausnahmsweise.

Das klinische Bild der Pyodermien ist vielgestaltig. Unterschieden werden oberflächliche und tiefe, umschriebene und generalisierte eitrige Entzündungen der Haut und der Anhangsgebilde (Impetigo, Follikulitis, Akne, Abszesse, Phlegmone u. a.). Außerdem werden primäre Pyodermien als auf der Haut selbst entstandene Krankheiten von sekundären unterschieden, die ihre Ursache in bakteriellen inneren Krankheiten haben. Die Diagnose beruht auf der klinischen Untersuchung und ggf. einer Biopsie. Wichtig für die Therapie ist die Anfertigung eines Bakteriogramms mit Antibiogramm. Dabei soll möglichst Sekret aus intakten Abszessen, Pusteln, Vesikeln durch Spritzenaspiration entnommen werden; sobald Sekret mit der Umwelt in Berührung gekommen ist, besteht die Gefahr der äußeren Kontamination und der Verfälschung der Ergebnisse. Besser wäre die chirurgische Entnahme eines fraglichen Gewebeteiles und das sterile Freipräparieren nichtkontaminierten Gewebes, das dann zur bakteriologischen Untersuchung eingesandt werden kann.

Die Antibiotika-(Chemo-)Therapie muß vor allem zwei Dinge berücksichtigen:
1. die Wirksamkeit des betreffenden Antibiotikums/Chemotherapeutikums (nach Antibiogramm),
2. die ausreichende Anreicherung in der Haut.

### 9.4.4 Impetigo

Es handelt sich um eine oberflächliche pustulöse Dermatitis, die besonders an dünnhäutigen Körperstellen bei schlechter Pflege auftritt. Streßfaktoren, wie Geburt und Trauma, sollen begünstigend wirken. Das klinische Bild besteht in kleinen Bläschen mit zunächst klarem, später eitrigem Inhalt, die aufreißen, eintrocknen und mit Schuppen und Schmutz verkrusten. In der Regel besteht, wenn überhaupt, nur ein geringer Juckreiz. Das Allgemeinbefinden ist ungestört. Im Sekret wird meistens *Staphylococcus aureus* nachgewiesen. Die Diagnose beruht auf dem klinischen Bild, ggf. untermauert durch bakteriologische Untersuchungen und Biopsie (möglichst intakte Bläschen entnehmen). Differentialdiagnostisch kommen virale oder andere bakterielle Infektionen in Frage, ferner auch Dermatomykosen. Zur Therapie empfehlen sich lokale Antiseptika (Fusidinsäure, z. B. Fucidine®, Rivanol, Jodkomplex, z. B. Betaisodona®, Chlorhexidin, z. B. Chlorhexamed®). Die örtliche Anwendung von Antibiotika ist nicht sehr sinnvoll, die systemische kaum einmal nötig.

### 9.4.5 Follikulitis, Sykosis

Die eitrige Entzündung der Haarbälge wird als Follikulitis, im Bereich der Langhaare als Sykosis bezeichnet. In der Regel ist auch das perifollikuläre Gewebe in die Entzündung einbezogen. Bei eitriger Einschmelzung des umgebenden Gewebes mit Ausbildung von Abszessen spricht man von Furunkulose (Haarbalgabszeß), bei deren Zusammenfließen von Karbunkel. Unter Akne versteht man eine der Follikulitis ähnliche Erkrankung mit Verhornung und Verlegung des Ausführungsganges, Entstehen von Komedonen und Bildung von Abszessen; der Begriff hat sich besonders im englischen Sprachraum durchgesetzt. Die Akne *(Akne vulgaris)* tritt beim Menschen während Pubertät auf und steht in engem Zusammenhang mit dem Testosteron. Ob es beim Pferd eine diesem Krankheitsbild vergleichbare Akne wirklich gibt, ist fraglich. Beim Durchbrechen von eitrigen Hautveränderungen in die Unterhaut entsteht die Phlegmone, die beim Pferd eine besondere Tendenz zum Einbeziehen weiterer Gewebe wie Faszien und Muskeln aufweist und durch Sepsis zum Tode führen kann.

Beim Pferd werden die Follikulitis und die davon abgeleiteten Krankheiten vorab in den Körperregionen gefunden, die mit Geschirr- und Sattelteilen in Berührung kommen, ferner am Präputium und an den Schenkelinnenflächen. Ursachen sind offensichtlich mechanische Schädigungen in Verbindung mit Schmutz und Schweiß und unsachgemäße Pflege. In der Regel wird *Staph. aureus* gefunden. Die als kontagiöse Akne oder Canadian horsepox bezeichnete Krankheit wird durch *Corynebacterium pseudotuberculosis* ausgelöst (s. u.).

Die Follikulitiden imponieren zunächst als kleine halbkugelige Papeln, die sich durch Einwandern von Leukozyten in Pusteln umwandeln. Die Papeln und Pusteln können in diesem Stadium ausheilen, oder aber sie vergrößern sich und erreichen beachtliche Durchmesser bis zu einem Zentimeter. Sie brechen dann als Ulzera auf, ihr Inhalt trocknet zu Krusten ein, sie heilen dann oder breiten sich oberflächlich über die Haut aus, können aber auch in die Umgebung (Furunkulose) oder sogar in die Unterhaut einbrechen und zur Phlegmone führen. In der Umgebung von Follikulitiden kommt es oft zu einem bisweilen kreisrunden Haarverlust, verwechselbar mit Dermatomykosen.

Die Diagnose beruht auf der klinischen Untersuchung, die unbedingt durch eine bakteriologische Untersuchung mit Antibiogramm, ggf. auch durch eine Biopsie ergänzt werden muß. Differentialdiagnostisch kommen Dermatomykosen, Infektionen mit Korynebakterien (Kontagiöse Akne), auch andere Dermatitiden besonders im Schweifrüben- und Mähnenbereich in Frage.

Die Therapie wird bestimmt durch die Ausdehnung in und auf der Haut. Bei weit ausgedehnten, insbesondere in die Unterhaut eingedrungenen Prozessen ist eine systemische Behandlung mit Antibiotika oder Chemotherapeutika nach Antibiogramm erforderlich. Staphylokokken sind in den meisten Fällen gegenüber Penicillin empfindlich. Dieses reichert sich allerdings nicht gut in der Haut an. Soll es angewendet werden, so sind hohe Dosen erforderlich (60000–100000 IE/kg, auf dreimal täglich verteilt; Ampicillin 50–100 mg/kg, ebenfalls auf dreimal täglich verteilt). In allen Fällen ist eine Reinigung der Haut mit milden Desinfektionsmitteln nach Waschungen durchzuführen. Geeignet sind Rivanollösungen 0,5 bis 1‰, Jodkomplexlösungen, Chlorhexidin. Abszesse sind zu öffnen. Wichtig ist die zukünftige Vermeidung von scheuernden Geschirr- und Sattelteilen und die ausreichende Hygiene besonders nach der Arbeit.

### 9.4.6 Kontagiöse Akne, Corynebakteriose

Die auch als falsche Druse, Wyoming-Druse oder Kanadische Pferdepocken bezeichnete Krankheit wird durch *Corynebacterium pseudotuberculosis* ausgelöst und durch Stechfliegen verbreitet. Am Ort der Infektion und entlang der Lymphbahnen entwickeln sich mehr oder weniger rasch subkutane Abszesse, die der *Lymphangitis epizootica* und dem Hautmalleus ähnlich sehen. Die Abszesse kommen meistens in ventraler Brust- und Bauchregion vor. Aus den eröffneten Abszessen entleert sich ein sahniger bis käsiger Eiter. Vielfach bestehen Fieber und gestörtes Allgemeinbefinden. In manchen Fällen kommen Abszesse in inneren Organen hinzu. Auch hämorrhagische Diathesen werden beobachtet.

Die Diagnose läßt sich anhand der bakteriologischen Untersuchung sichern. Differentialdiagnostisch kommen besonders die schon erwähnte Malleusinfektion und die *Lymphangitis epizootica* in Frage (Erregernachweis), ferner Fremdkörper und (selten) Dermatomykosen. Auch die Botryomykose kann ähnlich verlaufen.

Die Abszesse werden chirurgisch behandelt. Zur Abszeßreifung können hyperämisierende Salben (Ichthyol-, Kampfersalbe 10%ig) oder Kataplasmen angewandt werden. Systemisch angewandte Antibiotika haben nur dann einen Sinn, wenn alle chirurgisch anzugehenden Abszesse versorgt sind und innere Abszesse vermutet werden. Ansonsten sind sie ebenso kontraindiziert wie die örtliche Anwendung von Antibiotika.

### 9.4.7 Streptokokkenpyodermien

Sie werden beim Pferd nicht selten beobachtet und äußern sich als Follikulitis und Lymphangitis. Durch Einbrechen in die Umgebung kann aus der Follikulitis eine Furunkulose entstehen. Erreger ist in den meisten Fällen Streptococcus equi. Die Behandlung ist wie bei Druse. Sie muß bis zur völligen Ausheilung durchgeführt werden, da andernfalls die gefürchteten Hypersensibilitätskrankheiten, wie *Morbus maculosus*, Petechialfieber und Urtikaria, auftreten können.

### 9.4.8 Botryomykose

Die Botryomykose (griech.: *botrys* = Traube, *mykes* = Pilz) oder Traubenpilzkrankheit ist keine Mykose, sondern eine chronische, abszedierende, durch Bakterien (*Staph. aureus*) ausgelöste granulomatöse Entzündung der Haut, selten der inneren Organe. Bevorzugte Orte der Krankheit sind Sattel- und Geschirrlage, Fesselgegend, ferner Bug (Bugbeule) und Samenstrang nach Kastration (Samenstrangfistel). Es ist nicht ganz klar, warum in einigen Fällen der Organismus in dieser Weise auf die Staph.-aureus-Infektion reagiert. Vermutet wird ein gewisses Gleichgewicht zwischen Erreger und Pferd, wobei der Wirt zwar in der Lage ist, den Erreger an der generellen Ausbreitung zu hindern und mit Granulombildung zu reagieren, aber nicht fähig ist, ihn vollends zu eliminieren (HACKER, 1983; MULLOWNEY und FADOK, 1984).

Die Botryomykose entsteht beim Pferd meist als Wundinfektion, jedenfalls gehen in den meisten Fällen scharfe oder stumpfe Traumen voraus. Die Veränderungen bestehen in Umfangsvermehrungen, die recht gut von der Umgebung abgegrenzt sind, oft knotig erscheinen, ein gelblich-bräunliches Granulationsgewebe erkennen lassen und aus oft zahlreichen Fisteln ein eitriges Sekret entlassen. Die Veränderungen werden am häufigsten in der Haut, ferner in einem Teil der Bugbeulen und Samenstrangfisteln beobachtet. Selten werden innere Organe erfaßt.

Die Diagnose wird aufgrund des recht typischen klinischen Bildes gestellt und durch bakteriologische Untersuchung und Biopsie erhärtet. Differentialdiagnostisch kommen echte Neoplasien, nichtinfektiöses Granulationsgewebe und Mykosen in Frage (durch Biopsie und bakteriologische/mykologische Untersuchung zu klären).

Die Therapie besteht in der möglichst vollständigen Entfernung des granulomatösen Gewebes. Eine systemische oder gar örtliche Antibiotikatherapie ist nutzlos, da die Antibiotika im Granulationsgewebe nicht in ausreichender Konzentration angereichert werden.

### 9.4.9 Dermatophilose

Die Krankheit kommt hauptsächlich in den Tropen und Subtropen vor und äußert sich als oberflächliche pustulöse bis krustöse Dermatitis. Ätiologisch einheitlich wird sie durch *Dermatophilus congolensis* ausgelöst. Sie wurde fälschlicherweise auch als Hautstreptotrichose bezeichnet. Wo der Erreger normalerweise lebt, ist ebenso unklar wie der Übertragungsweg und die Pathogenese.

Klinisch entsteht die Krankheit wenig pathognomonisch als papulöse, vesikulöse und pustulöse Dermatitis, die zur Ausbreitung neigt, wobei die Haare verkleben und oft oval bis kreisrund ausfallen. Die Effloreszenzen nässen und verkrusten. Beim Abziehen der Krusten erscheinen blutende ulzeröse Stellen. Die Lokalisation kann in der Sattellage, am dorsalen Rumpf und an den Gliedmaßenenden besonders auffallend sein. Das Allgemeinbefinden ist nur in schweren Fällen gestört; dabei kann auch Fieber auftreten.

Die Diagnose wird durch Biopsie und Abklatschuntersuchung gesichert. Differentialdiagnostisch kommen Staphylokokkenpyodermie, Dermatomykosen und auch *Pemphigus foliaceus* in Frage.

Eine einheitliche Therapie kann nicht empfohlen werden. Wichtig ist die Haltung des Pferdes in trockener Umgebung. Zur örtlichen Behandlung werden schwefelhaltige Linimente (2- bis 3%ig), ferner Zinksulfat, Kupfersulfat und Jodkomplexlösungen empfohlen. Bei starker Verkrustung wird geraten, zunächst die Krusten mit schwefelhaltigem Lebertran oder Lebertran mit 0,25–0,5% Chloramphenicol aufzuweichen. In schweren Fällen mit Allgemeinsymptomen empfiehlt sich die zweimal tägliche Gabe von insgesamt 50000 IE Penicillin/kg KM und 25 mg Streptomycin/kg KM. Die örtliche Behandlung ist mindestens eine Woche lang täglich, dann ein- bis zweimal wöchentlich durchzuführen.

## 9.5 Dermatomykosen

Dermatomykosen sind Infektionskrankheiten des keratinisierten Gewebes, des *Stratum corneum* und der Haare, hervorgerufen in der Regel durch Microsporum- oder Trichophyton-Arten. Die durch hautpathogene Pilze hervorgerufenen Krankheiten führen zwar häufig zu charakteristischen Zeichen wie Juckreiz und kreisrunden, wallbegrenzten Haarausfällen mit der Tendenz zur Ausbreitung; die Symptome sind aber keineswegs pathognomonisch, da sie auch einerseits durch andere Krankheiten ausgelöst werden, andererseits aber oft so »untypisch« verlaufen, daß in jedem Falle exakte Nachweisverfahren anzuwenden sind. Die Untersuchung mit der Wood-Lampe (Ultraviolettlicht mit einer Wellenlänge um 254 nm) ergibt beim Pferd selten ein positives Ergebnis. Unter der Einwirkung von *Microsporum canis* oder *M. equinum* entwickeln sich im lebenden Haar fluoreszierende Tryptophanmetaboliten, allerdings nicht in jedem Falle. Damit ist nur der positive Ausfall verwertbar. Allerdings kann durch örtliche Behandlung die Fluoreszenz zerstört werden. Andererseits fluoreszieren eine Reihe von Substanzen, so daß falsch positive Reaktionen entstehen können. Fluoreszierende Schuppen oder Krusten sind ebenfalls unerheblich. Die fluoreszierenden Haare sind mit einer Pinzette auszuziehen und in Nährmedium zu untersuchen.

Zur Anlegung einer Pilzkultur sollen Haare am Rande der Effloreszenzen mit einer Pinzette ausgezupft oder mit einem Klebestreifen ausgezogen und ins Nährmedium verbracht werden.

Wird der Klebestreifen auf einen sauberen Objektträger geklebt, so kann er in dieser Form in ein Untersuchungsinstitut versandt werden. Auch Hautgeschabsel der vorher mit Alkohol gereinigten Haut können nach Verdunsten des Alkohols gut entnommen und dem Nährmedium zugeführt werden. Wichtig ist, daß die Proben immer am Rande der Veränderung entnommen werden (in der sog. »Kampfzone«).

Schwieriger zu beurteilen ist die direkte mikroskopische Untersuchung, die Erfahrung voraussetzt.

Die Dermatomykosen können in oberflächliche, tiefe oder subkutane, schließlich systemische unterteilt werden. Die weitaus häufigsten sind die oberflächlichen, die in den meisten Fällen durch *Microsporum* oder *Trichophyton spec.*, selten etwa durch *Candida spec.*, ausgelöst werden. Wesentlich seltener, beim Pferd in unserer Gegend kaum vorkommend, treten tiefe oder subkutane Dermatomykosen in Erscheinung, die durch Pilze ausgelöst werden, die normalerweise im Boden leben und durch Hautläsionen inokuliert werden. Systemische Mykosen führen über hämatogen-lymphogene Verschleppung u.a. zu Hauterkrankungen (Tafel 23, Abb. a, b und d, Tafelteil).

### 9.5.1 Mikrosporie, Trichophytie

Sie stellen die häufigsten oberflächlichen Dermatomykosen beim Pferd dar. Am häufigsten wurden bei uns *Microsporum gypseum* und *canis* sowie *Trichophyton mentagrophytes*, seltener *Microsporum equinum* und *Trichophyton quinanum* und *equinum* beobachtet.

Nach SCOTT (1988) können eine Reihe anderer Trichophyton- und Microsporum-Arten beim Pferd Dermatomykosen auslösen.

Die Übertragung geschieht durch direkten Kontakt oder indirekt durch infizierte Gegenstände, wie Putzzeug, Sattel-, Geschirrzeug, Decken, Stallwände, Weidezäune. Begünstigt wird der Ausbruch durch zu häufige Waschungen mit ungeeigneten, besonders alkalischen Waschmitteln; offensichtlich neigen geschwächte Pferde eher zu Pilzinfektionen (BÖHM, 1966; BÖHM und BISPING, 1968). Die Inkubationszeit beträgt einige Tage bis mehrere Wochen; vielfach ist sie schlecht festzulegen, da die Infektion klinisch inapparent bleibt. Außerhalb des tierischen Organismus können die Hautpilze jahrelang überleben.

Keineswegs jede Infektion führt zur klinischen Manifestation. Der Pilz kann durch die normale Zellabstoßung mechanisch beseitigt werden, oder er wird durch die normale Hautflora, Hautchemie oder immunologische Abwehr in der Entwicklung so gestört, daß er sich nicht vermehren kann. Gesundes Gewebe wird von den Pilzen nicht penetriert. Sie befallen zunächst abgestorbene Haare und Schuppen und sondern toxische Stoffwechselprodukte ab, die in der Lage sind, gesundes Gewebe zu schädigen. Durch Eindringen in Epidermis und Dermis gelangen sie schließlich in die Nähe von Blutgefäßen, die sich erweitern, durchlässig werden und auf diese Weise eine entzündliche Reaktion entstehen lassen. Es kommt zur Proliferation der Epidermis, Autolyse von Zellen, Einwandern von Entzündungszellen. Einige Tage nach der Infektion wird der Haarfollikel erreicht, von wo aus das Haar infiziert wird. Es wird schließlich brüchig und reißt ab. Durch Wachsen vom Infektionsort in die Peripherie breitet sich die Entzündung annähernd konzentrisch aus, wobei das ringförmige Krankheitsbild durch die ringförmige Entzündungszone (»Kampfzone«) entsteht, während im Innern des Ringes die Haut schuppig ist, die Haare kurz abgebrochen erscheinen und schließlich von innen beginnend nach außen wieder nachwachsen.

Das klinische Bild ist recht vielgestaltig, die verschiedenen Spezies erzeugen aber recht ähnliche Krankheitsbilder. Die Infektion kann, wie bemerkt, klinisch inapparent verlaufen, wenn sich ein Gleichgewicht zwischen Erreger und Wirt einstellt. Bei Überhandnehmen des Infektionsdrucks entstehen kleine juckende Knötchen, auf denen die Haare gesträubt sind, es besteht eine leichte Exsudation mit Krüstchenbildung. »Typischerweise« breitet sich der Haarausfall rasch konzentrisch aus, an der Grenze zum Gesunden besteht ein Entzündungswall, der höher gerötet sein kann. Im Zentrum brechen die Haare ab, die Haut ist schuppig. Durch Ineinanderfließen einzelner Ringe entsteht ein bizarres landkartenartiges Muster. In weniger »typischen«, aber eher häufiger zu sehenden Fällen bestehen lediglich Juckreiz und diffuser Haarausfall. Trichophytie soll i. a. mit stärkeren Symptomen einhergehen als die Mikrosporie.

Die Diagnose läßt sich am besten durch kulturellen Nachweis sichern. Das Anzüchten dauert allerdings in der Regel zu lange (bis 14 Tage), so daß man am besten gleichzeitig eine Hautbiopsie entnehmen sollte, die die Diagnose schon nach kurzer Zeit sichert.

Der direkte mikroskopische Nachweis kann schwierig sein und bedarf einiger Erfahrung. Die Untersuchung mit der Wood-Lampe ergibt nur bei einigen Mikrosporum-Infektionen einen sicheren Befund (cave: Verwechslung mit Medikamenten, Schuppen o. ä.). Differentialdiagnostisch kommen Dermatophilose, Staphylokokkenpyodermien, auch Demodikose und Pemphigus in Frage (Erregernachweis, Hautgeschabsel, Biopsie).

Die Prognose ist fast immer günstig. Die Krankheit heilt in leichten Fällen rasch selbst aus, in schweren kann sie unbehandelt jedoch den ganzen Körper erfassen und evtl. bakteriellen Sekundärinfektionen Vorschub leisten.

Die Therapie wird örtlich und besonders in ausgebreiteten Fällen auch systemisch durchgeführt.

1. Örtlich: Scheren der befallenen Regionen, am besten des ganzen Pferdes. Abwaschen von Schuppen, toten Haaren, evtl. Krusten und Zelldebris mit milden Waschmitteln oder wasserentspannenden (Spül-)Mitteln. Behandlung mit handelsüblichen Fungiziden. Beim Pferd können Fungizide auf Phenol-, Salizyl-, Jod- oder Schwefelbasis angewandt werden, oder man greift auf die – teureren – modernen Antimykotika zurück, wie Undecylensäure, Dichlorophen, Nystatin, Chlormadizol, Imidazol, Miconazol o. a.

2. Systemisch: Griseofulvin (z. B. Likuden) 5–10 (bis 20) mg/kg KM täglich über 14 Tage oder auch länger (bis 6 Wochen). Die Behandlung sollte aber durch die örtliche Therapie unterstützt und damit abgekürzt werden.

Die mit dem erkrankten Pferd in Berührung gekommenen Gegenstände sind mit Fungiziden zu behandeln, ebenso ist die Boxe damit zu reinigen. STAMPEHL (1982) empfiehlt zur Unterstützung ein gut vitaminiertes Futter mit ausgewogenem Ca:P-Verhältnis.

## 9.6 Virale Hautkrankheiten

### 9.6.1 Pferdepocken

Die Krankheit wurde sehr selten in Europa gesehen (ZWICK, 1924; MCINTYRE, 1949; KAMINJOLO et al., 1974). Sie äußert sich als pustulöse Entzündung der Mundschleimhaut und als papulöses Exanthem besonders in der Fesselbeuge, kann sich aber auch als vesikopustulöses Exanthem über den ganzen Körper ausdehnen (ROLLE und MAYR, 1993). Nach Rolle und Mayr entspricht der Erreger dem Vakziniavirus, wobei sich Pferde an frisch vakzinierten Menschen infizieren. Die Inkubationszeit beträgt 5–8 Tage. Die Exanthembildung ist von Fieber begleitet (KAMINJOLO et al., 1974). Die Prognose wird als günstig betrachtet. Kranke Pferde sollen isoliert werden.

### 9.6.2 Koitalexanthem

Synonyme sind Bläschenausschlag oder Herpesexanthem. Die Krankheit wird durch das Equine Herpesvirus 3 ausgelöst und ist weltweit verbreitet. Sie kann als venerische Krankheit bezeichnet werden, die beim Deckakt, aber auch von Insekten und per inhalationem übertragen wird (GIBBS et al., 1970; KROSRUD und ONSTAD, 1970). Die Inkubationszeit wird mit 1–10 Tagen angegeben. Auf Schleimhaut und Haut der Vulva entstehen kleine Knötchen, die zur Ulzeration und Exfoliation neigen. Beim Hengst treten ähnliche Veränderungen auf Penishaut und -schleimhaut auf. Nach der Abheilung, die nach 8–14 Tagen erfolgt, bleiben farblose Flecke zurück. Die Diagnose erfolgt klinisch, sollte jedoch ätiologisch durch Virusnachweis abgesichert werden.

Papillomatose und Sarkoidose siehe 9.9

### 9.6.3 Seltene virale Hautkrankheiten

*Molluscum contagiosum:* Die Krankheit wird durch ein unklassifiziertes Pockenvirus ausgelöst und befällt Skrotum, Penis, Euter, Achselhöhle und Maul, wo zunächst kleine Knötchen entstehen, die in der Mitte einsinken und einen käsigen Pfropf enthalten. Die Diagnose wird histopathologisch (Biopsie) gestellt. Die Krankheit heilt spontan aus.

*Stomatitis vesicularis:* In Amerika wird durch ein Rhabdovirus eine schmerzhafte vesikulöse Stomatitis ausgelöst, die auch die Haut besonders an Lippen, Präputium, Euter sowie an den Gliedmaßenenden erfassen kann. An den abgeheilten Stellen bleiben die Haare häufig weiß. Die Krankheit heilt in der Regel spontan ab.

## 9.7 Parasitäre Hautkrankheiten

### 9.7.1 Habronematose (Sommerwunden, Swamp Cancer)

Die Habronematose ist eine durch Helminthenlarven verursachte ulzerierende und granulomatöse Wundinfektion und weltweit verbreitet. Auslöser sind *Habronema muscae* und *majus* sowie *Draschia megastoma*, die als Adulte im Magen des Pferdes vorkommen. Die Larven geraten durch Fliegen, die sie im Pferdekot aufnehmen, in Wunden und können auch die intakte Haut penetrieren. Es wird vermutet, daß die Reaktion in der Wunde auf einer allergischen Basis beruht.

Die unter zahlreichen Synonyma bekannte Krankheit beginnt in der Regel im Frühjahr oder Frühsommer, wenn die Fliegen ausschwärmen. Sie ist meist an den Gliedmaßen, am Präputium, dem Penis und am Augenlid und den Konjunktiven lokalisiert. Befallen werden hauptsächlich Zufallswunden, die dann Knötchen, Granulationsgewebe, Ulzera und schlechte Heiltendenz aufweisen. Das Granulationsgewebe kann größere Umfänge annehmen. Es entleert sich vielfach ein blutiges Sekret (Abb. 9.13).

Die Diagnose kann mit Hilfe des Abklatschpräparates und mit der Biopsie gestellt werden. Differentialdiagnostisch kommen die Botryomykose, andere bakterielle oder mykotische Granulome, »alte Wunden« mit Granulationsgewebe, Sarkoidose oder Karzinomatose in Frage.

Die Therapie muß individuell festgelegt werden. Umfangreiche Granulome müssen chirurgisch versorgt werden. Auch über günstige Einflüsse der Kryochirurgie wurde berichtet (MCMULLEN, 1983). Systemisch angewandte Anthelmintika, wie Ivermectin, 0,2 mg/kg KM oder Organophosphate sorgen für eine Abtötung der Larven. Gute Ergebnisse werden mit der gleichzeitigen

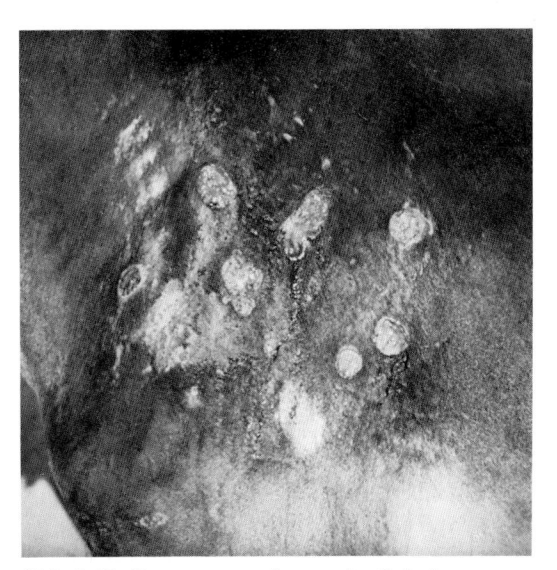

**Abb. 9.13:** Sommerwunden an der Schulter

systemischen Anwendung von Kortikosteroiden erzielt. Verwendet wird Prednisolon, 1 mg/kg, einmal täglich. Die Kortikosteroidapplikation kürzt die Krankheit auf 8 bis 14 Tage ab, während die Heilung ohne Kortikosteroide drei Wochen und länger dauert. Reicht eine einzige Ivermectingabe nicht aus, so ist sie nach 14 Tagen zu wiederholen.

Die örtliche Behandlung wird ebenfalls mit Anthelmintika durchgeführt. Bewährt haben sich Phosphorsäureester. SCOTT (1988) berichtet von einer Mischung aus 50 ml Glycerin, 20 ml Formalin in 1000 ml Wasser. Die Mischung ist täglich bis zur Heilung aufzutragen. Bei Konjunktivitis werden Phosphorsäureester-haltige Augensalben in Verbindung mit Neomycin, Polymyxin B und Dexamethason empfohlen.

### 9.7.2 Parafilariose (Sommerbluten)

Die Parafilariose ist eine durch *Parafilaria multipapillosa* ausgelöste, mit Knotenbildung einhergehende Hautblutung des Pferdes, die vorwiegend im Frühjahr und Sommer auftritt.

Der adulte Wurm, der bis zu 7 cm lang wird, lebt in Knoten im subkutanen und intermuskulären Bindegewebe. Die Blutungen entstehen, wenn die subkutanen Knoten sich nach außen öffnen und ihren blutigen Inhalt entleeren. In diesem Sekret sind Eier und Larven enthalten. Die Übertragung geschieht durch andere Fliegenarten, die vom Sekret schlecken.

Das klinische Bild imponiert durch rasche Bildung von Knoten in der Haut, die sich öffnen und das blutige Sekret entleeren. Gleichzeitig entwickeln sich an anderen Stellen weitere Knoten. Bevorzugt betroffen sind der Rumpf und der Hals. Während die Krankheit im Frühjahr und Sommer entsteht, bildet sie sich im Herbst und Winter zurück. Die Krankheit kann in den nächsten Jahren erneut auftreten, scheint sich aber nach einigen Jahren zu limitieren.

Die Diagnose beruht auf dem klinischen Bild und läßt sich an Hand von Abklatschpräparaten oder Biopsien leicht erhärten. Differentialdiagnostisch kommen allenfalls Abszesse und Granulome in Frage.

Die Therapie besteht in der Applikation von Ivermectin (0,2 mg/kg KM) oder Phosphorsäureestern.

### 9.7.3 Onchocercose

Verschiedene Spezies von *Onchocerca*, die z. T. auch in Europa vorkommen, rufen Hautkrankheiten beim Pferd hervor. Die z. T. bis einen halben Meter lang werdenden Würmer leben im Bindegewebe. Ihre Mikrofilarien gelangen in die Haut. Die klinischen Symptome bestehen in Juckreiz, Haarausfall, Erythem, Ulzeration, Schuppen- und Krustenbildung. Bisweilen erinnern sie an »typische« Dermatomykosen, in anderen Fällen sind die Effloreszenzen weit ausgedehnt. Besonders Kopf, Hals und die Unterseiten von Brust und Bauch sind betroffen. Die Diagnose wird gestellt, indem man ein Hautbioptat mit einem Skalpell zerkleinert, mit physiologischer Kochsalzlösung überschichtet und nach 30 min im Mikroskop betrachtet. Die Mikrofilarien sind an ihrer lebhaften Bewegung zu erkennen. Die Behandlung erfolgt mit Ivermectin (0,2 mg/kg KM) ggf. wiederholt nach vier Wochen (ANDERSON, 1984).

### 9.7.4 Zeckenbefall

Die in Mitteleuropa bei Pferden vorkommenden Zeckenarten rufen kaum Krankheitserscheinungen hervor; einige können Babesien und Arboviren übertragen. Am häufigsten wird *Ixodes ricinus* angetroffen: Männchen 1,2–4 mm, Weibchen 2,8–3,4 mm; im vollgesogenen Zustand bis 12 mm lang, traubenbeerenähnlich und blaugrau verfärbt; Mundwerkzeuge mit Widerhaken (feste Verankerung in der Haut), 4 Beinpaare. Die Eier werden in busch- und waldreichen Gegenden am feuchten Boden abgelegt. Sowohl Larven als auch Nymphen saugen an anderen Wirtstieren (Kleinnager, Reh, Fuchs, Hund) Blut. Die Gesamtentwicklung beträgt je nach Witterungsverhältnissen $1^1/_2$ bis 4 Jahre. Der Zeckenbefall ist in der Regel im April und Mai sowie September und Oktober am stärksten.

Die Zecken werden vorwiegend an den mit weicher Haut bedeckten Körperabschnitten, wie Kopf, Unterbauch und Schenkelinnenfläche, angetroffen, doch können alle übrigen Körperstellen befallen sein. Wenn der Zeckenleib vom in der Haut befindlichen Kopf abgerissen wird, können dort knotenförmige eiternde Entzündungsherde entstehen. Bei stärkerem Befall von Fohlen treten gelegentlich vorübergehende Lähmungen auf.

Nach Applikation der üblichen Insektizide auf Kohlenwasserstoff- oder Phosphorsäureester-Basis in Form von Sprays oder Waschungen fallen die Zecken kurze Zeit später ab.

### 9.7.5 Demodikose (Demodexräude, Haarbalgmilbenausschlag)

Eine durch Demodex-Milben hervorgerufene nicht sehr kontagiöse Räudeform, die beim Pferd nur selten klinisch festgestellt wird.

Erreger ist *Demodex equi* (RAILLIET, 1895): 0,3–0,38 mm; typische »Salzstangerl«-Form, 4 Stummelbeinpaare (Larven 3 Beinpaare). Die Entwicklung findet am Wirt statt und dauert etwa 4 Wochen. Außerhalb des Wirtes können sich die Milben in feuchtem kühlen Milieu (rohe Häute) bis zu 21 Tagen, in trockener Umgebung nur

1½ Tage lang lebensfähig erhalten. Auch bei offensichtlich gesunden Pferden kann man gelegentlich in den Haarfollikeln und Talgdrüsen Milben nachweisen. Als Folge schlechter Pflege und Haltung, Mangelernährung, Haut- oder innerer Krankheiten und Stressoreneinwirkungen werden die Parasiten aktiv und vermehren sich. Eine Übertragung durch direkten oder indirekten Kontakt (Geschirr-, Sattel-, Putzzeug) ist nur selten nachzuweisen.

Vorwiegend im Bereich des Kopfes finden sich linsen- bis markstückgroße haarlose Flecken, an denen die Haut manchmal eine geringgradige Schuppenbildung aufweist oder livid gerötet und verdickt ist. Juckreiz fehlt in der Regel. Die Veränderungen können während der Sommermonate spontan abheilen; treten jedoch vielfach in der kalten Jahreszeit wieder auf. In anderen Fällen breiten sie sich auf Hals, Schulter, Unterbrust und Flanken aus, insbesondere bei jugendlichen Tieren (Faktorenseuche). Bakterielle Sekundärinfektionen können Knötchen, Pusteln und Ulcera verursachen (parasitäre Akne).

Differentialdiagnostisch sind neben anderen Akne- und Räudeformen die Alopezie und tiefe Dermatomykosen zu berücksichtigen. Die Diagnose wird durch den Parasitennachweis mittels eines tiefen Hautgeschabsels gesichert. Der Verlauf der Krankheit ist nicht lebensgefährlich.

Wesentlich ist die Abstellung der vermuteten Stressoreneinwirkungen; Weideaufenthalt und Sonnenbestrahlung fördern den Behandlungserfolg. Für örtliche Schmierkuren werden 3- bis 5%ige Schwefelsalben, Styrax-Leinöl-Liniment, Odylen® und dgl. empfohlen, die unter Umständen durch Wochen hindurch täglich aufgetragen und sanft einmassiert werden müssen. Für größere Hautabschnitte können organische Phosphorsäureester herangezogen werden. In den meisten Fällen kommt es nur zur klinischen Heilung, jedoch nicht zur vollständigen Vernichtung der Parasiten.

### 9.7.6 Trombidiose (Herbstgrasmilbenbefall)

Der Befall wird vereinzelt in den Monaten August und September beobachtet. In Europa handelt es sich meist um Larven von *Neotrombicula autumnalis* (SHAW, 1790): 0,2–0,5 mm lang, rötlich gefärbt. Die Milbenweibchen überwintern im Erdboden und legen im Frühjahr ihre Eier ab. Die Larven müssen 3–5 Tage auf einem Warmblüter Blut saugen. Sie sitzen meist gruppenweise am Kopf (Lippen, Gesicht, Ohren), Gelenkbeugen und Schenkelinnenflächen, so daß die befallenen Stellen als rote Streifen oder Flecken imponieren. Starker Juckreiz führt zu Scheuereffekten und ekzematösen Veränderungen.

Die Parasiten können mit den üblichen Antiparasitika getötet werden; die sekundären Hautveränderungen sind symptomatisch zu behandeln.

### 9.7.7 Räude

Eine mit heftigem Juckreiz einhergehende parasitäre Hautentzündung, die in Mitteleuropa beim Pferd derzeit nur sporadisch vorkommt.

Die Räude der Pferde wird durch drei Milbenarten hervorgerufen: *Sarcoptes equi* (GERLACH, 1857) Grabmilbe, Erreger der Kopfräude: Männchen 0,19–0,23 mm, Weibchen 0,3–0,45 mm (mit freiem Auge kaum sichtbar); Mundkegel abgerundet; kurze stummelförmige Beinpaare mit tulpenförmigen Haftscheiben an langen ungegliederten Stielen. *Psoroptes equi* (HERING, 1838) Erreger der Mähnen- und Steißräude: 0,5–0,7 mm (mit freiem Auge sichtbar); Mundkegel lang und spitz; lange Beinpaare mit trompetenförmigen Haftscheiben an langen gegliederten Stielen. *Chorioptes bovis* (HERING, 1845), schuppenfressende Milbe, Erreger der Fußräude: 0,3–0,6 mm; Kopf stumpfkegelig; lange Beinpaare mit glockenförmigen Haftscheiben an kurzen, ungegliederten Stielen.

Die Entwicklung erfolgt am Wirtskörper und dauert bei Sarcoptes 2–3, bei Psoroptes und Chorioptes 1–2 Wochen. Die Lebensdauer der Milben beträgt 3–7 Wochen; einzelne können aber am Pferd den Sommer überdauern. Außerhalb des Tierkörpers kann die Sarcoptesmilbe 1–2, die Psoroptesmilbe 4–6 und die Chorioptesmilbe bis zu 10 Wochen am Leben bleiben; bei warmer und trockener Witterung aber wesentlich kürzer. Sie sind gegen äußere Einwirkung sehr resistent und widerstehen den meisten chemischen Desinfektionsmitteln.

Die Ansteckung findet sowohl durch unmittelbare Berührung mit befallenen Tieren statt, als auch über unbelebte (Geschirr, Decken, Putzzeug, Streu, Kleidungsstücke der Wärter) oder belebte Zwischenträger (Mensch, kleine Haustiere, Kleinnager, angeblich auch Fliegen). Begünstigende Faktoren sind langes und dichtes Haarkleid, naßkalte Witterung, kalte Stallungen, schlechte Pflege und Hautkrankheiten. Die Räude ist bis zu einem gewissen Grad eine »Faktorenseuche«, da auch Mineralstoff-, Vitamin- und Spurenelementmangel, schlechter Ernährungszustand sowie andere Krankheiten das Haften der Milben und die Erkrankung fördern; auch die Sensibilisierung der Haut soll eine Rolle spielen. Seinerzeit hat sich die Räude im Frühwinter mit Einbruch der Kälte in den Beständen sehr schnell ausgebreitet, während sie in der warmen Jahreszeit zum Stillstand kam und vielfach sogar spontan abheilte.

#### 9.7.7.1 Sarcoptesräude

Die Sarcoptesmilben siedeln sich in der Epidermis an, wechseln häufig ihren Sitz und bohren dort seichte Vertiefungen oder Gänge in den unteren Lagen der Hornschicht, manchmal auch bis zum Stratum germinativum. Die Hautveränderungen entwickeln sich in der Regel zunächst am Kopf und Hals und breiten sich dann über

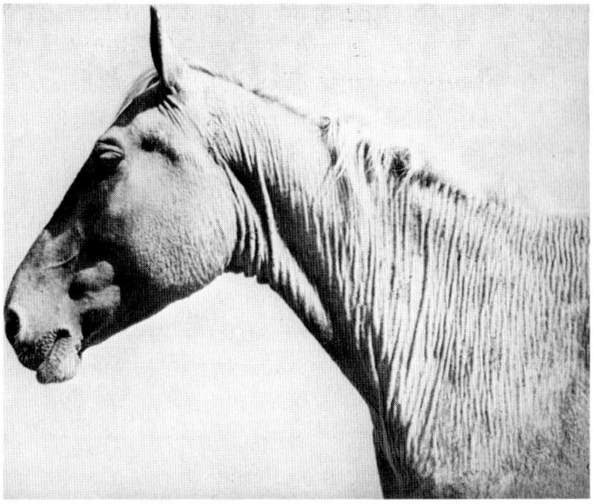

**476** Hautkrankheiten

**Abb. 9.14:** Fortgeschrittene Sarkoptesräude mit ausgeprägter Faltenbildung

die ganze Körperfläche aus, soweit sie mit kurzem Deckhaar versehen ist.

Das erste Symptom ist der heftige Juckreiz, der sich bei Erhöhung der Hauttemperatur namentlich im warmen Stall und bei Sonnenbestrahlung steigert. Gleichzeitig entwickeln sich kleine Knötchen und Bläschen und ein fleckenförmiger Haarausfall mit Krusten und Borken. Durch das Scheuern entstehen sekundäre Exkoriationen und weiterer Haarausfall. Die Haut verdickt sich allmählich und nimmt eine charakteristische Querfaltung ein. Die haarlosen Flecken konfluieren zu größeren Flächen, an denen man die Faltenbildung der Haut besonders deutlich sieht (Abb. 9.14). Gleichzeitig kommt es zu Abmagerung, und seinerzeit sind sogar Todesfälle eingetreten.

Die Milben können auch bei anderen Tierarten eine mild verlaufende Räude verursachen und beim Menschen einen juckenden papulösen, aber meist leicht abheilenden Ausschlag hervorrufen.

### 9.7.7.2 Psoroptesräude

Die Psoroptesmilben siedeln sich an der Hautoberfläche zwischen und unter den Borken an und saugen mit ihren spitzen Mundwerkzeugen Blut und Gewebeflüssigkeit. Die ersten Hautveränderungen entwickeln sich im Bereich des Langhaares, und zwar vorwiegend am Kamm und Mähnengrund, ferner am Ansatz des Haarschopfes und des Schweifes. Von dort kann sich die Räude auf die Seitenflächen des Halses, Schulter, Sattellage und Kruppe ausbreiten (Abb. 9.15).

Auch bei dieser Räudeform ist das hervorstechendste Frühsymptom der Juckreiz. Ansonsten sieht man z. T. ähnliche Veränderungen wie bei der Sarcoptesräude, vor allem aber graue, mörtelige Krusten und Borken und spä-

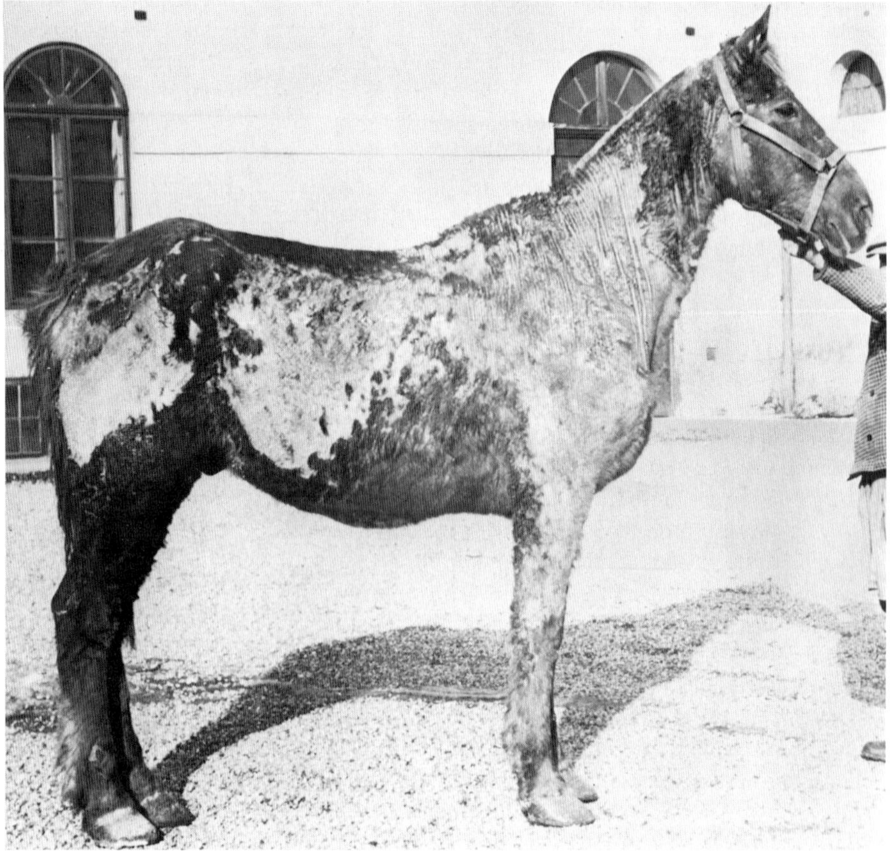

**Abb. 9.15:** Ausgebreitete Psoroptesräude

ter in geringerem Ausmaß Faltenbildung. Die Tendenz zur Abmagerung ist auch in schwereren Fällen nie so groß wie bei der Sarcoptesräude.

Gelegentlich tritt beim Pferd, seltener beim Maultier und Esel, eine Psoroptes-Ohrräude (*Psoroptes cuniculi*, DELAFOND, 1859) mit charakteristischen Symptomen wie Kopfschütteln und Überempfindlichkeit der Ohrgegend auf. Im Ausfluß und in Pfröpfen des äußeren Gehörganges kann man reichlich Psoroptesmilben nachweisen.

### 9.7.7.3 Chorioptesräude (Fußräude)

Die Chorioptesmilben ernähren sich von Epidermiszellen, Talgresten und entzündlichen Hautprodukten und rufen daher in der Regel nur geringgradige entzündliche Reaktionen hervor. Die Fußräude tritt meist in der Fesselbeuge der Hinter-, seltener der Vorderextremitäten oder am Schweifansatz auf und kann sich in schwereren Fällen von dort ausbreiten (Tafel 23, Abb. c, Tafelteil). Durch langes Köthaar wird ihre Entwicklung begünstigt, weshalb man sie vorwiegend bei kaltblütigen Pferden und im Winter beobachtet hat. Chorioptesmilben finden sich auch manchmal ohne klinisch nachweisbare Erkrankungen in der Fesselbeuge, und zwar auch bei Warmblutpferden. Sie dürften andererseits häufig eine Ursache von Fesselekzemen und der Dermatitis verrucosa (Mauke) sein (s. 9.4.1.4).

Die Pferde äußern heftigen Juckreiz in Form von Trippeln, Stampfen oder Scheuern, besonders in der Nacht und in warmen Stallungen. In der Fesselbeuge entwickelt sich ein Ekzem, das vorwiegend mit Schuppen- und Krustenbildung einhergeht. Später kommt es zu Hypertrophie und Hyperkeratose der Haut mit der Bildung von Falten und Rhagaden, die oft von einem talgigen und schmierigen Belag bedeckt sind.

Die Diagnose der Räude ergibt sich aus dem heftigen Juckreiz, der namentlich in der Wärme zunimmt, den typischen Lokalisationen und Effloreszenzen und evtl. dem Umstand, daß im Bestand mehrere Tiere erkrankt sind (bei der Sarcoptesräude gelegentlich auch das Pflegepersonal). Differentialdiagnostisch ist bei scharf begrenzten und disseminierten Hautveränderungen an Dermatomykosen zu denken. Beim Laus- und Haarlingsbefall lassen sich schon mit freiem Auge die Ektoparasiten und ihre Eier erkennen; gelegentlich kommt er aber auch gemeinsam mit der Räude vor. Die Fußräude muß von anderen Fesselekzemen und Exanthemen unterschieden werden, die aber in der Regel nicht mit so heftigem Juckreiz einhergehen.

Zur Sicherung der Diagnose gewinnt man vom Rande der Veränderungen ein tiefes Hautgeschabsel und untersucht es im Kalilaugenpräparat nativ oder nach Anreicherung (einige Minuten in 10–20%iger Kalilauge kochen, zentrifugieren) das Sediment unter dem Mikroskop. Man kann auch das Hautgeschabsel in eine Petrischale verbringen und anwärmen und dann auf dunklem Untergrund die Psoroptes- und Chorioptesmilben meist schon mit freiem Auge, die Sarcoptesmilben mit der Lupe erkennen.

Zur Behandlung verwendet man von den chlorierten zyklischen Kohlenwasserstoffverbindungen allenfalls noch Bromociclen (Alugan®) sowie Hexachlorcyclohexan (Lindan) in Puderform. Aus ökotoxikologischen Gründen sollte man jedoch ernsthaft erwägen, auf diese Wirkstoffe zu verzichten. Ansonsten sind Carbamate oder organische Phosphorsäureester-Präparate (Diazinon 0,06, Toxaphen 0,5, Neguvon® 0,15–0,20%) in Form von Besprühungen, Waschungen oder Bädern einzusetzen. Diese Verbindungen sind insbesondere bei Jungtieren oder stark geschwächten Pferden unterschiedlich verträglich und müssen unter besonderen Vorsichtsmaßnahmen angewendet werden (bei den Chlorkohlenwasserstoffen nicht gleichzeitig Salben oder ölige Lösungen applizieren). Wir haben nicht mit allen im Handel befindlichen Präparaten eigene Erfahrungen sammeln können. Die Angaben der Herstellerfirmen bezüglich Applikation und Konzentration sind daher genau zu befolgen. Im allgemeinen sind Waschungen oder Sprays vorzuziehen, wobei die Behandlung nach 5–7 Tagen zu wiederholen ist. Gut wirksam sind auch Derris- oder Pyrethrumextrakte, und die besten Erfolge hatten wir mit der Schwefeldioxidbegasung. Zur Lokalbehandlung können die gleichen Mittel herangezogen werden, aber auch Odylen®, Thiotal®, Styrax-Leinöl-Liniment etc.

Anscheinend geheilte Tiere können noch Milbennester aufweisen, vor allem im Kehlgang- oder Mähnenbereich. Wichtig ist die Reinigung und Entseuchung des Stalles nach erfolgter Behandlung, um eine Reinvasion der gesunden Tiere zu vermeiden. Organische Phosphorsäureester (z. B. Trichlorfon in 2%iger Lösung) sind dabei den klassischen Desinfektionsmitteln vorzuziehen. Besser wirkt eine Gasdesinfektion mit Schwefeldioxid (3 Vol%, 6 Stunden bei Raumtemperatur einwirken lassen, d. h. pro m$^3$ 50 g Schwefel verbrennen; Metallgegenstände werden angegriffen), Zyklongas (Wanzenbekämpfer) oder Räucherungen mit gechlorten Kohlenwasserstoff- (Gammexan®, Jacutin®) oder organischen Phosphorsäureester-Präparaten.

Das einfachste Entseuchungsverfahren besteht aufgrund des biologischen Verhaltens der Milben im Nichtbenützen der Stallungen und Stallgegenstände für die Dauer von mindestens 3–4 Wochen, nachdem die Streu entfernt und sie grobmechanisch gereinigt worden sind.

### 9.7.8 Lausbefall

Läuse werden gelegentlich bei im Freien gehaltenen oder schlecht gepflegten und ernährten, geschwächten Pferden angetroffen, und zwar vor allem während der kalten Jahreszeit. Beim Pferd kommt *Haematopinus asini macrocephalus* (LINNÉ, 1755) und beim Esel *H. asini asini* (LINNÉ, 1755) und *Ratemia squamulata* (NEUMANN, 1911) vor. Die Anopluren besitzen einen langen schmalen Kopf und breiten Thorax und sind 2,0–3,8 mm lang. Die Eier (Nissen) werden an die Haare geklebt. Die Entwicklung erfolgt über drei Larvenstadien und dauert 3–5 Wochen. Außerhalb der Equiden überleben die Läuse 4–7 Tage, so daß sie auch indirekt (Putzzeug, Sattel, Geschirr) übertragen werden können.

Durch das Herumkriechen der Parasiten, das Blutsaugen und das dabei abgesonderte Sekret entsteht Juckreiz mit den durch das Benagen und Scheuern hervorgerufenen Haarbrüchen, Haarausfall, Erosionen, Exkoriationen, Krusten; gelegentlich werden auch Knötchen und Bläschen beobachtet. Die andauernde Beunruhigung kann zu einem Rückgang des Ernährungszustandes führen. Bei Massenbefall von Jungtieren kommt es zur Blutarmut; auch über vereinzelte Todesfälle wurde berichtet. Die Diagnose wird durch den Nachweis der Parasiten oder Nissen (Scheiteln der Haare, unter Umständen unter Zuhilfenahme einer Lupe) gesichert. Differentialdiagnostisch kommen Haarlingsbefall und andere juckende Hautkrankheiten in Frage, die aber auch gleichzeitig vorhanden sein können.

Die Behandlung erfolgt durch Einpudern, Besprühen oder Waschungen mit chlorierten Kohlenwasserstoff-, organischen Phosphorsäureester- oder Karbamatpräparaten (s. o.). Bei besonders dichtem Haarkleid und hochgradigem Befall ist es empfehlenswert, die Patienten zu scheren. Die Behandlung muß im Abstand von 7–8 Tagen mehrmals wiederholt werden, da die meisten Mittel die Nissen nicht ausreichend beeinflussen. Auch der Standplatz, Geschirr, Decken usw. müssen gereinigt und antiparasitär behandelt werden.

### 9.7.9 Haarlingsbefall

Haarlinge finden sich unter ähnlichen Bedingungen wie der Lausbefall, insbesondere bei dicht behaarten Pferden (z. B. Shetlandponys). Beim Pferd kommt *Werneckiella equi equi* (DENNY, 1842) und beim Esel *W. equi asini* (EICHLER, 1953) vor. Sie besitzen einen kurzen breiten Kopf, der das Thoraxsegment überragt und sind 1,6–2,3 mm lang. Die Eier (Nissen) werden an die kurzen Haare im Hals- und Rückenbereich geklebt. Die Entwicklung erfolgt über drei Larvenstadien und dauert etwa drei Wochen. Außerhalb des Wirtes können die Parasiten einige Tage überleben.

Die Haarlinge saugen kein Blut und ein geringer Befall bleibt daher oft symptomlos. Bei größerer Anzahl kommt es zu ähnlichen, jedoch meist milderen Veränderungen als beim Lausbefall (Tafel 24, Abb. a, Tafelteil). Die Diagnose wird auf die gleiche Weise gesichert und auch die Behandlung ist die gleiche wie beim Lausbefall.

### 9.7.10 Mückenbefall

Stechmücken, und zwar *Aedes, Culex, Psorophora* und *Mansonia spp.*, kommen in feuchten Gegenden sowohl im Freien als auch in den Stallungen der Pferde vor. Die Larven entwickeln sich im Wasser, feuchter Erde und schattigen Orten; die Weibchen vieler Arten saugen Blut, wobei sie Krankheitserreger übertragen (Arboviren, z. B. Equine Encephalomyelitis, Infektiöse Anämie etc.).

Die Mücken beunruhigen die Pferde, und durch den Stich werden gelegentlich schmerzhafte, umschriebene Anschwellungen ausgelöst. Bei reichlichem Befall können sich räudeartige Hautveränderungen entwickeln und erhebliche Blutverluste auftreten.

Die Behandlung einzelner Mückenstiche mittels Ammoniaklösung, Antihistamin- oder Kortikosteroidpräparaten ist in der Regel nicht notwendig. Bei massenhaftem Befall kann man eine verdünnte Ammoniaklösung zum Abwaschen verwenden, wodurch das Mückengift zerstört wird.

Sommerekzem (Sweet Itch, Queensland Itch)
siehe 9.4.1.1

### 9.7.11 Kriebelmückenbefall (Simuliotoxikose)

In Europa sind über 10 Arten der *Simuliidae* bei Pferden festgestellt worden, die vor allem in Flußniederungen auftreten. Am häufigsten werden *Wilhelmia equina* (LINNÉ, 1746), *Boophthora erythrocephala* DE GEER, 1776) und *Odagmia ornata* (DEIGEN, 1818) angetroffen: 1,5–4 mm lang, mit stechenden Mundwerkzeugen. Die Entwicklung erfolgt über 6 Larvenstadien an Wasserläufen, wo unmittelbar über der Wasseroberfläche liegende Pflanzenteile für die Eigelege benützt werden. Die Hauptschwärmzeit liegt zwischen Mitte April und Anfang Juni. Die Weibchen brauchen eine Blutmahlzeit für die Eiproduktion, wobei sie ein Toxin einimpfen.

Beim Herannahen der Mückenschwärme werden die Weidetiere unruhig, wälzen sich, suchen Schutz in Stallungen oder im Wasser oder gehen panikartig und ohne Rücksicht auf die Umgebung durch. Die Kriebelmücke befällt vorwiegend Euter, Hodensack, Vorhaut, Schenkelinnenfläche, Unterbauch sowie die Umgebung von Mund, Nase und After. Dort entstehen nadelstichartige Blutungen, kleine Knötchen und an den ventralen Körperstellen Ödeme. Bei stärkerem Befall entwickeln sich Allgemeinstörungen, und zwar Fieber, Mattigkeit, starrer ängstlicher Blick, Schwanken, Festliegen, Pulsbeschleunigung und Pulsschwäche, pochende Herztätigkeit, hohe Atemfrequenz, manchmal geringgradige Tympanien und passagere Erblindung. Die Pferde können innerhalb weniger Stunden verenden; die Sterblichkeit betrug seinerzeit bis 75%. Massenerkrankungen werden am häufigsten im Frühjahr beobachtet, weil zu dieser Zeit die Weidetiere noch nicht gegen das Mückengift immun sind.

Die Pferde werden in dunkle Räume verbracht und mit kühlenden Umschlägen oder Waschungen mit Burow-Mischung, Bleiazetat- oder Ammoniaklösungen behandelt. Die Allgemeinstörungen sind symptomatisch zu therapieren; außerdem gibt man Antihistaminika, Kalzium und Kortikosteroide.

Außer den oben geschilderten vorbeugenden Maßnahmen kann man auf den Weiden Schutzhütten aufstellen, in die sich die Tiere flüchten. Treibt man die Pferde schon vor der Hauptschwärmzeit auf die Weide, dann kommt es durch den Stich von bereits vereinzelt vorhandenen Mücken zur Immunisierung, so daß bei späteren Massenbefällen keine Krankheitserscheinungen mehr ausgelöst werden.

## 9.7.12 Bremsenbefall

*Tabanus-, Chrysops-* und *Haematopa*-Arten schwärmen während des Sommers in tümpelreichen, verschlammten Gegenden und belästigen die Pferde vielfach so heftig, daß man zur Nachtweide übergehen muß. Die Weibchen befallen vor allem an heißen Tagen die Tiere, beunruhigen sie und saugen Blut. Dabei können Infektionserreger (z. B. Trypanosomen) übertragen werden.

Zur Bekämpfung werden die gleichen Mittel und Methoden angewendet wie bei den Stechmücken. Repellents wie Dimethylphthalat müssen alle 2–3 Tage aufgetragen werden, Diethyltoluamid bereits nach wenigen Stunden.

## 9.7.13 Dasselbefall (Hypodermose)

Die Hautdassel- oder Biesfliegen befallen in Ausnahmefällen auch Pferde, und zwar in erster Linie *Hypoderma bovis* (DE GEER, 1776), seltener *H. lineatum* (DE VILLIERS, 1789). Die Entwicklung der Wander- und Hautlarven dürfte auf die gleiche Weise wie beim Rind erfolgen. Die Dasselbeulen finden sich als haselnußgroße kalottenförmige Gebilde am Rücken und an den Seitenflächen des Rumpfes und können über die Atemöffnung bakteriell infiziert werden, so daß sich auf Druck Eiter entleert. Sie sind manchmal schmerzhaft, und die Pferde recken und strecken sich auffallend oft. Bei Rückenmarksbefall treten Nachhandlähmungen auf.

Die mechanische Abdasselung ist wegen der Kleinheit der Larven etwas schwieriger, jedoch nach eigenen Erfahrungen meist möglich. Zur äußeren medikamentellen Behandlung werden die gleichen Phosphorsäureesterpräparate wie beim Rind verwendet: Neguvon®, Ruelene®, Tiguvon®, Warbex®.

## 9.7.14 Gasterophiluslarvenbefall (Streifensommerekzem)

Die 8–18 mm großen dichtbehaarten Gasterophilusfliegen heften ihre Eier in der Regel an die Haare bestimmter Körperteile der Pferde an. Die Larven entwickeln sich auf der Haut und weiter im Magen-Darm-Trakt (s. 3.10.10). Folgende Arten kommen in Europa vor: *Gasterophilus inermis* (BRAUER, 1858) legt die Eier an den Seitenflächen des Kopfes ab (»Backenbremse«). Die Larven bohren sich in die Haut ein und wandern subepithelial zu den Mundwinkeln. Entlang der Bohrgänge kommt es zu Entzündungen (Streifensommerekzem). Die gelblichen und keilförmigen Eier von *G. intestinalis* (DE GEER, 1776) finden sich an Vorderbeinen, Schultern und Flanken. Die Larven verursachen Juckreiz. *G. haemorrhoidalis* (LINNÉ, 1758) heftet schwarze und dolchgriffartig geformte Eier in der Umgebung von Mund und Nüstern (»Nasenbremse«) am Grund der Sinneshaare an. *G. nasalis* (LINNÉ, 1758) legt weißliche und leicht gekrümmte Eier im Kehlgang ab. Die Eier von *G. nigricornis* (LOEW, 1863) finden sich an den Wangen, seltener im Gebiet der Nasenwurzel. Die Eier von *G. pecorum* (FABRICIUS, 1794) werden an Pflanzen abgelegt. Die Hauptflugzeiten sind bei den erstgenannten Arten Juli und August, bei *G. inermis* ab Ende Juni, bei *G. nasalis* ab Anfang Juni und bei *G. nigricornis* und *G. pecorum* im Juni, wobei die etwa eine Woche aktiven Imagines nur einen begrenzten Aktionsradius haben.

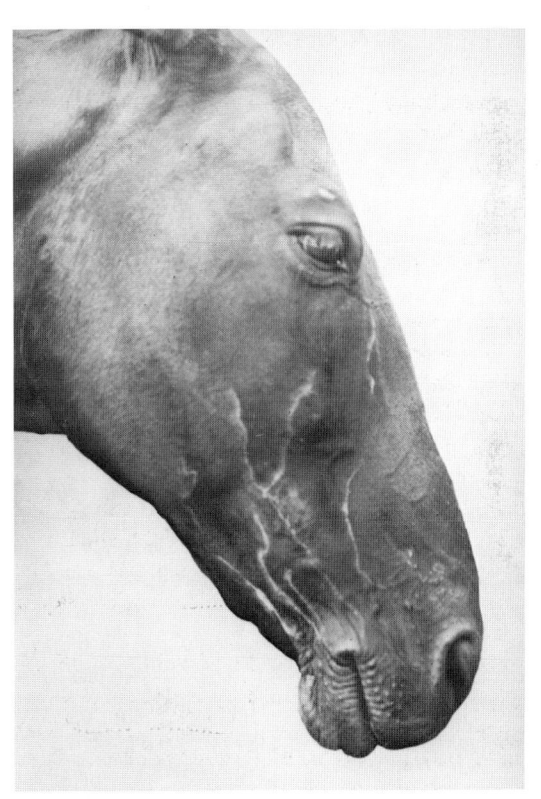

**Abb. 9.16:** Streifensommerekzem im Kopfgebiet

Das von *G. inermis* hervorgerufene Streifensommerekzem lokalisiert sich vorwiegend an der Kopfhaut, seltener an anderen Körperstellen. Man findet unregelmäßig verlaufende, sich z. T. überschneidende, mehrere Millimeter breite haarlose hellere Streifen, an denen ein seröses Exsudat austritt, das zu Krusten eintrocknet (Abb. 9.16). Diese Streifen verlaufen in der Regel gegen die Mundwinkel und verlängern sich täglich um 1,5–3 cm. Innerhalb von 2–3 Wochen tritt Heilung ein. Die Larven der übrigen Gasterophilusarten verursachen z. T. mäßigen Juckreiz, der kaum zu ausgeprägten sekundären Effloreszenzen führt.

Eine Behandlung ist in der Regel nicht notwendig oder nicht möglich (Eier). Die Larven sprechen gut auf die üblichen Insektizide an. Bei stärker ausgeprägten Entzündungserscheinungen können antiphlogistische Salben angewendet werden. Bezüglich der allgemeinen Bekämpfung siehe Gasterophilose (3.10.10).

### 9.7.15 Lausfliegenbefall

Die Pferdelausfliege, *Hippobosca equina* (Linné, 1758), ist die einzige in Mitteleuropa beim Pferd vorkommende Art. Sie beunruhigt im Sommer und Frühherbst durch ihren Stich, und zwar vorwiegend an den wenig behaarten Hautstellen, wie After, Vulva, Schenkelinnenflächen, Euter; außerdem werden die Tiere durch das Blutsaugen geschädigt.

Einzelne Fliegen werden abgesammelt; zur Behandlung stark befallener Pferde eignen sich die üblichen Insektizide im Sprüh- und Aufgießverfahren. Zur Prophylaxe werden Repellentien auf Karbamat- oder Phosphorsäureester-Basis empfohlen.

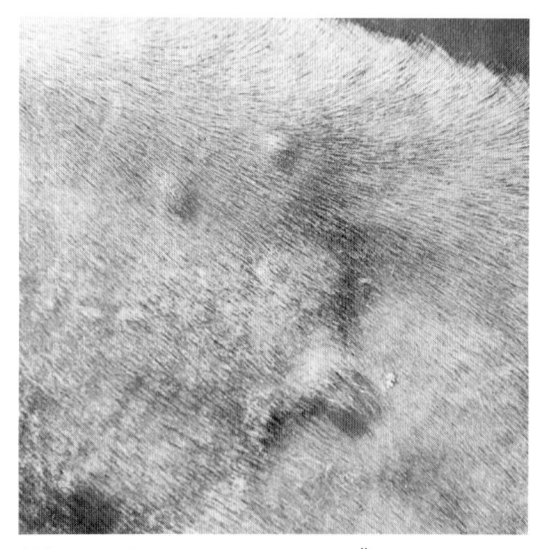

**Abb. 9.17:** Lokale knotenförmige Ödeme nach Bienenstichen

### 9.7.16 Erkrankungen durch den Stich von Hautflüglern

Wespen (*Vespa vulgaris*), Hornissen (*V. crabro*), Bienen (*Apis melifica*) und Hummeln (*Bombus terrostris*) stechen gelegentlich Pferde. Ihre komplex zusammengesetzten Gifte (Eiweißkörper, basische Lipide, Ameisensäure) haben Antigencharakter und wirken hämolytisch, hämorrhagisch und zentralnerval.

Die Pferde gehen oft durch, wenn sie von Hautflüglern überfallen werden. Als Folge der Stiche entstehen nußgroße Schwellungen (Abb. 9.17), die an zarten Hautstellen (Augenlider, Kehlgang) oder bei Überempfindlichkeit auch größer werden können (Glottisödem). Bei starkem Befall kommt es zu Schweißausbruch, Unruheerscheinungen, Dyspnoe, Tachykardie, Hämoglobinämie und -urie, Ikterus und Kollaps. Ein tödlicher Ausgang wurde bei Pferden nur vereinzelt beobachtet.

Ein zurückgebliebener Stachel wird mittels Pinzette entfernt. Die Stichstellen können mit verdünnten Ammoniak- oder Bikarbonatlösungen oder mit Essigsaure-Tonerde-Umschlägen behandelt werden. Bestehen Allgemeinsymptome oder Erstickungsgefahr, so erfolgt die intravenöse Applikation von Kortikosteroiden (Prednisolon, 2–5 mg/kg KM), in lebensbedrohlichen Fällen von Adrenalin, 2–5 ml der 0,1%igen Lösung. Nötigenfalls ist eine Tracheotomie vorzunehmen.

## 9.8 Autoimmunkrankheiten

### 9.8.1 Pemphigus

Der Pemphigus (griech.: *pemphix* = Blase) kommt beim Pferd in Form des *P. foliaceus* vor und äußert sich als ausgedehnte, squamöse, krustöse, vesikopustulöse Dermatitis. Zugrunde liegt eine Antikörperbildung gegen die Glykokalyx der Keratinozyten, die zur Akantholyse infolge einer Verflüssigung der Zellkittsubstanz führt. Dadurch wird der Zellverband gelöst, es kommt zur Hohlraumbildung mit Einfließen von interstitieller Flüssigkeit und zum Einwandern von Zellen (Johnson et al., 1981; George und White, 1984; Day und Penhale, 1986; Edmond und Frevert, 1986; Schulte et al., 1989).

Das klinische Bild dieser beim Pferd seltenen Krankheit entwickelt sich zuerst in der Regel im Kopfbereich, besonders an den mukokutanen Übergängen, vorab an den Lippen und den Lidern. Zunächst werden rasch sich bildende kleine Vesikeln oder Pusteln gesehen, die sich schnell vergrößern und leicht einreißen. Es entleert sich eine klare bis gelblich-rahmige Flüssigkeit, die eintrocknet und Krusten bildet. Die Krankheit kann sich in seltenen Fällen auf die gesamte Kopf- und Körperhaut ausdehnen und zu umfangreicher Schuppen-, Krusten-,

Vesikel- und Pustelbildung führen. In schweren Fällen entwickelt sich eine generalisierte sekundäre Seborrhoe, die jeder Therapie unzugänglich ist. In der Regel besteht Juckreiz. Das Nikolsky-Phänomen – Verschieblichkeit der Blasen in die Umgebung – kann positiv sein. Sehr häufig werden Allgemeinsymptome mit Störung des Allgemeinbefindens, Anorexie, Gewichtsverlust, Fieber festgestellt. Labordiagnostisch werden eine beschleunigte Blutkörperchensenkungsreaktion, z. T. eine leichte Leukozytose mit Neutrophilie und Anämie und eine leichte Gammahyperglobulinämie, z. T. auch $\alpha$- und $\beta$-Hyperglobulinämie festgestellt. Das Albumin kann geringgradig vermindert sein.

Die Diagnose läßt sich am besten anhand eines Bioptats stellen. Man achte darauf, daß eine möglichst frische Vesikel oder Pustel, die unbeschädigt ist, in toto entnommen wird. Über das Fixationsmedium verständigt man sich vorher mit dem Untersuchungsinstitut. Differentialdiagnostisch kommen bakterielle Pyodermien, besonders Follikulitiden, in Frage. Die Prognose ist zweifelhaft bis ungünstig.

Die Therapie ist oft unbefriedigend. Zu Beginn werden Glukokortikosteroide, Prednisolon 1–2 mg/kg KM, auf zweimal täglich verteilt, oder Dexamethason, 0,1 mg/kg KM, einmal täglich bis einmal jeden zweiten Tag, gegeben, bis Heilung eintritt. Danach ist die Dosis schrittweise zu reduzieren, wobei im Falle von Prednisolon zunächst die Abenddosis abzubauen ist. Es kann, sofern überhaupt ein befriedigendes Ergebnis erzielt wird, versucht werden, Prednisolon jeden zweiten und Dexamethason jeden dritten bis vierten Tag zu geben. Bei unbefriedigendem Ergebnis kann ein immunsuppressiv wirkendes Zytostatikum gegeben werden. Geeignet (aber teuer) ist Azathioprin, 1–2 mg/kg KM. Dabei kann die Kortikosteroiddosis halbiert werden. Ist auch damit keine ausreichende Wirkung zu erzielen, so können Goldpräparate (ebenfalls teuer) versucht werden: Aurothioglukonat (z. B. Aureotan), 20–40 mg i. m. Sollte die Dosis nicht ausreichen, treten insbesondere keine Nebenwirkungen auf, wie Stomatitis, Proteinurie größeren Ausmaßes und Blutbildveränderungen, so kann die Dosis bis auf 1 mg/kg KM erhöht werden; der Wirkstoff ist einmal wöchentlich i. m. zu applizieren.

### 9.8.2 Bullöses Pemphigoid

Die beim Pferd sehr seltene Krankheit ist gekennzeichnet durch vesikopustulöse bis -bullöse und nach Einreißen ulzeröse Veränderungen der Haut oder/und der Schleimhäute (GEORGE und WHITE, 1984; MULLOWNEY, 1985). Ursache sind Antikörper gegen Bestandteile der Basalmembran, weshalb die Blasen tiefer liegen als beim Pemphigus. Pathogenetisch kommt es durch die Antigen-Antikörper-Reaktion an der Basalmembran zu Komplementbindung und Chemotaxis von neutrophilen und eosinophilen Granulozyten. Deren proteolytische Enzyme führen zur Lockerung der Zellverbände und zur Blasenbildung.

Das klinische Bild manifestiert sich als vesikulöse, pustulöse und bullöse Veränderungen, die sowohl in den Schleimhäuten besonders der Mundhöhle, in der Haut als auch an den mukokutanen Übergängen lokalisiert sind. Die Hautlokalisation betrifft besonders die Achselhöhlen und die Inguinalgegend, während die mukokutanen Veränderungen hauptsächlich an den Lippen anzutreffen sind. Die blasigen Veränderungen reißen sehr leicht ein, so daß nur noch deren Ränder übrigbleiben. Es kann Juckreiz bestehen. In schweren Fällen wurden Allgemeinstörungen gesehen.

Die Diagnose läßt sich durch die histologische Untersuchung eines Bioptates stellen, wozu möglichst intakte Vesikeln, Pusteln oder Bullae exzidiert werden sollen. Differentialdiagnostisch kommt der *Pemphigus* in Frage, ferner *Stomatitis vesiculosa*, Pferdepocken und auch *Lupus erythematodes*.

Die Therapie entspricht der des Pemphigus (s. 9.8.1).

### 9.8.3 Lupus erythematodes

Der generalisierte *Lupus erythematodes* ist eine offenbar sehr seltene generalisierte Autoimmunkrankheit mit Bildung von Antikörpern gegen Zellkernbestandteile (antinukleäre Antikörper, ANA) (VRINS und FELDMAN, 1983). Zur Auslösung der Krankheit sind offensichtlich eine Reihe von Faktoren verantwortlich: genetische Prädisposition, Virusinfektionen, immunologische Ursachen (Hemmung der Suppressorzellen), Ultraviolettlicht, möglicherweise auch hormonelle Einflüsse.

Die wenigen Fälle, die in der Literatur beschrieben sind (VRINS und FELDMAN, 1983; SCOTT, 1988), zeigten Lymphödem der Gliedmaßen, Pannikulitis, Alopezie, Leukoderma und Schuppenbildung an Kopf, Hals und Rumpf, ferner Polyarthritis, Thrombozytopenie, Proteinurie, Fieber, Apathie und Gewichtsverlust.

Die Diagnose wird durch Biopsie und Bestimmung von ANA im Blutserum gesichert. Der Immunfluoreszenztest wurde beim Pferd noch nicht durchgeführt. Ob beim Pferd sog. LE-Zellen vorkommen, ist ungewiß.

Prinzipiell dürfte die Therapie der des Pemphigus entsprechen. Die Prognose ist allerdings ungünstig.

### 9.8.4 Lupus erythematodes discoidalis

Diese ebenfalls sehr seltene Autoimmunkrankheit des Pferdes ist als milde Form des *Lupus erythematodes* zu betrachten, die lediglich auf die Haut beschränkt ist. Sie befällt beim Pferd vorzugsweise Kopf und Hals, kann sich aber über den gesamten Rumpf ausbreiten. Die klinischen Symptome bestehen in mehr oder weniger runden bis ovalen, durch Zusammenfließen landkartenförmigen Haarverlusten; die Haut ist gerötet (Erythem), schuppig und krustig. Nachwachsende Haare bleiben oft weiß. Die Diagnose wird mittels Hautbiopsie gestellt. ANA-Tests sind dagegen negativ. Differentialdiagnostisch kommen hauptsächlich Dermatomykosen in Frage. Zur Therapie empfiehlt SCOTT (1988) die Vermeidung der Exposition gegenüber direktem Sonnenlicht und das Auftragen von Sonnenschutzmitteln, da der Ultraviolettstrahlung eine Bedeutung bei der Auslösung beigemessen wird. Therapeutisch werden Kortikosteroide örtlich und systemisch angewandt.

## 9.9 Neoplastische Krankheiten

### 9.9.1 Papillomatose

Die Warzenkrankheit wird durch Papovaviren ausgelöst, wobei beim Pferd mindestens zwei Virustypen vermutet werden. Sie sind pferdespezifisch und werden durch direkten und indirekten Kontakt übertragen. Allerdings scheint die Infektion nur klinisch manifest zu werden, wenn durch Traumen, anderweitige Infektionen, chemische oder physikalische Einflüsse (Sonnenlicht) eine Vorschädigung besteht. Die Inkubationszeit beträgt zwei bis sechs Monate.

Die Krankheit befällt vorzugsweise junge Pferde. In der Regel wird der Bereich der Oberlippe und die Gegend zwischen den Nüstern befallen, seltener die Genitalgegend und die Gliedmaßen. Die Veränderungen imponieren als kleine Knötchen bis zerklüftete, blumenkohlartige, schwammige bis derbe Wucherungen, die gestielt oder breit aufsitzen und schmerzlos, nicht juckend und mit der Haut beweglich verbunden sind. In anderen Fällen erkranken die Innenflächen der Ohren an papillenförmigen bis plaqueförmigen Erhebungen (sog. Ohrplaques); das auslösende Papovavirus soll einem anderen Typ angehören als das der typischen Warzenkrankheit.

Die Diagnose läßt sich in den meisten Fällen unschwer anhand des klinischen Bildes stellen; im Zweifelsfall bringt eine histologische Untersuchung Klarheit.

Die Angaben zur Therapie sind verwirrend, wohl deshalb, weil die Krankheit nach Wochen spontan ausheilt. Im übrigen können einzelne Warzen chirurgisch abgetragen werden. Bei ausgedehnter Papillomatose wird eine Autovakzine empfohlen, deren Wirkung aber nicht sicher ist. Auch die örtliche Behandlung mit Podophyllin (2%ig in 25%igem Salizyläther) zusammen mit DMSO ist empfohlen worden.

### 9.9.2 Equines Sarkoid

Das equine Sarkoid wird wahrscheinlich durch ein Virus hervorgerufen, das in die vorgeschädigte Haut eingedrungen ist. TEIFKE (1994) ermittelte die DNA der bovinen Papillomviren 1 und 2. Die Krankheit gehört zu den häufigsten Hauttumoren des Pferdes. In den meisten Fällen erkranken Jungtiere, allerdings kann die Krankheit auch bei alten Pferden auftreten. Equine Sarkoide kommen solitär oder multipel vor. Metastasen werden nie beobachtet, jedoch gelingt die Übertragung von einem Tumor auf eine vorher geschädigte Hautgegend. TEIFKE (1994) fand unter 932 Hautveränderungen beim Pferd 421 (45%) Sarkoide.

Klinisch kann jede Körperregion erkranken; das Sarkoid wird jedoch relativ am häufigsten am Kopf und an den ventralen Regionen des Rumpfes beobachtet (Tafel 23, Abb. e, Tafelteil). Scott teilt die klinischen Erscheinungsformen in vier Typen ein: den warzigen, den fibroplastischen, den gemischt warzig-fibroplastischen und den flachen Typ. TEIFKE (1994) beobachtete am häufigsten einen fibroplastischen Typ, seltener den Mischtyp und noch seltener das verruköse Sarkoid.

Die Diagnose erfolgt am besten histologisch. Differentialdiagnostisch kommen Papillomatose, Plattenepithelkarzinom, Botryomykose, beim flachen Typ auch Dermatomykose, Pyodermie und *Alopecia areata* in Frage.

Therapeutisch können solitäre und multiple Tumoren verhältnismäßig gut mit Kryochirurgie behandelt werden. Interessanterweise wurden gute Erfolge mit BCG-Impfstoffen erzielt. Die Impfstoffe werden vorzugsweise an Stellen eingesetzt, die chirurgisch schwer zu behandeln sind, z. B. im periokulären Gebiet, wo sie in die Läsionen injiziert werden. Gute Erfolge werden auch durch radioaktive Isotope, etwa Radiogold, erzielt, die in Form von Nadeln an der Basis der Tumoren appliziert werden.

### 9.9.3 Plattenepithelkarzinom

Das Plattenepithelkarzinom ist ein maligner, invasiver epithelialer Tumor unterschiedlichen Differenzierungsgrades, der in allen Körperregionen auftreten kann. Die Plattenepithelkarzinome der Haut sind wesentlich weniger bösartig als die der Schleimhäute. Die Ätiologie ist unbekannt; beim Pferd wurde aber die Entwicklung des Krebses nach Verbrennungen beobachtet (SCHUMACHER et al., 1986). Für die an Penis und Präputium oder an der Vulva auftretenden Tumoren wurde die Aggressivität des Smegmas bzw. des Scheidensekrets verantwortlich gemacht (PLAUT und KOHN-SPEYER, 1947; THEILEN und MADEWELL, 1987). Er tritt vorzugsweise bei älteren bis alten Individuen auf mit Prädilektionsstellen am Kopf, besonders an den mukokutanen Übergängen, und an den äußeren Geschlechtsorganen (Tafel 23, Abb. f, Tafelteil).

Das klinische Bild ist gekennzeichnet durch nicht heilende Erosionen, die sich mehr oder weniger rasch vergrößern, und blumenkohlartige Wucherungen mit Ulzera und Sekretion eines trüben Eiters mit unangenehm fauligem Geruch. Die Tumoren treten in der Regel einzeln auf und zeigen nur geringe Metastasierungsneigung.

Die Diagnose beruht auf dem klinischen Bild und wird durch histologische Untersuchung des Bioptats abgesichert. Differentialdiagnostisch kommen Equines Sarkoid, Papillomatose, Botryomykose, Granulationsgewebe alter Wunden, Habronematose in Frage.

Die Therapie läßt sich am sichersten mit radikaler Exstirpation durchführen. Auch mit Kryochirurgie, örtlicher Hyperthermie, wo dies möglich ist (Penis), radioaktiven Isotopen wurden gute Erfolge erzielt.

### 9.9.4 Melanom

Melanome werden vorzugsweise bei älteren Schimmeln und Pferden mit hohem Weißanteil gesehen. Sie sind besonders an der Schweifunterseite, dem Perineum, der Vulva oder dem Penis und Präputium, aber auch im Kopfbereich vertreten. In der Regel sind sie 1 bis 2 cm groß, bisweilen aber auch wesentlich größer, derb bis weich, braunschwarz bis schwarz. Oft verhalten sich Melanome über Jahre gutartig, können aber auch stark metastasieren und lebenswichtige Organe befallen. Die Behandlung besteht in der möglichst frühzeitigen Exzidierung.

### 9.9.5 Mastzelltumor

Mastzellentumoren kommen beim Pferd relativ häufig vor. Sie sind überwiegend im Kopf-Hals-Bereich und distal an den Gliedmaßen lokalisiert und können riesige Ausmaße annehmen. Meistens sind ältere Tiere betroffen; in einem Fall lag jedoch eine angeborene Tumorose bei einem Fohlen vor, die sich innerhalb eines Jahres mehrfach veränderte und schließlich zurückbildete. Die Diagnose wird an Hand der histologischen Untersuchung des exstirpierten Tumors gestellt. Nach erfolgreicher Totalexstirpation ist die Rückfallrate gering.

### Literatur

ALTMEYER P. und M. (1984): The relationship between a-MSH level and coat color in white Camarque horses. J. Invest. Dermatol. **82**, 199.

ANDERSON R. R. (1984): The use of Ivermectin in horses: Research and clinical observations. Compend. Cont. Educ. **6**, 516.

BEECH J. (1983): Tumors of the pituitary gland. In: Robinson, N. E.: Current therapy in equine medicine. Saunders Cie, Philadelphia.

BÖHM K.-H. (1966): Der Nachweis von Dermatophyten bei hautgesunden Pferden. Zbl. Bakt. 201, 506.

BÖHM K.-H., BISPING W. (1968): Latente Hautpilzinfektionen und ihre Bedeutung für die Epidemiologie der animalen und humanen Dermatomykosen. Dtsch. tierärztl. Wschr. **75**, 473.

BYARS D. T. (1980): Allergic skin diseases in the horse. Vet. Clin. North Amer., Large Anim. Pract. **6**, 87.

CARLSON G., OCEN P. (1979): Composition of equine sweat following exercise in high environmental temperatures and in response to intravenous epinephrine administration. J. Equine Med. Surg. **3**, 27.

CARR S. H. (1981): A practitioner report: Equine allergic dermatitis. Florida Vet. J. **10**, 1.

DAHME E., WEISS E. (1988): Grundriß der speziellen pathologischen Anatomie der Haustiere, 4. Aufl., Enke-Verlag, Stuttgart

DAY M. J., PENHALE W. J. (1986): Immunodiagnosis of autoimmune skin disease in dog, cat, and horse. Aust. Vet. J. **63**, 65.

DEEM D. A., WHITLOCK R. H. (1982): The pituitary Gland. In: Equine Medicine and Surgery. Amer. Vet. Publ. Inc., Sta. Barbara.

EDMOND R. J., FREVERT C. (1986): Pemphigus foliaceus in a horse. Mod. Vet. Pract. **67**, 527.

EIKMEIER H. (1986): Therapie innerer Krankheiten der Haustiere. Enke-Verlag, Stuttgart.

EVANS A. G. (1987): Recurrent urticaria due to inhaled allergens. In: Robinson N. E.: Current Therapy in Equine Medicine. Saunders Cie, Philadelphia.

GEORGE L. W., WHITE S. L. (1984): Autoimmune skin diseases in large animals. Vet. Clin. North Amer., Large Anim. Pract. **6**, 79.

GIBBS E. P. J., ROBERTS M. C., MORRIS J. M. (1970): Equine coital exanthema in the United Kingdom. Vet. Rec. **87**, 91.

GUILHON J. (1962): Alopecie psycho-somatique des animaux domestiques. Rec. Med. Vet. **138**, 839.

GUNSON D. E. und M. (1984): Dermal collagen degradation and phagocytosis. Arch. Dermatol. **120**, 599.

HACKER P. (1983): Botryomycosis. Int. J. Dermatol. **22**, 455.

HALLIWELL R. E. (1983): Urticaria and Angioedema. In: Robinson N. E.: Current Ther. in Equine Med. Saunders Cie, Philadelphia.

HUSTON R. und M. (1977): Congenital defects in foals. J. Equine Med. Surg. **1**, 146.

IHRKE P. J. (1983): Diseases of normal keratinization (seborrhea). In: Current therapy in equine medicine. Saunders Cie., Philadelphia.

JOHNSON M. E. et al. (1981): Pemphigus foliaceus in the horse. Equine pract. **3**, 40.

JONES W. E. (1979): The Overo white foal syndrome. J. Equine Med. Surg. **3**, 54.

Jones W. E., Bogart R. (1971): Genetics of the horse. Caballus Publ., East Lansing.

Kaminjolo J. S. et al. (1974): Vaccinialike pox virus identified in a horse with skin disease. Zbl. Vet.Med. B 21, 202.

Koch H.-J. (1985): alpha-Melanozyten stimulierendes Hormon (alpha-MSH) und Pigmentschwund beim Schimmel. Diss. Hannover.

Kral F., Schwartzman R. M. (1964): Veterinary and comparative dermatology. Lippincott, Philadelphia 1964.

Krosrud J., Onstad O. (1970): Equine coital exanthema, isolation of a virus and transmission experiments. Acta vet. scand. 12,1.

Lerner D. J., McCracken M. D. (1978): Hyperelastosis cutis in two horses. J. Equine Med. Surg. **2**, 350.

Linley J. R., Davis J. B. (1971): J. Econ. Ent. **64**, 283.

MacIntyre R. W. (1949): Viral papular stomatitis of the horse. Amer. J. Vet. Res. **10**, 229.

McMullan W. C. (1982): The skin. In: Mansmann, R. A. und M. (Hsg.): Equine medicine and surgery. American Veterinary Publ. Sta. Barbara, USA.

McMullen W. C. (1983): Habronemiasis. In Current Therapy in Equine Med. Saunders, Philadelphia.

Mullowney P. C. (1985): Dermatologic diseases in horses. V. Compend. Cont. Educ. **7**, 217.

Mullowney P., C., Fadok V. W. (1984): Dermatologic diseases of horses. II. Comp. Cont. Educ. **6**, 16.

Murphy J. M., Severin G. A., Lavach J. D., Hepler D. I., Lucker D. C.: Immunotherapy in ocular equine sarcoid. J. Amer. Vet. Med. Ass. 1979; 174: 269.

Pascoe R. R. (1981): Equine dermatoses. Vet. Rev. 22

Plaut A., Kohn-Speyer A. C. (1947): The carcinogenic action of smegma. Science **105**, 391.

Pulos W. L., Hutt F. B. (1969): Lethal dominant white horses. J. Hered. **60**, 59.

Rebhuhn W. C.: Immunotherapy for sarcoids. Curr. Ther. Equine Med. 1987, 637

Rolle M., Mayr A. (1993): Medizinische Mikrobiologie, Infektions- und Seuchenlehre. 6. Aufl. Enke-Verlag, Stuttgart

Schneider J. E., Leipold H. W. (1978): Recessive lethal white in two foals. J. Equine Med. Surg. **2**, 479.

Schumacher J. und M. (1986): Burn-induced neoplasia in two horses. Equine Vet. J., **18**, 410.

Scott D. W. (1988): Large animal dermatology. Saunders Cie., Philadelphia.

Solomons B. (1984): Equine cutis hyperelastica. Equine Vet. J. **16**, 541.

Stampehl G. C. (1982): Untersuchungen über Ausbreitung, klinisches Bild, Therapie und Prophylaxe von Dermatomykosen im Rahmen einer Reitpferdeauktion. Diss. Hannover.

Stannard A. A. (1987): Hyperestetic leukotrichia. In: Robinson N. E.: Current therapy in equine medicine. Saunders Philadelphia.

Strothmann A. (1982): Beitrag zum Sommerekzem (Allergische Dermatitis) der Islandpferde. Literaturstudie und eigene Untersuchungen. Diss. Hannover.

Teifke J. P. (1994): Morphologische und molekularbiologische Untersuchungen zur Ätiologie des equinen Sarkoids. Tierärztl. Prax. **22**, 368.

Theilen G. H., Madewell B. R. (1987): Veterinary Cancer Medicine. Saunders Cie, Philadelphia.

Vrins A., Feldmann B. F. (1983): Lupus erythematosus-like syndrome in a horse. Equine pract. **5**, 18.

Warner A. E. (1982): Equine anhidrosis. Compend. Cont. Educ. **4**, 434.

Warner A. E. (1983): Anhidrosis. In: Robinson, N. E.: Current therapy in equine medicine. Saunders Cie, Philadelphia 1983.

Warner A. E., Mayhew I. G. (1982): Equine anhidrosis: A survey of affected horses in Florida. J. Amer. Anim. Hosp. Assoc. **180**, 627.

Zwick W. (1924): Über die Beziehungen der Stomatitis pustulosa contagiosa des Pferdes zu den Pocken der Haustiere und des Menschen. Berl. Tierärztl. Wschr. **40**, 757.

# 10 Krankheiten des Zentralnervensystems

H.-J. Wintzer, H. Gerber und H. Ludwig

## 10.1 Untersuchung des zentralnervös erkrankten Pferdes  H. Wintzer

Die Erkenntnisse über zerebrale Erkrankungen des Pferdes sind, von den neurotropen Viruskrankheiten abgesehen, noch wenig ausgebaut und beruhen größtenteils auf Einzelermittlungen, deren Zuverlässigkeit wegen der Seltenheit solcher Krankheitsbilder und wegen unzulänglicher diagnostischer Verfahren nicht immer überprüfbar ist. Dennoch sind einige Fortschritte in der Erkennung und Zuordnung besonders der equinen Myeloenzephalopathien in jüngster Zeit gewonnen worden (Blythe und Craig, 1992).

Durch Nervenkrankheiten ausgelöste Folgeerscheinungen zeigen sich in motorischen Störungen quantitativer und qualitativer Art. Die verstärkte Funktion eines motorischen Nerven bewirkt einen andauernden *(tonisch)* oder auch mit zeitlicher Unterbrechung ablaufenden *(klonisch)* Krampf. Bei der verminderten oder gänzlich aufgehobenen motorischen Funktion entsteht die Parese bzw. Paralyse.

Weiterhin sind Störungen der Reizwahrnehmung möglich, die bei übermäßiger Funktion eines sensiblen Nerven zu einer Überempfindlichkeit (Hyperästhesie) führen, im Gegensatz zur Unempfindlichkeit bei vollständig aufgehobener Funktion des sensiblen Nerven. Empfindungsstörungen können alle fünf Sinne (Tast-, Gesichts-, Gehör-, Geschmacks- und Geruchssinn) betreffen. Schließlich muß noch die Störung des autonomen Nervensystems erwähnt werden, weil vegetative Dysfunktionen mit solchen von motorischen und sensiblen Nerven gemeinsam ablaufen können.

Störungen des ZNS lassen sich nur dann aus der Anamnese erheben, wenn ihr Auftreten unmittelbar mit besonderen Ereignissen (Unfall, Sturz, fieberhafte Erkrankung) in zeitlichen Zusammenhang gebracht werden kann. Ansonsten ergeben sie sich erst bei der klinischen Untersuchung von Verhaltensmängeln oder vermeintlichen Krankheitsbildern, die den Tierhalter veranlassen, fachkundige Hilfe in Anspruch zu nehmen.

Der neurologische Untersuchungsgang und der derzeitige Kenntnisstand über die Krankheiten des Nervensystems beim Pferd sind von Mayhew (1992) am intensivsten bearbeitet worden.

Die klinische Untersuchung bei vermuteten neurologischen Abweichungen sollte nach einem festen Schema durchgeführt werden. Sie achtet zunächst auf das Verhalten des Tieres, seinen psychischen Eindruck, die Kopfhaltung und Koordination der Kopfbewegungen, weiterhin auf die Körperhaltung, die Gliedmaßenstellung in Ruhe sowie in der Schrittbewegung und während des Laufens im Zirkel. Routinemäßig wirft man einen Blick auf die Auslösbarkeit des Pupillenreflexes, auf die symmetrische Entwicklung des Skeletts und der Muskulatur, auf Verunreinigungen der Nüstern und schließlich auf den Schweiftonus sowie die Auslösbarkeit peripherer Reflexe (Analreflex, Ohrgriff u. a.).

Ergeben sich hieraus Hinweise auf das Bestehen einer Nervenerkrankung sind eingehendere Prüfungen notwendig. Auch sie beginnen wieder mit der Beobachtung von Störungen im Verhalten des Tieres, bei denen die vorberichtlichen Krankheitsbeschreibungen mit zu überprüfen sind. Dabei muß unterschieden werden zwischen schlechten Angewohnheiten (Kopfnicken, Holzbeißen, Daueraggressivität u. a.) und neuropathologischen Krankheitsmerkmalen wie anhaltendes Gähnen, Kreisbewegungen in der Boxe, plötzliche Verhaltensänderungen und Kopfdrängen gegen einen festen Gegenstand. Ein depressives Verhalten kann mit verschiedenen Allgemeinerkrankungen einhergehen, andererseits kann es auch auf Krankheitsvorgänge im Großhirn oder im Hirnstamm hinweisen. Kopfhaltung und -bewegungen sind in der ruhigen Umgebung des Stalls zu betrachten sowie nach Provokation durch vorgehaltenes Futter, Handberührung der Nüstern und Vorführen im Schritt. Eine Neigung zur Kopfschiefhaltung, die eine Störung im Vestibulum andeutet, sowie eine Drehung des Kopfes, die in Verbindung mit einer Erkrankung des Großhirns gebracht werden könnte, haben nur beim Pferd in ruhiger Umgebung einige Aussagekraft. Sehr ergiebig können die Befunde an den von den Gehirnnerven abhängigen Erfolgsorganen im Kopfgebiet sein, z.B. Augen = Cornealreflex, Nystagmus; Augenlider = Lidreflex; Larynx = »Slap-Test«; Pharynx = Schluckreflex u. a. m.

Asymmetrien der Muskulatur, begrenzte Schweißflächen auf der Haut, vermindertes oder verstärktes Schmerzempfinden der Haut nach lokaler Reizung sind Hinweise auf Schäden im Grenzstrang innerhalb seines Hals- bzw. kranialen Thoraxabschnitts. Der Tonus des Schweifs und des analen Schließmuskels ist immer zu prüfen. In dieser Hinsicht gilt es allerdings zu berücksichtigen, daß es bei manchen Tieren schwerfällt, den Schweif anzuheben, wohingegen bei anderen auch ohne eine Beschädigung der *Cauda equina* der Schweif sich eher etwas schlaff anfühlt. Ebenso ist auf die Beobachtung hinzuweisen, wonach bei einer plötzlichen und kurzzeitigen Reizung der Analregion eine gewisse Verklammerung des Schweifes entsteht, während ein sanfter, länger einwirkender Reiz sich eher in einem Heben des Schweifs äußert.

Die Bestimmung der Gangart und der Körperhaltung gehören zum abschließenden Teil einer klinisch-neurologischen Untersuchung. Dabei ist es ergiebiger zu beobachten, wie sich das Tier verhält, wenn es in verschiedene Richtungen gedreht wird, als wenn man die einzelnen Gliedmaßen unphysiologisch absetzt und abwartet, wie rasch das Bein wieder in seine natürliche Stellung verbracht wird. Bei geringsten Gangabweichungen hat man zunächst zu bestimmen, welche Gliedmaße, mit welcher Stärke und auf welche Weise sie an der Gangstörung beteiligt ist. In den meisten Fällen zeigen sich neurologisch bedingte Bewegungsstörungen in einem gewissen Grad an Gliedmaßenschwäche und in einer Ataxie. Ataxie kann als eine Störung der Bewegungsabläufe mit kurzen, vorzeitig gebremsten Schritten, und einer über das Ziel hinausschießenden vergrößerten Schrittbewegung definiert werden. Gliedmaßenschwäche läßt sich ehestens erkennen an Schleifen der Hufzehe über dem Boden, Muskelzittern und Einknicken des Beines bei Wendungen sowie an der Leichtigkeit, mit der das Pferd im Stand und im Schritt am Schweif sich seitlich wegziehen läßt. Schwächezustände an den Vordergliedmaßen lassen sich am besten mit dem sog. »Hopping-Test« nachweisen. Zu diesem Zweck wird ein Vorderbein angehoben und der Untersucher drückt danach mit seiner Schulter das Pferd seitwärts weg, so daß es auf dem Standbein wegspringen muß. Bei einer Gliedmaßenschwäche wird das erkrankte Bein beim Fußen einknicken. Hinter- und Vorderbeinschwäche kann auch durch gleichzeitigen Zug an Halfter und Schweif nach einer Seite aufgedeckt werden, wenn sich das Tier ohne Widerstand zur Seite ziehen läßt. Geringe Erscheinungen einer Ataxie lassen sich durch bestimmte Handlungen am Pferd erkennbar machen. Dazu gehört das Vorführen in einer Schlangenlinie im engen und im weiten Zirkel, das Anheben des Kopfes beim Führen über eine schräge Fläche (Böschung) und das abrupte Anhalten aus der Trabbewegung. Alle diese Proben verändern die Eingangsenergie zum ZNS derart, das schon das geringste Defizit sich hierdurch deutlich ausdrückt.

Durch die auch wiederholt auszuführende klinische Untersuchung soll eine neuroanatomische Diagnose zustande kommen, d. h. es bleibt das Ziel, die Lokalisation des Nervenschadens zu bestimmen. Störungen im Groß- und Mittelhirn lösen im allgemeinen Veränderungen im Verhalten, Erregungsanfälle gefolgt von depressiven Phasen, Blindheit und manchmal Ausfallserscheinungen an den pseudokranialen Nerven aus. Letztgenanntes Bild wird als supranukleäre Ohnmacht bezeichnet. Ein Großhirnschaden kann sich auch in einer Erschlaffung der Zunge darstellen, was sich in einem Zungenvorfall und in einem weitgehenden Ausfall der Zungenfunktion zeigt. Dabei kann aber die Zunge noch reflexabhängig in die Maulhöhle zurückgezogen werden, wenn sie stark gereizt worden ist. Schäden im Hirnstamm äußern sich in einem depressiven Verhalten, in Ataxie und Gliedmaßenschwäche sowie in Ausfallserscheinungen an spezifischen Gehirnnerven. Das schließt ein vestibuläres Syndrom (Drehschwindel, Nystagmus, Fallneigung) mit ein. Meistens sind sie Folgen eines Schädeltraumas, gelegentlich auch einer Blutung im Innen- oder im Mittelohr. Bei den seltenen Erkrankungen des Kleinhirns fallen insbesondere die verschiedenen Grade einer Ataxie und stark ausgeprägte Inkoordinationen auf, die sich nach Anlegen einer Augenblende noch verstärken. Schließlich präsentieren sich Schäden am Rückenmark in Form einer Ataxie, wie sie beim Wobbler-Syndrom beschrieben wird oder im ungünstigsten Fall in Form einer Querschnittslähmung.

## 10.2 Untersuchung des Liquor cerebrospinalis

Der *Liquor cerebrospinalis* stellt ein Ultrafiltrat des Blutplasmas dar, dessen Zusammenstellung von der jeweiligen Funktion der Blut-Liquor-Hirnschranke, dem aktuellen Zellstoffwechsel sowie dem Verhältnis von Liquorproduktion und -absorption und den Clearancemechanismen abhängt. Er unterscheidet sich dabei merklich vom Blutplasma oder anderen Körperflüssigkeiten.

Die in der Neurodiagnostik des Menschen und der kleinen Haustiere weit entwickelte Liquordiagnostik hat beim Pferd bisher nicht die ihr zukommende Bedeutung gewonnen, weil die Entnahme der Gehirn-Rückenmarksflüssigkeit am stehenden Tier nicht problemlos durchgeführt werden kann. Außerdem ist die Punktion nicht als ein gefahrloser Eingriff anzusehen. Dennoch wird man auf die diagnostischen Möglichkeiten der Liquoruntersuchung bei bestimmten Erkrankungen des Zentralnervensystems nicht verzichten wollen.

Die Liquorgewinnung geschieht am abgelegten, anästhesierten Pferd aus der *Cisterna cerebellomedullaris* (Okzipitalpunktion) oder aus dem lumbalen Subarachnoidalraum (Punktion durch das *Foramen lumbosacrale*). Zur Entnahme benötigt man eine mindestens 8,5 cm lange und mit einem eingeschliffenen Mandrin versehene Punktionsnadel von maximal 3 mm Durchmesser (Bier-Kanüle).

Für die vorwiegend klinisch orientierten Untersuchungen werden die Beurteilung des Liquordrucks, die Ausflußgeschwindigkeit spontan abfließender Liquormengen, die makroskopisch feststellbare Durchsichtigkeit und Farbbeschaffenheit, die Anzahl und Differenzierung der zelligen Bestandteile, die Globulin- und Kolloidreaktion, Gesamteiweiß-, Zucker- und Chloridgehalt berücksichtigt (FANKHAUSER, 1954, RÖCKEN, 1989).

Der normale Pferdeliquor zeigt sich wasserklar und farblos. Der Zellgehalt klinisch gesunder Pferde (0/3–8/3/µl) ist gering. Neben Lymphozyten findet man etwa in gleicher Menge auch Histozyten. Mit der Bestimmung der Aktivität der Kreatinkinase in der Gehirn-Rückenmarksflüssigkeit läßt sich die protozoenbedingte Myelitis gegenüber anderen Erkrankungen des ZNS, insbesondere der kompressiven Myelopathie, trennen. Ein Anstieg der CK-Aktivität über 1 IU/l wird als ein überhöhter Wert angesehen (FURR und TYLER, 1990).

Eine Vermehrung des Liquorgehaltes *(Pelozytose)* wurde bisher bei der eitrigen Meningitis, aber auch bei der Borna-Krankheit gefunden (HIEPE, 1960).

Wird wegen des Verdachts einer Erkrankung des ZNS bei neugeborenen Fohlen eine Liquoruntersuchung gewünscht, müssen die gegenüber erwachsenen Pferden veränderten Parameter in Betracht gezogen werden. Ein altersabhängiger Einfluß besteht beim Glukosegehalt, der Eiweiß- und Magnesiumkonzentration, nicht jedoch bei der Natrium- und Kaliumkonzentration sowie der Zellzahl (FURR und BENDER, 1994). Hinweise auf die Durchführung und Auswertung einer Untersuchung von Zerebrospinalflüssigkeit finden sich auch bei ŠLESINGR und HRADZDIRA (1970). Wenn man sich der Liquordiagnostik widmen will, sollte man zuvor die zitierten Arbeiten einsehen.

## 10.3 Nichtentzündliche Gehirnerkrankungen

### 10.3.1 Zerebellare Ataxie

Dem Kleinhirn (Cerebellum) wird die Erhaltung des Gleichgewichtes und die Koordination der von der Skelettmuskulatur zufließenden Impulse im Stand der Ruhe wie in der Bewegung zugeschrieben. Zugleich wird der Tonus der Muskulatur reguliert. Es gehen demnach von diesem Teil des ZNS keine eigenen Impulse für die Bewegung aus, die vielmehr von übergeordneten Zentren des Großhirn und des Hirnstamms ihren Ursprung nehmen. Zerebellare Krankheitsprozesse äußern sich deshalb in einer Störung des motorischen Reflexapparates, die in einer Ataxie bis zum Verlust des Lauf- und Stehvermögens ausarten kann.

Wesentliche klinische und neuropathologische Beschreibungen dieser Krankheit wurden von BJÖRK et al. (1973) aus Schweden, von PALMER et al. (1973) aus England und von KOCH und FISCHER (1950) aus Deutschland erbracht. Letztere haben die Bezeichnung »Oldenburger Fohlenataxie« (HIPPEN, 1949) übernommen. Eine differentialdiagnostische Gegenüberstellung zur spinalen Ataxie hat BÖHM (1975) erarbeitet. Die Erkrankung wird neuerdings auch zerebelläre Abiotrophie bezeichnet, womit angedeutet werden soll, daß die zunächst normal angelegten Nervenzellen durch mangelhafte Gewebeernährung degeneriert sind.

Das gehäufte Auftreten der Erkrankung in gewissen Zuchtgebieten sowie bei in sich geschlossenen Rassen (Oldenburger, Götland-Pony, Araber) führte zu der Feststellung, daß durch In- und Inzestzucht eine Kleinhirnhypoplasie als rezessiver Erbfaktor bei bestimmten Blutlinien eingetreten war. Neuere Erkenntnisse über fötale Enzephalopathien schließen eine Virusätiologie für diese kongenitale Mißbildung nicht aus. Bei den dem Fohlenalter entwachsenen Pferden kann die zerebellare Ataxie auch auf verminösen Gehirnschäden beruhen.

Wenn auch die ersten klinischen Ausfallserscheinungen unmittelbar nach der Geburt auftreten können, so fallen doch die meisten beschriebenen Krankheitsfälle in ein Fohlenalter von wenigen Wochen bis mehreren Monaten. Auch bei Jährlingen sind noch Krankheitsfälle gesehen worden. Im Vordergrund der Symptome stehen ein Tremor des Kopfes als typische Erscheinung und Inkoordinationen im Bewegungsablauf unterschiedlicher Stärke. Sie zeigen sich in einem weitausholenden Schritt der Vordergliedmaße mit übermäßiger Streckung der Mittelfuß- und der Zehengelenke, während die Hintergliedmaßen in einem mähenden Bogen nach vorn geführt werden. Dabei ist der zeitliche Ablauf der Schrittfolge ungleichmäßig, wodurch sich häufiges Stolpern ergibt. Wird das in Bewegung befindliche Fohlen plötzlich zum Abstoppen gezwungen oder nimmt es starke akustische Reize wahr, dann stürzt es, sich seitlich über den Rücken abrollend, zu Boden. Aus dem Stand erfolgt das Niederlegen durch Zusammenbrechen der Hinterhand, das anfallsweise in unregelmäßigen Abständen meist durch die Wahrnehmung äußerer Reize erfolgt. Das erkrankte Fohlen kann beim Ansteuern eines Zieles (z. B. auf dem Weg zur Mutter) nicht einer gradlinigen Strecke folgen und verfehlt obendrein den Zielpunkt. Durch das Anlegen einer Augenblende wird der Adaptationsverlust an die Umgebung und die Bodenverhältnisse nicht beeinflußt. Mit einer Verschlechterung des Zustandes ist das Unvermögen, sich ohne Hilfe aufzurichten, verbunden. Im Liegen wirkt das Fohlen entspannt und bleibt reaktionsfähig auf sensorische Reize.

Die Untersuchung auf die Auslösbarkeit der Reflexe an den Augenlidern, der Pupille usw. verläuft ohne abweichenden Befund. Auch die Augenspiegelung bietet keinen Anhaltspunkt auf eine Sehstörung. Labor- und Röntgenuntersuchungen tragen nicht zur Diagnosestellung bei. Die Diagnose stützt sich deshalb auf die eindrucksvollen Koordinationsstörungen und den fortschreitenden

Verlauf der Erkrankung, der letztlich zum Tod des Jungtieres führt.

Bei Patienten mit einem Tremor durch Degeneration und Verlust von Purkinje-Fasern muß differentialdiagnostisch kausal an eine Mykotoxikose gedacht werden.

## 10.3.2 Leukoenzephalomyelomalazie (LEM); Leukoenzephalomalazie; Enzephalomyelopathie

Unter den metabolisch bedingten Veränderungen des ZNS sind beim Pferd degenerative Prozesse beschrieben worden, die unter dem Begriff der Malazie (Erweichung) Eingang in die Literatur gefunden haben. Wenn die Zerfallserscheinungen als anämische Infarzerierungen auftreten, werden sie als weiße (»leuko«) Erweichung bezeichnet.

Massenerkrankungen an einer Enzephalomalazie sind in Gebieten aufgetreten, in denen Mais als Pferdefutter dient (USA, Südafrika, China), und zwar dann, wenn das Futtermittel verschimmelt war. Ätiologisch zählt diese mit hohen Verlusten einhergehende Krankheit (»moldy corn disease«) zu den Mykotoxikosen. WILSON et al. (1973) haben als Agens *Fusarium moniliforme* nachgewiesen. Das pathologisch-anatomische Bild wird von den im ZNS ablaufenden Veränderungen beherrscht. Sie bestehen aus einem perivaskulären Gewebeödem mit Desintegration infolge von Kolliquationsnekrose der weißen Großhirnsubstanz (IWANOFF et al., 1957).

Ein in Österreich aufgetretener Massenausbruch der LEM ist von GRATZL (1960) als fütterungsbedingte Avitaminose des Vitamin $B_1$ identifiziert worden. Die Erkrankung zeigte sich in der auslaufenden Winterzeit und den ersten Frühjahrsmonaten, als zur Fütterung nur noch Runkelrüben und Stroh zur Verfügung standen. Neben einem Thiaminmangel (Vitamin $B_1$) war die Futterration noch arm an Eiweißstoffen. Unter derartigen Haltungsbedingungen betrug die Letalität 60%.

Von den pathologischen Befunden stehen eine hochgradige Ödematisierung der weißen Substanz des Großhirns mit reaktionsloser Verflüssigung der Markscheiden im Vordergrund. Wegen der auf die weiße Substanz bevorzugten Lokalisation der Veränderungen lehnt KÖHLER (1960) einen primären Thiaminmangel als Ursache ab, weil hierbei die graue Substanz Sitz der wesentlichen morphologischen Veränderungen wäre. Vielmehr wird auf die qualitativ ungenügende Fütterung mit Proteinen hingewiesen, die in enger ätiologischer Beziehung zum Vitamin-$B_1$-Mangel einen wesentlichen Faktor für die Kreislaufstörung in den Gehirngefäßen bildet.

Die Ähnlichkeit der pathologischen Befunde und die weitgehende Übereinstimmung in ihrer Lokalisation lassen auch die nahen Beziehungen in den klinischen Symptomen verständlich erscheinen.

Durch experimentelle Fütterungsversuche mit verschimmeltem Mais ließ sich der Krankheitsverlauf in allen Stadien nachvollziehen und zeigte Übereinstimmung mit den spontanen Erkrankungen. Die durch die Mykotoxikose bedingte Erkrankung des ZNS beginnt mit allgemeiner Körperschwäche, Appetitminderung und nervaler Erregbarkeit ohne Auftreten von Fieber. Anfänglich besteht noch keine Einschränkung in der Gliedmaßenmotorik. Im weiteren Verlauf zeigen sich Schluckbeschwerden, eine Parese der Unterlippe und Inkoordinationen in der Bewegung. Das Sehvermögen fällt aus. Schließlich kommt der Patient zum Festliegen, wobei er bis zur völligen Entkräftung noch Ruderbewegungen macht. Die Erkrankung endet oftmals schon einige Tage oder nur Stunden nach dem Auftreten der ersten klinischen Symptome letal. Manchmal scheinen Selbstheilungen einzutreten.

Abweichungen von der Norm wiesen bei labordiagnostischen Untersuchungen nur einige wenige Parameter auf. Die Blutsenkung ist verzögert und der Blutzuckergehalt erhöht.

Als besonderes Unterscheidungsmerkmal zur infektiösen Enzephalomyelitis gilt die Fieberfreiheit, die fehlende Vermehrung des Bilirubins im Blut und des Urobilinogens im Harn sowie das pathologisch nicht veränderte Blutbild (IWANOFF et al., 1957).

Die durch Mangelernährung bedingte Enzephalomyelopathie zeigt sich nach den Angaben von GRATZL (1960) in den nachstehenden klinischen Bildern: Kein oder nur gering gestörtes Allgemeinbefinden mit Erhalt des Appetits im gesamten Krankheitsverlauf, Rektaltemperatur höchstens subfebril angestiegen, zuweilen geringgradige Sinusbradykardie, manchmal schwache ikterische Schleimhautverfärbung. Unter den nervalen Symptomen steht die Steigerung der zentralen Erregbarkeit im Vordergrund, die sich in einer erhöhten Schreckhaftigkeit auf verschiedene Reize und in einer motorischen Unruhe äußert. Eine Steigerung bis zur Tobsucht ergibt sich häufiger als ein depressives Verhalten. Die Lokalisation der Krankheit im ZNS zeigt sich auch an weiteren Erscheinungen, von denen die lokomotorische Ataxie besonders hervorzuheben ist, die sich bei Ausschaltung der optischen Kontrolle durch Anlegen einer Augenkappe auffallend verstärkt. Häufig besteht auch eine Störung der Tiefensensibilität, was durch Überkreuzen der Vordergliedmaßen nachzuweisen ist. Eine Steigerung der Oberflächensensibilität auf Berührungsreize ist oftmals zu beobachten. Zum nervalen Erscheinungsbild zählen auch Lähmungen und Krämpfe. Von ersteren werden die im verlängerten Mark entspringenden Gehirnnerven betroffen, woraus sich Kau- und Schluckstörungen, Erschlaffung der Zungenmuskulatur und Zungenbißverletzungen ergeben. Tonisch-klonische Krämpfe entwickeln sich an der Extremitätenmuskulatur und lösen stampfende, hahnentrittähnliche Bewegungen aus. Wiederholt kommt es im Zustand der Erregung auch zum Glottiskrampf und hochgradiger Dyspnoe.

Im *Liquor cerebrospinalis* finden sich vermehrt Gesamteiweiß bei geringgradiger Pleozytose, was für eine Veränderung der Permeabilitätsverhältnisse an der Blut-Liquor-Schranke spricht. Im Zusammenhang mit der Mangelernährung sind auf eine Anämie hinweisende Werte der Erythrozyten und des Hämoglobingehaltes verständlich.

Zur differentialdiagnostischen Abgrenzung müssen neurotrope Virusinfektionen (Abb. 10.5), Mykotoxikosen, Vergiftungen mit Pflanzenschutzmitteln und Giftpflanzen (Nachtschattengewächse, Stechapfel u. a.) ausgeschlossen werden.

Bei der Massenerkrankung in Österreich verendeten etwa 60% der unbehandelten Tiere. Diese hohe Mortalitätsrate ließ sich signifikant senken, wenn an mehreren aufeinanderfolgenden Tagen Vitamin $B_1$ in Mengen von 500–2000 mg injiziert wurde. Unterstützt wurde diese Therapie durch sofortige Futtermittelumstellung und die Verabreichung von 250–500 g Hefe als Aufschwemmung mit der Nasenschlundsonde.

### 10.3.3 Nigropallidale Enzephalomalazie

Diese Erkrankung leitet ihre Bezeichnung von scharf umschriebenen Erweichungs- oder Nekroseherden im *Globus pallidus* und der *Substantia nigra* des Hirnstamms ab. Sie wurde bisher nur in den Vereinigten Staaten beschrieben, wo sie bei Weidetieren nach der Verfütterung von *Centaurea solstitialis* (»yellow star thistle«) oder von »Russischer Flockenblume« *(Centaurea repens)* auftrat (FARRELL et al., 1971). Beide Pflanzen zählen zu den Unkräutern, die im Sommer auf den Bodenflächen ausgetrockneter Tümpel und Rinnsale wachsen. Diese Pflanzen gedeihen auch im Mittelmeerraum, so daß die Erkrankung ebenfalls in Europa vorkommen dürfte. Ungeklärt ist die Frage, ob die Krankheit auf toxische Pflanzensubstanzen oder auf einen anderen Wirkungsmechanismus zurückzuführen ist (FOWLER, 1965).

Die ersten und klinisch auffälligsten Erscheinungen äußern sich in Schwierigkeiten bei der Futter- und Wasseraufnahme. Der Schluß der Lippenspalte kommt nicht zustande, weil die Motorik der Unterlippe ausfällt und ein Muskelspasmus der Oberlippenmuskulatur zu bestehen scheint. Durch die nichtverschlossene Maulspalte kann die Zungenspitze vorfallen. Trotz ungestörten Appetites und anfänglich noch auslösbaren Schluckreflexes ist das erkrankte Tier nicht in der Lage, Nahrung zu sich zu nehmen. Vielmehr wird das mit den Schneidezähnen ergriffene Futter günstigenfalls im vorderen Teil der Maulspalte festgehalten, durch langsame Kaubewegungen noch ein wenig zerkleinert, aber nicht bis zum Racheneingang befördert, um abgeschluckt zu werden. Fortwährende Kaubewegungen auch ohne Futter in der Maulhöhle (sog. Leerkauen) haben der Erkrankung auch die Bezeichnung »Chewing disease« gegeben.

Weitere auf eine Erkrankung des ZNS hinweisende Symptome zeigen sich in einer erhöhten Schreckhaftigkeit, die nach einigen Tagen in eine Depression übergeht. Typisch ist auch die tiefe Kopfhaltung, die das Pferd bevorzugt in der Bewegung einnimmt. Kopf und Hals können aber aus eigener Kraft wieder gehoben werden. Störungen im Bewegungsablauf der Gliedmaßen treten gewöhnlich nicht auf, wenn auch ausnahmsweise ein hahnentrittähnlicher Gang zu beobachten ist. Die Erkrankung verläuft fieberfrei, soweit nicht eine Aspirationspneumonie als Folge des im weiteren Krankheitsverlauf einsetzenden Ausfalls des Schluckaktes hinzutritt. Die unzureichende Wasseraufnahme und die ausbleibende Zufuhr jeglicher Futterstoffe bewirkt eine Exsikkose und rasch einsetzende Abmagerung, an deren Folgen das Pferd alsbald verendet. Blutuntersuchungen tragen nicht zur Krankheitsfindung bei. Mit zunehmender Bluteindickung steigt selbstverständlich der Hämatokritwert.

Da eine gezielte Therapie nicht möglich ist, muß die Prognose als ungünstig angesehen werden. Solange die Ausfallserscheinungen noch geringgradig sind, kann durch künstliche Ernährung und Flüssigkeitszufuhr das Leben des Patienten über längere Zeit erhalten werden.

### 10.3.4 Leukomalazie des Rückenmarks

Leukomalazische Erkrankungen des Rückenmarks kommen im Zusammenhang mit dem Syndrom der Ataxie zur Beobachtung und werden unter dem Begriff der spinalen Ataxie besprochen (s. 492).

### 10.3.5 Dummkoller

Schon der Begriff dieser Erkrankung des ZNS gibt nur sehr ungenau eine bestimmte Verhaltensstörung des Pferdes wieder, die in früheren Jahrzehnten eine erhebliche wirtschaftliche Bedeutung besaß, so daß sie im forensischen Sinn in die Hauptmängelliste aufgenommen wurde. Dort wird als Definition das Leiden als allmählich oder infolge einer akuten Gehirnwassersucht entstandene, unheilbare Krankheit des Gehirns, bei der das Bewußtsein des Pferdes herabgesetzt ist, bezeichnet. Aus pathologisch-anatomischer Sicht wird aber darauf hingewiesen, daß die Störung nicht unter dem Hydrozephalus abzuhandeln sei, weil die histologische Untersuchung keinen Anhaltspunkt für ein Gehirnödem bietet und andere auffällige Veränderungen, wie z. B. Entzündungsreaktionen, dann als eine Enzephalitis angesprochen werden müssen. Ebenso strittig scheint die Bedeutung eines sog. Druckwulstes im Hinterhautlappen des Gehirns zu sein, dem jedoch eine liquorstauende Fähigkeit nicht abgesprochen wird.

Für die klinische Beurteilung des Krankheitsbildes sind derartige Streitfragen unergiebig. Der Kliniker mag sich deshalb mit der Bemerkung zufriedenstellen, daß der Dummkoller durch verschiedene, vorwiegend langsam sich entwickelnde, mit einer Zunahme des Gehirndrucks einhergehende Prozesse bedingt sein kann, die nicht auf endzündlicher Basis entstehen.

Im Anfangsstadium der Krankheit macht der Patient einen abgeschlagenen Eindruck, der sich in regungslosem Stehen mit gesenktem Kopf und einem starren schläfrigen Blick zeigt. Während der Arbeit ergeben sich leichte Störungen bei der Durchführung erlernter Bewegungen und ein vermeintlicher Ungehorsam bei der Ausführung von Kommandos durch den Reiter. Im weiteren Verlauf prägt sich die Bewußtseinstrübung stärker aus, wie man an dem teilnahmslosen Blick und der weitgehenden Einstellung jeglicher Willenstätigkeit bemerkt. Auf Berührungs- und akustische Reize erfolgt die Reaktion nur sehr träge, wenn sie nicht sogar gänzlich ausbleibt. Als Zeichen der Sinnesreflexstörung ist das ungleich gerichtete Ohrenspiel und das Verharren in unnatürlicher Gliedmaßenstellung (Kreuzung der Vorder- oder Hinterbeine) zu bewerten. Die mengenmäßig ungestörte Futteraufnahme erfolgt insofern unphysiologisch, als plötzlich die Kaubewegungen einige Zeit aussetzen, dann wieder mit großer Hast fortgesetzt werden oder die Zerkleinerung des Futters nur sehr träge vor sich geht. Die Hautreflexe sind in der Regel herabgesetzt.

Ausgeprägte Bewegungsstörungen im Sinn einer Ataxie entstehen im allgemeinen nicht. Dagegen beobachtet man eher ungewöhnliche Körperbewegungen wie starkes Seitwärtsdrängen, Kreisbewegungen und Unwilligkeit beim Zurücktreten.

Ehe man sich auf die Diagnose Dummkoller festlegen kann, sind unter Ausnutzung aller diagnostischen Hilfsmittel und des Vorberichtes die akuten fieberhaften Infektionskrankheiten, Lebererkrankungen, Zahn- und Gebißfehler und die Möglichkeit von Vergiftungen auszuschließen.

Das langsame, aber unaufhaltsame Fortschreiten der Erkrankung, das therapeutisch nicht verhindert werden kann, zwingt letzten Endes zur Abschaffung des Pferdes.

### 10.3.6 Equine degenerative Enzephalomyelopathie (EDM)

Die bei einzelnen Rassen (Morgan, Appaloosa) in den USA, aber auch in Europa bei mit Przewalskipferden verwandten Tieren festgestellte Krankheit beruht auf einer neuroaxonalen Dystrophie von Hirnstammkernen und Degeneration von Neuronen in bestimmten Abschnitten des Rückenmarks. Sie befällt Jungtiere bevorzugt in der Phase schnellen Körperwachstums und wird einem Vitamin-E-Mangel ätiologisch zugeschrieben. Dabei ist zu bedenken, daß bei Intoxikationen mit Schwermetallen, Organophosphaten, Karbamaten, Schwefel, Pflanzengiften und Schimmelpilzen ein erhöhter Vitamin-E-Bedarf besteht, der möglicherweise mit dem an sich ausreichenden Angebot über das Futter nicht gedeckt wird. Entsprechende Untersuchungen erbrachten aber zugleich einen ausreichenden Selenhaushalt. Anfänglich fällt eine Störung der willkürlichen Bewegungsabläufe der Hintergliedmaßen als Ausdruck einer Muskelschwäche auf, die dann auch auf die Vordergliedmaßen übergehen kann und letztlich in einer hochgradigen Ataxie endet. Dann kommt es zur Bewegungsunlust, zum stundenlangen Liegen und schließlich zum Festliegen mit der Entstehung von Dekubitus. Eine gesicherte Diagnose ergibt erst die postmortale Untersuchung.

Die Behandlung kranker Tiere mit Vitamin E (ohne Selenzusatz wegen der Gefahr der Selenvergiftung) ist wohl als aussichtslos anzusehen, obgleich die tägliche Verabreichung von α-Tocoferol (6000 IE per os) über einen langen Zeitraum (bis zum Alter von 3 Jahren) versucht werden kann (BLYTHE und CRAIG, 1992). Im Bedarfsfall sowie in Zoologischen Gärten mit Zebrahaltung und wiederholtem Auftreten von Ataxien wäre sicherlich die Krankheitsvorbeuge durch Zusatzfütterung mit α-Tocoferol zu empfehlen.

### 10.3.7 Horner-Komplex

Hierunter wird ein okulopupilläres Syndrom zusammengefaßt, über das nicht nur bei Hund und Katze, sondern gelegentlich auch beim Pferd berichtet wird (JACH, 1989; TORRE, 1991). Die vorwiegend am Auge auftretenden Krankheitserscheinungen beruhen auf einem Verlust der sympathischen Innervation, verursacht durch Traumen, Infektionen durch Bakterien, Viren oder Pilzen, Neoplasien, Gefäßschäden u. a. Durch die enge anatomische Nachbarschaft des *N. sympathicus* zu den *Nn. facialis, vestibularis* und weiteren Gehirnnerven sowie durch die Lage der Leitungsunterbrechung ergeben sich variable Krankheitszeichen. Ihnen gemeinsam ist die Trias von Ptosis, Miosis und Enophthalmus wegen des neurogenen Ausfalls der glatten Augenmuskulatur. Die bulbäre Form des Horner-Syndroms ist stets beidseitig, die periphere Form (Ausfall prä- oder postganglionärer Fasern des Grenzstrangs) tritt dagegen einseitig auf. In schweren Fällen besteht eine gleichseitige Störung in der Schweiß- und Tränenbildung, die sich als schweißnasses Feld an Kopf und Hals zeigt, wodurch die Behaarung feucht und verklebt erscheint. Starke Tränenbildung gibt sich durch eine Sekretrinne unterhalb des Auges und durch einen wäßrigen Nasenausfluß zu erkennen. Allgemeine Krankheitserscheinungen fehlen, soweit das Syndrom z. B. nicht im Zusammenhang mit Neoplasmen, einer Luftsackmykose oder einer protozoären Myeloenzephalitis auftritt.

Die neuroanatomische Lokalisation der ursächlichen Nervenläsion läßt sich durch die Instillation von Sympathikomimetika in beide Augen (zum Reaktionsvergleich) einigermaßen zuverlässig bestimmen. Befindet sich die

Läsion zentral oder präganglionär, verändert sich die miotische Pupille beim Horner-Syndrom nach Einträufeln von 1–2 Tropfen einer 1%igen Hydroxyamphetaminlösung (indirekt wirksames Sympathikomimetikum) in den Bindehautsack in eine normale Mydriasis. Sind dagegen die postganglionären Nervenfasern betroffen, tritt die Erweiterung der Pupille nur gering auf, oder sie bleibt sogar gänzlich aus. Bei der postganglionären Nervenschädigung wird durch direkt wirksame Sympathikomimetika die glatte Augenmuskulatur schon durch normalerweise unwirksame Niedrigdosierungen aktiviert, so daß z. B. 0,1 ml einer 0,001%igen Epinephrinlösung bereits nach ca. 20 min eine Mydriasis erzielt, die bei präganglionärer Ursache erst nach ca. 40 min eintritt.

Behandlungsversuche mit nichtsteroidalen Antiphlogistika, Glukokortiokoiden, Vitamin-B-Komplex und Gangliosiden waren auf längere Sicht gesehen überwiegend erfolgreich. Die Symptome verschwanden aber auch ohne eine intensive medikamentöse Therapie nach 6 Monaten.

### 10.3.8 Narkolepsie (Schlafkoller)

Das Narkolepsiesyndrom zeichnet sich durch ein anfallsweises, starkes Schlafbedürfnis aus, das meistens mit einem plötzlichen und kurzdauernden Verlust der für die Körperhaltung notwendigen Muskelspannung der gesamten oder eines Teils der Körpermuskulatur einhergeht (Kataplexie). Davon betroffen sind vorwiegend junge Pferde. Die Krankheit konnte bisher hauptsächlich beim Menschen sowie bei kleinen Haustieren näher untersucht werden. Dennoch sind die Kenntnisse hierüber recht mager. Für die Ätiologie scheint in erster Linie die idiopathische Narkolepsie von Bedeutung zu sein, für die eine Kombination biochemischer, neuroanatomischer, genetischer und immunologischer Störungen in Betracht gezogen wird. In bestimmten Zuchtlinien der Shetlandponys und des Suffolk-Pferdes ist die Narkolepsie häufiger aufgetreten als bei anderen Rassen.

Kataplexieanfälle entwickeln sich gewöhnlich innerhalb weniger Tage. Sie kehren in ihrem Ausmaß und ihrer Erscheinungsform lebenslänglich immer wieder zurück. Besteht nur eine partielle Kataplexie, so werden von dem Ausfall der Muskelspannung die Vordergliedmaßen, sowie Nacken- und Kopfmuskeln betroffen, wodurch das Stehvermögen nur noch durch die Hinterbeine und durch ein Abstützen des Kopfes auf dem Boden gewährleistet bleibt. Bei vollständiger Kataplexie stürzt das Pferd zusammen, und es verharrt dann in Seitenlage. Während eines Anfalls, der wenige Sekunden bis etwa 20 min dauern kann, sind die peripheren Reflexe nicht auslösbar. Es können in dieser Zeit episodisch-rasche Augenbewegungen auftreten, wie sie beim REM-Schlaf üblich sind (**r**apid **e**ye **m**ovements). Der REM-Schlaf wird auch als das 5. Schlafstadium oder Traumstadium bezeichnet.

Während eines Anfalls kann der Patient durch starke Geräusche und körperliche Reize wieder geweckt werden. Die Anfälle verlaufen vollständig reversibel. Das Verhalten des Tieres zwischen den Anfällen ist völlig unauffällig. Die vegetativen Funktionen bleiben während eines Anfalls erhalten, so daß kein spontaner Abgang von Kot und Harn stattfindet (VAN NIEUWSTADT et al., 1993).

Unter Beachtung vorgenannter klinischer Symptome und nach differentialdiagnostischer Abwägung gegenüber einer *Myasthenia gravis*, einer Epilepsie und einer hyperkaliämischen Paralyse dürfte die Diagnose nicht schwierig zu stellen sein. Wenn die Krankheitssymptome nur undeutlich ausgeprägt sind, lassen sie sich durch einen Physostigmin-Test provozieren. Nach langsamer intravenöser Injektion von 0,06–0,08 mg/kg KM dieses Cholinesterasehemmers wird bei narkoleptischen Pferden innerhalb von 10 min ein Kataplexieanfall ausgelöst. Dieser läßt sich nach einer i. v. Gabe von 0,08 mg/kg KM einer Atropinsulfatlösung wieder ziemlich rasch beheben. Mögliche Kolikerscheinungen im Zusammenhang mit diesem Test müssen in Kauf genommen werden. Sie lassen sich ihrerseits durch nichtsteroidale Analgetika günstig beeinflussen.

Da die Narkolepsie als unheilbar zu betrachten ist, können therapeutische Bemühungen höchstens auf eine Verhinderung eines Kataplexieanfalls gerichtet werden. Mitteilungen hierüber und über mögliche Nebenwirkungen nach Anwendung brauchbarer Medikamente sind für das Pferd außerordentlich spärlich (SWEENEY und HANSEN, 1987).

### 10.3.9 Equine motorische Nervenzelldegeneration (EMND)

Vorgenannte Erkrankung wurde in den USA erstmalig 1990 beschrieben (CUMMINGS et al.); seitdem erfolgten weitere Befundberichte aus einigen europäischen Ländern.

Die Krankheitserscheinungen werden auf eine Degeneration motorischer Neuronen im Rückenmark und eine neurogene Atrophie der Muskulatur zurückgeführt, von der überwiegend die tieferen Muskelgruppen betroffen sind. Nach Beobachtungen aus den Niederlanden (GRUYS et al., 1994) tritt die EMND nicht selten in Kombination mit der Graskrankheit (»grass-sickness«) auf, die in Europa schon vor mehreren Jahrzehnten beschrieben wurde. Neuerdings haben FATZER et al. (1995) nach Auswertung in der Schweiz ermittelter Krankheitsfälle von Graskrankheit diese mit der EMND als ein und derselben neurologischen Grundkrankheit verdächtigt.

Die EMND zeigt in ihren klinischen Symptomen hohe Übereinstimmung mit der subakuten bis chronischen Form der Graskrankheit und zwar in folgenden Punkten: Apathie, Körperschwäche, Schweißausbruch, Abmagerung, Hängenlassen des Kopfes, aufgeschürzter Leib, Muskelzittern, Muskelatrophie und reduzierter Schweiftonus. Dagegen werden Krankheitsmerkmale seitens des

Verdauungsapparates – wie bei der Graskrankheit üblich – vermißt. Es treten also keine Inappetenz, Schluckbeschwerden, Koliksymptome infolge Darmatonie mit Magentympanie und Störungen in der Konsistenz des Dickdarminhaltes auf. Dementsprechend verhalten sich auch die histopathologischen Befunde unterschiedlich, denn es fehlen die bei der Graskrankheit feststellbaren schweren degenerativen Veränderungen in den Neuronen der vegetativen Ganglien und des intramuralen Darmplexus.

Bei der noch ungeklärten Ätiologie des Krankheitssyndroms können auch keine Anregungen für die Therapie gegeben werden, die in den meisten Fällen ohnehin zwecklos erscheint. Ähnlich wie für die Behandlung der Equinen degenerativen Myeloenzephalopathie (EDM) wird vorerst an eine Zusatzversorgung mit Vitamin E gedacht (MOHAMMED et al., 1994).

### 10.3.10 Spinale Ataxie

Im Gegensatz zur zerebellaren Ataxie befinden sich bei der spinalen Ataxieform die pathologischen Veränderungen vorwiegend in den zervikalen und thorakalen Abschnitten des Rückenmarks. Die klinischen Folgen werden auch als Kreuzlähme, Equine incoordination oder Wobbler disease bezeichnet.

Die recht umfangreiche internationale Literatur stützt die Erfahrung, daß die Erkrankung speziell in bestimmten Zuchtgebieten keine Seltenheit darstellt und daß andererseits verschiedene ätiologische Gesichtspunkte in Betracht zu ziehen sind. Übereinstimmung besteht in der Auffassung, zwischen kompressiven und nichtkompressiven Rückenmarksschäden zu unterscheiden. Die sich hieraus ergebenden Gangstörungen sind erkennbar am Schwanken der Nachhand und des Rumpfes, einer gestörten Koordination zwischen den Bewegungsabläufen der einzelnen Gliedmaßen, einer gewissen Spastizität, an Überköten, Schleifen der Zehe über den Boden, Anschlagen an Hindernisse, wiederholten Stolperns und an einer Dysmetrie.

Für die weitere Diagnostik muß getrachtet werden, die Lokalisation der Rückenmarkläsion einzuengen. Besteht eine solche zwischen dem ersten Hals- und dem ersten Brustwirbel, findet man Gangstörungen in allen vier Gliedmaßen, weiterhin einen gesteigerten Muskeltonus, eine Normo- oder Hyperreflexie an den Extremitäten, eine starre Kopf-Hals-Haltung und Ausfälle in den Haltungs- sowie Stellreaktionen. Der Slap-Test läßt sich nicht provozieren, oder er fällt nur abgeschwächt aus.

Liegen die Rückenmarksläsionen kaudal vom Th 2, ergeben sich nur Ausfallserscheinungen an der Hinterhand, insbesondere der Haltungs- und Stellrekationen. Auch eine Normo- oder Hyperreflexie mit erhöhtem Muskeltonus zeigt sich in der Nachhand.

Befinden sich Rückenmarkschäden zwischen L4 und S1, sind im Gegensatz zum thorakolumbalen Abschnitt der Muskeltonus und die Reflexe in der Nachhand abgeschwächt. Eine Muskelatrophie tritt kurzfristig (meist innerhalb von 2 Wochen) in Erscheinung, der Perineal- und der Analreflex sind vermindert, ebenso der Muskeltonus des Afterschließmuskels (TIPOLD, 1992).

Eine Übersicht über graduelle Unterschiede in den Bewegungsstörungen vermittelt Tabelle 10.1.

Tab. 10.1: Einteilung der Bewegungsstörungen bei spinaler Ataxie nach Stärke der vorhandenen Symptome (nach BÖHM, 1977)

| Syptome<br>= Bewegungsstörung | Grad I –<br>geringgradig | Grad II –<br>mittelgradig | Grad III –<br>hochgradig |
|---|---|---|---|
| **Hintergliedmaßen:**<br>kurzes Nachschleifen der Hufe<br>tappende Fußung<br>mähende Gliedmaßenführung<br>übertriebene Ab- oder Adduktion<br>auffallendes Anwinkeln | Symptome bei kurzen Wendungen und bei Schrittwechsel deutlich | Symptome ausgeprägter, häufiger, Symptome beim Geradeausführen deutlicher, unregelmäßige Schrittfolge deutlich | Symptome im Schritt stark ausgeprägt, unregelmäßige Schrittfolge stark ausgeprägt |
| **Vordergliedmaßen:**<br>kurzes Nachschleifen der Hufe<br>tappende Fußung<br>Stolpern<br>übertriebenes Vorschwingen<br>paradeschrittähnliche Gliedmaßenführung im Trab | | | |
| Rückwärtsrichten: | möglich | kaum noch möglich | nicht möglich |
| Gang: | leicht wiegend, schwankend | schwankend | schwankend-torkelnd |
| Trab: | möglich | noch möglich | nicht oder nur kurz möglich |

Die häufigste Ursache einer kompressiven Rückenmarkschädigung ist beim Jungpferd eine zervikale Malformation bzw. Malartikulation bei C3/C4 und C4/C5 (Tafel 21, Abb. d, Tafelteil). Dabei kann es sich um eine statische oder um eine dynamische Stenose des Wirbelkanals handeln, was mit Hilfe einer Röntgenuntersuchung, gegebenenfalls durch eine Myelographie, festzustellen ist. Gewöhnlich treten die Symptome vor dem 2. Lebensjahr, sich allmählich verstärkend oder auch akut, auf. Schmerzerscheinungen bestehen nicht. Dagegen macht sich Widerstand gegen passive Bewegungen der Halswirbelsäule bemerkbar.

Für eine subokzipitale Myelographie werden als Dosierung für das Kontrastmittel Jopamidol 0,1–0,15 ml/kg KM empfohlen. Die Dosis steigert sich bei der lumbosakralen Applikation auf 0,2 ml/kg KM. Die Kontrastmittellösung enthält 250 bzw. 300 mg Jod/ml (RÖCKEN, 1989).

Die Veränderungen an den Halswirbeln und ihren Gelenken werden Wachstumseinflüssen durch eine zu hohe Eiweiß- und Energiezufuhr zugeschrieben, so daß bei Fohlen im Anfangsstadium der Erkrankung eine restriktive Fütterung angezeigt erscheint. Grundsätzlich ist die Prognose aber eher als ungünstig anzusehen, auch wenn unter der Einwirkung von Glukokortikoiden oder von nichtsteroidalen Analgetika vorübergehend eine gewisse klinische Besserung zu erzielen ist. Eine chirurgische Intervention (Arthrodese der benachbarten Wirbelkörper) kann bei sehr jungen Tieren und bei noch geringen Ataxieerscheinungen versucht werden (NIXON, 1991). Eine spätere Verwendung des Patienten als Reitpferd bleibt allerdings sehr fraglich.

Bei schon älteren Pferden kann die spinale Ataxie auf degenerativen Veränderungen an den Intervertebralgelenken der Halswirbelsäule beruhen, wodurch eine statische Stenose bei C5/C6 und C6/C7 entsteht, die unterschiedlich ausgeprägte klinische Erscheinungen bewirkt. Eine Röntgenuntersuchung der Halswirbelsäule, im Bedarfsfall kombiniert mit einer Myelographie, zeigen die Lokalisation des Krankheitsherdes und sind Voraussetzung zur Prüfung der Frage, ob eine Laminektomie oder die Arthrodese der betroffenen Wirbelkörper in Erwägung zu ziehen sind. Die Prognose ist aber auch bei einer solchen Ätiologie als ungünstig einzustufen.

Als häufigste Ursache einer Rückenmarkkompression werden in der Schweiz die von GERBER et al. (1980) beschriebenen Synovialzysten in den Intervertebralgelenken (wiederum C5/C6 und C6/C7) angesehen, wodurch ein verstärkter Druck auf das Halsmark ausgeübt wird. Die Diagnose erfordert eine Röntgenuntersuchung, dennoch ist sie zuweilen nicht eindeutig zu stellen, da die Zystenfüllung unterschiedlich stark sein kann. Auch in diesen Fällen ist die Prognose schlecht.

Eine direkte Traumatisierung der Wirbelsäule, z. B. durch einen schweren Sturz, kann plötzlich sich zeigende spinale Symptome auslösen, deren weitere Entwicklung davon abhängt, ob sie durch eine Blutung, durch Instabilität der Wirbel oder durch Druck nach Kallusbildung eines frakturierten Knochens unterhalten werden. Außer einer Bewegungsstörung und Standunsicherheit können auch Anzeichen von Schmerzen hinzukommen. Läsionen des Rückenmarks zwischen Th3 und L6 führen zu einer beiderseitigen, unvollständigen Gliedmaßenlähmung (Paraparese) oder zur sog. hundesitzigen Stellung. Die Prognose ist nur dann als einigermaßen günstig einzuschätzen, wenn eine Kontusion des Rückenmarks auf einer Blutung beruht hat, während mechanische Einwirkungen durch eine Wirbelfraktur oder -luxation einen ungünstigen Ausgang des Krankheitsgeschehens erwarten lassen. Deshalb ist es erforderlich, Verletzungen an den Wirbelknochen röntgenologisch zu erfassen. Therapeutisch können Medikamente zur Ödemreduzierung und Entzündungshemmung eingesetzt werden.

Nicht kompressive Erkrankungsformen können sich als paralytisches Syndrom einer EHV-1-Infektion, als protozoäre Myelitis, durch Wanderlarven von *Strongylus vulgaris* oder infolge einer degenerativen Myelopathie ergeben. Bei letztgenannter Krankheitsursache ist eine Dystrophie der weißen Substanz nachweisbar, für deren Entstehung ein Vitamin-E-Mangel vermutet wird.

## 10.3.11 Hepatogene Gehirnstörung (Hepatozerebrales Syndrom)

Mit den Erscheinungen des Dummkollers verwechselbar ist die auf einer hypertrophischen Leberzirrhose basierende Störung der Gehirntätigkeit, die in Deutschland unter dem Namen »Schweinsberger Krankheit« bekannt geworden ist. Berichte über diese Krankheit liegen auch aus Schweden, der Tschechoslowakei und aus außereuropäischen Ländern vor. In diesen werden sehr verschiedene giftig wirkende Pflanzenstoffe und andere Futterschädlichkeiten, auch toxische Stoffwechselprodukte als Ursache genannt, jedoch fehlt eine einheitliche ätiologische Erklärung für die Erkrankung, die nach pathologisch-histologischen Gesichtspunkten in zwei Krankheitsgruppen getrennt werden kann (RUBARTH, 1966).

Das Ausmaß des Leberparenchymunterganges bestimmt die Schwere der Erscheinungen einer Gehirnreizung und Gehirndepression. In leichten Fällen beginnt das Krankheitsbild mit einer reduzierten Futteraufnahme, wechselnden Verdauungsstörungen, häufigem Gähnen, Mattigkeit und Bewußtseinstrübung. Hochgradiger Leberparenchymzerfall führt zu einer völligen Teilnahmslosigkeit und Hinfälligkeit, Aufstützen des Kopfes und Anlehnen des Körpers auf und an die Futterkrippe und der Stallwand sowie zu unphysiologischer Stellung der Gliedmaßen. Weiterhin sind ein Schwanken, kreisende Zwangsbewegungen oder eine Bewegungseinstellung zu bemerken. Diese stark depressive Phase kann immer wieder durch anfallsweise Aufregungen, die sich bis zur Tobsucht steigern, unterbrochen werden. Schließlich gerät das Pferd in einen komatösen Zustand, der den nahenden Exitus ankündigt.

Als zum klinischen Krankheitsbild gehörend sind die ikterische Verfärbung der Schleimhäute, die aber auch fehlen kann, eine Erweiterung des Leberperkussionsfeldes und eine Milzschwellung (rektale Untersuchung) zu nennen.

Die hochgradige Hepatopathie ist mit Hilfe labordiagnostischer Untersuchungen nachweisbar. Von einer Erhöhung sind besonders die leberspezifischen Enzyme wie SDH oder GLDH betroffen, ohne allerdings ein einheitliches Enzymmuster zu bilden. Auch ein Anstieg des direkten Bilirubins im Blutserum ist zu verzeichnen. Eine Information über den Grad der Leberparenchymschädigung kann intra vitam durch die histologische Untersuchung eines Leberpunktates gewonnen werden.

Wegen der zahlreichen Noxen, die eine Leberschädigung hervorrufen können, ist die Beseitigung der Ursachen als erstes therapeutisches Gebot außerordentlich schwierig. Des weiteren muß versucht werden durch Schonung der Leber (absolute Arbeitsruhe!) und medikamentelle Unterstützung ein Fortschreiten der Zellschädigung aufzuhalten. Dieses Ziel ist nur durch eine Langzeittherapie zu erreichen. Deshalb muß auch die Wirtschaftlichkeit der Behandlung mitberücksichtigt werden. Als Leberschutztherapie wird die tägliche Verabreichung einer Traubenzuckerlösung (bis zu 200 g Glukose i. v., verteilt über täglich dreimalige Infusionen), die Substitution von Vitaminen (B-Komplex, A, C und K) und die Stoßtherapie mit Glukokortikosteroiden angesehen. Vor der Verabreichung lipotroper Substanzen muß im Fall einer hochgradigen Leberinsuffizienz wegen der Gefahr der Ammoniakvergiftung gewarnt werden.

## 10.4 Stereotypien und Verhaltensstörungen

Eine Stereotypie wird als wiederkehrende, gleichförmige Aufeinanderfolge motorischer Leistungen des Bewegungsapparates oder der Kopf-Hals-Muskulatur definiert. Sie zählt zu den Verhaltensstörungen, von denen beim Pferd das Koppen, Weben, Holzbeißen, die Selbstverstümmelung, das Kreislaufen im Stall sowie das Ausschlagen gegen die Stallwand und das Scharren auf dem Boden von wechselnder Bedeutung sind. Während diese Verhaltensweisen mehrheitlich als Unart oder als Laster eingestuft werden, kann man sie auch als eine Erwiderung auf Streß deuten, die sich schließlich verselbständigt. Meistens beginnen Stereotypien als Ersatzaktivität bei mangelnder Bewegung und Ablenkung, oder sie entstehen als Nachahmung in der Tätigkeit eines verhaltensgestörten Stallgenossen. Da andererseits viele Pferde trotz beschränkter Bewegungsmöglichkeit bei Stallhaltung und trotz eines geringen Rauhfutterangebotes ein stereotypes Verhalten nicht entwickeln, wird auch eine genetische Disposition für möglich gehalten. Aus der Tatsache, daß mit trizyklischen Antidepressiva eine Besserung beim Weben und beim Boxenwandern zu erzielen ist, wird angenommen, daß die der Stereotypie zugrundeligenden biochemischen Mechanismen bestimmten Zwangshandlungen des Menschen vergleichbar sind.

### 10.4.1 Koppen (Krippensetzen)

Diese Verhaltensanomalie trifft häufig junge und temperamentvolle Pferde, die unzureichend beschäftigt werden. Sie kann innerhalb weniger Tage »erlernt« werden, was bei der Unterbringung eines Koppers in einen Gemeinschaftsstall zu Auseinandersetzungen mit den Eigentümern der Stallgenossen führen wird. Die Annahme, daß durch Koppen andere gesundheitliche Schäden entstehen können, sind überwiegend unbegründet. Im Einzelfall kann sich rezidivierende Kolik infolge einer Magentympanie ergeben.

Die häufigste Form des Koppens zeigt sich als Krippensetzen. Hierbei stützen die Schneidezähne auf den Krippenrand oder auf eine andere zugängliche harte Unterlage auf (Tafel 21, Abb. e, Tafelteil). Dann wird der Hals in eine gebogene Haltung gebracht und spannen sich die vorderen Halsmuskelpartien an. Hierdurch werden Kehlkopf und Zungengrund etwas nach aboral verlagert, sowie der Schlundkopf erweitert und geöffnet. Diese Vorgänge im Rachenraum erlauben das Einströmen von Luft, die nach Erschlaffung der kontrahierten Muskulatur und Rückkehr des Kehlkopfs in seine Ausgangsposition wieder nach außen entweicht oder teilweise auch abgeschluckt werden kann. Durch die Luftbewegung entsteht der Kopperton. Dieser Vorgang wiederholt sich meistens mehrmals hintereinander. Er wird durch plötzliche Ablenkung des Tieres auch abrupt wieder beendet.

Von dieser Form des Koppens unterscheidet sich das Freikoppen (Windschnappen), bei dem das Tier auf die Abstützung mit den Schneidezähnen verzichtet. Meist wird der Kopf zunächst gegen die Brust abgebeugt und dann nach vorn und aufwärts geworfen. Dabei kontrahieren sich die unteren Halsmuskeln, und es ergeben sich im Rachenraum die gleichen Vorgänge wie beim Krippensetzen.

Das Koppen wird durch eine vom Pferd unbemerkte Eigenbeobachtung durch den Untersucher am sichersten festgestellt. Bei Gewährleistungsuntersuchungen können Hinweise auf die Untugend durch einen unphysiologischen Abrieb der Schneidezähne (s. »Koppergebiß«) und eine Hypertrophie des *M. sternomandibularis* erhalten werden (Tafel 21, Abb. f, Tafelteil). Da das Koppen zu den Hauptmängeln beim Pferdekauf zählt, besitzt die Verhaltensstörung eine erhebliche forensische Bedeutung.

Zur Bekämpfung der Untugend wird man zunächst versuchen, das Koppen durch Änderung des Stallmanagements zu erschweren. Futterkrippe, Tränke und andere Aufstützmöglichkeiten werden aus der Box entfernt, und um den Such- und Schnuppertrieb zu befriedigen, ist für reichliche Einstreu und für Rauhfutter zu sorgen. Nach Möglichkeit sollte das Pferd täglich mehrmals körperlich belastet werden. Auch das Anstreichen der Aufstützfläche für die Zähne mit Holzteer oder das Anbringen eines Kopperriemens sowie das Verbringen des Tieres in einen Auslauf hat manchmal zur Beseitigung des Koppens geführt. In hartnäckigen Fällen wird sich allerdings die operative Behandlung (Myektomie der *Mm. omohyoidei, sternohyoidei* und *sternothyreoidei* mit Neurektomie des *Ramus ventralis* des *N. accessorius*) nicht umgehen lassen. Sie behebt in etwa 70–80% der Fälle das Aufsetzkoppen; erheblich schlechter sind die Operationsergebnisse beim Freikopper.

## 10.4.2 Weben und Boxenlaufen (Manegebewegung)

Als Ersatzhandlung für unzureichende körperliche Beschäftigung kann sich das sog. Weben einstellen, das zahlenmäßig gegenüber dem Koppen erheblich zurücktritt. Beim Weben pendeln Kopf und Hals von einer Seite zur anderen, die Vorderbeine sind zur Aufrechterhaltung des Gleichgewichts etwas gespreizt, sie können wechselseitig beim Schwingen auch vom Boden etwas abgehoben werden. Die Länge der Pendelbewegungen kann sehr unterschiedlich sein. Bei einem großen Ausschlag wird auch der Vorderkörper in die seitlichen Schwingungen mit einbezogen.

Ebenso wie das Weben wird auch das Boxenlaufen zu den lokomotorischen Stereotypien gezählt. Der oft stundenlange Bewegungszwang erfolgt in der Box meist im Kreis, in einem Auslauf auch entlang der Einzäunung und zwar stets nach dem gleichen Muster, was sich an einem Verschieben der Boxeneinstreu und einer festgetretenen Laufspur erkennen läßt. Diese Verhaltensweise dürfte als Ausdruck der Vereinsamung bei Einzeltierhaltung und einer zeitlich unzureichenden Zuwendung durch das Pflegepersonal aufzufassen sein. Deshalb können nur durch grundlegende Veränderungen in der Tierhaltung und geduldige Zuwendung beide Verhaltensstörungen beseitigt werden.

## 10.4.3 Automutilation

Die Selbstverstümmelung ist ein ernstzunehmendes Verhaltensproblem, das sich insbesondere beim Hengst zeigen kann. Die gewöhnlichste Form der Selbstverletzung zeigt sich als Beißen in die Flanken, gelegentlich auch in die Haut von Brust und Gliedmaßen. Dabei kommt es zu einer Vokalisation und zu einem kurzen Ausschlagen (»kicking«). Solche Erscheinungen können eine akute Kolik vortäuschen, allerdings fehlen andere Zeichen der Unruhe wie Niederwerfen und Rollen auf dem Stallboden sowie Phasen der Depression.

Auch diese Verhaltensweise kann wohl als eine Ersatzhandlung für Streß, Frustration und Angst angesehen werden. Diese Gemütslage kann entweder bei Unterbringung eines Hengstes in einem Stall mit anderen Hengsten auftreten oder wenn ein Hengst plötzlich allein in einer abgeschlossenen Einzelbox untergebracht wird. Frustration tritt auch auf, wenn ein Hengst in die Nähe von Stuten gebracht wird, ohne mit ihnen in Berührung zu gelangen.

Die Schaffung bzw. Wiederherstellung von Sozialkontakten, am ehesten durch die gemeinsame Nutzung von Weidegelände, kann, soweit sich solches ermöglichen läßt, oftmals das Problem lösen. Läßt sich die Einzelhaltung eines Hengstes nicht umgehen, erscheint es sinnvoll, ihm ein anderes Tier (z. B. Ziege oder Kaninchen) als Gesellschafter in den Stall beizugeben.

Zwangsmaßnahmen in Form eines Maulkorbs oder eines Halskragens können Selbstverletzungen meistens nur mindern. Der Unmut, der sich in Ausschlagen gegen Menschen und gegen die Stallwand zeigt, wird dadurch nicht behoben, eher wird er sogar noch verstärkt.

In den USA haben trizyklische Antidepressiva Eingang in die medikamentöse Behandlungsweise gefunden, die jedoch hierzulande in der Tiermedizin noch keine Rolle spielen (LÖSCHER et al., 1994). Beim Hengst kommt als ultima ratio die Kastration in Betracht.

## 10.4.4 Kopfschütteln (Kopfschlagen)

Wenn ein Pferd bei Fehlen eindeutiger äußerer Reize seinen Kopf schüttelt, und zwar mit einer Heftigkeit und Frequenz, daß es schwierig oder gar gefährlich wird, das Tier zu reiten, dann bezeichnet man diese ungewöhnliche Verhaltensweise als Kopfschlagen (»head-shaking«). Nicht zu verwechseln ist dieses Ereignis mit schnellen Kopfbewegungen zur Abwehr äußerer Einwirkungen, z. B. bei Belästigungen durch Insekten, weil diese Bewegungen zu den physiologischen Abwehrmechanismen des Pferdes zählen. Beim aufgetrensten Pferd vor Beginn der Trainingsarbeit oder vor einer Leistungsprüfung gehören solche Verhaltensweisen zu den Zeichen der Ungeduld eines erregten Tieres. Erst bei Fortdauer des Kopfschüttelns oder Hochwerfen des Kopfes, besonders während der Arbeit, ist dieser Zustand als ein gestörtes Verhalten einzuschätzen (MAIR und LANE, 1990).

Es kann festgestellt werden, daß die Verhaltensstörung des Kopfschüttelns bei allen Nutzungsarten, allen Rassen und jeglichem Geschlecht auftreten kann. Aus epidemiologischen Erhebungen hat sich eine saisonale Bevorzugung für den Frühling und Sommer herausgestellt, während in den Wintermonaten die Erscheinungen gewöhnlich wieder abklingen. Diese Beobachtung kann nur für die Fälle gelten, bei denen eine eindeutige Ursache nicht hat ermittelt werden können.

Das gestörte Verhalten zeigt sich anfänglich nur im Trab, später auch in den übrigen Gängen und in der Ruhe. Auffälligerweise beginnt die abnormale Kopfbewegung, sobald sich das Tier nach wenigen Minuten erwärmt hat. Folgende klinische Erscheinungen sind zu registrieren:
1. Intermittierendes, plötzlich und offensichtlich unwillkürliches Hochreißen des Kopfes oder umgekehrt ein Absenken des Kopfes auf derart übertriebene Weise, daß der Reiter abgeworfen wird und das Pferd selbst aus dem Gleichgewicht gerät.
2. Die Bewegungsebene des Schädels liegt gewöhnlich in der Vertikalen, doch sind auch Horizontal- oder Kreisbewegungen möglich.
3. Manchmal ist das Hochreißen des Kopfes zusätzlich mit übermäßigem Strecken und Anheben eines Vorderbeines verbunden.
4. Schniefen und Schnarchen werden oft beobachtet und vielfach ergeben sich noch andere Anzeichen einer Reizung der Nase, auf die das Pferd durch Reiben der Nase an einem Vorderbein, am Bein des Reiters oder auf dem Boden antwortet.

Entwickelt sich die Verhaltensstörung während der Trainingsarbeit, dann verstärkt sie sich bei fortgesetzter körperlicher Beanspruchung, bis sie in einen für Pferd und Reiter äußerst gefährlichen Zustand übergeht. Das Auftreten und die Schwere der klinischen Erscheinungen können in direktem Zusammenhang mit den Witterungsbedingungen und dem Reitgelände stehen, denn an warmen und sonnigen Tagen und beim Reiten entlang Hecken und Bäumen werden sie bevorzugt gesehen.

Die Abweichungen im Verhalten des Pferdes können auf verschiedenen Krankheitszuständen beruhen, die Schmerz, Gereiztheit oder Unbehagen nach sich ziehen. Nicht immer sind solche Hintergründe aufzuspüren, so daß in der Regel eine wiederholte und zeitaufwendige Untersuchung erforderlich wird. Zuvor ist auszuschließen, daß das Kopfschlagen nicht als Ausdruck des Unwillens gegen die Zäumung oder den Sattel zu werten ist.

Die klinischen Untersuchungen sind auf nachfolgende krankhafte Abweichungen auszurichten:
1. am Respirationstrakt sind es die allergische und die vasomotorische Rhinitis und Nasennebenhöhlenerkrankungen;
2. beim Nervensystem muß an eine Trigeminusneuralgie und an ein Vestibularsyndrom gedacht werden;
3. am Ohr spielen ein Befall mit Psoroptes-Milben, Fremdkörper, eine *Otitis interna* oder Luftsackaffektionen eine Rolle;
4. am Auge ist auf eine Uveitis, auf Schäden an der Retina und auf Iriszysten sowie auf Lichtscheu infolge Blendungsempfindlichkeit zu achten;
5. in der Maulhöhle sind schmerzhafte Prozesse durch Schleimhautulzerationen, periodontale Entzündungen, Zahnwurzelabszeß und durch das Trensengebiß veranlaßte Schäden am Diastema sowie an den Hakenzähnen und den rudimentären P1 zu suchen;
6. ist schließlich bei der Untersuchung die Aufmerksamkeit auch auf Schmerzen in der Halsmuskulatur und den Halswirbelgelenken zu richten.

Endoskopische Hilfsmittel sind für eine umfassende Untersuchung unerläßlich. Zur Erkennung einer Trigeminuserkrankung wird die Leitungsanästhesie des *N. infraorbitalis* empfohlen.

Bei der Vielzahl möglicher Grundkrankheiten müssen die Behandlungsempfehlungen auf deren Beseitigung ausgerichtet sein. Eine medikamentöse Unterdrückung allergischer Schleimhautreaktionen durch Glukokortikoide eröffnet die Gefahr des Dopingmißbrauchs. In einer retrospektiven Untersuchung von LANE und MAIR (1987) wurden von 100 Fällen nur 11 ursächlich geklärt, was die therapeutische Unsicherheit unterstreicht.

**Literatur**

BLYTHE L. L., CRAIG A. M. (1992): Equine degenerative myelocephalopathy, Part II. Diagnosis and treatment. Comp. Cont. Educat. Pract. Vet. **14**, 1633–1636.

BJÖRCK G., EVERZ K. E., HANSEN H. J., HENRICSON B. (1973): Congenital cerebellar ataxia in the Gotland pony breed. Zbl. Vet. Med. A, **20**, 341–354.

BÖHM D. (1975): Zur Differentialdiagnose der cerebellaren und spinalen Ataxie des Pferdes. Berl. Münch. Tierärztl. Wschr. **88**, 81–86.

CUMMINGS J. F., DELAHUNTA A., MOHAMMED H. O., DIVERS T. J., VALENTINE B., SUMMER B. A., COOPER B. J. (1991): Equine motor neuron disease: a new neurologic disorder. Equine Pract. **13**, 15–8.

DODMAN N. H., NORMILE J. A., SHUSTER L., RAND W. (1994): Equine self-mutilation syndrome, 57 cases. J. Amer. Vet. Med. Ass. **204**, 1219–1223.

EKMAN S. (1990): Ataxia in Swedish warmblood and standardbred horses. A radiologic and pathology study. Zbl. Vet. Med. A, **37**, 321–328.

FANKHAUSER R., GERBER H., CRAVERO G. C., STRAUB R. (1975): Klinik und Pathologie der Neuritis caudae equinae (NCE) des Pferdes. Schweiz. Arch. Tierheilk. **117**, 675–699.

FATZER R., STRAUB R., GERBER V., HÄNI H., BOUJON C., TIPOLD A., HERHOLZ C., TSCHUDI P., PONCET P.-A., GERBER H. (1995): Sind Equine Motorische Nervenzell-Degeneration (EMND) und Graskrankheit des Pferdes unterschiedliche Manifestationen der gleichen Grundkrankheit? Pferdeheilkunde, **11**, 17–29.

FARRELL R. K., SANDE R. D., LINCOLN S. D. (1971): Nigropallidal encephalomalacia in a horse. J. Amer. Vet. Med. Ass. **158**, 1201–1204.

FOWLER M. E. (1965): Nigropallidal encephalomalacia in the horse. J. Amer. Vet. Med. Ass. **147**, 607–616.

FURR M. O., BENDER H. (1994): Cerebrospinal fluid variables in clinically normal foals from birth to 42 days of age. Amer. J. Vet. Res. **55**, 781–784.

FURR M. O., TYLER R. D. (1990): Cerebrospinal fluid creatine kinase activity in horses with central nervous system disease: 69 cases (1984–1989). J. Amer. Vet. Med. Ass. **197**, 245–248.

GERBER H., FANKHAUSER R., STRAUB R., UELTSCHI G. (1980): Spinale Ataxie beim Pferd, verursacht durch synoviale Cysten in der Halswirbelsäule. Schweiz. Arch. Tierheilk. **122**, 95–106.

GRATZL E. (1960): Eine durch Mangelfütterung (insbesondere Thiaminmangel) bedingte Enzephalomyelopathie bei Pferden in Österreich. Wien. tierärztl. Wschr. **47**, 51–66.

GREEN E. M., CONSTANTINESCU G. M., KROLL R. A. (1992): Equine cerebrospinal fluid: physiologic principles and collection techniques. Continuing Education, **14**, 229–237.

GRUYS E., BEYNEN A. C., BINKHORST G. J., VAN DIJK S., KOEMAN J. P., STOLK P. (1994): Neurodegeneratieve aandoeningen van het centrale zenuwstelsel bij het paard. Tijdschr. Diergeneeskd. **119**, 561–567.

HIEPE T. (1960): Die Bedeutung der Liquouruntersuchung für die Neurodiagnostik bei Pferd und Schaf. Zbl. Vet. Med. **7**, 152–159.

HIPPEN F. (1949): Erbbiologische Untersuchungen der Fohlenataxie im Oldenburger Zuchtgebiet. Vet. Med. Diss., Hannover.

HOUPT K. A., MCDONNELL S. M. (1993): Equine stereotypies. Comp. Cont. Educ. **15**, 1265–1271.

IWANOFF X., CHANG-KUO, YUAN, SHIH-CHIEH, FANG (1957): Über die toxische Enzephalomalazie (Moldy corn poisining) der Einhufer in China. Arch. exp. Vet. Med. **11**, 1033–1056.

JACH T. (1989): Horner-Syndrom beim Pferd. Pferdeheilkunde **5**, 291–294.

KOCH P., FISCHER H. (1950): Die Oldenburger Fohlenataxie als Erbkrankheit. Tierärztl. Umschau **5**, 317–320.

KÖHLER H. (1960): Zur Pathologie einer in Österreich vorkommenden Leukoencephalomyelomalazie bei Pferden. Wien. tierärztl. Wschr. **47**, 51–66.

LANE G., MAIR T. (1987): Observations on headshaking in the horse. Equine vet. J. **19**, 331–336.

LÖSCHER W., UNGEMACH F. A., KROKER R. (1994): Grundlagen der Pharmakotherapie bei Haus- und Nutztieren, 2. Aufl. Verlag Paul Parey, Berlin und Hamburg.

MAIR T., LANE G. (1990): Headshaking in horses. In Practice 183–186.

MAYHEW I. G. (1992): Equine neurologic examination. Equine Pract. **14**, 13–19.

MCGREEVY P. D., RICHARDSON J. D., NICOL C. J., LANE J. G. (1995): Radiographic and endoscopic study of horses performing an oral based stereotyp. Equine vet. J. **27**, 92–95.

MOHAMMED H. O., CUMMINGS J. F., DIVERS T. J., DE LA RUA-DOMENECH R., DE LAHUNTA A. (1994): Epidemiology of equine motor neuron disease. Vet. Res. **25**, 275–278.

NIEUWSTADT VAN R. A., WANT C. J. VAN DER, BINKHORST G. J. (1993): Narkolepsie bij het paard. Tijdschr. Diergeneeskd. **118**, 765–768.

NIXON A. J. (1991): Surgical management of equine cervical vertebral malformation. Progress Vet. Neurol. **2**, 183–195.

PALMER A. D., BLAKEMORE W. F., COOK W. R., PLATT H., WHITWELL K. E. (1973): Cerebellar hypoplasie and degeneration in the young Arab horse: clinical and neuropathological features. Vet. Rec. **93**, 62–66.

RÖCKEN M. (1989): Diagnose, Differentialdiagnose und Therapie der spinalen und cerebellaren Ataxie des Pferdes. Coll. vet. XX, 5–9.

ŠLESINGR L., HRAZDIRA Č. L. (1970): Untersuchungen der Zerebrospinalflüssigkeit von Hunden und Pferden. Zbl. Vet. Med. A, **17**, 338–350.

SWEENEY C. R., HANSEN T. O. (1987): Narcolepsy and epilepsy. In: Current Therapy in Equine Medicine, 349–353. W. B. Saunders, Philadelphia.

TIPOLD A. (1992): Spinale Erkrankungsformen beim Pferd. Wien. tierärztl. Mschr. **79**, 218–220.

TORRE F. (1991): La sindrome di Horner e neuropati associate: 7 casi clinici osservate nel cavallo. Ippologia **2**, 65–68.

WILSON B. J., MARONPOT R. R., HILDEBRANDT P. K. (1973): Equine leukoencephalomalacia. J. Amer. Vet. Med. Ass. **163**, 1293–1295.

ZEEB, K.: Verhaltensstörungen bei Pferden. In: Handlexikon der Tierärztlichen Praxis. Gustav Fischer Verlag, Stuttgart.

## 10.5 Neurotrope Viruskrankheiten H. GERBER

Unter diesem Titel fassen wir die Alphavirus-Enzephalomyelitiden, die durch Vertreter der Familie *Flaviviridae* verursachten Infektionen von Gehirn und Rückenmark, die Tollwut und die Borna-Krankheit zusammen. Besonders gefürchtet sind indessen in europäischen Gestüten und Ställen die Infektionen mit dem Equinen Herpesvirus 1. Dieses Virus ist jedoch nur gelegentlich neurotrop; es wird, zusammen mit den anderen Herpesviren des Pferdes unter den pantropen Viruskrankheiten besprochen.

### 10.5.1 Amerikanische Enzephalomyelitiden

Die Erreger dieser Krankheiten werden durch Insekten übertragen. Zusammen mit Viren, die durch Zecken als Vektoren weitergetragen werden, spricht man von ihnen als Arbor- oder Arboviren, d.h. *ar*thropod *bor*ne viruses. Die Bezeichnung hat nach wie vor eine gut begründete epidemiologische Berechtigung, aber in der offiziellen Taxonomie der Viren findet man den Ausdruck nicht mehr. Die amerikanischen Enzephalomyelitiden, alle drei sind Zoonosen, werden von Alphaviren der Familie *Togaviridae* verursacht. Sie werden von Insektenvektoren, Stechmücken, übertragen.

#### 10.5.1.1 Eastern Equine Encephalomyelitis (EEE)

Verbreitung: Die Krankheit tritt vor allem in den US-Staaten östlich des Mississippi und in Texas auf, ganz besonders häufig aber in Florida. Sie wurde und wird auch beobachtet bis hinauf ins östliche Kanada, auf den Karibischen Inseln sowie in Mittel- und Südamerika. Man rechnet in den USA mit einigen hundert Fällen beim Pferd pro Jahr und mit etwa zehn jährlichen Erkrankungen beim Menschen. Es existieren zwei antigenetische Varianten des EEE-Virus.

Das Virus kann in Vogelpopulationen jahrelang persistieren und in einzelnen Jahren dann auf verbreitete Vogelspezies übergreifen, von denen es durch verschiedene Stechmücken auf Pferde, andere Tierarten oder Menschen übertragen wird. Die Virämie ist beim Pferd in der Regel so gering, daß diese Tierart als biologische Sackgasse (dead-end host) angesehen wird.

Die Epidemiologie von EEE hat sich in den letzten Jahren kompliziert, indem als neuer Vektor die asiatische »Tiger-Mücke«, *Aedes albopictus*, aus Asien in die USA eingeführt worden ist. EEE-Virus ist schon aus dem »Asian Tiger« isoliert worden. Überdies werden in den USA immer häufiger nichtheimische, exotische Vogelarten gezüchtet, etwa Emus, die als potentiell gefährliches Virusreservoir in der Nähe des Menschen dienen könnten.

Das klinische Bild der EEE ist dasjenige einer fieberhaft verlaufenden Infektion des gesamten Zentralnervensystems, also ein unspezifisches. Nach einer Inkubationszeit von etwa zwei Tagen entwickeln die Pferde ein prodromales Fieber ohne Lokalisation, wahrscheinlich als Ausdruck der initialen Virämie. Nach einem rasch vorübergehenden Absinken des Fiebers folgt dann eine zweite hochfebrile Phase, in der die Pferde nun zentralnervöse Symptome manifestieren sowie eine ausgeprägte Lympho- und Neutropenie. Beobachtet werden Verhaltensstörungen, z.B. eine ungewohnte Beißbereitschaft. Die meisten Patienten sind aber hochgradig apathisch; sie zeigen Bewegungsunlust und Koordinationsstörungen, später Anzeichen von Hirnnervenlähmungen, Nystagmus und träge oder fehlende Hautreflexe. In terminalen Stadien läßt sich ein Drangwandern oder ein unkontrollierbares Vorwärtsdrängen gegen feste Gegenstände beobachten. Die Pferde scheinen die Sehfähigkeit eingebüßt zu haben (»blind staggers«), und der Gang wird zunehmend ataktisch bis zur Parese und zum Festliegen.

In der Regel endet die EEE innerhalb von 2–3 Tagen mit dem Tod. Vor dem Exitus liegen die Pferde meistens fest mit Zwangsbewegungen der Gliedmaßen. Die Letalität beträgt in EEE-Seuchenzügen etwa 90%. Pferde, die die Krankheit überstehen, weisen meistens bleibende Störungen auf. Allerdings sind auch Fälle völliger Abheilung bekannt geworden. Es ist aber unsere Erfahrung, daß bei sog. klinisch gesunden Pferden mit Antikörpertitern gegen die amerikanischen Arbovirus-Enzephalitiden praktisch immer neurologische Symptome nachzuweisen sind. Besonders auffallend scheint eine herabgesetzte und gelegentlich völlig fehlende Hautsensibilität zu sein. Daneben sind oft Erscheinungen vorhanden, die als leichtgradiger Dummkoller interpretiert werden könnten.

Eine sichere Diagnose ist rein klinisch nicht möglich. Eine Verdachtsdiagnose ist in bekannten EEE-Gebieten gerechtfertigt, wenn schon mehrere Fälle aufgetreten sind. Unter anderem ist Tollwut auszuschließen, überhaupt diffuse Hirnerkrankungen irgendeiner Genese und auch an Botulismus sollte gedacht werden (schlaffe Lähmungen, kein Fieber). Die Diagnose wird in den USA wegen der möglichen Konsequenzen für die menschliche Gesundheit im Labor gesichert: schon zum Zeitpunkt des Todes läßt sich in der Regel ein EEE-Antikörpertiter nachweisen (Hämagglutinationshemmtest, KBR), aber Vakzinationsantikörper schränken vielerorts die Nützlichkeit der serologischen Untersuchung ein. Ein ELISA vermag zwischen Vakzineantikörpern (IgG) und virusinduzierten Antikörpern (IgG und IgM) zu unterscheiden. Auch die pathologisch-anatomische Untersuchung des Gehirns sollte unter Einhaltung strenger Vorsichtsmaßnahmen vorgenommen werden, obwohl die Organentnahme sehr zeitraubend ist. Die Virusisolation aus dem Zentralnervensystem beweist das Vorliegen der EEE endgültig. Das untersuchende Laborpersonal sollte aktiv schutzgeimpft sein.

Die EEE hat mit einer Letalität von 90% eine von vornherein ungünstige Prognose, und auch die wenigen überlebenden Tiere dürften nur selten noch als Reitpferde brauchbar sein.

Erkrankte Pferde werden in den USA nicht gekeult, weil man der Meinung ist, das infizierte Pferd stelle für die menschliche Gesundheit keine direkte Gefahr dar.

Eine wirksame Behandlung gibt es nicht. Will man versuchen, ein erkranktes Pferd durchzubringen, so ist in erster Linie der Ausschaltung potentieller Verletzungsquellen Gewicht beizumessen. Daneben ist eine Behandlung am Platz, die das Hirnödem und die Entzündung bekämpft (DMSO; Dexamethason; Mannitol; Furosemid; gegen Krämpfe Diazepam u. a.) sowie Flüssigkeits- und Elektrolytdefizite ausgleicht. Salinische Laxanzien werden ebenfalls verwendet.

Es wird empfohlen, alle Pferde aktiv schutzzuimpfen, die in bekannten EEE-Regionen leben. In der Regel werden bivalente oder trivalente Vakzinen verwendet, die auch gegen Western Equine Encephalomyelitis und VEE schützen. Die Impfung muß jährlich wiederholt werden; der Impfschutz dauert weniger als sechs Monate! Man beschränkt sich in den USA auch darauf, erst nach der Sicherung der ersten Fälle alle Pferde eines bestimmten Gebietes zu impfen.

Es ist einleuchtend, daß einer wirksamen Insektenbekämpfung große Bedeutung zukommt. Aufgestallte Pferde erkranken viel seltener als Weidetiere.

### 10.5.1.2 Western Equine Encephalomyelitis (WEE)

Die nachstehenden Ausführungen beschränken sich darauf, Unterschiede zur EEE hervorzuheben. Die Western Equine Encephalomyelitis ist beim Pferd mit einer geringeren Letalität verbunden, beim Menschen hingegen tritt sie viel häufiger auf und verläuft schwerer als die EEE. Das Pferd ist auch für die WEE eine biologische Sackgasse.

WEE tritt vor allem in den Staaten des mittleren und äußeren Westens der USA auf, in gewissen Randstaaten kommen EEE und WEE zusammen vor. 1931–1938 sind in Kalifornien über 180000 Pferde an WEE eingegangen. Die Bedeutung der Krankheit liegt vor allem in der Pathogenität des Virus für den Menschen. Krankheitsfälle beim Pferd werden als frühes Warnzeichen für eine mögliche Epidemie beim Menschen angesehen.

Das Virus der WEE ist ein Alphavirus, aber nicht näher mit dem EEE-Virus verwandt. Die Epizootologie der WEE ist besser untersucht als diejenige der EEE. Der wichtigste Vektor ist die Stechmücke *Culex tarsalis*; als Reservoir dienen verschiedene Vogelspezies, aber auch Säugetiere und Reptilien.

Die Symptome der WEE sind grundsätzlich die gleichen wie diejenigen der EEE. Der Verlauf der Krankheit ist aber im allgemeinen protrahierter und milder mit einer Sterblichkeitsrate um 50%.

In den westlichen Staaten der USA wird beim Auftreten einer fieberhaften ZNS-Affektion vor allem in den Sommer- und Herbstmonaten an WEE gedacht. Die Verdachtsdiagnose sollte wegen der großen Bedeutung für die menschliche Gesundheit unverzüglich im Labor gesichert werden.

Die Prognose der WEE ist beim Pferd wesentlich günstiger als diejenige der EEE. Erkrankte Pferde stellen kaum ein Risiko für den Menschen dar; sie brauchen deshalb nicht gekeult zu werden.

Eine spezifische Behandlung der WEE kommt nicht in Frage, hingegen ist eine aufwendigere Unterstützungstherapie eher gerechtfertigt als bei EEE. Wenn möglich, sollte das Pferd am Abliegen gehindert werden (Hängegurte), jede Verletzungsgefahr muß möglichst ausgeschaltet sein. Die medikamentöse Behandlung beschränkt sich auf Maßnahmen, wie sie bei der EEE kurz angedeutet worden sind.

### 10.5.1.3 Venezolanische Equine Encephalomyelitis (VEE)

Diese Arbovirus-Enzephalitis ist die gefürchtetste der drei beschriebenen amerikanischen Virus-Enzephalitiden.

Die Infektion kam bis 1971 nur in Süd- und Mittelamerika vor. 1971 erreichte ein bedeutender Seuchenzug auch Texas, wo er dank ausgedehnter Impfkampagnen und Insektenvertilgungsaktionen unter Kontrolle gebracht werden konnte.

Das Virus der VEE gehört ebenfalls zu den Alphaviren der Familie *Togaviridae*. Es sind verschiedene Stämme und Subtypen bekannt, deren Pathogenität ungleich ist und die sich auch in ihrer geographischen Verbreitung unterscheiden. Es gibt für das Pferd praktisch apathogene, endemische Stämme oder Varianten, wie auch hochpathogene, epizootische. Der Virusstamm, der für das Auftreten von VEE 1971 in den USA verantwortlich war, zeichnete sich durch eine ausgeprägte Virulenz und Pathogenität bei Menschen und Pferden aus. Früher wurde die Krankheit als wenig gefährlich für den Menschen angesehen.

Auch die VEE wird von Stechmücken übertragen. Als Reservoir dienen vor allem Nagetiere; während einer Epizootie spielt aber auch das Pferd die Rolle eines Reservoirtieres: Die Virämie ist beim Pferd so ausgeprägt, daß das Pferd als Infektionsquelle für Insekten und damit für andere Pferde und Menschen in Frage kommt. Es ist auch erwiesen, daß Kontaktinfektionen gelegentlich vorkommen.

Im Gegensatz zu den beiden nordamerikanischen Enzephalomyelitiden kann die VEE perakut verlaufen und mit dem Tode enden, bevor Anzeichen einer Enzephalitis oder Myelitis aufgetreten sind. In der Regel beginnt die Krankheit jedoch mit Fieber und Apathie und die neurologischen Symptome einer Enzephalomyelitis stellen sich bald ein. Gelegentlich treten auch Blutungen in verschiedenen Organen auf, und Durchfälle sollen nicht selten sein.

Wegen des verhältnismäßig variablen Symptomenbildes sind differentialdiagnostisch weitere Krankheiten zu berücksichtigen. Die Diagnose von Fällen mit neurologischen Symptomen muß im Labor gesichert werden, insbesondere in Gegenden, in denen das Vorkommen mehrerer Arbovirusspezies nachgewiesen ist. Bei perakut verlaufenden Fällen ist wohl am ehesten an EIA zu denken, möglicherweise auch an afrikanische Pferdepest. Dabei sollte die pathologisch-anatomische und mikrobiologische Abklärung mit großer Vorsicht vorgenommen werden, weil die Infektionsgefahr für das Laborpersonal beim Vorliegen von VEE viel größer ist als bei EEE oder WEE.

VEE verläuft in der Regel ungünstig, besonders, wenn die Tiere schon festliegen. Eine Therapie kommt kaum in Frage. Es ist anzunehmen, daß bei einem eventuellen Auftreten von VEE in Europa die Keulung aller erkrankten Tiere angeordnet würde, um die Infektionsgefahr für den Menschen möglichst zu reduzieren.

Es hat sich in den USA erwiesen, daß die prophylaktische Impfung mit einer attenuierten Lebendvakzine einen Seuchenzug zum Stillstand bringen kann. Heute allerdings werden formalininaktivierte Schutzimpfungen durchgeführt, in der Regel kombiniert mit EEE und WEE. Ob die großangelegten Insektenvertilgungskampagnen einen wesentlichen, zusätzlichen Effekt ausübten, bleibt dahingestellt.

### 10.5.1.4 Andere Alphavirus-Infektionen

Viren der Semliki-Forest-Gruppe können Pferde infizieren und gelegentlich zu manifesten Krankheiten führen. Getah-Virus ist in Südostasien und Australien heimisch. Es hat in Japan wiederholt zu Ausbrüchen einer fieberhaften Krankheit geführt, die allerdings nicht von neurologischen Symptomen gekennzeichnet waren, sondern eher einer milden Virusarteritis zu gleichen schienen.

## Literatur

ANONYM (1993): Equine Encephalomyelitis: Fewer Cases in 1992. Equine Dis. Quarterly **1**, 3–4.

BARBER T. L., WALTON T. E., LEWIS K. J. (1978): Efficacy of trivalent inactivated encephalomyelitis virus vaccine in horses. Am. J. Vet. Res. **39**, 621–625.

BYRNE R. J. (1973): The control of eastern and western arboviral encephalomyelitis of horses. Bryans J. T., Gerber H. (eds.) (1973): Equine Infectious Diseases III. 115–123. Karger, Basel.

CALISHER C. H., EMERSON J. K., MUTH D. J., LAZUICK J. S., MONATH T. P. (1983): Serodiagnosis of western encephalitis virus infections: Relationships of antibody titer and test to observed onset of clinical illness. J. Am. Vet. Med. Ass. **183**, 438–440.

DURDEN L. A., LINTHICUM K. J., TURELL M. J. (1992): Mechanical transmission of Venezuelan equine encephalomyelitis virus by haematophagus mites (Acari). J. Med. Entomol. **29**, 118–121.

EDDY G. A., MARTIN D. H., JOHNSON K. M. (1973): Epidemiology of the venezuelan equine encephalomyelitis virus complex. Bryans J. T., Gerber H., (eds.) (1973): Equine Infectious Diseases III. 126–145. Karger, Basel.

FENNER F., BACHMANN PA. A., GIBBS E. P. J., MURPHY F. A., STUDDERT M. J., WHITE D. O. (1987): Veterinary Virology. Acad. Press, Inc. San Diego.

FRANCY D. B., WAGNER B. A. (1992): Equine encephalomyelitis in the United States (1980–1990. Use of weather variables to develop a predictive model for equine cases. Anim. Hlth. Insight. Spring 1992, 1–8.

GIBBS E. P. J. (1976): Equine viral encephalitis. Equine vet. J. **8**, 66–71.

GIBBS E. P. J., WILSON J. H., ALL B. P. (1988): Studies on passive immunity and the vaccination of foals against eastern equine encephalitis in Florida. Powell, D. G. (ed.): Equine Infectious Diseases V. 201–205. Univ. Press Kentucky, Lexington, Kentucky.

GIBBS E. P. J. (1994): Eastern equine encephalitis. Satellites and swamps, Asian tigers (*Aedes albopictus*) and emus (*Dromaius novaehollandiae*); new insights on an old disease. Nakajima H., Plowright W. (eds.). (1994): Equine Ingfectious Diseases VII. 325–326. R & W Publications (NEWMARKET) Limited.

HOFF G. L., BIGLER W. J., BUFF E. E., BECK E. (1978): Occurrence and distribution of western equine encephalomyelitis in Florida. J. Am. Vet. Med. Ass. **172**, 351–352.

JOCHIM M. M., BARBER T. L., LUEDKE A. J. (1973): Venezuelan equine encephalomyelitis: Antibody response in vaccinated horses and resistance to infection with virulent virus. J. Am. Vet. Med. Ass. **162**, 280–283.

KAMADA M., KUMANOMIDO T., WAGE R., FUKUNAGA Y., IMAGAWA H., SUGIURA T. (1991): Intranasal infection of Getah virus in experimental horses. J. Vet. Med. Sci. **53**, 855–858.

KAMADA M., WADA R., KUMANOMIDO T., IMAGAWA H., SUGUIRA T., FUKUNAGA T. (1991): Effect of viral inoculum size on appearance of clinical signs in equine getah virus infection. J. Vet. Med. Sci. **53**, 803–806.

KINNEY R. M., TSUCHIYA K. R., SNEIDER J. M., TRENT D. W. (1992): Molecular evidence for the origin of the widespread Venezuelan equine encephalitis epizootic of 1969 to 1972. J. Gen. Viol. **73**, 3301–3305.

KISSLING R. E., CHAMBERLAIN R. W. (1967): Venezuelan equine encephalitis. Adv. vet. Sci. **11**, 65–84.
KONO Y., SENTSUI H., ITO Y. (1980): An epidemic of Getah virus infection among racehorses. Properties of the virus. Res. vet. Sci. **29**, 162–167.
LYNCH J. A., BINNINGTON B. D., ARTSOB H. (1985): California serogroup virus infection in a horse with encephalitis. J. Amer. Vet. Med. Ass. **186**, 389.
MACKAY R. J., MAYHEW I. G. (1992): Diseases of the nervous system. In: Colahan P. T., Mayhew I. G., Merrit A. M., Moore J. N. (eds.) (1992): Equine Medicine and Surgery. 4th ed., Vol. 1, 744–754.
MAYHEW I. G. (1989): Large animal neurology. A handbook for veterinary clinicians. Lea & Febiger, Philadelphia.
MOCK R. E., MORGAN D. O., JOCHIM M. M., LOCK T. F. (1978): Antibody response of the fetus and adult equine to venezuelan equine encephalomyelitis virus (VEE-TC-84). Bryans J. T., Gerber H. (eds.): Equine Infectious Diseases IV. 209–219. Vet. Publ., Inc., Princeton, New Jersey.
NASCI R. S., BERRY R. L., RESTFO R. A., PARSONS MA., SMITH G. C., MARTIN D. A. (1993): Eastern equine encephalitis virus in Ohio during 1991. J. Med. Entomol. **30**, 217–222.
RAI G. P., TUTEJA U., KUMAR P. (1992): Comparison of haemagglutination inhibition and indirect fluorescent antibody tests to detect certain flavivirus antibodies in equines. Acta Microbiol. Hungarica **39**, 69–73.
SNEIDER J. M., KINNEY R. M., TSUCHIYA K. R., TRENT D. W. (1993): Molecular evidence that epizootic venezuelan equine encephalitis (VEE) I-AB viruses are not evolutionary derivatives of enzootic VEE subtype. I-E or II viruses. J. Gen. Virol. **74**, 519–523.
TURELL M. J., LUDWIG G. V., BEAMAN J. R. (1992): Transmission of Venezuelan equine encephalomyelitis virus by Aedes sollicitans and Aedes taeniorhynchus (Diptera: Culicidae). J. Med. Entomol. **29**, 62–65.
VANDERWAGEN L. C., PEARSON J. L., FRANTI C. E., TAMM E. L., RIEMANN H. P., BEHYMER D. E. (1975): A field study of persistence of antibodies in California horses vaccinated against western, eastern and Venezuelan equine encephalomyelitis. Am. J. Vet. Res. **36**, 1567–1571.
WALTON T. E., JOHNSON K. M. (1972): Epizootology of Venezuelan equine encephalomyelitis in the Americas. J. Am. Vet. Med. Ass. **161**, 1509–1515.
WILSON J. H., GIBBS E. P. J., CALISHER C. E., BUERGELT C. D., SCHNEIDER C. A. (1992): Investigation of vaccine-induced tolerance to eastern equine encephalitis in young equids. PLOWRIGHT, W., ROSSDALE, P. D., WADE, J. F., (eds.): Equine Infectious Diseases VI. 341. R & W Publ. (Newmarket) Ltd.

## 10.5.2 Infektionen mit Flaviviren

### 10.5.2.1 Japanische Enzephalitis

Das Virus der Japanischen Enzephalitis gehört zum Genus *Flavivirus* und ist im fernen Osten weit verbreitet. Das Virus verursacht Enzephalitis beim Menschen und beim Pferd und ist offenbar die Ursache von seuchenhaften Schweineaborten; bei dieser Tierart werden keine zentralnervösen Störungen beobachtet.

Die Symptomatologie eines manifesten Falles unterscheidet sich kaum von der bei der EEE beschriebenen. Wahrscheinlich kommen sehr häufig subklinische oder latente Infektionen des Pferdes vor. Die Letalität der Infektion ist nicht genau bekannt, scheint aber nicht hoch zu sein (um 5%).

### 10.5.2.2 Andere Flavivirus-Enzephalomyelitiden

In Süd- und Osteuropa sind durch Arboviren hervorgerufene Enzephalomyelitiden beim Pferd wahrscheinlich nicht allzu selten. Ein seuchenhaftes Auftreten ist jedoch bisher nicht bekannt geworden. Die Krankheiten sind nicht gut erforscht, und viele Fragen sind bis heute nicht beantwortet.

Von Bedeutung können die in Südfrankreich (Camargue) nachgewiesenen Infektionen mit West-Nile-Virus werden. Die Symptome derartiger Enzephalomyelitiden unterscheiden sich nicht von denjenigen anderer infektiöser Hirn-Rückenmark-Entzündungen: Unlenkbarkeit, stumpfes Verhalten, Aufstützen des Kopfes, Somnolenz, Ataxie, Zwangsbewegungen und Fieber. Manchmal zeigen die Patienten nur eine Myelitis mit rasch eintretender Nachhandlähmung, Lähmung des Schweifes, des Rektums und der Blase. Bei Hengsten ist meistens auch der Penis gelähmt, Stuten können dauernd rossig erscheinen. Die Anusgegend scheint anästhetisch. Es kommt zu einer rapiden Atrophie der Kruppenmuskulatur; das Sensorium ist dabei ungestört.

»Louping ill« ist bekannt als vektorbedingte Infektion (Zecken) von Schafen, seltener von Rindern. Das Virus verdient hier Erwähnung, weil es bei Weidepferden in Irland als Ursache einer infektiösen Enzephalomyelitis, manchmal einer reinen Myelitis nachgewiesen werden konnte. Außerdem sind bei sporadischen, fieberhaften Enzephalomyelitiden einzelner oder weniger Pferde eine ganze Reihe von Flaviviren isoliert worden, bei denen wir es mit einer Aufzählung bewenden lassen: St. Louis; Powassan; Murray Valley; russische oder sibirische Frühjahrs- oder Sommer-Enzephalitis. Wo das Virus der zeckenübertragenen, sog. Near Eastern Equine Encephalitis taxonomisch hingehört, ist noch nicht abgeklärt; es ist möglicherweise eng verwandt oder gar identisch mit dem Borna-Virus.

Alle infektiösen Enzephalomyelitiden des Pferdes werden zumindest im kontinentalen Europa – bis zum Beweis des Gegenteils – vorsichtshalber als tollwutverdächtig angesehen.

**Literatur**

DAUBNEY R., MAHALU E. A. (1967): Viral encephalomyelitis of equines and domestic ruminants in the Near East. Res. vet. Sci. **8**, 375–397.

GARD G. P., MARHSALL I. D., WALKER K. H., ACLAND H. M., DE SEREM W. D. (1977): Association of Australian arboviruses with nervous disease in horses. Austr. Vet. J. **53**, 61–66.

MAYHEW I. G. (1989): Large animal neurology. A handbook for veterinary clinicians. Lea & Febiger, Philadelphia.

MACKAY R. J., MAYHEW I. G. (1992): Diseases of the nervous system. In: Colahan P. T., Mayhew I. G., Merrit A. M., Moore J. N. (eds.) (1992): Equine Medicine and Surgery. 4th ed., Vol. 1, 744–754.

NAKAMURA H. (1974): Japanese encephalitis in horses in Japan. Equine Vet. J. **4**, 155–156.

TIMONEY P. J., DONNELLY W. J. C., CLEMENTS L. O., FENLON M. (1976): Encephalitis caused by Louping ill virus in a group of horses in Ireland. Equine Vet. J. **8**, 113–117.

TIMONEY P. J. (1976): Louping ill: A serological survey of horses in Ireland. Vet. Rec. **98**, 303.

TIMONEY P. J. (1980): Susceptibility of the horse to experimental inoculation with Louping ill virus. J. Comp. Path. **90**, 73–83.

## 10.5.3 Tollwut

Tollwut wird vom Lyssavirus aus der Familie der *Rhabdoviridae* hervorgerufen. Sie verläuft auch beim Pferd akut und wohl ausnahmslos tödlich; die Krankheit ist charakterisiert durch erhöhte oder herabgesetzte Erregbarkeit, Juckreiz, gelegentlich Beißlust, nachher Lähmungen. Wir verweisen auf die offiziellen seuchenpolizeilichen Vorschriften der einzelnen Länder und beschränken uns auf eine kurze Schilderung der Verhältnisse beim Pferd.

Die Tollwut tritt zur Zeit in Europa sozusagen ausnahmslos als Wildtollwut auf (sylvanische Wut), wobei sich die Seuche in langsamen Etappen von Osten nach Westen in vorher tollwutfreie Gebiete ausgebreitet hat. Gefährdet sind Equiden eigentlich nur bei Weidehaltung, besonders in Waldnähe.

Das Tollwutvirus ist für alle Säugetiere pathogen und wird in der Regel durch den Biß infizierter Tiere übertragen (Speichel hochinfektiös). Die Pferde werden meistens in die Lippen oder Nüstern gebissen, gelegentlich in die Vordergliedmaßen. Vampire übertragen die Tollwut in Mittel- und Südamerika auch auf Pferde (Bisse oft an Hals und Rumpf). Das erkrankte Pferd ist für die Weiterverbreitung der Seuche nicht sehr gefährlich. Immerhin verursacht ein Tollwutfall etwa in einer großen Reitschule außergewöhnlich aufwendige Umtriebe, weil in einem gegebenen Fall eine beträchtliche Zahl von Personen mit dem infizierten Pferd Kontakt hätten haben können.

Die Inkubationszeit soll 2 Wochen bis 3 und vielleicht mehr Monate betragen. Das Krankheitsbild der Pferdetollwut wird klar von den zentralnervösen Störungen beherrscht, aber innerhalb dieses Rahmens kann es stark variieren von vorwiegend spinalen Erscheinungen bis zur reinen Enzephalitis. Beim Pferd wird von Kennern der Krankheit immer der Juckreiz an der Bißstelle als erstes Symptom beschrieben. Die Pferde sind unruhig und übermäßig schreckhaft. Krampfhafte Lippenbewegungen und Speicheln gehören in vielen Fällen ebenfalls zu den initialen Symptomen. Die meisten Pferde erscheinen später eher abgestumpft und verhalten sich dummkollerähnlich. Vielfach besteht auch ein Drang gegen Wände, seltener werden die Tiere aggressiv gegen andere Pferde oder auch Menschen (Beißsucht und Schlagen). Automutilationen kommen vor. Häufiger ist aber eher eine Apathie mit Muskelzuckungen und dann Krampfanfälle von sehr kurzer Dauer (1–2 Minuten), vor allem der Kau- und Atemmuskeln. Nicht selten besteht ein scheinbar deutlich gesteigerter Geschlechtstrieb, der bei den Stuten als Rosse imponiert und von häufigem, tropfenweisen Harnabsatz begleitet ist. Männliche Tiere schachten aus und erigieren. Tollwut ist eine fieberhafte Krankheit.

Manchmal bestehen die ersten Symptome in Erscheinungen einer spinalen Ataxie, die oft zuerst die Nachhand, kurze Zeit später auch die Vorhand betrifft (aszendierende, zentripetale Ausbreitung des Virus). In Einzelfällen kann es sogar vorkommen, daß der Patient einige Stunden lang wenig mehr als eine periphere Gliedmaßenlähmung, etwa eine Radialislähmung manifestiert. Nach kurzer Zeit (Stunden oder Tage) pflegen sich aber eigentliche Lähmungen einzustellen, wobei zuerst Schluckbeschwerden auftreten können. Es besteht Allotriophagie, offenbar wegen eines gestörten Geschmackssinns. Wasser wird keines aufgenommen. Als typisches Zeichen tritt in diesem Stadium ein heiseres Wiehern auf. Die Heiserkeit wird offenbar durch eine Stimmbandlähmung hervorgerufen.

Die Lähmungen erfassen dann ziemlich rasch die hinteren Körperteile. Die Tiere schwanken, knicken zusammen, stürzen zu Boden und verenden im allgemeinen innerhalb von 2–7 (10) Tagen nach dem Auftreten der ersten Krankheitserscheinungen.

Dem unerfahrenen Tierarzt ist eine klinische Diagnose beim Pferd wohl kaum möglich. Eine Verdachtsdiagnose ist am Platz, wenn in einem tollwutgefährdeten Gebiet ein Pferd gebissen worden ist und einige Wochen später an zentralnervösen Störungen zu leiden beginnt. Ein Verdachtsfall muß den zuständigen Amtsstellen gemeldet werden, die die notwendigen Anordnungen im Rahmen der verschiedenen nationalen Tierseuchengesetze treffen. Bis dahin ist das verdächtige Pferd derart abzusondern, daß es mit anderen Tieren oder nichtschutzgeimpften Menschen nicht in Berührung kommt.

Jeder Tollwutfall ist als ungünstig zu beurteilen. Esel sollen gelegentlich nach experimentell gesetzter Krankheit geheilt worden sein (?).

Eine Behandlung von Verdachtsfällen kommt natürlich nicht in Frage. Hingegen ist in stark gefährdeten Gebieten eine Schutzimpfung der Weidepferde zu empfehlen. Der inaktivierte Tollwut-Impfstoff (z. B. Madivak®) sollte 3 Wochen vor dem Weideauftrieb verabreicht werden. Fohlen können von der 12. Lebenswoche an vakziniert werden. Die Wiederholungsimpfung ist in jährlichem Abstand erforderlich. Die Wirksamkeit der Vakzination ist auch bei Pferden gut. In den USA wird aber doch empfohlen, der möglichen Virusausscheidung wegen auch schutzgeimpfte Pferde abzutun, die von einem tollwütigen Tier (dort besonders Skunks) gebissen worden sind.

**Literatur**

CRICK J., BROWN F. (1976): Rabies vaccine for animals and man. Vet. Rec. **99**, 162–167.
FERRIS D. H., BADIALI L., ABOU-YOUSSEF M., BEAMER P. D. (1968): A note on experimental rabies in the donkey. Cornell Vet. **58**, 270–277.
HAHN D. G. (1982): A case of equine rabies with human and bovine exposure. Vet. Med. / Small Anim. Clin. **78**, 1409–1410.
JOYCE J. R., RUSSELL L. H. (1981): Clinical signs of rabies in horses. Comp. Cont. Educ. Pract. Vet. **3**, 56–61.
MEYER E. E., MORRIS P. G., ELCOCK L. H., WEIL J. (1986): Hindlimb hyperesthesia associated with rabies in two horses. J. Am. vet. med. Ass. **188**, 629–632.
SCHROEDER W. G. (1969): Suggestions for handling horses exposed to rabies. J. Am. vet. med. Ass. **155**, 1842–1843.
WEST, G. P. (1985): Equine rabies. Equine Vet. J. **17**, 280–282.

## 10.5.4 Borna-Krankheit (Borna disease)
H. LUDWIG

Die Borna-Krankheit (BK) des Pferdes ist in vergleichbaren Bildern bereits Ende des 18. Jahrhunderts beschrieben worden. Begriffe wie Kopfkrankheit, *Meningitis cerebrospinalis*, Gehirnkrankheit, Nervenkrankheit, Nonpurulente Enzephalomyelitis etc. zeugen von dem klinischen Erscheinungsbild (ZWICK, 1939). Dieses Krankheitsbild wurde gehäuft in Württemberg, Sachsen, Thüringen, Hessen und Bayern, in den später als Endemiegebieten ausgemachten Regionen beobachtet. Das seuchenhafte Auftreten, bei dem Hunderte von Pferden in der Amtshauptmannschaft Borna starben, gab Ende des 19. Jahrhunderts dieser klinisch eingrenzbaren Pferdekrankheit den Namen »Borna-Krankheit« (DÜRRWALD, 1993). Verstärkt einsetzende Studien am Virus selbst sowie an natürlichen und experimentell gesetzten Infektionen, die mit Schwerpunkten in Deutschland (Berlin, Gießen, München), aber auch in den USA und Japan, durchgeführt wurden, führten Ende des 20. Jahrhunderts zu dem international akzeptierten Krankheitsbegriff »Borna disease« (BD). Die Krankheit wird heute zweifelsohne ätiopathogenetisch mit dem »Borna disease virus« (BDV) in Verbindung gebracht. Trotz des teilweisen Rückgangs der Pferdepopulation hat das Interesse an der Borna-Krankheit in der Tiermedizin und in der Medizin zugenommen. Dies mag auch darin begründet liegen, daß die BDV-Infektion beim Menschen entdeckt wurde und Assoziationen mit psychiatrischen Erkrankungen angenommen werden müssen (BODE, 1995).

Das Agens ist ein nicht zytopathogenes Virus mit breitem In-vitro-Wirtsspektrum (DANNER et al., 1976; LUDWIG et al., 1988) und hoher Organ- und Zelladaptabilität (ROTT und NITZSCHKE, 1958), das als Hauptvertreter einer neuen Virusfamilie (Borna-viridae) gilt. Es ist ein eingehülltes Virus. Elektronenmikroskopisch konnten Partikel der Größe 50 und 90 nm (letztere mit Virushülle) dargestellt werden. Nukleinsäureanalysen ergaben, daß diese Viren, die die Koch-Postulate erfüllen, d. h. im Versuchstier typische Krankheit auslösen, eine nicht segmentierte, negative und einzelsträngige RNA von ca. 9,0 kb enthalten (ZIMMERMANN et al., 1994). Die Sequenzierung des BDV-Genoms ließ eine Verwandtschaft mit Tollwut-, Masern-, Staupevirus etc., alles Viren der Gruppe *Mononegavirales*, erkennen. Das BDV kodiert für 40, 24, 17, 57 und 190 kd Proteine (BRIESE et al., 1994), von denen sich die Proteine 40 und 24 kd (s-Antigen) und das 17 kd Glykoprotein als diagnostisch wichtige Antigene erwiesen haben (LUDWIG et al., 1988, 1993).

Im Pferd werden präferenziell gegen das s-Antigen spezifische Antikörper gebildet. Ihre Präsenz liefert Hinweise auf eine durchgemachte Infektion. In wenigen Fällen, vor allem bei schwer erkrankten Tieren, sind auch neutralisierende Antikörper zu messen. Bei tödlichem Krankheitsverlauf werden meist auch im *Liquor cerebrospinalis* Antikörper (mitunter neutralisierend) gefunden. Die CSF-Antikörper weisen wie bei anderen Gehirnerkrankungen von Mensch und Tier oligoklonalen Charakter auf (LUDWIG und THEIN, 1977; LUDWIG et al., 1993).

**Klinik**

Wir unterscheiden seit neuestem zwei Hauptformen der Krankheit: die klassische BK, die durch das Symptombild Enzephalomyelitis geprägt ist und seit 100 Jahren genauestens studiert wurde (ZWICK, 1939; HEINIG, 1969; LUDWIG et al., 1985), und die atypische Form der Borna-Virus-Infektion beim Pferd, die erst durch genauere intravitae Diagnostik in Verbindung mit detaillierten klinischen Untersuchungen offenkundig wurde (BODE et al., 1994b).

**Klassische Form:** Ausführliche Beschreibungen dieser Symptomatologie finden sich bereits zu Beginn des Jahrhunderts (SCHMIDT, 1912). Erste Symptome sind durchweg uncharakteristisch und können unter vielfältigen Beschwerden, wie Harnverhalten, Leistungs- oder Funktionsunfähigkeit der Tiere und einzelner Organsysteme (Respirationstrakt, Darmtrakt, Haut etc.) laufen. Häufig geht der Beginn der Erkrankung mit Temperaturerhöhung einher, das Futter wird verweigert, Kaubeschwerden treten auf, mitunter »vergessen« die Tiere das Weiterkauen, so daß Futterteile aus der Mundhöhle heraushängen. Die Nahrungsaufnahme kann völlig eingestellt werden. In Einzelfällen tritt dann Somnolenz, abgelöst von plötzlicher Exzitation, auf. Die Tiere erscheinen besonders schreckhaft, drängen zur Seite oder nach vorne und weisen an bestimmten Hautregionen Hyperästhesie auf; Harnverhalten tritt gehäuft auf. Wie bereits aus den Beobachtungen von SCHMIDT (1912) zu entnehmen ist, stehen oft Koliksymptome im Vordergrund oder gehen parallel mit Obstipationen und Defäkationsstörungen einher (übelriechender Kot, gelegentlich Durchfall). Es ist anzunehmen, daß der lange Darmtrakt des Pferdes besonders empfindlich auf die Borna-Virus-Infektion reagiert.

Progrediente Stadien der BK sind durch zentralnervöse Erscheinungen gekennzeichnet: Koordinationsschwierigkeiten in der Vor-/Nachhand, Einbrechen, Ataxien, steifer Gang (vergleichbar der »Staggering disease«, der Borna-Krankheit der Katze; LUNDGREN et al., 1993). Im weiteren Verlauf können die Tiere dumpf und teilnahmslos in der Box stehen, Zwangs- und Manegebewegungen aufweisen, die im fortgeschrittenen Stadium in typischen Kreisbewegungen münden (Abb. 10.1). Kopfschiefhaltung, ständiger Muskeltremor, unphysiologische Beiß- und Kaubewegungen sind typische Zeichen der späten Erkrankung. Das Kopfschief- oder Kopftiefhalten und Andiewanddrängen mit Aufsetzen des Kopfes auf die Krippe bei schwerkranken Tieren (Abb. 10.2) ist vermutlich auf starke Kopfschmerzen zurückzuführen, die wiederum eine Folge der erhöhten Liquoransammlung sein

können. Das Auftreten der klassischen Symptome gibt starke Hinweise auf den fortgeschrittenen Zustand der Krankheit (LUDWIG et al., 1985). In derartigen Fällen steht der Tierarzt häufig vor der Frage, das Pferd abzuschaffen.

Weitere bekannte Symptome sind Kopfnicken, schwankender Gang, Genickstarre, unphysiologisches Spiel der Lippen und der Zunge, Anomalien der Pupille, Blindheit und Veränderungen der *Papilla fasciculi optici*. Eine Beteiligung der BDV-Infektion an dem Hauptmangel »periodische Augenentzündung« sollte nicht verkannt werden.

Bei der klassischen sowie atypischen Form der Borna-Krankheit wird immer ein saisonales Auftreten beobachtet, vor allem in den Monaten März/April/Mai mit abschwächender Tendenz in den Sommermonaten.

**Atypische Formen:** Eine Zuordnung von atypischen Fällen zur Borna-Virusinfektion war erst möglich, als es gelang, bei Tier und Mensch eine intravitale Diagnostik zu etablieren (BODE et al., 1994b; BODE et al., 1995). An einem repräsentativen Kollektiv mehr oder minder ausgeprägt erkrankter Pferde, konnten neue Aspekte über die equine Borna-Virusinfektion und deren Beziehung vor allem zu atypischen Erkrankungsfällen gewonnen werden (BODE et al., 1994b): Neben Störungen im ZNS können solche im peripheren, möglicherweise auch im autonomen Nervensystem im Vordergrund stehen. Klinisch äußern sich diese in schwer therapierbaren rezidivierenden Koliken, in Schluckbeschwerden, Ösophaguslähmungen, Bewegungsanomalien, chronischer Lahmheit und fortschreitender Abmagerung sowie mehr oder minder stark ausgeprägten Verhaltensstörungen (z. B. Kopfschütteln). Bei genauer Befragung tritt eine Vielfalt von Krankheitssymptomen zutage, die aufgrund verfeinerter Labordiagnostik der Borna-Virusinfektion zugeordnet

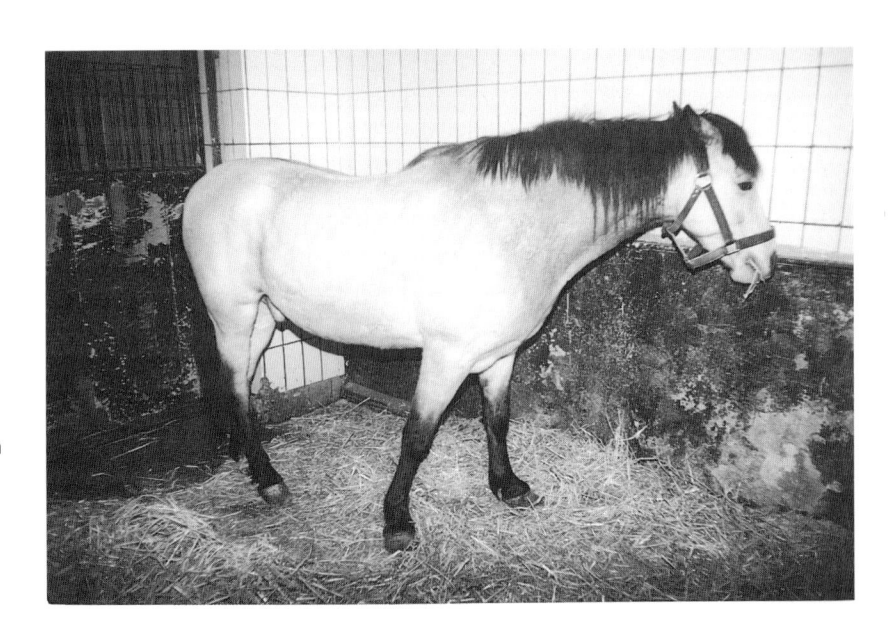

**Abb. 10.1:** Kleinpferdwallach aus dem Borna-Epidemiegebiet mit schweren Krankheitssymptomen wie Apathie, unphysiologischer Beinstellung, gelegentlichen Kreisbewegungen kurz vor dem Zusammenbruch
(Foto R. Dürrwald)

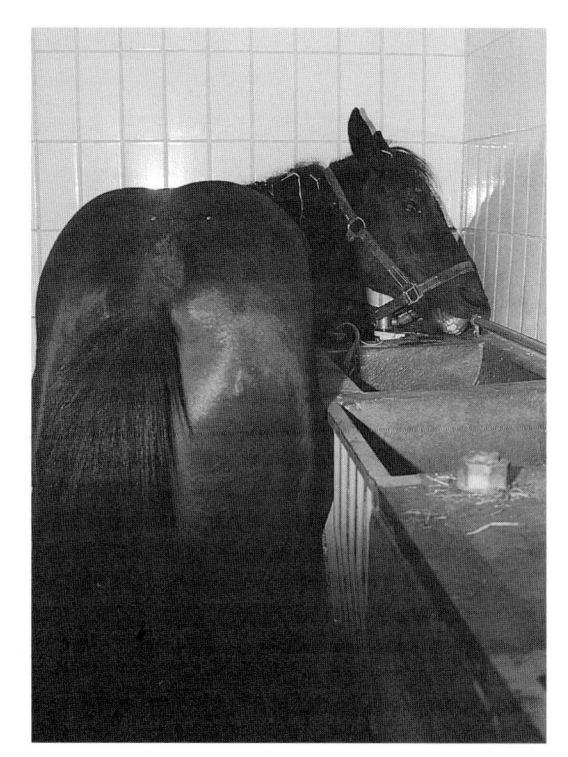

**Abb. 10.2:** Borna-kranke Vollblutstute in präfinalem Stadium, Somnolenz, Andiewanddrängen und Aufsetzen des Kopfes nach mehrfachem Zusammenbrechen (BIV Stendal; Foto L. Bode)

werden kann. Auffällig für diese Formen, die seltener zu letalem Ausgang führen und oft nur vorübergehend zu beobachten sind, ist ihr rekurrierender Charakter.

Klinische, verbunden mit labordiagnostischen Untersuchungen haben in den letzten Jahren gezeigt, daß atypische Formen der Borna-Krankheit mit den sporadisch vorkommenden klassischen Formen nicht nur in den sog. Endemiegebieten vorkommen. Für Deutschland kann gesagt werden, daß ein relativ hoher Verseuchungsgrad auch im norddeutschen Raum vorliegt. Erste Intra-vitam-Untersuchungen deuten außerdem darauf hin, daß die Borna-Virusinfektion (mit möglicherweise noch unaufgeklärten klinischen Erscheinungen) in Gesamteuropa und in Übersee vorkommt (BODE und LUDWIG, 1996 unpubliziert).

**Diagnostik**

Nach wie vor steht eine klinische Beurteilung im Vordergrund und erbringt meist auch starke Hinweise auf das Vorliegen einer fortgeschrittenen Infektion. Die geschilderte Symptomatik (klassische oder atypische Form) sollte den Tierarzt veranlassen, eine Intra-vitam-Diagnostik durchführen zu lassen. Dies kann heute über eine 10 ml Zitrat-Blutprobe mit modernen Labormethoden (ELISA, PCR, Antikörpertests) sicher geschehen (BODE et al., 1994b). Die Liquordiagnostik am lebenden Pferd hat zwar gewisse Bedeutung erlangt (HIEPE, 1960), sich jedoch wegen der Gefährdung des Tieres durch die Punktion in der Praxis nicht durchgesetzt.

Die Intra-vitam-Diagnostik stützt sich auf den Nachweis BDV-spezifischen Antigens in weißen Blutzellen (Monozyten). Liegt eine aktive Virusreplikation vor, so können erhöhte Antigenwerte gemessen werden. Die Nukleinsäurediagnostik hat dies bestätigt. Unabhängig, ob eine auffällige oder keine Kranheitssymptomatik zu beobachten ist, kann hiermit eine vorsichtige Prognose gestellt werden. Bei progredientem Krankheitsverlauf und mehrfacher Blutkontrolle mit ansteigenden Antigenwerten ergibt sich eine eher schlechte Prognostik. In jedem Falle können Maßnahmen wie Ruhigstellen, Streß- und Leistungsminderung, Behandlung der Kolik oder therapeutisches Eingreifen bei sonstigen Organmanifestationen vorgenommen und empfohlen werden.

Lehrbuchbekannt ist der Nachweis der Joest-Degen-Einschlußkörperchen bzw. der Nachweis BDV-spezifischer Antigene im Gehirn, vor allem im limbischen System (Ammonshorn, Hypothalamus) (LUDWIG et al., 1985, 1988). Steht für diese Diagnostik kein Gehirn bereit, so können Blutreste, Liquor oder vor allem die Augen für eine sichere postmortale Diagnostik herangezogen werden. Diese über einfache ELISA-Techniken zu erzielende schnelle Diagnose kann durch aufwendige molekularbiologische Essays auch an Organen des toten Tieres (Milz, Leber, Niere etc.) bestätigt werden.

Mit diesen verfeinerten modernen diagnostischen Verfahren können die oft verschiedensten Krankheitsausprägungen als Borna-Virusinfektion eingestuft werden. Dadurch wird die Überwachung eines Infektionsgeschehens in Pferdebeständen möglich (BODE et al., 1994b).

**Pathologie**

Grob anatomisch-pathologisch lassen sich am gestorbenen Pferd keine Auffälligkeiten an Organen und Geweben entdecken. Auch der Hirn- und Rückenmarkstatus erscheint unauffällig. Im prolongierten Verlauf kann sich ein leichter *Hydrocephalus internus* entwickeln. Auffallend sind auf mikroskopischer Ebene die altbekannten Zeichen der Borna-Enzephalitis in Zwischen- und Mittelhirn sowie in Bereichen der ventrikelnahen Grisea. Gleichermaßen können die verschiedensten Kerngebiete verändert sein, wobei erstaunlicherweise das beim Pferd wichtigste motorische Mittelhirnzentrum *(Nucleus ruber)* ausgespart bleibt. Die pathologisch-histologische Diagnostik ist durch die entzündliche Reaktion geprägt, d. h. durch eine massive Einwanderung von Lymphozyten, Lymphoblasten und reifen Plasmazellen ins Gefäßumfeld und Gehirnparenchym. Seit alters ist bekannt, daß das limbische System eine bevorzugte Lokalisation darstellt. Es stellt offensichtlich den Replikationsort des Borna-Virus dar, wie aus neueren Untersuchungen geschlossen werden kann (GOSZTONYI und LUDWIG, 1995). Es sind weiterhin eine reaktive Astrozytose und mitunter Degeneration von Neuronen mit fibrillärer Gliosis zu beobachten. In Gehirnen klassischer Borna-Fälle sind Ansammlungen von Makrophagen auffällig.

Bei experimentellen Borna-Virusinfektionen ist der zellulären Immunität als Pathogenitätsfaktor unzulässigerweise eine hohe Bedeutung zugemessen worden. Neuere pathogenetische Betrachtungsweisen stellen die exzessive Makrophagenproliferation im Gehirn in den Vordergrund und messen dieser Monozyten/Makrophagen-Aktivität vorrangige pathogenetische Bedeutung zu. Es muß davon ausgegangen werden, daß vor allem bei weniger dramatisch ablaufenden Borna-Virusinfektionen im Gehirn, die nur mit geringgradigen Ausfallerscheinungen einhergehen, bisher nicht verstandene Mechanismen der entzündlichen Reaktion in hippocampalen und hypothalamischen Regionen zu einer mehr oder minder starken Imbalanz des neuroendokrinen Systems führen. Auch beim mit Borna-Virus infizierten Pferd wird heute eine Interaktion infektionsspezifischer (virusspezifischer?) Substanzen mit Neurotransmittern diskutiert (GOSZTONYI und LUDWIG, 1995), was die breite Palette an Symptomen bei der klassischen und atypischen Krankheitsform des Pferdes erklären könnte (BODE et al., 1994b).

Weniger bei klassischen BK als bei atypischen Formen muß eine Abgrenzung zu anderen viralen oder bakteriellen Infektionen bzw. Intoxikationen vorgenommen werden. Im europäischen Raum könnten hierbei vor allem equine Herpesinfektionen oder die Listeriose eine Rolle spielen. Vor allem als Abgrenzung zu EHV-1-, -2-, und -4-Infektionen ist der labordiagnostische Nachweis BDV-spezifischen Antigens in weißen Blutzellen für eine aktivierte Borna-Virusinfektion charakteristisch und differentialdiagnostisch bedeutsam. Die bisherigen Untersuchungen an mehr als 1000 Pferden deuten gelegentlich darauf hin, daß fälschlicherweise als Herpesvirusinfektionen diagnostizierte Symptombilder einer aktivierten BDV-Infektion zugeschrieben werden müssen (BODE und LUDWIG, 1996 unpubliziert).

Die Borna-Krankheit muß strikt von der asymptomatischen Borna-Virusinfektion des Pferdes unterschieden werden. Obwohl das Gesamtinfektionsgeschehen bisher wenig aufgeklärt ist, sollte die klassische Krankheit mit Todesfolge eher als Ausnahme im Infektionsgeschehen angesehen werden. Aus den bisherigen Erfahrungen mit der BDV-Infektion ist für die tierärztliche Praxis bedeutsam, daß möglicherweise eine Vielzahl von Krankheitssymptomen des Pferdes unter einer aktivierten Borna-Virusinfektion subsummiert werden können. Diese Erkenntnis sollte nach neuen therapeutischen Ansätzen suchen lassen. Solche Wege bestehen weniger darin, einen immunsuppressiven Gesundheitsstatus zu erzeugen, als vielmehr in der Stärkung der allgemeinen Abwehr durch Ruhigstellung des Pferdes und einer Therapie mit gesundheitsstabilisierenden Medikamenten. Auf jeden Fall läßt sich eine aktivierte Borna-Virusinfektion weder antibiotisch noch immunsuppressiv unter Kontrolle bringen. Die weitverbreitete Infektion stellt auch keine Eradikation dieses Virus in Aussicht. Jegliche Vakzinationsstrategien haben sich bisher als wirkungslos erwiesen (LUDWIG et al., 1993). Die in diesem Jahrzehnt gewonnene Erkenntnis über die BDV-Infektion des Pferdes und anderer Haustiere (LUNDGREN et al., 1993; BODE et al., 1994a) mit und ohne Krankheitserscheinungen, machen neue Ansatzpunkte zur Bestandsüberwachung der Infektion und des Seuchengeschehens notwendig (BODE et al., 1994b).

Eine neuerlich gemachte Entdeckung, daß BDV sich im Menschen repliziert und eine Aktivierung dieses Virus im Zusammenhang mit psychiatrischen Erkrankungen (vor allem manisch-depressiven Schüben) gesehen werden muß (BODE et al., 1995), stimuliert das Interesse auch der Medizin an dieser klassischen Pferdevirusinfektion. Erste Genomvergleiche zeigen allerdings eine deutliche Individualität der verschiedenen Tier- und Menschenviren (BODE et al., 1995). Mögliche Übertragungswege des Borna-Virus zwischen verschiedenen Spezies liegen jedoch noch im Dunkeln.

## Literatur

BODE L. (1995): Human infections with Borna disease virus and potential pathogenic implications. Curr. Top. Microbiol. Immunol. (Eds. H. Koprowski, W. I. Lipkin) **190**, 103–130, Springer Verlag Berlin.

BODE L., DÜRRWALD R., LUDWIG H. (1994 a): Borna virus infections in cattle associated with fatal neurological disease. Vet. Rec. **135**, 283–284.

BODE L., DÜRRWALD R., KOEPPEL P., LUDWIG H. (1994 b): Neue Aspekte der equinen Borna-Virus-Infektion mit und ohne Krankheit. Prakt. Tierarzt **12**: 1–4.

BODE L., ZIMMERMANN W., FERSZT R., STEINFBACH F., LUDWIG H. (1995): Borna disease virus genome transcribed and expressed in psychiatric patients. Nature Med., Vol. **11**, No. 3.

BRIESE T., SCHNEEMANN A., LEWIS A. J., PARKS Y.-S., KIM S., LUDWIG H., LIPKIN I. W. (1994): Genomic organization of Borna disease virus. Proc. natn. Acad. Sci, USA **91**, 4362–4366.

DANNER K., HEUBECK D., MAYR A. (1978): In vitro studies on Borna virus. I. The use of cell cultures for the demonstration, titration and production of Borna virus. Archs Virol. **57**, 63–75.

DÜRRWALD R. (1993): Die natürliche Borna-Virus-Infektion der Einhufer und Schafe. Untersuchungen zur Epidemiologie, zu neueren diagnostischen Methoden (ELISA; PCR) und zur Antikörperkinetik bei Pferden nach Vakzination mit Lebendimpfstoff. Vet. Med. Diss., FU Berlin.

GOSZTONYI G., LUDWIG H. (1995: Bornadisease – neuropathology and pathogenesis. Curr. Top. Microbiol. Immunol. (Eds. H. Koprowski, W. I. Lipkin) **190**, 39–73, Springer Verlag Berlin.

HEINIG A. (1969): Die Borna'sche Krankheit der Pferde und Schafe. In: Röhrer, H., Handbuch der Virusinfektionen bei Tieren, Bd. IV, 83–148, Gustav Fischer Jena.

HIEPE T. (1960): Die Bedeutung der Liquoruntersuchung für die Neurodiagnostik bei Pferd und Schaf. Zbl. Vet. Med. **7**, 152–159.

LUDWIG H., BODE L., GOSZTONYI G. (1988): Borna disease – a persistent virus infection of the central nervous system. Prog. med. Virol. 35: 107–151.

LUDWIG H., FURUYA K., BODE L., KLEIN N., DÜRRWALD R., LEE D. S. (1993): Biology and neurobiology of Borna disease virus (BDV), defined by antibodies, neutralizability and their pathogenic potential. Arch. Virol. (Suppl. 7), 111–133.

LUDWIG H., KRAFT W., KAO M., GOSZTONYI G., DAHME E., KREY H. (1985): Borna-Virus-Infektion (Borna-Krankheit) bei natürlich und experimentell infizierten Tieren: ihre Bedeutung für Forschung und Praxis. Tierärztl. Praxis **13**, 421–453.

LUDWIG H., THEIN P. (1977): Demonstration of specific antibodies in the central nervous system of horses naturally infected with Borna disease virus. Med. Microbiol. Immunol. **163**, 215–226.

LUNDGREN A.-L., CZECH G., BODE L., LUDWIG H. (1993): Natural Borna disease in domestic animals others than horses and sheep. J. Vet. Med. B **40**, 298–303.

ROTT R., NITZSCHKE E. (1958): Untersuchungen über die Züchtung des Virus der Borna'schen Krankheit im bebrüteten Hühnerei unter verschiedenen Bedingungen. Zbl. Vet. Med. **5**, 629–633.

SCHMIDT J. (1912): Untersuchungen über das klinische Verhalten der seuchenhaften Gehirnrückenmarksentzündung (Bornasche Krankheit) des Pferdes nebst Angaben über diesbezügliche therapeutische Versuche. Berl. Tierärzt. Wochenschr. **28**, 581–586 und 597–603.

ZIMMERMANN W., BRETER H., RUDOLPH M., LUDWIG H. (1994 b): Borna disease virus: immunoelectron microscopic characterization of cell-free virus and further information about the genome. J. Virol. **68**, 6755–6768.

ZWICK W. (1939): Bornasche Krankheit und Enzephalomyelitis der Tiere. In: Handbuch der Viruskrankheiten der Tiere (Hrsg.: Gildenmeister, Haagen, Waldmann), 232–354, Gustav Fischer, Jena.

# 11 Infektionskrankheiten

W. Bisping und H. Gerber

## 11.1 Bakterielle Infektionskrankheiten  W. Bisping

### 11.1.1 Streptokokkeninfektionen

Die Streptokokken sind die aus medizinischer Sicht bedeutendsten bakteriellen Infektionserreger beim Pferd, das eine besondere Empfänglichkeit ihnen gegenüber besitzt. Die wichtigsten Arten sind: *Streptococcus* (Sc.) *equi subsp. equi* als Erreger der Druse, der eine besondere Affinität zu der Respirationsschleimhaut besitzt, aber auch bei Entzündungsprozessen gefunden wird, die nicht dem typischen Drusebild entsprechen und *Sc. equi subsp. zooepidemicus*, ein Eitererreger mit universaler Organaffinität.

Seltener werden dagegen Infektionen mit folgenden Streptokokkenspezies gefunden:

*Sc. pneumoniae, Sc. equisimilis, Sc. uberis* und Streptokokken der serologischen Gruppe G.

Die Streptokokken verursachen eitrige Wundinfektionen der äußeren Haut sowie eitrige Entzündungen der verschiedensten Schleimhäute. Im Verlauf der Infektion kommt es häufig zu einer Sepsis, und konsekutiv zu Metastasen in den Lymphknoten und verschiedenen anderen Organen.

Neben den klinisch manifesten Infektionen ist eine latente Schleimhautbesiedlung verbreitet, die epidemiologisch ein Erregerreservoir darstellt.

#### 11.1.1.1 Druse

Die Druse ist eine fieberhafte Infektionskrankheit, die hauptsächlich als Entzündung der Nasen- und Rachenschleimhaut mit Vereiterung regionärer Lymphknoten auftritt.

Die Erkrankung ist weltweit verbreitet und befällt am häufigsten Fohlen und junge Pferde. Bei über 5 Jahre alten Pferden tritt die Druse nur vereinzelt auf.

Die Druse wird durch *Sc. equi subsp. equi* verursacht, der der serologischen Gruppe C angehört. Im befallenen Gewebe und im Eiter liegt der Streptokokkus in Form von langen Ketten vor. Er wächst am besten auf der Blutplatte unter aeroben Bedingungen. Es bilden sich schleimige Kolonien (Kapselbildung) und eine β-Hämolyse aus.

*Sc. equi* besitzt in der Außenwelt eine mehrwöchige Überlebenszeit, besonders wenn er von Eiter bzw. Blut umschlossen ist.

*Sc. equi* besitzt eine hohe Kontagiosität, so daß nach einer Einschleppung innerhalb weniger Tage zahlreiche Pferde eines Bestandes infiziert sein können. Die Erregerübertragung erfolgt vorwiegend aerogen (Tröpfcheninfektion), ist aber auch durch Kontakt, oral und über den Deckakt, möglich. Indirekt ist eine Erregerübertragung durch Stallgeräte, Futterkrippen u. ä. möglich. Die Druse tritt auch ohne nachweisbare Einschleppung auf. In solchen Fällen kann angenommen werden, daß das Krankheitsgeschehen von latent infizierten Tieren ausgeht, bei denen sich das Krankheitsbild unter dem Einfluß resistenzmindernder Faktoren (Erkältung, Transport, Überanstrengung u. a.) ausgebildet hat.

Nach der Infektion stellt sich eine eitrige Entzündung des Rachens und der Schleimhaut des vorderen Atmungstrakts ein. Lymphogen gelangen die Streptokokken in die regionären Lymphknoten. Nach dem Abklingen klinischer Symptome kann *Streptococcus equi* über lange Zeiträume ausgeschieden werden, es ist eine Ausscheidungszeit bis zu 11 Monaten beobachtet worden (George et al., 1983).

Nach einer Inkubationszeit von durchschnittlich 4–8 Tagen entwickelt sich mit zunehmender Störung des Allgemeinbefindens und Erhöhung der Körpertemperatur ein akuter Nasenkatarrh mit einem zunächst serösen, später schleimig-eitrigen Sekret. Der Rhinitis schließt sich meistens eine Pharyngitis an. Im weiteren Verlauf können die retropharyngealen und subparotidealen Lymphknoten anschwellen, vereitern und nach außen aufbrechen. Der Eiter der retropharyngealen Lymphknoten kann in den Luftsack einbrechen und dann durch die Nase abfließen. Die obere Halsgegend schwillt dabei schmerzhaft an und ist nicht mehr durchtastbar. Abszesse in den subparotidealen Lymphknoten brechen entweder seitlich der Parotis nach außen oder in den Luftsack durch.

Als seltene Komplikation können Metastasen in den Bronchial- und Mediastinallymphknoten auftreten und zu Dyspnoe, Ödemen an der Unterbrust und Ergüssen in die Brusthöhle führen. Eine Vereiterung der Gekröselymphknoten, die sich rektal oft als fluktuierende Anschwellung palpieren läßt, tritt meistens erst im späteren Verlauf der

Krankheit auf und kann zu Verdauungsstörungen, Kolikerscheinungen, anhaltendem Fieber und Abmagerung sowie bei Abszeßdurchbruch zu einer eitrigen Peritonitis führen.

Grundsätzlich kann es im Verlauf der Erkrankung durch die hämatogene Streuung der Streptokokken (Sepsis) zur Keimbesiedlung in allen weiteren Lymphknoten kommen, so z. B. in denen der Extremitäten, was zu entsprechenden Bewegungsstörungen führen kann, oder denen der inneren Organe mit entsprechenden Symptomen. Ebenso sind Metastasen in den Organen selbst möglich. Bei der **Deckdruse** tritt eine eitrige Vulvovaginitis mit Knotenbildung und Erosionen in der Schleimhaut auf, gleichzeitig sind im umgebenden Gewebe Abszesse möglich. Vom regulären Verlauf der Druse abweichende Komplikationen können bei etwa 20% der erkrankten Pferde beobachtet werden (SWEENEY et al., 1987).

Wenn sich das Krankheitsgeschehen auf die oberen Luftwege und die dazugehörigen Lymphknoten beschränkt, ist die Prognose günstig. Ungünstig ist die Prognose bei einer Miterkrankung der Mediastinal- oder Mesenteriallymphknoten oder bei einer Keimbesiedlung der inneren Organe, da in diesen Fällen die Erkrankung meistens protrahiert verläuft. Komplikationen, die die weitere Nutzung des Pferdes in Frage stellen können, sind u. a. Nervenlähmungen, chronische Pneumonie, Gelenk- und Sehnenentzündungen, Gehirn- sowie andere chronische Organerkrankungen.

Bei charakteristischem Verlauf bereitet die klinische Diagnose keine Schwierigkeiten. Differentialdiagnostisch kommen Pharyngitiden anderer Ätiologie, Rhinovirus-Infektionen, Rhodococcus-equi-Infektionen, Influenza, Rhinopneumonitis sowie Parotitis in Frage. In solchen Fällen kann die Diagnose durch Erregernachweis und -differenzierung abgesichert werden.

Zur aktiven Schutzimpfung gegen die Druse sind zahlreiche Untersuchungen durchgeführt worden, die aber in ihren Ergebnissen nicht befriedigten (REIF et al., 1982). Daß im Verlauf der natürlichen Infektion eine Immunität entsteht, kann sicher daraus geschlossen werden, daß Zweitinfektionen zu keinen oder nur zu geringen Krankheitsprozessen führen (NARS et al., 1983). Bei Tieren, die eine Druse überstanden haben, sind Antikörper mittels der passiven Hämagglutination sowohl im Blutserum (hauptsächlich IgG) als auch im Nasenschleim (hauptsächlich IgA) nachweisbar, ferner reagieren sie in einem Intrakutantest positiv (NARS et al., 1983). Für die Infektionsabwehr ist offenbar das IgA als Ausdruck einer lokalen Schleimhautimmunität von größerer Bedeutung als die im Blut auftretenden Antikörper. *Sc. equi* besitzt Adhärenzfaktoren; die Anheftung der Bakterien an die Epithelzellen der Schleimhaut kann durch IgA verhindert werden, dies kann eine der Grundlagen der Immunität sein (GALAN et al., 1986; SRIVASTAVA und BARNUM, 1983).

Für die Schutzimpfungen sind meistens inaktivierte Impfstoffe, die ganze Streptokokkenzellen enthalten, wie z. B. Formolvakzinen oder Streptokokkenextrakte benutzt worden. Bei den letzteren spricht man dem M-Antigen (in der Zellwand lokalisiertes Proteinantigen) eine besondere protektive Wirkung zu (GALAN und TIMONEY, 1985; SRIVASTAVA und BARNUM, 1983; 1985; TIMONEY und EGGERS, 1985). Die Impfungen führen zur Bildung serologisch nachweisbarer Antikörper, jedoch korrelieren die im Blut auftretenden Antikörper nicht mit dem Grad der Immunität (GALAN und TIMONEY, 1985). Nach den bisherigen Beobachtungen entsteht eine relative Immunität, die bei hoher experimenteller Belastungsinfektion durchbrochen werden kann. Bei Kontakt der Impflinge zu natürlich infizierten und ausscheidenden Pferden kann jedoch die erreichte Immunität zur Verhinderung einer Erkrankung ausreichen (SRIVASTAVA und BARNUM, 1983b). Somit ist die Immunität nach Schutzimpfungen nach dem derzeitigen Wissens- und Erfahrungsstand gering und kann in Abhängigkeit von der Widerstandskraft des Pferdes, der Zahl der aufgenommenen Streptokokken und der Virulenz des Erregerstammes leicht durchbrochen werden. Dies erklärt die in der Literatur niedergelegten widersprüchlichen Beurteilungen der Druseimpfung.

Eine antibiotische Therapie ist im allgemeinen nur indiziert, wenn durch sie in einem frühen Stadium der Erkrankung die Einschmelzung der Lymphknoten noch zu vermeiden ist oder wenn Komplikationen aufgetreten sind. In anderen Fällen ist durch hyperämisierende Behandlung die Bildung der Abszesse in den Lymphknoten zu fördern. Bei deutlicher Fluktuation sind sie zu spalten, ein Spontandurchbruch sollte vermieden werden. Ist ein Luftsackempyem aufgetreten, kann der Eiter durch Spülungen entfernt werden.

Für die antibiotische Behandlung empfiehlt sich Penicillin, da die β-hämolysierenden Streptokokken bisher kaum eine Resistenz ausgebildet haben. Weitere gegen *Sc. equi* wirksame Mittel sind Erythromycin und Tetracycline.

### 11.1.1.2 Spätlähme der Fohlen (klassische Fohlenlähme)

Es handelt sich um eine akute oder subakute bis chronische, septisch verlaufende Streptokokkeninfektion mit Polyarthritis und Keimversprengungen in die inneren Organe. Sie tritt meistens in der ersten bis zweiten Lebenswoche, gelegentlich aber auch unmittelbar nach der Geburt auf.

Der Erreger ist in den meisten Fällen *Sc. equi subsp. zooepidemicus*, seltener wird *Sc. equi subsp. equi* gefunden. Beide Streptokokkenarten gehören zur serologischen Gruppe C und wachsen auf Blutagar mit einer kräftigen β-Hämolyse, sie sind grampositiv und bilden im befallenen Gewebe und im Eiter relativ lange Ketten. Als Infektionsquelle wird im allgemeinen die Mutterstute angenommen, die die Streptokokken insbesondere im Genitaltrakt, aber auch auf anderen Schleimhäuten, so z. B. im Nasen- und Rachenraum oder in den Tonsillen, beherbergt. Die Erregerübertragung erfolgt in den meisten Fällen während oder nach der Geburt durch orale Aufnahme von Fruchtwasser oder durch Kontakt zum Muttertier. Auch die omphalogene Infektion ist möglich. Durch eine anschließende Bakteriämie gelangen die Streptokokken in die inneren Organe und in die Gelenke.

Es werden zwei Verlaufsformen beobachtet: die akute Sepsis, die oft schon 12–24 Stunden nach der Geburt zum Tode führt, und die subakute bis chronische Verlaufsform mit einer Krankheitsdauer von 2–6 Wochen.

Bei der akuten Form werden die Fohlen meist schon schwach geboren. Sie sind träge, stehen ungern auf und saugen nicht viel. Die Körpertemperatur ist erhöht und die Nabelgegend geschwollen. Eine bald einsetzende Diarrhoe entkräftet das Tier, so daß es ganz zum Liegen kommt, oberflächlich und schnell atmet und den Kopf nach hinten biegt. Bei der Obduktion herrschen septikämische Erscheinungen wie Blutungen an den serösen Häuten, auf dem Epikard und in den Lungen, Schwellungen der Organe (Milz), Hypostase in den Lungen und Herzmuskeldegeneration vor. Aus den Organen lassen sich in der Regel in großer Zahl und in Reinkultur hämolysierende Streptokokken nachweisen.

Die subakute bis chronische Form tritt etwa ab der 2. Lebenswoche auf. Die Körpertemperatur bewegt sich zwischen 40,0 und 41 °C, ein dünnflüssiger Kot wird abgesondert, und an den Gelenken zeigen sich schmerzhafte Schwellungen. Die Tiere stehen nur noch ungern auf und bewegen sich schwerfällig fort. Mit zunehmender Inappetenz kommen sie ganz zum Liegen. Bei der klinischen Untersuchung bemerkt man evtl. eine Schwellung und Verhärtung im Bereich des Nabelringes. Dabei können die Nabelgefäße strangartig verdickt sein. Kurz vor dem Tod sinkt die Körpertemperatur unter die Norm.

Bei der Obduktion sind die Veränderungen an den Gelenken besonders auffällig. Nach Anschneiden namentlich der großen Gelenke entleert sich eine trübe, mitunter auch mit Eiterflocken untermischte Synovia. In Lunge oder Leber finden sich Eiterherde. Die Nabelgefäße sind durch Thromben, die sich bis zum Aufhängeband der Harnblase ausdehnen können, erweitert und verhärtet. Auf dem Herzbeutel und dem Lungenfell befinden sich fibrinartige Auflagerungen, die oft zu einer Verklebung von Lunge und Herzbeutel mit dem Rippenfell führen. An beiden Lungenflügeln bestehen unter Umständen Anzeichen einer eitrigen Bronchopneumonie.

Die Prognose richtet sich nach dem Stadium der Erkrankung, im fortgeschrittenen Fall sind die Aussichten einer Behandlung ungünstig.

Die Diagnose kann anhand der charakteristischen Krankheitssymptome klinisch gestellt werden. Eine bakteriologische Untersuchung von eitrigem Nasen-, Konjunktivalsekret, Gelenkpunktaten o. ä. ergibt meistens eine Reinkultur von β-hämolysierenden Streptokokken.

Neben der allgemeinen Verbesserung des Gesundheitszustandes der Mutterstute durch Haltung, Fütterung, Vitaminversorgung, Parasitenbehandlung u. ä. müssen prophylaktisch insbesondere die Regeln der Geburtshygiene eingehalten werden, indem die Abfohlstände ständig sauber gehalten und desinfiziert werden. Daneben wird die aktive Schutzimpfung der Stuten mit (evtl. stallspezifischen) Streptokokken-Formal-Vakzinen empfohlen (WINKLER, 1983), deren Erfolg jedoch unterschiedlich beurteilt wird.

Da die Infektion auch omphalogen zustande kommt, sollte der Nabelstumpf vorsorglich desinfiziert und für eine saubere, trockene Liegefläche gesorgt werden.

Die antibiotische Behandlung verspricht nur im Anfangsstadium der Krankheit Erfolg. Bei ausschließlicher Streptokokkenätiologie empfehlen sich hohe Dosen Penicillin oder Erythromycin. Sind andere Bakterien beteiligt, sollten Breitspektrumantibiotika, wie Tetracycline, benutzt werden, die auch Streptokokken miterfassen. Als symptomatische Therapie ist ein Ausgleich einer eventuellen Exsikkose und Kreislaufschwäche erforderlich. Empfohlen wird ferner die Mutterblutbehandlung.

### 11.1.1.3 Streptococcus-pneumoniae-Infektionen

Es handelt sich um eine beim Fohlen selten vorkommende, meist perakut verlaufende, septische Pneumonie. Eine pathogene Bedeutung für das erwachsene Pferd wurde bisher nicht sicher nachgewiesen, jedoch kommen im Respirationstrakt latente Infektionen vor.

Erreger ist *Streptococcus pneumoniae* (Syn.: *Diplococcus pneumoniae*, *Streptococcus lanceolatus*, Pneumokokken). Es handelt sich um grampositive Diplokokken, die im infizierten Gewebe eine deutliche Kapsel ausbilden. Auf Blutagar bilden sie eine α-Hämolyse. Von den Pneumokokken sind über 80 Serotypen bekannt. Grundlage dieser Einteilung sind die Polysaccharidantigene der Kapselsubstanz. Beim Menschen verursachen 14 Serotypen etwa 80% der Erkrankungen, insbesondere die Typen 1–9. Beim Pferd wurden u. a. die Antigentypen 3, 4 und 9 nachgewiesen (BENSON und SWEENEY, 1984; BURREL et al., 1986; HARMS, 1942).

Die Ansteckungswege sind für das Pferd nicht sicher geklärt. Es wird angenommen, daß die Infektion des Fohlens von erwachsenen Keimträgern ausgeht. Ob menschliche Keimträger für das Fohlen eine Infektionsgefahr darstellen, wie es für das Kalb zutrifft, kann aufgrund der wenigen Beobachtungen nicht entschieden werden.

Die Infektion verläuft beim Fohlen als hochgradige septische Allgemeinerkrankung und führt innerhalb von Stunden oder 1–2 Tagen zum Tode (HARMS, 1941, 1942;

MIESSNER und KOHLSTOCK, 1914). Bei den Sektionen findet sich das Bild einer septischen Infektion einschließlich Peritonitis, Pleuritis, Perikarditis, Pneumonie und Arthritis. Die Funde bei erwachsenen Pferden sind überwiegend Ausdruck einer latenten Infektion der Respirationsschleimhaut, jedoch kann eine pathogene Bedeutung für die Atmungsorgane nicht völlig ausgeschlossen werden (BURREL et al., 1986).

Eine differentialdiagnostische Abgrenzung zu anderen septischen Krankheitsprozessen ist nur durch den Erregernachweis möglich, der mikroskopisch und kulturell durchgeführt werden kann.

Eine Behandlung der erkrankten Fohlen ist meist aufgrund des rasanten Verlaufs der Erkrankung nicht rechtzeitig möglich. Gegen *Streptococcus pneumoniae* ist Penicillin G das Antibiotikum der ersten Wahl, jedoch sind Resistenzen möglich. Prophylaktisch müssen die Fohlen von latent infizierten Pferden und evtl. auch von Personen, die Pneumokokken ausscheiden, ferngehalten werden. Schutzimpfungen sind gut wirksam, jedoch muß der Impfstamm dem im Bestand vorkommenden Serotyp entsprechen (stallspezifische Vakzine). Aufgrund des sehr seltenen Auftretens der Infektion beim Fohlen spielen Impfungen aber praktisch keine Rolle.

### 11.1.1.4 Weitere Streptokokkeninfektionen

Neben den zuvor erwähnten, klinisch definierten Krankheitsverläufen kommen sporadisch weitere Infektionen vor. Sie betreffen insbesondere die Haut (Wundinfektionen) oder die Schleimhäute des Respirationstraktes (Rhinitis, Pharyngitis, Bronchopneumonie), des Genitaltraktes (Endometritis, Sterilität, Aborte) sowie des milcherzeugenden Systems (Mastitis) (AL-GRAIBAWI et al., 1984; BLOBEL et al., 1980; HAWARI und SONNENSCHEIN, 1981; PLAGEMANN, 1988; VAISSAIRE et al., 1986; WELSH, 1984). Neben den klinisch manifesten Formen kommen auf den Schleimhäuten auch latente Infektionen vor. Die Erkrankungen resultieren entweder aus Neuinfektionen von außen oder aus der Aktivierung bestehender latenter Infektionen. Das letztere kann sich aus einer Minderung der allgemeinen Widerstandskraft des Organismus ergeben (z. B. Mängel in der Haltung oder Fütterung, klimatische Einflüsse, Überbeanspruchung, Parasitenbefall u. ä.) oder ist Folge einer Primärinfektion, insbesondere mit Viren (Influenza, Rhinopneumonitis u. a.). Erkrankungen der Schleimhäute sind ihrem Wesen nach echte Lokalinfektionen, allerdings mit einer deutlichen Neigung zur Sepsis, die dann über eine Bakteriämie zu eitrigen Manifestationen insbesondere in den inneren Organen und in den Gelenken führen kann.

Ätiologisch lassen sich solche Infektionen in den meisten Fällen auf *Streptococcus zooepidemicus* und seltener auf *Streptococcus equi* oder andere Streptokokken zurückführen. In vielen Fällen sind derartige Prozesse aber auch mischinfiziert mit anderen grampositiven (z. B. Corynebakterien, Staphylokokken) oder gramnegativen Bakterien (z. B. *Escherichia coli* oder andere *Enterobacteriaceae*, Pseudomonaden).

Hinsichtlich der Therapie kann neben symptomatischen und chirurgischen Maßnahmen die Antibiotikabehandlung eingesetzt werden, die Prognose ist von dem Umfang und der Lokalisation der eitrigen Prozesse abhängig. Bei überwiegender Streptokokkenbeteiligung empfehlen sich Penicillin, Erythromycin oder Tetracycline, da eine Empfindlichkeit der β-hämolysierenden Streptokokken gegenüber diesen Substanzen grundsätzlich vorausgesetzt werden kann.

### Literatur

AL-GRAIBAWI M. A., SHARMA V. K., ALI S. I. (1984): Mastitis in a mare. Vet. Rec. **115**, 383.

BENSON C. E., SWEENEY C. R. (1984): Isolation of Streptococcus pneumoniae type 3 from equine species. J. Clin. Microbiol. **20**, 1028–1030.

BLOBEL H., WLEKLINSKI C. G., BLOBEL K. (1980): Zum Nachweis beta-hämolysierender Streptokokken in Zervix- und Klitoristupferproben von Stuten. Tierärztl. Umschau **35**, 626–630.

BURREL M. H., MACKINTOSH M. E., TAYLOR C. E. (1986): Isolation of Streptococcus pneumoniae from the respiratory tract of horses. Equine Vet. J. **18**, 183–186.

GALAN J. E., TIMONEY F. F. (1985): Mucosal nasopharyngeal immune responses of horses to protein antigens of Streptococcus equi. Infect. Imm. **47**, 623–628.

GALAN J. E., TIMONEY J. F., LENGEMANN F. W. (1986): Passive transfer of mucosal antibody to Streptococcus equi in the foal. Infect. Imm. **54**, 202–206.

GEORGE J. L., REIF J. S., SHIDELER R. K., SMALL C. J., ELLIS R. P., SNYDER S. P., McCHESNEY A. S. (1983): Identification of carriers of Streptococcus equi in a naturally infected herd. J. Am. Vet. Med. Ass. **183**, 80–84.

HARMS F. (1941): Pneumokokkeninfektion beim Fohlen. Dtsch. tierärztl. Wschr. **49**, 10–12.

HARMS F. (1942): Pneumokokkeninfektionen bei Tieren. Ztschr. Infekt. Krkh. Haustiere **58**, 160–170.

HAWARI A. D., SONNENSCHEIN B. (1981): Untersuchungen zur Differenzierung von aus Geschlechtsorganen sowie Feten von Pferden isolierten β-hämolysierenden Streptokokken. Berl. Münch. tierärztl. Wschr. **94**, 101–103.

HENSEL L. (1962): Differenzierung der von den Geschlechtsschleimhäuten des Pferdes isolierten β-hämolysierenen Streptokokken. Zuchthyg. **6**, 285–293.

MIESSNER H., KOHLSTOCK E. (1914): Diplokokkenbefunde bei unseren Haustieren. Zbl. Batk. I. Orig. 72, 490–505.

NARS P. L., KRAKOWKA S., POWERS T. E., GARG R. C. (1983): Experimental Streptococcus equi infection in the horse: Correlation with in vivo and in vitro immune responses. Am. J. Vet. Res. **44**, 529–534.

PLAGEMANN O. (1988): Erregerisolierung aus Cervixtupfern und Aborten von Stuten. Prakt. Tierarzt **69**, 5–6, 8–10.

REIF J. S., GEOGE J. L., SHIDELER R. K. (1982): Recent developments in strangles research: observations on the carrier state and evaluation of a new vaccine. Proc. Am. Ass. Equine Pract. **27**, 33–40.

SRIVASTVA S. K., BARNUM A. D. (1983a): Adherence of Streptococcus equi in tongue, cheek and nasal epithelial cells of ponies. Vet. Microbiol. **8**, 493–504.

SRIVASTAVA S. K., BARNUM D. A. (1983b): Vaccination of pony foals with M-like protein of Streptococcus equi. Am. J. Vet. Res. **44**, 41–45.

SRIVASTAVA S. K., BARNUM D. A. (1985): Studies on the immungenicity of Streptococcus equi vaccines in foals. Canad. J. Comp. Med. **49**, 351–356.

SWEENEY C. R., WHITLOCK R. H., MEIRS D. A., WHITHEAD S. C., BARNINGHAM S. D. (1987): Complications associated with Streptococcus equi infection on a horse farm. J. Am. Vet. Med. Ass. **191**, 1446–1448.

TIMONEY J. F., EGGERS D. (1985): Some bacterial responses to Streptococcus equi of horses following infection or vaccination. Equine Vet. J. **17**, 306–310.

VAISSAIRE J., PLATEAU E., COLOBBERT-LAUGIER E., LAROCHE M., MIRIAL G. (1986): Importance des affections microbienne dans l'inféconditéet lesavortements chez la jument: étude rétrospective sur 3 ans. Ceropa, 151–161.

WELSH R. D. (1984): The significance of Streptococcus zooepidemicus in the horse. Equine Pract. **6**, 6–16.

WINKLER C. H. (1973): Beitrag zur Prophylaxe und Therapie der Fohlenlähme. Prakt. Tierarzt **54**, 54.

## 11.1.2 Staphylokokkeninfektionen

Staphylokokken kommen bei Pferden verbreitet vor, haben im Vergleich mit den Streptokokken jedoch eine geringere Bedeutung. Sie verursachen hauptsächlich Erkrankungen der äußeren Haut, eine besondere Erscheinungsform ist die Botryomykose. An anderen Erkrankungen, wie z. B. Bronchopneumonie, Endometritis, Arthritis oder Mastitis sind Staphylokokken seltener oder sekundär beteiligt.

Die pathologischen Prozesse werden hauptsächlich durch *Staphylococcus* (St.) *aureus* verursacht, daneben auch durch *St. intermedius* (BIBERSTEIN et al., 1984; DEVRIESE et al., 1985; DEVRIESE et al., 1983; HIGGINS und CHARTIER, 1984). Als Besiedler der gesunden Haut kommen überwiegend koagulasenegative Staphylokokken, wie z. B. *St. sciuri* oder *St. xylosus* vor (DEVRIESE et al., 1984; HÜTHWOHL, 1989).

### 11.1.2.1 Staphylokokkeninfektionen der äußeren Haut

Die Erscheinungsformen sind neben der eitrigen Wundinfektion Akne, Follikulitis, Pyodermien, Furunkel, Abszesse oder Phlegmonen.

Erreger sind koagulasepositive Staphylokokken, insbesondere *St. aureus* sowie *St. intermedius* und gelegentlich *St. hyicus*.

Die Diagnose wird klinisch gestellt. Im erkrankten Gewebe und im Eiter lassen sich die Staphylokokken mikroskopisch und kulturell nachweisen. Differentialdiagnostisch lassen sich durch die bakteriologische oder mykologische Untersuchung andere Erreger, wie *Corynebacterium pseudotuberculosis*, *Dermatophilus congolensis* oder *Trichophyton equinum* und *mentagrophytes* sowie *Microsporum canis* ausscheiden (SCOTT und MANNING, 1980).

Primäre Hautschädigungen oder -reizungen, z. B. durch mechanische Insulte, müssen abgestellt werden. Die befallenen Hautpartien sind durch Entfernen der Haare und des Eiters zu reinigen, Furunkel und Abszesse sind zu spalten. Eine lokale und (oder) allgemeine antibiotische Behandlung kann mit Penicillin, Breitspektrumantibiotika, Sulfonamiden oder anderen antiinfektiösen Mitteln erfolgen. Dabei ist grundsätzlich die Anfertigung eines Resistenztests zu empfehlen, da Staphylokokken im besonderen Maße zur Ausbildung einer Resistenz neigen.

### 11.1.2.2 Staphylokokkengranulome (Botryomykose)

Es handelt sich um eine chronische, granulomatöse und durch starke Bindegewebsbildung gekennzeichnete Entzündung infolge einer Staphylokokkeninfektion nach Verletzungen oder Operationen. Die Botryomykose hat aufgrund verbesserter aseptischer Operationsbedingungen und nach Einführung der Antibiotika an Bedeutung verloren, so daß sie heute eine seltene Krankheit ist.

Die Erkrankung wird durch *St. aureus* verursacht. Der Erreger dringt durch Wunden oder Scheuerstellen in das Gewebe ein. Es bildet sich am Infektionsort eine sich innerhalb von Wochen ausbreitende Bindegewebsgeschwulst mit zahlreichen Eitereinschlüssen, in denen sich sandkorngroße Erregerdrusen befinden. Die Geschwülste sind bevorzugt in der Nähe des Buggelenkes, am Samenstrang (nach Kastration) und Euter (BLACKBURN, 1959) sowie am Genick oder am Widerrist lokalisiert. Gelegentlich können in inneren Organen Metastasen auftreten.

Die Diagnose ergibt sich aus dem klinischen Befund. Im Eiter ist der Erreger mikroskopisch und kulturell nachweisbar. Differentialdiagnostisch muß an Granulome anderer Ätiologie, wie Aktinomykose, Tuberkulose oder Brucellose, gedacht werden.

In und um die Staphylokokkengranulome können wiederholt Antibiotikainjektionen (Penicillin, Breitspektrumantibiotika) therapeutisch vorgenommen werden. Daneben werden chirurgische Maßnahmen, wie Spaltung der Abszesse oder Ausräumung der Staphylokokkengranulome empfohlen.

**Literatur**

BLACKBURN P. S. (1959): Botryomycosis in the udder. Brit. Vet. J. **115**.

BIBERSTEIN E. L., JANG S. S., HIRSCH D. C. (1984): Species distribution of coagulase-positive staphylococci in animals. J. Clin. Microbiol. **19**, 610–615.

DEVRIESE L. A., NZUAMBE D., GODARD C. (1985): Identification and characteristics of staphylococci isolated from lesions and normal skin of horses. Vet. Microbiol. **10**, 269–277.

DEVRIESE L. A., VLAMINCK K., NUYTTEN J., DE KEERSMAECKER P. (1983): Staphylococcus hyicus in skin lesions of horses. Equine Vet. J. **15**, 263–265.

HIGGINS E., CHARTIER E. (1984): Contribution à l'identification des staphylocoques coagulase positive d'origin animale. Méd. Vét. Québec **14**, 61–65.

HÜTHWOHL H., WEISS R., SCHMEER N., SCHLIESSER T. (1989): Zum Vorkommen und Bedeutung koagulasenegativer Staphylokokken aus dem Genitaltrakt von Pferden. Dtsch. tierärztl. Wschr. **96**, 256–258.

MARKJEL M. D., WHEAT J. D., JANG S. S. (1986): Cellulitis associated with coagulase-positive staphylococci in racehorses, nine cases (1975–1984). J. Am. Vet. Med. Ass.**189**, 1600–1603.

SCOTT D. W., MANNING T. O. (1980): Equine folliculitis and furunculosis. Equine Pract. **2**, 11–32.

## 11.1.3 Corynebakterium-pseudotuberculosis-Infektion (Lymphangitis ulcerosa)

Als *Lymphangitis ulcerosa* bezeichnet man eine klinisch gut charakterisierte, aber ätiologisch nicht einheitliche chronische Erkrankung der Einhufer, bei der sich gewöhnlich ohne Mitbeteiligung der regionären Lymphknoten eine fortschreitende, zu Knoten- und Geschwürbildung neigende Entzündung der subkutanen Lymphgefäße entwickelt (SONGER et al., 1988). Sie tritt in Mitteleuropa selten auf, häufiger in Afrika, Südamerika und Neuseeland.

Die typische Erkrankung wird durch *Corynebacterium (C) pseudotuberculosis* verursacht. Es handelt sich um ein grampositives, polymorphes Kurzstäbchen, das unter aeroben Verhältnissen auf Blutagar in trockenen, weißen Kolonien mit einer schwachen β-Hämolyse wächst. Im CAMP-Test wird die Wirkung des β-Hämolysins von *Staphylococcus aureus* gehemmt. Die vom Pferd stammenden Stämme bilden im Vergleich zu den Stämmen von Ziege und Schaf offenbar einen eigenen Biotyp (BAUMANN, 1957).

Die Krankheitsprozesse sind oft mischinfiziert mit anderen grampositiven (Streptokokken, Staphylokokken, Anaerobiern) oder gramnegativen Bakterien (Colibakterien). Diese Bakterien können auch ohne Anwesenheit von *C. pseudotuberculosis* ein klinisch gleiches Krankheitsbild verursachen (SONGER et al., 1988).

Die Infektion soll hauptsächlich über Hautwunden erfolgen. An der Übertragung sind auch Ektoparasiten wie Zecken (SONGER et al., 1988) und Fliegen (MIERS und LEY, 1980) beteiligt. Nach dem Eindringen des Erregers kommt es nach einer anfänglichen diffusen Anschwellung zu einer Infektion der Lymphgefäße, in deren Verlauf zunächst harte Knoten auftreten, die sich in Abszesse umwandeln, geschwürig aufbrechen und in typischen Fällen einen cremigen, weißen bis grünlichen Eiter entleeren. Die Veränderungen entstehen überwiegend an den Extremitäten, bevorzugt an den Hinterextremitäten, ferner an den unteren Partien des Rumpfes und des Abdomens (HUGHES und BIBERSTEIN, 1959; ADDO, 1983). Auch Aborte sind möglich (ADDO, 1983). Die Erkrankung entwickelt sich langsam innerhalb von Monaten, sie kann auf die befallene Extremität beschränkt bleiben, sich aber auch über weitere Partien des Körpers ausbreiten. In den USA ist eine klinisch abweichende Form beschrieben worden, bei der das typische Bild der *Lymphangitis ulcerosa* fehlt, sondern nur an Brust- und Bauchwand Abszesse auftreten (ADDO, 1983).

Die Diagnose erfolgt an Hand der klinischen Veränderungen, sie kann durch den Nachweis des Erregers abgesichert werden. Differentialdiagnostisch müssen Rotz (Erregernachweis, Malleinprobe, Antikörpernachweis) und *Lymphangitis epizootica* (Nachweis von *Histoplasma farciminosum*) ausgeschlossen werden.

Das Spalten der Abszesse oder die chirurgische Entfernung der Knoten sowie antiseptische Behandlung der Geschwüre führen in leichten Erkrankungsfällen zu einer Heilung. In schweren Fällen kann eine hochdosierte Penicillintherapie erforderlich werden.

### Literatur

MIERS K. C., LEY W. B. (1980): Corynebacterium pseudotuberculosis infection in the horse: study of 117 clinical cases and consideration of etiopathogenesis. J. Am. Vet. Med. Ass. **177**, 250–253.

SONGER J. G., BECKENBACH K., MARSHALL M., OLSON G. B., KELLEY L. (1988): Biochemical and genetic characterization of Corynebacterium pseudotuberculosis. J. Am. Vet. Res. **49**, 221–226.

HUGHES J. P., BIBERSTEIN E. L. (1959): Chronic equine abscesses associated with Corynebacterium pseudotuberculosis. J. Am. Vet. Med. Ass. **135**, 559–562.

ADDO P. B. (1983): Role of the house fly (Musca domestica) in the spread of ulcerative lymphangitis. Vet. Rec. **113**, 496–497.

BAUMANN R. (1957): Die geschwürige Lymphgefäßentzündung der Einhufer (Lymphangitis ulcerosa). Wiener tierärztl. Msch. **44**, 292–296.

## 11.1.4 Rhodococcus-equi-Infektionen

Es handelt sich um eine purulente Bronchopneumonie der Fohlen; gleichzeitig können auch ulzerative Darmveränderungen mit Eiterungsprozessen in den Mesenteriallymphknoten auftreten. Die Erkrankung tritt weltweit auf, jedoch mit regionalen Unterschieden. Während sie in Indien, Australien, Neuseeland und USA häufig ist, wird sie in Mitteleuropa selten gefunden.

*Rhodococcus (Corynebacterium) equi* ist ein grampositives, unbewegliches, kokkoides bis ovoides Bakterium, das in der Bouillonkultur auch längere Stäbchen bilden kann. In der Kultur wächst er aerob und fakultativ anaerob in feuchten, schleimigen, weißen, später sich rötlich verfärbenden Kolonien. Auf Blutagar kommt es zu keiner Hämolyse. Der CAMP-Test mit dem β-Hämolysin von *Staphylococcus aureus* und mit *Corynebacterium pseudotuberculosis* ist positiv. Grundlage der Reaktion ist eine Exosubstanz (»Equi-Faktor«), die von allen Rh.-equi-Stämmen gebildet wird. Zur selektiven Herauszüchtung aus einem Untersuchungsmaterial sind Nährböden mit Zusatz von Nalidixinsäure, Novobiocin, Cycloheximid und Kaliumtellurit benutzt worden (FJOELSTAD, 1970; GODFELLOW, 1987; PRESCOTT et al., 1982).

*Rh. equi* kommt im Kot von Pflanzenfressern und vom Schwein weit verbreitet vor. So betrug z. B. die Isolierungsrate aus Kotproben bei Fohlen 82%, Stuten 76%, Rindern 40% und Ziegen 83% (CARMAN und HODGES, 1987). Mit dem Dünger von solchen Tieren kommt es zur Kontamination des Bodens, der auf diese Weise zu einer Infektionsquelle für Pferde wird. Das endemische Auftreten der Krankheit in Gestüten, deren Weiden seit langen Jahren von Pferden genutzt werden, findet seine Erklärung in der zunehmenden Kontamination des Erdbodens. Erdproben von Weiden können unter solchen Voraussetzungen mehrere Tausend Bakterien/g enthalten (PRESCOTT, 1987).

Die Aufnahme des Erregers erfolgt entweder oral oder aerogen. Insbesondere der letztere Weg kann zur Erkrankung führen, wenn das Fohlen aufgrund der schwindenden maternalen Immunität und einer noch nicht ausgebildeten eigenen Immunität verstärkt empfänglich ist (JAGER, 1987). In den Fällen, in denen eine ausreichende Immunität noch oder schon besteht, besonders nach oraler Erregeraufnahme, verläuft die Infektion latent. Aufgrund serologischer Untersuchungen kann angenommen werden, daß ein hoher Prozentsatz der Pferde eine derartige latente Infektion durchmacht (TAKAI et al., 1986).

Am häufigsten erkranken Fohlen im Alter von 2–3 Monaten. Es handelt sich um eine klinisch schwere eitrige Bronchopneumonie mit gleichzeitiger Miterkrankung der zugehörigen Lymphknoten. Bei etwa 50% der Tiere kommt es gleichzeitig zu einer nekrotisierenden Enterokolitis. Klinische Symptome sind Dyspnoe, eitriger Nasenausfluß, Konjunktivitis, Arthritiden, subkutane Abszesse sowie bei der abdominalen Form Durchfall.

Die sichere ätiologische Diagnose wird durch den kulturellen Nachweis des Erregers aus Nasen- oder Trachealabstrichen gestellt. Differentialdiagnostisch müssen Infektionen mit anderen Erregern von Fohlenkrankheiten ausgeschlossen werden, wie z. B. mit *Actinobacillus equi*, *Escherichia coli*, hämolysierende Streptokokken.

Eine Möglichkeit, die Infektionsübertragung zu verhüten, ergibt sich hauptsächlich aus der Verbreitung des Erregers im Erdboden der Weiden. Tritt in Gestüten die Infektion wiederholt oder endemisch auf, sollten die Fohlen auf unbelasteten Weideflächen gehalten werden.

In experimentellen Untersuchungen konnte gezeigt werden, daß die orale Impfung (mit Magensonde) zu einer belastungsfähigen Immunität führt. Bei der aerogenen Belastungsinfektion mit einem Aerosol war die Lunge in der Lage, schnell den Erreger zu eliminieren. Für die Immunität sind die lokalen Schleimhautantikörper besonders wichtig, die humoralen Antikörper haben offenbar nur eine geringe protektive Wirkung (CHIRINO-TREJO und PRESCOTT, 1987).

Die Antibiotikaempfindlichkeit der Erreger wird unterschiedlich angegeben. SWEENEY et al. (1987) fanden alle geprüften Stämme empfindlich gegenüber Erythromycin und Gentamicin, gegen Trimethoprim/Sulfamethoxazol waren 88%, gegen Tetracyclin 87% und gegen Chloramphenicol 83% der Stämme empfindlich. Dagegen waren gegen Penicillin 83% und gegen Cephalothin 87% der Stämme resistent. Die besten Therapieerfolge wurden mit einer hochdosierten und über 4–9 Wochen angewandten Behandlung mit einer Kombination von Erythromycin und Rifampicin erreicht (PRESCOTT et al., 1982; SWEENEY et al., 1987). Die Erfolgsaussichten einer antibiotischen Behandlung sind jedoch begrenzt, wenn ausgedehnte Eiterungen und zahlreiche Abszesse vorliegen. Die beste Beeinflussung des Krankheitsgeschehens kann im Prodromalstadium erreicht werden.

## Literatur

CARMAN M. G., HODGES R. T. (1987): Distribution of Rhodococcus equi in animals, birds and from the environment. N. Z. Vet. J. **35**, 114–115.

CHIRINO-TREJO J. M., PRESCOTT J. F. (1987): Antibody response of horses to Rhodococcus (Corynebacterium) equi antigens. Canad. J. Vet. Res. **51**, 301–305.

CHIRINO-TREJO J. M., PRESCOTT J. F., YAGER J. A. (1987): Protection of foals against experimental Rhodococcus (Corynebacterium) equi pneumonia by oral immunization. Canad. J. Vet. Res. **51**, 444–447.

FJOELSTAD M. (1970): The CAMP phenomenon of Corynebacterium equi and its application on the isolation of this bacterium. Proc. 11th Nordic. Vet. Congr., Bergen, 286.

GODFELLOW M. (1987): The taconomic status of Rhodococcus equi. Vet. Microbiol. **14**, 205–209.

HILLIDGE C. J. (1987): Use of erythromycin-rifampicin combination in treatment of Rhodococcus equi pneumonia. Vet. Microbiol. **14**, 337–342.

PRESCOTT J. F. (1987): Epidemiology of Rhodococcus infection of horses. Vet. Microbiol. **144**, 211–214.

PRESCOTT J. F., LASTRA M., BARKSDALE L. (1982): Equi factors in the identification of Corynebacterium pseudotuberculosis Magnusson. J. Clin. Microbiol. **16**, 988–900.

SWEENEY C. R., SWEENEY R. W., DIVERS T. J. (1987): Rhodococcus equi pneumonia in 48 foals: responses to antimicrobial therapy. Vet. Microbiol. **14**, 329–336.

TAKAI S., KAWAZU S., TSUBAKI S. (1986): Immunoglobulin and specific antibody responses to Rhodococcus (Corynebacterium) equi infection in foals as messured by enzyme-linked immunosorbent assay. J. Clin. Microbiol. **23**, 943–947.

TAKAI S., NARITA K., ANDO K., TSUBAKI S. (1986): Ecology of Rhodococcus (Corynebacterium) equi in soil on a horse farm. Vet. Microbiol. **12**, 169–177.

YAGER J. A. (1987): The pathogenesis of Rhodococcus equi pneumonia in foals. Vet. Microbiol. **14**, 225–232.

## 11.1.5 Listeriose

Es handelt sich um eine beim Pferd sehr seltene, allerdings weltweit vorkommende, durch *Listeria* (L.) *monocytogenes* verursachte Infektionskrankheit.

*L. monocytogenes* ist ein grampositives, bewegliches Bakterium, das unter aeroben Bedingungen am besten auf Blutagar unter Bildung einer schwachen Hämolyse wächst. Es tritt in mehreren Serovaren auf.

Bei *L. monocytogenes* handelt es sich um ein Bodenbakterium, das sich an Grünpflanzen, insbesondere in Silage, anreichern kann. Die Infektion erfolgt oral oder durch Kontakt zu infizierten Tieren. Die Listeriose des Pferdes zeigt wie die bei anderen Haustieren verschiedene Verlaufsformen.

**Latente Infektion:** Es handelt sich um eine Darminfektion. Über das Ausmaß dieser Infektion lassen sich für das Pferd keine sicheren Angaben machen. Bei serologischen Untersuchungen konnten zwar in über 60% der gesunden Pferde Antikörpertiter nachgewiesen werden (POTEL und EHRENHARDT, 1985), allerdings muß die Spezifität der Antikörper sehr vorsichtig beurteilt werden (KRAUTH et al., 1978).

**Enzephalitische Verlaufsform:** Sie ist gekennzeichnet durch enzephalitische Symptome, wie Unruhe, Krämpfe und Bewegungsinkoordination, Paresen u. ä. (SEELIGER, 1958).

**Metrogene Verlaufsform:** Es handelt sich um eine hämatogene Infektion des Uterus mit intrauteriner Übertragung der Listerien auf den Fötus. Folge ist ein Abort oder die Frühgeburt eines lebensschwachen Fohlens (MAYER et al., 1976; PULST, 1964; SEELIGER, 1958).

Die sichere Diagnose ist ausschließlich durch den kulturellen Erregernachweis möglich. Differentialdiagnostisch müssen andere Enzephalitiden, wie z. B. Borna-Krankheit und Tollwut, ausgeschlossen werden.

Eine antibiotische Therapie kommt oft zu spät. In frühen Stadien der Erkrankung können Antibiotika, wie die Kombination von Ampicillin mit einem Aminoglykosid oder Tetracycline versucht werden.

**Literatur**

KRAUTH A. M., MEYER H., NASSAL J. (1978): Vergleichende serologische Untersuchungen über die Listeriose bei Pferden. Dtsch. tierärztl. Wschr. **85**, 354–357.

MAYER H., KINZLER M., SICKEL E. (1976): Listeriose in einem Reitpferdebestand. Berl. Münch. Tierärztl. Wschr. **89**, 209–211.

POTEL J., EHRENHARD D. (1985): Zur Serologie der Listeriose. Arch. Hyg. **139**, 245.

PULST H. (1964): Listeriose bei einem Fohlen. Mh. Vet. Med. **19**, 742–744.

SEELIGER H. P. R. (1958): Listeriose. Johann Ambrosius Barth Verlag Leipzig.

## 11.1.6 Milzbrand (Anthrax)

Der Milzbrand, als eine Infektion durch *Bacillus* (Bac.) *anthracis*, kommt weltweit verbreitet, hinsichtlich seiner Häufigkeit jedoch mit regionalen Unterschieden vor. In Deutschland ist er in letzten Jahren beim Pferd nicht mehr festgestellt worden. Der Milzbrand ist nach dem Tierseuchengesetz anzeigepflichtig.

Ursache der Erkrankung ist *Bac. anthracis*. Das Bakterium ist durch eine Kapselbildung im Organismus und durch Sporenbildung in der Außenwelt gekennzeichnet.

Grundsätzlich kann auch das Pferd an Milzbrand erkranken. Die Infektion erfolgt meistens durch orale Sporenaufnahme. Die Sporen können einerseits im Erdboden vorkommen, und zwar an solchen Stellen, an denen man früher Tierkörper vergraben hat, und andererseits in Futtermitteln tierischer Herkunft, wenn das Verarbeitungsmaterial nicht ausreichend sterilisiert worden ist.

Die Inkubationszeit beträgt 3–4 Tage. Der Krankheitsverlauf ist meistens perakut bis akut und endet nach 2 bis 3 Tagen tödlich, in atypischen Fällen kann der Krankheitsverlauf auch bis zu drei Wochen betragen (JIRINE, 1960).

Hohe Temperaturen von 40,0–42,0 °C, stark depressives Verhalten, Kolikanfälle, enteritische Symptome, Zyanose der Schleimhäute, Muskelzittern, beschleunigtes Atmen und blutige Ausscheidungen aus Nase und After charakterisieren den perakuten und akuten Verlauf. Bei perakutem Milzbrand können Krankheitserscheinungen auch fehlen.

Der lokale Milzbrand manifestiert sich als entzündlicher, schmerzhafter Herd, ist durch Beeinträchtigung des Allgemeinbefindens gekennzeichnet und kann als Ausgangspunkt für einen septikämischen Krankheitsverlauf dienen.

An perakutem oder akutem Milzbrand gestorbene Pferde zeigen ein ausgesprochen septikämisches Krankheitsbild mit zahlreichen Blutungen in den serösen Häuten, am Epi- und Endokard und am Darm. Beim Pferd kann die Schnittfläche des Herzmuskels von breitstreifigen Blutungen durchzogen sein. Eine ausgeprägte Milzhyperplasie mit randständigen Infarkten (KAUKER, 1955) und evtl. zerfließender, teerartiger Pulpa, eine trübe Schwellung von Leber und Nieren und nicht geronnenes Blut in den großen Blutgefäßen vervollständigen das Bild. Die Lunge ist oft gebläht und durch Hypostase in ihren ventralen Teilen dunkelrot gefärbt. An der Darmschleimhaut zeigt sich eine deutliche Schwellung, und an der Dickdarmschleimhaut können geschwürige Veränderungen sichtbar sein.

Die klinischen Symptome gestatten nur eine Verdachtsdiagnose, die durch den bakteriologischen Erregernachweis abgesichert werden muß. Dieser erfolgt über Spezialfärbungen durch den Nachweis verkapselter Bazillen oder durch die kulturelle Isolierung. Ist der kulturelle Erregernachweis aufgrund fortgeschrittener Fäulnis nicht mehr möglich, kann der serologische Antigennachweis mittels der ASKOLI-Reaktion versucht werden.

Hochdosierte Penicillingaben haben sich als wirksam erwiesen und können selbst in fortgeschrittenen Fällen zur Heilung führen. Das Milzbrandimmunserum ist in ähnlicher Weise wirksam, es wird aber heute durch Antibiotika ersetzt, auch weil es kaum noch im Handel erhältlich ist. Zur Verhütung der Milzbrandausbreitung in einem Bestand muß die vermutete Infektionsquelle ausgeschaltet werden. Noch gesunde Pferde können prophylaktisch unter Antibiotikaschutz gestellt werden. Standplätze von infizierten Pferden müssen desinfiziert werden. Aufgrund der schweren Desinfizierbarkeit sind dazu hohe Konzentrationen von Desinfektionsmitteln erforderlich, z. B. Peressigsäure 2%/2 Stunden, Formalin 30%/2 Stunden, Glutaraldehyd 4%/4 Stunden.

Entschädigung: Für Tiere, bei denen nach dem Tod Milzbrand festgestellt wurde, gewährt das Tierseuchengesetz Entschädigung.

**Literatur**

JIRINE K. (1960): Atypischer Milzbrand beim Pferd. Mh. Vet. Med. **15**, 382–383.
KAUKER E. (1955): 40 Jahre Milzbranduntersuchung im Regierungsbezirk Wiesbaden. Tierärztl. Umschau **10**, 47–49.

## 11.1.7 Clostridieninfektionen

### 11.1.7.1 Wundclosteridiosen

Es handelt sich um sporadische, nicht seuchenartig auftretende Gasödeme, die ihren Ausgang von verschiedenartigen Verletzungen nehmen und durch Clostridien verursacht werden. Sie kommen aufgrund der Ubiquität der Sporen im Erdboden weltweit vor.

Die Wundclostridiosen werden durch verschiedene Clostridienarten verursacht, die entweder einzeln oder sehr häufig in Mischinfektionen in der Wunde vorkommen. Für das Krankheitsgeschehen beim Pferd sind die folgenden Clostridienarten von Bedeutung. *Cl. septicum* (Erreger des Pararauschbrandes) wird am häufigsten gefunden, es verursacht besonders die malignen Verlaufsformen des Gasödems.

*Cl. novyi* verursacht bevorzugt Ödeme; eine Gasbildung kann völlig ausbleiben. Bei einer Mischinfektion mit *Cl. septicum* kann das Symptombild der Cl.-novyi-Infektion völlig überdeckt werden.

Daneben können gelegentlich auch andere Clostridienarten gefunden werden, z. B. *Cl. perfringens* und *Cl. chauvoei* (BREUHAUS, 1983; HORNER, 1982; SIMS et al., 1985).

Clostridien sind anaerobe, meist bewegliche Bakterien, die eine für die Epidemiologie wichtige Fähigkeit besitzen. Sie können unter ungünstigen Umweltbedingungen Sporen bilden, die gegenüber allen äußeren Einflüssen und damit auch gegen Desinfektionsmittel sehr widerstandsfähig sind. Die einzelnen Clostridien bilden verschiedene Ektotoxine, die für ihre Aggressivität und für die Gestaltung des Krankheitsbildes grundlegende Bedeutung haben.

Die Epidemiologie wird bestimmt durch das Vorkommen der Clostridiensporen im Erdboden, so daß sie von den Pferden ständig, insbesondere mit dem Futter aufgenommen werden. Dies führt zu einer Dauerbesiedlung des Magen-Darm-Kanals. Ferner finden sich Clostridiensporen auf der äußeren Haut und häufig auf anderen Schleimhäuten, so z. B. der Vagina. Aufgrund dieser weiten Verbreitung der Clostridien in der unmittelbaren Umgebung des Pferdes und im Pferd selbst muß für jede Wunde unterstellt werden, daß sie clostridieninfiziert sein kann. Tatsächlich lassen sich auch aus Wunden mit normalem Heilungsverlauf Clostridien isolieren (SCHOOP, 1980). Ob aus der Infektion ein Gasödem entsteht, hängt deswegen von weiteren Bedingungen ab. Begünstigend wirken Wunden mit traumatischen Gewebeschädigungen, abgestorbenen Gewebeteilen, eingebrachten Fremdkörpern oder Zirkulationsstörungen sowie eine mangelnde oder verzögerte Wundversorgung. Die damit verbundene Herabsetzung des Redoxpotentials erleichtert das Auskeimen der Sporen zu den vegetativen Formen und die Bildung von Toxinen. Unter diesen Bedingungen bildet sich im Wundbereich eine lokale Entzündung aus, die besonders gekennzeichnet ist durch Ödem- und Gasbildung und durch die Entstehung weiterer Gewebenekrosen. Die Gasentwicklung tritt hauptsächlich in der Muskulatur auf, aber auch im Bindegewebe und in den entstandenen Ödemen. Der Prozeß bildet sich vom Rand her per continuitatem in die Nachbarschaft aus. Die Clostridien brechen aber auch in die Blutbahn ein und besiedeln die serösen Häute mit der Folge einer Pleuritis und/oder Peritonitis; gleichzeitig können sich in weiteren Organen Sekundärherde bilden. Das ganze Geschehen läuft sehr schnell ab, so daß daraus klinisch ein akutes bis perakutes Krankheitsbild resultiert.

Die Entstehung von Gasödemen ist ferner im Anschluß an Injektionen beobachtet worden. Dabei gelangen die Clostridien durch den Einstich von der äußeren Haut her in den Organismus (BREUHAUS, 1983; REBHUHN et al., 1985; VALBERG und MCKINNON, 1984).

Die ersten klinischen Veränderungen werden durch den Eintrittsort des Erregers bestimmt. Um ihn herum bildet sich das Gasödem in Form einer schmerzhaften Anschwellung aus, die von teigiger Konsistenz ist und Fingerabdrücke annimmt. Beim Betasten kann man aufgrund der Gasbildung ein knisterndes Geräusch fühlen. Die Veränderungen können sich innerhalb weniger Stunden über einen weiten Bereich ausdehnen. Wenn die Geburtswege Ausgangsort der Infektion sind, schwillt die Scham stark an, und der Prozeß kann sich in das Beckengewebe und in den Uterus ausbreiten. In zunehmendem Maße entwickelt sich eine schwere Störung des Allgemeinbefindens. Die Körpertemperatur steigt auf 40 °C und mehr, der Puls ist frequent und fadenförmig, und es entsteht eine Dyspnoe infolge Lungenödems (SCHOOP, 1980). Die Krankheit endet nach etwa 2–5 Tagen tödlich.

Das klinische Bild gestattet eine Wahrscheinlichkeitsdiagnose. Zur sicheren Bestätigung ist der bakteriologische Erregernachweis und die bakteriologische Clostridiendifferenzierung erforderlich.

Durch eine gründliche und sofortige Wundversorgung kann das Angehen einer Clostridieninfektion reduziert werden. Dabei sind Fremdkörper und nekrotisches Gewebe zu entfernen und die Wundoberfläche mit einem antiinfektiösen Puder (Penicillin, Tetracyclin, Sulfadiazin, Marfanil) zu behandeln. Prophylaktische Impfungen haben aufgrund des sporadischen Auftretens der Krankheit keine praktische Bedeutung.

Die Behandlung bietet aufgrund des rasanten Verlaufs der Erkrankung wenig Aussicht auf Erfolg. Empfohlen werden Penicillin und Tetracycline in hohen Dosen (EIKMEYER, 1986; HORNER, 1982; PERDRIZET et al., 1987; SCHOOP, 1980). Sufonamide sind im großen und ganzen unwirksam. Sie verzögern nur den Verlauf. Antiseren sind ebenfalls von zweifelhaftem Wert, da sie die Randbezirke der Prozesse nicht durchdringen und an die Vermehrungsstelle der Clostridien nicht herankommen.

### 11.1.7.2 Tetanus

Beim Tetanus handelt es sich um eine Neurointoxikation durch Ektotoxine von *Clostridium tetani*. Die Erkrankung ist weltweit verbreitet, die Infektion erfolgt grundsätzlich über Wunden.

*Cl. tetani* ist ein 2,5–5 µm langes, schlankes, grampositives Stäbchen mit endständiger Sporenbildung und peritricher Begeißelung. Auf der ZEISSLER-Platte wächst es unter anaeroben Bedingungen in farblosen, runden Kolonien. Das Krankheitsbild wird durch Tetanospasmin, ein Neurotoxin, verursacht. Bei den diagnostischen Untersuchungen und der Identifizierung des Erregers spielt der Toxinnachweis eine wichtige Rolle. Das Tetanospasmin ist ein hitzelabiles Protein. Es wird in der Bakterienzelle gebildet und teils durch Sekretion, teils bei der Autolyse der Zelle frei. Das Tetanospasmin verursacht Spasmen und Konvulsionen durch Aufhebung der Hemmwirkung auf die motorischen Neuronen, die mit einer übersteigerten Erregbarkeit reagieren.

Die Sporen von *Cl. tetani* sind im Erdboden und im Darm der Tiere weit verbreitet. Über Verletzungen gelangen sie in den Organismus. Tiefe Wunden mit Gewebezerstörungen, eingedrungene Fremdkörper oder Mischinfektionen mit aeroben Bakterien begünstigen das Angehen der Infektion, weil sie anaerobe Verhältnisse schaffen. Letztlich kann aber jede verschmutzte Wunde oder Bagatellverletzung zum Tetanus führen (LEUTHOLD, 1961). Weitere Anlässe, die zu einer Infektion führen können, sind Kastrationswunden, Operationswunden, Verunreinigungen der Nabelwunden bei Neugeborenen, Geburtsverletzungen, Verletzungen der Mundschleimhaut durch scharfe Zähne, Vernagelungen, Nageltritt u. ä. Bei etwa einem Drittel der Fälle sind unmittelbar vorausgegangene Verletzungen nicht feststellbar, hier kann angenommen werden, daß die Infektion über kleine Darmwunden entstanden ist oder eine latente Infektion (Bindung der Sporen an abgekapselte Fremdkörper oder an Narbengewebe) aktiviert wurde. In vielen Fällen werden sicherlich auch kleine Verletzungen übersehen.

Im Wundbereich bilden die vegetativen Formen von *Cl. tetani* das Tetanospasmin, das in das umgebende Gewebe diffundiert und insbesondere neural in das ZNS transportiert wird, wo es das Krankheitsbild auslöst.

Die Inkubationszeit ist abhängig von der Menge der eingedrungenen Keime und von der Entfernung des Eintrittsortes vom ZNS. Sie kann daher stark variieren und beträgt in der Regel 1–3 Wochen. Als Frühsymptome gelten Steifheit bei der Fortbewegung, Unwilligkeit beim Wenden oder Rückwärtstreten, indifferente Krampfzustände bei Geräuschen, grellem Lichteinfall, Berührungen und bei oberflächlichen Nadelstichen in die Genickgegend sowie plötzliches Innehalten bei der am Anfang noch normalen Futteraufnahme. In wenigen Tagen verstärken sich diese Symptome, wobei die Krampfzustände deutlicher werden und sich, am Kopf beginnend, über den ganzen Tierkörper ausdehnen. Das Futter wird zwar erfaßt, aber beim Kauen hält das Pferd inne und schluckt nicht ab. Ein besonders wichtiges Zeichen des Starrkrampfes ist der Vorfall des dritten Augenlides. Durch leichten Schlag an den Kopf läßt sich der Vorfall noch verstärken, ebenso durch Berühren des Augapfels. In diesem Stadium sind die Ohren unbeweglich und nach vorne gerichtet. Das Sensorium ist nicht getrübt. Der Kopf wird weit nach vorn gehalten und ist nach unten gerichtet. Auch der Schweif ist steif und zeigt nach oben. Die Beine sind weit nach außen gestellt (Sägebockstellung) (Tafel 24, Abb. b und c, Tafelteil). Die Muskulatur fühlt sich bretthart an. Die Kau- und Schluckbeschwerden nehmen zu, und der Speichel kann nicht mehr abgeschluckt werden. Durch die Ausschaltung der Zwischenrippenmuskeln besteht Atemnot, und die Nüstern werden weit geöffnet. Schließlich kommt es zum Festliegen des Pferdes. Die Körpertemperatur ist im Anfangsstadium normal, mit dem Auftreten von Komplikationen kann sie auf 42 °C und mehr ansteigen. Der Tod tritt nach Störung der Atemtätigkeit ein, die durch primäre und direkte Schädigung des Atemzentrums durch das Tetanospasmin entsteht.

Die Prognose ist insgesamt ungünstig, auch nach Ausschöpfen aller therapeutischen Möglichkeiten beträgt die Letalität 50–80%. Fälle mit relativ langer Inkubationszeit, langsamer Entwicklung und langer Dauer (über 2 Wochen) sind prognostisch günstiger zu beurteilen.

Die Diagnose erfolgt aufgrund des charakteristischen Bildes. Zur Absicherung, insbesondere bei zu erwartenden rechtlichen Auseinandersetzungen, kann der Toxin- oder Erregernachweis versucht werden. Der Erregernachweis aus exzidiertem Wundmaterial erfolgt entweder kulturell oder über den Tierversuch, indem Mäusen das Wundmaterial an der Schwanzwurzel implantiert oder suspendiertes Material subkutan injiziert wird. Für den Toxinnachweis eignet sich Patientenserum, das ebenfalls im Mäuseversuch untersucht wird.

Immunprophylaxe ist bei drohender Infektionsgefahr aufgrund bereits eingetretener Verletzungen oder unmittelbar vor Operationen geboten. Bei nichtgeimpften Pferden ist sofort eine passive Immunisierung mit einem Hyperimmunserum durchzuführen. Da der erreichbare Immunschutz nur etwa 10 Tage anhält, können dadurch Tetanusfälle mit längerer Inkubationszeit nicht verhindert werden. Es muß deswegen entweder die passive Impfung wiederholt werden oder, was grundsätzlich empfehlenswerter ist, gleich die erste Impfung als Simultanimpfung durchgeführt werden. Bei letzterem werden Vakzine und Hyperimmunserum gleichzeitig, aber örtlich getrennt, injiziert. Dadurch kann die abfallende passive Immunität von einer sich langsam aufbauenden aktiven Immunität abgelöst werden. Bei ordnungsgemäß aktiv geimpften Pferden, bei denen also das Vorhandensein einer Immunität angenommen werden muß, genügt die Wiederholung der aktiven Schutzimpfung.

Aufgrund der grundsätzlich hohen Empfänglichkeit des Pferdes gegenüber Tetanus empfiehlt sich als Dauerschutz die aktive Immunisierung. Diese besteht in der zweimaligen, im Abstand von 4 Wochen vorgenommenen Verimpfung einer Tetanus-Adsorbat-Vakzine. Die Immunität hält mehrere, mindestens 4 Jahre an (WINTZER et al., 1975), eine Grundimmunität sogar lebenslang (LÖHRER und RADVILA, 1970); jedoch werden zur Sicherheit meist jährliche Wiederholungsimpfungen gefordert (EIKMEYER, 1986). Fohlen sollten, wenn sie von immunen Stuten stammen, nicht vor dem 5.–6. Lebensmonat geimpft werden (JANSEN und KNOEKE, 1979). Neben der intramuskulären Impfung kann der Impfstoff auch intranasal gegeben werden (BALJER et al., 1982).

Für eine Therapie ist der Patient in einen dunklen, ruhigen Raum und gegebenenfalls in einen Hängegurt zu verbringen. Die Wunde, über die der Erreger eingedrungen ist, muß sorgsam gereinigt und versorgt werden: Entfernung von Fremdkörpern und nekrotischem Gewebe, Spülungen mit 3%iger Wasserstoffperoxidlösung, Auftragen von Penicillinpuder. Bei Trismus muß mit der Nasenschlundsonde Wasser zugeführt und künstlich ernährt werden.

Weitere therapeutische Maßnahmen sind Sedierung mit Combelen® (EHMKE und SEIDLER, 1967) oder ähnlich wirksamen Präparaten sowie extrem hochdosierte Penicillininjektionen (10 Mio. I.E.). Die Verabreichung von Antitoxinen in Form eines Hyperimmunserums bezweckt die Bindung und Neutralisation von noch freiem Toxin. Dieses Ergebnis ist aber nur bei frühzeitigem Beginn der Behandlung zu erwarten. Empfohlen wird die epidurale Injektion von 20 000–30 000 I.E. und gleichzeitige subkutane oder intramuskuläre Injektion von 15 000–20 000 I.E. (MUYLLE, 1975; ULLRICH et al., 1985), andere Autoren verzichten auf die epidurale Verabreichung und injizieren das Antitoxin subkutan oder intravenös (LÖHRER und RADVILA, 1965, 1970).

### 11.1.7.3 Botulismus

Der Botulismus ist eine beim Pferd, trotz hoher Empfindlichkeit, seltene Erkrankung. Es handelt sich um eine Neurointoxikation durch das Botulinustoxin. Die Toxinaufnahme erfolgt über Futtermittel.

*Clostridium botulinum* ist ein 4–6 µm langes, bewegliches, grampositives bis gramlabiles Stäbchen mit subterminaler bis terminaler Sporenbildung. Aufgrund der Bildung verschiedener Toxine werden die Typen A bis G unterschieden. Beim Pferd kommen hauptsächlich die Typen B, C und D vor (MONTGOMERY und ROWLANDS, 1937; MÜLLER 1962, 1963; RICKETTS, 1984; SWITZER et al., 1984; TAMARIN und NEEMANN, 1962). Die praktische Erfahrung zeigt, daß oft Rauhfutter, in dem sich verwesende Tierkörper befinden, Ausgangspunkt der Intoxikation ist.

Nach oraler Aufnahme wird das Toxin resorbiert und hämatogen im Organismus verbreitet. Angriffspunkt sind die zentralen Synapsen sowie cholinergischen Nervenendfasern peripherer und autonomer Systeme. Die Giftwirkung entsteht durch Hemmung der Freisetzung von Acetylcholinesterase. Die klinisch auffällige Folge ist eine schlaffe Lähmung der Muskulatur.

Die Inkubationszeit richtet sich nach der Menge des aufgenommenen Toxins, beträgt durchschnittlich 8–72 Stunden und kann gelegentlich auch länger sein (MÜLLER, 1962). Die Krankheit beginnt mit einer schlaffen Lähmung der Zunge und anschließender Lähmung der

Kaumuskulatur. Die Pferde können das Futter nicht mehr abschlucken, und die Zunge hängt aus dem Maul heraus. Etwa am 3. Krankheitstag sind die Extremitäten gelähmt, und das Pferd liegt fest. Nach einer Krankheitsdauer von 8–14 Tagen sterben die Tiere infolge einer Atemlähmung. Bei einer längeren Krankheitsdauer kann auch eine Genesung eintreten. Beim Pferd wurde gelegentlich ein perakuter Verlauf beobachtet mit kolikähnlichen Unruheerscheinungen und zunehmender Dyspnoe, bei dem die Tiere innerhalb von wenigen Stunden bis zwei Tagen unter komatösen Erscheinungen starben.

Aufgrund der klinischen Erscheinungen kann eine Verdachtsdiagnose gestellt werden. Die Vermutung wird durch den Toxinnachweis abgesichert. Als Untersuchungsmaterial kommen das verdächtige Futter, beim kranken Tier das Blutserum, beim toten Tier der Magen-Darm-Inhalt und Leber in Frage. Der Toxinnachweis geschieht im Mäuseversuch oder auch durch serologische Verfahren. Abhängig von der Art des Untersuchungsmaterials muß das Toxin vorher extrahiert und evtl. konzentriert werden.

Bei schnellem Krankheitsverlauf kommen Behandlungsmaßnahmen meistens zu spät. In den ersten Stunden nach der Giftaufnahme kann zur Neutralisation ein polyvalentes Antiserum injiziert werden. Zur Bindung und Abführung des im Magen-Darm-Kanal befindlichen Toxins eignen sich Carbo medicinalis und schnell wirkende Laxanzien.

## 11.1.7.4 Clostridien-Enteritiden

### Clostridium-perfringens-Typ A-Enterotoxin-Erkrankung

Unter dieser Krankheitsbezeichnung soll eine in den letzten 10 Jahren sporadisch aufgetretene, unter verschiedenen Namen beschriebene (Colitis X, grass sickness, Transportkrankheit) und meistens als hämorrhagische Enteritis verlaufende Erkrankung des Pferdes verstanden werden. Da bei den Pferden oft *Cl. perfringens* Typ A nachgewiesen wird, ist von WIERUP (1971) der Name »Equine Intestinal Clostridiosis« vorgeschlagen worden.

Die Ätiologie ist bis heute nicht sicher bekannt, es wurde jedoch in vielen, aber nicht in allen Fällen im Darm ein hoher Keimgehalt von *Cl. perfringens* Typ A gefunden. Offensichtlich sind daneben weitere Faktoren ursächlich beteiligt, wie z. B. Streßsituationen (Transport), antibiotische Behandlungen u. a. (KRAFT, 1985).

Für die Beteiligung von *Cl. perfringens* spricht der bei den erkrankten Tieren hohe Keimgehalt des Darmes ($10^6$/g Kot), während bei gesunden Tieren dieses Bakterium nicht oder nur in geringen Keimzahlen vorkommt (WIERUP, 1971; WIERUP und DI PIETRO, 1981). Dabei soll das Krankheitsbild ganz wesentlich durch das von *Cl. perfringens* Typ A gebildete Enterotoxin ausgelöst werden. Experimentell konnten durch die intravenöse Verabreichung des Enterotoxins an Kleinpferden klassische Koliksymptome und hämorrhagische Enteritiden ausgelöst werden, die dem Krankheitsbild der Colitis X entsprachen (OCHOA und KERN, 1978). Serologische Untersuchungen an Pferden, die an »grass sickness« erkrankt waren, ergaben im Gegensatz zu Kontrollen bei 70% der Tiere hohe, gegen das Enterotoxin gerichtete Antikörper (OCHOA und DE VELADIA, 1978).

Über das Vorkommen von enterotoxinbildenden *Cl. perfringens*-Typ A-Stämmen bei gesunden Pferden liegen bisher keine sicheren Erkenntnisse vor. Es muß aber angenommen werden, daß solche Stämme beim Pferd sehr selten sind. Ob ihr Nachweis bei der Erkrankung Folge einer Aktivierung einer latenten Darmbesiedlung oder einer Infektion von außen ist, ist unbekannt. Sicher ist jedoch, daß die starke Vermehrung von *Cl. perfringens* im Darm unter Mitwirkung von Hilfsfaktoren stattfindet, wie den oben erwähnten Streßfaktoren; auch eine eiweißreiche Ernährung mit wenig Zellulose soll die Keimvermehrung begünstigen (WIERUP, 1971). Nach Erfüllung dieser Voraussetzungen soll es zur Enterotoxinbildung kommen. Fälle, in denen sich das Krankheitsbild ohne Nachweisbarkeit einer infektiösen Komponente entwickelt, sind von KRAFT (1985) beschrieben worden, über ihre Häufigkeit sind weitere Untersuchungen erforderlich.

Die Pferde erkranken plötzlich mit einer hochgradigen Störung des Allgemeinbefindens mit Apathie, Puls- und Temperaturerhöhung. Es besteht eine therapieresistente Colitis und Typhlitis mit umfangreichen, wäßrigen, später blutigen Durchfällen und Kolikerscheinungen. Innerhalb von 3–7 Tagen tritt meistens der Tod ein (OCHOA und KERN, 1980; ULLRICH et al., 1985; WIERUP, 1971).

Die Diagnose richtet sich nach dem klinischen Bild. Sofern *Cl. perfringens* an dem Geschehen ursächlich beteiligt ist, läßt es sich in hohen Keimzahlen ($10^4$–$10^7$/g Kot) nachweisen; diese quantitative Aussage wird für diagnostisch verwertbar gehalten (WIERUP und DI PIETRO 1981), der Enterotoxinnachweis kann versucht werden. Er ist grundsätzlich durch den Mäuseletaltest, Intrakutantest beim Meerschweinchen, Darmligaturtest oder serologisch möglich. Über ihn ist aber beim Pferd bisher wenig bekannt.

Eine spezielle Therapie ist nicht bekannt, es kommt nur eine symptomatische Behandlung in Frage.

### Darminfektionen durch andere Clostridien

Weltweit sind hauptsächlich bei neugeborenen Fohlen hämorrhagisch-nekrotisierende Enterokolitiden und bei erwachsenen Pferden akute Typhlokolitiden beschrieben worden, die durch verschiedene Clostridien bzw. ihre Toxine verursacht werden.
Als Erreger kommen in Frage:
*Cl. perfringens* Typ B (MONTGOMERY und RAWLANDS, 1937; MASON und ROBINSON, 1938),

*Cl. perfringens* Typ C (Dickie et al., 1978; Howard-Martin et al., 1986; Nilo und Chalmers, 1982; Pearson et al., 1986; Sims et al., 1985),
*Cl. sordellii* (Hibbs et al., 1977),
*Cl. cadaveris*, nach vorangegangener Linkomycinbehandlung (Staempfli et al., 1992),
*Cl. difficile*.

Cl.-perfringens-Enterotoxämie: Es handelt sich um sporadische und nach den bisherigen Beobachtungen selten auftretende Infektionen. Die durch *Cl. perfringens* Typ B und Typ C verursachten Enteritiden sind offensichtlich Erkrankungen, die der Enterotoxämie bei anderen Haustieren entsprechen. Das Angehen der Infektion wird vermutlich durch unzureichende oder verspätete Kolostrumaufnahme, durch Fehlen natürlicher bakterieller Antagonisten und durch geringe Widerstandskraft der Fohlen begünstigt. Für die Entwicklung des Krankheitsbildes sind die für die Typen B und C charakteristischen Toxine wichtig. Enterotoxine sind am Geschehen nicht beteiligt.

Cl.-difficile-Enteritis: Sie tritt beim Menschen bevorzugt nach einer Antibiotikabehandlung auf. Die Notwendigkeit einer solchen Vorbehandlung für die Krankheitsentstehung beim Pferd ist nach den Beobachtungen von Jones et al. (1987) nicht in jedem Fall erforderlich.

*Cl. difficile* bildet zwei Toxine, die für die Entwicklung des Krankheitsbildes wichtig sind, nämlich ein Enterotoxin und ein Zytotoxin. In den letzten Jahren wiesen Jones et al. (1988) *Cl. difficile* und sein Zytotoxin bei durchfallkranken Fohlen nach und konnten durch entsprechende Infektionsversuche das Krankheitsbild reproduzieren (Jansen und Knoeke, 1979). Der gleiche Erreger wurde durch Perrin et al. (1993) auch beim erwachsenen Pferd mit Typhlokolitis gefunden. Durch Kotuntersuchungen von Pferden aus dem nordwestdeutschen Raum konnten Beier et al. (1994) bei klinisch gesunden Fohlen in 0,6%, bei Fohlen mit Diarrhoe in 10,3% und bei adulten Pferden mit Diarrhoe in 10,8% der Proben *Cl. difficile* nachweisen, teilweise gleichzeitig mit dem Zytotoxin. Die Mehrzahl der Funde stand mit einer Antibiotikabehandlung in Verbindung. Man muß deswegen annehmen, daß *Cl. difficile*, welches grundsätzlich ein ubiquitäres Darmbakterium ist, durch Antibiotika oder andere Faktoren, wie z. B. Streß in seiner Vermehrung im Darm so begünstigt werden kann, daß dadurch Krankheitserscheinungen auftreten können. *Cl. difficile* muß daher bei Darmerkrankungen in Klinik und Diagnostik vermehrte Aufmerksamkeit geschenkt werden.

Die Fohlen erkranken in den ersten Lebenstagen an einer schweren, schmerzhaften, akuten Enteritis mit Durchfall oder Kolikerscheinungen. Der Tod tritt meistens innerhalb von 24 Stunden nach Einsetzen der Krankheitssymptome ein (Jones et al., 1988).

Eine sichere Diagnose setzt bakteriologische Untersuchungen voraus. Diese müssen neben der kulturellen Isolierung des Erregers den Toxinnachweis berücksichtigen, da auch im Darm gesunder Pferde Clostridien vorkommen können (Ehrlich, 1984). Als Untersuchungsmaterial eignet sich Darminhalt, der Toxinnachweis erfolgt im Neutralisationstest an Mäusen oder Meerschweinchen oder in der Zellkultur (Cl.-difficile-Zytotoxin).

Eine sicher wirksame Behandlung ist nicht bekannt. Versuchsweise können, falls die Fohlen mehrere Tage überleben, Antibiotika (Penicillin, Tetracycline) gegeben und die Symptome behandelt werden.

## Literatur

Baljer G., Thein P., Hechler H., Cronau P., Hasslacher D., Beck G., Sailer J., Mayr A. (1982): Untersuchungen zur intranasalen Schutzimpfung gegen Tetanus beim Pferd. Berl. Münch. Tierärztl. Wschr. **95**, 208–213.

Beier R., Amtsberg G., Peters M. (1994): Bakteriologische Untersuchungen zum Vorkommen und Bedeutung von Cl. difficile beim Pferd. Pferdeheilkd. **10**, 3–8.

Breuhaus B. A. (1983): Clostridial muscle infections following intramuscular injections in the horse. J. Equine Vet. Sci. **3**, 42–46.

Dickie C. W., Klinkermann D. L., Petrie R. J. (1978): Enterotoxemia in two foals. J. Am. Vet. Med. Ass. **173**, 306–307.

Ehmke J., Seidler M. (1967): Ein Beitrag zur Behandlung des Tetanus unter den Bedingungen der Landpraxis. Dtsch. tierärztl. Wschr. **74**, 558–560.

Ehrlich M. (1984): Acute diarrhea in horses of the Potomac River area: examination for clostridial toxins. J. Am. Vet. Med. Ass. **185**, 433–435.

Eikmeiner H. (1986): Therapie innerer Krankheiten der Haustiere. Ferdinand Enke Verlag, Stuttgart.

Hibbs C. M., Johnson D. R., Reynolds K., Harrington R. (1977): Clostridium sordellii isolated from foals. Vet. Med. Small Anim. Clin. **72**, 256–258.

Horner R. F. (1982): Malignant oedema caused by Clostridium perfringens type A in a horse. J. South Afr. Vet. Ass. **53**, 122–123.

Howard-Martin M., Morton R. J., Qualls C. W. (1986): Clostridium perfringens type C enterotoxemia in a newborn foal. J. Am. Vet. Med. Ass. **189**, 564–565.

Jansen B. C., Knoeke P. C. (1979): The immune response of horses to tetanus toxoid. Onderstepoort J. Vet. Res. **46**, 211–217.

Jones L. R., Adney W. S., Alexander A. F., Shideler R. K., Traub-Dargatz J. L. (1988): Haemorrhagic necrotizing enterocolitis associated with Clostridium difficile infection in four foals. J. Am. Vet. Med. Ass. **193**, 76–79.

Jones R. L., Adney W. S., Shideler R. K. (1987): Isolation of Clostridium difficile and detection of cytotoxin in the feces of diarrheic foals in the absence of antimicrobial treatment. J. Clin. Microbiol. **25**, 1225–1228.

Jones R. L., Shideler R. K., Cockerell G. L. (1988): Association of Clostridium difficile with foal diarrhea. Proc. 15th Int. Conf. Equ. Infect. Dis. Lexington.

Kraft W. (1985): Haemorrhagische Enteritiden beim Pferd, Colitis X und Duodenojejunitis. Berl. Münch. Tierärztl. Wschr. **98**, 332–339.

LEUTHOLD A. (1961): Zur Tetanusprophylaxe. Schweiz. Arch. Tierhk. **103**, 1–9.

LÖHRER J., RADVILA P. (1965): Behandlung des Starrkrampfes beim Pferd mit hohen Serumdosen. Schweiz. Arch. Tierhk. **107**, 305–318.

LÖHRER J., RADVILA P. (1970): Aktive Tetanusprophylaxe beim Pferd und Immunitätsdauer. Schweiz. Arch. Tierhk. **112**, 307–314.

MASON J. H., ROBINSON E. M. (1938): The isolation of Clostridium welchii type B from foals affected with dysenterie. Onderstepoort J. Vet. Res. **11**, 333–337.

MONTGOMERY R. F., ROWLANDS W. T. (1937): »Lamb dysenterie« in a foal. Vet. Rec. **49**, 398–399.

MÜLLER J. (1961): Type C botulism in man and animals – incidence in horses and cattle. Medlemsbl. danske Drylaegeforen **44**, 547–557.

MÜLLER J. (1962): Experimental type C botulism in horses. Nord. Vet. Med. **14**, Suppl. 2, 21–26.

MÜLLER J. (1963): Equine and bovine botulism in Denmark. Bull. Off. Epizoot. **59**, 1379–1390.

MUYLLE E. (1975): Treatment of tetanus in the horse by injections of tetanus antitoxin into subarachnoid space. J. Am. Vet. Med. Ass. **167**, 47–48.

NIILO L., Chalmers G. A. (1982): Hemorrhagic enterotoxemia caused by Clostridium perfringens type C in an foal. Can. Vet. J. **23**, 299–300.

OCHOA R., KERN S. R. (1980): The effects of Clostridium perfringens type A enterotoxin in Shetland ponies: clinical, morphologic and clinicpathologic changes. Vet. Path. **17**, 738–747.

OCHOA R., DE Velandia S. (1978): Equine grass sickness: Serogical evidence of association with Clostridium perfringens type A enterotoxin. J. Am. Vet. Med. Ass. **39**, 1049–1051.

PEARSON E. G., HEDSTROM O. R., SONN R. (1986): Hemorrhagic enteritis caused by Clostridium perfringens type C in a foal. Am. J. Vet. Med. Ass. **188**, 1309–1310.

PERDRIZET J. A., CALLIHAN D. R., REBHUN W. C., SHIN S. L. (1987): Successful management of malignant edema caused by Clostridium septicum in a foal. Cornell Vet. **77**, 328–338.

PERRIN J., COSMETATOS I., LOBSIGER L., STRAUB R., NICOLET J. (1993): Clostridium difficile associated with typhlocolitis in an adult horse. J. Vet. Diagn. Invest. **5**, 99–101.

REBHUN W. C., SHIN S. J., KING J. M., BAUM K. H., PATTEN V. (1985): Malignant edema in horses. J. Am. Vet. Med. Ass. **187**, 732–736.

RICKETTS S. W. (1984): Thirteen cases of botulism in horses fed big bale silage. Equine Vet. J. **16**, 515–518.

SCHOOP G. (1980): Clostridien der Haustiere. In BLOBEL H., SCHLIESSER T.: Handbuch der bakteriellen Infektionen der Tiere. Bd. 2. S. 555–666, VEB Gustav Fischer Verlag, Jena.

SIMS L. D., TSIPORI S., HAZARD G. H., CARROLL C. (1985): Hemorrhagic necrotizing enteritis in foals associated with Clostridium perfringens. Austr. Vet. J. **62**, 194–196.

STAEMPFLI H. R., PRESCOTT J. F., BRASH M. L. (1992): Lincomycin-induced severe colitis in ponies: association with Clostridium cadaveris. Can. J. Vet. Res. **56**, 168–169.

SWITZER J. W., JENSEN M., RIEMANN H., AIROLA W. A. (1984): An outbreak of suspected type D botulism in horses in California. Calif. Vet. **38**, 14–17.

TAMARIN R., NEEMAN L. (1962): The identification of Clostridium botulinum type B toxin as the cause of an outbreak of botulism in equines. Refuah Vet. **19**, 49–553.

ULLRICH K., JAKSCH W., GLAWISCHNIG E. (1985): Grundriß der speziellen Pathologie und Therapie der Haustiere. Bd. 1: Infektionskrankheiten. 11. Aufl. Ferdinand Enke Verlag, Stuttgart.

VALBERG S. J., MCKINNON A. O. (1984): Clostridial cellulitis in the horse: a report of five cases. Canad. Vet. J. **25**, 67–71.

WIERUP M. (1971): Equine intestinal clostridiosis. Acta vet. scand. Suppl. **62**, 1–182.

WIERUP M., DIPIETRO J. A. (1981): Bacteriologic examination of equine fecal flora as a diagnostic tool for equine intestinal clostridiosis. Am. J. Vet. Res. **42**, 2167–2169.

WINTZER H. J., KÖRBER H. D., HOLLAND U. (1975): Zur Tetanusprophylaxe beim Pferd. Berl. Münch. Tierärztl. Wschr. **88**, 181–183.

## 11.1.8 Tuberkulose

Tuberkulose kommt bei Pferden relativ selten vor, und es besteht im Vergleich zu Rindern eine deutlich geringere Empfänglichkeit gegenüber Mykobakterien. Selbst in den Jahren mit noch starker Verbreitung der Rindertuberkulose schwankte der meistens an Schlachtpferden ermittelte Infektionsprozentsatz zwischen 0,005 und 0,22%. In den Jahren 1961–1965 wurden bei 0,1% der geschlachteten Pferde tuberkulöse Veränderungen gefunden (SCHLIESSER, 1970). Der Hauptteil der Infektionen war durch *Mycobacterium* (M.) *bovis* verursacht. Nach der Tilgung der Rindertuberkulose hat sich die Zahl der Infektionen weiter vermindert, und es trat eine Verschiebung des Erregerspektrums in Richtung auf atypische Mykobakterien, insbesondere *M. avium* und *M. tuberculosis*, ein.

Folgende Mykobakterien können beim Pferd vorkommen: *M. bovis*, auf das in Ländern mit starker Verbreitung der Rindertuberkulose das Gros der Ansteckungen entfällt (SCHLIESSER, 1970), *M. avium* (BAKER, 1973; BUERGELT et al., 1988; DOLFAN und KAMPS, 1975) und andere atypische Mykobakterien sowie *M. tuberculosis*. Diese letzteren Mykobakterien führen in seltenen Einzelfällen beim Pferd zu Infektionen, wenn entsprechende Ansteckungsmöglichkeiten (infizierte Hühnerbestände, ausscheidende Menschen) bestehen. Die Empfänglichkeit des Pferdes gegenüber diesen Mykobakterien ist aber gering, so daß in vielen Fällen zwar eine Ansiedlung der Mykobakterien in Organen (z. B. Lunge, Lymphknoten) erfolgt, diese aber pathologisch-anatomisch unverändert bleiben (SCHLIESSER, 1970).

Die Infektion erfolgt vorwiegend durch orale Aufnahme von Ausscheidungen infizierter Tiere (Rinder, Hühner u. a.). Das Pferd selbst scheidet Tuberkelbakterien aufgrund der vorherrschenden produktiven Gewebereaktionen in relativ geringen Keimzahlen aus. Dabei dürfte eine permanente Ausscheidung eine Seltenheit und nur im

Falle einer akuten Generalisation epidemiologisch bedeutungsvoll sein (SCHLIESSER, 1970).

Die Krankheitssymptome sind wenig kennzeichnend. Es kommt trotz guter Futteraufnahme zu einer langsamen Abmagerung. Die besonders bei jungen Pferden vorherrschende Tuberkulose des Darmes und der Gekröslymphknoten äußert sich zusätzlich in zeitweiligen leichten Kolikanfällen und unregelmäßiger Kotentleerung. Bei der rektalen Untersuchung können vergrößerte, derbe und höckerige Lymphknoten palpiert werden. Die tuberkulösen Veränderungen können allein die Mesenteriallymphknoten betreffen (unvollständiger Primärkomplex), seltener kann es zu einer Generalisation kommen, in deren Verlauf andere Organe tuberkulös erkranken. Die seltene Lungentuberkulose verläuft unter dem Bilde der chronischen Bronchitis mit Husten.

Die klinische Untersuchung kann nur zu einem Verdacht führen. Differentialdiagnostisch kommen Druse, Rotz, infektiöse Anämie und andere zehrende Krankheiten in Frage. Der Erregernachweis kann aus Sputum oder aus dem Gewebe geschwollener Lymphknoten versucht werden. Grundsätzlich ist auch die Tuberkulinprobe anwendbar, jedoch im Vergleich zum Rind von geringerer diagnostischer Sicherheit, da sowohl falsch positive als auch falsch negative Reaktionen möglich sind (DIETER, 1957; MUSER, 1961; RUDOLPH, 1960). Die Intrakutanprobe wird am häufigsten und am Hals durchgeführt. Anstelle von Messungen der Hautdicke wird der Beurteilung meistens die flächenmäßige Ausdehnung der Reaktion zugrunde gelegt (SCHLIESSER, 1970). Als ein weiteres Kriterium für eine positiv zu bewertende Tuberkulinreaktion kann eine Störung des Allgemeinbefindens angesehen werden, die bei tuberkulösen Pferden als Begleiterscheinung der Intrakutanprobe möglich ist (RUDOLPH, 1960). Die subkutane Tuberkulininjektion ist ebenfalls möglich, sie steht jedoch in der Anwendungshäufigkeit und Bedeutung der Intrakutanreaktion nach. Als Beurteilungskriterien gelten ein Temperaturanstieg über 1,5 °C nach 12–24 Stunden sowie das gleichzeitige Auftreten von Herdreaktionen und Störungen des Allgemeinbefindens (ULLRICH et al., 1985).

Eine Chemotherapie ist zwar grundsätzlich möglich, verbietet sich aber aus prognostischen, ökonomischen und seuchenhygienischen Gründen.

### Literatur

BAKER I. R. (1973): A case of generalised avian tuberculosis in a horse. Vet. Rec. **93**, 105–106.

BUERGELT C. D., GREEN S. L., MAYHEW I. G., WILSON J. H., MERRITT A. M. (1988): Avian mycobacteriosis in three horses. Cornell Vet. **78**, 365–380.

DIETER R. (1957): Zur Bedeutung und Häufigkeit der Tuberkulin-Hautreaktion beim Pferd. Mh. Tierhk. **9**, 13–21 (Sonderteil).

DOLFIJN E., KAMPS J. S. (1975): Avian tuberculosis in a horse. Tijdschr. Diergeneeskd. **100**, 616–817.

MUSER R. (1961): Tuberkulose, Tuberkulinreaktion und Mykobakterien beim Pferd. Vet. Med. Diss. München.

RUDOLPH W. (1960): Beitrag zur Diagnose der Pferdetuberkulose. Arch. exp. Vet. Med. **15**, 7–11.

SCHLIESSER T. (1970): Epidemiologie der Tuberkulose der Tiere. In Meissner G., Schmiedel A.: Mykobakterien und mykobakterielle Krankheiten. Teil **VII**. VEB Gustav Fischer Verlag, Jena.

ULLRICH K., JAKSCH W., GLAWISCHNIK E. (1985): Grundriß der speziellen Pathologie und Therapie der Haustiere. Bd. 1: Infektionskrankheiten. 11. Aufl. Ferdinand Enke Verlag, Stuttgart.

## 11.1.9 Nocardiose

Es handelt sich um eine beim Pferd seltene Infektionskrankheit, die meistens durch *Nocardia asteroides* verursacht wird. Das Bakterium kommt verbreitet im Erdboden vor. Über kleine Hautwunden kann es zu einer Infektion kommen, und es bilden sich Hautveränderungen aus, die bevorzugt am Kieferwinkel, Widerrist, Kehlgang, in der Backenregion und an der Kruppe sowie in der Gegend des Rippenknorpels lokalisiert sind. Es handelt sich um Knoten, die zur Abszedierung und Geschwürsbildung neigen. In den veränderten Geweben läßt sich der Erreger mikroskopisch und kulturell nachweisen. Bei der Gramfärbung treten grampositive Fäden, Stäbchen und kokkoide Formen auf, die partiell säurefest sind. Der Infektionsverlauf ist chronisch, es kann zu einer Generalisierung mit Metastasenbildung in den inneren Organen kommen. Ferner sind Aborte beschrieben worden, bei denen entsprechende pathologische Veränderungen in der Plazenta sowie in den fetalen Organen auftreten. Zur Therapie eignen sich neben chirurgischen Maßnahmen an den Hautveränderungen Antibiotika wie Tetracycline sowie Penicillin-Streptomycin-Präparate.

### Literatur

BAUMANN R. (1958): Die Nocardiose (Streptotrichose). Wiener tierärztl. Mschr. **45**, 378–389.

BOLON B., BUERGELT C. D., COOLEY A. J. (1989): Abortion in two foals associated with Nocardia infection. Vet. Path. **26**, 277–278.

EIKMEIER H. (1986): Therapie innerer Krankheiten der Haustiere. Ferdinand Enke Verlag, Stuttgart.

## 11.1.10 Dermatophilose

Die Dermatophilose ist eine durch *Dermatophilus congolensis* hervorgerufene bakterielle Hauterkrankung, die hauptsächlich bei Rind und Schaf, aber auch beim Pferd auftritt. Die Infektion führt zu einer exsudativen Dermatitis, und im weiteren Verlauf der Krankheit kommt es zur Ausbildung von Krusten und Borken. Die Diagnose läßt sich durch den mikroskopischen und kulturellen Erregernachweis stellen; in den zermörserten Sekretkrusten finden sich grampositive kokkoide Bakterien, die teilweise in einer typischen Geldrollenform aneinandergereiht liegen. Durch Teilung in zwei Ebenen können Vierergruppen gebildet werden. Die Infektion läßt sich antibiotisch mit Tetracyclinen oder mit Penicillin-Streptomycin-Präparaten gut behandeln. Bei örtlich begrenzten Hautveränderungen genügt eine örtliche, sonst sollte eine parenterale Behandlung durchgeführt werden.

**Literatur**

WEBER A. (1978): Die Dermatophilose bei Mensch und Tier. Berl. Münch. Tierärztl. Wschr. **91**, 341–345.
WEISS R., RÄTHER W. (1982): Dermatophilose in 2 Pferdebeständen. Tierärztl. Prax. **10**, 197–202.
WISS R., BÖHM K. H., WITZMANN P. (1976): Dermatitis bei Pferden, hervorgerufen durch Dermatophilus congolensis Saceghem 1915. Berl. Münch. Tierärztl. Wschr. **89**, 109–112.

## 11.1.11 Aktinobazillose (Frühlähme des Fohlens)

Die Frühlähme des Fohlens ist eine weltweit verbreitete Infektion mit Bakterien aus der Gattung Actinobacillus, die sich als meist tödlich verlaufende Allgemeininfektion mit besonderer Beteiligung der Gelenke und Nieren darstellt.

Der hauptsächliche Erreger ist *Actinobacillus* (A.) *equuli*. Die taxonomische Zuordnung ist lange Zeit unsicher gewesen, so daß für das Bakterium verschiedene synonyme Bezeichnungen bestehen, z. B. *Bacterium pyosepticum viscosum equi, Shigella equirulis, Bacterium nephritidis equi*. Es handelt sich um ein gramnegatives, 0,4–1,0 µm großes, aerob wachsendes Stäbchen, das in der Erstkultur in schleimigen, nicht hämoysierenden Kolonien wächst. Neben *A. equuli* ist in den letzten Jahren aus grundsätzlich gleichen Krankheitsprozessen auch *A. suis* isoliert worden (CARMAN und HODGES, 1982; JANG et al., 1987; VAISSAIREF et al., 1987), der sich durch sein hämolytisches Wachstum und durch bestimmte biochemische Reaktionen unterscheiden läßt.

Ausgangspunkt für die Erregerverbreitung sind latent infizierte oder chronisch erkrankte Pferde. Der Erreger wurde bei gesunden Pferden z. B. aus Maulhöhle, Pharynx, Tonsillen und Intestinaltrakt isoliert (MAYER, 1981). Die Infektion beim Fohlen erfolgt intrauterin, häufiger aber unmittelbar nach der Geburt omphalogen oder oral. Begünstigt wird das Auftreten der Frühlähme durch eine unzureichende Versorgung mit Immunoglobulinen (KAMADA, 1985). Bei der Entstehung der selteneren Erkrankungen der älteren Pferde spielen ebenfalls Resistenzminderungen eine wichtige Rolle, z. B. Parasitenbefall, unzureichende Fütterung, Hygienemängel in der Haltung oder andere Grunderkrankungen (MAYER, 1981; SZÉKY, 1962; ZAKOBAL und NESVADBA, 1968). Dabei entsteht die Infektion der älteren Fohlen und erwachsenen Pferde meistens endogen als Aktivierung einer latenten Infektion.

Nach intrauteriner Infektion kommt es zu Spätaborten oder zur Geburt lebensschwacher Fohlen, die meistens schon am ersten Lebenstag sterben. Fohlen, die postnatal erkranken, meistens am 3.–4. Lebenstag, zeigen Fieber über 40 °C, beschleunigte Atmung und frequenten Puls. Sie hören zu saugen auf, bekommen Durchfall mit Kolikerscheinungen, Gelbsucht, können sich nicht mehr erheben und sterben nach ein bis zwei Tagen. Wird die akute Krankheitsphase überstanden, bilden sich meistens Polyarthritis, Nephritis (gekrümmter Rücken, Schmerz in der Nierengegend, vermehrter Harnabsatz) und Pneumonie aus, und die Fohlen sterben am dritten bis siebten Krankheitstag. Bei älteren Fohlen und erwachsenen Pferden verläuft die Krankheit langsamer, als Symptome werden Fieber, Inappetenz, Gelenkentzündungen, Peritonitis, Abszesse, Pneumonien, Enteritis u. a. beobachtet (GAY und LORDING, 1980; JANG et al., 1987; ULLRICH et al., 1985; VAISSAIRE et al., 1987).

Klinisch kann eine Vermutungsdiagnose gestellt werden. Die Differentialdiagnose zu anderen akut verlaufenden Fohlenkrankheiten kann durch den kulturellen Erregernachweis gestellt werden, beim septikämisch erkrankten Tier aus dem Blut, beim gestorbenen Fohlen aus den befallenen Organen.

Zur Verhütung der Erkrankung sind hygienische Maßnahmen nützlich, z. B. gründliche Reinigung und Desinfektion der Abfohlboxen sowie eine allgemeine Geburtshygiene und Geburtsüberwachung (LEPEL, 1970; ROSSDALE, 1972). Ferner ist eine Mutterschutzimpfung im letzten Drittel der Trächtigkeit mit einer stallspezifischen Vakzine oder eine passive Schutzimpfung der Fohlen mit einem Immunserum unmittelbar nach der Geburt möglich (BAKER, 1972; ULLRICH et al., 1985). Ebenso können in den ersten Lebenstagen des Fohlens prophylaktisch Antibiotika verabreicht werden. Auch die subkutane Applikation von 200–300 ml Mutterblut .wird empfohlen (ULLRICH et al., 1985). Die Antibiotikatherapie kommt bei dem schnellen Verlauf der Erkrankung oft zu spät. Es wird die mehrtägige Behandlung z. B. mit Tetracyclinen, Streptomycin, Ampicillin oder Trimethoprim/Sulfonamid empfohlen.

**Literatur**

BAKER J. R. (1972): An outbreak of neonatal deaths in foals due to Actinobacillus equi. Vet. Rec. **90**, 630–632.
CARMAN M. G., HODGES R. T. (1982): Actinobacillus suis infection in horses. N. Z. Vet. J. **30**, 82–84.
GAY C. C., LORDING P. M. (1980): Peritonitis in horses associated with Actinobacillus equuli. Austr. Vet. J. **56**, 296–300.
JANG S. S., BIBERSTEIN E. L., HIRSH D. C. (1987): Actinobacillus suis-like organism in horses. Am. J. Vet. Res. **48**, 1036–1038.

KAMADA M. (1985): Isolation of Actinobacillus equuli from neonatal foals with death in colostrum-deficiency or failure of maternal immunity transfer. Bull. Equ. Res. Inst. **22**, 38–42.

LEPEL J. D. v. (1970): Aufzuchtkrankheiten bei Fohlen. Berl. Münch. Tierärztl. Wschr. **83**, 429–433.

MAYER H. (1981): Actinobacillus, in Blobel H., Schliesser T. (Hrsg.): Handbuch der bakteriellen Infektionen bei Tieren. Bd. 3. VEB Gustav Fischer Verlag, Jena. S. 594–626.

ROSSDALE P. D. (1972): Modern concepts of neonatal disease in foals. Equine Vet. J. **4**, 117–128.

SZÉKY A. (1962): Zur Histopathologie der von Bacterium pyosepticum verursachten Erkrankung der Pferde und Schweine. Acta Vet. Hung. **12**, 145–156.

ULLRICH K., JAKSCH W., GLAWISCHNIK E. (1985): Grundriß der speziellen Pathologie und Therapie der Haustiere. Bd. 1: Infektionskrankheiten. 11. Aufl. Ferdinand Enke Verlag, Stuttgart.

VAISSAIRE J., COLBERT-LAUGIER V., BAROUX D., PLATEAU E. (1987): L'actinobacillose du poulain. Importance de l'affection. Bull. Acad. Vét. France **60**, 385–391.

ZAKOBAL J., NESVADBA J. (1968): Outbreak of Actinobacillus equuli septicaemia among mares of a breeding stud. Zbl. Vet. Med. A **15**, 41–59.

## 11.1.12 Pseudomonas-Infektionen

### 11.1.12.1 Rotz (Malleus)

Der Rotz ist in erster Linie eine Infektionskrankheit der Einhufer, die aber auch bei Fleischfressern (insbesondere Großkatzen), selten bei Schaf, Ziege und Kamel sowie beim Menschen auftreten kann. Es handelt sich um eine nach dem Tierseuchengesetz anzeigepflichtige Seuche, die jedoch in Europa getilgt wurde und nur noch in Süd- und Vorderasien auftritt. Die Krankheit verläuft akut oder meistens chronisch mit Knötchen- und Geschwürbildung in den Schleimhäuten, der Haut und in den inneren Organen.

Die Krankheit wird hervorgerufen durch *Pseudomonas* (Ps.) *mallei*. Die systematische Stellung des Bakteriums (MANNHEIM und BÜRGER, 1966) war lange Zeit unsicher, es wurde deswegen sehr unterschiedlichen Gattungen zugeordnet *(Pfeifferella, Loefflerella, Malleomyces, Actinobacillus)*. Es handelt sich um ein gramnegatives, unbewegliches, pleomorphes Stäbchen, das sich sehr gut mit Karbolfuchsin ($^1/_2$ min) anfärbt. Es wächst auf einfachen Nährböden aerob und langsam, so daß die sichtbaren Kolonien erst nach 48 Stunden auftreten. Die Kolonien sind zunächst durchscheinend grau, werden dann opak mit einer fein granulierten Oberfläche und verfärben sich schließlich gelb. Die Identifikation des Erregers erfolgt kulturell-biochemisch und durch den Tierversuch (BECKER, 1981; MAYER, 1981).

Die Ansteckung erfolgt über den Kontakt zu infizierten Pferden, die den Erreger mit Nasenausfluß, Lungenauswurf, Eiter, Geschwürflüssigkeit und seltener Harn oder Kot ausscheiden. Die Infektion kann auch durch kontaminierte Geräte (Geschirr, Putzzeug u. ä.) und Stalleinrichtungen (Tränken, Krippen u. ä.) verschleppt werden. Der Erreger wird meistens oral aufgenommen, dringt über die Rachen- oder seltener Darmschleimhaut in den Organismus ein und vermehrt sich zunächst in den dazugehörigen Lymphknoten. Wenn der Prozeß hier nicht zum Stehen kommt, wird das Bakterium hämatogen gestreut, und es tritt Nasen-, Lungen- oder Hautrotz auf. Die Inkubationszeit schwankt zwischen 2 und 5 Tagen, kann aber auch mehrere Monate betragen. Der Infektionsverlauf ist akut bis chronisch.

**Akuter Rotz:** Tritt bevorzugt bei Esel und Maultier auf, während beim Pferd der Rotz meistens chronisch verläuft. Die Krankheit beginnt mit hohem Fieber und der Entwicklung von Geschwüren und Knötchen in der Nasenschleimhaut und im Rachen-Kehlkopf-Bereich, es kommt zu einem schleimig-eitrigen und später beidseitigen Nasenausfluß. Sekundär kann ein akuter Hautrotz hinzukommen mit Knoten, Geschwüren, Verdickung der Lymphgefäße, Vergrößerung der Lymphknoten und phlegmonösen Anschwellungen. Der Tod tritt meistens in der zweiten bis dritten Krankheitswoche ein.

**Chronischer Rotz:** Die Erscheinungsbilder sind rekurrierendes Fieber, chronische Bronchitis mit trockenem Husten, Abmagerung, eitriger bis blutiger Nasenausfluß, Knötchen- mit anschließender Geschwürbildung insbesondere in der Nasenscheidewand, Hautrotz in Form einer Lymphangitis mit perlschnurartig angeordneten Knoten an Hals, Seitenbrust, Unterbauch und Gliedmaßen, aus denen Geschwüre entstehen können, Rotzphlegmone an den Gliedmaßen. Der Krankheitsverlauf kann Monate bis Jahre betragen und durch akute Schübe unterbrochen werden.

Durch die klinische und pathologisch-anatomische Untersuchung kann man schon, insbesondere wenn Haut- oder Nasenrotz vorliegt, eine weitgehend sichere Diagnose stellen. Zusätzlich stehen folgende Verfahren zur Verfügung:

**Erregernachweis:** Er kann kulturell geführt werden mit anschließender biochemischer Differenzierung des Bakteriums (BECKER, 1981; MAYER, 1981). Bewährt hat sich ferner der Tierversuch. Das Material oder die isolierten Bakterien werden männlichen Meerschweinchen subkutan zwischen beide Hinterschenkel injiziert. Wenn Rotzbakterien vorhanden sind, entwickelt sich nach zwei bis drei Tagen eine eitrige Entzündung der *Tunica vaginalis* des Testis. Das Skrotum ist gerötet und geschwollen, der bakterienhaltige Eiter bricht nach außen durch, der Tod der Tiere tritt nach einer bis fünf Wochen ein. In Lunge, Leber und Milz entwickeln sich Rotzknötchen (Tierversuch nach STRAUSS). Bei Laborarbeiten mit *Ps. mallei* besteht eine hohe Infektionsgefahr für den Menschen.

**Indirekte Malleusdiagnose:** Der Diagnose am lebenden Tier dienen serologische und allergische Methoden, z. B.: Serumlangsamagglutination. Sie wird meistens in der ersten Woche nach der Infektion positiv und erreicht ihren Höhepunkt am 10.–11. Tag, danach sinkt sie wieder ab und wird nach 6–9 Wochen negativ. Die Reaktion ist als negativ zu beurteilen, wenn in der Verdünnung 1:1000 keine deutliche Agglutination auftritt, und als verdächtig, wenn in der Verdünnung 1:1000 oder in höheren Verdünnungen deutliche Agglutinationen vorhanden sind.

**Die Komplementbindungsreaktion** ist die gebräuchlichste serologische Methode mit hoher Spezifität. Sie wird nach etwa 2–3 Wochen positiv und bleibt es auch bei chronisch kranken Pferden. Sie ist als negativ zu beurteilen, wenn in der Verdünnung 1:5 (0,1 ml Serum) keine oder nur eine bis höchstens 50%ige Hämolysehemmung auftritt, und als verdächtig, wenn in der Verdünnung 1:5 oder in höheren Verdünnungen eine mehr als 50%ige Hämolysehemmung auftritt.

**Bei der Malleinaugenprobe** wird das Mallein mittels einer Pipette auf das untere Augenlid geträufelt, ohne dies zu berühren. Die Ablesung der Reaktion erfolgt nach 12–14 Stunden. Positive Reaktion: Rötung, Schwellung und Verklebung der Augenlider, eitrige Konjunktivitis, evtl. Anstieg der Körpertemperatur. Zweifelhafte Reaktion: Rötung und Schwellung der Lidbindehäute, wäßriger oder glasig-schleimiger oder geringgradig eitriger Ausfluß bzw. kleine Pfropfen im inneren Augenwinkel, kein Anstieg der Körpertemperatur. Negative Reaktion: keine Entzündungsreaktionen, kein Anstieg der Körpertemperatur (Richtlinie des Bundesministers für Ernährung, Landwirtschaft und Forsten zur Feststellung von Rotz bei Einhufern durch serologische und allergologische Untersuchungsverfahren vom 7.5.1974 in der Fassung vom 1.7.1979).

Die Maßregelung eines von Rotz befallenen Bestandes erfolgt nach tierseuchenrechtlichen Vorschriften. Neben Sperr- und anderen Maßnahmen sind die betreffenden Einhufer zu töten und die Tierkörper unschädlich zu beseitigen.

### 11.1.12.2 Melioidose (Pseudorotz)

Die Melioidose ist eine durch *Pseudomonas* (Ps.) *pseudomallei* verursachte Infektionskrankheit, die bei fast allen Tieren einschließlich des Pferdes sowie beim Menschen vorkommen kann. Man nahm an, daß das Vorkommen der Krankheit auf tropische Gebiete, insbesondere Südostasien, beschränkt sei, doch sind seit 1975 zahlreiche Fälle bei Pferden in der Nähe von Paris beschrieben worden.

*Ps. pseudomallei* ist ein gramnegatives, bewegliches (polar begeißeltes) Stäbchen, das ohne besondere Nährbodenansprüche in Form von extrem rauhen bis mukoiden, cremefarbenen bis hellorangen Kolonien aerob wächst (MAYER, 1981). Die Differenzierung des Erregers erfolgt biochemisch, dabei können bei der Abgrenzung gegenüber anderen Pseudomonaden (z.B. *Ps. cepacia*) erhebliche Schwierigkeiten auftreten (BECKER, 1981; MAYER, 1981; REDFEARN, 1966). Bei Laborarbeiten ist wegen der leichten Übertragbarkeit auf den Menschen Vorsicht geboten.

Die Melioidose ist epidemiologisch gesehen eine Sapronose, da der Erreger in den Regionen seiner natürlichen Verbreitung im Erdboden und im Wasser vorkommt (BECKER, 1981). In der Mehrzahl der Fälle soll die Infektionsübertragung auf parenteralem Wege erfolgen, durch Hautwunden, Kontakt zu infizierten Tieren oder durch blutsaugende Insekten. Bei der equinen Melioidose in Frankreich erfolgte die Infektion hauptsächlich oral über Futter und Einstreu (DESBROSSE et al., 1978). Entsprechend wurde der Erreger in Bodenproben der Boxen und Dunggelegen gefunden.

Die Melioidose kann beim Pferd perakut bis chronisch verlaufen, dabei erinnern die Krankheitserscheinungen immer an Malleus (MAYER, 1981). Bei in Frankreich beobachteten Fällen traten folgende Verlaufsformen und Symptome auf (BOURRIER, 1978; DESBROSSE et al., 1978; MAYER, 1982).

**Perakute Form:** Anzeichen einer schweren Septikämie mit Fieber, Ödembildung an den Extremitäten, Durchfall, der zuweilen blutig ist; innerhalb von Stunden kann der Tod eintreten.

**Akute Form:** Sie ist am häufigsten. Symptome sind Ödeme an den Gliedmaßen, wenig deutliches Fieber, Kolik, permanente Darmhypermotorik, Koterweichung mit gelegentlichem Schleimüberzug des Kots.

**Subakute bis chronische Form:** Abmagerung, Bewegungsstörungen bis zu Ataxie der Hinterhand, Ödembildung an den Gliedmaßen mit Lymphangitis, Hauterscheinungen, die an Räude erinnern; die Verlaufsform kann Wochen bis Monate dauern und sich als Heilungsphase aus der akuten Form entwickeln.

Die Morbidität war entgegen den bisherigen Erfahrungen bei den in Frankreich beobachteten Fällen sehr hoch, indem bis zu 25% der Pferde eines Bestandes und 60% der Pferde in 33 West-Pariser Gemeinden erkrankten.

Die klinische Untersuchung kann nur zu einer Verdachtsdiagnose führen, so daß ergänzende bakteriologische und serologische Untersuchungen erforderlich sind. Auf *Ps. pseudomallei* können Organe und Darm gestorbener und Kotproben lebender Pferde kulturell untersucht werden. Für die Isolierung des Erregers sind Selektivnährböden beschrieben worden (MAYER, 1981).

*Ps. pseudomallei* ist empfindlich gegenüber Tetracycline, Trimethoprim/Sulfonamid, Kanamycin, Novobiocin. Resistenzen sind im Einzelfall möglich (THOMAS et al., 1981).

**Literatur**

BREMMELGAARD A. (1975): Differentiation between Pseudomonas cepacia and Pseudomonas pseudomallei in clinical bacteriology. Act. path. microbiol. scand. B **83**, 65–70.

BECKER K. H. (1981): Untersuchungen zur Abgrenzung von Pseudomonas mallei gegen andere mesophile Pseudomonaden mit neuzeitlichen diagnostischen Methoden. Vet. Med. Diss. Gießen.

BOURRIER M. (1978): Melioidose équine en Mayenne dans une écurier de chevaux de selle. Bull. Mens. Soc. Vét. Practiq. France **62**, 673–676, 678–679.

DESBROSSE F., DODIN A., GALIMAND M. (1978): La pseudomorve ou melioidose: maladie due au bacille de Whitmore, mise en évidence dans la region quest-Parisienne. Bull. Mens. Soc. Vét. Pratiq. France **62**, 957–972.

MANNHEIM W., BÜRGER H. (1966): Über physiologische Merkmale und die Frage der systematischen Stellung des Rotz-Erregers. Zschr. Med. Mikrobiol. Immunol. **152**, 249–261.

MAYER H. (1981): Pseudomonas mallei und Pseudomonas pseudomallei, in Blobel H., Schliesser T. (Hrsg.): Handbuch der bakteriellen Infektionen bei Tieren. Bd. **III**. S. 111–153. VEB Gustav Fischer Verlag, Jena.

MAYER H. (1982): Zum Vorkommen von Pseudorotz (Melioidose) in Westeuropa. Tierärztl. Umschau **37**, 126–131.

REDFEARN M. S., PALLERONII N. J., STANIER R. Y. (1966): A comparative study of Pseudomonas pseudomallei and Bacillus mallei. J. Gen. Microbiol. **43**, 293–313.

THOMAS A. D., FORBER-FAULKNER J. C. (1981): Persistence of Pseudomonas pseudomallei in soil. Austr. Vet. J. **57**, 535–536.

THOMAS A. D., FORBES-FAULKNER J. C., DUFFIELD B. J. (1981): Susceptibility of Pseudomonas pseudomallei isolates of non-human origin to chemotherapeutic agents by the single disk sensitivity method. Vet. Microbiol. **6**, 367–374.

## 11.1.13 Enterobacteriaceae-Infektionen

### 11.1.13.1 Infektionen mit Escherichia coli

Infektionen mit *Escherichia* (E.) *coli* besitzen beim Fohlen vergleichsweise zu denen beim Kalb oder Ferkel eine geringere Bedeutung und kommen nur sporadisch vor. Dies hat zur Folge, daß die Kenntnisse über die Ätiologie und Pathogenese dieser Infektionen relativ gering sind. Die wichtigsten Erscheinungsformen beim Pferd sind die Fohlenruhr, die Fohlenseptikämie sowie die metrogene Infektion der Stute mit der Sterilität als Folge.

**Fohlenruhr**

Es handelt sich um eine Durchfallerkrankung, die meistens in den ersten drei Lebenswochen auftritt.

Bei der bakteriologischen Untersuchung werden aus dem Darminhalt hämolysierend wachsende Kolibakterien nachgewiesen. Ob dabei den Kolibakterien die Fähigkeit eines alleinigen und primären Krankheitserregers zukommt, erscheint fraglich. Die experimentelle Auslösung des Krankheitsbildes gelang nur bei einer gleichzeitigen Infektion mit Rotavirus und *E. coli* (HERBST et al., 1987; TZIPORI et al., 1984). Es kann deswegen angenommen werden, daß die Kolibakterien Hilfsfaktoren benötigen, um eine Diarrhoe auszulösen.

Ob die Koliruhr durch eine exogene Infektion mit enteropathogenen Kolibakterien zustandekommt oder ob es sich um eine endogene Aktivierung der Bakterien mit Aufsteigen in den Dünndarm handelt, ist nicht bekannt. Als Pathogenitätsfaktoren weisen die Infektionsstämme Adhäsionsantigene in Form von Fimbrien auf, mit denen sie sich an die Enterozyten anheften können. Diese sind teilweise bisher nicht identifiziert, teilweise stimmen sie mit den beim Kalb und Ferkel vorkommenden Fimbrienantigenen F 4 (K88), F 5 (K99), F 6 (P987) und F 41 überein (HERBST et al., 1987; TZIPORI et al., 1984; WARD et al., 1986). Dagegen konnte ein Enterotoxin bei von Fohlen stammenden Infektionsstämmen nicht nachgewiesen werden (HERBST et al., 1987; IKE und KAMADA, 1987).

Bei der Fohlenruhr wird ein dünnflüssiger, meist gelblicher Kot abgesetzt, der oft Blutbeimengungen enthält. Die Körpertemperatur kann erhöht sein. Je länger der Durchfall anhält, um so stärker läßt die Lebhaftigkeit des Fohlens nach. Die Sauglust geht mehr und mehr zurück, so daß der Ernährungszustand immer schlechter wird und das Tier infolge Schwäche überwiegend am Boden liegt. Kolikartige Schmerzen sind nicht selten. Hinzu kommt eine hochgradige Dehydration durch starke Wasserverluste. Gelenkanschwellungen und Anzeichen einer Lungenentzündung oder Herzmuskelschwäche (Atemnot) sind oft zu bemerken. Nach 8- oder 14tägiger Krankheitsdauer sterben die Tiere.

Die Diagnose erfolgt anhand des klinischen Bildes und durch den Erregernachweis. Differentialdiagnostisch gesehen kann eine solche Diarrhoe auch durch andere Erreger verursacht sein, wie z. B. Klebsiellen, Salmonellen, Streptokokken, Staphylokokken, *Rhodococcus equi*, *Pseudomonas aeruginosa*, Clostridien und *Candida albicans*.

Die Behandlung der Koliruhr erfolgt symptomatisch und unter Ausgleich der Exsikkose sowie antibiotisch. Bei der Antibiotikabehandlung muß berücksichtigt werden, daß die Kolibakterien häufig Resistenzen aufweisen. Deswegen sollte nach Möglichkeit ein Resistenztest vorliegen. Eine allgemein gute Empfindlichkeit besteht gegenüber Aminoglykosidantibiotika, wie Gentamicin, Tobramycin, Neomycin, Kanamycin; bei der Anwendung von Breitspektrumantibiotika, wie Tetracyclinen, muß mit dem Vorhandensein von Resistenzen gerechnet werden (ANZAI et al., 1987).

**Fohlenseptikämie**

Es handelt sich um eine akut bis perakut verlaufende Allgemeininfektion des Fohlens mit einer hämatogenlymphogenen Streuung der Kolibakterien im gesamten Organismus.

Als Verursacher der Erkrankung gilt *E. coli*. Ob es dabei bestimmte O-Gruppen mit einer höheren Virulenz für das Pferd gibt, ist nicht bekannt.

Die Infektion kommt vermutlich ähnlich wie beim Kalb exogen zustande. Die Kolibakterien dringen über den Nasen-Rachen-Raum ein und werden mit der Säftezirkulation über den gesamten Organismus gestreut. Es erkranken bevorzugt solche Fohlen, die aufgrund ungenügender Kolostrumversorgung oder Immunglobulinresorption hypo- oder agammaglobulinämisch sind.

Die Erkrankung tritt in den ersten drei bis vier Lebenstagen auf und verläuft perakut bis akut. Die Fohlen kommen innerhalb von wenigen Stunden zum Festliegen und zeigen Dyspnoe, verschwindenden Puls, aufgezogene Bauchdecken, Krampfbereitschaft und sterben in kürzester Zeit in Agonie. Nach anfänglicher Temperaturerhöhung kommt es mit dem Festliegen zu einer Untertemperatur.

Aufgrund des septikämischen Krankheitszustandes lassen sich bei der bakteriologischen Untersuchung aus allen inneren Organen meistens hämolysierend wachsende Kolibakterien isolieren. Differentialdiagnostisch muß an ähnlich verlaufende Infektionen mit Salmonellen, Klebsiellen oder *Actinobacillus equuli* gedacht werden. Es kommen auch Mischinfektionen mit diesen Bakterien vor.

Prophylaktisch müssen alle Maßnahmen gefördert werden, die den Gesundheitszustand der Mutterstute fördern (Ernährung, Vitaminversorgung u. ä.), damit lebensstarke Fohlen geboren werden und die postnatale Kolostrumversorgung des Fohlens optimal erfolgen kann. Der Abfohl-Stall sollte rechtzeitig und fortlaufend gereinigt und desinfiziert werden, um Infektionsmöglichkeiten zu vermeiden oder gering zu halten. In gefährdeten Beständen kann dem Fohlen am ersten Lebenstag Pferdegammaglobulin oder Mutterfrischblut bis 200 ml intramuskulär oder subkutan (Frischblut) gegeben werden. Bei erkrankten Tieren steht neben der symptomatischen Therapie die Antibiotikabehandlung (Tetracycline, Trimethoprim/Sulfonamid u. a. Präparate) im Vordergrund.

**Literatur**

ANZAI T., KAMADA M., IKE K., KANEMARU T., KUMANOMIDO T. (1987): Drug susceptibility of Escherichia coli isolated from foals with diarrhea and mares with metritis. Bull. Equ. Res. Inst. 42–50.

HERBST W., ZSCHÖCK M., HAMMAN H. P., LANGE H., EISS R., DANNER K., SCHLIESSER T. (1987): Zum Vorkommen von Rotavirus und Fimbrien-tragenden E. coli-Stämmen bei Fohlen mit Diarrhoe. Berl. Münch. Tierärztl. Wschr. **100**, 364–366.

IKE K., KAMADA M. (1987): Some properties of Escherichia coli isolated from foals with diarrhea and mares with metritis. Bull. Equ. Res. Inst. 33–41.

TZIPORI S., MAKIN T., SMITH M., KRAUTIL F. (1982): Enteritis in foals induced by rotavirus and entertoxigenic Escherichia coli. Austr. Vet. J. **58**, 20–23.

TZIPORI S., WITHERS M., HAYES J., ROBINS-BROWN R., WARD K. L. (1984): Attachment of E. coli-bearing K88 antigen to equine brush-border membranes. Vet. Microbiol. **9**, 561–570.

WARD A., SRIANGANATHAN N., EVERAMANN J. F., TRAUB-DARGATZ J. L. (1986): Isolation of piliated Escherichia coli from diarrheic foals. Vet. Microbiol. **12**, 221–228.

### 11.1.13.2 Klebsiella-Infektion

*Klebsiella* (K.) ist eine Gattung aus der Familie der *Enterobacteriaceae*, deren Vertreter, insbesondere *K. pneumoniae*, in der Umwelt der Pferde (Erdboden, Wasser, Einstreu, Futtermittel, Abwasser u. a.) verbreitet vorkommen und daher vom Pferd oft aufgenommen werden. Sie werden deswegen häufig in Form von latenten Infektionen im Darm und auf anderen Schleimhäuten angetroffen. Unter bestimmten Voraussetzungen können jedoch Krankheitsprozesse entstehen, insbesondere durch hochvirulente Stämme, bei herabgesetzter Resistenz des Pferdes sowie während Antibiotikabehandlungen, durch die eine Selektion resistenter Klebsiellenstämme möglich ist. Diese betreffen beim Pferd überwiegend die Genitalorgane. Bei der Stute entstehen Endometritis, Zervizitis oder Vaginitis, und es kann zum Abort kommen (MERKT et al., 1974; WEISS, 1981; WEISS et al., 1976). Erkrankungen anderer Organsysteme kommen zwar vor, sind aber beim Pferd relativ selten. Beschrieben wurden Entzündungen im Nasen-Rachen-Raum (Rhinitis, Sinusitis), der Lunge, der Gelenke sowie Allgemeininfektionen bei Fohlen, die klinisch ähnlich der Kolisepsis verlaufen, und Wundinfektionen (KAMADA et al., 1988; WEISS, 1981).

Bakteriologisch ist *K. pneumoniae* ein laktosepositives Bakterium, das in schleimigen Kolonien wächst und sich von *E. coli* durch Unbeweglichkeit, negative Indol- und positive Voges-Proskauer-Reaktion sowie Harnstoff und Zitratverwertung unterscheidet. Neben *K. pneumoniae*, die am häufigsten beim Pferd vorkommt, können auch andere Arten, wie *K. ozaenae* (Voges-Proskauer-Reaktion negativ) und *K. oxytoca* (indolpositiv) gefunden werden.

Die Antibiotikatherapie kann problematisch sein, da sich leicht Resistenzen einstellen. Die Mehrzahl der Stämme ist jedoch gegenüber Tetracyclinen, Streptomycin und Erythromycin empfindlich (EGUCHI et al., 1988; WEBER et al., 1975).

**Literatur**

EGUCHI M., KUNIYASU C., OHMAE K., KASHIWAZAKI M. (1988): Drug-sensitivity of Klebsiella pneumoniae derived from horses. Jap. J. Vet. Sci. **50**, 1268–1270.

KAMADA, SENBA M., OHISHI H., IMAGAWA H., KUMANOMIDO T. (1985): Isolation of Klebsiella pneumoniae, capsule type 1, from foals with diarrhea in a horse-breeding area of Japan. Bull. Equ. Res. Inst. No. **22**, 43–47.

MERKT H., KLUG E., BÖHM K. H., WEISS R. (1974): Erfahrungen über Klebsiellen als Genitalinfektionserreger beim Pferd. Berl. Münch. Tierärztl. Wsch. **87**, 405–409.

WEBER A., NEUMEIER U., SCHLIESSER T. (1975): Untersuchungen über das biochemische Verhalten und die Antibiotikaempfindlichkeit von Keimen der Gattung Klebsiella, isoliert aus Untersuchungsmaterial von Pferden. Berl. Münch. Tierärztl. Wschr. **88**, 121–123.

WEISS R. (1981): Klebsiella, in: Blobel H., Schliesser T. (Hrsg.): Handbuch der bakteriellen Infektionen bei Tieren, Bd. **3**, 453–479, VEB Gustav Fischer Verlag, Jena.

WEISS R., BÖHM K. H., MERKT H., KLUG E., HEUSER H. (1976): Untersuchungen zur Besiedlung der Genital- und Nasenschleimhaut des Pferdes, insbesondere des Hengstes mit in der Pferdezucht bedeutsamen Infektionserregern, unter besonderer Berücksichtigung der Klebsiellen. Morphologische und biochemische Untersuchungen an Klebsiellen. Berl. Münch.Tierärztl. Wschr. **89**, 152–156.

WEISS R., TILLMANN H., DRÄGER K. G. (1985): Paarungsinfektionen bei Pferden durch Klebsiella pneumoniae, Kapseltyp 1. Prakt. Tierarzt **66**, 114–117.

### 11.1.13.3 Salmonellose

Die Salmonellose des Pferdes kommt weltweit verbreitet vor. Sie wird durch zahlreiche Serovare verursacht, zumindest in Europa am häufigsten durch *Salmonella* (S.) *typhimurium* und deren Var. *copenhagen* (CARTER et al., 1986; LAURO et al., 1984; VAISSAIRE et al., 1982; 1984; WRAY et al., 1981). Danach werden zahlreiche weitere Serovare gefunden, wie z. B. *S. anatum, S. saint-paul, S. kentucky, S. dublin, S. infantis, S. enteritidis* (AMIH et al., 1986; CARTER et al., 1986; PIETZSCH 1985). Insgesamt gesehen hat die Zahl der Salmonellosefälle beim Pferd ebenso wie die Anzahl der dabei gefundenen verschiedenen Serovare in den letzten Jahren zugenommen. Dies trifft allerdings nicht für *S. abortus equi* zu. Nach einer Zusammenstellung von WINKENWERDER (1967) sank der Anteil ihrer Nachweise von 43,3% im Zeitraum von 1937–1941 auf 1,2% im Zeitraum von 1961–1965 ab. Bei den in den Jahren 1961–1984 in der Bundesrepublik von Pferden isolierten Salmonellen betrug der Anteil von *S. typhimurium* 61,8% (PIETZSCH, 1985).

Es können beim Pferd folgende Verlaufsformen unterschieden werden:
latente Darminfektion,
Enteritis mit oder ohne Störung des Allgemeinbefindens,
Septikämie mit oder ohne Diarrhoe,
Aborte.

### Latente Salmonelleninfektion

Es handelt sich um eine Ansiedlung der Salmonellen im Darm einschließlich der Darmlymphknoten, ohne daß klinische Erscheinungen bestehen. Das Ausmaß der Salmonellenträger in einer Pferdepopulation ist regional unterschiedlich, hängt von vielen Faktoren ab und schwankt zwischen 1,5 und 7% (GÖTZE, 1968; LAURO et al., 1984; LINKE, 1957; WILLINGER et al., 1984). Die Ausbreitung der Infektion geschieht hauptsächlich durch Kontakt zwischen ausscheidenden und nichtinfizierten Pferden. Bei der Ubiquität der Salmonellen kann die Infektion aber auch von anderen Haustieren, Nagetieren, freilebenden Vögeln oder von der unbelebten Umwelt (Oberflächenwasser, Weide, Futter) ausgehen. Darüber hinaus müssen viele andere Infektionsmöglichkeiten in Betracht gezogen werden.

In vielen Fällen ist die Ansiedlung und Ausscheidung zeitlich begrenzt, insbesondere bei jüngeren und widerstandsfähigen Pferden, so daß es zu einer Selbstreinigung kommt. Der orale Einsatz von Antibiotika zur Sanierung von Darmausscheidern ist vorsichtig zu beurteilen, da nach vielfacher Erfahrung dadurch zwar die Zahl der ausgeschiedenen Bakterien vermindert, aber die Dauer der Ausscheidung verlängert werden kann.

### Enteritische und enteritisch-septikämische Verlaufsform oder Salmonellose

Beide Formen sollen zusammen besprochen werden, da ihre Trennung im Einzelfall schwierig ist und die letzere sich aus der primären Enteritis entwickeln kann. Die Erkrankungen treten hauptsächlich beim Fohlen, aber auch beim erwachsenen Pferd auf.

Ursache sind die o. a. Serovare der Salmonellen, besonders *S. typhimurium* und *S. typhimurium var. copenhagen.*

Die komplexen Infektionswege und ausgesprochen zahlreichen Infektionsquellen sind oben aufgeführt worden. Tritt die Krankheit beim Fohlen bereits in den ersten Lebenstagen auf, ist die Infektion vermutlich perinatal von der Stute ausgegangen. Für die Einschleppung der Salmonellen in einen Pferdebestand bestehen zahlreiche Möglichkeiten. Die von Nagetieren (Mäusen, Ratten) oder von Vögeln (u. a. Tauben) in den Bestand eingeschleppten und dort mit ihren Ausscheidungen verbreiteten Salmonellen können sich aufgrund ihrer Widerstands- und Überlebensfähigkeit in der Außenwelt dort einnisten und zur Infektionsquelle werden. Aus dem gleichen Grund können Salmonellen in Futtermitteln und im Oberflächenwasser monatelang überleben, allerdings kommt die beim Pferd vorherrschende *S. typhimurium* im Futter relativ selten vor (PIETZSCH, 1985).

Die Salmonellen werden vom Pferd hauptsächlich oral aufgenommen. In Abhängigkeit von der Virulenz des Infektionsstammes und der Widerstandslage des Makroorganismus kann es zu einem Haften der Infektion mit Folge einer latenten Besiedlung oder zu einer klinischen Manifestation kommen.

Als Pathogenitätsmerkmale besitzen die Salmonellen virulenzassoziierte Plasmide, die in Zusammenhang mit einer Kolonisation, Penetration und Invasion zu sehen sind (BULLING und HELMUTH, 1986). Eine Enterotoxinbildung durch equine Salmonellenstämme konnte bisher nicht sicher nachgewiesen werden (MURRAY, 1986).

Salmonellen sind für das Pferd oft fakultativ pathogen, zum Haften der Infektion und zur klinischen Manifestation bedarf es Hilfsursachen. Als prädisponierende Faktoren können, abgesehen von der Jugenddisposition des Fohlens, in Frage kommen: primäre Virusinfektionen, schlechte Ernährungsbedingungen, tierärztliche Eingriffe, Schwergeburten, Wurmbefall, Auftreten von Koliken u. ä. (OWEN et al., 1983). Im Zusammenhang mit dem gelegentlichen Vorkommen schwerer Salmonellenerkrankungen in tierärztlichen Kliniken haben HIRD et al. (1984, 1986) festgestellt, daß bei Pferden, die eine Nasenschlundsonde erhielten, 2,9mal, die parenteral mit Antibiotika behandelt wurden, 6,4mal und bei denen, die oral und parenteral mit Antibiotika behandelt wurden, 40mal eher eine Salmonellose auftrat als bei unbehandelten Pferden. Die Pferderasse, das Alter oder die Art der Operation waren für das Auftreten der Salmonellose ohne Einfluß (HIRD et al., 1986). Die genannten Hilfsfaktoren können entweder zur Aktivierung einer latenten Infektion führen oder dazu beitragen, daß eine Neuinfektion unmittelbar das Auftreten der Erkrankung verursacht.

Die enteritische Form zeigt sich vor allem in profusen Durchfällen, die sich durch die üblichen Styptika nicht beeinflussen lassen. Außer Durchfall zeigen sich Fieber (39,5–41,0 °C), verringerte Sauglust, zyanotische Verfärbung der Konjunktiven und ein schneller Kräfteverfall. Beim toten Tier fällt die hochgradige trübe Schwellung der großen Organparenchyme auf, wobei Blutungen in den serösen Häuten und im Epikard sowie die für die Salmonelleninfektion typischen zentrolobulären miliaren Nekroseherde in der Leber vorhanden sein können. Die Milz kann geschwollen und in der Konsistenz fester als normal sein. Meist ist die Dünn- und Dickdarmschleimhaut geschwollen und fleckig gerötet. Selten kommen Blutungen in der Dickdarmschleimhaut oder durch die Serosa durchschimmernde hanfkorngroße, graue Herde in der Mukosa vor. Die Darmlymphknoten sind vergrößert und auf der Schnittfläche feucht.

Die septikämische Form tritt bevorzugt beim Fohlen, aber auch beim erwachsenen Pferd auf. Sofern die Infektion schon intrauterin erfolgt ist, werden entweder lebensschwache Fohlen geboren oder diese erkranken in den ersten Lebenstagen. Die Krankheitssymptome bestehen in Apathie, profusen, oft übelriechenden und blutigen Durchfällen sowie Fieber und führen meistens innerhalb weniger Tage zum Tode. Bei älteren Tieren kann die Krankheitsdauer bis zu vier Wochen betragen. Neben fieberhaften Allgemeinstörungen können eitrige Pneumonien, Gelenkentzündungen und Tendovaginitiden sowie subkutane Abszesse im Thoraxbereich auftreten.

Die sichere Diagnose, daß es sich um eine Salmonellose handelt, kann nur durch den kulturellen Erregernachweis gestellt werden. Dieser ist aus Kotproben oder nach der Sektion aus den inneren Organen möglich.

Die Erfolgsaussichten einer Behandlung müssen bei sehr schnellem Verlauf der Erkrankung vorsichtig beurteilt werden. Bei rechtzeitiger Erkennung oder bei protahiertem Verlauf können neben symptomatischer Behandlung, Kreislaufunterstützung und Flüssigkeitsersatz Chemotherapeutika parenteral eingesetzt werden. Die Antibiotikaresistenz ist regional und je nach vorliegender Serovar unterschiedlich, aber oft vorhanden. Deswegen sollte grundsätzlich ein Resistenztest angefertigt werden. Ist dies nicht möglich, empfehlen sich Ampicillin oder Trimethoprim-Sulfonamid-Kombinationen (DONATIUS, 1986; IKEDAD und HIRSCH, 1985; MORGAN und WHITE, 1983).

Prophylaktisch kommt der Suche nach den Infektionsquellen große Bedeutung zu (s. S. 529). Deswegen sollten Futter und Trinkwasser auf eine Kontamination, die anderen Pferde des Bestandes auf eine Salmonellenausscheidung untersucht werden und, sofern erforderlich, eine Schadnagerbekämpfung durchgeführt werden. Um die Weiterverbreitung der Salmonellen auf andere Pferde des Bestandes zu verhüten, müssen wiederholt, auch nach Beendigung der Erkrankung, Reinigungen und Desinfektionen vorgenommen werden.

### Literatur

AMIH E. D., SHADDAD E. Y., TAGELDIN M. H. (1986): Isolation of Salmonella from sick horses in Sudan. Bull. Anim. Hlth. Prod. in Africa **34**, 15–20.

BRYANS J. Z. (1961): Equine salmonellosis. Cornell Vet. **51**, 467–477.

BULLING E., HELMUTH R. (1986): Patogenitätsmechanismen bei Salmonellen. Berl. Münch. Tierärztl. Wschr. **99**, 25–27.

CARTER J. D., HIRD D. W., FARVER T. B., HJERPE C. A. (1986): Salmonellosis in hospitalized horses: seasonality and case fatality rates. J. Am. Vet. Med. Ass. **188**, 163–167.

DONAHUS J. M. (1986): Energence of antibiotic-resistant Salmonella agona in horses in Kentucky. J. Am. Vet. Med. Ass. **188**, 592–594.

GÖTZE U. (1968): Latente Infektionen bei Schlachttieren. Zbl. Vet. Med. B **15**, 878–894.

HARRIS J. M., HOLLEY D. L. (1988): Neonatal diarrhea with orthopedic complications, a case report. Equine Practice **10**, 39–43.

HIRD D. W., CASEBOLT D. B., CARTER J. D., PAPPAIONOU M., HJERPE C. A. (1986): Risk factors for salmonellosis in hospitalized horses. J. Am. Vet. Med. Ass. **188**, 173–177.

HIRD D. W., PAPPAIONOU M., SMITH B. P. (1984): Case-control study of risk factors associated with isolation of Salmonella saintpaul in hospitalized horses. Am. J. Epidem. **120**, 852–864.

IKEDA J. S., HIRSH D. C. (1985): Common plasmid encoding resistance to ampicillin, chloramphenicol, gentamicin, and trimethoprim-sulfadiazine in two serotypes of Salmonella isolated during an outbreak of equine salmonellosis. J. Vet. Res. **46**, 769–773.

LAURO M. G., PLAMS S., FADDA M. E., MURGIA L. (1984): Sierotipi di Salmonella isolati da animali macellati e Cagliari. Igiene Mod. **81**, 489–495.

LINKE H. (1957): Über das Vorkommen von Salmonellen in den Mesenteriallymphknoten gesund geschlachteter Pferde. Arch. Lebensmittelhyg. **8**, 244–246.

MORGAN D. W., WHITE G. (1983): Studies in horses dosed with trimethoprim and sulfadiazine. Vlaams Diergeneesk. Tijdschr. **52**, 88–94.

MURRAY M. J. (1986): Enterotoxin activity of Salmonella typhimurium of equine origin in vivo in rabbits and the effect of Salmonella culture lysates and cholera toxin on equine colonic mucosa in vitro. Am. J. Vet. Res. **47**, 769–773.

OWEN R., FULLERTON F., BARNUM D. A. (1983): Effects of transportation, surgery, and antibiotic therapy in ponies infected with Salmonella. Am. J. Vet. Res. **44**, 46–50.

PIETZSCH O. (1985): Salmonellose-Überwachung bei Tieren, Lebens- und Futtermitteln in der Bundesrepublik Deutschland. Vet. Med.-Hefte des Bundesgesundheitsamtes.

ROBERTS M. C., O'BOYLE D. A. (1981): The prevalence and epizootiology of salmonellosis among groups of horses in south east Queensland. Austr. Vet. J. **57**, 27–35.

ROBERTS M. C., O'BOYLE D. A. (1982): Experimental Salmonella anatum infection in horses. Austr. Vet. J. **58**, 232–240.

VAISSAIRE J., LOSFELD P., PLATEAU E., MOUTOU F., CORBION B., GAYOT G. (1982): Salmonellose à Salmonelle typhimurium chez les poulain en France. Bull. Acad. Vét. France **55**, 257–264.

VAISSAIRE J., PLATEAU E., CORBION B., MIRIAL G., LAROCHE M. (1984): Données actuelle sur la salmonellose du poulain. Sci. Vét. Méd. Comp. **86**, 123–127.

WILLINGER H., AWAD-MASAMEH M., SAGMEISTER H., FLATSCHER J. (1984): Vorkommen und Charakterisierung von Salmonellen aus Untersuchungsmaterial der Jahre 1970–1982. Wiener tierärztl. Mschr. **71**, 113–118.

WINKENWERDER D. (1967): Salmonelleninfektionen bei Fohlen. Zbl. Bakt. I. Orig. **203**, 69–73.

WRAY C., SOJKA W. J., BELL J. C. (1981): Salmonella infection in horses in England and Wales 1973 to 1979. Vet. Rec. **109**, 398–401.

## 11.1.14 Brucellose

Brucelleninfektionen kommen beim Pferd weltweit vor. Klinisch manifestieren sie sich meistens als chronische Entzündungsprozesse der Schleimbeutel, Sehnenscheiden oder Gelenke. Aborte sind sehr selten.

Ursache der Pferdebrucellose ist in erster Linie *Brucella* (Br.) *abortus*, jedoch kann die Infektion grundsätzlich auch durch *Br. melitensis* oder *Br. suis* erfolgen (DIETZ, 1960; PORTUGAL et al., 1971).

Die Infektion geht zur Hauptsache von Rindern aus. Nach dem Abort scheiden diese mit dem Fruchtwasser und der Eihaut hohe Zahlen an Brucellen aus. Dadurch kommt es zu einer Kontamination des Stalles und der Weiden, und die Pferde haben die Möglichkeit, sich oral zu infizieren. Die interequine Übertragung ist selten, aber grundsätzlich möglich, da es über eröffnete Schleimbeutel oder nach infizierten Aborten bzw. Geburten zu einer erheblichen Erregerausscheidung kommen kann. Pferde können Brucellen auch mit dem Harn ausscheiden (FECHNER und MEYER, 1960; 1963). Aus diesen Gründen tritt Pferdebrucellose in Ländern, die die Rinderbrucellose erfolgreich bekämpft haben, kaum noch auf. Über die Bedeutung anderer Brucellenarten als *Br. abortus* als Erreger der Pferdebrucellose ist wenig bekannt. Ihre ursächliche Beteiligung an der Pferdebrucellose wird durch die Seuchensituation eines Landes bestimmt.

Bei der Mehrzahl der infizierten Pferde verläuft die Infektion klinisch latent und ist lediglich an einem erhöhten Antikörpertiter erkennbar. Es wird angenommen, daß nur etwa 25% der Tiere klinische Erscheinungen chirurgischer Art zeigen. Diese betreffen in erster Linie Bursitiden am Widerrist und am Genick. Es handelt sich vornehmlich um den Genickschleimbeutel *(Bursa subligamentosa nuchalis)* und den Widerristschleimbeutel *(Bursa subligamentosa supraspinalis)*, in denen sich die Brucellen ansiedeln und zu einer serofibrinösen Entzündung führen. Klinisch handelt es sich um stark fluktuierende, wenig schmerzhafte Anschwellungen von Faust- bis Brotlaibgröße. Bei Punktion oder Aufbrechen des Schleimbeutels entleert sich ein serofibrinöser Inhalt (DIETZ, 1960). Daneben könnten Arthritiden (mit Bevorzugung des Kniegelenkes) und Knochenerkrankungen (Brustbeinfistel) auftreten (CARRIGAN et al., 1987; COLLINS et al., 1971). Gegenüber diesen chirurgischen Erkrankungen treten Aborte in ihrer Häufigkeit zurück, sind jedoch grundsätzlich möglich (FECHNER und MEYER, 1960; RITSCHER, 1963). Es ist auch eine Besiedlung des Uterus mit Brucellen möglich, ohne daß es dabei zu einer Störung der Trächtigkeit oder zu einer Beeinträchtigung des Fetus kommt (FECHNER und MEYER, 1960).

Die klinische Vermutungsdiagnose kann durch den Erreger- oder Antikörpernachweis abgesichert werden. Der Erregernachweis kann aus Schleimbeutel- oder Gelenkpunktaten versucht werden. Von praktisch größerer Bedeutung und leichterer Durchführbarkeit ist die serologische Untersuchung, die bisher überwiegend als Agglutination durchgeführt wurde. Bei der Titerbeurteilung können etwa gleiche Maßstäbe wie bei der Rinderbrucellose angelegt werden, indem Reaktionen in der Serumverdünnung 1:40 als zweifelhaft und ab 1:80 als positiv gewertet werden. Als Zusatzreaktion kann die Komplementbindungsreaktion herangezogen werden. Der Titer kann über lange Zeit bestehenbleiben, aber auch Schwankungen aufweisen und in den negativen Bereich abfallen. Die Beurteilung der Titer sollte stets unter Berücksichtigung epidemiologischer und klinischer Anhaltspunkte geschehen (DIETZ, 1960; FECHNER und MEYER, 1963; RITSCHER, 1963).

Angesichts der Gefahr, die von infizierten Pferden hinsichtlich einer Infektionsausbreitung ausgeht, und der mangelnden Erfolgsaussicht, durch antibiotische Behandlung die Infektion zu beseitigen (DIETZ, 1960), sollte auf eine Therapie verzichtet und die Tötung solcher Pferde tierseuchenrechtlich angeordnet werden. Die in vielen Fällen als erfolgreich beschriebene chirurgische Behandlung der Schleimbeutelentzündungen (DIETZ, 1960; RITSCHER, 1963) beseitigt nicht die Brucelleninfektion des Gesamtorganismus, da Brucellen gleichzeitig auch in anderen inneren Organen, wie Leber, Milz, Lymphknoten, vorkommen können (FECHNER und MEYER, 1963).

**Literatur**

CARRIGAN M. J., COCKRAM F. A., NASH G. V. (1987): Brucella abortus biotype 1 arthritis in a horse. Austr. Vet. J. **64**, 190.
COLLINS J. D., KELLEY W. R., TWOMEY T., FARRELLY B. T., WHITTY B. (1971): Brucella-associated vertebral osteomyelitis in a Thoroughbred mare. Vet. Rec. **88**, 321.326.
DIETZ O. (1960): Durch Brucella-Infektionen hervorgerufene chirurgische Erkrankungen beim Pferd, Rind, Schwein, Hund und bei der Katze. Mh. Vet. Med. **15**, 752–755.
PORTUGAL M. A., NESTI A., GIORGI W., FRANCA W., OLIVEIRA B. S. (1971): Brucellose em Equideos determinada por Brucella suis. Arq. Inst. Biol. (S. Paulo) **38**, 125–132.
FECHNER J., MEYER W. (1960): Untersuchungen zur Pferdebrucellose. Arch. exp. Vet. Med. 1327–1339.
FECHNER J., MEYER W. (1963): Zur Serologie und Epizootiologie der Pferdebrucellose. Mh. Vet. Med. **18**, 262–267, 308–314.
RITSCHER D. (1963): Beitrag zur Frage der Verbreitung und Diagnostik der Brucellose unter Pferden. Mh. Vet. Med. **18**, 107–111.
ROBERTSON F. J., MILNE J., SILVER C. L., CLARK H. (1973): Abortion associated with Brucelle abortus (biotype 1) in the T. B. mare. Vet. Rec. **92**, 480–481.

## 11.1.15 Leptospirose

Leptospirosen sind mit regionalen Unterschieden weltweit vorkommende Infektionskrankheiten. Die Infektion verläuft beim Pferd meistens latent, seltener treten fieberhafte Allgemeinerkrankungen oder Aborte auf. Es kann eine ursächliche Beziehung zur periodischen Augenentzündung des Pferdes bestehen.

Verursacher der Leptospirose ist *Leptospira* (L.) *interrogans*. Innerhalb dieser Species können etwa 19 Serogruppen und 180 Serovare unterschieden werden. Beim Pferd sind mit regionalen Unterschieden folgende Serogruppen bzw. Serovare am häufigsten: *grippotyphosa, icterohaemorrhagiae, australis (bratislava), pomona, tarassovi, hardjo, sejroe, canicola*, ohne daß aber einem dieser Typen eine besondere Virulenz für das Pferd zugeschrieben werden kann. Die Leptospiren sind lange (bis etwa 20 µm) Protoplasmaspiralen, deren Beweglichkeit durch kontraktile Fibrillen erfolgt.

Die Leptospiren finden ihr biologisches Reservoir in verschiedenen Tierarten in Form einer latenten Niereninfektion mit Erregerausscheidung. Die wichtigsten Erregerreservoire sind:

Serotyp *icterohaemorrhagiae* – Ratte (Hund, Fuchs, Schwein, Rind u. a.),
Serotyp *grippotyphosa* – Feldmaus (Pferd, Rind, Schwein, Schaf, Hund u. a.),
Serotyp *hardjo* – Rind,
Serotyp *pomona* – Schwein (Rind),
Serotyp *tarassovi* – Schwein.

Von diesen Reservoiren kommt es direkt oder indirekt (unter Vermittlung von Wasser, feuchtem Erdboden, Feldfrüchten, Grünpflanzen u. a.) zur Infektion des Pferdes. Die Leptospiren können dann über kleine Haut- oder Schleimhautdefekte oder seltener über die intakte Schleimhaut (Mukosa des Nasen-Rachen-Raumes, Konjunktiven) in den Organismus eindringen. Es kommt dann zu einer transitorischen Leptospirämie mit anschließender Absiedlung in verschiedene Organe. Von epidemiologischer Bedeutung ist insbesondere der Befall der Niere, der mit Leptospirenausscheidung im Harn verbunden ist, die die Grundlage für die weitere Verbreitung der Leptospiren darstellt.

Das klinische Bild der Leptospiren beim Pferd ist sehr unterschiedlich, und es können die folgenden Verlaufsformen unterschieden werden.

### Latente Infektion

Sie stellt die häufigste Verlaufsform der Pferdeleptospirose dar, die an der Bildung von Antikörpern bei gleichzeitigem Fehlen klinischer Symptome erkennbar ist. Die Antikörper entstehen während der Bakteriämie und beenden diese gleichzeitig. Serologische Erhebungen zur Verbreitung der Leptospirose sind in vielen Ländern durchgeführt worden. Dabei wurden in sehr unterschiedlichen Prozentsätzen positive Reaktionen gefunden. Sie variierten mit regionalen Unterschieden und in Abhängigkeit von der Methode zwischen wenigen und über 50% (CORRADINI et al., 1987; DAVIDSON et al., 1987; EGAN und YEARSLEY, 1986; ELLIS et al., 1983; HATHAWAY et al., 1981; KITSON-IGGOT und PRESCOTT, 1987; SILKLERUD et al., 1987; SWART et al., 1982; TRAP et al., 1986).

### Schwere fieberhafte Allgemeininfektionen mit Ikterus und Todesfällen

Solche Verlaufsformen sind zwar im Prinzip möglich, aber beim Pferd außerordentlich selten. Sie werden am ehesten bei infiziert und lebensschwach geborenen Fohlen beobachtet (ELLIS und O'BRIAN, 1988; SCHÖNBERG et al., 1987).

### Aborte

Über das Vorkommen von Aborten ist wiederholt berichtet worden. Bei sonst latentem Infektionsverlauf stellt der Leptospirenabort meistens eine Spätmanifestationsform der Infektion dar. Der ätiologische Beweis ist sowohl durch den Nachweis des Erregers im Fetus oder in der Eihaut oder durch hohe Antikörpertiter geführt worden (ELLIS und O'BRIAN, 1988; ELLIS et al., 1983).

## Periodische Augenentzündung (Iridocyclochorioiditis recidivans)

Diese Erkrankungsform ist mit einer Leptospirenätiologie in Verbindung gebracht worden, weil erkrankte Pferde bei serologischen Untersuchungen in deutlich höherem Prozentsatz positiv reagieren als gesunde Pferde. Dabei waren die entsprechenden Leptospirenantikörper nicht nur im Blut, sondern auch im Augenkammerwasser nachweisbar (DAVIDSON et al., 1987; HATHAWAY et al., 1981; KEMENES et al., 1984; MATTHEWS et al., 1987; SUMUGAT, 1985). HARTWIGK und STOEBBE (1952) gelang der kulturelle Leptospirennachweis aus dem Augenkammerwasser und BÜRKI et al. (1963) konnten bei experimentellen Infektionen (L. pomona) eine Uveitis auslösen, ohne aber den Erreger im Auge nachweisen zu können. Die Leptospirenätiologie ist aber nicht uneingeschränkt anerkannt worden, da sowohl erkrankte Pferde frei von Leptospirenantikörpern sein können als auch augengesunde serologisch positiv reagieren können (ZAHARIJA et al., 1960). In neueren Untersuchungen konnten PARMA et al. (1985, 1987) zeigen, daß die gegen Leptospiren gebildeten Antikörper auch vom Corneagewebe gebunden werden können, so daß zumindest für ätiologische Teilbereiche immunologische Vorgänge nicht ausgeschlossen werden können.

Die Vermutung, daß eine Leptospirenätiologie vorliegt, ist am sichersten durch den Erregernachweis zu bestätigen. Dieser ist aber wenig aussichtsreich und im allgemeinen Spezialinstituten vorbehalten, da einerseits die mikroskopische Untersuchung leicht zu Fehldiagnosen führt, indem eine Verwechslung mit sog. »Pseudospirochäten« (feinfädige Zerfallsprodukte aus Zellen) erfolgt, und andererseits die Kultur außerordentlich aufwendig ist. Für den Erregernachweis kommt ferner die fluoreszierende Antikörpertechnik in Frage. Aufgrund dieses hohen methodischen Aufwandes wird der Erregernachweis nur in besonders darauf spezialisierten Laboratorien durchgeführt und dem technisch einfacheren Antikörpernachweis der Vorzug gegeben. Als serologische Untersuchungsmethoden kommen insbesondere die Mikroagglutination, ferner die Komplementbindungsreaktion und der ELISA in Frage.

Von besonderer Bedeutung ist die symptomatische Therapie. Antibiotika versprechen nur im akuten Infektionsstadium Erfolg; im Stadium der Organmanifestation kann nur noch ein begrenzter Therapieeffekt erwartet werden. Lediglich für die chronische Nephritis ist nach den Erfahrungen bei anderen Tierarten zu erwarten, daß mit einer hochdosierten Streptomycininjektion die Infektion der Niere und die Leptospirenausscheidung mit dem Harn unterbunden werden kann. Weitere leptospirenwirksame Antibiotika sind Penicillin in hohen Dosierungen sowie Tetracycline. Über prophylaktische Schutzimpfungen liegen beim Pferd keine ausreichenden Erfahrungen vor.

## Literatur

BÜRKI F., EGLI P., WIESMANN E. (1963): Experimentelle Infektion von Pferden mit Leptospira pomona. Berl. Münch. Tierärztl. Wschr. 76, 265–269.

CORRADINI L., MORTARINO P., BASSI S. (1987): Indagini sierologiche e microbiologiche per leptospire in cavalli della provincia di Ferrara. Clin. Veterinaria 110, 171–177.

DAVIDSON M. G., NASISSE M. P., ROBERTS S. M. (1987): Immunodiagnosis of leptospiral uveitis in two horses. Equine Vet. J. 19, 155–157.

DIETZE J. (1968): Über das Vorkommen von Antikörpern gegen Leptospiren im Blut von Pferden und Rindern im Raume Hessen. Vet. Med. Diss. Gießen.

EGAN J., YEARSLEY D. (1986): A serological survey of leptospiral infection in horses in Ireland. Vet. Rec. 119, 306.

ELLIS W. A., O'BRIAN J. J. (1988): Leptospirosis in horses. Proc. 5th Int. Conf. Equ. Infect. Dis. 5, 168–171.

ELLIS W. A., O'BRIEN J. J., CASSELLS J. A., MONTGOMERY J. (1983): Leptospiral infection in horses in Northern Ireland: serological and microbiological findings. Equine Vet. J. 15, 317–320.

ELLIS W. A., BRYSON D. G., NEILL S. D. (1983): Leptospiral infection in aborted equine foetuses. Equine Vet. J. 15, 321–324.

HARTWIGK H., STOEBBE E. (1952): Kultureller Nachweis von Leptospiren bei Hund und Pferd. Berl. Münch. Tierärztl. Wschr. 65, 212–214.

HATHAWAY S. C., LITTLE T. W., FINCH S. M., STEVENS A. E. (1981): Leptospiral infection in horses in England: a serological study. Vet. Rec. 108, 396–398.

KEMENES F., SURJAN J., KASZA L. (1984): Studies on equine leptospirosis with emphasis on eye-lesions (equine periodic ophthalmia). Ann. Immunol. Hung. 24, 345–355.

KITSON-IGGOT A. W., PRESCOTT J. F. (1987): Leptospirosis in horses in Ontario. Canad. J. Vet. Res. 51, 448–451.

MATTHEWS A. G., WAITKINS S. A., PALMER M. F. (1987): Serological study of leptospiral infections and endogenous uveitis among horses and ponies in the United Kingdom. Equine Vet. J. 19, 125–128.

PARMA A. E., FERNANDEZ A. S., SANTISEBAN C. G., BOWDON R. A., CERONE S. I. (1987): Tears and aqueous humor from horses inoculated with Leptospira contain antibodies which bind to cornea. Vet. Immunol. Immunopath. 14, 181–185.

PARMA A. E., SANTISTEBAN C. G., VILLALBA J. S., BOWDON R. A. (1985): Experimental demonstration of an antigenic relationship between Leptospira and equine cornea. Vet. Immunol. Immunpath. 10, 215.224.

ROBERTS J. L., YORK C. J., ROBINSON J. W. (1952): An outbreak of leptospirosis in horses on a small farm. J. Am. Vet. Med. Ass. 237–242.

SCHÖNBERG A., STAAK C., KÄMPE U. (1987): Leptospirose in der Bundesrepublik Deutschland – Ergebnisse eines Untersuchungsprogrammes auf Leptospirose bei Tieren im Jahre 1984. J. Vet. Med. B 34, 98–108.

SILKLERUD C. L., BEY R. F., BALL M., BISTNER B. I. (1987): Serologic correlation of suspected Leptospira interrogans serovar pomona induced uveitis in a group of horses. J. Am. Vet. Med. Ass. 191, 1576–1578.

SUMUGAT A. (1985): Serologische Untersuchungen über das Vorkommen von Leptospiren-Antikörpern in Pferdeseren. Vet. Med. Diss. Gießen.

SWART K. S., CALVERT K., MENEY C. (1982): The prevalence of antibodies to serovars of Leptospira interrogans in horses. Austr. Vet. J. **59**, 25–27.

TRAP D., GAUMONT R., PLATEAU E. (1986): Présence d'agglutinines antileptospires chez les chevaux et difficultés à l'exportation. Pratiq. Vét. Equ. **18**, 141–145.

ZAHARIJA I., MAROLT M., CERMAK K., ANDRASIC N., SANKOVIC F. (1960): Leptospirose und periodische Augenentzündung beim Pferd. Schweiz. Arch. Tierhk. **102**, 400–408.

## 11.1.16 Lyme-(Zecken-)Borreliose

Es handelt sich um eine weltweit verbreitete, durch Zecken übertragene Infektion von Tier und Mensch durch *Borrelia* (B.) *burgdorferi*. Die Krankheit wurde zuerst in Lyme, Connecticut, USA, beschrieben, der Erreger wurde 1981 von BURGDORFER in Zecken gefunden. Beim Menschen kann die Krankheit in drei Stadien verlaufen, klinisch sind dabei besonders Hautveränderungen (z. B. *Erythema migrans*), Gelenkerkrankungen sowie neurogene Ausfallserscheinungen kennzeichnend. Die Beschreibung und ätiologische Klärung der menschlichen Erkrankung war Ausgangspunkt für entsprechende Untersuchungen an Tieren, u. a. auch bei Pferden, bei denen man, namentlich in den USA, Antikörper und in Einzelfällen auch den Erreger nachweisen konnte.

*B. burgdorferi* gehört dem Genus *Borrelia* an und damit zu den Spirochäten. Es handelt sich um relativ dicke Schraubenbakterien mit unregelmäßigen, weitgestellten Windungen, die aufgrund ihrer Flagellen beweglich sind (WILSKE et al., 1988). *B. burgdorferi* läßt sich unter mikroaerophilen Bedingungen auf künstlichen Nährböden züchten. Zwischen den in den USA und Europa isolierten Stämmen bestehen hinsichtlich der Proteinstruktur Unterschiede, möglicherweise kann sich dies hinsichtlich des Infektionsspektrums auswirken.

Der Hauptvektor für *B. burgdorferi* ist in Europa die dreiwirtige Zecke *Ixodes* (I.) *ricinus* und in seltenen Fällen die Igelzecke *I. hexagonus* (LIEBISCH, 1991). *I. ricinus* kann in allen drei Entwicklungsstadien (Larve, Nymphe, adulte Zecke) den Erreger übertragen. In Deutschland und angrenzenden Ländern wurde *I. ricinus* auf den Befallsgrad mit Borrelien untersucht. Obgleich diese Untersuchungen nur stichprobenartig für bestimmte Gebiete durchgeführt wurden und noch kein endgültiges Gesamtbild ergeben, muß man doch damit rechnen, daß etwa 15–20% der adulten Zecken mit Borrelien befallen sind (LIEBISCH, 1991). Bei der Verbreitung der Borrelien spielen die Nymphen und die adulten Zecken im Vergleich zu den Larven die wichtigere Rolle. Die Larven, die bis zu 6,6% befallen sind, erwerben offenbar die Infektion, die dann transstadial auf die nachfolgenden Entwicklungsstadien übertragen wird. Insgesamt muß man also von einem relativ hohen Befallsgrad der Zecken und damit von einer bedeutenden potentiellen Infektionsgefahr auch für das Pferd ausgehen.

Da Pferde auf der Weide häufig von Zecken befallen werden, muß aufgrund des dargestellten Befallsgrades der Zecken grundsätzlich mit einer Erregerübertragung gerechnet werden. Es wurden deswegen, zunächst in den USA in den Endemiegebieten, Blutseren auf Antikörper (ELISA) untersucht. Unter dieser Voraussetzung konnten teilweise über 60% der untersuchten Pferde als Reagenten ermittelt werden. Kontrollpferde aus nicht endemisch verseuchten Gebieten reagierten dagegen nicht oder in einem deutlich niedrigeren Prozentsatz (BURGESS, 1988; COHEN et al., 1988; PARKER und WHITE, 1992). Ähnliche Ergebnisse liegen für das UK vor (CARTER et al., 1994), auch hier wurde mit Ausnahme von Endemiegebieten (Norfolk, Südküste) ein relativ geringer Prozentsatz von Reagenten gefunden. Im Raum Berlin fanden KÄSBOHRER und SCHÖNBERG (1990) bei der Untersuchung von 224 Pferden im ELISA 16,1% Reagenten. Aus diesen Ergebnissen muß man die Schlußfolgerung ziehen, daß mit dem Zeckenbiß *B. burgdorferi* auf das Pferd übertragen werden kann. Der Prozentsatz der in einer Region infizierten Pferde ist dabei direkt abhängig vom Befallsgrad der Zecken. Daraus resultiert die Frage, ob und in welchem Maße die Infektion zur Ausbildung von Krankheitserscheinungen führt.

Nach den bisher vorliegenden Beobachtungen verläuft die Mehrzahl der Infektionen beim Pferd klinisch latent und ist ausschließlich an der Serokonversion zu erkennen. Bei einem Teil der Reagenten treten jedoch Krankheitserscheinungen auf, die möglicherweise durch *B. burgdorferi* verursacht sein können. Beschrieben wurden Lahmheit und Steifheit, Gelenkschwellungen und -entzündungen, Ödem an den Extremitäten, Hufrehe, Lethargie und Fieber, neurologische Erscheinungen (Enzephalitis, Bewegungsstörungen, Paralyse des Schweifes) (BURGESS et al., 1988; BURGESS, 1988; CARTER et al., 1994; PARKER und WHITE, 1992). Bei einem Pferd mit einem Borrelientiter von 1:1024 wurden bilaterale Augenveränderungen festgestellt, die histologisch in einer schweren Keratitis, chronischen Chorioidozyklitis und *Atrophia* et *Ablatio retinae* bestanden. In der vorderen Augenkammer konnte *B. burgdorferi* mikroskopisch nachgewiesen werden (BURGESS et al., 1986). Nach experimentellen Infektionen konnten Läsionen der Synovialis mit unterschiedlich ausgeprägten Proliferationen und perivaskulären Leukozytenansammlungen beobachtet werden. Der Erreger konnte aus Blut, Urin, Gehirn und Lunge reisoliert werden (BURGESS und GENDRON-FITZPATRICK, 1990).

Diese Beobachtungen deuten darauf hin, daß die B.-burgdorferi-Infektion beim Pferd zu klinischen Symptomen führen kann. Die ätiologische Differentialdiagnose ist aber unsicher. Sofern sich diese auf den Antikörpernachweis begründet, muß berücksichtigt werden, daß, namentlich in Endemiegebieten, subklinische Infektionen weit verbreitet sein können und daß Antikörpertiter und verdächtige Symptome nur zufällig zusammentreffen, letztere aber tatsächlich eine ganz andere Ursache haben.

Für die spezifische Diagnose steht methodisch der Antikörpernachweis im Vordergrund, der üblicherweise mit dem ELISA geführt wird, der die größte Empfindlichkeit aufweist. Es kann auch der indirekte Immunfluoreszenztest benutzt werden (KÄSBOHRER und SCHÖNBERG, 1990). In der akuten Krankheitsphase kann auch der Erregernachweis über die Blutkultur versucht werden.

Bei der Behandlung der Zeckenborreliose des Pferdes werden neben symptomatischen Maßnahmen Antibiotika eingesetzt. Mittel der Wahl sind Penicillin, Erythromycin und Tetracycline (HORST, 1991). Gelenkerkrankungen, von denen man vermutet, daß sie borrelienbedingt sind, sollen auf Penicillin gut ansprechen (CARTER et al., 1994). Nach humanmedizinischen Erfahrungen hat Penicillin teilweise eine ungenügende Wirksamkeit gezeigt (HORST, 1991).

### Literatur

BURGESS E. C. (1988): Borrelia burgdorferi infection in Wisconsin horses and cows. Ann. NY Acad. Sci. 539, 235–243.
BURGESS E. C., GENDRON-FITZPATRICK A. (1990): Experimental infection of equines with Borrelia burgdorferi. IV. Int. Conf. Lyme Borreliosis, Stockholm, Abstr. A, 38.
BURGESS E. C., GENDRON-FATZPATRICK D., MATTISON M. (1988): Foal mortality associated with natural infection of pregnant mares with Borrelia burgdorferi. Equ. Inf. Dis. Proc. V. Int. Conf.
BURGESS, E. C., GILLETTE C. D., PICKETT J. P. (1986): Arthritis and panuveitis as manifestations of Borrelia burgdorferi infection in a Wisconsin pony. J. Am. Vet. Med. Ass. **189**, 1340–1342.
CARTER S. D., MAY C., BARNES A., BENNETT D. (1994): Borrelia burgdorferi infection in UK horses. Equine vet. J. **26**, 187–190.
COHEN D., BOSLER E. M., BERNARD W., MEIRS D., EISNER R., SCHULZE T. L. (1988): Epidemiologic studies of Lyme disease in horses and their public health significance. Ann. NY Acad. Sci. **539**, 244–257.
HORST H. (1991): Therapie. In: Horst H. (Hrsg.): Einheimische Zeckenborreliose (Lyme-Krankheit) bei Mensch und Tier. perimed Fachbuch-Verlagsgesellschaft, Erlangen.
KÄSBOHRER A., SCHÖNBERG A. (1990): Serologische Untersuchungen zum Vorkommen von Borrelia burgdorferi bei Haustieren in Berlin. Berl. Münch. tierärztl. Wschr. **103**, 374–378.
LIEBISCH A. (1991): Biologie und Ökologie der Zecken. In: Horst H. (Hrsg.): Einheimische Zeckenborreliose (Lyme-Krankheit) bei Mensch und Tier. perimed Fachbuch-Verlagsgesellschaft, Erlangen.
LIEBISCH A., KOPP A., OLBRICH S. (1990): Zeckenborreliose bei Haustieren. Teil 2: Infektionen bei Pferden und Wiederkäuern. Vet. **5**, Heft **11**, 15–17.
PARKER J. L., WHITE K. K. (1992): Lyme-Borreliosis in cattle and horses: a review of the literature. Cornell Vet. **82**, 253–274.
WILSKE B., PREAC-MURSIC V., SCHIERZ G. (1988): Lyme-Borreliose. Die gelben Hefte **4**, 146–159.

## 11.1.17 Chlamydiose

Chlamydieninfektionen kommen weltweit bei allen Haustieren einschließlich des Pferdes vor. In der Literatur gibt es allerdings sehr wenige Berichte über chlamydienbedingte Infektionen bei Pferden (SCHOLZ, 1978), sei es, daß sie bei Pferden tatsächlich sehr selten sind, oder daß die ätiologische Diagnose sehr selten gestellt wird.

Ursache der Chlamydieninfektion des Pferdes ist *Chlamydia* (Chl.) *psittaci*. Chlamydien sind sehr kleine Bakterien, die die Besonderheit eines obligaten Zellparasitismus aufweisen, sie lassen sich deswegen außerhalb des Tierkörpers nur im bebrüteten Hühnerei oder in der Zellkultur züchten. *Chl. psittaci* beinhaltet eine Reihe verschiedener Biotypen mit z. T. unterschiedlicher Virulenz für die verschiedenen Tierarten. Die Hauptbedeutung besitzt die Art für Vögel (Psittakose, Ornithose), daneben sind aber auch alle Haussäugetiere empfänglich.

Chlamydien vermehren sich im Organismus intrazellulär, dabei durchlaufen sie einen Entwicklungszyklus. Aus den Elementarkörperchen, die in die Zelle eindringen, entstehen Retikulärkörperchen, in denen eine Vermehrung mit anschließender Kondensation zu neuen Elementarkörperchen stattfindet, die unter Platzen der Zelle freigesetzt werden und dann erneut Zellen befallen. Die Erhaltung der Infektion unter den Pferden erfolgt durch latent infizierte Keimträger, die Verbreitung der Infektion durch den gegenseitigen Kontakt.

Am häufigsten ist die latente Darminfektion. In Einzelfällen kann es entweder durch Aktivierung der latenten Infektion oder durch Neuinfektion zu Erkrankungen kommen. Fohlen zeigen dabei eine besondere Empfänglichkeit. Folgende Erkrankungsformen sind beobachtet worden:

**Aborte.** BOCKLISCH et al. (1991) konnten in Ostdeutschland bei 59 abortierten Feten 16mal (27,1%) Chlamydien nachweisen (Isolierung über das Meerschweinchen); BISPING (1993) konnte dies mittels Zellkultur und für einen anderen Einzugsbereich nicht bestätigen; Polyarthritis beim Fohlen (MCCHESNEY et al., 1974), Erkrankungen der Respirationsorgane (BURREL et al., 1986; MOORTHY und SPRADBROW, 1978; SCHMATZ et al., 1977) und der Konjunktiven (BLIRREL et al., 1986). MAIR und WILLS (1992) konnten bei 15 von 300 untersuchten Pferden (5%) Chlamydien aus Nasen- und Konjunktivaltupfern isolieren, ohne daß Erkrankungen festgestellt wurden. MCCHESNEY (1974) berichtet von einer tödlich verlaufenen Chlamydienpneumonie bei einer Stute.

In spanischen Pferde- und Maultierbeständen ist über ein hepatoenzephalitisches Syndrom berichtet worden (SCHOLZ, 1978), das mit schweren Krankheitserscheinungen, wie Bewußtseinstrübung, Koliken, Exzitation, klonischen Krämpfen, Dyspnoe und Ikterus einherging. Die Mortalität lag bei 6%.

Die Feststellung der Chlamydieninfektion erfolgt entweder direkt unter Erregernachweis aus dem erkrankten Organ, der mikroskopisch oder über die Kultur (bebrütetes Hühnerei oder Zellkultur) oder über den Tierversuch möglich ist, oder indirekt durch den Antikörpernachweis (KBR, ELISA). Bei der auch heute noch oft benutzten KBR werden Titer von etwa 1:20 als beweisend für eine stattgehabte Infektion angesehen.

Sofern unter praktischen Gegebenheiten eine Therapie in Frage kommt, erfolgt diese durch Antibiotika, denn Chlamydien sind wie andere Bakterien grundsätzlich antibiotikaempfindlich. Als besonders geeignet haben sich Tetracycline und Erythromycin erwiesen, Penicillin ist in vivo wenig wirksam.

### Literatur

BISPING M. (1993): Untersuchung über die Bedeutung von Chlamydien als Aborterreger beim Pferd. Vet. med. Diss. Hannover.

BOCKLISCH H., LUDWIG C., LANGE S. (1991): Chlamydien als Abortursache beim Pferd. Berl. Münch. tierärztl. Wschr. **104**, 119–124.

BURREL M. H., CHALMERS W. S. K., KEWLEY D. R. (1986): Isolation of Chlamydia psittaci from the respiratory tract and conjunctive of thoroughbred horses. Vet. Rec. **119**, 302–303.

MCCHESNEY A. E., BECERRA V., ENGLAND J. J. (1974): Chlamydial polyarthritis in a foal. J. Am. Vet. Med. Ass. **165**, 259–261.

MCCHESNEY S. L., ENGLAND J. J., MCCHESNEY A. E. (1981): Chlamydia psittaci induced pneumonia in a horse. Cornell Vet. **72**, 92–97.

MAIR T. S., WILLS J. M. (1992): Chlamydia psittaci infection in horses: results of prevalence survey and experimental challenge. Vet. Rec. **130**, 417–419.

MOORTHY A. R. S., SPRADBROW P. B. (1978): Clamydia psittaci infection of horses with respiratory disease. Equine Vet. J. **10**, 38–42.

SCHMATZ H.-D., SCHMATZ S., WEBER A., SAILER J. (1977): Seroepidemiologische Untersuchungen zum Vorkommen von Chlamydien bei Nutz- und Haustieren. Berl. Münch. tierärztl. Wschr. **90**, 74–76.

SCHOLZ R. S. (1978): Die Verbreitung, Bedeutung und diagnostische Nachweisbarkeit von Chlamydien-Infektionen bei Tieren (mit Ausnahme von Vögeln). Vet. med. Diss. Hannover.

## 11.2 Pantrope Viruskrankheiten

H. GERBER

### 11.2.1 Afrikanische Pferdepest (AHS = African Horse Sickness)

Die afrikanische Pferdepest (»Pferdesterbe«) ist eine Viruskrankheit von Einhufern, die sich durch hohes Fieber, ausgedehnte Blutungen, Ödeme und Ergüsse auszeichnet.

Das Virus-Reservoir befindet sich im südlichen Afrika. Die ersten Pferde, die mit europäischen Siedlern nach Südafrika kamen, sind zum größten Teil an Pferdepest gestorben; diese Verluste vermochten zeitweise die Erschließung des Landes stark zu behindern. Verluste durch Pferdepest haben unter anderem auch im Burenkrieg eine große Rolle gespielt.

Bis 1944 blieb die Pferdepest auf den afrikanischen Kontinent südlich der Sahara beschränkt. 1944 trat die Krankheit erstmals in Ägypten und im mittleren Osten auf. 1959 breitete sie sich bis an den Persischen Golf aus, um dann 1960/61 ans östliche Mittelmeer (inklusive Zypern) und von dort sehr rasch über Persien und Afghanistan nach Indien zu gelangen. 1966 wurde die Krankheit zum ersten Mal in Ländern des Maghreb (Nordwest-Afrika: Algerien, Tunesien, Marokko) beobachtet. Im Oktober 1966 gelangte die Infektion nach Spanien, von wo sie dank eingreifender seuchenpolizeilicher Maßnahmen wieder verschwunden ist. 1987 wurde die Krankheit bei Madrid nach einer Einschleppung des Serotyps 4 durch Zebras aus Namibia beobachtet. 1988 und mindestens bis 1992 äußerte sich die Infektion dann in Andalusien, wo das Potential für eine enzootische Einnistung gegeben ist, weil der Vektor (*Culicoides imicola*) das ganze Jahr über aktiv sein kann. 1989 breitete sich die Seuche auch nach Portugal und Marokko aus.

Die Infektion ist selbstlimitierend in Ländern, in denen der geeignete Vektor fehlt oder in denen kein Reservoir im Wildtierbestand vorhanden ist. Die Reservoirhypothese ist heute allerdings weitgehend aufgegeben worden. Sicher ist, daß die wilden Equiden Afrikas (Zebras) als Virusquelle dienen können. Eine ähnliche Rolle spielt wohl auch der Esel, der, obgleich virämisch, nur in milder, kaum beachteter Form oder überhaupt nicht manifest erkrankt.

Es wird ein dauernder Zyklus »Equiner Wirt-Vektor-Wirt« als wahrscheinlich angenommen. Das heißt, daß die Krankheit dort spontan verschwindet, wo vektorfreie Intervalle auftreten, die länger sind als die Dauer der Virämie in der lokalen Equidenpopulation (Pferde 18 Tage, Zebras 27 Tage). Das ist in gemäßigten Zonen natürlich der Fall. Allerdings wird auch angenommen oder vermutet, daß Zebras und wohl Esel – epidemiologisch besonders wichtig – sehr viel längere Zeit, vielleicht lebenslänglich Virusträger sein könnten.

Es handelt sich um ein Virus, das den Orbiviren der Familie *Reoviridae* zugeordnet worden ist. Das Virus ist pantrop, vorwiegend viscerotrop. Es wird aus dem Blut und aus mehr oder weniger allen inneren Organen erkrankter Pferde isoliert. Eine Virämie tritt schon kurz nach der Infektion und noch vor dem Fieberanstieg ein. Es gibt 9 verschiedene immunologische Typen des Virus, die untereinander keine Kreuzimmunität bewirken. Innerhalb der Typen sind ungefähr 50 verschiedene Stämme bekannt, von denen einige sehr unangenehme, neurotrope Eigenschaften aufweisen.

Empfänglich scheinen natürlicherweise nur Equiden zu sein. Experimentell können aber verschiedene Tierarten angesteckt werden. Es liegen auch Berichte über die AHS-Infektion von Menschen vor: Bei der Herstellung von Vakzinen sollen sich mehrere Personen über die Luftwege (ohne Vektor!) infiziert haben und an Encephalitis und Augenveränderungen erkrankt sein.

Das Pferd ist empfindlicher als das Maultier, das Maultier empfindlicher als der Esel und der Esel empfindlicher als das Zebra. Es wird eine kolostrale Immunität an die Fohlen weitergegeben, die die Tiere 6–9 Monate schützen soll.

Das Virus wird nur durch stechende Insekten, selten durch tierärztliche Instrumente übertragen. Gesichert als natürlicher Vektor ist *Culicoides imicola*. Die bisher beschuldigten anderen Culicoides-Spezies, große Stechmücken wie Aedes, Culex oder Anopheles, die Stallstechfliege Stomoxys und Bremsen scheinen eine kleinere praktische Rolle zu spielen. **Es gibt keine direkte Übertragung von Tier zu Tier.** Saisonale Schwankungen (Ausbrüche in der Regenzeit) hängen mit der Insektendichte zusammen.

Eine Virämie entwickelt sich schon kurz nach dem Stich durch infizierte Insekten. Manifeste Symptome treten auf nach mindestens 2, meistens nach 5–7 Tagen. Die **Inkubationszeit** kann aber auch 21 Tage betragen.

Es werden 4 **Verlaufsformen** unterschieden:

1. Pulmonale oder pneumonische Form: Dunkop;

2. Kardiale Form. Dikkop;

3. Pulmokardiale Mischform;

4. Horse-Sickness-Fieber.

Daneben bestehen alle Grade von Übergängen zwischen diesen relativ gut definierten Formen. Allen Formen gemeinsam ist ein Fieberanstieg auf über 41 °C an einem bis drei Tagen zum Anfang der Krankheit.

**Pneumonische oder pulmonale Form**
Der Verlauf gestaltet sich akut bis perakut mit sehr hoher Letalität (90–100%). Besonders häufig anzutreffen ist

diese Form der Krankheit in vorher nie exponierten Pferdepopulationen. Manchmal werden nur hohes Fieber und plötzlicher Tod unter Erscheinungen eines akuten, schweren Lungenödems beobachtet. Oft besteht zuerst nur Fieber; die Pferde zeigen eine erstaunlich gute Freßlust. Rasch kommt es dann zu einer hochgradig angestrengten Atmung, Husten in Anfällen, schaumigem Nasenausfluß, Zeichen von Angst und Schweißausbrüchen. Die Tiere ersticken im Ödem. Diese Form verläuft in der Regel innerhalb von 1–12 Stunden, im Maximum von 48 Stunden tödlich.

**Kardiale Form**
Es handelt sich um eine akute bis subakute Erkrankung mit einer Krankheitsdauer von 5–20 Tagen oder länger. Der Fieberanstieg erfolgt langsamer als bei der pulmonalen Form. Typisch sind Schwellungen am Kopf und Hals, besonders in der *Fossa supraorbitalis* (Dikkop-Form), später auch am übrigen Körper. Neben dem charakteristischen Ödem am Kopf werden Zyanose, petechiale Blutungen an Schleimhäuten, eine hohe Pulsfrequenz mit leisen Herztönen (Hydroperikard) und Herzgeräusche (Endomyokarditis) beobachtet. Eventuell zeigen die Pferde Kolik. Sie können einem Herzversagen zum Opfer fallen. Die Letalität ist etwas geringer als bei der pulmonalen Form (80 % oder mehr). Wenn die Pferde die Erkrankung überstehen, bleiben sie während Monaten rekonvaleszent. Viele Tiere erholen sich wegen der Myokardschäden nie mehr vollständig.

**Gemischte Form**
Die gemischte Form entsteht evtl. durch eine Infektion mit verschiedenen Typen oder Stämmen des Virus. Meistens überwiegt die eine oder andere Form. Die Letalität dieser Mischform ist ebenfalls hoch.

**Milde Form (Horse-Sickness-Fieber)**
Diese Form wird meistens bei Maultieren und Eseln beobachtet. Es kommt zu einem Fieberanstieg, verbunden mit Inappetenz. Konjunktivitis und leicht- bis mittelgradiger Frequenzsteigerung von Puls und Atmung. Die Letalität dieser Form ist im allgemeinen gering.

Die ersten Fälle sind sehr typisch in einem neu verseuchten Gebiet: perakute Todesfälle mit Lungenödem und Anzeichen von Dikkop. Die Diagnose sollte leicht zu stellen sein, wenn man daran denkt, daß die Krankheit eben nicht auf Afrika beschränkt zu sein braucht.

Vor allem ist eine schwere Virusarteritis differentialdiagnostisch auszuschließen. Die manifeste Arteritis verläuft im allgemeinen sehr viel milder, in Europa seit Jahrzehnten ohne nennenswerte Letalität. Die Dikkop-Symptome fehlen. In Einzelfällen wäre in Afrika an Milzbrand zu denken: AHS verursacht keine Milzschwellung.

Die klinische **Diagnose** von AHS mag auf der Hand liegen und keine Schwierigkeiten bereiten. Aber in jedem Fall, und selbstverständlich besonders anläßlich des Auftretens von AHS in einem bisher verschonten Gebiet, muß die Diagnose unverzüglich gesichert werden: Das Virusisolat wird einem Agargel-Immundiffusionstest oder der indirekten Immunfluoreszenz unterworfen. Auch KBR, ELISA- und CELISA-Tests werden empfohlen. Es besteht die Hoffnung, daß die RT-PCR das diagnostische Procedere abkürzen und verfeinern wird. Der Serotyp wird durch Virusneutralisation bestimmt. Es ist entscheidend, den Serotyp, der für den Seuchenausbruch verantwortlich ist, so schnell wie möglich zu bestimmen, damit gezielt vakziniert werden kann.

Die **Prognose** ist bei nicht immunen Tieren prinzipiell ungünstig. Sie ist für den Esel besser als für das Maultier und für das Maultier besser als für das Pferd. In enzootisch verseuchten Regionen werden die Pferde alljährlich durch Insekten in der Regenzeit reinfiziert. Diese Populationen zeichnen sich durch eine gute Immunität und geringe Verluste aus.

Zur **Vakzination** wurden bisher Gewebekultur- oder auch mäusehirnadaptierte Vakzinen verwendet. Die Applikation von Lebendvakzine aus Gewebekulturen scheint in schon verseuchten Gebieten noch die Vakzinemethode der Wahl zu sein. Der Impfstoff ist rasch hergestellt und die Nebenwirkungen halten sich in einem vertretbaren Rahmen. Aus seuchenpolizeilichen Gründen wird in vielen Ländern aber einer Totvakzine der Vorzug gegeben. Gen-technisch konstruierte Vakzine, die die bisherigen Impfstoffe wohl ablösen werden, versprechen in diesem Punkt eine Verbesserung (das Strukturprotein VP2 des äußeren Kapsids ist dabei die ausschlaggebende Komponente). Eine inaktivierte Vakzine ausschließlich gegen den Serotyp 4 steht zur Verfügung, die allerdings sehr teuer ist und deshalb wenig gebraucht wird. Die Antikörper gegen das Vakzineantigen lassen sich von denjenigen gegen das »wilde« Virus unterscheiden, was von potentiell großer seuchenpolizeilicher Bedeutung ist.

Die seuchenpolizeilichen Vorschriften variieren etwas: Beim Seuchenausbruch von 1966 in Spanien wurden alle erkrankten Tiere gekeult und in einem gewissen Radius um den Herd alle Equiden ebenfalls getötet. Anschließend wurde innerhalb eines Kreises (Radius 10 km) die ganze Equidenpopulation vakziniert. Heute hat man, eine sehr rasche Diagnose des Serotyps vorausgesetzt, bessere Aussichten, ohne derart unerfreuliche Blutbäder auszukommen. Die unverzügliche Impfung aller Equiden ist die Methode der Wahl. Der Insektenkontrolle ist jedenfalls größte Aufmerksamkeit zu schenken.

Die Tiere sind über Nacht aufzustallen. In verseuchten Gegenden sollten jährlich zum mindesten 20 % des Equiden-Bestandes revakziniert werden, was in vielen Gebieten Afrikas nicht gelingt. In der Bundesrepublik Deutschland besteht Einfuhrsperre für Einhufer aus Ländern, in denen Pferdepest herrscht. Im übrigen ist die Krankheit anzeigepflichtig. In der EU werden zurzeit die Einfuhrbedingungen für Tiere aus betroffenen Ländern neu festgelegt. Entsprechende Empfehlungen sind im Code Zoo – Sanitaire des O.I.E. (Office international des épizooties) zu finden. Die Möglichkeit, daß Maultiere und Esel sehr lange, Zebras vielleicht lebenslang Virusträger bleiben könnten, Pferde dagegen das Virus zu eliminieren scheinen, ist jedenfalls in allen Vorschriften zu berücksichtigen.

**Literatur**

BARNARD B.J.H. (1993): Circulation of African horsesickness virus in zebra *(Equus burchelli)* in the Kruger National Park, South Africa, as measured by the prevalence of type specific antibodies. Onderstepoort J. Vet. Res. **60**, 111–117.

BROWN C.C., DARDIRI A.H. (1990): African horse sickness: a continuing menace. J. Am. vet. med. Ass. **196**, 2019–2021.

ERASMUS B.J. (1973): The pathogenesis of African horsesickness. Bryans, J.T. & H. Gerber (eds.): Equine Infectious Diseases III. Karger, Basel, 1–11.

ERASMUS B.J., YOUNG E., PIETERSE L.M., BOSHOFF S.T. (1978): The susceptibility of zebra and elephants to African horsesickness virus. Bryans, J.T. & H. Gerber: Equine Infectious Diseases IV. Vet. Publ. Inc., Princeton, New Jersey. pg. 409–413.

VAN DER MEYDEN, C.H., ERASMUS B.J., SWANPOEL R., PROZESKY O.W. (1992): Encephalitis and chorioretinitis associated with neurotropic African horsesickness virus infection in laboratory workers. South Afr. Med. J. **81**, 451–454.

MELLOR, P.S., CAPELA R., HAMBLIN C., HOOGHUIS H., MERTENS P.P.C., PLATEAU E., SANCHEZ-VIZCAINO J.M. (1994): African horsesickness in Europe; epidemiology. In: Nakajima H., Plowright W. (eds.): Equine Infectious Diseases VII. R & W Publ. (Newmarket) Ltd. pg. 61–64.

RODRIGUEZ M., HOOGHUIS H., CASTAÑO (1992): African horsesickness in Spain. Vet. Microbiol. **33**, 129–142.

ROY P. (1994): Towards the control of African horsesickness disease by recombinant technology. In: Nakajima H., Plowright W. (eds.): Equine Infectious Diseases VII. R & W Publ. (Newmarket) Ltd. pg. 65–70.

STÄUBER N., KIHM U., MCCULLOUGH K.C. (1993): Rapid generation of monoclonal antibody-secreting hybridomas against African horsesickness virus *in vitro* immunization and the fusion/cloning technique. J. Immunol. Methods **161**, 157–168.

ZIENTARA S., SAILLEAU C., MONLAY S., CRUCIÈRE C. (1994): Development of the polymerase chain reaction for the detection of African horsesickness viruses. In: Nakajima H., Plowright W. (eds.): Equine Infectious Diseases VII. R & W Publ. (Newmarket) Ltd. pg. 297–298.

## 11.2.2 Equine Enzephalosis-Viren

In Südafrika ist eine Anzahl **Orbiviren** isoliert und charakterisiert worden, die nicht identisch sind mit dem Pferdepestvirus und die als Gruppe der equinen Enzephalosis-Viren bezeichnet worden sind (bisher 6–7 Serotypen).

Die Pathogenität dieser Viren scheint Schwankungen zu unterliegen, und die Versuche, die im Zusammenhang mit der Virusisolation beobachteten Krankheitsbilder experimentell zu reproduzieren, sind nicht immer gelungen. Diese Krankheitsbilder variierten von (z.T. gehäuften) perakuten Todesfällen bis zu leichteren Bildern mit Fieber, Inappetenz und zentralnervöser Depression oder Fieber mit Ikterus. Auch aus abortierten Föten sind Enzephalosis-Viren isoliert worden.

**Literatur**

ERASMUS B.J., BOSHOFF S.T., PIETERSE L.M. (1978): The isolation and characterization of equine encephalosis and serologically related orbiviruses from horses. Bryans, J.T. & H. Gerber: Equine Infectious Diseases IV. Vet. Publ. Inc., Princeton, New Jersey. pg. 447–450.

ERASMUS B.J., ADELAAR T.F., SMIT J.D., LECATSAS G., TOMS T. (1970): The isolation and characterisation of equine encephalosis virus. Bull. Off. int. öpiz. **74**, 781–789.

GERDES G.H., PIETERSE L.M. (1993): The isolation and identification of Potchefstroom virus: a new member of the equine encephalosis group of orbiviruses. J. South Afr. Vet. Ass. **64**, 131–132.

WILLIAMS R., DU PLEISSIS D.H., VAN WYNGAARDT W. (1993): Group-reactive ELISA's for detecting antibodies to African horse sickness and equine encephalosis viruses in horse, donkey, and zebra sera. J. vet. Diagn. Invest. **5**, 3-7.

## 11.2.3 Equine Virusarteritis (EVA; Pferdestaupe)

Die Virusarteritis des Pferdes ist in typischen Fällen charakterisiert durch Fieber und durch seröse bis (selten) serohämorrhagische Infiltration von Schleimhäuten, Serosen und Subkutis, also mit einer sichtbaren Ödembildung. Diese ist die Folge von Gefäßschäden, unter denen eine Nekrose der *Tunica media* kleiner Arterien am auffallendsten ist, doch werden auch Venen in ähnlicher Weise geschädigt. Es besteht demnach eine Vasculitis. Die Genese der Gefäßwandschäden ist ungenügend erforscht, aber es liegt nahe, an immunkomplex-induzierte Entzündungen zu denken.

Es ist anzunehmen, daß die EVA auf der ganzen Welt in sehr variabler Frequenz vorkommt. Serologische Untersuchungen haben gezeigt, daß sehr viele Pferde eine Virusexposition durchmachen, ohne die typischen Anzeichen der klassischen Krankheit zu entwickeln. So hat man in der Schweiz nach dem letzten größeren Ausbruch von 1964 einen während 30 Jahren ziemlich beständigen Anteil seropositiver Pferde von rund 5 Prozent nachgewiesen, ohne daß es in dieser Zeit – mit einer epidemiologisch unbedeutenden Ausnahme – zu manifesten Erkrankungen gekommen wäre. Auch vom Arteritisvirus verursachte Aborte sind während all der Jahre nicht nachweislich aufgetreten.

Der **Erreger** ist ein eigenartiges Virus (Equines Arteritis-Virus, EAV), dem neuerdings eine selbständig taxonomische Stellung eingeräumt werden soll. Es gehört nicht, wie früher angenommen, zu den *Togaviridae* und auch eine Zuordnung zu den Corona- und Toroviren scheint nicht haltbar zu sein. Eine Sonderstellung als sogenanntes Arterivirus wird deshalb mit guten Gründen postuliert. Für den Kliniker ist die Tatsache von potentieller Bedeutung, daß das Virusgenom in seiner Struktur beträchtlich variieren kann: es darf deshalb nicht verwundern, daß seine Virulenz oder etwa seine abortiduzierende Wirkung starken Schwankungen unterliegen.

Die erste Isolation des Virus ist in Nordamerika gelungen. Es werden dort mindestens zwei Virusstämme unterschieden: der Bucyrusstamm, der sehr virulent sein soll, und der Pennstamm, der relativ milde Krankheitsbilder hervorruft. 1964 konnte die Identität eines schweizerischen Pferdestaupevirus (Bibuna-Stamm) mit dem amerikanischen Virus nachgewiesen werden. Seither ist die Virusarteritis gefunden worden, wo immer man danach gesucht hat.

Die **Übertragung** des Arteritisvirus erfolgt durch direkten Kontakt und Tröpfcheninfektion. Weil indessen die wenigsten Patienten husten, werden virushaltige, respiratorische Sekrete in der Regel nicht wirkungsvoll aërosoliert. Das dürfte ein Grund für die Tatsache sein, daß sich die Seuche in einem gegebenen Bestand – verglichen etwa mit Influenza – recht langsam ausbreitet. Das Virus ist im Speichel, Konjunktival- und Nasensekret, Sperma und während der virämischen Phase im Blut nachzuweisen. Es kommt auch eine Ausscheidung über Urin und Kot in Frage. Es besteht indessen heute kein Zweifel daran, daß virushaltiges Sperma für die Persistenz der endemischen Situation und wohl auch bei den Ausbrüchen der vergangenen Jahrzehnte die epidemiologische Hauptrolle gespielt hat, ob das Virus nun über den Natursprung oder über den unkontrollierten Einsatz der künstlichen Besamung verbreitet worden sei.

Mit infiziertem Speichel, Nasensekret, Urin und Kot verschmutztes Trinkwasser, Futterkrippen, Streue und dergleichen sind immerhin potentielle Infektionsquellen, nachdem die Krankheit, meistens ausgehend von einer im Zuchtgeschäft infizierten Stute, einmal in einem Bestand Fuß gefaßt hat. Eine indirekte Übertragung des Virus durch Pflegepersonal scheint gelegentlich vorzukommen, dieser Übertragungsmodus spielt indessen kaum eine praktische Rolle. Auch stechenden Insekten wird eine Überträgerrolle zugeschrieben; schlüssige Beweise für diese Art der Krankheitsverbreitung fehlen.

Ein natürliches **Reservoir** für das Virus konnte lange Zeit nicht gefunden werden. Nun ist aber klar geworden, daß das Virus in den akzessorischen Geschlechtsdrüsen (Ampulla) einzelner Hengste jahrelang überdauern kann und daß es von diesen Trägerhengsten dann auch zuverlässig im Sperma ausgeschieden wird. Dergestalt infizierte Stuten erkranken nun sehr oft nicht oder unter derart milden Symptomen, daß sie vom Stutenhalter übersehen werden. Diese Stuten stellen denn auch für ihre nähere Umgebung eine geringe Gefahr dar. Nur wenn es sich beim betreffenden Erreger um einen einigermaßen virulenten Stamm handelt, scheint sich die Seuche von manifest erkrankten, virusausscheidenden Stuten ausgehend weiter zu verbreiten und auch Bestände zu bedrohen, in denen nicht gezüchtet wird. Die Ausbreitung in einem gegebenen Bestand hängt dann von dessen Immunstatus ab, vor allem aber anscheinend von der Heftigkeit der klinischen Erkrankung, die mit der Virulenz des Virus und wohl auch mit der Quantität des ausgeschiedenen Virus korreliert. Natürlich scheidet ein manifest erkranktes Pferd mit Nasenausfluß, vermehrtem Speichelfluß und vielleicht Durchfall mehr Virus aus als ein wohl infiziertes, klinisch aber gesundes Tier. Auch unter Bedingungen, die für eine Virusverbreitung günstig sind, ist die Ausbreitungsgeschwindigkeit wie bereits angedeutet geringer als etwa bei Influenza.

Interessant ist die Tatsache, daß EAV oder besser die Infektion mit dem Arteritisvirus unter Trabern viel häufiger zu sein scheint als bei anderen Pferderassen. Das mag dem Umstand zuzuschreiben sein, daß in der Traberzucht die KB seit langem virologisch unkontrolliert eingesetzt wird. Gewisse Indizien deuten aber auch darauf hin, daß das genetische Make-up einer Pferderasse für die Anfälligkeit für EVA und deshalb vielleicht auch für die Häufigkeit des Trägertums unter den Hengsten, eine Rolle spielt.

Das **Symptomenbild** der Virusarteritis variiert in Abhängigkeit von der Virulenz des betreffenden Virus. Manche Tiere erkranken überhaupt nicht. Daneben sind kurzdauernde Prodromien ohne weitere Symptome nicht selten. Trächtige Stuten können indessen trotzdem abortieren, offensichtlich in Abhängigkeit von der abortinduzierenden Potenz des betreffenden Virusstamms. Im Verlauf typischer Seuchenzüge entwickelt sich in mehr oder weniger schwerer Ausprägung das eigentliche Krankheitsbild.

Die **Inkubationszeit** beträgt 2–6 Tage. Nach experimentellen Infektionen wird in der Regel eine Inkubationszeit von 3–5 Tagen beobachtet.

Die **Krankheit** beginnt in einem deutlichen Fall mit einem raschen Temperaturanstieg, eventuell bis auf 42 °C. Die Freßlust ist deutlich herabgesetzt, zum Teil besteht Anorexie. Das Allgemeinbefinden ist recht deutlich getrübt mit Somnolenz und manchmal dummkollerartigem

Verhalten. Oft sind Schwäche und unsicherer Gang zu beobachten. Der Fieberverlauf kann als *Continua* imponieren, häufiger sind aber remittierende Fieberverläufe. Ein verhältnismäßig großer Teil der erkrankten Tiere weist eine Konjunktivitis auf mit Ausfluß und manchmal starker Schwellung der Augenlider, einer sogenannten Chemosis (»pink-eye«). Diese sulzige Veränderung der Konjunktiven ist für die Krankheit recht charakteristisch. Überdies sind die Konjunktiven sehr oft subikterisch bis ikterisch verfärbt.

Die Kornea weist bei einzelnen Tieren einen bläulichen Schleier auf oder ist wolkig-rauchig getrübt. Die Pupille ist verengt, die Iris scheint dann oft geschwollen. In Einzelfällen sind Ergüsse und Blutungen in die vordere Augenkammer als Folge einer Iritis zu beobachten.

Nicht selten besteht etwas seröser Nasenausfluß. In späteren Stadien der Krankheit kann der Ausfluß auch schleimig-eitrig werden (Sekundärinfektion). Eine geringgradige Stomatitis gehört oft ebenfalls zu den Anfangsstadien der Krankheit, wobei Maulschleimhaut und Zunge gerötet und leicht geschwollen erscheinen. Es mag dann vermehrter Speichelfluß zu beobachten sein (Ptyalismus). Stuten leiden gelegentlich auch an einer milden Vaginitis. Die aufgezählten Schleimhautveränderungen pflegen sich in der Regel rasch zurückzubilden mit Ausnahme der Konjunktivitis, die während mehrerer Tage anhalten kann.

Ein großer Teil der Pferde zeigt ein Ödem an der Unterbrust, am Unterbauch und den Gliedmaßen, Wallache und Hengste vor allem auch am Präputium, Stuten seltener am Euter. Die Ödeme sind als Ausdruck der Gefäßveränderungen zu interpretieren. Selten bestehen seröse Ergüsse in die Sehnenscheiden. Die Pferde gelangen manchmal in einen Zustand der Dehydrierung als Folge der oft umfangreichen Ödembildung bei gleichzeitiger Sistierung von Futter- und Wasseraufnahme, recht oft verbunden mit Durchfall.

Mittelschwere oder schwere Krankheitsbilder verlaufen gelegentlich mit erheblicher Pulsfrequenzsteigerung, die auf einen Myokardschaden hindeutet, während der Respirationsapparat, jedenfalls die unteren Luftwege, meistens nicht oder mild befallen ist. Eventuell besteht rauhes Vesikuläratmen, gelegentlich ein feinblasig-feuchtes Rasseln.

Schwere experimentelle Infektionen können ein Krankheitsbild hervorrufen, das demjenigen der Pferdepest sehr ähnlich sieht: starke Dyspnoe verursacht durch ein akutes Lungenödem. Die nonchalante Zuteilung der Virusarteriitis zu »respiratory infections« im allgemeinen ist jedoch irreführend!

Typischer als respiratorische Symptome sind für die Arteritis intestinale Störungen: Im Anfangsstadium der Krankheit sind die Tiere oft etwas verstopft und einzelne zeigen geringe Kolik. Der Kot ist mit viel Schleim überzogen, einzelne Patienten leiden unter Tenesmus. Später entwickelt sich in der Regel Durchfall.

Eine leichte Nephritis und *Cystitis catarrhalis* können vorliegen.

Gefürchtet sind in Zuchtgebieten vor allem die seuchenhaften Aborte, die bei der Virusarteritis im Gegensatz zur Infektion mit dem Equinen Herpesvirus-1 schon während der Krankheit der Stute oder kurz danach auftreten.

In der Folge von Arteritis wird in seltenen Einzelfällen auch eine Myelitis mit Nachhandlähmungen beobachtet. Allerdings ist das Virus bisher nicht aus verändertem Rückenmarksgewebe isoliert worden; möglicherweise sind diese wenigen Fälle einer gleichzeitigen Infektion mit EHV-1 zur Last zu legen. Gelegentlich kommt als Nachkrankheit Petechialfieber vor, abhängig davon, ob sich eine eitrige Sekundärinfektion eingestellt hat (selten!).

Die experimentell erzeugte Virusarteritis verursacht eine deutliche Leukopenie, die bedingt ist durch eine Lymphozytendepression. In milden Fällen ist jedoch die Leukopenie oft undeutlich oder sie fehlt ganz, während die Lymphozytendepression in der Regel zu beobachten ist.

Zum mindesten in Westeuropa sind in den vergangenen drei Jahrzehnten inapparente oder jedenfalls sehr milde Verlaufsformen die Regel gewesen. Anläßlich einer milden Stallseuche ohne wesentliche Ausbreitungstendenz erkranken die meisten Tiere eines Bestandes unter leicht- bis mittelgradiger Temperaturerhöhung; eine geringfügige Konjunktivitis ist fast immer vorhanden, Chemosis tritt aber selten auf. Die sichtbaren Schleimhäute zeigen in der Regel eine leichte, ikterische Verfärbung. Das eine oder andere Pferd wird angeschwollene Gliedmaßen aufweisen, ein Skrotum- und Schlauchödem mag bei männlichen Tieren zu sehen sein. Während kurzer Zeit (1 bis 2 Tage) ist die Futteraufnahme reduziert, milde Kolikzeichen treten gelegentlich auf, verbunden mit anfänglicher Verstopfung und anschließendem Absetzen von breiigem Kot. Es ist auffallend, daß unter den Bedingungen einer lokalen Stallseuche respiratorische Symptome fehlen oder nur bei vorgeschädigten Tieren mit chronischer Bronchiolitis zu beobachten sind. Bei solchen lokalen Ausbrüchen wird man sich eine klinische Verdachtsdiagnose aus den an sich wenig typischen Symptomen der einzelnen Pferde zusammenbauen.

Die Krankheit dauert meistens etwa eine Woche; Komplikationen verlängern sie manchmal auf mehrere Wochen. Auch die Rekonvaleszenz kann vor allem bei Hochleistungspferden mehrere Wochen beanspruchen.

Bei nicht typischen Einzelfällen ist eine klinische **Diagnose** also nicht möglich. An Virusarteritis ist zu denken, sobald mehrere Pferde im Stall innerhalb kurzer Zeit fieberhaft erkranken ohne dominierende respiratorische Symptome, aber mit Konjunktivitis, leichtem Ikterus und Gliedmaßenschwellungen, oft auch mit etwas Diarrhoe.

Bei ausgeprägten Symptomen mit dem klassischen Bild der Pferdestaupe ist die klinische Erkennung indessen leicht möglich. Differentialdiagnostisch ist dabei vor allem die infektiöse Anämie auszuschließen, deren Epidemiologie und Symptomatologie sich von der Arteritis jedoch gut abgrenzen lassen. In Gebieten, in denen die afrikanische Pferdepest heimisch ist, muß wohl auch diese Verwechslungsmöglichkeit in Betracht gezogen werden: schwere Verlaufsformen der Arteritis können ähnlich aussehen wie Pferdepest; der Krankheitsverlauf und die fehlende oder doch weit geringere Letalität der Arteritis sollten indessen eine rasche Differenzierung erlauben. Infektiöse Erkrankungen des Atemapparates lassen sich von Virusarteritis leicht unterscheiden, wenn auch bei einzelnen Ausbrüchen von Arteritis respiratorische Symptome vorkommen können.

In Regionen, in denen Babesiose auftritt, ist auch diese Krankheit nicht außer acht zu lassen. Die Epidemiologie erlaubt eine Unterscheidung: Babesiose verläuft kaum als eigentliche Seuche. Der Ikterus ist bei akuter Babesiose sehr deutlich, besonders bei Infektionen mit *Babesia equi* ist die Anämie viel ausgeprägter als bei der Arteritis.

Die **Sicherung der klinischen Diagnose** ist unerläßlich. Sie geschieht über die serologische Untersuchung gepaarter Serumproben und über die Virusisolation. Raschere Ergebnisse sind zu erwarten von der PCR, die zur Zeit allerdings für die Routinediagnostik noch nicht zuverlässig genug funktioniert, oder von einer immunhistochemischen Methode (monoklonaler oder polyklonaler Antikörper; Avidin-Biotin-Glucose-Oxidase-Färbung).

Die **Prognose** hängt von der Virulenz des betreffenden Stammes ab. Der Bucyrus-Stamm verursacht besonders bei ohnehin geschwächten Tieren Erkrankungen mit zweifelhafter, in Einzelfällen mit ungünstiger Prognose. Der Bibuna-Stamm, der Penn-Stamm und die in letzter Zeit in Europa und Nordamerika isolierten Stämme rufen Krankheiten mit günstiger Prognose hervor (sofortige Ruhigstellung vorausgesetzt).

Wichtig für eine **Behandlung** ist die vollkommene und sofortige Stallruhe aller Pferde eines befallenen Bestandes. In der Rekonvaleszenz ist lange genug auf Schonung zu achten. Oft ist es angezeigt, die Pferde symptomatisch zu behandeln. Bei Durchfällen ist der Einsatz von *Carbo medicinale* am ehesten angezeigt. Gegen die Augenaffektion ist in der Regel keine Therapie nötig; milde Augensalben und Augenumschläge werden bei Chemose angewendet. Wichtig sind Elektrolyt- und Wassergaben in ausreichender Menge zur Rehydrierung schwer erkrankter Pferde. Ebenfalls angezeigt ist die Gabe von Antibiotika, wenn die Patienten Anzeichen bakterieller Komplikationen aufweisen.

Eine **Prophylaxe** ist nur mit beträchtlichem Aufwand durchführbar. Manifest betroffene Bestände sind möglichst strikt zu isolieren. Für den Pferdesport bedeutsam wäre die temporäre Isolation kranker Bestände, damit infizierte, aber nicht manifest erkrankte Pferde die Seuche nicht direkt weiter verbreiten. Meistens sind aber Sperr- und Absonderungsmaßnahmen unnütz, weil sie zu spät kommen. Es kann sogar von Vorteil sein, infizierte Bestände rasch zu durchseuchen, indem den Pferden speichelgetränktes, infiziertes Futter gereicht wird.

Ganz allgemein ist zu unterstreichen, daß sich in der in Europa vorherrschenden Situation ein großer Aufwand, etwa die Einführung einer staatlichen Anzeigepflicht für seropositive Pferde, nicht nur nicht lohnt, sondern sich geradezu kontraproduktiv auswirken könnte, indem er dem Sport die epidemiologisch ungefährlichsten Pferde (seropositive Wallachen und Stuten) entzöge. Etwas ganz anderes sind die Hengste. Verantwortungsbewußte Zuchtverbände und Hengsthalter haben dafür zu sorgen, daß grundsätzlich keine Virusausscheider im Zuchtgeschäft und ganz besonders in der künstlichen Besamung eingesetzt werden. Die dafür notwendigen Überwachungsmaßnahmen halten sich in einem vertretbaren Rahmen: Neben dem direkten Virusnachweis im Sperma hat sich die Empfehlung bewährt, vor der Zuchtsaison zwei seronegative Teststuten vom seropositiven und damit potentiell gefährlichen Hengst zu belegen und dann serologisch während zwei oder drei Wochen zu verfolgen. Scheidet ein besonders wertvoller Hengst Virus aus, so darf er nur vakzinierte, nach dem Kentucky-Modell streng überwachte Stuten beschälen. Es ist nicht realistisch, für derartige Hengste die Kastration vorzuschreiben. Die immer zahlreicheren, älteren Hengste im Pferdesport stellen ein besonderes Problem dar. Wohl sind sie in der Regel keine direkte Gefahr für einen gegebenen sportlichen Anlaß, aber Virusausscheider könnten über den Harn, vielleicht über die Masturbation Virus verbreiten (verunreinigtes Stroh). Auf diesem Gebiet drängt sich eine Zusammenarbeit von Zucht und Sport auf. Der Einsatz eines Hengstes im Sport ist dann unbedenklich (auch wenn es sich um ein seropositives Tier handelt), wenn er nachweislich nicht Virusträger ist.

Auch die **Vakzination** ist etwas problematisch. In den USA steht eine Lebendvakzine zur Verfügung, die ihre Wirksamkeit schlüssig bewiesen hat. Wenngleich das Vakzinevirus für kurze Zeit ausgeschieden wird, ist es offenbar nie zu klinisch faßbaren Infektionen mit dem Vakzinevirus gekommen. Manche Länder sind indessen zurückhaltend mit der Zulassung einer Lebendvakzine. Es ist wohl eine Frage der Zeit, wann eine zuverlässige Totvakzine zur Verfügung stehen wird; bisherige Ergebnisse erlauben noch keine sicher begründete Stellungnahme. Jedenfalls drängt sich eine breitflächige Vakzination des Pferdebestands oder auch nur des Zuchtbestandes in Europa zur Zeit nicht auf.

**Literatur**

Bürki F., Gerber H. (1966): Ein virologisch gesicherter Großausbruch von Equiner Arteritis. Berl. Münch. Tierärztl. Wschr. **79**, 391–395.
Chirnside E.D. (1992): Equine arteritis virus: an overview. Br. vet. J. **148**, 181–197 (dort neuere Literatur).

DOLL E. R., BRYANS J. T., MCCOLLUM W. H., CROWE M. E. W. (1957): Isolation of a filterable agent causing arteritis of horses and abortion by mares. Cornell Vet. **47**, 3–41.

GERBER H., STECK F., HOFER B., WALTHER L., FRIEDLI U. (1978): Clinical and serological investigations on equine viral arteritis. J.T. Bryans & H. Gerber (eds.): Eq. Infectious Diseases IV, Vet. Publ., Princeton, New Jersey. 461–465.

HERBST W., GÖRLICH P., DANNER K. (1992): Virologisch-serologische Untersuchungen bei Pferden mit Atemwegserkrankungen. Berl. Münch. Tierärztl. Wschr. **105**, 49–52.

HORZINEK M. C., DEN BOON J. A., SNIJDER E. J., CHIRNSIDE E. D., DE VRIES A. A. F., SPAAN W. J. M. (1992): The virus of equine arteritis. PLOWRIGHT W., ROSSDALE P. D., WADER J. F. (eds.): Eq. Infectious Diseases VI, 201–205, R. & W. Publications, (Newmarket) Ltd.

HUNTINGDON P. J., ELLIS P. M., FORMAN A. J., TIMONEY P. J. (1990): Equine viral arteritis. Austr. Vet. J. **67**, 429–431.

HUNTINGDON P. J., FORMAN A. J., ELLIS P. M. (1990): The occurrence of equine arteritis virus in Australia. Austr. Vet. J. **67**, 432–435.

MURPHY T. W., MCCOLLUM W. H., TIMONEY P. J., KLINGEHORN B. W., HYLLSETH B., GOLNIK W., ERASMUS B. (1992): Genomic variability among globally distributed isolates of equine arteritis virus. Vet. Microbiol. **32**, 101–115.

NEU S. M., TIMONEY P. J., MCCOLLUM W. H. (1988): Persistent infection of the reproductive tract in stallions xperimentally infected with equine arteritis virus. Powell, D.G. (ed.): Equine Inf. Diseases V. Univ. Press of Kentucky, Lexington, Ky. 149–154.

NOWOTNY N., BÜRKI F. (1992): Drei durch Virusisolierung aus Pferdefeten abgesicherte Equine Arteritis Virus (EAV)-Aborte aus Gestüten mit unterschiedlichen Zuchtrassen. Berl. Münch. Tierärztl. Wschr. **105**, 181–187.

TIMONEY P. T., MCCOLLUM W. H., MURPHY T. W., ROBERTS A. W., WILLARD J. G., CARSWELL G. D. (1987): The carrier state in equine arteritis virus infection in the stallion with specific emphasis on the venereal mode of virus transmission. J. Reprod. Fert. Suppl. **35**, 95–102.

WEISS M., FERRARI L., WEIBEL-ATTENBERGER P., MARTI E., BURGER D., MEIER H. P., GERBER H. (1994): Equine viral arteritis in Switzerland: a seroepidemiological survey. In: Nakajima H., Plowright W. (eds.): Equine Infectious Diseases VII. R & W Publ. (Newmarket) Ltd. pg. 45–51.

## 11.2.4 Equine infektiöse Anämie (EIA; ansteckende Blutarmut der Einhufer)

Die infektiöse Anämie ist eine Viruskrankheit der Einhufer. Sie ist gekennzeichnet durch meistens intermittierende Fieberschübe, Gewichtsverlust, zunehmende Schwäche, Anämie verschiedenen Grades, erhöhte Blutungstendenz und manchmal Ödembildung.

Die Krankheit kommt wahrscheinlich auf der ganzen Welt vor, innerhalb eines größeren Gebietes indessen ausgesprochen regional gehäuft.

Die Häufigkeit des Auftretens von EIA kann deutlich schwanken: während in der Schweiz die EIA in den Jahren des 2. Weltkrieges und auch danach verbreitet gewesen ist, scheint sie nicht mehr vorzukommen. Mit einem temporären Wiederauftreten ist aber immer zu rechnen, wie das aus dem Beispiel der »Kasseler Seuche« in Deutschland 1974 oder aus gelegentlichen Berichten aus Frankreich klar geworden ist.

Sogar innerhalb bekannter EIA-Regionen scheinen Unterschiede in der Häufigkeit des Auftretens zu bestehen. Hochgelegene Gebiete sind weniger gefährdet als tiefer liegende, nach Osten orientierte Täler werden eher betroffen als andere. Sumpfgebiete sind als besonders gefährdet anzusehen (»swamp fever«). Die Ursache dieser Bevorzugung ist nicht ganz klar, doch ist sie wahrscheinlich in der variablen Vektorendichte zu suchen. Die Populationsdichte stechender Insekten beeinflußt die Häufigkeit natürlich infizierter Fälle jedenfalls direkt. Diese Tatsache erklärt die regionalen Verteilungsmuster am ehesten und auch eine jahreszeitliche Häufung von Krankheitsfällen im Sommer und Herbst. Die Dichte der Pferdepopulation selbst dürfte ebenfalls ein wichtiger Faktor für Fluktuationen im Auftreten von EIA sein. In der Schweiz gewann man den Eindruck, daß mit der rapiden Abnahme der Pferdezahlen nach dem Krieg ein deutliches Absinken des Verseuchungsgrades verbunden gewesen sei. Damals sind auch weite Feuchtgebiete trockengelegt und damit die Vektorendichte verringert worden.

Die Krankheit wird durch ein Lentivirus hervorgerufen. Es sind mehrere Virusstämme von sehr unterschiedlicher Virulenz bekannt geworden. Neueste Forschungsergebnisse haben nachgewiesen, daß sich das Genom des EIA-Virus leicht und schnell verändert. Wie bei AIDS sind die Aussichten, bald eine wirksame Vakzine zu bekommen, nicht sehr gut! Überhaupt ergeben sich enge Parallelen zur HIV-Infektion. Die bekannte Tatsache, daß EIA-Patienten viel öfter und schwerer opportunistischen bakteriellen Infektionen oder auch einem Endoparasitenbefall unterworfen sind, findet seine Erklärung in der Immunsuppression, die das Virus hervorruft.

Von großer praktisch-epidemiologischer Bedeutung ist die außerordentliche Persistenz des Virus im Pferd. Ein infiziertes Pferd muß als lebenslänglicher Träger angesehen werden, unabhängig davon, ob eine klinische Manifestation beobachtet worden ist. Wiewohl das Ausmaß der individuellen Virämie schwanken mag, ist doch jedes Trägertier als virämisch und damit als epidemiologisch gefährlich anzusehen.

Das Virus wird unter natürlichen Verhältnissen von stechenden Insekten (Stechfliegen, Bremsen, Stechmücken) übertragen, die als einfache mechanische Vektoren zu funktionieren scheinen. Daneben spielt vor allem eine Übertragung durch unsterile Injektionskanülen und chirurgische Instrumente eine Rolle. Auch Nasenschlundsonde, Maulkeil und andere Instrumente können gelegentlich die Infektion übertragen, wenn ihr Gebrauch mit Schleimhautverletzungen und Blutungen verbunden ist.

Fohlen infizierter Mütter stecken sich in der Regel schon *in utero* an.

Ansteckungen durch Exkrete und Sekrete (Urin, Kot, Speichel, Sperma, Milch) sind anscheinend möglich, dürften aber wegen der relativ geringen Viruskonzentration sehr selten vorkommen. Einzelfälle sind bei nicht iatrogener Ansteckung selten. Man sollte deshalb bei Verdacht auf EIA auch die Nachbartiere untersuchen.

Die Krankheit tritt in verschiedenen Formen auf. Meistens wird unterschieden zwischen perakuter, akuter, subakut-chronischer und latenter Infektion. Die **Inkubationszeit** beträgt nach experimenteller Inokulation mit virulentem Virus in der Regel 8 bis 14 Tage. Kürzere, aber auch bedeutend längere Inkubationszeiten (bis 90 und mehr Tage) sind bekannt.

Der Beginn der Krankheit wird häufig nicht bemerkt. Die Pferde sind müde und schlapp, zeigen einen Leistungsabfall, und gelegentlich kommen plötzliche Todesfälle vor. Bei anderen Verlaufsformen bleiben die Patienten munter, magern aber bei guter Freßlust ab. Typisch für die Krankheit ist ein anfallsweiser Verlauf mit einer Anfallsdauer von einem halben (oft zwei bis vier) bis zwanzig Tagen. Die Intervalle variieren in ihrer Dauer ebenfalls sehr stark und können sich auf Tage beschränken, sich aber auch auf Jahre ausdehnen. Im Intervall sind die Pferde zum Teil arbeitsfähig, schwere Arbeit provoziert aber leicht einen neuerlichen Anfall. Diese wiederholten Anfälle sind offenbar jeweils neuen antigenetischen Varianten des Virus zuzuschreiben.

### Akuter, schwerer Anfall

Der akute Anfall geht einher mit hohem Fieber über 40°C. Die Temperaturerhöhung verläuft remittierend oder intermittierend. Auffallend sind ausgeprägte Muskelschwäche mit schwankendem, unsicherem Gang und Zittern, geringem Ikterus und Rötung der Schleimhäute, gelegentlich sichtbare Hämorrhagien. Auf der Zungenunterfläche werden Punktblutungen im Durchmesser von ungefähr 0,1–0,3 mm festgestellt, die in schweren Fällen auch größer sein und konfluieren können. Blutungen können auch in der vorderen Augenkammer auftreten, manchmal im Rektum. Die Pferde zeigen deutliche Herzinsuffizienz mit pochendem Herzschlag nach kurzer Bewegung, eine ausgeprägte Pulsfrequenzsteigerung, gelegentlich ein systolisches Brummen. Albuminurie ist häufig, bei vielen Patienten hingegen fehlen Ödeme. Wenn sie auftreten, sind sie an den tiefen Körperteilen lokalisiert. Anämie entwickelt sich erst nach einigen Stunden bis Tagen, ist dann aber oft hochgradig. Die Freßlust kann vermindert sein, charakteristisch ist aber ein bei der Schwere des Krankheitsbildes erstaunlich guter Appetit.

### Mittelschwerer Anfall

Weniger ausgeprägte Symptome gleichen Charakters kennzeichnen den mittelschweren Anfall. Gute Freßlust ist typisch, die Pferde nehmen aber an Gewicht ab. Die Fieberanfälle dauern häufig länger als beim akuten Verlauf, aber die Temperatursteigerung ist geringer. Eventuell wird über Wochen ein leichteres, remittierendes Fieber beobachtet. Derartige Patienten sind in der Regel hochgradig anämisch. Die beträchtliche Anämie ist mit einer sehr deutlichen Beschleunigung der Erythrozytensenkungsgeschwindigkeit, mit Dysproteinämie, Hyperlipidämie und einem Subikterus verbunden.

### Chronischer Verlauf

Die Patienten fallen durch Müdigkeit, rapid abnehmende Leistungsfähigkeit, Abmagerung und Anämie verschiedenen Grades auf. Fohlen gedeihen nicht; sie infizieren sich, wenn ihre Mutter Virusträger ist, schon in utero. Häufig treten Gehirnsymptome mit Apathie, Benommenheit und dummkollerähnlichen Erscheinungen auf. Zirkulationsstörungen mit ausgedehnten Thrombosen der Beckenarterien und intermittierender Lahmheit kommen vor. Das Phänomen ist wahrscheinlich den Gefäßwandschäden, vor allem aber einer Hyperkoagulabilität zuzuschreiben, die sich dann terminal in eine Hypokoagulabilität wandeln kann, ein Mechanismus, der uns von der Verbrauchskoagulopathie bekannt ist. Arbeit führt zu rascher Ermüdung mit Zeichen von Herzinsuffizienz und Atemnot, die auf entsprechende pathologisch-anatomische Veränderungen im Herzmuskel und in den Lungen zurückzuführen sind. Viele dieser Tiere zeigen bei der Sektion eine chronische Glomerulonephritis, die klinisch nur durch eine geringgradige Proteinurie auffällt.

Der Ausgang aller beschriebenen Krankheitsformen variiert beträchtlich. Das Pferd kann klinisch anscheinend abheilen, wobei zu bedenken ist, daß es trotzdem Virusträger zu bleiben pflegt. Nicht selten erscheinen Patienten in Ruhe normal, arbeiten aber unbefriedigend. Typischer sind aber eine progrediente Abmagerung und sehr schnelle Ermüdbarkeit bei chronischen Fällen. Todesfälle während akuter Schübe sind in Gebieten mit virulenten Virusstämmen recht häufig.

Es ist zu berücksichtigen, daß sekundäre, bakterielle Infektionen oft vorkommen und bei EIA-infizierten Pferden ohne massive Therapie ungünstig zu verlaufen pflegen. Die Resistenz gegenüber bakteriellen Sekundärinfektionen scheint deutlich herabgesetzt zu sein. Es ist auch auffallend, daß Virusträger manchmal massiv von Würmern befallen sind, die sonst beim erwachsenen Pferd nur eine kleine Rolle spielen (*Parascaris*).

Beim intermittierenden Verlauf besteht zwischen den Anfällen kein Fieber, und das Tier scheint sich zu erholen, wobei ein plötzlicher Todeseintritt im akuten Anfall immer möglich ist. Bei guter Haltung und Pflege ist aber ein Seltenerwerden oder ein Aufhören der Anfälle eher die Regel. Das Pferd ist nachher entweder klinisch gesund, solange es nicht arbeiten muß, oder es weist irgendeine bleibende Insuffizienz auf.

Beim remittierenden Verlauf geht die Körpertemperatur nie ganz auf die Norm zurück. Es kommt bei fortgesetzter Arbeit zu hochgradiger Anämie, Ödembildung usw. Der Ausgang ist ungünstiger als beim intermittierenden Verlauf. Vor der Ära wirksamer Therapeutika kam es bei dieser Verlaufsform sehr oft zu bronchopneumonischen Komplikationen.

Die Letalität von EIA hängt offenbar sehr stark von der Virulenz des betreffenden Virusstammes ab. In der Schweiz hat die Letalität kurz nach dem Krieg schätzungsweise 50% betragen, später bis zum Verschwinden der Infektion aus dem Land weniger. In Gebieten mit virulenten Stämmen (»Wyoming strain«, »Texas strain«) kann sie auf über 80% ansteigen.

Die sichere Erkennung einer manifesten Erkrankung und noch viel mehr der Nachweis einer inapparenten Infektion ist früher schwierig und oft unmöglich gewesen. **Die klinische Diagnose bleibt in jedem Fall eine Verdachtsdiagnose, die unter allen Umständen durch präzise Labormethoden gesichert werden muß.** Der COGGINS-Test, ein Immunodiffusionstest zum Antikörpernachweis auf Agargel (AGID), ist als spezifische und recht zuverlässige Untersuchungsmethode in zahlreichen Ländern offiziell anerkannt und vorgeschrieben. Die Methode wird indessen heute zusehends von modernen Verfahren abgelöst (CELISA, Western blot; PCR).

Rein klinisch wird die Verdachtsdiagnose aufgrund der folgenden Merkmale gestellt:
– Wechselfieber ohne bestimmte ätiologische Hinweise und ohne Lokalisation;
– Abmagerung ohne andere Ursache bei verhältnismäßig guter Freßlust;
– Nachhandschwäche in frühen Stadien einer fieberhaften Erkrankung;
– relativ hochgradige Anämie bei fieberhafter Krankheit ohne Lokalisation;
– positiver Zungenbefund in Form von Punktblutungen an der Zungenunterfläche. Die Punkte sind hell- bis dunkelbraun, rund und haben einen Durchmesser von 0,1–0,3 mm. Zu ihrer sicheren Erkennung sind gutes Licht und Lupe notwendig. In schweren Fällen sind die Blutungspunkte oft gröber und nicht zu unterscheiden von Blutungen anderer Genese.

Die Diagnose kann übrigens aufgrund der pathologisch-anatomischen Veränderungen bei eingegangenen Pferden einigermaßen gesichert werden. Als typische Befunde gelten Anämie, helle Milz (Himbeermilz), akzentuierte Leberarchitektur, vergrößerte Lymphknoten, in akuten Fällen Hämorrhagien, wobei alle diese Veränderungen stark abhängig vom Stadium der Erkrankung sind. Histologisch fallen Lymphoproliferationen, perivaskuläre Infiltrate und mononukleäre Leberinfiltrationen auf. Leberzellnekrosen können vorkommen, ebenso wie eine Glomerulitis. Meistens besteht eine Hämosiderose der Leber und eine Pigmentreduktion in der Milz. Die Pathogenese der Anämie läßt sich wie folgt darstellen: Es dürfte sich in erster Linie um eine intravasale Hämolyse handeln, die komplementabhängigen Immunreaktionen zur Last gelegt wird. Dieser Mechanismus scheint besonders in den ersten Tagen der Erkrankung eine Rolle zu spielen. Später kommen dann Gefäßwandschäden und extravasale Hämolyse und vor allem eine Depression der Erythropoese hinzu. Die bei der EIA beobachteten Blutungen scheinen auch auf einer Koagulopathie zu beruhen, die vieles mit der Verbrauchskoagulopathie gemeinsam zu haben scheint, die wir bei manchen Schockformen beobachten können. Die beteiligten Mediatoren dürften weitgehend die gleichen sein.

Eine mehr oder weniger schwere Anämie ist beim Pferd bei den meisten Infektionskrankheiten nachzuweisen. Die typische EIA verursacht indessen oft eine derart hochgradige Anämie (Erythrozytenzahl von $2 \times 10^{12}/l$ oder darunter), daß zum mindesten in Mitteleuropa kaum andere Ursachen dafür in Frage kommen. Das begleitende Fieber, der oft nur schwache Ikterus und die Nachhandschwäche sind nicht spezifisch. Beim Vorliegen dieser Zeichen ist auch an Leptospirose und vor allem an Babesiose zu denken; bei der letzteren Krankheit ist jedoch meist während des Fiebers der Ikterus schon sehr ausgeprägt. Die Blutausstriche sind sorgfältig auf Protozoen zu untersuchen. In Zweifelsfällen sind die zuvor genannten spezifisch-diagnostischen Untersuchungsmethoden zu Hilfe zu nehmen.

Virusarteritis mag ähnlich aussehen wie ein akuter Anfall von EIA, der Verlauf ist aber bei Arteritis kürzer, die Krankheit verläuft weit harmloser und nicht während längerer Zeit intermittierend. Während eine manifeste Virusarteritis als Stallseuche aufzutreten pflegt, verbreitet sich EIA nach natürlicher Infektion eher langsam und nicht kontaktabhängig im Bestand.

Ödeme bilden sich bei EIA wegen bestimmter Organschäden, der Gefäßwandläsionen oder einer hochgradigen Dysproteinämie. Derartige Ödeme lassen sich nicht unterscheiden von Ödemen, die nicht EIA-bedingten Nephrosen, Nephritis, Herzinsuffizienz etc. zugeschrieben werden müssen. Bei jungen Pferden ist vor allem auch an massiven Wurmbefall zu denken (Dysproteinämie). Die Ursache derartiger Ödeme läßt sich aber in der Regel klinisch von EIA-bedingten Schwellungen leicht abgrenzen.

In chronischen Fällen schließt man in erster Linie eitrige Herdinfektionen aus, was im allgemeinen mit Hilfe des Blutbildes keine Schwierigkeiten bereitet. Die rein klinische Differenzierung chronischer Fälle ist nur bei großer Erfahrung mit der Krankheit möglich. Ein Agargel-Immundiffusionstest oder eine neuere, spezifische Nachweismethode ist in jedem Fall zur Diagnosesicherung heranzuziehen.

Die **Prognose** ist in bezug auf die Virusbefreiung des Organismus ungünstig. Sie ist *quoad vitam* zweifelhaft, wobei sie vor allem von der Virulenz des betreffenden

Virustyps abhängt. Ungünstig sind sehr akute Verläufe, und bei den chronischen Formen ist eine infauste Prognose zu stellen, wenn starker Muskelschwund, allgemeine Schwäche von größerem Ausmaß, hochgradige Ödeme und remittierendes Fieber sowie Häufigerwerden von Fieberanfällen besteht.

Es existiert keine wirksame Therapie. Die tierseuchenpolizeilichen Vorschriften sind von Land zu Land verschieden: in erster Linie orientiere sich der Tierarzt über die geltenden Gesetze, die evt. jede Behandlung verbieten. Nach dem Viehseuchengesetz der Bundesrepublik Deutschland ist eine Absonderung des Patienten erforderlich unter gleichzeitiger behördlicher Anzeigepflicht, die bereits im Verdachtsfall besteht. Weitere Maßnahmen dürfen nur nach behördlicher Anordnung erfolgen. In der Schweiz werden ab 1995 Bestände mit seropositiven Pferden gesperrt. Die Fälle werden epidemiologisch abgeklärt. Seropositive Pferde sollen ausgemerzt werden. Es folgt die sorgfältige Reinigung und Desinfektion der betroffenen Betriebe. In Fällen mit zweifelhafter Prognose empfiehlt sich eine kräftige, proteinreiche Fütterung, leichte Bewegung in den fieberfreien Intervallen und vollkommene Ruhe bei Fieber. Die Tiere sind auch sonst gut zu pflegen, wurmfrei zu halten, und auf die Behandlung von Sekundärinfektionen ist großes Gewicht zu legen.

Die **Prophylaxe** ist in vielen Ländern Angelegenheit der Tierseuchenpolizei. Die einschlägigen Importbestimmungen der wichtigsten Pferdesport treibenden Länder sollten bekannt sein. Viele Behörden verlangen für die Pferdeeinfuhr ein negatives Resultat des COGGINS-Tests. Die schon an sich abzulehnenden Schlachtpferdetransporte werden in dieser Hinsicht indessen kaum kontrolliert. Sinnvoll wäre natürlich nur eine zuverlässige Kontrolle im Herkunftsland.

Für den Tierarzt muß das Vermeiden einer Infektionsübertragung selbstverständlich sein: es sind für jeden chirurgischen Eingriff (einschließlich Injektionen) nur sorgfältig sterilisierte Instrumente zu verwenden. Dem Laienpersonal sollten die Gefahren unkontrollierter Injektionen eindringlich zum Bewußtsein gebracht werden. Einer gewissenhaften Insektenbekämpfung durch tadellose Stall- und Weidehygiene ist Beachtung zu schenken.

Eine wirksame Vakzine konnte trotz großer Anstrengungen bisher nicht entwickelt werden. Die Aussichten dafür stehen auch in näherer Zukunft nicht gut.

**Literatur**

Bürki F., Rossmanith W., Rossmanith E. (1992): Equine lentivirus, comparative studies on four serological tests for the diagnosis of equine infectious anemia. Vet. Microbiol. **33**, 353–360.

Coggins L., Norcross N. L., Kemen M. J. (1973): The technique and application of the immunodiffusion test for equine infectious anemia. Bryans J.T., Gerber H. (eds.): Equine Infectious Diseases III. Karger, Basel. 189–198.

Costa L. R., Issel C. J., Montelaro R. C., Cook S. J., Cook R. F., Rushlow K. E., Grund C., Sheri Wang Z. S. (1994): Responses of ponies to challenge with equine infectious anemia virus following exposure to recombinant gp 90 or viral p 26 immunogeus. In: Nakajima H., Plowright W. (eds.): Equine Infectious Diseases VII. R & W Publ. (Newmarket) Ltd. pg. 85–94.

Henson J. B., McGuire T. C., Kobayashi K., Gorham J. G. (1967): The diagnosis of equine infectious anemia using the complement fixation test, siderocyte counts, hepatic biopsies and serum protein alterations. J. Amer. Vet. Med. Ass.. **151**, 1830–1839.

Henson J. B., McGuire T. C., Kobayashi K., Banks K. L., Davis W. C., Gorham J. R. (1970): Recent research on the virology, serology and pathology of equine infectious anemia. Bryans J.T., Gerber H. (eds.): Equine Infectious Diseases III. Karger, Basel. 178–199.

Issel C. J., Coggins L. (1979): Equine infectious anemia: current knowledge. J. Amer. Vet. Med. Ass. **174**, 727–733.

Issel C. J., Costa L., Silva R. A. M. S., Brautigam F. E., (1994): Control of equine infectious anemia in the Pantanal of Brazil: theoretical and practical considerations. In: Nakajima H., Plowright W. (eds.): Equine Infectious Diseases VII. R & W Publ. (Newmarket) Ltd. pg. 334.

Langemeier J. L., Cook R. F., Cook S. J., Rushlow K. E., Montelaro R. C., Issel C. J. (1994): The application of PCR to the diagnosis and control of equine infectious anemia. In: Nakajima H., Plowright W. (eds.): Equine Infectious Diseases VII. R & W Publ. (Newmarket) Ltd. pg. 299.

Perryman L. E., O'Rourke K. J., McGuire T. C. (1988): Immune responses are required to terminate viremia in equine infectious anemia lentivirus infection. J. Virol. **62**, 3073–3076.

Steck W. (1970): Investigations on the epidemiology of equine infectious anemia. Bryans J.T., Gerber H. (eds.): Equine Infectious Diseases II. Karger, Basel. 166–171.

Toma B., Goret B. (1973): Studies on the epidemiology of equine infectious anemia in Europe using the gelprecipitation test. Bryans, J.T. und H. Gerber (eds.): Equine Infectious Diseases III. Karger, Basel. 215–221.

## 11.2.5 Herpesvirus-Infektionen

Die Herpesviren des Pferdes (EHV) beanspruchen in der Pferdezucht und im Pferdesport eine ganz besonders große Bedeutung. Diese Tatsache widerspiegelt sich in der sehr intensiven Forschung, die auf diesem Gebiet betrieben wird. Zum Teil ist die intensive Forschung aber auch Reflexion der Schwierigkeiten, die die Herpesviren ihrer medizinischen Beherrschung und Bekämpfung bereiten.

Zur Zeit kennen wir fünf equine Herpesviren (DNS-Viren), nämlich drei Vertreter der α-Herpesviren (EHV-1, 3 und 4) und zwei der γ-Herpesviren (EHV-2 und 5), diese letzteren bis vor kurzem noch den β-Herpesviren zugeordnet. Ein großes Problem für Forschung und Klinik ist die Latenz der equinen Herpesviren, die auch durch Schutzimpfungen nicht unterbrochen werden kann. In latentem Zustand findet man EHV-1 und EHV-4 in lymphatischem Gewebe weit verteilt im Körper, ganz besonders in Lymphknoten der Atemwege, also in Zellen des Immunsystems! Oft gelingt der Nachweis beider Viren simultan im gleichen Gewebe, sehr oft zusammen mit EHV-2, das vielleicht eine Rolle als Transaktivator der α-Herpesviren spielt und diese aus dem Zustand der Latenz »herausreißt«. Dabei ist unsicher, ob die Anwesenheit von EHV-2 als persistente oder als eigentliche latente Infektion zu beurteilen ist. Es ist anzunehmen, daß auch EHV-3 eine echte Latenz kennt, EHV-5 dagegen ist noch zuwenig erforscht, um eine Antwort auf die Frage nach seiner Latenz zu gestatten. Ein weiteres Problem ist die exakte Erfassung und Definition der Genomstrukturen, die die Antigenität, die Virulenz und den Tropismus (z.B. den Neurotropismus von EHV-1) eines gegebenen Virusstammes bestimmen.

### 11.2.5.1 Equines Herpesvirus 1 (EHV-1)

Während langer Zeit bestand eine große Konfusion in der Nomenklatur respiratorischer Viruskrankheiten des Pferdes. Heute kann als Synonym für EHV-1-Infektion noch »Virusabort der Stuten« akzeptiert werden, doch deckt dieser Ausdruck nicht das ganze Spektrum von Manifestationen ab, die dem EHV-1 zugeschrieben werden können. »Rhinopneumonitis« sollte nicht mehr oder jedenfalls nur noch für das EHV-4 gebraucht werden.

EHV-1 ist weltweit verbreitet und überall vorhanden, wo Pferde gezüchtet und gehalten werden. In einer gegebenen Pferdepopulation können bis zu über 50% der Tiere latent infiziert sein (Lymphknoten).

Empfänglich sind unter natürlichen Verhältnissen Equiden, und zwar neben Pferden auch Esel, Halbesel und Zebras. Epidemiologisch könnte der Umstand von Bedeutung werden, daß offenbar auch Lamas und Alpakas (andere Cameliden?) an EHV-1-Infektionen schwer erkranken können. Das Virus wird mit Leichtigkeit adaptiert an Hamster, Mäuse, Eier, Kulturen verschiedener Gewebe usw.

Die wichtigsten Manifestationen der EHV-1-Infektion sind Aborte, Atemwegskatarrhe und zentralnervöse Erscheinungen. Diese Manifestationen werden getrennt besprochen, da sie alle mehr oder weniger gleichzeitig beim gleichen Pferd beobachtet werden können. So ist es möglich, daß in einem Gestüt einige Mutterstuten eine milde Atemwegsinfektion aufweisen, kürzere oder längere Zeit später abortieren und zentralnervöse Störungen entwickeln.

**Abort**
Ursache der oft seuchenhaft auftretenden Aborte ist das Equine Herpesvirus 1. Differentialdiagnostisch kommt vor allem eine Infektion mit dem Virus der equinen Arteritis in Frage. Das Virus dringt über den Respirationsapparat in den Organismus des Wirtes ein, und zwar nach direktem Kontakt und Tröpfcheninfektion oder nach dem Beschnüffeln von infektiösem, abortiertem Material. Ob eine Reaktivierung einer latenten Infektion in Frage kommt, ist wahrscheinlich, aber nicht bewiesen. Das Virus verbreitet sich über eine Virämie im Körper, wobei es vorwiegend aus Leukozyten isoliert werden kann. Über eine Beeinträchtigung wichtiger T-Zellfunktionen bewirkt es eine Immunsuppression. Das Virus kann im allgemeinen am leichtesten aus abortierten Föten isoliert werden. Es ist indessen wichtig zu wissen, daß Veränderungen in der Uteruswand allein (Blutgefäße) zum Abort führen können, ohne daß der Fötus schon infiziert wäre. In diesen Fällen bereitet die Diagnostik Schwierigkeiten! Die Ausscheidung erfolgt im allgemeinen massiv über infektiöse Eihautflüssigkeit und Lochien.

Es ist vorläufig nicht bekannt, ob die abortinduzierte Wirkung eines bestimmten Virusstammes von einer spezifischen Konfiguration im Virusgenom abhängt.

Seuchenhafte Aborte nach der Infektion trächtiger Stuten haben eine außerordentliche wirtschaftliche Bedeutung. Die Infektion pflegt sich sehr rasch und unbemerkt in Stutenherden auszubreiten, in denen die meisten Muttertiere klinisch nicht oder unter milden respiratorischen Erscheinungen erkranken. Die Inkubationszeit zwischen der Infektion und dem Abort beträgt mindestens 2 Wochen, im allgemeinen aber mehr (bis zu 4 Monaten). Der Abort erfolgt ohne Warnung, die Stuten eutern vorher nicht auf. Die Aborte treten vor allem im Winter und Frühling auf, weil sich dann die Stuten in den meisten Ländern in den geeigneten Trächtigkeitsstadien befinden. Die Aborte erfolgen im allgemeinen nicht vor dem 5. Trächtigkeitsmonat. Experimentell lassen sie sich allerdings schon im 3. und 4. Monat provozieren. Die Stuten können bis zum Austragetermin abortieren oder dann auch lebensschwache, infizierte Fohlen zur Welt bringen. In Kentucky wurden 11% der Aborte im 8. Trächtigkeitsmonat, 30% im 9., 36% im 10. und 19% im 11. Monat beobachtet. Der Rest der Fohlen wurde lebensschwach geboren oder vor dem 8. Monat abortiert.

Föten, die vor dem 6. Trächtigkeitsmonat abortiert werden, zeigen Autolyse, keine entzündlichen Gewebreaktionen, aber eosinophile Kerneinschlüsse, besonders in Leberzellen und peribronchialen Zellen. Föten, die nach dem 7. Trächtigkeitsmonat abortiert werden, zeigen die typischen, klassischen Läsionen: Sie sind nicht autolytisch verändert, und es fällt auf, daß ein intrauteriner Durchfall mit einer Verfärbung des Fruchtwassers und der Hufe der Föten vorgelegen haben muß. Es werden Petechien auf den Schleimhäuten gefunden, subkutanes Ödem, z.T. auch mit Blutungen in die Skelettmuskulatur, Pleuraergüsse, deutliches Lungenödem, eine Milzschwellung und kleine Nekroseherde in der Leber. Mikroskopisch bestätigt eine Bronchiolitis, eine interstitielle Pneumonie, eine Milznekrose in der weißen Pulpa und eine herdförmige Lebernekrose die Diagnose. In den Geweben der Leber und der Lunge werden intranukleäre, eosinophile Einschlußkörperchen meist problemlos festgestellt. Der Geschlechtsapparat der Stute weist vor dem

Abort eine Ausweitung der Uteruslymphgefäße auf, eine Separation von Allantochorion und Endometrium, evtl. mit zelliger Infiltration und Ödem. Das Endometriumepithel ist abgeflacht, die regionären Lymphknoten sind hyperplastisch. Es wird dann eine perivaskuläre, plasmazellige und lymphozytäre Infiltration um die Gefäße, die unter den Drüsen des Endometriums liegen, beobachtet. Daneben besteht eine intravilläre Nekrose im Allantochorion.

Die Inkubationszeit zwischen respiratorischer Infektion der Mutter und dem Abort beträgt, wie oben erwähnt, 2 Wochen bis 4 Monate, unabhängig davon, ob die Stute zirkulierende Antikörper aufweist oder nicht. Der Abort findet rasch, nachdem das Virus den Föten erreicht hat, statt. Bei experimenteller Infektion des Föten durch die Bauchwand abortieren die Stuten meistens innerhalb von 3–9 Tagen.

Die Stute zeigt kaum Anzeichen des drohenden Abortes. Der Fötus wird rasch ausgestoßen, die Plazenta kommt mit dem Föten zum Vorschein oder jedenfalls rasch danach. Der Abort ist eigentlich eine Frühgeburt, wenn er in den letzten Monaten stattfindet (Trächtigkeit über 280–300 Tage). Pathognomonisch ist der Befund, daß der ältere Fötus nicht autolysiert gefunden wird, im Gegensatz zu anderen Aborten. Ausgetragene, lebende, aber infizierte Fohlen sterben im allgemeinen innerhalb von 4 Tagen p.p.

**Respiratorische Infektion**
EHV-1 ist vor allem in Rennställen mit vielen jungen Pferden im Training als Erreger respiratorischer Infektionen recht gefürchtet. Wie EHV-4 kann das Virus Katarrhe der Luftwege hervorrufen, die, obgleich sie in der Regel mild zu verlaufen pflegen, ein junges Pferd im Training um Wochen zurückwerfen können. EHV-1-Infektionen der Atemwege treten vor allem in den Wintermonaten auf, im Gegensatz zur EHV-4-Infektion, die in Jungpferdebeständen das ganze Jahr über beobachtet wird. Bei den Katarrhen handelt es sich meistens um Affektionen der oberen Luftwege (Pharyngitis), doch sind auch Tracheobronchitiden immer möglich. Gerade bei jungen Pferden stellt sich oft und rasch eine bakterielle Sekundärinfektion ein (Streptokokken), wahrscheinlich begünstigt durch die erhebliche Immunsuppression bei EHV-1-Infektionen. Die T-Zell-abhängigen, unspezifischen Immunmechanismen sind dabei besonders deutlich beeinträchtigt.

Bei natürlichen Herpesvirusinfektionen wird in nicht bakteriell komplizierten Fällen anfangs oft eine Neutropenie verzeichnet, verbunden auch mit Lymphopenie. Dieser Befund ist bei experimentellen Infektionen besonders deutlich.

Bei älteren Pferden über etwa 3 Jahren pflegt die initiale Infektion inapparent oder jedenfalls mild zu verlaufen. Sie wird deshalb auch meistens übersehen; zwei oder mehrere Wochen später können sich dann Aborte und/oder zentralnervöse Symptome manifestieren.

**Paralytisches Syndrom**
In Einzelfällen, manchmal aber auch gehäuft – in Reitställen und besonders in Mutterstutenherden – manifestiert sich die Infektion mit EHV-1 auch als Myelitis oder seltener als Enzephalomyelitis. Es ist noch nicht eindeutig klar, ob eine bestimmte genomische Konfiguration für diesen Neurotropismus verantwortlich ist. Die Veränderungen im Zentralnervensystem bestehen vor allem in Gefäßwandläsionen (Blutungen). Die Symptome können natürlich von einer leichten Ataxie bis zur Tetraplegie oder zu komplexen, enzephalomyelitischen Erscheinungen variieren! Es wird auch angenommen, daß die klassische *Neuritis caudae equinae* neurotropen EHV-1-Infektionen zuzuschreiben sei; obwohl das Virus in solchen Fällen bisher nicht isoliert werden konnte (im Gegensatz zu gelegentlichen Adenovirus-Isolationen), spricht die Natur der Läsionen für eine Herpesinfektion bzw. für eine Immunkomplexreaktion.

Das Virus weist auch einen gewissen Tropismus für die Augen auf. Bei neugeborenen, offensichtlich intrauterin infizierten Fohlen ist das Auftreten einer Chorioretinopathie zu befürchten, die zu völliger Blindheit führen kann. Die EHV-1-Infektion hat sich bei Alpakas und Lamas als schwere Augenerkrankung (Blindheit wegen Retina- und Optikusaffektion) geäußert, bei einzelnen Tieren verbunden mit neurologischen Symptomen, sogar gefolgt vom Tod durch Enzephalitis.

Abortausbrüche können mit einiger Sicherheit klinisch-pathologisch diagnostiziert werden. Allerdings gibt es, wie erwähnt, etwa EHV-1-Aborte, bei denen der Fötus nicht infiziert ist! In jedem Fall, d. h. bei jedem abortierten Fötus, sollte die virologische (Immunfluoreszenz; auch ELISA, neutralisierende AK; PCR) Diagnosesicherung durchgeführt werden. Die serologische Untersuchung der Mutterstute sollte nicht unterlassen werden, obgleich sie schwierig zu interpretierende Resultate liefert. Die Antikörpertiter steigen in manchen Fällen nicht mehr an; sie fallen gar ab, wenn die Infektion mehrere Wochen vor dem Abort stattgefunden hat.

Die Sicherung der Diagnose respiratorischer und besonders zentralnervöser Formen ist ziemlich problematisch. Während man anläßlich eines Ausbruchs einer fieberhaften Affektion der Atemwege noch recht gute Chancen hat, das Virus oder mit der zwangsläufigen Verzögerung von 2–3 Wochen serologisch einen signifikanten Antikörperanstieg nachzuweisen, ist das bei zentralnervösen Störungen oft nicht der Fall, weil die ursächliche Infektion zeitlich weit zurückliegen kann. Die Untersuchung von *Liquor cerebrospinalis* mag in besonderen Fällen weiterhelfen, doch ist die Methodik *in praxi* zu aufwendig und die Ergebnisse sind nicht leicht zu interpretieren, weil zuverlässige experimentelle oder klinische Grundlagen fehlen. In der Regel ist deshalb die Sicherung der Diagnose erst *post mortem* möglich.

Es existiert keine wirksame Behandlungsmethode. Antivirale, herpetizide Substanzen haben sich bisher trotz einer guten Wirkung *in vitro* klinisch nicht bewährt (Nebenwirkungen).

Als Prophylaxe sind die folgenden Maßnahmen zu empfehlen: In größeren Gestüten sollten kleine Stutengruppen gebildet werden, die untereinander keinen Kontakt haben, bis die Abfohlsaison vorüber ist. Maidenstuten sollten nicht mit älteren Mutterstuten zusammen gehalten werden. Frisch zugekaufte oder eingestellte Tiere, vor allem Stuten, sind während mehr als 3 Wochen in Quarantäne zu halten. Trächtige Stuten dürfen nicht mit Absetzfohlen oder irgendwelchen anderen Pferden zusammen gehalten werden. Abortierende Stuten sind zu isolieren. Das abortierte Material ist potentiell gefährlich. Das Stroh muß entfernt werden, die Boxe ist gründlich zu desinfizieren. Stuten, die mit dem abortierenden Tier zusammen gehalten worden sind, dürfen keinesfalls im Gestüt herum verteilt werden, bis das Untersuchungsergebnis bekannt ist.

Alle diese Maßnahmen sind schon in Großbetrieben nicht leicht zu realisieren, oft aus räumlichen Gründen unmöglich. Bei kleinen Beständen, in Reitschulen oder Zoos wird man den Maßnahmenkatalog den Gegebenheiten möglichst gut anpassen.

Neutralisierende Antikörpertiter persistieren während Monaten. Etwa vom 4. Monat an fallen die Titer ab. Von diesem Zeitpunkt an ist auch eine Reinfektion möglich. Die Protektion des Fötus scheint besser, wenn die Stute dem EHV-1 regelmäßig ausgesetzt ist. Es sind aber Fälle bekannt, bei denen Mutterstuten in aufeinanderfolgenden Trächtigkeitsperioden abortiert haben (Intervall von mindestens 7 Monaten zwischen den Aborten).

Es gibt keine wirklich befriedigenden Schutzimpfstoffe im Handel, wenn auch zu unterstreichen ist, daß auf eine größere Population bezogen die Situation regelmäßig geimpfter Pferde besser ist als diejenige ungeimpfter Tiere. Das jedenfalls lehrt die empirisch gewonnene Erfahrung. Es ist damit zu rechnen, daß die großen Anstrengungen der Forschung in naher Zukunft zur Produktion wirksamerer Vakzinen führen werden (Definition der antigenetisch ausschlaggebenden Strukturen; Charakterisierung der Virulenzgene). Die Hoffnungen dürfen aber nicht zu hochgeschraubt werden, weil die Impfstoffe das Problem der latenten Infektion und auch dasjenige der lokalen Immunität kaum definitiv lösen werden.

Prevaccinol® ist – wie eine ganze Anzahl anderer Impfstoffe – eine Lebendvakzine, die sowohl eine humorale als auch zelluläre Immunität hervorrufen soll. Das Vakzinevirus ist attenuiert durch Passagen in Ferkelnierenkulturen. Die Vakzine stammt aus der Zeit, in der EHV-1 und EHV-4 nicht unterschieden werden konnten. Es bleiben jedenfalls viele Fragen offen, was das Potential der Vakzine als »Abortschutz« anbelangt. Die Vakzine hat nicht denselben Immunisierungseffekt wie das Wildtyp-Virus. Das Vakzinevirus vermehrt sich im inokulierten Tier und wird nach 2–4 Tagen ausgeschieden. Die Ungefährlichkeit dieses ausgeschiedenen Virus ist **nicht** bewiesen. Die erste Vakzination verursacht als Impfreaktion manchmal ein diphasisches Fieber am 1., 2. sowie am 8. und 9. Tag p. vacc. Die Tiere sind in dieser Zeit stehenzulassen. Gelegentlich werden schwere (anaphylaktische?) Reaktionen auf die Impfung beobachtet. Der meist tiefe Impftiter persistiert während etwa 6 Monaten. Es wird auch eine Notimpfung nach erfolgtem Ausbruch von seuchenhaften Aborten empfohlen.

Pneumabort K® (Fort Dodge) ist ein Totimpfstoff. Wie Prevaccinol® versagt er in sog. Challengeversuchen oft, doch ist statistisch gut belegt, daß die Impfung eine Population wirksam gegen seuchenhaftes Verwerfen schützt. Einzelne Impfdurchbrüche kommen indessen vor. Stuten sollten viermal jährlich geimpft werden! Daß dieser Impfstoff nicht genügend gegen die respiratorische Herpesinfektion schützt, erstaunt nicht mehr, seit die selbständige Natur von EHV-4 nachgewiesen worden ist. Die Vakzine verursacht gelegentlich ernsthafte lokale Reaktionen an der Impfstelle.

Resequin® enthält ein Gemisch von Virusantigenen, unter anderem auch EHV-1. Der Impfstoff soll sich auch als Abortschutz in praxi bewährt haben.

### 11.2.5.2 Equines Herpesvirus 2 (EHV-2)

Das Virus wird auch equines Zytomegalovirus genannt. Neuerdings wird es nicht mehr den β-, sondern den γ-Herpesviren zugerechnet, was für die Betrachtung der Rolle dieses Virus im Wirtsorganismus von wesentlicher Bedeutung ist. Es bewirkt einen langsam auftretenden, wenig ausgeprägten zytopathogenen Effekt in Gewebekulturen. Es werden Synzytien und große Einschlußkörper gebildet. Das Virus ist außerordentlich verbreitet und wird oft schon in fötalen Nieren gefunden.

Die pathogene Rolle von EHV-2 ist unklar. Antikörpertiteranstiege im Serum von Pferden mit respiratorischen Katarrhen lassen darauf schließen, daß das Virus gelegentlich Erkrankungen der Luftwege hervorrufen kann. Man bringt die Infektion auch in Zusammenhang mit dem Auftreten einer unangenehmen Keratokonjunktivitis. Der Beweis, daß die Keratitis herpesbedingt ist, mag darin gesehen werden, daß die Erkrankung mit Fluorourazil oder mit Acyclovir, in Form einer herpetiziden Augensalbe, zur Abheilung gebracht werden kann. Vielleicht kommt EHV-2 eine Rolle als Reaktivator latenter EHV-1 und EHV-4-Infektionen zu. Es ist auch vermutet worden, EHV-2 sei an der Ausbildung des Neurotropismus von EHV-1 beteiligt; dabei sind allerdings die Mechanismen einer eventuellen Einflußnahme auf das Genom von EHV-1 gänzlich unbekannt. Die Vermutung, EHV-2 wirke an der Pathogenese der chronischen Bronchiolitis entscheidend mit, ist unbewiesen, bleibt aber eine interessante Hypothese.

### 11.2.5.3 Equines Herpesvirus 3 (EHV-3; koitales Exanthem)
(s. auch 1.2.1.6)

Es handelt sich um eine α-Herpesvirus-Infektion des Pferdes, die wohl identisch ist mit dem alten Bläschenausschlag der Pferde. Auch dieses Virus ist wahrscheinlich fähig, latente Infektionen zu erzeugen und zu unterhalten.

EHV-3 verursacht Läsionen auf der äußeren Genitalhaut und am Euter, manchmal auch im Schenkelspalt, kaum jedoch auf der eigentlichen Genitalschleimhaut.

Die Verbreitung der Infektion erfolgt vor allem durch den Deckakt. Die Inkubation nach dem Deckakt beträgt meistens nur 2 Tage, manchmal bis 10 Tage. Es werden kreisrunde Bläschen auf der Genitalhaut beobachtet (selten Affektion der eigentlichen Schleimhaut) und Übergreifen auf die Schenkel, das Euter usw. Die Bläschen können in einem unregelmäßigen Muster konfluieren. Die Infektion verursacht wenig Schwellung. Die Bläschen platzen und hinterlassen nach der meistens unkomplizierten Abheilung oft pigmentfreie, kreisrunde Bezirke an der Vulva oder am Penis. Bakterielle Sekundärinfektionen kommen immerhin vor, nicht eben ein Zeichen für aufmerksame Pflege und gute Hygiene (eitrig verkrustete Beläge).

EHV-3 ist auch bei Augenaffektionen (Keratokonjunktivitis) isoliert worden. Die Läsionen sollen auf die Behandlung mit Acyclovir (Zovirak®) sehr gut angesprochen haben.

Die Infektion verläuft günstig und heilt spontan in 1 bis 3 Wochen ab.

Die Diagnose ist leicht zu stellen. Die Läsionen sind charakteristisch.

Eine Toilette der entzündlichen Veränderungen ist angezeigt, vor allem sollte das Zuchtgeschäft bis zum Abklingen der Infektion in einem Stutenbestand vollständig eingestellt werden. Die Hengste, die im übrigen bei einer Affektion des Penis für einige Tage den Sprung verweigern können, sind besonders aufmerksam zu überwachen.

### 11.2.5.4 Equines Herpesvirus 4 (EHV-4)

Wie oben erwähnt, ist das heute »Equines Herpesvirus-4« genannte Virus identisch mit dem alten Rhinopneumonitisvirus und auch mit dem EHV-1-Subtyp 2 genannten Virus. Es handelt sich um ein α-Herpesvirus, das sich mit den Methoden der konventionellen Serologie nicht von EHV-1 unterscheiden läßt und das auch auf dem Niveau der T-Zellen auf noch nicht präzis untersuchte Weise mit EHV-1 interagiert.

EHV-4 kommt sehr verbreitet vor und ist überall dort zu fürchten, wo Pferde, vor allem junge Pferde, zu finden sind.

Erreger der früher Rhinopneumonitis genannten Infektionskrankheit ist das EHV-4. Das Virus dringt durch den Respirationsapparat in den Organismus des Wirtes ein. Es kann am leichtesten aus Nase und Pharynx (inkl. Lymphknoten) isoliert werden. Latente Infektionen mit EHV-4 werden am zuverlässigsten in Lymphknoten der Atemwege nachgewiesen; in Schlachtpferdepopulationen sind über 80% der Tiere als Virusträger nachgewiesen worden. Die Ausscheidung erfolgt vor allem in der virämischen Phase (Virus in Leukozyten) durch respiratorische Sekrete.

Mit dem Auftreten neutralisierender Antikörper gelingt der Virusnachweis aus Nasen-Rachentupfern in der Regel nicht mehr.

Reinfektionen sind nach kurzer Zeit möglich; sie verlaufen aber meistens subklinisch und nicht manifest. Wie angedeutet, besteht ein verbreitetes Trägertum. Das Virus sitzt dabei wahrscheinlich auch im lymphatischen Rachenring. Pharyngitiden mit follikulärer Entzündung könnten eine Ausdrucksform chronischer, nicht eigentlich latenter Infektionen mit equinem Herpesvirus-4 sein.

Die Krankheit herrscht endemisch in den meisten Pferdepopulationen vor. Ausbrüche der respiratorischen Form von einiger Bedeutung werden im allgemeinen nur bei jungen Pferden beobachtet (Rennställe mit Zweijährigen), und zwar während des ganzen Jahres.

Junge Fohlen im Alter bis zu 6 Monaten zeigen auch ohne deutliche klinische Erkrankung nach experimenteller Infektion bei der Sektion eine diskrete ausgedehnte Bronchopneumonie, mit Infiltration und Hyperplasie der Bronchiallymphknoten. Eine Instillation des Virus in die Nase und den Pharynx junger Fohlen führt meistens nur zu einer Affektion des lymphatischen Rachenrings. Diese Läsionen sind aber auch bei an sich »immunen« Tieren zu beobachten.

Das Krankheitsbild der Infektion hängt davon ab, ob das betreffende Tier dem Virus vorher regelmäßig ausgesetzt gewesen ist. In Zuchtgebieten erkranken im allgemeinen nur Saug- und Absetzfohlen, in Rennställen die eben aufgenommenen Jährlinge und die Zweijährigen (bis zu 46% aller respiratorischen Affektionen werden in Rennställen EHV-4 zugeschrieben), später kommt es meistens nicht mehr zu deutlichen, manifesten Erscheinungen. Es wird vermutet, daß subklinische Infektionen mit EHV-4 oft die Ursache unbefriedigender Leistungen seien (»poor performance syndrome«).

Ältere Pferde erkranken manifest, wenn sie nie oder jedenfalls während längerer Zeit keine Virusexposition mehr durchgemacht haben. In Ställen mit lebhaftem Pferdeverkehr, wie an Kliniken oder bei Pferdehändlern, beobachtet man Einzelfälle oder zwei, drei Erkrankungen innerhalb kurzer Zeit.

Die Inkubationszeit beträgt für die Erkrankung der Atemwege 2–10 Tage. Das Fieber steigt im allgemeinen nicht über 40,5 °C, in Einzelfällen aber doch auf über 41 °C an. Die hämatologischen Befunde sind oft undeutlich. Die Pferde entwickeln aber in typischen Fällen während des Fiebers eine Leukopenie, die charakterisiert ist durch eine Neutrophilendepression, die im Experiment biphasisch verläuft. Zugleich sind auch die Lymphozyten vermindert. Die Lymphozytenzahlen steigen allerdings dann rasch wieder an, während die Neutrophilenzahlen meistens 5 – 12 Tage lang erniedrigt angetroffen werden. Manchmal kommt es auch in Einzelfällen zu wochenlang andauernder Granulozytopenie, offenbar als Ausdruck einer Knochenmarksdepression.

Die experimentelle Infektion von SPF-Fohlen führt zu einer Affektion der Atemwege von den oberen Luftwegen bis zu den Alveolen. Eindrucksvoll ist dabei die Schädigung des Ciliarapparates.

Der Appetit der Tiere ist je nach der Affektion des Pharynx mehr oder weniger beeinträchtigt. Die manibulären Lymphknoten sind meistens in geringerem Ausmaß ödematös geschwollen. Die Pferde leiden vor allem an einer Pharyngitis, doch ist auch mit Tracheobronchitis, Bronchiolitis und in seltenen Einzelfällen mit Bronchopneumonien zu rechnen. Der Nasenausfluß ist zuerst serös bis seromukös, der Husten feucht. Es ist unsicher, ob die chronische follikuläre Pharyngitis junger Pferde eine EHV-4-Infektion ist, doch ist diese Annahme (auch Rhinovirus), wie schon erwähnt, wahrscheinlicher als die Hypothese einer Influenzainfektion. Nicht gesichert ist vorläufig auch die Annahme, daß eine EHV-4-Infektion den späteren Lungenblutungen von Rennpferden zugrundeliege (EIPH = exercise induced pulmonary hemorrhage), doch spricht vieles dafür.

Eine Reinfektion ist innerhalb von 4 bis 5 Monaten möglich. Sie verläuft aber meistens nicht manifest oder höchstens subfebril ohne deutliche respiratorische Affektionen.

Bei der manifesten Form der Krankheit kommt es rasch und häufig zu einer Sekundärinfektion mit Streptokokken. Es scheint uns wahrscheinlich, daß die mit der EHV-4-Infektion verbundene Immunsuppresion (T-Zell-Funktionen) den bakteriellen Sekundärerregern den Weg bereitet. Es entwickelt sich dann oft eine milde, manchmal aber schwere Pharyngitis mit eitrigem Nasenausfluß (*Streptococcus equi subspec. zooepidemicus*), auch etwa eine klassische Druse (*Str. equi subspec. equi*). Bei Fohlen sind bronchopneumonische Komplikationen zu befürchten.

Petechialfieber und, weniger häufig, enterale Komplikationen kommen dann ebenfalls vor.

Selten ist EHV-4 auch die Ursache einzelner Aborte. Es wird vermutet, daß auch EHV-4 gelegentlich (Enzephalo)-Myelitis bewirken kann.

Aufgrund klinischer Beobachtungen kann für die respiratorische Form nur eine unsichere Verdachtsdiagnose gestellt werden, die sich auf das Vorhandensein einer Pharyngitis oder einer leichten Bronchitis oder Pneumonie mit Neutropenie stützt. Die Diagnose bedarf unbedingt der virologischen Sicherung.

Es existiert keine wirksame Behandlungsmethode. Bakteriellen Komplikationen kommt man nur mit einer angepaßten antibiotischen Prophylaxe zuvor, in der Regel mit Penicillin in therapeutischer Dosis während mindestens fünf Tagen.

Die chronisch-folliculäre, bakteriologisch sterile Pharyngitis trotzt den einschlägigen Behandlungsmaßnahmen. Man hat den Eindruck, eine systemische und lokale Jodtherapie verkürze die Krankheitsdauer.

Die handelsüblichen »Rhinopneumonitis-Vakzinen« vermitteln keine gut belastbare Immunität gegen EHV-4. Im übrigen sei auf die Ausführungen zur Schutzimpfung gegen EHV-1 verwiesen. Besonders das Problem der lokalen, zellulären Immunität und dasjenige der latenten Infektion überwinden die gegenwärtigen Vakzinen nicht oder ungenügend.

### 11.2.5.5 Equines Herpesvirus 5 (EHV-5)

Es gibt ein equines γ-Herpesvirus, das als EHV-5 klassifiziert und bislang nur sehr selten isoliert worden ist (Australien). Seine Pathogenität ist ungenügend untersucht. Läsionen und Symptome, die denjenigen des koitalen Exanthems ähnlich sehen, sind mit der Infektion in Zusammenhang gebracht worden.

### 11.2.5.6 Aujeszky-Krankheit (Infektiöse Bulbärparalyse, Pseudowut)

Bei der Aujeszky-Krankheit handelt es sich um eine Infektion mit einem α-Herpesvirus, das eine gewisse genetische Verwandtschaft mit EHV-4 erkennen läßt. Neuere Nachweise des Aujeszky-Virus sind beim Pferd nicht geführt worden. Equiden scheinen jedenfalls kaum je zu erkranken. Die früher beschriebenen Fälle sollen sich geäußert haben in Fieber, Unruhe mit Freßunlust, oft sehr gesteigerter Reflexerregbarkeit und Schreckhaftigkeit, die soweit gehen kann, daß die Pferde kollabieren. Auffallend ist ein allgemeiner, schwerer Juckreiz. Muskelzittern und chronische Krämpfe können vorkommen. Lähmungsartige Schwäche soll ebenfalls zum Bild gehören. Es ist anzunehmen, daß die seinerzeit durchgeführten Untersuchungen noch nicht präzis zwischen den einzelnen Herpesviren zu unterscheiden wußten. Die Beschreibungen der sog. Pseudowut des Pferdes passen bis zu einem gewissen Grad am ehesten zur EHV-1-Infektion.

### Literatur

ALLEN G.P., BRYANS J. T. (1986): Molecular epizootiology, pathogenesis and prophylaxis of equine herpesvirus-1 infections. Progr. Vet. Microbiol. Immunol. **2**, 78–144, 1986

Anonym (1993): Herpesvirus infections of horses. Equine Pract. **15**, 19–22

Anonym (1992): Equine Virology Research Foundation. Proc. First five year research review.

AGIUS, C.T., CRABB B. S., DRUMMER H. E., REUBEN G. H., STUDDERT M. J. (1994): Comparative studies of equine γ-herpesviruses 2 and 5. In: Nakajima H., Plowright W. (eds.): Equine Infectious Diseases VII. R & W Publ. (Newmarket) Ltd. pg. 277–285.

AZURI M., FIELD H. J. (1993): Interactions between equine herpesvirus type 1 and equine herpesvirus type 4: T cell responses in a murine infection model. J. Gen. Virol. **74**, 2339–2345.

BROWNING G.F., STUDDERT M. J. (1988): Equine herpesvirus 2 (equine cytomegalovirus). Vet. Bull. **58**, 775–790.

CHONG Y. C., DUFFUS W. P. H. (1992): Immune responses of specific pathogen free foals to EHV-1 infection. Vet. Microbiol. **32**, 215–228.

CULLINANE A., MCGING B., NAUGHTON C. (1994): The use of Acyclovir in the treatment of coital exanthema and ocular disease caused by equine herpesvirus 3. In: Nakajima H., Plowright W. (eds.): Equine Infectious Diseases VII. R & W Publ. (Newmarket) Ltd. pg. 355.

DAMBACHER G. (1992): Die Erkrankung eines Pferdebestandes mit equinem Herpesvirus 1 (Rhinopneumonitis) mit neurologischer Verlaufsform. Pferdeheilk. **8**, 225–229.

DAVISON A. J. (1992): Genetic structure and content of herpesviruses. Plowright W., Rossdale P. D., Wade J. F. (eds): Equine Inf. Diseases VI, 165–174. R. and W. Publications (Newmarket) Limited.

EDINGTON N. (1992): Latency of equine herpesviruses. Plowright W., Rossdale P. D., Wade J. F. (eds): Equine Inf. Diseases VI, 195–200. R. and W. Publications (Newmarket) Limited.

EDINGTON N., WELCH H. M., GRIFFITHS L. (1994): The prevalence of latent equid herpesviruses in the tissues of 40 abattoir horses. Equine vet. J. **26**, 140–142.

GIBSON J. S., O'NEILL T., THACKRAY A., HANNANT D., FIELD H. J. (1992): Serological responses of specific pathogen-free foals to equine herpesvirus-1: primary and secondary infection and reactivation. Vet. Microbiol. **32**, 199–214.

HANNANT D., JESSETT D. M., O'NEILL T., DOLBY C. A., COOK R. F., MUMFORD F. A. (1993): Responses of ponies to equid herpesvirus-1 ISCOM vaccination and challenge with virus of the homologous strain. Res. Vet. Sci., **54**, 299–305.

HANNANT D., O'NEILL T., OSTLUND E. N., KIDD J. A., MUMFORD J. A. (1994): EHV-1 induced immunosuppression is associated with lymphoid cells rather than circulating antigen/immune complexes. In: Nakajima H., Plowright W. (eds.): Equine Infectious Diseases VII. R & W Publ. (Newmarket) Ltd. pg. 355–356.

HERBST W., GÖTZLICH P., DANNER K. (1992): Virologisch-serologische Untersuchungen bei Pferden mit Atemwegserkrankungen. Berl. Münch. Tierärztl. Wschr. **105**, 49–52.

KAHRMANN B., DÄMMRICH K., GÖLTENBOTH R. (1993): Neurologische Verlaufsform der EHV-1-Infektion bei Wildequiden des Zoologischen Gartens Berlin und immunhistochemischer Antigennachweis im Zentralnervensystem. Pferdeheilk. **9**, 207–214.

KIRISAURA R., ENDO A., IWAI H., KAWAKAMI Y. (1993): Detection and identification of equine herpesvirus-1 and -4 by polymerase chain reaction. Vet. Microbiol. **36**, 57–67.

LUNN D. P., HOLMES M. A., KYDD J. H., GIBSON J. S., FIELD H. J. (1992): Haematological and lymphocyte subset changes during primary EHV-1 infection in specific pathogen free foals. Plowright W., Rossdale P. D., Wade J. F. (eds.): Equine Inf. Diseases VI, 321. R. and W. Publications (Newmarket) Limited.

MATSUMARA, T., SUGIURA T., IMAGAWA H., FUKUNAGA Y., KAMADA M. (1992): Epizootiological aspects of type 1 and type 4 equine herpesvirus infections among horse populations. J.Vet. Med. Sci. **54**, 207–211.

MUMFORD J. A., HANNANT D., JESSETT D. M., SMITH K. C., OSTLUND E. N. (1994): Abortigenic and neurological disease caused by Equid Herpesvirus-1. In: Nakajima H., Plowright W. (eds.): Equine Infectious Diseases VII. R & W Publ. (Newmarket) Ltd. pg. 261–275.

ROCK D. L. (1992): Latent infection with α-herpesviruses. Plowright W., Rossdale P. D., Wade J. F. (eds.): Equine Inf. Diseases VI, 175–180. R. and W. Publications (Newmarket) Limited.

RÖSCH X., RÖSCH B., ENGEL M. (1992): Verlaufsbericht einer equinen Herpesinfektion mit EHV-1- und EHV-4-Viren. Prakt. Tierarzt **73**, 1050–1056.

SLATER J. D., GIBSON J. S., BARNETT K. C., FIELD H. J. (1992): Chorioretinopathy associated with neuropathology following infection with equine herpesvirus-1. Vet. Rec. **131**, 237–239.

STUDDERT M. J., CRABB B. S., FICORILLI N. (1992): The molecular epidemiology of equine herpesvirus 1 (equine abortion virus) in Australia 1975 to 1989. Austr. Vet. J. **69**, 104–111.

WHITWELL K.E., SMITH K. C., SINCLAIR R., MUMFORD J. A. (1994): Foetal lesions in spontaneous EHV-4 abortion in mares. In: Nakajima H., Plowright W. (eds.): Equine Infectious Diseases VII. R & W Publ. (Newmarket) Ltd. pg. 354.

## 11.3 Protozoonosen

H. GERBER

### 11.3.1 Trypanosomosen

Je nach dem verantwortlichen Erreger einer Erkrankung werden verschiedene Krankheitsbilder beobachtet: *Trypanosoma equinum* verursacht das Mal de caderas im tropischen Südamerika; *Trypanosoma evansi* ist der Erreger der Surra Asiens und Nordafrikas und der Murrina (auch Murina) Zentral- und Südamerikas.

*Trypanosoma brucei* ruft die Nagana des tropischen Afrikas südlich der Sahara hervor, und am wichtigsten ist die Beschälseuche oder Dourine, die durch *Trypanosoma equiperdum* hervorgerufen wird.

Murrina und Mal de caderas sind ungenügend beschrieben, Übertragung und Ansteckung wenig geklärt. Murrina wird durch Insekten, aber auch durch Vampire übertragen.

Die Symptome verhalten sich ungefähr wie bei Nagana, wobei vor allem Lähmungen, besonders der Nachhand, auffällig sind.

#### 11.3.1.1 Nagana

Die Nagana wird hervorgerufen durch *Trypanosoma brucei* (selten *Trympanosoma congolense, Trympanosoma vivax*) und durch die Tse-Tse-Fliege übertragen (*Glossina*), gelegentlich auch durch andere stechende Insekten, die die Krankheit mechanisch weitergeben können. Das Verbreitungsgebiet der Nagana ist identisch mit dem Verbreitungsgebiet der Tse-Tse-Fliege. Die Krankheit konnte durch moderne Bekämpfungsmethoden wirksam eingedämmt werden, z.B. ist Süd-Afrika seit langem frei von Nagana.

Die Inkubationszeit variiert mit dem Grad der Exposition. Als minimale Inkubationszeit werden 4 Tage angegeben, sie kann sich auch auf Wochen erstrecken. Die Nagana ist eine schwere fieberhafte Erkrankung mit Anämie, intermittierendem Fieber und Ödembildung. Es kommt zu einer progressiven Schwäche und Ataxie, vor allem der Hintergliedmaßen. Während der Fieberanfälle sind die Pferde inappetent und magern rasch ab. Die Ödeme lokalisieren sich vor allem am Skrotum, Präputium, an den unteren Teilen des Rumpfes und den Gliedmaßen. Die Anämie kann hochgradig werden, dabei wird eine hohe Pulsfrequenz sowie eine deutliche Dyspnoe beobachtet. Ikterus begleitet die Anämie. Konjunktivitis und Keratitis mit Photophobie und Tränenfluß sind oft beschriebene Komplikationen. Ohne Behandlung weist die Nagana eine hohe Letalität auf.

Die Diagnose der Nagana muß durch den Nachweis der Protozoen im peripheren Blut, am günstigsten während des ersten Fieberanfalls, gesichert werden. Trypanosomen lassen sich im sog. QBC®-Malariatest unterhalb des Leukozytensaumes anreichern und fluoreszenzoptisch einfach und mit hoher methodischer Sensitivität darstellen. Zwischen den Fieberanfällen sind die Trypanosomen schwerer nachzuweisen. In verdächtigen oder sicher infizierten Gebieten ist die klinische Diagnose allein zuverlässig genug. Als Screening-Test kann u.a. die Komplementbindungsreaktion verwendet werden oder auch die indirekte Immunfluoreszenz. Serologische Verfahren sind allerdings bei Trypanosomosen weder sehr spezifisch noch besonders empfindlich.

Alle bekannten Medikamente gegen Trypanosomosen versagen bei Nagana oft. Eingesetzt wird vor allem Antrycide (Quinapyramin 3 mg/kg KM s.c.) und auch Diminazen (Berenil®) 3.5–8 mg/kg KM i.m. Nicht zu vernachlässigen ist die Substitutionstherapie. Die Pferde sollten ruhiggestellt und gut gepflegt werden; eine ausreichende Flüssigkeitszufuhr scheint mindestens ebenso wichtig zu sein wie die kausale Behandlung.

#### 11.3.1.2 Surra

Die Surra ist eine Krankheit von Kamelen und Pferden. Empfänglich sind daneben auch Rinder, Elefanten, Schafe, Ziegen und vielleicht auch Hunde. Am häufigsten ist die Krankheit in Asien (Indien), sie wurde aber auch im mittleren Osten, nördlich der Sahara in Afrika, gelegentlich auch in Süd- und Zentralamerika, in Australien und in den USA nachgewiesen. Die Krankheit wird durch *Trypanosoma evansi* hervorgerufen und rein mechanisch durch Bremsen und andere Insekten übertragen. Eine Übertragung durch verunreinigte chirurgische Instrumente soll ebenfalls möglich sein.

Die Krankheit verläuft mit einer hohen Letalität, wobei der Tod meistens innerhalb einer Woche bis sechs Monaten eintritt. Die klinischen Symptome gleichen denjenigen der Nagana: intermittierendes Fieber, Anorexie, rascher Gewichtsverlust. Ödeme sind typisch, Urtikaria offenbar sehr häufig. Immer kommt es zu Anämie und zu sekundären Leberschäden.

Die **Diagnose** kann in verseuchten Gebieten aufgrund des klinischen Bildes gestellt werden. Sie sollte im peripheren Blut durch den Nachweis der Protozoen gesichert werden. Die KBR kann ergänzend zur Diagnosestellung herangezogen werden.

Naganol (Suramin 20 mg/kg KM i.v. oder i.m. einmal wöchentlich) wirkt therapeutisch offenbar recht gut und scheint besonders wirksam zu sein gegen Surra. Auch Antrycid wird eingesetzt. Wie bei Nagana ist eine symptomatische Substitutionstherapie wichtig.

### 11.3.1.3 Dourine (Beschälseuche)

Die durch *Trypanosoma equiperdum* verursachte Infektion ist wahrscheinlich immer noch weit verbreitet, heutzutage besonders in den Tropen und Subtropen, früher auch in nördlichen Regionen. Exakte, zuverlässige, neuere Informationen über die Verbreitung der Dourine sind allerdings kaum erhältlich. Die Beschälseuche kann mit geordneten veterinärpolizeilichen Maßnahmen getilgt werden.

*Trypanosoma equiperdum* ist pathogen für alle Equiden, weniger für andere Haussäuger. Der Erreger tritt im Blut meistens nur sehr spärlich auf. Die Übertragung erfolgt in der Regel durch den Deckakt. Ein infizierter Hengst scheint ungefähr ein Viertel der von ihm gedeckten Stuten anzustecken.

*Trypanosoma equiperdum* kann in der Vaginalschleimhaut und der Harnröhre jahrelang überleben. Andere Übertragungsarten sind eher selten; eine wichtige Rolle spielen aber Schwämme und dergleichen, die zur Reinigung der Genitalien in Zuchtstationen verwendet werden. Eine Infektion durch die unverletzte Haut scheint möglich zu sein und stechende Insekten sollen gelegentlich auch als Überträger wirken.

Die Beschälseuche verläuft in zwei oder drei mehr oder weniger gut getrennten Phasen.

**Erste Phase:** Nach einer Inkubationszeit von einer bis vier Wochen oder mehr (12 Wochen bis 18 Monate) äußern sich die ersten Erscheinungen als Entzündungen der äußeren Genitalien mit Ödem der Vulva und ihrer Umgebung, evtl. des Euters und der Innenflächen der Schenkel. Die Vaginalschleimhaut ist geschwollen, gerötet und ödematös, zuerst fleckig, später gelblich. Der Vaginalausfluß ist trüb, rötlich-gelb, mehr oder weniger eitrig. Knötchen und Bläschen der Vaginalschleimhaut können sich dem Stadium der Schwellung anschließen. Die Veränderungen in der Vagina bewirken ein Benehmen der Stute wie während der Rosse. Die Stuten sind kitzlig, evtl. werden sie bösartig. Sekretstraßen mit ockergelben Belägen können auftreten. Die inguinalen Lymphknoten schwellen manchmal an, das Euter kann abszedieren. Aborte kommen vor.

Der Hengst zeigt eine Schwellung von Penis und Präputium mit Paraphimose. Die Genitalien sind von Bläschen und Knötchen, seltener von Geschwüren, bedeckt. Es besteht Harndrang und eventuell erhöhter Geschlechtstrieb. Später schwellen Skrotum und Hoden an und die Inguinallymphknoten vergrößern sich. In dieser ersten Phase kann gelegentlich Fieber sowohl bei Stuten als auch bei Hengsten beobachtet werden.

Nach dem Überstehen der ersten Phase kann sich ein sog. Sekundärstadium manifestieren, hauptsächlich als hartnäckige oder flüchtige Urtikaria, die ihrerseits dann Taler- und Ringflecken hinterläßt.

**Zweite Phase:** Die zweite Phase wird charakterisiert durch Mattigkeit, Schwäche, vor allem der Nachhand, mit Überköten, Stolpern und Zusammenknicken. Die Störungen können so schwer werden, daß die Hinterbeine nur noch mitgeschleppt werden (Nachhandlähmung). In leichteren Fällen kommt es zu einem Schleudern der Hintergliedmaßen und hahnentrittähnlichem Gang. Diese Phase beginnt sehr oft mit einem Hautexanthem, wobei fünfmarkstückgroße, rundliche, fingerdicke und gut abgegrenzte Erhebungen zu beobachten sind. Diese Flecken (Talerflecken) entstehen sehr rasch und können auch rasch verschwinden. Sie sind gewöhnlich spärlich auf der Kruppe, der Schulter, der Brust und dem Bauch lokalisiert. Bei Persistenz werden sie derb und es kommt zu einer Depigmentierung besonders an den äußeren Genitalien (Ringflecken) und gelegentlich auch am Kopf. Die Endstadien der Beschälseuche äußern sich in schwersten, nervösen Störungen: Hyperästhesie und Hyperalgesie, Druckempfindlichkeit, besonders am Widerrist, erhöhte Kitzligkeit, Paralyse der Nachhand, Gehunfähigkeit. Die Hengste sind sprungunfähig. Kopfnervenlähmungen, besonders die Fazialislähmung, kommen vor. Die Tiere magern daneben relativ rasch ab. Zuletzt werden sie kachektisch, zeigen Dekubitus und hypostatische Pneumonien.

Der Verlauf pflegt sich in gemäßigten Zonen chronisch über Monate bis Jahre hinzuziehen. In den Tropen ist er im allgemeinen akuter mit einem Exitus, der nach wenigen Wochen eintritt. Die Letalität beträgt ohne Therapie in den Tropen etwa 50 %, erheblich weniger in gemäßigten Zonen.

Verdächtig ist eine Krankheit der äußeren Geschlechtsorgane mehrerer Stuten, die beim gleichen Hengst gedeckt wurden. Die Veränderungen an den Genitalien sind relativ typisch, die Taler- und Ringflecken ebenfalls. Die Diagnose sollte durch parasitologische und serologische Untersuchungen von Blut und Sekreten gesichert werden. Die KBR liefert wegen häufiger Kreuzreaktionen nur dort brauchbare Resultate, wo keine anderen Trypanosomosen vorkommen. Modernere diagnostische Methoden sind nicht allgemein gebräuchlich.

Differentialdiagnostisch kommt das vom equinen Herpesvirus-3 hervorgerufene koitale Exanthem in Frage. Die Veränderungen sind lokal oft recht intensiv, die Tiere leiden aber an keinerlei Allgemeinsymptomen. Die Differentialdiagnose spielt eher in den Tropen eine Rolle, weil die Beschälseuche in unseren Breiten seit langem ausgerottet ist.

Therapeutisch kommt die Verabreichung der schon erwähnten Trypanosomose-Medikamente in Betracht. Vor allem Antrycid scheint gut zu wirken; Zytostatika haben vielversprechende experimentelle Resultate geliefert. Die Behandlung der Dourine ist wegen ihres Übertragungsmodus indessen ein ungelöstes Problem.

Infizierte Hengste dürfen nicht mehr zur Zucht verwendet und sollten kastriert werden. Infizierte Stuten sind ebenfalls von der Zucht auszuschließen. Diese Maßnahmen genügen im allgemeinen zur seuchenpolizeilichen Bekämpfung der Krankheit.

**Literatur**

BAKOS E., CITRONI D. (1992): La immunodifusión en el diagnóstico y lo control del mal de caderas (T. equinum, Voges, 1901). Vet. Argentina **9**, 616–619.

BARROWMAN P. R. (1976): Observations on the transmission, immunology, clinical signs and chemotherapy of dourine (*Trypanosoma equiperdum* infection) in horses, with special reference to cerebro-spinal fluid. Onderstepoort J. Vet. Res. **43**, 55–66.

BRASS W. (1963): Zum »Mal de Cadeiras« der Equiden Südamerikas. Tierärztl. Umschau **18**, 353–57.

QUIÑONES MATEU M.E., FINOL H. J., SUCRE L. E., TORRES S. H. (1994): Muscular changes in Venezuelan wild horses naturally infected with *Trypanosoma evansi*. J. Comp. Path. **110**, 79–89.

## 11.3.2 Giardia-Infektionen

In den USA wird ein Befall mit *Giardia* spec. bei bis zu 35% der Fohlen beobachtet, doch konnte *Giardia* bei allen untersuchten Altersgruppen nachgewiesen werden. Die *Giardia*-Infektion wurde gelegentlich gleichzeitig mit Diarrhoe bei Fohlen festgestellt, aber die Pathogenität von *Giardia* für das Pferd ist damit nicht etabliert. Der Parasit scheint jedenfalls unter europäischen Verhältnissen vorläufig keine oder eine geringe Rolle zu spielen. Wie gegen Trichomonaden würde man gegebenenfalls mit Metronidazol zu behandeln versuchen.

**Literatur**

KIRKPATRICK C.E., SKAND D. L. (1985): Giardiasis in a horse. J. Am. Vet. Med. Ass. **187**, 163–164.

XIAO L., HERD R. P. (1994): Epidemiology of equine *Cryptosporidium* and *Giardia* infections. Eq. vet. J. **26**, 14–17.

## 11.3.3 Trichomonaden-Infektion

Die klinische Bedeutung von Trichomonaden ist beim Pferd unklar, in Europa ist sie jedenfalls sehr gering. Die nachstehenden Ausführungen werden unter dem Vorbehalt gemacht, daß die Pathogenität von Trichomonaden für das Pferd nicht einwandfrei nachgewiesen ist.

*Trichomonas equi* wird als Erreger einer intestinalen Trichomoniasis bezeichnet. Der Nachweis der Organismen aus diarrhoeischem Kot ist leicht zu führen, doch ist damit ihre ätiologische Rolle und Pathogenität natürlich nicht bewiesen. Ein Übertragungsmodus ist nicht bekannt; die intestinale Trichomoniasis scheint nur nach vorausgegangenen Streßsituationen manifest aufzutreten.

Eine akute Trichomonaden-Infektion soll sich in Fieber bis 42°C, hoher Pulsfrequenz, sehr starker Rötung der sichtbaren Schleimhäute, in Trockenheit des Mauls mit Dehydrierung des ganzen Körpers und oft mit Kolik bei fehlenden peristaltischen Geräuschen äußern. Später werde dann die Peristaltik überaktiv. Die Pferde zeigten Schwäche, nicht selten kompliziert durch akute Hufrehe und Ödeme an den Gliedmaßen.

Die chronische Erkrankung verläuft praktisch asymptomatisch oder kann auch als schwere, verschleppte Diarrhoe imponieren. Diese Pferde haben meistens kein Fieber und einen relativ guten Appetit bei persistierender, schwerer Diarrhoe. Es kommt sehr rasch zu Gewichtsabnahme und dann auch nicht selten zu Hufrehe als komplizierendem Faktor. Es ist höchst unsicher, ob die beschriebenen Symptome primär wirklich dem Trichomonadenbefall zuzuschreiben sind.

Der Nachweis von Trichomonaden ist nicht beweisend dafür, daß der Organismus in der Tat verantwortlich für eine Diarrhoe ist. Nach vorausgegangenem Streß auftretende fieberhafte Durchfälle können auch anderer Natur sein (Salmonellose; Typhlo-Colitis usw.).

Die Behandlung muß eine vorwiegend symptomatische bleiben und sich auf den Flüssigkeitsersatz konzentrieren. Beim Pferd ist keine bewährte spezifische Therapie zu empfehlen (früher verwendete man Jodochloroxychinolin per os 10–20,0 pro Pferd), doch würde gegebenenfalls Metronidazol (15 mg/kg q.i.d. i.v. oder besser 15–25 mg/kg p.o. q 12 h) zu versuchen sein. Das Medikament ist beim Pferd nicht eingehend getestet worden. Es gilt als potentiell teratogen. Wegen seiner pharmakokinetischen Eigenschaften wird es besser per os verabreicht als i.v. Über das potentiell ebenfalls wirksame Dimetridazol sind die Informationen, etwa über die Verträglichkeit beim Pferd, noch spärlicher.

**Literatur**

BAGGOT J. D., WILSON W. D., HIETALA S. (1988): Clinical pharmacokinetics of metronidazole in horses. J. vet. Pharmacol. Therap. **11**, 417–420.

DAMRON G. W. (1976): Gastrointestinal trichomonads in horses: occurrence and identification. Am. J. Vet. Res. **37**, 25–28.

HUMPHREY W. J. (1977): Protozoal colitis in horses. Med. Vet. Pract. **58**, 365–367.

LAUFENSTEIN-DUFFY H. (1969): Equine intestinal trichomoniasis. J. Am. Vet. Med. Ass. **155**, 1835–1840.

## 11.3.4 Klossiella equi-Infektionen

Klossiella-Oozysten können in den Nieren relativ vieler Pferde nachgewiesen werden (USA), aber dieser Einzeller scheint für Pferde nicht pathogen zu sein. Die vermutete Assoziation eines Befalls mit *Klossiella equi* und der equinen protozoären Myeloenzephalitis hat sich nicht bestätigen lassen.

**Literatur**

LEE C.G., ROSS A. D. (1977): Renal coccidiosis of the horse associated with *Klosiella equi*. Austr. vet. J. **53**, 287–288.

## 11.3.5 Eimeria-Coccidiose

*Eimeria leuckarti* läßt sich anläßlich systematischer Kotuntersuchungen nicht selten nachweisen, ein schlüssiger Nachweis ihrer Pathogenität ist jedoch nie geführt worden. Der Nachweis der schweren Oozysten erfolgt mit dem Sedimentationsverfahren. Nimmt man in einem konkreten Fall mit Diarrhoe die ätiologische Rolle von *E. leuckarti* als gegeben an, wird man Sulfonamide p.o. oder i.v. verabreichen (z. B. Sulfadimidin 7–15 mg/kg b.i.d.).

**Literatur**

BREM S. (1977): Kokzidienbefunde bei Pferden. Tierärztl. Umschau **32**, 228–230.
SHEAHAN B. J. (1976): Eimeria leuckarti infection in a thoroughbred foal. Vet. Rec. **99**, 213–214.
WHEELDON E. B., GREIG W. A (1977): Globidium leuckarti infection in a horse with diarrhoea. Vet. Rec. **100**, 102–104.

## 11.3.6 Cryptosporidium-Infektion

Vor allem in Nordamerika, aber auch in Europa (Frankreich) mehren sich die Berichte über den Befall von Saugfohlen mit Cryptosporidien (*Cryptosporidium* spec.), der mit Durchfällen in Zusammenhang gebracht wird. Auch bei diesem Erreger ist dessen pathogene Rolle unklar, doch scheint er bei neugeborenen Fohlen mit Hypogammaglobulinämie, manchmal aber auch bei gesunden Tieren schon eine gewisse Pathogenität auszuüben, die sich in Durchfall manifestiert. Zusammen mit einer Rotavirus-Infektion und evtl. einem Befall mit *Strongyloides westeri* ist wohl der Nachweis von Cryptosporidien-Oozysten ernstzunehmen. Eine spezifische Behandlung gibt es nicht. Sicherlich ist wie bei allen Jungtierdurchfällen die Gewährleistung einer ausreichenden Hydrierung ausschlaggebend für die Gesundung.

**Literatur**

XIAO L., HERD R. P. (1994): Review of equine *Cryptosporidium* infection. Equine vet. J. **26**, 9–13 (hier weitere Lit.).
XIAO L., HERD R. P. (1994): Epidemiology of equine *Cryptosporidium* and *Giardia* infections. Equine vet. J. **26**, 14–17 (Lit.).

## 11.3.7 Toxoplasmose

*Toxoplasma gondii* ist ein weitverbreiteter Parasit, der auch beim Pferd – serologischen Untersuchungen nach zu schließen – regional gehäuft vorkommt. Die klinische Rolle des Erregers ist beim Pferd nicht ganz klar, doch ist sie sicherlich sehr klein. Nicht ausgeschlossen ist das Vorkommen sporadischer und seltener Toxoplasma-induzierter Aborte. Fälle von ephemerem, vorübergehendem Fieber ohne Lokalisation werden etwa einer Toxoplasmose zugeschrieben, aber der serologische Nachweis einer Infektion ist keineswegs beweisend für die Pathogenität von *Toxoplasma gondii* für das Pferd.

Die während längerer Zeit einer Toxoplasmose zugeschriebenen zentralnervösen, protozoär bedingten Störungen konnten jüngst der Infektion mit *Sarcocystis neurona* zugeordnet werden.

Von hygienisch erheblicher Bedeutung ist der Befund, daß das Fleisch infizierter Pferde Toxoplasma-Oozysten enthalten kann, eine Infektionsmöglichkeit also besonders für Katzen, aber auch für hippophage Menschen.

**Literatur**

DUBEY J. P., POSTERFIELD M. L. (1986):Toxoplasma-like sporozoa in an aborted equine fetus. J. Amer. Vet. Med. Ass. **188**, 1312–1313.
DUBEY J .P., DESMONTS G. (1987): Serological responses of equids fed *Toxoplasma gondii* oocysts. Equine vet J. **19**, 337–339.

## 11.3.8 Neospora-Infektion

Der Nachweis von Tachyzoiten des Protozoons *Neospora caninum* in einem abortierten Pferdefötus weist darauf hin, daß *N. caninum* auch beim Pferd transplazentar übertragen werden kann und daß der Parasit möglicherweise in Einzelfällen als Aborturache in Frage kommt. Über die klinische Bedeutung des Erregers ist nichts weiteres bekannt.

**Literatur**

DUBEY J. P., PORTERFIELD M. L. (1990): *Neospora caninum* (Apicomplexa) in an aborted equine fetus. J. Parasitol. **76**, 732–734.

## 11.3.9 Besnoitiose

Besnoitiose des Pferdes ist eine ungenügend erforschte, tropische Krankheit. Erreger ist *Besnoitia bennetti* (früher auch Globidium genannt; kaum zu unterscheiden von Toxoplasma). Verschiedene blutsaugende Insekten sind für die Übertragung verantwortlich.

Nach den zugänglichen Beschreibungen verursacht der Erreger ein Krankheitsbild mit Parasitämie, Fieber und einer allgemeinen Depression, wobei dieses Initialstadium gefolgt wird von einer chronischen Phase mit Lokalisation entweder in der Haut und der Subkutis oder in der Nase und im Pharynx oder in der intestinalen Mukosa. Bei der intestinalen Form scheint eine hämorrhagische Enteritis vorzuliegen mit schwerem Durchfall (nicht gesichert). Die Tiere sind apathisch und verlieren rasch an Gewicht. Wenn sie die Infektion überstehen, brauchen sie eine längere Zeit zur Erholung.

Die kutane Form ist etwas besser dokumentiert (Sudan). Die Allgemeinsymptome schließen ein: schwankendes Fieber und ausgeprägte Muskelschwäche mit Rötung der Konjunktiven, manchmal Petechien und Schwellung der Augenlider. Die Haut ist verdickt und geschwollen (Pachydermie). Es kann zu unregelmäßigem Haarausfall mit Eröffnung von Parasitenzysten (= Elefantenhautkrankheit des Rindes) kommen.

Die Diagnose der intestinalen Form beruht auf dem Nachweis des Erregers. Gelegentlich finden sich auch in Europa Besnoitia-ähnliche Organismen im Pferdekot, ohne daß damit spezifische Symptome verbunden wären. Die Hautform kann durch Hautgeschabsel, die nach Giemsa zu färben sind oder besser im histologischen Präparat diagnostiziert werden.

Es ist keine spezifische Therapie bekannt. Es wird empfohlen, Sekundärinfektionen unter Kontrolle zu halten.

### Literatur

VAN HEERDEN J., ELS H. J., RAUBENHERMER E. J., WILLIAMS J. H. (1993): Besnoitiosis in a horse. J. South Afr. Vet. Ass. **64**, 92–95.

## 11.3.10 Equine Protozoäre Myeloenzephalitis (EPM; Sarcocystis neurona)

Seit den sechziger Jahren ist in den USA eine fokale Myelitis/Enzephalitis des Pferdes bekannt, die später einem toxoplasmaähnlichen Protozoon zur Last gelegt worden ist. Die Krankheit ist von beträchtlicher Bedeutung: sie ist verbreitet in Nordamerika, wo sie als bedeutendste protozoäre Infektion des Pferdes angesehen wird. Sie wurde auch in Mittel- und Südamerika diagnostiziert. Es ist eine Frage der Zeit, wann sie bei Importpferden aus Nordamerika auch in Europa beobachtet werden wird (einzelne Fälle scheinen in England schon aufgetreten zu sein).

Verursacht wird EPM von *Sarcocystis neurona*. Zuverlässig ausgeschlossen konnte in dieser Hinsicht *Toxoplasma gondii* werden, und die frühere Vermutung, *Klossiella equi* sei beteiligt, hat sich nicht bestätigen lassen. In gewissen Gebieten der USA wird mit einer Expositionsrate von 20% gerechnet! Betroffen werden Tiere aller Rassen und verschiedenen Alters (2 Monate bis 20 Jahre).

Die klinischen Zeichen der protozoären Myeloenzephalitis sind diejenigen einer lokalisierten oder einer multifokalen Myelitis, seltener einer Enzephalitis, wobei sich die Läsionen vor allem auf den Hirnstamm zu beschränken pflegen. Es ist deshalb klar, daß das klinische Bild von einer einfachen Fazialislähmung über eine spinale Ataxie bis zur komplexen Symptomatik einer multifokalen Enzephalomyelitis variieren kann.

Berichtet wird vor allem über eine Vorhandschwäche mit extremer Extension der Vordergliedmaßen und mit tiefer Kopfhaltung. Viele Pferde werden zuerst als »Wobbler« vorgestellt, andere zeigen vor allem hirnstammabhängige Symptome oder unilaterale Hypermetrie, lokales Schwitzen und Muskelatrophie (Zunge; Quadriceps; Glutaeus). Auch schwere Ataxie, Para- und Tetraplegie werden beschrieben, kurz: es können die verschiedensten Zeichen einer Affektion des Zentralnervensystems vorhanden sein.

Auch der Verlauf variiert beträchtlich. Er kann fulminant, chronisch-progressiv oder während langer Zeit stationär sein.

Eine sichere Diagnose kann nur postmortem, vor allem mittels immunhistologischer oder molekularbiologischer Verfahren gestellt werden. Vielversprechend für die Diagnose am lebenden Pferd ist die Immunoblot-Methode im *Liquor cerebrospinalis*, während die serologische Untersuchung i.d.R. nur die stattgehabte Exposition anzeigt.

In der Praxis wird man sich mit einer Verdachtsdiagnose *per exclusionem* begnügen müssen. Auszuschließen sind in erster Linie Herpesvirus-1-Enzephalomyelitiden, vor allem aber auch Kompressionsschäden des Rückenmarks, d.h. die klassische spinale Ataxie i.e.S. Je nach der individuellen Symptomatik eines Falles sind Virusenzephalomyelitiden, Tollwut, Borna-Krankheit und dergleichen ebenfalls in Betracht zu ziehen. Sogar Vergiftungen, Anfangsstadien des Botulismus oder Tetanus, *Neuritis caudae equinae* und periphere Nervenschäden müssen nach den Angaben amerikanischer Autoren ausgeschlossen werden.

Es scheint sich zu lohnen, EPM-Fälle versuchsweise zu behandeln, obgleich natürlich auch nach einer lebensrettenden Therapie Störungen zurückbleiben können, die jeden Gebrauch des Pferdes unmöglich machen. Empfohlen werden für 4–12 Wochen Pyrimethamin 0,1–0,25 mg/kg s.i.d. p.o. (initiale Dosis 0,5 mg/kg) und Trimethoprim-Sulfadiazin 15–20 mg/kg b.i.d. p.o., also eine ziemlich heroische Behandlung, deren Nebeneffekte, etwa Leukopenie, durch Vitamin-B-.Komplex-Medikation gelindert werden soll. In akuten Fällen sind wohl auch Entzündungshemmer angezeigt.

**Literatur**

BEECH J., DODD D. C. (1974): Toxoplasma-like encephalomyelitis in the horse. Vet. Path. **11**, 87–96.
BOWMAN D. D., CUMMINGS J. F., DAVIS S. W., DE LAHUNTA A., DUBEY J. P., SUTER M. M., ROWLAND P. H., CONNER D. L. (1992): Characterization of *Sarcocystis neurona*, from a thoroughbred foal with equine protozoal myeloencephalitis. Cornell Vet. **82**, 41–52.
DAVIS S. W., DAFT B. M., DUBEY J. P. (1991): *Sarcocystis neurona* cultured *in vitro* from a horse with equine protozoal myelitis. Equine vet. J. **23**, 315–317.
DUBEY J. P., DAVIS G. W., KOSTNER A., KIRYU K. (1974): Equine encephalomyelitis due to a protozoan parasite resembling *Toxoplasma gondii*. J. Amer. Vet. Med. Ass. **165**, 249–255.
DUBEY J. P., STREITEL R. H., STROMBERG P. C., TOUSSANT M. J. (1977): *Sarcocytis fayeri sp.n.* from the horse. J. Parasitol. **63**, 443–447.
DUBEY J. P., MILLER S. (1986): Equine protozoal myeloencephalitis in a pony. J. Am. Vet. Med. Ass. **188**, 1311–1312.
DUBEY J. P. (1992): Equine protozoal infections. PLOWRIGHT W., ROSSDALE P. D., WADE J. F. (eds.): Equine infectious diseases VI, pg. 145–147. R und W Publ. (Newmarket) Ltd.
GRANDSTROM D. E., DUBEY J. P., GILES R. C., GAJADHAR A. A., FENGER C. K., MACPHERSON J. M., TRAMONTIN R. R., ALVAREZ O., POONACHA K. B., REED S. M., BERNARD W. V., STAMPER S. (1994): Equine protozoal myeloencephalitis: Biology and epidemiology. In: Nakajima H., Plowright W. (eds.): Equine Infectious Diseases VII. R & W Publ. (Newmarket) Ltd. pg. 109–112.
MARSH A. E., BARR B. C., MADIGAN J. E., CONRAD P. A., (1994): Development of parasite-specific rDNA probe for *Sarcocystis neurona* associated with equine protozoal myeloencephalitis. 39th Conf. Am. Ass. Vet. Parasitol, San Francisco.
MAYHEW I. G., GREINER E. C. (1986): Protozoal diseases. Vet. Clin. North Am. (Equine Pract.) **2**, 107–114.
SIMPSON C. F., MAYHEW I. G. (1980): Evidence for sarcocystis as the etiologic agent of equine protozoal myeloencephalitis. J. Protozool. **27**, 288–292.
YVORCHUK K. (1992): Protozoal myeloencephalitis. ROBINSON, N. E. (ed.): Current therapy in equine medicine. pg. 554–556, Saunders, Philadelphia.

## 11.3.11 Babesiose (Piroplasmose, Nuttalliose)

Die equine Babesiose ist eine akut bis chronisch verlaufende, von Zecken übertragene Krankheit, die durch die Parasitierung der Wirtserythrozyten hervorgerufen wird und durch Fieber, hämolytische Anämie und Ikterus gekennzeichnet ist.

Babesiose wird vor allem in den Tropen und den Subtropen häufig angetroffen. Die Krankheit tritt aber auch in gemäßigten und kälteren Zonen auf, wenn dazu günstige Voraussetzungen vorhanden sind (busch- und waldbestandene Weiden, Sumpfweiden), d.h. wenn den übertragenden Zeckenarten gute Lebensbedingungen geboten werden.

In Westeuropa spielt die Babesiose eine eher geringe Rolle: immerhin scheinen gewisse Gebiete Frankreichs und Italiens recht erheblich verseucht zu sein. Die Krankheit machte von sich reden, nachdem die USA Pferdeimporte nur noch erlaubten, wenn der serologische Nachweis der Babesiosefreiheit erbracht werden kann. In den USA selbst ist die Babesiose nicht weit verbreitet und nur von untergeordneter Bedeutung.

Zwei verschiedene Spezies von Babesien befallen die Pferde: *Babesia equi* (Syn.: *Nuttallia equi*) und *Babesia caballi*. Gleichzeitige Mischinfektionen kommen vor.

*Babesia equi* erreicht eine Größe von ca. 2 µm. Manches spricht dafür, daß es sich eigentlich um eine Theilerienart handelt. Der Organismus ist rund bis ovoid zw. birnenförmig. Pro Erythrozyt ist oft nur eine Babesie anzutreffen. Manchmal allerdings sind vier in Form eines Malteserkreuzes angeordnete Organismen zu sehen. Die Parasitämie ist in den ersten Tagen der Krankheit meistens hochgradig. Bis zu 80% aller Erythrozyten können befallen sein. Der Nachweis erfolgt am besten im giemsagefärbten Blutausstrich.

*Babesia caballi* hat eine Länge von ca. 3 µm. Eine Parasitämie von mehr als 4–5% der Erythrozyten kann als hochgradig bezeichnet werden. Meistens liegt der Parasit paarweise in den Erythrozyten.

Die Babesiose wird ausschließlich durch verschiedene Zecken übertragen, wobei vor allem die Gattungen *Dermacentor*, *Hyalomma* und *Rhipicephalus* in Frage kommen. Es ist immer zu bedenken, daß Babesiose auch durch verschmutzte Injektionskanülen und -spritzen übertragen werden kann.

Am empfindlichsten scheinen Pferde auf den Befall mit Babesien zu reagieren. Esel erkranken dagegen weniger schwer. Für die Klinik der Krankheit maßgebend ist der Immunstatus einer Pferdepopulation. In Regionen, in denen Babesiose endemisch vorkommt, erkranken nur neu hinzukommende Pferde akut und manifest. Pferde und wilde Solipeden erwerben in Endemiegebieten eine gut belastbare Immunität, wozu anscheinend öfter wiederholte Reinfektionen notwendig sind. Die Immunität hält nur solange an, wie die Gegenwart von Babesienantigenen die humorale und zelluläre Abwehr stimuliert.

Die Invasion der Erythrozyten und die Vermehrung der Parasiten verursacht beim Befall mit *Babesia equi* eine massive Erythrozytenzerstörung. Der Hämatokrit kann auf 0,05 fallen, die Erythrozytenzahl weniger als $2 \times 10^{12}/l$ betragen. Es besteht eine Hämoglobinämie und ein Ikterus als Folge der Hämolyse, ebenso auch eine Hämoglobinurie. Das Blutbild ist oft durch eine Monozytose gekennzeichnet. *Babesia caballi* erzeugt eine weit weniger schwere Hämolyse und damit auch einen weniger deutlichen Ikterus; die Hämoglobinurie ist nicht ausgeprägt. Durch eine Erythrozytenaggregation in den Kapillaren kann es bei einer Caballi-Infektion zu Ödembildung, z. B. Lidödem, als dem auffallendsten Zeichen kommen.

Die Symptomatologie variiert also je nach den beteiligten Erregern. Im allgemeinen kommt es zur manifesten Erkrankung nach 6–21 Tagen Inkubationszeit. Die Krankheit äußert sich in hohem Fieber bis 41,5°C. Die Freßlust der meisten Patienten ist anfangs noch gut. Die Pferde sind zu Beginn trotz des Fiebers noch lebhaft und werden erst nach einigen Fiebertagen matt und unsicher im Gang. Es scheint, daß bei *Babesia caballi* in den meisten Fällen eine *Febris continua* beobachtet wird, während bei *Babesia equi* ein remittierendes Fieber die Regel sein soll. Immer kommt es zu einem Ikterus, mit Petechien in den sichtbaren, nun gelblich-blassen Schleimhäuten. Die Pferde entwickeln Ödeme an Gliedmaßen und am Rumpf. Dazu kommt oft eine Herzinsuffizienz, manchmal auch Hautsymptome (*Urtikaria*). Die Tiere können an Polyurie leiden (in schweren Fällen an Anurie), kombiniert mit Hämoglobinurie und Hämaturie, vor allem bei Befall mit *Babesia equi*.

Wenn ein Tier die initiale, akute Krankheit übersteht, kommt es nicht selten zur Chronizität und vor allem bei *Babesia equi* zu einem Trägertum. Manchmal magern derartige, scheinbar latent infizierte Pferde progredient langsam ab. Sie sind immer etwas anämisch und zeigen geringgradiges Fieber, vor allem nach Arbeit. Die Infektion mit *Babesia caballi* hat offenbar eine weit bessere Tendenz zur Spontanheilung.

Perakute Verlaufsformen mit Tod in 2–3 Tagen kommen ebenfalls vor. Zentralnervöse Störungen sind häufiger beim Befall mit *Babesia equi* zu beobachten.

Die Diagnose ist in den Anfangsstadien klinisch schwierig. Maßgebend ist der Nachweis der Erreger in den Erythrozyten, am besten etwa vom 2.–7. Krankheitstag. Der Nachweis gelingt meist ohne Schwierigkeiten bei *Babesia equi*, ist aber oft unmöglich bei *Babesia caballi*.

Auch latente Infektionen werden serologisch mit der KBR und der indirekten Immunfluoreszenz erfaßt. Beide Methoden ermöglichen eine Artdifferenzierung. Befallene Erythrozyten lassen sich im sogenannten QBC®-Malariatest einfach und mit hoher Empfindlichkeit darstellen.

Serologische Methoden vermögen die Diagnose zu sichern (KBR), auch wenn der direkte Erregernachweis nicht gelingt. Die Diagnose wird weiter mit Immunfluoreszenzmethoden verfeinert, die entweder die Antikörper oder Parasitenantigene nachweisen.

Klinisch muß vor allem an Babesiose gedacht werden in Gebieten, die für die Krankheit bekannt sind. Differentialdiagnostisch ist bei perakutem Verlauf Pferdepest in Betracht zu ziehen, auch Trypanosomiasis sowie infektiöse Anämie und Leptospirose (selten klinisch manifest). Der Nachweis von Zecken oder Zeckennymphen an erkrankten Pferden unterstützt die Verdachtsdiagnose. Irgendwelche Zustände, die sonst eine hämolytische Anämie bewirken, sind ebenfalls immer differentialdiagnostisch in Betracht zu ziehen. Doch verlaufen solche Krankheiten, etwa Vergiftungen, in der Regel fieberlos.

Die Prognose eines Befalls mit *Babesia caballi* ist ziemlich günstig zu stellen, zweifelhaft bis ungünstig ist sie vor allem in Bezug auf spätere Parasitenfreiheit bei *Babesia equi*-Befall.

Erkrankte Pferde sind aufzustallen und ruhig zu halten. Die meisten Medikamente zur Behandlung von Babesiose rufen Nebenwirkungen hervor, sie sind deshalb vorsichtig zu verwenden. Die heute zur Bekämpfung der Babesiose empfohlenen Carbamate wirken gut, doch sind ihre Nebenwirkungen bei empfindlichen Pferden, vor allem bei Bronchitikern, gefürchtet (Cholinesterasehemmer). Imidocarb (Imizol, Imixol) hat unter allen diesen Mitteln die größte therapeutische Breite. Man gibt gegen *Babesia caballi* 2.4 mg/kg KM i.m. 2 x im Abstand von 3 Tagen, gegen *Babesia equi* 4,0 mg/kg KM 5 x jeweils in Abständen von 72 Stunden.

Gewisse Stämme von *Babesia equi* sollen Imidocarb-resistent sein; besonders Erreger osteuropäischer Herkunft seien schwierig zu behandeln. Gegen derartige Infektionen wird das Theilerizid Buparvaquone empfohlen, das allerdings den Erreger in der Regel auch nicht zu eliminieren vermag (z. B. 2,5–5 mg/kg KM i.v. jeden 2. Tag 4 mal. I.m. Injektionen werden schlecht vertragen! Vorsicht: die Therapie ist nicht standardisiert).

Wenn diese oder ähnliche Medikamente nicht kurzfristig greifbar sein sollten, ist eine Therapie mit Oxytetracyclin (10 mg/kg KM als 10%ige Lösung i.v.) einzuleiten.

Als vorbeugende Maßnahmen sind Weidesanierungen und Zeckenbekämpfungsaktionen in Betracht zu ziehen.

### Literatur

Böse R., Daemen K. (1992): Demonstration of the humoral immune response of horses to *Babesia caballi* by Western blotting. Internat. J. Parasitol. **22**, 627–630.

Callow L. L., McGregor W., Rodwll B. J., Rogers R. J., Fraser G. C., Mahoney D. F., Robertson G. M. (1979): Evaluation of an indirect fluorescent antibody test to diagnose *Babesia equi* infection in horses. Austr. vet. J. **55**, 555–559.

Friedhof K. T. (1982): Die Piroplasmen der Equiden – Bedeutung für den internationalen Pferdeverkehr. Berl. Münch. Tierärztl. Wschr. **95**, 368–374.

Hermann M., Baumann D., Weiland G., v. Salis B. (1987): Erstmalige Feststellung von equiner Babesiose als Bestandsproblem in der Schweiz. Pferdeheilk. **3**, 17–24.

Holbrook A. A., Johnson A. J., Madden P. A. (1968): Equine piroplasmosis. Intraerythrocytic development of *Babesia caballi* (Nutall) and *Babesia equi* (Laveran). Am. J. Vet. Res. **29**, 297–303.

Holbrook A. A. (1969): Biology of equine piroplasmosis. J. Am. Vet. Med. Ass. **155**, 453–454.

HOLBROOK A. A. (1970): The biology of babesia: Development of the babesia in horses. Bryans J. T., Gerber H. (eds.): Equine Infectious Diseases II, 249–257. Karger, Basel.
KUTTLER K. L., ZAUGG J. L., GIPSON C. A. (1987): Imidocarb and parvaquone in the treatment of piroplasmosis *(Babesia equi)* in Equids. Am. J. Vet. Res. **48**, 1613–1616.
ROY J. J. (1993): Attitude devant une suspicion de piroplasmose. Prat. Vét. Equine **25**, 157–164.
SOUYLE C., CHEVRIER L., DORCHIER P. (1976): Intérêt des méthodes diagnostiques dans la lutte contre les Babésioses équines. Bull. Off. Int. Epizoot. **86**, 9–17.
SOUYLE C., PERRET C., DORCHIES PH. (1992): Equine Babesiosis in France: serological detection of inapparent infections. Plowright W., Rossdale P. D., Wade J. F. (eds.): Equine Infectious Diseases VI. R und W Publ. (Newmarket) Ltd., pg. 334.
ZAUGG J .L. (1993): Buparvaquone in the treatment of equine piroplasmosis *(Babesia equi)* of European origin. Equine Pract. **15**, 19–22.

**Literatur zu Protozooen-Infektionen i. w. S.**

BOCH J., SUPPERER R. (1992): Veterinärmedizinische Parasitologie, 4. Aufl., Parey, Berlin.
HIEPE TH. (1983): Lehrbuch der Parasitologie. Bd. 2: Veterinärmedizinische Protozoologie. Fischer, Stuttgart.
TAYLOR M. A. (1994): Parasitic protozoa of horses: a subject of burgeoning concern. Equine vet. J., **26**, 4–5.

## 11.3.12 Mikrosporidien-Infektion

In Deutschland ist ein Fall einer generalisierten Infektion mit *Enzephalitozoon cuniculi* beschrieben worden. Auffallend war bei diesem Pferd initial eine offensichtlich hämolytische Anämie mit Hämoglobinurie (?). Das Pferd zeigte indessen nur geringe Allgemeinstörungen, seine Laborwerte deuteten aber auf multiple, relativ milde Parenchymschäden hin. Der Erreger wurde vor allem in Erythrozyten nachgewiesen. Näher charakterisiert wurde er mit Hilfe der indirekten Immunfluoreszenz. Eine Behandlung mit Oxytetracyclin vermochte den Parasiten nicht zu eliminieren, schien aber den Zustand des Patienten zu verbessern.

**Literatur**

KÜCKEN U., KREUSEL S., MÜLLER D., LUDWIG H.-J., GEELHAAR D., WAGNER CH., MOKROS M. (1993): Beitrag zur Mikrosposidieninfektion des Pferdes – ein Fallbericht. Tierärztl. Umschau, **48**, 203–210.

# 12 Stoffwechselkrankheiten

J. Kroneman und H.-J. Wintzer

## 12.1 Störungen des Fettstoffwechsels J. Kroneman

### 12.1.1 Hyperlipämie (Hyperlipoproteinämie)

Die Hyperlipämie stellt oft ein lebensbedrohendes Symptom bei Ponys und Eseln dar, wohingegen sie beim Pferd als Krankheit selten auftritt. Der hyperlipämische Status wird dann erreicht, wenn das Pony sich mehrere Tage in einer negativen Energiebilanz befindet und die dann einsetzende Mobilisierung seines Depotfettes nicht durch eine zureichende Leberfunktion verstoffwechselt wird. Beim hyperlipämischen Pony hat der Gesamtfettgehalt im Blutplasma den physiologischen Maximalwert von 7 g/l überschritten, wodurch das Plasma einen trüben, milchigen Aspekt erhält (Tafel 24, Abb. d, Tafelteil).

Das klinische Bild des gewöhnlich sich in einem sehr guten Ernährungszustand befindlichen Patienten äußert sich adspektorisch in einer ausgesprochenen Apathie, Bewegungsunlust und Nahrungsverweigerung, einschließlich einer unzureichenden Trinkwasseraufnahme. Ein ventrales Ödem bildet sich bei allen trächtigen Stuten. Eine erhöhte Körpertemperatur besteht nur dann, wenn zugleich eine fieberhafte Erkrankung vorliegt. Dagegen ist die Pulsfrequenz immer erhöht, auch die Atemfrequenz liegt in den meisten Fällen weit über der Norm. Puls- und Herzbeschleunigung sind die Folge einer fettigen Degeneration des Herzmuskels, die Atembeschleunigung ein Versuch, die aufgetretene metabolische Azidose zu kompensieren. Die sichtbaren Schleimhäute sind geringfügig ikterisch, manchmal trocken und rot, damit eine Hämokonzentration andeutend. In fortgeschrittenen Krankheitsfällen besteht Untertemperatur, und es ergeben sich durch den Myokardschaden ventrikuläre Extrasystolen. Aus der Maulhöhle entweicht oft ein Ammoniakgeruch, die Zunge weist einen übelriechenden, grauweißen Belag auf. In der Regel ist die Darmperistaltik verzögert oder gar nicht auszukultieren. Bei der rektalen Untersuchung werden nur einige trockene, mit Schleim überzogene Kotballen in der Ampulle des Enddarms angetroffen. Der Darminhalt kann allerdings auch wäßrig sein, wenn eine Primärerkrankung des Verdauungstraktes besteht. Oftmals sind dann sehr viele tote Larven (5. Stadium) von Nematoden der Gattung *Cyathostoma* zu finden.

Das Krankheitsbild tritt am hervorstechendsten bei trächtigen Stuten auf, obgleich auch güste Stuten, Wallache und Hengste das Syndrom zeigen können. Bei letztgenannter Gruppe ist es eine Begleiterscheinung von Krankheiten mit langanhaltender Anorexie. Eine Hyperlipämie kann auch auf einem aktiven Hypophysenadenom beruhen (s. 12.3.2). Ein Begleitsymptom bei tragenden Stuten ist ein Abort bzw. eine Frühgeburt, weshalb hierbei an eine Hyperlipämie zu denken und entsprechend diagnostisch zu verfahren ist. Die Lebenschancen ausgereifter, bei Geburt noch lebender Früchte sind gering. Viele solcher Fohlen sind ebenfalls schon hyperlipämisch, und die Stute besitzt meistens eine unzureichende Milchproduktion. Nur bei einem Geburtseintritt innerhalb einer Woche vor dem errechneten Geburtstermin und wenn das Fohlen innerhalb einer Stunde nach der Geburt stehen kann sowie keine Untertemperatur (< 37 °C) aufweist, besteht bei optimaler Versorgung eine Chance aufs Überleben. Allerdings müssen dann die aufzuchtbegleitenden Maßnahmen intensiv angewendet werden. Hierzu gehören eine Klimabeherrschung des Stalls, zusätzliche Ernährung, optimale Sauerstoffversorgung und eine pH-Überwachung des Blutes.

Sämtliche angeführten äußeren Krankheitszeichen können selbstverständlich auch auf anderen Krankheiten beruhen. Es ist deshalb der hyperlipämische Status durch die Bestimmung des Gesamtlipidgehalts im Plasma (Normwert 3–7 g/l) oder des Triglyzeridgehalts (Normwert < 0,1 mmol/l) nachzuweisen. Für die Praxis reicht als diagnostischer Hilfsbefund der Nachweis einer milchigen Trübung des Blutplasmas aus. Die Intensität der Trübung ist ein qualitatives Maß für eine Steigerung der Lipoproteine niedriger Dichte (*very low density lipoproteins* = VLDL). Aus weitergehenden labordiagnostischen Untersuchungen hat sich obendrein ergeben, daß die Aktivität der alkalischen Phosphatase (A.P.) stark erhöht ist (Referenzwert 140–380 U/l), ebenso die Gammaglutamintransaminase (γ-GT oder GGT) bei einem Referenzwert von < 20 U/l. Auch der Gesamtbilirubingehalt im Blutplasma ist erhöht, während der Glukosegehalt erniedrigt ist (Referenzwert 3,9–5,6 mmol/l). Ist dieser Wert erhöht, muß mit einem ungünstigen Ausgang der Krankheit gerechnet werden. Es kann sich dann nämlich um eine hormonal bedingte Krankheitsursache handeln (Hypophysenadenom, Nebennierentumor), durch die sowohl eine Hyperglykämie als auch eine Hyperlipämie bei allerdings fehlender Anorexie ausgelöst sein kann. In sehr ausgeprägten Fällen entwickelt sich eine Hämokonzentration, die meistens an eine hochgradige metabolische Azidose gekoppelt ist. Sie beruht auf einem unzureichenden Abbau der Glukoseträger. Die Azidose wird nur teilweise durch Hyperventilation der Lungen kompensiert. Sie ist als Folge eines sehr starken Anstiegs der Milchsäure anzusehen, und die Leber ist nicht mehr in der Lage, die Milchsäure in ausreichendem Umfang zu metabolisieren. Ein pH-Wert des Blutes unter 7,1 ist als ungünstig anzusehen. Der physiologische Wert für den pH des venösen Blutes liegt zwischen 7,35 und 7,45. Der Harn weist eine schwach saure Reaktion auf. Ganz selten wird eine positive Reaktion auf Azetonkörper beobachtet. Sobald sich eine sekundäre Nierendegeneration entwickelt hat, kommt es zur Anurie. Im Sediment einer Harnprobe finden sich dann Nierenepithelien und aus den Nierenzellen stammende Fetttröpfchen. Im Blut herrscht oft eine prärenale Urämie.

Das Sektionsbild einer Hyperlipämie wird durch das Primärleiden bestimmt. Die schon im Laborbefund ausgewiesene Beteiligung der Leber an der Krankheit zeigt sich in einer hochgradigen fettigen Leberdegeneration, an der gleichzeitig auch andere parenchymatöse Organe teilhaben (Tafel 24, Abb. e, Tafelteil).

Eine Hyperlipämie fördernde Faktoren sind:
1. Trächtigkeit
   Wahrscheinlich sind die Umstände, unter denen die Gravidität abläuft, bestimmender für das Entstehen der Krankheit als die Trächtigkeit selbst. Fette, hochtragende Ponys sind sehr gefährdet.
2. Haltungsbedingungen
   Plötzliche Veränderungen der Haltungsbedingungen trächtiger Stuten scheinen für die Tiere eine ausgesprochene Streßsituation zu erzeugen. Hierzu zählen das Aufstallen zur Überwachung des Geburtsablaufs und die Veränderungen in den Lebensbedingungen einer frisch laktierenden Mutterstute. Durch einen Wechsel der Futtermittel kann es zur Futterverweigerung kommen, die letztlich eine Hypokalzämie mit Tetanie auslöst, an die sich eine Hyperlipämie anschließt.
3. Parasitenbefall
   Ein hochgradiger Endoparasitenbefall, insbesondere mit kleinen Strongyliden (Cyathostomiasis) wirkt fördernd auf das Entstehen dieser Stoffwechselentgleisung. Im Frühjahr reifen die bisher im Zökum und Kolon unter der Mukosa ruhenden Larven zu erwachsenen Exemplaren heran. Auf ihrer Wanderung in das Darmlumen verursachen die Parasiten Schäden in der Darmwand entweder mechanischer Art oder durch Auslösen immunologischer Reaktionen. Es entsteht ein heftiger Durchfall, der mit erheblichen Eiweiß- und Mineralstoffverlusten einhergeht. Im meist dünnflüssigen Kot finden sich viele Larven der kleinen Strongyliden, jedoch keine Wurmeier. Die Darmentzündung bewirkt eine Anorexie, durch die eine Hyperlipämie in Gang gesetzt wird.
4. Salmonellose
   Unter Ponys befinden sich nicht selten latente Salmonellenträger, die durch schon erwähnte Stressoren in eine akute, mit klinischen Erscheinungen einhergehende, Salmonellose gelangen können. Die dabei einsetzende Diarrhoe wirkt wie beim massiven Endoparasitenbefall hyperlipämiefördernd.
5. Sandablagerungen im Darm
   Mit den Wurzeln des Weidegrases in den Wintermonaten aufgenommener Sand kann dann im Colon massenweise sedimentieren und möglicherweise zusammen mit der fortschreitenden Trächtigkeit zu einer Funktionsstörung des Darmes führen, aus der Appetitmangel entsteht, der wiederum zur Entwicklung der Hyperlipämie beiträgt.
6. Andere Ursachen
   Alle Krankheiten und Streßsituationen, die eine mehrtägige Anorexie nach sich ziehen, gefährden das Tier auch durch eine aufkommende Hyperlipämie (z. B. Kaumuskelentartung, Tetanie, Hufrehe). Deshalb sollte darauf geachtet werden, daß Ponys im Stadium der Hochträchtigkeit keinem Futterentzug ausgesetzt werden, selbst wenn diese Maßnahme aus therapeutischen Gründen, wie bei der Hufrehe, angezeigt erscheint.

Die Therapie muß sich ausrichten auf die Behandlung der Primärerkrankung, die Bekämpfung der metabolischen Azidose sowie des gestörten Flüssigkeits- und Elektrolythaushalts und auf die unmittelbare Beeinflussung der Hyperlipoproteinämie. Letzteres geschieht durch Abbremsen der übermäßigen Fettmobilisierung und durch appetitfördernde Maßnahmen oder durch eine Zwangsernährung. Die Resynthese im Blut zirkulierender Fettsäuren in die Fettzellen wird durch Insulingaben in Verbindung mit der Verabreichung von Glukose gefördert. Eine »Klärung« des Blutes geschieht mit Hilfe einer Heparindauertropfinfusion, wodurch die Lipoproteinlipase aus dem Gewebe kontinuierlich freigesetzt wird.

Dieser Behandlungsgrundsatz wird in dem nachstehenden Behandlungsvorschlag umgesetzt. Die Dosierungsberechnung gilt für ein Pony mit einem Körpergewicht von 200 kg und einem Plasmalipidgehalt von über 20 g/l.
Behandlung am ersten Tag:
1. Legen eines Dauerkatheters in die V. jugularis.
2. Schnelle intravenöse Verabreichung von 80 I.E. eines kurzwirkenden, für intravenöse Injektion geeigneten Insulinpräparats sowie von 20 000 I.E. Heparin.
3. Mindestens 4stündige Dauertropfinfusion von 4 l Ringer-Lösung mit 5% Glukose sowie 4 l Elektrolytlösung (0,9% NaCl), der zusätzlich weitere 50 000 bis 60 000 I.E. Heparin beigegeben sind. Unter die Kochsalzlösung werden noch 250 g Glukose gemischt. Der Heparinzusatz muß über beide sterile Infusionslösungen verteilt werden.

4. Korrektur des Blut-pH durch die intravenöse Gabe einer errechneten Menge an 4,2%iger NaHCO$_3$-Lösung.
5. Intramuskuläre Injektion von 80 I.E. Depotinsulin.
6. Zweimalige Zwangsfütterung mit einer Mischung aus Leinsamenschleim, Grasmehl und Maismehl (2 l).

An den darauffolgenden Tagen wird die Zwangsfütterung fortgesetzt, ebenso die Natriumbikarbonatinfusion. Auch ist die weitere Verabreichung von täglich 80 I.E. Depotinsulin erforderlich. Wenn am zweiten Behandlungstag der Plasmalipidgehalt nicht gefallen ist, muß eine weitere Dauertropfinfusion von 1 l Ringer-Lösung unter Zusatz von 50 g Glukose und 25 000 I.E. Heparin stattfinden.

Sobald der Lipidgehalt unter 7 g/l gesunken ist, wird die Verabreichung von Insulin, Heparin und Glukose beendet. Auf die Zwangsernährung wird dann verzichtet, wenn der Patient wieder Appetit zeigt und spontan Futter aufnimmt. Alsbaldiger Weidegang ist empfehlenswert.

Bei Ponys mit einem Lipidgehalt unter 20 g/l ist diese umfassende Therapie zu reduzieren. In diesem Fall erfolgt eine pH-Korrektur, die Gabe von 2 l einer 5%igen Glukose-Ringer-Lösung, dazu 80 I.E. eines kurzwirkenden Insulinpräparates und von 25 000 I.E. Heparin intravenös. Die täglich zweimalige Zwangsfütterung ist obligatorisch.

Die Heilungsaussichten sind trotz intensiver und wirtschaftlich nicht immer vertretbarer Behandlung relativ gering. Sie betragen etwa 60 %. Der Behandlungserfolg steht im Zusammenhang mit der Höhe des Plasmalipidgehalts zu Beginn der Therapie und mit der Art und dem Ernst der Grundkrankheit. Sobald ein Abort stattgefunden hat, bessert sich auch die Prognose. Dennoch sollte man auf eine künstliche Geburtseinleitung verzichten, da es hierbei immer zu einem langwährenden Abfall des Blut-pH kommt (7,2). Ein venöser Blut-pH unter 7,1 verzeichnet eine schlechte Behandlungsprognose.

Während der Behandlung kann es zu einer Leberruptur kommen. Diese ist auch bei nicht mit Heparin behandelten Tieren möglich. Die Gefahr einer Leberruptur verlangt einen sorgsamen Umgang (Vermeiden von Stürzen) mit dem Patienten.

Die Verhütung der Hyperlipämie verlangt eine ausreichende Versorgung mit Zusatzfutter in den letzten Monaten der Trächtigkeit bei ganzjährigem Weideaufenthalt der Muttertiere, wie er unter den Klimabedingungen der Niederlande möglich ist. Durch intelligente Maßnahmen muß gewährleistet werden, daß Mutterstuten nicht in einen adipösen Ernährungszustand geraten. An eine regelmäßige Entwurmung ist ebenfalls zu erinnern.

## 12.1.2 Steatitis (Yellow fat disease)

Die Gelbfettkrankheit bezieht ihren Namen aus der gelben bis bräunlichen Verfärbung des Fettgewebes. Die Fettzellen sind einer Degeneration anheimgefallen und anstelle der untergegangenen Fettzellen haben sich Bindegewebe und Kalkniederschläge gebildet. Die Braunfärbung des ehemaligen Bindegewebes ist die Folge einer Anhäufung von Lipofuszin, einem Gemisch lipo- und argentophiler Pigmente.

Die Krankheit befällt nur ausnahmsweise erwachsene Pferde, vielmehr werden junge, in einem Wachstumsschub befindliche Fohlen davon betroffen. Es gibt Hinweise darauf, daß die Krankheit bereits in der fetalen Lebensphase einsetzen kann. Die Veränderungen im Fettgewebe fallen oft mit einer mehr oder weniger ausgeprägten Degeneration und Faserverlust in der Arbeitsmuskulatur zusammen.

Unter westeuropäischen Haltungsbedingungen wird die Krankheit am ehesten im Herbst bis Spätherbst gesehen. Dann befinden sich die Jungtiere, besonders die Ponys, noch auf der Weide, so daß eine Beziehung zu diesen äußeren Lebensbedingungen vermutet wird.

Es soll sich ätiologisch um eine Membrandestabilisierung der Fett- und Muskelzellen gegenüber Fettsäureperoxiden handeln. Gewöhnlich werden diese Peroxide durch Peroxidasen gespalten und die Spaltprodukte weiter abgebaut. Die Glutathionperoxidase benötigt als Coenzym das Spurenelement Selen. Auch das Vitamin E spielt als Stabilisator an biologischen Membranen gegenüber ungesättigten Fettsäuren eine wichtige Rolle. Die beiden Systeme zur Verringerung der Peroxidbildung, nämlich die Aktivierung von Peroxidasen und die Hemmung der Oxidation ungesättigter Fettsäuren durch Vitamin E, arbeiten unabhängig voneinander. Sie sind aber in ihrer Schutzwirkung additiv. Eine Membrandestabilisierung läßt die Zelle ihre Kohäsion verlieren und sie dann als ein Fremdkörper auf ihre Umgebung wirken. Die Fettzellen werden dann durch das RES beseitigt, wodurch letzten Endes die Steatitis mit Fettgranulombildung und Lipofuszinniederschlägen entsteht.

Die Krankheit kann sich unter folgenden Voraussetzungen entwickeln:
1. Im Futter herrscht ein Überangebot von mehrfach ungesättigten Fettsäuren.
2. Es besteht ein Mangel an Vitamin E und Selen.
3. Durch Fütterungseinflüsse wird die Bildung der Glutathionperoxidase unterdrückt.
4. Eine übermäßige Zufuhr von Eisen über das Futter hemmt die Vitamin-E-Resorption im Darm und steigert die Peroxidbildung.

Welche der genannten Möglichkeiten für die Entstehung der Steatitis und der nutritiven Muskelentartung bei jungen Fohlen, bei Jährlingen und den erwachsenen Pferden in Frage kommt, ist noch nicht gesichert. Weiterhin bleibt noch zu prüfen, ob die Aktivität der Glutathionperoxidase in den Erythrozyten einen diagnostischen und prognostischen Wert für die Krankheit besitzt. Zur korrekten Bestimmung der Glutathionperoxidase muß die Blutprobe unmittelbar nach der Entnahme gekühlt oder eingefroren werden.

Die Krankheitserscheinungen werden gewöhnlich erst dann bemerkt, wenn bereits große Teile des gesamten Fettgewebes von der Veränderung betroffen sind. Die Krankheit ist dann schon so weit fortgeschritten, daß sie sich im chronischen Stadium befindet, in der die Aufräumungsarbeiten des RES und ihre Folgereaktion im Fettgewebe im Vordergrund stehen. Die letztendliche Ursache der Membrandestabilisierung ist dann nicht mehr zu ermitteln.

In diesem Stadium zeigen die zuvor lebhaften Fohlen nur noch sehr träge und lustlose Körperbewegungen, insbesondere scheinen Bewegungen des Kopfes und des Halses dem Tier derartige Schmerzen zu bereiten, daß eine Futteraufnahme vom Boden unterbleibt. Hierdurch wird der Eindruck eines absoluten Appetitmangels geweckt. Eine Erhöhung der Puls- und Atemfrequenz kann ebenfalls diesem schmerzhaften Krankheitsstadium zugeschrieben werden. Beim Betasten des Nackens fühlt man im Gebiet der *Lig. nuchae* einzelne Knoten und ödematöses Gewebe. Das Betasten löst starke Schmerzen aus. Auch in der Leisten- und Achselgegend sowie im Gebiet des Euters oder des Präputiums sind in der Subkutis unregelmäßige, weniger schmerzhafte Knoten zu spüren. Es handelt sich um miteinander verschmolzene Fettgranulome und kleine Lymphknoten. In ihrer Umgebung breitet sich ein subkutanes Ödem aus, das sich über den gesamten Unterbauch erstrecken kann.

Bei über drei Monate alten Fohlen ist vorwiegend das Fettgewebe betroffen, während bei noch jüngeren Tieren der Krankheitsvorgang sich eher an der Muskulatur abspielt. Hierbei scheint es sich um einen akuten Prozeß zu handeln, der sich in Schwierigkeiten beim Aufstehen und Gehen äußert. Bei erwachsenen Ponys kann sich die Muskelentartung auf die Kaumuskulatur konzentrieren.

Jährlinge und selten auch erwachsene Pferde zeigen im Herbst und im Frühjahr eine akute Muskeldystrophie, die wahrscheinlich eine ähnliche Ätiologie besitzt. Die Diagnose beruht auf dem klinischen Bild des Festliegens, dem Nachweis von Myoglobin im Harn und einer Erhöhung der Aktivität der Laktatdehydrogenase (LDH) sowie der Kreatinphosphokinase (CK). In akuten Fällen kann auch die stark verminderte Glutathionperoxidaseaktivität in den Erythrozyten die Diagnose stützen.

Die Diagnose der Steatitis beruht in erster Linie auf dem Nachweis der schmerzhaften, knotigen Gewebeveränderungen im Gebiet des Nackenbands, der Leiste und der Achsel. Krankheitsspezifische Laboruntersuchungen, um das Ausmaß der Fettgewebeveränderungen festzustellen, sind nicht zu erheben. Die Beteiligung der Muskulatur zeigt sich in einer Erhöhung der LDH- und der CK-Werte. Die hämatologische Untersuchung kann eine normochrome Anämie ausweisen.

Die Prognose ist für die weit fortgeschrittenen und mit einer Anämie einhergehenden Fälle sehr zweifelhaft.

Die Therapie einer Steatitis wird darauf abgestellt, dem Organismus gute Fettbausteine anzubieten. Dieser Grundsatz läßt sich durch eine Futterumstellung auf energiereiche, leicht verdauliche und zugleich appetitfördernde Kohlenhydrate erreichen (z. B. Mais als Korn oder als Silage). Die Futterration kann gegebenenfalls mit anderen gekochten Getreidearten (Hafer und Gerste) ergänzt werden. Das Futterangebot kann auch nur aus Heu und aus Kraftfutter für Hochleistungspferde bestehen. Eine ausreichende Versorgung mit Vitamin E und mit Selen muß gewährleistet sein, weshalb eine Substitutionstherapie zu empfehlen ist. Die Vitamin-E-Versorgung ist durch das Körnerfutter und junges Grünfutter gedeckt. Die meisten pelletierten Futtermittel büßen bei ihrer Zubereitung viel Vitamin E ein, weswegen eine Ergänzung notwendig werden kann. Im Futter müssen 80 I.E. Vitamin E pro kg Trockenmasse enthalten sein.

In der Anfangsphase der Behandlung dürfte die zusätzliche Anwendung von Analgetika zur Schmerzbekämpfung empfehlenswert sein. Dadurch wird das Allgemeinbefinden des Patienten verbessert und die spontane Futteraufnahme begünstigt. Kortikosteroide sind wegen ihrer lipolytischen Wirkung kontraindiziert, für eine Antibiotikatherapie besteht keine Veranlassung.

Für die Therapie der vorwiegenden Muskelentartung sind ebenfalls zur Schmerzbekämpfung Analgetika geboten, unterstützt durch Maßnahmen, die einen Dekubitus vermeiden helfen.

### Literatur

DODD D. C., BLAKELEY A. A., THOMBURY R. S., DEWES H. F. (1960): Muscle degeneration and yellow fat disease in foals. N. Z. Vet. J. **8**, 45–48.

KRONEMAN J., WENSVOORT P. (1968): Steatitis en Spierdystrophie bij Shetland pony-veulens. Tijdschr. Diergeensk. **93**, 23–25.

SANDERSLEBEN J. V., SCHLOTKE B. (1977): Die Muskeldystrophie (Weißmuskelkrankheit) bei Fohlen, eine offensichtlich im Zunehmen begriffene Krankheit. Dtsch. tierärztl. Wschr. **84**, 105–107.

WATSON T. (1994): Hyperlipaemia in ponies. In Practice 267–272.

WEEGEN P. J. M. VAN (1979): Hyperlipoproteinaemie by ponies. Vet. Med. Diss., Utrecht.

## 12.2 Störungen des Mineralstoffwechsels

H.-J. Wintzer

### 12.2.1 Mängel und Überschüsse in der Versorgung mit Na-, K- und Chloridionen

Störungen im Elektrolythaushalt mit den genannten Ionen sind bei einem übermäßig hohen Bedarf an NaCl infolge hoher Schweißverluste oder bei Weidegängern zu beobachten, wenn das Weidegras stark mit Kalium- und Stickstoffverbindungen gedüngt wurde. Dadurch wird eine Na-Aufnahme durch die Graspflanzen verringert.

Die Na- und die Chloridionen befinden sich im Tierkörper überwiegend extrazellulär, während die K-Ionen intrazellulär vorkommen. Für die Verteilung dieser Elektrolyte bedarf es der Na-, K- und ATPase, während die Regulation des Gehalts dieser Stoffe im Blutplasma durch die Mineralokortikosteroide erfolgt. Ein bestimmtes Ionenverhältnis von Na:K ist für die Aufrechterhaltung der Nervenzellfunktionen sowie der Herz- und Skelettmuskulatur notwendig (Kolb, 1989).

Die an einem Kochsalzmangel leidenden Pferde fallen besonders durch Belecken der Stallwände auf. Außerdem kann das Haarkleid alllmählich einen stumpfen Glanz annehmen und der Appetit sich verringern. Dazu kommt beim K-Mangel Muskelschwäche, Apathie und verzögertes Reflexverhalten. Auch Herzarrhythmien mit Extrasystolen können hinzutreten. Beide Elektrolytmangelzustände sind durch ihre Bestimmung im Blutplasma nachzuweisen (Referenzwerte: Na 125–150 mmol/l; Cl 95–105 mmol/l; K 2,8–4,5 mmol/l).

Störungen des Elektrolythaushalts durch überschüssige Aufnahme von Kochsalz sind eigentlich nur möglich, wenn das Pferd ungehinderten Zugang zu Kochsalz erhalten hat, ohne über die Möglichkeit einer Steigerung der Wasseraufnahme zu verfügen. Koliksymptome, Polyurie, Krämpfe und Lähmungen als Zeichen einer Beteiligung des ZNS können die Folge sein.

Ein Kochsalzmangel reguliert sich am einfachsten durch das Zurverfügungstellen eines entsprechend zusammengestellten Lecksteins, an dem das Pferd seine täglichen Bedürfnisse an Na-Ionen befriedigen kann. Bei einer Kochsalzintoxikation muß das Angebot sofort abgestellt und für einen unbeschränkten Trinkwasserzugang gesorgt werden. Eine hypokaliämische Stoffwechsellage wird durch die Substitution mit K-haltigen Infusionslösungen ausgeglichen.

### 12.2.2 Hypokalzämische und hypomagnesiämische Tetanie

Das bei Pferden an sich seltene Krankheitsbild betrifft überwiegend hochtragende oder frisch laktierende Stuten in der Fohlenrosse, weshalb die Vermutung naheliegt, daß der in dieser Zeit erhöhte Östrogengehalt im Blut Einfluß auf den Kalziumstoffwechsel nimmt. Neben einer deutlichen Abnahme des Blutkalziumgehalts (unter 1,5 mmol/l) ist bei dieser Stoffwechselstörung auch der Magnesiumgehalt in der Regel erniedrigt (unter 0,5 mmol/l). Es besteht eine positive Korrelation zwischen dem Abfall des Kaliziumgehalts und dem Ausmaß der Krankheitssymptome.

Diese werden ziemlich übereinstimmend wie folgt angegeben: mehr oder weniger starker Schweißausbruch, Muskelzuckungen am ganzen Körper, in der Bewegung steifer Gang, zuweilen Standunvermögen, epileptiforme Erscheinungen, Trismus, erhöhter Puls und beschleunigte Atmung bei meist nur geringer Temperaturerhöhung, Sistieren der Darmgeräusche. Diese Krankheitszeichen wecken differentialdiagnostisch den Gedanken an eine Kolik, an Tetanus oder auch an eine Meningo-Enzephalitis. Ausschlaggebend für die Diagnose ist letztlich das Ergebnis der Blutuntersuchung auf seinen Kalzium- und Magnesiumgehalt.

Zur Überwindung der akuten Erscheinungen sind sofortige Infusionen von 60,0 g Calciumboroglukonat und 22,5 g Magnesiumchlorid empfohlen worden, die gegebenenfalls nach 24 Stunden zu wiederholen sind (Meijer, 1982). Des weiteren ist dafür zu sorgen, daß der Tagesbedarf an diesen Elektrolyten gedeckt wird. Er liegt für Kalzium bei Stuten in der Spätträchtigkeit bzw. in der Hochlaktation zwischen 34 und 50 g pro Tag. Die Tagesration sollte an Magnesium 4–6,5 g enthalten (Gerber, 1994).

### 12.2.3 Hyperkaliämische periodische Paralyse

Mit zunehmender Verbreitung des American Quarter Horse in Europa ist auch ein bisher hier nicht bekannt gewordenes Krankheitsbild importiert worden, das einer genetisch fixierten, autosomal-dominant vererbbaren Muskelerkrankung zuzuschreiben ist. Der Krankheit liegt ein Durchlässigkeitsdefekt der Natriumkanäle in den Membranen der Skelettmuskulatur zugrunde, wodurch vorübergehend eine erhöhte Natriumkonzentration in den Muskelzellen entsteht, die wegen der dadurch bedingten stationären Depolarisation eine vermehrte Kaliumausschüttung aus den Muskelzellen gestattet.

Die Erkrankung tritt geschlechtsunabhängig und vorwiegend im Alter bis zu 5 Jahren auf. Sie zeigt sich anfallsweise in vorübergehenden Schwächeperioden bis zum Zusammenbrechen, in Muskelzittern mit Schweißausbruch und in einer Steigerung der Atemfrequenz mit laryngealem Stenosegeräusch. Gelegentlich kann durch Herzversagen der Tod eintreten. Das klinische Bild verläuft nicht einheitlich, eher spielen sich die Anfälle in unterschiedlichen Ausprägungen ab, ohne daß eine Schmerzsymptomatik zu erfassen wäre. Nach einem überstandenen, meistens nicht länger als eine Stunde anhaltenden Anfall klingen sämtliche Ausfallserscheinungen der Muskulatur wieder ab.

Neben den adspektorischen Befunden ist die Labordiagnostik zur Krankheitserkennung von Bedeutung. Während eines spontanen Anfalls tritt eine deutliche Steigerung des Kaliumgehalts im Blutserum auf. Als Referenzwert für Kalium werden 2,8–4,5 mmol/l herangezogen. Auch ein Anstieg des Hämatokrits ist zu verzeichnen. Andere Parameter, z. B. Muskelenzyme, Kreatinin oder Harnstoff, ergeben keine diagnostische Hilfe. Wesentlicher wäre noch die Bestimmung der Genmutation über eine DNA-Sequenzierung, um im Bedarfsfall nur mit homozygot freien Tieren weiterzuzüchten.

Die klinischen Erscheinungen können allenfalls zu einer Verwechslung mit einer Kolik und den Anfangsstadien eines Lumbago (Rhabdomyolose) führen.

Als Behandlung wird die intravenöse Gabe von 150 ml 23%igen Calciumglukonats in 1–2 l einer 5%igen Glukoselösung empfohlen. Falls die zu erwartende Reaktion hierauf nicht eintritt, sollen 1 l einer 5%igen Natriumbikarbonatlösung gegeben und darüber hinaus erneut eine 5%ige Glukoselösung bis zu einer Menge von 3 l infundiert werden. Der Einsatz von nichtsteroidalen Antiphlogistika ist kontraindiziert (Duyn und van Haeringen, 1995). Als Prophylaxe wird eine kaliumarme Fütterung empfohlen, was einem Verzicht auf frisches Heu oder auf Gras gleichkommt. Läßt sich mit diätetischen Maßnahmen ein Rezidiv nicht vermeiden, wird als Langzeittherapie die Gabe von 2mal täglich 2 mg/kg KM per os von Acetazolamid angegeben.

## 12.2.4 Stoffwechselbedingte Skeletterkrankungen

### 12.2.4.1 Osteodystrophia fibrosa generalisata

Durch eine Überfunktion der Epithelkörperchen *(Hyperparathyreoidismus)* findet ein vermehrter Abbau des Knochengewebes durch Osteoklasten mit Freisetzung des fixen Kalziums aus dem Skelett statt. Das abgebaute Knochengewebe wird durch Fasergewebe ersetzt. Man unterscheidet aufgrund der auslösenden Faktoren drei Formen eines Hyperparathyreoidismus. Bei dem primären Hyperparathyreoidismus erfolgt eine überschüssige Parathormonbildung durch neoplastische Veränderungen der Epithelkörperchen, wodurch mehr Parathormon abgegeben wird, als zur Regulierung eines an sich normalen Kalziumstoffwechsels benötigt wird (Morbus Recklinghausen). Diese Entstehungsursache der Osteodystrophie konnte beim Pferd bisher nicht nachgewiesen werden.

Auch der sekundäre Hyperparathyreoidismus ist durch eine gesteigerte Bildung von Parathormon infolge einer regulativen Hyperplasie der Epithelkörperchen gekennzeichnet, die auf einer Störung des Kalzium-Phosphor-Verhältnisses im Blut beruht. Allerdings spielen bei seiner Entstehung keine nephrogenen und enterogenen Faktoren eine Rolle, sondern es sind exogene Einflüsse, welche die Epithelkörperchen zu verstärkter Aktivität stimulieren. Sie bestehen in Fütterungsfehlern durch eine unzureichende Kalziumzufuhr bei ausreichender Phosphatversorgung oder durch ein übermäßiges Phosphatangebot bei normaler Kalziumfütterung. Zur Aufrechterhaltung eines stabilen Kalzium-Phosphor-Verhältnisses im Blutserum muß sich eine regulative Hyperplasie der Epithelkörperchen einstellen, die bei Dauerbeanspruchung schließlich zu einer autonomen adenomatösähnlichen Hyperplasie und damit zum sog. tertiären Hyperparathyreoidismus führt. In dieser Krankheitsphase normalisieren sich die Serum-Kalzium- und die Serum-Phosphorwerte. Es wird angenommen, daß diese Stoffwechseländerung vom Kalzitonin, dem Antagonisten des Parathormons, bewirkt wird, weil die Hyperkalzämie des tertiären Hyperparathyreoidismus das sog. C-Zellensystem der Schilddrüse aktiviert.

Aus diesen Erkenntnissen ist abzuleiten, daß die Kalzium- und Phosphorbestimmungen im Serum nur in der

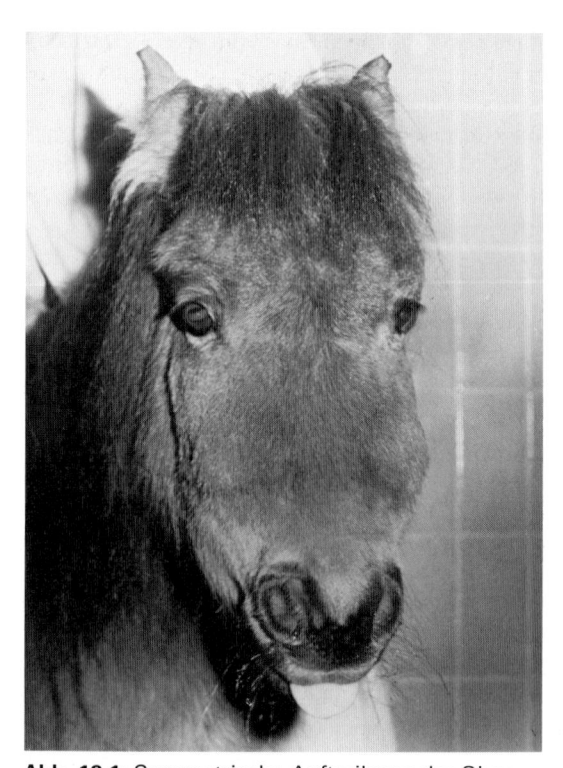

**Abb. 12.1:** Symmetrische Auftreibung der Oberkieferknochen bei einem an Osteodystrophie erkrankten 5jährigen Shetlandpony

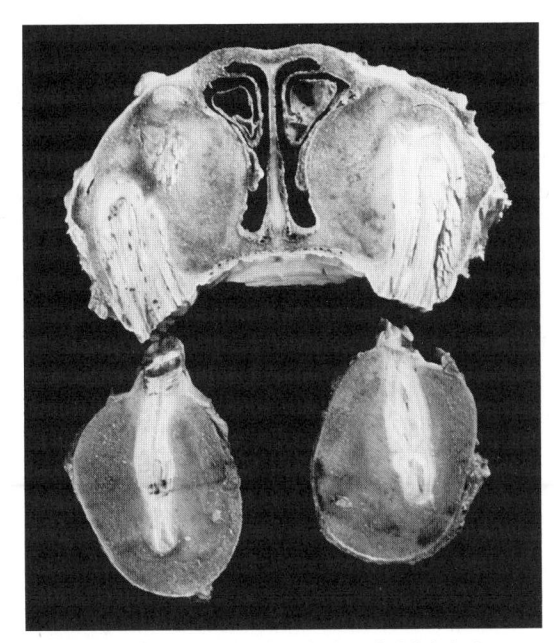

**Abb. 12.2:** Querschnitt durch den Schädel eines Ponys in Höhe des $P_3$: Einengung der Nasenhöhlen und Verdickung der Unterkiefer durch hochgradigen Knochenumbau mit Fasergewebe (Inst. f. Vet.-Pathologie, FU Berlin)

Anfangsphase der Erkrankung unphysiologische Verschiebungen aufweisen, später aber keine zuverlässigen Angaben über das Vorliegen einer Osteodystrophie vermitteln können.

Als das typische klinische Symptom einer *Osteodystrophia fibrosa* wird die symmetrische Auftreibung der Schädelknochen angesehen, die sich durch Abbau des Knochengewebes und dessen raschen Ersatz durch Fasergewebe entwickelt (Abb. 12.1). Daraus resultiert auch eine Änderung der palpierbaren Härte dieser Knochenplatten. Sie erhalten eine derbelastische Konsistenz und reagieren auf Druck durch Schmerzäußerungen. Die Fasergewebszubildung und die durch den Umbau hervorgerufenen Umfangsvermehrungen am Oberkiefer können zumindest teilweise die Nasen- und Nasennebenhöhlen verlegen, woraus sich Störungen in der Atemtätigkeit als nasale Dyspnoe einstellen (Abb. 12.2). Schnarchende Atemgeräusche und eine Zunahme der Atemfrequenz stehen dann meist im Vordergrund der klinischen Symptome.

Von seiten des Verdauungsapparates ergeben sich in erster Linie Kaustörungen in Form träger Kaubewegungen, da eine Belastung der Kieferknochen durch die Mahlbewegungen der Zähne offensichtlich mit Schmerzen verbunden ist. In fortgeschrittenen Fällen erfolgt eine Lockerung einzelner Zahnelemente. Die knöcherne Zahnsubstanz unterliegt dem Knochenabbau nicht in erfaßbarer Weise. Aus der unzureichenden Futteraufnahme und mangelhaften Zerkleinerung der Futtermittel entwickelt sich eine zunehmende Abmagerung und eine Störung in der Verdauungstätigkeit. Die mit dem Knochenumbau zusammenhängende Deformierung des Schädels ist bei genauer Adspektion immer erkennbar, höchstens bei dichter und langer Behaarung nicht ohne weiteres augenfällig.

Die ausschließliche oder bevorzugte Beteiligung der Schädelknochen am Krankheitsgeschehen darf nicht als allgemeingültig angesehen werden, denn im klinischen Verlauf der Erkrankung ergeben sich in der Regel auch Krankheitserscheinungen am Bewegungsapparat. Nicht selten sind diese erst Anlaß für den Tierhalter, fachkundige Hilfe in Anspruch zu nehmen. Äußerlich erkennbare Merkmale zeigen sich in einer Bewegungsunlust, Steifheit im Gang, Inkoordinationen im Bewegungsablauf, Schwierigkeiten beim Aufstehen, in einer Kyphose oder anderen Verkrümmungsarten der Wirbelsäule und schließlich in ausgeprägten Lahmheiten. Solche Gesundheitsstörungen sind Folge schwerster Abbauerscheinungen am knöchernen Bewegungsapparat, weshalb auch Spontanfrakturen auf eine Osteodystrophie zurückgeführt werden können (Abb. 12.3).

Auf die unsichere Aussagekraft der Kalzium- und Phosphorbestimmung im Blutserum wurde bereits hingewiesen. An anderen labordiagnostischen Untersuchungsmethoden sind solche hilfreich, die auf eine vermehrte Stoffwechseltätigkeit im Knochen hinweisen. Dazu eignet sich die Bestimmung der alkalischen Phosphatase und des Hydroxyprolins.

Die mit dem massiven osteoklastischen Knochenabbau verbundene Änderung der Knochenstruktur läßt sich durch die Röntgendarstellung bestimmter Skelettabschnitte eindrucksvoll nachweisen. Die Dickenabnahme der *Substantia corticalis* und eine Verminderung der Spongiosabälkchen geben dem Knochen eine zwiebackähnliche Struktur, die röntgenologisch eine starke Ähnlichkeit mit der Inaktivitätsatrophie aufweist und die

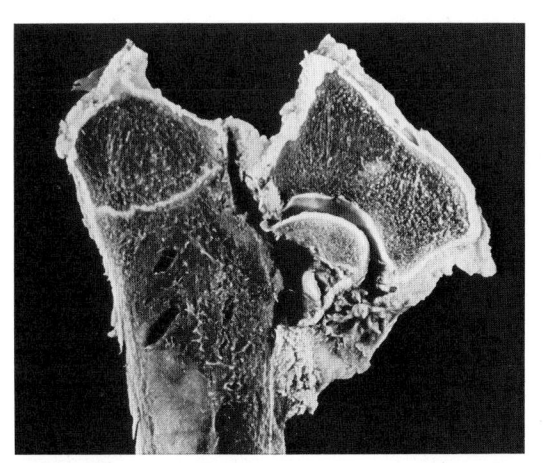

**Abb. 12.3:** Längsschnitt durch ein Hüftgelenk eines Ponys: Epiphyseolyse des im Abbau befindlichen Femurkopfes (Inst. f. Vet.-Pathologie, FU Berlin)

dementsprechend auch in die differentialdiagnostischen Überlegungen einbezogen werden müßte. Zum röntgenologischen Nachweis einer *Osteodystrophia fibrosa* eignen sich am Schädel das Nasen- und Stirnbein sowie der Metakarpus und die Gleichbeine an den Gliedmaßen (Abb. 12.4, 12.5).

Wegen der alimentären Genese der Erkrankung muß hinsichtlich der Therapie eine Umstellung in der Fütterung vorgenommen werden, damit ein ausgewogenes Angebot an Mineralstoffen zustande kommt. Eine einseitige Kleie- oder Körnerfütterung hat zu unterbleiben. Für die aktuelle Behandlung empfiehlt sich die regelmäßige Gabe von Kalziumlösungen und Kalziumsalzen als Zusatzfutter, unterstützt durch die Verabreichung von Vitamin D. Da der gewöhnliche Futterkalk vorwiegend aus Kalziumphosphat besteht, ist dieser ungeeignet und muß durch Kalziumkarbonat ersetzt werden. Sobald eine Verselbständigung der adenomatösen Hyperplasie der Epithelkörperchen besteht, kommt jegliche therapeutische Maßnahme zu spät. Deshalb liegt auch in der Beratung des unerfahrenen Tierhalters eine wesentliche prophylaktische Aufgabe des Tierarztes. Gerade in der Ponyhaltung wird die Ernährung oft auf eine sehr einseitige Fütterung abgestellt.

### 12.2.4.2 Rachitis und Osteomalazia

Weitere stoffwechselbedingte Osteopathien, durch welche die Bildung und Erhaltung des Mineraldepots im Skelett nachhaltig gestört wird, sind unter den Begriffen Rachitis und Osteomalazie bekannt. Diese Erkrankungen sind beim Pferd allerdings weniger bedeutungsvoll als gemeinhin vermutet wird.

Bei der den Jungtierkrankheiten zuzurechnenden **Rachitis** bleibt die Mineralisation des wachsenden Knochengewebes aus, was auf eine Unterversorgung mit Phosphor und seltener auch mit Kalzium zurückzuführen ist. Diese kann durch eine D-Hypovitaminose ausgelöst werden, wodurch die enterale Resorption von Kalzium und die Rückresorption von Phosphor in den Nieren leidet. Der tägliche Mineralstoffbedarf von etwa 6 g Ca und 4 g P/pro 100 kg Körpergewicht für das heranwachsende Pferd wird unter den durchschnittlichen Haltungsbedingungen gewährleistet.

Eine kritische Phase in der Ca/P-Versorgung kann in den Monaten der ersten Trainingsarbeit auftreten, weil zu diesem Zeitpunkt das Skelettwachstum noch nicht abgeschlossen ist und deshalb der durch Bewegungsleistung entstehende Mehrbedarf zusätzlich abgedeckt werden muß. Auch schwere gastrointestinale Erkrankungen durch einen massiven Endoparasitenbefall können die Mineralstoffversorgung des Jungtieres in einen defizitären Zustand bringen. An eine Phosphormangel-Rachitis ist auch bei Weidetieren zu denken, die auf phosphorarmen Böden gehalten werden (Analyse einer Bodenprobe oder Futteranalyse).

Die ersten und wohl auch schwerwiegendsten Auswirkungen der Rachitis zeigen sich in den noch knorpligen Epiphysenfugen, in denen die Mineralisation der Knorpelgrundsubstanz ausbleibt, wodurch sich schmerzhafte Auftreibungen besonders an den distalen Epiphysen des Radius, Metakarpus und Metatarsus ergeben. Daraus entsteht ein steifer, schwungloser Gang, der schließlich in

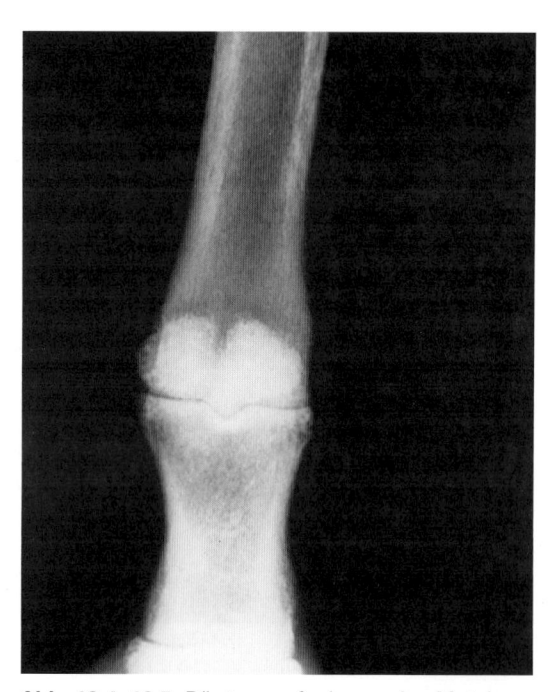

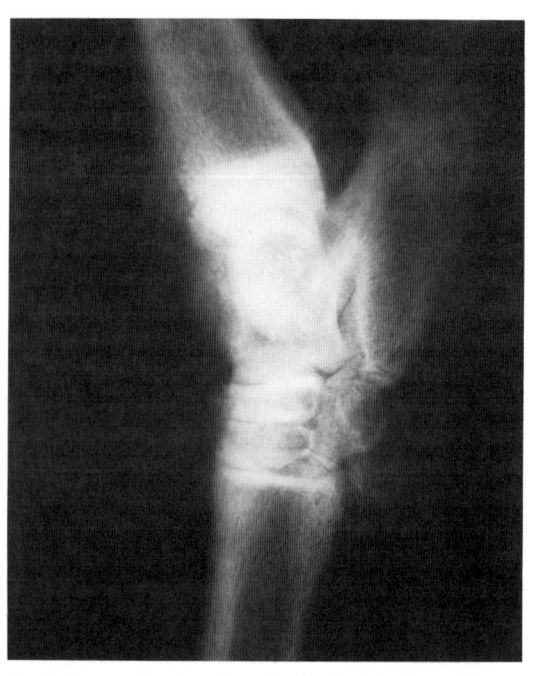

**Abb. 12.4, 12.5**: Röntgenaufnahmen des Metakarpus und Fesselgelenks sowie des Tarsalgelenks: Hochgradige Strukturveränderungen des Knochens infolge Schwundes der *Substantia compacta* und Abbaues der *Spongiosa*

eine unspezifische Lahmheit übergeht. Auch wird das Allgemeinverhalten des Tieres getrübt, ggf. verzögert sich im Frühjahr der Haarwechsel, und es kommt zu einer verspäteten Dentition.

Während Untersuchungen auf Ca- und P-Gehalt im Serum keine zuverlässige diagnostische Aussage erlauben, findet man allerdings immer einen erhöhten Wert für die alkalische Phosphatase. Von großem diagnostischen Nutzen erweist sich die Röntgenuntersuchung, mit deren Hilfe die verbreiterte und zur Metaphyse hin unregelmäßig buchtig begrenzte Epiphysenfuge darstellbar ist.

Wenn der Mineralisationsvorgang nicht durch ein ausgeglichenes Mineralstoff- und Vitamin-D-Angebot unterstützt wird, ergeben sich in der Wachstumsphase irreversible Gliedmaßenfehlstellungen, die wegen einer Verschiebung der Belastungszonen in den Gelenken bereits die Grundlage zu später anfallenden degenerativen Gelenkprozessen bilden können.

Die Behebung eines rachitischen Zustandes muß bevorzugt in einem ausgewogenen Angebot an Kalzium und Phosphor über die Futtermittel und nicht in einer Vitamin-D-Überdosierung (Gefahr der Hypervitaminose) gesucht werden. Unter den konventionellen Futtermitteln enthält das Klee- und Luzerneheu etwa fünfmal soviel Kalzium wie das Wiesenheu. Eine Unterversorgung mit Phosphor läßt sich auf dem Weg der Fütterung mit der phosphorreichen Kleie kompensieren.

Die Vitamin-D-Versorgung des Pferdes, die durch eine Eigensynthese unter Einwirkung ultravioletter Strahlen und durch die kontinuierliche Zufuhr mit dem Futter (reich an Vitamin D ist jegliches sonnengetrocknetes Heu) erfolgt, ist während der Weidezeit meistens abgedeckt. In den sonnenarmen Wintermonaten kann sich eine Substituierung als notwendig erweisen. Dabei ist zu beachten, daß bei einem Überangebot an Vitamin D (mehr als 200000 I.E. pro Tag über eine längere Zeit) infolge einer Hyperkalzämie Kalkablagerungen im Gefäßsystem auftreten.

Die **Osteomalazie** als generalisierte Skeletterkrankung des erwachsenen Pferdes entspricht pathogenetisch der Rachitis des Fohlens, indem das Knochengewebe aus Mangel an Kalzium oder an Phosphor demineralisiert. Mineralisiertes Knochengewebe wird durch osteoide Knochenbälkchen ersetzt und dadurch für eine mechanische Belastung geschwächt, wodurch sich im ungünstigsten Fall Spontanfrakturen ergeben. Zuvor werden die klinischen Auswirkungen aber durch Bewegungsunlust oder steife Gänge geprägt. Derartige Bewegungsstörungen ähneln denjenigen, die im Gefolge einer *Osteodystrophia fibrosa generalisata* auftreten. Mittels der Röntgenuntersuchung läßt sich die vermehrte Strahlendurchlässigkeit des Knochens dokumentieren, die besonders an der porösierten *Substantia compacta* und *corticalis* auffällt.

Entsprechend den exogenen oder endogenen Kausalfaktoren ist therapeutisch die Mineralstoffversorgung zu regulieren oder müssen zunächst die Resorptionsstörungen als Folge chronischer Erkrankungen am Verdauungsapparat aufgehellt werden.

### 12.2.4.3 Hypertrophische Osteoarthropathie (Akropachie; Morbus Marie-Bamberger)

Zu den Seltenheiten progressiver Knochenerkrankungen zählt die hypertrophische Osteopathie, die im Schrifttum als pulmonale hypertrophische Osteoarthropathie aufgeführt wird (OBEL, 1969) und im Gegensatz zum Pferd beim Menschen und Hund als Sekundärerscheinung pulmonaler Prozesse (Tuberkulose, Tumoren) oftmals beschrieben wurde. Unter den wenigen, das Pferd betreffenden Literaturhinweisen finden sich auch Krankheitsbeschreibungen, die sich als Primärerkrankung im Abdominalraum abspielen, z. B. in Form einer granulomatösen Typhlitis (WELLE und SCHAD, 1993).

An dieser Stelle sei die am Ende der Regenzeit in tropischen und subtropischen Gegenden durch *Pythium insidiosum* ausgelösten granulomatösen Veränderungen in der Haut und der Unterhaut erwähnt, deren Erreger zur Klasse der Oomyceten gerechnet werden. Diese können an den Extremitäten bis zum Knochen vordringen und dort großflächige periostale Zubildungen auslösen, die in ihren röntgenologischen Erscheinungen einer Akropachie ähneln (ALFARO und MENDOZA, 1990).

Die am Extremitätenskelett ablaufenden Veränderungen gelten als ätiologisch ungeklärt, obgleich die Ergebnisse experimenteller Untersuchungen die Vermutung stützen, daß durch chronische Prozesse im Thorax und Abdomen über Vagusreflexe vasomotorische Störungen mit Hypervaskularisierung und Ödembildung des Periostes eine pathologische Knochenzubildung angeregt wird.

Soweit es das klinische Bild an den Gliedmaßen betrifft, zeichnet es sich durch mehr oder weniger umfangreiche Abschnitte symmetrisch erscheinender, diffuser Umfangsvermehrungen aus, die sich an den nichtbemuskelten Teilen der Gliedmaßen schon adspektorisch zu erkennen geben. Diese vermeintlichen Anschwellungen fühlen sich hart an und lösen auf Druck keinen oder nur geringfügigen Schmerz aus. Dennoch ist der Bewegungsablauf infolge eines steifen, schwunglosen Ganges beeinträchtigt, zuweilen besteht auch eine ausgeprägte Lahmheit. Die passive Beanspruchung der im Gliedmaßenbereich befindlichen Gelenke verursacht erhebliche Abwehrreaktionen und eine verstärkte Lahmheit.

Daneben wird man bei intensiver Nachforschung und abhängig von der Art der Primärerkrankung Krankheitserscheinungen von seiten des Atmungsapparates feststellen.

Die Röntgenuntersuchung verdächtig erscheinender Gliedmaßenknochen erbringt den Nachweis der ossifizierten Periostreaktionen, die zuweilen schalenförmig einer übermäßigen Kallusbildung ähnlich, dem eigentlichen Knochen aufliegen und dadurch seine ursprüngliche Kontur erheblich verändern. An der Grenze zu den Gelenkflächen endet die Knochenzubildung, so daß sich der Gelenkspalt im Röntgenbild scharf abzeichnet. Der Röntgenbefund einer sich über mehrere Extremitätenknochen erstreckenden Osteophytenbildung ist typisch für die Akropachie und deshalb kaum zu verwechseln mit lokalisierten Exostosenbildungen. Der Primärherd im Brust- oder Bauchraum läßt sich nicht immer mit klinischen Hilfsmitteln nachweisen, sondern wird manchmal erst durch die Sektion entdeckt.

Die frühzeitige Beseitigung der krankheitsauslösenden Ursache soll eine Rückbildung der Skelettveränderungen zur Folge haben, wie Beispiele an Jungtieren gezeigt haben (CHAFFIN et al., 1990). Für das Pferd dürfte allerdings die Abschaffung unausweichlich sein. Bis zu dieser Entscheidung kann durch Verabreichung von Kortikosteroiden und Analgetika der subjektive Zustand des Patienten verbessert werden (KERSJES et al., 1967).

**Literatur**

ALFARO A. A., MENDOZA L. (1990): Four cases of equine bone lesions caused by Pythium insidiosum. Equine Vet. J. **22**, 295–297.

CHAFFIN M. K., RUOFF W. W., SCHMITZ D. G., CARTER G. K., MORRIS E. L., STEYN P. (1990): Regression of hypertrophic osteopathy in a filly following successful management of an intrathoracic abscess. Equine Vet. J. **22**, 62–65.

DUYN R. J. W., VAN HAERINGEN H. (1995): American Quarter Horse en HYPP. Tijdschr. Diergeneeskd. **120**, 46–47.

GERBER H. (1994): Pferdekrankheiten, Bd. 1, Verlag Eugen Ulmer, Stuttgart.

KERSJES A. W., V. D. WATERING C. C., KALSBEEK H. C. (1967): Osteoarthropathia pulmonalis hypertrophica (ziekte van Marie-Bamberger) bij een paard. Tijdschr. Diergeneeskd. **92**, 1017–1031.

KOLB E. (1989): Lehrbuch der Physiologie der Haustiere, 5. Aufl. Gustav Fischer Verlag, Stuttgart.

MEIJER P. (1982): Twee gevallen van tetanie bij het paard. Tijdsch. Diergeneeskd. **107**, 329–332.

OBEL A. (1969): Die pulmonale hypertrophische Osteoarthropathie. In: JOEST E., Handbuch der spez. pathol. Anatomie der Haustiere. 3. Aufl., Bd. I, Verlag Paul Parey, Berlin und Hamburg.

WELLE M., SCHAD D. (1993): Akropachie beim Pferd mit idiopathischer granulomatöser Typhlitis. Pferdeheilkunde **9**, 353–359.

ZEILMANN M. (1993): HYPP – Hyperkalemic Periodic Paralysis beim Pferd. Tierärztl. Praxis **21**, 524–527.

## 12.3 Störungen verschiedener endokriner Organe

J. KRONEMANN

### 12.3.1 Krankheiten der Schilddrüse (Glandula thyreoidea)

Die Schilddrüse besteht aus zwei dorsolateral in Höhe der ersten Trachealspange gelegenen Lappen (*Lobus dexter* und *Lobus sinister*) und einer schmalen Verbindungsbrücke *(Isthmus Gld. thyreoideae)*. Die beiden Lappen variieren beim Pferd individuell in Größe, Position und Form und sind meist asymmetrisch. Sie besitzen eine annähernd ovale Form und etwa die Größe einer mittelgroßen Pflaume. Jeder Drüsenlappen hat ein Gewicht von ca. 15 g. Meistens ist die Drüse in der Umgebung der Einmündungsstelle der *V. maxillaris ext.* in die *V. jugularis* zu palpieren, oft auch äußerlich zu erkennen. Die glatte Drüsenoberfläche von konvexer Form fühlt sich elastisch an. Die Schilddrüse unterliegt geringen Größenschwankungen, die fütterungs-, jahreszeit- und geschlechtsabhängig sein kann. Der Isthmus besteht beim erwachsenen Pferd nur aus einem schmalen Bindegewebestreifen, während er beim Fohlen noch drüsenhaltig ist. Die Schilddrüse wird stark durchblutet, demzufolge können das benötigte Jod sowie die anderen für die Hormonproduktion erforderlichen Stoffe schnell dem Blut entnommen und die synthetisierten Hormone wie das Jodthyronin ($T_3$, $T_4$) optimal an das Blut abgegeben werden. Das exogen zugeführte Jod wird in den Drüsenfollikeln gespeichert und zu aktiveren Verbindungen umgesetzt. Durch Proteolyse erfolgt die Freisetzung von $T_3$ und $T_4$. Die Syntheseaktivitäten an und in den Follikelmembranen können durch bestimmte Medikamente (z. B. Sulfonamide) gehemmt werden. Das Trijodthyronin und das Thyroxin werden im Blut gleich an ein Transporteiweiß gebunden (hauptsächlich an das Thyroxin-Bindungsglobulin – TBG). Jeder Syntheseschritt bei der Hormonsekretion und dem Abbau wird durch das Hypothalamus-Hypophysen-System überwacht. Der Hypothalamus produziert das Thyreotropin Releasinghormon (TRH), das wiederum die Hypophyse zur Bildung von Thyreotropin (Thyroid stimulating hormone – TSH) anregt. Das Thyreotropin steuert die Funktion der Schilddrüse und regt ihr Wachstum an.

Im Prinzip können sowohl eine Unter- als auch eine Überfunktion der Schilddrüse auftreten. Beide Fälle können mit einer Hyperplasie des Schilddrüsenepithels einhergehen. Im Falle der Hypofunktion ist die Vergrößerung ein Ergebnis der kompensierten Unterfunktion.

Die Symptome einer Schilddrüsenfunktionsstörung haben sich beim Pferd noch nicht eindeutig herauskristallisiert. Es entsteht der Eindruck, daß krankhafte Veränderungen an der Schilddrüse beim Pferd sehr selten vorkommen.

Die Langzeiteffekte einer totalen Thyreoidektomie

werden durch LOWE et al. (1974) beschrieben. Doch ist anzuzweifeln, ob die gleichen Symptome auch bei einer Unterfunktion der Schilddrüse auftreten. Bei schilddrüsenexstirpierten Pferden zeigen sich sehr bald nach dem Eingriff eine lethargische Verhaltensweise, ein verlangsamtes Wachstum sowie ein struppiges Haarkleid bei verzögertem Haarwechsel. Es stellt sich eine abnehmende Libido bei ungestörter Fertilität ein. Bei jungen Tieren wird eine Störung in der Skelettentwicklung beobachtet. Eine Schilddrüsenunterfunktion wird auch bei den Fohlen vermutet, die sich in den ersten Lebenstagen unzureichend an die veränderten Lebensumstände adaptieren.

Nach WALDRON MEASE (1979) soll in der Ätiologie der Rhabdomyolyse ein Zusammenhang mit einer Unterfunktion bestehen. Zwar besitzen die Schilddrüsenhormone einen deutlichen Einfluß auf die intrazellulären Oxydationsvorgänge und auf den transmembranen Transport der Stoffwechselprodukte, doch ist es sehr fraglich, ob ihre lokale Aktivität in Beziehung zur Blutspiegelhöhe der Hormone steht.

Nach längerer Verfütterung stark jodhaltigen Seetangs an trächtige Stuten kann dadurch eine Schilddrüsenhyperplasie entstehen, die sich auch bei deren Fohlen zeigt und bei denen eine Muskelschwäche auffallen kann. Weiterhin kann eine Langzeitverfütterung von Pflanzen und Samenkörnern (Kohl, Klee, Leinsamen u. a.) und die Verabreichung von Medikamenten (Phenylbutazolidin, Sulfonamide) die Produktion und Abgabe von $T_3$ und $T_4$ bremsen, woraus sich eine kompensatorische Schilddrüsenhyperplasie entwickelt. Die Diagnose einer Hypo- oder einer Hyperthyreose beruht auf der Hormonbestimmung mittels moderner radioimmunologischer Testverfahren. Bei nur gelegentlicher Untersuchung sollte man auch einige Blutproben von gesunden Pferden vergleichsweise heranziehen und erst aufgrund bestehender Differenzen Schlußfolgerungen ziehen. Die Ergebnisse sind sehr stark von der angewendeten Untersuchungstechnik abhängig, so daß die Wiedergabe von international gehandhabten Referenzwerten eher eine illustrative Bedeutung besitzt. Referenzwerte für $T_3$ und $T_4$:

CHEN und RILEY (1981) 48–180 ng/dl; 1,2–2,9 ng/dl (für Pferde 2 Jahre und älter);

LOTTROP und NOLAN (1986) 0,44 ± 0,18 ng/ml; 0,44 – etwa 8,7 ng/ml:

Die sekundäre Unterfunktion kann nur nach Injektion von TSH und TRH festgestellt werden. Nach der i. v. Verabreichung von 10 I.E. Rinder-TSH muß innerhalb von 4–8 Stunden nach der Zugabe eine Verdoppelung bis Verdreifachung der Ausgangskonzentration von $T_3$ und $T_4$ gemessen werden (MORRIS und GARCIA, 1983). Für die i. v. Verabreichung von TRH (1 mg beim Pferd; 0,5 mg beim Pony) gelten die gleichen Regeln (LOTTROP und NOLAN, 1986).

Die Behandlung einer Hypothyreose nach Exstirpation bestand aus der täglichen oralen Verabreichung von 10 mg Na-Levothyroxin. Diese Ergänzungsdosis kann auch bei einer spontanen Hypothyreose als Anfangsdosierung genommen werden. Um dann die Erhaltungsdosis zu bestimmen, ist die Konzentration an $T_4$ vier Stunden nach Zugabe des Medikamentes zu messen. Unter idealen Umständen muß dann die Konzentration von $T_4$ im Blutserum innerhalb des Normbereichs liegen.

Schilddrüsenneubildungen sind gewöhnlich gutartiger Natur. Adenome lassen sich meistens durch die Palpation von gesundem Drüsengewebe differenzieren. Adenome verursachen nicht selten eine Druckatrophie des umgebenden Schilddrüsenepithels, sie haben allerdings keinen oder nur einen zu vernachlässigenden Einfluß auf die Hormonproduktion. Deshalb wirken sie sich auch nicht auf das Wohlbefinden des Tieres aus. Nur bei einem sehr umfangreichen Adenom kann eine chirurgische Behandlung notwendig werden, die aus einer einseitigen Lobektomie besteht.

Vereinzelt kommt auch ein Karzinom der Schilddrüse vor. Es wird aber im allgemeinen funktionell nicht aktiv. Die Exstirpation des Tumors zusammen mit dem Drüsenlappen ist in den meisten Fällen komplikationslos möglich, wenn wenigstens eine bilaterale Drüse in Funktion bleibt und die Operation lege artis ausgeführt wird.

**Literatur**

CHEN C. L., RILEY A. M. (1981): Serumthyroxine and trijodothyronine concentrations in neonatal foals and mature horses. Amer. J. Vet. Res. **42**, 1415.

LOTTROP C. D., NOLAN L. H. (1986): Equine thyroid function assesement with thyreotropin releasing hormone response test. Amer. J. Vet. Res. **47**, 942–944.

LOWE J. E., BALDWIN B. H., FOOTE R. H., HILMAN F. A., KALLFELZ F. A. (1974): Equine hypothyroidism: The long term effects of thyroidectomy on metabolism and growth in mares and stallions. Cornell Vet. **64**, 274–295.

MORRIS D. D., GARCIA M. (1983): Thyroidstimulating hormone response test in healthy horses and effect of phenylbutazone on equine thyroid hormones. Amer. J. Vet. Res. **44**, 504–507.

WALDRON MEASE E. (1979): Hypothyroidism and myopathy in racing thoroughbreds and standardbreds. J. Equine Med. Surg. **3**, 124.

## 12.3.2 Krankheiten der Hypophyse (Glandula pituitaria)

### 12.3.2.1 Hypophysärer Morbus Cushing

Die zu den Hirnanhangdrüsen zählende Hypophyse, die anatomisch in direktem Zusammenhang mit dem Hypothalamus steht, unterhält auch funktionell enge Wechselbeziehungen dazu, so daß von einem Hypothalamus-Hypophysensystem gesprochen wird. Die Hypophyse nimmt unter den endokrinen Drüsen eine zentrale Stellung ein, weil sie durch ihre Funktion die anderen Drüsen und Organe mit innerer Sekretion reguliert, andererseits aber auch von deren Hormonen beeinflußt wird.

Die eigene Hormonproduktion der Hypophyse muß als Ausgleich zwischen dem positiv regulierenden Einfluß des Hypothalamus und der negativen Wirkung, die von den stimulierten Organen und Drüsen mit innerer Sekretion ausgeht, gesehen werden.

Die Hormonbildung findet in allen drei Abschnitten der Hypophyse, den Hypophysenvorderlappen, Hypophysenmittellappen und Hypophysenhinterlappen statt.

In der *Pars intermedia* der Hypophyse befinden sich A- und B-Zellen, die beide fähig sind, das Propiomelanokortin (POMC) zu synthetisieren. POMC ist das Prohormon für das Adrenokortikotrophin (ACTH), das α-Melanotropin (α-MSH), das β-Lipotropin (β-LDH) und eine Gruppe von β-Endorphinen. Störungen in diesem Teil der Hypophyse ziehen Veränderungen in der Synthese und Abgabe dieser Stoffe nach sich.

Beim Pferd sind vor allem Funktionsstörungen des Hypophysenmittellappens bekannt geworden, denen ein Adenom zugrunde liegt (ORTH et al., 1982). Es werden davon bevorzugt ältere Tiere (12–40 Jahre) betroffen (v. d. KOLK et al., 1993, 1995). Bei Obduktionen älterer Pferde werden ziemlich oft Hinweise auf ein Adenom gefunden, die aber noch keine deutlich wahrnehmbaren Krankheitssymptome hervorgerufen haben.

Hypophysentumore bedingen eine Hypersekretion eines oder mehrerer Hormone. Die Geschwülste metastasieren nicht und nehmen auch keinen derartigen Umfang an, daß sie kompressorisch auf ihre Umgebung einwirken. Durch die Verschiebung des Hormonspiegels zeigen Tiere mit einem funktionellen Tumor eine ausgeprägte Polydipsie und Polyurie, evtl. auch eine Glukosurie. Die Erscheinungen der vermehrten Trinkwasseraufnahme und Harnabgabe kann am ehesten bei Stallhaltung beobachtet werden, wenn die Trinkwasseraufnahme mehr als 30 l (15–30 l) beträgt. Die Störungen in der Wasseraufnahme und -abgabe ergeben sich allerdings nicht konstant, denn sie können auch fehlen. Im Vordergrund der Krankheit zeigen sich dann Veränderungen des Haarkleids, einerseits im Ausbleiben des Haarwechsels im Frühjahr oder im sehr raschen Nachwachsen der Behaarung nach dem Scheren. Auch zeigt das zu lange Haar Lockenbildung (Hirsutismus). Ein ungewöhnlich starkes Schwitzen, hauptsächlich während der Nachtstunden, ist ebenfalls auf ein zu dichtes Haarkleid zurückzuführen. Schweif- und Mähnenhaare sind von diesen Veränderungen nicht betroffen. Die Haut zeigt bei einem Adenom entweder eine fettige Oberfläche, oder sie erscheint trocken und schuppig. Muskelschwund in der Kruppen- und Schenkelgegend ist bei einem längere Zeit bestehenden Krankheitsfall zu beobachten. Trotz erhöhten Appetits und damit zusammengehender vermehrter Futteraufnahme verliert das Tier an Körpergewicht. Der Widerstand gegen bakterielle und virale Infektionen ist geschwächt, weshalb oftmals nach banalen Verletzungen und nach einer Virusinfektion Komplikationen auftreten. Auch kann sich eine Hufrehe entwickeln, ohne daß die üblichen pathogenetischen Erhebungen zu machen sind. Sie beruht in diesem Fall auf einer gestörten Mikrozirkulation im Huf aufgrund des erhöhten Kortisolspiegels. Bei einer verstärkten Lipotropinbildung kann als Folge eines Adenoms eine Hyperlipämie auftreten.

Einzelne oder mehrere der beschriebenen klinischen Krankheitszeichen können also auf einen Hypophysentumor hinweisen, doch sind für eine sichere Diagnose weitere Laboruntersuchungen einzuleiten. Neben der routinemäßigen hämatologischen Untersuchung ist die Bestimmung folgender Stoffe vorzunehmen: Natrium, Kalium, Chlorid, Ureum, Glukose, Kreatinin, ACTH, α-MSH, β-Endorphin, Kortisol und Insulin.

Die Referenzwerte, die bei der Untersuchung eines Pferdes mit Verdacht auf ein Hypophysenadenom heranzuziehen sind, zeigt die nachfolgende Tabelle 12.1.

**Tab. 12.1:** Klinisch relevante Referenzwerte der hämatologischen Untersuchung beim Verdacht auf Hypophysenadenom

|  | Maßeinheit | Referenzwert |
|---|---|---|
| Na+ | mmol/l | 135–150 |
| K+ | mmol/l | 3,0–6,0 |
| Cl− | mmol/l | 96–107 |
| Harnstoff | mmol/l | < 8 |
| Ammoniak | µmol/l | <30 |
| Kreatinin | µmol/l | 106–168 |
| Glukose | mmol/l | 3,5–6,0 |
| ACTH | pmol/l | 5–9 |
| α-MSH | pmol/l | 12–16 |
| β-Endorphin | pmol/l | 10–26 |
| Kortisol | nmol/l | 36–81 |

Die Bestimmung der Basalwerte für ACTH, α-MSH, β-Endorphin, Kortisol und Insulin und deren Vergleich mit den Referenzwerten reicht meistens für die Diagnose eines Adenoms aus.

Zur Differenzierung eines Adenoms von anderen Hormon- und Organkrankheiten kann man noch einige Belastungs- und Stimulationstests durchführen. Zu ihnen gehört der ACTH-Stimulationstest. Nach diesem Test (1 I.E. ACTH pro kg/KM i. m.) bleibt bei einem Pferd mit einem Hypophysenmittellappenadenom eine Kortisolsteigerung aus. Beim gesunden Pferd hat der Kortisolspiegel etwa 8 Stunden nach der ACTH-Gabe den zwei- bis dreifachen Ausgangswert erreicht.

Auch eine Dexamethasoninjektion (20 mg Dexamethason i. v.) hat nur einen unbedeutenden Rückgang des Kortisolspiegels zur Folge. Dagegen sinkt beim gesunden Pferd der Kortisolwert nach 2 Stunden um 50%, nach 4 Stunden um 70% und nach 6 Stunden um 80%.

Bei einer Glukosurie und einem erhöhten Blutzuckerausgangswert hat die Verabreichung von Insulin nur eine schwache Auswirkung auf den Glukosespiegel.

Ohne Therapie ist die Prognose eines aktiven Hypophysenmittellappenadenoms ungünstig. Die Folgen der ständigen hormonalen Überproduktion (ungenügende Wärmeabgabe, Hufrehe, gestörter Kohlenhydratstoffwechsel, erhöhte Lipolyse, Eiweißabbau im Muskelgewebe) sind für das Tier als sehr unangenehm anzusehen.

Nur bei Tumoren mit geringer hormonaler Überproduktion kann man eine Therapie erwägen, die allerdings nur für eine beschränkte Zeitdauer erfolgreich sein kann. Deshalb müssen schwerwiegende Gründe zu ihrer Durchführung bestehen. Nach amerikanischen Angaben hat sich Cryptoheptadin bewährt, das die Krankheitssymptome nur bei Dauerbehandlung über einen begrenzten Zeitraum unterdrücken kann (BEECH, 1983).

### 12.3.2.2 Diabetes insipidus

Im Hypophysenhinterlappen (Neurohypophyse) werden über hypothalamische Signale neurosekretorische Funktionen ausgelöst, die eine Produktion, Speicherung und Abgabe von Peptidhormonen mit antidiuretischer und vasokonstriktorischer Wirksamkeit regeln (Argininvasopressin – AVP; Lysinvasopressin – LVP; Oxytocin).

Das AVP reguliert die Wasserabsorption im Körper und damit den gesamten Wasserhaushalt. Durch einen Anstieg des Plasma-AVP ergibt sich eine erhöhte Wasserretention. Ein ausgeglichener AVP-Spiegel erhält die Plasma- und Gewebeosmolarität in ihren schmalen physiologischen Grenzen (200–300 mOsmol/l). Der antidiuretische Effekt der Vasopressine wird durch die Rückresorption von Wasser aus den distalen Teilen der Henle-Schleife erzielt. Die Plasmaosmolarität ist das Richtmaß für die Abgabe von Vasopressin aus der Neurohypophyse. Bei Störungen in dieser Funktion ist der distale Teil der Henle-Schleife nicht mehr für Wasser durchgängig und das dann nur teilweise eingedickte Ultrafiltrat (Preharn) wird als Harn abgegeben. Dessen Osmolarität beträgt dann nur etwa 80 mmol/l anstelle von 1000 mOsmol/l. Das spezifische Gewicht des ungenügend konzentrierten Harns nähert sich dem von Wasser. Normaler Pferdeharn besitzt ein spezifisches Gewicht von 1020 und darüber.

Neben dieser Wirkung auf die Wasserabgabe des Körpers hat das Vasopressin Einfluß auf den Blutdruck, die Glykogenolyse und die ACTH-Produktion.

Störungen im Hypothalamus-Neurohypophysen-System, die ein Defizit an AVP zur Folge haben können, werden durch angeborene Defekte in der Produktion, durch Tumoren, durch lokale Entzündungen oder immunologische Reaktionen, die das AVP unwirksam machen, verursacht. Durch eine geringe AVP-Aktivität entsteht das Syndrom des *Diabetes insipidus*. Es ist durch die Bereitstellung eines stark verdünnten, nicht zuckerhaltigen Harns und dem damit zusammenhängenden hohen Trinkwasserbedarf gekennzeichnet. Zu den differentialdiagnostisch zu berücksichtigenden Krankheiten gehören der nephrogene *Diabetes insipidus*, ein Hypoadrenokrotizismus (12.3.3.1) und eine primäre (psychogene) Polidipsie. BREUKINK et al. (1983) haben bei einem 8jährigen Pony einen Vasopressinmangel beschrieben, dessen Ursache allerdings nicht zu ermitteln war. Die Krankheit ließ sich mittels eines radioimmunologischen Verfahrens feststellen. Als Normwerte für AVP werden 4,4–13,6 pg/ml angegeben.

Durch Substitution von Vasopressin wird im Krankheitsfall eine starke Verminderung (Normalisierung) der Wasseraufnahme erreicht, was mit einer Normalisierung des spezifischen Gewichts und der Osmolarität des Harns einhergeht.

Beim nephrogenen *Diabetes insipidus*, der auf einer chronischen Nierenkrankheit mit erheblichem Verlust funktionsfähiger Nephrone beruht, liegt das spezifische Gewicht des Harns trotz Bestehens einer ausgeprägten Polydipsie nie unter 1010. Weiterhin ist dabei der Plasmaharnstoff stark erhöht. Eine Vasopressingabe weist keinen oder nur einen geringen therapeutischen Effekt auf, der AVP-Spiegel ist normal.

Für die Diagnose des Hyperadrenokortizismus wird auf 12.3.2. verwiesen. Ob der psychogene *Diabetes insipidus* beim Pferd überhaupt vorkommt, ist bisher nicht geklärt.

### Literatur

BEECH J. (1983): Tumors of the pituitary gland (pars intermedia) in: Robinson N. E. (Ed.) Current therapy in Equine medicine. W. B. Saunders, Philadelphia, 164–168.

BREUKINK H. J., VAN WEGEN P., SCHOTMANN A. J. H. (1983): Ideopathic diabetes insipidus in a Welsh pony. Equine Vet. J. **15**, 284–287.

EVANS D. R. (1972): The recognition and diagnosis of a pituitary tumor in the horse. Proc. 18th Ann. Conv. Am. Ass. Equine Pract. **18**, 417.

KOLK V. D., J. H. (1995): Diagnosis of Equine Hyperadrenocorticism. Equine Pract. **17**, 24–27.

KOK V. D., J. H., KALSBEEK H. C., WENSING TH., BREUKINK H. J. (1993): Equine hyperadrenocorticism. A report of 40 cases (1990–1993). Schweiz. Zschr. Vet. Med. **11**, 16–17.

KOK V. D. J. H., WENSING T., KALSBEEK H. C., BREUKINK H. J. (1995): Laboratory diagnosis of equine pituitary pars intermedia adenome. Animal. Endocrin. **12**, 35.

ORTH D. N., HOLSCHER M. A., WILSON M. L., NICHOLSON W., PLEUI R., MOUNT C. D. (1982): Equine Cushing's disease; Plasma immunoreactive proopiolipomelanocortin peptid and cortisol levels, basally and in response to diagnostic tests. Endocrinology **110**, 1430.

## 12.3.3 Erkrankungen der Nebenniere (Glandula suprarenalis)

Die bilateral angelegten Nebennieren bestehen ihrer Herkunft und ihrem Bau nach aus zwei verschiedenen Abschnitten, nämlich dem Nebennierenmark und der Nebennierenrinde.

Der zentrale Teil der Drüse, das Nebennierenmark, auch *Medulla* genannt, ist neuroektodermalen Ursprungs und produziert das Epinephrin und Norepinephrin (Adrenalin und Noradrenalin).

Die Nebennierenrinde *(Cortex)* ist aus dem Mesoderm entstanden. Sie kann histologisch in drei Schichten eingeteilt werden: die *Zona glomerulosa*, die *Zona fasciculata* und die *Zona reticularis*.

Die *Zona glomerulosa* produziert die Mineralokortikoide Aldosteron und Desoxykortikosteron, die für die Natrium-Retention und die Kaliumausscheidung zu sorgen haben. Die Zellen der *Zona fasciculata* bilden die Glukokortikoide Kortisol und Kortikosteron, die hauptsächlich am Kohlenhydratstoffwechsel beteiligt sind. In der *Zona reticularis* werden androgene Hormone, z. B. das Androstendion, gebildet. Die Wirkungen der in den Nebennieren entstehenden Geschlechtshormone kommt bei nichtsterilisierten Tieren durch die geringen Mengen kaum zum Ausdruck. Erst bei stark vermehrter Hormonbildung, z. B. durch angeborene Enzymstörungen oder durch Tumoren treten die Effekte der androgenen Kortikoide besonders in der Präpubertät auf. Für die Regulierung der Hormonbildung in den beiden inneren Schichten der Nebennierenrinde ist das ACTH verantwortlich. Die Produktion von Aldosteron wird dem Na- und K-Status des Körpers durch ein multifaktorielles, hauptsächlich extrahypophysäres, Kontrollsystem angepaßt. Das aus dem Futter oder aus körpereigener Synthese stammende Cholesterol bildet die Grundsubstanz für die Produktion der Nebennierenkortikoide. Von den körpereigenen Glukokortikoiden besitzt das Kortisol die größte Aktivität. Verschiedene synthetische Produkte verfügen allerdings über eine bedeutend höhere Glukokortikoidwirkung, die in nachfolgender Tabelle 12.2 aufgeführt ist.

**Tab. 12.2:** Glukokortikoidwirkung verschiedener Wirkstoffe

|  | Glukokortikoidwirkung | Mineralokortikoidwirkung |
|---|---|---|
| Kortisol | 1,0 | 1,0 |
| Kortison | 0,7 | 0,7 |
| Kortikosteron | 0,2 | 2,0 |
| Aldosteron | 0,1 | 4,0 |
| Fluorkortison | 10,0 | 400 |
| Prednison (Prednisolon) | 4,0 | 0,7 |
| Dexamethason | 30,0 | 2,0 |
| Triamcinolon | 3,0 | 0,0 |

Unter Einfluß von Glukokortikoiden wird ein Glukosemangel im Organismus durch die Bildung von Glukose aus körpereigenen Proteinen gedeckt. Diese Neoglukogenese geschieht in der Leber. Die dabei auftretende Neigung zu einer Hyperglykämie wird durch eine höhere Insulinabgabe gebremst, wodurch wiederum eine vermehrte Fettsynthese in Gang gesetzt wird. Zusammen mit der sich ergebenden Appetitsteigerung und einer verstärkten Futteraufnahme erklären diese Vorgänge die zentripedale Fettablagerung im Bauchraum bei Tieren mit einem ständig erhöhten Kortisolspiegel (s. auch 12.3.2).

Das Aldosteron beherrscht das Volumen des Kationenverhältnisses der extrazellulären Flüssigkeit durch Steuerung der K±- und Na+-Beziehungen. Obwohl auch Aldosteronrezeptoren in den Schweiß- und Speicheldrüsen und im Darm gefunden werden, laufen diese Stoffwechselvorgänge in den Nieren ab. Außerhalb von Streßsituationen schwankt der Plasmakortisolspiegel beim gesunden Tier zwischen 36 und 81 nmol/l. Nach der Theorie von SELYE werden Kortikosteroide für die metabolische und zirkulatorische Abwehrreaktion benötigt. Die Glukokortikoide mäßigen die Reaktion des Körpers auf Vermittler des Immunsystems, wie Lymphokine, Prostaglandine und Histamine.

Unter bestimmten Voraussetzungen kann es zur Hypo- oder Hyperfunktion der Nebennieren kommen.

### 12.3.3.1 Hypoadrenokortizismus

Adrenale Hypofunktion umfaßt alle Situationen, in denen die Sekretion der Steroidhormone unter dem Bedarf des Tieres bleibt. Sie wird in einen primären und in einen sekundären Hypoadrenokortizismus unterteilt.

Bei Pferden ist die sekundäre Form bekannt geworden bei Langzeitbehandlungen mit Kortikosteroiden. Dabei zeigt sich eine vorzeitige und chronische Ermüdung des Tieres, eine mit Schwäche einhergehende Atrophie der Skelettmuskulatur und ein übermäßiger Salz-, Wasser- und Futterbedarf. Eine Hyperglykämie, Hypovolämie und Hypotension stehen nur dann im Vordergrund der Symptome, wenn die Kortikoiddosis sehr stark erhöht war. Eine unverantwortliche Anwendung von Kortikosteroiden führt zu einer chronischen Nebenniereninsuffizienz mit Atrophie der *Zone fasciculata*. Durch biochemische Untersuchungen (Bestimmung von ACTH, Kortisol, Insulin, Na+ und K+ und Glukose) und durch gezielte Belastungsuntersuchungen ist die Krankheit nachzuweisen.

Bei akuten, mit einer Septikämie oder Toxinämie einhergehenden Infektionskrankheiten (Coli- und Streptokokkensepsis beim Fohlen, Salmonellose, Clostridumperfringens-Infektion) sowie bei anderen mit Schock einhergehenden Krankheitserscheinungen (z. B. Kolik durch einen Ileus) entwickeln sich degenerative Veränderungen (Blutungen, Zellnekrose) in den Nebennieren. Die Produktion und die Aktion der bei diesen Krankheiten entstehenden Stoffe, die das Immunsystem und damit die Abwehrkräfte fördern, werden nun unzureichend durch die körpereigenen Glukokortikoide abgebremst, obwohl eine erhöhte Hormonproduktion in den noch nicht geschädigten Zellen in Gang gesetzt ist. In diesen Fällen kann dann eine akute adrenale Insuffizienz (Schock) eintreten. Einer derartigen Situation bei den genannten Krankheiten vorzubeugen, ist eine wichtige Behandlungsaufgabe. Sie besteht zuerst aus einer langsamen intravenösen Zufuhr von Plasmaexpandern und Elektrolytlösungen, um das Blutvolumen aufzufüllen und damit den Blutdruck zu stabilisieren. Dann ist eine angemessene Gabe von synthetischen Kortikosteroiden notwendig. Dieses Behandlungsschema muß die Maßnahmen zur Bekämpfung der primären Krankheitsursache unterstützen.

### 12.3.3.2 Hyperadrenokortizismus (Cushing-Syndrom)

Der primäre Hyperadrenokortizismus kommt bei Pferden sehr selten vor. Es handelt sich dann meistens um den hypophysären Morbus Cushing, der durch Tumoren ausgelöst wird, wodurch ACTH und andere Propiomelanokortikoide vermehrt sezerniert und dadurch die Nebennieren zur Überproduktion von Glukokortikoiden gereizt werden.

Die iatrogene Form des Morbus Cushing entsteht unmittelbar nach einer Überdosierung mit Glukokortikoiden, wie sie in der Praxis z. B. zur Vorbeugung und Linderung des allergischen Mähnen- und Schweifekzems (Sommerekzem) eingesetzt werden. Falls die Dosis überhöht oder in zwei Injektionen kurz hintereinander verabreicht worden ist, dann kann sich das durch Polyurie, Polydypsie, Hyperglykämie und Glukosurie gekennzeichnete Krankheitsbild entwickeln. Auch kann innerhalb von 14 Tagen nach einer mehr als 100%igen Überdosierung eine Hufrehe eintreten. Wenn eine einmalige Überdosierung nicht mehr als 50% betragen hat, ist eine spontane Heilung der Krankheitsmerkmale möglich. Langzeitig verabreichte niedrige Dosierungen von Kortikosteroiden führen zu einer Funktionsschwäche der Nebennierenrinde.

#### Literatur

O'CONNOR J. T. (1976): Extended use of corticosteroids in equine practice. J. Amer. Vet. Med. Ass. **169**, 1120 ff.

### 12.3.4 Erkrankungen der Bauchspeicheldrüse (Pankreas)

Im Drüsenfeld des Pankreas liegen die Langerhans-Inseln, in denen sich die sog. APUD- (*A*mine and *P*recursor *U*ptake and *D*ecarboxylation) Zellen befinden. Sie entstammen der Neuralleiste und sind später zu ihren spezifischen Standorten migriert. Dadurch befinden sie sich praktisch in allen Organen. Sie besitzen eine enge Beziehung zum autonomen Nervensystem und spielen bei der Synthese der Polypeptid-Gewebehormone eine wichtige Rolle.

Die in den Langerhans-Inseln gelegenen β-Zellen aus der APUD-Gruppe liefern das Insulin, die α-Zellen das Glukagon, das eine dem Insulin entgegengerichtete Wirkung entfaltet. Die im Magen und Darm gelegenen APUD-Zellen erzeugen die Peptidhormone Gastrin und Sekretin sowie das vasointestinale Peptid (VIP). Unter dem Einfluß des Insulins wird der Blutzuckerspiegel stabilisiert und weiterhin auf den Fettstoffwechsel eingewirkt. Wenn dieses Hormon unzureichend zur Verfügung steht, kommt es zur Hyperglykämie und demzufolge klinisch zu einer Polydipsie und Polyurie. Neben dem gesteigerten Wasserbedarf löst infolge einer verminderten Glukosenutzung und eines erhöhten Glukoseverlusts über den Harn diese Funktionsschwäche auch einen vermehrten Appetit aus. Wenn diesem nicht durch ein reichliches Futterangebot entsprochen wird, magert das Pferd allmählich ab. Die Deckung des Energiebedarfs mit Fetten, die in der Leber wegen Glykogenmangels nur unvollständig oxidiert werden können und deshalb bei anderen Tierarten schnell eine Ketose entfalten, scheint beim Pferd und Esel nicht sehr ausgeprägt möglich zu sein.

### 12.3.4.1 Diabetes mellitus

Der Diabetes mellitus beruht auf einem relativen Insulinmangel, der eine Hyperglykämie nach sich zieht. Vorwiegend handelt es sich beim Pferd mit bestehender Hyperglykämie und Glukosurie um ein ursächliches Hypophysenadenom.

Die Diagnose eines Insulinmangels kann nur durch Bestimmung des Insulinspiegels im Plasma, den Insulintoleranztest und einen Glukosebelastungstest gestellt werden. Bei Auswertung der Insulinbestimmung muß berücksichtigt werden, daß bei einem hungernden Pferd der Insulingehalt des Blutes rasch abfällt (VAN WEEGEN, 1974).

### 12.3.4.2 Pankreatitis

Das Pankreas scheidet über den Ductus pancreaticus Enzyme in den Darm ab. Trotz vollständiger Gewebedestruktion der sekretorischen Pankreasanteile braucht es nicht zu spezifischen Krankheitserscheinungen zu kommen.

Eine chronische, indurative Pankreatitis wird oft als Nebenbefund bei einer postmortalen Untersuchung erhoben. Ihre Ätiologie wird auf Infektionen mit dem *Strongylus edentatus* im jugendlichen Alter zurückgeführt, dessen Larven das Pankreas durchwandert haben. Manchmal läßt sich die Verhärtung der Bauchspeicheldrüse im rechten oberen Quadranten des Bauchraumes bei der rektalen Untersuchung ertasten. Gelegentlich wurde die Krankheit zusammen mit einer chronischen Cholestase gesehen. Die näheren Untersuchungen konnten jedoch nicht klären, ob die chronisch-indurative Pankreatitis bei der Entstehung der biliaren Fibrose und Zirrhose mitgewirkt hat.

Pankreassteine im *Ductus pancreaticus* oder im Pankreas selbst werden bei einer Obduktion als Nebenbefund angesehen.

Mit der in den letzten Jahrzehnten erfolgten Wandlung der Rolle des Pferdes vom landwirtschaftlichen Nutztier bzw. Armeepferd zum Freizeit- und Sporttier hat sich auch die Vergiftungssituation grundlegend geändert. Vergiftungen waren bei in der Landwirtschaft unter teilweise suboptimalen Verhältnissen gehaltenen Pferden ebenso wie unter Feldbedingungen bei der Truppe keine Seltenheit, und diese Vergiftungen haben in der älteren toxikologischen Literatur einen breiten Raum eingenommen. Heute kann die Haltung des Reit- und Sportpferdes mit wenigen Ausnahmen als optimal angesehen werden, und die Gefahr ganz besonders von Futtervergiftungen ist entsprechend gering. Dies wird auch durch die Schadensursachen- und Vergiftungsstatistiken aus den letzten 20 Jahren belegt: Der Anteil des Pferdes beträgt dort nur noch 0,44–4,4%, wobei der Vergiftungsverdacht nur in einem Teil der Fälle verifiziert werden konnte (BUCHHEIM et al., 1967; JENNY und WANGENHEIM, 1970; NETSCH et al., 1972). Interessant ist in diesem Zusammenhang die Äußerung von BUCHHEIM et al. aus der ehemaligen DDR, wonach für alle Tierarten Intoxikationen durch Giftpflanzen keine Rolle mehr spielen. Auch die Gegenüberstellung der Schadensursachenstatistik bis 1945 und von 1946–1967 bei KÖHLER (1969) zeigt den Rückgang der Vergiftungen beim Pferd eindeutig.

Unter diesen Gegebenheiten bereitet die Abgrenzung dieses Kapitels Schwierigkeiten, wenn auf eine Darstellung heute nur noch historisch interessanter Vergiftungen verzichtet werden soll. Im folgenden sind deshalb in erster Linie Vergiftungen berücksichtigt worden, die während der letzten 15–20 Jahre noch in Mitteleuropa oder unter vergleichbaren Bedingungen beschrieben worden sind. Die kleine Zahl der gesicherten Vergiftungen entzieht sich einer statistischen Betrachtung, es muß in höherem Maß als früher mit völlig »unerwarteten« Vergiftungsursachen gerechnet werden, wie z. B. die Massenvergiftungen nach Anwendung von Abfallöl in Reitbahnen (CASE und COFFMAN, 1973; CARTER et al., 1975) zeigen. Das vorliegende Kapitel kann und soll deshalb auch nicht als Ersatz für toxikologische Lehrbücher gelten, weshalb grundsätzlich auf eine Darstellung von Wirkungsmechanismen und Biochemie der Vergiftungen verzichtet worden ist. Wert gelegt wurde dagegen auf die heute zu erwartenden Vergiftungsmöglichkeiten, Symptomatik und Therapie. Arzneimittelvergiftungen wurden nicht berücksichtigt.

**Literatur**

BUCHHEIM H.-J., KÜHNERT M., MEINECKE C., VOIGT O. (1967): Toxikologische Untersuchungstätigkeit in den Jahren 1964/65. Mh. Vet.-Med. **22**, 401–405.

CARTER C. D., KIMBROUGH R. D., LIDDLE J. A., CLINE R. E., ZACK M. M., KOEHLER R. E., PHILIPS P. E. (1975): Tetrachlorodibenzodioxin: An accidental poisoning episode in horse arenas. Science **188**, 738–740.

CASE A. A., COFFMANN J. R. (1973): Waste oil: Toxic for horses. Vet. Clin. North Amer. **3**, 273–277.

HAPKE H. J. (1988): Toxikologie für Veterinärmediziner. Stuttgart: Verlag Ferdinand Enke. 2. Aufl.

HUMPHREYS D. J. (1988): Veterinary Toxicology. 3rd Ed. Bailliere, Tindall, London.

JENNY E., WANGENHEIM M. (1970): Über 426 Vergiftungsfälle bei Tieren in der Schweiz. Schweiz. Arch. Tierhkde. **112**, 633–640.

KÖHLER A. (1969): Beitrag zur Schadensursachenstatistik von Vergiftungsfällen landwirtschaftlicher Nutztiere. Vet. Med. Diss., FU Berlin.

KÜHNERT H. (1991): Veterinärmedizinische Toxikologie. Jena, Stuttgart: Gustav Fischer Verlag.

NETSCH W., LAUE W., HORNAWSKI G. (1972): Ergebnisse einer Analyse des Vergiftungsgeschehens bei landwirtschaftlichen Nutztieren im Jahre 1970. Tierzucht **26**, 265–267.

OSWEILER G. D., CARSON T. L., BUCK W. B., VAN GELDER G. A. (1985): Clinical and Diagnostic Veterinary Toxicology. 3rd. Ed., Kendall/Hunt, Dubuque, Towa.

# 13 Vergiftungen

H.-H. Frey

## 13.1 Schwermetalle und Metalloide

### 13.1.1 Blei

**Intoxikationsmöglichkeiten:** Hauptsächliche Quelle von Bleivergiftungen beim Pferd und anderen Weidetieren sind Industrieemissionen (»Hüttenrauch«) von Bleihütten sowie Blei- und Zinkgießereien. Solche Emissionen haben immer wieder Anlaß zu sporadischen Vergiftungen gegeben (KNIGHT und BURAU, 1973); mit der verstärkten Kontrolle der Industrieabgase sollten sich solche Vergiftungen aber in Zukunft vermeiden lassen. In dem von KNIGHT und BURAU untersuchten Fall wies das Weidegras in der Umgebung einiger Bleihütten einen Bleigehalt von bis zu 350 ppm berechnet auf die Trockensubstanz auf, ähnliche Werte sind von WIEBICKE (1974) mitgeteilt worden.

Mit einer stärkeren Bleikontamination ist weiter auf Weiden in unmittelbarer Nachbarschaft von Hauptstraßen und Autobahnen zu rechnen. Ursächlich verantwortlich sind hier die Zusätze von Tetraethylblei zum Benzin. Die Ablagerung erfolgt nach der Verbrennung in Form anorganischer Bleiverbindungen (Bromid, Chlorid, Oxid), so daß das etwas abweichende Bild der Tetraethylbleivergiftung nicht auftritt. Der Bleigehalt der Vegetation nimmt mit wachsendem Abstand von der Straße stark ab. MOTTO et al. (1970) bestimmten die folgenden, auf das Trockengewicht bezogenen Bleigehalte: 225 mg/kg in unmittelbarer Nähe einer amerikanischen Autobahn, jedoch nur noch 165 mg/kg in 7,6 m Abstand, 99 mg/kg in 23 m, 67 mg/kg in 38 m, 55 mg/kg in 53 m und 46 mg/kg in 69 m Abstand. ARONSON (1972) hat auf der Basis dieser Werte Berechnungen angestellt, nach denen mit einer Intoxikation nur zu rechnen ist, wenn Pferde ihren gesamten Futterbedarf innerhalb einer Zone von 23 m beiderseits der Autobahn decken würden. Mit dem in der Bundesrepublik Deutschland zunehmenden Übergang auf bleifreies Benzin dürften Autoabgase als Ursache von Bleivergiftungen beim Pferd kaum noch in Betracht kommen.

Frisch verlegte Bleirohre, über die die Wasserversorgung von Ställen läuft, können besonders bei weichem und leicht saurem Wasser für einige Zeit beträchtliche Bleimengen abgeben (Konzentrationen bis zu 25 mg/l sind nachgewiesen worden; LEDERER, 1967). Mit der Zeit überziehen sich solche Bleirohre mit einer unlöslichen Schicht aus Bleisulfat oder -karbonat und werden damit ungefährlich. Die Verwendung von Bleirohren sollte auch bei Stallbauten vermieden werden, anderenfalls muß bei Tiervergiftungen in neuen oder neu installierten Stallungen an diese Möglichkeit der Vergiftung gedacht werden.

Soweit in und an Gebäuden noch bleihaltige Farben (z. B. Mennige, Bleiweiß) Verwendung finden, stellen sie eine potentielle Gefahr dar. Pferde neigen im Gegensatz zum Rind kaum zum Ablecken größerer Flächen, sie können aber abgeblätterte Außenanstriche aufnehmen, wenn sie in unmittelbarer Nähe von mit bleihaltigen Farben gestrichenen Gebäuden grasen. Für Gebrauchsgegenstände und Innenanstriche in Wohnungen sind bleihaltige Farben in der Bundesrepublik Deutschland verboten, für Stallgebäude sollte man sie vermeiden. Eine gewisse Gefahrenquelle stellt die Erneuerung des Außenanstriches hochragender Stahlkonstruktionen (Leuchtfeuer, Aussichtstürme, Sendeanlagen) dar. Bei der Entfernung des alten Anstriches mit dem Sandstrahlgebläse können große Mengen Mennige auf Weide- oder Futteranbauflächen gelangen.

**Toxische Dosen:** Die genannten Intoxikationsmöglichkeiten bedingen sämtlich die über Monate oder sogar Jahre andauernde Aufnahme kleiner Bleimengen und führen schließlich zum Bild einer chronischen, in selteneren Fällen auch einer subakuten Vergiftung. Über die bei täglicher Aufnahme für Pferde toxischen Schwellendosen Blei liegen Berechnungen u. a. von ARONSON (1972) vor. In einem von diesem Autor zitierten Fall kam es bei Pferden auf einer Weide, deren Vegetation 80 µg/g Trockensubstanz Blei enthielt, zur Vergiftung. Unter Zugrundelegung einer Futteraufnahme von 21 g Trockensubstanz pro kg KM ergibt sich daraus eine toxische Dosis von 1,7 mg/kg pro Tag. Bei einer anderen Vergiftung wurden einen Winter lang 2,4 mg/kg pro Tag mit bleikontaminiertem Heu aufgenommen (HAMMOND und ARONSON, 1964). Für die von KNIGHT und BURAU (1973) beschriebenen letalen Vergiftungen wurde eine durchschnittliche Bleiaufnahme von 6,4 mg/kg KM pro Tag errechnet. Experimentell wurden Dosen bis zu 12 mg/kg als Bleiazetat über 105 Tage symptomlos vertragen; Tagesdosen von 15 mg/kg führten aber nach 190 Tagen bei einem von zwei Pferden zum Tod (DOLLAHITE et al., 1978).

**Klinisches Bild:** Akute Bleivergiftungen kommen nicht zur Beobachtung, da die Möglichkeit der einmaligen Aufnahme hoher Bleimengen praktisch nie gegeben ist.

Die Symptomatik subakuter und chronischer Bleivergiftungen ist wenig typisch, zumal sie sich besonders im Fall der chronischen Vergiftung über viele Monate bis zu mehr als einem Jahr langsam entwickelt. Eine Verdachtsdiagnose wird also durch den Nachweis von Blei im Organismus lebender oder gestorbener Tiere sowie in der Umwelt der Tiere gesichert werden müssen.

Bei der subakuten Vergiftung stehen Symptome von seiten des Magen-Darm-Kanals im Vordergrund: Durchfälle, die von Koliken begleitet sein können. Die Tiere machen einen lustlosen und stumpfen Eindruck. Störungen des Bewegungsapparates, z. B. Überköten und Ataxie, sind häufig beschrieben worden.

Chronisch vergiftete Pferde zeigen schlechte Futteraufnahme, eine entsprechend ausgeprägte Abmagerung und rauhes Haarkleid. Das Verhalten ist lustlos, der Gang steif und mehr oder weniger ataktisch. Schwellungen der Kniegelenke und eine partielle Lähmung der Hinterbeine können auftreten. Als typisches Zeichen kann ein »Kehlkopfpfeifen«, das auf einer Lähmung des *N. recurrens* beruht und mit einer deutlichen Atrophie der Larynxmuskulatur verbunden ist, angesehen werden. Wird auch der Pharynx in Mitleidenschaft gezogen, so treten Schluckbeschwerden und eine starke Salivation hinzu. Auch die Kaubewegungen können in fortgeschrittenen Fällen verändert sein. Futterpartikel treten teilweise durch die Nase wieder aus, die Atmung kann oral erfolgen und dann besteht die Gefahr der Aspirationspneumonie. Die Schleimhäute können gelb verfärbt sein, ein typischer Bleisaum an den Schneidezähnen scheint eher die Ausnahme als die Regel zu sein. Eine hypochrome Anämie mit basophiler Tüpfelung der Erythrozyten und Retikulozyten werden als typisch für die Bleivergiftung beschrieben; die basophile Tüpfelung wird aber nur selten gefunden. Röntgenologisch kann die Knochenstruktur verdichtet sein. Durch gleichzeitige Aufnahme auch von Zink kann die Symptomatik der Bleivergiftung weitgehend überdeckt werden (WILLOUGHBY et al., 1972).

Die geschilderte Symptomatik liegt nur selten voll ausgebildet vor, plötzliche Todesfälle, u. U. nach vorhergehender kurzer Erregung, sind nicht selten. Fohlen sind empfindlicher als erwachsene Pferde (SCHMITT et al., 1971).

**Diagnostik:** Auf die möglichen Blutbildveränderungen wurde bereits hingewiesen. Bei anämischen Pferden ist die Ausscheidung von Copro- und Uroporphyrin mit dem Urin vermehrt. Blei ist ein Hemmstoff der an der Hämoglobin-Synthese beteiligten Δ-Aminolaevulinsäure-Dehydratase. Während sich die Bestimmung dieses Enzyms diagnostisch beim Wiederkäuer bewährt hat, wurden beim Pferd selbst bei experimentellen Vergiftungen keine typischen Veränderungen gefunden.

Der Bleinachweis ist beim lebenden Tier im allgemeinen auf Blut, Urin und Haare beschränkt. Die Konzentration im Blut liegt jedoch auch bei eindeutigen Weidevergiftungen nur wenig über Werten, die bei klinisch gesunden Pferden gefunden werden können (KNIGHT und BURAU, 1973). Bei experimentellen Vergiftungen traten klinische Symptome bei Blutkonzentrationen über 0,6 mg/l auf. Ab 1 mg/l wird man ziemlich sicher mit einer Vergiftung rechnen müssen. Für Haare geben DEBACKERE und DE CORTE-BAETEN (1974) 27 mg/kg als Obergrenze des »Normalbereichs« an, ein Wert, der überraschend gut mit dem für den Menschen angegebenen Wert von 25 mg/kg übereinstimmt (HARDY et al., 1971). Die Bleikonzentration im Urin ist wohl wegen der starken Lokalisation besonders in den Knochen selten so hoch, daß sie als beweisend für die Diagnose angesehen werden könnte. Nach i. v. Injektion von 75 mg/kg CaNa$_2$EDTA kommt es aber bei Bleivergiftungen zu einem erheblichen und dann beweiskräftigen Anstieg der Bleiausscheidung (KNIGHT und BURAU, 1973). Diese Untersuchungen müssen gegebenenfalls durch Bleianalysen von Weide und Futter, Wasser bzw. aus der Umgebung erkrankter Tiere ergänzt werden.

Bei der Sektion werden in Knochen bleivergifteter Tiere Konzentrationen bis zu mehreren hundert mg/kg gefunden, in Leber und Niere deuten Werte über 10 bzw. 15 mg/kg auf eine Vergiftung hin, bei chronischen Vergiftungen werden aber oft nur Werte zwischen 3 und 10 mg/kg ermittelt.

**Therapie:** Erste Maßnahme nach Sicherung der Diagnose muß die Unterbindung der weiteren Bleiaufnahme sein (Wechsel der Weide bzw. des Futters, Tränkung mit bleifreiem Wasser). Wenn auf diese Weise ein Fortschreiten der Vergiftung verhindert worden ist, genügen meist Maßnahmen, die eine Ablagerung des aufgenommenen Bleis als tertiäres Bleiphosphat im Knochen fördern. Dies kann durch ein hohes Phosphatangebot, u. U. zusammen mit Vitamin D erreicht werden. Die damit bewirkte Verschiebung von Blei aus anderen Geweben in Knochen und Zähne, wo es in unlöslicher Form liegt und keine toxischen Wirkungen mehr ausübt, hat im allgemeinen bereits einen ausreichenden therapeutischen Effekt auf etwaige Bleikoliken. Man muß sich aber darüber im klaren sein, daß bei solchen Tieren durch eine hohe Ca-Zufuhr bei geringem Phosphatangebot und auch durch eine azidotische Stoffwechsellage wieder Blei aus den Knochen mobilisiert wird und erneut Vergiftungssymptome auftreten können.

Eine erhöhte Ausscheidung von Blei ist mit Hilfe von Chelatbildnern, speziell dem Kalziumdinatrium-Salz der Ethylendiamintetraessigsäure (CaNa$_2$EDTA, Calciumedetat-Heyl®) möglich. Dazu werden Tagesdosen von 75–110 mg/kg als Infusion an 3–4 aufeinanderfolgenden Tagen für das Pferd angegeben. HOLM et al. (1953) sahen von einer solchen Behandlung bei chronischen Vergiftungen teilweise eine sofortige Besserung des Allgemeinzustandes. Bei Überschreitung der genannten Dosen ist mit Nierenschädigungen zu rechnen. Das Bleichelat der EDTA hat einen anderen Verteilungsmodus, so daß u. U. zentrale Bleiwirkungen vorübergehend akzentuiert werden können. Experimentell ist ein erhöhter Übertritt von cheliertem Blei über die Plazenta nachgewiesen worden (MCCLAIN und SIEKIERKA, 1975). Bereits eingetretene Organschäden (Nervenlähmungen) können nicht mehr beeinflußt werden. Die Anwendung von D-Penicillamin (Metalcaptase®), das auch oral zugeführt werden kann, verbietet sich beim Pferd im allgemeinen aus wirtschaftlichen Gründen, tierärztliche Erfahrungen scheinen nicht vorzuliegen. Bei oraler Gabe wird die erforderliche Tagesdosis in der Größenordnung von 15–60 mg/kg KM auf mehrere Einzelgaben verteilt liegen.

Die spezifische Behandlung muß gegebenenfalls durch symptomatische Maßnahmen ergänzt werden.

### Literatur

ARONSON A. L. (1972): Lead poisoning in cattle and horses following long-term exposure to lead. Amer. J. Vet. Res. **33**, 627–629.

DEBACKERE M., DE CORTE-BAETEN K. (1974): Onderzoek naar de loodgehalten bij gezonde en geintoxiceerde honden en paarden. Vlaams diergeneesk. Tijdschr. **43**, 405–415.

DOLLAHITE J. W., YOUNGER R. L., CROOKSHANK H. R., JONES L. P., PETERSEN H. D. (1978): Chronic lead poisoning in horses. Amer. J. Vet. Res. **39**, 961–964.

HAMMOND P. B., ARONSON A. L. (1964): Lead poisoning in cattle and horses in the vicinity of a smelter. Ann. N. Y. Acad. Sci. **111**, 595–611.

HARDY H. L., CHAMBERLIN R. I., MALOOF C. C., BOYLEN G. W., HOWELL M. C. (1971): Lead as an environmental poison. Clin. Pharmacol. Ther. **12**, 982–1002.

HOLM L. W., WHEAT J. D., RHODE E. A., FIRCH G. (1953): The treatment of chronic lead poisoning in horses with calcium disodium ethylenediaminetetraacetate. J. Amer. Vet. Med. Ass. **123**, 383–388.

KNIGHT H. D., BURAU R. G. (1973): Chronic lead poisoning in horses. J. Amer. Vet. Med. Ass. **162**, 781–786.

LEDERER E. (1967): Verwendung von Bleirohren für Trinkwasseranlagen. Münch. med. Wschr. **109**, 1876–1877.

MCCLAIN R. M., SIEKIERKA J. J. (1975): The placental transfer of lead-chelate complexes in the rat. Toxicol. appl. Pharmacol. **31**, 443–451.

MOTTO H. L., DAINES R. H., CHILKO D. M., MOTTO C. K. (1970): Lead in soils and plants: Its relationship to traffic volume and proximity to highways. Environ. Sci. Technol. **4**, 231–237.

SCHMITT N., BROWN G., DEVLIN E. L., LARSEN A. A., MCCAUSLAND D. D., SAVILLE J. M. (1971): Lead poisoning in horses. An environmental health hazard. Arch. environm. Hlth. **23**, 185–195.

WIEBICKE G. (1974): Feldstudie über die Bleibelastung von Rindern und Pferden. Vet. med. Diss., Hannover.

WILLOUGHBY R. A., MACDONALD E., MCSHERRY B. J., BROWN G. (1972): Lead and zinc poisoning and the interaction between Pb and Zn poisoning in the foal. Canad. J. comp. Med. **36**, 348–359.

## 13.1.2 Zink

Als Ursache chronischer Zinkvergiftungen kommen ähnlich wie bei der Bleivergiftung Industrieemissionen metallverarbeitender Betriebe, speziell von Zinkgießereien vor (HOSKAM et al., 1982). Zink ist hierbei oft mit anderen potentiell toxischen Metallen vergesellschaftet.

Die Zinkvergiftung beim Pferd ist klinisch und experimentell in den letzten Jahren von WILLOUGHBY et al. (1972, 1973) untersucht worden. Sie bleibt praktisch auf Fohlen mit einem Lebensalter bis zu 1 Jahr beschränkt, bei älteren Pferden kommt es trotz vergleichbarer Zinkaufnahme nicht mehr zum Auftreten von Symptomen. Bei Fohlen kam es in Versuchen der genannten Autoren erst bei einer Tagesaufnahme von 90 mg/kg KM zum Sistieren der Gewichtszunahme und anschließend zu Gewichtsverlusten. Die sich dann entwickelnden Symptome betrafen in erster Linie den Bewegungsapparat: Verdickung der Epiphysen an den langen Röhrenknochen mit Steifheit und Lahmheit; die Tiere weigern sich, die Wirbelsäule lateral zu verbiegen und fallen durch einen eigenartigen hüpfenden Gang, besonders beim Überschreiten niedriger Hindernisse, auf. Die Gelenke sind vermehrt gefüllt und schmerzhaft. Die Fohlen können sich schließlich nur mit Hilfe erheben. Der Appetit bleibt relativ lange erhalten. Eine Anämie tritt erst im Endstadium der Vergiftung auf. Auffällige Laborbefunde fehlen, der Zinkgehalt des Blutes ist erst von einer täglichen Aufnahme von 60 mg/kg an erhöht. Zur Sicherung der Diagnose sind Zinkbestimmungen im Weidegras bzw. Futter noch am besten geeignet.

Differentialdiagnostisch kommen Rachitis, septische Arthritis, Vitamin-D-Überdosierung und *Ostitis fibrosa* in Betracht.

Die Therapie besteht in Entfernung aus dem zinkkontaminierten Bereich. In der Medizin sind bei entsprechenden Zinkvergiftungen i. v.-Infusionen von Natriumthiosulfat sowie D-Penicillamin (s. Blei) eingesetzt worden, tierärztliche Erfahrungen scheinen nicht vorzuliegen.

Eine gleichzeitige Aufnahme hoher Zinkmengen kann die Symptome einer Bleivergiftung überdecken (WILLOUGHBY et al., 1972).

### Literatur

HOSKAM E. G., DE GRAAL G. J., NOORMAN N., OVER H. J. (1982): Zinkvergiftiging bij veulens. Tijdschr. Diergeneesk. **107**, 672–680.

WILLOUGHBY R. A., MACDONALD E., MCSHERRY B. J., BROWN G. (1972): Lead and zinc poisoning and the interaction between Pb and Zn poisoning in the foal. Canad. J. comp. Med. **36**, 348.

WILLOUGHBY R. A., OYAERT W. (1973): Zinkvergiftiging bij veulens. Vlaams diergeneesk. Tijdschr. **42**, 134–143.

## 13.1.3 Cadmium

Nachgewiesene Cadmiumvergiftungen bei Equiden sind sehr selten. Man muß aber mit solchen Intoxikationen rechnen, solange Cadmiumgelb (Cadmiumsulfid) als Anstrichfarbe verwendet wird. Eine andere mögliche Vergiftungsquelle ist die Anwendung von Cadmium zur Rostschutzbehandlung z. B. von Gehegeumzäunungen. Schließlich kommt Cadmium oft zusammen mit Zink als Emission in der Nähe von Zinkhütten vor. In solchen Fällen fällt es schwer, die beobachtete Vergiftungssymptomatik einem Faktor zuzuordnen (KOWALCZYK et al., 1986). SASS et al. (1972) haben über eine Weidevergiftung berichtet, die wahrscheinlich durch Aufnahme einer abschilfernden Anstrichfarbe von einem Gebäude verursacht worden ist.

Symptome traten erst in den letzten 24 Stunden vor dem Tode auf: Desorientiertheit, Ataxie, Unfähigkeit, sich zu erheben, Fieber und Kolikerscheinungen. In Leber und Niere der gestorbenen Ponys wurden Cadmiumkonzentrationen von 80–90 mg/kg nachgewiesen. Einen etwas protrahierten Verlauf nahm eine Vergiftung bei einem Onager in einem zoologischen Garten (pers. Mitt. u. eig. Befunde). Dieses Tier zeigte etwa 10 Tage vor dem Exitus Ataxie und knickte mit den Hinterbeinen seitlich ein. Die Futteraufnahme war bis zum letzten Tag gut. In der Niere wurden 95 mg/kg Cadmium nachgewiesen. Als Vergiftungsursache kam hier der cadmiumbehandelte Drahtzaun des Geheges in Betracht; es muß angenommen werden, daß das Tier diesen Zaun intensiv beleckt oder das abgeblätterte Cadmium vom Boden aufgenommen hat. Bei aus anderen Gründen getöteten oder gestorbenen Tieren desselben Geheges konnte ebenfalls Cadmium in den Nieren nachgewiesen werden, allerdings in weit geringerer Konzentration. Bei dem raschen Verlauf dieser Vergiftungen ist von einer Therapie nicht allzuviel zu erwarten; beim Menschen wird zur Behandlung das Kalziumtrinatriumsalz der Diethylentriaminpentaessigsäure (Ditripentat-Heyl) empfohlen, die Wirkung wird jedoch auch hier als »gering« bezeichnet (WIRTH et al., 1971).

### Literatur

KOWALCZYK D. F., GUNSON D. E., SHOOP C. R., RAMBERG C. F. (1986): Effects of natural exposure to high levels of zinc and cadmium in the immature pony as a function of age. Environm. Res. **40**, 285–300.

SASS B., HATZIOLOS B. C., HAYES J. E. (1972): Probable cadmium poisoning in a group of ponies. Vet. Med./Small Anim. Clin. **67**, 745–746.

WIRTH W., HECHT G., GLOXHUBER C. (1971): Toxikologie-Fibel, 2. Auflage, 62/63. Stuttgart: G. Thieme.

## 13.1.4 Arsen

Über Arsenikvergiftungen bei Pferden ist im älteren Schrifttum wiederholt berichtet worden. Ursachen waren die Anwendung von Arsenikwaschungen gegen Ektoparasiten und gelegentliche Überdosierung von Arsenik in roborierender Indikation durch Tierhändler. Beide Intoxikationsmöglichkeiten kommen heute nicht mehr in Betracht, und auch die durch Hüttenrauch verursachte chronische Arsenikvergiftung ist in den letzten Jahrzehnten beim Pferd nicht mehr beobachtet worden. Vereinzelt wird jedoch über akute Arsenvergiftungen berichtet: Ursache war in einem Fall die Anwendung von Natriumarsenit als Unkrautbekämpfungsmittel an der Grenze zu einer mit Ponys besetzten Weide (SHEA, 1961), im anderen Fall war eine größere Menge eines arsenikhaltigen Rattengiftes versehentlich in die Futterkiste eines Rennstalles gelangt (SUTHERLAND et al., 1964).

In beiden Fällen entwickelten sich typische akute Vergiftungen mit hochgradigem Durchfall, der teilweise von kolikähnlichen Erscheinungen und starkem Schwitzen begleitet war. Die großen Flüssigkeitsverluste über den Darm ziehen den Kreislauf in Mitleidenschaft, es bestand eine Tachykardie mit wenig gefülltem, kaum palpablem Puls, die Schleimhäute waren stark injiziert und tiefrot, teilweise auch gelblich verfärbt. Der Verlauf der Intoxikation konnte perakut innerhalb weniger Stunden zum endgültigen Kreislaufkollaps und Exitus führen, in anderen Fällen erfolgte der Tod erst nach bis zu 7 Tagen.

Von einer Behandlung wird bei akuten Vergiftungen nicht allzuviel erwartet werden dürfen. Als spezifische Therapie der Arsenvergiftung ist in erster Linie an Dimercaptopropansulfonsäure zu denken, welches als Chelatbildner durch Arsen blockierte Sulfhydrylgruppen im Organismus reaktivieren kann. Erfahrungen beim Pferd scheinen nicht vorzuliegen, mit toxischen Eigenwirkungen des Mittels muß aber nach den Erfahrungen bei anderen Tierarten und beim Menschen gerechnet werden. Bei intramuskulärer Gabe sollte die Dosis 3 mg/kg KM nicht überschreiten, die Applikation muß aber konsequent wenigstens alle 4 Stunden wiederholt werden. Auch die i. v. Infusion von Natriumthiosulfat in einer Dosis von 10 g und die orale Gabe von 20–30 g sind empfohlen worden. Diese spezifischen Maßnahmen müssen unbedingt von einer symptomatischen Kreislaufbehandlung begleitet werden, wobei ganz besonders auf einen adäquaten Flüssigkeitsersatz zu achten ist.

### Literatur

SHEA R. A. (1961): Arsenic poisoning in ponies. Mod. vet. Pract. **42**, 62–65.

SUTHERLAND G. N., FAWELL E. V., BROWN J. K. (1964): Arsenical poisoning in racehorses. Vet. Rec. **76**, 275–277.

## 13.1.5 Selen

Die Möglichkeit von Selenintoxikationen besteht in Gegenden mit stark selenhaltigen Böden, in Europa z. B. in Irland. Diese Gegenden sind durch geringe Niederschlagsmengen und durch alkalische Bodenreaktion gekennzeichnet. Unter diesen Bedingungen nehmen Pflanzen Selen aus dem Boden auf (bis zu 30 mg/kg Trockenmasse), selenabhängige Pflanzen kumulieren das Element in Form organischer Verbindungen, sie können bis zu 10 g/kg in der Trockenmasse enthalten. Futter mit einem Selengehalt von mehr als 2 mg/kg Trockenmasse muß als bedenklich betrachtet werden.

**Toxische Dosen:** Die letale Dosis für Pferde beträgt 2–3 mg/kg KM Se in Form von Selenit oder Selenat; organisch gebundenes Selen kann die doppelte Toxizität haben. Elementares Selen ist dagegen ziemlich untoxisch, da es in dieser Form nicht in Pflanzen aufgenommen wird. Durch gleichzeitige Aufnahme von Kupfer wird die Toxizität herabgesetzt (Stowe, 1980).

**Klinisches Bild:** Beim Pferd kommt hauptsächlich die subakute und die chronische Form der Vergiftung vor, wenn diese auf selenhaltigen Weiden gehalten oder mit stark selenhaltigem Futter gefüttert werden. Zu der subakuten Vergiftung kommt es nach relativ kurzer Exposition auf Weiden mit einem Selengehalt von 10–20 mg/kg Trockenmasse. Sie äußert sich in Gewichtsverlust, einem taumelnden Gang und Sehstörungen (blind stagger). Außerdem werden Salivation, Lakrimation, kolikartige Schmerzen und Schluckbeschwerden beobachtet. Die chronische Vergiftung tritt auf Weiden mit einem geringeren Selengehalt auf (alkali disease). Auch hier kommt es zu Gewichtsverlust und struppigem Haarkleid mit Haarausfall besonders an Mähne und Schweif. Es tritt zunehmende Lahmheit auf und es entwickelt sich oft an allen 4 Hufen unter der Krone eine Hornkluft, die schließlich zur Abstoßung des Hufes führt. Diese Erscheinungen werden von einer mehr oder weniger ausgeprägten Anämie begleitet (Traub-Dargatz et al., 1986).

Selen scheint in Enzymen mit Sulfhydrylgruppen gegen den Schwefel ausgetauscht zu werden, besonders die Glutathionkonzentration zeigt bei Selenvergiftungen einen starken Abfall.

**Diagnostik:** Im Serum chronisch selenvergifteter Pferde können Selenkonzentrationen von 1–5 mg/l nachgewiesen werden, im Horn der Hufwand bis zu 20 mg/kg. Haare sind zur Untersuchung wenig geeignet, da die Selenkonzentration in den verschiedenen Abschnitten der Haare stark variiert.

Bei der Sektion werden degenerative Veränderungen besonders in Leber und Milz festgestellt, in der Leber z. B. Atrophie und Zirrhose. Auch das Herz kann atrophiert sein. Weitere Symptome sind Aszites und Ödeme, Blutungen, Gastroenteritis und Nephritis.

**Therapie:** Eine wirkungsvolle Therapie ist nicht bekannt. Die Tiere sollten sofort von der Weide entfernt werden und mit bezüglich des Selengehaltes unbedenklichem Futter ernährt werden. Arsanilsäure hat sich bei Schweinen und Rindern als protektiv wirksam erwiesen, beim Pferd liegen keine Erfahrungen vor. Eine einmalige Gabe von 20–40 mg/kg KM Kupfer als Sulfat vor der Selenexposition hat sich prophylaktisch wirksam erwiesen. Kupfer hat einen positiven Einfluß auf die Elimination von Selen (Traub-Dargatz et al., 1986; Stowe, 1980).

### Literatur

Stowe H. D. (1980): Effects of copper pretreatment upon the toxicity of selenium in horses. Amer. J. Vet. Res. **41**, 1925–1928.

Traub-Dargatz J. L., Knight A. P., Hamar D. W. (1986): Selenium toxicity in horses. Comp. cont. Educ. pract. Vet. **8**, 771–776.

## 13.2 Fluor

**Intoxikationsmöglichkeiten:** Als Ursache akuter Vergiftungen kommt die versehentliche Aufnahme von fluorhaltigen Schädlingsbekämpfungsmitteln in Betracht. Fluoracetat hat als Rattenbekämpfungsmittel zu einer Reihe von Haustiervergiftungen Anlaß gegeben, befindet sich aber in Deutschland für diese Indikation nicht im Handel. Auch stark fluoracetathaltige Pflanzen fehlen in Mitteleuropa, ebenso wie stark fluorhaltige Quellen. Silicofluoride finden als Schädlingsbekämpfungsmittel und im Holzschutz Anwendung. Nach oraler Aufnahme entsteht unter Einwirkung der Magensalzsäure Flußsäure, und die Symptome einer akuten Vergiftung können auftreten.

Chronische Fluorintoxikationen (Fluorose) sind meist die Folge von Industrieabgasen und -staub aus Betrieben, in denen Flußspat oder Kryolith als Flußmittel verwendet werden, z. B. Aluminium-, Emaille-, Farbfabriken, Glashütten, aber auch metallverarbeitende Betriebe. Auch die Umgebung von Ziegeleien und Steingutfabriken kann gefährdet sein, wenn das Ausgangsmittel stark fluoridhaltig ist.

**Klinisches Bild:** Über akute Vergiftungen beim Pferd finden sich im Schrifttum keine Angaben, sie sind deshalb sicher als extrem selten anzusehen. Die $LD_{50}$ für Fluoracetat beim Pferd wird mit 0,5–2 mg/kg angegeben (McGirr und Papworth, 1955). Nach Aufnahme fluorhaltiger Schädlingsbekämpfungsmittel oder von Holzschutzmitteln in ausreichender Dosis sind toxische Symptome in erster Linie vom Magen-Darm-Kanal zu erwarten: innere Verätzungen, kolikartige Symptome und unter Umständen Durchfälle. Das ionisierte Kalzium im Gewebe wird in unlösliches Kalziumfluorid umgewandelt, damit kommt es zu tetanischen Erscheinungen an der Muskulatur (fibrilläre Zuckungen, Steifheit, Krämpfe). Die Blutgerinnung kann gestört sein. Schwere Vergiftungen führen als Folge eines Kreislaufkollapses rasch zum Tode.

Gegen chronische Intoxikationen, die sog. Fluorose, ist das Pferd weniger empfindlich als z. B. das Rind. Shupe und Olson (1971) geben als toxische Grenzkonzentrationen im Futter einen Gehalt von 60 mg/kg (auf die Trockensubstanz bezogen) an, während die entsprechenden Werte für das Rind bei 30–40 mg/kg liegen. Bei längerem Weidegang auf stark kontaminierten Weiden oder bei Fütterung von Heu aus solchen Distrikten treten jedoch auch beim Pferd Symptome auf. Soweit sich die Tiere noch im Stadium der Dentition befinden, sind die Veränderungen an den Zähnen besonders auffällig: Es kommt zu Schmelzdefekten, die dem Zahn ein gesprenkeltes Aussehen verleihen. Im weiteren Verlauf fällt eine starke Abnutzung der Inzisiven, aber auch der Molaren auf. Nach Zusammenbruch der Zahnkrone kann es zu Pulpaabszessen und später zur Zahnfistel kommen. Die Futteraufnahme ist bei solchen Tieren entsprechend schlecht und der Allgemeinzustand reduziert, das Haarkleid rauh und stumpf. Später treten Lahmheiten auf, die bei Bewegung eher schlechter als besser werden: Der Gang ist trippelnd, die normale Fortbewegung in allen Gangarten und im Sprung gestört. Hyperostosen an den Extremitäten, den Rippen und am Gesichtsschädel sind teilweise von außen sichtbar.

**Diagnostik:** Die Knochenveränderungen lassen sich röntgenologisch darstellen und können dann die Diagnose sichern. Neben Hyperostosen und einer allgemeinen Verdickung der Kortikalis der Röhrenknochen können auch Erscheinungen einer Osteoporose oder Osteosklerose, Osteophyten oder eine Osteomalazie auftreten.

Die chemische Bestimmung von Fluorid im Blut ist wenig ergiebig, die Normalwerte in der Größenordnung von 1 mg/l sind auch bei längerer Fluorexposition nur wenig erhöht. Im Urin sind aber Werte oberhalb von 5 mg/l als verdächtig, solche von mehr als 15 mg/l als beweisend für eine Fluorose zu betrachten. Der Fluorgehalt in Knochen kann normal bis zu 1,2 mg/g betragen, Werte von 2–4 mg/g deuten auf eine erhöhte Fluorexposition hin, und bei Vorliegen der Symptomatik einer Fluorose sind Konzentrationen bis zu 20 mg/g bestimmt worden.

Bestimmungen von Fluor im Futter und Wasser können die Diagnose erhärten.

**Therapie:** Akute Vergiftungen sind symptomatisch zu behandeln, bei schweren Erscheinungen ist die Prognose ungünstig. Durch Infusion von gut ionisierten Kalziumsalzen kann das resorbierte Fluorid als Kalziumfluorid ausgefällt werden, und gleichzeitig werden damit die Symptome der Hypokalzämie verschwinden. Bei chronischen Fluorbelastungen, z. B. auf fluorkontaminierten Weiden, wird eine Zufütterung von Kalziumsalzen (Karbonat) oder auch von Aluminiumsulfat oder -chlorid empfohlen. Durch Zugabe fluorfreier Futtermittel kann die Fluoridkonzentration im Gesamtfutter unter den toxischen Grenzwert von 60 mg/kg (auf Trockenmasse bezogen) eingestellt werden. Diesen Maßnahmen kommt jedoch nur ein palliativer Wert zu, wenn die Tiere nicht gleichzeitig aus dem gefährdeten Gebiet entfernt werden können.

**Literatur**

McGirr J. L., Papworth D. S. (1955): The toxicity of rodenticides. I. Sodium fluoroacetate, antu and warfarin. Vet. Rec. **67**, 124–131.

Shupe J. L., Olson A. E. (1971): Clinical aspects of fluorosis in horses. J. Amer. Vet. Med. Ass. **158**, 167–174.

## 13.3 Pestizide

### 13.3.1 Chlorierte Kohlenwasserstoffe

Vergiftungen mit dieser Gruppe von Schädlingsbekämpfungsmitteln scheinen beim Pferd sehr selten zu sein. Vereinzelt ist jedoch über meist akute Vergiftungen mit Hexachlorcyclohexan (THORPE, 1974) oder einer Kombination von Hexachlorcyclohexan und Chlorphenothan (DDT) berichtet worden (KÜHNERT et al., 1969). Für die Vergiftung mit Hexachlorcyclohexan liegen experimentelle Daten vor (EICHLER et al., 1961).

#### 13.3.1.1 Hexachlorcyclohexan

Alimentäre Vergiftungen können vorkommen, wenn Hexachlorcyclohexan in großen Mengen auf Futterböden als Insektizid eingesetzt und dabei das Futter stark kontaminiert wird. Waschungen gegen Ektoparasiten stellen ebenfalls eine potentielle Gefahr dar. Von Pferden ist jedoch die äußerliche Anwendung einer 0,15%igen Lösung bei insgesamt 8maliger Behandlung im Abstand von 4 Tagen symptomlos vertragen worden. Bei oraler Aufnahme ist eine Dosis von 50 mg/kg KM tödlich, durch Gabe von 40 mg/kg wurde eine schwere Vergiftung ausgelöst, die aber überlebt wurde (EICHLER et al., 1961), und eine Dosis von 20 mg/kg wurde ohne auffällige Symptome vertragen. Wie bei allen anderen stark lipophilen Stoffen ist die Toxizität für magere Tiere am höchsten.

Bei der akuten Vergiftung nach oraler Aufnahme kommt es mit einer Latenz von 4–8 Stunden zunächst zum Auftreten fibrillärer Muskelzuckungen, die im Gesicht und am Hals beginnen und sich dann auf den ganzen Körper ausbreiten. Die Tiere fallen schließlich zu Boden und zeigen dann vorwiegend klonische Krämpfe, Ruderbewegungen der Extremitäten und Opisthotonus. Diese Symptome sind von starkem Schwitzen, einer teilweise ausgeprägten Erhöhung der Körpertemperatur und erhöhter Atem- und Pulsfrequenz begleitet. Bei einmaliger Aufnahme subletaler Dosen klingt das Vergiftungsbild im Laufe von 24 Stunden weitgehend ab, einzelne Zuckungen werden aber noch für einige Tage beobachtet. Laboruntersuchungen deuten auf parenchymatöse Leber- und Nierenschädigungen hin, bei der Sektion wird entsprechend eine fettige oder parenchymatöse Degeneration dieser Organe festgestellt, daneben auch degenerative Veränderungen am Herzmuskel. Todesursache wird beim Pferd im allgemeinen ein Versagen des Kreislaufs sein.

Nach Aufnahme geringerer Dosen treten meist nur vereinzelte Muskelzuckungen oder ein mehr oder weniger ausgeprägter Tremor auf.

Bei einer Vergiftung mit einem Chlorphenothan und Hexachlorcyclohexan enthaltenden Präparat wurden in der Leber verendeter Pferde Konzentrationen von 2–9 mg/kg Hexachlorcyclohexan neben 0,35–0,9 mg/kg DDT und im Herzen 20 mg/kg Hexachlorcyclohexan neben Spuren von DDT nachgewiesen (KÜHNERT et al., 1969).

Die Therapie ist symptomatisch. Die Krämpfe können durch zentral depressive und antikonvulsiv wirksame Pharmaka unterdrückt werden, Auswahl des Präparates und der Dosis werden dabei von der Schwere der Vergiftung bestimmt. Falls i. v. Dosen von 5–10 mg/kg Phenobarbital-Na nicht ausreichen, können Chloralhydrat oder ein nicht zu kurz wirkendes Narkotikum aus der Reihe der Barbitursäurederivate eingesetzt werden; bei schweren Vergiftungen müssen die Pferde u. U. für Stunden in Narkose gehalten werden. Die Hyperthermie ist durch physikalische Abkühlung zu behandeln (Waschungen, mit denen auch kutan appliziertes Hexachlorcyclohexan entfernt werden kann). Kalziuminfusionen sind empfohlen worden, ihr Wert wird aber nicht einhellig beurteilt.

Bei einer erforderlichen Kreislaufbehandlung müssen adrenalinhaltige Präparate unbedingt vermieden werden, da die chlorierten Schädlingsbekämpfungsmittel ebenso wie Chloroform und Halothan das Herz gegen Adrenalin sensibilisieren. Die Anwendung solcher Kreislaufmittel kann deshalb zum letalen Kammerflimmern führen. Da während der stark zentralen Erregung auch mit einer erheblichen Ausschüttung von endogenem Adrenalin zu rechnen ist, kann sogar die Anwendung eines β-Adrenolytikums, z. B. 0,1 mg/kg Propranolol, zum Schutz des Myokards erwogen werden. Bei dem im allgemeinen akuten Verlauf der Vergiftung und der guten Resorption von Hexachlorcyclohexan ist von Abführmitteln kaum eine Wirkung auf den Ablauf der Vergiftung zu erwarten. Pflanzliche und tierische Öle müssen unbedingt vermieden werden, da sie die Resorption begünstigen.

#### 13.3.1.2 Chlorphenothan (DDT)

Die Anwendung dieses Stoffes ist durch das Gesetz über den Verkehr mit DDT (1972) in der Bundesrepublik Deutschland so stark eingeschränkt, daß Vergiftungen mit diesem ohnehin wenig toxischen Insektizid nicht mehr vorkommen sollten. Von Pferden sind Tagesdosen von 100–200 mg/kg KM über mehrere Tage hinweg ebenso wie mehrfache Waschungen mit Präparaten mit einem Wirkstoffgehalt von 1,5% symptomlos vertragen worden.

#### 13.3.1.3 Andere Präparate

Angaben über Vergiftungen beim Pferd mit anderen Schädlingsbekämpfungsmitteln aus der Reihe der chlorierten Kohlenwasserstoffe liegen in der einschlägigen veterinärtoxikologischen Literatur nicht vor. Mehrfache Waschungen mit Zubereitungen, die 1% Dieldrin bzw.

1,5% Toxaphen oder Methoxychlor enthalten, sind von dieser Tierart symptomlos vertragen worden.

Dagegen sind einige Vergiftungen von Pferden mit Heptachlor bekannt geworden (Dickson et al., 1983, 1984). Sie ereigneten sich 1–3 Wochen, nachdem Weiden mit größeren Mengen einer 0,5%igen Heptachlorlösung besprüht worden waren. Die betroffenen Pferde zeigten einen ängstlichen Gesichtsausdruck, und auf laute Geräusche (Händeklappen) kam es zu ruckartigen Bewegungen von Kopf und Hals und tetanischen Spasmen der Extremitäten. Außerdem fielen Ataxie und Gleichgewichtsstörungen auf. Einzelne Stuten abortierten. Ein Teil der Pferde erholte sich. In Knochenmark und Fett wurden Werte um 500 mg/kg des Heptachlor-Epoxides nachgewiesen, im Gehirn 40–50 mg/kg, während im Blut der Pferde die Konzentrationen durchweg unter 1 mg/l lagen. Die Blutproben waren allerdings frühestens am 19. Tag nach der klinischen Erkrankung entnommen worden. Zur Therapie der Vergiftung eignen sich langwirksame Barbiturate, z. B. Phenobarbital.

**Literatur**

Dickson J., Peet R. L., Duffy R. J., Hide D. F., Williams D. E. (1983): Heptachlor levels in bone marrow of poisoned cattle and horses. Austral. vet. J. **60**, 311.

Dickson J., Peet R. L., Duffy R. J., Bolton J., Hilbert B., McGill C. (1984): Heptachlor poisoning in horses and cattle. Austral. vet. J. **61**, 331.

Eichler W., Hammer E., Müller L. F. (1951): Versuche zur HCC-Toxizität für das Pferd. Exp. Vet.-Med. **3**, 8–17.

Kühnert M., Fuchs V., Gerisch V. (1969): Über eine kombinierte DDT/HCC-Intoxikation bei Pferden unter besonderer Berücksichtigung ihrer toxikologischen Beurteilung. Mh. Vet.-Med. **24**, 547–551.

Thorpe R. M. (1974): Accidental poisoning. Vet. Rec. **95**, 375–376.

## 13.3.2 Organische Phosphorsäureester

**Intoxikationsmöglichkeiten.** Bei dieser Gruppe von Verbindungen handelt es sich um Ester der o-Phosphor- bzw. Thiophosphorsäure, der Phosphon- oder der Phosphinsäure, die als Insektizide und Akarizide im Pflanzenschutz eine große Rolle spielen und daneben auch als Mittel gegen Ekto- und Endoparasiten direkt am Tier angewendet werden (Dichlorvos, Trichlorphon, Fenchlorphos, Cruformat u. a.). Mit dem Verbot der Anwendung von DDT hat die Verbreitung dieser Gruppe von Schädlingsbekämpfungsmitteln und Arzneimitteln noch zugenommen.

Vergiftungsmöglichkeiten sind damit im landwirtschaftlichen Betrieb durchaus gegeben, wenn es z. B. durch Unachtsamkeit zur Kontamination von Futter kommt. In Obstanbaugebieten kommt es zu Vergiftungen, wenn Tiere unter frisch gespritzten Obstbäumen weiden oder wenn der Wind die Spritzflüssigkeit auf benachbarte Weiden treibt. Die chemische Beständigkeit ist unter diesen Bedingungen allerdings nicht sehr groß, so daß eine akute Vergiftungsgefahr nur für einen oder wenige Tage besteht. Auch aus diesem Grund treten fast nur akute Vergiftungen auf. Bei der Ektoparasitenbehandlung muß mit einer gewissen perkutanen Resorption gerechnet werden, die beim Vorliegen ekzematöser Veränderungen oder bei stark zerkratzter Haut erhöht ist. Schließlich muß mit iatrogenen Vergiftungen als Folge von Dosierungsfehlern bei der Behandlung gegen Endoparasiten gerechnet werden. Trotz dieser an sich zahlreichen Expositionsmöglichkeiten sind Vergiftungen beim Pferd selten, zumal für die Anwendung direkt am Tier die weniger giftigen Vertreter der Gruppe gebraucht werden.

Bei der Erhebung des Vorberichtes muß das zur Anwendung gekommene Mittel sorgfältig eruiert werden. Unter demselben Warenzeichen verbergen sich nämlich bei Schädlingsbekämpfungsmitteln oftmals völlig verschiedene Wirkstoffe, so ist z. B. Jacutin im allgemeinen das Warenzeichen für Hexachlorcyclohexan enthaltende Präparate, unter diesem Warenzeichen laufen aber auch Präparate, die als Wirkstoffe Bromophos oder Allethrin enthalten.

**Toxische Dosen:** Über die Toxizität einiger Phorsphorsäureester bei akuter oder subchronischer Verabreichung für das Pferd liegen eine Reihe verwertbarer, meist experimenteller Daten vor.

**Parathion** (E 605), das in erster Linie als Spritzmittel verwendet wird, gehört zu den Derivaten mit einer relativ hohen Toxizität. Schrader (1963) zitiert für das Pferd eine $LD_{50}$ von 5 mg/kg bei i. v. Zufuhr, ein Wert, der zu experimentellen Befunden von Svetlicic und Vandekar (1960) paßt. Diese Autoren sahen nach i. v. Injektion von 1,5 bzw. 3 mg/kg nur leichte Vergiftungssymptome, während Pferde, die 6–9 mg/kg erhalten hatten, so schwere Vergiftungsbilder zeigten, daß sie ohne spezifische Behandlung sicher ad exitum gekommen wären.

**Azinphosmethyl** wurde Pferden bis zu 30 Tagen als Zusatz von 5–100 mg/kg mit dem Futter verabreicht; die maximal auf diese Weise aufgenommenen Wirkstoffdosen betrugen 3–4 mg/kg. Ab 50 mg/kg kam es zwar zu einer Senkung der Cholinesteraseaktivität in Erythrozyten und Plasma um 30–50%, klinische Symptome traten aber nicht auf (Giri et al., 1974).

**Coumaphos** erzeugte nach oraler Gabe von 25 mg/kg eine schwere Vergiftung (Jackson et al., 1960), **Dichlorvos** wirkt nach denselben Autoren in Dosen von 25–50 mg/kg toxisch. Der letztere Stoff wurde in einem geschlossenen Pferdestall bis zu 22 Tage lang einmal täglich in einer Konzentration von 17,7 mg/l versprüht, dabei kam es zu einer mäßigen Senkung der Cholinesteraseaktivität in Erythrozyten und Serum, die Pferde zeigten aber keine Vergiftungssymptome (Tracy et al., 1960).

**Cruformat** (Ruelen) wurde in einer Dosis von 25 mg/kg symptomlos vertragen, 50 mg/kg bewirkten eine leichte, 100 mg/kg eine schwere Vergiftung (JACKSON et al., 1960). **Dimethoat** wurde bis zu 50 mg/kg symptomlos vertragen, Dosen von 60–80 mg/kg werden als toxisch beschrieben (DRUDGE et al., 1959). Von diesem Stoff werden ebenso wie von **Trichlorphon** (Neguvon®) Einzeldosen von 30–40 mg/kg gegen Gastrophilus-Larven verabreicht. JACKSON et al. (1960) sahen erst nach Gabe von 100 mg/kg Trichlorphon leichte Vergiftungserscheinungen, DRUDGE et al. (1976) jedoch schon nach Dosen ab 60 mg/kg. **Fenthion** (Baytex®) bewirkte in einer Dosis von 20 mg/kg eine beträchtliche Hemmung der Cholinesteraseaktivität im Blut, aber noch keine klinischen Symptome; höhere Dosen scheinen beim Pferd nicht gegeben worden zu sein (RADELEFF, 1970).

Durch eine besonders geringe Toxizität zeichnet sich **Bromophos** (CX 99, Drillzid) und **Fenchlorphos** (Blitex®) aus: Von Bromophos wurden 400 mg/kg von Pferden symptomlos vertragen und erst bei 600 mg/kg kam es zur Vergiftung, und Fenchlorphos senkte in einer Dosis von 110 mg/kg die Cholinesteraseaktivität nur wenig, und klinische Symptome traten nicht auf.

**Klinisches Bild:** Die organischen Phosphorsäureester sind Hemmstoffe der Acetylcholinesterase, das Vergiftungsbild ist entsprechend durch zentrale und periphere Zeichen einer cholinergen Übererregung gekennzeichnet. Symptome treten im allgemeinen erst auf, wenn die Aktivität der Cholinesterase in den Erythrozyten um mehr als 80% gehemmt ist, gelegentlich jedoch auch schon bei Hemmwerten um 50%. In diesen Fällen muß angenommen werden, daß die Acetylcholinesterase im Gewebe stärker gehemmt ist als in den Erythrozyten. Auch die Pseudocholinesterase im Serum wird gehemmt, die Aktivität dieses Enzyms hat aber keine größere Bedeutung für die Symptomatik.

Erste Anzeichen einer Vergiftung sind eine gesteigerte Salivation und Rhinorrhoe; es folgt eine Periode, die durch Unruhe, Übererregbarkeit und leichte Dyspnoe gekennzeichnet ist. Gleichzeitig bestehen kolikähnliche Erscheinungen, u. U. später Durchfall. Die Pupille ist verengt, in typischen Fällen besteht eine Bradykardie. Als Zeichen des fehlenden Acetylcholinabbaus an den motorischen Endplatten folgt dann ein Tremor, der zunächst nur an einzelnen Muskelgruppen, vorzugsweise am Kopf, auftritt, sich aber auf den ganzen Körper ausbreiten kann. Er geht später in ungeordnete Fibrillationen und Faszikulationen der Muskulatur über, und ist von einer schweren Dyspnoe mit Pfeif- und Rasselgeräuschen (erhöhte Bronchialsekretion!) begleitet. Eine Dakryorrhoe kann auftreten. Die Tiere sind in diesem Stadium der Vergiftung kaum mehr ansprechbar, die Bewegungen sind ataktisch und ziellos, es besteht profuser Schweißausbruch und schließlich kann es zu klonisch-tonischen Krampfanfällen kommen. Diese sind durch eine Asphyxie bedingt, teils als Folge der Bronchokonstriktion, teils als Folge einer zentralen Beeinträchtigung des Atemzentrums. Diese Asphyxie ist auch letztlich die Todesursache. Der Tod erfolgt meist in einem Stadium völliger Erschöpfung. Bei schweren Vergiftungen vergehen von der Aufnahme des Giftes bis zum Exitus nur wenige Stunden, bei weniger schweren Vergiftungen ist die Dauer der Symptomatik vom Präparat abhängig: Sie klingt bei den meisten Phosphorsäureestern innerhalb von 24 Stunden wieder ab, kann aber nach Aufnahme von Fenchlorphos für Tage anhalten.

Leichtere Vergiftungen sind nur durch kolikartige Erscheinungen und eine gewisse Muskelschwäche gekennzeichnet. Salivation und Dyspnoe können fehlen oder sind nur sehr schwach ausgebildet. In diesen Fällen kann die Differentialdiagnose zu einer Anschoppungskolik Schwierigkeiten bereiten.

Chronische Vergiftungen werden praktisch nicht beobachtet. Entweder verläuft die Exposition symptomlos oder sie endet zu irgendeinem Zeitpunkt in einer akuten Phase.

**Diagnostik:** Die beschriebene typische Symptomatik sollte im allgemeinen zusammen mit dem Vorbericht die Stellung der Diagnose ermöglichen. Sie wird durch den Erfolg einer adäquaten Therapie (s. u.) bestätigt. Einen weiteren Anhalt gibt die Bestimmung der Cholinesteraseaktivität in Vollblut oder Erythrozyten, die u. U. wiederholt durchgeführt werden muß. Das Enzym ist u. U. in vitro durch Obidoxim reaktivierbar. Aus Blut, Urin oder dem aufgenommenen Material (kontaminiertes Futter) können Phosphorsäureester in dazu eingerichteten Instituten mit Hilfe der Papier-, Dünnschicht- oder Gaschromatographie nachgewiesen werden. Auf luftdichten Verschluß des Einsendungsmaterials ist zu achten. Das Sektionsbild ist wenig typisch.

**Therapie:** Eine Behandlung ist mit guter Aussicht auf Erfolg möglich, wenn der Tierarzt rechtzeitig zugezogen wird und die Vergiftung als solche erkennt. Als spezifische Maßnahmen stehen die Blockierung der Acetylcholinwirkung am peripheren cholinergen Rezeptor durch Atropin und die Reaktivierung der gehemmten Acetylcholinesterase durch Obidoxim zur Verfügung. Dieses wirkt im Gegensatz zu dem früher verwendeten Pralidoxim auch zentral. Die Wirkung der Cholinesterasereaktivatoren ist bei einigen Alkylphosphaten unzuverlässig, z. B. bei Dimethoat, Trichlorphon, Metasystox und Soman. 24–48 h nach der Intoxikation liegt das Engefell gealtert vor, eine Therapie mit Reaktivatoren der Acetylcholinesterase ist dann nicht mehr wirksam.

Atropin ist in den gut dokumentierten Versuchen von SVETLICIC und VANDEKAR (1960) in einer Dosis von 0,15 mg/kg, die erforderlichenfalls nach 6–7 Stunden wiederholt werden mußte, intravenös verabreicht worden. Eine solche Dosierung, die von den meisten späteren Autoren übernommen wurde, ist bei schweren Vergiftungen sicher erforderlich, bei leichteren Vergiftungen scheint es ratsam, diese Dosis fraktioniert, etwa in Einzeldosen von 0,05 mg/kg, bis zum Eintritt des klinischen Erfolges zu verabreichen. Auf diese Weise lassen sich unnötig langanhaltende Störungen der Darmtätigkeit vermeiden. Die Behandlung mit Atropin wird in vielen, besonders leichteren Fällen, ausreichend sein. Sie kann und sollte bei schweren Vergiftungen mit spezifischen Reaktivatoren der Acetylcholinesterase kombiniert werden, soweit es sich nicht um ein Alkylphosphat handelt, gegen das diese Reaktivatoren nicht wirksam sind. SVETLICIC und VANDEKAR (1960) haben bei ihren schweren experimentellen Parathion-Vergiftungen mit intravenösen Einzeldosen von 20 mg/kg Pralidoxim gearbeitet und damit eine sofortige, fast vollständige Reaktivierung der Cholinesterase der Erythrozyten und auch bei schwersten Symptomen innerhalb von 15 min eine weitgehende klinische Erholung erzielt. Die Serumcholinesterase wird nicht reaktiviert. Diese Dosis wurde in einem Fall nach 1 1/2 Stunden wiederholt, wobei als einzige Nebenwirkung eine Verstopfung erwähnt wird. Eine Wiederholung in längeren Zeitabständen ist erforderlich, sobald die Cholinesteraseaktivität wieder zu fallen beginnt, sei es aufgrund einer Elimination der ersten Dosis – über die Pharmakokinetik beim Pferd ist nichts bekannt – oder einer verzögerten Nachresorption des Alkylphosphates. Von anderen Autoren, z.B. LEUZINGER und PASI (1970), werden Pralidoxim-Dosen von 5–10 mg/kg, die allerdings bereits nach 20–30 min wiederholt werden sollen, angegeben. Wegen seiner auch zentralen Wirkung ist Obidoxim grundsätzlich vorzuziehen. Die letztgenannten Autoren geben für das Großtier die intramuskuläre oder intravenöse Gabe von 2 mg/kg, die im Abstand von 2–4 Stunden wiederholt werden soll, an. Bewirken die Cholinesterasereaktivatoren keine klinische Besserung und vor allem keinen Anstieg der Cholinesteraseaktivität im Vollblut oder Erythrozyten, so sollte die weitere Zufuhr unterbrochen werden, da eine Überdosierung dieser Präparate zu einer Verschlimmerung des Vergiftungsbildes führen kann.

Neben dieser spezifischen Therapie hat erforderlichenfalls eine symptomatische Behandlung zu erfolgen. Bei perkutanen Vergiftungen sollten Reste der Giftstoffe durch Waschung entfernt und an der weiteren Resorption gehindert werden. Bei starken Vergiftungen ist auf den Wasser- und Elektrolythaushalt zu achten.

## 13.3.3 Carbamate

Insektizide, Herbizide und Molluskizide aus der Gruppe der Carbamate verursachen ein Vergiftungsbild, das ebenfalls auf einer Hemmung der Cholinesterase beruht und infolgedessen dem der Alkylphosphate entspricht. Über eine Vergiftung mit Methiocarb bei einer Ponystute hat EDWARDS (1986) berichtet. Nach Aufnahme von etwa 5 g der Verbindung zeigte das Pony Tremor, Schwitzen, Hypersalivation und Unruhe, es bestand eine Tachykardie und Tachypnoe. Nach hochdosierter Behandlung mit Atropin kam es zunächst zu einer Besserung der Symptome, die jedoch von kurzer Dauer war. Nach abermaliger Atropin-Behandlung entwickelte sich eine Hyperthermie, und das Pferd kam ad exitum.

Therapeutisch sind die Cholinesterase-Reaktivatoren unwirksam, sie können sogar einen negativen Effekt auf den Verlauf der Vergiftung haben. Die spezifische Behandlung beschränkt sich deshalb auf Atropin.

**Literatur**

DRUDGE J.H., LELAND S.E., WYANT Z.N., ELAM G.W. (1959): Critical tests on the organic phosphorus insecticide, dimethoate, against gastrophilus ssp. in the horse. J. Parasitol. **45** Sect. 2, 56.

DRUDGE J.H., LYONS E.T., TAYLOR E.L. (1976): Critical tests and safety studies on trichlorfon as an antiparasitic agent in the horse. Amer. J. Vet. Res. **37**, 139–144.

EDWARDS H.G. (1986): Methiocarb poisoning in a horse. Vet. Rec. **119**, 556.

GIRI S.N., PEOPLES S.A., LLAGUNO G.L., MULL R.L. (1974): Oral toxicity of azinphosmethyl in horses. Amer. J. Vet. Res. **35**, 1031–1035.

JACKSON J.B., DRUMMOND R.O., BUCK W.B., HUNT L.M. (1960): Toxicity of organic phosphorus insecticides to horses. J. econ. Ent. **53**, 602–604.

LEUZINGER S., PASI A. (1970): Die Vergiftung mit phosphororganischen Insektiziden bei Haus- und Nutztieren. Schweiz. Arch. Tierhkde. **112**, 269–282.

RADELEFF R.D. (1970): Veterinary Toxicology. 2nd Ed., p. 225. Philadelphia: Lea und Febiger.

SCHRADER G. (1963): Die Entwicklung neuer insektizider Phosphorsäure-Ester, 3. Aufl., S. 245. Weinheim: Verlag Chemie.

SVETLICIC B., VANDEKAR M. (1960): Therapeutic effect of pyridine-2-aldoxime methiodide in parathion poisoned mammals. J. comp. Path. **70**, 257–271.

TRACY R.L., WOODCOCK J.G., CHODROFF S. (1960): Toxicological aspects of 2,2-dichlorovinyl dimethyl phosphate (DDVP) in cows, horses, and white rats. J. econ. Ent. **53**, 593–601.

## 13.3.4 Amitraz

Das Akarizid Amitraz, das bei Pferden nicht angewendet werden soll, hat bei dieser Tierart zu einigen Vergiftungen geführt (MUTSAERS und VAN DER VELDEN, 1988). Nach äußerlicher Behandlung mit einer 0,025%igen Lösung kam es bei zwei Ponys zu einer schweren Anschoppungskolik, die eine Laparotomie und Ausräumung des Kolons erforderlich machten.

Amitraz ist ein Hemmstoff der Monoaminoxydase (FLORIO et al., 1993). Nach experimentellen Untersuchungen am Hund scheint eine Behandlung von Amitraz-Vergiftungen mit dem $\alpha_2$-Antagonisten Yohimbin, 0,1 mg/kg, erfolgversprechend zu sein (SCHAFFER et al., 1990). Die

Anwendung des neueren und spezifischeren α₂-Antagonisten Atipamezol dürfte sich aus ökonomischen Gründen verbieten.

Durch Verwendung älterer Lösungen, in denen es zu einer Zersetzung zu dem toxischen N-3,5-Dimethylphenyl-N-methylformamidin gekommen ist, scheint die Toxizität von Amitraz erhöht zu werden (AUER et al., 1984).

**Literatur**

AUER D. E., SEAWRIGHT A. A., POLLITT C. C., WILLIAMS G. (1984): Illness in horses following spraying with amitraz. Austral. vct. J. **61**, 257–259.
FLORIO J. C., SAKATE M., PALERMO-NETO J. (1993): Effects of amitraz on motor function. Pharmacology & Toxicology **73**, 109–114.
MUTSAERS C. W., VAN DER VELDEN M. A. (1988): Twee gevallen von colon obstipatie bij pony's vermoedelijk als gevolg van een behandeling met Taktic®. Tijdschr. Diergeneeskd. **113**, 1246–1248.
SCHAFFER D. D., HSU W. H., HOPPER D. L. (1990): The effects of yohimbine and four other antagonists on amitraz-induced depression of shuttle avoidance in dogs. Toxicol. appl. Pharmacol. **104**, 543–547.

## 13.3.5 Zinkphosphid

Durch Aufnahme von mit Zinkphosphid präpariertem Getreide (»Giftweizen«) kann es in Einzelfällen auch beim Pferd zu Vergiftungen kommen. Ein entsprechender Fall ist zuletzt von GÖBEL und ENGLERT (1956) beschrieben worden. Zinkphosphid wird unter dem Einfluß von Feuchtigkeit zu Phosphorwasserstoff, $PH_3$, dem die eigentliche Giftwirkung zukommt, zersetzt. Dabei entsteht ein karbidähnlicher Geruch (Karbid enthält als Verunreinigung Phosphorwasserstoff), dem eine diagnostische Bedeutung zukommt. Als letale Dosis Zinkphosphid werden für die meisten Haustierarten 20–40 mg/kg KM angegeben, für das Pferd liegen keine Daten vor.

Die Vergiftungserscheinungen treten mit einer gewissen Latenz auf und sind recht uncharakteristisch: lokale Reizerscheinungen an der Schleimhaut von Magen und Darm mit Appetitverlust, später Apathie, erhöhte Puls- und Atemfrequenz, schließlich Koma und Tod durch Kreislaufversagen. Zur Sicherung der Diagnose sollte der Mageninhalt gut verschlossen zur chemischen Untersuchung eingeschickt werden, da Phosphorwasserstoff flüchtig ist. Bei der Sektion fallen weiter eine fettige Degeneration von Leber und Niere sowie degenerative Veränderungen am Herzmuskel auf.

Der Verlauf der Vergiftung ist nach Ablauf der bis zu 24stündigen Latenz recht akut, so daß eine Therapie zu diesem Zeitpunkt kaum mehr Aussicht auf Erfolg hat. Wird die Aufnahme von Giftweizen rechtzeitig, d. h. vor dem Auftreten von Vergiftungserscheinungen erkannt, sollte versucht werden, durch Magenspülung mit 2 Sonden am abgelegten Pferd den Giftstoff soweit wie möglich wieder aus dem Organismus zu entfernen. Die Spülung muß fortgesetzt werden, bis die Spülflüssigkeit nicht mehr nach Karbid riecht. Wenn die Spülung mit einer 0,1%igen Kaliumpermanganatlösung durchgeführt wird, wird der Phosphorwasserstoff gleichzeitig zu ungiftigem Phospat oxidiert.

**Literatur**

GÖBEL F., ENGLERT H. K. (1956): Vergiftung mit Phosphidgiftweizen beim Pferd. Tierärztl. Umsch. **11**, 1–3.

## 13.3.6 Metaldehyd

Metaldehyd, ein Polymerisationsprodukt des Acetaldehyd, wird als Molluskizid in der Schneckenbekämpfung eingesetzt. Der Aldehyd befindet sich auch in Form von Tabletten als Hartspiritus (Meta) im Handel. Schneckenbekämpfungsmittel sind gelegentlich durch unachtsame Aufbewahrung Ursache von Pferdevergiftungen gewesen, anscheinend werden diese 3,5–6% Metaldehyd enthaltenden Präparate von Pferden gerne aufgenommen.

Das Pferd ist gegen Metaldehyd empfindlicher als andere Tierarten, bereits eine Dosis von 0,1 g/kg scheint absolut letal zu sein (HARRIS, 1975), während für Hund und Ratte $LD_{50}$-Werte von 0,4–1 g/kg angegeben werden (KLIMMER, 1971). Unter dem Einfluß der Magensalzsäure wird Metaldehyd partiell zu Acetaldehyd umgewandelt, dieser dürfte für einen Teil der Symptomatik verantwortlich sein.

Nach oraler Aufnahme setzt das Vergiftungsbild schnell ein, die Tiere sind erregt und ängstlich, zeigen Hyperästhesie und schwitzen stark. Die Fortbewegung ist unkoordiniert mit übersteigerten Bewegungen der Extremitäten; auffällig sind generelle Muskelzuckungen, die in klonische Krampfanfälle übergehen können. Die Atmung ist frequent und flach bei mit geblähten Nüstern ausgestrecktem Kopf. Daneben besteht Tachykardie, und der periphere Puls ist klein und wenig gefüllt. Bei der Sektion fallen epi- und endokardiale Blutungen, eine starke Füllung des kleinen Kreislaufs, u. U. Lungenödem und eine Hyperämie der Schleimhäute des oberen Verdauungstraktes auf. Der letztere Effekt beruht wahrscheinlich auf der lokalen Reizwirkung des freigesetzten Acetaldehyd. Auch Leberschädigungen sind beschrieben worden.

Therapeutisch sollte zunächst versucht werden, die zentralen Erregungserscheinungen durch möglichst intravenöse Gabe eines Barbitursäurederivates (Phenobarbital), von Chloralhydrat oder auch Diazepam unter Kontrolle zu bringen. Neuroleptica oder Xylazin scheinen hierfür wenig geeignet zu sein. Paraffinöl hatte in den von MILLER (1972) beschriebenen Fällen eine sofortige beruhigende Wirkung, wohl durch Dämpfung der gastrointestinalen Schmerzen. Salinische Abführmittel können gegeben werden, während Ricinusöl die Resorption begünstigt. Aktivkohle kann versucht werden. Die weitere Behandlung ist symptomatisch, auf die Gefahr einer Azidose sollte man achten.

**Literatur**

HARRIS W. F. (1975): Metaldehyde poisoning in three horses. Mod. vet. Pract. **56**, 336–337.
MILLER R. M. (1972): Metaldehyde poisoning in horses (Two case reports). Vet. Med. **67**, 1141.

### 13.3.7 Phenoxycarbonsäuren

Die Herbizide aus der Gruppe der substituierten Phenoxycarbonsäuren werden im allgemeinen als für Haustiere wenig toxisch angesehen. ROWE und HYMAS (1954) kommen in ihrer Übersicht über die Toxizität dieser Stoffe zu dem Schluß, daß selbst Mengen von 500 mg/kg KM nur zu Vergiftungen führen, wenn sie über mehrere Tage aufgenommen werden. Nach diesen Daten ist es unwahrscheinlich, daß ein einzelnes Tier ein für eine Vergiftung ausreichendes Weideareal abgrasen kann. Für das Pferd liegen von GRIGSBY und FARWELL (1950) Versuche vor, in denen 3,7–4,5 kg 2,4-Dichlorphenoxyessigsäure pro Hektar angewendet wurden. Obwohl die Tiere 14 Tage lang auf dieser Weide grasten, traten keinerlei Symptome auf.

PINSENT und LANE (1970) haben jedoch über einen Vergiftungsfall berichtet, bei dem sie die Anwendung von 2,4-Dichlorphenoxyessigsäure (2,4-D) und 2,4,5,-Trichlorphenoxyessigsäure (2,4,5-T) zur Unkrautvernichtung am Rande einer Weide als vermutliche Ursache ansehen. Insgesamt 4 Pferde von dieser Weide erkrankten, der erste Erkrankungsfall trat erst am 12. Tag nach der Anwendung des Herbizids auf. Die Tiere zeigten Depression mit verminderter Futter- und Wasseraufnahme, Salivation und Gelbsucht sowie eine Darmlähmung mit schmerzhaftem Meteorismus. Es wurde kein Kot abgesetzt. Weitere auffällige Symptome waren Tremor, umschriebenes Schwitzen und eine Schlucklähmung mit Regurgitation übelriechenden Futters. SGOT und Blutharnstoff waren erhöht, es bestand eine Proteinurie. Zwei Tiere kamen ad exitum, zwei andere erholten sich langsam. Bei der Sektion fielen Epithelproliferationen und Ulzera in Ösophagus und Magen, eine fettige Degeneration der Leber und auch eine Nierenschädigung auf. Da die Symptomatik gut zu derjenigen bei experimentellen Vergiftungen mit chlorierten Phenoxyessigsäurederivaten paßt, läßt sich der Verdacht der Autoren nicht ohne weiteres von der Hand weisen. Wahrscheinlich ist aber ursächlich an eine Verunreinigung durch 2,3,7,8-Tetrachloridbenzodioxin, das in geringen Mengen als Nebenprodukt bei der Synthese von Trichlorphenol auftreten kann und in µg/kg Dosen toxisch ist, zu denken (HAY, 1976) (s. auch 13.4). Unter der Wirkung dieser Herbizide kann es in gewissen Pflanzen zu einem erhöhten Nitrat- oder Cyanidgehalt kommen, ROWE und HYMAS (1954) halten es jedoch für unwahrscheinlich, daß diese Veränderungen Anlaß zu Vergiftungen geben können.

Therapeutische Erfahrungen aus der Veterinärmedizin liegen nicht vor. Durch salinische Abführmittel oder Paraffinöl läßt sich die Resorption u. U. verzögern. Die weitere Behandlung muß symptomatisch erfolgen, nachdem eine weitere Aufnahme der Herbizide verhindert worden ist.

**Literatur**

GRIGSBY B. H., FARWELL E. D. (1950): Some effects of herbicides on pasture and on grazing livestock. Michigan Agric. exper. Stat. Quart. Bull. **32**, 378–385.
HAY A. (1976): Toxic cloud over Seveso. Nature (Lond.) **262**, 636–638.
PINSENT P. J. N., LANE J. G. (1970): A case of possible 2.4-D and 2.4.5-T poisoning in the horse. Vet. Rec. **87**, 247.
ROWE V. K., HYMAS T. A. (1954): Summary of toxicological information on 2,4-D and 2,4,5-T type herbicides and an evaluation of the hazards to livestock associated with their use. Amer. J. Vet. Res. **15**, 622–629.

## 13.4 Futtermittelzusatzstoffe

**Monensin** ist in Deutschland als Futtermittelzusatzstoff für die Rindermast zugelassen, ist also kein Arzneimittel und wird im allgemeinen ohne tierärztliche Kontrolle eingesetzt. Dadurch ist es zu zahlreichen Vergiftungen bei Pferden gekommen, großenteils mit letalem Ausgang, wenn ungeschultes oder neues Personal versehentlich Monensin-haltige Kraftfuttermittel an Equiden verabreicht hat. Die letale Dosis wird für das Pferd mit 2–3 mg/kg angegeben (MATSUOKA, 1976); es haben sich aber tödliche Vergiftungen mit einer Gesamtdosis von unter 1 mg/kg ereignet (GERHARDS et al., 1986).

Monensin ist ein sog. Ionophor, das in die Vorgänge des intrazellulären Ionentransportes eingreift und zu ausgeprägten Störungen des Zellstoffwechsels führt. Das Vergiftungsbild beim Pferd ist uncharakteristisch, im Vordergrund stehen zunächst leichte Koliksymptome mit verminderter oder fehlender Darmmotorik. Es besteht Tachykardie, Dyspnoe und leicht erhöhte Körpertemperatur. Die Tiere werden zunehmend teilnahmslos, knicken ein und kommen schließlich zum Festliegen. Abgesetzter

Harn ist kaffeebraun. Der Tod kann wenige Minuten nach dem Niederlegen erfolgen, aber auch erst nach 24–36 Stunden.

Eine erfolgversprechende Therapie ist nicht bekannt. Symptomatisch kann eine Behandlung mit gezielten Elektrolytinfusionen versucht werden, auch größere Mengen an Aktivkohle sind gegeben worden. Der Einsatz von Herzglykosiden (MATSUOKA, 1976) ist umstritten.

Bei der Sektion fallen schwere degenerative Veränderungen an Leber, Niere, Herz und Skelettmuskulatur auf, daher auch klinisch die beobachtete Hämo- und Myoglobinurie. Daneben fällt eine intravaskuläre Koagulopathie auf (GERHARDS et al., 1986).

Die Monensin-Vergiftungen bei Equiden zeigen die Problematik von zur Verbesserung der Mastleistung zugelassenen Futtermittelzusatzstoffen mit einer teilweise hohen Toxizität für andere Tierarten. Solange diese Stoffe nicht als Arzneimittel gelten und ohne tierärztliche Verordnung eingesetzt werden, werden sich weitere Tiervergiftungen mit diesen und ähnlichen Stoffen nicht vermeiden lassen.

**Literatur**

GERHARDS H., FENNER A., SCHOON H.-H. (1986): Monensin-Vergiftung bei Equiden. Dtsch. tierärztl. Wschr. **93**, 323–326.
MATSUOKA T. (1976): Evaluation of monensin toxicity in the horse. J. Amer. Vet. Med. Ass. **169**, 1098–1100.

## 13.5 Abfallöl

In den Jahren 1971–1974 haben sich in den Vereinigten Staaten in 3 Reitbahnen, die gegen die Staubentwicklung mit Abfallöl gespritzt worden waren, bei Pferden, Vögeln, Katzen, Hunden, Nagern und einigen Kindern gehäuft Vergiftungen ereignet. Von insgesamt 85 Pferden, die diese Reitbahnen benutzten, erkrankten 62 und von diesen starben 48.

Der Krankheitsverlauf war protrahiert, die letzten Pferde starben erst 2–3 Jahre nachdem der Boden der Reitbahn entfernt worden war! Im Vordergrund der Veränderungen standen eine extreme Abmagerung (innerhalb von 4 Wochen kam es zu Gewichtsverlusten von bis zu 180 kg) und teilweisen ulzerativen Hautveränderungen mit Haarausfall. Entsprechende Veränderungen auf den Schleimhäuten von Maul und Nase gaben Anlaß zu Rotzverdacht. Weitere Symptome waren Koliken, ein dunkel verfärbter Urin, später Hämaturie, Konjunktivitis, Gelenksteifheit und eine generalisierte Huflederhautentzündung. Bei der Sektion fiel eine gallertige Einschmelzung des gesamten Fettgewebes auf, außerdem eine portale Leberzirrhose. Laboruntersuchungen ergaben eine Abnahme der γ-Globuline, eine Verzögerung der Bromsulphophthalein-Ausscheidung und eine herabgesetzte Cholinesteraseaktivität in den Erythrozyten (CASE und COFFMAN, 1973). Als ursächlicher Bestandteil des Motoröls wurde einige Jahre später Tetrachlordibenzodioxin ermittelt, ein Stoff, dessen letale Dosis im μg/kg-Bereich liegt (CARTER et al., 1975).

**Literatur**

CARTER C. D., KIMBROUGH R. D., LIDDLE J. A., CLINE R. E., ZACK M. M., KOEHLER R. E., PHILIPS P. E. (1975): Tetrachlorodibenzodioxin: An accidental poisoning episode in horse arenas. Science **188**, 738–740.
CASE A. A., COFFMAN J. R. (1973): Waste oil: Toxic for horses. Vet. Clin. North Amer. **3**, 273–277.

## 13.6 Giftpflanzen

### 13.6.1 Sumpfschachtelhalm (Equisetum palustre L.)

Für die Giftwirkung des Sumpfschachtelhalms sind nicht die Alkaloide Palustrin, Palustridin und Akonitin oder die ebenfalls in der Pflanze enthaltenen Saponine und muskarinartigen Wirkstoffe, sondern eine Thiaminase verantwortlich. Die Vergiftung ist damit die Folge eines Mangels an Aneurin (Vitamin $B_1$), das durch die Thiaminase gespalten wird.

Vergiftungen durch Aufnahme von Sumpfschachtelhalm treten praktisch nicht auf der Weide, also bei Aufnahme der grünen Pflanze, auf. Sie werden während der Winter- und Frühjahrsmonate beobachtet, wenn Heu mit wechselnden Gehalten an Sumpfschachtelhalm verfüttert wird. Die Latenz bis zum Auftreten der ersten Symptome beträgt nach den experimentellen Untersuchungen von FORENBACHER (1952) 20–30 Tage, wenn nur solches Heu verfüttert wird, bei zusätzlicher Haferfütterung kann sie sich auf Monate verlängern und die Vergiftung wird u. U. gar nicht manifest. Die Vergiftungen treten enzootisch auf, möglicherweise liegt hier eine von Standort zu Standort unterschiedliche Giftigkeit vor. Der Ackerschachtelhalm *(E. arvense L.)* scheint allgemein weniger giftig zu sein.

Voraussetzung für das Auftreten von Vergiftungen ist eine relativ spärliche und vor allem kraftfutterarme Fütterung während des Winterhalbjahres. Vergiftungen sind entsprechend in den letzten 25 Jahren vornehmlich vom Balkan und ländlichen Distrikten Österreichs berichtet worden.

Nach Ablauf der erwähnten Latenzzeit lassen sich bei

der Vergiftung zwei Stadien unterscheiden. Die erste Phase ist durch erhöhte psychische Erregbarkeit, Ängstlichkeit, Hyperästhesie der Haut und Empfindlichkeit peripherer Nerven auf Druck gekennzeichnet. Die Reflexerregbarkeit ist gesteigert, und es treten fibrilläre Zuckungen der Muskulatur des Gesichtes, der Ohren und auch der Vorderbeine auf, die an den letzteren einem konvulsiven Tick ähneln können. In der zweiten Phase kommt es dann zur Ataxie zunächst im Laufen, dann zu Gleichgewichtsstörungen auch im Stehen, die der Vergiftung den Namen »Taumelkrankheit« eingebracht hat. Diese Symptome können schließlich in Krämpfe übergehen, seltener sind Lähmungen des Hinterkörpers mit Areflexie und Verlust des Muskeltonus. Das Sensorium ist meist klar. Der Tod erfolgt schließlich im Koma.

Vegetative Symptome sind eine Sinusbradykardie (18–30/min), Hypothermie (35,5–37,5 °C) und Hypotonie (systolische Werte von 60–80 mm Hg), Mydriasis und eine Neigung zur Obstipation. Anzeichen einer Schädigung von Leber und Herz können auftreten; bei Anstrengung kommt es zu Tachykardie, Extrasystolen und Dyspnoe. Im Augenhintergrund können Blutungen beobachtet werden.

Biochemische Veränderungen entsprechen denen eines Aneurinmangels: Nach einer Hypoglykämie während der Latenzperiode kommt es zur Hyperglykämie und einer verminderten Toleranz gegen Kohlenhydratbelastung. Der Gehalt an Brenztraubensäure und Oxalsäure im Blut ist erhöht, ebenso kommt es zu einem Anstieg von Phosphat und Kalium im Serum und die Aktivität der alkalischen Phosphatase und der Serumcholinesterase ist erhöht. Sämtliche biochemische Veränderungen sprechen auf die Behandlung mit Aneurin an.

Pathologisch-anatomisch sind atrophisch-degenerative Veränderungen an Ganglienzellen im Kortex, *Nucleus caudatus* und in den *Corpora quadrigemina* sowie ein Schwund von Purkinje-Zellen im Kleinhirn festgestellt worden, außerdem Wucherungen von Gliazellen und Blutungen in der Pons. Im Parenchym von Leber und Herz treten degenerative Veränderungen auf.

**Therapie:** Während der ersten Phase der Vergiftung kann bereits ein Wechsel des Futters, wobei aneurinreiches Kraftfutter gegeben werden sollte, zur spontanen Besserung ausreichen. Sicherer ist die Verabreichung von Vitamin $B_1$ entweder als Trockenhefe mit dem Futter oder in Form injizierbarer Präparate. Die Dosierung liegt bei 0,5–1 g/kg Trockenhefe, die u. U. mehrmals wiederholt werden kann, bzw. bei 0,5–1 mg/kg Aneurin als Injektion. Damit kommt es selbst beim Vorliegen schwerer Ataxien innerhalb von 2–4 Tagen zur Heilung.

**Literatur**

FORENBACHER S. (1952): Schachtelhalmvergiftung der Pferde – eine $B_1$-Avitaminose. Schweiz. Arch. Tierhkde. **94**, 153–171.

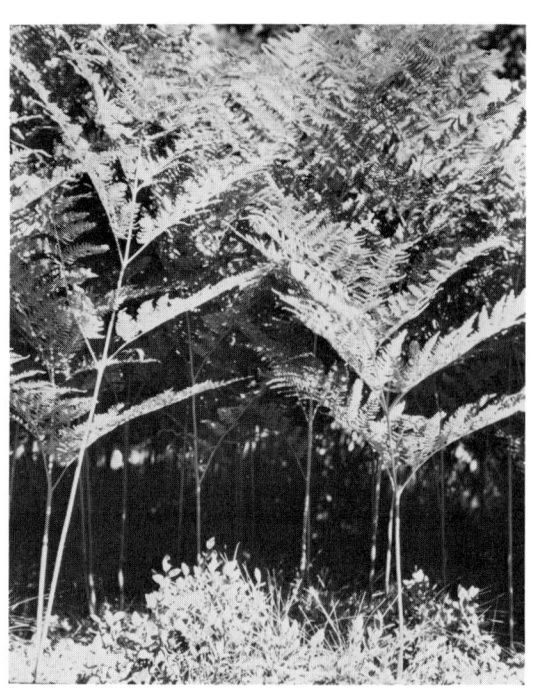

**Abb. 13.1:** Adlerfarn aus der Froschperspektive (JUNG)

### 13.6.2 Farne

Auch die Farne Adlerfarn (*Pteridium aquilinum L.*) (Abb. 13.1) und der gemeine Wurmfarn (*Dryopteris filixmas L.*) (Abb. 13.2) enthalten eine Thiaminase als das für Pferde toxische Prinzip. Den höchsten Giftgehalt haben junge Pflanzen, die Giftwirkung bleibt aber auch im Heu erhalten. Farne werden von Pferden im allgemeinen nur aufgenommen, wenn Mangel an anderem Futter besteht. Die Vergiftung setzt mit einer ähnlichen Latenz wie beim Sumpfschachtelhalm ein und hat auch eine entsprechende Symptomatik (EVANS et al., 1951). Therapeutisch wird Vitamin $B_1$ als Trockenhefe oder Aneurininjektion gegeben.

**Literatur**

EVANS E. T. R., EVANS W. C., ROBERT H. E. (1951): Studies on bracken poisoning in the horse. Brit. vet. J. **107**, 364–373, 399–411.

### 13.6.3 Andere Giftpflanzen auf Weiden und im Heu

Außer den bereits abgehandelten Vergiftungen durch Aufnahme von Sumpfschachtelhalm oder Adlerfarn mit dem Heu können eine Reihe anderer Pflanzen auf diese Weise zu Vergiftungen führen. Frisch werden diese Pflanzen höchstens bei akutem Futtermangel aufgenommen.

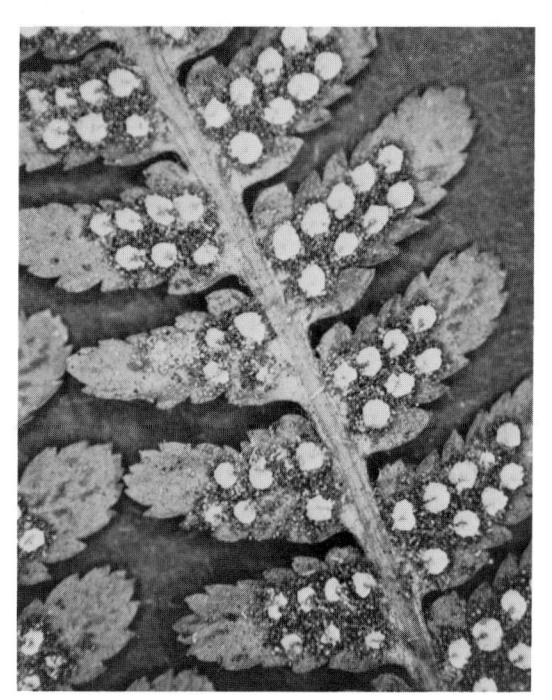

**Abb. 13.2:** Unterseite eines Fiederblatts vom Wurmfarn (JUNG)

### 13.6.3.1 Kreuzkraut

Die verschiedenen Arten des Kreuzkrauts (Abb. 13.3), insbesondere Jakobs-Kreuzkraut *(Senecio jacobea L.)* und Gemeines Kreuzkraut *(S. vulgaris L.)*, enthalten die sog. Senecio-Alkaloide, bei denen es sich um schwere Lebergifte handelt. Inhaltsstoffe mit entsprechender Wirkung finden sich auch in Crotalaria-Arten. Akute Vergiftungen kommen kaum vor. Zu den Erscheinungen der chronischen Vergiftung kommt es, wenn Pferde die Pflanzen in einer Menge, die wenigstens 10% des Körpergewichtes entspricht, aufgenommen haben. Die Tiere fallen durch einen reduzierten Allgemeinzustand, Inappetenz und Verstopfung auf, daneben besteht beim Pferd ein typisches Gähnen. Die Schleimhäute sind zunächst blaß, später ikterisch. Mit fortschreitender Erkrankung treten Unsicherheit im Gang bis zu einer ausgeprägten Ataxie und eine völlige Teilnahmslosigkeit hinzu, die Tiere laufen schließlich mit dem Kopf gegen die Wand. Der Magen kann bis zur Ruptur mit festen Futtermassen überladen sein (MILNE et al., 1990). Die Sektion ergibt zirrhotische Leberveränderungen und Blutungen in den Leberläppchen. Die Veränderungen sind irreversibel, eine Therapie ist nicht möglich.

**Literatur**

MILNE E. M., POGSON D. M., DOXEY D. L. (1990): Secondary gastric impaction associated with ragwort poisoning in three ponies. Vet. Rec. **126**, 502–504.

### 13.6.3.2 Herbstzeitlose

Der giftige Inhaltsstoff der Herbstzeitlose *(Colchicum autumnale L.)* ist das Kolchizin, das in Blüten und Samen den höchsten Anteil erreicht (Abb. 13.4). Kolchizin bzw. sein Oxydationsprodukt Oxykolchizin wirken als Kapillar- und Mitosegift. Die Wirkung tritt mit einer Latenz von einigen Stunden ein und äußert sich als Kolik mit schweren, oft blutigen Durchfällen. Die durch die erhöh-

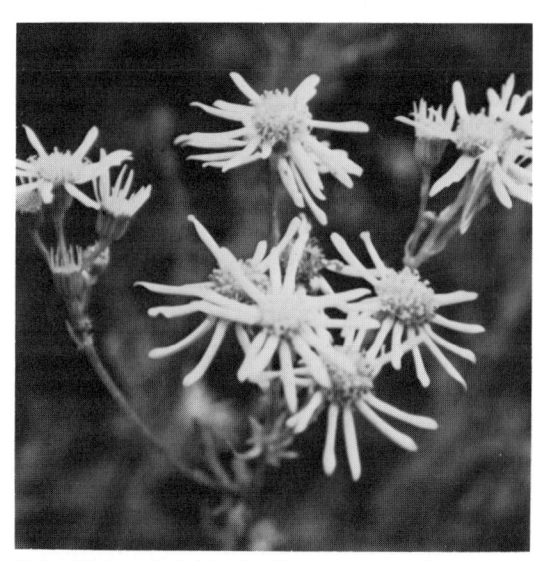

**Abb. 13.3:** In Blüte befindliches Jakobs-Kreuzkraut (JUNG)

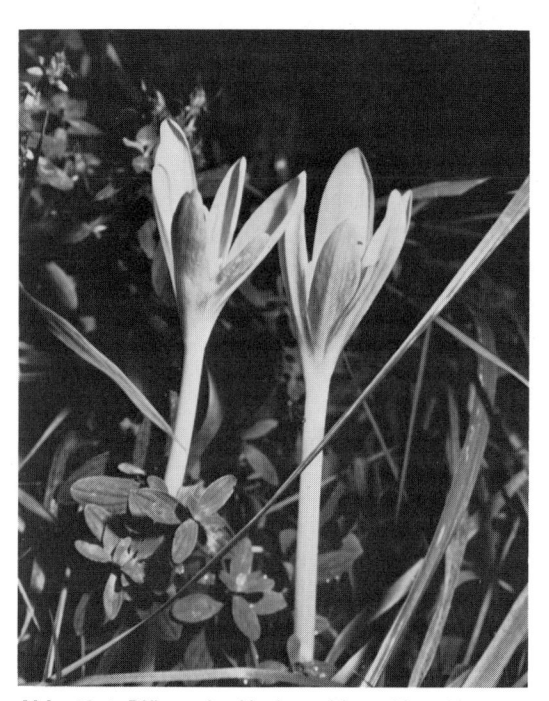

**Abb. 13.4:** Blüten der Herbstzeitlose (JUNG)

te Kapillarpermeabilität bedingten Plasmaverluste führen zu einem Schockzustand, der unter Zeichen einer schweren Kreislaufdepression und des Nierenversagens schließlich zum Exitus führt. Das Sektionsbild ist durch Zeichen der erhöhten Kapillarpermeabilität und eine Schädigung der Darmschleimhaut (Mitosegift!) gekennzeichnet. Eine Behandlung ist meist wenig aussichtsreich. Gegen den Schock können Plasmaexpander eingesetzt werden. Tanninpräparate (bis 25 g für ein großes Pferd) bilden mit Kolchizin einen unlöslichen Komplex und adstringieren gleichzeitig die geschädigte Darmschleimhaut. Schleimstoffe können einen günstigen Einfluß auf die Darmentzündung ausüben.

### 13.6.3.3 Wasserschierling (Cicuta virosa L.)

Der Wasserschierling kommt an Sümpfen, Teichrändern und Gräben besonders in Norddeutschland vor und kann Anlaß zu Weidevergiftungen geben. In allen Organen der Pflanze kommen die giftigen Inhaltsstoffe Cicutoxin und Cicutol vor. Der Gehalt beträgt etwa 0,2% des Frischgewichts und bis zu 3,5% des Trockengewichtes. Einen besonders hohen Gehalt haben der Wurzelstock und die Stengelkammern. Als letale Dosis von Cicutoxin werden für Tiere ganz allgemein 50–110 mg/kg KM angegeben, jedoch soll schon ein walnußgroßes Stück des Wurzelstocks für Pferde tödlich wirken. Nach Krämpfen und kolikartigen Erscheinungen kommt es zur Lähmung des Großhirns mit Mydriasis, Atemnot und schließlich Atemlähmung. Der Tod kann innerhalb von 30 min nach Auftreten der ersten Vergiftungssymptome eintreten.

Therapeutisch kann, wenn die Aufnahme rechtzeitig bemerkt wird, der Versuch einer Oxydation des Giftes durch Magenspülung mit Kaliumpermanganatlösung (0,25 g/l) versucht werden. Bei bereits erfolgter Resorption werden Diazepam oder Phenobarbital zur Unterdrückung der Krämpfe gegeben.

### 13.6.3.4 Weißer Steinklee (Melilotus albus); Echter Steinklee (Melilotus officinalis L.)

Beide Steinkleearten kommen an Wegrändern, Ackerrändern, auf Hügeln und an Bahndämmen vor. Die Pflanzen enthalten glykosidisch gebundenes Kumarin, das an sich ungiftig ist. In feuchtem, verschimmeltem Steinklee und in Steinkleesilage wird Kumarin zu Dikumarol oxydiert und kann Anlaß zu Vergiftungen, auch bei Pferden geben. Diese äußern sich in Schleimhautblutungen (Epistaxis), blassen Schleimhäuten, Anämie und verlängerter Prothrombinzeit. Die Therapie besteht in der i. v. Anwendung hoher Dosen von Vitamin K, die über einige Tage fortgeführt wird, und soweit möglich einer Bluttransfusion. Der Erfolg der Behandlung kann an der Prothrombinzeit abgelesen werden.

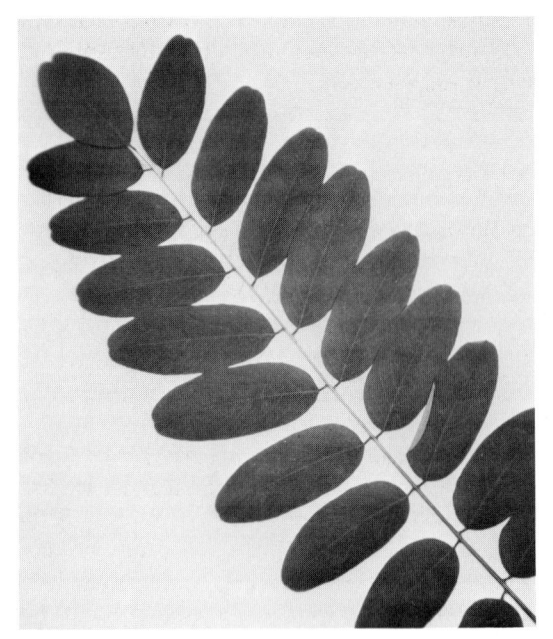

**Abb. 13.5:** Fiederblatt der *Robinia pseudoacacia* (Jung)

### 13.6.4 Weiße Robinie (Robinia pseudoacacia L., »Falsche Akazie«)

Die Rinde des Baumes enthält das in seiner Wirkung dem Rizin ähnliche Toxalbumin Robin zu etwa 1,6%, daneben auch Phasin, ebenfalls ein Toxalbumin. Besonders die Blüten, aber auch Samen und Blätter (Abb. 13.5) enthalten das Flavonglykosid Robinin.

Die Rinde des als Zierstrauch verwendeten Baumes wird gelegentlich von Pferden abgefressen, allerdings hauptsächlich dann, wenn die Tiere kein anderes Futter zur Verfügung haben. KELLER und DEWITZ (1969) haben über eine gehäufte Vergiftung bei anläßlich eines Turniers behelfsmäßig in einem Zelt aufgestellten Pferden berichtet. Dort waren noch mit Rinde versehene Pfähle von *R. pseudoacacia* zur Standbegrenzung und als Pfosten für die Krippen verwendet worden und wurden von den an diesem Tag noch nicht gefütterten Pferden angefressen.

Robin wirkt reizend auf die Schleimhäute, und es kommt zum Bild einer spastischen Kolik mit Schweißausbruch und teilweise auch Kreislaufschwäche. Bei schweren Vergiftungen treten zentrale Symptome auf, die sich zunächst als schwere Erregung bis zu Krämpfen äußern und später in Benommenheit, Schwanken, Schwäche und Lähmung übergehen. Gelegentlich wird eine toxische Hufrehe beobachtet.

Bei der Sektion fällt eine u. U. hämorrhagische Entzündung der Schleimhäute des Magen-Darm-Kanals auf.

**Therapie.** Soweit die Vergiftung rechtzeitig erkannt wird, kann versucht werden, die aufgenommene Rinde durch Magenspülung wieder aus dem Organismus zu entfernen. Sonst muß die Therapie im wesentlichen symptomatisch sein, Aktivkohle und salinische Abführmittel können versucht werden.

**Literatur**

KELLER H., DEWITZ W. (1969): Vergiftung bei 9 Pferden durch Rinde der »Falschen Akazie« *(Robinia pseudoacacia)*. Dtsch. tierärztl. Wschr. **76**, 115–117.

## 13.6.5 Eibe (Beereneibe, Taxus baccata L.)

Die Nadeln der Eibe enthalten bis zu 2% des Alkaloids Taxin, der Gehalt ist in alten Nadeln, d. h. im Herbst, am höchsten. Auch die Samen enthalten bis zu 1% Taxin, während der Samenmantel (»Beere«) praktisch ungiftig ist. Taxin ist keine einheitliche Substanz, die höchste Toxizität scheint dem amorphen Taxin B zuzukommen. Blausäurehaltige Verbindungen und Ephedrin spielen für die Giftwirkung der Eibe demgegenüber keine Rolle.

Die Eibe wird als Zierstrauch und auch als Hecke kultiviert (Abb. 13.6). Vergiftungsmöglichkeiten ergeben sich, wenn solche Bäume auf oder an Weiden stehen und Zweige von Pferden angekaut oder gefressen werden.

Der Verlauf der Vergiftung ist meist perakut, in vielen Fällen findet man die verendeten Tiere, ohne daß die Vergiftung überhaupt beobachtet wurde. Die letalen Dosen liegen für ausgewachsene Pferde bei 100–200 g der Blätter (Nadeln), entsprechend etwa 0,2–0,4 g/kg KM. In einem von LOWE et al. (1970) mitgeteilten Versuch wurden einem Pony Zweige mit Beeren von *Taxus cuspidatus*, entsprechend etwa 1 g/kg, zermahlen mit der Schlundsonde eingegeben, das Tier zeigte nach 1 Stunde die ersten Vergiftungssymptome und verendete 15 min später. Die Symptome beginnen mit wenig ausgeprägten lähmungsähnlichen Erscheinungen an Unterlippe und Schweif, dann kommt es zu ataktischem Gang, Muskelzittern und Stöhnen. Der Puls ist kaum palpabel, die Tiere kollabieren und verenden unter Krämpfen. Wahrscheinlich geht ein Kreislaufversagen (Herzlähmung) der Atemlähmung voraus.

Das Sektionsbild ist unauffällig. Die Diagnose kann durch Eibenzweige und Blätter im Magen gesichert werden.

**Therapie:** In den perakuten Fällen ist eine Behandlung aussichtslos. Bei beobachteter Aufnahme von Eibenzweigen kann vor Eintritt der Symptome eine Magenspülung versucht werden. Bei Vergiftungen mit subletalen Mengen kann versucht werden, die Ausscheidung über den Darm durch salinische Abführmittel zu beschleunigen, gleichzeitig kann Aktivkohle gegeben werden.

**Literatur**

LOWE J. E., HINTZ H. F., SCHRYVER H. F., KINGSBURY J. M. (1970): Taxus cuspidatus (Japanese Yew) poisoning in horses. Cornell Vet. **60**, 36–39.

## 13.6.6 Vergiftungen durch andere Ziersträucher

### 13.6.6.1 Abendländischer Lebensbaum (Thuja occidentalis L., Hecken-Thuja)

Er enthält in den Blättern ein ätherisches Öl mit dem Hauptwirkstoff Thujon sowie Kampfer und Terpene. Nach dem Abfressen von Zweigen treten in erster Linie gastroenteritische Erscheinungen, selten auch Krämpfe auf. Leber- und Nierenschädigungen sind möglich. Die Behandlung ist symptomatisch: bei frischen Vergiftungen Magenspülung, dann Aktivkohle, einhüllende Mittel und salinische Abführmittel.

### 13.6.6.2 Gemeiner Buchsbaum (Buxus sempervirens L.)

Der gemeine Buchsbaum enthält in Blättern und Rinde das toxische Alkaloid Buxin und eine Reihe von weiteren Alkaloiden. Nach Aufnahme kommt es zu einer Ga-

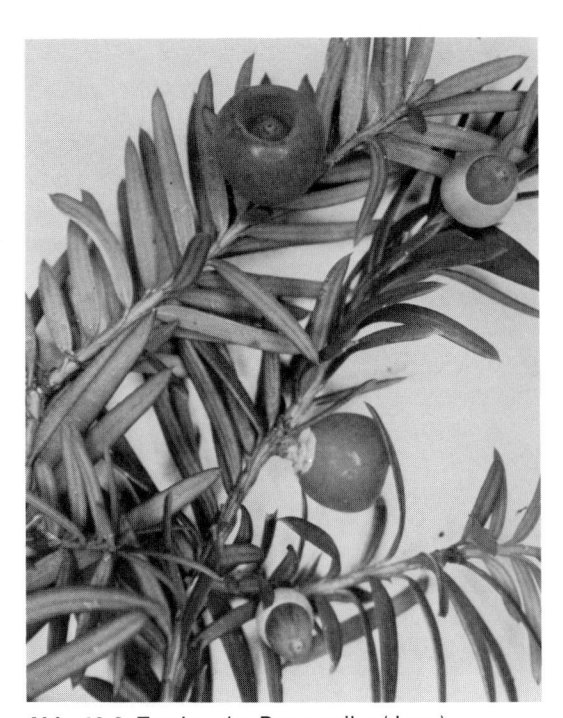

**Abb. 13.6:** Zweige der Beereneibe (JUNG)

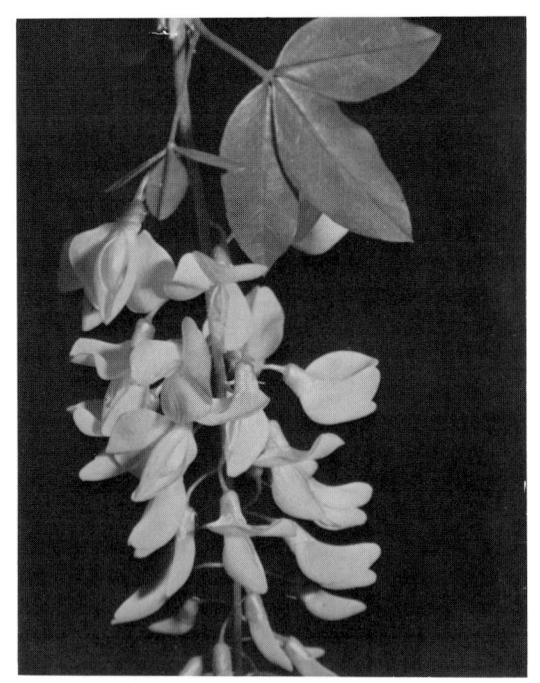

**Abb. 13.7:** Blatt und Blüte des gemeinen Goldregens (JUNG)

stroenteritis mit Kolik und Durchfällen. Nach Resorption großer Mengen treten Krämpfe auf, der Tod erfolgt schließlich durch Atemlähmung. Als tödliche Dosis für das Pferd werden 750 g der Blätter angegeben. Die Therapie ist symptomatisch: Magenspülung u. U. mit Tanninlösungen zur Inaktivierung des Alkaloids, sonst Aktivkohle und salinische Abführmittel.

### 13.6.6.3 Faulbaum (Rhamus frangula L.)

Er enthält in Beeren, Blättern und Rinde Emodinglykoside. Bei Aufnahme in größerer Menge ist bei Pferden eine teilweise wäßrige Diarrhoe beobachtet worden, die im Verlauf einiger Tage abklang. Die Behandlung erfolgt symptomatisch.

### 13.6.6.4 Gemeiner Goldregen (Cytisus laburnum L.)

Der giftige Inhaltsstoff des gemeinen Goldregen *(Cytisus laburnum L.)* ist das Alkaloid Zytisin; es ist in den Samen zu 1,5–3%, in Blättern und Blüten zu 0,2–0,3% enthalten (Abb. 13.7). Die Wirkung von Zytisin ist nikotinartig. Neben einer Erregung der in der Medulla gelegenen Zentren für Atmung, Kreislauf und Erbrechen kommt es peripher zu starkem Schweißausbruch und fibrillären Muskelzuckungen, die in Krämpfe übergehen können. An dieses Erregungsstadium schließt sich ein Lähmungsstadium an; die Tiere sterben an Atemlähmung. Das Pferd ist gegen Zytisin besonders empfindlich, wahrscheinlich weil es nicht wie andere Tierarten die aufgenommenen Pflanzenteile durch spontanes Erbrechen wieder aus dem Körper entfernen kann. Als letale Dosis werden 0,5 g Samen pro kg KM angegeben. Therapeutisch kann versucht werden, das aufgenommene Gift duch eine Magenspülung noch zu entfernen, durch eine zusätzliche Gabe von Aktivkohle wird sich die Resorption des verbleibenden Giftes verzögern lassen. Gegen die allgemeine Erregung werden symptomatisch Phenobarbital oder Chloralhydrat empfohlen, von dieser Behandlung ist jedoch kaum ein Einfluß auf die peripheren Symptome einer generellen Ganglienerregung zu erwarten. Eine Behandlung mit einem länger wirkenden Gangioplegikum, wie z. B. Chlorisondamin (0,1 mg/kg), könnte mit Aussicht auf Erfolg versucht werden.

### 13.6.6.5 Gemeiner Stechapfel (Datura stramonium L.)

Die Pflanze enthält besonders in den Blättern Hyoszyamin sowie geringere Mengen von Skopolamin und Atropin (Abb. 13.8). Der Gehalt in den Samen ist geringer, daneben finden sich dort aber auch Agglutinine. Zu Vergiftungen kann es kommen, wenn z. B. Schrot stark mit

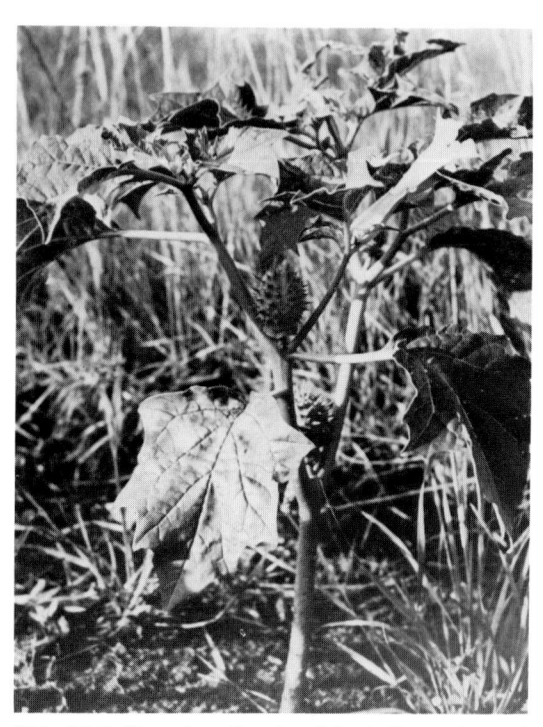

**Abb. 13.8:** Gemeiner Stechapfel mit Samenkapsel (JUNG)

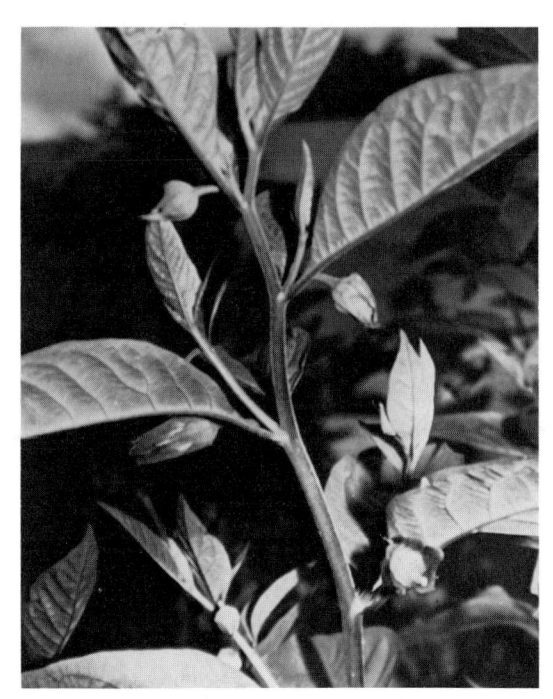

**Abb. 13.9:** Stengel der schwarzen Tollkirsche (JUNG)

Stechapfelsamen verunreinigt ist. BARNEY und WILSON (1963) haben über einen Fall berichtet, bei dem 11 von 15 Ponys an einer wahrscheinlich auf diesem Wege entstandenen Vergiftung verendet sind. Symptome sind trockene Schleimhäute, Verlust des Appetits, Übererregbarkeit, Ataxie und Muskelspasmen, Mydriasis und Sehstörungen sowie häufiger Urinabsatz. Die Behandlung erfolgt symptomatisch.

**Literatur**

BARNEY G. H., WILSON B. J. (1963): A rare toxicity syndrome in ponies. Vet. Med. **58**, 419–421.

### 13.6.6.6 Schwarze Tollkirsche (Atropa belladonna L.)

Ein prinzipiell gleichartiges Vergiftungsbild wie nach Fütterung des gemeinen Stechapfels (13.6.6.5) tritt nach Aufnahme von Blüten, Blättern oder Samen der Schwarzen Tollkirsche auf (Abb. 13.9). Wegen des geringeren Anteils an Skopolamin in dieser Pflanze kann die Übererregbarkeit jedoch bis zu einer regelrechten Tobsucht mit Auftreten von Krämpfen gehen. Die Behandlung ist auch hier symptomatisch, in Einzelfällen kann unter genauer klinischer Kontrolle der Einsatz von Hemmstoffen der Cholinesterase, wie z. B. Neostigmin, erwogen werden.

## 13.7 Mykotoxikosen

In den letzten Jahren haben Mykotoxikosen bei allen Tierarten zunehmend Aufmerksamkeit beansprucht. Diese Krankheiten sind an sich lange bekannt, z. B. ist der Ergotismus eine typische Mykotoxikose, der Nachweis der einzelnen Pilztoxine ist jedoch erst verhältnismäßig neuen Datums und in den letzten 10 Jahren in die toxikologische Analytik von Tiervergiftungen eingeführt. Futtermittel und Einstreu können unter bestimmten klimatischen Bedingungen mit Pilzen bewachsen und, soweit diese Pilze Toxinbildner sind, typische Vergiftungsbilder hervorrufen. Das Wachstum von Pilzen wird begünstigt durch naß gelagertes Futter, hohe Luftfeuchtigkeit und u. U. tropisches Klima. Nach dem Wirkungsort der toxischen Schäden werden die Toxine in Hepatotoxine, Nephrotoxine, Neurotoxine, Zytotoxine und östrogene Toxine unterteilt. Beim Pferd in Mitteleuropa spielt vor allem die Stachybotryotoxikose eine Rolle.

### 13.7.1 Stachybotryotoxikose

Diese Erkrankung beruht auf einem Befall des Futters oder der Einstreu mit *Stachybotrys atra*, welcher Toxine aus der Gruppe der Trichothecene bildet. Es handelt sich dabei um Zytotoxine.

Bei längerfristiger Aufnahme von pilzbefallenem Heu oder Stroh kommt es zunächst zu Entzündungen der Haut und Schleimhäute, die besonders im Kopfbereich an den Lippen lokalisiert sind. An diesen Stellen schwillt die Haut an (Nilpferdkopf) und schält sich ab. Daneben besteht eine Stomatitis mit oberflächlichen Schleimhautläsionen und Speichelfluß, die Unterkieferlymphknoten können geschwollen sein. Auch Konjunktivitis und vor allem Rhinitis mit massiven borkigen Auflagerungen in den Nares sind beschrieben worden. Erfolgt bei dieser Symptomatik die Umstellung auf einwandfreies Futter, so gehen die Erscheinungen rasch zurück. Bei längerer Exposition treten zusätzlich verminderte Freßlust, Koliken, Gastroenteritis und schlechtes Allgemeinbefinden auf. Die Blutgerinnung ist gestört. Im Endstadium der Erkrankung kommt es schließlich zu Fieber, Herz- und Kreislaufschwäche, Leuko- und Thrombozytopenie. Aborte sind berichtet worden. An den Schleimhäuten entstehen nekrotische Veränderungen, und sekundäre bakterielle Infektionen treten hinzu. Der Tod dieser Tiere erfolgt nach einigen Tagen.

Vergiftungsfälle sind von LAUNER et al. (1987), sowie von SERVANTIE et al. (1985) beschrieben worden. Die letzteren Autoren beschreiben auch eine Myopathie, die von einer Myoglobinurie begleitet wurde.

Eine spezifische Therapie ist nicht bekannt und bei leichteren Erscheinungen der Stachybotryotoxikose auch nicht erforderlich; Wechsel zu nicht pilzbefallenem Futter ist ausreichend. Die örtlichen Veränderungen werden lokal behandelt.

Diagnostisch wird man den Nachweis von Trichothecenen versuchen. Falls dieser nicht gelingt, ist der Nachweis eines Befalls mit *Stachybotrys atra* für eine Verdachtsdiagnose ausreichend.

Methoden zum biologischen und gaschromatographisch-massenspektrographischen Nachweis von Trichothecenen sind von KARPPANEN et al. (1985) beschrieben worden.

## 13.7.2 Andere Mykotoxikosen

Die Aflatoxikose und die Leukoenzephalomalazie sind weitere Mykotoxikosen, die beim Pferd beschrieben worden sind. Diese scheinen jedoch im mitteleuropäischen Raum keine Rolle zu spielen. Lediglich aus Südfrankreich ist ein Fall von Leukoenzephalomalazie durch Befall des Futters mit *Fusarium moniliforme* bekannt geworden (MAGNOL et al., 1983).

**Literatur**

KARPPANEN E., RIZZO A., BERG S., LINDFORS E., AHO R. (1985): Fusarium mycotoxins as a problem in finnish feeds and cereals. J. agric. Sci. (Finnl.) **57**, 195–206.

LAUNER P., DRECHSLER H., SOWA M. (1987): Stachybotryotoxikose in einem Pferdebestand. Mh. Vet.-Med. **42**, 593–594.

MAGNOL J. P., LE BARS J., QUERE J. P.: Leucoencéphalomalacie (L. E. M.) toxique chez le cheval. Un cas très probale en territoire métropolitan. Rev. Méd. Vét. **134**, 297–299.

SERVANTIE J., LE BARS J., BONNEFOI M.: Stachybotryotoxicose equine: Première description en France. Rev. Méd. Vét. **136**, 687–692.

**Arzneimittel**

| | |
|---|---|
| Aneurin | = Betabion – Vitamin $B_1$ (Merck) |
| Kalziumdinatriumsalz der Methylendiamintetraessigsäure | = Calciumdinatriumedetat-Heyl – Chelatbildner (Neopharma) |
| Kalziumtrinatriumsalz der Diethylentriaminpentaessigsäure | = Ditripentat-Heyl – Chelatbildner (Heyl) |
| Chlorisondamin | = Ganglioplegicum |
| Diazepam | = Valium – Sedativum (Roche) |
| Dimercaptopropansulfonsäure | = DMPS-Homburg – Chelatbildner (Homburg) |
| Neostigmin | = Prostigmin – Cholinesterase-Hemmstoff (Roche) |
| Obidoxim | = Toxogonin – Cholinesterase-Reaktivator (Merck) |
| D-Penicilliamin | = Metalcaptase – Chelatbildner (Heyl) |
| Phenobarbital-Na | = Luminal-Na – Hypnoticum (Bayer) |
| Propranolol | = Dociton – β-Adrenolytikum (Rheinpharma) |

# 14 Sachwortverzeichnis

Die *kursiv* gesetzten Seitenangaben verweisen auf Abbildungslegenden oder Tabellentexte

**A**biotrophie 487
Abort 269–271
–, Auslösung 270
–, Maßnahmen nach 270
–, Prophylaxe 269
–, Ursachen
– –, bakterielle Infektionen 269
– –, Pilzinfektionen 270
– –, Protozoen 270
– –, Viren 270
Absprengungsfraktur
–, (im) Rollgelenk 385 f
Abszeß
–, Huf- 331
Actinobacillose 89 f
Actinobacillus
–, equuli 408, 524
–, suis 524
Adenovirusinfektion 80 f
Aerosoltherapie 54
Aflatoxikose 238
Akne vulgaris 469
Akropachie 569
Aktinobazillose 524 f
Albinismus 455
Albuminurie 247
Allergenelimination 53, 56
Allergie
–, Arzneimittel- 465
–, Futter- 465
–, Kontakt- 464 f
–, -tests 42 f
– –, Eliminations- 43
– –, intradermale *43*
– –, Provokations- 43
– –, serologische 43
Alopecia
–, acquisita 457
–, congenita 455
Alopezie 457 f
Alphavirusinfektion 500
Alveolarperiostitis 165 f
Amitrazvergiftung 586 f
Amyloidnephrose 249
Amyloidose 141, 249
Anämie 143–151
–, autoimmune hämolytische 147 f
–, (durch) Blutverlust
– –, akuten 144 f
– –, chronischen 145
–, equine infektiöse 543–546
– –, Lentivirus 543
– –, Vektoren 543
– –, Verlauf 544
–, (durch verminderte) Erythropoese 146

–, (und) Hämolyse
– –, gestörte 146 f
– –, nichtimmunologische 151
–, Icterus neonatorum 148–151
–, Isoerythrolysis neonatalis 148–151
Aneurysma 136
–, (und) Arteriitis parasitaria 136
–, dissecans 139
–, Wurm- 139
Anhydrose 458
Anisokorie 415, 425
Anorchie 314
Anthrax 516 f
Aortenauswurfgeräusch 106
Aortenklappeninsuffizienz 135
Aplasia cutis 455
Arcus palotopharyngeus 19
Arteriitis
–, (der) A. renalis 138
–, (und) metastatische Prozesse 138
–, parasitaria
– –, (der) A. mesenterica cranialis 136–138
– – –, Aneurysma 136
– – –, thrombotisch-embolische Kolik 137
–, verminosa 133
Arteriosklerose 138 f
–, A. femoralis 138
–, A. iliaca externa 138
–, A. iliaca interna 138
Arthritis
–, aseptische 341 f
–, (der) Zehengelenke
– –, chronisch-aseptische 342–344
– –, septische 344 f
Arthropathia deformans
–, (der) Zehengelenke 344
Arthusphänomen 49
Aryknorpel-Chondritis 21
Arytaenoid-Chondritis 27
Arzneimittelallergie 465
Ascites *siehe* Bauchwassersucht
Arsenikvergiftung 581
Askaridose 233 f
Aspiration
–, (von) Fruchtwasser 45
–, -(s)pneumonie 59 f
–, transtracheale 39
Asthma
–, Bronchial-
– –, allergisches 39
Ataxie
–, spinale 492 f
–, zerebellare 487 f
Atemnotsyndrom
–, (des) Neugeborenen 44

Atemwege
–, bakterielle Infektionen 89–98
– –, Actinobacillose 89 f
– –, Bacteroidaceae 90 f
– –, Bordetella 90
– –, Brustseuche 98
– –, Chlamydien 98
– –, Mykoplasmen 98
– –, Pasteurellose 89
– –, Pleuropneumonia contagiosa equorum 98
– –, Rhodococcus equi 97 f
– –, Staphylokokken 91
– –, Streptococcus zooepidemicus 94
– –, Streptokokken 91–96
– – –, (und) Bronchitis 95 f
– – –, Druse 91–94
– – – –, kalte 93
– – – –, Komplikationen 93
– – – –, -Metastasen 92 f
– – –, (bei) Fohlen 96
– – –, -pharyngitis 94 f
– – –, Tuberkulose 97
–, Mykosen 99
–, parasitäre Erkrankungen 99 f
Atherom 1, 427
Atopie 463
Atresia
–, ani 227
–, recti 227
Atresie 1
Atrium *siehe* Vorhof
Auge(n)
–, -ausfluß *407*
–, Birk- 415
–, -entzündung
– –, periodische 415–418
– – –, Ätiologie 415
– – –, Differentialdiagnose 416
– – –, Folgezustände 417
– – –, Komplikationen 417
– – –, Miosis 416
– – –, Mondblindheit 415
– – –, Prognose 416
– – –, Prophylaxe 417
– – –, Symptome 416
– – –, Therapie 417
– – –, Uveitis 415
– – –, Verlauf 416
–, Glas- 415
–, -kappe *404*
–, -krankheiten
– –, symptomatische 425 f
– – –, (und) Metastasen 426
– – –, (und) neurogene Erkrankungen 425
– – –, (und) Vergiftungen 426

**598 Sachwortverzeichnis**

–, -untersuchung
– –, Adspektion 403
– –, Hilfsmittel
– – –, Fluorescin 403
– – –, Mydriatikum 403
– –, Ophtalmoskopie 403
– –, Sehvermögen prüfen 403
– –, Spaltlampen- 403
Aujeszky-Krankheit 551
Ausschlag
–, Nessel- *464*
Autoimmunerkrankungen 481 f
–, Lupus erythematodes 481 f
– –, discoidalis 482
–, Pemphigoid 481
–, Pemphigus 481
Automutilation 495
Azidose
–, respiratorische 51
Azinphosmethyl 584

**B**abesia
–, caballi 558
–, equi 558
Babesiose 558–560
Bacillus anthracis 516
Bacteroidaceae-Infektion 90 f
Balanitis 317
Balggeschwulst 427
Bandwurmbefall 229
Bauchwassersucht 236
Beckenfraktur 400
Bedeckung
–, Blutausfluß nach 280
Befruchtungsvermögen
–, verhindertes 302
Begattung
–, -(s)reflex 301
–, (und) Stute
– –, Eigengeruch 302
– –, Farbe 302
–, -(s)unvermögen 301
Belastungsrehe 328
Besamung
–, -(s)erfolg 311
–, (und) Konzeption 311
–, Verfahren 311
–, Zeitpunkt
– –, (und) Ovalution 311
Beschälseuche 554 f
Besnoitiose 557
Beugesehne
–, oberflächliche
– –, Entzündung 355
– –, Hyperextension 361
–, tiefe
– –, Tendinitis 356
– –, Unterstützungsband 356
Bienenstich *480*
Biesfliege 479
Bindehaut
–, -entzündung
– –, primäre 408
– –, sekundäre 407
– –, symptomatische 408
–, Tumoren 424
Birkauge 415
Bleivergiftung 577–579

–, Diagnostik 578
–, klinisches Bild 578
–, Therapie 578f
Blut
–, -armut
– –, ansteckende ~ der Einhufer *siehe* Anämie, equine infektiöse
–, -druckmessung 113
–, -gerinnungsstörungen 151–154
– –, Hämorrhagien 152–154
–, -zysten 133
Bordetella-Infektion 90
Borna-Krankheit 503–507
Borrelia burgdorferi 534
Botryomykose 470 f, 5 13
Botulismus 32,519 f
Brachygnathia 157
Bremsenbefall 479
Bromophos 585
Bronchialasthma
–, allergisches 39
Bronchialsekret
–, Gewinnung 39 f
– –, bronchoalveoläre Spülung 39
– –, transtracheale Aspiration 39
–, Untersuchung 40– 42
Bronchiolitis 41, 45
–, chronisch-allergische 41, 56
–, chronisch-obstruktive 52
–, chronische 38, 44, 74, 79
Bronchitis 45–57
–, akute 45–48
–, chronisch-obstruktive 30
– –, allergischer Genese 49–55
– – –, Aerosoltherapie 54
– – –, Allergenelimination 53
– – –, Arthusphänomen 49
– – –, Farmer's lung 49
– – –, Sommerweidedämpfigkeit 49
–, chronische *47*, 48 f
–, Makro- 45, 48 f
–, Mikro- 45
–, (und) Streptokokken 95 f
Bronchopneumonie 46, 48, 59–62
–, eitrige 59
–, katarrhalische 59
Brucella
–, abortus 531
–, melitensis 531
–, suis 531
Brucellose 531 f
Brust
–, -beinfistel 437 f
–, -beule 435
–, -raum
– –, Neoplasmen 75 f
– –, Tumoren 75 f
–, -seuche 98
–, -wirbelfraktur 444
Bugbeule 435
Bulbärparalyse 14
Bulbus
–, Entfernung
– –, Enukleation 425
– –, Evisceration 425
– –, Exenteration 425
–, -schrumpfung *siehe* Phthisis bulbi
–, Vergrößerung 418

Bumps 166, 172
Bursitis
–, intertubercularis 378
–, olecrani 376
–, praecarpalis 367
–, praesternalis 435
–, trochanterica 399

**C**admiumvergiftung 580
Carpitis 368–370
Cauda equina 253
Chemosis 404
–, (und) Exophtalmus 404
Chinidinintoxikation 123
Chlamydia psittaci 535
Chlamydieninfektion 98
Chlamydiose 535f
Chlorphenothanvergiftung 583
Cholangiohepatitis 238
Cholangitis 229
Chondritis
–, Aryknorpel- 22
–, Arytaenoid- 27
Chorioptes
–, bovis 475
–, -räude 477
Chorioretinitis 422
Clearence
–, mukociliäre 78
Clostridien
–, -Enteritiden 520 f
–, -infektion 517 f
Clostridium
–, botulinum 519
–, cadaveris 521
–, chauvoei 517
–, difficile 521
–, novyi 517
–, perfringens 517
– –, Typ A 520
– –, Typ B 520
– –, Typ C 521
–, septicum 517
–, sordellii 521
–, tetani 518
Colitis
–, -syndrom
– –, akutes 189
–, X 189, 191, 195 f, 520
Conchennekrose 3
–, (der) Fohlen 3
Congelatio 467
COPD 49–55
Cor triloculare biatrium 130
Corpus luteum 261
–, graviditatis 264
Corynebacterium pseudotuberculosis 514
–, -Infektion 514
Corynebakteriose 470
Coumaphos 584
Coxitis 399 f
Cruformat 585
Cryptosporidium-Infektion 556
Culex 537
Culicoides imicola 537
Cushing-Syndrom *siehe* Hyperadrenokortizismus
Cystitis

–, catarrhalis 253
–, haemorrhagica 253
–, purulenta 253

**D**ammriß
–, unvollständiger 273
–, Versorgung 273
–, vollständiger 273
–, zentraler 273
Dämpfigkeit 39, 50, 56
–, Sommerweide- 49, 55 f
Dampfrinne *50*
Darm
–, -blähung 203–205
–, -einklemmung 221–224
– –, Hernia *siehe* Hernia
– –, Zwerchfellbruch 223
–, -krampf
– –, katarrhalischer 198, 202 f
–, Lageveränderungen 215–221
– –, Flexio coli 216
– –, Hernia
– – –, diaphragmatica 218
– – –, omentalis 218
– –, Retroflexio coli 216
– –, (und) Sandkolik 216
–, Mast-
– –, -vorfall 227, 274
–, -pechverhaltung 227
–, -verlegung
– –, innere 210–212
–, -verletzungen 225 f
Darrsucht 232
Dasselbefall 479
DDT 583
Deckdruse 510
Decksprung 307
Deckung
–, Samenübertragung 307
–, Zwangsbe- 307
Deckverhalten
–, gestörtes 301
Dekubitus 468 f
Demodex
–, equi 474
–, -räude 474 f
Demodikose 474 f
Dermatitis 461, 466–469
–, atopische 463
–, Dekubitus 468 f
–, (durch) Erfrierungen 467
–, erythematosa *467*
–, Hautbrand 468 f
–, (bei) Lichtüberempfindlichkeit 468
–, seborrhoica 460
–, serosa *466*
–, (durch) Verbrennungen 466 f
–, verrucosa 462
Dermatomykose 471 f
Dermatophilose 471, 523 f
Dermatophilus congolensis 523
Descensus
–, testiculorum
– –, Bauchhöhle 304
– –, Leistenkanal 304
– –, Wallach
– – –, Differentialdiagnose 304
–, testis 294

Diabetes
–, insipidus 248, 573 f
–, mellitus 248, 575
Diarrhoe
–, chronische 196 f
–, Poststreß- 189
–, Rosse-
– –, (der) Fohlen 194 f
Diastasis dentium 161 f
Dichlorvos 584
Dikkop horse sickness 537
Dimethoat 585
Doppelovulation 264
Doppler-Echokardiographie 113
Dorsalverlagerung
–, (des) Gaumensegels 17, 22 ,29–32, *30*
–, (des) weichen Gaumens 20
Dourine 554 f
Druse 91–94, 509 f
–, Deck- 510
–, kalte 93
–, Komplikationen 93 f
–, -Metastase 92 f
Ductus arteriosus Botalli
–, offener 130
Dummkoller 489 f
Dunkop horse sickness 537
Durchfall *siehe* Diarrhoe
Dysautonomie
–, equine 3, 226 f
Dysphagie 19
Dystrophie
–, Muskel-
– –, alimentäre 450 f

**E**ccema *siehe auch* Ekzem
–, medicamentosum 465
Echokardiographie 112 f
–, Doppler- 113
Eichelentzündung 306
Eierstock *siehe* Ovar
Eimeria-Kokzidiose 556
Einschuß 366
Ejakulat *siehe* Samen
Ejakulation 296
–, Auslösung 302
Ektasien 175 f
Ekzem 461–465
–, allergisches 463 f
–, (und) Arzneimittelüberempfindlichkeit 465
–, Fessel- *463*
–, (und) Futterallergie 465
–, Kontakt- 464 f
–, Mähnen- 462
–, Mauke 462
–, medikamentöses 465
–, Sattel- 462
–, Schweif- 234, 462
–, Sommer- 461 f
–, Streifensommer- 234, 479 f
Elektrokardiographie 109–112
Elektrolythaushalt
–, -Störungen 565
Elephantiasis 367
Ellenbogengelenkentzündung 376
Embryo
–, Fruchtblase 264

–, Migration 264
–, Sonographie 264
Endocarditis
–, fibrinosa 132f
–, parietalis 132
–, valvularis 132
Endometritis 277, 279, 281–286
–, akute 284
–, Behandlung *276*, 282 f, 284
– –, Antibiotika *282*
– –, Antimykotika *283*
–, Diagnose 282
–, (und) Fertilitätsprognose 285
–, (und) Trächtigkeitsprognose 285
–, (und) Zystenbildung 286
–, Infektionsfreiheit 284
–, Katarrhe 284
–, Zyklusverlauf 284
Endoskopie 39
Enteritis 188–197
–, bakterielle 194
–, Colitis X 195 f
–, (chronische) Durchfälle 196 f
–, Rossediarrhoe der Fohlen 194 f
–, Typhlocolitis acuta 195 f
–, virale 193 f
Enterobacteriaceae-Infektion 527–531
–, (durch) Escherichia coli 527 f
–, (durch) Klebsiella spp. 528 f
–, (durch) Salmonella spp. 529–531
Entrapment
–, (der) Epiglottis 22, 28 f
– –, temporäres 29
–, (des) Gaumensegels 22
Enukleation 425
Enzephalitis
–, japanische 501
–, protozoäre 33
Enzephalomalazie
–, nigropallidale 489
Encephalomyelitis
–, Eastern Equine 498 f
–, Venezolanische Equine 499 f
–, Western Equine 499
–, Flavivirus- 501f
Enzephalomyelopathie
–, degenerative 490
Enzephalopathie
–, Hepato- 238
Enzephalosis-Viren
–, equine 539
Epididymitis 315
Epiglottis
–, Entrapment 21, 28 f
– –, temporäres 29
–, Entzündung 21 f
–, Hypoplasie 20, 28, 30–32
Epiphyse
–, GnRH-Freisetzung 260
–, Melatoninfreisetzung 260
Epispadie 315
Epitheliogenesis imperfecta 455
Epulis 168
Erblindung 422, 424
Erektion
–, psychische Sperre 302
Erfrierung *siehe* Congelatio
Ergotismus 595

Erregungsleitung
–, -(s)störungen 124–127
–, -(s)verzögerungen
– –, atrioventrikulärer Block
– – –, 1. Grades 125
– – –, 2. Grades 125–127
– – –, 3. Grades 127
– –, (im) Atrium 125
– –, (im) His-Bündel 125–127
– –, (im) Sinusknoten 125
Escherichia coli 527 f
Eutererkrankungen 276 f
–, California-Mastitis-Test 276
–, Klinik 276
–, Therapie 277
Eviszeration 425
Exanthem
–, koitales 83 f, 473, 550
Exenteration 425
Exopthalmus inflammatorius 40
Extrasystolen
–, atrioventrikuläre 118
–, His- 118
–, ventrikuläre 118 f
–, Vorhof- 117 f

**F**allot-Tetralogie 130
Farmer's lung 49, 55
Fasziolose 229
Fäule
–, Horn- 324
–, Strahl- 324, 332
Femur
–, -fraktur 398
–, -luxation 398 f
Fenchlorphos 585
Fenthion 585
Fertilität
–, (und) Samenzellen 297
Fessel
–, -bein
– –, -fissur 349 f
– –, -fraktur 349 f
– –, Periostitis ossificans 347 f
–, -ekzem *463*
–, -gelenk 341
– –, -(s)galle 351 f
–, -ringbandstriktur 359
Fett
–, -granulombildung 563
–, -stoffwechselstörungen 561–564
– –, Hyperlipämie 561–563
– –, Hyperlipoproteinämie 561–563
– –, Steatitis 563 f
– –, Yellow fat disease 563 f
Fibrom 278
Fibulafraktur 391
Fistel
–, Brustbein- 437 f
–, Hufknorpel- 337
–, Rippen- 437 f
–, Samenstrang- 316
–, Urachus- 255, 440
–, Widerrist- 436
–, Zahn- 582
Flavivirus-Enzephalomyelitiden 501 f
Flexio coli 216
Fluorose 582

Fohlen
–, Kolik der 227
–, -pneumonie 57–59
– –, (bei) älteren ~ 58
– –, interstitielle 58 f
– –, (bei) neugeborenen ~ 57 f
–, -rosse
– –, Uterusbiopsie 274
– –, Zytologie 274
–, -septikämie 528
–, Streptokokkeninfektion 96
Follikel
–, -katarrh 23, 77
–, -wachstum 261
Follikulitis 469 f
Foramen ovale
–, persistierendes 130
Fruchtwasseraspiration 45
Frühgravidität
–, Fehldiagnose 266
–, vaginale Untersuchung 266
Frühlähme
–, (des) Fohlens 524
FSH-Freisetzung
–, (durch) GnRH-Gaben 261
–, (während des) Diöstrus 261
Funiculitis 315 f
Fußräude 477
Futterallergie 465

**G**angraena integumenti 468 f
Gasödem 517
Gasterophilose 234 f
Gasterophilus
–, inermis 479
–, -larvenbefall 479 f
Gastritis 182 f
Gastrolithiasis 187 f
Gaumen
–, -segel
– –, -verlagerung 32
– –, Dorsalverlagerung 17, 22
– –, Entrapment 22
–, -spalte 170
Gebiß
–, Kanten- 159 f
–, Karpfen- 157
–, Kopper- 161
–, Scheren- 160, 172
–, Treppen- 160 f
–, Wellen- 160 f
–, Wetzger- 161
Geburt
–, Anzeichen 272
–, Einleitung 270 f
–, verschleppte 272 f
–, -(s)verzögerung 272 f
– –, Therapie 273
– –, Wehenschwäche
– – –, primäre 272
– – –, sekundäre 272
–, -(s)vorgang 271 f
– –, autonomes Nervensystem 272
– –, neurohormonaler Mechanismus 271
Gelbfettkrankheit 452, 563 f
Gelbkörper
–, zyklischer 264
Gelenk

–, -dislokation 274
–, Ellenbogen-
– –, Entzündung 376 f
–, Fessel- 341, 350–352
–, Huf- 341
–, Roll-
– –, Absprengungsfraktur 385 f
–, Sprung-
– –, -galle 384
–, Zehen-
– –, Arthropathia deformans 344
– –, chronisch-aseptische Arthritis 342–344
– –, septische Arthritis 344 f
Genickbeutel 430
Gesamtlipidgehalt 651
Geschlechtsfunktion 294
Geschwulst
–, intraokuläre 424
Gesundheit
–, allgemeiner Zustand 277
–, Erb- 277
–, Geschlechts- 277
Giardia-Infektion 555
Giftpflanzen 589–595
–, (gemeiner) Buchsbaum 593 f
–, Eibe 593
–, Farne 590
–, Faulbeerbaum 594
–, (gemeiner) Goldregen 594
–, Herbstzeitlose 591 f
–, Kreuzkraut 591
–, (abendländischer) Lebensbaum 593
–, (weiße) Robinie 592 f
–, (gemeiner) Stechapfel 594 f
–, Steinklee
– –, echter 592
– –, weißer 592
–, Sumpfschachtelhalm 589 f
–, (schwarze) Tollkirsche 595
–, Wasserschierling 592
Giftweizen 587
Gingivitis 167
Glasauge 415
Glaskörper 421 f
–, Kristallablagerungen 422
–, -trübung 421
–, Verflüssigung 422
Glaukom 418
–, angeborenes 418
–, Primär- 418
–, Sekundär- 418
Gleichbein
–, -fraktur 353 f
–, -lahmheit 352 f
Glomerulonephritis 250
Glositis 168
Glykosurie 248
GnRH-Injektion
–, (und) FSH-Freisetzung 295
–, (und) LH-Freisetzung 295
–, (und) Testosteronausschüttung 295
Gonarthrose 393 f
Gonitis 393
Gonotrochlose 396
Graskrankheit 3, 32, 226 f, 491, 520
Grass Sickness *siehe* Graskrankheit
Gravidität 264

–, Früh- 266
–, klinische Untersuchung 264
–, transrektale Palpation 264
–, Ultraschalluntersuchung 264
Griffelbeinfraktur 363–365

**H**aaranomalien 455–459
–, Alopezie 457f
–, Hyperpigmentation 457
–, Hypertrichose 457
–, Hypopigmentation 456
–, Leukotrichie 456, 458
–, Trichorrhexis 457
Haarlingsbefall 478
Habronematose 462, 473f
Hahnentritt 402
Hals
–, -muskulatur
– –, subfasziale Phlegmone 433
–, wirbelfraktur 442f
Hämaskos 237
Hämatom
–, präkarpales 367
–, (des) Siebbeins
– –, progressives 5–7
Hämatozele 316
Hämaturie 247
Hämoglobinurie 247
Hämolyse
–, nichtimmunologische 151
Hämoperitoneum 139, 237
Hämorrhagie
–, (und) Koagulationsstörungen 153f
–, nonthrombozytopenische Purpura 152f
–, (und) thrombozytäre Abnormitäten 153
Hämothorax 63, 64f
Hängenieren 251
Harn
–, -blase
– –, Lähmung 253
– –, Ruptur 227, 237, 254
– –, Verlagerung 254, 274
–, -gewinnung 243
–, -organe 243–257
– –, Neubildungen 255
– –, Zystoskopie 255
–, -sediment 244f
–, -untersuchung 244
–, -zylinder 245
Hasenhacke 389
Haut
–, -brand 468f
–, -dasselfliege 479
–, -malleus 470
Hefeninfektion
–, intrauterine 283
Hemiplegia laryngis 15, 17, 19, 22, 25, 26
–, (und) Druse 93
–, idiopathische 24–28
–, sinistra idiopathica 25
Hepatoenzephales Syndrom 238 siehe auch Hepatozerebrales Syndrom
Hepatoenzephalopathie 238
Hepatopathie 237–240
–, Aflatoxikose 238
–, Cholangiohepatitis 238
–, Hepatoenzephalopathie 238
–, Hepatose 238

–, Hyperlipämie 238
–, Leberamyloidose 238
–, Schweinsberger Krankheit 238
–, Seneziose 239
–, Serumhepatitis 238
–, Stachybotryotoxikose 238
–, Tyzzersche Krankheit 237
Hepatose 238
Hepatozerebrales Syndrom 493f
Heptachlorvergiftung 584
Herbstgrasmilbenbefall 475
Hermaphroditismus 314
Hernia
–, abdominalis 222
–, diaphragmatica 218, 222, 439f
–, foraminis omentalis 221
–, funiculi umbilicalis 222
–, inguinalis 222, 438
–, intravaginalis 222
–, mesenterialis 221
–, omentalis 218, 221
–, perinealis 222
–, pseudoligamentosa 221
–, scrotalis 315, 438
–, umbilicalis 222, 438
–, ventralis 222, 438f
Herpesvirusinfektion
–, equine (EHV) 81–85, 546–552
– –, Aujeszky-Krankheit 551
– –, EHV-1 546–549
– – –, Abort durch 547f
– – –, paralytisches Syndrom 548f
– – –, respiratorische Infektion 548
– –, EHV-2 81–83, 546, 549
– –, EHV-3 83, 278, 546, 550
– –, EHV-4 83, 546, 550f
– –, EHV-5 83, 546, 551
– –, koitales Exanthem 550
– –, Pseudowut 551
Herz
–, Auskultation 104f
–, -fehler
– –, angeborene 128–130
– – –, Cor trioculare biatrium 130
– – –, Ductus arteriosus Botalli 130
– – –, Fallottetralogie 130
– – –, persistierendes Foramen ovale 130
– – –, Truncus arteriosus comm. persistens 130
– – –, Ventrikelseptumdefekt 128f
–, -geräusch 107–109
–, -katheterisierung 113
–, -klappenfenestration 133
–, -perkussion 109
–, -rhythmusstörung 113
–, -töne 105
Heterotopie 113
Hexachlorcyclohexanvergiftung 583
Hintergliedmaßen
–, myogene Lähmung 400
Hirnnerven
–, -lähmung 15
–, -störungen 10
Hirsutismus 572
Hitzeschlag 73
Hoden
–, Drehung 305
–, -dystrophie

– –, (und) Spermabild 304
–, Mindestanforderung 294
–, -nekrose 315
–, -torsion 315
–, -tumoren 315
Hormon
–, -freisetzung
– –, episodische Schübe 261
–, -therapie
– –, Indikation 303
Horn
–, -beule 327
–, -fäule 324
–, -fleck 326
–, -kluft 322f
–, -perlenkarzinom 278
–, -säule 327
–, -schwiele 327
–, -spalte 321
Horner
–, -Symptomkomplex 414
–, (und) Horner-Trias 414
–, -Syndrom 14f, 490f
Hornhaut 409–414
–, -abszeß 411
–, -dermoid 410
–, -entzündung 411f
– –, Keratitis
– – –, herpatica 411
– – –, parenchymatosa 411
– – –, superficialis 411
–, -flecken 412, 413, 414
– –, angeborene
– – –, Bändertrübungen 412
– – –, Pigmentflecken 412
– – –, sichelförmige Trübungen 412
– –, Behandlung 414
– –, Beurteilung 413f
– –, erworbene 413
– – –, Inkrustination 413
– – –, Leukom 413
– – –, Macula 413
– – –, Nubecula 413
– – –, Pigmentflecken 413
–, -geschwür 411
– –, Ulcus serpens 411f
– – –, Descemetozele 411
–, -ödem 410
–, Quadrantenschema 409
–, -verletzungen 410f
– –, (und) Leukom 410
– –, (und) Macula 410
Horse-Sickness-Fieber 537
Huf
–, -abszeß 331
–, -bein
– –, -ast 335
– –, -fraktur 333f
– –, -zyste 336
–, -gelenk 341
–, -knorpel
– –, -fistel 337
– –, -verknöcherung 335
–, -krebs 332
–, -rehe 190, 325, 328
–, Rehe-
– –, chronischer 330
–, Sohlenzwang- 325

–, Trachtenzwang- 324
Humerus
–, -fraktur 377 f
–, -kopf
– –, Osteochondrosis dissecans 378 f
–, -subluxation 378
HVL siehe Hypophysenvorderlappen
Hydronephrosis 251
Hydrophtalmus 418
Hydrops ascites 236
Hydrothorax 75
Hydrozele 316
Hygrom
–, (der) Sehnenscheide 367
Hymenalring 280
Hyperadrenokortizismus 575
Hyperhydrose 458 f
Hyperlipämie 238, 561–563
Hyperlipoproteinämie 561–563
Hyperparathyreoidismus 566
Hyperthyreose 571
Hypertrichose 457
Hyphaema 414
Hypoadrenokortizismus 574
Hypodermose 479
Hypokaliämie 193
Hypophyse(n)
–, -adenom
– –, (und) Diabetes mellitus 575
– –, (und) Hyperlipämie 561
– –, Referenzwerte 572
–, Krankheiten der 571–573
–, -tumoren 572
–, -vorderlappen
– –, Gonadotropen-Hormone-Ausschüttung 260
Hypopyon 411, 416
Hypospadie 315
Hypothalamo-Hypophysen-System
–, Decksaison 261
–, Frühpuerperium 261
–, Pubertät 261
Hypothyreose 571

Icterus neonatorum 148–151
Ileus
–, funktioneller 198
Impetigo 469
Incarceratio siehe Darmeinklemmung
Infektion
–, -(s)freiheit
– –, (von) Endometritis 284
–, intrauterine
– –, (durch) Hefen 283
– –, (durch) Schimmelpilze 283
–, respiratorische 548
Influenza
–, equine 78–80
Inkarzeration 198
Invagination 198
Iris 414 f
–, Funktionsstörungen 414 f
– –, Anisokorie 415
– –, Miosis 414
– –, Mydriasis 414
– –, Mißbildungen 415
– –, ~kolobom 415
– –, Traubenkörner

– – –, Hyperplasie 415
– – –, Zysten 415
–, Napfkuchen- 418
–, Pigmentanomalien 415
– –, Birkauge 415
– –, Glasauge 415
Isoerythrolysis neonatalis 148–151
Ixodes ricinus 474

Jodthyronin 570

Kammerblutung siehe Hyphaema
Kammertachykardie
–, präfibrillatorische 124
Kantengebiß 159
Kardiomyopathie 131 f
–, dilatative 132
–, hypertrophische 132
–, obliterative 131
Karpal
–, -beule 367
–, -knochenfraktur 370 f
–, -tunnelsyndrom 373
Karpfengebiß 157
Karzinom
–, Hornperlen- 278
Katarakt siehe Star
Kaumuskulatur 172 f
–, Lähmung 173
–, Myositis 172 f
Kehlkopfpfeifen 24, 27
Keim(e)
–, apathogene
– –, (im) Samen 300
–, -epithelzyklus 296
Keratinisierung 459 f
Keratitis siehe Hornhautentzündung
Keratoconjunctivitis sicca 411
Keratomykose 411
Keratose
–, lineare 460
Kiefer
–, -fistel 170 f
–, -fraktur 171
–, -gelenksentzündung 172
–, -höhle
– –, chronische Vereiterung 8
Klebsiella
–, -Infektion 528 f
–, oxytoca 528
–, ozaenae 528
–, pneumoniae 528
Kloakenbildung 277 f
Klossiella-equi-Infektion 556
Knochenzyste
–, subchondrale 345 f
Kochsalzmangel 565
Koitalexanthem 473
Kokzidiose 228
Kolik
–, embolisch-thrombotische 212–214
–, (der) Fohlen 227
– –, (durch) Atresia ani 227
– –, (durch) Atresia recti 227
– –, Blasenruptur 227
– –, Darmpechverhaltung 227
– –, Krampf 198, 202
– –, Sand- 216

–, -syndrom 197–214
– –, Darmblähung 203–205
– –, Darmverlegung
– – –, innere 210–212
– – –, embolisch-thrombotische ~ 212–214
– –, katarrhalischer Darmkrampf 202 f
– –, Kotanschoppung 205–210
– –, Krampf~ 202 f
– –, Meteorismus intestini 203–205
– –, Obstipatio intestini 205–210
– –, Obturatio intestini 210–212
– –, Thrombosis et embolia arteriarum 212–214
–, thrombotisch-embolische 137
Kolon
–, Ödem des kleinen 225
Komedonen 469
Konjunktivitis 80, 408 f
–, eitrige 408 f
–, katarrhalische 408
Kontaktallergie 464 f
Koppen 494 f
Koppergebiß 161
Kotanschoppung 205–210
Krampf
–, klonisch 485
–, -kolik 198, 202f
–, tonisch 485
Kreuzgalle 385
Kreuzlähme 492
Kriebelmückenbefall 478 f
Kronbeinfraktur 347
Kronenzwang 325
Kropf siehe Struma
Kryptorchismus 314 f
–, abdominaler 314
– –, unvollständiger 314
–, inguinaler 314
Kugelschnapper 396
Kyphose 443

Lahmheit
–, Gleichbein- 352 f
Lähmung
–, myogene
– –, (der) Hintergliedmaßen 400
–, (des) N. facialis 173
–, (des) N. femoralis 401 f
–, (des) N. fibularis 401
–, (des) N. radialis 380 f
–, (des) N. suprascapularis 380
–, (des) N. tibialis 401
–, (des) Oberlides 406
–, neurogene 400
–, Radialis- 451
Laryngitis
–, akute 20 f
–, chronische 20 f
Laryngoplastik 28
Larynx
–, -asymmetrie 17
–, -ödem 21
Laserchirurgie
–, transendoskopische 28
Laus
–, -befall 477 f
–, -fliegenbefall 480
Lavage

–, bronchoalveoläre 51
Lebend-tot-Färbung 300
Leber
–, -amyloidose 238
–, -egelbefall 229
–, -zirrhose
– –, hypertrophische 493
Leiomyom 278
Leist 348
Lendenwirbelfraktur 444
Lentivirus 543
Leptospira
–, australis 532
–, canicola 532
–, grippotyphosa 532
–, hardjo 532
–, icterohaemorrhagiae 532
–, interrogans 532
–, pomona 532
–, sejroe 532
–, tarassovi 532
Leptospirose 532–534
Leukämie 141, 154 f
Leukoenzephalomalazie 596
Leukoenzephalomyelomalazie 488 f
Leukom 410, 413 f
Leukomalazie 489
Leukose 154 f
Leukotrichie 456, 458
LH-Ausschüttung 261
–, (während des) Diöstrus 261
–, (durch) GnRH-Gaben 261
Licht
–, -einwirkung
– –, (und) Geschlechtsverhalten
– – –, Rassenunterschiede 294
–, -überempfindlichkeit 468
Lid 405 f
–, Ober-
– –, Lähmung 406
–, -quetschung 405
–, -schwellung 406
–, Tumoren 424
–, Verbrennungen 406
–, -wunden 405
– –, (und) Ektropium 405
– –, (und) Entropium 405
Linsentrübung 417
Lipidgehalt
–, Gesamt- 561
Lipoproteine
–, niedriger Dichte 561
Liquor cerebrospinalis 486 f
Listeria monocytogenes 516
Listeriose 516
Lordose 443
Luftsack 11–16
–, Druseabszesse 14
–, Empyem 12–14, 13
–, Fenestration 12
–, Funktion 11
–, Katarrh 12–14
–, Konkrementbildung 14
–, Meteorismus 12
–, Mykose 14
–, Streptokokken-Pharyngitis 13
Lumbago 447
Lunge(n)

–, -abszesse 60 f
–, -biopsie 44
–, -blutung 41
– –, anstrengungsbedingte 74 f
–, -emphysem 56 f, 74
– –, alveoläres 38, 74
– – –, chronisch- 52
– – –, kompensatorisches 62
–, -erkrankung
– –, chronisch-obstruktive 38
–, -funktionstests 42
–, -gangrän 61
–, -hyperämie 73
–, -ödem 73, 74
–, Röntgenuntersuchung 42
–, Szintigraphie 42
–, -wurmbefall 48 f
Lupus erythematodes 481 f
–, discoidalis 482
Luxatio phalangis 352
Lyme-Borreliose 534 f
Lymphadenitis
–, equorum siehe Druse
–, mandibularis 80
Lymphangitis
–, epizootica 470, 514
–, ulcerosa 514

Macula 410, 413 f
Magen
–, -dasselbefall 234 f
–, -dilatation
– –, sekundäre 198
–, -erweiterung
– –, akute 183–186
– –, chronische 186 f
–, -geschwür 188
–, -habronematose 234
–, -parasiten 188
–, -ruptur 187
–, -steine 187 f
–, -wurmbefall 231
Mähnenekzem 462
Makrobronchitis 45, 48 f
Malabsorbtionssyndrom 196, 198
Malleus 525 f
Manegebewegung 495
Mastdarmvorfall 227, 274
Mauke 462 f
Megaösophagus 180 f
Mehrfachovulation
–, nichtauslösbare 311
Mekoniumverhaltung 227
Melanom 278, 483
Melanosis cornea 410
Melioidose 526 f
Metakarpusfraktur 362 f
Metaldehydvergiftung 587
Metatarsusfraktur 362 f
Meteorismus intestini 203–205
Microsporum spp. 471
Mikrobronchitis 45
Mikrosporidien-Infektion 560
Mikrosporie 472
Milz
–, -brand 516 f
–, -erkrankungen 140 f
– –, Amyloidose 141

– –, Blutung 141
– –, Leukämie 141
– –, Ruptur 141
– –, Splenomegalie 140
– –, Stauung 141
– –, Tuberkulose 140
Miosis 414, 416
Mitralinsuffizienz 134 f
Molluscum contagiosum 473
Mondblindheit 415
Monensin 588 f
Monorchie 314
Morbillivirusinfektion 80
Morbus
–, maculosus 3
–, Cushing
– –, hypophysärer 571–573
–, Recklinghausen 566
Mückenbefall 478
Mucocele 5, 7
Musculus
–, extensor digitalis communis
– –, Ruptur 359
–, fibularis tertius
– –, Ruptur 390 f
Muskeldystrophie
–, alimentäre 450 f
Myalgie 448–450
Mycobacterium
–, avium 522
–, bovis 522
–, tuberculosis 522
Mydriasis 414
Myeloenzephalitis
–, equine protozoäre 557 f
Mykoplasmeninfektion 98
Mykosen
–, (des) Respirationstrakts 99
Mykotoxikose 488, 595 f
–, Stachybotryotoxikose 595 f
Myoglobinämie
–, paralytische 400, 447
Myoglobinurie 247, 447 f
Myokarditis 130 f
Myopathie 448–450
–, postanästhetische 451
Myositis 172 f, 447
–, ossificans 447

Nachgeburt
–, Lösung 275
Nagana 553
Napfkucheniris 418
Narkolepsie 491
Nase(n)
–, -beinbruch 2
–, -bluten 15
–, -höhle 1–5
– –, Amyloidose 5
– –, Atherome 2
– –, Choanenatresien 2
– –, Dermoidzysten 2
– –, Follikularzysten 2
– –, Mißbildungen 1
– –, Neoplasmen 4
– –, Traumen 2
– –, Tumoren 4
–, -muschelnekrose 3

–, -nebenhöhlen 7–11
– –, (und) Gaumenhöhlenaffektion 9 f
– –, (und) Keilbeinhöhlenaffektion 9 f
– –, Neoplasmen 10 f
– –, Polydontie
– – –, heterotope 7
– –, Retentionshydrops 7
– –, Schleimzysten 7
– –, Sinusitis 8
– –, (und) Stirnhöhlenaffektion 9
– –, Traumen 7
–, Pilzinfektionserreger 3
–, -polypen 4
–, -rotz 3
Nekrose
–, Conchen- 3
– –, (der) Fohlen 3
–, Hoden- 315
–, (der) Nasenmuscheln 3
Neoplasmen
–, (im) Brustraum 75 f
–, (der) Nasenhöhle 4
–, (der) Nasennebenhöhlen 10 f
–, (im) Rachengebiet 33
–, (der) Speiseröhre 181
–, (der) Trachea 38
Neospora-Infektion 557
Neotrombicula autumnalis 475
Nephritis
–, Glomerulo- 250
–, non purulenta 249 f
–, purulenta 250
–, Pyelo- 250 f
Nephrolithiasis 251
Nephrose 248 f
–, Amyloid- 249
Nervenzelldegeneration
–, equine motorische 32
–, motorische 491 f
Nervus
- , femoralis
– –, Lähmung 401 f
- , fibularis
– –, Lähmung 401
–, ischiadicus 400
–, opticus 10
–, radialis
– –, Lähmung 380 f
–, recurrens
– –, Veränderungen 25
–, suprascapularis
– –, Lähmung 380
–, tibialis
– –, Lähmung 401
Nesselausschlag *464*
Netzhaut 422 f
–, -ablösung 422 f
–, -entzündung 422
–, Tumoren 425
Neurogene Erkrankung
–, (und) Augenkrankheiten 425
Neuritis caudae equinae 253, 452, 548
Nickhaut
–, Geschwulst 409
–, Tumoren 424
–, -vorfall 409
– –, (bei) Tetanus 409
Niederbruch 358

Nieren
–, Biopsie 246
–, -blutung 249
–, -funktionsprüfung 246
–, -funktionsstörung 245
–, Hänge- 251
–, -infarkt 249
–, -insuffizienz 247
–, Mißbildungen 252
–, Neubildungen 252
–, Parasiten 252
–, Röntgenuntersuchung 246
–, -rotz 252
–, Sonographie 246
–, -tuberkulose 252
–, -zyste 251
–, Zysten- 251
Nikolsky-Phänomen 481
Nocardia asteroides 523
Nocardiose 523
Nomotopie 113
Nubecula 431 f
Nüstern
–, Entzündungen 1
–, kongenitale Krankheiten 1
–, -lähmung 1
–, (und) N. facialis 1
–, Verletzungen 1
Nuttalliose 558–560

**O**berarmfraktur 377
Oberlidlähmung 406
Obstipatio intestini 205–210
–, (des) Blinddarms 207–208
–, (des) Dünndarms 206 f
–, (des) Kolons 209 f
–, (des) Rektums 210
Obturatio intestini 210–212
Occlusio pupillae 416
Ödem
–, (des) kleinen Kolons 225
Ohr
–, -fistel 429
–, -muschelgeschwulst 429
–, Stummel- 428
Oligodontie 158 f
Oligurie 247
Omarthritis 378
Omphalitis purulenta 440
Onchocerca 474
Onchocercose 474
Optikusatrophie
–, primäre 423
–, sekundäre 424
Orbita 404 f
–, Frakturen 404
–, -phlegmone 404 f
– –, Symptome 404
Orchitis 315
Os carpale tertium 370
Os carpi
–, accessorium-Fraktur 371
–, radiale 370
Ösophagismus 177 f
Ösophagitis 177
Osteoarthropathie
–, hypertrophische 569
Osteochondrosis dissecans

–, (des) Humeruskopfes 378 f
Osteodystrophia
–, fibrosa 4
– –, generalisata 566–568
Osteomalazie 568 f
Ostitis 335
–, externa 428
Ovar
–, Funktionskörper *263*
–, Funktionsstörungen 286–288
– –, Einteilung 286
– –, Therapie *287*
–, -geschwulst 290
–, -tätigkeit
– –, (und) FSH 289
– –, (und) GnRH 289
– –, (und) HCG 289
– –, (und) LH 289
– –, (und) PMSG 289
–, -zyklus
– –, synchronisierter
– – –, Ovulationsauslösung 311
– – –, Spenderstute 311
Ovulation 261
–, (und) Ausspülung 311
–, (und) Befruchtung 311
–, (und) Echographie 312
–, Embryonengewinnung 312
–, Mehrfach- 311
Oxyuridose 234

**P**achydermie *463*
Palatoschisis 19, 170
Palisadenwurmbefall 231–233
Pankreatitis 575
Panophthalmie 404, 411
–, (und) Phthisis bulbi 404
Panzootie 78
Papille 424
Papillitis *423*
Papillomatose 482
Parafilariose 462, 474
Parainfluenzavirusinfektion 80
Paralyse
–, hyperkaliämische periodische –, 565 f
Paralytisches Syndrom 548 f
Paramyxovirusinfektion 80
Paraphimose 317
Pararauschbrand 517
Parathion 584
Parotitis 174
Pasteurellose 89
Patella
–, dorsale Fixation 395 f
–, -fraktur 394 f
–, Luxation 397
–, Subluxation 396
Pelozytose 487
Pemphigoid 481
Pemphigus 481
–, foliaceus 471
Penis
–, -amputation 318
–, -lähmung 318
–, Neubildungen 319
–, -volumen
– –, Schwellung 307
–, -wunden 318

Perikarditis 136
Periodontitis 165f
Periostitis ossificans
–, (am) Fesselbein 347 f
Peritonitis 235f
Pferd(e)
–, -grippe 78–80
–, -pest
– –, afrikanische 73, 537–539
– – –, Impfstoff 538
– – –, Orbiviren 537
– – –, Übertragung 537
– – –, Verlaufsformen 537
– – – –, Dikkop 537
– – – –, Dunkop 537
– – – –, Horse-Sickness-Fieber 537
– – –, Virämie 537
– – –, Virus-Reservoir 537
–, -pocken 85, 473
–, -staupe siehe Virusarteriitis, equine
Pfriemenschwanzbefall 234
Pharyngitis
–, akute 22 f
–, chronische 23
–, lymphofollikuläre 23
–, Streptokokken- 94 f
Pharynxkollaps 32 f
Phenoxycarbonsäure 588
Phimose 317
Phlegmone
–, koronäre 346
Phonokardiographie 112
Phthisis bulbi 404, 409, 411, 413, 417
Piephacke 389 f
Pigmentation
–, Hyper- 457
–, Hypo- 456
Pilzinfektionen
–, (der) Nase
– –, Erreger 3
Piroplasmose 558–560
Plattenepithelkarzinom 483
Plazenta
–, PMSG 264
–, Progesteronsekretion 264
Pleura 63–68
–, -verletzungen 63–65
Pleuritis 65, 66–68
–, akute 65
–, exsudativa 65, 67
–, sicca 65
Pleuropneumonia contagiosa equorum
 siehe Brustseuche
Pleuropneumonie 65–68
Pleuroskopie 44
Pneumokoniose 61
Pneumonie 57–63
–, akute des älteren Pferdes 59
– –, Aspirations~ 59 f
– –, Broncho~ 59–62
– – –, eitrige 59
– – –, katarrhalische 59
– –, chronische 62f
– –, chronisch-interstitielle 63
– –, lobäre 62
– –, Fohlen- 57
– –, älterer 58
– –, neugeborener 57 f

–, interstitielle 58 f, 80
–, Pleuro- 65–68
Pneumothorax 63, 64 f
Pneumovagina 277
Pododermatitis 321, 323, 331
–, aseptica 325
–, infectiosa 325
Podotrochlose 338–341
Polydaktylie 366
Polydipsie 248
Polydontie 157 f
Polyganglionopathie
–, equine 226 f
Polyurie 247
Posthitis 317
Poststreßdiarrhoe 189
Präputialvorfall 318
Präputialwunden 316
Präputium
–, Neubildungen 319
Priapismus 319
Proc.-extensorius-Fraktur 334, 335
Progesteronmessung
–, (und) Pferdetypen 260
Prognathia 157
Prolapsus
–, ani 227
–, penis 318
–, recti 227
Proteinurie 247
–, extrarenale 247
–, renale 247
Proteus vulgaris 408
Protozoonosen 98 f
Pruritus ani 234
Pseudohermaphroditismus 314
Pseudomonas
–, aeruginosa 408
–, cepacia 526
–, mallei 525
–, pseudomallei 526
Pseudoptosis 406
Pseudorotz 526f
Pseudowut 551
Psoroptes
–, equi 475
–, -räude 476 f
Ptosis 425
–, mechanica 406
–, paralytica 406
–, Pseudo- 406
–, spastica 406
Ptyalismus 174
–, (und) equine Virusarteriitis 541
Puerperium 274
Pulpitis 164 f
Puncta maxima 105
Pyelitis 250
Pyelonephritis 250 f
Pyodermie 469
Pyonephrose 251

Rachenraumverletzung 24
Rachitis 568 f
Radialislähmung 451
Radiusfraktur 373
Ranula inflammatoria 175
Räude 475–477

–, Chorioptes- 477
–, Fuß- 477
–, Psoroptes- 476 f
–, Sarcoptes- 475 f
Rehbein 389
Rehehuf
–, chronischer 330
Rehspat 389
Reizbildungsstörungen
–, heterotope 115–124
– –, Extrasystolen 117–119
– –, Tachykardie 119 f
– –, Ventrikelflimmern 124
– –, Vorhof
– – –, -flimmern 120–124
– – –, -flattern 120–124
–, nomotope 114
– –, Sinus
– – –, -arrhythmie 115
– – –, -bradykardie 115
– – –, -tachykardie 114 f
Reovirusinfektion 77 f
Retentio
–, secundinarum 275
–, urinae 253
Retinitis siehe Netzhautentzündung
Retroflexio coli 216
Rhabdomyolyse 447
Rhinitis 3f
–, katarrhalische 3
Rhinopneumonitis 547
Rhinorrhagie 14
Rhinovirusinfektion 77
Rhodococcus-equi-Infektion 97 f, 514 f
Rippen
–, -fistel 437 f
–, -fraktur 437
Risikoschwangerschaft 264
Rollgelenk
–, Absprengungsfraktur 385 f
Röntgenuntersuchung
–, (der) Lungen 42
–, (der) Nieren 246
Rossediarrhoe
–, (der) Fohlen 194 f
Rostralverlagerung
–, (des) Schleimhautbogens 19
Rotwurmseuche 232
Rotz 525 f
–, Pseudo- 526 f
Rückenbeschwerden 444–446
Ruptur
–, (der) A. pulmonalis 139
–, (der) Ao. thoracalis 139

Salmonella
–, abortus equi 529
–, anatum 529
–, dublin 529
–, enteritidis 529
–, infantis 529
–, kentucky 529
–, saint-paul 529
–, typhimurium 529
Salmonellose 529–531
Samen
–, bakteriologische Resultate 308
–, -aufbereitung

**606 Sachwortverzeichnis**

– –, Konservierung
– – –, Flüssig- 310
– – –, Tiefgefrier- 310
– –, Teilung 310
–, -blase
– –, Entzündung 306
–, -gewinnung
– –, (und) künstliche Scheide 309
– –, (und) Operateur 309
– –, Prozeß 309 f
– –, Vorbereitung der Stute 309
–, (und) krankhafte Zustände 298
–, -strangfistel 316
–, -untersuchung
– –, (auf) Mißbildungen 299
–, Qualität 296
–, Quantität 296
–, spermatologische Befunde 297
–, -zellen
– –, (und) Fertilität 297
– –, Zählverfahren 300
Sandkolik 216
Sarcoptes
–, equi 475
–, -räude 475 f
Sarkoid
–, equines 482 f
Sarkom 278
Sattel
–, -druck 462
–, -ekzem 462
Saum
–, -bandentzündung 347
–, -lederhautentzündung 326
Schädelbruch 7
Schamlippen
–, Anamnese 277
–, Schluß
– –, (bei) älteren Stuten 277
– –, (bei) Maidenstuten 277
– –, Operationsmethode 277
– –, (und) vorangegangene Geburt 277
Scherengebiß 160, 172
Schieferzähne 159 f
Schienbeinkrankheit 365 f
Schilddrüse
–, Funktionsstörung 570 f
–, Neubildungen 571
Schimmelpilzinfektion
–, intrauterine 283
Schleim
–, -drüsen
– –, -Retentionszyste 168
–, -hautzysten 19
Schlund
–, -lähmung 179
–, -verstopfung 177–179
Schwangerschaft
–, Risiko- 264
Schweif
–, -ekzem 234, 462
–, Geschwülste 453
–, -rübe
– –, Verletzungen 453
Schweinsberger Krankheit 238
Schweißbildung
–, Anhydrose 458
–, Hyperhydrose 458 f

Seborrhoe 459 f
Seborrhoea sicca 458, 460
Seclusio pupillae 417, 418
Sehne(n)
–, -ruptur 358f
–, -scheide
– –, Hygrom 367
–, -stelzfuß 360
Sehnerv 423 f
–, -degeneration 423 f
–, -entzündung 423
–, Tumoren 425
Sehvermögen
–, Kataraktbeeinflussung 421
Sekret
–, Bronchial-
– –, Gewinnung 39 f
– –, Untersuchung 40–42
– –, bronchoalveoläres 39 f
Selenintoxikation 581
Seneziose 239
Septumdeviation 10
Serumhepatitis 238
Sesamoiditis 352
Sexual
–, -rhythmus
– –, Anöstrusperiode *260*
– –, (und) Epiphyse 260
– –, Hauptsaison 260
– –, Licht
– – –, -einwirkung 260
– – –, -programme 260
– –, Regulation
– – –, hormonale *259*
– –, Rosse 260
– –, Saisonalität 259 f
– –, Trächtigkeit *260*
–, -verhalten
– –, pathologisches Schema 291
Shipping fever 66
Sialithiasis 175
Sialoadenitis
–, mandibularis 175
–, sublingualis 175
Siebbein
–, -geschwülste
– –, enzootische 6
–, -hämatom
– –, progressives 5–7, *6*, 427 f
Silikose 61
Simuliidae 478
Sinus
–, -arrhythmie *114*
– –, atmungsunabhängige 115
– –, respiratorische 115
–, -bradykardie 115
–, -tachykardie 114 f
Sinusitis
–, frontalis 9
–, maxillaris 3, *8*, 9
Skapulafraktur 379 f
Skrotal
–, -gebiet
– –, (und) klammer Gang 303
– –, Schwellung 303
– –, (und) Zeugnisfähigkeit 304
–, -wunden 316
Slap-Test 445

Smegmasteine 317
Sohlenzwanghuf 325
Sommer
–, -bluten 462, 474
–, -ekzem 461 f
–, -streifenekzem 479 f
–, -weide-Dämpfigkeit 49, 55 f
–, -wunden 473 f
Sonographie
–, (des) Embryos 264
–, (der) Nieren 246
Spaltzahn 164
Spasmus
–, Verschluß- 280
Spat 386–389
Spätlähme
–, (der) Fohlen 510 f
Speichel
–, -drüsen
– –, -fistel 176
– –, -tumoren 176
– –, Zusammenhangstrennung 176
– –, -zysten 175
– –, -gang 175
– –, -fistel 176
– –, -steine 175
Speiseröhre
–, Divertikel 180 f
–, Erweiterung 180 f
–, Neoplasien 181
–, Parasitosen 182
–, Verengung 179 f
–, Zusammenhangstrennung 181
Spenderstute 311
Sperma siehe Samen
Spermien
–, Bewegungsrichtung 299
– –, Vorwärtsbewegung 299
–, Zellzählverfahren 300
Splenomegalie 140
Sprengspritze
–, (nach) Hollwich 418
Sprunggelenksgalle 384 f
Spülung
–, bronchoalveoläre 39
Spulwurmbefall 233 f
Stachybotryotoxikose 167, 238, 595 f
Staphylococcus
–, aureus 513
–, hyicus 513
–, intermedius 513
–, sciuri 513
–, xylosus 513
Staphylokokkeninfektion 91, 513
Star 417
–, Alters- 420
–, angeborener *419*
–, Embryonal- 419
–, erworbener 419 f
–, falscher *420*
–, Formen 419
–, Komplikations- 419
–, -trübung 418
– –, klinische Beurteilung 420 f
Starrkrampf 518
Steatitis 451 f, 563 f
Stechmücke
–, (und) Pferdepest 537

Steingalle 326
Stenosis
–, intestini 224 f
–, oesophagi 179 f
Stereotypie 494
Stirnhöhlentumoren 11
Stollbeule 376
Stomatitis 167 f
–, pustulosa contagiosa equi 167
–, vesicularis 473
– –, infectiosa 167
Strahl
–, -beinfraktur 337 f
–, -fäule 324, 332
Strangurie 253
Streifen
–, -sommerekzem 234, 479 f
–, -urtikaria *464*
Streptococcus
–, equi 509
–, equisimilis 509
–, lanceolatus 511
–, pneumoniae 509
– –, -Infektion 511 f
–, uberis 509
–, zooepidemicus 509
– –, -Infektion 94
Streptokokken
–, -infektion 91, 509–513
– –, (bei) Fohlen 96
– –, Erregerarten 509
–, -pharyngitis 94 f
–, -pyodermien 470
Strongyloidose 229–233
Struma 430
–, (und) Hyperthyreose 430
–, (und) Hypothyreose 430
Stummelohr 428
Stute
–, ovariektomierte
– –, FSH *262*
– –, zentrales LH *262*
–, rossige
– –, FSH *262*
– –, LH *262*
Suprakarpalexostosen 372
Supraossa
–, intermetakarpale 365
–, metakarpale 365
–, postmetakarpale 365
Surra 553 f
Sykosis 469 f
Synechie
–, hintere 413, 417 f, 420 f
– –, Seclusio pupillae 418
Synovialitis 344
–, villonodularis 350 f
Synovitis
–, idiopathische 351
Szintigraphie
–, (der) Lungen 42

**T**achykardie
–, Kammer-
– –, präfibrillatorische 124
–, paroxysmale ventrikuläre 119 f
Talpa 430
Tapetum lucidum 423

Tarsitis 383 f
Taumelkrankheit 590
Tendinitis 355
–, (der tiefen) Beugesehne 356
–, (des) M. interosseus medius 356
Tendovaginitis 361 f
Test
–, Allergie- 42 f
–, California-Mastitis- 276
–, Eliminations- 43
–, intradermaler *43*
–, Lungenfunktions- 42
–, Provokations- 43
–, Slap- 445
–, Xylose- 197
Testosteron
–, -ausschüttung 295
–, (und) Jahreszeit 295
–, Tagesrhythmus 295
Tetanie
–, hypokalzämische 565
–, -hypomagnesiämische 565
Tetanospasmin 518
Tetanus 518 f
Thelazia lacrimalis 408
Thorakozentese 43
Thrombophlebitis
–, (der) V. jugularis 139 f, 430
Thrombose
–, (der) A. coronaria 138
–, (der) A. renalis 138
–, (der) V. jugularis *431*
Thrombosis
–, (et) embolia arteriarum 212–214
Thyroidknorpel
–, Mißbildung 19
Tibiafraktur 391
Tierzuchtgesetz 309
Torsion 198
Toxosplasmose 556
Trachea 35–38
–, -(l)kollaps 35, 37
–, Neoplasmen 38
–, Säbelscheiden- *35*
–, -(l)stenosen 37 f
–, Traumen 37
Tracheitis
–, nekrotisierende *36*
Trachtenzwanghuf 324
Trächtigkeit
–, Fehlinterpretationen 267
–, fortgeschrittene 266 f
– –, Fruchthülle 266
–, Gebärmutterverwechslung
– –, (mit) Harnblase 267
–, Kriterien
– –, äußere 264
–, Nachweis
– –, indirekter
– – –, Hämagglutinations-Hemmungs-
       Test 267
– – –, MIP-Test 267
– – –, Östrogene 267
– – –, PMSG 267
–, -(s)prozentsatz
–, (und) Lebensalter *285*
–, -(s)verlust 266, 268–270
– –, Ursachen

– – –, infektiöse 268
– – –, nichtinfektiöse 268
–, Zwillings- *265*
– –, Vermeidung 264 f
Tragezeit 264
–, Entwicklungspause 264
Tränen
–, -fluß
– –, Epiphora 407
–, -kanal
– –, Atresie 427
– –, Verschluß 427
–, -nasengang
– –, Verlegung 407
–, -Nasen-Kanal
– –, Atresie 1
Transportkrankheit 189, 520
Traubenkörner
–, Hyperplasie 415
–, Zysten 415
Treppengebiß 160 f
Trichlorphon 585
Trichomonaden-Infektion 555 f
Trichophytie 472
Trichophyton spp. 471
Trichorrhexis 457
Trichostrongylose 231
Triglyzeridgehalt 561
Triorchie 314
Trombidiose 475
Truncus arteriosus comm.
    persistens 130
Trypanosoma
–, brucei 553
–, equinum 553
–, equiperdum 278, 553
–, evansi 553
Trypanosomosen 553–555
–, Beschälseuche 554 f
–, Dourine 554
–, Nagana 553
–, Surra 553 f
Tuberculum supraglenoidale
–, Fraktur 378, 379
Tuberkulose 97, 140, 522 f
Tumor 424 f
–, (der) Bindehaut 424
–, (im) Brustraum 75 f
–, Hoden- 315
–, (der) Lider 424
–, (der) Nasenhöhle 4
–, (der) Netzhaut 425
–, (der) Nickhaut 424
–, (im) Rachengebiet 33
–, (des) Sehnervs 425
Tupferprobe 278
Typhlocolitis acuta 195 f
Tyzzersche Krankheit 237

**U**lcus serpens 411 f
Ulnafraktur 373 f
Untersuchung
–, serologische 43
Urachusfistel 255, 440
Urämie 248
Urolithiasis 251, 254 f
Urtikaria
–, Streifen- *464*

Uterus
–, -rupturen 273
–, Veränderungen
– –, histologische *274*
– –, zytologische *274*
Uveitis 415

**V**agina
–, Pneumo- 277
Vaginalsackzyste 316
Vaginitis 279
–, bakteriologische Untersuchung 279
–, (und) CEM-77-Infektion 278 f
Valgus-Stellung 371
Varikozele 316
Varus-Deformation 371
Vasculitis
–, (und) equine Virusarteriitis 539
Venendruck
–, zentraler 104
Ventrikel
–, -flimmern 124
–, -septumdefekt 128–130
Ventrikulektomie 28
Verbrennung 466 f
Vergiftungen 577–596
–, Abfallöl 589
–, Amitraz 586 f
–, Arsen 581
–, Blei 577–579
–, Cadmium 580
–, Carbamate 586
–, chlorierte Kohlenwasserstoffe 583 f
–, Chlorphenothan 583
–, DDT 583
–, Fluor 582
–, Futtermittelzusatzstoffe 588 f
–, Giftpflanzen 589–595
–, Heptachlor 584
–, Hexachlorcyclohexan 583
–, Metaldehyd 587
–, Mykotoxikosen 595 f
–, organische Phosphorsäureester 584–586
–, Phenooxycarbonsäure 588
–, Selen 581
–, Zink 579
–, Zinkphosphid 587
Verschlußspasmus
–, (der) Scheide 280
–, (der) Vulva 280
Very low densitiy lipoproteins (VLDL) 561
Virusabort 547 f
Virusarteriitis
–, equine 539–543
– –, Diagnose 542
– –, (und) Ptyalismus 541
– –, Vakzination 542

– –, (und) Vasculitis 539
Virusinfektion 77–89, 537–552
–, Alpha- 500
–, Adeno- 80 f
–, Arteri- 540
–, equine Herpes- *siehe* Herpesvirusinfektion, equine
–, equine Influenza 78–80
–, Flavi- 501 f
–, Herpes- 81–85, 546–551
–, Lenti- 543
–, Morbilli- 80
–, Parainfluenza- 80
–, Paramyxo- 80
–, Pferdegrippe 78–80
–, Pferdepocken 85
–, Reo- 77 f, 537 f, 539
–, Rhino- 77
Vitiligo 455
Volvulus 198
Vorhof
–, -extrasystolen 117 f
–, -flattern 120–124
–, -flimmern 120–124

**W**and
–, hohle 323 f
Wasserbruch
–, (des) Hengstes 316
Weben 495
Wehentätigkeit
–, Hilfeleistung
– –, (und) Prolaps 273
Weide-Dämpfigkeit *siehe* Sommerweide-Dämpfigkeit
Weiße Linie 321, 323
Weißmuskelkrankheit 44, 58, 450
Wellengebiß 160 f
Werneckiella equi equi 478
Wetzgergebiß 161
Widerrist
–, -fistel 436
–, -schäden 436 f
Wirbelsäulenverbiegung 443
Wolff-Parkinson-White-Syndrom 127
Wurmaneurysma
–, (der) A. mesenterica cranialis 139

**X**ylosetest 197

**Y**ellow fat disease 452, 563 f

**Z**ahn
–, -balgzyste 429
–, -fistel
– –, (und) Fluor 582
–, -fraktur 166 f
–, -karies 162–164
–, -krankheiten 8

–, Spalt- 164
–, -stein 162
Zeckenbefall 474
Zehengelenke
–, Arthropathia deformans 344
–, Arthritis
– –, chronisch-aseptische 342–344
– –, septische 344 f
Zellzählverfahren
–, (der) Spermien 300
Zentralnervensystem *siehe* ZNS
Zervixverletzungen 273
Zervizitis 279
Zestodenbefall 229
Zinkvergiftung 579
ZNS
–, biokybernetisches System 260
–, Schaltzentren
– –, (und) Sexualrhythmus 259
–, -Struktur
– –, (beim) Muttertier 294
– –, (beim) Vatertier 294
– –, (und) Fortpflanzung
– – –, hormonale Regulation 294
Zucht
–, (und) Fortpflanzungskontrolle 309
–, -hygiene
– –, Anweisungen 307
– –, Untersuchung
– – –, (und) Decksaison 308
– –, Vorbericht 307
Zunge(n)
–, -beinfraktur 169 f
–, -grundzyste 169
–, -lähmung 169
–, -strecken 169
Zwerchfell
–, -bruch 223, 439
–, -rupturen 63
Zwergfadenwurmbefall 229 f
Zwitterbildung 314
Zyklus
–, (der) Empfängerstute 312
–, (Stand nach) Ovarektomie 312
–, (der) Spenderstute 312
Zyste(n)
–, -bildung
– –, (im) Endometrium 286
–, Hufbein- 336
–, Knochen-
– –, subchondrale 345 f
–, -niere 251
–, Nieren- 251
–, pharyngeale 27
–, Schleimdrüsen-Retentions- 168
–, Vaginalsack- 316
–, Zahnbalg- 429
Zystoskopie 252
Zystostomie 255